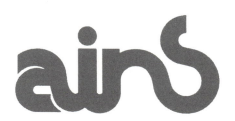

Anästhesiologie
Intensivmedizin
Notfallmedizin
Schmerztherapie

Herausgegeben von
G. Hempelmann
C. Krier
J. Schulte am Esch

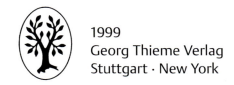

1999
Georg Thieme Verlag
Stuttgart · New York

ains

Anästhesiologie
Intensivmedizin
Notfallmedizin
Schmerztherapie

Gesamtherausgeber
G. Hempelmann
C. Krier
J. Schulte am Esch

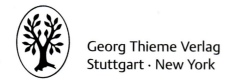

Georg Thieme Verlag
Stuttgart · New York

Notfallmedizin

Herausgegeben von
G. Hempelmann
H. A. Adams
P. Sefrin

Mit Beiträgen von

M. Abend	Th. Henze	P. Rupp
H. A. Adams	H. Hertz	A. Sablotzki
K. H. Altemeyer	H. Höer	F. Salomon
D. Bachmann	R. Huf	B.-F. Schepers
M. Barthel	H. W. Kattwinkel	Th. Schlechtriemen
R. Bauer	K. Kirchhoff	S. Schoeps
L. Bernoulli	R. Klose	N. Schuback
E. Biermann	P. Knuth	P. Sefrin
H. J. Bochnik	P. Koch	K. H. Seidenstücker
U. Börner	H. G. Kress	T. Sohns
V. Bohlscheid	G. Kroesen	H. Stephan
L. Brandt	O. Kwasny	J. Sticher
C. Brummerloh	L. Lampl	D. Stratmann
F. X. Brunner	H. Löhmer	L. Szinicz
F. Chmelizek	W. Loos	H. Theiler
G. Cunitz	B. Mayer	A. Thierbach
M. G. Dehne	J. Meixensberger	O. Trentz
W. Eisenmenger	G. Mewißen	M. Tryba
P. Felleiter	H.-P. Moecke	D. van Beuningen
E.-J. Finke	K. Pellnitz	U. van Laak
S. Fitzal	T. M. Radda	M. Winterhalter
Th. Hachenberg	E. Rödig	R. Zellweger
G. Hempelmann	T. Rosolski	S. Zielmann
P. Hennes	D. Rupp	

255 Abbildungen
187 Tabellen

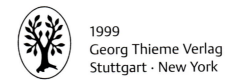

1999
Georg Thieme Verlag
Stuttgart · New York

Die Deutsche Bibliothek –
CIP-Einheitsaufnahme

Notfallmedizin : 187 Tabellen / hrsg. von G. Hempelmann ...
Mit Beitr. von M. Abend ... – Stuttgart ; New York : Thieme,
1999
(Anästhesiologie, Intensivmedizin, Notfallmedizin, Schmerztherapie)

Wichtiger Hinweis: Wie jede Wissenschaft ist die Medizin ständigen Entwicklungen unterworfen. Forschung und klinische Erfahrung erweitern unsere Erkenntnisse, insbesondere was Behandlung und medikamentöse Therapie anbelangt. Soweit in diesem Werk eine Dosierung oder eine Applikation erwähnt wird, darf der Leser zwar darauf vertrauen, daß Autoren, Herausgeber und Verlag große Sorgfalt darauf verwandt haben, daß diese Angabe **dem Wissensstand bei Fertigstellung des Werkes** entspricht. Für Angaben über Dosierungsanweisungen und Applikationsformen kann vom Verlag jedoch keine Gewähr übernommen werden. **Jeder Benutzer ist angehalten,** durch sorgfältige Prüfung der Beipackzettel der verwendeten Präparate und gegebenenfalls nach Konsultation eines Spezialisten festzustellen, ob die dort gegebene Empfehlung für Dosierungen oder die Beachtung von Kontraindikationen gegenüber der Angabe in diesem Buch abweicht. Eine solche Prüfung ist besonders wichtig bei selten verwendeten Präparaten und solchen, die neu auf den Markt gebracht worden sind. **Jede Dosierung oder Applikation erfolgt auf eigene Gefahr des Benutzers.** Autoren und Verlag appellieren an jeden Benutzer, ihm etwa auffallende Ungenauigkeiten dem Verlag mitzuteilen.

© 1999 Georg Thieme Verlag
Rüdigerstraße 14
D-70469 Stuttgart
(http://www.thieme.de)

Printed in Germany

Zeichnungen: Barbara Gay, D-70372 Stuttgart;
Malgorzta und Piotr Gusta, D-70619 Stuttgart

Umschlaggestaltung: S. Jancke-Vent, D-30163 Hannover

Satz: Druckerei Sommer GmbH,
D-91555 Feuchtwangen

Druck: Offizin Andersen Nexö Leipzig,
D-04442 Zwenkau

ISBN 3-13-112781-3   1 2 3 4 5 6

Geschützte Warennamen werden **nicht** besonders kenntlich gemacht. Aus dem Fehlen eines solchen Hinweises kann also nicht geschlossen werden, daß es sich um einen freien Warennamen handele.
Das Werk, einschließlich aller seiner Teile, ist urheberrechtlich geschützt. Jede Verwertung außerhalb der engen Grenzen des Urheberrechtsgesetzes ist ohne Zustimmung des Verlages unzulässig und strafbar. Das gilt insbesondere für Vervielfältigungen, Übersetzungen, Mikroverfilmungen und die Einspeicherung und Verarbeitung in elektronischen Systemen.

Vorwort der Gesamtherausgeber

Die Anästhesiologie versteht sich als Fachgebiet, welches auf vier Säulen ruht – der Anästhesiologie, der Intensivmedizin, der Notfallmedizin und der Schmerztherapie.

Dieser anspruchsvolle Aufgabenbereich des Faches umreißt das breite Spektrum, das abzudecken sich das medizinisch-wissenschaftliche Journal **ains** (Anästhesiologie, Intensivmedizin, Notfallmedizin, Schmerztherapie) sehr erfolgreich zur Aufgabe gemacht hat.

Somit war es aus der Sicht des Thieme-Verlages und der Herausgeber der Zeitschrift **ains** naheliegend, ein Gesamtwerk als Standardlehrbuch des Fachgebietes mit einem ebenso hohen Anspruch für den deutschsprachigen Raum herauszugeben. Die Zeitschriftenherausgeber von **ains** haben es gern als ihre Aufgabe angenommen, dieses Standardlehrbuch zu konzipieren, als Gesamtherausgeber für die geplanten vier Einzelbände Anästhesiologie, Intensivmedizin, Notfallmedizin und Schmerztherapie mit insgesamt über 3000 Seiten die Verantwortung zu übernehmen und jeweils an der Herausgabe eines Einzelbandes mitzuwirken. Hierdurch wird ein Höchstmaß an Identität zwischen der Zeitschrift **ains** und dem Standardlehrbuch **ains** gewährleistet werden.

Grundlegendes Ziel dieses Standardlehrbuches wird es sein, dem Leser einen Gesamtüberblick unseres Fachgebiets im Sinne eines Nachschlagewerkes zu bieten, wobei jeder Beitrag auf einen Blick Inhalt und Struktur erkennen läßt. Ein roter Faden führt durch Wiederholung der Überschriften im Text und in den Kernaussagen durch jedes Kapitel und ermöglicht so eine rasche Orientierung. Wichtige Informationen und Hinweise für die Praxis sind im Text hervorgehoben, Kernaussagen am Ende eines jeden Beitrages werden erneut herausgestellt. Mit diesem modernen Konzept hoffen wir, den Erfordernissen der Zeit gerecht zu werden und eine Marktlücke schließen zu können. Wir wünschen **ains** als Standard-Lehrbuch in dieser ersten Auflage, daß es großes Interesse bei Anästhesisten jeglichen Ausbildungsstandes und bei in diesem breitgefächerten Gebiet tätigen Ärzten anderer Fachgebiete finden wird.

Den Gesamtherausgebern ist es ein besonderes Anliegen, sich bei den Herausgebern der einzelnen Bände, den Autoren des Gesamtwerkes und dem Verlag mit seinen für dieses Werk verantwortlichen Mitarbeitern, Herrn Dr. med. Thomas Scherb, Frau Marion Ueckert M. A. und Frau Dipl.-Ing. (FH) Ursula Biehl-Vatter, ganz herzlich zu bedanken.

Gießen, Stuttgart, Hamburg, im April 1999

G. Hempelmann
C. Krier
J. Schulte am Esch

Vorwort der Herausgeber

Mit dem Band **„Notfallmedizin"** des Standard-Lehrbuchs der „Anästhesiologie, Intensivmedizin, Notfallmedizin und Schmerztherapie" (**ains**) stellt sich die dritte Säule unseres Fachgebiets vor, welches wie kein anderes durch interdisziplinäre An- und Herausforderungen und entsprechendes Denken und Handeln geprägt ist. Historisch gesehen darf die Notfallmedizin durchaus als zweite Säule des Fachs gelten; dies hat in Bezeichnungen wie „Abteilung für Anästhesie und Wiederbelebung" oder „Österreichische Gesellschaft für Anaesthesiologie, Reanimation und Intensivmedizin" (ÖGARI) sprachlichen Niederschlag gefunden.

Begriffe wie „Reanimation" oder „Wiederbelebung" werden der heutigen Bedeutung der Notfallmedizin jedoch längst nicht mehr gerecht. Alle klinischen Fächer haben ihren Anteil an diesem Arbeitsfeld definiert, und die Reanimation stellt nur noch einen besonders herausragenden Aspekt dar, der jedoch beispielhaft für das zeitkritische Erkennen, Entscheiden und Handeln ist, die das Bild der Notfallmedizin so eindringlich prägen. In diesem Umfeld kommt dem Anästhesisten eine Schlüsselstellung zu. Als „Generalist mit speziellen Fähigkeiten" in der Erhaltung und Sicherung der Vitalfunktionen kann er die notfallmedizinischen Kernforderungen aller Fachgebiete gleichmäßig abdecken und damit den unterschiedlichsten Herausforderungen, die der Notfallpatient an den Arzt stellt und mit der Erwartung unverzüglicher Hilfe verbindet, ehestens gerecht werden.

In diesem Sinne haben sich die Herausgeber bemüht, ein umfassendes Lehrbuch der Notfallmedizin unter Berücksichtigung aller relevanten medizinischen und organisatorischen Gesichtspunkte zu erarbeiten, in dem der interdisziplinäre Charakter dieses Arbeitsfeldes klar zum Ausdruck kommt. Neben den Grundlagen sowie der allgemeinen und speziellen Notfallmedizin sind die wichtigsten Rahmenbedingungen ärztlichen Handelns im Rettungsdienst ebenso dargestellt wie die selteneren Aspekte der Großschadensereignisse und Katastrophen, die in ihren Anforderungen weit über die Erfordernisse der Individualmedizin hinausgehen.

Die Herausgeber danken den Autoren und dem Verlag für die engagierte und zielorientierte Zusammenarbeit. Wir hoffen, dem Anspruch der erfahrenen wie der noch weniger erfahrenen Leser auf praxisrelevante und übersichtliche Informationen gerecht zu werden und allen in der Notfallmedizin Tätigen neue Motivation für ihre verantwortungsvolle Arbeit zu vermitteln.

Gießen, Hannover, Würzburg, im April 1999

G. Hempelmann
H. A. Adams
P. Sefrin

Anschriften

Dr. med. Michael Abend
Sanitätsakademie der Bundeswehr
Bereich Studien und Wissenschaft
Institut für Radiobiologie
Neuherbergstr. 11
D-80937 München

Prof. Dr. med. habil. Hans-Anton Adams
Medizinische Hochschule Hannover
Zentrum Anästhesiologie
Carl-Neuberg-Str. 1
D-30625 Hannover

Prof. Dr. med. Karl-Heinz Altemeyer
Saarbrücker Winterbergkliniken
Klinik für Anästhesiologie, Intensivmedizin,
Notfallmedizin und Schmerztherapie
Theodor-Heuss-Str. 122
D-66119 Saarbrücken

Dr. med. Denis Bachmann
Universitäts-Kinderklinik Inselspital
Abteilung Pädiatrische Intensivbehandlung
CH-3010 Bern

Manuela Barthel
Oberbrandmeisterin
Feuerwehr- und Katastrophenschutzschule RP
Schillerstr. 27–29
D-56075 Koblenz

Dr. Dr. rer. nat. Richard Bauer
Justus-Liebig-Universität
Klinik für Nuklearmedizin
Medizinisches Zentrum für Radiologie
Friedrichstr. 25
D-35395 Gießen

Dr. med. Lion Bernoulli
Universitätsspital Zürich
Institut für Anästhesiologie
Rämistr. 100
CH-8901 Zürich

Dr. jur. Elmar Biermann
Berufsverband Deutscher Anästhesisten
Roritzerstr. 27
D-90419 Nürnberg

Prof. Dr. med. Hans Joachim Bochnik
Johann-Wolfgang-Goethe Universität
Zentrum Psychiatrie
Heinrich-Hoffmann-Str. 10
D-60528 Frankfurt

Prof. Dr. med. Ulf Börner
Klinik für Anaesthesiologie und Operative Intensivmedizin
Universität Köln
Joseph-Stelzmann-Str. 9
D-50924 Köln

Dr. med. Volker Bohlscheid
Krankenhaus München-Schwabing
2. Medizinische Abteilung
Kölner Platz 1
D-80804 München

Prof. Dr. med. Ludwig Brandt
Klinikum Wuppertal GmbH
Institut für Anästhesie
Heusnerstr. 40
D-42283 Wuppertal

Dr. med. Carsten Brummerloh
Medizinische Hochschule Hannover
Zentrum Anästhesiologie
Carl-Neuberg-Str. 1
D-30625 Hannover

Prof. Dr. Dr. Franz Xaver Brunner
Zentralklinikum Augsburg
Chefarzt der HNO-Klinik
Stenglinstr. 2
D-86156 Augsburg

Dr. med. Franz Chmelizek
Landeskrankenanstalten
Sonderauftrag für Notfallmedizin
Müllner-Haupt-Str. 48
A-5020 Salzburg

Prof. Dr. med. Günther Cunitz
Klinik für Anästhesie und Operative Intensivtherapie
Knappschafts-Krankenhaus
Klinikum der Ruhr-Universität Bochum
In der Schornau 23–25
D-44892 Bochum

Dr. med. Marius Gregor Dehne
Klinikum der Justus-Liebig-Universität
Abteilung Anästhesiologie und Operative Intensivmedizin
Rudolf-Buchheim-Str. 7
D-35385 Gießen

Prof. Dr. med. Wolfgang Eisenmenger
Universität München
Institut für Rechtsmedizin
Frauenlobstr. 7a
D-80337 München

Dr. med. Peter Felleiter
Universität Wien
Abteilung Anästhesie und Intensivmedizin B
Währinger Gürtel 18–20
A-1090 Wien

Dr. med. Ernst-Jürgen Finke
Sanitätsakademie der Bundeswehr
Bereich Studien und Wissenschaft
Institut für Mikrobiologie
Neuherbergstr. 11
D-80937 München

Prof. Dr. med. Sylvia Fitzal
Wilhelminenspital der Stadt Wien
Abteilung für Anästhesie und Allgemeine Intensivmedizin
Montleartstr. 37
A-1171 Wien 16

Prof. Dr. med. Thomas Hachenberg
Ernst-Moritz-Arndt-Universität
Klinik für Anästhesie
Friedrich-Löffler-Str. 23b
D-17487 Greifswald

Prof. Dr. Dr. h.c. Gunter Hempelmann
Klinikum der Justus-Liebig-Universität
Abteilung Anästhesiologie und Operative Intensivmedizin
Rudolf-Buchheim-Str. 7
D-35385 Gießen

Dr. Peter Hennes
Ministerium des Innern und für Sport
des Landes Rheinland-Pfalz
Schillerplatz 3–5
D-55116 Mainz

Priv.-Doz. Dr. med. Thomas Henze
Kliniken Schmieder
Abteilung Akutneurologie
Zum Tafelholz 8
D-78476 Allensbach

Prof. Dr. med. Harald Hertz
Unfallkrankenhaus „Lorenz Böhler"
Donaueschingenstr. 13
A-1200 Wien

Dr. med. Heike Höer
Klinik für Anästhesie und Operative Intensivtherapie
Knappschafts-Krankenhaus
Klinikum der Ruhr-Universität Bochum
In der Schornau 23–25
D-44892 Bochum

Dr. med. Roland Huf
Klinikum Großhadern
Marchioninistr. 15
D-81377 München

Dr. med. Hans-Wolfgang Kattwinkel
Flottille der Marineflieger
Leiter Sanitätsdienst
Strandstr. 17
D-24159 Kiel

Dr. med. Kai Kirchhoff
Medizinische Hochschule Hannover
Abteilung Anästhesiologie I
Carl-Neuberg-Str. 1
D-30625 Hannover

Prof. Dr. med. Roderich Klose
Berufsgenossenschaftliche Unfallklinik
Abteilung Anästhesie und Intensivmedizin
Ludwig-Guttmann-Str. 13
D-67071 Ludwigshafen

Prof. Dr. med. Peter Knuth
Berufsverband Deutscher Internisten e.V.
Schöne Aussicht 5
D-65193 Wiesbaden

Dr. med. Peter Koch
Stadtkrankenhaus Cuxhaven
Abteilung für Anästhesie und Intensivpflege
Altenwalder Chaussee 10–12
D-27474 Cuxhaven

Prof. Dr. med. Hans-Georg Kress
AKH Wien
Abteilung für Allgemeine Anästhesie
und Intensivmedizin (B) der Universität Wien
Währinger Gürtel 18–20
A-1090 Wien

Prof. Dr. med. Gunnar Kroesen
Universität Innsbruck
Gemeinsame Klinikeinrichtung für Notfall-
und Katastrophenmedizin
Anichstr. 35
A-6020 Innsbruck

Prof. Dr. med. Oskar Kwasny
AKH Wien
Klinik für Unfallchirurgie der Universität Wien
Währinger Gürtel 18–20
A-1090 Wien

Priv.-Doz. Dr. med. Lorenz Lampl
Bundeswehrkrankenhaus
Abteilung X Anästhesiologie und Intensivmedizin
Oberer Eselsberg 40
D-89081 Ulm

Dr. med. Hans Löhmer
Städtische Kliniken Kassel
Klinik für Urologie
Mönchebergstr. 41–43
D-34125 Kassel

Priv.-Doz. Dr. med. Dr. med. habil. Wolfgang Loos
Allgemeines Krankenhaus
Gynäkologische-Geburtshilfliche Abteilung
Grieskirchnerstr. 42
A-4600 Wels

Dr. med. Bernd Mayer
Lehrbeauftr. für Katastrophenmedizin der Universität Graz
A-8162 Passail 2

Prof. Dr. med. Jürgen Meixensberger
Neurochirurgische Klinik und Poliklinik
der Universität Würzburg
Josef-Schneider-Str. 11
D-97080 Würzburg

Günter Mewißen
Bundesministerium der Verteidigung
Inspektion des Sanitätsdienstes
Referat InSan II 1
Postfach 1328
D-53003 Bonn

Dr. med. Heinzpeter Moecke
Institut für Notfallmedizin
des LBK Hamburg
Abteilung für Anästhesiologie
und Operative Intensivmedizin
Rübenkamp 148
D-22291 Hamburg

Dr. med. Klaus Pellnitz
Seeärztlicher Dienst der See-Berufsgenossenschaft
Reimerstwiete 2
D-20457 Hamburg

Prof. Dr. med. Thomas-Michael Radda
SMZ-Ost der Stadt Wien
Vorstand der Augenabteilung des Donauspitals
Langobardenstr. 122
A-1220 Wien

Dr. med. Erich Rödig
Dienststelle Generalarzt der Luftwaffe
Abteilungsleiter Flugmedizin, Wehrmedizin
Leitender Betriebsarzt der Luftwaffe
Franzhäuschenstr. 38
D-53797 Lohmar

Prof. Dr. med. Tanja Rosolski
Klinik für Anästhesiologie und Intensivtherapie
Städtisches Krankenhaus Wismar
Postfach 12 44
D-23952 Wismar

Dr. med. Detlef Rupp
Klinikum der Justus-Liebig-Universität
Abteilung Anästhesiologie und Operative Intensivmedizin
Rudolf-Buchheim-Str. 7
D-35385 Gießen

Dr. med. Peter Rupp
Krankenhaus Schwabing
Integrierte Nothilfe – Sektion Intensivmedizin
Kölner Platz 1
D-80804 München

Dr. med. Armin Sablotzki
Klinikum der Justus-Liebig-Universität
Abteilung Anästhesiologie und Operative Intensivmedizin
Rudolf-Buchheim-Str. 7
D-35385 Gießen

Priv.-Doz. Dr. med. Fred Salomon
Klinikum Lippe-Lemgo
Klinik für Anästhesiologie und Operative Intensivmedizin
Rintelner Str. 85
D-32657 Lemgo

Dr. med. Bernd-Fred Schepers
Seeärztlicher Dienst der See-Berufsgenossenschaft
Reimerstwiete 2
D-20457 Hamburg

Dr. med. Thomas Schlechtriemen
Saarbrücker Winterbergkliniken
Klinik für Anästhesiologie, Intensivmedizin, Notfallmedizin
und Schmerztherapie
Theodor-Heuss-Str. 122
D-66119 Saarbrücken

Dr. med. Stephan Schoeps
Bundesministerium der Verteidigung
Inspektion des Sanitätsdienstes
Referat InSan II 1
Postfach 1328
D-53003 Bonn

Dr. med. Nicolaus Schuback
Klinik für Anästhesiologie und Operative Intensivtherapie
Knappschafts-Krankenhaus
Dorstener Str. 151
D-45657 Recklinghausen

Prof. Dr. med. Peter Sefrin
Universität Würzburg
Klinik für Anaesthesiologie
Sektion für Präklinische Notfallmedizin
Josef-Schneider-Str. 2
D-97080 Würzburg

Dr. med. Klaus-Herbert Seidenstücker
Flottenkommando – Kommandoarzt
Postfach 11 63
D-24956 Glücksburg

Dr. med. Torsten Sohns
Sanitätsakademie der Bundeswehr
Bereich Studien und Wissenschaft
Neuherbergstr. 11
D-80937 München

Prof. Dr. med. Heidrun Stephan
Klinikum der Universität Göttingen
Zentrum Anästhesiologie
Intensiv- und Rettungsmedizin
Robert-Koch-Str. 40
D-37075 Göttingen

Dr. med. Jochen Sticher
Klinikum der Justus-Liebig-Universität
Abteilung Anästhesiologie und Operative Intensivmedizin
Rudolf-Buchheim-Str. 7
D-35385 Gießen

Dr. med. Dieter Stratmann
Klinikum Minden
Institut für Anästhesiologie
Friedrichstr. 17
D-32427 Minden

Prof. Dr. med. Ladislaus Szinicz
Sanitätsakademie der Bundeswehr
Bereich Studien und Wissenschaft
Institut für Pharmakologie und Toxikologie
Ingolstädter Landstr. 100
D-85748 Garching

Dr. med. Hans Theiler †

Dr. med. Andreas R. Thierbach
Johannes Gutenberg-Universität Mainz
Klinik für Anästhesiologie
Bereich Notfallmedizin
Langenbeckstr. 1
D-55131 Mainz

Prof. Dr. med. Otmar Trentz
Universitätsspital Zürich
Klinik für Unfallchirurgie
Rämistr. 100
CH-8091 Zürich

Prof. Dr. med. Michael Tryba
Klinikum Kassel gGmbH
Klinik für Anästhesiologie, Intensivmedizin
und Schmerztherapie
Möncheberstr. 41–43
D-34125 Kassel

Prof. Dr. med. Dirk van Beuningen
Sanitätsakademie der Bundeswehr
Bereich Studien und Wissenschaft
Institut für Radiobiologie
Neuherbergstr. 11
D-80937 München

Dr. med. Ulrich van Laak
Schiffahrtmedizinisches Institut der Marine
Kopperpahler Allee 120
D-24119 Kronshagen

Dr. med. M. Winterhalter
Medizinische Hochschule Hannover
Zentrum Anästhesiologie
Carl-Neuberg-Str. 1
D-30625 Hannover

Dr. med. René Zellweger
Universitätshospital Zürich
Klinik für Unfallchirurgie
Rämistr. 100
CH-8091 Zürich

Priv.-Doz. Dr. med. Siegfried Zielmann
Heinrich-Braun-Krankenhaus Zwickau
Städtisches Klinikum
Abteilung für Anästhesiologie und Intensivmedizin
Karl-Keil-Str. 35
D-08060 Zwickau

Inhaltsverzeichnis

Grundlagen — 1

1 Historische Einführung 3
L. Brandt

2 Notfall und Notfallmedizin 12
P. Sefrin

3 Ethische Aspekte der Notfallmedizin 15
H. A. Adams

Allgemeine Notfallmedizin — 19

4 Untersuchung und Überwachung des Notfallpatienten 21
S. Fitzal

5 Allgemeine Techniken in der Notfallmedizin 42
S. Fitzal

6 Kardiopulmonale Reanimation 68
H. A. Adams, P. Sefrin, C. Brummerloh

7 Volumenersatz und Schockbekämpfung im Rettungsdienst 83
H. A. Adams

8 Analgesie und Anästhesie im Rettungsdienst 91
H. A. Adams

9 Zentrale Notfallaufnahme – „Schockraum"-Konzept 99
H. A. Adams, O. Trentz

Spezielle Notfallmedizin — 105

10 Notfälle aus der Inneren Medizin 106

Kardiologische Notfälle 107
P. Rupp, V. Bohlscheid

Respiratorische Notfälle 141
P. Rupp

Gastroenterologische Notfälle 146
P. Rupp

Infektiologische Notfälle 148
P. Rupp

Hämatologische und onkologische Notfälle 151
P. Rupp

Nephrologische Notfälle 153
U. Börner

Endokrin-metabolische Notfälle 157
U. Börner

Anaphylaktische und anaphylaktoide Reaktionen 164
U. Börner

Störungen im Wasser- und Elektrolythaushalt 167
U. Börner

11 Notfälle aus der Allgemein- und Unfallchirurgie ... 172
O. Trentz, R. Zellweger

12 Notfälle aus der Neurochirurgie ... 192
J. Meixensberger, T. Rosolski

13 Notfälle aus der Orthopädie und Sport-Traumatologie ... 210
H. Hertz, O. Kwasny

14 Notfälle aus der Urologie ... 218
H. Löhmer, M. Tryba

15 Notfälle aus der Augenheilkunde ... 224
T. M. Radda

16 Notfälle aus der Hals-Nasen-Ohren-Heilkunde und Mund-Kiefer-Gesichts-Chirurgie ... 230
F. X. Brunner, Th. Hachenberg

17 Notfälle aus der Neurologie und Psychiatrie ... 241
Th. Henze, S. Zielmann

18 Notfälle aus der Gynäkologie und Geburtshilfe ... 262
W. Loos, F. Salomon

19 Notfälle aus der Pädiatrie ... 273
Th. Schlechtriemen, D. Bachmann, K. H. Altemeyer

20 Besondere Aspekte bei geriatrischen Patienten ... 316
H. G. Kress, P. Felleiter

21 Besondere Krankheitsbilder ... 325

Intoxikationen ... 326
P. Rupp

Verbrennungen und Hitzeschäden ... 335
R. Klose

Lawinenunfälle und Kälteschäden ... 350
F. Chmelizek

Wasserunfälle ... 358
U. van Laak

Höhen- und Flugmedizin ... 372
E. Rödig

Strahlenschäden ... 380
R. Bauer

Chemische Schäden und Gefahrstoff-Unfall ... 392
B. Mayer

Der innerklinische Notfall ... 407
A. Sablotzki, G. Hempelmann

22 Todesfeststellung ... 415
W. Eisenmenger

Rettungsdienst ... 427

23 Rechtsgrundlagen ... 428

Rettungsdienst in Deutschland ... 429
P. Knuth

Rettungsdienst in Österreich ... 440
G. Kroesen

Rettungsdienst in der Schweiz ... 444
L. Bernoulli

Spezielle Rechtsfragen ... 450
E. Biermann

24 Rettungsmittel und Organisation für den Einsatz ... 460

Begriffe und Normen ... 461
P. Sefrin

Bodengebundener Rettungsdienst ... 463
P. Sefrin

Luftrettungsdienst ... 466
L. Lampl

Seenotrettung ... 473
K. H. Seidenstücker, H. W. Kattwinkel, P. Koch, K. Pellnitz, B.-F. Schepers

Bergrettung 486
G. Kroesen

Tunnelrettung 496
P. Sefrin

Rettung unter Tage 491
G. Cunitz, H. Höer, N. Schuback

Dokumentation und Qualitätsmanagement 499
H.-P. Moecke

25 Personelle Grundlagen 508

Das nichtärztliche Personal 509
P. Sefrin

Der Leitende Notarzt 521
M. G. Dehne, G. Hempelmann

Allgemeine ärztliche Führungsaufgaben . . . 514
D. Stratmann

Die Situation in Österreich 523
G. Kroesen

Der Notarzt 519
J. Sticher, G. Hempelmann

Die Situation in der Schweiz 529
L. Bernoulli

26 Einsatzlehre 534

Aufgaben der Rettungsleitstelle 535
H. A. Adams, K. Kirchhoff

Der Sekundäreinsatz 545
H. Stephan, R. Huf

Der Primäreinsatz 539
M. G. Dehne, H. A. Adams, G. Hempelmann

27 Technische Rettung 555
M. Barthel

28 Hygiene im Rettungsdienst 562
H. A. Adams

Großschadensereignisse und Katastrophen   568

29 Der Alarm- und Einsatzplan des Krankenhauses 569
D. Rupp, G. Hempelmann

30 Der Großschaden im Rettungsdienst – „Erweiterter Rettungsdienst" 576
A. Thierbach, H. A. Adams

31 Struktur und Aufgaben des Katastrophenschutzes 586
P. Hennes

32 Der Sanitätsdienst der Bundeswehr 593
H. Theiler †, S. Schoeps, G. Mewißen

33 Spezielle Krankheitsbilder bei Großschäden und Katastrophen 603

Panikreaktion Einzelner und Panik als Massenphänomen 604
H. J. Bochnik

Schäden durch ABC-Kampfmittel 612
T. Sohns

Anhang   627

Ausrüstung für die Notfallversorgung – Notfallkoffer 628
P. Sefrin

Ausrüstung eines Notarzt-Einsatzfahrzeuges (NEF) 630
D. Rupp, G. Hempelmann

Aufbau und Ausrüstung einer Schnelleinsatzgruppe-Rettungsdienst 633
A. Thierbach, H. A. Adams

Notfallmedikamente – Was, Wann, Wieviel 636
M. Winterhalter

Grundlagen

1 Historische Einführung ... *3*
L. Brandt

2 Notfall und Notfallmedizin ... *12*
P. Sefrin

3 Ethische Aspekte der Notfallmedizin ... *15*
H. A. Adams

1

Historische Einführung

L. Brandt

Roter Faden

- Einleitung
- Die Entstehung der modernen Notfallmedizin
- Zur Entwicklung der Organisation des Rettungswesens
- Die Atemspende
- Die Herzmassage
- Sauerstoff und intravenöse Therapie
- Elektrische Maßnahmen

Einleitung

Der Wunsch, seinen in Not geratenen Mitmenschen vor dem drohenden Tod zu bewahren, ist sicher einer der Urtriebe des „Herdentieres" Mensch. Die dazu verwendeten Maßnahmen waren ursprünglich wohl eher vom Instinkt geleitet als von Vernunft und Überlegung bestimmt. Man versuchte, den leblos scheinenden Körper durch Anrufen zu erwecken, durch Rütteln, Schlagen oder Schmerzreize zu einer Reaktion zu veranlassen. Gelang dies nicht, wartete man ab, registrierte das Auskühlen des Körpers und versuchte, durch Auflegen von Asche oder frischem Tiermist Wärme zuzuführen. Half auch dies nichts, wartete man weiter zu. Fortschreitende Auskühlung, Totenflecke und zunehmender Geruch waren schließlich die Zeichen des unumkehrbaren Endes. Der Kampf mit dem Tod war verloren, der Leichnam wurde bestattet oder verbrannt.

Der Mensch wählte für seine ersten Ansiedlungen die Ufer von Flüssen und Seen aus; Wasser war zum Überleben notwendig. Aber wenn man des Schwimmens nicht mächtig war, konnte es auch leicht den Tod bedeuten. Der Ertrinkungsunfall war deshalb wohl eine der häufigsten akzidentellen Todesursachen in früherer und frühester Zeit. Mutmaßlich hatte der Verunglückte über seine Körperöffnungen zuviel Wasser aufgenommen. Folgerichtig bestand die erste Wiederbelebungsmaßnahme in dem Versuch, dieses Wasser wieder aus dem Körper zu entfernen. Man hielt die Ertrunkenen kopfüber oder hängte sie an den Füßen auf, damit das durch Mund und Nase eingetretene Wasser den Körper auf dem gleichen Weg wieder verlassen konnte. Jahrtausende alte Abbildungen aus der Zeit Ramses II. (ca. 1300 v. Chr.) geben ein Zeugnis von dieser als „Inversionsmethode" bezeichneten Aktion (Abb. 1.1).

Die Inversionsmethode war bis in unsere Tage hinein populär (vgl. Wilhelm Buschs Gedicht „Der Lohn einer guten Tat") und wurde in verschiedensten Variationen angewandt.

Auch die Methode der Mund-zu-Mund-Beatmung ist viele Jahrtausende alt. Im hebräischen „Talmud" wird vom „Geheimnis der Hebammen" berichtet. Asphyktische Neugeborene wurden auf diese Art wiederbelebt.

Im „Alten Testament" erfährt man im zweiten Buch der Könige von der Wiederbelebung eines Knaben durch den Propheten Elisa mit Hilfe der Mund-zu-Mund-Beatmung (2 Könige 4, 32 – 35):
„Als Elischa in das Haus kam, lag das Kind tot auf seinem Bett. Er ging in das Gemach, schloß die Tür hinter sich und dem Kind und betete zum Herrn. Dann trat er an das Bett und warf sich über das Kind; er legte seinen Mund auf dessen Mund, seine Augen auf dessen Augen, seine Hände auf dessen Hände. Als er sich so über das Kind hinstreckte, kam Wärme in dessen Leib. Dann stand er auf, ging im Haus einmal hin und her, trat wieder an das Bett und warf sich wieder über das Kind. Da nieste es siebenmal und öffnete die Augen."

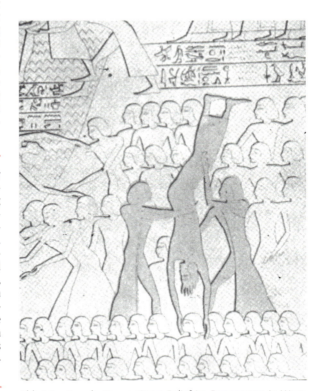

Abb. 1.1 Ausschnitt aus einem Relief im Ramesseum in West-Theben. Bei der Schlacht von Kadesh (13. Jht. v. Chr.) schlugen die Truppen Ramses II. die Hethiter über den Fluß Orontes in die Flucht. Dabei ertrank deren König. Seine Soldaten versuchten, ihn mit Hilfe der Inversionsmethode wiederzubeleben.

Gleich mehrfach wird auch im Neuen Testament über die (Wieder-)Erweckung von (Schein-)Toten erzählt, ohne daß jedoch die dazu verwendeten Methoden erwähnt würden. Die Tochter des Jairus wird ins Leben zurückgeholt (Lukas 8, 40–56), der Jüngling von Nain entsteigt wiederbelebt dem Sarg (Lukas 7, 11–17), ja selbst Lazarus, der bereits Zeichen des sicheren Todes aufweist („Herr, er riecht aber schon, denn es ist bereits der vierte Tag"), kann wiedererweckt werden (Johannes 11, 17–44).

Erfolgreiche Wiederbelebungen scheinen im Altertum nichts Ungewöhnliches gewesen zu sein. In der römischen Literatur (Celsus, Plinius) waren es die beiden Ärzte Appolonius von Tyana und Asklepiades von Bithynien, welche durch solche Wundertaten zu großem Ansehen gelangten. Die Unkenntnis der sicheren Todeszeichen und die daraus resultierende Gefahr der Verbrennung oder Bestattung noch Lebender, d.h. Scheintoter, eröffnete den Ärzten jener Zeit die Möglichkeit, sich immer wieder mit solchen Taten zu profilieren.

Die Angst davor, lebendig begraben zu werden, hat sich bis in unsere Tage gehalten, berechtigterweise, wie Berichte aus der Tagespresse immer wieder zeigen. Die Einrichtung von Leichenhäusern auf Friedhöfen und die modernen Vorschriften im Umgang mit Verstorbenen sind die direkten Konsequenzen aus diesen Erfahrungen. In der zweiten Hälfte des 18. Jahrhunderts stellte Johann Peter Frank in seinem „System einer vollständigen medicinischen Polizey" fest: „Die Zahl der lebendig Begrabenen ist gewiß größer als die Zahl der Selbstmörder". Und so wurde die versehentliche Bestattung von Scheintoten zu einem zentralen Thema der medizinischen Literatur des 18. und 19. Jahrhunderts (z.B. J.J. Brühier, A. de Haen, P.G. Hensler, J.C.F. Scherff, A.G. Richter, C.W. Hufeland). Auch die populären Literaten jener Zeit griffen diese Urangst immer wieder auf (Gottfried Keller, Friederike Kempner, Alfred de Musset, Edgar Allen Poe, Arthur Schnitzler).

Relativ wenig ist über die Maßnahmen bekannt, welche im Altertum zur Wiederbelebung angewandt wurden. Erwähnt wurden bereits die Inversionsmethode und die Mund-zu-Mund-Beatmung. Hierzu geben zum erstenmal die Ärzte des Mittelalters Auskunft. Der im 6. Jahrhundert n. Chr. lebende Aetius von Amida schildert in seinem „Tetrabiblon" Reanimationsmaßnahmen bei Erhängten und Ertrunkenen: „Zum Bewußtsein zurückgebracht werden bisweilen die Gehenkten, indem man ihnen Essig in den Mund gießt mit Pfeffer oder Brennesselsamen. ... Den Gehenkten, die noch leben, hilft ein in die Nase geblasenes Niesmittel und Venensektion im Ellbogen. Lasse sie auch trinken Pfeffer mit sehr scharfem Essig und zwinge sie, sich zu erbrechen. Auf die zusammengekniffenen Teile des Halses müßt Ihr warme Ölumschläge legen oder warmen Anis oder Gänsefett und mit weicher Wolle den Hals einwickeln, um ihn zu erwärmen". Die Ertrunkenen solle man „... außerdem ... zuerst mit dem Kopf nach unten aufhängen, und sie zwingen, das eingeschluckte Wasser auszuspeien, indem man sie mit einer Feder oder mit dem Finger reizt und von außen her mittels Drücken mit den Händen der Spannung des Bauches zu Hilfe kommt". Ähnlich äußert sich im 7. Jahrhundert Paulus von Aegina in seiner „De re medica".

Trotz dieser erfolgversprechenden Ansätze trat der Gedanke der Wiederbelebung im späten Mittelalter und in der frühen Neuzeit wieder in den Hintergrund. Ein Grund dafür mag die christliche Überzeugung gewesen sein, das Leben auf Erden sei nichts weiter als die Vorstufe zum ewigen Leben im Himmel, der Tod und damit das Ende dieses „irdischen Jammertals" eine Erlösung. Auch die Ärzte waren der Überzeugung, daß der Versuch einer Einflußnahme auf den Zeitpunkt des Todes einem Aufbegehren gegen den Plan Gottes gleichkäme, wie Paracelsus in seiner „Philosophia sagax" formulierte: „Es stirbt kein Mensch, dessen Tod nicht vorher geweissagt würde. ... Denn so genau und gut ist alles am Menschen von Gott gezählt, daß es nicht ein Härlein gibt, das nicht von Gott gezählt worden wäre. So wohl, wie alles am Menschen gezählt wird, so sehr wird auch dafür gesorgt, daß ihm Weissagungen übermittelt werden, betreffs seiner Zukunft, seiner Geburt, seines Todes, seines Lebenswandels und Endes."

■ Die Entstehung der modernen Notfallmedizin

Es dauerte nicht weniger als bis zum 17. Jahrhundert, ehe man akzeptierte, daß, ungeachtet bzw. durchaus in Konsens mit der göttlichen Vorsehung, das Gebot der christlichen Nächstenliebe die Aufforderung implizierte, seinem vom Tod bedrohten Mitmenschen Hilfe angedeihen zu lassen.

Es mußte deshalb wohl auch ein Pfarrer sein, Sebastian Weiss aus Dittersbach auf dem Eigen in der Lausitz, welcher kurz nach dem Dreißigjährigen Krieg die erste dem Autor bekannte Schrift mit Berichten über und Empfehlungen zur Wiederbelebung Ertrunkener zum Druck gab. Sie trägt den Titel „Kurtzer Bericht und Handgrieff/ Wie man mit denen Personen/ groß und klein/ so etwan in eusserste Wassers=Gefahr/ durch GOttes Verhängnis/ gerathen/ nicht zu lange im Wasser gelegen: Doch gleichsam für Tod herausgezogen werden/ gebähren und umbgehen solle: Damit nechst Göttlicher Gnade sie (da noch etwan ein Leben in ihnen/ über Menschliche Vernunft seyn möchte/) könten erhalten werden" (Abb. 1.**2**).

Es sollten noch einmal nahezu 100 Jahre vergehen, ehe die erste offizielle Aufforderung zur Hilfeleistung bei Ertrinkungsunfällen erfolgte. Im Jahr 1740 wurde auf Befehl Ludwigs XV. in Frankreich ein „Avis, concernant les personnes noyées qui paraissent mortes et qui ne l'étant pas, peuvent recevoir des secours pour être rappelées à la vie" („Bericht, wie man denjenigen, welche man ertrunken zu sein glaubt, zu Hilfe kommen solle") erlassen, dessen Autor R.A.F. de Reaumur sich auf Erfahrungen stützte, welche einige Jahre zuvor im „Schweizer Merkur" bekanntgemacht worden waren. Schnell verbreitete sich der Bericht über ganz Europa und wurde zur Grundlage unzähliger staatlicher Verordnungen. Zum endgültigen Durchbruch verhalf der Idee der Wiederbelebung die Gründung der „Maatschappij tot Redding van Drenkelingen" am 6. August 1767 in Amsterdam.

In dem Maße wie die Verordnungen auch in küstenfernen Regionen zunehmend Verbreitung fanden, wurden die Wiederbelebungsmaßnahmen nicht mehr nur auf Ertrunkene beschränkt, sondern auf Erhängte, Erfrorene, Erstickte, Vergiftete, vom Blitz Erschlagene und auf andere Arten Verunglückte ausgedehnt. Größte Verdienste um die Verbreitung des Wiederbelebungsgedankens erwarb sich die im April 1774 in London gegründete „Royal Humane Society", welche sich vor allem um die qualitative Verbesserung der Reanimationsmaßnahmen und eine entsprechende Belohnung erfolgreicher Bemühungen verdient machte. Sie diente als Vorbild für die Gründung der modernen Rettungsgesellschaften im 19. und 20. Jahrhundert, wie der

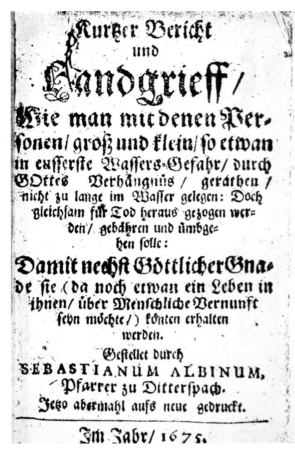

Abb. 1.2 Titelblatt eines Nachdrucks der Schrift des Lausitzer Pfarrers Sebastian Weiss über die Wiederbelebung Ertrunkener.

„Wiener Freiwilligen Rettungsgesellschaft" durch J. Mundy im Jahr 1881 und des „Deutschen Samaritervereins" durch F. von Esmarch im Jahr 1882.

■ Zur Entwicklung der Organisation des Rettungswesens

Mundys „Wiener Freiwillige Rettungsgesellschaft" und Esmarchs „Deutscher Samariterverein" gehörten zu den ersten Institutionen, welche versuchten, den Gedanken von einer ersten Hilfe bei Unglücksfällen aller Art nicht nur ideell zu verbreiten, sondern auch die entsprechenden organisatorischen Voraussetzungen für eine schnelle und effiziente Anwendung geeigneter Maßnahmen zu schaffen.

Neben der Ausbildung der potentiellen Helfer gehörten hierzu die Entwicklung und Verbesserung geeigneten Instrumentariums sowie die Schaffung von Möglichkeiten, dieses im Bedarfsfall schnell zur Hand zu haben.

Bereits die „Maatschappij tot Redding van Drenkelingen" in Amsterdam hatte an der Küste in bestimmten Distanzen Rettungskästen anbringen lassen, ein Überbleibsel davon stellen noch heute die an allen Gewässern zur Verfügung stehenden Rettungsringe dar. Auch die „Royal Humane Society" in England ließ Rettungskästen, sog. „Resuscitation Sets", wie sie in den Schriften von C. Kite und J. Curry empfohlen wurden, an bestimmten, der Öffentlichkeit bekanntgemachten und zugänglichen Plätzen deponieren.

Ein weiteres Problem bestand in der Schaffung geeigneter Transportmöglichkeiten, um die Verunglückten oder Verwundeten nötigenfalls an einen Ort transportieren zu können, wo eine suffiziente Erste Hilfe möglich war.

Das Transportproblem stellte sich vor allem da, wo am Ort der Verletzung eine Primärversorgung nicht möglich war, z. B. an der Kriegsfront. Die Verletzten mußten schnellstmöglich aus dem Kampfgeschehen herausgeschafft werden und in Einheiten, welche in sicherer Entfernung von der Front waren, versorgt werden.

Das früheste Beispiel der Einrichtung eines „Frontlazaretts" enthält die Darstellung der Schlacht von Kadesh aus dem 13. Jahrhundert v. Chr. im Ramses-Tempel von Abu Simbel. Dort ist dargestellt, wie hinter der Front ein am Bein verletzter Soldat Ramses II. von einem Arzt versorgt wird (Abb. 1.3).

Auch in den Homerischen Epen aus dem 8. vorchristlichen Jahrhundert wird die Versorgung von Verletzten hinter der Front beschrieben. Erinnert sei hier nur an die berühmte Abbildung aus dem Trojanischen Krieg, welche zeigt, wie Achilles seinem Kampfgefährten Patroklos Erste Hilfe leistet.

Das Zeitalter der modernen Kriegschirurgie und damit auch gleichzeitig der Akutversorgung von Verletzten begann im 16. Jahrhundert mit Ambroise Paré (1510–1590), dem Vater der französischen Chirurgie. Über seine Verdienste um die Akutchirurgie kann man bei Hirsch („Biographisches Lexikon der hervorragenden Ärzte aller Zeiten und Völker") nachlesen:

„Niemand vor Paré hat soviel für die Chirurgie getan wie er, niemand mit so praktischem Talent, erfinderischem Geist und reich an Hilfsmitteln sich mit derselben beschäftigt. Er eröffnete neue Wege, wußte seine vieljährigen kriegschirurgischen Erfahrungen nutzbar zu machen, indem er sich an die einfache Naturbeobachtung hielt und dadurch die Chirurgie aus ihrer langen Kindheit heraustreten ließ".

Ein anderer Kriegschirurg, ebenfalls Franzose, setzte beinahe 300 Jahre später die Tradition von Paré fort.

Dominique-Jean Larrey (1766–1842), der Leibarzt Napoleons I., richtete erstmals „fliegende Ambulanzen" ein, welche die nur schwer beweglichen Feldlazarette, die den schnellen Truppenbewegungen kaum nachkommen konnten, ersetzten. Wenn man so will, war dies das erstemal in der Geschichte der Notfallmedizin, daß der heute vor allem in Europa allgemein gültige Gedanke aufkam, der Arzt solle zum Verletzten kommen und nicht der Verletzte zum Arzt gebracht werden.

In jener Zeit tauchte auch der Gedanke auf, nicht nur den Verletzten aus den eigenen Reihen Erste Hilfe leisten zu sollen, sondern auch dem verletzten Feind. Dieser humanitäre Gedanke erlebte seine weltweite Anerkennung in der

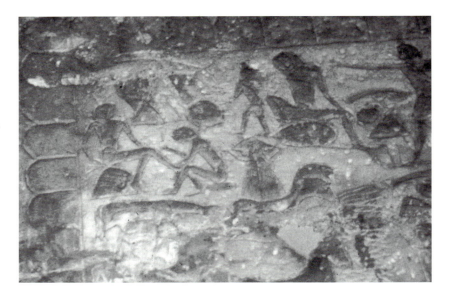

Abb. 1.3 Darstellung eines Feldlazaretts in der Schlacht von Kadesh (13. Jht. v. Chr.); Ramses-Tempel in Abu Simbel. Der ägyptische Pharao Ramses II. kämpfte in der Schlacht von Kadesh gegen die Hethiter und ließ dieses Ereignis gleich mehrfach bildlich festhalten: in Abydos, im Ramesseum von Theben, in Karnak, in Luxor, in Abu Simbel und in Derr.

Genfer Konvention vom 22. August 1864, welche das Prinzip der Neutralität der Sanitätsdienste festschrieb und unter dem Zeichen des *Roten Kreuzes* weltweit verbreitete.

Mit der industriellen Revolution in der Mitte des 19. Jahrhunderts und dem Beginn des Städtebaus entstanden neben der Kriegsfront weitere Kumulationspunkte akuter Lebensgefährdung durch Verletzungen, nämlich die Industriebetriebe, die Baustellen und der Straßenverkehr. Als im Jahr 1886 auf einer Großbaustelle in Berlin mehrere Handwerker verunglückten, entstand der Gedanke, den „Arbeiter-Samariter-Bund" zu gründen, welcher dann am 29. November 1888 realisiert wurde. Einer der berühmtesten Förderer dieses Vereins war der Kieler Chirurg *Friedrich von Esmarch* (1823–1908), welcher das erste Lehrbuch für Erste Hilfe herausgab.

Zwei weitere Hilfsorganisationen, deren Aktivitäten nach einer fast 1000jährigen Geschichte bis heute ungebrochen sind, dürfen in diesem Zusammenhang nicht unerwähnt bleiben, die *Johanniter* und der *Malteser Hilfsdienst*, welche beide ihre Wurzeln in dem im 6. nachchristlichen Jahrhundert auf Geheiß Papst Gregors des Großen gegründeten Xenodochium (Hospital) in Jerusalem haben.

◼ Die Atemspende

Mit einer Atemspende beginnt nach christlichem Verständnis die Geschichte der Menschheit: „Da formte Gott, der Herr, den Menschen aus Erde vom Ackerboden und blies in seine Nase den Lebensatem. So wurde der Mensch zu einem lebendigen Wesen." (Genesis 2, 7).

Erwähnt wurde die Mund-zu-Mund-Beatmung bereits zur Wiederbelebung eines Knaben durch den Propheten Elisa und als „Geheimnis" der jüdischen Hebammen. Tatsächlich wurde diese Methode im Rahmen der Neugeborenenreanimation über Jahrtausende angewandt, im Gegensatz zur Wiederbelebung erwachsener Menschen, wo sie erst seit Mitte des 18. Jahrhunderts Anwendung fand, lange, nachdem die künstliche Beatmung mit Hilfsmitteln bereits praktiziert wurde. Im 16. Jahrhundert wurde die Mund-zu-Mund-Beatmung von dem Italiener Paolo Bagellardo in dessen „Libellus de aegritudinis infantium et de morbis puerorum" empfohlen, im 17. Jahrhundert von Alfonso Borelli („De motu animalium") und schließlich im 18. Jahrhundert von dem Franzosen Antoine Portal, welcher sinngemäß folgendes schrieb: „Das wirksamste und einfachste Mittel atemlose neugeborene Kinder wiederzubeleben, ist das Einblasen der Luft in die Brust der Neugeborenen, es sei, daß man seinen eigenen Mund auf den des Kindes legt oder daß man dies mit einem Röhrchen versucht" (Abb. 1.4).

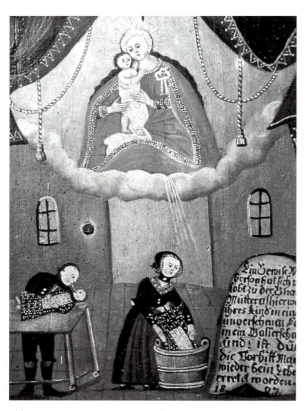

Abb. 1.4 Reanimation eines Kindes, welches in einen Wasserbottich gefallen war, durch Mund-zu-Mund-Beatmung unter Zuhilfenahme eines Röhrchens. Votivtafel aus der Wallfahrtskirche Sammerei in Niederbayern, 1807.

Die Sicherung freier Atemwege durch Tracheotomie geht auf den bereits erwähnten Asklepiades von Bithynien im 1. Jahrhundert n. Chr. zurück. Einer Sage nach soll allerdings bereits Alexander der Große einem seiner Soldaten, welcher an einem verschluckten Knochen zu ersticken drohte, die Trachea mit dem Schwert geöffnet haben, damit dieser wieder Luft bekäme. Als Notfallmaßnahme im Rahmen der Wiederbelebung Ertrunkener wurde die Tracheotomie im Jahr 1714 von Georg Detharding zum erstenmal wieder erwähnt. Die zentrale Bedeutung der Atmung für das Überleben wurde anhand tierexperimenteller Studien im 16. Jahrhundert durch Andreas Vesalius und im 17. Jahrhundert durch den Engländer Robert Hooke nachgewiesen. Der schottische Chirurg John Hunter faßte in der zweiten Hälfte des 18. Jahrhunderts die Bedeutung der Atmung in dem einfachen Satz zusammen: „Alles, was zur Wiederherstellung der Arbeit des Herzens notwendig ist, ist die Wiederherstellung der Atmung".

Das erste Beatmungsgerät war ein einfacher Blasebalg. Bereits im 13. Jahrhundert soll er im arabischen Kulturraum angewandt worden sein, auch Paracelsus empfahl im 16. Jahrhundert seine Verwendung. Weil er einfach zu handhaben und überall schnell verfügbar war – in nahezu jedem Haus gab es eine offene Feuerstelle –, wurde er schnell zum Notfall-Beatmungsgerät schlechthin.

Erst im Jahr 1827 machte ihm der französische Physiologe Jean-Jacques-Joseph Leroy d'Étoilles den Garaus.

Neben der Beatmung mit dem Blasebalg entdeckte man um die Mitte des 18. Jahrhunderts die Mund-zu-Mund-Beatmung als geeignete Maßnahme auch zur Wiederbelebung erwachsener Menschen wieder. Der Avis Ludwigs XV. aus dem Jahr 1740 enthält dazu die folgende Bemerkung: „Noch ein kräftiges Mittel, zu welchem man ebenmäßig zu Zeiten Zuflucht genommen, um die Ersäuften wieder zurechte zu bringen, ist auch dieses gewesen, daß man durch ein Röhrlein ihnen warmen Othem in den Mund geblasen. Man lieset bei dem Borello, daß ein Diener seinen verstorbenen Herren, durch Einblasen des warmen Othems in dessen Mund wieder lebendig gemacht".

Die erste Beschreibung einer Reanimation mit Hilfe einer Mund-zu-Mund-Beatmung in der neueren medizinischen Literatur erschien im Jahr 1744 in der Edinburgher Zeitschrift „Medical Essays and Observations" unter dem Titel „A Man dead in Appearance, recovered by distending the Lungs with Air". Autor war der Chirurg William Tossach. Die Idee wurde von John Fothergill in London („Die Mund-zu-Mund-Beatmung kann jeder durchführen, ohne Zeitverlust, ohne Kosten, mit wenig Aufwand und noch weniger Erfahrung. ... Sie ist möglicherweise das einzige Mittel, von dem man mit Recht behaupten kann, daß es sehr viel nützt, aber niemals schadet") und Jacques Jean Brühier in Frankreich begeistert aufgenommen, in der Neubearbeitung des Avis Ludwigs XV. im Jahr 1752 wurde sie bereits als erste Wiederbelebungsmaßnahme angeführt.

Als um die Mitte des 19. Jahrhunderts die Beatmung mit dem Blasebalg in Verruf geriet, trat auch die Methode der Mund-zu-Mund-Beatmung zunehmend in den Hintergrund. Mit dem Jahr 1856 begann eine neue Ära der künstlichen Atmung, das Zeitalter der manuellen Techniken. In diesem Jahr erschien in London Marshall Halls Publikation zur „Prone and postural respiration in drowning", welche er selbst auch als „Postural method" oder „ready method" bezeichnete, weil sie sofort und überall, auch durch Laien angewandt werden konnte (Abb. 1.**5**).

Halls Methode war folgende: Während der Ertrunkene mit dem Gesicht auf den Boden gelegt wurde, kniete der Helfer neben ihm und faßte mit der einen Hand die Schulter, mit der anderen die Hüfte. Durch Ziehen des Ertrunkenen zur Seite erfolgte die Einatmung, durch langsames Loslassen die Ausatmung. Auf diese Art wurden pro Atemzyklus 70–240 ccm Luft ausgetauscht. Wegen ihrer Einfachheit wurde die Methode nach Marshall Hall sehr schnell von der Royal Humane Society akzeptiert und verbreitete sich innerhalb kürzester Zeit über ganz Europa.

Nur zwei Jahre nach der Beschreibung der manuellen Atemspende nach Marshall Hall erschien im „British Medical Journal" ein Bericht von Henry R. Silvester mit dem Titel „A new method of resuscitating still-born children, and of restoring persons apparently drowned or dead". Darin beschrieb dieser eine Methode der künstlichen Atmung, bei welcher der Patient mit einem Kissen unter den Schultern auf dem Rücken lag. Die Zunge wurde herausgezogen und festgehalten. Die Inspiration erfolgte in der Art, daß die Arme nach kranial und seitwärts gezogen wurden, bei der Exspiration wurden sie seitlich gegen den Thorax geführt und dieser sanft ausgedrückt. Auf diese Art wurden Atemzugvolumina von 300–500 ccm erreicht (Abb. 1.**6**).

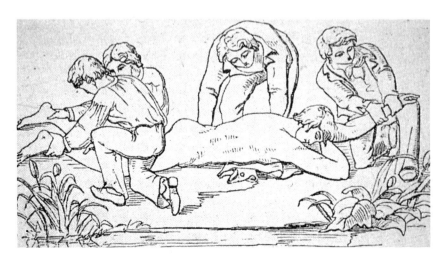

Abb. 1.**5** Darstellung der manuellen Methode nach Marshall Hall (Lancet, 25. Oktober 1856); Erklärung s. Text.

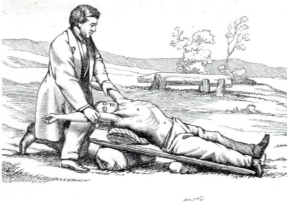

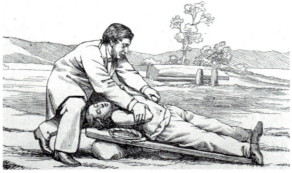

Abb. 1.6 Methode der manuellen Atemspende nach Silvester; Erklärung s. Text.

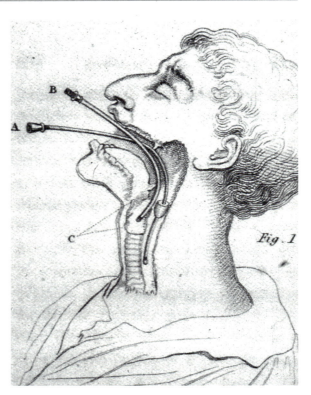

Abb. 1.7 Darstellung einer orotrachealen Intubation zur Wiederbelebung; Tafel aus James Curry's „Observations on apparent death" aus dem Jahr 1815.

In den darauffolgenden Jahren wurden noch eine ganze Reihe von Methoden manueller Atemspende entwickelt (Richardson, Pacini, Bain, Howard, Schäfer), keine von ihnen erlangte jedoch die Bedeutung der Silvester-Methode. Als dann schließlich in den 80er Jahren des vergangenen Jahrhunderts mit den Entwicklungen von Fell, O'Dwyer, Kuhn und Dräger das Zeitalter der modernen Beatmungsgeräte hereinbrach, traten die manuellen Methoden zunehmend in den Hintergrund.

Die endotracheale Intubation zur Sicherung der Atemwege war bereits zu Beginn des 19. Jahrhunderts von James Curry empfohlen worden (J. Curry, „Observations on apparent death, Second Edition", 1815; siehe auch Abb. 1.7)

Die Herzmassage

Andreas Vesalius war 1543 der erste, welcher eine Beeinflussung der Herztätigkeit durch mechanische Maßnahmen beschrieb. Ihm gelang es, allein durch Beatmung flimmernde Hundeherzen wieder zum Schlagen zu bringen. Diese Experimente wurden mehr als 100 Jahre später von Robert Hooke erfolgreich wiederholt. Bis zur Anwendung der ersten zielgerichteten Herzmassage vergingen dann jedoch noch einmal mehr als 200 Jahre.

Moritz Schiff führte im Jahr 1874 in Florenz an Hunden nach einem chloroforminduzierten Kreislaufstillstand die erste erfolgreiche (direkte) Herzmassage nach vorausgehender Thorakotomie durch.

Dem Gedanken der extrathorakalen Herzmassage sehr nahe kam bereits im Jahr 1804 Jakob Fidelis Ackermann mit seinen Empfehlungen zur Wiederbelebung: „… und dann sucht ein zweiter Gehilfe mit der Hand die Knorpel der unteren wahren Rippen, und die obere Bauchgegend niederzudrücken, und durch diese Handleistung die eingeblasene Luft zum Theil wieder auszudrücken, größtentheils aber auch das in den Venenstämmen und dem rechten Herzen stockende Blut gegen die Lungen auszutreiben, um dieselben mit der eingeblasenen Luft in Berührung zu setzen".

Moritz Schiff in Florenz war in erster Linie an den Ursachen des Kreislaufstillstands während Chloroform-Narkose interessiert. Bei seinen Experimenten hatte er zwar insoweit Erfolg, als er den Kreislauf der chloroformierten Hunde wieder in Gang bringen konnte, die Tiere starben jedoch infolge der hypoxischen Hirnschädigung. Nur vier Jahre später, im Jahr 1878, publizierte Rudolf Böhm seine ersten Erfahrungen mit der extrathorakalen Herzmassage. Da aber auch er erst 5 bis 10 Minuten nach dem Herzkreislaufstillstand mit der Reanimation begann, verstarben auch seine Tiere an zerebralen Komplikationen bzw. an einem Lungenödem.

Der Schweizer Chirurg Paul Niehans führte im Jahr 1888 die erste offene Herzmassage an einem Menschen durch. Es handelte sich dabei um einen 40jährigen Mann, der während einer Strumaoperation unter Chloroform-Narkose einen Herzstillstand erlitten hatte. Leider war die Reanimation erfolglos. Ebenso erging es den Franzosen Tuffier und Hallion, welche im Jahr 1898 vor der „Societé de Chirurgie" über eine direkte Herzmassage bei einem 24jährigen Patienten berichteten, bei dem fünf Tage nach einer Appendektomie eine Lungenembolie aufgetreten war. Auch der Chirurg Maag war bei einer am 24. Oktober 1900 durchgeführten direkten Herzmassage bei einem 27jährigen Patienten nach Chloroformsynkope nur kurzfristig erfolgreich. Sein Patient verstarb nach elf Stunden, ohne das Bewußtsein wiedererlangt zu haben. Erst ein Jahr später überlebte der erste Patient nach offener Herzmassage.

Der norwegische Arzt Kristian Igelsrud reanimierte eine 43jährige Frau nach Chloroformsynkope während einer abdominalen Uterusexstirpation. Da man mit der Thorakotomie nicht lange zögerte, konnte man bereits drei bis vier Minuten nach Einsetzen des Herzstillstandes mit der Massage beginnen.

Auch die indirekte, geschlossene Herzmassage fand bald nach den ersten experimentellen Erfahrungen am Tier durch Boehm ihre klinische Anwendung. Der Göttinger Chirurg Maass berichtete im Jahr 1892 über zwei erfolgreiche Anwendungen nach Chloroformsynkope. Im Februar 1904 gelang es dem Chirurgen George Crile in Cleveland, einen Patienten nach Thyreoidektomie durch Anwendung der externen Herzmassage wiederzubeleben.

Dennoch blieb die externe Herzmassage umstritten. Ein Grund mag darin liegen, daß sie als manuelle Methode in Konkurrenz zu den damals noch üblichen manuellen Techniken der Atemspende trat. Es ist leicht einsehbar, daß eine respiratorische Reanimation nach Silvester die gleichzeitige Anwendung der extrathorakalen Herzmassage unmöglich machte. Ein zweiter Grund mag darin zu suchen sein, daß die Methode niemals richtig den Ort ihrer ersten praktischen Anwendung, den Operationssaal, verlassen hat. Die hauptsächliche Indikation zur Herzmassage sah man lange Zeit lediglich in sogenannten „Chloroformkollaps" gegeben. Und was lag näher, als ein „chirurgisches" Problem auch chirurgisch mit der direkten Herzmassage anzugehen. So läßt sich auch erklären, warum der abdominale, transdiaphragmale Zugang zur direkten Herzmassage in der ersten Hälfte unseres Jahrhunderts der Zugangsweg der Wahl blieb. Laparotomiert hatte man den Patienten ohnehin schon, eine zusätzliche Thorakotomie wollte man ihm, und sich selbst als Chirurg, nach Möglichkeit ersparen.

Und so blieben die Kenntnisse über die geschlossene Herzmassage über mehr als ein halbes Jahrhundert verborgen, wogegen die experimentellen Physiologen sie längst in ihr Standardrepertoire aufgenommen hatten. So berichteten z. B. Gurvich und Juniev im Jahr 1947 über die Entwicklung von Kondensator-Defibrillatoren: „Sollten zwischen dem Einsetzen des Flimmerns und der ersten Anwendung der Defibrillation mehr als ein- bis eineinhalb Minuten vergehen, so ist es absolut notwendig, eine Herzmassage durch Druck auf den Thorax durchzuführen".

Ihre Renaissance erlebte die externe Herzmassage jedoch erst wieder im Jahr 1960, mit den Publikationen von Kouwenhoven, Jude und Knickerbocker. Etwa um die gleiche Zeit wurde von Paul M. Zoll der präkordiale Faustschlag als Erstmaßnahme einer mechanischen Stimulation des Herzens empfohlen.

■ Sauerstoff und intravenöse Therapie

Sehr bald nach seiner Entdeckung durch Scheele (1771), Priestley (1775) und Lavoisier (1785) wurde der Sauerstoff zur Anwendung bei Reanimationen empfohlen. Erste Hinweise finden sich bereits im Jahr 1776 bei John Hunter in einer Fußnote seiner „Proposals for the Recovery of People apparently drowned": „Perhaps the dephlogisted air, described by Dr. Priestley, may prove more efficacious than common air". Eine ähnliche Formulierung findet sich in der im Jahr 1780 von J.C.F. Scherff verfaßten „Anzeige der Rettungsmittel bei Leblosen und in plötzliche Lebensgefahr Gerathenen": „Vielleicht würde die Luft, welche von Doktor Priestley mit dem Namen der Dephlogosticierten beleget wird, mit mehr Nutzen als die gewöhnliche Luft eingeblasen werden; doch sind mir noch keine Erfahrungen dafür bekannt geworden; ohngeachtet der Rath eines Hunters immer viel Obacht verdienet, und, nach Priestleys Erfahrungen, die Thiere in einer solchen Luft nicht nur viel länger leben, sondern sie sich auch bey vielen Prüfungen wohl sechsmal besser, als die gemeine Luft, bewiesen hat".

Im Verlauf des 19. Jahrhunderts wurde Sauerstoff, jetzt auch schon als „Oxygen" oder „Lebensluft" bezeichnet, zunehmend „der atmosphärischen oder aus der Lunge eines Dritten ausgehauchten Luft" vorgezogen. Schließlich stellte B. Lauder Brunton um die Jahrhundertwende ein Gerät vor, mit welchem eine Beatmung mit reinem Sauerstoff nun auch technisch ermöglicht wurde.

Die Möglichkeit einer intravenösen Therapie wurde zum ersten Mal in den sechziger Jahren des 17. Jahrhunderts erwähnt. Nach ersten Erfahrungen durch Boyle, Clarke und Wren in England empfahl in Berlin der kurfürstliche Leibarzt Johann Sigismund Elsholtz in seiner im Jahr 1667 erschienenen „Clysmatica nova", bei Schwäche der Kräfte, Ohnmacht und Kollaps die Injektion von Flüssigkeiten direkt in die Blutgefäße zu versuchen. Die vermutlich erste dezidierte Empfehlung, Substanzen zur Wiederbelebung intravasal zu verabreichen, gab der Düsseldorfer Medizinalrat Johann Peter Brinckmann in seinem im Jahr 1772 gedruckten „Beweis der Möglichkeit, daß einige Leute lebendig können begraben werden". Im Kapitel „Von den Mitteln, wodurch die unvollkommene Todte wiederum können belebet werden" schreibt er: „Wenn aber diese und die übrige noch anzuführende andere reitzende Mittel nicht helfen wollen den vermeintlich todten zu beleben, so würde ich ein Mittel vorschlagen, woran man meines Wissens in diesen Vorfällen noch nicht gedacht hat. Ich meyne nemlich, das Einspritzen von lauwarmem Wasser in eine dem Herzen nahe gelegene Blutader. Man könnte sich hiezu die Blutadern am Arm, oder vielleicht noch wohl besser die Drosselader erwählen".

Etwa zur gleichen Zeit erwähnte John Hunter die Möglichkeit eines intravasalen Therapieversuchs zur Wiederbelebung, wenn auch mit einiger Skepsis: „I have not mentioned injecting stimulating substances directly into the veins, though it might be supposed a proper expedient: because, in looking over my experiments on that subject, I found none where animal life received increase" (J. Hunter: „Proposals for the Recovery of People apparently drowned", 1776).

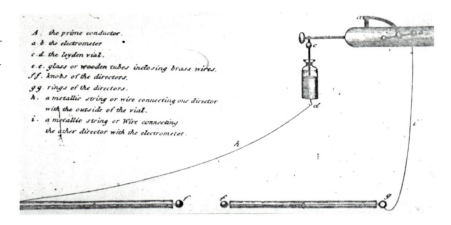

Abb. 1.8 Tafel aus Charles Kite's „Essay on the recovery of the apparently dead", 1788. Mit diesem „Defibrillator" konnte Kite eine Reihe erfolgreicher Reanimationen durchführen; Erklärung siehe Text.

Mit Entwicklung der Injektionsspritze und -kanüle durch Pravaz und Wood um die Mitte des 19. Jahrhunderts wurde die intravasale Therapie zunehmend auch in die Reanimationskonzepte integriert. Die moderne Katecholamintherapie stand ab Beginn des 20. Jahrhunderts nach Isolierung des Adrenalin zur Verfügung.

Elektrische Maßnahmen

Erste Empfehlungen zum Einsatz elektrischer Maßnahmen bei einer Wiederbelebung finden sich in den 70er Jahren des 18. Jahrhunderts. In seiner „Anzeige der hauptsächlichsten Rettungsmittel derer, die auf plötzliche Unglücksfälle leblos geworden sind, oder in naher Lebensgefahr schweben" des Altonaer Arztes Philipp Gabriel Hensler schreibt dieser, man solle nach Versagen konventioneller Reanimationsmethoden „... die weitere Stärkung aber und die neue Belebung der erschlafften Nerven den Aerzten überlassen, die vielleicht selbst den elektrischen Schlag nicht unnötig finden werden". Der bereits erwähnte John Hunter jedoch äußerte sich in seinen „Proposals" aus dem Jahr 1776 auch zur Elektrotherapie eher zurückhaltend: „How far electricity may be of service, I know not; but it may, however, be tried, when every other method has failed".

Aber bereits zwölf Jahre später gelang es dem Engländer Charles Kite ein dreijähriges Kind nach einem Fenstersturz durch einen Elektroschock wiederzubeleben. Das Gerät, welches er dazu verwendete, bestand aus einer Kleistschen oder Leidener Flasche als Stromquelle und zwei isolierten Handstücken, vergleichbar mit den Paddeln eines modernen Defibrillators (Abb. 1.8). Für Kite war die Elektrizität „... der stärkste Stimulus, über den wir verfügen. ... sind wir nicht berechtigt anzunehmen, daß dieser Stimulus das Herzschlag wieder herzustellen vermag, d. h. unseren großen Wunsch nach einer Wiederbelebung des Kreislaufs erfüllt?"

Konkreter im Bezug auf eine direkte elektrische Stimulation des Herzens äußerte sich wenige Jahre später der bereits früher erwähnte James Curry, der in seinen „Popular observations on apparent death" aus dem Jahr 1792 feststellte, daß „... bei der Beendigung des Lebens durch Sturz, Schlag oder Blitz beide Kammern des Herzens im selben Augenblick zu schlagen aufhören, so daß es möglich erscheint, ihre Kontraktionen zu erneuern, wenn es gelingt, ihre Sensibilität wiederherzustellen. Stimuli jedweder Art haben diese Eigenschaft, aber keiner in dem Ausmaß wie die Elektrizität".

Dennoch blieb der Nutzen einer Beeinflussung der Herztätigkeit durch Elektrizität sowohl zur Defibrillation wie auch zur Rhythmustherapie bis zum Ende des 19. Jahrhunderts umstritten. Erst als im Jahr 1899 die experimentellen Erfahrungen von Joseph Priestley, welcher bereits mehr als 100 Jahre zuvor (1766), Tiere mit elektrischem Strom getötet hatte, ohne jedoch die Todesursache klären zu können, von Prevost und Batelli wieder aufgegriffen und experimentell überprüft wurden, begann die moderne Ära der elektrischen Reanimation.

Im Jahr 1947 berichteten Claude S. Beck und seine Mitarbeiter im JAMA über die erste erfolgreiche intrathorakale Defibrillation bei einem 14jährigen Jungen („Der Patient erholte sich vollständig ohne erkennbaren neurologischen oder kardialen Restdefekt"). Schließlich berichteten im Jahr 1956 Zoll und Linnenthal über erfolgreiche externe Defibrillationen zur Beendigung von Kammerflimmern bei vier Patienten, von denen allerdings drei später verstarben.

Aus diesen Erfahrungen leitete Zoll die folgende Empfehlung ab: „When unexpected cardiac arrest occurs in the operating room, external electric stimulation and external electric defibrillation comprise a combined technique for cardiac resuscitation before recourse to the more formidable and dramatic procedure of cardiac massage".

Nahezu nahtlos schließen sich daran die Empfehlungen der „American Heart Association" aus den Jahren 1974 und 1980 zur Anwendung der Defibrillation an: „Die schnellstmögliche Anwendung der Defibrillation ist die Hauptdeterminante für das Überleben bei einem Kreislaufstillstand infolge Kammerflimmern. Deshalb sollte bei Patienten mit Kammerflimmern die Defibrillation immer zum frühestmöglichen Zeitpunkt durchgeführt werden".

Literatur

1. Ahnefeld FW, Brandt L, Safar P (Hrsg.): Notfallmedizin – Historisches und Aktuelles. Laerdal 1992
2. Brandt L (Hrsg.): Illustrierte Geschichte der Anästhesie. Wissenschaftliche Verlagsgesellschaft, Stuttgart 1997

2

Notfall und Notfallmedizin

P. Sefrin

Roter Faden

- Notfall und Notfallsituation
- Charakteristika der Notfallmedizin
- Sonstige Begriffe

Notfall und Notfallsituation

Jeder Arzt wird während seiner beruflichen Tätigkeit mit vermeintlichen und echten Notfällen konfrontiert. Durch Unfälle oder plötzliche Erkrankungen geraten Menschen plötzlich in die Nähe des Todes und verlieren ihre Integrität. Sie sind auf unmittelbare Hilfe angewiesen, die rasch, ziel- und fachgerecht einsetzen muß, um die Gefahr für Gesundheit und Leben abzuwenden und die körperliche Unversehrtheit wieder herzustellen.

> **Definition:** Ein *Notfall* ist ein plötzlich eintretendes Ereignis, welches eine unmittelbare Gefahr für Leben und Gesundheit des Patienten bedeutet. Die vitalen Funktionen sind durch Verletzung oder akute Erkrankung bedroht, gestört oder ausgefallen.

Davon abzugrenzen ist die *Notfallsituation* (Akutfall) als plötzlich eintretender Zustand, der mit einer akuten Bedrohung oder dem Gefühl einer solchen einhergeht, ohne daß eine gegenwärtige Lebensbedrohung vorliegt. Medizinisch gesehen handelt es sich um Krankheitszustände, die akut entstanden sind und mit gravierenden Störungen von Organfunktionen bzw. heftigen Schmerzen einhergehen. Es besteht die Gefahr zusätzlicher örtlicher oder allgemeiner weitergehender Schädigungen. Auch diesen Notfallsituationen steht der Arzt oft unvermittelt und in ungewohnter Umgebung gegenüber.

Notfälle und Notfallsituationen resultieren aus einer Vielzahl von Traumamechanismen und aus akuten Erkrankungen differenter Ursachen, wobei letztere zahlenmäßig deutlich überwiegen. Diese Ereignisse können dem Arzt nicht nur im Rahmen des organisierten Notfall- bzw. Bereitschaftsdienstes, sondern auch in der täglichen Praxis und darüber hinaus in jedem medizinischen Fachgebiet begegnen.

Der Begriff Notfall wird nicht nur im Bereich des Rettungsdienstes, sondern auch im Bereich des ärztlichen Bereitschaftsdienstes benutzt. Dort ist er jedoch sehr weit gefaßt, da hier sowohl die objektiven wie die subjektiven Bedürfnisse den Notfall- bzw. Akuteinsatz des diensthabenden Arztes rechtfertigen. Im Bereich des Vertragsärztlichen Notfall- bzw. Bereitschaftsdienstes liegt es im Ermessen des Patienten oder seiner Angehörigen, was als Notfall eingestuft wird. Der Ausschluß eines Notfalles kann nur nach persönlicher Inaugenscheinnahme durch den Arzt erfolgen.

Charakteristika der Notfallmedizin

Die Bundesärztekammer definiert in ihrem gesundheitspolitischen Programm aus dem Jahre 1994 die *Notfallmedizin* als eine schnell zu leistende präklinische Medizin zur Abwendung unmittelbarer Lebensgefahr oder zur Verhinderung schwerer gesundheitlicher Schäden mit den Mitteln der Intensivmedizin direkt am Notfallort.

Die Akutversorgung der Patienten erfolgt auf der Basis interdisziplinärer Zusammenarbeit aller Fachgebiete. Notfallmedizin ist damit weder eine Spezialdisziplin, noch kann sie einer speziellen Disziplin alleine zugeordnet werden. Sie bedient sich vielmehr aller diagnostischen und therapeutischen Maßnahmen und Verfahren, die geeignet sind, die akute Bedrohung zu erkennen und abzuwenden.

Kennzeichen der Notfallmedizin sind ein breites Spektrum von Notfällen, die mit einer begrenzten Ausstattung an Geräten und Medikamenten, eingeschränkten diagnostischen Möglichkeiten und eingeschränkter personeller Assistenz unter besonderen psychologischen Bedingungen zu bewältigen sind.

Die Notfallmedizin besitzt heute nicht mehr den Charakter improvisierenden Handelns, sondern hat die Ebene einer fortgeschrittenen, auf die besonderen Verhältnisse der Präklinik und Klinik adaptierten medizinischen Disziplin erreicht. Gerade für die Akutphase verschiedener Krankheitsbilder gibt es neue Erkenntnisse, die für die Primärtherapie von Bedeutung sind. Gelingt es durch die notfallmedizinische Intervention, eine isolierte Störung zu beseitigen, ist damit meist zunächst auch die Gefahr der Ausdehnung auf andere Organe und Funktionen gebannt. Im Rahmen der Erstversorgung lassen sich die Ursachen einer Lebensbedrohung jedoch meist nicht oder nicht vollständig beseitigen, so daß hier vielfach nur eine präklinische symptomatische Intensivtherapie eingeleitet werden kann.

Mit den Fortschritten in der Notfall- und Intensivmedizin wurde die Erstversorgung von Notfallpatienten vor allem außerhalb der Klinik zunehmend eine Aufgabe von Ärzten, nachdem in der Vergangenheit der präklinische Bereich, wie auch heute noch in anglo-amerikanischen Ländern, medizinischem Hilfspersonal überlassen wurde. In einem Urteil des Bundesgerichtshofs aus dem Jahr 1992 (III/ZR 1978/91) wird Sozialversicherten und ihren Familienangehörigen ein Anrecht auf eine ärztliche Notfallversorgung unter Berücksichtigung des jeweiligen Standes der medizinischen Wissenschaft und Technik zugestanden. Die zu erbringende Leistung wird ausschließlich von der Schwere der Erkrankung oder des Traumas bestimmt. Dies impliziert, daß entsprechende Handlungs- und Versorgungskonzepte von den jeweiligen medizinischen Fachgesellschaften festgelegt werden. Nur durch notfallmedizinische *Richt- oder Leitlinien* kann die Basis für eine verpflichtende Qualitätskontrolle geschaffen werden.

Sonstige Begriffe

Der Begriff *Notfallpatient* wird in den Rettungsdienstgesetzen der Länder klar definiert.

> **Definition:** Notfallpatienten sind Verletzte oder Erkrankte, die sich in Lebensgefahr befinden oder bei denen schwere gesundheitliche Schäden zu befürchten sind, wenn sie nicht unverzüglich medizinische Hilfe erhalten.

Daraus geht klar hervor, daß es sich bei Notfallpatienten nicht nur um Verletzte, die bei Unfällen im Straßenverkehr, bei der Arbeit oder im Haushalt geschädigt werden, sondern auch um Patienten mit akuten Erkrankungen aus anderen medizinischen Fachdisziplinen handelt.

Die notärztliche Versorgung im Rettungsdienst ist obligater Bestandteil des medizinischen Gesamtversorgungskonzepts.

Über diese Definition des Notfallpatienten hinaus gibt es weitere notfallmedizinische Definitionen, die in einer eigenen Norm (DIN 13050, Rettungswesen, Begriffe) festgeschrieben sind:
- *Notfallrettung.* Organisierte Hilfe, die in ärztlicher Verantwortlichkeit erfolgt und die Aufgabe hat, bei Notfallpatienten am Notfallort lebensrettende Maßnahmen durchzuführen, ihre Transportfähigkeit herzustellen und diese Personen unter Aufrechterhaltung der Transportfähigkeit und Vermeidung weiterer Schäden in eine geeignete Gesundheitseinrichtung/Krankenhaus zu befördern.
- *Notarzt.* Ein in der Notfallrettung tätiger Arzt, der über eine entsprechende Qualifikation verfügt.
- *Notfall.* Ein Ereignis, das unverzüglich Rettungsmaßnahmen erfordert.

Kernaussagen

Notfall und Notfallsituation
- Ein Notfall ist ein plötzlich eintretendes Ereignis, welches eine unmittelbare Gefahr für Leben und Gesundheit des Patienten bedeutet.
- Davon abzugrenzen ist die Notfallsituation (Akutfall) als plötzlich eintretender Zustand, die mit einer akuten Bedrohung oder dem Gefühl einer solchen einhergeht, ohne daß eine gegenwärtige Lebensbedrohung vorliegt.
- Im Bereich des Vertragsärztlichen Notfall- bzw. Bereitschaftsdienstes liegt es im Ermessen des Patienten oder seiner Angehörigen zu bestimmen, was als Notfall eingestuft wird.

Charakteristika der Notfallmedizin
- Die Bundesärztekammer definiert Notfallmedizin als eine schnell zu leistende präklinische Medizin zur Abwendung unmittelbarer Lebensgefahr oder zur Verhinderung schwerer gesundheitlicher Schäden mit den Mitteln der Intensivmedizin direkt am Notfallort.
- Kennzeichen der Notfallmedizin sind ein breites Spektrum von Notfällen, die mit einer begrenzten Ausstattung an Geräten und Medikamenten, eingeschränkten diagnostischen Möglichkeiten und eingeschränkter personeller Assistenz unter besonderen psychologischen Bedingungen zu bewältigen sind.
- Notfallmedizinische Richt- oder Leitlinien sind die Basis für eine verpflichtende Qualitätskontrolle.

Sonstige Begriffe
- Notfallpatienten sind Verletzte oder Erkrankte, die sich in Lebensgefahr befinden oder bei denen schwere gesundheitliche Schäden zu befürchten sind, wenn sie nicht unverzüglich medizinische Hilfe erhalten.
- Weitere notfallmedizinische Definitionen sind in der DIN 13050 (Rettungswesen, Begriffe) festgeschrieben.

3

Ethische Aspekte der Notfallmedizin

H. A. Adams

Roter Faden

- **Grundlagen**
  - Ethik und Medizin
  - Charakteristika der Notfallmedizin
- **Spezielle ethische Aspekte**
  - Der Notarzt
  - Reanimation und andere lebensrettende Maßnahmen
  - Suizid und andere Ausnahmesituationen
  - Sichtung
  - Aufnahmeverweigerung und Übergabe
  - Betreuung der Helfer

Grundlagen

Ethik und Medizin

Ethik (griechisch éthos: Gewohnheit, Herkommen, Sitte) ist die philosophische Wissenschaft vom Sittlichen, die in der Moraltheologie ihre religionswissenschaftliche Entsprechung findet (2). Hauptgegenstand der Ethik ist das *sittlich begründete Handeln des Menschen* unter Einschluß der zugrundeliegenden Werte und Normen. Die Entwicklung ethischer Prinzipien ist gesellschaftlichen Einflüssen unterworfen; sie sind daher zunächst und grundsätzlich zeitbezogen und vergänglich. Wesentliche Prinzipien können ihren Wert durch jahrhundertelange Stabilität offenbaren und fallweise als Rechtsnorm Gesetzeskraft erlangen. Solche Grundnormen sind über ihren ethischen Hintergrund hinaus regelmäßig in der Religion als der Gottes- und Jenseitsorientierung des Menschen begründet. Für den religiös wie den humanistisch geformten und getragenen Menschen stellt die Verantwortung vor dem eigenen, am persönlichen Glauben oder der persönlichen Überzeugung orientierten *Gewissen* den letztgültigen Maßstab dar.

Vorrangige Aufgabe des Arztes ist es, Leben zu erhalten, Leiden zu lindern und Sterbenden Beistand zu leisten. Der Arzt übt seinen Beruf nach seinem Gewissen und den Geboten der ärztlichen Ethik und der Menschlichkeit aus. Hinsichtlich seiner ärztlichen Entscheidungen darf er keine Weisungen von Nichtärzten entgegennehmen (5).

Das *Wohl des Patienten* gilt als allgemeine Leitlinie, die jedoch in den Grenzbereichen von Leben und Tod, am Beginn wie am Ende des Lebens, nicht immer klar erkennbar ist. Ethisches Handeln in der Medizin allgemein und speziell in der Notfallmedizin (4) ist daher mit einer Vielzahl von Fragestellungen konfrontiert, die hier nur ansatzweise erörtert werden können.

Charakteristika der Notfallmedizin

Definition: Der *Notfall* ist ein plötzlich eintretendes Ereignis, das zu einer unmittelbaren *Gefährdung des Lebens oder der Gesundheit* des Patienten führt und *sofortiges, zielgerichtetes Eingreifen* erfordert.

Ethisches Handeln in der Notfallmedizin wird am Beispiel des Notarztes im Rettungsdienst exemplarisch deutlich. Während innerklinische Notfallmaßnahmen zwar unter *Zeitdruck*, aber meist in überschaubarem und beschütztem Rahmen erfolgen, werden im Rettungsdienst zusätzliche Anforderungen gestellt. Dazu zählen die *Unvorhersehbarkeit und Einmaligkeit des Ereignisses* sowie das Handeln in einer *immer neuen Situation*. Einsatzsituationen können zwar unter Oberbegriffen zusammengefaßt werden; die Umstände des Einzelfalls werden damit jedoch nur unzureichend erfaßt.

Wegen der medizinischen Vielfalt der in einem stets wechselnden Umfeld zu behandelnden Notfälle ist im Rettungsdienst *nicht der ärztliche Spezialist, sondern der Generalist mit speziellen Fähigkeiten* gefordert. Aufgabe des Notarztes ist es, den Notfallpatienten unter Umsetzung eines kurzfristig-zielorientierten Behandlungskonzepts mit *erhaltenen Vitalfunktionen* und *geschützt vor Folgeschäden* in eine *geeignete medizinische Einrichtung* zu bringen.

Spezielle ethische Aspekte

Der Notarzt

Der Notarzt ist meist ein junger Arzt, der mit einer zwar festgelegten, aber begrenzten Ausbildung und Erfahrung in den Einsatz geschickt wird. Im krassen Gegensatz zum innerklinischen Arbeitsbereich trifft er *weittragende ärztliche Entscheidungen* in der Regel allein und eigenverantwortlich. Die positiven oder negativen Konsequenzen seines Handelns werden nicht nur ihm, sondern auch den nichtärztlichen Mitarbeitern im Rettungsdienst und selbst medizinischen Laien gewöhnlich schnell offenbar.

Pflichtbewußtes und damit ethisches Handeln bedeutet zunächst, sich dieser Herausforderung wohlüberlegt und gern zu stellen und sie als Chance und nicht als Belastung zu begreifen. Hybris und Leichtfertigkeit müssen ebenso vermieden werden wie Resignation und Zynismus. Gefragt sind *gediegene Leistung* und *persönliche Bescheidenheit* und nicht überbetonte Forschheit, die häufig nur die innere Unsicherheit verdeckt.

Zur idealen *Persönlichkeitsstruktur des Notarztes* gehört daher ein ausgereifter und gefestigter Charakter; dieses

Merkmal ist ebenso hoch zu bewerten wie die medizinische Leistungsfähigkeit. Hier tragen die vorgesetzten Ärzte eine besondere Verantwortung; sie haben die Pflicht, für diesen Dienst nur menschlich und fachlich geeignete Ärzte auszuwählen und nachgeordnete Ärzte vor erkennbarer Überforderung zu schützen. Dem jungen Arzt wird damit gleichzeitig die Chance geboten, schon am Beginn seiner beruflichen Laufbahn ein hohes Maß an Arbeitszufriedenheit zu erfahren.

Reanimation und andere lebensrettende Maßnahmen

Am Beispiel der Reanimation und anderer lebensrettender Maßnahmen wird die Vielschichtigkeit ethischer Fragen in der Notfallmedizin besonders deutlich (4). Weil der Notarzt stets herbeigerufen wird, muß er grundsätzlich davon ausgehen, daß Hilfe im Sinne des Überlebens erwartet wird.

Die *Option für das Leben* ist das ethische Leitprinzip der Notfallmedizin; daraus ergibt sich die Pflicht zum *unverzüglichen Behandlungsbeginn*, um diese Option zu erhalten.

An diesem Prinzip ist auch in aussichtslos erscheinenden Fällen mit minimaler, kaum abschätzbarer Überlebenschance festzuhalten, so bei Schwerstverletzten mit Kreislaufstillstand (1). Auch dann zählt zunächst die Option für das Leben, solange andere Patienten mit besserer Prognose nicht vernachlässigt werden.

- Falls sich der Notarzt zu Reanimationsmaßnahmen entschließt, müssen diese mit aller Konsequenz erfolgen; eine halbherzige Reanimation ist grundsätzlich nicht zu rechtfertigen.

Auch diese Regel ist nicht ohne Ausnahme. In seltenen Fällen kann es vorkommen, daß durch kurzzeitige effektive Reanimationsmaßnahmen wider besseres Wissen und ohne Hoffnung auf Erfolg letzte Zweifel beseitigt werden oder den Angehörigen vermittelt wird, daß alles Menschenmögliche getan wurde.

Auch scheinbar aussichtslose Reanimationen können gelingen und dem Patienten die Rückkehr in die gewohnten Lebensumstände ermöglichen. Eine Wertung der Lebensumstände steht dem Arzt nicht zu.

Der Begriff lebenswert impliziert die gegenteilige Bezeichnung lebensunwert und ist fehl am Platz. *Lebensqualität* ist nur vom Betroffenen selbst in der präsenten Situation zu beurteilen; sie kann weder im vorhinein noch von anderen bewertet werden.

Daraus folgt, daß eine starre *Altersgrenze für die Reanimation* als alleiniges Kriterium abzulehnen ist. Es kommt stets auf die Gesamtbewertung der Lebensumstände an, zu der das Alter nur einen Teil beiträgt.

Auch ein *Patiententestament*, das dem Notarzt kaum jemals vor Behandlungsbeginn bekannt wird, ist kritisch zu würdigen. Es ist nicht selten, daß der Patient selbst die im vorhinein erfolgte Festlegung nachträglich verwirft. Unterlassene ärztliche Hilfe beraubt ihn dieser Möglichkeit und ist daher nur vorstellbar, wenn Patient und Angehörige am Ende eines langen und wohlüberlegten Prozesses angekommen sind und dem Arzt ihren Entschluß rechtzeitig zur Kenntnis gebracht haben.

- In der Notfallmedizin stellt der Verzicht auf den unverzüglichen Behandlungsbeginn die absolute Ausnahme dar und kommt allenfalls bei persönlich bekannten Patienten in Frage.
- Im Zweifelsfall ist es entscheidend, die Option für das Leben zu erhalten und unter laufender Behandlung Informationen zu gewinnen, um bei präfinalen und unheilbar Kranken wohlüberlegt auf die Weiterbehandlung zu verzichten.
- Bei Vorliegen sicherer Todeszeichen ist dagegen auf jede Maßnahme zu verzichten und die Totenruhe zu achten.

Steht die Hoffnungslosigkeit weiterer Behandlung fest, ist es sittliche Pflicht des Notarztes, die *Angehörigen* von der Unsinnigkeit und Unmenschlichkeit weiterer Maßnahmen zu überzeugen. Niemals darf der Eindruck einer schuldhaften Unterlassung entstehen. Manchmal sind Angehörige jedoch nicht zu einer rationalen Bewertung in der Lage und bestehen auch in objektiv aussichtslosen Fällen auf Wiederbelebungsmaßnahmen oder dem Transport in ein Krankenhaus. Die Ursachen für dieses Verhalten sind vielfältig und können meist nicht vor Ort geklärt werden. So kommen Verlust- und Überforderungsängste ebenso in Frage wie unbewußte oder bewußte Schuldgefühle (z. B. Vernachlässigung alter Eltern, seltene Besuche). Ein klärendes Gespräch ist nur ausnahmsweise möglich.

- Die geforderte Reanimation darf, auch in aussichtslosen Fällen, nur bei sicheren Todeszeichen unterbleiben.
- Auch dem Verlangen nach Transport sollte nach Möglichkeit entsprochen werden.
- Es bleibt allerdings der Entscheidung des Notarztes überlassen, welche Überwachung- und ggf. Therapiemaßnahmen er für angezeigt hält, und ob er sich abkömmlich meldet.

Eine paradoxe Situation tritt ein, wenn *Angehörige* den Notarzt in offensichtlich *hoffnungsloser Lage* des Patienten anfordern und *keine Behandlung wünschen*. Die Alarmierung ist reflexartig und ohne Beachtung der Konsequenzen erfolgt. Als Beweggrund kommt u. a. die Angst vor dem Alleinsein in Gegenwart des Todes in Frage. Hier sind nicht Belehrungen, sondern Einfühlungsvermögen und Zuwendung erforderlich. Ein ruhiges Gespräch kann die Spannung nehmen und die Situation erleichtern.

- Grundsätzlich sollen Angehörige nicht allein mit dem Verstorbenen zurückbleiben; der weitere Ablauf muß geklärt und Hilfe organisiert werden.
- Ganz besonders gilt dies beim plötzlichen Kindstod und anderen Todesfällen im Kindesalter.

Wegen der Notwendigkeit der Alarmierung ist die umgekehrte Konstellation im Rettungsdienst (im Gegensatz zur

Intensivmedizin) sehr selten: Die Angehörigen oder der vital bedrohte Patient selbst *lehnen eine aussichtsreiche Behandlung ab*. Dazu zählt nicht die häufig zu beobachtende Aversion des Patienten gegen den Transport in ein Krankenhaus, die meist gutes Zureden zu überwinden ist. Die Ablehnung lebensrettender Maßnahmen durch den einsichts- und selbstbestimmungsfähigen Patienten ist zumindest bis zum Einsetzen der Bewußtlosigkeit zu respektieren. Das weitere Vorgehen hängt vom Einzelfall und der Gewissensentscheidung des Arztes ab, wobei im Zweifel wiederum die Option für das Leben entscheiden sollte. Wird dagegen von Angehörigen bei gegenwärtiger Lebensgefahr die Unterlassung aussichtsreicher therapeutischer Maßnahmen gefordert, muß strikt im Sinne des Lebens und ggf. gegen den Willen der Angehörigen gehandelt werden.

Suizid und andere Ausnahmesituationen

Die Behandlung von Patienten, die nach einem *Suizidversuch* das Bewußtsein verloren haben, stellt keine besondere ethische Herausforderung dar. Die grundsätzliche Verpflichtung zur Lebenserhaltung ist unstrittig. Der herbeigerufene Notarzt darf sich darauf verlassen, daß zumindest durch den Anrufer Hilfe erwartet und gefordert wird. Die zum Suizidversuch führenden Beweggründe können in der Akutsituation nicht verläßlich beurteilt werden, so daß die Option für das Leben Vorrang hat und die Gewissensentscheidung der Helfer zählt.

- Bei einem unmittelbar bevorstehenden, ernsthaften Suizidversuch (z. B. durch Sturz aus großer Höhe) wird die ethische Herausforderung dagegen offenkundig. Ohne Ansehen oder Wertung der Person des Patienten muß der Notarzt unter Aufbietung aller Kräfte und mit ganzem persönlichen Einsatz versuchen, den Tod des Patienten zu verhindern.

Ähnliche und noch darüber hinaus gehende Anforderungen werden beim Umgang mit *Patienten in Ausnahmesituationen* gestellt. Dazu zählen sowohl psychiatrische Patienten wie Patienten unter Alkohol- oder sonstigem Drogeneinfluß usw., die nicht zur rationalen Beurteilung der Lage fähig sind. Es ist alles zu versuchen, die im Sinne des Lebens notwendigen Maßnahmen einfühlsam und unter möglichster Rücksichtnahme umzusetzen. Für die Helfer wird dabei manchmal die Grenze zur emotionsbeladenen und vielleicht überschießenden Reaktion erreicht oder überschritten. Dies ist besonders dann vorstellbar, wenn Unschuldige geschädigt sind, z. B. bei einer Kindesmißhandlung oder einem sonstigen Verbrechen.

- Auch bei angespanntester und unerträglich erscheinender Situation ist es sittliche Pflicht des Arztes, nicht nur dem Opfer, sondern auch dem verletzten Täter menschlich gegenüberzutreten und nachgeordnete Mitarbeiter in diesem Sinne zu führen und anzuleiten.

Sichtung

Im Großschadens- und mehr noch im Katastrophenfall ist die Sichtung eine zwingende ärztliche Aufgabe (6), die aus dem üblichen klinischen Rahmen herausfällt und daher gelegentlich beargwöhnt wird. So wird bisweilen die Position vertreten, es sei Aufgabe des Arztes, sich ganz dem zuerst angetroffenen Patienten zu widmen und jede Reihung der Patienten nach dem Schädigungsgrad zu unterlassen. Diese Ansicht geht am Kern des Problems vorbei.

- Ethisches Prinzip und Ziel der Sichtung ist es, unter eingeschränkten Versorgungsbedingungen die momentan verfügbaren Kräfte optimal zu nutzen, allen Betroffenen ohne Ansehen der Person möglichst gleichmäßig zu helfen und das Überleben einer möglichst hohen Zahl von Patienten zu gewährleisten.

Die Sichtung zählt damit zu den schwersten Aufgaben des Arztes. Die Einstufung von Patienten als unter den gegebenen Umständen hoffnungslos ist im Rettungsdienst kaum vorstellbar; in der Katastrophe kann dieser Fall jedoch durchaus eintreten. Das bedeutet nicht, diese Patienten einfach ihrem Schicksal zu überlassen. Zu ihrer Betreuung sind alle Anstrengungen zu unternehmen, hierzu zählen insbesondere menschlicher Beistand und eine suffiziente Schmerzbekämpfung.

Aufnahmeverweigerung und Übergabe

Schon vor den Zeiten zunehmenden Kostendrucks im Gesundheitswesen hat sich die Aufnahmeverweigerung präklinisch erstversorgter Notfallpatienten im Krankenhaus zu einem Problem entwickelt (3). Besonders bedenklich ist, daß sich diese Frage vornehmlich in Ballungsräumen stellt, während sie im ländlichen Bereich oft geradezu unbekannt ist. An der vorausschauenden Frei- oder Abmeldung von Intensivbetten oder Operationseinheiten sind meist auch der Pflegedienst und Verwaltungsorgane beteiligt; hier liegt insgesamt eine anonyme bürokratische Entscheidung ohne direkten ethischen Bezug vor. Anders stellt sich die Situation beim konkreten Hilfeersuchen eines Notarztes aus dem Einsatz heraus dar. Der diensthabende Krankenhausarzt entscheidet in der Regel unmittelbar und persönlich über Aufnahme oder Abweisung. Über die Rechtslage hinaus, die den vollen Einsatz aller Kapazitäten der betroffenen Klinik unter Ausnutzung personeller und materieller Reserven fordert, ist der ethische Aspekt unverkennbar.

- Es muß davon ausgegangen werden, daß die medizinischen Möglichkeiten auch kleiner Kliniken diejenigen des Notarztes im Rettungsmittel übersteigen. Damit wird es zur sittlichen Pflicht des Klinikarztes, dem Notarzt und dessen Patienten beizustehen. Die Verlegung des Patienten nach Erstversorgung und Stabilisierung bleibt davon unberührt.

Auch der *allgemeine Umgang bei der Übernahme von Notfallpatienten* im Krankenhaus hat einen ethischen Hintergrund. Hybris und Belehrungen seitens der Klinikärzte oder zwischen Fachdisziplinen sind unkollegial und fehl am Platz. Grundsätzlich ist bis zum Beweis des Gegenteils davon auszugehen, daß auch der präklinisch tätige Kollege bzw. jeder andere Arzt nach Kräften zum Wohl des Patienten handeln. Offenkundige fachliche Fehler sollten ggf. in Ruhe und vertraulich besprochen werden.

Betreuung der Helfer

Eine Betreuung der Helfer ist nicht nur nach besonders belastenden Einsätzen, sondern auch unter dem Druck der täglichen Routine erforderlich. Grundsätzlich kommt hier dem Arzt eine Vorbild- und Leitfunktion zu.

Der meist kameradschaftliche Umgang im Rettungsdienst erleichtert das Eingreifen, wenn Mitarbeiter unter der *Last der Routine* erlahmen oder zu zerbrechen drohen. Zunehmende Isolation, depressive oder zynische Grundstimmung und vermehrter Alkoholkonsum usw. können den Verdacht in diese Richtung lenken.

- Bereits die Erahnung erster unsicherer Anzeichen sollte Anlaß sein, ein vertrauensvolles Gespräch unter vier Augen zu suchen. Damit wird häufig schon im Vorfeld zur Entschärfung des Problems beigetragen und dem Betroffenen ein Ausweg gezeigt.

Besonders belastende Einsätze, seien es Einzelfälle wie der plötzliche Kindstod oder ein Großschaden mit zahlreichen Toten oder Verletzten, erfordern eine Nachbereitung, ohne daß entsprechende Maßnahmen ausdrücklich so bezeichnet werden müßten.

- Aufgabe des Arztes ist es, auch andeutungsweise Fragen und Hilfeersuchen wachsam auf- und anzunehmen und einem Gespräch nicht auszuweichen.

Vieles ist durch eine ruhige Aussprache ohne Zeitdruck zu bewältigen; dabei ist es hilfreich, auf eigene relevante Erfahrungen hinweisen zu können. Nach einem größeren Einsatz ist es wichtig, unmittelbar nach Einsatzende das Geschehene gesprächsweise durchzugehen, *jeden zu Wort kommen* und sich aussprechen zu lassen und die Gruppe auf diese Weise noch einige Zeit in ruhiger Atmosphäre zusammenzuhalten. Es bietet sich weiter an, in kürzerem zeitlichen Abstand, etwa bei einem Unterrichtsabend, das Thema nochmals aufzugreifen und gezielt durchzusprechen. Dann besteht auch Gelegenheit, vermeintliche Fehlleistungen von Mitarbeitern außerhalb der Gruppe, etwa der Leitstelle, mit diesen direkt zu besprechen. Es sollte sachlich festgestellt werden, was im positiven Sinne erreicht worden ist, wo Fehler aufgetreten sind und was in Zukunft verbessert werden kann.

Striktes Bestehen auf Idealvorstellungen trägt nicht zur Erreichung des Zieles bei. Menschliches Fehlen und Unvollkommenheit zählen zu den unabänderlichen Tatsachen; entscheidend sind ernsthaftes Bemühen und der Wille zur Besserung.

In besonderen Einzellagen kann es erforderlich werden, die Hilfe geeigneter Fachleute, wie Theologen und Psychologen, in Anspruch zu nehmen. Hier ist zunächst der *Notfall-Seelsorger* gefragt, dessen Akzeptanz durch persönliche Erfahrung, Praxisbezogenheit und routinemäßige Präsenz außerhalb von Krisensituationen erhöht wird.

Kernaussagen

Grundlagen

- Hauptgegenstand der Ethik ist das sittlich begründete Handeln des Menschen. Für den religiös wie den humanistisch geformten und getragenen Menschen stellt die Verantwortung vor dem eigenen, am persönlichen Glauben oder der persönlichen Überzeugung orientierten Gewissen den letztgültigen Maßstab dar.
- Vorrangige Aufgabe des Arztes ist es, Leben zu erhalten, Leiden zu lindern und Sterbenden Beistand zu leisten. Das Wohl des Patienten gilt als allgemeine Leitlinie.
- Die Notfallmedizin und insbesondere der Rettungsdienst sind durch die gegenwärtige Lebensbedrohung des Patienten in immer neuer Situation und den unmittelbaren Zwang zum Handeln gekennzeichnet.

Spezielle ethische Aspekte

- Der Notarzt soll über einen ausgereiften und gefestigten Charakter verfügen; gefragt sind gediegene Leistung und persönliche Bescheidenheit.
- Die Option für das Leben ist das ethische Leitprinzip der Notfallmedizin; daraus ergibt sich die Pflicht zum unverzüglichen Behandlungsbeginn.
- Bei der Behandlung von Patienten in Ausnahmesituationen ist alles zu versuchen, notwendige Maßnahmen einfühlsam und unter möglichster Rücksichtnahme umzusetzen. Es ist sittliche Pflicht des Arztes, nicht nur dem Opfer, sondern auch dem verletzten Täter menschlich gegenüberzutreten.
- Ethisches Prinzip und Ziel der Sichtung ist es, unter eingeschränkten Versorgungsbedingungen die momentan verfügbaren Kräfte optimal zu nutzen, allen Betroffenen ohne Ansehen der Person möglichst gleichmäßig zu helfen und das Überleben einer möglichst hohen Zahl von Patienten zu gewährleisten.
- Die Aufnahmeverweigerung von Notfallpatienten durch Klinikärzte und der allgemeine Umgang bei der Übernahme von Notfallpatienten sind auch unter ethischen Gesichtspunkten zu beurteilen.
- Eine Betreuung der Helfer ist nicht nur nach besonders belastenden Einsätzen, sondern auch unter dem Druck der täglichen Routine erforderlich. Dem Arzt kommt hier eine Vorbild- und Leitfunktion zu.

Literatur

1. Bouillon B, Walther T, Krämer M, Neugebauer E: Trauma und Herz-Kreislaufstillstand. 224 präklinische Reanimationen in Köln von 1987–1990. Anaesthesist 1994; 43:786–790
2. Brockhaus-Enzyklopädie in vierundzwanzig Bänden; Bd. 6. 19. Aufl., F.A. Brockhaus, Mannheim 1988; S. 600–602
3. Dresing K, Obertacke U, Peterson T, Schmitt-Neuerburg KP: Das Problem der Weiterbehandlung präklinisch erstversorgter Notfallpatienten im Krankenhaus. Der Notarzt 1991; 7:171–177
4. Mohr M, Kettler D: Ethische Konflikte in der Notfallmedizin. Anaesthesist 1997; 46:275–281
5. (Muster-)Berufsordnung für die deutschen Ärztinnen und Ärzte. – MBO-Ä 1997 – in der Fassung der Beschlüsse des 100. Deutschen Ärztetages in Eisenach. Dtsch Ärzteblatt 1997; 94:B-1920–1928
6. Rebentisch E: Sichtung – eine zwingende ärztliche Aufgabe beim Massenanfall. Dtsch Ärzteblatt 1986; 83:C-387–390

Allgemeine Notfallmedizin

4 Untersuchung und Überwachung des Notfallpatienten ... *21*
S. Fitzal

5 Allgemeine Techniken in der Notfallmedizin ... *42*
S. Fitzal

6 Kardiopulmonale Reanimation ... *68*
H. A. Adams, P. Sefrin, C. Brummerloh

7 Volumenersatz und Schockbekämpfung im Rettungsdienst ... *83*
H. A. Adams

8 Analgesie und Anästhesie im Rettungsdienst ... *91*
H. A. Adams

9 Zentrale Notfallaufnahme – „Schockraum"-Konzept ... *99*
H. A. Adams, O. Trentz

4

Untersuchung und Überwachung des Notfallpatienten

S. Fitzal

Roter Faden

- **Erstuntersuchung und Erstdiagnose**
- **Erhebung der Begleitumstände**
- **Untersuchung des Notfallpatienten**
  - Grundlagen
  - Prüfung der Vitalfunktionen
  - Erfassen von Leitsymptomen
- **Erhebung der Notfallanamnese**
- **Klinische Diagnostik und Überwachung**
  - Inspektion
  - Palpation
  - Perkussion
  - Auskultation
  - Geruchswahrnehmungen
- **Apparative Diagnostik und Überwachung**
  - Allgemeines
  - Elektrokardiogramm
  - Blutdruckmessung
  - Pulsoxymetrie
  - Kapnometrie und Kapnographie
  - Temperaturmessung
- **Klassifikation des Schweregrades einer Verletzung oder Erkrankung**
  - Grundlagen
  - NACA-Score
  - Glasgow Coma Scale
  - Revised Trauma Score
  - Mainzer Emergency Evaluation Score
- **Zusammenfassende Wertung**

Erstuntersuchung und Erstdiagnose

Ziel der Erstuntersuchung eines Notfallpatienten ist die rasche Erfassung schwerwiegender Störungen lebenswichtiger Organe, die *Alarmzeichen* genannt werden; bzw. das Erkennen von Symptomen, die auf ein drohendes Organversagen hinweisen und *Warnzeichen* genannt werden.

Einzelkomponenten der Untersuchung und Überwachung des Notfallpatienten sind:
- Erhebung der Begleitumstände,
- eigentliche Krankenuntersuchung,
- Erhebung der Notfallanamnese,
- evtl. Erhebung rasch verfügbarer Hilfsbefunde wie Elektrokardiogramm (EKG), Blutdruck, Pulsoxymetrie und Blutzucker-Konzentration.

Die so erhobene *Erstdiagnose* vermag oft keine definitive Enddiagnose zu stellen. Es handelt sich vielmehr um eine die weitere Therapie bestimmende *Verdachtsdiagnose*, die sich in Abhängigkeit von der zugrundeliegenden Ursache auf die Erfassung systemischer, organ- oder regionsspezifischer Auswirkungen beschränkt. So ist es am Notfallort nicht möglich und auch nicht nötig festzustellen, ob ein Volumenmangelschock bei einem stumpfen Bauchtrauma durch eine Blutung aus der Leber oder der Milz hervorgerufen wurde. Die Erstdiagnose „abdominelles Trauma mit hypovolämischem Schock" ist entscheidend für die Erstmaßnahmen am Einsatzort und während des Transports sowie für die Wahl des Zielkrankenhauses. Würde die Erstdiagnose „Volumenmangelschock ohne traumatisches Ereignis" lauten, so sind ebenfalls anamnestische Hinweise zur näheren Eingrenzung der Ursache von eminenter Bedeutung.

Die Differenzierung und Lokalisierung eines Symptoms läßt sich daher nur unter Zuhilfenahme der Anamnese und der Begleitumstände vornehmen.

Daraus ist ersichtlich, daß der Anamnese und der Erhebung von Begleitumständen ein besonders hoher Stellenwert zukommen. Während die Anamnese schätzungsweise zu 85 % an der Erstellung der Erstdiagnose beteiligt ist, tragen die klinische Untersuchung lediglich mit 10 % und die apparativen Hilfsmaßnahmen nur mit weiteren 5 % zur Diagnose bei (9).

Aufgrund der Erkenntnisse, die der Notarzt aus der Erstuntersuchung gezogen hat, müssen der Schweregrad der Erkrankung oder Verletzung definiert, effektive Akutmaßnahmen durchgeführt sowie der Transport mit möglichst geringer Zeitverzögerung nach vollständiger oder zumindest begonnener Stabilisierung unter fortlaufender Überwachung in ein geeignetes Krankenhaus veranlaßt werden. Die dafür erforderlichen diagnostischen und therapeutischen Prozesse laufen parallel und ineinandergreifend ab und erfordern vom Notarzt während des gesamten Einsatzes eine fortlaufende Neubeurteilung (Abb. 4.1).

Die diagnostische Ebene gliedert sich in folgende Teilprozesse, die häufig parallel bzw. eng verknüpft ablaufen:
- Erhebung der Begleitumstände (Genese),
- Untersuchung des Patienten mit Prüfung der Vitalfunktionen und Erfassen von Leitsymptomen,
- Erhebung der Notfallanamnese,
- Verlaufsbeobachtung zur Überprüfung therapeutischer Maßnahmen und während des Transports.

Erhebung der Begleitumstände

- Die Begleitumstände können bereits bei der Alarmierung und auf dem Weg zum Patienten überdacht werden.

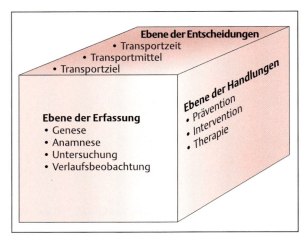

Abb. 4.1 Die ineinandergreifenden Aktionsebenen des Erfassens, Entscheidens und Reagierens.

■ Durch einen aufmerksamen Blick in die Umgebung des Einsatzortes kann der Notarzt wesentliche Informationen gewinnen.

Der so erhaltene Eindruck ist für die erste, noch vorläufige Beurteilung der Unfallsituation und des Unfallhergangs bzw. des sozio-ökonomischen, kulturellen und psychologischen Milieus des Patienten richtungsweisend.

Bei Unfällen können bereits aus der Art der beteiligten Fahrzeuge und dem Unfallhergang bestimmte typische Verletzungen bzw. Verletzungskombinationen abgeleitet werden. Insbesonders beim Fehlen äußerer Verletzungen ist die Abschätzung der eingewirkten Gewalt hilfreich, um auf evtl. schwere innere Verletzungen des Patienten rückzuschließen. Zur näheren Beurteilung des Unfallgeschehens dienen folgende Kriterien:
- Frontalkollision,
- seitliche Kollision,
- Heckaufprall,
- Benützung aktiver und passiver Sicherheitseinrichtungen (Airbag, Gurt),
- Lage des Fahrzeuges und Deformation der Fahrzeugkabine,
- Schäden am Fahrzeug (deformierte Lenksäule, zersplitterte Windschutzscheibe, zerstörte Innenverkleidung im Fußraum),
- Aufprallgeschwindigkeit.

Typische, damit verbundene Verletzungen sind:
- Leberruptur bei seitlichem Kollisionstrauma, unabhängig davon, ob der Fahrer angegurtet war oder nicht,
- Milzruptur häufiger bei Angurtung, unabhängig davon, ob frontale oder seitliche Kollision,
- Nierenverletzungen häufiger bei seitlicher Kollision,
- Schädel-Hirn-Trauma (SHT) und Fraktur der Halswirbelsäule (HWS) bei frontaler Kollision ohne Gurt-Benutzung, zusätzlicher Hinweis durch zersplitterte Windschutzscheibe,
- Schleudertrauma der HWS durch Heckaufprall,
- Verletzungen des Beckens und der unteren Extremitäten bei Zerstörung der Innenraumverkleidung im Fußraumbereich,
- Gesichtsschädelverletzungen, Sternum- und Rippenfrakturen bei deformierter Lenksäule.

Typisch sind auch folgende zueinander passende Verletzungsmuster:
- Fersenbeinfraktur und Trauma der Lendenwirbelsäule,
- Sternumfraktur und Trauma der Brustwirbelsäule,
- Verletzungen/Frakturen des Gesichtsschädels und HWS-Trauma

Auch das Alter des Patienten trägt zur vorläufigen Diagnosefindung bei. Bei verletzten Kindern liegt die Wahrscheinlichkeit einer Verletzung im Kopfbereich bei 60 % und im Bereich der HWS bei 15 %. Verletzungen von Abdomen, Becken und Extremitäten sind in einer Häufigkeit von 10 – 14 % zu erwarten; dagegen sind Thoraxverletzungen mit 10 % am seltensten.

Bei älteren Patienten und insbesonders bei scheinbar grundlos und ohne ersichtliche Reaktion des Fahrers verursachten Unfällen kann eine vorliegende Erkrankung die Ursache sein. Speziell bei geringer Verletzungsschwere dieser Personen ist immer an ein akutes Herz-Kreislauf- oder zerebrales Geschehen zu denken, welches zu dem Unfall geführt hat.

Bei Unfallopfern einspuriger Fahrzeuge ist zu klären, ob ein Helm getragen wurde oder nicht, da letzteres immer den Verdacht auf ein SHT lenken muß. Beim Sturz aus großer Höhe ist die Höhe und die initiale Auffindungssituation richtungsweisend. Hier stehen Wirbelsäulen- bzw. Rückenmarkverletzungen und die traumatische Aortenruptur im Vordergrund. Auch aus Patientenausscheidungen lassen sich Rückschlüsse ziehen. Erbrochenes deutet auf ein Bauchtrauma oder SHT hin, Urin- oder Stuhlabgang dagegen eher auf eine Rückenmarkverletzung.

Handelt es sich um ein nicht-traumatisch bedingtes Ereignis, so geben Auffindungsort, Alter des Patienten, Umgebung und herumliegende Utensilien (Medikamentenpackungen, Spritzen, Flaschen etc.) erste Hinweise auf wahrscheinliche Ursachen. So kann z. B. ein Drogennotfall, eine Intoxikation oder ein pulmonales Geschehen (sitzender Patient vor geöffnetem Fenster) näher eingegrenzt bzw. vermutet werden. Der Geruch von Gas läßt an eine Kohlenmonoxyd-Vergiftung denken, Brandgeruch an eine Rauchgas-Inhalation. Auch offensichtliche Hinweise auf hilflose und alleinstehende Personen müssen in die Gesamtbetrachtung des Notfalls miteinbezogen werden.

■ Untersuchung des Notfallpatienten

Grundlagen

Mit dem Eintreffen des Notarztes am Notfallort und nach Ausschluß von Gefahrenquellen (Selbst- und Fremdgefährdung) ist verzugslos eine rasche Erstbeurteilung des Patienten vorzunehmen. Die ersten Eindrücke über Umstände und Ursachen des eingetretenen Notfalls müssen ggf. im Rahmen des weiteren diagnostischen Ablaufs ergänzt werden. Im Zuge dieser Erstbeurteilung muß dem Notarzt bereits klar werden, wie viel Zeit für Denken und Handeln verbleibt bzw. welches Tempo für Diagnostik und therapeutische Konsequenzen vorzulegen ist.

Die größten Fehler, die in diesem Zusammenhang gemacht werden, sind das Nichterkennen lebensbedrohlicher Verletzungen oder Erkrankungen, die unmittelbarer Hilfe bedürfen, und die fehlerhafte Entscheidung über das anzufahrende Zielkrankenhaus.

Fehler in der Erstdiagnose liegen weniger im Nichterkennen eines Atem- und Kreislaufstillstandes und der Unterlassung entsprechender Maßnahmen, sondern häufiger in der Unterschätzung des Verletzungsausmaßes bzw. der Schwere der Erkrankung mit fehlender adäquater Intervention sowie in der Fehleinschätzung der weiter erforderlichen Diagnostik. Unterschätzen oder Nichterkennen von Verletzungen oder Erkrankungen ist auch der Grund für Fehleinweisungen in Krankenhäuser niedriger Versorgungsstufe. Dadurch werden Sekundärtransporte unumgänglich, die erwiesenermaßen mit einer höheren Mortalität verbunden sind. Wesentliche Ursachen für Fehler in der erweiterten Diagnostik sind:
- Ignorieren von direkten und indirekten Schadenshinweisen,
- unvollständiger Untersuchungsgang,
- fehlende Fremdanamnese,
- Ignorieren von Kompensationsmechanismen des Organismus.

Prüfung der Vitalfunktionen

Allgemeines Vorgehen

Die klinische Untersuchung des Notfallpatienten beginnt mit der Überprüfung der Vitalparameter Bewußtsein, Atmung und Kreislauf. Bestehen Zeichen einer akuten Störung oder unmittelbaren Gefährdung der Vitalfunktionen, so ist der nächste Schritt die entschlossene und konsequente Reaktion.

Diese erste orientierende Untersuchung betrifft die elementaren Funktionen Bewußtsein, Atmung und Kreislauf. Damit ist innerhalb weniger Sekunden und unter Benutzung rein klinischer Kriterien abzuklären, ob eine Vitalbedrohung vorliegt, die einer sofortigen Intervention bedarf. Bei erhaltenen bzw. gesicherten Vitalfunktionen wird der diagnostische Untersuchungsgang unter Zuhilfenahme von Anamnese und Leitsymptomen fortgesetzt.

Prüfung des Bewußtseins

Zunächst wird der Patient laut angesprochen. Bei sofortiger und adäquater Reaktion besteht *Bewußtseinsklarheit*. Bei fehlender Reaktion wird der Patient an der Schulter geschüttelt (Cave HWS-Trauma) oder ein Schmerzreiz gesetzt, z. B. durch Kneifen des Ohrläppchens oder der Wange. Wacht der Patient daraufhin auf und reagiert adäquat mit korrekten Antworten, liegt eine *Bewußtseinstrübung* (Somnolenz) vor. Bei inadäquaten Antworten handelt es sich um einen *Sopor*. Reagiert der Patient weder auf Zuruf noch auf Schmerzreize, besteht ein *Koma bzw. Bewußtlosigkeit*.

Bewußtlosigkeit ist ein akut bedrohliches Ereignis, insbesonders wenn diese durch einen Kreislaufstillstand ausgelöst wurde. Daher ist sofort die Überprüfung von Atmung und Kreislauf vorzunehmen.

Überprüfung der Atmung

Zunächst ist zu differenzieren, ob eine Atmung vorhanden ist oder nicht, bzw. ob lediglich terminale Schnappatmung besteht.

- Bei fehlender Atmung oder Schnappatmung („gasping") sind Intubation und Beatmung sowie die unmittelbare Überprüfung der Zirkulation erforderlich.

Bei vorhandener Atmung ist festzustellen, ob die Atmung oberflächlich ist bzw. eine akut bedrohliche Atemfunktionsstörung vorliegt, die innerhalb kürzester Zeit zum Atemstillstand bzw. zu hypoxisch bedingtem Kreislaufstillstand führen kann. Vital bedrohliche Zeichen bei zwar noch vorhandener, aber bereits schwerst gestörter Atemfunktion sind hochgradige Dyspnoe, inverse Atmung, ausgeprägte Zyanose und Zeichen des akuten Bolusgeschehens.

Überprüfung des Kreislaufs

- Die Herz-Kreislauffunktion ist am raschesten palpatorisch über den Puls der A. carotis oder A. femoralis zu klären. Es gilt zunächst zu differenzieren, ob ein Puls vorhanden ist oder nicht.
- Bei fehlendem Puls ist unverzüglich mit der kardiopulmonalen Reanimation zu beginnen.

Bei vorhandenem Puls ist auf die Pulsqualität zu achten und damit indirekt auf den *Blutdruck* zu schließen. Die einfache Maßnahme des Pulsfühlens verschafft zusätzlich Informationen über die *Puls- bzw. Herzfrequenz* und den *Herzrhythmus*. Dadurch läßt sich auch erkennen, wie rasch weitere diagnostische Maßnahmen (EKG) und therapeutische Handlungen gesetzt werden müssen.

Erfassen von Leitsymptomen

Allgemeines Vorgehen

Nach Überprüfung und Ausschluß einer akuten Vitalbedrohung beginnt die *erweiterte Notfalldiagnose*, die auf vom Patienten bzw. den Angehörigen angegebenen Symptomen und klinischen Befunden beruht. Die Symptome werden nach Leit- und Begleitsymptomen gewichtet.

Das *Leitsymptom*, welches zumeist auch vom Patienten vorrangig angegeben wird, beschreibt das notfallmedizinische Kernproblem. *Begleitsymptome* werden häufig nicht spontan angegeben und müssen oft erfragt werden. Leit- und Begleitsymptome, ergänzt durch die klinische Untersuchung und evtl. apparativ erhobene Befunde, bilden die Grundlage für die *vorläufige Erstdiagnose*, die wiederum die präklinische Erstversorgung, das Transportmittel, das Zielkrankenhaus und weiterführende differentialdiagnostische Überlegungen und Untersuchungen in der Klinik bestimmt.

Die für die Notfalldiagnose und Sofortmaßnahmen wichtigen klinischen Zeichen werden in einfachen und rasch durchzuführenden Untersuchungsgängen erhoben. Dabei ist es wichtig, standardisierte und in ihrem Umfang begrenzte Untersuchungsgänge vollständig und systematisch abzuarbeiten.

- Zuerst ist zu unterscheiden, ob es sich um ein traumatisches oder nicht-traumatische Ereignis handelt.
- Sowohl bei verletzungsbedingten als auch nicht-traumatischen Ereignissen orientiert sich das weitere Vorgehen an neurologischen, respiratorischen und zirkulatorischen Leitsymptomen.
- Bei traumatisch bedingten Notfällen ist darüber hinaus eine vollständige, kraniokaudale Untersuchung auf mögliche bzw. offensichtliche Verletzungen der Weichteile, Knochen und inneren Organe vorzunehmen.

■ Leitsymptom „Bewußtseinsstörung, Koma"

Am Beginn der einzelnen Untersuchungs- und Behandlungsschritte (Abb. 4.2) steht die *neurologische Erstbeurteilung* nach der Glasgow Coma Scale (GCS, s. unten).

Das Ergebnis ist maßgebend für eine sofortige therapeutische Intervention bzw. die Auswahl des Zielkrankenhauses. Bei einem Punktewert von 8 oder weniger ist die Intubation zwingend erforderlich und das Zielkrankenhaus nach den Kriterien der neurologischen und neurotraumatologischen Diagnostik (Computertomographie) und Versorgung auszuwählen.

Ebenso ganz oben in der Rangliste steht die *Bestimmung der Blutzucker-Konzentration* zum Ausschluß einer Hypoglykämie. Dies hat mehrere Gründe:

1. Eine Hypoglykämie kann auch bei zunächst offensichtlicher traumatischer Ursache nicht ausgeschlossen werden.
2. Die Hypoglykämie ist ein rasch zu behandelnder und auch behandelbarer Notfall. Ggf. erübrigen sich invasive Maßnahmen, und es reicht eine Einweisung in ein Krankenhaus niedrigerer Versorgungsstufe unter klinischer Überwachung aus.
3. Eine unbehandelte Hypoglykämie kann rasch deletär enden.

Ähnliches gilt für den *Drogennotfall*, der häufig bereits aus den Begleitumständen erkannt und ggf. nach Antidotgabe ohne weitere therapeutische Intervention transportfähig wird.

Nach Ausschluß dieser rasch erkenn- und behandelbaren metabolischen oder toxischen Ursachen ist zu differenzieren, ob es sich um ein primär zerebrales oder ein sekundär zerebrales Geschehen handelt.

Handelt es sich um eine Verletzungsfolge, so wird nach direkten Verletzungen des Schädels ebenso gesucht wie nach Verletzungen mit respiratorischen oder zirkulatorischen Folgen, die sekundär eine zerebrale Minderperfusion bzw. Hypoxie herbeigeführt haben könnten. Bei fehlender traumatischer Genese kann es sich entweder um ein erkrankungsbedingtes oder exogen toxisches Geschehen handeln.

In allen Fällen ist eine erweiterte neurologische Untersuchung unter Einschluß der Pupillendiagnostik, Beurteilung der Motorik, Suche nach Halbseitenzeichen, Paresen und Überprüfung auf Meningismus (Cave HWS-Trauma) vorzunehmen.

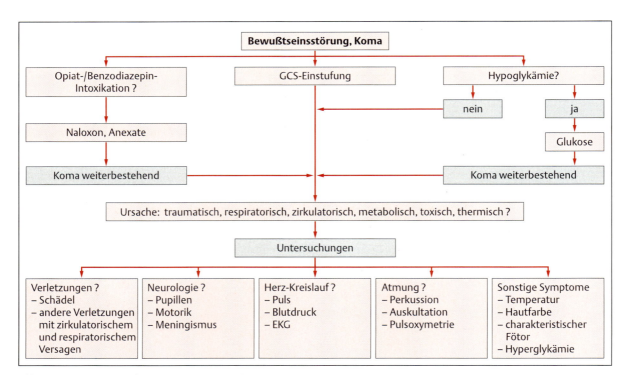

Abb. 4.2 Vorgangsweise beim Leitsymptom „Bewußtseinsstörung, Koma".

Bei *Anisokorie* und einseitig lichtstarrer Pupille besteht der Verdacht auf eine intrazerebrale Raumforderung durch Blutung, Hämatom, Tumor oder Ödem. Beidseitig *weite, lichtstarre Pupillen* sind ebenfalls als Hinweis auf ein zerebrales Geschehen, häufig hypoxisch bedingt, zu werten. Wurden allerdings im Rahmen einer Reanimation hohe Adrenalin-Dosen verabreicht, so ist dieses Zeichen nur relativ zu bewerten, da die exogene Zufuhr von Katecholaminen ebenfalls zu weiten und in ihrer Lichtreaktion nicht beurteilbaren Pupillen führt. Ebenso kann eine Kokain- oder Atropin-Intoxikation zu Mydriasis führen. Eine *Miosis* wiederum kann auf eine Opiat- oder Insektizid-Vergiftung ebenso hinweisen wie auf eine zerebrale Schädigung im Hirnstammbereich.

Weiterführende Untersuchungen betreffen die zirkulatorische Funktion mittels Blutdruck, Puls und EKG, die respiratorische Funktion mittels Perkussion, Auskultation und Pulsoxymetrie sowie organunabhängige Hinweise wie Hautfarbe, charakteristischer Foetor, Temperatur und eine mittels Blutzucker-Bestimmung festgestellte Hyperglykämie. Ggf. sind Sofortinterventionen wie Kreislaufstabilisierung, Gabe von Sauerstoff, Intubation und Beatmung bzw. eine Thoraxdrainage erforderlich.

Die möglichst genaue Verdachtsdiagnose ist auch deshalb wichtig, weil sie eng mit der Auswahl des Zielkrankenhauses verbunden ist. Speziell bei primär neurologischen Notfällen, aber auch bei bestimmten, mit neurologischer Symptomatik verbundenen Krankheitsbildern, ist eine rasche Weiterversorgung und -behandlung zur Vermeidung irreparabler Organschäden vorrangig. Beispielhaft sind die kardiologische Spezialabteilung bei Verdacht auf Herzinfarkt, die „Stroke Unit" bei Verdacht auf Schlaganfall, die neurotraumatologische Abteilung bei SHT und die Dialyseabteilung bei Verdacht auf Urämie zu nennen.

■ Leitsymptom „Respiratorische Störung"

Akute Atemnot (Abb. 4.3) ist ein nicht nur subjektiv, sondern auch objektiv empfundenes, extrem bedrohliches Ereignis. Wichtig ist daher nicht nur das gezielte und rasche, dabei aber den Patienten möglichst beruhigende Vorgehen, sondern auch das Bewahren der eigenen Ruhe.

- Nach Ausschluß eines akut bedrohlichen Ereignisses, wie Apnoe, Schnappatmung oder Bolusgeschehen, welches eine sofortige und definierte Intervention erfordert, ist vor Beginn weiterer differentialdiagnostischer Untersuchungen immer die sofortige Gabe von *Sauerstoff* indiziert.

Die *Inspektion* des Patienten vermittelt durch die Erfassung von Dyspnoe, Zyanose, Atemexkursion und Atemtypus eine erste Orientierung. *Dyspnoe und Zyanose* sind unspezifische Zeichen verschiedenster Ursachen der respiratorischen Dysfunktion. Die Beurteilung der *Atemexkursionen und des Atemtypus* erlaubt dagegen bereits eine gewisse Eingrenzung des vorliegenden respiratorischen Problems. Inverse oder paradoxe Atmung deutet auf ein Atemwegshindernis hin, ebenso inspiratorische Einziehungen. Der Einsatz der Atemhilfsmuskulatur ist typisch für den akuten

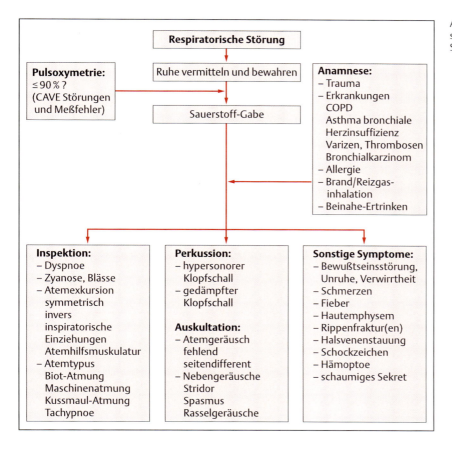

Abb. 4.3 Vorgangsweise beim Leitsymptom „Respiratorische Störung".

Asthmaanfall oder die akute Exazerbation einer chronisch obstruktiven Lungenerkrankung. Periodische Atmung, wie Biot-Atemtyp oder Maschinenatmung, weisen auf ein zerebrales Geschehen wie apoplektischer Insult, SHT oder Hirntumor hin. Ein Kussmaul-Atemtyp läßt auf ein diabetisches Coma oder eine Urämie schließen. Die Tachypnoe hingegen ist ein unspezifisches und ganz allgemein auf Sauerstoffmangel zurückführendes Symptom.

Die *Perkussion* kann weitere Hinweise geben. Ein hypersonorer Klopfschall, evtl. verbunden mit einem Thoraxtrauma und klinischen Zeichen einer Rippenfraktur, ist mit größter Wahrscheinlichkeit auf einen Pneumothorax zurückzuführen. Ein gedämpfter Klopfschall läßt auf einen Hämato- oder Fluidothorax schließen.

Die *Auskultation* orientiert über Art und Seitengleichheit des Atemgeräuschs sowie typische Nebengeräusche. Bei Pneumo- und Hämatothorax ist das Atemgeräusch der betroffenen Seite abgeschwächt. Inspiratorischer Stridor ist auf eine entzündlich oder mechanisch bedingte Verlegung der oberen Atemwege zurückzuführen, exspiratorischer Stridor und Spasmus hingegen auf eine Obstruktion der unteren Atemwege. Zusätzliche Rasselgeräusche lassen auf ein eher pulmonales Geschehen (grobblasig, knackend) oder auf ein kardiales Geschehen (feinblasig) rückschließen.

Die klinisch zu erhebenden Symptome sind mit weiteren, *unspezifischen Symptomen* in Einklang zu bringen. Atemabhängige Schmerzen ohne Trauma können durch eine Pleuritis hervorgerufen werden, im Zusammenhang eines Traumas durch Rippenfrakturen. Ein Hautemphysem muß immer die Verdachtsdiagnose auf einen Pneumothorax aufkommen lassen. Halsvenenstauung, verbunden mit feinblasigen Rasselgeräuschen, Dyspnoe und Schockzeichen sind Hinweise auf ein kardiales oder embolisches Geschehen.

Ganz allgemein muß bei Unruhe und Verwirrtheitszuständen immer an eine Hypoxie gedacht werden, die mittels Pulsoxymetrie zu diagnostizieren ist.

Die *Anamnese* ergänzt die klinischen Befunde, wobei neben den Hinweisen auf ein traumatisches Geschehen oder eine vorliegende Erkrankung immer auch die Frage nach dem Beginn der Beschwerden gestellt werden soll – ob plötzlich oder allmählich.

Typische klinische und anamnestische Kombinationen einer respiratorischen Dysfunktion und damit verbundenen Diagnose sind:
- Akute Atemnot, Zyanose, inspiratorischer Stridor, inspiratorische Einziehungen, evtl. inverse Atmung → „akute Obstruktion der oberen Atemwege".
- Ateminsuffizienz, pathologischer Atemtyp, Koma → „zerebral oder metabolisch ausgelöster respiratorischer Notfall".
- Allmählich einsetzende Dyspnoe, Zyanose, spastische Atemnebengeräusche, Giemen und Brummen, evtl. Einsatz der Atemhilfsmuskulatur, anamnestische Hinweise auf eine chronische pulmonale Erkrankung → „akute Bronchialobstruktion".
- Akute Dyspnoe, retrosternaler Schmerz, Angst und Vernichtungsgefühl, evtl. Schockzeichen, Blässe, Schwitzen, anamnestisch koronare Herzkrankheit oder Venenthrombose → „Myokardinfarkt" oder „Pulmonalembolie".
- Akute Dyspnoe, atemabhängige Schmerzen, einseitig hypersonorer Klopfschall und abgeschwächtes Atemgeräusch, evtl. vorhandenes Hautemphysem, Traumaanamnese (kann auch fehlen) → „Pneumothorax".
- Allmähliche Dyspnoe, schaumiges Sekret, Zyanose, Schockzeichen, anamnestisch zu erhebende kardiale Erkrankung oder Brand- bzw. Rauchgasinhalation → „Lungenödem".

■ Leitsymptom „Kardiozirkulatorische Störung"

Hinweise auf einen kardiozirkulatorischen Notfall (Abb. 4.4) ergeben sich bereits aus der klinischen Inspektion, die eine Einschätzung des Allgemeinzustandes des Patienten ermöglicht:

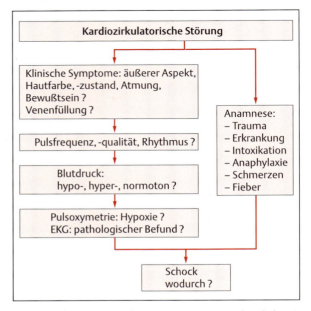

Abb. 4.4 Vorgangsweise beim Leitsymptom „Kardiozirkulatorische Störung".

- Hautfarbe und -beschaffenheit (Blässe, Zyanose, Schweißabsonderung, Zentralisationszeichen, Rötung, Exanthem),
- Füllungszustand der Venen,
- Atemstörung (Dyspnoe, Tachypnoe),
- Bewußtseinsstörung.

Pulsdiagnostik und Blutdruckmessung, ergänzt durch die Pulsoxymetrie und einen EKG-Befund, komplettieren das klinische Bild. Basierend auf diesen ersten klinischen und apparativ erhobenen Befunden kann grundsätzlich ein Schockgeschehen von einem hypertensiven Notfall abgegrenzt werden. Der Blutdruck kann jedoch bei kardiozirkulatorischen Störungen zunächst noch im Normbereich liegen. Dies darf nicht darüber hinwegtäuschen, daß ein sich anbahnendes, noch im Kompensationsstadium befindliches Schockgeschehen vorliegen kann.

Die Zuordnung eines Schockzustandes ist anhand der Kombination charakteristischer klinischer Zeichen, der erweiterten EKG-Diagnostik und der Erhebung anamnestischer Daten vorzunehmen. Zu differenzieren ist, ob ein Volumenmangel vorliegt, verursacht durch Blut- bzw. Flüssigkeitsverlust oder durch ein peripheres Gefäßversagen, oder ob eine verminderte kardiale Auswurfleistung besteht (Abb. 4.5).

Bei allgemeinen klinischen Schockzeichen (Tachykardie, Hypotonie, Hautblässe, Zentralisationszeichen, kollabierte Venen) in Verbindung mit einem Trauma oder Hinweisen auf Blutung, Sepsis oder Allergenexposition kann die Diagnose „*Volumenmangel*" durch absoluten oder relativen Volumenverlust (Gefäßversagen) gestellt werden. Erhärtet wird diese Diagnose durch einen Blutdruckanstieg bei Autotransfusionslagerung. Ähnliches gilt für Gravide im letzten Trimenon der Schwangerschaft; hier weist ein Blutdruckanstieg bei Linksseitenlagerung auf ein aortokavales Syndrom hin. Ein sepsisbedingtes Schockgeschehen ist neben den üblichen Schockzeichen, aber entgegengesetzt zum Volumenmangel durch Verluste, durch trockene, eher gerötete und warme Haut gekennzeichnet. Dies gilt allerdings nur für das Initialstadium des septischen Schocks (hyperdyname Phase), im Spätstadium (hypodyname Phase) sind diese äußeren Zeichen nicht mehr vorhanden, sondern ident denjenigen des hypovolämischen Schocks durch Volumenverlust.

Allgemeine klinische Schockzeichen, verbunden mit Dyspnoe, Husten, Zyanose, deutlich hervortretenden Venen oder Einflußstauung sowie Thorax- oder retrosternalem Schmerz (mit oder ohne Schmerzausstrahlung, manchmal auch nur als Oberbauchschmerz lokalisiert) weisen auf einen *Myokardinfarkt*, eine *Lungenembolie* oder (insbesondere bei Trauma-Anamnese) auf einen *Pneumothorax* hin. Ähnliche Symptome sind allerdings auch bei *Aortendissektion, Oesophagus-Erkrankungen, Perikarditis und Perikardtamponade* zu finden. Die anschließende EKG-Diagnose über mindestens 5, besser 12 Ableitungen, sowie anamnestische Hinweise sind wichtige Hilfsmittel zur näheren Abklärung der Diagnose. Auch die sofortige Wirkung eines Nitropräparats auf den Thoraxschmerz ermöglicht die Abgrenzung einer Stenokardie von einem Myokardinfarkt, bei welch letzterem eine Therapieeffizienz eher mittels Opioiden zu erreichen ist. Hingegen ist die Aortendissektion praktisch resistent gegen Analgetika.

Für die präklinische Therapie eines Schockgeschehens ist es wichtig zu unterscheiden, ob es sich um ein kardiales oder ein nicht kardiales Problem handelt und in letzterem Fall, ob ein Pneumothorax zugrunde liegt. Davon hängt die präklinische Versorgung entscheidend ab.

Bei allen nicht kardialen Ursachen ist die Volumengabe der Grundpfeiler einer effektiven Erstversorgung, beim kardialen Notfall hingegen ist eine Perfusionsverbesserung eher durch medikamentöse myokardentlastende oder stützende Maßnahmen (Schmerztherapie, Sedierung, Rhythmisierung, Katecholamine, Entwässerung) zu erreichen. Ebenso wichtig ist es, eine durch einen Pneumothorax hervorgerufene akut bedrohliche Situation zu erkennen und eine Entlastung mittels Thoraxdrainage vorzunehmen. Darüber hinaus erforderliche Maßnahmen, wie Sauerstoff-Zufuhr, evtl. Intubation, Beatmung, Lagerung und allfällige Schmerztherapie, sind unabhängig von der Genese bei jedem Schockgeschehen einzusetzen.

Der „*hypertensive Notfall*" bedarf während der präklinischen Erstversorgung keiner weiteren differentialdiagnostischen Überlegung. Hier ist lediglich die Entscheidung zur therapeutischen Intervention zu fällen und der anschließende Transport unter engmaschiger Überwachung des Blutdrucks vorzunehmen.

Leitsymptom „Traumatisierung"

- Nach der bereits erwähnten Überprüfung der Vitalfunktionen und parallel zur erweiterten Diagnostik zerebraler, respiratorischer und zirkulatorischer Störungen ist eine komplette Untersuchung, nach Möglichkeit am entkleideten Patienten, zur Diagnose von Verletzungsfolgen vorzunehmen.
- Der Untersuchungsgang hat kraniokaudal zu erfolgen und soll immer, auch bei zunächst offensichtlicher Verletzung nur einer Region, vollständig und nach vorgegebenen Regeln durchgeführt werden.

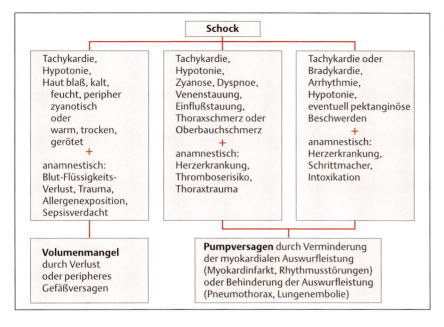

Abb. 4.5 Differentialdiagnostische Überlegungen bei der Diagnose „Schock".

Nur so schützt sich der Notarzt vor dem Übersehen von Verletzungen, vor allem bei nicht ansprechbaren Patienten und Kleinkindern. Immer ist zu bedenken, welche logischen und typischen Verletzungen im Zusammenhang des Unfallherganges zu erwarten sind. Der kraniokaudale Untersuchungsgang ist wie folgt:
- Kopf: Wunden, Blutungen, Hämatome?
- Hals: Wunden, Prellmarken (Gurt), Stufenbildung bzw. Druckschmerz der HWS?
- Thorax: Schmerz und Instabilität bei bimanueller Kompression, Prellmarken, offene oder penetrierende Wunden?
- Abdomen: offene oder penetrierende Wunden, Schmerz, Abwehrspannung, Umfangzunahme?
- Becken: Schmerz und Instabilität bei bimanueller Kompression, offene oder penetrierende Wunden, insbesonders im Anal- und Genitalbereich, Blutung aus Darm oder Urethra?
- Wirbelsäule: Abtasten auf Schmerz und Stufenbildungen.
- Extremitäten: Wunden, Blutungen, Hämatome, Schwellungen, Fehlstellung, Durchblutung, Motorik und Sensibilität?

Der Untersuchungsgang ergibt sodann die Diagnose Einfach-, Mehrfach- oder Polytrauma.

Erhebung der Notfallanamnese

Anamnestische Daten und Hinweise können entweder, sofern der Patient ansprechbar und orientiert ist, von diesem selbst angegeben werden (Eigenanamnese), andernfalls müssen Angehörige oder sonstige Zeugen befragt werden (Fremdanamnese). Während der Anamnese sollen zusätzliche Informationen, die während der Ersterhebung der Begleitumstände noch nicht im Detail bekannt wurden, ergänzend eingeholt werden. Dazu zählen auch diverse schriftliche Unterlagen, wie Notfallausweis, Arztberichte, Adresse und Telefonnummer des Hausarztes und ein evtl. vorhandenes Patiententestament.

- In den ersten und damit entscheidenden Sekunden für eine aufschlußreiche Anamnese ist es die primäre Aufgabe des Notarztes, beruhigend auf den Patienten einzuwirken und eine Vertrauensbasis zu schaffen.
- Evtl. störende Anwesende sind höflich zu bitten, den Raum zu verlassen.
- Der Notarzt soll sich während des Gesprächs auf gleiche Höhe des Patienten begeben.
- Eröffnet wird das Anamnesegespräch, indem der Notarzt den Patienten namentlich anspricht, sich persönlich vorstellt und bekannt gibt, welche Informationen bereits vorhanden sind. Dadurch wird Zeit gespart, da sich unnötige Wiederholungen erübrigen, darüber hinaus gewinnt der Patient den Eindruck kompetenter ärztlicher Betreuung.
- Eine der typischen einleitenden Standardfragen kann lauten „Wie kann ich Ihnen helfen?".

Nach dieser ersten Kontaktaufnahme empfiehlt es sich, das Leitsymptom herauszuarbeiten („Was sind Ihre Hauptbeschwerden?"). Wegen des Zeitmangels ist es zwar manchmal notwendig, weitschweifige Schilderungen des Patienten zu unterbrechen und ihn auf das Kernproblem zurückzubringen, doch auch hierbei ist einfühlsames Vorgehen zu empfehlen, um den Patienten nicht völlig zu verwirren oder zum Stillschweigen zu bringen. Zur besseren Beurteilung des geschilderten Leitsymptoms müssen gewisse *strukturierende Fragen* gestellt werden:
- Seit wann bestehen diese Beschwerden?
- Wann sind diese Beschwerden erstmals aufgetreten und wie häufig sind sie seither?
- Wie sind ihre Schmerzen (hell, dumpf, bohrend, stechend, drückend, schneidend, wechselnd oder gleichförmig, wo am stärksten, wohin ausstrahlend)?
- Werden die Beschwerden durch andere Faktoren beeinflußt (atemabhängig, lagebedingt, bewegungsabhängig, von der Mahlzeit abhängig, vom Tagesverlauf abhängig)?
- Leiden Sie an einer Erkrankung?
- Leiden Sie an einer Allergie?
- Wann haben Sie zuletzt einen Arzt konsultiert? Name und Adresse des Arztes?
- Welche Medikamente nehmen Sie ständig, welche fallweise?
- Wurden Sie bereits im Krankenhaus behandelt? Wenn ja, wann, wo und weshalb?
- Wurden Sie schon einmal operiert? Wenn ja, wann, wo und welche Operation wurde durchgeführt?

Manche Patienten haben Schwierigkeiten, ein Symptom zu charakterisieren oder zu quantifizieren. In diesem Fall kann das Angebot eines „Menues" weiterhelfen, welches bereits diagnostische Unterscheidungsmerkmale beinhaltet, wie beispielsweise:
- Sind die Brustschmerzen drückend, schneidend, hell oder dumpf?
- Hatten Sie 1, 5 oder 15 Stühle pro Tag?
- Treten die Bauchschmerzen unmittelbar nach dem Essen, etwas später, des nachts oder unabhängig davon auf?
- Tritt Ihre Atemnot nur bei Belastung auf, auch in Ruhe oder unabhängig davon auf?

Oft bewährt sich auch die abschließende Frage: „Gibt es noch etwas, das Sie mir sagen wollen?"

Klinische Diagnostik und Überwachung

Die klinische Überwachung wird mit den fünf Sinnen des Arztes durchgeführt, wobei sich der Notarzt im wesentlichen auf die Sinnesfunktionen „Sehen", „Hören" und „Tasten" beschränkt, in manchen Fällen aber auch der Geruchssinn Hinweise auf die Ursache des Notfallgeschehens geben kann (Tab. 4.1).

Inspektion

In der Regel soll die Inspektion am entkleideten Patienten erfolgen. Dies gilt vor allem für den traumatisierten Patienten, um eine möglichst exakte und komplette Diagnose zu erstellen. Zur Vermeidung zusätzlicher Verletzungen und zwecks Zeitgewinn müssen Kleidungsstücke mittels Schere aufgeschnitten werden. Dies sollte allerdings, wann immer möglich, erst im beheizten Notarztwagen (NAW) unter Ausschluß der Öffentlichkeit erfolgen.

Die Inspektion vermittelt wichtige Informationen über Atmung, Kreislauf und Funktion des zentralen Nervensystems; weiters gibt sie erste Hinweise auf bereits vorliegende Erkrankungen und auf mögliche Verletzungen.

Tabelle 4.1 Klinische Überwachung des Notfallpatienten mittels der Sinnesorgane des Notarztes

Sinnesqualität	Art der Überwachung	Erfaßte Funktion Erfaßtes Organsystem
„Sehen"	Inspektion	Haut, Schleimhaut Akren Venenfüllung Pupillen Atmung
„Tasten"	Palpation	Puls Temperatur Atmung
„Hören"	Perkussion Auskultation	Herzaktion Atmung
„Riechen"		Leberkoma Ketoazidose verschiedene Gifte bestimmte Infektionen

Beurteilt werden Atemmuster, -tiefe, -frequenz und -geräusch, Farbe bzw. Durchblutung von Haut und Schleimhaut, Schwellungen, Rötungen und Ödeme, Venenfüllung, Motorik der Muskulatur sowie Pupillengröße und -reaktion. Uhrglasnägel geben Hinweise auf das Vorliegen eines kongenitalen Vitiums, Trommelschlegelfinger auf eine chronische Lungenerkrankung, multiple Stichmarken an den Fingerendgliedern auf einen insulinabhängigen Diabetes mellitus, multiple Einstiche an den Unterarmen auf Drogenabhängigkeit.

Palpation

Zu den wichtigsten, durch Palpation zu gewinnenden Informationen gehört das Fühlen des Pulses, wobei diese Untersuchung nicht nur für die Feststellung der Gesamtfunktion des Kreislaufs von Bedeutung ist, sondern auch für die Beurteilung verletzungs- oder erkrankungsbedingter regionaler Durchblutungsstörungen.

Zwecks rascher Orientierung der aktuellen Herz-Kreislauf-Situation soll die Pulsdiagnostik vorzugsweise an der A. carotis oder A. femoralis erfolgen. Durch Übung und Erfahrung läßt sich der systolische Blutdruck einigermaßen abschätzen. Die Pulsdiagnostik gibt darüber hinaus Auskunft über das Vorliegen von Dysrhythmien.

Weiters können mittels Palpation knöcherne Verletzungen im Bereich des Schädels, der Wirbelsäule und der Extremitäten aufgedeckt werden. Durch bimanuelle Kompression des Thorax und des Beckengürtels können Hinweise auf das Vorliegen eines Thorax- oder Beckentraumas erlangt werden. Die Palpation des Abdomens gibt Auskunft über Bauchdeckenspannung bzw. druckschmerzhafte Zonen. Die Palpation, evtl. ergänzt durch Klopfen, läßt außerdem spezielle Schmerzzonen, z.B. im Bereich der Nierenlager oder der Wirbelsäule, ausfindig machen. Darüber hinaus gibt die Sinnesqualität „Fühlen" Auskunft über Temperatur und Feuchtigkeitszustand der Haut. In Ergänzung zur Inspektion kann die Beurteilung seitengleicher Atmung (Beatmung) mittels Palpation noch verbessert werden.

Perkussion

Mittels Perkussion im Thorax- und Abdominalbereich und der dadurch vermittelten Schallqualität kann auf luft- oder flüssigkeitsgefüllte Hohlräume geschlossen werden. Dies dient im notfallmedizinischen Einsatzbereich vorwiegend zur Diagnose eines Pneumo- oder Hämato/Fluidothorax sowie zur ergänzenden abdominaldiagnostischen Abklärung eines Ileus oder Aszites sowie zur Beurteilung des Füllungszustandes der Harnblase.

Auskultation

Die Auskultation der Lunge gibt Informationen über vorhandene oder fehlende Atemgeräusche, Seitengleichheit der Atmung (Beatmung) und über evtl. vorliegende pathologische Nebengeräusche, wie in- oder exspiratorischer Stridor und verschiedene charakteristische Rasselgeräusche.

Die Auskultation des Herzens kann zusätzlich zur Pulskontrolle eine grobe Orientierung über den Herzrhythmus geben, fallweise lassen sich auch Herzgeräusche differenzieren. In Ergänzung zur klinischen Abklärung abdomineller Notfälle ist die Auskultation zwecks Überprüfung von Darmgeräuschen hilfreich.

Die Befunderhebung mittels Auskultation ist gerade im Notfalleinsatz, und hier wiederum speziell während des Transports, wegen des hohen Geräuschpegels häufig nicht oder nur schwer verwertbar. Sollte daher während des Transports eine Auskultation unumgänglich sein, muß der NAW evtl. anhalten und den Motor abstellen.

Geruchswahrnehmungen

Charakteristische Geruchswahrnehmungen können bei der Diagnostik von *Stoffwechselstörungen* oder im Rahmen der Differenzierung von *Giften* hilfreich sein. Typisch für die Urämie ist der Geruch nach Urin, für das Coma hepaticum der ammoniakalische Geruch und beim Coma diabeticum der Geruch nach Aceton. Gasgeruch ist mit einer Kohlenmonoxyd-Vergiftung in Verbindung zu bringen, Knoblauchgeruch mit einer Parathion-Vergiftung, Bittermandelgeruch mit einer Blausäure-Vergiftung (allerdings oft nicht oder nur bei niedriger Konzentration wahrnehmbar) und der Geruch nach faulendem Heu mit einer Phosgen-Vergiftung.

Die Beachtung dieser spezifischen Gerüche kann bei bestimmten Intoxikationen wegen der Notwendigkeit von Selbstschutzmaßnahmen vor dem Erstkontakt mit dem Patienten von Bedeutung sein.

■ Apparative Diagnostik und Überwachung

Allgemeines

Die klinische Beobachtung ist der Grundpfeiler der Patientenüberwachung, der in Verbindung mit Wissen, Erfahrung und Praxis das wertvollste Rüstzeug für Diagnose und Behandlung darstellt. Ergänzend dazu dient apparatives Monitoring der Unterstützung der in ihren Möglichkeiten begrenzten kognitiven Funktionen des Arztes (Tab. 4.2).

Tabelle 4.2 Vor- und Nachteile der klinischen Überwachung

Vorteile	Nachteile
– rasche globale Orientierung	– keine Quantifizierung möglich
– immer einsetzbar	– oft späte Warnzeichen
– direkter Patientenkontakt	– niedrige Sensitivität
– fördert die menschliche Zuwendung	– Störung durch äußere Einflüsse
	– begrenzte Kontinuität
	– keine automatische Registrierung

Zur Beurteilung der Validität apparativ angezeigter Organfunktionsstörungen ist die klinische Überprüfung von unschätzbarem Wert.

- Nie soll sich der Notarzt dazu verleiten lassen, den apparativ angezeigten Signalen und numerischen Werten bedingungslos Glauben zu schenken, ohne sich durch die klinische Überprüfung des Patienten von der Richtigkeit der angezeigten Werte zu überzeugen.
- Klinik und technische Hilfsmittel sind daher immer simultan einzusetzen und zu bewerten (Abb. 4.6).

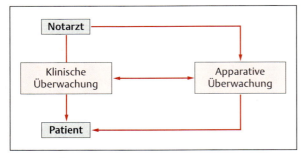

Abb. 4.6 Überwachungsfunktionen des Notarztes.

Wegen der medizinischen Gegebenheiten, begrenzter Infrastruktur und besonderer äußerer Umstände muß das apparativ-technische Monitoring für den Notfalleinsatz besondere Kriterien erfüllen:
- Einsetzbar für alle Altersstufen,
- geringes Gewicht, Tragbarkeit und Robustheit,
- Schutzvorrichtung bzw. Unempfindlichkeit gegen Nässe,
- Unabhängigkeit vom Stromnetz bzw. hohe Akku-Kapazität,
- Funktion auch bei extremen Temperaturen,
- einfache Handhabung bzw. Bedienung,
- geringe Störanfälligkeit, Abschirmung gegenüber Funk- und Stromfrequenzen,
- Nichtinvasivität der Meßmethode,
- Kontinuität des Meßsignals,
- übersichtliche und gut erkennbare Darstellung der Meßwerte,

- akustische und optische Signal- und Alarmgebung,
- automatische Speicherung der Meßwerte zur Dokumentation.

Das meßtechnische Prinzip apparativer Überwachungsmethoden basiert auf der Erfassung und Verarbeitung von Signalen. Signale, die an lebenden Organismen erfaßt werden und Ausdruck von Teilfunktionen des Organismus sind, werden als „biologische Signale" bezeichnet. Diese werden vom Patienten (Meßobjekt) über einen Meßwertaufnehmer (Rezeptor) und ein Verbindungskabel an das Meßgerät weitergeleitet, angezeigt und registriert. Die Meßwertaufnehmer unterscheiden sich in solche, die elektrische Signale weiterleiten (z. B. EKG-Elektroden) und in solche, die ein nicht elektrisches Signal abgeben (z. B. Sensor der Pulsoxymetrie), welches mittels eines Meßwandlers (Transducer) in ein elektrisches Signal umgewandelt wird.

Medizintechnische Geräte unterliegen besonderen Sicherheitsanforderungen, um Gefahren bei der Anwendung so weit zu reduzieren, daß der erforderliche Gesundheitsschutz für Patienten, Anwender und Dritte gewährleistet ist. Diese Sicherheits- und auch Leistungsanforderungen unterliegen gemäß EU-Richtlinien den jeweiligen national verordneten Vorschriften und Normen.

Zu den inzwischen etablierten apparativen Überwachungsmethoden im Rettungseinsatz zählen:
- EKG,
- Blutdruckmessung,
- Pulsoxymetrie,
- Kapnometrie bzw. Kapnographie,
- Temperaturmessung.

Die Pulsoxymetrie hat den höchsten Stellenwert, gefolgt von der Blutdruckmessung und dem EKG.

Unabhängig vom Notfallgeschehen ist die Pulsoxymetrie der globalste und geeignetste Überwachungsparameter für die Atem- und Kreislauffunktion und die Bewußtseinslage. Dies gilt bei weitem nicht für die EKG-Diagnostik, die lediglich bei kardialen Notfällen obersten Stellenwert gewinnt. Dasselbe gilt für die Beurteilung des Blutdrucks, der zwar für häufige, aber dennoch spezifische Notfälle in der Hierarchie der apparativen Diagnostik einen unterschiedlichen Stellenwert einnimmt. Die Kapnometrie ebenso wie die Messung und Überwachung der Temperatur gewinnen nur dann an Bedeutung, wenn bestimmte Voraussetzungen (intubierter Patient bzw. Verdacht auf Hypothermie) erfüllt sind.

Aus Praktikabilitätsgründen bietet sich in der Regel die Verwendung von Kompaktgeräten an, die alle genannten Überwachungsfunktionen in einem Gerät vereinen.

Bei schwierigen Rettungseinsätzen können flexible und leichte Einzelgeräte jedoch durchaus Vorteile gegenüber Kompaktgeräten besitzen. Die Entscheidung für oder gegen getrennte Überwachungseinheiten muß daher in Abhängigkeit von den örtlichen Gegebenheiten erfolgen.

Im Vergleich zu den physikalischen Überwachungsverfahren sind *biochemische Bestimmungsmethoden* präklinisch noch wenig verbreitet. Außer der semiquantitativen Bestimmung des Blutzuckers, die eine hohe Sensitivität und Spezifität aufweist, werden derzeit noch keine anderen Bestimmungsmethoden routinemäßig eingesetzt. Technische Weiterentwicklungen ermöglichen allerdings vielleicht schon bald den Einsatz von tragbaren Blutgas-Analysatoren usw., weshalb anzunehmen ist, daß erweitertes Monitoring biochemischer Parameter in Zukunft auch für den präklinischen Einsatz zur Routine werden wird.

Elektrokardiogramm

Das klinische Standard-EKG wird mittels 12 Ableitungen erfaßt. Zur kontinuierlichen Überwachung im Notfalleinsatz genügt es allerdings meist, die drei *Standardableitungen nach Einthoven* zu registrieren. Damit können die wesentlichen diagnostischen Kriterien wie Herzfrequenz, Rhythmus, Schrittmacherfunktion und die Differenzierung eines Kreislaufstillstandes erfüllt werden. Hingegen sind die Zeichen einer Myokardischämie damit oft nicht ausreichend beurteilbar.

- Die drei Elektroden werden im Bereich beider Schultern und der linken vorderen Brustwand befestigt und über die farblich gekennzeichneten Ableitungen rot (rechte Schulter), gelb (linke Schulter) und grün oder schwarz (linke vordere Brustwand) mit dem Sichtgerät verbunden.
- Am Monitor wird meist nur eine der drei möglichen Ableitungen dargestellt. Mittels Wahlschalter soll jene Ableitung gewählt werden, die die besten Informationen über die Herzaktionen gibt.

Üblicherweise ist dies die Ableitung II, da sie der elektrischen Herzachse entspricht (linke Brustwand – rechte Schulter), wodurch die Amplituden der P-Welle und des QRS-Komplexes am besten zur Darstellung kommen.

Zur genauen Beurteilung der elektrophysiologischen Abläufe wie auch von *Ischämiezeichen* sind allerdings mindestens fünf Ableitungen zu empfehlen, wodurch zusätzlich zu den Standardableitungen auch aVR, aVL, aVF und V_5 registriert werden können.

- Zur besseren Erfassung myokardialer Ischämien bei nur drei verfügbaren Ableitungen wird die rote Elektrode rechts infraklavikulär, die schwarze bzw. grüne Elektrode links infraklavikulär und die gelbe Elektrode in V_5-Position links-thorakal etwas lateral der Herzspitze plaziert und die Ableitung I gewählt.

Störungen der EKG-Überwachung ergeben sich durch abgehende oder ausgetrocknete Elektroden, lockere Kabelverbindungen, Kabelbrüche, Einfluß von Wechselstrom, Bewegungen und Muskelzittern. Diese Störungen gilt es mittels Pulskontrolle von klinisch bedingten EKG-Veränderungen zu differenzieren, insbesonders von einer Asystolie oder einem Kammerflimmern.

- Bei fehlendem Puls und dem EKG-Bild einer Asystolie ist die Diagnose Asystolie erst dann zu stellen, wenn zwei verschiedene Ableitungen zum selben Ergebnis führen.

Für den weiteren Verlauf von Diagnose und Therapie kommt der *Dokumentation* der initialen Störung hoher Stellenwert zu. Leider fehlt den meisten heute eingesetzten EKG-Sichtgeräte ein Speicher, und auch die Registriermöglichkeiten sind begrenzt. Sofern jedoch entsprechende Geräte im Einsatz sind, sollten diese Möglichkeiten, insbesonders bei kardialen Notfällen und Herz-Kreislauf-Stillstand, konsequent genützt werden.

Blutdruckmessung

■ Allgemeines

Grundsätzlich kann der Blutdruck direkt (invasiv) oder indirekt (nicht-invasiv) gemessen werden. Bei der indirekten Messung gibt es verschiedene Methoden, die jedoch alle auf dem Prinzip der Messung nach Riva Rocci beruhen, die darin besteht, daß das arterielle Gefäß mittels einer Druckmanschette komprimiert und danach wieder entlastet wird. Während der Druckentlastung wird entweder der wieder einsetzende Blutfluß oder die wiederkehrende Druckwelle erfaßt. Dies kann palpatorisch, auskultatorisch oder oszillometrisch erfolgen.

Unabhängig von der verwendeten nicht-invasiven Meßmethode ist die Genauigkeit der Blutdruckmessung von der Manschettenbreite abhängig, die rund 40% des Arm- bzw. Beinumfangs (und damit etwas mehr als der Durchmesser der Extremität) betragen soll.

Zu breite Manschetten liefern zu niedrige, zu schmale hingegen zu hohe Blutdruckwerte. Bei richtig gewählter Manschettendimension kann der Blutdruck einigermaßen genau erfaßt werden, wenngleich geringfügige methodenspezifische Unterschiede bestehen. Während die oszillometrische Methode meist etwas höhere Druckwerte anzeigt und durch die palpatorische Methode etwas niedrigere Werte gemessen werden, liegen die auskultatorisch ermittelten Werte etwa dazwischen.

■ Palpatorische und auskultatorische Methode

Der Manschettendruck, bei dem der Puls einer distal der Manschette befindlichen Arterie während des Nachlassens der Kompression erstmals tastbar wird, entspricht dem systolischen Blutdruck. Vorteil dieser Methode ist, daß sie einfach und rasch anwendbar ist; Nachteil ist jedoch, daß der diastolische und mittlere Druck auf diese Weise nicht erfaßt werden.

Bei der *auskultatorischen Methode* werden die von Korotkow beschriebenen Schallphänomene genutzt, die sich durch langsame Freigabe der Blutströmung im arteriellen Gefäßgebiet entwickeln und mittels Stethoskop über der A. brachialis auskultiert werden. Von den insgesamt fünf verschiedenen Schallphänomenen werden im allgemeinen nur zwei differenziert.

Das erste auftretende Geräusch bei beginnender Aufhebung der Gefäßkompression entspricht dem systolischen Blutdruck, während das Verschwinden der Töne mit dem diastolischen Druck gleichgesetzt wird.

Mittels Auskultation können somit systolischer und diastolischer Druck erfaßt werden; dies ist jedoch, ebenso wie bei der palpatorischen Methode, vom Untersucher und darüber hinaus auch vom umgebenden Geräuschpegel abhängig.

■ Oszillometrische Methode

Diese Methode bedient sich der Erfassung von Druckwellen, die bei Ablassen des Manschettendruckes durch die arterielle Pulsation entstehen und auf die teilweise noch okkludierte Manschette übertragen werden. Es handelt sich um automatische Blutdruckmeßgeräte, die das Oszillationsmuster der arteriellen Pulsation über den an der Manschette befindlichen Drucksensor in ein digitales Signal umwandeln.

Die während der Manschettendeflation erstmalig auftretenden Oszillationen entsprechen dem systolischen Blutdruck, das Oszillationsmaximum dem mittleren arteriellen Druck und konstant niedrige Oszillationen dem diastolischen Druck.

Die oszillometrische Blutdruckmessung hat gegenüber den vorhergenannten Verfahren folgende Vorteile:
– Messung aller Blutdruckwerte,
– unabhängig vom Hörvermögen und Tastgefühl des Untersuchers sowie Umgebungsgeräuschen,
– genormte Manschettendeflation, dadurch höhere Präzision,
– engmaschige Überwachung ohne Intervention des Notarztes,
– gleichzeitige digitale Anzeige der Pulsfrequenz,
– Einzelwertspeicherung und Trendanalyse sowie automatische Dokumentation.

Als Nachteil ist zu erwähnen, daß Fehlmessungen oder Funktionsausfälle durch Bewegungs- und Berührungsartefakte sowie Arrhythmien vorkommen können.

Die *invasive arterielle Blutdruckmessung* ist zwar am genauesten und hat den Vorteil der Kontinuität, sie ist jedoch für den Primäreinsatz und -transport ungeeignet. Hingegen kommt die invasive Blutdruckmessung bei Sekundärtransporten intensivpflichtiger Patienten sehr wohl zum Einsatz.

Pulsoxymetrie

Die In-vivo-Messung der arteriellen Sauerstoff-Sättigung (S_aO_2) beruht auf der unterschiedlichen Lichtabsorption oxygenierten und desoxygenierten Hämoglobins (Hb) in durchstrahltem und durchblutetem Gewebe.

Eine im Sensor eingebaute Lichtquelle emittiert Licht zweier Wellenlängen (Rotlicht von 660 nm und Infrarotlicht von 940 nm), dessen Absorption im Gewebe von einem ebenfalls im Sensor befindlichen Detektor gemessen wird. Die beiden Wellenlängen dienen der besseren Unterscheidung von Oxyhämoglobin und Desoxyhämoglobin (Abb. 4.7). Während der Systole und Diastole kommt es zu zyklischen Veränderungen der Lichtabsorption, die in eine Hintergrund- und eine Spitzenabsorption unterschieden werden. Die ermittelte Differenz der Hintergrund- von der Spitzenabsorption ergibt eine Pulsation, die ausschließlich durch das arterielle Blut verursacht wird (Abb. 4.8). Als Meßstellen für die Pulsoxymetrie haben sich Ohrläppchen, Finger und Zehen bewährt. Alternativ kann auch an der Stirn, im Bereich des Nasenseptums oder an der Zunge gemessen werden.

Der S_aO_2-Wert ist vom Herz-Zeit-Volumen (HZV) und vom Gasaustausch in der Lunge abhängig und erlaubt eine globale Beurteilung der Atem- und Kreislauffunktion. Der untere Normalwert beträgt etwa 95%.

Die Pulsoxymetrie ist ein gutes Beispiel dafür, daß die apparative Überwachung die begrenzten klinischen Wahrnehmungsfähigkeiten des Arztes wesentlich unterstützten kann, da das menschliche Auge einen Sättigungsabfall des Blutes erst ab einem S_aO_2-Wert von etwa 80% erkennen kann. In diesem Bereich befindet sich die S-förmige Sauerstoff-Bindungskurve (Abb. 4.9) jedoch bereits im steil abfallenden Bereich, der nur noch wenig Spielraum für thera-

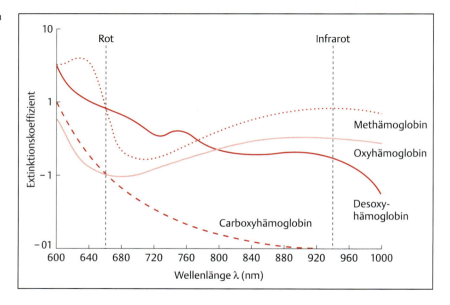

Abb. 4.7 Lichtabsorptionsspektren für Oxyhämoglobin, Desoxyhämoglobin, Methämoglobin und Carboxyhämoglobin.

Untersuchung und Überwachung des Notfallpatienten

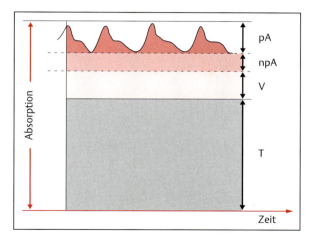

Abb. 4.8 Diagramm über Absorption und Modulation des vom Sensor des Pulsoxymeters emittierten Lichtes. pA = pulsatile Absorption durch das arterielle Blut während des Systole, npA = nichtpulsatile Absorption des arteriellen Blutes während der Diastole, V = Absorption durch venöses Blut, T = Absorption durch das Gewebe (Knochen, Fett, Muskel, Knorpel etc.). Die Differenz zwischen dem Spitzenwert der pulsatilen arteriellen Absorption (pA + npA + V + T) und der Hintergrundabsorption (npA + V + T) ergibt die arterielle Pulsation, woraus die arterielle Sauerstoffsättigung ermittelt wird.

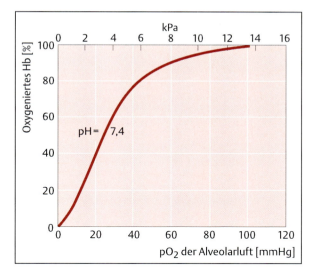

Abb. 4.9 Sauerstoff-Bindungskurve als Beziehung zwischen dem Sauerstoff-Partialdruck der Alveolarluft und dem prozentualen Anteil des oxygenierten Hämoglobins (Hb) am Gesamt-Hämoglobin.

peutische Interventionen gibt. Die Möglichkeit der frühzeitigen Aufdeckung einer sich anbahnenden Hypoxie hat daher die Pulsoxymetrie zu einem der wichtigsten Überwachungsparameter werden lassen, wodurch der rechtzeitige Einsatz von Therapiemaßnahmen noch vor Eintritt einer bedrohlichen Hypoxie möglich geworden ist.

Um die Aussagekraft der Pulsoxymetrie optimal zu nutzen, sollen Geräte verwendet werden, die neben der digitalen Anzeige auch eine graphische Darstellung der Pulskurve anzeigen. Nur so kann anhand der Qualität des Pulssignals überprüft werden, ob es sich um eine fehlerhafte Messung oder eine tatsächlich vorliegende Minderperfusion handelt.

Allerdings ist die Methode speziell im Notfalleinsatz häufig patienten- und umgebungsbedingten Störeinflüssen ausgesetzt; dazu zählen:
- Bewegungsartefakte,
- Dislokationen des Sensors,
- Minderperfusion durch Hypovolämie, Hypotension, Hypothermie, Vasokonstriktion,
- manchmal kardiale Rhythmusstörungen.

Bei Dyshämoglobinämien und Farbinterferenzen kann es zu gravierenden Meßfehlern kommen; die angegebene Sauerstoffsättigung ist unter diesen Bedingungen wertlos.

Bei Kohlenmonoxyd-Vergiftung mit Vorliegen von CO-Hb werden falsch hohe Werte gemessen, weil die Geräte die Absorptionskurven von CO-Hb und Oxyhämoglobin nicht ausreichend differenzieren.

- Bei Kohlenmonoxyd-Vergiftung ist die S_aO_2-Messung (ebenso wie die routinemäßige Blutgas-Analyse) wertlos.

Auch Met-Hb-Bildner verfälschen den Meßwert. Met-Hb zeigt im Sättigungsbereich über 85% zu niedrige und unterhalb 85% relativ zu hohe Werte an. Der Grund liegt ebenfalls im Absorptionsspektrum des Met-Hb. Meßfehler können auch durch Nagellack, dunkle Hautfarbe oder helle Beleuchtung entstehen.

Die Präzision der S_aO_2-Messung nimmt im hohen wie im niedrigen Meßbereich ab. Durch den S-förmigen Verlauf der Sauerstoff-Bindungskurve (Abb. 4.9) besteht im oberen flachen Teil der Kurve kein linearer Zusammenhang zwischen der O_2-Sättigung und dem Sauerstoffgehalt der Atemluft, während unterhalb eines S_aO_2-Wertes von 70% die Kalibrierung der Geräte ungenau ist. Die geringere Präzision im hohen Meßbereich ist jedoch allenfalls bei Neugeborenen relevant. Ungenauigkeiten in den niedrigen Meßbereichen haben keine weitere klinische Bedeutung, weil S_aO_2-Werte unter 80% in jedem Fall als ausgeprägte Hypoxie einzustufen und dringlich zu behandeln sind. Temperatur- oder pH-Abweichungen führen zu keinen klinisch signifikanten Fehlern der S_aO_2-Messung.

Kapnometrie und Kapnographie

Grundlagen

Als Kapnometrie wird die Messung von Kohlendioxyd (CO_2) im Atemgas unter Angabe der inspiratorischen und exspiratorischen Konzentration bezeichnet. Die zusätzliche bildliche Darstellung während des gesamten Atemzyklus wird Kapnographie genannt; dieses Verfahren ist wegen seiner wesentlich höheren Aussagekraft grundsätzlich vorzuziehen.

Ebenso wie die Pulsoxymetrie ist die Überwachung der CO_2-Konzentration als Frühwarnsystem einzustufen. Beim intubierten und beatmeten Patienten erlaubt die Methode (Abb. 4.10)
- Rückschlüsse auf den Metabolismus der Zellen sowie die globale Funktion von Lunge und Kreislauf,

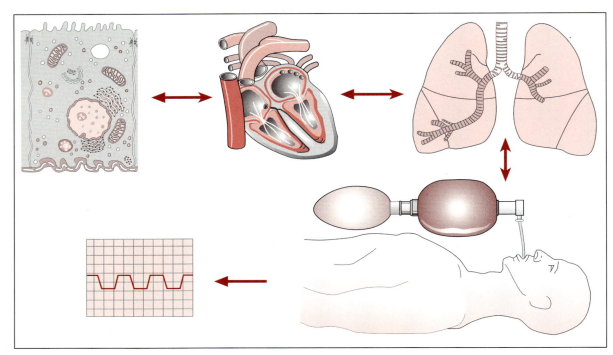

Abb. 4.10 CO_2-Anfall und -Elimination sind vom Zell-Metabolismus, der Kreislauf- und Lungenfunktion sowie vom Beatmungsgerät und den Beatmungsparametern abhängig.

- das allgemeine Monitoring der Beatmung einschließlich der Gerätefunktion,
- das Monitoring von Reanimationsmaßnahmen.

Grundlage der CO_2-Messung ist die Infrarot-Spektroskopie. Das Meßgerät besteht aus einer Lichtquelle, einer Meßkammer und einem Detektor; die Messung kann patientennah (im Hauptstrom) oder im Gerät (im Nebenstrom) erfolgen. Die Menge des Infrarotlichts, die durch das CO_2 im Atemgas absorbiert wird, wird mit einem Referenzwert verglichen; dabei ist die vom CO_2 absorbierte Lichtmenge der Zahl der vorhandenen CO_2-Moleküle proportional.

Am Kapnographie-Monitor werden sowohl die numerischen CO_2-Werte wie der Kurvenverlauf des CO_2 angezeigt. Für die Interpretation der angegebenen Werte ist die Beurteilung des Kurvenverlaufs von großer Bedeutung, da daraus zusätzliche Informationen über die Lungen- und Kreislauffunktion und die Funktion des Beatmungssystems gewonnen werden können.

■ **Auswertung des Kapnogramms**

Im Verlauf eines normalen Kapnogramms sind vier typische Phasen abzugrenzen (Abb. 4.11):
- Beginn der Exspiration (Phase A – B), tracheales Totraumgas.
- Frühe Exspirationsphase (Phase B – C), schnelle CO_2-Anreicherung durch Einstrom von Alveolarluft mit steilem Anstieg der Kurve.
- Exspirationsende (Phase C – D), exspiratorisches Plateau durch homogenes Alveolargas. Der höchste Punkt am Ende des Plateaus wird als endexspiratorischer CO_2-Wert numerisch angezeigt, da dieser der alveolären CO_2-Konzentration am nächsten kommt.
- Inspirationsphase (Phase D – E), mit Beginn der Inspiration tritt CO_2-freies Gas in die Atemwege und führt zum raschen Absinken des CO_2-Werts auf Null, bis die nächste Exspiration beginnt.

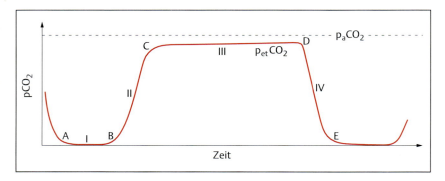

Abb. 4.11 Normales Kapnogramm während Exspiration und Inspiration.
A – B (Phase I): Beginn der Exspiration, tracheales Totraumgas.
B – C (Phase II): Frühe Exspirationsphase, schnelle CO_2-Anreicherung durch Einstrom von Alveolarluft mit steilem Anstieg der Kurve.
C – D (Phase III): Exspirationsende, exspiratorisches Plateau durch homogenes Alveolargas.
D: Endtidaler CO_2-Wert (Spitzenwert).
D – E (Phase IV): Inspirationsphase.

Abweichungen der einzelnen Phasen des normalen Kapnogramms weisen auf patientenbedingte Ursachen oder auf Störungen des Beatmungssystems hin. Schnell einsetzende Veränderungen sind grundsätzlich gefährlicher als langsame Abweichungen.

- Eine schnelle CO_2-Abnahme tritt bei starker Verminderung des HZV (Lungenembolie, Kreislaufstillstand), kompletter Tubusobstruktion, großem Leck (Diskonnektion) oder komplettem Geräteausfall auf. Da bei vielen Notfall-Beatmungsgeräten Diskonnektions- und Leckage-Alarme fehlen, stellt die Kapnographie auch hier eine wertvolle Hilfe dar.
- Eine schnelle CO_2-Zunahme ist nach Infusion von Bikarbonat und massiven Gerätefehlern mit abruptem Abfall des Atem-Minuten-Volumens (AMV) festzustellen; darüber hinaus als Frühzeichen bei Maligner Hyperthermie, die jedoch im Rettungsdienst nicht relevant ist.
- Eine langsame CO_2-Abnahme tritt bei zu hohem AMV sowie zunehmender Hypothermie auf.
- Eine langsame CO_2-Zunahme findet sich unter suffizienter bzw. erfolgreicher Reanimation mit Anstieg des HZV, bei Bronchospasmolyse und bei zu niedrigem AMV.
- Ein fehlendes Plateau mit flachem oder treppenförmigem Anstieg der CO_2-Kurve deutet auf eine Obstruktion entweder der oberen (z. B. geknickter Tubus) oder der unteren Atemwege (z. B. chronisch obstruktive Lungenerkrankung, Status asthmaticus) hin (Abb. 4.**12**).
- Ein kurzdauernder Abfall (Knick) während der Plateauphase ist durch die einsetzende Spontanatmung des Patienten bedingt (Abb. 4.**13**).
- Ein zeltförmiger Verlauf spricht für einen Tubusdefekt oder für fehlenden Cuff-Abschluß (Abb. 4.**14**).
- Fehlendes Absinken der CO_2-Kurve auf Null während der Inspiration weist auf CO_2-Rückatmung und damit ebenfalls auf einen Gerätedefekt hin (Abb. 4.**15**).

Des weiteren ist die Kapnographie die sicherste Methode zur Überprüfung der korrekten Tubuslage.

Bei ösophagealer Intubation ist kein CO_2 nachzuweisen. Auch in den seltenen Fällen, in denen nach Aufnahme kohlensäurehältiger Getränke bei ösophagealer Lage des Tubus CO_2 registriert wird („Cola-Effekt") ist die Fehlintubation trotzdem zu erkennen, da die CO_2-Kurve in diesem Fall initial bereits sehr niedrige Werte anzeigt und schon nach wenigen Atemzügen gänzlich verschwunden ist.

■ Auch bei korrekter trachealer Position des Tubus und positivem Kapnogramm ist die Beatmung zusätzlich mittels Inspektion und Auskultation auf Seitengleichheit zu überprüfen, da eine einseitige Tubuslage in einem der beiden Hauptbronchien (meist rechts) durch die Kapnometrie allein nicht aufgedeckt werden kann. Hier ist allerdings mit einem schnellen Abfall des S_aO_2-Werts zu rechnen.

Einschränkend ist festzustellen, daß der endexspiratorisch gemessene CO_2-Wert nur limitierte Aussagekraft für die Steuerung der Beatmung besitzt. Liegen keine Störungen der Ventilation bzw. Perfusion vor, kann bei einem endexspiratorischen CO_2 von etwa 35 mmHg von Normoventilation ausgegangen werden. Bei gravierenden Veränderungen des Gasaustauschs bzw. der Zirkulation nimmt der arterio-endexspiratorische CO_2-Gradient jedoch deutlich zu. Ohne gleichzeitige Bestimmung des arteriellen CO_2-Partialdrucks mittels Blutgasanalyse läßt sich diese Differenz nicht bestimmen. Daher ist die Kapnometrie bei ausgeprägten Ventilations- bzw. Perfusionsstörungen für die anzustrebende Normokapnie nur bedingt zu verwerten.

Neben den dargestellten Geräten auf Basis der Infrarot-Spektroskopie sind auch handliche CO_2-Detektoren erhältlich, die eine semiquantitative Bestimmung auf kolorimetrischer Basis ermöglichen. Diese CO_2-Detektoren sind allerdings lediglich zur Überprüfung der korrekten Tubuslage einsetzbar.

Temperaturmessung

■ Die Bestimmung der Körpertemperatur ist bei stark unterkühlten Patienten unerläßlich, so bei Intoxikation, Beinahe-Ertrinken sowie Berg- und Lawinenunfällen. Am aussagekräftigsten bezüglich der Körperkerntemperatur ist die Lokalisation der Meßgeräte im unteren Drittel des Oesophagus oder im äußeren Gehörgang.

Für den Notfalleinsatz haben sich Infrarot-Thermometer bewährt, deren Arbeitsweise auf der Emission einer Infrarotstrahlung von allen Oberflächen basiert. Die Strahlung wird über einen definierten Zeitraum gesammelt und zu einem Meßwert verarbeitet. Entsprechende Thermometer stehen für die Messung der Kerntemperatur im äußeren Gehörgang zur Verfügung.

◼ Klassifikation des Schweregrades einer Verletzung oder Erkrankung

Grundlagen

Die Einteilung des Schweregrades von Verletzungen oder Erkrankungen durch ein Klassifizierungsschema oder einen „Score" hat sich im klinischen wie im notfallmedizinischen Bereich zunehmend durchgesetzt. Ziel solcher Erhebungen ist es, durch eine gemeinsame Sprache einen internen und externen Qualitätsvergleich zu ermöglichen und eine Basis für wissenschaftliche und epidemiologische Studien zu schaffen.

Ein gutes Scoring-System soll folgende Kriterien erfüllen:
- Klare Struktur, die eine Prognose des Endergebnisses („Outcome") ermöglicht (Validität).
- Gleiches Ergebnis bei verschiedenen Untersuchern (Verläßlichkeit).
- Minimum an Daten, die leicht zu erheben und zu verarbeiten sind (Einfachheit).
- Bei allen Patienten anwendbar (Universalität).
- Nicht durch die Therapie beeinflußt (Therapieunabhängigkeit).

Diese Forderungen werden bislang allerdings nur zum Teil erfüllt. Darüber hinaus sind nur wenige Scores präklinisch anwendbar. Im folgenden wird daher nur auf jene Scores näher eingegangen, die präklinisch zu evaluieren sind.

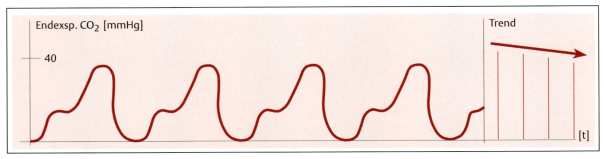

Abb. 4.12 Fehlendes Plateau mit flachem oder treppenförmigem Anstieg der CO_2-Kurve bei Obstruktion entweder der oberen (z. B. geknickter Tubus) oder der unteren Atemwege (z. B. chronisch obstruktive Lungenerkrankung, Status asthmaticus).

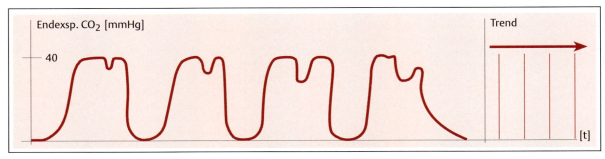

Abb. 4.13 Kurzdauernder Abfall (Knick) während der Plateauphase der CO_2-Kurve durch einsetzende Spontanatmung des Patienten.

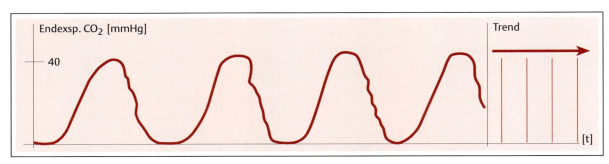

Abb. 4.14 Zeltförmiger Verlauf der CO_2-Kurve bei Tubusdefekt oder fehlendem Cuff-Abschluß.

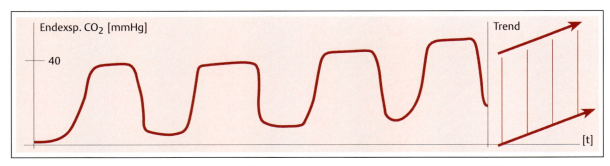

Abb. 4.15 Fehlendes Absinken der CO_2-Kurve auf Null während der Inspiration bei Rückatmung (Gerätedefekt).

NACA-Score

Der NACA-Score (National Advisory Committee for Aeronautics) ist am weitesten verbreitet und in verschiedenen Notarzt-Einsatzprotokollen aufgenommen. Der Schweregrad einer Verletzung oder Erkrankung und das damit verbundene Therapieausmaß werden grob orientierend in sieben Schweregraden eingestuft (Tab. 4.3). Zwar ist dieser Score einfach und universell zu handhaben und therapieunabhängig, jedoch lassen Verläßlichkeit und Validität zu wünschen übrig.

Glasgow Coma Scale

Das Standardinstrument zur Klassifizierung von Patienten mit SHT oder nicht verletzungsbedingten Erkrankungen des Großhirns ist die Glasgow Coma Scale (GCS). Bei diesem einfachen und auch präklinisch gut anwendbaren

Untersuchung und Überwachung des Notfallpatienten

Tabelle 4.3 NACA-Score: Einteilung des Schweregrades einer Verletzung oder Erkrankung

Schweregrad	Verletzung / Erkrankung und Therapie
0	keine
I	geringfügig, keine akute ärztliche Therapie
II	mäßig schwer, ambulante Abklärung
III	schwer, jedoch nicht bedrohlich, stationäre Behandlung
IV	schwer, ohne unmittelbare Lebensgefahr, aber kurzfristige Entwicklung einer Vitalgefährdung nicht auszuschließen
V	akute Vitalgefährdung, Transport in Reanimationsbereitschaft
VI	Zustand nach Wiederherstellung der Vitalfunktionen oder erfolgreicher Reanimation
VII	Todesfolge am Einsatzort oder auf dem Transport

Tabelle 4.4 Beurteilung der Komatiefe und des neurologischen Defizits nach der Glasgow Coma Scale (GCS). Ermittelt wird die jeweils beste Reaktion jeder Kategorie

Verhalten	Antwort	Score
Augen öffnen	spontan	4
	auf Anruf	3
	auf Schmerzreiz	2
	fehlend	1
beste motorische Antwort	gezielt nach Aufforderung	6
	gezielt auf Schmerzreiz	5
	ungezielt auf Schmerzreiz	4
	Beugemechanismen	3
	Streckmechanismen	2
	keine Bewegung	1
verbale Antwort	orientiert	5
	verwirrt	4
	inadäquat	3
	unverständlich	2
	keine	1
Maximale Punktesumme		15

Score werden Punkte für „Augen öffnen", „motorische" und „verbale" Reaktion auf vom Untersucher gesetzte Reize vergeben und summiert (Tab. 4.4). Da dieser Score weltweit verbreitet, valide und verläßlich ist, hat er sich durchgesetzt und fehlt heute in keinem Notarzt-Protokoll. Einzig bei Kleinkindern ist die GCS-Beurteilung wegen mangelnder Kooperation dieser Altersstufe nur bedingt anwendbar, weshalb ein der GCS ähnlicher Score zur Beurteilung von Kleinkindern entwickelt wurde.

Der Schweregrad eines SHT wird nach GCS-Klassifizierung folgendermaßen eingeteilt:
– Schweres SHT < 8 Punkte,
– mittelschweres SHT 9–12 Punkte,
– leichtes SHT > 12 Punkte.

Eine differenziertere und verschiedentlich in Österreich verwendete Skala zur Quantifizierung der Bewußtseinslage ist die „Innsbrucker Koma Skala" (Tab. 4.5). Im Vergleich zur GCS werden acht Kriterien geprüft, wobei das Punktemaximum 23 beträgt. Wegen des höheren Aufwandes ohne wesentliche Verbesserung der Validität und Verläßlichkeit hat sich dieser Score jedoch nicht generell durchgesetzt.

- Wesentlich ist, daß die GCS-Einstufung noch vor Einsatz von Therapiemaßnahmen, insbesondere vor der Gabe sedierend bzw. narkotisch wirksamer Medikamente vorgenommen wird, da eine exakte Beurteilung nach einer Therapie nicht mehr möglich ist und bezüglich Schweregrad und Prognose keine schlüssigen Aussagen mehr zu treffen sind.

Tabelle 4.5 Innsbrucker Koma-Skala

Reaktion auf akustische Reize		Pupillenweite	
Zuwendung	3	normal	3
besser als Streckreaktion	2	verengt	2
Streckreaktion	1	erweitert	1
keine Reaktion	0	weit	0
Reaktion auf Schmerz		**Pupillenreaktion**	
gerichtete Abwehr	3	ausgiebig	3
besser als Streckreaktion	2	unausgiebig	2
Streckreaktion	1	Spur	1
keine Reaktion	0	fehlend	0
Körperhaltung, -bewegung		**Bulbusstellung und -bewegung**	
normal	3	optisches Folgen	3
besser als Streckreaktion	2	Bulbuspendeln	2
Streckreaktion	1	divergent, wechselnd	1
schlaff	0	divergent, fixiert	0
Augenöffnen		**orale Automatismen**	
Augenöffnen spontan	3	spontan	
Augenöffnen auf akustische Reize	2	auf äußere Reize	1
Augenöffnen auf Schmerz	1	keine	2
fehlend	0		

Tabelle 4.6 Revised Trauma Score (RTS)

Glasgow Coma Scale	Blutdruck, systolisch	Atemfrequenz	kodierter Wert
13–15	> 89	10–29	4
9–12	76–89	> 29	3
6–8	50–75	6–9	2
4–5	1–49	1–5	1
3	0	0	0
Koeffizient: 0,9368	Koeffizient: 0,7326	Koffizient: 0,2908	

Berechnung: Erhoben werden die 3 Kategorien Glasgow Coma Scale, systolischer Blutdruck und Atemfrequenz. Dem jeweiligen Ergebnis wird ein kodierter Wert zugeordnet. Dieser kodierte Wert wird mit dem für die jeweilige Kategorie angegebenen Koeffizienten multipliziert. Die Summe dieser Produkte ergibt den RTS-Gesamtwert.

Dies ist insbesonders deshalb von Bedeutung, weil praktisch alle klinisch angewendeten Scores unter Einschluß der GCS vorgenommen werden, welche innerhalb dieser Scores einen hohen Stellenwert besitzt und daher bei Fehlbeurteilung zu groben Fehleinschätzungen führt.

Revised Trauma Score

Ein für traumatologische Notfälle auch präklinisch zunehmend häufig eingesetzter Score ist der „Revised Trauma Score" (RTS). Es handelt sich um eine gekürzte Fassung des „Trauma Score", der für die routinemäßige Anwendung zu aufwendig war.

Der RTS (Tab. 4.6) wird aus den Parametern GCS, Blutdruck und Atemfrequenz gewonnen und ist inzwischen gut validiert. Trotz der wenigen Parameter wird jedoch ein Taschenrechner benötigt.

In Kombination mit dem „Injury Severity Score" (ISS) als „TRISS" (Trauma-Score u. Injury Severity Score) bezeichnet, wird die prognostische Aussagekraft der jeweiligen Einzelscores RTS bzw. ISS noch verbessert. Allerdings läßt sich der TRISS wegen der komplizierten Berechnung präklinisch nur einsetzen, wenn bereits während des Einsatzes eine EDV-gestützte Dokumentation möglich ist.

Mainzer Emergency Evaluation Score

Der im deutschsprachigen Raum eingeführte Mainzer Emergency Evaluation Score (MEES) dient in erster Linie der Beurteilung der Effektivität der präklinischen Versorgung anhand von sieben, ebenfalls einfach zu erhebenden Parametern. Die erhobenen Parameter werden einem MEES-Punktewert zugeordnet, der in einer vierteiligen Skala den physiologischen bzw. davon abweichenden Zustand bewertet (Tab. 4.7).

Die Einstufung wird sowohl beim Eintreffen an der Notfallstelle als auch bei der Übergabe im Krankenhaus durchgeführt. Die Abweichung der Zweit- von der Ersterhebung (≥ 2: Zustand gebessert; ± 1: Zustand unverändert; ≤ 2: Zustand verschlechtert) gibt Auskunft über den Zustand des Patienten bei der Erstbegutachtung, den Verlauf der zum Notfall geführten Verletzung bzw. Erkrankung und über die Effizienz der präklinischen Maßnahmen.

Zusammenfassende Wertung

Die dargestellten Methoden der klinischen und apparativen Überwachung sind Hilfsmittel zur Erfassung der Diagnose, zur Überprüfung der Effizienz therapeutischer Maßnahmen sowie zur rechtzeitigen Erkennung von Warn- oder Alarmzeichen, die während der Erstversorgung und des Transports auftreten und vielleicht bei der primären Patientenbeurteilung noch nicht vorlagen.

Der klinischen Inspektion kommt der größte Stellenwert zu. Sie dient der direkten Patientenüberwachung und -beurteilung ebenso wie der Überwachung der apparativ eingesetzten Hilfsmittel. Die klinische Inspektion, unterstützt

Tabelle 4.7 Mainzer Emergency Evaluation Score (MEES)

MEES-Punkte-Wert	1	2	3	4
Bewußtsein (GCS)	≤ 7	8–11	12–14	15
Atemfrequenz	≤ 4 oder ≤ 31	5–7 oder 25–30	8–11 oder 19–24	12–18
S_aO_2	≤ 85	86–90	91–95	96–100
Herzfrequenz	≤ 39 oder ≥ 161	40–49 oder 131–160	50–59 oder 101–130	60–100
Herzrhythmus	ventrikuläre Tachykardie, Kammerflimmern, Asystolie	absolute Arrhythmie, polytope ventrikuläre Extrasystolie	supraventrikuläre Extrasystolie, monotope ventrikuläre Extrasystolie	Sinusrhyhtmus
Blutdruck	systolisch: ≤ 79 oder ≥ 230 diastolisch: ≥ 120	systolisch: 80–99 oder 160–229 diastolisch: ≤ 39 oder 119–110	systolisch: 100–119 oder 141–159 diastolisch: 109–95	systolisch: 120–140
Schmerz	–	starker Schmerz	leichter Schmerz	kein Schmerz

MEES-Punkte-Wert für die Beurteilung des Patientenzustandes: 4 physiologisch, 3 gering abweichend, 2 erheblich abweichend, 1 lebensbedrohlich. Die Summe des dem jeweiligen Parameter zuzuordnenden MEES-Punkte-Wertes ergibt die Gesamtpunkte. Bei bewußtlosen Patienten ist für die Kategorie „Schmerz" der Wert 4 (schmerzfrei) einzutragen.

durch rechtzeitige Alarmauslösung apparativer Überwachungsverfahren, ist kontinuierlich einzusetzen und einsetzbar.

Klinisch und apparativ erfaßbare Parameter werden erst durch das Wissen und die Erfahrung des Notarztes zu einem Gesamtbild integriert, das vom Ist-Zustand bis zur Einweisung in das Zielkrankenhaus ständig evaluiert und korrigiert werden muß.

Kernaussagen

- **Erstuntersuchung und Erstdiagnose**
  - Ziel der Erstuntersuchung eines Notfallpatienten ist die rasche Erfassung von Alarm- und Warnzeichen. Die diagnostische Ebene gliedert sich in die miteinander verknüpften, parallel ablaufenden Teilprozesse Erhebung der Begleitumstände (Genese), Untersuchung des Patienten mit Prüfung der Vitalfunktionen und Erfassen von Leitsymptomen, Erhebung der Anamnese und Verlaufsbeobachtung.
- **Erhebung der Begleitumstände**
  - Durch einen aufmerksamen Blick in die Umgebung des Einsatzortes kann der Notarzt wesentliche Informationen gewinnen. Bei älteren Patienten und scheinbar grundlos verursachten Unfällen kann eine vorliegende Erkrankung die Ursache sein.
- **Untersuchung des Notfallpatienten**
  - Mit dem Eintreffen am Notfallort und nach Ausschluß von Gefahrenquellen ist verzugslos die rasche Erstbeurteilung des Patienten vorzunehmen. Die ersten Eindrücke müssen ggf. im Rahmen des weiteren diagnostischen Ablaufs ergänzt werden. Im Zuge der Erstbeurteilung muß dem Notarzt bereits klar werden, wieviel Zeit für Denken und Handeln verbleibt bzw. welches Tempo vorzulegen ist.
  - Die klinische Untersuchung des Notfallpatienten beginnt mit der Überprüfung der Vitalparameter Bewußtsein, Atmung und Kreislauf. Bei Zeichen der akuten Gefährdung erfolgt sofort die entschlossene und konsequente Reaktion. Ansonsten wird der diagnostische Untersuchungsgang unter Zuhilfenahme der Anamnese sowie von Leit- und Begleitsymptomen fortgesetzt.
- **Klinische Diagnostik und Überwachung**
  - Leit- und Begleitsymptome, ergänzt durch die klinische Untersuchung und evtl. apparativ erhobene Befunde, bilden die Grundlage für die vorläufige Erstdiagnose, die wiederum die präklinische Erstversorgung, das Transportmittel, das Zielkrankenhaus und weiterführende differentialdiagnostische Überlegungen und Untersuchungen in der Klinik bestimmt.
  - In den ersten und damit entscheidenden Sekunden für eine aufschlußreiche Anamnese ist es die primäre Aufgabe des Notarztes, beruhigend auf den Patienten einzuwirken und eine Vertrauensbasis zu schaffen.
  - Die klinische Überwachung erfolgt mit den fünf Sinnen, wobei sich der Notarzt im wesentlichen auf die Funktionen „Sehen", „Hören" und „Tasten" (und ggf. den Geruchssinn) beschränkt.
  - Zu den etablierten apparativen Überwachungsmethoden im Rettungseinsatz zählen EKG, Blutdruckmessung, Pulsoxymetrie, Kapnometrie bzw. Kapnographie und Temperaturmessung. Die Pulsoxymetrie hat den höchsten Stellenwert, gefolgt von der Blutdruckmessung und dem EKG. Bei Dyshämoglobinämien (CO-Vergiftung) ist die Pulsoxymetrie jedoch wertlos.
- **Klassifikation des Schweregrades einer Verletzung oder Erkrankung**
  - Die Einteilung des Schweregrades von Verletzungen oder Erkrankungen durch ein Klassifizierungsschema oder „Score" hat zum Ziel, Qualitätsvergleiche zu ermöglichen und eine Basis für wissenschaftliche und epidemiologische Studien zu schaffen.
  - Klinisch und apparativ erfaßbare Parameter werden erst durch Wissen und Erfahrung des Notarztes zu einem Gesamtbild integriert, das vom Ist-Zustand bis zur Einweisung in das Zielkrankenhaus ständig evaluiert und korrigiert werden muß.

Literatur

1. Arreola-Risa C, Mock CN, Padilla D, Cavazos L, Maier RV, Jurkovich GJ: Trauma care systems in urban Latin America: the priorities should be prehospital and emergency room management. J Trauma 1995; 39:457–462
2. Aughey K, Hess D, Eitel D et al.: An evaluation of pulse oximetry in prehospital care. Ann Emerg Med. 1991; 20:887–891
3. Bouillon B, Kramer M, Paffrath T, Dimmeler S, Neugebauer E, Tiling T: Qualitätssicherung in der Versorgung Schwerstverletzter: wie können Scoresysteme helfen? Unfallchir. 1994; 97:191–198
4. Böbel M, Geitner K, Graf S, Jaki R, Domres B: Bestimmung arterio-endexspiratorischer CO_2-Differenzen im Rettungsdienst. Rettungsdienst 1997; 20:6–11
5. Brown LH, Gough JE, Bryan-Berg DM, Hunt RC: Assessment of breath sounds during ambulance transport. Ann Emerg Med. 1997; 29:228–231
6. Cantineau JP, Lambert Y, Merckx P et al.: End-tidal carbon dioxide during cardiopulmonary resuscitation in humans presenting mostly with asystole: a predictor of outcome. Crit Care Med. 1996; 24:791–796
7. Champion H, Sacco WJ, Carnazzo AJ, Copes W, Fouty WJ: Trauma Score. Crit Care Med. 1981; 9:672–676
8. Champion H, Sacco WJ, Copes WS, Gann DS, Genarelli Th A, Flanagan ME: A revision of the Trauma Score. J Trauma 1989; 29:623–629
9. Dailey RH: Approach to the patient to the emergency department. In: Rosen P, Barkin RM (eds.): Emergency Medicine, Concepts and Clinical Practice. Mosby Year Book, St. Louis Baltimore Boston 1992; S. 22–37
10. Fox MA, Fabian TC, Croce MA, Mangiante BC, Carson JP, Kudsk KA: Anatomy of the accident scene: a prospective study of injury and mortality. Am Surg. 1991; 57:394–397
11. Helm M, Lampl L, Mutzbauer T, Bock KH: Semiquantitative Kapnometrie – hilfreich in der Verifizierung der Tubuslage bei Traumapatienten. Unfallchir. 1996; 99:11–16
12. Hennes HJ, Reinhardt T, Dick W: Beurteilung des Notfallpatienten mit dem Mainzer Emergency Evaluation Score. Notfallmed. 1992; 18:130–136
13. Kirkendall WM, Feinleib M, Freis ED, Mark AL: Recommendations for human blood pressure determination by sphygmomanometer. Subcommittee of the AHA Postgraduate Education Committee. Circulation 1980; 62:1146A-1155A
14. Klöti J, Dangel P, Boltshauser E: Die Behandlung des Schädel-Hirn-Traumas im Kindesalter. Notfallmed. 1982; 8:164–168

15. Lavery RF, Allegra JR, Cody RP, Zacharias D, Schreck DM: A prospective evaluation of glucose reagent teststrips in the prehospital setting. Am J Emerg Med. 1991; 9 : 304–308
16. Lehmann U, Grotz M, Regel G, Rudolph S, Tscherne H: Hat die Initialversorgung des polytraumatisierten Patienten Einfluß auf die Ausbildung eines Organversagens? Unfallchir. 1995; 98 : 442–446
17. Leutenegger A, Frutiger A: Der Unfallpatient: Freie Spitalwahl? Swiss Surg. 1997; 3 : 136–141
18. Marion DW, Carlier PM: Problems with initial Glasgow Coma Scale assessment caused by prehospital treatment of patients with head injuries: results of a national survey. J Trauma 1994; 36 : 89–95
19. Merz U: Anforderungen an ein präklinisches Monitoring-System. Rettungsdienst 1994; 17 : 10–16
20. Petroianu G, Maleck W, Bergler WF, Ellinger K, Osswald PM, Rufer R: Präklinische Kontrolle von Tubuslage und Beatmung. Tierexperimentelle Studie und Literaturübersicht. Anaesthesist 1995; 44 : 613–623
21. Prause G, Hetz H, Lauda P, Pojer H, Smolle-Juettner F, Smolle J: A comparison of the end-tidal-CO_2 documented by capnometry and the arterial pCO_2 in emergency patients. Resuscitation 1997; 35 : 145–148
22. Ornato JP, Shipley JB, Racht EM et al.: Multicenter study of a portable, hand-size, colorimetric end-tidal carbon dioxide detection device. Ann Emerg Med. 1992; 21 : 518–523
23. Regel G, Stalp M, Lehmann U, Seekamp A: Prehospital care, importance of early intervention on outcome. Acta Anaesth Scand. 1997; 110 : 71–76
24. Rogers FB, Leavitt BJ: Upper torso cyanosis: a marker for blunt cardiac tamponade. Am J Emerg Med. 1997; 15 : 275–276
25. Savitsky E, Rodenberg H: Prediction of the intensity of patient care in prehospital helicopter transport: use of the revised trauma score. Aviat Space Environ Med. 1995; 66 : 11–14
26. Schou J: Major interventions in the field stabilization of trauma patients: what is possible? Eur J Emerg Med. 1996; 3 : 221–224
27. Siegel JH, Mason-Gonzalez S, Dischinger P et al.: Safety belt restraints and compartment intrusions in frontal and lateral motor vehicle crashes: mechanisms of injuries, complications, and acute care costs. J Trauma 1993; 34 : 736–758.
28. Trilló G, von Planta M, Kette F: $ETCO_2$ monitoring during low flow states: clinical aims and limits. Resuscitation 1994; 27 : 1–8
29. White RD, Asplin BR: Out-of-hospital quantitative monitoring of end-tidal carbon dioxide pressure during CPR. Ann Emerg Med. 1994; 23 : 25–30

5

Allgemeine Techniken in der Notfallmedizin

S. Fitzal

Roter Faden

- **Atemwegs-Management**
  - Grundlagen
  - Einfache Methoden und Hilfsmittel zum Freimachen und Freihalten der Atemwege
  - Einfache Systeme zur Sauerstoff-Applikation
  - Sicherung der Atemwege und Beatmung
- **Applikation von Medikamenten**
  - Grundlagen
  - Periphervenöse Zugänge
  - V. jugularis externa
  - Zentralvenöse Zugänge
  - Endotrachealer Zugang
  - Intraossärer Zugang
  - Sonstige Applikationswege
- **Blutstillung und Wundverband**
  - Blutstillung
  - Wundverbände und spezielle Wundversorgung
- **Lagerung**
  - Stabile Seitenlagerung
  - Lagerung bei Schädel-Hirn-Trauma
  - Lagerung bei zirkulatorischen Störungen
  - Sonstige Lagerungsformen

Atemwegs-Management

Grundlagen

Störungen der Atmung gehören neben Störungen des Herz-Kreislauf-Systems zu den häufigsten primären Ursachen oder Folgeerscheinungen einer akuten Notfall-Situation.

Daher nehmen sämtliche Maßnahmen zur Atemwegskontrolle, Atemunterstützung oder Beatmung einen zentralen Stellenwert in der Erstversorgung von Notfällen ein. Im folgenden werden die verschiedenen Methoden zur Freihaltung der Atemwege, von den manuellen Griffen und einfachen Hilfsmitteln bis hin zu speziellen Techniken, sowie die in der Notfallmedizin zur Verfügung stehenden Beatmungsmethoden dargestellt.

Einfache Methoden und Hilfsmittel zum Freimachen und Freihalten der Atemwege

Allgemeines

Oberste Priorität bei der Versorgung von Patienten mit respiratorischen Störungen hat die Feststellung und Behebung einer mechanischen Verlegung der oberen Atemwege.

Dies kommt besonders häufig bei bewußtlosen und am Rücken liegenden Patienten vor, da der normale Tonus der Zungengrund-Muskulatur fehlt, weshalb diese zurückfällt und dabei den Oropharynx verlegt (Abb. 5.1a). Die mechanische Atemwegs-Obstruktion kann durch frustrane Atemversuche des Patienten noch verstärkt werden. Es entwickelt sich ein negativer Druck, wodurch Zunge und Epiglottis ähnlich einem Ventil noch weiter nach hinten bzw. unten verlagert werden.

Esmarch-Handgriff

- Durch Überstrecken des Kopfes, Anheben des Kinns und ggf. zusätzliches Vorschieben des Unterkiefers kann in vielen Fällen bereits eine Verlegung der oberen Atemwege beseitigt werden.
- Die gleichzeitige Öffnung des Mundes ermöglicht die Inspektion der Mundhöhle.

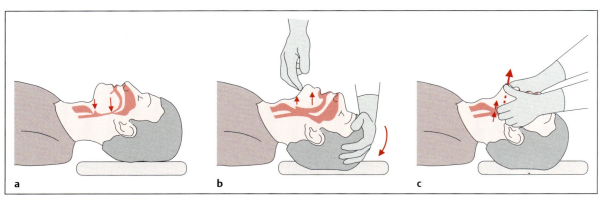

Abb. 5.1a – c   Verlegung der oberen Atemwege durch Zurückfallen des Zungengrundes (**a**). Freimachen durch den Esmarch-Handgriff: Überstrecken des Kopfes (**b**) und Anheben des Unterkiefers (**c**); ggf. wird gleichzeitig der Mund geöffnet.

Ohne Anspruch auf historische Genauigkeit wird der gesamte Vorgang hier als „Esmarch-Handgriff" zusammengefaßt.

Zum Überstrecken des Kopfes und Anheben des Kinns legt der Helfer die Handfläche einer Hand an die Stirn-Haar-Grenze; die Finger der anderen Hand liegen unterhalb des Kinns, ohne die Weichteile zu komprimieren. Mit der auf der Stirn befindlichen Hand wird der Kopf nackenwärts gebeugt. Gleichzeitig wird mit der anderen Hand das Kinn angehoben, wodurch die Reklination des Kopfes unterstützt wird. Es ist darauf zu achten, daß der Mund leicht geöffnet bleibt (Abb. 5.**1b**).

Der Esmarch-Handgriff im engeren Sinne kann entweder nach Überstrecken des Kopfes oder auch in der vorgefundenen Lage durchgeführt werden. Durch beidseitigen Griff in die Kieferwinkel wird der Unterkiefer nach vorne geschoben (Abb. 5.**1c**). Durch Hinunterdrücken des Kinns mit einem oder auch zwei Daumen wird gleichzeitig der Mund etwas geöffnet.

- Bei Patienten mit Verdacht auf Verletzung der Halswirbelsäule (HWS) ist zunächst zu versuchen, eine Verlegung der oberen Atemwege nur durch Vorschieben des Unterkiefers und leichte Mundöffnung zu beseitigen.
- Eine Reklination des Kopfes darf nur bei vitaler Indikation erfolgen.

Bei richtiger Durchführung der genannten Grifftechniken und intaktem Atemantrieb setzt die Spontanatmung ein. Bei fehlender Atmung können folgende Störungen vorliegen:
– Überstrecken des Kopfes bzw. Anheben des Kinns nicht ausreichend,
– fehlender Atemantrieb,
– Verlegung der Atemwege durch Fremdkörper im Hypopharynx oder in der Trachea.

Falls nach Korrektur der Kopf- und Kieferhaltung keine Spontanatmung einsetzt, muß unverzüglich mit der Beatmung begonnen werden. In Ausnahme-Situationen erfolgt die Atemspende, die keine weiteren Hilfsmittel erfordert (s. Kapitel „Kardiopulmonale Reanimation"); ansonsten wird ein Beatmungsbeutel verwendet. Ist trotz optimaler Technik keine Beatmung möglich, besteht der Verdacht auf Verlegung der Atemwege, worauf entsprechende Maßnahmen zu treffen sind.

■ **Reinigen und Absaugen der Mundhöhle**

Bei teilweiser oder kompletter Verlegung der oberen Atemwege durch Fremdkörper, Zahnprothesen oder Speisereste kann es zum „*Bolustod*" kommen. Die Bolus-Aspiration ist gekennzeichnet durch panikartige Reaktion des Betroffenen mit rasch einsetzender Asphyxie, reflektorischer Bradykardie und Kreislauf-Stillstand. Zunächst muß versucht werden, den Fremdkörper durch mehrere Schläge mit der flachen Hand zwischen die Schulterblätter zu mobilisieren. Säuglinge und Kleinkinder werden dazu ggf. über den Unterarm des Helfers gelegt. Gelingt die Mobilisierung nicht, kommt beim Erwachsenen der Heimlich-Handgriff zur Anwendung. Das Vorgehen ist im Einzelnen im Kapitel „Kardiopulmonale Reanimation" dargestellt.

Bei bewußtlosen Patienten muß festes Material im Rachenraum digital (Abb. 5.**2**) oder mit Hilfe einer Magill-Zange entfernt werden. Bei manueller Reinigung ist darauf zu achten, daß im Rachen befindliches Material nicht weiter nach hinten verlagert wird.

- Zunächst wird der Kopf zur Seite gedreht und der Mund durch den Esmarchschen Handgriff geöffnet.
- Die Mundöffnung wird durch den „Kreuzgriff" (Zeigefinger an oberer Zahnreihe bzw. Oberkiefer, Daumen an unterer Zahnreihe bzw. Unterkiefer) erweitert und gesichert.
- Mit der anderen Hand wird die Mundhöhle, meist mit Hilfe einer Kompresse o. ä., gereinigt.
- Falls tiefsitzendes Material mit einer Magill-Zange entfernt werden muß, erfolgt dies möglichst unter Sicht mit Hilfe eines Laryngoskops.
- Als ultima ratio wird bei vollständig blockierter Trachea versucht, den Fremdkörper mit einem Endotracheal-Tubus in einen Hauptbronchus vorzuschieben, um so wenigstens einen Lungenflügel beatmen zu können.

Flüssiges Material im Mund- und Rachen-Raum wie Blut, Schleim oder Erbrochenes muß abgesaugt werden. Funktionstüchtige Absaugeinheiten sind daher ebenso wichtig wie Hilfsmittel zur Freihaltung der Atemwege.

Absaugeinheiten werden mechanisch (hand- oder fußbetriebene Pumpen), durch Gas oder elektrisch angetrieben. Der Sog soll mindestens 300 mmHg erreichen. Die Absaugschläuche müssen aus starrem, nicht kollabierbarem Material sein. Mechanisch betriebene Systeme sind zwar handlich, sie weisen aber nur eine mäßige Saugkraft auf. Die nach dem Injektorprinzip arbeitenden gasbetriebenen Pumpen sind leistungsstärker, haben jedoch einen hohen Gasverbrauch. Elektrische Absaugpumpen werden über das Bordnetz der Rettungsfahrzeuge aufgeladen und können akkubetrieben mobil eingesetzt werden. Sie zeichnen sich durch die höchste Leistung aus.

- Für die Absaugung des Mund-Rachen-Raums sind weitlumige Katheter zu verwenden; zur nasopharyngealen und endotrachealen Absaugung dagegen dünnlumige Katheter.
- Das Einführen des Katheters in den Hypopharynx oder Endotracheal-Tubus erfolgt ohne Sog, um ein Ansaugen

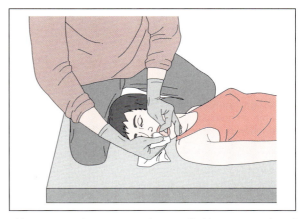

Abb. 5.**2** Digitale Reinigung der Mundhöhle. Der Mund wird mit dem Kreuzgriff geöffnet; zum Auswischen kann eine Kompresse o. ä. benutzt werden.

der Katheterspitze und Schleimhaut-Läsionen zu vermeiden.
- Der Katheter wird unter kontinuierlichem Sog langsam drehend zurückgezogen.
- Da während des Absaugmanövers keine adäquate Ventilation stattfindet, muß die Dauer auf höchstens 15 s begrenzt bleiben.
- Beim Absaugen des Hypopharynx am nicht intubierten Patienten ist der Katheter vorzugsweise über den Mund einzuführen, da nasopharyngeales Absaugen wegen besonders reichlicher Vaskularisation der Nasenschleimhaut zu profusen Blutungen führen kann.

Beim nasopharyngealen Absaugen ist darauf zu achten, daß der Katheter streng parallel zum Nasenboden durch den unteren (und nicht über den mittleren oder oberen) Nasengang eingeführt wird. Durch das Absaugmanöver kann Erbrechen oder ein Laryngospasmus ausgelöst werden.

Einfache Hilfsmittel zum Freihalten der Atemwege

Allgemeines. Bei bewußtseinsgestörten, jedoch ausreichend spontanatmenden Patienten kann eine gewisse Sicherung der Atemwege mittels oro- oder nasopharyngealer Tuben erfolgen. Darüber hinaus erleichtern diese Hilfsmittel die Maskenbeatmung.

Durch den fehlenden Schutz vor Aspiration handelt es sich lediglich um Behelfsmaßnahmen. Bewußtlose Patienten sind möglichst unverzüglich zu intubieren.

Oropharyngeal-Tuben nach Guedel oder Safar passen sich mit ihrer Krümmung dem Zungengrund und Oropharynx an. Das proximale Ende ist mit einer Mundplatte gesichert; meist ist auch ein Beißschutz integriert.

- Die Größe des Tubus soll der Distanz zwischen Ohrläppchen und Mundwinkel entsprechen.
- Der Tubus wird mit nach kranial gerichteter Spitze in den Mund eingeführt und unter Drehung um 180° über den Zungengrund vorgeschoben.
- Richtig dimensioniert und positioniert liegt der Tubus mit seinem distalen Ende zwischen Zungenbasis und Hypopharynx (Abb. 5.3).

Durch den Tubus wird die Zunge von der Pharynx-Wand abgehoben; freie Luftpassage durch den ovalen Tubus-Querschnitt ist auch ohne Überstreckung des Kopfes möglich. Oropharyngeale Tuben sind nur bei tief bewußtlosen Patienten anzuwenden, es kann sonst zur Auslösung von Würgereflexen, Erbrechen und Aspiration kommen.

COPA-Tubus. Beim „cuffed oropharyngeal airway" (COPA-Tubus) handelt es sich um einen Oropharyngeal-Tubus mit Manschette sowie Konnektor zum Anschluß an ein Beatmungs-System. Im Unterschied zum Guedel-Tubus ermöglicht die Manschette eine Abdichtung der Atemwege und damit die Beatmung ähnlich wie mit einer Larynx-Maske. Es sind Größen von 8–11 cm mit Cuffvolumina von 25–40 ml verfügbar.

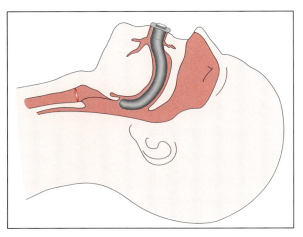

Abb. 5.**3** Korrekte Lage eines Guedel-Tubus zwischen Zungenbasis und Hypopharynx.

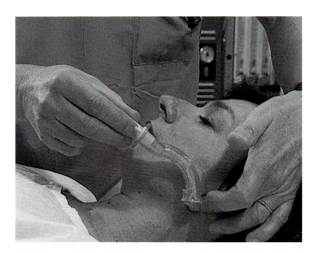

Abb. 5.**4** Individuelle Größenanpassung des COPA-Tubus durch Bestimmung der Distanz zwischen Kieferwinkel und Mundwinkel.

- Zur Auswahl des passenden COPA-Tubus wird das distale Ende an den Kieferwinkel gehalten; der proximale Zahn-Lippen-Schutz soll in dieser Position ungefähr 1 cm über die Lippen des Patienten reichen (Abb. 5.**4**).
- Die Plazierung erfolgt wie bei einem Guedel-Tubus.
- Anschließend wird die Blockmanschette mit Luft gefüllt, bis der Atemweg abgedichtet ist, und der Tubus mittels Befestigungsband fixiert.

Zur Zeit liegen keine ausreichenden Erfahrungen mit diesem Tubus vor. Da *kein Aspirationsschutz* gegeben ist, kann dieser Atemweg nicht als primärer bzw. permanenter Zugang empfohlen werden. Wegen der einfachen Handhabung kann der COPA-Tubus präklinisch jedoch ggf. als alternatives Hilfsmittel zur Beatmung eingesetzt werden.

Allgemeine Techniken in der Notfallmedizin

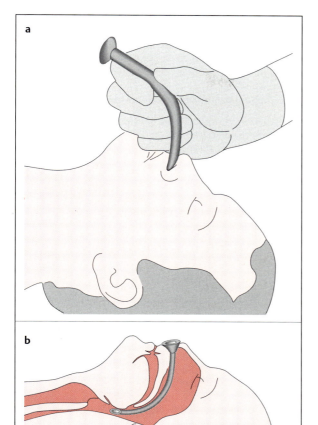

Abb. 5.**5a** u. **b** Einführen eines Nasopharyngeal-Tubus durch den unteren Nasengang (**a**). Korrekte Position im Oropharynx (**b**).

Nasopharyngeal-Tubus. Flexible Nasopharyngeal-Tuben nach Wendl aus Gummi oder weichem Kunststoff werden auch von Patienten mit erhaltenen Schluckreflexen toleriert. Das proximale Ende ist mittels einer kleinen Platte gegen Abgleiten gesichert; das distale Ende soll im Oropharynx liegen.

- Die zu wählende Länge orientiert sich am Abstand zwischen Naseneingang und Ohrläppchen.
- Der Tubus wird vor dem Einführen mit Lokalanästhetikum-Gel bestrichen, um ihn gleitfähiger zu machen und Würgereflexe zu minimieren.
- Wie beim Einführen eines nasalen Absaugkatheters wird der Tubus durch den unteren Nasengang (Nasenspitze etwas anheben) und vorzugsweise über das rechte Nasenloch vorgeschoben (Abb. 5.**5**).

Einfache Systeme zur Sauerstoff-Applikation

Allgemeines

Sauerstoff ist als Notfall-„Medikament" bei respiratorischen und zirkulatorischen Störungen unverzichtbar.

Präklinisch muß der Sauerstoff in Flaschen mitgeführt werden. Die Kapazität der portablen Zylinder beträgt 2–5 l; größere Flaschen sind fest im Fahrzeug installiert. Die Flaschen sind mit Reduzierventil, Druckanzeige und Flowmeter zur Bestimmung der Flußrate ausgestattet.

Bei vollständiger Füllung besteht ein Druck von 200 bar. Der vorhandene Sauerstoff berechnet sich aus dem Produkt von Volumen und Druck. Bei einem Volumen von 5 l und einem Druck von 200 bar stehen daher 1.000 l Sauerstoff zur Verfügung. Bei einem Flow von 4 l/min reicht dieser Vorrat für etwa 250 min (zusätzlich ist ggf. der Verbrauch zum Antrieb des Beatmungsgeräts zu berücksichtigen). Je nach Applikation werden unterschiedliche Flowraten gewählt und verschiedene Sauerstoff-Konzentrationen erreicht (Tab. 5.**1**).

Tabelle 5.**1** Flow-Einstellung und inspiratorische Sauerstoff-Fraktion (F_iO_2) bei verschiedenen Methoden zur Sauerstoff-Therapie

Applikation	Flow (l/min)	F_iO_2
Nasensonde, Brille	3–6	0,3–0,4
Einfache Maske	5–8	0,4–0,5
Maske mit Reservoir	6–10	0,5–0,8
Maske mit Reservoir und Nicht-Rückatem-Ventil	14	0,9–1,0

Während bei spontanatmenden Patienten die Zufuhr über Nasensonde, Brille oder Maske erfolgen kann, muß Sauerstoff bei Atemstillstand mit einem Beatmungsgerät appliziert werden.

Nasensonde und Sauerstoffbrille

Diese einfachen Sauerstoff-Applikatoren werden von den Patienten oft angenehmer empfunden als Gesichtsmasken; sie sind jedoch hinsichtlich der erreichten Sauerstoff-Konzentration wenig effizient. Bei einem Flow von 3–6 l/min wird maximal eine inspiratorische Sauerstoff-Fraktion (F_iO_2) von 0,4 (40 %) erzielt. Ein in den Pharynx vorgeschobener Katheter läßt sich meist nur bei Patienten mit eingeschränktem Bewußtsein einführen und hat etwa die gleiche Effizienz; vorteilhaft ist jedoch die bessere Fixierung des Katheters.

Sauerstoffmaske

Die durchsichtigen Kunststoff-Masken mit oder ohne seitständigen Öffnungen werden über einen eigenen Ansaugstutzen mit Sauerstoff gespeist. Da durch die seitständigen Öffnungen eine Verbindung zur Umgebungsluft besteht, wird bei Zufuhr von 5–8 l/min eine F_iO_2 von maximal 50 % erreicht. Übersteigt das Atemminutenvolumen (AMV) des

Patienten den Sauerstoff-Flow, wird vermehrt Umgebungsluft eingeatmet und die F_iO_2 sinkt. Zur Vermeidung einer CO_2-Rückatmung soll ein Flow von 5 l/min nicht unterschritten werden.

■ Sauerstoffmaske mit Reservoir

Durch Einschalten eines Sauerstoff-Reservoirs in den Atemkreislauf wird eine deutlich höhere inspiratorische Sauerstoff-Konzentration erreicht (Abb. 5.**6**). Zur Füllung des Reservoir-Beutels sind höhere Flowraten erforderlich.

Bei der einfachen, ventillosen Maske (partielles Rückatem-System, Abb. 5.**6a**) gelangt eine kleine Menge des exspirierten Gases in das Reservoir; es werden Sauerstoff-Konzentrationen von 50–80% erzielt. Durch Einbau von Einweg-Ventilen (Nicht-Rückatem-System, Abb. 5.**6b**) werden Ein- und Ausatemluft vollständig getrennt. Mit diesem System kann nahezu 100% Sauerstoff appliziert werden, vorausgesetzt, daß die Maske gut abdichtet.

Sicherung der Atemwege und Beatmung

■ Grundlagen

Setzt trotz Freimachen und Freihalten der Atemwege keine ausreichende Spontanatmung ein, muß die Atmung unterstützt (assistierte Beatmung) oder vollständig übernommen werden (kontrollierte Beatmung). Dazu stehen Beatmungsbeutel und Notfall-Respiratoren (für intubierte Patienten) zur Verfügung. Die eigentliche Applikation des erforderlichen Volumens erfolgt über:
- Gesichtsmaske,
- Endotracheal-Tubus,
- ösophago-trachealen Kombinations-Tubus (Combi-Tubus),
- Larynx-Maske.

Eine optimale Sicherung der Atemwege mit gleichzeitig bester Beatmungsmöglichkeit wird nur durch einen Endotracheal-Tubus erzielt.

■ Beatmungsbeutel und Maskenbeatmung

Auch vor der endotrachealen Intubation kann eine initiale Maskenbeatmung erforderlich werden. Der dazu verwendete Beatmungsbeutel muß folgende Voraussetzungen erfüllen:
- Selbstfüllend,
- definiertes Volumen (1 l für Erwachsene, 500 ml für Kinder),
- genormtes Ansatzstück für Maske und Tubus,
- Sauerstoff-Anschlußstück,
- Nicht-Rückatem-Ventil,
- ggf. PEEP-Ventil (positive endexpiratory pressure, positiver endexspiratorischer Druck),
- ggf. Sauerstoff-Reservoir.

- Zur Maskenbeatmung wird der (meist luftgefüllte) Randwulst der Gummi- oder Kunststoffmaske luftdicht über Mund und Nase des Patienten gedrückt.
- Dazu wird der Maskenansatz mit Daumen und Zeigefinger einer Hand umfaßt; die übrigen Finger liegen unter dem Kinn und ziehen den Unterkiefer nach oben (C-Griff).
- Mit der anderen Hand wird der Atembeutel betätigt (Abb. 5.**7**).

Die Schwierigkeit dieser Methode liegt darin, daß drei verschiedene Aufgaben gleichzeitig erfüllt werden müssen. Mit der einen Hand müssen die Atemwege frei- und die Maske dichtgehalten werden, während mit der anderen Hand die Beatmung erfolgt.

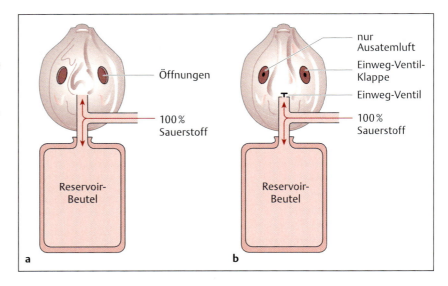

Abb. 5.**6a** u. **b** Sauerstoffmasken mit Reservoir. Beim partiellen Rückatem-System (**a**) ohne Ventil gelangt die Ausatemluft über die seitständigen Öffnungen der Maske in die Umgebung und zu einem geringeren Anteil in das Sauerstoff-Reservoir. Durch Einbau von zwei Einweg-Ventilen entsteht ein Nicht-Rückatem-System (**b**); Inspiration aus dem Sauerstoff-Reservoir und Exspiration in die Umgebung sind vollständig getrennt (aus Taeger: Das ICU-Buch, 1994).

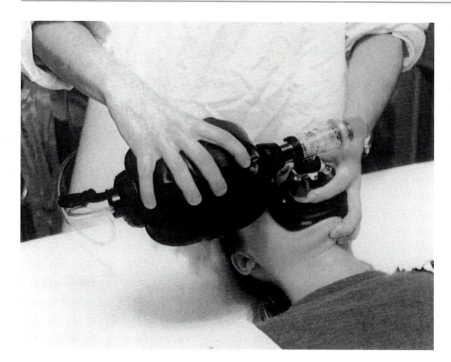

Abb. 5.7 Maskenbeatmung mit Beatmungsbeutel. Der Maskenansatz wird mit Daumen und Zeigefinger einer Hand umfaßt; die übrigen Finger liegen unter dem Kinn und ziehen den Unterkiefer nach oben (C-Griff). Die andere Hand betätigt den Atembeutel.

- Zur Freihaltung der Atemwege kann die Plazierung eines Guedel- oder Wendl-Tubus hilfreich sein.
- Die Effizienz der Beatmung ist am geringen Beatmungs-Widerstand und insbesondere am Heben und Senken des Brustkorbs zu erkennen.
- Es soll zu keiner epigastrischen Vorwölbung als Zeichen der Magen-Insufflation kommen.

Bereits ab einem Ösophagusdruck von 15–18 cm H_2O kommt es zur akzidentellen Insufflation des Magens mit erhöhtem Aspirationsrisiko. Daher sollen hohe Beatmungs-Spitzendrücke, zu großes Tidalvolumen, hohe Beatmungsfrequenzen und PEEP vermieden werden. Da die Maskenbeatmung häufig zur Magen-Insufflation führt, wird nach der Intubation eine *Magensonde zur Druckentlastung* gelegt.

Als *Beatmungsmasken* stehen für Erwachsene die Größen 3–5 zur Verfügung. Für Kinder gibt es je nach Alter die Größen 0–3, wobei für Säuglinge und Kleinkinder zur Minimierung des Totraums spezielle Konfigurationen (mit und ohne luftgefüllten Wulst) vorliegen. Bei richtiger Maskengröße paßt sich diese vollkommen an Kinn, Nasolabial-Falten und Glabella an.

Durch Zufuhr von Sauerstoff über einen Anschlußstutzen läßt sich eine inspiratorische Sauerstoff-Konzentration von etwa 40 % erzielen. Höhere Konzentrationen (bis zu 100 %) sind nur durch den Ansatz eines Reservoirs zu erreichen.

Die Beatmung des bereits intubierten Patienten kann weiter durch ein PEEP-Ventil verbessert werden, das den Atemwegsdruck am Ende der Exspiration auf dem eingestellten Niveau hält.

- Präklinisch hat sich ein „sicherer PEEP" von 5 mmHg bewährt.
- Höhere Werte können bei zirkulatorischen Störungen und intrakranieller Druckerhöhung nachteilig sein. Gleiches gilt für pulmonale Notfälle; hier kann ein evtl. intrinsischer PEEP zu unbekannt hohen Druckwerten führen, deren pulmonale und zirkulatorische Rückwirkungen nicht vorhersehbar sind.

Mit dem genannten „sicheren PEEP" ist zumindest eine gewisse Rekrutierung atelektatischer Areale möglich, ohne daß wesentliche pulmonale, zirkulatorische oder zerebrale Nachteile zu befürchten sind.

Endotracheale Intubation

Die endotracheale Intubation ist das beste Verfahren zur Sicherung der Atemwege und zur Durchführung der Beatmung.

- Aspiration und Überblähung des Magens werden verhindert.
- Es können hohe inspiratorische Sauerstoff-Konzentrationen und PEEP angewendet werden.
- Bestimmte Medikamente können über den Tubus appliziert werden.
- Das Tracheobronchial-System kann problemlos abgesaugt werden.

Das zur Intubation notwendige Instrumentarium ist in Tab. 5.2 zusammengefaßt. Es werden vornehmlich Magill-Tuben aus Kunststoff verwendet, die für alle Altersgruppen in Größen von etwa 2,5–9 mm Innendurchmesser (ID) verfügbar sind. Ab einem ID von 5–6 mm werden meist „high volume – low pressure"-Cuffs verwendet, die durch Verteilung des entsprechend verminderten Cuff-Drucks auf eine größere Fläche länger in situ bleiben können.

Tabelle 5.2 Instrumentarium für die Intubation des Erwachsenen.

- Beatmungsbeutel mit Masken und Sauerstoff-Versorgung
- Absaugvorrichtung und Absaugkatheter
- Laryngoskop mit Spatel Nr. 3 und 4 (gebogen oder gerade)
- Endotracheal-Tuben (ID 7,0 bis 8,0 mm bei Frauen, ID 8,0 bis 9,0 mm bei Männern)
- Führungsstab
- Magill-Zange
- 20 ml Spritze zur Cuff-Blockade
- Material zur Tubus-Befestigung (Pflaster, Mullbinde)
- Beißschutz

ID = Innendurchmesser

- Vor der Intubation des nicht vollständig bewußtlosen Patienten muß ein intravenöser Zugang gelegt werden (Medikamente siehe Kapitel „Analgesie und Anästhesie im Rettungsdienst").
- Nach Möglichkeit ist der Patient kontinuierlich durch EKG und Pulsoxymetrie zu überwachen.
- Eine ausreichende Präoxygenierung über eine locker aufgesetzte Maske ist anzustreben.
- Da präklinisch grundsätzlich von einem nicht-nüchternen Patienten auszugehen und damit die Blitz-Einleitung erforderlich ist, muß die Maskenbeatmung nach Einleitung in der Regel entfallen.
- Zur Intubation wird der Kopf des Patienten in der sogenannten „Schnüffelposition" (Kopf etwas angehoben und überstreckt) gelagert.
- Bei Verdacht auf HWS-Trauma muß die Intubation unter leichtem achsengerechten Zug und manueller Immobilisation der HWS in Neutralposition (allenfalls leichte Reklination) erfolgen. Dazu ist ein weiterer Helfer erforderlich.
- Während der Intubation soll die Apnoephase nicht länger als 15–30 s dauern.
- Bei mißglücktem Intubationsversuch ist der Patient intermittierend mittels Maskenbeatmung zu oxygenieren.

Für das Laryngoskop stehen zwei Arten von Spateln zur Verfügung, der gerade Spatel (nach Miller) und der gebogene Spatel (nach McIntosh). Bei Verwendung des gebogenen Spatels wird die Spitze in die Vallecula epiglottica vorgeschoben und der Unterkiefer nach vorn-oben gezogen (Abb. 5.8a). Durch indirektes Anheben der Epiglottis wird die Stimmritze sichtbar („eingestellt"); dieser Vorgang wird ggf. durch sanfte Hebelwirkung („Betonung der Spitze") erleichtert. Bei Gebrauch des geraden Spatels wird die Epiglottis direkt „aufgeladen" und hochgedrückt (Abb. 5.8b). Jeder Spatel hat seine speziellen Vor- und Nachteile; es kommt hier auf die persönliche Erfahrung an.

- In der Notfallmedizin ist die orotracheale Intubation die Methode der Wahl. Sie ist am einfachsten, relativ rasch und komplikationsarm durchzuführen.
- Es ist ein eher dünner Tubus (z. B. bei Erwachsenen 7,5 mm ID) zu wählen, der zur Notfall-Intubation immer mit einem Kunststoff-ummantelten Führungsstab zu versehen ist, der nicht über die Tubus-Spitze hinausragen soll.
- Der Griff des Laryngoskops wird mit der linken Hand gefaßt. Der Spatel wird über den rechten Mundwinkel eingebracht und die Zunge während des vorsichtigen Vorschiebens durch das entsprechende Profil des Spatels nach links gedrängt.
- Sobald die Spatelspitze zwischen Zungengrund und Epiglottis liegt, wird ein kräftiger, gerader Zug in Richtung der Längsachse des Laryngoskops ausgeübt (Hebeln ist zu vermeiden, Gefahr von Zahnschäden).
- Nach Aufrichten bzw. Aufladen der Epiglottis wird meist der Blick auf die Stimmritze mit den hell erscheinenden Stimmbändern frei.
- Bei schlecht einstellbarer Stimmritze gelingt es manchmal, durch seitliches und/oder dorsales Verschieben des Kehlkopfes die Übersicht zu verbessern.
- Der Tubus wird mit der rechten Hand entlang des rechten Mundwinkels unter Sicht in die Stimmritze eingeführt, wobei die konkave Seite der Tubus-Krümmung nach vorne gerichtet ist (Abb. 5.9).
- Läßt sich der Tubus trotz vollständiger oder teilweiser Einstellung der Stimmritze nicht vorbringen, kann die Krümmung des Tubus durch den Führungsstab noch im Mundraum des Patienten korrigiert werden.
- Auch eine Magill-Zange kann gute Dienste leisten; hier ist darauf zu achten, daß der Cuff nicht beschädigt wird.

Ein häufiger Fehler ist das zu tiefe Einführen des Spatels. Dadurch gelangt die Spitze hinter die Epiglottis und die Orientierung wird erschwert. Nach Zurückziehen des Spatels werden die anatomischen Strukturen wieder erkennbar. Der Spatel ist daher kontrolliert einzuführen, um die einzelnen Strukturen der Mundhöhle in ihrer natürlichen Sequenz (Zunge – Epiglottis – Stimmritze) zu visualisieren.

- Der Tubus wird nur so weit durch die Stimmritze geschoben, bis die Cuff-Manschette gerade verschwindet.
- Sodann wird der Cuff mit 5–10 ml Luft gefüllt („geblockt").
- Die durchschnittliche Distanz der Tubus-Spitze bis zur vorderen Zahnreihe beträgt bei Männern etwa 23 cm, bei Frauen etwa 21 cm.
- Zum Schutz gegen Okklusion des Tubus durch Zubeißen wird ein Beißschutz oder ein Guedel-Tubus zwischen den Zahnreihen plaziert.

Wegen der beim Notfallpatienten immer gegebenen Aspirations-Gefahr ist es empfehlenswert, während des gesam-

Allgemeine Techniken in der Notfallmedizin **49**

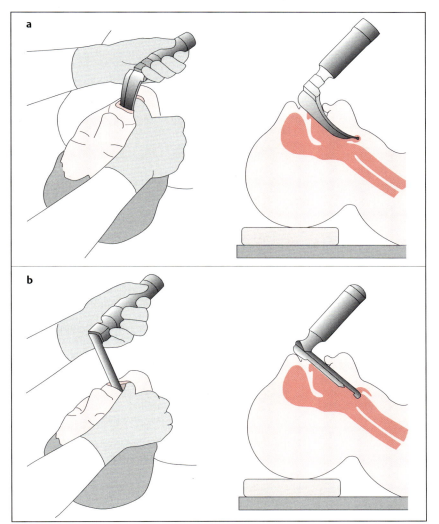

Abb. 5.**8a** u. **b** Laryngoskopie mit gebogenem und geradem Spatel. Bei Verwendung des gebogenen Spatels wird die Spitze in die Vallecula epiglottica vorgeschoben und der Unterkiefer nach vorn-oben gezogen (**a**). Bei Gebrauch des geraden Spatels wird die Epiglottis direkt „aufgeladen" und hochgedrückt (**b**).

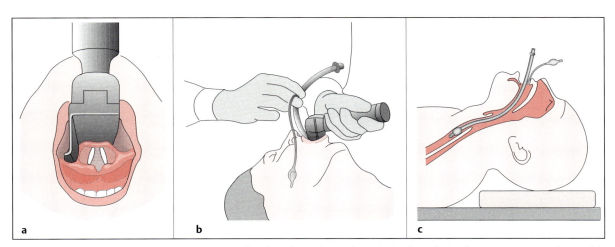

Abb. 5.**9a – c** Orotracheale Intubation. Der Spatel ist korrekt eingesetzt, der Blick auf die Stimmritze ist frei (**a**). Einführen des Endotracheal-Tubus; die konkave Seite zeigt nach vorn (**b**). Tubus in situ (**c**).

ten Intubations-Vorgangs durch einen Helfer den unter dem Schildknorpel liegenden Ringknorpel mit Daumen und Zeigefinger nach dorsal gegen die HWS pressen zu lassen *(Sellick-Manöver)*. Durch Okklusion des Ösophagus kann zumindest eine stille Aspiration verhindert werden; der Wert des Handgriffs bei massivem Erbrechen ist dagegen zweifelhaft. Keinesfalls darf durch den Druck der eigentliche Intubations-Vorgang behindert werden.

- Nach der Intubation wird unverzüglich die korrekte Tubus-Lage überprüft:
- Beide Thoraxhälften müssen sich gleichmäßig heben und senken.
- In der Regel beschlägt die Tubus-Innenwand durch die feuchte Exspirations-Luft.
- Beide Lungen-Oberfelder werden lateral (axillär) zum Nachweis symmetrischer Atemgeräusche auskultiert. Fehlendes Atemgeräusch links spricht für Intubation des rechten Hauptbronchus.
- Im Zweifel wird auch epigastrisch auskultiert; es dürfen keine Blubbergeräusche als Zeichen der ösophagealen Intubation auftreten.
- Die sicherste Methode zur Verifizierung der korrekten Tubusposition ist die Kapnometrie bzw. -graphie.

Auch niedrige endexspiratorische CO_2-Werte, wie dies insbesondere während der kardiopulmonalen Reanimation (CPR) der Fall sein kann, sind Zeichen der richtigen Tubuslage. Fehlende CO_2-Elimination zeigt jedoch, sofern technische Fehler ausgeschlossen sind, mit Sicherheit die (ösophageale) Fehllage des Tubus an.

Die nachfolgend dargestellten Methoden sind im Notfallbereich nur zu vertreten, wenn die endotracheale Intubation unmöglich ist. Für den in der endotrachealen Intubation Ungeübten sei darauf hingewiesen, daß auch diese „Ersatzmethoden" erlernt werden müssen. Für den Geübten stellen Combi-Tubus und Larynx-Maske dagegen eine Alternative zur Koniotomie dar.

Combi-Tubus

Der ösophago-tracheale Kombinationstubus (Combi-Tubus) ist eine Weiterentwicklung des Ösophagus-Obturator-Tubus. Der Doppellumen-Tubus (Abb. 5.**10**) wird blind oder unter Sicht plaziert. Er ist so konstruiert, daß bei Wahl des richtigen Lumens in jedem Fall eine Beatmung möglich ist. Liegt die Tubus-Spitze im Ösophagus, kann die Trachea über die pharyngealen Öffnungen des zweiten, distal verschlossenen Lumens beatmet werden (Abb. 5.**11a**). Liegt die Spitze dagegen in der Trachea, wird der Tubus wie ein normaler Endotracheal-Tubus benutzt (Abb. 5.**11b**).

- Der Combi-Tubus wird beim tief Bewußtlosen in der Regel blind plaziert.
- Danach werden beide Cuffs abgedichtet. Der proximale Ballon im Pharynx wird mit etwa 100 ml Luft gefüllt, der distale Ballon mit 10–15 ml.
- Da die ösophageale Positionierung sehr viel wahrscheinlicher ist als die tracheale, wird zur Lageprüfung (Inspektion des Thorax, Auskultation der Oberfelder und des Epigastriums) zuerst über das pharyngeale (blaue) Lumen beatmet.
- Bei fehlenden Zeichen der Lungen-Ventilation wird die Lageprüfung unter Beatmung über das distale Lumen wiederholt.
- Ist die Ventilation auch dann unmöglich, liegt der pharyngeale Cuff meist zu tief und verlegt den Larynx-Eingang. Zunächst kann bei geblockten Ballons durch vorsichtigen Zug eine Korrektur versucht werden; ggf. sind beide Ballons zu entblocken und der Tubus etwas zurückzunehmen.
- Liegt die Spitze des Tubus im Ösophagus, kann über dieses Lumen der Magen abgesaugt werden.

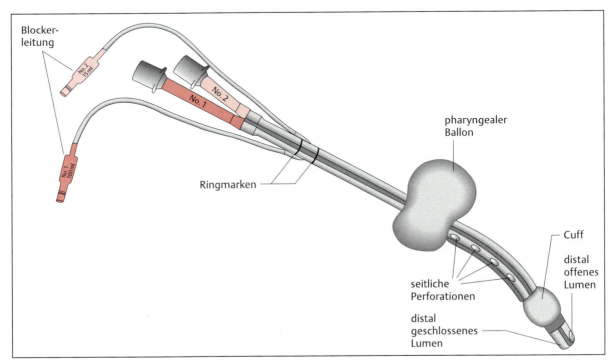

Abb. 5.**10** Combi-Tubus (nach M. Frass). Der distale (kleinere) Ballon verschließt den Ösophagus, der proximale (größere) Ballon füllt die Mundhöhle aus.

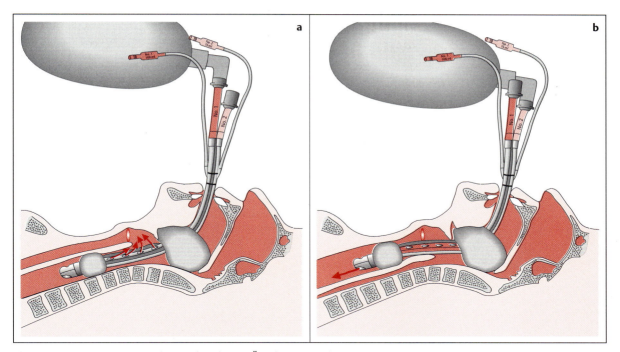

Abb. 5.**11a** u. **b** Positionierung des Combi-Tubus im Ösophagus (**a**) oder in der Trachea (**b**). Bei Wahl des richtigen Lumens ist in beiden Fällen eine Ventilation möglich.

Der Combi-Tubus ist in zwei Größen für (zumindest halbwüchsige) Personen bis 180 cm Körpergröße bzw. darüber erhältlich; ein Einsatz bei Kindern ist wegen der Größengegebenheiten nicht möglich. Das kleinere Modell wird den meisten Fällen gerecht.

Der Combi-Tubus wurde im notfallmedizinischen Bereich vielfach erfolgreich angewendet. Der Aspirations-Schutz ist nicht vollkommen, aber besser als bei der Larynx-Maske. Endobronchiales Absaugen oder die Applikation von Notfall-Medikamenten sind nur bei (ausnahmsweiser) trachealer Lage der Tubus-Spitze möglich.

■ Larynx-Maske und Intubations-Larynx-Maske

Bei der Larynx-Maske (LM) handelt es sich um einen weitlumigen Tubus mit einem großen, ellipsoid-maskenförmigen Cuff an der Spitze, der nach Luft-Insufflation den Hypopharynx gegen den Larnyx-Eingang abdichtet (Abb. 5.**12**).

- Die Positionierung der LM erfolgt blind. Sie wird wie ein Bleistift nahe des Cuffs gefaßt und unter möglichst langer und enger Führung von Daumen und Zeigefinger durch den geöffneten Mund entlang des harten Gaumens bis zu einem fühlbar-federnden Widerstand vorgeschoben.
- Danach wird der Cuff behutsam geblockt; dabei soll die LM nicht festgehalten werden, damit sie sich durch „Selbstzentrierung" den Rachenkonturen anpassen kann (Abb. 5.**13**).
- Anschließend erfolgt die Fixation mit eingelegtem Beißschutz und die Überprüfung von Dichtigkeit und Beatmung wie bei der endotrachealen Intubation.
- Zur Sicherstellung des mittigen Herausleitens mit optimalem Sitz dient der schwarze Streifen an der konvexen Tubusseite, der nach Fixation gegenüber der Oberlippenmitte zu sehen sein soll.

Die LM ist in mehreren Größen (1–5) mit entsprechend verschiedenen Füllvolumina (2–40 ml) erhältlich; sie kann auch bei Neugeborenen eingesetzt werden. Für Erwachsene bis 60 kg Körpergewicht (KG) wird die Größe 3 benutzt; bei 70–90 kg KG die Größe 4 und bei > 90 kg KG die Größe 5.

Die LM hat sich auch in der Notfallmedizin bewährt. Sie ermöglicht eine ähnlich suffiziente Beatmung wie die endotracheale Intubation, bietet jedoch keinen sicheren

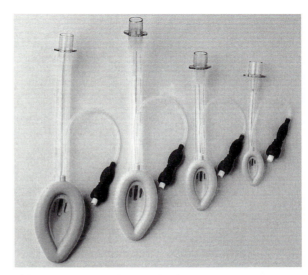

Abb. 5.**12** Larynx-Masken verschiedener Größen.

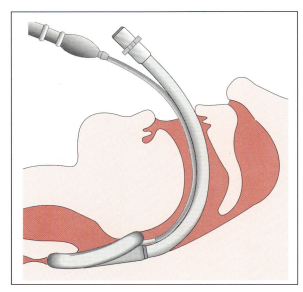

Abb. 5.**13** Korrekte Position der Larynx-Maske über dem Kehlkopfeingang.

Schutz vor Aspiration (dies insbesondere bei hohen Beatmungsdrücken). Ebensowenig sind endobronchiales Absaugen oder die Applikation von Notfall-Medikamenten möglich. Im Vergleich zum Combi-Tubus werden höhere Ventilationsvolumina erreicht und die Atemwege vor Blutungen aus der Mundhöhle geschützt. Dagegen ist der Schutz vor Aspiration von Mageninhalt geringer als beim Combi-Tubus, der zudem häufiger korrekt positioniert werden kann. Eine Besonderheit beider Methoden ist, daß sie auch bei atypischem Zugang von vorne (eingeklemmter Patient) anwendbar sind.

Eine Sonderform der LM ist die *Intubations-Larynx-Maske* (ILM). Sie verfügt über einen rechtwinklig gebogenen Metallschaft mit integriertem Handgriff (Abb. 5.**14**); die Maskenöffnung ist mit einer Gummilippe versehen. Damit wird es möglich, nach üblicher Plazierung der ILM einen besonders flexiblen und gleitfähig gemachten, speziellen Spiraltubus von 7–8 mm ID in die Trachea einzuführen. Die ILM wird anschließend entfernt.

Transilluminations-Technik

Dieses Trachlight™ genannte Hilfsmittel zur endotrachealen Intubation besteht aus einem adaptierbaren Führungs-Stilett mit entfernbarem inneren Metalldraht, einem stabilen Handgriff und einer distalen Lichtquelle. Das Führungs-Stilett wird mit aufgebrachtem Endotracheal-Tubus blind eingeführt. Die Führung erfolgt unter Leitung des durchscheinenden (transilluminierenden) Licht, bis der Tubus in der Trachea liegt. Die Methode ist jedoch ab einer bestimmten Umgebungshelligkeit nicht mehr anwendbar und damit für den Einsatz im Rettungsdienst ungeeignet. Eine gute Transillumination wird nur in abgedunkelten Räumen mit einer Beleuchtungsstärke < 100 Lux erzielt; im Freien werden jedoch ca. 100 000 Lux erreicht, wodurch die Transillumination wertlos wird. Auch bei adipösen Patienten oder bei Fremdmaterial (Erbrochenem) im Oropharynx ist die Technik insuffizient.

Koniotomie

Eine nicht behebbare Verlegung im Rachen-Kehlkopf-Bereich, Glottisödem, schwerste maxillofaziale Verletzungen oder extreme anatomische Hindernisse können die konventionelle Beatmung unmöglich machen. In diesen Fällen ist der direkte Zugang zur Trachea durch Koniotomie die einzige Alternative. Die präklinische Koniotomie ist jedoch eine Rarität. Es wird geschätzt, daß sie nur in unter 1‰ der Fälle zur Sicherung der Atemwege angewendet werden muß. Die Koniotomie kann chirurgisch oder in perkutaner Punktionstechnik durchgeführt werden.

- Bei chirurgischem Vorgehen wird der Kopf überstreckt gelagert und die Haut im Bereich des Schildknorpel-Unterrands mit einem Skalpell in Längsrichtung durchtrennt (Abb. 5.**15a**).
- Die Inzision wird mit einer Schere oder Klemme (bzw. den Fingern) offengehalten.
- Danach wird das Lig. conicum zwischen Schildknorpel-Unterrand und Ringknorpel etwa 1 cm quer durchtrennt.
- Die Sicherung des Luftwegs erfolgt durch eine Trachealkanüle oder einen dünnen Endotracheal-Tubus (Abb. 5.**15b**).

Abb. 5.**14** Die Intubations-Larynx-Maske. Die besondere Konstruktion ermöglicht den Wechsel gegen einen Spiraltubus, der hier zur Verdeutlichung bereits eingesetzt ist.

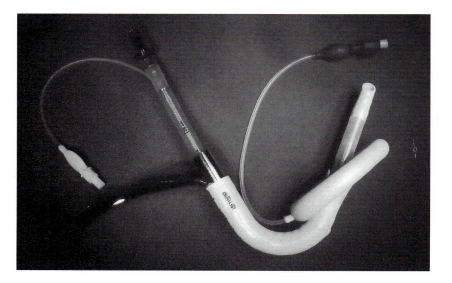

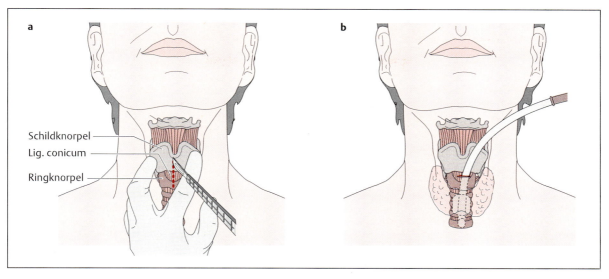

Abb. 5.**15a** u. **b** Koniotomie. Der Kopf wird überstreckt gelagert und die Haut im Bereich des Schildknorpel-Unterrands mit einem Skalpell in Längsrichtung durchtrennt (**a**). Die Inzision wird mit einer Schere oder Klemme (bzw. den Fingern) offengehalten. Danach wird das Lig. conicum (Lig. cricothyroideum medianum) zwischen Schildknorpel-Unterrand und Ringknorpel etwa 1 cm quer durchtrennt. Die Sicherung des Luftwegs erfolgt durch eine Trachealkanüle oder einen dünnen Endotracheal-Tubus (**b**).

Für die perkutane Punktion stehen verschiedene Sets, teilweise mit Führungsdraht (Seldinger-Technik), zur Verfügung. Durch eine kleine mediane Inzision über der Membrana cricothyroidea und nach Aspiration von Luft sowie Dilatation des Stomas wird eine kleine Kanüle mittels Einführungsbesteck in die Trachea vorgeschoben. Die Trachealkanüle wird schließlich über den Norm-Konnektor mit dem Beatmungsbeutel verbunden. Die korrekte Lage wird wie bei der endotrachealen Intubation überprüft und die Kanüle mit einem Halsband befestigt. Vorteile der perkutanen Technik liegen in der geringeren Gefahr von Blutungen sowie Verletzungen der hinteren Tracheawand; andererseits muß der Anwender mit dem konkreten Besteck vertraut sein, um nicht in der Extremsituation an der Handhabung zu scheitern.

■ Maschinelle Beatmung

Für die Präklinik stehen kompakte, einfach zu bedienende Notfall-Respiratoren zur Verfügung. Im allgemeinen handelt es sich um zeitgesteuerte, volumenkonstante Geräte, die teilweise nur eine kontrollierte Beatmung ermöglichen. Einige Modelle sind darüber hinaus auch für eine assistierende Beatmung ausgelegt. Zur besseren Handhabung sind Notfall-Respiratoren meist gemeinsam mit einer Absaugung und der Sauerstoff-Flasche auf einer Trageplatte gehaltert (Abb. 5.**16**).

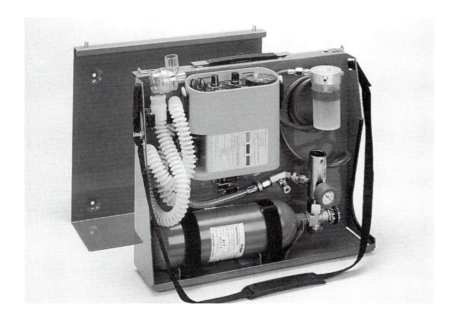

Abb. 5.**16** Notfall-Respirator Oxylog™ der Firma Dräger mit Absaugung und Sauerstoff-Flasche auf Halterungs- und Trageplatte.

Grundeinstellungen für den Respirator sind:
- Inspiratorische Sauerstoff-Konzentration; wahlweise können meist 50% oder 100% vorgewählt werden („Air Mix" – „No Air Mix").
- Atemzugvolumen (AZV, auch Tidalvolumen) und Atemfrequenz (AF). Daraus errechnet sich das Atemminutenvolumen (AMV); AMV = AZV x AF
- Alternativ werden Atemminutenvolumen und Atemfrequenz eingestellt, dann ist: AZV = AMV/AF.

■ Meist werden ein AZV von rund 10 ml/kg KG bzw. ein AMV von rund 100 ml/kg KG sowie (beim Erwachsenen) eine AF von 10/min gewählt.

Damit werden die Patienten in der Regel nicht normo-, sondern eher hyperventiliert. Da die präklinische Blutgas-Analyse nicht zum Standard gehört, kann eine Kontrolle ehestens durch Kapnometrie bzw. graphie erfolgen (siehe Kapitel „Untersuchung und Überwachung des Notfallpatienten").

Alle gängigen Geräte verfügen über eine Beatmungsdruck-Anzeige sowie einen oberen Druckalarm, der vorgegeben oder auch einzustellen ist. Bei Überschreiten eines bestimmten Beatmungsdrucks öffnet sich ein Sicherheits-Ventil, gleichzeitig wird ein akustischer Alarm ausgelöst. Durch die Leckage wird das vorgegebene Volumen nicht mehr vollständig abgegeben.

■ Als wesentlicher Nachteil muß betont werden, daß die meisten Geräte nicht über einen Diskonnektions-Alarm verfügen.
■ Es kann zu unbemerkter Diskonnektion mit fatalen Folgen kommen.

■ Die Diskonnektions-Überwachung kann ersatzweise durch Kapnographie erfolgen.
■ Steht diese nicht zur Verfügung, muß dem durch erhöhte Aufmerksamkeit (visuelle Überwachung der Atemwegsdruck-Anzeige und der Schlauchverbindungen) Rechnung getragen werden.

Nachfolgend werden einige besonders verbreitete Geräte kurz vorgestellt (zu den technischen Daten siehe Tab. 5.3).

Der *Oxylog* der Firma Dräger wird ohne elektrische Energie mit Druckgas betrieben und kann nur zur kontrollierten Beatmung eingesetzt werden. Auf dem übersichtlichen Bedienungsfeld werden AF, AMV und Sauerstoff-Konzentration eingestellt; daneben gibt ein Zeigerinstrument den Beatmungsdruck an. Durch sein geringes Gewicht ist der Oxylog gut für den portablen Einsatz geeignet. Das Gerät mit Absaugeinheit, Handbeatmung und Sauerstoff kann auf einer Trageplatte sowie im Koffer oder Rucksack transportiert werden.

Das weiterentwickelte Modell *Oxylog 2000* kann neben der kontrollierten auch zur assistierenden Beatmung und bei Spontanatmung verwendet werden. Darüber hinaus sind das Verhältnis von Inspiration und Exspiration (I : E), die obere Druckgrenze und ein PEEP einstellbar. Die wichtigsten Einstellungen werden auf einem Anzeigefeld dargestellt. Weitere Vorteile des Geräts sind visuelle und akustische Alarme, deren Ursache im Anzeigefeld aufscheinen. Das Gerät benötigt neben der Gasversorgung auch elektrische Energie, die über einen internen Akku- oder Batteriepack bzw. extern geliefert wird.

Der Respirator *Medumat* der Firma Weinman steht nunmehr in seiner 7. Generation zur Verfügung (Medumat Elektronik). Es sind elektronische Alarme für Stenose, Diskonnektion, Druckabfall der Sauerstoff-Versorgung, Abfall

Tabelle 5.3 Technische Daten verschiedener Notfall-Respiratoren.

Beatmungsgerät	Oxylog	Oxylog 2000	Medumat Elektronik	Ambu-Matic
Beatmungsfrequenz	10–35/min	5–40/min	5–40/min	12 oder 20/min
Atemzugvolumen	nein	0,1–1,5 l	nein	0,2–1,2 l
Atemminutenvolumen	2–20 l	nein	1–20 l	4–14 l
Inspiration : Exspiration	1 : 1,5	1 : 3–2 : 1	1 : 1–1 : 3	1 : 1,7
Sauerstoff-Konzentration	55 %, 100 %	>60 %, 100 %	50 %, 100 %	60 %, 100 %
Überdruck-Ventil	50 mbar	20–60 mbar	20–60 mbar	60 mbar
Beatmungsdruckanzeige	–10/80 mbar	–10/80 mbar	–20/80 mbar	–30/100 mbar
Antrieb	Sauerstoff	Sauerstoff	Saurstoff	Sauerstoff
Alarme	nein	ja	ja	nein
Gewicht	2 kg	4,3 kg	3,5 kg	1 kg
Absauger	nein	nein	ja	nein
Halterung	ja	ja	ja	ja
Beatmungsform	IPPV	IPPV SIPPV SIMV CPAP	SIPPV IPPV	IPPV manuell
Trigger	nein	– 1 mbar	– 5/– 20 mbar	nein
Spannungsversorgung	nein	Akku Bordnetz	Akku Bordnetz	nein

IPPV = Intermittent Positive Pressure Ventilation. SIPPV = Synchronized Intermittent Positive Pressure Ventilation. SIMV = Synchronized Intermittent Mandatory Ventilation. CPAP = Continuous Positive Airway Pressure

Allgemeine Techniken in der Notfallmedizin **55**

der Betriebsspannung und System-Ausfall vorhanden. Die Trageplatte wurde durch abnehmbare Taschen für Pulsoxymeter und Kapnometer erweitert; auch für diverse Verbrauchsmaterialien wie Katheter, Tuben und Beatmungsmasken ist Platz vorhanden. Das Modul-Konzept umfaßt vier Module für Sauerstoff-Inhalation, Absaugung, die Kombination beider Funktionen und den Anschluß weiterer Geräte. Zum mobilen Einsatz werden die Module einzeln auf die Trageplatte adaptiert. Für den stationären Einsatz im Rettungsfahrzeug können bis zu drei Module hintereinander an der Wand befestigt werden. Für den Betrieb ist elektrische Energie erforderlich.

Besonders leicht und kompakt und ohne elektrische Energie zu betreiben ist der Notfall-Respirator *Ambu Matic* der Firma Ambu. Die einzustellenden Parameter sind denen des Oxylog vergleichbar. Der gemeinsame Regler für Beatmungsvolumen und -frequenz schließt unphysiologische Kombinationen aus. Die Beatmung kann auch manuell gesteuert werden. Die Standard-Ausstattung, bestehend aus Sauerstoff-Flasche, Gerät und Druckregler, kann in einem robusten Metallgehäuse untergebracht werden.

Die Betriebszeit der Beatmungsgeräte ermittelt sich aus dem Druckgasvorrat, der gewählten Sauerstoff-Konzentration, dem AMV und dem gerätetypischen Gasbedarf für die Steuerung des Geräts (Steuergas). Bei einem Druckgasvorrat von 500 l (2,5 l Sauerstoff-Flasche, Flaschendruck 200 bar), einer Sauerstoff-Konzentration von 100% (No Air Mix), einem AMV von 7 l und einem Bedarf an Steuergas von 1 l/min errechnet sich die Betriebszeit aus folgender Formel:

$$\text{Betriebszeit} = \frac{\text{Druckgasvorrat}}{\text{AMV} + \text{Steuergas}} = \frac{500}{7+1} = \text{ca. 63 min}$$

Wird auf „Air Mix" geschaltet, reduziert sich der Gasverbrauch um etwa 50% und die Betriebszeit erhöht sich fast auf das Doppelte.

Die Ursachen für Komplikationen bei der Beatmung können patientenseitig oder geräteseitig bedingt sein. Eine Übersicht über auftretende Pannen und deren Abhilfe ist in Tab. 5.4 zusammengefaßt.

■ Applikation von Medikamenten

Grundlagen

Die Verabreichung von Medikamenten und Infusionen gehört zu den häufigsten notfallmedizinischen Maßnahmen. Zugang erster Wahl ist das periphere Venensystem.

Die periphere Venenpunktion ist die sicherste und am wenigsten invasive Methode, mit der Ärzte ebenso wie das Pflege- und Rettungspersonal hinreichend vertraut sind. Da dieser Zugangsweg aber gerade in Notfall-Situationen schwierig sein kann, müssen auch alternative Zugangswege und deren Indikationen, Gefahren und Möglichkeiten bekannt sein und beherrscht werden.

Periphervenöse Zugänge

Die Anlage eines periphervenösen Zugangs ist bei jedem Notfallpatienten obligat. Das Verfahren ist risikoarm und ermöglicht die ständige Interventions-Bereitschaft. Gleiches gilt für die grundsätzlich anzuschließende Infusion; sie dient der Offenhaltung der Venenkanüle und dem besseren Einschwemmen von Medikamenten in die Zirkulation.

Es werden fast ausnahmslos *Kunststoff-Verweilkanülen* benutzt. Dies gilt für Patienten aller Altersklassen; die früher insbesondere für Säuglinge und Kleinkinder propagierten „Butterfly"-Systeme und sonstige Verweilnadeln aus Stahl sind wegen des hohen Risikos der Gefäßperforation nicht

Tabelle 5.4 Komplikationen der Beatmung, Ursachen und Abhilfe. In allen Zweifelsfällen ist zunächst mit einem Beatmungsbeutel zu beatmen

Komplikationen	Ursache	Abhilfe
Keine oder sehr niedrige Druckanzeige	Leckage (Diskonnektion, undichter Tubus-Cuff)	Rekonnektion, Nachblocken Bei defektem Cuff evtl. umintubieren
(Zu) hoher Spitzendruck	Atemwegs-Stenose (Tubus geknickt, zu tief oder verstopft)	Lagekorrektur, Absaugen
	Patient „atmet gegen das Gerät"	Handbeatmung, Sedierung
	Pneumothorax	Drainage
	Bronchospasmus	Spasmolytika, Sedierung, evtl. Relaxation
	Sonstige Ursachen einer erniedrigten Compliance	Beatmungsmuster ändern
Gerät baut keinen Druck auf	Sauerstoff-Flasche leer	Flasche wechseln
	Gasdruck am Geräteeingang zu gering	ausreichenden Versorgungsdruck herstellen: 2–6 bar
	Steuermembran im Beatmungs-Ventil verspannt oder verformt	Beatmungs-Ventil öffnen und korrekt zusammenstellen
Gerät bleibt auf „Inspiration" stehen	Versorgungsdruck unzureichend	Versorgungsdruck von 2–6 bar wiederherstellen
	Gerät defekt	Handbeatmung

mehr zu empfehlen. Kunststoff-Verweilkanülen sind mit einer innenliegenden Stahlkanüle versehen, die nach der Gefäßpunktion entfernt wird. Die meisten Kanülen verfügen über einen *Injektionskonus* und eine zur Führung und Befestigung dienende *Griffplatte*. Die *Durchflußrate* der Kanüle nimmt mit der 4. Potenz des Innenradius zu. Die Flußrate einer peripheren Venenkanüle ist höher als die eines vergleichbaren zentralvenösen Katheters, da mit zunehmender Länge des Katheters die Flußrate linear abnimmt. Mit einer 16 G-Kanüle wird eine Flußrate von 200 ml/min erreicht, mit einem gleichgroßen Venenkatheter von 20 cm Länge dagegen lediglich 40 ml/min.

- Im Rettungseinsatz soll immer versucht werden, die größtmögliche Venenkanüle zu wählen, mit der gerade noch sicher punktiert werden kann.
- Die sichere Plazierung einer etwas dünneren Kanüle ist besser als die Fehlpunktion mit einer besonders dicken Kanüle.
- Bei gelenkfern gelegten Kanülen ist die Dislokations-Gefahr am geringsten.
- Primärer Punktionsort ist die obere Extremität.
- Zur prophylaktischen Infusion wird eine Handrücken-Vene gewählt und erst bei Fehlpunktion eine Vene des Unterarms oder der Ellenbeuge aufgesucht. Mit diesem Vorgehen wird eine Extravasation von Medikamenten bzw. Infusionen aus proximal primär fehlpunktierten Venen vermieden.
- Die Punktion an verletzten oder geschädigten Extremitäten sowie im Bereich eines arterio-venösen Shunts ist zu vermeiden.
- Der Zugang soll möglichst an der dem Notarzt-Sitzplatz zugewandten Extremität liegen.

Weitere Punktionsorte sind die Venen im Bereich der unteren Extremität, vorzugsweise diejenigen des V. saphena magna-Gebiets, sowie letztlich jede sichtbare Vene.

- Mit Staubinde oder einer Blutdruck-Manschette (Staudruck knapp unterhalb des im gleichen Akt gemessenen systolischen Drucks) wird das distale Venensystem gefüllt.
- Die Haut im Bereich der Punktionsstelle wird desinfiziert; der damit verbundene Wischvorgang verbessert die Gefäßdarstellung.
- Die eigentliche Punktion erfolgt in flachem Winkel durch die mit der freien Hand gespannte Haut.
- In der Regel wird das Gefäß direkt punktiert; manchmal ist es aber günstiger, die Kanüle zunächst neben die Vene zu plazieren und diese dann von lateral aufzusuchen.
- Sobald Blut in die Stahlkanüle strömt, wird diese bis zur Hauteintrittsstelle zurückgezogen und der Kunststoffteil über diese Schienung bis zum Anschlag vorgebracht.
- Der Stau wird geöffnet, die Stahlkanüle gänzlich entfernt und die Infusion angeschlossen. Dabei wird die Vene über der Spitze der Verweilkanüle komprimiert, um das Zurückfließen von Blut zu verhindern.
- Der Zugang wird sicher mit Schlitzpflaster oder überkreuzten Pflasterstreifen usw. fixiert und die eigentliche Punktionsstelle mit einem kleinen Verbandpflaster o.ä. abgedeckt.

Zum Schutz vor Zug kann der Infusionsschlauch mit einer Schlinge und Heftpflaster oder durch Umwickeln mit einer Mullbinde (unter Freilassung des Zuspritzkonus) gesichert werden. Bei Zugängen im Gelenksbereich kann auch eine Schiene angelegt werden.

Bei *Fehlpunktion* wird die Kanüle bis zur Herstellung des definitiven Zugangs belassen, um Blutungen und Hämatome zu vermeiden, und erst danach entfernt. Bei *versehentlicher arterieller Punktion* bleibt die Verweilkanüle gesichert in situ und wird mit einem beschrifteten Pflaster deutlich kenntlich gemacht. Bei Übergabe des Patienten wird der aufnehmende Arzt entsprechend informiert. Der einmal vorhandene arterielle Zugang kann dann zur invasiven Blutdruck-Messung und für Blutgas-Analysen genutzt werden.

V. jugularis externa

Die Punktion der V. jugularis externa stellt einen Mittelweg zwischen peripherem und zentralvenösem Zugangsweg dar.

Die primäre Punktion der V. jugularis externa ist bei hohem Infusionsbedarf (Volumenmangel) wegen ihres großen Kalibers und bei der CPR wegen ihrer Herznähe indiziert. In den übrigen Fällen wird sie sekundär aufgesucht.

- Es ist zu beachten, daß sich der mediastinale Unterdruck auf diese Vene – wie auf alle Halsvenen – überträgt.
- Unter bestimmten Voraussetzungen (Spontanatmung, geringer Venendruck bei Volumenmangel, offener Kanülenkonus) kann es zur Luftembolie kommen.
- Bei mangelnder Darstellung der Vene wird die Füllung durch Schocklagerung, Pressen- oder Hustenlassen des Patienten, kurzfristige Erhöhung des Beatmungsdrucks und mäßige Kompression kaudal der Punktionsstelle erhöht.

Die gängigen Verweilkanülen sind auch für diesen Zugang geeignet. Bei Fehlpunktion kann ein zweiter Versuch an der Gegenseite erfolgen. Die Dislokations-Gefahr dieses Venenweges ist höher als bei peripheren Venen und ein Paravasat ist in den Halsweichteilen oft schwer erkennbar.

Bei Bedarf (sekundär oder auch primär) kann ein dünner zentraler Venenkatheter (ZVK) über das Gefäß vorgebracht werden. Wegen des geraderen Gefäßverlaufs ist die rechte Halsseite zu bevorzugen. Der Katheter aberriert jedoch häufig in Gefäße außerhalb der oberen Hohlvene.

Zentralvenöse Zugänge

Allgemeines

Ein zentraler Venenkatheter (ZVK) soll nur gelegt werden, wenn periphere Punktionsversuche einschließlich der V. jugularis externa erfolglos geblieben sind, der venöse Zugang unbedingt erforderlich ist und der Notarzt in dieser Technik ausreichend geübt ist.

Im Gegensatz zur periphervenösen ist die zentralvenöse Punktion mit einer Reihe von Gefahren und Komplikationen behaftet, die im präklinischen Einsatz noch mehr zum Tragen kommen als innerhalb des Krankenhauses.

Prinzipiell stehen drei Punktionssysteme zur Verfügung:
- Seldinger-Technik (Katheter über Führungsdraht),
- geschlossenes System (Katheter in eigener Schutzhülle durch Kanüle),
- Kunststoff-Verweilkanülen.

Bei der *Seldinger-Technik* wird ein flexibler Führungsdraht durch die Punktionskanüle in das Gefäß vorgeschoben. Nach Entfernen der Stahlkanüle wird der Katheter über den Draht vorgeschoben; ggf. muß zuvor ein Dilatator benutzt werden. Das Verfahren ermöglicht eine besonders sichere intravasale Positionierung des Katheters. Am Notfallort ist die sterile Handhabung jedoch erschwert bis unmöglich. Beim *geschlossenen System* wird der in einer separaten Hülle befindliche, daher steril bleibende Katheter auf direktem Weg durch die Punktionskanüle in das Gefäß eingeführt. Die für den zentralvenösen Zugang konzipierten *Kunststoff-Verweilkanülen* unterscheiden sich von periphervenösen Kanülen durch die extreme Länge. Das proximale Ende dieser Kanülen ist durch einen Schiebegriff – wie bei arteriellen Punktionskanülen – verschließbar. Sie sind wegen ihrer Länge schlecht zu führen; die Sterilität ist ebenfalls mangelhaft.

Beim geschlossenen System wird die Sterilität am Besten gewahrt. Falls erforderlich, ist dieses System daher präklinisch zu bevorzugen.

Wegen der fehlenden Schienung durch einen Draht kann das Vorbringen des Katheters schwierig sein. Abhilfe kann durch Verlagerung von Kopf oder Armen, vorsichtiges Massieren im Bereich der Katheterspitze und teilweises Zurückziehen des Mandrins (der „Katheterseele") im Katheter geschaffen werden.

- Nach Entfernung des Mandrins wird der Katheter über einen Drei-Wege-Hahn mit dem Infusionssystem verbunden.
- Es ist unabdingbar, sich von der korrekten Lage zu überzeugen. Präklinisch kann dies nur durch Überprüfung der freien Aspiration von nicht-pulsierendem Blut festgestellt werden.
- In einem gegenüber der Atmosphäre offenen Infusionssystem sprechen atemsynchrone Schwankungen des Flüssigkeitsspiegels für eine intrathorakale Lage. Die Höhe des Spiegels kann zur Abschätzung des zentralen Venendrucks (ZVD) dienen.
- Die Fixation des Katheters erfolgt mit breitem Pflaster oder Hautnaht. Die Einstichstelle ist steril abzudecken. Der freie Katheterteil wird zum Schutz gegen Herausziehen mit Pflaster o. ä. abgedeckt.

■ V. femoralis

Die Punktion der V. femoralis ist komplikationsarm und daher primär zu empfehlen. Dies gilt insbesondere während laufender CPR, die bei Kanülierung dieses Gefäßes nicht unterbrochen werden muß.

- Nach Hautdesinfektion wird die A. femoralis unterhalb des Leistenbandes palpiert. Das Gefäß ist bei effektiver CPR tastbar.
- Unmittelbar medial der Arterie wird mit Kanüle und angesetzter, halbgefüllter Spritze unter mäßiger laufender Aspiration im flachen Winkel nach proximal punktiert.
- Nach freier Aspiration von Blut wird der Katheter möglichst weit in die V. cava inferior vorgeschoben.

Der Nachteil dieses Zugangswegs ist die relativ geringe Erfolgsrate; dafür sind jedoch keine wesentlichen Komplikationen zu befürchten.

■ V. subclavia

Dieser zentrale Zugangsweg ist Punktionsort erster Wahl unter Notfallbedingungen, sofern die V. femoralis nicht zugänglich gemacht bzw. nicht rasch punktiert werden kann. Die Treffsicherheit ist wegen der bindegewebigen Fixierung im Bereich der Klavikula gut, die Komplikationsrate jedoch hoch.

- Eindringlich ist vor beidseitigen Punktionsversuchen zu warnen, es besteht die Gefahr eines beidseitigen Pneumothorax.
- Bei Thoraxverletzungen ist die traumatisierte Seite als Zugangsweg zu wählen.

Die V. subclavia (Abb. 5.**17**) zieht als Fortsetzung der V. axillaris vom lateralen Rand der 1. Rippe zum medialen Drittel der Klavikula, wo sie sich mit der gleichseitigen V. jugularis interna zur V. brachiocephalica (V. anonyma) vereinigt. Beide Vv. brachiocephalicae bilden dann die V. cava superior. Die A. subclavia liegt dorsokranial bzw. dorsolateral der Vene.

- Zur besseren Venenfüllung und Prophylaxe der Luftembolie wird der Patient möglichst in Schocklage gebracht.
- Der Arm der Punktionsseite wird am Körper angelegt. Bei Bedarf kann durch leichten Zug am Arm die Punktion oder das Vorbringen des Katheters erleichtert werden.
- Der Kopf wird leicht zur Gegenseite gedreht.
- Der Punktionsort liegt knapp unterhalb der Klavikula in oder etwas lateral der Medioklavikular-Linie (Mohrenheimsche Grube).
- Mit angesetzter, halbgefüllter Spritze wird mit der Kanüle zuerst Knochenkontakt an der Klavikula hergestellt; danach gleitet die Kanüle unter Aufrechterhaltung des Knochenkontakts unter bzw. hinter die Klavikula.
- Die Kanüle wird nun unter mäßiger, laufender Aspiration in flachem Winkel (fast parallel zur Patientenauflage) in Richtung des Sternoklavikular-Gelenks vorgebracht.
- Schlagartige Blutfüllung der Spritze zeigt den Erfolg der Punktion an.
- Beim Einbringen des Katheters muß eine Luftembolie vermieden werden (Lagerung, schnellster Verschluß).

Die supraklavikuläre Punktion ist kaum verbreitet und soll nur von den Notärzten angewendet werden, die in dieser Technik ausgebildet und erfahren sind.

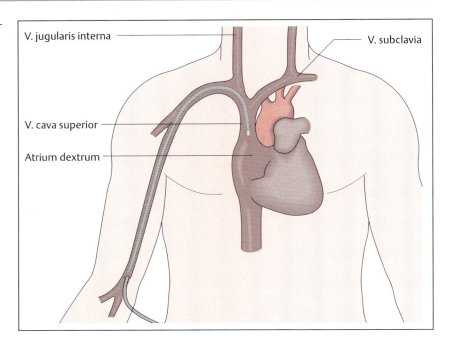

Abb. 5.17 Topographie der V. subclavia und der V. jugularis interna.

V. jugularis interna

Dieser Zugangsweg ist unter Schockbedingungen technisch etwas schwieriger als die Punktion der V. subclavia; die Komplikationsrate ist allerdings etwas geringer.

Die V. jugularis interna (Abb. 5.17) zieht im Gefäß-Nerven-Strang des Halses vom Foramen jugulare zunächst durch das Trigonum caroticum, wird im weiteren Verlauf vom M. sternocleidomastoideus bedeckt und vereinigt sich hinter dem Sternoklavikular-Gelenk mit der V. subclavia zur V. brachiocephalica. Die V. jugularis interna liegt lateral der A. carotis communis und oberflächlicher als die Arterie.

- Wegen des geraderen Gefäßverlaufs wird der rechtsseitige Zugang bevorzugt.
- Zur besseren Venenfüllung und zur Prophylaxe der Luftembolie wird der Patient möglichst in Schocklage gebracht.
- Der Kopf wird leicht dorsal flektiert und nur mäßig zur Gegenseite gedreht.
- Mit einer Hand wird die A. carotis identifiziert und fixiert.
- Die Einstichstelle liegt am Vorderrand des M. sternocleidomastoideus in Höhe der hier den Muskel kreuzenden V. jugularis externa bzw. im mittleren Drittel einer vom Mastoid zum Sternoklavikular-Gelenk gedachten Linie.
- Mit angesetzter, halbgefüllter Spritze und unter mäßiger, laufender Aspiration wird die Kanüle in einem Winkel von etwa 30° zur Hautoberfläche in Richtung auf den medialen Rand des klavikulären Muskelansatzes lateral und parallel zur A. carotis geführt.
- Einströmen von dunklem Blut in die Spritze zeigt den Erfolg an, worauf der Katheter in die V. cava superior eingeführt wird.

Bei versehentlicher Punktion der A. carotis kann es zum Hämatom mit teilweise erheblicher Schwellung kommen. Ein beidseitiger Punktionsversuch soll vermieden werden, da eine beidseitige Hämatom-Bildung zur Tracheal-Einengung mit Behinderung der Atmung führen kann.

Allgemeine Komplikationen

- Der gegenüber dem Umgebungsdruck niedrigere intrathorakale Druck kann insbesonders bei Volumenmangel und tiefer Inspiration zur *Luftembolie* führen. Bei jeder Diskonnektion eines zentralen Zugangs ist daher darauf zu achten, daß die Punktionsnadel bzw. die Katheteröffnung gegenüber der Atmosphäre verschlossen bleiben. Zur Herabsetzung dieses Risikos dienen Drei-Wege-Hähne zwischen Katheter und Infusionssystem.
- Ein *Pneumo-, Hämato- bzw. Infusionsthorax* kommt nach Punktion der V. subclavia am häufigsten vor, ist aber auch bei Katheterisierung der V. jugularis interna möglich. Daher ist bei mißglückter Punktion von einem Seitenwechsel abzuraten.
- Besonders bei unsachgemäß-forcierter Handhabung des Katheters und mehr noch des Führungsdrahts kann es zur *Perforation* von Gefäßen oder der Herzwand kommen. Daher ist ein Vorschieben von Mandrin oder Katheter gegen einen Widerstand zu unterlassen.
- Die Katheterspitze kann bei zu tiefer Lage durch intrakardiale Irritation eine *Arrhythmie* auslösen, die meist durch bloßes Zurückziehen des ZVK zu beheben ist.
- Das Zurückziehen des Mandrins oder Katheters über die liegende Punktionsnadel kann zum Abscheren und damit zur *Katheterembolie* führen und ist zu vermeiden.
- *Thrombosen und Kathetersepsis* sind Spät-Komplikationen und für den Akuteinsatz zunächst nicht von Bedeutung. Zur Vermeidung dieser ggf. lebensbedrohlichen Folgen muß die Anlage des ZVK jedoch auch präklinisch steril erfolgen; ggf. ist der Katheter nach Klinikaufnahme zu entfernen.

Endotrachealer Zugang

Allgemeines

Bei intubierten Patienten ohne intravenösen Zugang können bestimmte Notfall-Medikamente auch endotracheal appliziert werden. Unter laufender CPR kann damit lebensrettende Zeit gewonnen werden. Die Anlage des venösen Zugangs wird schnellstmöglich nachgeholt.

Geeignete, insbesonders gewebsverträgliche und gut resorbierbare Medikamente wirken nach endotrachealer Gabe ähnlich rasch wie nach intravenöser Applikation. Ursache ist die große pulmonale Resorptions-Oberfläche von etwa 70 m², die vom gesamten Herz-Zeit-Volumen durchströmt wird. Die Bio-Verfügbarkeit dieser Substanzen nach trachealer Applikation ist hoch und liegt bei 80–85 %.

Applikationstechnik

Zunächst wurde angenommen, daß ein tief endobronchial appliziertes Medikament rascher absorbiert wird als nach trachealer Gabe. Daher wurden spezielle Applikationsmethoden wie Spezialkatheter und -tuben entwickelt, ohne daß diese sich jedoch durchsetzen konnten.

Heute darf davon ausgegangen werden, daß die erzielten Blutspiegel bei endobronchialer und trachealer Applikation weitgehend vergleichbar sind und sich spezielle Zufuhr-Systeme erübrigen.

Die Resorption erfolgt offensichtlich auch über die Tracheal- und Bronchial-Schleimhaut. Allenfalls bei ausgeprägter Perfusions-Minderung scheint die tief endobronchiale Gabe gewisse Vorteile zu bieten. Störungen der Resorption können durch Aspiration, Verlegung der Luftwege durch Schleim usw. auftreten, so daß die Geschwindigkeit der Resorption im Einzelfall nicht vorhersehbar ist. Insgesamt wird die Resorption entscheidend vom zugeführten Volumen und dessen Verteilung beeinflußt.

- Notfall-Medikamente werden endotracheal mit mindestens der doppelten venösen Dosis appliziert.
- Sie werden beim Erwachsenen auf etwa 10 ml verdünnt; bei Kindern auf 2–5 ml.
- Nach direktem Einspritzen über den Tubus erfolgt die Verteilung durch mehrere kräftige Atemhübe mit dem Beatmungsbeutel.
- Eine Herzdruckmassage soll zur trachealen Instillation kurzfristig unterbrochen werden. Das Volumen wird sonst evtl. wieder aus dem Tubus geschleudert.

Die Frage nach dem Verdünnungmedium ist nicht eindeutig zu beantworten. Physiologische Kochsalzlösung ist vermutlich alveolarverträglicher als destilliertes Wasser, andererseits soll der höhere osmotische Gradient bei Verdünnung in destilliertem Wasser zu einer rascheren Resorption führen.

Medikamente

Für den trachealen Applikationsmodus sind insbesondere geeignet:
- Adrenalin,
- Atropin,
- Lidocain,
- Naloxon.

Gegenüber der intravenösen Standarddosis werden zwei- bis dreifach höhere Dosierungen empfohlen (Tab. 5.**5**). Wirksame Lidocain-Spiegel lassen sich erst durch eine fünf- bis sechsfache Erhöhung der Dosis erzielen. Da Lidocain eher der Rezidivprophylaxe nach Wiederherstellung der Spontanzirkulation dient, kann die endotracheale Zufuhr nur den absoluten Ausnahmefall bilden.

Tabelle 5.**5** Medikamentöse Applikationswege und empfohlene Initialdosierungen beim **Erwachsenen**

Medikament	Intravenös	Endotracheal
Adrenalin	1 mg	2–3 mg
Lidocain	1–1,5 mg/kg	5–6 mg/kg
Atropin	1 mg	2–3 mg
Naloxon	0,4–0,8 mg	1,2–2,4 mg

Die Höhe der Initialdosis entscheidet nicht nur über die maximale Plasma-Konzentration, sondern auch über den „Depot- oder Infusionseffekt". Ursache der protrahierten Wirkung ist die geringe initiale Resorption speziell unter CPR-Bedingungen, die nach Wiederherstellung bzw. Stabilisierung der Zirkulation steigt. Die tracheale Applikation von Adrenalin führt durch den vasokonstriktorischen Effekt der Substanz zu einer zusätzlichen Verzögerung der Resorption. Neben einer evtl. sogar erwünschten Wirkungsverlängerung werden andererseits medikamentöse Nebenwirkungen begünstigt.

- Daher ist von Repetitionsdosen über den trachealen Applikationsweg abzuraten.
- Wird die initiale Therapie über den Trachealtubus vorgenommen, so sollen evtl. erforderliche Wiederholungsdosen über einen zwischenzeitlich gelegten venösen Zugang verabfolgt werden.

Für den trachealen Zugang nicht geeignet sind Kalzium und Natrium-Bikarbonat. Letzteres führt durch Inaktivierung des Surfactant zu massiven Atelektasen; auch Kalzium-Präparate schädigen die Bronchial-Schleimhaut und das Alveolarepithel.

Intraossärer Zugang

Bei pädiatrischen Notfällen ist der intraossäre Zugang die beste Alternative zur intravenösen Injektion.

In den Markraum verabreichte Infusionen und Medikamente werden über das reich vaskularisierte rote Knochenmark sehr rasch in das venöse System absorbiert und kommen hinsichtlich Wirkeintritt, -stärke und -dauer der intravenösen Injektion nahe. Zahlreiche Falldarstellungen und systematische Untersuchungen lassen den Schluß zu, daß praktisch alle intravenös applizierbaren Medikamente und Infusionen auch intraossär verabreicht werden können.

- Wegen der raschen Resorption ist keine bedeutsame Erhöhung der Dosis erforderlich und eine Zufuhr im oberen Dosierungsbereich ausreichend.

Die Technik ist einfach, komplikationsarm und selbst im profunden Schock mit hoher Treffsicherheit verbunden, da es sich um ein nicht-kollabierbares Venensystem handelt. Nach dem 6. Lebensjahr wird das rote Knochenmark durch gering vaskularisiertes gelbes Mark ersetzt, wodurch sich die Resorption verschlechtert. Zudem ist die Punktion durch die dickere Kompakta erschwert. Damit kann der intraossäre Zugangsweg beim Erwachsenen nur ausnahmsweise und mit geringerem Erfolg genutzt werden.

- Bei bewußtseinsklaren Patienten ist eine Lokalanästhesie mit periostalem Depot erforderlich.
- Bei jüngeren Kinder wird die proximale Tibia-Punktion (Abb. 5.**18**) bevorzugt. Sie erfolgt distal und medial der Tuberositas tibiae am Übergang vom proximalen zum mittleren Drittel an der Innenfläche. Die Nadel wird bei der Punktion um etwa 15° nach distal gerichtet, um die Wachstumsfuge zu schonen.
- Bei älteren Kindern ist die proximale Kompakta oft bereits zu dick. Hier wird der distale Tibia-Zugang (Abb. 5.**18**) knapp oberhalb des Malleolus medialis benutzt. Die Nadel wird hier um etwa 15° nach kranial gerichtet.
- Es wird eine kurze, stabile Spezialnadel von 1,5 – 2 mm Durchmesser mit Trokar verwendet; dieser gibt der Nadel bei der mit dosierter Kraft durchzuführenden Punktion den erforderlichen Halt.
- Ersatzweise kommt der Stahlteil einer Verweil-Kanüle zur Anwendung.
- Die Lagekontrolle erfolgt durch Aspiration von Blut.
- Die in der Kompakta fixierte Nadel wird mit einem sterilen Verband gesichert.
- Die Offenhaltung des Zugangs erfolgt mittels kontinuierlicher Infusion. Bei Volumenmangel usw. ist auch eine Druckinfusion möglich.

Bei Erwachsenen sind die langen Röhrenknochen wenig geeignet und die Punktion des Sternums mit hoher Komplikationsgefahr verbunden. Hier ist als einziger Zugang die Darmbeinschaufel nahe der Spina iliaca anterior superior zu empfehlen.

Zu den seltenen *Komplikationen des Verfahrens* zählen die Fehllage der Kanüle mit Extravasation und evtl. Kompartment-Syndrom bzw. Nekrosen bei Applikation gewebeunverträglicher Lösungen. Die Punktion frakturierter Knochen ist zu vermeiden; auch soll keine Zweitpunktion am selben Knochen erfolgen. Weiters besteht die Gefahr von Verletzungen der Epiphysenfuge; nach erfolgter Punktion ist daher sicherheitshalber eine Röntgen-Aufnahme anzufertigen. Fett- und Knochenmark-Embolien sind bisher nur im Tiermodell beschrieben worden, beim Menschen gibt es derzeit keine Hinweise auf ein klinisch bedeutsames embolisches Geschehen. Die Hauptgefahr stellt die Osteomyelitis dar, die aber nach bisheriger Kenntnis extrem selten ist. Trotz der geringen Komplikationsrate soll die intraossäre Kanüle möglichst bald entfernt und durch einen konventionellen intravenösen Zugang ersetzt werden.

Sonstige Applikationswege

Intrakardiale Injektion

Die intrakardiale Injektion erscheint theoretisch vorteilhaft, wenn die Medikamente direkt in den linken Ventrikel gelangen und damit höhere Konzentrationen als durch zentralvenöse Applikation erzielt werden. Es wurde jedoch gezeigt, daß meist der rechte Ventrikel punktiert wird, was einer zentralvenösen Injektion gleichkommt; darüber hinaus sind Fehlpunktionen in Pulmonalarterie, Aorta und Lunge häufig. Da zusätzlich ein hohes Komplikationsrisiko (insbesonders Punktion der Koronararterien) besteht, ist dieser Zugangsweg verlassen worden.

Sublinguale und intralinguale Applikation

Die systemische Absorption sublingual applizierter Tabletten, Tropfen oder Aerosole ist nur für nicht-ionisierte Medikamente mit großer Lipidlöslichkeit (wie Nitroglyzerin) ausreichend hoch, so daß sich dieser Zugangsweg auf wenige Pharmaka beschränkt. Denkbar ist, daß intralinguale Injektionen wegen der guten Vaskularisation der Zunge rascher zu therapeutischen Plasma-Konzentrationen führen als die intramuskuläre Zufuhr. Die notfallmedizinische Eignung dieses Zugangswegs ist jedoch kaum untersucht. Die Bio-Verfügbarkeit vasokonstriktorisch wirksamer Medikamente wie Adrenalin wäre darüber hinaus vermutlich deutlich reduziert. Da der intratracheale und intraossäre Zugangsweg gut dokumentiert und praktikabel sind, werden sub- und intralinguale Injektionen nicht empfohlen.

Intramuskuläre und subkutane Injektion

Nach intramuskulärer oder subkutaner Injektion gelangt das Pharmakon erst mit Verzögerung in den Kreislauf, wobei die Durchblutung eine wesentliche Rolle spielt. Außerdem ist nicht jedes Pharmakon für diese Applikationswege

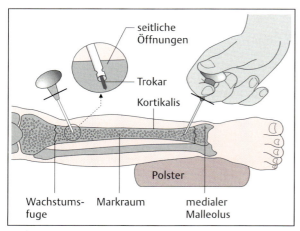

Abb. 5.**18** Intraossäre Punktion an der Tibia mit Spezialnadel. Proximaler und distaler Zugang.

geeignet, da Abweichungen von der Isotonie oder dem physiologischen pH zu Gewebsschäden führen können. Mangels verläßlicher Wirkung sowohl bei Einfach- wie insbesonders bei Mehrfachdosierung spielen diese Applikationswege daher im akuten Notfall keine Rolle.

Darüber hinaus sind intramuskuläre Injektionen bei allen Patienten mit evtl. Thrombolyse-Therapie kontraindiziert.

Blutstillung und Wundverband

Blutstillung

Stärker blutende Wunden mit entsprechender Eröffnung von Gefäßen werden in der Regel mit einem *Druckverband* versorgt.

- Die verletzte Extremität wird nach Möglichkeit zunächst über Herzniveau gehalten bzw. gelagert und das zuführende Gefäß ggf. abgedrückt.
- Die Wunde wird steril abgedeckt.
- Danach werden gefaltete Kompressen, eine zusammengerollte elastische Binde, ein Verbandpäckchen o. ä. aufgelegt und mittels elastischer Binde kräftig von distal nach proximal festgewickelt.
- Kommt es trotzdem zu keiner ausreichenden Blutstillung, wird eine zusätzliche Lage mit Druckpolster und Binde angebracht.

Mit diesen Maßnahme sind in der Regel auch starke Blutungen zu beherrschen. Kommt die Blutung trotz korrekten Druckverbands ausnahmsweise nicht zum Stehen, muß bei Extremitäten-Blutungen die weitere Blutzufuhr unterbunden werden. Dies kann mittels Tourniquet oder (weniger schonend) durch Abbindung mittels Dreiecktuch-Krawatte erfolgen.

- Das zuführende Gefäß der hochgelagerten Extremität wird zunächst abgedrückt.
- Mittels einer Blutdruck-Manschette, die 30–50 mmHg über den systolischen Druck aufgepumpt wird, kann eine weitgehend schmerzfreie und kontrollierbare Blutsperre erzeugt werden.
- Die Manschette soll bei hochgehaltener Extremität etwa eine Handbreit herzwärts der Verletzung, jedoch nicht über einem Gelenk, angebracht werden.
- Ersatzweise erfolgt die Abbindung mittels breiter Dreiecktuch-Krawatte.
- Der Zeitpunkt der Abbindung bzw. Blutsperre ist zu dokumentieren. Unter normalen Bedingungen ist innerhalb der zulässigen Ischämiezeit von 90–120 min eine klinische Versorgung zu erwarten.
- Das direkte Abklemmen von Gefäßen darf nur ausnahmsweise erfolgen, z. B. bei sichtbarem Gefäßstumpf. Nach Möglichkeit ist eine Gefäßklemmme zu benutzen. Nerven-Strukturen sind zu schonen.

Liegt der Druck bei Verwendung einer Blutdruck-Manschette unterhalb des arteriellen Drucks, kommt es bei fehlender venöser Drainage zur Stauung mit entsprechender Blutung. Bei zu hohem Druck besteht die Gefahr von Kompressionsschäden.

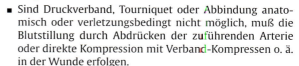

- Sind Druckverband, Tourniquet oder Abbindung anatomisch oder verletzungsbedingt nicht möglich, muß die Blutstillung durch Abdrücken der zuführenden Arterie oder direkte Kompression mit Verband-Kompressen o. ä. in der Wunde erfolgen.
- Diese Maßnahmen sind während des Transports bis zur klinischen Versorgung aufrechtzuerhalten.

Typische Lokalisationen für die manuelle Kompression sind:
– A. temporalis bei Verletzungen im Kopfbereich,
– A. facialis bei Blutungen im Gesichtsbereich,
– A. carotis bei direkter Verletzung des Gefäßes,
– Aorta abdominalis bei massiven Blutungen im Bereich des Unterbauchs und Beckens,
– A. brachialis und A. femoralis bei Extremitäten-Blutungen, sofern keine Blutsperre erfolgen kann.

Wundverbände und spezielle Wundversorgung

Prinzipiell ist jede Verletzung der Haut steril abzudecken.

Als Wundauflage werden *sterile Kompressen* benutzt, die mit einer Mullbinde oder Pflasterstreifen fixiert werden. *Verbandpäckchen* sind dauerhaft verpackt und enthalten ein bzw. zwei Kompressen mit einer Mullbinde zur Fixation bzw. Kompression. Schürf-, Riß-, Quetsch- und Platzwunden sowie einfache Schnitt- und Bißwunden werden auf diese Weise steril verbunden oder, falls erforderlich, mit einem blutstillenden Kompressionsverband versorgt. Grobe Verschmutzungen werden vorsichtig mit einer sterilen Kompresse entfernt. Es ist darauf zu achten, daß keine Blutungen verursacht werden.

- *Penetrierende Fremdkörper* sind zu belassen; sie werden umpolstert und dürfen in ihrer Lage nicht verändert werden. Im Einzelfall werden sie vor dem Transport gekürzt.
- *Offene Bauchverletzungen* mit Austritt von Darmschlingen werden mit sterilen Tüchern abgedeckt, die ggf. ebenso steril angefeuchtet werden. Repositionsversuche sind zu unterlassen.
- Kopfverletzungen mit *Austritt von Hirnmasse* werden in analoger Weise versorgt. Das betroffene Hirnareal ist durch Umpolsterung vor Druck zu schützen.

Schußwunden gehen regelmäßig mit Verletzungen innerer Organe einher. Die Einschußöffnung ist klein und rund mit scharfem Wundrand, während die Ausschußöffnung größer und unscharf begrenzt ist. Bei Nahschuß bzw. aufgesetzter Waffe sind Pulverschmauch und ggf. der Mündungsabdruck erkennbar.

- Da der Schußkanal meist (jedoch nicht immer) gerade verläuft, ist anhand der Lokalisation von Ein- und Ausschuß eine Orientierung über zu erwartenden Organ-Verletzungen möglich.

Amputations-Verletzungen betreffen Finger oder Zehen bzw. deren Glieder oder auch ganze Extremitäten. Als komplette traumatische Amputation wird die Abtrennung eines Körperteils mit Durchtrennung aller neuro-vaskulären Strukturen bei unterschiedlich ausgeprägter Weichteil-Kontusion bezeichnet. Präklinisch sind sowohl der Amputations-Stumpf als auch das Amputat zu versorgen.

- Der Amputations-Stumpf ist steril zu verbinden.
- Starke Blutungen aus durchtrennten Gefäßen werden mittels Tourniquet zum Stillstand gebracht.
- Bei subtotaler Amputation hat die Lagerung der Extremität achsengerecht unter Schienung mittels Vakuummatratze zu erfolgen.
- Das Amputat wird steril verbunden und in einem sterilen Plastiksack, der in einen mit Trockeneis gefüllten zweiten Beutel (Replantat-Beutel) gelegt wird, transportiert (z. B. in einer Kühltasche).
- Ein direkter Kontakt des Amputats mit Eis ist dringend zu vermeiden. Der Gefrierschaden kann eine Replantation unmöglich machen.

Bei Bißverletzungen durch *Giftschlangen* soll das betroffene Areal möglichst ruhiggestellt werden. Im Bereich der Extremitäten kann eine venöse Stauung die Gift-Resorption vermindern. Die Stauung wird mittels Blutdruck-Manschette, die knapp unterhalb des systolischen Blutdrucks aufgepumpt wird, vorgenommen. Diese Maßnahme ist allerdings nur dann sinnvoll, wenn die Bißverletzung nur wenige Minuten zurückliegt.

Insektenstiche sind nur im Hals- und Rachenbereich unmittelbar bedrohlich (Verschlucken einer Biene oder Wespe). Durch das Anschwellen des weichen Gewebes im Bereich der oberen Atemwege kann es zu einer lebensbedrohlichen Atemwegsverlegung kommen. Kalte Umschläge im Hals- und Gesichtsbereich sowie das Lutschen von Eiswürfeln kann während des raschen Transports gewisse Abhilfe verschaffen. Ggf. wird die (rechtzeitige) Intubation erforderlich.

Lagerung

Stabile Seitenlagerung

Die stabile Seitenlage (Abb. 5.**19**) ist die Standard-Maßnahme bei bewußtlosen oder bewußtseinsgetrübten Patienten mit ausreichender Spontanatmung, sofern keine Intubation erfolgt. Durch die Überstreckung des Kopfes mit freiem Abfluß aus der Mundhöhle können die zuvor ggf. gesäuberten Atemwege freigehalten und einer Aspiration vorgebeugt werden.

- Der Helfer kniet neben dem Bewußtlosen.
- Der zugewandte Arm des Patienten wird in ausgestreckter Haltung und nach oben gerichteter Handfläche unter das Gesäß des Patienten geschoben.
- Das abgewandte Bein wird durch Beugung im Kniegelenk aufgestellt.
- Knie und Schulter der abgewandten Seite werden gefaßt und der Bewußtlose vorsichtig auf die dem Helfer zugewandte Seite gedreht.
- Zur Stabilisierung der Seitenlage wird der unten liegende Arm nach dorsal herausgezogen und im Ellenbogengelenk leicht abgewinkelt.
- Der Kopf des Patienten wird vorsichtig überstreckt und der oben liegende Arm zur Fixierung der Kopfstellung unter die Wange geschoben.

Bei allen bewußtlosen Patienten, insbesondere aber bei Verdacht auf Schädel-Hirn-Trauma (SHT) oder Wirbelsäulen-Trauma, ist dringend die Intubation anzustreben. Die stabile Seitenlagerung stellt nur einen Notbehelf dar und kann zu einem Anstieg des Hirndrucks oder zu einem spinalen Trauma führen.

Lagerung bei Schädel-Hirn-Trauma

Patienten mit Schädel-Hirn-Trauma (SHT) werden mit etwa 30° erhöhtem Oberkörper gelagert. Kopf, Thorax und Abdomen sollen in einer Linie bleiben. Der Kopf wird in Mittelstellung fixiert, um den freien Abfluß der Jugularvenen zu sichern. Bei geringstem Verdacht auf HWS-Trauma wird ein Stützverband angelegt. Bei gleichzeitigem Volumenmangel-Schock mit systolischen Werten unter 100 mmHg muß dagegen wegen der Gefahr der zerebralen Minderperfusion auf die Oberkörper-Hochlagerung verzichtet werden. Dann ist der Patient flach zu lagern bzw. im Extremfall in Schocklage zu bringen (siehe Kapitel „Notfälle aus der Neurochirurgie").

Lagerung bei zirkulatorischen Störungen

Schwerwiegende Störungen der Herz-Kreislauf-Funktion wie
- Volumenmangel-Schock,
- kardiogener Schock und
- Kava-Kompressions-Syndrom

verlangen unterschiedliche Lagerungsmaßnahmen.

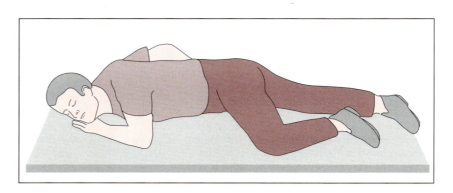

Abb. 5.**19** Stabile Seitenlagerung zur Lagerung Bewußtloser mit erhaltener Spontanatmung.

Bei allen Formen des *Volumenmangel-Schocks* mit absolutem Volumenmangel (hypovolämischer Schock) oder relativem Volumenmangel durch Gefäßversagen (septischer, anaphylaktischer, spinaler Schock) sind die Patienten in *Schocklage* (Abb. 5.**20**) zu bringen. Durch die Kopftief-Lagerung wird der venöse Rückfluß und damit die kardiale Füllung erhöht („Autotransfusion"), so daß es über eine Steigerung des Schlagvolumens zu einer verbesserten Perfusion von Herz, Lunge und Gehirn kommt.

- Als Erstmaßnahme beim hämorrhagischen, septischen und anaphylaktischen Schock sind die Beine über Herzniveau anzuheben bzw. ganz hochzustellen.
- Liegt der Patient bereits auf einer Trage, so wird diese in Kopftief-Position gebracht.
- Bei Verdacht auf Wirbelsäulen-Trauma mit spinalem Schock kommt nur die Kopftief-Lagerung des gesamten Patienten mittels Trage in Betracht; das Hochstellen der Beine ist wegen der Gefahr zusätzlicher spinaler Schäden kontraindiziert.

Beim *kardiogenen Schock* ist die Kopftief-Lagerung wegen akuten Linksherz-Versagens mit Lungenödem dagegen kontraindiziert. Hier kann es durch Zunahme des venösen Rückstroms zu einer Verstärkung des Lungenödems kommen.

- Beim kardiogenen Schock wird der Patient mit leicht angehobenem Kopfteil der Trage zunächst flach gelagert.
- Sucht der wache Patient selbst die sitzende Position auf, ist diese zu unterstützen (Abb. 5.**21**).

Im letzten Schwangerschaftsdrittel kann es in flacher Rückenlage zum *Kava-Kompressions-Syndrom* (auch aortokavales Kompressions-Syndrom oder V. cava-inferior-Syndrom) kommen. Durch den vergrößerten Uterus kommt es zur Kompression der V. cava inferior und ggf. auch der Aorta abdominalis mit hochgradiger Verminderung des venösen Rückstroms zum Herzen, deutlichem Blutdruckabfall und verminderter Perfusion der fetoplazentaren Einheit mit Gefahr einer Hypoxie des Feten. Dies kann durch die „Linke Halbseitenlage" (Abb. 5.**21**) vermieden werden, mit der die großen Gefäße entsprechend entlastet werden.

- Hochschwangere (Abb. 5.**22**) werden mit Kissen o.ä. im Bereich von Rücken und Gesäß der rechten Körperhälfte unterstützt und damit insgesamt in die linke Halbseitenlage gebracht.
- Ein Transport soll grundsätzlich und prophylaktisch in dieser Lage erfolgen.

Sonstige Lagerungsformen

- Bei wachen Patienten mit sonstigen, bislang nicht erörterten Störungen ist es in den meisten Fällen sinnvoll, die vom Patienten spontan eingenommene Körperlage zu unterstützen.

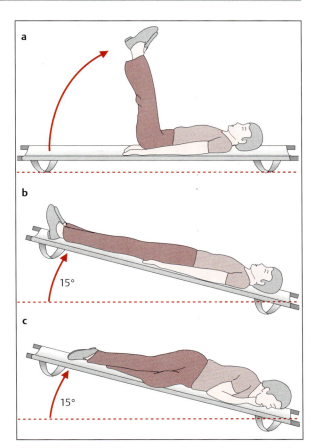

Abb. 5.**20a–c** Schocklagerung. Anheben bzw. Hochstellen beider Beine über das Herzniveau (**a**); Hochstellen des Fußendes der Trage um etwa 15° (**b**); Kopftiefposition in Seitenlage (**c**).

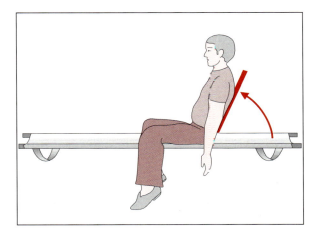

Abb. 5.**21** Sitzende Position bei Patienten mit Lungenödem und respiratorischen Störungen.

Bei allen Erkrankungen, die mit *Atemnot* verbunden sind, wird der wache Patient halbsitzend oder sitzend gelagert (Abb. 5.**21**). Typische Beispiele sind respiratorische Störungen bei Thorax-Verletzungen, Exazerbation einer chronischen Lungenerkrankung sowie Linksherz-Insuffizienz und

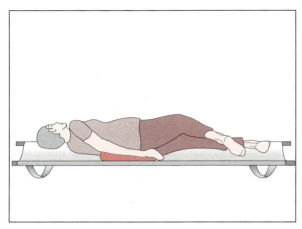

Abb. 5.22 Linke Halbseitenlage der Schwangeren zur Prophylaxe und Therapie des Kava-Kompressions-Syndroms.

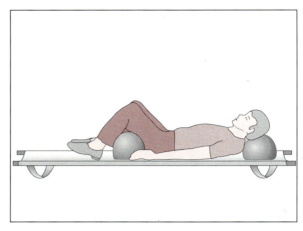

Abb. 5.23 Lagerung bei abdominellen Störungen (Bauchschaukel).

Lungenödem. Die Hochlagerung des Oberkörpers verbessert die Atemmechanik durch erhöhte Beweglichkeit der Zwerchfell- und Interkostal-Muskulatur; darüber hinaus wird die kardiale Vorlast gesenkt.

Patienten mit *abdominalen Erkrankungen oder Verletzungen* nehmen schon spontan eine Schonhaltung ein. Durch Anziehen der Beine versuchen sie, die Bauchdecken zu entlasten. Zur Lagerung werden die Beine angewinkelt und mit einer Knierolle unterstützt, auch der Kopf wird leicht erhöht gelagert („Bauchschaukel", Abb. 5.**23**).

Kernaussagen

- **Atemwegs-Management**
  - Oberste Priorität bei der Versorgung von Patienten mit respiratorischen Störungen hat die Feststellung und Behebung einer mechanischen Verlegung der oberen Atemwege.
  - Durch Überstrecken des Kopfes und Anheben des Kinns und ggf. zusätzliches Vorschieben des Unterkiefers kann in vielen Fällen bereits eine Verlegung der oberen Atemwege beseitigt werden. Die gleichzeitige Öffnung des Mundes ermöglicht die Inspektion der Mundhöhle.
  - Bei Bolus-Aspiration muß zunächst versucht werden, den Fremdkörper durch mehrere Schläge mit der flachen Hand zwischen die Schulterblätter zu mobilisieren. Bei bewußtlosen Patienten wird festes Material im Rachenraum digital oder mit Hilfe einer Magill-Zange entfernt. Als ultima ratio wird bei vollständig blockierter Trachea versucht, den Fremdkörper mit einem Endotracheal-Tubus in einen Hauptbronchus vorzuschieben, um so wenigstens einen Lungenflügel beatmen zu können. Flüssiges Material im Mund- und Rachen-Raum wie Blut, Schleim oder Erbrochenes muß abgesaugt werden.
  - Bei bewußtseinsgestörten, jedoch ausreichend spontanatmenden Patienten kann eine gewisse Sicherung der Atemwege mittels oro- oder nasopharyngealer Tuben (Guedel-Tubus, COPA-Tubus, Wendl-Tubus) erfolgen. Darüber hinaus erleichtern diese Hilfsmittel die Maskenbeatmung. Durch den fehlenden Schutz vor Aspiration handelt es sich lediglich um Behelfsmaßnahmen.
  - Sauerstoff ist als Notfall-„Medikament" bei respiratorischen und zirkulatorischen Störungen unverzichtbar. Während bei spontanatmenden Patienten die Zufuhr über Nasensonde, Brille oder Maske erfolgen kann, muß Sauerstoff bei Atemstillstand mit einem Beatmungsgerät appliziert werden. Durch Einschalten eines Sauerstoff-Reservoirs in den Atemkreislauf wird eine deutlich höhere inspiratorische Sauerstoff-Konzentration erreicht.
  - Die endotracheale Intubation ist das beste Verfahren zur Sicherung der Atemwege und zur Durchführung der Beatmung. In der Notfallmedizin ist die orotracheale Intubation die Methode der Wahl. Es ist ein eher dünner Tubus (z. B. bei Erwachsenen 7,5 mm ID) zu wählen, der zur Notfall-Intubation immer mit einem Kunststoff-ummantelten Führungsstab zu versehen ist, der nicht über die Tubus-Spitze hinausragen darf.
  - Der Einsatz eines Combi-Tubus oder einer Larynx-Maske ist im Notfallbereich nur zu vertreten, wenn die endotracheale Intubation unmöglich ist. Für den in der endotrachealen Intubation Ungeübten sei darauf hingewiesen, daß auch diese „Ersatzmethoden" erlernt werden müssen. Für den Geübten stellen sie ggf. eine Alternative zur Koniotomie dar.
  - Eine nicht behebbare Verlegung im Rachen-Kehlkopf-Bereich, Glottisödem, schwerste maxillofaziale Verletzungen oder extreme anatomische Hindernisse können die konventionelle Beatmung unmöglich machen und die Koniotomie erfordern.
- **Applikation von Medikamenten**
  - Die periphere Venenpunktion ist die sicherste und am wenigsten invasive Methode. Da dieser Zugangsweg aber gerade in Notfall-Situationen schwierig sein kann, müssen auch alternative Zugangswege und deren Indikationen, Gefahren und Möglichkeiten beherrscht werden.
  - Die Anlage eines periphervenösen Zugangs ist bei jedem Notfallpatienten obligat. Das Verfahren ist risikoarm und ermöglicht die ständige Interventions-Bereitschaft. Gleiches gilt für die grundsätzlich anzuschließende Infusion; sie dient der Offenhaltung der Venenkanüle und dem besseren Einschwemmen von Medikamenten in die Zirkulation.

- Im Rettungseinsatz soll immer versucht werden, die größtmöglichste Venenkanüle zu wählen, mit der gerade noch sicher punktiert werden kann. Die sichere Plazierung einer etwas dünneren Kanüle ist besser als die Fehlpunktion mit einer besonders dicken Kanüle. Primärer Punktionsort ist die obere Extremität.
- Die Punktion der V. jugularis externa stellt einen Mittelweg zwischen peripherem und zentralvenösem Zugangsweg dar. Die primäre Punktion ist bei hohem Volumenbedarf (großes Kaliber) und bei der CPR (Herznähe) indiziert.
- Ein zentraler Venenkatheter soll nur gelegt werden, wenn periphere Punktionsversuche einschließlich der V. jugularis externa erfolglos geblieben sind, der venöse Zugang unbedingt erforderlich ist und der Notarzt in dieser Technik ausreichend geübt ist. Es ist unabdingbar, sich von der korrekten Lage zu überzeugen. Präklinisch kann dies nur durch Überprüfung der freien Aspiration von nicht-pulsierendem Blut festgestellt werden.
- Bei intubierten Patienten ohne intravenösen Zugang können bestimmte Notfall-Medikamente (insbesonders Adrenalin) auch endotracheal appliziert werden. Unter laufender CPR kann damit lebensrettende Zeit gewonnen werden. Die Anlage des venösen Zugangs wird schnellstmöglich nachgeholt.
- Spezielle Zufuhr-Systeme erübrigen sich. Die Medikamente werden endotracheal mit mindestens der doppelten venösen Dosis appliziert und bei Erwachsenen auf etwa 10 ml, bei Kindern auf 2–5 ml verdünnt. Nach direktem Einspritzen über den Tubus erfolgt die Verteilung durch mehrere kräftige Atemhübe mit dem Beatmungsbeutel.
- Bei pädiatrischen Notfällen ist der intraossäre Zugang die beste Alternative zur intravenösen Injektion. In den Markraum verabreichte Infusionen und Medikamente werden über das reich vaskularisierte rote Knochenmark sehr rasch in das venöse System absorbiert und kommen hinsichtlich Wirkeintritt, -stärke und -dauer der intravenösen Injektion nahe.
- Wegen der raschen Resorption ist keine bedeutsame Erhöhung der Dosis erforderlich und eine Zufuhr im oberen Dosierungsbereich ausreichend.

Blutstillung und Wundverband

- Stärker blutende Wunden werden in der Regel mit einem Druckverband versorgt.
- Kommt die Blutung trotz korrekten Druckverbands ausnahmsweise nicht zum Stehen, muß bei Extremitäten-Blutungen die weitere Blutzufuhr mittels Tourniquet oder Abbindung (Dreiecktuch-Krawatte) unterbunden werden.
- Sind Druckverband, Tourniquet oder Abbindung anatomisch oder verletzungsbedingt nicht möglich, muß die Blutstillung durch Abdrücken der zuführenden Arterie oder direkte Kompression mit Verband-Kompressen o. ä. in der Wunde erfolgen.
- Prinzipiell ist jede Verletzung der Haut steril abzudecken. Als Wundauflage werden sterile Kompressen bzw. Verbandpäckchen benutzt.
- Penetrierende Fremdkörper sind zu belassen. Offene Bauch- und Hirnverletzungen werden umpolstert und mit sterilen Tüchern abgedeckt, die ggf. ebenso steril angefeuchtet werden.
- Bei Schußwunden ermöglicht die Lokalisation von Ein- und Ausschuß eine Orientierung über zu erwartende Organ-Verletzungen.
- Bei Amputations-Verletzungen werden Stumpf und Amputat steril verbunden. Das Amputat wird in einem sterilen Plastiksack, der in einen mit Trockeneis gefüllten zweiten Beutel (Replantat-Beutel) gelegt wird, transportiert. Ein direkter Kontakt des Amputats mit Eis ist dringend zu vermeiden.
- Bei Bißverletzungen durch Giftschlangen kann eine venöse Stauung zur Verminderung der Gift-Resorption erfolgen.
- Insektenstiche sind nur im Hals- und Rachenbereich unmittelbar bedrohlich und erfordern ggf. die (rechtzeitige) Intubation.

Lagerung

- Die stabile Seitenlage ist die Standard-Maßnahme bei bewußtlosen oder bewußtseinsgetrübten Patienten mit ausreichender Spontanatmung, sofern keine Intubation vorgenommen wird.
- Patienten mit Schädel-Hirn-Trauma und stabiler Kreislauffunktion werden mit etwa 30° erhöhtem Oberkörper gelagert. Kopf, Thorax und Abdomen sollen in einer Linie bleiben. Der Kopf wird in Mittelstellung fixiert, um den freien Abfluß der Jugularvenen zu sichern. Bei geringstem Verdacht auf HWS-Trauma wird ein Stützverband angelegt.
- Bei allen Formen des Volumenmangel-Schocks mit absolutem oder relativem Volumenmangel sind die Patienten in Schocklage zu bringen. Durch die Kopftief-Lagerung wird der venöse Rückfluß und damit die kardiale Füllung erhöht („Autotransfuion").
- Bei kardiogenem Schock wegen akuten Linksherz-Versagens mit Lungenödem wird der Patient mit leicht angehobenem Kopfteil der Trage zunächst flach gelagert. Sucht der wache Patient selbst die sitzende Position auf, ist diese zu unterstützen.
- Hochschwangere werden mit Kissen o. ä. im Bereich von Rücken und Gesäß der rechten Körperhälfte unterstützt und damit insgesamt in die linke Halbseitenlage gebracht.
- Bei allen Erkrankungen, die mit Atemnot verbunden sind, wird der wache Patient halbsitzend oder sitzend gelagert.
- Patienten mit abdominalen Erkrankungen oder Verletzungen werden in der „Bauchschaukel" gelagert.
- Bei wachen Patienten mit sonstigen Störungen ist es in den meisten Fällen sinnvoll, die vom Patienten spontan eingenommene Körperlage zu unterstützen.

Literatur

1. Brain AU, Verghese C, Addy EV, Kapila A: The Intubating Laryngeal Mask. I: development of a new device for intubation of the trachea. Br J Anaesth. 1997; 79:699–703
2. Brain AU, Verghese C, Addy EV, Kapila A, Brimacombe J: The Intubating Laryngeal Mask. II: a preliminary clinical report of a new means of intubating the trachea. Br J Anaesth. 1997; 79:704–709
3. Brimacombe JR, Berry AM: Cricoid pressure. Can J Anaesth. 1997; 44:414–425
4. Cardoso MMSC, Banner MJ, Melker RJ, Bjoraker DG: Portable devices used to detect endotracheal intubation during emergency situations: a review. Crit Care Med. 1998; 26:957–964
5. Carli P, Hapnes SA, Pasqualucci V: Airway management and ventilation. Resuscitation 1992; 24:205–210

6. Dingley J, Baynham P, Swart M, Vaughan RS: Ease of insertion of the laryngeal mask airway by inexperienced personnel when using an introducer. Anesthesia 1997; 52:756–760
7. Emerman CL, Kerz T, Dick W: Routes of drug administration. In: Paradis NA, Halperin HR, Nowak RM (eds.): Cardiac Arrest. The Science and Practice of Resuscitation Medicine. Williams & Wilkins, Baltimore 1996; S. 468–496
8. Frass M: The Combitube: esophageal/tracheal double-lumen airway. In: Benumof JL (ed.): Airway management. Principles and Practice. Mosby-Year, St. Louis 1995; S. 444–454
9. Glaeser PW, Hellmich TR, Szewczoga D et al.: Five year experience in prehospital intraosseous infusions in children and adults. Ann Emerg Med. 1993; 22:1119–1124
10. Greenberg MI, Baskin SI, Kaplan AM: Effects of endotracheally administered distilled water and normal saline on the arterial blood gases of dogs. Ann Emerg Med. 1982; 11:600–604
11. Greenberg MI, Roberts RJ, Baskin SL: Use of endotracheally administered epinephrine in a pediatric patient. Am J Dis Child. 1981; 135:767–768
12. Hahnel JH, Lindner KH, Schurmann C, Prengel A, Ahnefeld FW: Plasma lidocaine levels and PaO2 with endobronchial administration: dilution with normal saline or distilled water? Ann Emerg Med. 1990; 19:1314–1317
13. Hahnel JH, Lindner KH, Schurmann C, Prengel A, Ahnefeld FW: Endobronchial drug administration: does deep endobronchial delivery have advantages in comparison with single injection through the endotracheal tube? Resuscitation 1990; 20:193–202
14. Hanley MV, Rudd T, Butler J: What happens to intratracheal saline instillations? Am Rev Resp Dis. 1978; 117:124
15. Hapnes S, Robertson C: CPR – drug delivery routes and systems. Resuscitation 1992; 24:137–142
16. Hehn M, Breschinski W, Lampl L, Frey W, Bock KH: Die intraossäre Punktion in der präklinischen Notfallmedizin. Anaesthesist 1996; 45:1196–1202
17. Hipp R, Mielke L, Hargasser S, Entholzner E, Niggerschmidt B, von Mundelshausen B: Ein neuer Tubus zur endobronchialen Applikation von Medikamenten. Fortschr Med. 1990; 108:550–554
18. Holder M: Intraossäre Injektion und Infusion im Kindesalter. Notfallmed. 1991; 17:648–652
19. Kokkinis K: The use of the larngeal mask airway in CPR. Resuscitation 1994; 27:9–12
20. Langenstein H, Möller F: Erste Erfahrungen mit der Intubationslarynxmaske. Anaesthesist 1998; 47:311–319
21. La Spada J, Kissoon N, Melker R, Murphy S, Miller G, Peterson R: Extravasation rates and complications of intraosseous needles during gravity and pressure infusion. Crit Care Med. 1995; 23:2023–2028
22. Latorre F, Eberle B, Weiler N, Mienert R, Stanek A, Goedekke R, Heinrichs W: Laryngeal mask airway position and the risk of gastric insufflation. Anesth Analg. 1998; 86:867–871
23. Lindemann R: Resuscitation of the newborn – endotracheal administration of epinephrine. Acta Paediatr Scand Suppl. 1984; 73:210–212
24. Lipp M, de Rossi L, Daubländer M, Thierbach A: Die Transilluminationstechnik. Anaesthesist 1996; 45:923–930
25. Mace SE: Differences in plasma lidocaine levels with endotracheal drug therapy secondary to total volume of fluid administered. Resuscitation 1990; 20:185–191
26. McCrirrick A, Monk CR: Comparison of i.v. and intratracheal administration of adrenalin. Br J Anaesth. 1994; 72:529–532
27. McNamara RM, Spivey WH, Unger HD, Malone DR: Emergency applications of intraosseous infusion. J Emerg Med. 1987; 5:97–101
28. McNamara RM, Spivey WH, Sussmann C: Pediatric resuscitation without an intravenous line. Am J Emerg Med. 1986; 4:31–33
29. Mielke LL, Frank C, Lanzinger MJ, Wilhelm MG, Entholzner EK, Hargasser SR, Hipp RFJ: Plasma catecholamine levels following tracheal and intravenous epinephrine administration in swine. Resuscitation 1998; 36:187–192
30. Orlowski JP, Abulleil MM, Phillips JM: Effects of tonicities of saline solutions on pulmonary injury in drownig. Crit Care Med. 1987; 15:126–130
31. Oswalt J, Hedges JR, Soifer BE, Lowe DK: Analysis of trauma intubations. Am J Emerg Med. 1992; 10:511–514
32. Prengel AW, Lindner KH, Hahnel J, Ahnefeld FW: Endotracheal and endobronchial lidocaine administration effects on plasma lidocaine concentration and blood gases. Crit Care Med. 1991; 19:911–915
33. Ralston SH, Tucker WA, Showen L, Carter A, Babbs CF: Endotracheal versus intravenous epinephrine during electromechanical dissociation with CPR in dogs. Ann Emerg Med. 1985; 14:1044–1048
34. Rumball CJ, Mac Donald D: The PTL, Combitube, Laryngeal Mask, and Oral Airway: a randomized prehospital comparative study of ventilatory device effectiveness and cost-effectiveness in 470 cases of cardiorespiratory arrest. Prehospital Emerg Care 1997; 1:1–10
35. Sabin HI, Khunti K, Coghill SB, Mc Neill GO: Accuracy of intracardiac injections determined by a post-mortem study. Lancet 1984; 183:1054–1055
36. Schanker LS: Drug absorption from the lung. Biochem Pharmacol. 1978; 27:381–385
37. Schüttler J, Bartsch A, Ebeling B, Födisch M, Kulka P, Pflitsch D: Die endobronchiale Pharmakotherapie bei der kardiopulmonalen Reanimation. Notfallmed. 1990; 16:760–769.
38. Schüttler J, Bartsch A, Ebeling BJ, Hörnchen U, Kulka P, Suhling B, Stoeckel H: Endobronchiale Applikation von Adrenalin in der präklinischen kardiopulmonalen Reanimation. Anaesth Intensivther Notfallmed. 1987; 22:63–68
39. Seefelder C, Ahnefeld FW: Die Stellung der intraossären Injektion und Infusion bei pädiatrischen Notfällen. Eine Literaturübersicht. Der Notarzt 1992; 8:175–183
40. Tandberg D, Abercrombie D: Treatment of heroin overdose with endotracheal naloxone. Ann Emerg Med. 1982; 11:443–445
41. Thierbach A, Lipp M, Dick W: Management der Atemwege im Notfall – Teil 1. Definitionen, Risikobeurteilung und Techniken. Notfallmed. 1997; 23:352–361
42. Thierbach A, Lipp M, Dick W: Management der Atemwege im Notfall – Teil 2. Planung des adäquaten Verfahrens und Lagekontrolle des Tubus. Notfallmed. 1997; 23:408–411
43. Velasco AL, Delgado-Paredes C, Templeton J et al.: Intraosseous infusion of fluids in the initial management of hypovolemic shock in young subjects. J Ped Surg. 1991; 26:4–8
44. Wissler RN: The Esophageal-Tracheal Comitube. Anesth Rev. 1993; 20:147–152
45. Yentis SM: The effects of single-handed and bimanual cricoid pressure on the view at laryngoscopy. Anaesthesia 1997; 52:332–335

6

Kardiopulmonale Reanimation

H. A. Adams, P. Sefrin, C. Brummerloh

Roter Faden

- **Grundlagen**
  - Pathophysiologie
  - Indikation und Kontraindikation
  - Richtlinien
- **Basismaßnahmen der Reanimation**
  - Erstuntersuchung und Initialmaßnahmen
  - Freimachen und Freihalten der Atemwege
  - Beatmung und Herzdruckmassage
  - Besonderheiten bei Kindern
- **Erweiterte Reanimationsmaßnahmen**
  - Grundlagen und Techniken
  - Medikamente
  - Algorithmus der erweiterten Reanimationsmaßnahmen
  - Besonderheiten bei Kindern
- **Post-Reanimationsphase**

Grundlagen

Pathophysiologie

Das respiratorische und das kardiovaskuläre System sichern in enger funktioneller Verbindung und gegenseitiger Abhängigkeit die ununterbrochene Versorgung der Körperzellen mit Sauerstoff und Energieträgern sowie die Elimination der Endprodukte des Stoffwechsels. Die Integrität beider Organsysteme zählt zu den unabdingbaren Voraussetzungen menschlichen Lebens.

Limitierender Faktor ist die *Sauerstoff-Versorgung des zentralen Nervensystems (ZNS)*. Nach vollständiger Unterbrechung der Sauerstoff-Zufuhr kommt es innerhalb kürzester Frist zum Verlust des Bewußtseins, an den sich eine individuelle und im voraus nicht zu bestimmende Zeitspanne bis zum Eintritt des Todes anschließt. Nach etwa *3–5 min* ist mit *irreversiblen Hirnschäden* zu rechnen.

Die Stabilisierung oder Wiederherstellung der Vitalfunktionen „*Kreislauf*" und „*Atmung*" durch kardiopulmonale Reanimation (cardiopulmonary resuscitation, CPR) ist das vordringlichste Ziel ärztlichen Handelns und der Hilfeleistung durch Laien. Die sachgerecht durchgeführte CPR ermöglicht die Mindestversorgung des ZNS mit Sauerstoff und schafft die Voraussetzungen zur Wiederherstellung der lebenswichtigen Körperfunktionen.

Die *Wiederbelebungszeit*, in der noch eine Wiederherstellung der Vitalfunktionen gelingen kann, hängt von zahlreichen Faktoren ab und ist *nicht vorhersagbar*. Meist ist es nicht einmal möglich, die tatsächliche Dauer des Kreislaufstillstands verläßlich zu ermitteln. Angaben von Zeugen sind grundsätzlich fragwürdig. Auch nach Eintreten der Bewußtlosigkeit kann noch eine Minimalperfusion vorliegen, z. B. bei extremer Brady- oder Tachykardie, welche die Reanimationsaussichten deutlich verbessert. Ebensowenig ist die Wiederbelebungszeit bei Kindern, nach einem Wasserunfall, bei Unterkühlung oder Intoxikationen abschätzbar.

Primär kardiale Ursachen des Kreislaufstillstands sind vorrangig die myokardiale Ischämie und der Myokardinfarkt, hier insbesondere mit nachfolgender Rhythmusstörung. Seltenere kardiale Ursachen sind Kardiomyopathien, Vitien, Myokarditiden, Elektrolyt-Störungen, Medikamenten-Intoxikationen, Hypothermie, Elektrounfälle und die Perikardtamponade.

Zu den *respiratorischen Ursachen* des Kreislaufstillstands zählen die Verlegung der oberen Atemwege, obstruktive und restriktive Ventilationsstörungen, Beeinträchtigungen des alveolären Gasaustauschs, Sauerstoff-Mangel in der Umgebungsluft, zentral bedingte Atemstörungen sowie neuromuskuläre Erkrankungen und andere Störungen der Atemmechanik (z. B ein Thoraxtrauma), die letztlich einen hypoxischen Kreislaufstillstand induzieren.

Als zirkulatorische Ursachen des Kreislaufstillstands sind vor allem die verschiedenen Schockformen sowie die fulminante Lungenarterienembolie zu nennen.

Indikation und Kontraindikation

Mit der Feststellung des unvorhergesehenen Atem- bzw. Kreislaufstillstands ist grundsätzlich die Indikation zur CPR gegeben.

In der unmittelbaren präklinischen Notfallsituation ist die Unterlassung des Reanimationsversuchs (siehe auch Kapitel „Ethische Aspekte der Notfallmedizin") nur unter bestimmten Voraussetzungen gerechtfertigt: dies sind mit dem Leben nicht vereinbare Verletzungen sowie sichere Todeszeichen (Totenflecke, Totenstarre, Fäulnis). In allen anderen Fällen kann präklinisch nur bei Vorliegen weiterer, verläßlicher Informationen entschieden werden, z. B. inkurables Grundleiden im Finalstadium oder gesicherte prolongierte Hypoxie bei bestimmten Unfallsituationen.

- Jeder noch behebbar erscheinende Ausfall der Vitalfunktionen „Atmung" oder „Kreislauf" erfordert den unverzüglichen Beginn der Reanimation.
- Nur so wird eine *Option für das Leben* erhalten; einmal verlorene Zeit ist unwiderruflich dahin.

Richtlinien

Ein strikt standardisiertes Vorgehen bei Durchführung der Basismaßnahmen der CPR hilft, unnötigen Zeitverlust zu vermeiden und die Frist bis zum Einsatz differenzierter Methoden zu überbrücken.

Diesem Beitrag liegen insbesondere folgende Richtlinien zugrunde:
- Richtlinien der Bundesärztekammer aus dem Jahr 1991 (25),
- Richtlinien der American Heart Association (AHA) aus dem Jahr 1992 (6),
- Richtlinien des International Liasion Committe on Resuscitation (ILCOR) aus dem Jahr 1997 (11, 14, 15, 16, 24),
- Richtlinien des European Resuscitation Council (ERC) aus den Jahren 1996 und 1998 (2, 7, 8, 9, 10, 18, 27, 31).

Die ERC-Richtlinien stellen im wesentlichen eine Umsetzung der ILCOR-Vorgaben für den europäischen Bereich dar und repräsentieren den aktuellen Stand.

Durch die Richtlinien wird das Vorgehen in Standardsituationen schematisiert und damit erleichtert. Außerhalb dieser Lagen ist ihr Wert begrenzt, weil die Umstände des Einzelfalls nicht vorhersehbar sind. Hier gibt fundiertes ärztliches Wissen unter Berücksichtigung der individuellen pathophysiologischen Gegebenheiten (wie vorbestehende Medikation usw.) den Ausschlag.

Basismaßnahmen der Reanimation

Erstuntersuchung und Initialmaßnahmen

In unklarer Situation erfolgt die Überprüfung der Vitalfunktionen durch *schnelle und gezielte Kontrolle* von Bewußtsein, Atmung und Kreislauf (10, 11).

- 1. *Bewußtsein.* Die Prüfung erfolgt durch laute Ansprache und Schütteln an den Schultern.
- 2. *Atmung.* Der Kopf des bewußtlosen Patienten wird behutsam überstreckt, der Unterkiefer angehoben und der Mund zur Reinigung geöffnet (Esmarch-Handgriff, Abb. 6.1). Dies soll insbesondere bei Traumapatienten ohne Änderung der vorgefundenen Körperposition erfolgen. Die Atemtätigkeit wird anhand von Thoraxexkursionen, Atemgeräusch oder Luftstrom überprüft. Ist nach max. 10 s keine Spontanatmung feststellbar, wird die Mundhöhle inspiziert und ggf. digital gesäubert bzw. abgesaugt (Abb. 6.2). Dazu wird der Patient in der Regel in Rückenlage gebracht. Gut sitzender Zahnersatz ist zu belassen. Bei fehlender Spontanatmung ist der Patient unverzüglich zweimal zu beatmen (siehe unten).

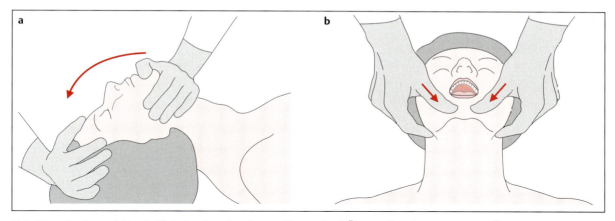

Abb. 6.1a u. b Esmarch-Handgriff. Freimachen der oberen Luftwege durch Überstrecken des Kopfes (**a**) und Öffnen des Mundes (**b**).

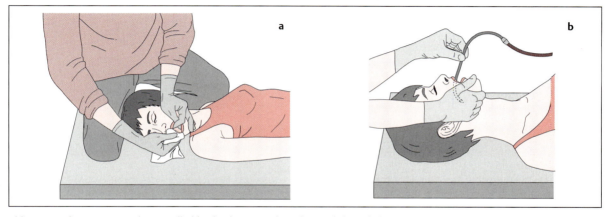

Abb. 6.2a u. b Reinigung der Mundhöhle durch Auswischen des seitlich gedrehten Kopfes (**a**) bzw. Absaugen des Mund- und Rachenraums (**b**).

- 3. *Kreislauf.* Die Prüfung der Kreislauffunktion erfolgt durch Palpation der Karotis-Pulse für zusammen maximal 10 s (Abb. 6.3). Bei einseitigem Fehlen ist auch die Gegenseite zu überprüfen (keine gleichzeitige Palpation). Auch die Beobachtung von Bewegungen (einschließlich Schlucken und einsetzender Atmung) gilt als ausreichend für den Nachweis der Kreislauffunktion.

Aus didaktischen Gründen empfehlen die Richtlinien der Bundesärztekammer (25) für die Ersthelfer-Ausbildung die zusammenhängende Durchführung der Erstuntersuchung als „diagnostischen Block". Wegen der Prüfung der Kreislauffunktion (Tasten des Karotis-Pulses) darf jedoch keine wertvolle Zeit verloren gehen, in der der Patient bereits beatmet werden müßte.

- Für den Ersthelfer kann das Herbeiholen zusätzlicher Hilfe problematisch sein.
- Verbindliche Regeln können nicht gegeben werden; vielmehr ist situationsabhängig zu handeln (Herberufen Umstehender; ggf. telefonischer Notruf).
- Die Reanimation darf nur sehr kurzfristig unterbrochen werden.

Freimachen und Freihalten der Atemwege

Eine Verlegung der oberen Atemwege durch Zurücksinken des Zungengrundes usw. beim Bewußtlosen kann häufig bereits durch die dargestellte Überstreckung des Kopfes bzw. Ausräumen oder Absaugen beseitigt werden (Abb. 6.1 u. 6.2).

Die vollständige Verlegung der oberen Atemwege durch Aspiration eines Bolus (z. B. Verschlucken beim Essen) ist sehr selten (11). Die panikartige Reaktion des Betroffenen wird in der Regel von Umstehenden bemerkt.

- Bei Bolus-Aspiration wird die Entfernung durch einen oder mehrere Schläge zwischen die Schulterblätter versucht (Abb. 6.4), die auch in Seitenlage des Patienten erfolgen können.

Der Heimlich-Handgriff wird wegen der damit verbundenen Verletzungsrisiken nicht generell empfohlen (11) und ist Ausnahmesituationen (z. B. Bolus, der durch Schläge zwischen die Schulterblätter nicht mobilisiert werden kann) vorbehalten. Durch einen gezielten Druckstoß auf das Epigastrium des liegenden Patienten bzw. nach Umschlingen des Patienten von dorsal (Abb. 6.5) soll der Fremdkörper mobilisiert werden.

- Bewußtlose Patienten mit erhaltener Spontanatmung werden bis zur Intubation in stabile Seitenlage gebracht (Abb. 6.6).
- Die oberen Atemwege können vorläufig durch einen Oro- oder Nasopharyngeal-Tubus gesichert werden (s. Kapitel „Allgemeine Techniken in der Notfallmedizin").

Beatmung und Herzdruckmassage

Ist keine Atemtätigkeit feststellbar, ist unverzüglich mit der *Atemspende* bzw. *Beatmung* zu beginnen (10, 11). Die Atemspende erfolgt als Mund-zu-Mund- oder Mund-zu-Nase-Beatmung (Abb. 6.7). Hier sind die Empfehlungen widersprüchlich (10, 25); eine wesentliche Bedeutung kommt dem jedoch nicht zu.

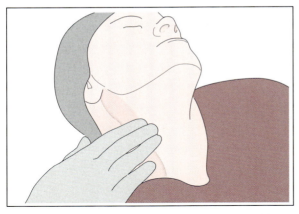

Abb. 6.3 Prüfung des Karotis-Pulses. Bei einseitigem Fehlen ist auch die Gegenseite zu untersuchen.

Abb. 6.4a u. b Erste Hilfe bei Bolus-Aspiration durch Schläge zwischen die Schulterblätter (a). Bei Kindern wird die Technik adaptiert (b).

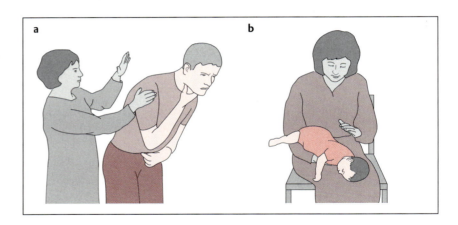

Kardiopulmonale Reanimation **71**

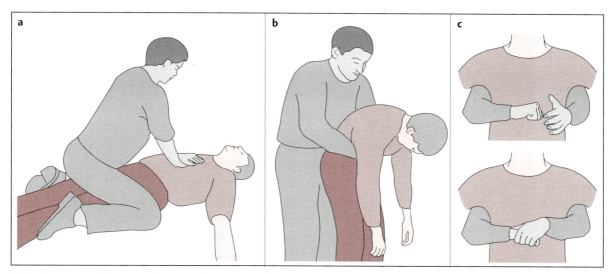

Abb. 6.**5a–c** Heimlich-Handgriff. Versuch der Fremdkörper-Mobilisation durch gezielten Druckstoß auf das Epigastrium des liegenden Patienten (**a**) bzw. nach Umschlingung des stehenden Patienten von dorsal (**b**). Durch Faustschluß (**c**) ist ein gezielter Druck auszuüben.

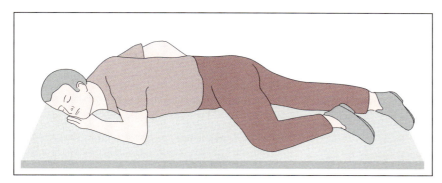

Abb. 6.**6** Stabile Seitenlagerung zur Lagerung Bewußtloser mit erhaltener Spontanatmung.

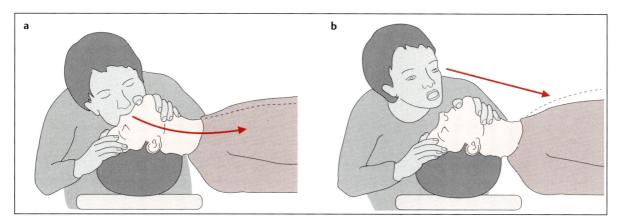

Abb. 6.**7a** u. **b** Atemspende als Mund-zu-Nase-Beatmung. Der Kopf des Patienten ist behutsam zu überstrecken (**a**); nach jedem Atemzug sind die Thoraxexkursionen zu beobachten (**b**).

- Der Kopf des Patienten wird behutsam überstreckt.
- Die eigene Exspirationsluft wird über etwa 2 s ruhig in Mund oder Nase des Patienten eingeblasen, wobei die jeweils andere Öffnung mit den Fingern abzudichten ist.
- Eine suffiziente Beatmung führt zu einer deutlichen Thoraxexkursion.
- Bei Kontamination des Patienten mit Kontaktgiften (Alkylphosphate, E 605) muß die Atemspende unterbleiben.

Abb. 6.8 Externe Herzdruckmassage bei Beatmung mit Beatmungsbeutel. Das Sternum wird in der unteren Hälfte um 4–5 cm komprimiert; die Beine sind hochzulagern. Die Finger dürfen den Thorax nicht berühren.

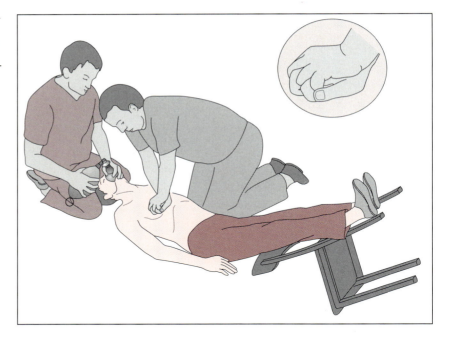

Das Risiko einer Infektion mit dem human immunodeficiency virus (HIV) ist insgesamt sehr gering und kann durch Benutzung geeigneter Hilfsmittel wie Taschenmasken oder selbst einer Mullkompresse weiter vermindert werden.

Die initiale Notfallbeatmung erfolgt in aller Regel mit einem Beatmungsbeutel. Dabei ist auf korrekten Maskensitz und unverzüglichen Anschluß einer *Sauerstoff-Quelle mit Reservoir* zu achten.

- Bei Patienten mit fehlender Atemtätigkeit und erhaltener Kreislauffunktion ist die Beatmung bis zum Wiedereintritt der Spontanatmung fortzusetzen.
- Die Kreislauffunktion wird in Abständen von etwa 1 min durch Tasten der Karotis-Pulse für maximal 10 s überprüft.

Bei fehlenden Karotis-Pulsen kann durch *externe (extrathorakale) Herzdruckmassage* (10, 11, 19, 26) ein Minimalkreislauf aufrechterhalten werden. Das pathophysiologische Prinzip der externen Herzdruckmassage (direkte Herzkompression oder Thorax-Pumpmechanismus) ist umstritten. Auch bei optimaler Technik (Abb. 6.8) ist nur ein stark reduziertes Herz-Zeit-Volumen (HZV) im Bereich von 25 % des Normalwerts mit entsprechend verminderter koronarer und zerebraler Perfusion zu erzielen (28).

- Der Patient wird auf einer harten Unterlage in Rückenlage gebracht. Durch Anheben der Beine können die kardiale Vorlast und der zerebrale Perfusionsanteil erhöht werden.
- Der initiale Präkordialschlag (Faustschlag auf die Mitte des Sternums) soll eine geordnete Herzaktion induzieren. Er wird nur bei beobachtetem Einsetzen des Kreislaufstillstands ausdrücklich empfohlen (16); dieses Vorgehen ist damit bei Patienten mit EKG-Überwachung die Regel. Eine Gefährdung des Patienten ist jedoch auch in sonstigen Fällen nicht zu erwarten und ein Nutzen nicht auszuschließen.
- Die extrathorakale Herzdruckmassage erfolgt durch direkte Kompression des Thorax um 4–5 cm in der unteren Sternumhälfte. Mit verschränkten bzw. abgestreckten Fingern und übereinanderliegenden Handballen sowie gestreckten Ellbogen wird ein kurzer, energischer Druck ausgeübt.
- Um eine ausreichende Druckkonzentration des Handballens zu erzielen, dürfen die Finger den Brustkorb nicht berühren.
- Kompressions- und Entlastungsphase sollen gleich lang sein.

Die optimale Verknüpfung der respiratorischen und kardialen Reanimationsmaßnahmen trägt wesentlich zum Erfolg bei. Es werden die Ein-Helfer- und die Zwei-Helfer-Methode unterschieden.

- In beiden Fällen wird die Reanimation mit 2 suffizienten Atemspenden oder Beutel-Beatmungen begonnen.
- Das anschließende Verhältnis von Beatmung und Herzdruckmassage beträgt bei der Zwei-Helfer-Methode 1 : 5 und bei der Ein-Helfer-Methode 2 : 15.
- Die Kompressionsfrequenz soll etwa 100/min betragen.
- Das Wiedereinsetzen der Herztätigkeit wird in regelmäßigen Abständen durch kurze Palpation des Karotis-Pulses für maximal 10 s geprüft.

Für den Erwachsenen gilt ein Atemzugvolumen von 400–600 ml, entsprechend etwa 7 ml/kg Körpergewicht (KG), als ausreichend (10). Es kommt weniger auf ein errechnetes Volumen, sondern vielmehr auf deutliche Thoraxexkursionen an. Dies gilt auch für die Beatmung von Kindern. Zu hohes Tidalvolumen und zu hoher Beatmungsdruck erhöhen das Risiko der Magenüberblähung mit konsekutiver Regurgitation und Aspiration.

Kardiopulmonale Reanimation

Tabelle 6.1 Erstuntersuchung und Basismaßnahmen der CPR bei Erwachsenen (10)

- Prüfung des *Bewußtseins*
  - Ansprechen
  - Vorsichtiges Schütteln an den Schultern
- Prüfung der *Atmung*
  - Kopf überstrecken
  - Auf Thoraxexkursionen, Atemgeräusch oder Luftstrom achten
  - Mundhöhle inspizieren, ggf. säubern, gut sitzenden Zahnersatz belassen
- Bei fehlender Atemtätigkeit unverzüglich 2 x beatmen
- Prüfung der *Kreislauffunktion*
  - Palpation der Karotis-Pulse
  - Auf Bewegungen (einschließlich Schlucken und einsetzender Atmung) achten
- Beatmung und Herzdruckmassage
  - Verhältnis 1 : 5 (Zwei-Helfer-Methode)
  - Verhältnis 2 : 15 (Ein-Helfer-Methode)
  - Kompressionsfrequenz etwa 100/min
- Situationsabhängig weitere Helfer alarmieren

- Bei der Zwei-Helfer-Methode soll die Herzkompression unmittelbar mit Beendigung der Insufflation einsetzen (die Exspiration wird durch die Kompression forciert).
- Insgesamt müssen alle Maßnahmen fließend ineinandergreifen.
- Beim intubierten Patienten erfolgen Beatmung und Herzdruckmassage simultan.

Zeichen einer effektiven Reanimation sind tastbare Karotis-Pulse, die Verengung weiter Pupillen und eine verbesserte Durchblutung von Haut und Schleimhäuten. In Tab. 6.1 sind die Basismaßnahmen der Reanimation des Erwachsenen zusammengefaßt.

Besonderheiten bei Kindern

Die kardiopulmonale Reanimation im Kindesalter ist eingehend im Kapitel „Notfälle aus der Pädiatrie" dargestellt, so daß hier nur die Grundzüge erläutert werden.

Häufigste Ursache des Kreislaufstillstands bei Säuglingen und Kleinkindern ist die respiratorische Insuffizienz (24). Eine zunehmende Bradykardie muß als Zeichen der schwerwiegenden Hypoxie gelten.

Beim Neugeborenen entspricht eine Herzfrequenz < 60/min einem funktionellen Kreislaufstillstand.

Der durch protrahierten Sauerstoff-Mangel induzierte Stillstand eines primär gesunden kindlichen Herzens führt zu besonders ungünstigen Reanimationsbedingungen.

- Es ist größter Wert auf eine ausreichende Oxygenierung zu legen. Aus diesem Grund ist die Anzahl der initialen Beatmungen bei der CPR höher als bei Erwachsenen.
- Ein einzelner Helfer soll, bevor er Hilfe sucht, zunächst 1 min Reanimationsmaßnahmen durchführen.
- Ein Säugling oder kleines Kind kann bei der Suche nach Hilfe ggf. mitgenommen werden.

Die Reanimationsmaßnahmen (9, 24, 30–33) werden an die anatomischen und physiologischen Gegebenheiten des Kindes in den verschiedenen Altersstufen angepaßt. Die ERC-Richtlinien unterscheiden Neugeborene, Säuglinge (im 1. Lebensjahr), jüngere Kinder im Alter von 1–8 Jahren und ältere Kinder über 8 Jahre (31).

Basismaßnahmen der CPR bei Neugeborenen (32, 33):
- Bei Verdacht auf Verlegung der oberen Luftwege ist vorsichtig abzusaugen (keine Schläge auf den Rücken).
- Die Atemspende erfolgt simultan über Nase und Mund.
- Initial werden 2–5 Atemspenden oder Beutel-Beatmungen appliziert.
- Die ersten 5–6 Beatmungen erfolgen mit verlängerter Inspirationsdauer, um die Lungen zu blähen.
- Danach soll die Inspirationsdauer etwa 1 s betragen.
- Die anzustrebende Beatmungsfrequenz ist 30–40/min.
- Die Kreislauffunktion wird durch Palpation des Pulses der Umbilikalarterie geprüft.
- Bei einer Herzfrequenz < 60/min ist mit der Herzdruckmassage zu beginnen.
- Die externe Herzdruckmassage wird durch Umfassen des Oberkörpers mit den Händen und Kompression mit beiden Daumen oder durch direkte Kompression mit zwei Fingern vorgenommen.
- Der Druckpunkt liegt etwa einen Querfinger unterhalb der Verbindungslinie der Mamillen.
- Der Thorax soll um etwa ein Drittel seines Durchmessers komprimiert werden.
- Die anzustrebende Kompressionsrate beträgt 120/min.
- Das Verhältnis von Ventilation und Kompression soll 1 : 3 betragen.

Das Neugeborene muß dringend vor Auskühlung geschützt werden (Wärmelampe, Abtrocknen, Zudecken); die Raumtemperatur soll etwa 25 °C betragen.

Basismaßnahmen der CPR bei Säuglingen (9, 32):
- Bei Verdacht auf Bolus-Aspiration wird die Technik der Hilfeleistung adaptiert (Abb. 6.**4b**).
- Die Atemspende erfolgt größenabhängig Mund-zu-Mund oder simultan über Mund und Nase.
- Initial werden 2–5 Atemspenden oder Beutel-Beatmungen appliziert.
- Die Inspirationsdauer soll 1–1,5 s betragen.
- Die anzustrebende Beatmungsfrequenz ist 20/min.
- Die Kreislauffunktion wird durch Palpation des Pulses der Brachialarterie an der Innenseite des Oberarms geprüft.
- Die externe Herzdruckmassage erfolgt mit 2–3 Fingern.
- Der Druckpunkt liegt etwa einen Querfinger unterhalb der Verbindungslinie der Mamillen.
- Der Thorax soll um etwa ein Drittel seines Durchmessers komprimiert werden.
- Die anzustrebende Kompressionsrate beträgt 100/min.
- Das Verhältnis von Ventilation und Kompression soll 1 : 5 betragen.

Bei Kindern von 1–8 Jahren wird das Vorgehen erneut den Größenverhältnissen angepaßt.

Basismaßnahmen der CPR bei Kindern im Alter von 1–8 Jahren (9, 32):
- Die Atemspende erfolgt Mund-zu-Mund oder Mund-zu-Nase.
- Initial werden 2–5 Atemspenden oder Beutel-Beatmungen appliziert.
- Die Inspirationsdauer soll 1–1,5 s betragen.
- Die anzustrebende Beatmungsfrequenz beträgt 20/min.
- Die Kreislauffunktion wird durch Palpation des Karotis-Pulses geprüft.
- Die externe Herzdruckmassage erfolgt mit einem Handballen. Druckpunkt ist die untere Sternumhälfte.
- Der Thorax soll um etwa ein Drittel seines Durchmessers komprimiert werden.
- Die anzustrebende Kompressionsrate beträgt 100/min.
- Das Verhältnis von Ventilation und Kompression soll 1:5 betragen.

Die CPR älterer Kinder entspricht dann weitgehend dem Vorgehen bei Erwachsenen.

Basismaßnahmen der CPR bei Kindern im Alter über 8 Jahren (9, 32):
- Die Atemspende erfolgt Mund-zu-Mund oder Mund-zu-Nase.
- Initial werden 2–5 Atemspenden oder Beutel-Beatmungen appliziert.
- Die Inspirationsdauer soll 1–1,5 s betragen.
- Die anzustrebende Beatmungsfrequenz ist etwa 12/min.
- Die Kreislauffunktion wird durch Palpation des Karotis-Pulses geprüft.
- Die Herzdruckmassage erfolgt mit übereinanderliegenden Handballen.
- Druckpunkt ist die untere Sternumhälfte.
- Der Thorax soll um etwa ein Drittel seines Durchmessers komprimiert werden.
- Die anzustrebende Kompressionsrate beträgt 100/min.
- Das Verhältnis von Ventilation und Kompression ist 2:15 (Ein-Helfer-Methode) bzw. 1:5 (Zwei-Helfer-Methode).

Erweiterte Reanimationsmaßnahmen

Grundlagen und Techniken

Allgemeines

Als erweiterte Reanimationsmaßnahmen kommen vorrangig die EKG-Ableitung und ggf. Defibrillation, die Intubation und Beatmung mit möglichst hohem Sauerstoff-Anteil sowie die Schaffung eines venösen Zugangs zur differenzierten medikamentösen Therapie zur Anwendung.

Der EKG-Befund bestimmt das weitere Vorgehen. Damit hat die EKG-Ableitung mit evtl. Defibrillation grundsätzlich Vorrang vor der Intubation. Ist ein Defibrillator nicht unmittelbar verfügbar, steht der verzugslosen Intubation durch den *Geübten* nichts entgegen.

EKG-Ableitung, Defibrillation und Schrittmachertherapie

Bei einem nicht durch EKG überwachten Patienten erfolgt die Ableitung des EKG zunächst über die *Defibrillator-Elektroden*. Es sind folgende Grundmuster des Kreislaufstillstands zu unterscheiden:
- Beim *Kammerflimmern* (KF) handelt es sich um unkoordinierte Fibrillationen des Myokards ohne Auswurfleistung, die sich im EKG als unregelmäßige, ungeordnete Erregungen hoher Frequenz darstellen. Das *Kammerflattern* ist eine Sonderform und zeigt sich im EKG als regelmäßige, schnelle Abfolge deformierter Kammerkomplexe ohne meßbare Auswurfleistung (pulslose ventrikuläre Tachykardie, PVT).
- Bei der *Asystolie* fehlen die Kammerkomplexe; gelegentlich können noch elektrische Erregungen der Vorhöfe nachweisbar sein.
- Die *elektromechanische Entkoppelung* (pulslose elektrische Aktivität, PEA) ist durch eine erhaltene regelmäßige elektrische Herzaktion im EKG bei fehlender Pumpleistung definiert.

Kammerflimmern und -flattern haben eine bessere Prognose als die Asystolie, die letztlich dem Finalzustand des Herzens entspricht.

Ziel der *Defibrillation* ist die synchronisierte Depolarisation einer möglichst großen Anzahl von Myokardzellen, der kritischen Myokardmasse, durch Applikation einer bestimmten Strommenge.

Damit soll eine geordnete elektrische Erregung des Myokards mit anschließender effektiver Kontraktion ermöglicht werden. Der Defibrillationsstrom muß einen möglichst großen Anteil des linken Ventrikels erreichen und zuvor den transthorakalen Widerstand überwinden. Dieser ist u. a. von Konfiguration und Luftgehalt des Thorax sowie von der Herzgröße abhängig.

Ein limitierender Faktor für den Defibrillationserfolg und damit für das gesamte Reanimationsergebnis ist die schnellstmögliche Durchführung dieser lebensrettenden Maßnahme. Dem soll durch breite Einführung der nichtärztlichen Frühdefibrillation (2, 14) mit automatischen, die Rhythmusstörung erkennenden Defibrillatoren entsprochen werden. Mit diesen Geräten kann bei verlängerter Eintreffzeit des Notarztes durch den Rettungsdienst vor Ort wertvolle Zeit gewonnen werden.

Weitere bestimmende Faktoren für den Defibrillationserfolg sind die korrekte Position und optimale Kontaktfläche der Elektroden, ein ausreichend hoher Anpressdruck sowie Anzahl, Frequenz und gewählte Energie (J) der Defibrillationen. Bei Unterschreiten der Defibrillationsschwelle wegen zu geringer Energiedosis kann erneutes Kammerflimmern ausgelöst werden. Eine weitere, ganz wesentliche Voraussetzung ist die ausreichende *Oxygenierung* des Myokards.

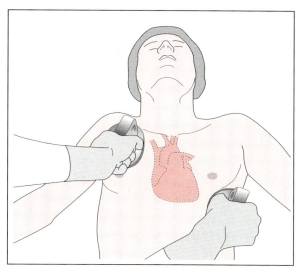

Abb. 6.9 Defibrillation. Die Elektroden werden rechts parasternal unterhalb der Klavikula und in der linken vorderen Axillarlinie am Unterrand des Rippenbogens aufgesetzt.

- Aufgeklebte Medikamentenpflaster sind vor der Defibrillation zu entfernen (bei Glyceroltrinitrat-Pflastern können explosionsartige Reaktionen auftreten).
- Die Elektroden werden nach Aufbringen von Kontaktgel oder ersatzweiser Anfeuchtung rechts parasternal unterhalb der Klavikula sowie in der linken vorderen Axillarlinie am Unterrand des Rippenbogens plaziert und fest aufgedrückt (Abb. 6.9).
- Alternativ kann eine Elektrode parasternal im 4. Interkostalraum links und die andere unter der linken Skapula aufgesetzt werden (anterio-posteriore Defibrillation).
- Bei Patienten mit Herzschrittmacher wird ein Abstand von mindestens 10 cm zum Gerät eingehalten. Bei rechts-pektoral implantiertem Schrittmacher empfiehlt sich damit die anterio-posteriore Position oder eine der Normalposition entgegengesetzte Haltung (rechts tief-parasternal, links hoch-lateral).
- Bei Auslösen der Defibrillation darf kein Helfer den Patienten selbst oder elektrisch leitfähige Teile am Patienten einschließlich des Beatmungsbeutels berühren.
- Bei normaler Thoraxkonfiguration des Erwachsenen beträgt die Energiedosis für die 1. und 2. Defibrillation 200 J und für alle folgenden 360 J (27).
- Bei Beatmung mit Respirator soll die Defibrillation in Exspiration erfolgen.

Repetitive Defibrillationen führen zu einer Senkung des transthorakalen Widerstands. Daher werden pro CPR-Zyklus je drei Defibrillationen in schnellstmöglicher Abfolge durchgeführt (16, 27). Bei zu langer Ladephase des Defibrillators müssen die Basismaßnahmen der CPR zwischen den einzelnen Defibrillationen fortgesetzt werden.

Die notfallmäßige *Schrittmachertherapie* ersetzt die fehlende elektrische Erregung bei bedrohlichen bradykarden Rhythmus- oder Leitungsstörungen mit erhaltener Kontraktionsfähigkeit des Myokards. Im Rahmen der CPR kommt sie insbesondere beim Wiedereinsetzen elektrischer Aktivität nach Asystolie zum Einsatz.

- Die Stimulation kann zunächst transkutan über die Defibrillator-Elektroden und anschließend über präkordial und dorsal aufgeklebte Platten-Elektroden erfolgen.
- Daneben sind auch transvenös oder ösophageal zu plazierende Sonden verfügbar.

Intubation und Beatmung

Die Problematik ist eingehend im Kapitel „Allgemeine Techniken in der Notfallmedizin" dargestellt.

Die *endotracheale Intubation* ermöglicht die optimale Oxygenierung des Patienten, sichert die Luftwege gegen Aspiration, schafft einen ersten Zugangsweg zur Medikamenten-Applikation und erleichtert das Absaugen der tieferen Atemwege.

- Zu reanimierende Patienten werden schnellstmöglich orotracheal intubiert.
- Beim Erwachsenen wird ein Magill-Tubus von 7,5 mm Innendurchmesser benutzt, der zur Notfall-Intubation mit einem flexiblen Führungsstab zu versehen ist.

Der *ösophagotracheale Kombinations-Tubus* und die *Larynx-Maske* sind Notbehelfe mit jeweils eigener Problematik. Der Kombinations-Tubus bietet einen besseren Aspirationsschutz als die Larynx-Maske. Beide Hilfsmittel können von dem in der endotrachealen Intubation Ungeübten ggf. anstelle der Maskenbeatmung eingesetzt werden, während sie für den Geübten lediglich eine Alternative zur Koniotomie bilden. Kombinations-Tubus und Larynx-Maske können ohne ausreichende Übung nicht sicher benutzt werden.

- Bei der *Koniotomie* wird die Membrana cricothyreoidea („Ligamentum conicum") mittels Skalpell durchtrennt und ein dünner Endotrachealtubus direkt in die Trachea eingebracht.

Kommerzielle Fertigsets sind nicht immer so einfach strukturiert, daß sie unvorbereitet in einer Extremsituation verwendet werden könnten. Auch die anatomischen Gegebenheiten (Struma usw.) können den Einsatz limitieren. Letztlich kann die Trachea behelfsmäßig mit weitlumigen Venenverweilkanülen punktiert werden, die jedoch nur eine überbrückende Oxygenierung erlauben.

- Die *Beatmung* soll möglichst mit einem inspiratorischen Sauerstoff-Anteil von 100 % erfolgen, um eine optimale Oxygenierung des Patienten zu erreichen.
- Beatmungsbeutel sind an eine Sauerstoff-Quelle anzuschließen und mit einem Reservoir zu versehen.
- Die unter Reanimationsbedingungen verminderte Kohlendioxyd-Produktion läßt beim Erwachsenen ein Atemzugvolumen von 400–600 ml (etwa 7 ml/kg KG) bei einer Frequenz von 12/min als ausreichend erscheinen (27).
- Die alveoläre Ventilation kann durch einen geringen positiv-endexspiratorischen Druck von 5–10 mmHg verbessert werden (7).

Venöser Zugang und sonstige Applikationswege

Die Problematik ist eingehend im Kapitel „Allgemeine Techniken in der Notfallmedizin" dargestellt.

Der venöse Zugang ist der sicherste Zufuhrweg für Notfallmedikamente und gegenüber der endotrachealen und intraossären Applikation zu bevorzugen (13).

- Das unter Reanimationsbedingungen verminderte HZV führt zu einem verzögerten Wirkungseintritt der Medikamente.
- Durch Nachinjektion eines Flüssigkeitsbolus von etwa 20 ml oder eine zügig mitlaufende Infusion wird der Wirkungseintritt beschleunigt.
- Zur Punktion sind insbesondere die V. jugularis externa oder große Venen im Ellbogen- und Unterarmbereich geeignet.
- Die Punktion zentraler Venen kommt nur ausnahmsweise in Betracht, wenn kein peripherer Zugang geschaffen werden kann. Vorhandene zentralvenöse Zugänge sind dagegen bevorzugt zu benutzen.

Bei fehlendem venösen Zugang können Adrenalin, Atropin und Lidocain endotracheal zugeführt werden (13, 16).

- Bei endotrachealer Zufuhr werden die Dosierungen von Adrenalin und Atropin gegenüber der intravenösen Normaldosis zumindest verdoppelt, auf etwa 10 ml Volumen verdünnt und über den Tubus appliziert.
- Lidocain muß in 4–5facher Dosis zugeführt werden.
- Die Verteilung erfolgt durch mehrere Beatmungshübe mit hohem Tidalvolumen.

Der Wirkungseintritt ist, insbesondere bei Verlegung der Luftwege durch Aspiration und Lungenödem usw., verzögert; darüber hinaus ist von einem Depoteffekt auszugehen.

Sonstiges

Bei Reanimationen erfolgt die *technische Überwachung des Patienten* nicht nur durch EKG-Ableitung, sondern möglichst auch durch Pulsoxymetrie und Kapnographie (siehe Kapitel „Untersuchung und Überwachung des Notfallpatienten"). Die pulsoxymetrisch bestimmte Sauerstoff-Sättigung ist allerdings erst bei Wiedereinsetzen einer ausreichenden Kapillarperfusion verwertbar.

Bei protrahierter Reanimation ist ein Spannungspneumothorax durch wiederholte Auskultation und Perkussion sowie Kontrolle der Beatmungsdrucke auszuschließen. Falls verfügbar, können Blutgas-Analysen und Elektrolyt-Bestimmungen weitere wertvolle Informationen liefern.

Die *ACD-Technik* (acitve compression decompression) als Variante der extrathorakalen Herzdruckmassage und andere Formen der Thoraxkompression wie die *Westen-CPR* sind bislang nicht etabliert (22). Die ACD-CPR mit Einsatz einer in Sternummitte plazierten Saugglocke hat zwar hämodynamische Vorteile; bislang konnte jedoch keine Verbesserung von Überlebensrate oder neurologischer Wiederherstellung belegt werden. Die Überdehnung des Thorax in der Dekompressionsphase führt zu einem über die bislang bekannten Reanimationsverletzungen hinausgehenden Risiko (1), so daß der Einsatz der ACD-CPR nur in verzweifelten Fällen bei Versagen der etablierten Technik erwogen werden soll.

Medikamente

Adrenalin

Adrenalin (5, 23, 29) ist das dominierende Medikament zur CPR.

Adrenalin hat starke β- und in hoher Dosis auch starke α-mimetische Effekte. Über die β-Rezeptoren wirkt Adrenalin positiv inotrop, chronotrop, dromotrop und bathmotrop. Die Stimulation der α-Rezeptoren führt zu einer Vasokonstriktion mit Erhöhung des koronaren und zerebralen Perfusionsdrucks. Darüber hinaus soll Adrenalin ein feines Kammerflimmern in ein leichter zu defibrillierendes grobes Flimmern überführen.

Indikationen für Adrenalin im Rahmen der CPR sind Asystolie, elektromechanische Entkoppelung, Bradykardie, schwere Hypotonie und persistierendes Kammerflimmern nach erfolgloser Defibrillation.

- Beim Kreislaufstillstand des Erwachsenen wird eine Initialdosis von mindestens 1 mg (0,01 mg/kg KG) empfohlen, die bei jedem CPR-Zyklus (im Abstand von etwa 3 min) zu wiederholen ist (16, 27).

Es liegen derzeit keine offiziellen Empfehlungen zur Behandlung der Asystolie mit höheren Adrenalin-Dosen vor; die Effizienz ist nicht belegt (3, 28). Trotzdem verwenden viele Notärzte bei protrahierter Asystolie höhere Adrenalin-Dosen, z. B. 5 mg und mehr ab dem 4. CPR-Zyklus. Dies geschieht unter der Annahme, daß die effektive Adrenalin-Dosis keine Konstante, sondern (u.a.) eine Funktion von Stillstand- und Reanimationszeit ist (12); auch Körpergewicht und Verteilungsvolumen haben sicher einen Einfluß.

Der Nutzen der hochdosierten Adrenalin-Zufuhr ist kaum durch Studien zu belegen; andererseits ist in dieser verzweifelten Situation nichts zu verlieren und ein Erfolg im Einzelfall nicht auszuschließen und vielfach belegt.

Tritt bei Patienten im anästhesiologisch-intensivmedizinischen Bereich unter laufender hochdosierter Katecholamin-Zufuhr ein Kreislaufstillstand auf, ist die Verwendung hoher Adrenalin-Dosen bereits initial gerechtfertigt.

- Adrenalin führt zu einer starken Mydriasis; diese darf unter laufender Reanimation nicht als Zeichen der zerebralen Hypoxie fehlinterpretiert werden.

Die in Studien gezeigten Vorteile von α-Agonisten wie Noradrenalin (20) und von Vasopressin (21) haben bislang nicht zu einer klinischen Etablierung dieser Substanzen geführt. Hier bleibt die weitere Entwicklung abzuwarten.

■ Natrium-Bikarbonat

Der Kreislaufstillstand führt zeitabhängig zu einer ausgeprägten metabolischen Azidose, die bei beobachtetem Eintritt des Kreislaufstillstands durch sofort einsetzende, effektive CPR-Maßnahmen verhindert oder zumindest reduziert werden kann.

Die Azidose vermindert die Kontraktionsfähigkeit des Myokards und die Wirksamkeit von Katecholaminen und begünstigt das Auftreten von Kammerflimmern (18).

Ein symptomatischer Azidose-Ausgleich durch Zufuhr von Natriumhydrogencarbonat (Na-Bikarbonat) ist umstritten (5, 23, 27). Das von der Substanz nach Reaktion mit Wasserstoff-Ionen gebildete Kohlendioxyd muß pulmonal eliminiert werden. Bei fehlender Abatmung ist eine paradoxe intrazelluläre Azidose, insbesondere von ZNS und Myokard, mit weiterer Verminderung der myokardialen Kontraktilität möglich (Verschiebung der Sauerstoff-Dissoziationskurve mit Verschlechterung der Sauerstoff-Abgabe auf zellulärer Ebene). Zusätzlich kann die Substanz eine deutliche Hyperosmolarität und Hypernatriämie induzieren. Insgesamt kommt dem Medikament vor allem bei protrahierter, effektiver CPR eine Bedeutung zu (29).

- Die Zufuhr von Na-Bikarbonat (18) soll zurückhaltend und innerklinisch möglichst nach Maßgabe zentralvenöser Blutgas-Analysen erfolgen, die eine bessere Beurteilung des Gewebe-pH erlauben als arterielle Entnahmen.
- Als korrekturbedürftig gelten pH-Werte unter 7,1 bei einem Basendefizit über 10 mmol/l (27).
- Der Ausgleich erfolgt durch Einzeldosen von 0,7 mmol/kg KG (50 mmol bei 75 kg KG) Na-Bikarbonat (1 ml der Lösung 8,4% entspricht 1 mmol).
- Zur „Blindpufferung" bei fehlender Blutgas-Analyse wird dieselbe Dosis frühestens nach jeweils 3 erfolglosen CPR-Zyklen empfohlen (7).

Na-Bikarbonat muß getrennt von Katecholaminen oder Kalzium appliziert werden.

■ Antiarrhythmika

Lidocain (5, 23, 29) zählt zu den Klasse I b-Antiarrhythmika und wird bei gehäuften ventrikulären Extrasystolen und ventrikulärer Tachykardie eingesetzt. Die Substanz bewirkt durch vorwiegende Blockade der Natrium-Kanäle eine Hemmung der Depolarisation und Wiedererregbarkeit (Membranstabilisierung) sowie eine Beschleunigung der Repolarisation hauptsächlich im Bereich der ventrikulären Reizleitung, was insgesamt zur Eindämmung von Automatien führt. Die Vorhöfe werden kaum beeinflußt.

- Bei persistierendem Kammerflimmern ist der Einsatz von Lidocain nach 3 erfolglosen CPR-Zyklen (mit Defibrillationen und Einsatz von Adrenalin) zu erwägen (7).
- Die Lidocain-Dosis beträgt 1 mg/kg KG; sie wird einmalig alternativ zu Adrenalin appliziert.
- Bei Erfolg wird ggf. nach je 10 min die Hälfte der Initialdosis nachinjiziert (5).

Atropin, ein Parasympatholytikum, führt zu einer Steigerung der Sinusknoten-Frequenz und einer Verbesserung der atrioventrikulären Überleitung (5, 23, 29).

- Zur sicheren Ausschaltung eines exzessiven Vagotonus kann Atropin bei Asystolie in einer einmaligen Erwachsenen-Dosis von 3,0 mg eingesetzt werden (27).

Amiodaron ist ein Klasse III-Antiarrhythmikum, das zu einer selektiven Verlängerung der Repolarisationsphase und der AV-Überleitung führt (5, 23, 29). Bei therapierefraktärem Kammerflimmern kann Amiodaron als ultima ratio in einer Dosis von 5 – 7,5 mg/kg KG unter EKG-Überwachung gegeben werden (5).

Ajmalin (23), ein Klasse I c-Antiarrhythmikum, führt zu einer starken Natrium-Blockade und Leitungsverzögerung; es kann bei therapierefraktärem Kammerflimmern versuchsweise eingesetzt werden (17). Die Erwachsenen-Standarddosis beträgt 50 mg, bei Kindern 1 mg/kg KG.

■ Sonstige Medikamente

In der verzweifelten Situation einer protrahierten erfolglosen Reanimation kommen als ultima ratio auch Medikamente in Frage, deren Wirksamkeit zwar nicht durch Studien belegt ist, aber pathophysiologisch abgeleitet werden kann.

Elektrolyte sollten unter klinischen Bedingungen nur gezielt nach Bestimmung der Serum-Konzentrationen zugeführt werden. Präklinisch ist dies jedoch meist unmöglich. Liegen Hinweise auf eine Hypokaliämie vor, etwa bei Patienten mit Diuretika-Therapie, ist die probatorische Injektion von 20 mmol *Kaliumchlorid* vertretbar. Bei therapierefraktärer elektromechanischer Entkoppelung kann durch Injektion einer Erwachsenen-Dosis von etwa 10 ml *Kalzium-Glukonat* 10% versucht werden, die über Kalzium-Ionen vermittelte elektromechanische Koppelung zu verbessern. Weiter ist die Zufuhr von Kalzium beim hyperkaliämischen Herzstillstand (Dialyse-Patienten) sowie bei Intoxikationen mit Kalzium-Antagonisten indiziert (5). Bei Digitalis-Intoxikation ist Kalzium kontraindiziert.

Die *Thrombolyse unter Reanimationsbedingungen* (4) wird nicht näher dargestellt. Die „Notlyse" ist bei protrahierter frustraner CPR sowohl beim Myokardinfarkt wie auch bei der fulminanten Lungenarterien-Embolie indiziert; mit ihrem Einsatz darf nicht zu lange gewartet werden.

Algorithmus der erweiterten Reanimationsmaßnahmen

Die erweiterten Reanimationsmaßnahmen lassen sich in einem universellen Algorithmus (16, 24, 27) zusammenfassen (Abb. 6.**9**), der die bisher getrennten Algorithmen zur Behandlung von Kammerflimmern, Asystolie und elektromechanischer Entkoppelung (7) zusammenfaßt und bewußt einfach gehalten ist.

Das Vorgehen läßt sich in allgemeine Initialmaßnahmen, spezielle Maßnahmen bei Kammerflimmern (KF) bzw. pulsloser ventrikulärer Tachykardie (PVT), spezielle Maßnahmen bei Asystolie und elektromechanischer Entkoppelung (kein KF/PVT) sowie in begleitende Maßnahmen zur Ausschaltung potentiell reversibler Ursachen unterteilen.

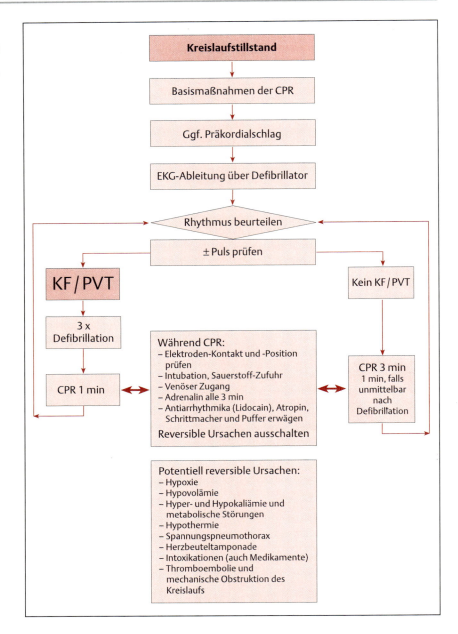

Abb. 6.**10** Universeller Algorithmus für erweiterte Reanimationsmaßnahmen bei Erwachsenen und Kindern (nach 27). KF = Kammerflimmern; PVT = pulslose ventrikuläre Tachykardie.

Allgemeine Initialmaßnahmen sind:
– Feststellung des Kreislaufstillstands,
– sofortiger Beginn der Basismaßnahmen,
– EKG-Ableitung über Defibrillator,
– Beurteilung des Herzrhythmus.

Intubation und Anlage eines venösen Zugangs erfolgen situationsabhängig während laufender Reanimation; die unverzügliche Defibrillation hat Vorrang.

Spezielle Maßnahmen bei Kammerflimmern bzw. pulsloser ventrikulärer Tachykardie sind:
– Beim 1. Zyklus 3 x Defibrillation mit 200, 200 und 360 J; ab dem 2. Zyklus 3 x Defibrillation mit 360 J.
– für Kinder gelten beim 1. Zyklus 2,2 und 4 J/kg KG; ab dem 2. Zyklus 3 x 4 J/kg KG,
– fortlaufende Herzdruckmassage und Beatmung,
– nach jeweils 1 min Beginn des nächsten Zyklus mit interponierter Rhythmus-Beurteilung und Pulsprüfung,
– nach 2 Zyklen Injektion von mindestens 1 mg Adrenalin, danach alle 3 min wiederholen,
– während laufender Maßnahmen EKG-Elektroden aufkleben, Elektroden-Position und -Kontakt prüfen und potentiell reversible Ursachen ausschalten,
– Einsatz von Na-Bikarbonat (0,7 mmol/kg KG, frühestens nach 3 erfolglosen CPR-Zyklen) und Antiarrhythmika (zunächst 1 mg/kg KG Lidocain) erwägen.

Spezielle Maßnahmen bei Asystolie und elektromechanischer Entkoppelung sind:
– Injektion von mindestens 1 mg Adrenalin, mit Beginn jedes Zyklus alle 3 min wiederholen,
– fortlaufende Herzdruckmassage und Beatmung,
– nach jeweils 3 min interponierte Rhythmus-Beurteilung und Pulsprüfung,
– während laufender Maßnahmen EKG-Elektroden aufkleben, Elektroden-Position und -Kontakt prüfen und potentiell reversible Ursachen ausschalten,

– Zufuhr von Atropin (einmalig 3 mg beim Erwachsenen), Na-Bikarbonat (0,7 mmol/kg KG, frühestens nach 3 erfolglosen CPR-Zyklen) und Schrittmacher-Einsatz (bei jeder elektrischen Aktivität) erwägen.

Folgende *potentiell reversible Ursachen* sind durch begleitende Maßnahmen auszuschalten:
- Hypoxie,
- Hypovolämie,
- Hyper- und Hypokaliämie und metabolische Störungen,
- Hypothermie,
- Spannungspneumothorax,
- Herzbeuteltamponade,
- Intoxikationen (auch Medikamente),
- Thromboembolie und mechanische Obstruktion des Kreislaufs.

Die dargestellten erweiterten Maßnahmen der CPR beruhen auf tierexperimentellen und klinischen Ergebnissen, die von fachlich ausgewiesenen Gremien gewissenhaft geprüft und in Richtlinien umgesetzt worden sind. Nach erfolgloser Ausschöpfung dieser Vorgaben erscheint es ethisch erlaubt, in verzweifelten Situationen auch zu anderen Mitteln zu greifen, deren Wirksamkeit nicht belegt ist.

Dazu zählen die Defibrillation bei protrahierter Asystolie, der Einsatz von ß-Rezeptoren-Blockern bei persistierendem Kammerflimmern, die Verwendung von Kalium oder Kalzium sowie die Applikation hoher Adrenalin-Dosen.

Diese Maßnahmen erfolgen in der Erkenntnis, daß der Patient nahezu verloren und jede noch so vage Chance zu nutzen ist. Insbesondere bei jüngeren Patienten oder Kindern, etwa nach einem Wasserunfall oder Unterkühlung, ist der primäre Reanimationserfolg das nächstliegende Ziel; die Abwägung des neurologischen Ergebnisses steht in der akuten Situation zurück.

Besonderheiten bei Kindern

Nachfolgend werden einige der bei Kindern abweichend zu beachtenden erweiterten Reanimationsmaßnahmen (8, 24) kurz dargestellt (siehe auch Kapitel „Notfälle aus der Pädiatrie").

- Als Faustregel kann gelten, daß ein Kind bei normaler Entwicklung mit 1 Jahr etwa 10 kg, mit 6 Jahren etwa 20 kg und mit 10 Jahren etwa 30 kg wiegt.
- Die *Defibrillation* erfolgt mit speziellen Kinder-Elektroden und angepaßter Energie.
- Für die 1. und 2. initiale Defibrillation werden eine Energiedosis von 2 J/kg KG und für die 3. initiale und alle nachfolgenden Defibrillationen eine Dosis von 4 J/kg KG empfohlen (8).
- Bei der *Intubation* soll der Tubus der Kleinfingerdicke des Kindes entsprechen. Bei Neugeborenen ist je nach Reifegrad ein Innendurchmesser von 2,5 – 3,5 mm zu wählen.
- Bei kontrollierter *Beatmung mit Gerät* kann die Beatmungsfrequenz orientierend mit 40/min für Neugeborene, 30/min für Säuglinge und 20/min für Kleinkinder gewählt werden.

- Der *venöse Zugang* erfolgt beim Neugeborenen vorteilhaft über die Umbilikalvene, ggf. ist ein Nabelvenen-Katheter zu benutzen.

Ist kurzfristig kein venöser Zugang zu schaffen, werden die Notfallmedikamente in normaler Dosis, aber verdünnt, *intraossär appliziert*.

- Für den intraossären Zugang wird der Markraum der Tibia an der Innenfläche am Übergang vom proximalen zum mittleren Drittel mit einer geeigneten Stahlkanüle punktiert.
- Die korrekte Lage der Nadel wird durch blutiges Aspirat verifiziert.

Als ultima ratio kann die V. subclavia mit einer dünneren Erwachsenen-Verweilkanüle direkt punktiert werden.

- *Adrenalin* (8, 24) wird in einer Initialdosis von 0,01 mg/kg KG, entsprechend 0,1 ml/kg KG der Lösung 1 : 10 000 (1 mg Adrenalin in 10 ml), appliziert.
- Bei endotrachealer Zufuhr wird die 10fache Dosis (0,1 mg/kg KG) empfohlen.
- Bei wiederholter Applikation beträgt die Dosis intravenös wie endotracheal 0,1 mg/kg KG.
- *Natrium-Bikarbonat* wird ggf. mit 0,7 mmol/kg KG appliziert.
- *Lidocain* wird mit 1 mg/kg KG dosiert.
- *Atropin* wird mit 0,02 mg/kg KG (Mindestdosis 0,1 mg) zugeführt (7).

Post-Reanimationsphase

Nach erfolgreicher Reanimation muß jeder Patient als kardiozirkulatorisch instabil und vital bedroht gelten. Deshalb ist die ununterbrochene Intensivüberwachung unverzichtbar.

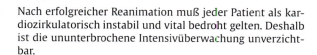

Dies gilt auch für einen innerklinischen Transport, der möglichst erst nach einer Konsolidierungsphase erfolgen soll. Bis zur definitiven Stabilisierung werden die Patienten kontrolliert beatmet.

Unter den Laborbefunden haben Blutgas-Analysen sowie Elektrolyt- und Blutzucker-Kontrollen Vorrang. Durch Bestimmung des Laktat-Spiegels kann das Ausmaß der Gewebehypoxie und der Verlauf der Reperfusion beurteilt werden. Sonstige spezifische Laborparameter wie Kreatin-Kinase und Gerinnungskontrollen dienen der Abklärung der Ursache des Kreislaufstillstands und der Therapiesteuerung.

- Nach erfolgreicher CPR ist gezielt nach Reanimationsverletzungen zu suchen (1).
- Verletzungen von Thorax- und Abdominalorganen wie Hämato- bzw. Pneumothorax, Herzbeuteltamponade, Leber- oder Milzruptur sind keineswegs selten und gefährden den primären Reanimationserfolg.

- Geeignete Maßnahmen sind mehrfache sonographische Untersuchungen von Thorax und Abdomen, die Röntgen-Übersichtsaufnahme der Thoraxorgane sowie wiederholte Bestimmungen der Hämoglobin-Konzentration.

Nach Wiederherstellung und Stabilisierung der Kreislauffunktion muß alles zur Verhinderung oder Minimierung einer sekundären Schädigung des ZNS getan werden. Da es für die „zerebrale Reanimation" bislang keine medikamentöse Basis gibt, sind die Anstrengungen auf die Optimierung der respiratorischen, kardiozirkulatorischen und metabolischen Rahmenbedingungen zu richten. Dazu zählen die leichte initiale Hyperventilation, ein möglichst hochnormaler mittlerer arterieller Druck, die Therapie erhöhter Blutzucker-Konzentrationen und die wiederholte neurologische Beurteilung des Patienten.

Kernaussagen

Grundlagen
- Die sachgerecht durchgeführte CPR ermöglicht die Mindestversorgung des ZNS mit Sauerstoff und schafft die Voraussetzungen zur Wiederherstellung der Kreislauffunktion. Ein strikt standardisiertes Vorgehen bei Durchführung der Basismaßnahmen hilft, jeden unnötigen Zeitverlust zu vermeiden.

Basismaßnahmen der Reanimation
- Überprüfung der Vitalfunktionen: Schnelle und gezielte Kontrolle von Bewußtsein, Atmung und Kreislauf. Situationsabhängig weitere Hilfe alarmieren.
- Erwachsene: Initial 2 Beatmungen, dann Beatmung und Herzdruckmassage im Verhältnis 1:5 bzw 2:15 (Zwei- bzw. Ein-Helfer-Methode).
- Neugeborene, Säuglinge und Kleinkinder: Initial 2–5 Beatmungen; Verhältnis Ventilation zu Kompression bei Neugeborenen 1:3, sonst 1:5.

Erweiterte Reanimationsmaßnahmen
- Grundlagen: EKG-Ableitung und Defibrillation, Intubation und Beatmung mit möglichst hohem Sauerstoff-Anteil, venöser Zugang. Adrenalin ist das wichtigste Notfallmedikament.
- Allgemeine Initialmaßnahmen: CPR-Basismaßnahmen, EKG über Defibrillator-Elektroden, Beurteilung des Herzrhythmus und Pulsprüfung. Intubation und venöser Zugang situationsabhängig; Defibrillation hat Vorrang.
- Spezielle Maßnahmen bei Kammerflimmern bzw. pulsloser ventrikulärer Tachykardie: 3 x Defibrillation (200, 200, 360 J; ab 2. Zyklus 3 x 360 J), 1 min Basis-CPR, interponierte Rhythmus-Beurteilung und Pulsprüfung, Injektion von 1 mg Adrenalin (alle 3 min wiederholen); Natrium-Bikarbonat (0,7 mmol/kg KG) und Lidocain (1 mg/kg KG) erwägen.
- Spezielle Maßnahmen bei Asystolie und elektromechanischer Entkoppelung: Injektion von mindestens 1 mg Adrenalin (alle 3 min wiederholen), bis zu 3 min Basis-CPR, interponierte Rhythmusbeurteilung und Pulsprüfung; Atropin (einmalig 3 mg bei Erwachsenen), Natrium-Bikarbonat (0,7 mmol/kg KG) und Schrittmacher erwägen.
- Besonderheiten bei Kindern: 1. und 2. initiale Defibrillation 2 J/kg KG, danach 4 J/kg KG. Intravenöse Adrenalin-Dosis initial 0,01 mg/kg KG, endotracheal 0,1 mg/kg KG, Wiederholungsdosis intravenös wie endotracheal 0,1 mg/kg KG. Ggf. intraossäre Injektion.

Post-Reanimationsphase
- Permanente Intensivüberwachung (auch bei innerklinischem Transport), kontrollierte Beatmung, Blutgasanalysen, Elektrolyt- und Blutzucker-Kontrollen, Ausschluß von Reanimationsverletzungen, Verhinderung/Minimierung sekundärer ZNS-Schädigung durch Optimierung respiratorischer, kardiozirkulatorischer und metabolischer Rahmenbedingungen.

Literatur

1. Adams HA, Hempelmann G, Beigl B, Schmitz CS: Spezifische Risiken der aktiven Kompression-Dekompression bei kardiopulmonaler Reanimation: Ein Fallbericht. Anästhesiol Intensivmed Notfallmed Schmerzther. 1996; 31 : 325–327
2. Bossaert L, Handley A, Marsden A, Arntz R, Chamberlain D, Ekström L, Evans T, Monsieurs K, Robertson C, Steen P: European Resuscitation Council guidelines for the use of automated external defibrillators by EMS providers and first responders. A statement from the Early Defibrillation Task Force, with contributions from the Working Groups on Basic and Advanced Life Support, and approved by the Executive Committee of the European Resuscitation Council. Resuscitation 1998; 37 : 91–94
3. Callaham M, Madsen CD, Barton CW, Saunders CE, Pointer J: A randomized clinical trial of high-dose epinephrine and norepinephrine vs. standard-dose epinephrine in prehospital cardiac arrest. JAMA 1992; 268 : 2667–2672
4. Carlsson J, Schuster HP, Tebbe U: Prähospitale thrombolytische Therapie bei akutem Myokardinfarkt. Anaesthesist 1997; 46 : 829–839
5. Darius H, Meyer J: Pharmaka bei der kardiopulmonalen Reanimation. Internist 1992; 33 : 306–317
6. Emergency cardiac committee and subcommittees, American Heart Association: Guidelines for cardiopulmonary resuscitation and emergency cardiac care. JAMA 1992; 268 : 2171–2302
7. European Resuscitation Council: Guidelines for resuscitation. Edition June 1996
8. European Resuscitation Council: Paediatric advanced life support. To be read in conjunction with the International Liaison Committee on Resuscitation Paediatric Working Group Advisory Statement (April 1997). Resuscitation 1998; 37 : 101–102
9. European Resuscitation Council: Paediatric basic life support. To be read in conjunction with the International Liaison Committee on Resuscitation Paediatric Working Group Advisory Statement (April 1997). Resuscitation 1998; 37 : 97–100
10. Handley AJ, Bahr J, Baskett P, Bossaert L, Chamberlain D, Dick W, Ekström L, Juchems R, Kettler D, Marsden A, Moeschler O, Monsieurs K, Parr M, Petit P, Van Drenth A: The 1998 European Resuscitation Council guidelines for adult single rescuer basic life support. A statement from the Working Group on Basic Life Support, and approved by the executive committee of the European Resuscitation Council. Resuscitation 1998; 37 : 67–80
11. Handley AJ, Becker LB, Allen M, van Drenth A, Kramer EB, Montgomery WH: Single-Rescuer Adult Basic Life Support. An Advisory Statement From the Basic Life Support Working Group of the International Liaison Committee on Resuscitation. Circulation 1997; 95 : 2174–2179
12. Hörnchen U: Vasopressor therapy during CPR. Anästhesiol Intensivmed Notfallmed Schmerzther. 1998 (Suppl. 3); S. 357

13. Kerz T, Dick W: Zugangswege für die Medikamentenapplikation bei Herzkreislaufstillstand. Anaesthesist 1996; 45:550–565
14. Kloeck W, Cummins RO, Chamberlain D, Bossaert L, Callanan V, Carli P, Christenson J, Connolly B, Ornato JP, Sanders A, Steen P: Early Defibrillation. An Advisory Statement From the Advanced Life Support Working Group of the International Liaison Committee on Resuscitation. Circulation 1997; 95:2183–2184
15. Kloeck W, Cummins RO, Chamberlain D, Bossaert L, Callanan V, Carli P, Christenson J, Connolly B, Ornato JP, Sanders A, Steen P: Special Resuscitation Situations. An Advisory Statement From the International Liaison Committee on Resuscitation. Circulation 1997; 95:2196–2210
16. Kloeck W, Cummins RO, Chamberlain D, Bossaert L, Callanan V, Carli P, Christenson J, Connolly B, Ornato JP, Sanders A, Steen P: The Universal Advanced Life Support Algorithm. An Advisory Statement From the Advanced Life Support Working Group of the International Liaison Committee on Resuscitation. Circulation 1997; 95:2180–2182
17. Köppel C: Ajmalin bei therapierefraktärem Kammerflimmern. Intensivmed. 1990; 27:476–479
18. Koster R, Carli P: Acid-base management. A statement for the advanced life support working party of the European Resuscitation Council. Resuscitation 1992; 24:143–146
19. Kouwenhoven WB, Jude JR, Knickerbocker GG: Closed chest cardiac massage. JAMA 1960; 173:1064–1067
20. Lindner KH, Ahnefeld FW, Schuermann W, Bowdler IM: Epinephrine and norepinephrine in cardiopulmonary resuscitation. Effects on myocardial oxygen delivery and consumption. Chest 1990; 97:1458–1462
21. Lindner KH, Dirks B, Strohmenger HU, Prengel AW, Lindner IM, Lurie KG: Randomized comparison of epinephrine and vasopressin in patients with out-of-hospital ventricular fibrillation. Lancet 1997; 349:535–537
22. Lindner KH, Wenzel V: Neue mechanische Methoden der kardiopulmonalen Reanimation (CPR). Literaturstudie und Analyse der Effektivität. Anaesthesist 1997; 46:220–230
23. Mutschler E (Hrsg.): Arzneimittelwirkungen: Lehrbuch der Pharmakologie und Toxikologie; mit einführenden Kapiteln in die Anatomie, Physiologie und Pathophysiologie. 7. Aufl. Wissenschaftliche Verlagsgesellschaft, Stuttgart 1996
24. Nadkarni V, Hazinski MF, Zideman D, Kattwinkel J, Quan L, Bingham R, Zaritsky A, Bland J, Kramer E, Tiballs J: Pediatric Resuscitation. An Advisory Statement From the Pediatric Working Group of the International Liaison Committee on Resuscitation. Circulation 1997; 95:2185–2195
25. Reanimation. Richtlinien für Wiederbelebung und Notfallversorgung. Hrsg. v. d. Bundesärztekammer. Bearb. v. vom Deutschen Beirat für Erste Hilfe und Wiederbelebung. Deutscher Ärzte Verlag, Köln 1991
26. Robertson C, Holmberg S: Compression techniques and blood flow during cardiopulmonary resuscitation. A statement for the advanced life support working party of the European Resuscitation Council. Resuscitation 1992; 24:123–132
27. Robertson C, Steen P, Adgey J, Bossaert L, Carli P, Chamberlain D, Dick W, Ekstrom L, Hapnes SA, Holmberg S, Juchems R, Kette F, Koster R, de Latorre FJ, Lindner K, Perales N: The 1998 European Resuscitation Council guidelines for adult advanced life support. A statement from the Working Group on Advanced Life Support, and approved by the executive committee of the European Resuscitation Council. Resuscitation 1998; 37:81–90
28. Steill IG, Hebert PC, Weitzmann BN, Wells GA, Sankaranarayanan R, Stark RM, Higginson LAJ, Ahuja J, Dickinson GE: High-dose epinephrine in adult cardiac arrest. New Engl J Med. 1992; 327:1045–1050
29. Vincent R: Drugs in modern resuscitation. Br J Anaesth. 1997; 79:188–197
30. Zideman DA: Paediatric and neonnatal life support. Br J Anaesth. 1997; 79:178–187.
31. Zideman DA, Bingham R, Beattie T, Bland J, Bruins-Stassen M, Frei F, Gamsu H, Hamilton P, Milner A, Pepper J, Phillips B, Riesgo L, Speer C, Van Reempts P: European Resuscitation Council: Paediatric life support (including the recommendations for resuscitation of babies at birth). Resuscitation 1998; 37:95–96
32. Zideman DA, Bingham R, Beattie T, Bland J, Bruins-Stassen M, Frei F, Gamsu H, Hamilton P, Milner A, Pepper J, Phillips B, Riesgo L, Speer C, Van Reempts P: Paediatric life support training programme. Resuscitation 1998; 37:111–113
33. Zideman DA, Bingham R, Beattie T, Bland J, Bruins-Stassen M, Frei F, Gamsu H, Hamilton P, Milner A, Pepper J, Phillips B, Riesgo L, Speer C, Van Reempts P: Recommendations on resuscitation of babies at birth. Resuscitation 1998; 37:103–110

7

Volumenersatz und Schockbekämpfung im Rettungsdienst

H. A. Adams

Roter Faden

■ **Physiologische und pathophysiologische Grundlagen**
   - Flüssigkeitskompartimente des Organismus
   - Akuter Blutverlust und Schock
■ **Pharmakologische Grundlagen**
   - Einführung
   - Kristalloide Lösungen
   - Hyperosmolar-hyperonkotische Lösungen
   - Künstliche Kolloide
■ **Praktisches Vorgehen**
   - Diagnose
   - Basismaßnahmen
   - Gefäßzugänge
   - Spezielles Vorgehen

■ Physiologische und pathophysiologische Grundlagen

Flüssigkeitskompartimente des Organismus

Das *Gesamtkörperwasser* des Erwachsenen (Abb. 7.1) beträgt etwa 60 % des Körpergewichts (KG) und setzt sich aus dem intrazellulären Raum (IZR, etwa 40 % KG) und dem extrazellulären Raum (EZR, etwa 20 % KG) zusammen. Der EZR wird in Interstitium (etwa 16 % KG) und Plasmawasser (etwa 4 % KG) unterteilt, die sich damit wie 4 : 1 verhalten. Das Blutvolumen liegt bei 7–8 % KG; davon bilden etwa 45 % den vornehmlich aus Erythrozyten bestehenden Hämatokrit (HK).

Die Fixierung des Körperwassers in den einzelnen Kompartimenten erfolgt durch osmotisch oder onkotisch aktive Substanzen und entsprechende Membranen mit Schrankenfunktion. EZR und IZR sind durch das osmotische Gleichgewicht extrazellulärer Natrium- und intrazellulärer Kalium-Ionen unterschieden; der osmotische Druck beträgt jeweils etwa 290 mosmol/kg. Das intravasale Volumen wird wesentlich durch den onkotischen bzw. *kolloidosmotischen Druck (KOD)* der Plasmaproteine gebunden. Albumin trägt mit etwa 80 % zum KOD des Plasmas von etwa 25 mm Hg bei.

Ohne die KOD-Differenz zwischen Intravasalraum und Interstitium käme es zu einem weitgehenden Abstrom der intravasalen Flüssigkeit in den interstitiellen Raum.

Akuter Blutverlust und Schock

Rettungsdienstlich besonders relevante Schockformen sind der *traumatisch-hämorrhagische*, der *kardiogene* und der *anaphylaktische Schock*. Sie sind durch die pathogenetischen Prinzipien Volumenverlust, myokardiales Pumpversagen bzw. generalisierte Vasodilatation charakterisiert. Der Schwerpunkt des Kapitels liegt auf der Bekämpfung des traumatisch-hämorrhagischen Schocks durch adäquaten Volumenersatz.

Die *Sauerstoff-Transportkapazität* des Kreislaufs hängt vor allem von der aktuellen Konzentration des Hämoglobins (Hb) und dem daran chemisch gebundenen Sauerstoff, dem physikalisch gelösten Sauerstoff und dem Herz-Zeit-Volumen (HZV) ab. Im traumatisch-hämorrhagischen Schock (2) ist die Sauerstoffversorgung der Gewebe neben dem Gehalt des Blutes an Erythrozyten von Größe und Geschwindigkeit des Blutverlustes sowie der Kompensationsfähigkeit von Kreislauf und Atmung abhängig. Der Organismus kompensiert den Blutverlust zunächst durch *Aktivierung des sympathischen Nervensystems* mit Vasokonstriktion und Anstieg der Herzfrequenz. Einen weiteren bedeutenden Faktor stellt der infolge sinkenden Kapillardrucks einsetzende *Flüssigkeitseinstrom aus dem Interstitium* dar.

Unter *strikt normovolämischen Bedingungen* kann die Oxygenierung der Gewebe in einem gewissen Bereich auch ohne Zufuhr von Sauerstoffträgern gesichert werden. Die Sauerstoffversorgung der Gewebe ist bei einem physiologischen HK von 45 % nicht optimal; vielmehr nimmt die Sauerstoff-Transportkapazität bei *strikt normovolämischer Hämodilution* mit sinkendem HK bis in den Bereich von etwa 30 % durch Erhöhung des HZV und Verbesserung der Mikrozirkulation zunächst zu (11).

Damit verfügen die Erythrozyten über ein *physiologisches Reservepotential*, das es zu nutzen gilt.

Der entscheidende Ansatz in der Therapie des traumatisch-hämorrhagischen Schocks ist die *Sicherung der Nor-*

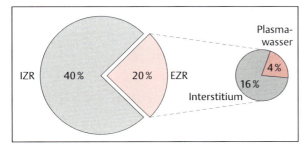

Abb. 7.1 Flüssigkeitskompartimente des Erwachsenen. Das Gesamtkörperwasser von etwa 60 % des Körpergewichts (KG) setzt sich aus dem intrazellulären Raum (IZR, etwa 40 % KG) und dem extrazellulären Raum (EZR, etwa 20 % KG) zusammen. Dieser wird in Interstitium (etwa 16 % KG) und Plasmawasser (etwa 4 % KG) unterteilt, die sich damit wie 4 : 1 verhalten.

movolämie durch *rasche Zufuhr von Volumenersatzmitteln*, um eine adäqaute Steigerung von HZV und Gewebsperfusion und eine ausreichende Oxygenierung der Gewebe zu ermöglichen.

Der limitierende Faktor ist die Sauerstoffausschöpfung der Kapillaren im Bereich des Myokards und nicht die zerebrale Perfusion. Theoretisch ist eine Hämodilution auf einen Hb von 4,4 g/dl noch akzeptabel, wenn *Normovolämie* und *Normoxie* sowie intakte Lungen- und Gefäßverhältnisse vorliegen und insbesondere eine *Verdoppelung der myokardialen Perfusion* erfolgen kann (12). Im Einzelfall ist die Kompensationsfähigkeit des Organismus von vielen Faktoren wie dem Alter und der damit verbundenen Abnahme der Kreislaufreserven abhängig, so daß der *kritische HK oder Hb*, bei dessen Unterschreiten manifeste Ischämiezeichen auftreten, eine *individuelle Größe* ist (4). Von einzelnen Patienten überlebte Extreme können nicht als Richtwerte dienen. Bei akuten Blutverlusten in klinisch instabiler Situation ist eine Sicherheitsreserve erforderlich. Hier sollten ein HK von etwa 33 % bzw. ein Hb von etwa 10 g/dl nicht unterschritten werden (9). Anscheinend gesunden Patienten in stabiler klinischer Situation können unter Überwachung dagegen deutlich niedrigere Werte von 25 % HK bzw. 8 g/dl Hb (9) und darunter zugemutet werden.

Unverzichtbare Voraussetzung für die Tolerierung niedriger Hb-Werte ist die unbedingte Sicherung der Normovolämie im Sinne der „kontrollierten Hämodilution".

Ein Ersatz der *plasmatischen Gerinnungsfaktoren* wird bei einer Dilution auf 30 % des Ausgangswertes, etwa entsprechend einem Quick-Wert von 30 % oder einer partiellen Thromboplastinzeit (PTT) von 60 s, notwendig, während die Interventionsschwelle zur *Thrombozyten-Substitution* bei 50 000/mm³ liegt (9). Auch diese Grenzen sind den individuellen Gegebenheiten anzupassen.

Unter Beachtung der genannten Interventionsschwellen werden die Teilfunktionen des Blutes durch stufenweise Zufuhr von Volumenersatzlösungen und Blutkomponenten im Rahmen des strikt Notwendigen substituiert (Abb. 7.2):
- Volumenverluste bis etwa 30 % erfordern den ausschließlichen *Volumenersatz* mit künstlichen Kolloiden und den ergänzenden Einsatz von kristalloiden Lösungen zur unbedingten Aufrechterhaltung des intravasalen Volumens;
- Volumenverluste ab etwa 40 % (entsprechend etwa 9 g/dl Hb) erfordern zusätzlich den *Ersatz der* Sauerstoffträger durch Erythrozyten-Konzentrate (EK);
- Volumenverluste über 70 % erfordern zusätzlich den Ersatz *der plasmatischen Gerinnungsfaktoren* durch gefrorenes Frischplasma (GFP);
- Volumenverluste über 80 % erfordern letztlich auch den *Ersatz der zellulären Teilfunktion der Gerinnung* durch Thrombozyten.

Pharmakologische Grundlagen

Einführung

Zum Volumenersatz können kristalloide Lösungen sowie körpereigene und künstliche Kolloide eingesetzt werden. Kristalloide Lösungen werden seit dem 19. Jahrhundert benutzt; ihnen folgten die künstlichen Kolloide auf der Basis von Gelatine, Dextran und Hydroxyethylstärke (HES) in der genannten zeitlichen Reihenfolge. Die gentechnische Herstellung „körpereigener" Kolloide ist ansatzweise realisiert; mit der klinischen Einführung Sauerstoff-transportierender Lösungen ist in absehbarer Zeit zu rechnen.

Körpereigene Kolloide (Humanalbumin- und Plasmaprotein-Lösung) haben als Volumenersatzmittel *keine relevanten Vorteile* gegenüber künstlichen Kolloiden und sind aus finanziellen Gründen nicht indiziert.

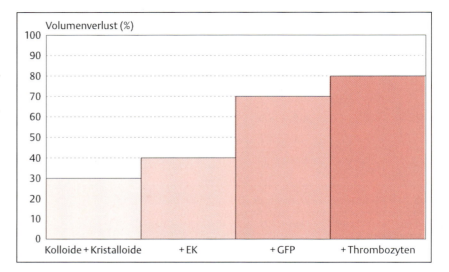

Abb. 7.2 Stufenkonzept zum gezielten Ersatz von Blutverlusten. Es werden nacheinander Kolloide und Kristalloide zum Volumenersatz, Erythrozytenkonzentrate (EK) zum Ersatz der Sauerstoffträger, gefrorene Frischplasmen (GFP) zum Ersatz der plasmatischen und Thrombozyten zum Ersatz der zellulären Gerinnungsfunktion eingesetzt.

Kristalloide Lösungen

Vorwiegend historisch begründet werden in den USA Verluste von 30–40 % des Blutvolumens ausschließlich durch kristalloide Lösungen ersetzt (6); Anzeichen für ein Umdenken sind jedoch unverkennbar. Kristalloide Lösungen wie Ringer-Laktat- oder Vollelektrolyt-Lösung enthalten *keine Makromoleküle* und werden daher nicht onkotisch in der Blutbahn fixiert. Im Gegensatz zu kolloidalen Lösungen verteilen sie sich in kürzester Zeit gleichmäßig auf Intravasalraum und Interstitium. Da sich Plasmavolumen und Interstitium wie 1:4 verhalten, wird im Vergleich zu Kolloiden die vierfache Menge an kristalloiden Lösungen benötigt, um analoge Volumeneffekte zu erzielen. Die damit verbundene *interstitielle Überwässerung* ist der entscheidende Nachteil der Volumensubstitution mit Kristalloiden. Bei Patienten kommt es zu einem Anstieg des extravaskulären Lungenwassers und zu einem Abfall des arteriellen Sauerstoff-Partialdrucks (7); im Tiermodell war darüber hinaus eine erhebliche Verminderung der Gewebsperfusion und -oxygenierung festzustellen (10).

Zur Behandlung des traumatisch-hämorrhagischen Schocks sind kristalloide Lösungen nur in Ergänzung zu kolloidalen Lösungen etwa im Verhältnis 1:1 geeignet, um das interstitielle Defizit zu ersetzen.

Hyperosmolar-hyperonkotische Lösungen

Hyperosmolare (z. B. 7,5 % NaCl) bzw. hyperosmolar-hyperonkotische Lösungen (mit Zusatz von HES oder Dextran) zielen durch den Aufbau eines hohen osmotischen bzw. osmotisch-onkotischen Gradienten auf die *Mobilisierung von Flüssigkeit* aus dem Interstitium, den Erythrozyten und dem Gefäßendothel. Sie lassen nur unter *bestimmten Voraussetzungen* kurzfristige Vorteile in der Initialtherapie des schweren Volumenmangels erwarten. Dazu zählen ein ausreichender Hydratationszustand des Patienten vor Eintreten des Traumas, der z. B. bei alten Patienten oder nach körperlicher Anstrengung mit Exsikkose nicht gesichert ist, sowie die schnelle Zufuhr unmittelbar nach dem Trauma, um dem pathophysiologisch zu erwartenden Flüssigkeitseinstrom aus dem Interstitium zuvorzukommen. Die anschließende konventionelle Volumenersatztherapie ist unverzichtbar, um das iatrogen induzierte interstitielle Defizit auszugleichen und das intravasale Volumen dauerhaft zu stabilisieren.

Hyperosmolar-hyperonkotische Lösungen sind ein pharmakodynamischer Kunstgriff auf Kosten des Interstitiums, der die kontrollierte Auffüllung des Kreislaufs nicht ersetzen kann.

Künstliche Kolloide

Allgemeine Pharmakologie

Künstliche Kolloid-Lösungen auf der Basis von Gelatine (GEL), Dextran (DEX) und HES (1, 3) liegen fertigungstechnisch bedingt nicht als einheitliche Moleküle, sondern als *polydisperse Lösungen* unterschiedlicher Molekülgrößen vor. Zur Charakterisierung ist zunächst die Konzentration des Moleküls in der Lösung sowie das mittlere Molekulargewicht (mMG) in 10^3 Dalton (kD) von Bedeutung (z. B. 6 % DEX 60). Während die Elimination von Gelatine und Dextran vorwiegend vom mMG abhängt, trifft dies für HES oberhalb der Nierenschwelle von etwa 60 kD nicht zu. Hier sind der Substitutionsgrad als Anteil der mit Hydroxyethyl-Gruppen besetzten Glukose-Moleküle (etwa 0,4–0,7, z. B. 6 % HES 200/0,5) und das Substitutionsmuster als Verhältnis der in C_2- oder C_6-Position substituierten Glukose-Einheiten entscheidend.

Zur besseren klinischen Einordnung der Lösungen kann die Hauptwirkung „Volumeneffekt" durch drei Begriffe präzisiert werden (1). Die *maximale Volumenwirkung (MVW)* ist der initiale maximale Volumeneffekt in (%) des infundierten Volumens ohne Berücksichtigung etwaiger Zweiteffekte. Die *Volumenwirkdauer (VWD)* ist die Zeitspanne, in der das infundierte Volumen zu mindestens 100 % intravasal wirksam ist. Als *Halbwertszeit der Volumenwirkdauer (HVW)* wird der Zeitraum bezeichnet, in der das infundierte Volumen zu mindestens 50 % intravasal wirksam ist. Die nachfolgenden Angaben (Tab. 7.1 u. Abb. 7.3) beruhen auf der kritischen Wertung der verfügbaren Daten und haben orientierenden Charakter (1).

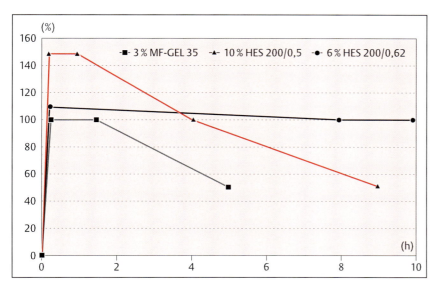

Abb. 7.3 Schematisierte Volumenverlaufskurven (in % des infundierten Volumens) von 3 % MF-GEL 35, 10 % HES 200/0,5 und 6 % HES 200/0,62. Mit diesen Präparaten kann ein breites Spektrum abgedeckt werden. MF-GEL = modifizierte flüssige Gelatine; HES = Hydroxyethylstärke.

Tabelle 7.1 Orientierende Angaben zur maximalen Volumenwirkung (MVW), Volumenwirkdauer (VWD), zur Halbwertszeit der Volumenwirkdauer (HVW) und zur hämostaseologisch empfohlenen Maximaldosis künstlicher Kolloid-Lösungen

Präparat	MVW	VWD	HVW	Hämostaseologisch empfohlene Maximaldosis
3% MF-GEL 35	100%	1,5 h	5 h	Keine
6% HES 200/0,5	100%	4 h	8 h	33 ml/kg KG/Tag (2,0 g/kg KG/Tag)
10% HES 200/0,5	150%	4 h	9 h	20 ml/kg KG/Tag (2,0 g/kg KG/Tag)
6% HES 200/0,62	110%	8 h	18 h	20 ml/kg KG/Tag (1,2 g/kg KG/Tag)
6% HES 450/0,7	100%	4 h	16 h	20 ml/kg KG/Tag (1,2 g/kg KG/Tag)

MF-GEL = modifizierte flüssige Gelatine; HES = Hydroxyethylstärke

Alle künstlichen und natürlichen Kolloide können *Unverträglichkeitsreaktionen (UVR)* auslösen, die bei Patienten im traumatisch-hämorrhagischen Schock außerordentlich selten sind. Bezüglich Inzidenz und Schweregrad sind zwischen den Einzelpräparaten *keine statistischen Unterschiede* gesichert (1).

Gelatine-Lösungen

Gelatine (1), ein aus bovinem Kollagenmaterial gewonnenes Polypeptid, ist als modifizierte flüssige (succinylierte) Gelatine (MF-GEL), harnstoffvernetzte Gelatine (HV-GEL) und Oxypoly-Gelatine (OP-GEL) im Handel. Die Ausscheidung erfolgt überwiegend renal. *3% MF-GEL 35* hat eine MVW von etwa 100%, eine VWD von über 1 h und eine HVW von etwa 5 h; für *5,5% OP-GEL* ist eine MVW von etwa 100% und eine VWD von mindestens 1,5 h anzunehmen.

Gelatine wird nicht längerfristig im Organismus gespeichert. Die dilutionsunabhängigen, spezifischen Effekte auf die plasmatische und zelluläre Gerinnung sind sowohl im Vergleich mit den übrigen künstlichen Kolloiden als auch absolut sehr gering. Es besteht keine über den Dilutionseffekt hinausgehende Dosislimitierung. Gelatine-Lösungen führen zu einer Steigerung der Diurese; eine Beeinträchtigung der Nierenfunktion ist nicht zu erwarten. Bei extremer Hämodilution ist Gelatine dem Dextran und HES hinsichtlich des Transportvermögens von CO_2 und damit im Einfluß auf die Azidose und die Reduzierung des peripheren Widerstandes überlegen (13).

Die im Vergleich zu Dextran und HES hohe Gerinnungsneutralität und die fehlende Nephrotoxizität sind die wesentlichen Vorzüge der Gelatine-Lösungen, denen der eher kurzfristige und maximal isovolämische Volumeneffekt gegenübersteht. Gelatine-Lösungen sind zur primären Therapie des moderaten Volumenmangels geeignet. Bei ausgeprägtem Volumenmangel erfüllt die Substanz eine wichtige Reservefunktion bei Patienten mit angeborener oder drohender Koagulopathie (insbesondere nach Ausschöpfung der Maximaldosis geeigneter HES-Lösungen) sowie drohender oder manifester Einschränkung der Nierenfunktion.

Dextran-Lösungen

Dextran (1), ein aus Glukose-Einheiten aufgebautes Polysaccharid, wird durch bakterielle Synthese aus Zuckersaft gewonnen. Nach enzymatischer Spaltung in der Blutbahn wird Dextran ab einem MG von etwa 50 kD vorwiegend renal eliminiert. *6% DEX 60–75* hat eine MVW von etwa 130% und eine VWD von 4–6 h; *10% DEX 40* eine MVW von mindestens 175% bei einer VWD von 3–4 h. Die empfohlenen Maximaldosen betragen jeweils 1,5 g DEX/kg KG/Tag. Eine langfristige Speicherung ist nicht nachgewiesen. Von allen künstlichen Kolloiden hat Dextran die gravierendsten Auswirkungen auf die zelluläre und plasmatische Gerinnung. Die Adhäsionsfähigkeit der Thrombozyten wird durch Umhüllung beeinträchtigt und darüber hinaus die Aktivität der Faktoren (F) II, V und VIII vermindert. Bei eingeschränkter Diurese führt insbesondere die schnelle Elimination der kleineren Moleküle des DEX 40 zu einem starken Viskositätsanstieg im Urin; als Folge kann eine Verminderung der glomerulären Filtration bis zur Anurie eintreten. Zur Prophylaxe von UVR muß vor jeder Anwendung die Injektion von monovalentem Hapten-Dextran erfolgen, was den Einsatz erschwert und verzögert. Insgesamt verfügen Dextran-Lösungen über keine speziellen Vorzüge.

HES-Lösungen

HES (1), ein aus natürlicher Stärke abgeleitetes und aus Glukose-Molekülen gebildetes Polysaccharid, wird durch Einbringen von Hydroxyethyl-Gruppen in das Molekül vor dem raschen Abbau durch die α-Amylase des Serums geschützt. Nach protrahierter Aufspaltung wird HES ab einem MG von etwa 60 kD renal eliminiert. Die Variationsmöglichkeiten des Moleküls haben zu einer *großen Zahl unterschiedlicher Lösungen* geführt; die Einführung weiterer Präparate ist absehbar. Zur Schockbekämpfung sind niedermolekulare *6% HES 70/0,5* sowie *3% HES 200/0,5* wenig geeignet und werden nicht näher dargestellt.

6% HES 200/0,5, eine mittelmolekulare HES mit mittlerem Substitutionsgrad, hat eine MVW von etwa 100% bei einer VWD von 4 h und einer HVW von etwa 8 h. Die empfohlene Maximaldosis beträgt 33 ml/kg KG/Tag (2,0 g HES/kg KG/Tag).

6% HES 200/0,5 ist zum mittelfristigen normovolämischen Volumenersatz bei allen Formen der Hypovolämie geeignet.

10% HES 200/0,5 ist eine stark hyperonkotische Lösung mit einer über 60 min nachweisbaren MVW von knapp 150%, einer VWD von etwa 4 h und einer HVW von etwa 9 h. Die empfohlene Maximaldosis beträgt 20 ml/kg KG/Tag (2,0 g HES/kg KG/Tag).

Wegen des starken Plasmaexpander-Effekts ist 10% HES 200/0,5 besonders zur mittelfristigen Volumentherapie bei schwerer Hypovolämie mit nachfolgender Substitution des interstitiellen Flüssigkeitsdefizits geeignet. Die Lösung kann durch gleichzeitige Infusion kristalloider Lösungen in der onkotischen Wirkung variiert und damit universell eingesetzt werden.

6% HES 200/0,62, eine mittelmolekulare hochsubstituierte Lösung, unterscheidet sich von HES 200/0,5 vor allem durch die stark verlängerte Wirkdauer. Es ist von einer MVW von etwa 110%, einer VWD von mindestens 8 h und einer HVW von etwa 18 h auszugehen. Die empfohlene Maximaldosis beträgt 20 ml/kg KG/Tag (1,2 g HES/kg KG/Tag). Die lange Halbwertszeit der Lösung weist dem Präparat eine Sonderstellung zu.

6% HES 200/0,62 ist bevorzugt zum langfristigen außerklinischen Volumenersatz bei fehlender oder limitierter Überwachung geeignet, z.B. im Katastrophenfall und bei bewaffneten Konflikten.

6% HES 450/0,7, eine hochmolekulare hochsubstituierte HES, hat eine MVW von etwa 100%, eine VWD von etwa 4 h und eine HVW von etwa 16 h. Die empfohlene Maximaldosis ist 20 ml/kg KG/Tag (1,2 g HES/kg KG/Tag). Die Indikation entspricht etwa der von 6% HES 200/0,62. Die Lösung hat keine spezifischen Vorteile.

Trotz der überwiegend renalen Ausscheidung ist davon auszugehen, daß alle künstlichen Kolloide zunächst vorübergehend in das *retikuloendotheliale System (RES)* gelangen und dort durch lysosomale Enzyme abgebaut werden (8). Diese vorübergehende Aufnahme mit Metabolisierung ist von der längerfristigen Speicherung zu trennen, die nur für HES nachgewiesen ist. Bislang sind keine klinisch relevanten Störungen der Immunkompetenz belegt. Massive Speicherungseffekte sind jedoch grundsätzlich unerwünscht, weil die Klärfunktion des RES im Sinne des Sanarelli-Shwartzman-Phänomens limitiert ist. Die *Gerinnungseffekte* von HES sind ausgeprägter als die der Gelatine, aber geringer als die von Dextran. In Abhängigkeit von der Verweildauer der Moleküle im Plasma hat HES einen merklichen Einfluß auf die Aggregationsfähigkeit der Thrombozyten und die Konzentrationen von F VIII und des Von-Willebrand-Faktors, die sich ggf. in einer Verlängerung der PTT und der Blutungszeit äußern. Die Veränderungen sind dosisabhängig und durch grundsätzliche Beachtung der empfohlenen Maximaldosen zu vermeiden. Bei drohender oder manifester Koagulopathie ist besondere Vorsicht geboten. Auch im Hinblick auf die *Nierenfunktion* ist HES nicht inert. Durch den onkotischen Effekt der ausgeschiedenen HES-Moleküle und die erhöhte Urinviskosität mit ggf. vermindertem Urinfluß kann es zu einer Schädigung der Tubuli kommen. Der Einsatz von HES bei Patienten mit bedrohter oder eingeschränkter Nierenfunktion sollte daher sehr zurückhaltend erfolgen.

Praktisches Vorgehen

Diagnose

Akute Blutverluste werden häufig unterschätzt (Abb. 7.4). Besonders bei Mehrfachverletzungen können die erkennbaren und mehr noch die verborgenen Verluste rasch ein bedrohliches Ausmaß erreichen.

Für die Diagnose der einzelnen Schockformen und für die Beurteilung des Schweregrads stehen präklinisch nur die Anamnese und einfach zu erhebende Befunde zur Verfügung. Hypotonie und Tachykardie sind regelmäßige Leitsymptome der meisten Schockformen.

Beim *neurogenen Schock* und bei Patienten unter Medikation mit *ß-Rezeptoren-Blockern* kann die Tachykardie fehlen. Der *kardiogene Schock* ist neben den erwähnten Leitsymptomen durch eine typische Begleitsymptomatik wie Angina pectoris und Lungenödem gekennzeichnet, während beim *anaphylaktischen Schock* mit einschlägiger Anamnese regelmäßig die Zeichen der Histamin-Liberation mit Vasodilatation, Bronchospasmus und kutaner Symptomatik (Urtikaria usw.) vorliegen.

Der *traumatisch-hämorrhagische Schock* wird zunächst neben der meist eindeutigen Anamnese, die im Fall innerer Blutungen fehlen kann, durch die Symptome der *Kreislaufzentralisation* diagnostiziert. Dazu zählen ein blaßes Hautkolorit, das bei Dunkelhäutigen eine graue Farbe annimmt, Kaltschweißigkeit sowie ein klinisch wie pulsoxymetrisch fehlender oder schwacher Kapillarpuls. Die sorgfältige Erhebung der Trauma-Anamnese kann wertvolle Hinweise auf verdeckte Schäden ergeben.

Ein weiterer, einfach zu erhebender Befund ist die als *Schock-Index* (5) bezeichnete Relation von Herzfrequenz und systolischem arteriellen Druck, die zumindest einen Anhalt für den eingetretenen Volumenverlust ergibt.

Bei einem Schockindex von 1 ist orientierend mit einem Blutverlust von 25%, bei einem Wert von 1,5 mit einem Verlust von 50% zu rechnen.

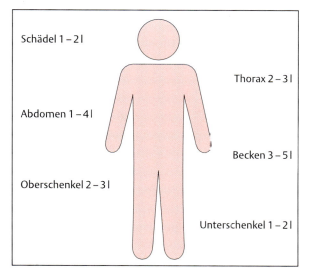

Abb. 7.4 Abschätzung von akuten Blutverlusten bei verschiedenen Verletzungsmustern. Die angegebenen Mengen stellen Anhaltswerte dar.

Basismaßnahmen

- Basismaßnahmen zur Bekämpfung des traumatisch-hämorrhagischen Schocks sind neben der Volumensubstitution die Verhinderung weiterer Blutverluste, die Schock-Lagerung und die Zufuhr von Sauerstoff.

Zur Stillung sichtbarer Blutungen genügt in der Regel ein *Druckverband*; eine Abbindung oder das gezielte Abklemmen eines Gefäßes stellen die Ausnahme dar. Durch die *Schock-Lagerung* mit Hochstellen der Beine oder leichte Kopf-tief-Neigung des gesamten Körpers wird die kardiale Vorlast durch „Autotransfusion" erhöht. Dieses Vorgehen ist bei Volumenmangel indiziert, während Patienten mit kardiogenem Schock spontan eine *sitzende Position* einnehmen, die unterstützt werden soll. Alle Patienten erhalten grundsätzlich *Sauerstoff* über Nasensonde oder Maske; nach einer evtl. Intubation soll die Beatmung zunächst mit 100 % Sauerstoff erfolgen.

Gefäßzugänge

Suffiziente Gefäßzugänge sind die unerläßliche Voraussetzung der Schockbekämpfung im Rettungsdienst.

- Es müssen schnell mehrere leistungsfähige periphere Venenzugänge mit großlumigen Verweilkanülen gelegt werden, ehe die zunehmende Zentralisierung die Punktion erschwert.

Die sichere Punktion geeignet erscheinender Venen hat Vorrang; Ungeübte sollten sich ggf. mit einer dünneren Kanüle begnügen und allzu ehrgeizige Punktionsversuche vermeiden. Bei Beachtung der hygienischen Grundregeln wie Hautdesinfektion und möglichst blutfreier Verschraubung der Infusionsleitung sowie sicherer und sauberer Fixierung ist ein Wechsel der Zugänge nach Klinikaufnahme vermeidbar. Die Anlage eines *zentralen Venenkatheters (ZVK)* ist präklinisch nur in Ausnahmefällen indiziert; während der klinischen Erstversorgung im Schockraum zählt sie dagegen zu den vordringlichen Maßnahmen. Besonders geeignet ist hier z. B. ein Dreilumen-Katheter mit zwei Lumina für hohe Durchflußraten und einem kleineren Lumen zur kontinuierlichen Messung des zentralen Venendrucks (ZVD).

Spezielles Vorgehen

Die höchsten Anforderungen werden bei der Versorgung polytraumatisierter Patienten im *traumatisch-hämorrhagischen Schock* gestellt.

- Auch in verzweifelter und scheinbar ausweisloser Situation darf nicht vorzeitig aufgegeben werden.
- *Adäquater, ja aggressiver Volumenersatz* bedeutet körperliche Arbeit.
- Sind keine Druckmanschetten verfügbar, muß mit Blutdruckmanschetten oder manuellem Auspressen der Infusionsbeutel gearbeitet werden.

Als *primäres Volumenersatzmittel ist 10 % HES 200/0,5* wegen seines hypervolämischen Volumeneffekts besonders geeignet. Präklinisch erfolgt die Dosierung prinzipiell nach Wirkung. Eine Überschreitung der empfohlenen Maximaldosen muß ggf. in Kauf genommen werden. Nach initialer Stabilisierung und bei anhaltendem Infusionsbedarf ist der *Übergang auf Gelatine-Lösungen* sinnvoll, um die vom Schockgeschehen ohnehin induzierte Störung der Hämostase nicht zu verstärken. Nach der Klinikaufnahme wird unverzüglich auf die Zufuhr von Blutkomponenten im Sinne des dargestellten Stufenkonzepts übergegangen. Bei langdauernder Rettung eingeklemmter Personen mit schwerstem Volumenverlust kann im Einzelfall auch die *Herbeischaffung von Blutkomponenten* (EK der Blutgruppe O rh-, GFP der Blutgruppe AB) in Frage kommen. Eine „permissive Hypotension" ist nur in Ausnahmefällen sinnvoll, z. B. bei isoliertem Perforationstrauma mit Gefäßverletzung oder Aneurysma dissecans.

Der *adäquate, aggressive Volumenersatz* hat beim traumatisch-hämorrhagischen Schock höchste Priorität. Der Einsatz von *Katecholaminen*, etwa die fraktionierte Zufuhr von Adrenalin, kommt nur ausnahmsweise zur kurzfristigen Überbrückung bedrohlichster Hypotonie-Phasen in Frage. Die Auffüllung des Kreislaufs ist damit nicht zu ersetzen.

Der *schwere kardiogene Schock* wird primär mit Katecholaminen zur Steigerung der Inotropie behandelt. Bei *Rechtsherzinsuffizienz* kann es in bestimmten Fällen gelingen, die kardiale Auswurfleistung durch Erhöhung der Vorlast zu steigern, während ein entsprechendes Vorgehen bei Linksherzinsuffizienz bzw. Lungenödem kontraindiziert ist. Der Nutzen einer Volumenzufuhr ist präklinisch nur sehr schwer abzuschätzen. In Ausnahmefällen kann ein ZVK gute Dienste leisten. Die Lage wird durch atemabhängige Schwankungen des Flüssigkeitsspiegels in einer zur Atmosphäre offenen Infusionsleitung kontrolliert, ebenso der Effekt der Volumenzufuhr. Wegen der geringen Überwachungsmöglichkeiten muß die Infusion sehr zurückhaltend erfolgen. Kommt es trotz Anstieg des ZVD nicht zu einer Besserung der Symptomatik mit Anstieg des Blutdrucks und Abfall der Herzfrequenz, muß der Versuch beendet werden. Wegen ihres kurzfristigen und isovolämischen Effekts sind in dieser unsicheren Situation am ehesten Gelatine-Lösungen sinnvoll, ersatzweise auch kristalloide Lösungen.

Der *anaphylaktische Schock* ist durch eine generalisierte Vasodilatation gekennzeichnet, die neben der Zufuhr von Katecholaminen eine schnelle und massive Volumenauffüllung erfordert. Hierfür sind alle künstlichen Kolloide grundsätzlich geeignet. Falls künstliche Kolloide selbst zu einer schweren UVR mit Schocksymptomatik geführt haben, ist die Verwendung kristalloider Lösungen zu empfehlen.

Kernaussagen

Physiologische und pathophysiologische Grundlagen
- Interstitium und Plasmawasser verhalten sich wie 4 : 1. Das intravasale Volumen wird hauptsächlich durch den KOD der Plasmaproteine aufrechterhalten.
- Beim traumatisch-hämorrhagischen Schock ist die Sicherung der Normovolämie im Sinne der „kontrollierten Hämodilution" entscheidend.

- Unter Beachtung bestimmter Interventionsschwellen werden die Teilfunktionen des Blutes durch stufenweise Zufuhr von Volumenersatzlösungen und Blutkomponenten substituiert.

Pharmakologische Grundlagen
- Körpereigene Kolloide sind zum Volumenersatz verzichtbar. Kristalloide Lösungen werden in Ergänzung zu künstlichen Kolloiden etwa im Verhältnis 1:1 benutzt. Hyperosmolar-hyperonkotische Lösungen können die kontrollierte Auffüllung des Kreislaufs nicht ersetzen.
- Künstliche Kolloide sind die dominierenden Volumenersatzmittel und unter Beachtung ihrer pharmakologischen Kenngrößen gezielt einzusetzen. Gelatine hat das geringste Nebenwirkungspotential bezüglich Gerinnung und Nierenfunktion bei eher begrenzter Volumenwirkung. Geeignete HES-Lösungen verfügen über ausgeprägte bzw. langfristige Volumenwirkungen; ihr Einsatz wird insbesondere durch die Gerinnungseffekte limitiert.

Praktisches Vorgehen
- Hypotonie und Tachykardie sind regelmäßige Leitsymptome der meisten Schockformen; deren Ausmaß wird oft unterschätzt.
- Basismaßnahmen beim traumatisch-hämorrhagischen Schock sind neben der Volumensubstitution die Verhinderung weiterer Blutverluste, die Schock-Lagerung und die Zufuhr von Sauerstoff.
- Suffiziente Gefäßzugänge sind unerläßlich; es müssen schnell mehrere leistungsfähige periphere Venenzugänge mit großlumigen Kanülen gelegt werden, ehe die zunehmende Zentralisierung die Punktion erschwert.
- Auch in verzweifelter und scheinbar auswegloser Situation darf nicht vorzeitig aufgegeben werden. Adäquater, ja aggressiver Volumenersatz bedeutet körperliche Arbeit.
- Im traumatisch-hämorrhagischen Schock ist 10% HES 200/0,5 wegen seines hypervolämischen Volumeneffekts zum primären Volumenersatz besonders geeignet. Wegen der großen Gerinnungsneutralität ist sekundär der Übergang auf Gelatine sinnvoll.
- Der schwere kardiogene Schock wird mit Katecholaminen behandelt. Der Nutzen einer Volumenzufuhr bei Rechtsherzinsuffizienz ist präklinisch schwer abzuschätzen; ein Therapieversuch muß sehr vorsichtig erfolgen.
- Der anaphylaktische Schock ist durch eine generalisierte Vasodilatation gekennzeichnet und erfordert neben der Zufuhr von Katecholaminen eine schnelle und massive Volumenauffüllung.

Literatur

1. Adams HA, Piepenbrock S, Hempelmann G: Volumenersatzmittel – Pharmakologie und klinischer Einsatz. Anästhesiol Intensivmed Notfallmed Schmerzther. 1998; 33:2–17
2. Marzi I: Der hämorrhagische Schock. Anaesthesist 1996; 45: 976–992
3. Mutschler E: Körperfremde kolloidale Plasmaersatzmittel. In: Mutschler E (Hrsg.): Arzneimittelwirkungen: Lehrbuch der Pharmakologie und Toxikologie; mit einführenden Kapiteln in die Anatomie, Physiologie und Pathophysiologie. 7. Aufl. Wissenschaftliche Verlagsgesellschaft, Stuttgart 1996; S. 416–418
4. Spahn DR, Pasch T: Erythrozytensubstitution: Was ist bekannt über den kritischen Hämatokrit? Infusionsther Transfusionsmed. 1996; 23:100–105
5. Allgöwer M, Burri C: „Schockindex". Dtsch med Wschr. 1967; 92:1947–1950
6. American society of anesthesiologists task force on blood component therapy: Practice guidelines for blood component therapy. Anesthesiology 1996; 84:732–747
7. Boldt J, Kling D, Bormann B, von Hempelmann G: Präoperative normovolämische Hämodilution in der Herzchirurgie. Pulmonale Veränderungen bei Anwendung neuerer Techniken. Anaesthesist 1989; 38:294–301
8. Förster H: Speicherung von HES als mögliche Ursache von Nebenwirkungen. J Anästh Intensivbeh. 2. Quartal 1997; 3:24–33
9. Fremdblutsparende Methoden in der operativen Medizin. Ergebnisse einer Konsensuskonferenz. Teil I. Anästh Intensivmed. 1992; 33:161–165
10. Funk W, Baldinger V: Microcirculatory perfusion during volume therapy. A comparative study using crystalloid or colloid in awake animals. Anesthesiology 1995; 82:975–982
11. Sunder-Plassmann L, Klövekorn WP, Holper K, Hase U, Messmer K: The physiological significance of acutely induced hemodilution. In: 6 th Europ. Conf. Microcirculation, Aalborg 1970. Karger, Basel 1971; S. 23–28
12. Zander R: Sauerstoff-Konzentration und Säure-Basen-Status des arteriellen Blutes als limitierende Faktoren einer Hämodilution. Klin Wschr. 1988; 66:(Suppl. XV) 3–7
13. Zander R: Sauerstoff- und Kohlendioxidtransport mit Kolloiden? In: Lawin P, Zander R, Weidler B (Hrsg.): Hydroxyethylstärke. Eine aktuelle Übersicht. Thieme, Stuttgart 1989; S. 28–34

8

Analgesie und Anästhesie im Rettungsdienst

H. A. Adams

Roter Faden

- **Grundlagen**
  - Allgemeines
  - Grundregeln
  - Überwachung
- **Pharmakologie**
  - Allgemeines
  - Einzelsubstanzen
  - Schwangerschaft, Stillzeit und Säuglingsalter
  - Bewirtschaftung von „Betäubungsmitteln"
- **Spezielle Situationen und Krankheitsbilder**
  - Traumatologie
  - Krankheitsbilder der Inneren Medizin
  - Sonstige Krankheitsbilder

Grundlagen

Allgemeines

Analgesie und Anästhesie im Rettungsdienst sind dem Arzt vorbehalten. Die „Basis-Analgetika" *Zuspruch und Zuwendung* können dagegen von jedermann eingesetzt werden, und auch der Arzt sollte sie nicht vergessen. Durch *Lagerungsmaßnahmen*, wie Unterstützung der spontanen Schonhaltung des Patienten, ist oft eine weitere Linderung zu erzielen.

Die Behandlung von Schmerzen ist eine ursprüngliche ärztliche Aufgabe und bedarf keiner näheren Begründung. Eine kunstgerechte Analgesie befreit den Patienten von seinen Schmerzen und verbessert in vielen Fällen die respiratorische und kardiozirkulatorische Gesamtsituation. Übermittlungsfehler oder die „Verschleierung der Diagnose" sind bei *sorgfältiger Erhebung von Anamnese und Befund* durch den Notarzt und *korrekter Übergabe* an den Klinikarzt nicht zu befürchten (1).

Die Durchführung einer Allgemeinanästhesie im Rettungsdienst ist differenzierter zu bewerten. Die *Anästhesie ist kein Wert an sich* und bedarf einer kritischen Indikationsstellung, die auch von der *fachlichen Qualifikation* des Notarztes abhängt. Die Allgemeinanästhesie erleichtert die *Stabilisierung der Vitalfunktionen des Notfallpatienten* und bewahrt ihn vor stärksten Schmerzen. Prinzipiell sind *Blitzeinleitung und Intubation erforderlich*, um die Luftwege des „nicht nüchternen" Patienten zu sichern. Von der Intubation darf nur im äußersten Notfall abgewichen werden. Maskenbeatmung, oesophagotrachealer Kombinations-Tubus und Larynxmaske sind lediglich Notbehelfe für den in der Intubation Ungeübten; ihre Anwendung setzt allerdings entsprechende Erfahrung voraus. Für den Geübten können diese Hilfsmittel eine Alternative zur Koniotomie darstellen.

Bei der Intubation im Rettungsdienst sind drei Schwierigkeitsgrade im Sinne eines *„Stufenkonzepts der Intubation"* zu unterscheiden:
- Grad 1;
  die Intubation des *tief Bewußtlosen* ohne Narkoseeinleitung oder Relaxierung, z. B. zum Zweck der Reanimation. Diese Maßnahme muß von allen Notärzten sicher beherrscht werden. Im Rahmen der Notkompetenz soll sie auch von Rettungsassistenten vorgenommen werden.
- Grad 2;
  die Einleitung einer Anästhesie mit Intubation des *noch spontan Atmenden* mit dem Ziel, die respiratorische bzw. kardiozirkulatorische Gesamtsituation zu verbessern. Damit sind wesentliche Risiken wie Hypoxie und Aspiration verbunden, so daß dieses Vorgehen dem Geübten vorbehalten ist. Bei nicht sicherer Intubationsmöglichkeit ist es besser, die Spontanatmung durch Sauerstoffzufuhr und ggf. assistierte Maskenbeatmung usw. zu unterstützen. Die Überwachung mit Pulsoxymeter ist besonders wertvoll.
- Grad 3;
  die *unausweichliche, erschwerte Intubation* mit Narkoseeinleitung in verzweifelter Situation, z. B. bei eingeklemmter Person mit stärksten Schmerzen und drohender Bewußtlosigkeit. Hier kann auch der Erfahrene an seine Grenzen gelangen.

In anästhesiologisch besetzten Notarzt-Systemen werden etwa 10% der Patienten intubiert, davon etwa die Hälfte nach Narkoseeinleitung. Es sind regelmäßig sowohl Kinder als auch geriatrische Patienten zu versorgen. Auch die analgetisch zu behandelnden Patienten gehören allen Altersklassen an und weisen verschiedenste Krankheitsbilder aller Fachgebiete vom Myokardinfarkt bis zur schwersten traumatischen Schädigung auf. Die Übergänge zwischen Analgesie, Analgosedierung und Anästhesie sind fließend. Der Notarzt benötigt daher sowohl profunde pharmakologische Kenntnisse als auch praktische Erfahrungen bei Patienten aller Altersstufen. Diesen Anforderungen wird in ganzer Breite am ehesten der Anästhesist gerecht, der wie kein anderer Arzt in der Lage ist, auch im außerklinischen Umfeld nicht als Spezialist, sondern als *„Generalist mit speziellen Fähigkeiten"* schnell und zielorientiert zu handeln. Dabei hat die Sicherung der Vitalfunktionen absolute Priorität vor Sonderanforderungen einzelner Fachgebiete.

Nicht-Opioide sind im Rettungsdienst, zumindest in der Hand des Anästhesisten, ohne wesentliche Bedeutung. Bei akuten und starken Schmerzen erfolgt der Wirkungseintritt zu spät und die analgetische Potenz ist zu gering. Lediglich Paracetamol wird unter der Indikation „Fiebersenkung" häufig bei Kleinkindern rektal appliziert. Verfahren der Leitungsanästhesie wie der 3-in-1-Block oder

Blockaden des Plexus axillaris können in Ausnahmefällen von geübten Ärzten bei geeigneten Patienten eingesetzt werden.

Grundregeln

Der Übergang zwischen ausreichender Analgesie und relativer Überdosierung mit Bedrohung der Vitalfunktionen erfolgt schleichend; hier sind Erfahrung sowie aufmerksame Beobachtung und Überwachung des Patienten unverzichtbar.

- Zur Vermeidung unkalkulierbarer Resorptionsphänomene sind Analgetika und Anästhetika möglichst über einen *sicheren venösen Zugang* mit laufender Infusion zu applizieren. Im Gegensatz zur *Blitzeinleitung der Anästhesie* werden *Analgetika grundsätzlich titrierend* verabreicht. In Abhängigkeit vom Allgemeinzustand wird in der Regel mit der Hälfte der „Normaldosis" oder weniger begonnen. Insbesondere bei Verwendung von Morphin und Opioiden ist *Geduld* erforderlich, um die volle Wirkung abzuwarten und übereilte Nachinjektionen zu vermeiden. Bei allen analgetisch versorgten Patienten wird grundsätzlich *Sauerstoff* über eine Nasensonde mit etwa 3 l/min appliziert.

Zur weiteren, dringend notwendigen Ausrüstung zählen Absaugung, Intubationsbesteck, Sauerstoffquelle, Beatmungsbeutel und ggf. ein Notfallbeatmungsgerät.

Überwachung

Notfallpatienten mit starken Schmerzen und hohem Analgetikabedarf sowie Patienten, bei denen eine Allgemeinanästhesie erforderlich wird, bedürfen neben den wachen Sinnen des Arztes auch einer geeigneten technischen Überwachung.

Idealerweise sind in einem Transportmonitor EKG, Pulsoxymeter, oszillometrisches Blutdruckmeßgerät und Kapnographie vereint; ggf. zusammen mit dem Defibrillator.

Pharmakologie

Allgemeines

Die in Tab. 8.1 zusammengestellten neun Medikamente sind geeignet, einzeln oder in Kombination die Versorgungs- und Transportphase des Notfallpatienten von 30 – 60 min zu überbrücken. Eine Ausweitung oder Änderung der Beladung sollte nur erfolgen, wenn damit wesentliche Vorteile verbunden sind. Es muß dringend vermieden werden, eine Apotheke mitzuführen, deren Inhalt unbekannt ist, oder, schlimmer noch, unbeherrschbar wird. Die angegebenen, auf das Körpergewicht (KG) bezogenen Dosierungen sind in jedem Einzelfall zu überprüfen.

Einzelsubstanzen

Tramadol

Tramadol (3, 6) ist ein schwachwirksames agonistisches Opioid und unterliegt lediglich der einfachen Rezeptpflicht. Es ist daher auch zur Mitführung in nicht ständig arztbesetzten Rettungsmitteln geeignet.

Tramadol wird zur Behandlung leichter und mittelschwerer Schmerzen benutzt und deckt das analgetische Spektrum von Metamizol mit ab.

Als Nebenwirkungen werden Übelkeit und Erbrechen relativ häufig, Atemdepression und Hypotonie dagegen selten beobachtet.

- Die Einzeldosis beträgt 1,5 mg/kg KG (100 mg bei 75 kg KG). Die intravenöse Injektion soll langsam erfolgen. Die Wirkung setzt langsam ein und ist nach 20 – 30 min voll ausgeprägt. Die Wirkdauer liegt bei 2 – 4 h.

Morphin

Morphin (3, 6, 7) ist die Referenzsubstanz der zentral wirksamen Analgetika.

Morphin dient als Analgetikum zur Behandlung stärkster Schmerzen, insbesondere bei internistischen Patienten, sofern auf eine Narkoseeinleitung verzichtet wird.

Die wichtigsten Nebenwirkungen sind Atemdepression, Übelkeit, Erbrechen sowie Histamin-Freisetzung und Hypotonie infolge Vasodilatation. Die Atemdepression kann vital bedrohlich werden und erfordert eine genaue Überwachung des Patienten. Bei ausreichendem Volumenstatus

Tabelle 8.1 Zur Analgesie und Anästhesie im Rettungsdienst besonders geeignete Medikamente

Präparat	Indikationsbereich
Tramadol	Analgetikum bei leichten und mittelschweren Schmerzen
Morphin	Analgetikum bei stärksten Schmerzen, insbesondere bei internistischen Patienten
Fentanyl	Analgetikum bei TIVA und kontrollierter Beatmung
(S)-Ketamin	Analgetikum und Anästhetikum, vornehmlich bei traumatologischen Patienten
Midazolam	Sedativum zur Sedierung in Spontanatmung und bei TIVA
Etomidat	Induktionshypnotikum zur Narkoseeinleitung kardiovaskulär stabiler Patienten
Succinylcholin	Muskelrelaxans zur Blitzeinleitung
Vecuronium	Muskelrelaxans mit mittellanger Wirkung
Butylscopolamin	Spasmolytikum

und vorsichtiger Dosierung sind keine gravierenden Kreislaufeffekte zu erwarten. Die Wirkungen von Morphin und agonistischen Opioiden wie Fentanyl und Tramadol können durch Naloxon antagonisiert werden.

- Die Einzeldosis beträgt 0,05–0,15 mg/kg KG (5–10 mg bei 75 kg KG). Morphin beginnt innerhalb von 5–15 min zu wirken, der Effekt hält etwa 4 h an.

Fentanyl

Fentanyl (2, 7) ist ein hochpotenter synthetischer Morphinagonist.

Fentanyl wird als analgetische Komponente bei totaler intravenöser Anästhesie (TIVA) unter kontrollierter Beatmung verwendet.

Die wichtigste Nebenwirkung ist eine ausgeprägte, potentiell lebensbedrohliche Atemdepression. Daher wird vom analgetischen Einsatz bei Patienten in Spontanatmung abgeraten; hier stehen mit Morphin bzw. (S)-Ketamin geeignetere Medikamente zur Verfügung. Die negativen Kreislaufeffekte von Fentanyl sind geringer als die von Morphin.

- Die Einzeldosis liegt in Abhängigkeit vom Allgemeinzustand bei 1,5–3,0 µg/kg KG (0,1–0,2 mg bei 75 kg KG) und höher; ggf. können fraktionierte Nachinjektionen erfolgen. Die Wirkung ist relativ rasch innerhalb von 5 min ausgeprägt und hält 20–40 min an.

(S)-Ketamin

Das Phencyclidinderivat (S)-Ketamin (4) ist das rechtsdrehende der beiden Strukturisomere des Ketamin und verfügt gegenüber dem Razemat über die doppelte analgetische und anästhetische Potenz bei besserer Steuerbarkeit und kürzeren Aufwachzeiten. Im übrigen ist das Wirkprofil unverändert durch die typische dissoziative Anästhesie, ausgeprägt analgetische und schwach hypnotische Eigenschaften sowie deutliche sympathomimetische Effekte mit Anstieg von Blutdruck, Herzfrequenz und myokardialem Sauerstoffverbrauch gekennzeichnet. Die Spontanatmung bleibt in der Regel erhalten; die sogenannten Schutzreflexe werden geringer als durch andere Anästhetika beeinträchtigt. In Ausnahmefällen kann die Substanz intramuskulär appliziert werden.

(S)-Ketamin kann zur Analgesie, Analgosedierung und Anästhesie bei allen traumatologischen Patienten, mit Ausnahme des isolierten oder im Vordergrund stehenden Schädel-Hirn-Traumas (SHT), sowie bei ausgewählten internistischen Krankheitsbildern (Intubation und Narkose bei Status asthmaticus und katecholaminpflichtigem kardiogenen Schock) eingesetzt werden.

Die Anwendung bei Patienten mit Hypertonus, koronarer Herzkrankheit (Angina pectoris, Myokardinfarkt), Präeklampsie und Eklampsie ist regelmäßig kontraindiziert. Traumreaktionen und überschießende Kreislaufeffekte können durch Kombination mit einem Benzodiazepin wie Midazolam vermindert oder vermieden werden. Eine Hypersalivation ist durch Vorgabe von Atropin zu unterdrücken. Im hämorrhagischen Schock und bei kontrollierter Hyperventilation ist keine relevante Erhöhung des intrakraniellen Drucks zu befürchten.

Zur Analgesie kann (S)-Ketamin in intravenösen Boli, als Infusion sowie in Ausnahmefällen intramuskulär appliziert werden. Spontanatmung und Ansprechbarkeit bleiben in der Regel erhalten. Eine Sedierung mit Midazolam ist nicht unbedingt erforderlich.

- Zur intravenösen Analgesie sind 0,125–0,25 mg/kg (S)-Ketamin (10–20 mg bei 80 kg KG) ausreichend. Die Wirkung setzt umgehend ein und hält etwa 15 min an. Bei Bedarf erfolgt die Nachinjektion der halben Initialdosis.
- Zur Analgosedierung wird (S)-Ketamin in einer Dosis von 0,3–0,5 mg/kg KG/h (25–40 mg/h bei 80 kg KG) über Spritzenpumpe in einer Konzentration von 1 mg (S)-Ketamin/ml zugeführt; ersatzweise als Infusion mit 0,5 mg (S)-Ketamin/ml (1 ml = 20 Tropfen). Die Dosierung erfolgt nach Wirkung. Bei Bedarf kann Midazolam in geringen Dosen fraktioniert appliziert oder mit etwa 0,03 mg/kg KG/h (2,5 mg/h bei 80 kg KG) infundiert werden. Vor Beginn der Infusion ist durch initiale Bolus-Gaben von (S)-Ketamin und ggf. von Midazolam weitgehende Schmerzfreiheit anzustreben.
- Die intramuskuläre Zufuhr kommt grundsätzlich nur bei fehlendem venösen Zugang in Frage. Die analgetische Dosis beträgt 0,25–0,5 mg/kg KG (20–40 mg bei 80 kg KG). Die Wirkung setzt je nach Kreislaufsituation innerhalb von 2–5 min ein; die Wirkdauer liegt bei 30 min.

Zur TIVA wird (S)-Ketamin in Kombination mit Midazolam oder als Mono-Anästhetikum eingesetzt. In Ausnahmefällen ist auch die intramuskuläre Einleitung der Narkose möglich.

- Zur intravenösen Kurznarkose mit Blitzeinleitung erhält der Patient bis 0,1 mg/kg KG Midazolam (bis etwa 8,0 mg bei 80 kg KG), 0,5–1,0 mg/kg KG (S)-Ketamin (40–80 mg bei 80 kg KG) und 1,5 mg/kg KG Succinylcholin (etwa 120 mg bei 80 kg KG). Nach der Intubation wird der Patient kontrolliert beatmet und (S)-Ketamin bei Bedarf in halber Initialdosis nachinjiziert. Weitere Midazolam-Injektionen sind nur selten erforderlich. Bei Patienten in stark reduziertem Allgemeinzustand bzw. im manifesten Schock wird auf Midazolam verzichtet und (S)-Ketamin in reduzierter Dosis mit 0,25–0,75 mg/kg KG (20–60 mg bei 80 kg KG) appliziert.
- Bei Übergang zur kontinuierlichen TIVA wird (S)-Ketamin in einer Erhaltungsdosis von etwa 2,0 ± 1,0 mg/kg KG/h infundiert und Midazolam nach Bedarf fraktioniert oder als Infusion mit 0,05–0,15 mg/kg KG/h zugeführt.
- Die intramuskuläre Narkoseeinleitung ist die ultima ratio bei fehlendem venösen Zugang. (S)-Ketamin wird in einer Dosis von etwa 2,5 mg/kg KG (200 mg bei 80 kg KG) injiziert, in der Regel als Mischspritze mit 0,01 mg/

kg KG Atropin (bis 0,5 mg). Innerhalb weniger Minuten tritt eine ausgeprägte Anästhesie ein. Die Spontanatmung ist regelmäßig erhalten. Venöser Zugang und Intubation werden schnellstmöglich nachgeholt. Zur Beherrschung besonderer Situationen bei unkooperativen Patienten ist die intramuskuläre Injektion von 1,25–2,5 mg/kg KG (S)-Ketamin (100–200 mg bei 80 kg KG) ausreichend, um die ungestörte Venenpunktion und weitere Maßnahmen zu ermöglichen.

Midazolam

Midazolam (2, 3) ist ein Benzodiazepin mit stark sedierenden und anxiolytischen Eigenschaften.

Midazolam wird im Rettungsdienst sowohl allein zur Sedierung als auch in Kombination mit (S)-Ketamin oder Fentanyl zur TIVA eingesetzt.

Bei geriatrischen Patienten und eingeschränkter Leberfunktion ist die Wirkung oft unvorhersehbar verlängert; darüber hinaus kann eine schwere Atemdepression auftreten. Die kardiovaskulären Effekte sind bei vorsichtiger Dosierung gering. Benzodiazepin-Wirkungen können durch Flumazenil antagonisiert werden.

- Die Wirkung einer Einzeldosis von 0,03–0,1 mg (2,5–7,5 mg bei 75 kg KG) setzt nach intravenöser Zufuhr rasch ein und hält etwa 30 min an. Die erforderliche Dosis kann stark schwanken und soll möglichst titriert werden, bis der Patient „schlafend-weckbar" ist.

Etomidat

Etomidat (2, 3) ist ein Induktionshypnotikum ohne analgetische Potenz, das sich wegen der neutralen Kreislaufeffekte besonders für den Einsatz bei bestimmten Risikopatienten eignet. Ein weiterer Vorteil ist die Darreichungsform als sofort einsetzbare Lösung.

Etomidat wird vorzugsweise zur Narkoseeinleitung bei kardiovaskulär stabilen Notfallpatienten benutzt.

Etomidat führt zu einer reversiblen Hemmung der Steroidsynthese in der Nebennierenrinde, die bei einmaliger Applikation als klinisch unbedenklich gilt.

- Nach intravenöser Injektion von 0,15–0,3 mg/kg KG (15–20 mg bei 75 kg KG) setzt die Wirkung sofort ein und hält etwa 5–10 min an.

Succinylcholin

Succinylcholin (2, 3) ist ein depolarisierendes Muskelrelaxans mit schnellem Wirkungseintritt und kurzer Wirkdauer. Die Wirksamkeit der gelösten Form wird durch hohe Außentemperaturen beeinträchtigt. Fertigampullen sind daher eher für arztbesetzte Rettungsmittel mit regelmäßigem Verbrauch zu empfehlen, während für nicht ständig arztbesetzte Einheiten die länger haltbare Trockensubstanz vorzuziehen ist.

Succinylcholin wird im Rettungsdienst zur Blitzeinleitung von Patienten mit erhaltener Spontanatmung benutzt.

Durch parasympathomimetische Effekte können, insbesondere bei Kindern, Sinusbradykardien und andere Rhythmusstörungen auftreten. Succinylcholin darf bei Patienten mit maligner Hyperthermie oder neuromuskulären Systemerkrankungen in der Anamnese sowie nach langer Immobilisation nicht eingesetzt werden. Der Einsatz bei Patienten mit perforierender Augenverletzung ist relativ kontraindiziert; durch Vorgabe von Vecuronium kann die Tonuserhöhung der Augenmuskeln und damit der Anstieg des Augeninnendrucks vermindert werden.

- Die Wirkung einer Einzeldosis von 1,0–1,5 mg/kg KG (100 mg bei 75 kg KG) ist nach 30–45 s ausgeprägt und hält etwa 3–5 min an.

Vecuronium

Vecuronium (2, 3) ist ein mittellang wirkendes, nicht depolarisierendes Muskelrelaxans. Die Lagerung in Trockenform stellt keinen wesentlichen Nachteil dar, weil die Substanz nicht verzugslos eingesetzt werden muß.

Vecuronium ist wegen der relativ kurzen Wirkdauer und guten Verträglichkeit für den Einsatz im Rettungsdienst besonders geeignet.

Vecuronium hat keine wesentlichen unerwünschten Wirkungen.

- Die Wirkung einer Einzeldosis von bis zu 0,1 mg/kg KG (6–8 mg bei 75 kg KG) hält etwa 20–30 min an.

Butylscopolamin

Butylscopolamin (2, 3) ist ein Parasympatholytikum und führt u. a. zu einer Erschlaffung der glatten Muskulatur von Gallen- und Harnwegen (sowie des Darmes, der Bronchien und des Uterus), dies insbesondere bei spastischer Kontraktion.

Butylscopolamin wird bei Kolikschmerzen allein oder in Kombination mit Opioiden eingesetzt.

Zu den Kontraindikationen zählen Tachyarrhythmien, Vorhofflattern mit AV-Block und Myasthenia gravis.

- Die Wirkung einer intravenösen Einzeldosis von etwa 0,3 mg/kg KG (20 mg bei 75 kg KG) setzt unmittelbar nach der Injektion ein und hält etwa 4 h an.

Schwangerschaft, Stillzeit und Säuglingsalter

Analgetika und Anästhetika sollen vor allem in der Zeit der *Embryogenese und frühen Fetalperiode* bis etwa zur 16. Schwangerschaftswoche *nur bei strenger Indikation* eingesetzt werden. Da der Notarzt oft erst nachträglich von der Schwangerschaft einer Patientin erfährt, ist zur Erhöhung der Sicherheit die Benutzung *weniger und gut etablierter Substanzen* zu empfehlen. Bei Einhaltung einer Stillpause ist der Einsatz in der Stillperiode unproblematisch. Die Anwendung von *Tramadol* in der Schwangerschaft gilt als unbedenklich; die für Kinder unter einem Jahr angegebene Anwendungsbeschränkung verliert zumindest ab dem 3. Lebensmonat an klinischer Relevanz (5). *Morphin* soll im 1. Trimenon nur bei strenger Indikation eingesetzt werden; gegen den kurzzeitigen Gebrauch in der Schwangerschaft bestehen keine Bedenken (5). Auch hier gilt für Kinder unter einem Jahr eine Anwendungsbeschränkung, die ebenso diskussionswürdig ist (5). Auch *Fentanyl* soll im 1. Trimenon nur bei strenger Indikation benutzt werden; die Substanz wird trotz der angegebenen Anwendungsbeschränkung für das 1. Lebensjahr klinisch häufig bei Säuglingen eingesetzt (5). Zur teratogenen Wirkung von *(S)-Ketamin* und *Vecuronium* sind keine Daten verfügbar. *Midazolam* soll während der Schwangerschaft nur bei strenger Indikation eingesetzt werden und gilt bis zum 4. Lebensmonat als nicht indiziert. Zur teratogenen Wirkung von *Etomidat* liegen keine Erkenntnisse vor; die Anwendung bis zum 6. Lebensmonat gilt als nicht indiziert. Der Einsatz von *Succinylcholin* in der Schwangerschaft erscheint unbedenklich. *Butylscopolamin* soll in der Schwangerschaft nur bei strenger Indikation eingesetzt werden.

Insgesamt (2, 3, 8) können die aufgeführten Medikamente bei einmaliger Applikation auch in der Frühschwangerschaft als unbedenklich gelten; darüber hinaus fehlt jeder Beweis für die Überlegenheit irgendeines Analgesie- oder Anästhesieverfahrens in dieser Phase.

Bewirtschaftung von „Betäubungsmitteln"

Die Mitführung von „Betäubungsmitteln" (BtM) im Sinne des „Betäubungsmittelgesetzes" in Rettungsfahrzeugen ist in § 8a („Verschreiben für Einrichtungen des Rettungsdienstes") der „Vierten Betäubungsmittelrechts-Änderungsverordnung" vom 23. Dezember 1992 geregelt (9). Die Verschreibung erfolgt analog zum Stationsbedarf mit „Betäubungsmittelanforderungsschein" durch einen vom Träger oder Durchführenden des Rettungsdienstes beauftragten Arzt, der auch für die monatlichen Kontrollen der BtM verantwortlich ist. Die Aufzeichnung über Verbleib und Bestand obliegt dem jeweiligen behandelnden Arzt, also dem Notarzt. Es sind BtM-Bücher zu führen, in denen die Zu- und Abgänge mit Datum, Personalien (Name, Vorname, Geburtsdatum des Patienten) sowie Menge und Zubereitung verbucht werden. Es hat sich bewährt, den Einzelnachweis auf dem Einsatzprotokoll zu führen und die Protokoll- bzw. Einsatznummer im BtM-Buch zu vermerken. Der Apotheker der Lieferapotheke ist verpflichtet, die BtM-Vorräte in den Einrichtungen bzw. Teileinheiten (Fahrzeugen) des Rettungsdienstes mindestens halbjährlich insbesondere auf einwandfreie Beschaffenheit sowie ordnungsgemäße und sichere Aufbewahrung zu überprüfen. Dazu können die BtM in einer fest installierten Kassette gelagert werden, deren Schlüssel von Fahrzeugführer zu Fahrzeugführer übergeben wird.

Spezielle Situationen und Krankheitsbilder

Traumatologie

Polytrauma und eingeklemmte Person

Bei Patienten mit *Polytrauma* steht die Aufrechterhaltung der Kreislauffunktion und der Gewebeoxygenierung im Vordergrund. Dies ist auch bei begleitendem SHT der Fall. Der Blutdruck ist in der Regel durch *aggressiven Volumenersatz* zu stabilisieren. Die Narkose dient primär der Verbesserung der *Oxygenierung* und sekundär der Schmerzbekämpfung; darüber hinaus werden Lagerungs- und Repositionsmanöver bedeutend erleichtert.

- Mittel der Wahl zur Blitzeinleitung von Patienten im hämorrhagischen Schock, möglichst nach vorangehender Oxygenierung, sind (S)-Ketamin und Succinylcholin. Nach der Intubation wird der Patient kontrolliert beatmet.
- *Die weitere Narkoseführung orientiert sich am Blutdruck.* Manche Patienten benötigen zunächst keine Anästhetika. Patienten mit instabilem Kreislauf erhalten bei Bedarf (S)-Ketamin in halber Initialdosis, ggf. ergänzt durch kleine Dosen Midazolam. Patienten mit stabilem Kreislauf werden mit Fentanyl und Midazolam in geringer Dosis versorgt. Eine evtl. Relaxierung mit Vecuronium soll zurückhaltend erfolgen.
- Bei *eingeklemmten Personen* müssen Analgesie und Anästhesie mit größter Zurückhaltung erfolgen, solange kein freier Zugang zum Patienten gewährleistet ist. Allenfalls kann (S)-Ketamin in geringster Dosis intravenös (nur ersatzweise intramuskulär) verabfolgt werden. Wird die Intubation unausweichlich, erfolgt sie als Blitzeinleitung mit (S)-Ketamin und Succinylcholin.

Isoliertes Schädel-Hirn-Trauma

Bei allen Patienten mit SHT ist vor Narkoseeinleitung eine gewissenhafte Erhebung des neurologischen Befundes notwendig.

Der „Glasgow-Koma-Index" ist wegen fehlender Seitenangabe und Pupillenbeurteilung allein nicht ausreichend. Insgesamt sind folgende Befunde zu dokumentieren:
- Bewußtseinslage (klar - getrübt - bewußtlos, mit gezielter oder ungezielter Abwehrreaktion, Streckkrämpfen oder fehlender Reaktion auf Schmerzreiz) sowie Bewegungen mit Seitenangabe,
- Pupillenbefund (eng, mittelweit, weit, negative Lichtreaktion oder Entrundung mit Seitenangabe),
- Blickwendung mit Angabe der Richtung,
- sonstige Zeichen wie Krämpfe, Amnesie, Übelkeit, Erbrechen und Unruhe.

- Patienten mit isoliertem oder im Vordergrund stehenden SHT befinden sich vielfach nicht im hämorrhagischen Schock. In diesen Fällen ist (S)-Ketamin nicht indiziert und wird zur Blitzeinleitung durch Etomidat ersetzt.
- Die Patienten werden anschließend mit etwas erhöhtem Oberkörper gelagert und kontrolliert beatmet (endexspiratorisches CO_2 bei 35 mmHg).
- Bei kreislaufstabilen Patienten wird die Narkose mit Fentanyl und Midazolam in ausreichender Dosis weitergeführt, um Husten und Pressen und damit den Anstieg des intrakraniellen Drucks sicher zu vermeiden. Die Indikation zur Relaxierung kann großzügig gestellt werden.

Bei korrekter Übermittlung des Ausgangsbefundes an den aufnehmenden Krankenhausarzt wird sich die weitere Diagnostik in der Regel auf technische Verfahren abstützen, so daß der Patient nicht „wach" übergeben werden muß.

Sonstige Traumen

Patienten mit isolierten Frakturen werden analgetisch mit kleinen Dosen (S)-Ketamin versorgt, alternativ kommt bei leichteren Schmerzen Tramadol und bei starken Schmerzen Morphin in Betracht. Der Vorteil von (S)-Ketamin liegt im schnelleren Wirkungseintritt. Dasselbe gilt für Patienten mit Verbrennungen, sofern bei größerer Ausdehnung nicht die Narkoseeinleitung vorzuziehen ist.

Krankheitsbilder der Inneren Medizin

Angina pectoris und Myokardinfarkt

- Patienten mit Angina pectoris und Myokardinfarkt werden in der Regel mit Morphin versorgt.

Tramadol kommt wegen seiner geringen Potenz nicht und (S)-Ketamin wegen seiner Kreislaufeffekte zunächst nicht in Frage. Eine zusätzliche Sedierung mit kleinen Dosen Midazolam ist sehr wertvoll.

Kardiogener Schock, Lungenembolie und Lungenödem

Anders stellt sich die Situation dar, wenn ein Patient im manifesten kardiogenen Schock intubiert werden muß, etwa bei Lungenembolie oder mit Linksherzversagen nach Myokardinfarkt.

- Bei diesen meist katecholaminpflichtigen Patienten ist der sympathomimetische und katecholaminsparende Effekt von Ketamin wertvoll. (S)-Ketamin wird in geringer Dosis sowohl zur Narkoseeinleitung als auch zur nachfolgenden Analgosedierung (zusammen mit Midazolam) eingesetzt.
- Liegt dagegen ein Lungenödem als Folge eines Linksherzversagens bei hypertoner Krise vor, muß die Narkoseeinleitung mit (S)-Ketamin unterbleiben, um nicht einen weiteren Blutdruckanstieg zu provozieren. In diesen Fällen sind Etomidat und nachfolgend Midazolam und ggf. Fentanyl vorzuziehen.

Status asthmaticus

Die Intubation von Patienten mit ausgeprägtem Status asthmaticus oder anderen Formen der akuten respiratorischen Insuffizienz ist wegen der protrahierten und kurzfristig nicht zu bessernden Hypoxie mit hohem Risiko verbunden. Überdies ist das Einstellen der Stimmritze häufig durch die Plethora von Zunge und Schleimhäuten, ödematöse Schwellungen und die Gefahr von Blutungen erschwert. Führt die medikamentöse Therapie nicht zum Erfolg, ist die Intubation mit kontrollierter Beatmung nicht zu umgehen. Dann bietet (S)-Ketamin wegen seiner sympathomimetischen und broncholytischen Effekte wiederum Vorteile. Mehrere Vorgehensweisen sind möglich:

- Bei bewußtseinsgetrübten Patienten kann zunächst die „blind-nasale" Wachintubation versucht werden.
- Oft gelingt nach Zufuhr einer geringen Dosis von (S)-Ketamin (0,125 – 0,25 mg/kg KG; 10 – 20 mg bei 80 kg KG) die *Laryngoskopie und Intubation unter erhaltener Spontanatmung*. Erhaltene Spontanatmung und relativ gering beeinträchtigte Schutzreflexe bilden eine gewisse Sicherheitsreserve.
- Bei besonders agitierten Patienten kann es unvermeidlich werden, die *riskantere Alternative der Blitzeinleitung* mit einer dann höheren Dosis von etwa 1,5 mg/kg KG (S)-Ketamin (etwa 120 mg bei 80 kg KG) und 1,5 mg/kg KG Succinylcholin (etwa 120 mg bei 80 kg KG) zu wählen.
- Nach der Intubation wird der Patient unter Analgosedierung mit (S)-Ketamin und Midazolam kontrolliert beatmet.

Kolikschmerzen

Bei Patienten mit Kolikschmerzen wegen Nieren- oder Gallensteinleiden ist zunächst die intravenöse Injektion von Butylscopolamin zu empfehlen; bei fehlendem Erfolg kommt zusätzlich Tramadol zum Einsatz. Bei stärksten Schmerzen kann die intravenöse Zufuhr einer geringen Dosis (S)-Ketamin wegen des schnellen Wirkungseintritts zur Überbrückung der Wirklatenz dienen.

Sonstige Krankheitsbilder

Plötzliche Geburt

Bei plötzlich eintretender Geburt und Versagen tokolytischer Maßnahmen kann beim Durchtritt des vorangehenden Kindsteils eine Analgesie mit geringen intravenösen Dosen von (S)-Ketamin erfolgen. Negative Auswirkungen auf das Kind sind nicht zu befürchten. Opioide sind wegen der atemdepressiven Wirkung auf das Kind zu vermeiden.

Kindliche Notfälle

Bei kindlichen Notfällen aller Art kommt zur Analgesie vorzugsweise (S)-Ketamin zum Einsatz, zur Anästhesie kommen darüber hinaus Fentanyl und Midazolam in Betracht.

Neurologische und psychiatrische Notfälle

Bei *Krampfanfällen* wird als Antikonvulsivum zunächst Midazolam benutzt. Wegen der Gefahr der respiratorischen Insuffizienz ist eine besonders sorgfältige Überwachung erforderlich. Ein *Status epilepticus* soll schnellstmöglich durchbrochen werden. Es empfiehlt sich die Blitzeinleitung mit Etomidat und Succinylcholin bei anschließender Verwendung von Midazolam. Es sollte keine Relaxierung erfolgen, um das klinische Bild nicht zu verwischen und falsche Sicherheit zu vermeiden.

Bei *psychiatrischen Notfällen* kann zunächst eine Sedierung durch intravenöse Zufuhr von Midazolam versucht werden. Läßt die Situation ein solches Vorgehen nicht zu, wird (S)-Ketamin intramuskulär injiziert, dessen Wirkung im allgemeinen verläßlicher ist als die von Midazolam. Danach kann die weitere Sedierung mit Midazolam oder einem Neuroleptikum erfolgen.

Kernaussagen

Grundlagen
- Die kunstgerechte Analgesie bedarf keiner Begründung. Die Allgemeinanästhesie im Rettungsdienst ist kein Selbstzweck und auch von den fachlichen Qualitäten des Notarztes abhängig („Stufenkonzept der Intubation", prinzipiell Blitzeinleitung).
- Analgetika und Anästhetika sollen über einen sicheren venösen Zugang mit laufender Infusion appliziert werden. Im Gegensatz zur Blitzeinleitung der Anästhesie werden Analgetika titrierend verabreicht. Die Überwachung erfolgt mit den wachen Sinnen des Arztes und einem geeigneten Transportmonitor.

Pharmakologie
- Tramadol ist zur Therapie leichter und mittelschwerer Schmerzen geeignet. Morphin dient zur Behandlung stärkster Schmerzen, insbesondere bei internistischen Patienten. Fentanyl dient als Opioid zur TIVA unter kontrollierter Beatmung. (S)-Ketamin wird zur Analgesie, Analgosedierung und Anästhesie bei traumatologischen Patienten, mit Ausnahme des isolierten oder im Vordergrund stehenden SHT, sowie bei ausgewählten internistischen Krankheitsbildern eingesetzt.
- Midazolam wird sowohl allein zur Sedierung als auch in Kombination mit (S)-Ketamin oder Fentanyl zur TIVA benutzt. Etomidat wird vorzugsweise zur Narkoseeinleitung kardiovaskulär stabiler Notfallpatienten eingesetzt.
- Succinylcholin ist das Standardrelaxans zur Blitzeinleitung. Vecuronium ist wegen relativ kurzer Wirkdauer und guter Verträglichkeit für den Einsatz im Rettungsdienst besonders geeignet. Butylscopolamin wird bei Kolikschmerzen allein oder in Kombination mit Opioiden benutzt.
- Die genannten Medikamente können bei einmaliger Applikation auch in der Frühschwangerschaft als unbedenklich gelten. Die Mitführung von BtM ist geregelt und ohne weiteres möglich.

Spezielle Situationen und Krankheitsbilder
- Mittel der Wahl zur Blitzeinleitung von Patienten im hämorrhagischen Schock sind (S)-Ketamin und Succinylcholin. Bei eingeklemmten Personen erfolgen Analgesie und Anästhesie mit größter Zurückhaltung. Patienten mit isoliertem oder im Vordergrund stehenden SHT werden mit Etomidat eingeleitet, Patienten mit isolierten Frakturen oder Verbrenunngen analgetisch vorwiegend mit (S)-Ketamin versorgt.
- Patienten mit Angina pectoris und Myokardinfarkt erhalten in der Regel Morphin. Zur Narkoseeinleitung katecholaminpflichtiger Patienten im kardiogenen Schock bei Myokardinfarkt oder Lungenembolie ist (S)-Ketamin vorteilhaft; Patienten mit Lungenödem als Folge eines Linksherzversagens bei hypertoner Krise erhalten dagegen Etomidat.
- Bei Status asthmaticus kann die „blind-nasale" Wachintubation, die Laryngoskopie und Intubation bei erhaltener Spontanatmung nach Zufuhr einer geringen Dosis (S)-Ketamin oder die Blitzeinleitung mit höherer Dosis von (S)-Ketamin und Succinylcholin erforderlich werden.
- Patienten mit Kolikschmerzen erhalten Butylscopolamin und ggf. Tramadol. Bei plötzlich eintretender Geburt kann beim Durchtritt des vorangehenden Kindsteils eine Analgesie mit kleinen Dosen (S)-Ketamin erfolgen. Kindliche Notfälle werden analgetisch vorzugsweise mit (S)-Ketamin versorgt, zur Anästhesie sind darüber hinaus Fentanyl und Midazolam geeignet. Bei Krampfanfällen wird zunächst Midazolam benutzt, ggf. ist die Blitzeinleitung mit Etomidat und Succinylcholin erforderlich. Psychiatrische Notfälle erfordern ggf. die Sedierung mit Midazolam oder als ultima ratio die intramuskuläre Injektion von (S)-Ketamin.

Literatur

Weiterführende Literatur

1. Adams HA, Trentz O: Das Schockraum-Konzept. In: Deutsche Akademie für Anästhesiologische Fortbildung (Hrsg.): Refresher Course - Aktuelles Wissen für Anästhesisten. Nr. 23, April 1997, Hamburg. Springer, Berlin, Heidelberg, New York 1997; S. 209–218
2. Dirks B: Pharmaka in der Intensiv- und Notfallmedizin: Arzneistoffprofile für Anwender. Springer, Berlin, Heidelberg, New York 1995
3. Mutschler E (Hrsg.): Arzneimittelwirkungen: Lehrbuch der Pharmakologie und Toxikologie; mit einführenden Kapiteln in die Anatomie, Physiologie und Pathophysiologie. 7. Aufl., Wissenschaftliche Verlagsgesellschaft, Stuttgart 1996

Referenzen

4. Adams HA, Reiffen HP: Der Einsatz von (S)-Ketamin im Rettungsdienst. Der Notarzt 1997; 13:121–125
5. Güttler K: Medikamenöse Schmerztherapie in der Inneren Medizin. Patientengruppen mit besonderen Risiken. In: Wörz R (Hrsg.): Differenzierte medikamentöse Schmerztherapie. Fischer, Stuttgart, Jena, New York 1994; S. 116–145
6. Hackenthal E: Schmerzzustände. In: Füllgraf G, Palm D (Hrsg.): Pharmakotherapie, klinische Pharmakologie. Fischer, Stuttgart, Jena, New York 1995; S. 198–217
7. Lehmann KA: Opioidagonisten: Spezielle Pharmakologie. In: Lehmann KA (Hrsg.): Der postoperative Schmerz: Bedeutung, Diagnose und Behandlung. Springer, Berlin, Heidelberg, New York 1994; S. 220–240
8. Rote Liste 1998: Rote Liste Service GmbH (Hrsg.). ECV Editio Cantor, Aulendorf/Württ. 1998
9. Vierte Verordnung zur Änderung betäubungsmittelrechtlicher Vorschriften (Vierte Betäubungsmittelrechts-Änderungsverordnung – 4. BtMÄndV). Vom 23. Dezember 1992. Bundesgesetzblatt, Jg. 1992, Teil I, Nr. 61 – Tag der Ausgabe: Bonn, den 31. Dezember 1992; S. 2483–2493

9

Zentrale Notfallaufnahme – „Schockraum"-Konzept

H. A. Adams, O. Trentz

Roter Faden

- **Die Zentrale Notfallaufnahme**
  - Begriff und allgemeine Funktion
  - Bauliche und materielle Voraussetzungen
- **Das Schockraum-Konzept**
  - Organisatorisch-strukturelle Bedingungen
  - Praktischer Ablauf

Die Zentrale Notfallaufnahme

Begriff und allgemeine Funktion

Der Terminus *„Schockraum"* ist wegen seiner Prägnanz im klinischen Sprachgebrauch fest etabliert und hat sich zum Synonym für ein ganzes Konzept entwickelt. Er ist Kern der *„Zentralen Notfallaufnahme"*, deren Größe je nach Klinik stark schwankt.

Der Schockraum ist das entscheidende Bindeglied zwischen präklinischer und klinischer Notfallversorgung und wesentlicher Bestandteil der Rettungskette.

Der Schockraum ist die primäre Anlaufstelle für alle *traumatisierten Patienten*, deren Schädigung über eine genau zu lokalisierende Einzelverletzung hinausgeht. *Notfallpatienten mit nicht-chirurgischen Krankheitsbildern*, auch wenn sie intubiert und beatmet sind, werden dagegen häufig unmittelbar zur Intensivstation gebracht. Dafür sind folgende Gründe bestimmend:
- Die erforderlichen diagnostischen und therapeutischen Maßnahmen können meist am Krankenbett erfolgen,
- mehrfaches Umlagern und der damit noch häufig verbundene Wechsel der technischen Überwachung mit evtl. Lücken entfällt,
- die Übergabe kann unmittelbar an den aufnehmenden Arzt und die Pflegekräfte der Intensivstation erfolgen,
- ein zusätzlicher innerklinischer Transport durch Dritte entfällt.

In einigen Situationen ist jedoch auch bei nicht-traumatisierten Patienten ein abweichendes Vorgehen. Dazu zählen:
- Patienten, die unter instabilen Bedingungen die Klinik erreichen und im ersten verfügbaren Behandlungsraum stabilisiert werden müssen,
- Patienten mit unklaren Krankheitsbildern, die nach initialer Diagnostik ggf. in eine Spezialklinik zu verlegen sind (z. B. ein Patient mit „unklarem Abdomen", bei dem durch verzugslose sonographische Untersuchung die Diagnose „dissezierendes Bauchaorten-Aneurysma" gestellt wird),
- Patienten mit akuten Intoxikationen, die zunächst in der Notfallaufnahme-Abteilung versorgt werden,
- gynäkologisch-geburtshilfliche Notfälle, z. B. Patientinnen mit rupturierter Extrauterin-Gravidität oder unter der Geburt (falls der Kreißsaal nicht verzugslos erreicht werden kann).

Definition: Der Schockraum ist damit als interdisziplinär genutzter, vorgeschobener Intensivtherapie-Platz mit diagnostischen und gewissen operativen Möglichkeiten zu definieren, der rund um die Uhr arbeitsfähig sein muß und nicht anderweitig „mitgenutzt" werden darf.

Insbesondere in kleinen und mittleren Kliniken mit mehreren Fachabteilungen unter einem Dach und Zentraler Notfallaufnahme soll die *allgemeine organisatorische Zuständigkeit*, zumindest für den eigentlichen Schockraum, bei der *Anästhesie-Abteilung* liegen. Diese kann ehestens dem interdisziplinären Anspruch genügen und ist in der Regel an der Primärversorgung aller Notfallpatienten beteiligt.

Bauliche und materielle Voraussetzungen

Für den eigentlichen Schockraum ist eine *Mindestgrundfläche* von etwa 40 m² erforderlich. Idealerweise ist die Einheit *ebenerdig* in unmittelbarer Nähe der Liegendkranken-Anfahrt und der bildgebenden Diagnostik anzuordnen und hindernisfrei zu erreichen. Die *Liegendkranken-Anfahrt* soll eine Durchfahrt der Rettungsfahrzeuge erlauben; davor ist ausreichender Parkraum zu reservieren. Nach Möglichkeit soll der Schockraum auch vom *Hubschrauber-Landeplatz* ohne Umladen des Patienten in ein Fahrzeug erreichbar sein.

Je nach Klinikgröße wird der eigentliche Schockraum durch eine wechselnde Zahl von *Nebenräumen* ergänzt:
- Verschließbare, beheizte, ausreichend beleuchtete und belüftete Liegendkranken-Anfahrt mit Wasch- und Ausgußbecken, Raum für Tragegestelle usw.,
- Vorbereitungsraum, in dem auch Grobreinigungen erfolgen können,
- Toiletten.

Ein separater Notfall-OP erscheint insgesamt entbehrlich und ist allenfalls in Großkliniken mit entsprechendem Patientenaufkommen vertretbar.

Die bauliche Anordnung der Notfallaufnahme-Abteilung soll auch den evtl. *Massenanfall von Patienten* berücksichtigen, zumal hier vergleichsweise großzügige und leicht freizumachende Räume vorgehalten werden.

Eine leere Liegendkranken-Anfahrt ist hervorragend als *Sichtungsraum* geeignet. Es ist darauf zu achten, daß bei geschlossenem Tor eine gut kontrollierbare Zugangsmöglichkeit für Einzelpatienten besteht, z. B. durch eine in das Tor eingelassene Tür oder einen Seiteneingang. In der Liegendkranken-Anfahrt können die für Sichtung und Registrierung erforderlichen Materialen in Schränken bevorratet werden. Der Schockraum selbst behält seine Funktion bei; die vorgelagerten Räume dienen ggf. als Dekontaminations-Schleuse.

Die *Ausstattung* des Schockraums muß die verzugslose Fortführung der vom Notarzt begonnenen Therapiemaßnahmen, die klinische Primärdiagnostik sowie unaufschiebbare Eingriffe ermöglichen, bevor der Patient der definitiven Versorgung zugeführt wird.

Zur bauseitigen Grundausstattung gehören:
– Anschlüsse für medizinische Gase und Vakuum,
– mindestens ein Waschbecken, daß auch eine chirurgische Händedesinfektion ermöglicht,
– OP-Leuchte mit Deckenbefestigung,
– Infusionsschienen und -halterungen mit Deckenbefestigung.

Zur weiteren materiellen Ausrüstung gehören u. a.:
– Fahrbarer Anästhesie-Arbeitsplatz mit Transport-Respirator,
– Transport-Monitor mit EKG, Pulsoxymetrie, Kapnographie, nicht-invasiver und invasiver Blutdruckmessung,
– Defibrillator mit Schrittmacher,
– Spritzenpumpen,
– Materialen für Absaugung und Intubation,
– Materialien zur peripheren und zentralen Venenpunktion,
– Notfallmedikamente, Infusionslösungen und Infusions-Druckmanschetten,
– chirurgische Sets für Thoraxdrainage, Notfall-Tracheotomie bzw. Koniotomie, Blutstillung, Venae sectio usw.,
– Blasenkatheter, Verband-, Schienen- und Lagerungsmaterial,
– fahr- und kippbare, röntgengeeignete Trage.

Die anästhesiologische Ausstattung wird vorteilhaft zu einem fahrbaren Arbeitsplatz zusammengestellt, der beim anschließenden „Gang durch die Diagnostik" mitgenommen werden kann.

Es empfiehlt sich weiter, im Schockraum möglichst wenig Bodenfläche zu verstellen und Kleinmaterial staubfrei in Schränken zu lagern. Ein aufgeräumter Bereich erleichtert die Übersicht und wird darüber hinaus den hygienischen Anforderungen besser gerecht. Es sollen ausreichend freie Oberflächen als Ablage, zwei Schreibplätze (davon einer für den Rettungsdienst) und mehrere Telefone (davon mindestens eins mit Amtsberechtigung) zur Verfügung stehen.

Die schnelle Verfügbarkeit eines *Sonographie-Geräts* zur Basisdiagnostik im Schockraum ist unverzichtbar; darüber hinaus kommen dort fallweise die Notfall-Bronchoskopie und Endoskopie, die Doppler-Duplex-Sonographie sowie die Transösophageale Echokardiographie (TEE) zum Einsatz. In Großkliniken ist häufig auch eine Röntgen-Durchleuchtungseinrichtung mit Bildwandler in den Schockraum integriert.

■ Transporte des Patienten zum Gerät müssen grundsätzlich vermieden und das Gerät zum Patienten gebracht werden.

Konventionelles Röntgen, Computer-Tomographie (insbesondere Spiral-CT) und digitale Subtraktions-Angiographie sollen auf kürzestem Weg erreichbar sein. Dem wird am Besten eine angrenzende „Diagnostik-Straße" gerecht.

■ Das Schockraum-Konzept

Organisatorisch-strukturelle Bedingungen

Nachfolgend werden die organisatorisch-strukturellen Voraussetzungen und der praktische Ablauf exemplarisch am Beispiel von Patienten mit Polytrauma dargestellt, deren Versorgung regelmäßig die höchsten Anforderungen stellt.

Die *Vorab-Alarmierung* der aufnehmenden Klinik erfolgt in der Regel durch die Rettungsleitstelle. Dieser muß in jeder Klinik rund um die Uhr ein definierter Ansprechpartner zur Verfügung stehen, der über gesonderte Fernmeldeverbindungen (Standleitung, Fax, ggf. Funk) verzugslos zu erreichen ist.

Während diese Aufgabe in kleineren und mittleren Krankenhäusern meist dem Pfortendienst übertragen ist, hat sich in Großkliniken eine eigene *Klinik-Leitstelle im Bereich der Notfallaufnahme* bewährt. Die Besetzung mit einer erfahrenen Pflegekraft ermöglicht die korrekte Einschätzung der Dringlichkeit einer Alarmierung; darüber hinaus kann bei unorganisiert eingelieferten Patienten eine vorläufige Abschätzung der Dringlichkeit erfolgen und ggf. die verzugslose Versorgung organisiert werden.

Nach Aufnahme des Alarms wird unverzüglich das *Notfallteam* alarmiert; dies geschieht vorteilhaft über einen gemeinsamen Kreis der Rufanlage.

Der Schockraum muß jederzeit durch ein qualifiziertes Notfallteam besetzt werden können.

Das *Notfallteam* umfaßt:
– Erfahrener Facharzt für Chirurgie/Unfallchirurgie, Assistenzarzt, zwei OP-Fachpflegekräfte,
– erfahrener Facharzt für Anästhesiologe, Assistenzarzt oder Arzt im Praktikum, mindestens eine Anästhesie-Fachpflegekraft,
– Pflegekräfte der Notfallaufnahme-Abteilung, sofern diese dauernd besetzt ist,
– Labor- und Röntgen-Personal,
– Konsiliar-Dienste nach Einzelentscheidung.

Die Zusammenarbeit im Team wird durch klare Absprachen und standardisierte Abläufe verbessert; gleichzeitig werden damit interdisziplinäre Reibungsverluste weitgehend vermieden.

Die *Leitung im Team* soll nicht apodiktisch gesehen werden und sich an den bewährten Prinzipien „strikte Arbeitsteilung" und „Vertrauensgrundsatz" orientieren.

Der für das *Grundleiden zuständige Facharzt* (hier der Chirurg/Unfallchirurg) bestimmt die speziellen diagnostischen und therapeutischen Maßnahmen einschließlich der Zuziehung von Konsiliar-Ärzten. Dem *Anästhesisten* obliegt die Sicherung der Vitalfunktionen (insbesondere Atmung und Kreislauf) einschließlich Volumenersatz und Hämotherapie.

Eine vernünftige Zusammenarbeit kann nur bei gegenseitigem fachlichen und persönlichen Respekt und Vertrauen gelingen. Gerade in der Bewältigung verzweifelter Situationen wird nur so das Optimum im Sinne des Patienten erreicht.

Nach entsprechender Absprache kann der erfahrenste Anästhesist als *„Team-Organisator"* fungieren, ohne daß damit das Prinzip der Arbeitsteilung verletzt wird. Der Team-Organisator sorgt u. a. für die erforderlichen Anmeldungen im Diagnostik- und OP-Bereich, die Beiziehung der Laborergebnisse und die Information der Intensivstation. Darüber hinaus ist er für die Überwachung und Versorgung des Patienten während des gesamten innerklinischen Transports verantwortlich und *darf den Patienten bis zur definitiven Übergabe an den OP-Bereich oder die Intensivstation nicht verlassen*. Idealerweise führt er selbst die Anästhesie während der Erstversorgung durch.

Wesentliche Aufgabe aller Beteiligten und insbesondere des Team-Organisators ist der häufige Blick zur Uhr und das entschiedene Drängen auf *größtmögliche Beschleunigung*.

In der Regel nimmt unter den präoperativen Latenzzeiten (Abb. 9.1) die klinische Erstversorgung mit Diagnostik die größte Spanne ein. In diesem Intervall liegen damit auch die größten Reserven.

Durch ein jederzeit arbeitsfähiges *Akutlabor*, das insbesondere patientennahe Hämoglobin-, Elektrolyt- und Blutzucker-Bestimmungen sowie Blutgas-Analysen ermöglicht, ein leistungsfähiges *Blutdepot* und die Verfügbarkeit einer *Zellzentrifuge* zur intraoperativen Autotransfusion werden die allgemeinen strukturellen und materiellen Voraussetzungen vervollständigt.

Auch in kleinen Krankenhäusern kann ein Mindestvorrat von z. B. je vier Erythrozyten-Konzentraten A Rh+, O Rh+ und O rh- sowie je vier Gefrierplasmen A, B, AB und O vorgehalten werden. Damit ist auch bei höchstgradigem Blutverlust die Initialtherapie gesichert. Die kurzfristige Beschaffung weiterer Blutkomponenten muß eindeutig geregelt sein.

Praktischer Ablauf

Die korrekte mündliche und schriftliche Übergabe des Patienten durch den Notarzt ist von unschätzbarer Bedeutung. Informationsverluste und Fehlinformationen nehmen mit der Häufigkeit von Über- und Weitergaben zu (Beispiel der „stillen Post").

- Der Notarzt informiert die übernehmenden Fachärzte für Chirurgie und Anästhesie gleichzeitig und nicht getrennt.
- Ein Arzt des Teams (in der Regel der Anästhesist) bleibt beim Patienten und sichert die Kontinuität.

Alle diagnostischen und therapeutischen Maßnahmen sind möglichst zeitnah gewissenhaft zu *dokumentieren*; dazu gehören die Übergabe eines vollständigen Notarzt-Einsatzprotokolls, die sofortige Führung eines Anästhesieprotokolls ab Übernahme des Patienten und die Anlage eines Trauma- bzw. Aufnahmeprotokolls durch den Chirurgen bzw. sinngemäß den Internisten usw.

Zur mündlichen und schriftlich fixierten Übergabe durch den Notarzt gehören insbesondere:
- Vermutlicher Unfallzeitpunkt sowie rettungsdienstliche Einsatzdaten,
- Unfallanamnese und -mechanismus mit möglichst präzisen Angaben zur Art der Gewalteinwirkung,
- initiale Befunde mit besonderer Berücksichtigung des neurologischen Status und von Schmerz-Lokalisationen vor Einleitung einer Anästhesie,
- vorläufige Diagnosen,
- Therapiemaßnahmen, insbesondere Volumenersatz und sonstige Medikation,
- Erfolg der Therapiemaßnahmen.

Die Bedeutung allgemeiner Angaben zur Vorgeschichte und Vormedikation des Patienten einschließlich Operationen wird oft unterschätzt.

Durch *Fremdanamnese* lassen sich wertvolle Informationen sichern, die vitale Bedeutung erlangen können. Insgesamt ist es erstaunlich, wie häufig ältere Patienten mit differenzierter Dauermedikation das abrupte Absetzen aller Pharmaka überstehen. Es muß dringend versucht werden, zumindest die Medikamente mit Einfluß auf das Herz-Kreislauf-System in der weiteren Therapie zu berücksichtigen.

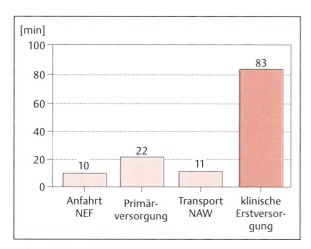

Abb. 9.1 Präoperative Latenzzeiten bei 10 Patienten mit Polytrauma (Mittelwerte). Die Streubreiten betragen: Anfahrt des NEF (Notarzt-Einsatzfahrzeug) 2–32 min, Primärversorgung durch Notarzt an der Einsatzstelle 11–38 min, Transport mit NAW (Notarztwagen) zum Zielkrankenhaus 2–22 min, klinische Erstversorgung und Diagnostik (bis Hautschnitt im OP) 50–111 min. Die präoperative Latenzzeit (ohne den Zeitraum zwischen dem Unfallereignis und der Alarmierung des NEF) beträgt im Mittel 126 min.

Auf die Übergabe folgt die genaue körperliche Untersuchung des vollständig entkleideten Patienten.

Die klinische Prüfung und Beurteilung umfaßt insbesondere:
- Bewußtseinslage und orientierende neurologische Untersuchung (Pupillen, Willkürmotorik, Abwehrbewegungen mit Seitenangabe usw.),
- Allgemeinzustand mit Schock-Symptomatik (Blässe, Unruhe usw.),
- Inspektion von Thorax, Abdomen und ggf. der Wirbelsäule auf Prellmarken usw.,
- Perkussion und Auskultation der Thoraxorgane (Pneumo-, Hämatothorax usw.),
- Palpation des Abdomens,
- orientierende Untersuchung von Thoraxskelett, Becken und Extremitäten (Beweglichkeit, Kompressionsschmerz usw.).

- Bei intubierten Patienten ist unverzüglich die korrekte Tubuslage zu überprüfen (Auskultation der Thoraxflanken und des Epigastriums, Kapnographie, Sichtkontrolle); dies ist nach jeder Umlagerung zu wiederholen.
- Ebenso sind vorhandene venöse Zugänge auf Rückläufigkeit zu kontrollieren.

Falls noch nicht geschehen, wird jetzt Blut für die notwendigen Laboruntersuchungen entnommen:
- Kreuzblut für die Bereitstellung von Blutkomponenten,
- Hämoglobin-Wert bzw. Hämatokrit zur Abschätzung des Blutverlustes und der verbliebenen (zellulären) Sauerstoff-Transportkapazität,
- Natrium, Kalium und Kalzium zum Ausschluß gravierender Entgleisungen des Elektrolyt-Haushalts,
- Blutzucker-Konzentration zum Ausschluß einer Hypo- bzw. Hyperglykämie,
- Quick-Wert, partielle Thromboplastin-Zeit (PTT), Thrombin-Zeit (TZ), Fibrinogen, Thrombozyten und Antithrombin III (AT III) zur Erstellung des initialen Gerinnungsstatus,
- Laktat zur Beurteilung der Perfusionsverhältnisse in der Endstrombahn,
- Creatin-Kinase (CK) zur Abschätzung von Ausmaß und Verlauf einer Crush-Verletzung,
- Glutamat-Pyruvat-Transaminase (GPT) und Gamma-Glutamyl-Transferase (γ-GT) als orientierende hepatische Parameter,
- Kreatinin zur Beurteilung der Nierenfunktion.

Oft wird die Situation des wachen Patienten mit Polytrauma unterschätzt.

Das Bewußtsein bleibt lange erhalten. Gerade jüngere Patienten reagieren noch lange Zeit adäquat und verfallen nur langsam und unbemerkt, so daß die entsprechenden Veränderungen den Umstehenden entgehen können. Auch die Kreislaufsituation erscheint initial oft noch wenig bedrohlich, um mehr oder weniger schleichend in einen nachhaltigen und bedrohlichen Schockzustand überzugehen, der dann nur noch schwer zu durchbrechen ist.

- Noch wache Patienten werden unmittelbar nach der klinischen Erstuntersuchung unter Verwendung von z. B. (S)-Ketamin und Succinylcholin zur Blitzeinleitung intubiert.
- Anschließend werden sie mit zunächst 100% Sauerstoff und geringem positiv-endexspiratorischem Druck (PEEP) kontrolliert beatmet.

Die *Anästhesie* wird meist mit niedrigen Dosen von Fentanyl, Midazolam und Vecuronium o. ä. unter Beachtung des *Blutdrucks als Zielgröße* fortgeführt. Initial sind meist nur minimale Dosen erforderlich. Die Überwachung des Patienten erfolgt mittels EKG, zunächst nicht-invasiver Blutdruckmessung, Pulsoxymetrie und Kapnographie.

- Die Schockbekämpfung durch aggressive Volumentherapie und Zufuhr von Blutkomponenten muß ununterbrochen und mit größtem Einsatz erfolgen; dies bedeutet körperliche Arbeit.
- Der Einsatz von Vasopressoren (Katecholaminen) kommt nur ausnahmsweise bei noch nicht beherrschtem Volumenmangel in Betracht.

Bei spinalem Schock ist dagegen zusätzlich zum Volumenersatz der Einsatz von Vasopressoren auch primär indiziert. Bei einem Schockzustand infolge Spannungs-Pneumothorax, Hämatothorax oder Herzbeutel-Tamponade ist unverzügliches chirurgisches Vorgehen erforderlich (siehe Kapitel „Notfälle aus der Allgemein- und Unfallchirurgie").

Zu den weiteren Maßnahmen während des innerklinischen Transports, der Diagnostik und ggf. der anschließenden Versorgung im OP zählen:
- Wiederholte Prüfung der Pupillenreaktionen,
- Überwachung der Urinausscheidung,
- Kontrolle der Beatmungsdrucke,
- wiederholte Auskultation des Thorax.

Die Auskühlung des Patienten ist möglichst gering zu halten.

- Die Anlage einer arteriellen Druckmessung vor dem innerklinischen Transport ist wünschenswert, aber nicht zwingend; sie rechtfertigt keinen Zeitverzug.
- Ein Schockzustand wird durch die arterielle Messung nicht gebessert und muß kausal angegangen werden.

Grundsätzlich verzichtbar ist das Einbringen eines Pulmonalarterien-Katheters, der erst in der folgenden Intensivphase ggf. Geltung erlangt. Die Anlage der arteriellen Druckmessung ist meist während der Diagnostik oder spätestens der operativen Versorgung relativ problemlos möglich und dann auch erforderlich. Danach ist unverzüglich eine *arterielle Blutgas-Analyse* zur Beurteilung der Oxygenierung und des Säure-Basen-Status durchzuführen.

- Die Anlage eines leistungsfähigen zentralen Venenkatheters (ZVK) ist dagegen eine der wesentlichen Erstmaßnahmen während der Versorgung im Schockraum, von der nur im Ausnahmefall abgewichen werden darf.

- Im Interesse der späteren Intensivphase hat die Anlage unter sterilen Kriterien zu erfolgen.
- Die zentralvenös entnommene venöse Sauerstoff-Sättigung kann als globaler Indikator der Oxygenierung dienen (Normalwert 70–75%).

Zur Versorgung polytraumatisierter Patienten besonders geeignet sind in Seldinger-Technik einzubringende Dreilumen-Katheter, die bei einem Außendurchmesser von 4 mm zwei 12 G-Lumina für hohe Durchflußraten und ein 16 G-Lumen zur kontinuierlichen Messung des zentralen Venendrucks (ZVD) als wichtigem Indikator der Kreislauf-Füllung enthalten.

Die nun anschließende Phase der speziellen Diagnostik und gezielten Therapie soll nur umrissen werden.

Übersteigerte Diagnostik ist im Interesse einer baldigen Versorgung mit dem Ziel der allgemeinen Limitierung des Traumas zu vermeiden.

Neben der unverzichtbaren sofortigen sonographischen Untersuchung von Abdomen und Thorax zählen zur radiologischen Basis-Diagnostik:
- Übersichtsaufnahme des Thorax,
- Becken-Übersicht,
- Halswirbelsäule seitlich.

Extremitäten werden primär nur bei klinischem Frakturverdacht geröntgt. Bei Patienten mit stabilen Vitalfunktionen kann die radiologische Diagnostik vor Beginn der operativen Versorgung vervollständigt werden; es empfiehlt sich jedoch ein strenger Maßstab.

In vielen Fällen geht Behandlung eindeutig vor Diagnostik, so bei sonographisch nachgewiesener intraabdomineller Blutung mit schwerem Schockzustand. Hier muß die Entscheidung über Art und Zeitpunkt des Eingriffs unverzüglich und ohne Fachgerangel erfolgen.

Erste Priorität haben lebenserhaltende Sofortmaßnahmen wie die Druckentlastung bedrohlicher Blutungen in die Pleura- und Schädelhöhle sowie den Herzbeutel. Mit *zweiter Priorität* folgen u. a. die allgemeine chirurgische Blutstillung, hier insbesondere intraabdomineller Blutungen, die Versorgung verletzter Hohlorgane sowie Eingriffe, die zum Organ-, Extremitäten- und Funktionserhalt wichtig sind und darüber hinaus dem Ziel dienen, den Patienten „intensivpflegefähig" zu machen. Dazu müssen Frakturen der langen Röhrenknochen sowie instabile Verletzungen der Wirbelsäule, des Beckenrings und der großen Gelenke regelmäßig stabilisiert werden.

Das Für und Wider der anzuwendenden Verfahren ist sorgfältig abzuwägen, um in der Nettobilanz eine Minimierung des Traumas zu erreichen.

Anästhesiologische Beiträge zur *Festlegung des weiteren Vorgehens* können sich insbesondere an folgenden Parametern orientieren:
- Bisheriger Infusions- und Transfusionsbedarf,
- Entwicklung des inspiratorischen Sauerstoffanteils; das heißt insbesondere Beurteilung der pulmonalen Gasaustausch-Funktion durch Blutgas-Analyse,
- Entwicklung des Säure-Basen-Haushalts und der Laktat-Konzentration zur Abschätzung der Perfusion in der Endstrombahn,
- Verhalten der globalen Gerinnungstests.

Verbindliche Grenzwerte können nicht angegeben werden; es muß im *Einzelfall* unter Beachtung des Traumas, des Lebensalters, der Vorerkrankungen usw. entschieden werden. Beim Transfusionsbedarf sind die durch einen beabsichtigten Eingriff verursachten weiteren Verluste und deren Auswirkung auf das Gerinnungspotential zu berücksichtigen. Eine Verlängerung von PTT und TZ über das 1,5-fache der Norm mit korrespondierendem Rückgang der Thrombozyten-Konzentration muß als Warnzeichen gelten. Gleiches gilt für kontinuierlich ansteigende inspiratorische Sauerstoff-Konzentrationen.

Es bleibt unerläßlich, die Noxen abzuwägen und einen interdisziplinären Konsens herbeizuführen.

Kernaussagen

Die Zentrale Notfallaufnahme
- Der Schockraum ist das entscheidende Bindeglied zwischen präklinischer und klinischer Versorgung und muß als vorgeschobener Intensiv- und OP-Bereich sowohl jederzeit verfügbar als auch qualifiziert besetzt sein.
- Notfallaufnahme-Abteilung und Liegendkranken-Anfahrt sollen baulich in unmittelbarer Nähe des Diagnostik-Bereichs sowie des Hubschrauber-Landeplatzes angeordnet werden. Auch der Massenanfall von Patienten ist zu berücksichtigen.
- Die materielle Ausstattung muß die verzugslose Fortführung der vom Notarzt begonnenen Therapiemaßnahmen, die klinische Primärdiagnostik sowie unaufschiebbare Eingriffe ermöglichen.

Das Schockraum-Konzept
- Die höchsten Anforderungen werden bei der Versorgung von Patienten mit Polytrauma gestellt.
- Die Entscheidungen im Notfallteam werden durch klare Strukturvorgaben und standardisierte Abläufe erleichtert. Die vertrauensvolle interdisziplinäre Zusammenarbeit ist unverzichtbar.
- Der Notarzt informiert die übernehmenden Fachärzte für Chirurgie und Anästhesie gleichzeitig und nicht getrennt. Ein Arzt des Teams (in der Regel der Anästhesist) bleibt beim Patienten und sichert damit die Kontinuität.
- Auf die Übergabe folgen die körperliche Untersuchung des Patienten, ggf. Intubation und Beatmung, sowie die Abnahme von Laborblut. Während des innerklinischen Transports, der Diagnostik und der operativen Versorgung ist der Patient lückenlos zu überwachen. Die Schockbekämpfung muß ununterbrochen und unter größtem Einsatz erfolgen.
- Übersteigerte Diagnostik ist im Interesse einer baldigen Versorgung mit dem Ziel der allgemeinen Limitierung des Traumas zu vermeiden.
- Ziel der Primärversorgung ist der intensivpflegefähige Patient. Das Für und Wider der anzuwendenden

Verfahren ist sorgfältig abzuwägen, um in der Nettobilanz eine Minimierung des Traumas zu erreichen.

Literatur

1. Adams HA, Trentz O: Das Schockraum-Konzept. In: Deutsche Akademie für Anästhesiologische Fortbildung (Hrsg.): Refresher Course – Aktuelles Wissen für Anästhesisten. Nr. 23, April 1997, Hamburg. Springer, Berlin 1997; S. 209–218
2. Adams HA, Piepenbrock S, Hempelmann G: Volumenersatzmittel – Pharmakologie und klinischer Einsatz. Anästhesiol Intensivmed Notfallmed Schmerzther. 1998; 33: 2–7
3. Bankier AA, Fleischmann D, Aram L, Heimberger K, Schindler E, Herold CJ: Bildgebung in der Intensivmedizin. Techniken, Indikationen, diagnostische Zeichen - Teil I. Anaesthesist 1996; 45:769–786
4. Ertel W, Trentz O: Neue diagnostische Strategien beim Polytrauma. Chirurg 1997; 68:1071–1075
5. Frank J, Marzi I, Mutschler W: Schockraummanagement des Polytraumas. Zentralbl Chir. 1996; 121:943–949
6. Leenen LPH, Goris RJA: Standard Diagnostic Workup of the Severely Traumatized Patient. In: Goris RJA, Trentz O (eds.): The Integrated Approach to Trauma Care. The First 24 Hours (Vincent JL [ed]: Update in Intensive Care and Emergency Medicine, Vol 22). Springer, Berlin 1995; S. 106–113
7. Marzi I: Der hämorrhagische Schock. Anaesthesist 1996; 45:976–992
8. Rose St, Marzi I: Pathophysiologie des Polytraumas. Zentralbl Chir. 1996; 121:896–913
9. Trentz O, Friedl HP: Therapeutic Sequences in the Acute Period in Unstable Patients. In: Goris RJA, Trentz O (eds.): The Integrated Approach to Trauma Care. The First 24 Hours (Vincent JL [ed]: Update in Intensive Care and Emergency Medicine, Vol 22). Springer, Berlin 1995; S. 172–178
10. Trentz O, Stocker R: Klinische Versorgung des Polytraumatisierten. In: Rüter A, Trentz O, Wagner M (Hrsg.): Unfallchirurgie. Urban & Schwarzenberg, München 1995; S. 237–243
11. Ziegenfuß T: Polytrauma. Anaesthesist 1998; 47:415–431

Spezielle Notfallmedizin

10 Notfälle aus der Inneren Medizin ... *106*
P. Rupp, U. Börner

11 Notfälle aus der Allgemein- und Unfallchirurgie ... *172*
O. Trentz, R. Zellweger

12 Notfälle aus der Neurochirurgie ... *192*
J. Meixensberger, T. Rosolski

13 Notfälle aus der Orthopädie und Sport-Traumatologie ... *210*
H. Hertz, O. Kwasny

14 Notfälle aus der Urologie ... *218*
H. Löhmer, M. Tryba

15 Notfälle aus der Augenheilkunde ... *224*
T. M. Radda

16 Notfälle aus der Hals-Nasen-Ohren-Heilkunde und Mund-Kiefer-Gesichts-Chirurgie ... *230*
F. X. Brunner, Th. Hachenberg

17 Notfälle aus der Neurologie und Psychiatrie ... *241*
Th. Henze, S. Zielmann

18 Notfälle aus der Gynäkologie und Geburtshilfe ... *262*
W. Loos, F. Salomon

19 Notfälle aus der Pädiatrie ... *273*
Th. Schlechtriemen, D. Bachmann, K. H. Altemeyer

20 Besondere Aspekte bei geriatrischen Patienten ... *316*
H. G. Kress, P. Felleiter

21 Besondere Krankheitsbilder ... *325*

22 Todesfeststellung ... *415*
W. Eisenmenger

Notfälle aus der Inneren Medizin

Kardiologische Notfälle ··· *107*
P. Rupp

Respiratorische Notfälle ··· *141*
P. Rupp

Gastroenterologische Notfälle ··· *146*
P. Rupp

Infektiologische Notfälle ··· *148*
P. Rupp

**Hämatologische
und onkologische Notfälle** ··· *151*
P. Rupp

Nephrologische Notfälle ··· *153*
U. Börner

Endokrin-metabolische Notfälle ··· *157*
U. Börner

**Anaphylaktische
und anaphylaktoide Reaktionen** ··· *164*
U. Börner

**Störungen im Wasser-
und Elektrolythaushalt** ··· *167*
U. Börner

Kardiologische Notfälle

P. Rupp

Roter Faden

- **Herzinsuffizienz**
  - Grundlagen
  - Chronische Herzinsuffizienz
  - Akute Linksherzinsuffizienz und Lungenödem
  - Akute Rechtsherzinsuffizienz – Lungenarterien-Embolie
- **Koronare Herzerkrankung**
  - Grundlagen
  - Klinik
  - Angina pectoris
  - Myokardinfarkt
- **Kardiogener Schock**
  - Grundlagen
  - Präklinische Diagnostik
  - Präklinische Therapie
- **Akute Rhythmusstörungen**
  - Grundlagen
  - Präklinische Diagnostik
- **Präklinische Therapie akuter Rhythmusstörungen**
  - Grundlagen
  - Bradykarde Rhythmusstörungen
  - Tachykarde Rhythmusstörungen mit schmalem Kammerkomplex
  - Tachykarde Rhythmusstörungen mit breitem Kammerkomplex
- **Notfälle bei Herzschrittmacher-Patienten**
  - Grundlagen
  - Fachtermini und Abkürzungen
  - Schrittmacher-Technologie
  - Schrittmacher-Dysfunktion und Schrittmacher-Notfall
  - SPEED-Algorithmen
- **Notfälle bei Patienten mit AICD**
  - Grundlagen
  - Präklinische Diagnostik und Therapie
- **Arterielle Hypertonie**
  - Allgemeines
  - Hypertensive Krise
- **Hypotonie**
  - Grundlagen
  - Präklinische Diagnostik
  - Präklinische Therapie
- **Gefäßnotfälle**
  - Akuter venöser Verschluß
  - Akuter arterieller Verschluß
  - Aneurysma dissecans

Herzinsuffizienz

Grundlagen

Definition: Die Aufgabe des Herzens ist es, Blut in ausreichender Menge zu fördern und damit die Sauerstoffversorgung des Körpers sowohl in Ruhe als auch unter Belastung sicherzustellen. Ein Herz ist suffizient, wenn es diese Aufgabe erfüllt, insuffizient, wenn es sie nicht erfüllt.

Erst in fortgeschrittenen Stadien kommt es zu faßbaren Veränderungen. Eine Herzinsuffizienz kann akut, z. B. im Rahmen einer Rhythmusstörung oder eines Myokardinfarkts, auftreten, oder sich chronisch, z. B. im Verlauf einer jahrelang bestehenden arteriellen Hypertonie, entwickeln. Eine chronische Herzinsuffizienz kann dekompensieren und die Symptomatik einer akuten Herzinsuffizienz aufweisen.

Vorwärtsversagen bezeichnet eine unzureichende Förderleistung, die sich meßtechnisch in einer erniedrigten Auswurfleistung bzw. einer arteriellen Hypotonie ausdrückt.

Eine venöse Druckerhöhung besteht zunächst nicht. Die Folgen der Organminderperfusion stehen initial im Vordergrund. Die körperliche Leistungsfähigkeit nimmt ab und es treten Konzentrationsschwäche und Schwindel auf.

Beim *Rückwärtsversagen* kann eine definierte Förderleistung nur unter erhöhtem enddiastolischen Druck erbracht werden.

Rückwärtsversagen führt zu einer Druckerhöhung in den vorgeschalteten Gefäßsystemen (linker Ventrikel: Lunge; rechter Ventrikel: Leber, V. Cava) mit entsprechenden Symptomen. In der Regel treten beide Formen kombiniert auf. „High-Output-Failure" ist ein (seltener) Zustand nicht ausreichender Pumpleistung, bei dem das Herzminutenvolumen (HZV) erhöht ist (z. B. bei Hyperthyreose, Anämie, Beri-Beri, arteriovenösen Fisteln), beim häufigeren „Low-Output-Failure" ist, zuerst unter Belastung, später auch in Ruhe, das HZV vermindert. Weiterhin muß zwischen einer systolischen und einer diastolischen Dysfunktion differenziert werden.

Eine akute Herzinsuffizienz kann präklinisch nur schwer von einer dekompensierten chronischen Herzinsuffizienz, ein primäres Vorwärts- kaum von einem Rückwärtsversagen, eine diastolische nicht von einer systolischen Dysfunktion und ein High-Output-Failure nur selten von einem Low-Output-Failure exakt unterschieden werden. Die präklinische Therapie ist im wesentlichen identisch.

Chronische Herzinsuffizienz

Die chronische Herzinsuffizienz ist keine Krankheit im engeren Sinn, sondern ein Syndrom mit verschiedensten Ursachen. Die WHO hat deshalb 1995 das Syndrom „Herzinsuffizienz" einmal nach pathophysiologischen und einmal nach klinischen Gesichtspunkten definiert. Pathophysiologisch ist die Herzinsuffizienz durch ein Mißverhältnis zwischen Sauerstoffbedarf des Körpers und Sauerstoffangebot gekennzeichnet. Die Folge ist eine Unterversorgung der Organe mit Sauerstoff. Der klinischen Symptomatik der schnellen Ermüdbarkeit und der Atemnot des Patienten liegt somit eine kardiale Erkrankung zugrunde.

Die chronische Herzinsuffizienz spielt notfallmedizinisch nur eine geringe Rolle. Normalerweise verfügt der Körper über ausreichende Kompensationsmechanismen. Erst wenn diese durch Fortschreiten der kardialen Erkrankung, durch Therapiefehler oder durch Auftreten einer zusätzlichen Erkrankung versagen und es zur schweren kardialen Dekompensation kommt, liegt ein Notfall vor.

Akute Linksherzinsuffizienz und Lungenödem

■ Grundlagen

Definition: Die *akute Linksherzinsuffizienz* ist vereinfacht als unzureichende Förderleistung des linken Ventrikels definiert.

Die häufigsten Ursachen sind zum einen die arterielle Hypertonie (akute Erhöhung der linksventrikulären Nachlast), zum anderen die koronare Herzerkrankung bzw. der akute Myokardinfarkt. Weitere Ursachen können u. a. eine Myokarditis, eine akute Lungenarterien-Embolie, Vergiftungen mit kardiotoxischen Substanzen oder kreislaufwirksame Rhythmusstörungen sein. Eine Aortenklappenstenose bei noch erhaltener linksventrikulärer Pumpfunktion, massive Mitralstenosen, eine koronare Herzerkrankung oder eine Kardiomyopathie können zur schweren (akuten) Dekompensation einer chronischen Herzinsuffizienz führen. Erkrankungen mit einer Abflußbehinderung der Lungenvenen können zu einem *Lungenödem* führen. Die Abflußbehinderung führt zu einer Drucksteigerung im kleinen Kreislauf und konsekutiv zu einer passiven Filtration von Flüssigkeit in das Lungengewebe. Es kommt zunächst zu einer Vermehrung der extravasalen Flüssigkeit im Interstitium, später auch in den Alveolen.

Es werden drei Stadien unterschieden:
- Das Stadium I ist gekennzeichnet durch eine erhöhte Filtration von Flüssigkeit aus den Lymphgefäßen und einer Verbreiterung des peribronchialen Gewebes ohne klinische Symptomatik.
- Im Stadium II sammelt sich Flüssigkeit im lockeren interstitiellen Gewebe um Bronchiolen, Arteriolen und Venolen an; der Patient wird kurzatmig, tachypnoisch und hypoxämisch.
- Im Stadium III kommt es schließlich zum Austritt von Flüssigkeit in die Alveolen.

Dadurch nimmt die zur Verfügung stehende Gasaustauschfläche rasch ab und es kommt zu einer ausgeprägten Hypoxämie. Ein primäres Vorwärtsversagen des linken Ventrikels führt zunächst (noch) nicht zur Ausbildung eines kardialen Lungenödems, sondern nur zur arteriellen Hypotonie oder zum kardiogenen Schock. Ein manifestes Lungenödem muß im Initialstadium nicht bestehen, später kommt es konsekutiv meist auch zum Rückwärtsversagen.

■ Klinik

Im Stadium I fehlen klinische Symptome völlig, erst im Stadium II kommt es zu einer mäßigen Tachypnoe. Auskultatorisch findet sich eine deutliche „Spastik" (Asthma kardiale) und vereinzelte feinblasige, feuchte Rasselgeräusche. Hier ist die differentialdiagnostische Abgrenzung vom akuten Asthmaanfall besonders wichtig, wenn auch im Einzelfall schwierig. Im Stadium III besteht heftige Atemnot, die Patienten sind aschfahl, kaltschweißig, zyanotisch und zeigen ein Distanzrasseln. Es kommt zu schaumigem, evtl. blutig schaumigem Auswurf, die arterielle Sauerstoffsättigung ist massiv erniedrigt (Tab. 10.1).

Tabelle 10.1 Leitsymptome des kardialen Lungenödems

- Schwere Dyspnoe, Orthopnoe
- „Spastik"
- Feuchte Rasselgeräusche, Distanzrasseln
- Zyanose, erniedrigte arterielle Sauerstoffsättigung

■ Anamnese, Befund und Überwachung

Für die präklinische Diagnostik und nachfolgende Therapie der akuten Linksherzinsuffizienz ist die Differenzierung zwischen kardialer und nicht kardialer Genese des Lungenödems von besonderer Bedeutung und nicht immer einfach. Zur Standarddiagnostik gehören die sorgfältige Erhebung der Anamnese, die Auskultation, Herzpalpation und ggf. Perkussion von Herz und Lunge, die Puls- und Blutdruckmessung sowie die pulsoxymetrische Bestimmung der arteriellen Sauerstoffsättigung (S_aO_2-Messung) und die Rhythmusüberwachung am EKG-Monitor. Ein EKG mit 12 Ableitungen könnte einen akuten Myokardinfarkt als Ursache sichern. Wegen der Vielfalt und -deutigkeit der möglichen Symptome sollte bei jedem Patienten präklinisch grundsätzlich der Blutzucker gemessen werden. Eine Übersicht über die Standarddiagnostik und die Überwachung von Notfallpatienten in der Präklinik gibt Tab. 10.2.

Tabelle 10.2 Präklinische Diagnostik beim kardialen Lungenödem

- Anamnese
- Auskultation von Herz und Lunge
- Puls- und Blutdruckmessung
- Rhythmusüberwachung (EKG-Monitor)
- Pulsoxymetrie
- Blutzuckermessung
- Evtl. EKG mit 12 Ableitungen

■ Präklinische Therapie

Die präklinische Therapie des kardial bedingten Lungenödems (Tab. 10.3) besteht in der sofortigen Senkung von Vor- und ggf. Nachlast, der Verbesserung der Oxygenierung und der Kreislaufstabilisierung. Zunächst sollte der Oberkörper hoch- und die Beine tiefgelagert werden. Dies vermindert den venösen Rückstrom zum Herzen und senkt damit die Vorlast des rechten Herzens. Bei hypertonen

Kardiologische Notfälle

Tabelle 10.3 Präklinische Therapie des kardialen Lungenödems

- Immobilisierung
- Lagerung (Oberkörper hoch, Beine tief), Sauerstoff-Zufuhr
- Arztbegleiteter Transport
- Anlage eines periphervenösen Zugangs
- Bei hypertoner Ausgangslage Glyceroltrinitrat 0,4–1,2 mg sublingual, Repetition alle 3 min
- Bei persistierender Hypertonie Urapidil 5–50 mg i. v., Zielgröße systolischer Druck um 160 mmHg
- Bei hypotoner Ausgangslage Dobutamin 2–12 µg/kg KG/min i. v., Zielgröße systolischer Druck um 100 mmHg
- Morphin (1:10 verdünnt) fraktioniert i. v.
- Furosemid 20–40 mg i. v.
- Bei Tachyarrhythmia absoluta Digoxin 0,4–0,6 mg i. v.
- Bei anderen Rhythmusstörungen antiarrhythmische Therapie
- Bei persistierender respiratorischer Insuffizienz Intubation und (PEEP-)Beatmung

Blutdruckwerten ist die Gabe von 3 Hüben (1,2 mg) Glyceroltrinitrat als Spray sublingual indiziert. Dadurch werden die venösen Kapazitätsgefäße erweitert, die Nachlast gesenkt und der myokardiale Sauerstoffverbrauch vermindert. Die kurze Halbwertzeit des Nitroglyzerins macht die repetitive Gabe alle 2–3 min bis zur klinischen Besserung nötig. Ebenso ist die kontinuierliche intravenöse Applikation von Nitraten 1–4 mg/h möglich. Die Maskenapplikation von 15 l/min Sauerstoff erhöht das inspiratorische Sauerstoffangebot und hilft, die Hypoxämie und Atemnot zu lindern. Über einen periphervenösen Zugang wird fraktioniert Morphin (1:10 verdünnt) gegeben. Morphin wirkt nicht nur analgetisch und sedierend, sondern senkt auch den Druck im Lungenkreislauf und wirkt somit unmittelbar auf das pathophysiologische Korrelat des Lungenödems. Die Gabe von Furosemid (20–40 mg) bewirkt zum einen eine Steigerung der Diurese, die allerdings erst nach etwa 20 min einsetzt, zum anderen eine rasch eintretende Senkung des pulmonalarteriellen Mitteldruckes. Ein unblutiger Aderlaß kann bei hypertonen Blutdruckwerten rasch eine Besserung des Zustandes des Patienten bewirken. Die Herzfrequenz tachyarrhythmischer Patienten wird durch eine rasche Digitalisierung gesenkt.

- Verbessert sich trotz aller Maßnahmen der klinische Zustand des Patienten nicht wesentlich, so muß unverzüglich die Intubation vorbereitet und der Patient kontrolliert mit PEEP (positive endexpiratory pressure, positivendexspiratorischer Druck) beatmet werden.

Bei primär hypotoner Kreislaufsituation, die prognostisch ungünstig ist, muß die kardiale Pumpfunktion durch die Gabe ß$_1$-mimetischer Katecholamine (Dobutamin) unterstützt werden. Zielgröße für die optimale Dosierung ist hier ein systolischer Blutdruck um 100 mmHg.

Akute Rechtsherzinsuffizienz – Lungenarterien-Embolie

Grundlagen

Definition: Das akute Pumpversagen des rechten Ventrikels wird als akute Rechtsherzinsuffizienz bezeichnet.

Sofern die akute Rechtsherzinsuffizienz nicht auf einer akuten linkskardialen Dekompensation beruht, ist sie meist Folge einer akuten Lungenarterien-Embolie. Seltener kann ein Hinterwandinfarkt mit Rechtsherzbeteiligung oder eine akute Druckerhöhung im pulmonalarteriellen Kreislauf im Rahmen eines Status asthmaticus oder eines Pneumothorax zu einer akuten Rechtsherzinsuffizienz führen.

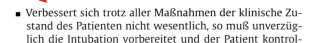

Die Lungenarterien-Embolie ist weltweit eine der häufigsten Todesursachen und gleichzeitig eine der am häufigsten verkannten Diagnosen.

Sektionsstudien lassen vermuten, daß bis 70 % der Lungenarterien-Embolien erst post mortem durch den Pathologen erkannt werden. Die massive Druckerhöhung im kleinen Kreislauf führt durch die Verlegung der Lungenstrombahn und die reaktive Vasokonstriktion zu einem steilen Druckanstieg im Lungenkreislauf und dadurch zum Pumpversagen des rechten Ventrikels. Beim Gesunden liegt der pulmonalarterielle Mitteldruck um 20 mmHg. Der rechte Ventrikel kann aufgrund seiner geringen Muskelmasse unter akuten Bedingungen keinen Druck über 40 mmHg aufbauen, der erforderlich wäre, um eine noch ausreichende Förderleistung zu erreichen. Daraus resultiert zum einen ein relativer Volumenmangel des linken Herzens, zum anderen eine mechanische Füllungsbehinderung des linken Herzens durch den sich exzessiv ausdehnenden rechten Ventrikel. Vom Thrombus freigesetzte vasoaktive Substanzen führen zu schweren Verteilungsstörungen des pulmonalen Blutflusses und einer arteriellen Hypoxämie. Nach Grosser 1988 wird die akute Lungenarterien-Embolie in vier Stadien eingeteilt (Tab. 10.4).

Tabelle 10.4 Stadieneinteilung der akuten Lungenarterien-Embolie (nach Grosser 1988), PA = Pulmonalarterie

Schweregrad	I	II	III	IV
	klein	submassiv	massiv	fulminant
Klinik	nur kurz, leicht	anhaltend, leicht	anhaltend, schwer	Kreislaufschock
Systemischer Blutdruck	normal	normal bis erniedrigt	erniedrigt	stark erniedrigt
Pulmonalarterieller Mitteldruck	normal	normal bis leicht erhöht	erhöht	stark erhöht
p$_a$O$_2$	normal	normal	erniedrigt	stark erniedrigt
Gefäßverschluß	kleine periphere Äste	Segmentarterien	eine PA oder mehrere Lappenarterien	PA-Ast oder Stamm

Auch der *Infarkt des rechten Herzens* kann über eine direkte Minderung der myokardialen Kontraktilität des infarzierten Areals zum Pumpversagen führen. Diese selten erkannte Ursache des akuten Rechtsherzversagens ist prognostisch immer sehr ungünstig.

Beim *Status asthmaticus* kann die akute Druckerhöhung im pulmonalarteriellen Kreislauf zur akuten Überdehnung des rechten Ventrikels und damit zur akuten Rechtsherzinsuffizienz führen. Eine chronisch obstruktive Atemwegserkrankung führt jedoch im jahrelangen Verlauf zu einer chronischen Druckerhöhung im pulmonalarteriellen Kreislauf und zum chronischen Cor pulmonale. Eine akute Dekompensation ist also um so weniger zu erwarten, je länger die chronische obstruktive Atemwegserkrankung besteht.

Klinik

Die führende Symptomatik der Herzinsuffizienz im allgemeinen wird durch die dem versagenden Teil des Herzens vorgeschalteten Organsysteme bestimmt (Rückwärtsversagen). So bestehen die wichtigsten *klinischen Symptome der akuten Rechtsherzinsuffizienz* (Tab. 10.**5**) in massiv gestauten Halsvenen, Leberstauung, später auch in erniedrigtem arteriellen Blutdruck (relativer linksventrikulärer Volumenmangel, Vorwärtsversagen). Schon früh ist die arterielle Sauerstoffsättigung erniedrigt und der Puls tachykard. Dazu kommt der Infarktschmerz oder der dumpfe thorakale Schmerz, der atemabhängig sein kann wie bei der Lungenembolie. Die Patienten sind kaltschweißig, aschfahl und klagen über Atemnot.

Tabelle 10.**5** Symptome des akuten Rechtsherzversagens

- Dyspnoe, Orthopnoe, akute Atemnot
- Tachypnoe
- Arterielle Hypotonie
- Tachykardie
- Verminderte arterielle Sauerstoffsättigung
- Obere Einflußstauung
- Zyanose
- Kaltschweißigkeit
- Husten
- Evtl. blutiger Auswurf
- Symptome der Grunderkrankung wie Thoraxschmerzen bei Rechtsherzinfarkt, Pneumothorax oder Lungenembolie

Bei Verschluß größerer Lungenarterien kommt es zunehmend zum kardiogenen Schock, bei Verschluß einer Hauptstammarterie zum Kreislaufstillstand. Die führende Rhythmusstörung ist hier häufig eine pulslose elektrische Aktivität.

Anamnese, Befund und Überwachung

Bei der präklinischen Diagnostik der akuten Lungenarterien-Embolie fallen besonders die Tachykardie, die verminderte arterielle Sauerstoffsättigung und die arterielle Hypotonie auf; diese Symptome können wegweisend sein. Körperliche Untersuchungsbefunde sind häufig unspezifisch, so daß präklinisch die Diagnose nur in den seltensten Fällen gesichert werden kann. Insbesondere hat nur etwa ein Drittel der Patienten klinische Hinweise auf das Vorliegen einer tiefen Beinvenenthrombose. Selbst ein EKG mit 12 Ableitungen ergibt nur etwa in 20 % die typischen Befunde der akuten Rechtsherzbelastung.

Schwere Hypotonie oder Schock, verbunden mit einem unauffälligen Auskultationsbefund der Lunge (keine Rasselgeräusche), ist immer ein Hinweis auf das Vorliegen eines rechtskardialen Problems. Das Wichtigste ist, daran zu denken und die Möglichkeit einer Lungenarterien-Embolie bzw. eines Rechtsherzinfarkts ins differentialdiagnostische Kalkül zu ziehen.

Präklinische Therapie

Alle therapeutischen Strategien sind wenig befriedigend (Tab. 10.**6**). Die hochdosierte Gabe von Sauerstoff ist obligat und hat keine Kontraindikationen. Ein sicherer periphervenöser Zugang ist unverzichtbar. Der Patient sollte immobilisiert und in Schocklagerung gebracht werden. Steigt durch die „innere Volumengabe" der Blutdruck an, ist die Infusion von bis zu 1000 ml Vollelektrolytlösung indiziert, um die Vorlast zu erhöhen. Dies kann helfen, den systemischen arteriellen Druck in noch akzeptablen Grenzen zu halten. Bleibt präklinisch die Diagnose unsicher, ist dies ein gefährlicher Weg, führt er doch bei jeder anderen Ursache eines kardiogenen Schocks unweigerlich zu einer Verschlechterung des Zustands. Die beim „normalen" Myokardinfarkt übliche Gabe von Nitraten ist beim rechtskardialen Versagen strikt kontraindiziert. Sollten sich die Kreislaufverhältnisse trotzdem nicht stabilisieren, müssen überwiegend α-mimetisch wirksame Katecholamine wie Noradrenalin verabreicht werden. Ängstliche Patienten müssen bei Bedarf sediert und bei Schmerzen analgetisch versorgt werden. Bewährt hat sich die Gabe eines möglichst kurz wirksamen Benzodiazepins, beispielsweise Midazolam, in einer nach Wirkung titrierten Dosis. Die präklinische Gabe von Heparin kann unterbleiben, da kontrollierte Studien zum Wirksamkeitsnachweis fehlen. Bei respiratorischer Insuffizienz muß der Patient intubiert und kontrolliert mit einem Sauerstoffanteil von 100 % beatmet werden.

Tabelle 10.**6** Präklinische Therapie der akuten Rechtsherzinsuffizienz

- Immobilisierung
- Sauerstoffgabe, hochdosiert
- Schocklagerung („Volumentest"), dann ggf. bis zu 1000 ml Vollelektrolytlösung
- Periphervenöser Zugang
- Ggf. Morphin, fraktioniert nach Wirkung
- Ggf. Sedierung, z. B. Midazolam, nach Wirkung titriert
- Ggf. Noradrenalin, titriert, Ziel systemischer arterieller Druck um 100 mmHg
- Ggf. Intubation und kontrollierte Beatmung
- Ggf. Reanimation
- Ggf. Lyse

- Kommt es zum Kreislaufstillstand und besteht ein klinischer Verdacht auf eine ursächlich zugrunde liegende Lungenembolie, sollte lange reanimiert werden; dies unter der Vorstellung, den die Hauptstammarterie obstruierenden Thrombus mechanisch zu zerkleinern, in die Peripherie zu verteilen und somit wieder einen Spontankreislauf herstellen zu können.
- Eine präklinische Lyse als Ultima ratio sollte, sofern logistisch möglich, in Erwägung gezogen werden.

Koronare Herzerkrankung

Grundlagen

Definition: Das klinische Bild der Koronarinsuffizienz wird als koronare Herzerkrankung bezeichnet. Die Koronarinsuffizienz ist ein Mißverhältnis zwischen Blut-(Sauerstoff-)bedarf und -angebot des Herzmuskels.

Die koronare Herzerkrankung ist in den westlichen Industrieländern die häufigste Herzerkrankung und zugleich die häufigste Todesursache.

Hauptursache der primären Koronarinsuffizienz ist die Koronarsklerose, der morphologisch normalerweise eine stenosierende oder okkludierende Koronarstenose (Arteriosklerose, 90%) und seltener (10%) eine Mikroangiopathie („small vessel disease") zugrunde liegen.

Stenosen von 50–70% können ohne klinische Symptomatik hämodynamisch kompensiert werden, dies zumindest, wenn keine weiteren Erkrankungen des Myokards vorliegen.

Risikofaktoren 1. Ordnung für die Entwicklung einer Koronarsklerose sind Zigarettenrauchen, Fettstoffwechselstörungen, Hyperhomocysteinämie, arterielle Hypertonie, Diabetes mellitus, Alter, familäre Disposition und männliches Geschlecht. Risikofaktoren 2. Ordnung sind Übergewicht (über 30%), Bewegungsmangel und psychischer Streß.

Extrakardiale Erkrankungen wie ein Perfusionsabfall im Rahmen eines Schockgeschehens können ebenfalls zur Koronarinsuffizienz führen („sekundäre Koronarinsuffizienz").

Klinik

Klinisch werden die stabile Angina pectoris, die instabile Angina pectoris, das Präinfarktsyndrom (Crescendo-Angina) und der manifeste Myokardinfarkt unterschieden. Die Prinzmetal-Angina stellt eine seltene Sonderform dar. Die koronare Herzerkrankung kann als erste Manifestation zum plötzlichen Herztod führen. Sektionsstudien haben gezeigt, daß dann meist eine Mehrgefäßerkrankung vorliegt.

Angina pectoris

Definition: Die Angina pectoris ist ein Syndrom mit ischämisch bedingtem, anfallsweise auftretendem, kardialem Schmerz.

Pektanginöse Beschwerden treten auf, wenn der myokardiale Sauerstoffverbrauch das Angebot übersteigt.

Die *stabile Angina pectoris* tritt regelmäßig und reproduzierbar bei definierten Belastungen auf, die Beschwerden bessern sich auf die Gabe von Nitraten rasch.

Es kommt unter Belastung bei eingeschränkter Koronarreserve zu reversiblen Perfusionsstörungen ohne Ausbildung einer Myokardnekrose.

Als *instabile Angina pectoris* wird jede Angina in Ruhe, Crescendo-Angina (Zunahme der Schwere, Dauer und Häufigkeit der Anfälle), neu aufgetretene Angina pectoris und Postinfarkt-Angina bezeichnet. Die instabile Angina pectoris zieht in 20–25% der Fälle einen akuten Myokardinfarkt nach sich.

Auch pathophysiologisch unterscheidet sich die instabile Angina pectoris grundsätzlich von der stabilen Form. Die Ruptur eines koronaren Plaques unterbricht die Unversehrtheit der gerinnungshemmenden Endothelschicht, so daß zunächst ein reiner Thrombozytenthrombus entsteht, der innerhalb der Plaques beginnt und sich in das Gefäßlumen hinein ausdehnt. Dieser Thrombus kann sich entweder spontan zurückbilden (instabile Angina pectoris) oder die Grundlage für einen das ganze Gefäßlumen verschließenden Gerinnungsthrombus liefern und einen Myokardinfarkt verursachen. Innerhalb eines Jahres entwickeln ca. 20% der Patienten mit instabiler Angina pectoris einen Myokardinfarkt, 10% versterben. Nehmen die Anfälle in Stärke und Häufigkeit weiter zu, liegt ein *Präinfarkt-Syndrom* vor.

Sonderfälle der Angina pectoris sind die *Prinzmetal-Angina*, der Koronarspasmen zugrunde liegen (und die im EKG klassische Infarktzeichen aufweist), und die sog. *„Walking-through"-Angina*, die bei Beginn einer Belastung auftritt, dann aber durch die Freisetzung vasoaktiver Metabolite wieder verschwindet. (Tab. 10.7)

Tabelle 10.7 Formen der Angina pectoris

Stabile Angina pectoris

Instabile Angina pectoris

Präinfarktsyndrom

Prinzmetal-Angina

„Walking-through"-Angina

Die stabile Angina pectoris wird in der Regel nicht zur Alarmierung des Notarztes führen. Zwischen instabiler Angina pectoris, Präinfarkt-Syndrom und akutem Myokardinfarkt kann präklinisch nicht unterschieden werden. Da die Symptomatik und die therapeutischen Konsequenzen für den Notarzt ohnehin die gleichen sind, werden diese Formen der Angina pectoris zusammen mit dem Myokardinfarkt besprochen.

Myokardinfarkt

Grundlagen

Definition: Eine Herzmuskelnekrose, die durch Ischämie verursacht ist, wird als Herzinfarkt bezeichnet.

Ursachen und Pathophysiologie des akuten Myokardinfarkts entsprechen im wesentlichen den bei der instabilen Angina pectoris genannten Fakten. Nur ca. 20–30 % der Patienten, die einen akuten Myokardinfarkt erleiden, haben typische Angina pectoris-Beschwerden in der Vorgeschichte. Bei allen anderen war der Verlauf der bestehenden Koronarsklerose asymptomatisch. Bereits 15–30 Minuten nach Beginn der Ischämie treten erste Nekrosen auf. Der Stoffwechsel schaltet nach etwa 10 s auf anaerobe Glycolyse um. Der Sauerstoffbedarf des Herzens kann dadurch jedoch nicht gedeckt werden und es kommt zum hypoxisch bedingten Zelltod. Das abgestorbene Gewebe wird abgeräumt und durch eine bindegewebige Narbe ersetzt.

Klinik

Die Patienten sind unruhig, ängstlich, kaltschweißig und aschfahl. Jeder zweite Patient klagt über Dyspnoe (Tab. 10.8).

Leitsymptom des akuten Myokardinfarkts ist der nitroglycerin-resistente Thoraxschmerz über 30 min oder länger, den 70 % der Patienten aufweisen. Der Schmerzcharakter ist dumpf, brennend, er kann in den linken oder in beide Arme, in den Hals oder ins Epigastrium ausstrahlen.

Ein Teil der Patienten berichtet über ausschließliche Rücken- oder Zahnschmerzen; in ca. 20 % können Übelkeit und Erbrechen auftreten. Je nach Größe des infarzierten Areals kommen ggf. Symptome der Linksherzinsuffizienz (20 % linksventrikuläre Muskelmasse betroffen) oder des kardiogenen Schocks (40 % linksventrikuläre Muskelmasse infarziert) wie protrahierte Hypotonie, Somnolenz und Bewußtlosigkeit hinzu. Fast alle Patienten (90 %) bekommen Rhythmusstörungen, bis zu 40 % der Fälle ventrikuläre Tachykardien, bis zu 18 % der Fälle Kammerflimmern. Nur jeder zweite Patient mit einem akuten Myokardinfarkt erreicht das Krankenhaus, 65 % aller Todesfälle ereignen sich innerhalb einer Stunde nach Schmerzbeginn.

- Alle rekanalisierenden Maßnahmen müssen innerhalb von 6 bis maximal 12 Stunden nach Beginn des Infarktgeschehens eingeleitet werden, am besten innerhalb einer Stunde.

Anamnese, Befund und Überwachung

Neben der üblichen präklinischen Diagnostik (klinische Untersuchung, S_aO_2-Messung, Blutzuckerbestimmung, Monitorüberwachung des EKG) ist speziell beim unklaren thorakalen Schmerz ein EKG mit 12 Ableitungen zur differentialdiagnostischen Abklärung wertvoll. Nur dann kann das Vorliegen eines Infarkts gesichert werden. Allerdings steht diese Möglichkeit nur selten zur Verfügung. Die auf klinische Befunde gestützte Diagnose liefert nur in ca. 60 % richtig positive und in immerhin 10 % falsch negative Ergebnisse. Beim Vorliegen eines Infarkt-EKG kann die Diagnose in 95 % gesichert werden. Das routinemäßige Erfassen der rechtsventrikulären Ableitungen hilft, einen Rechtsherzinfarkt nicht zu übersehen. Abb. 10.1 zeigt einen akuten Hinterwandinfarkt im Stadium I.

Präklinische Therapie

Zur Standardtherapie des Myokardinfarkts (Tab. 10.9) gehört die *Immobilisierung* des Patienten, die Applikation von 4–6 l/min *Sauerstoff* über Nasensonde oder Maske und das Anlegen eines periphervenösen Zugangs. Bei Blutdruckwerten über 120 mmHg systolisch sollte *Glyceroltrinitrat* in einer Dosierung zwischen 0,4 und 1,2 mg sublingual oder als intravenöse Dauerinfusion (1–4 mg/h) gegeben werden. Zur Analgesie wird *Morphin* fraktioniert und verdünnt verabreicht, bis der Patient schmerzfrei ist oder zumindest eine deutliche Schmerzreduktion zeigt. Morphin ist aufgrund seines günstigen Wirkprofils, sicheren Analgesie, Sedierung und Senkung des myokardialen Sauerstoffbedarfs anderen Analgetika vorzuziehen. Lediglich an Standorten, an denen keine Opiate vorgehalten werden, erscheint der

Tabelle 10.8   Leitsymptome des akuten Myokardinfarkts

- Nitroglycerin-resistenter Thoraxschmerz (70 %)
- Dauer über 30 min
- Dyspnoe (50 %)
- Vernichtungsgefühl, Unruhe, Todesangst
- Kalter Schweiß
- Fahlgraue Gesichtsfarbe
- Übelkeit, Erbrechen (20–30 %)
- Schwächegefühl
- Somnolenz, Bewußtseinsverlust
- Protrahierte Hypotension

Tabelle 10.9   Präklinische Therapie bei Verdacht auf Myokardinfarkt

- Immobilisierung
- Sauerstoff über Nasensonde oder Maske 4–6 l/min
- Periphervenöser Zugang
- Glyceroltrinitrat 0,4–1,2 mg sublingual (wenn RR > 120 mm Hg syst.)
- Morphin 1 : 10 verdünnt, fraktioniert bis zur Schmerzfreiheit
- ß-Blocker intravenös, z. B. Esmolol 40 mg, bei gutem Erfolg anschließend Metoprolol 5–10 mg (Cave Kontraindikationen)
- Nach Ausschluß von Kontraindikationen ASS 250–500 mg i. v.
- Ggf. Midazolam 2–10 mg i. v.
- Ggf. Dobutamin 2–12 µg/kg KG/min
- Ggf. rtPA 100 mg in 90 Minuten (Neuhaus-Schema)
- Ggf. antiarrhythmische Therapie
- Ggf. Intubation und Beatmung

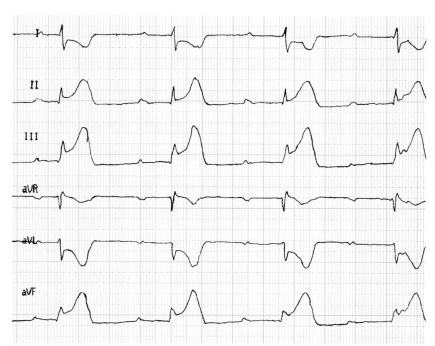

Abb. 10.1 Akuter Hinterwandinfarkt, Stadium I.

Einsatz anderer Analgetika wie des Tramadol (50–100 mg i. v.) gerechtfertigt.

Die intravenöse präklinische Gabe von 250–500 mg *Acetylsalicylsäure (ASS)* bei unklarem Thoraxschmerz wird insgesamt noch kontrovers diskutiert. Eindeutige Studienergebnisse fehlen. In der ISIS-2-Studie (International Study of Infarct Survival) wurde gezeigt, daß in den ersten 6 Stunden nach Infarktereignis der Zeitpunkt der ASS-Gabe keinen Einfluß auf die Letalität hat. Obwohl in der Regel der Beginn des Infarkts nicht sicher eruiert werden kann, scheint die präklinisch unter Umständen 30–60 min frühere Gabe des Thrombozyten-Aggregationshemmers die Prognose des Patienten möglicherweise nicht zu verbessern. Liegt ein dissezierendes Aortenaneurysma oder eine andere blutungsgefährdete Erkrankung (z. B. Ulcus ventriculi) vor, könnte der Krankheitsverlauf dagegen negativ beeinflußt werden. Für eine Antikoagulation mit *Heparin* liegen derzeit keine Studien vor, die den Einsatz rechtfertigen, zumal die Lagerung bei vielen Heparin-Präparaten im Notarztwagen nicht sachgerecht durchgeführt werden kann.

Liegen keine Kontraindikationen vor, sollte bereits präklinisch unbedingt mit der intravenösen Gabe von *ß-Blockern* begonnen werden. Als Kontraindikationen gelten Bradykardie unter 50–60/min, atrioventrikuläre (AV-)Blocks, systolische Blutdruckwerte unter 100 mmHg, manifeste Herzinsuffizienz (erkennbar an Stauungsrasselgeräuschen, oberer Einflußstauung oder Verbreiterung des QRS-Komplexes) und jeder Re-Infarkt. Das Vorliegen einer chronisch obstruktiven Atemwegserkrankung sollte zur äußersten Vorsicht Anlaß geben; in der Regel ist in diesen Fällen eine präklinische ß-Blockade nicht zu empfehlen. Bevorzugt werden Präparate mit einer möglichst kurzen Halbwertszeit wie Esmolol (40 mg i. v.), die bei gutem Ansprechen durch Präparate mit längerer Halbwertszeit wie Metoprolol ersetzt werden können. Zielgröße der Therapie ist eine Herzfrequenz von 60–70/min.

Ob nach suffizienter Analgesie und der Gabe von ß-Blockern eine darüber hinausgehende Sedierung noch nötig ist, muß im Einzelfall entschieden werden, ggf. sollte auf möglichst kurz wirksame Benzodiazepine wie *Midazolam* zurückgegriffen werden. Die Gesamtdosis wird, mit 2 mg i. v. beginnend, nach Wirkung titriert.

Die Indikation einer *präklinischen Lyse* muß an den örtlich gegebenen logistischen Voraussetzungen gemessen werden. Lange Transportzeiten ins nächste geeignete Krankenhaus, wie sie in ländlichen Gegenden vorkommen, lassen im Einzelfall eine präklinische Lyse sinnvoll erscheinen. In jedem Fall ist vor Einleitung der kausalen Therapie ein EKG mit 12 Ableitungen erforderlich, aus dem sich eindeutige Infarktzeichen ergeben. Mögliche Kontraindikationen einer Lysetherapie, wie ein schlecht eingestellter Hypertonus, kurz zurückliegende Operationen oder das Vorliegen einer konsumierenden Erkrankung, müssen sorgfältig eruiert werden.

Bei insuffizienten Kreislaufverhältnissen wird der systolische Blutdruck durch die Applikation β_1-mimetischer Katecholamine wie Dobutamin 2–12 µg/kg Körpergewicht (KG)/min auf Werte um 100 mmHg angehoben. Ist der Patient respiratorisch insuffizient, muß er intubiert und kontrolliert mit einem Sauerstoffanteil von 100 % beatmet werden.

Kardiogener Schock

Grundlagen

Definition: Der Schock ist ein lebensbedrohliches Kreislaufversagen mit konsekutiv unzureichender Sauerstoffversorgung lebenswichtiger Organe und hypoxisch-metabolischer Schädigung der Zellfunktion, wobei der kardiogene Schock durch eine Einschränkung der Förderleistung des Herzens verursacht wird.

Einerseits kann ein primäres linksventrikuläres Pumpversagen zum kardiogenen Schock führen; hier sind die häufigsten Ursachen der linksventrikuläre Myokardinfarkt mit mehr als 40% infarziertem Herzmuskelgewebe oder kreislaufwirksame Rhythmusstörungen. Andererseits kann ein kardiogener Schock durch eine akute rechts- oder linksventrikuläre diastolische Füllungsstörung ausgelöst werden, beispielsweise durch eine ausgedehnte Lungenarterien-Embolie. Weitere Krankheiten, die eine akute diastolische Füllungsbehinderung zur Folge haben, sind die Herzbeuteltamponade oder der Rechtsherzinfarkt.

Abhängig von der Ursache des kardiogenen Schocks ist die Prognose auch heute noch sehr ungünstig. Die Letalität eines kardiogenen Schocks infolge eines Herzinfarkts liegt etwa bei 90%.

Präklinische Diagnostik

Klinik

Patienten im kardiogenen Schock sind somnolent oder bewußtlos, kaltschweißig und aschfahl (Tab. 10.**10**). Der Puls ist in der Regel tachykard, die Blutdruckwerte hypoton. Je nach Ursache des kardiogenen Schocks kann es zur Ausbildung eines Lungenödems kommen. Das Auftreten eines dritten Herztons gilt als prognostisch besonders ungünstig.

Tabelle 10.**10** Symptome des kardiogenen Schocks

- Somnolenz, Bewußtlosigkeit
- Tachykardie, evtl. Bradykardie
- Blässe, Kaltschweißigkeit
- Arterielle Hypotonie
- Ggf. Lungenödem
- Ggf. dritter Herzton
- Zerebrale und periphere Minderperfusion
- Oligo- bzw. Anurie
- Symptome der verursachenden Erkrankung

Anamnese und Befund

Eine sorgfältige klinische Untersuchung und Anamneseerhebung hilft bei der Ermittlung der Ursache des kardiogenen Schocks und ist bei der Einleitung einer qualifizierten und differenzierten Therapie zwingend erforderlich.

Präklinische Therapie

Abhängig von der auslösenden Grunderkrankung umfaßt die präklinische Therapie (Tab. 10.**11**) die Gabe von ß$_1$-mimetischen Katecholaminen mit absoluter Volumenrestriktion bei primärem Pumpversagen bis hin zur Volumengabe bei primärer diastolischer Füllungsbehinderung als auslösendem Agens. Die hochdosierte Gabe von Sauerstoff bzw. Intubation und kontrollierte Beatmung bei respiratorischer Insuffizienz gehören selbstverständlich genau so zur präklinischen Basistherapie wie das Anlegen eines sicheren periphervenösen Zugangs. Die Patienten im kardiogenen Schock müssen schnellstmöglich in ein geeignetes Krankenhaus gebracht werden, da nur dort die letztlich lebensrettenden Maßnahmen wie Direkt-PTCA oder Lyse beim akuten Myokardinfarkt durchgeführt werden können.

Tabelle 10.**11** Präklinische Therapie des kardiogenen Schocks

- Sauerstoff 6 l/min über Nasensonde oder Maske
- Ggf. Intubation und Beatmung
- Periphervenöser Zugang
- Ggf. antiarrhythmische Therapie
- Dobutamin 2 – 12 µg/kg KG/min, Zielgröße systolischer Druck um 100 mmHg
- Ggf. Kombination mit Dopamin 2 – 12 µg/kg KG/min
- Ggf. Kombination mit Noradrenalin 0,5 – 1 mg/h
- Ggf. Morphin, fraktioniert bis zur deutlichen Schmerzreduktion
- Ggf. Sedierung mit Midazolam, titriert nach Wirkung
- Bei Hinweisen auf primäre diastolische Füllungsbehinderung 250 – 500 ml Vollelektrolytlösung

Akute Rhythmusstörungen

Grundlagen

Definition: Jede Abweichung von der normalen Herzschlagfolge (Sinusrhythmus) ist eine „Rhythmusstörung".

Rhythmusstörungen sind meist Symptome einer kardialen oder extrakardialen Erkrankung, selten Ausdruck einer primären „Rhythmuserkrankung" wie beispielsweise eines Präexcitationssyndroms.

Eine der häufigsten Einzelursachen von Rhythmusstörungen ist die koronare Herzerkrankung.

Die normale Erregungsbildung und -leitung geht vom primären Schrittmacher-Zentrum, dem Sinusknoten, aus, wird über Vorhofbahnen weitergeleitet, im AV-Knoten verzögert, über das HIS-Bündel, die beiden Tawara-Schenkel und letztlich die Purkinje-Fasern auf das Ventrikelmyokard übergeleitet (Abb. 10.**2**).

Grundsätzlich werden bradykarde (Herzfrequenz unter 50/min), normofrequente (meist harmlose) und tachykarde (Herzfrequenz über 100/min) Rhythmusstörungen unterschieden. Bei der krankhaften Veränderung des normalen Herzrhythmus spielen folgende Mechanismen eine Rolle, die auch in Kombination auftreten können (Zusammenfassung siehe Tab. 10.**12**):

- Änderung der normalen Spontandepolarisation (Ersatzschläge, Ersatzrhythmus, einfache AV- Dissoziation, Tachykardien, Störungen des Sinusrhythmus, Interferenzdissoziation). Schrittmacher-Zellen, d. h. Zellen, die zu einer Spontandepolarisation fähig sind, finden sich im Sinusknoten (primäres Schrittmacher-Zentrum), im distalen Teil des AV-junktionalen Bereichs (erstes Ersatzzentrum), im HIS-Bündel, in der Nähe des Sinus coronarius, im Mitral- und Trikuspidalklappenring, im ventrikulären Purkinje-System (tertiäre Zentren) sowie an einigen weiteren Stellen des Reizleitungssystems. Normalerweise werden die tiefergelegenen Zentren durch die höherfrequente Aktivität des Sinusknoten gehemmt. Nimmt die spontane Depolarisationsgeschwindigkeit

Kardiologische Notfälle

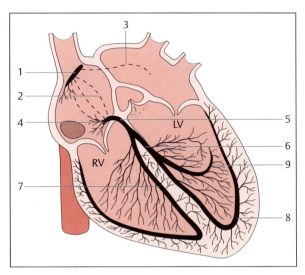

Abb. 10.2 Erregungsbildung und -leitung am Herz.
1 Sinusknoten, 2 internodale Faserbündel, 3 Bachmann-Bündel, 4 AV-Knoten, 5 His-Bündel, 6 linker Tawara-Schenkel, 7 linker Tawara-Schenkel, 8 linksanteriorer Faszikel, 9 linksposteriorer Faszikel

Tabelle 10.12 Ursachen von Herzrhythmusstörungen

Bradykarde Rhythmusstörungen

- Störungen der Erregungsbildung
- Störungen der Erregungsleitung
- Kombination aus Störungen der Erregungsbildung und -leitung

Tachykarde Rhythmusstörungen

- Änderung der normalen Spontandepolarisation
  – Gesteigerte Automatie
- Pathologische Spontandepolarisation (fokale Impulsbildung)
  – Abnorme Automatie
  – Getriggerte Aktivität
- Kreisende Erregungen mit präformiertem Leitungsweg
- Kreisende Erregungen ohne präformierten Leitungsweg

des Sinusknoten zu, kommt es zur Sinustachykardie, bei Abnahme zur Bradykardie. Ist eines der nachfolgenden Zentren durch einen unidirektionalen Block abgeschirmt, kommt es zur Parasystolie. Fehlt dieser Block und erreicht die Depolarisationsgeschwindigkeit des sekundären oder tertiären Zentrums die des Sinusknotens, erscheint im EKG eine einfache Dissoziation; ist dies mit einem protektiven Block verbunden, eine Interferenzdissoziation. Übersteigt die Depolarisationsgeschwindigkeit tiefergelegener Zentren die des Sinusknoten, kommt es zum AV-junktionalen oder idioventrikulären Rhythmus.
- Pathologische Spontandepolarisation (Extrasystolie, Parasystolie, Tachykardien) durch abnorme Automatie, Nachdepolarisation bzw. getriggerte Aktivität.
- Wiedererregung des Herzens bzw. „Reentry"-Mechanismen (Extrasystolie, paroysmale Tachykardien, Umkehrsystolen). Die meisten klinisch relevanten Rhythmusstörungen sind auf Reentry-Mechanismen zurückzuführen. Grundsätzlich lassen sich zwei Formen unterscheiden, solche mit präformiertem Leitungsweg (z. B. Wolf-Parkinson-White- (WPW-)Tachykardie (Makro-Reentry) und solche ohne präformiertem Leitungsweg (z. B. Vorhofflimmern Mikro-Reentry).
- Störungen der Erregungsleitung, sinuatriale (SA) oder AV-Blockierungen, intraventrikuläre Blockierungen, Präexzitationssyndrome.

Präklinische Diagnostik

■ Klinik

Viele Rhythmusstörungen machen nur geringe oder gar keine Symptome, der Patient verspürt „Herzstolpern" oder Unruhe in der Brust. Im Gefolge von Rhythmusstörungen kann es aber auch zu hämodynamischen Auswirkungen (Blutdruckabfall), kardialen Symptomen (koronare und kardiale Insuffizienz) oder zu zentralen Ausfällen (Schwindel, Synkopen, Bewußtseinsverlust) kommen.

■ Anamnese und Befund

Ist es schon in der Klinik nicht immer möglich, Rhythmusstörungen exakt zu klassifizieren, so ist es in der präklinischen Phase mit ihren eingeschränkten diagnostischen Möglichkeiten um so schwieriger. Für die Praxis ist allerdings ein einfaches *Fünf-Punkte-Schema* ausreichend (Tab. 10.13). Auch wenn dieses Schema nicht immer zu einer Diagnose führt, kann es, standardisiert angewendet, den Notarzt eine Entscheidungshilfe geben darüber, ob und ggf. welche Therapie er einleiten muß:
- Die erste Frage ist die nach der Frequenz der Rhythmusstörung (bradykard, normofrequent oder tachykard?). Die Palpation und Auszählung des Pulses sind entscheidend, da die digitale Anzeige vieler präklinisch verwandter Monitore doch fehlerbehaftet ist (beispielsweise Anzeige der doppelten Herzfrequenz bei DDD-Schrittmacher-Systemen).

Tabelle 10.13 Präklinische Diagnostik akuter Rhythmusstörungen

1. Herzfrequenz schnell – normal – langsam
2. Rhythmus regelmäßig – unregelmäßig
   – Völlig regelmäßig
   – Regelmäßiger Grundrhythmus, vereinzelt früh einfallende Schläge
   – Pausen
   – Wechselnde Frequenzen
   – Völlig arrhythmisch
3. Differenzierung des Ursprungorts
   – Kammerkomplexe schmal: supraventrikulärer Rhythmus
   – Kammerkomplexe breit: ventrikulärer Rhythmus?
4. Vorhofaktionen vorhanden, ja oder nein?
5. Vorhof/Kammerrelation
   – Verhältnis 1 : 1, Überleitung normal
   – Verhältnis 1 : 1, Überleitung verlängert
   – Mehr P als QRS Komplexe, Kammerkomplex schmal oder breit
   – Mehr QRS-Komplexe als P-Wellen

- Als zweites sollte der Rhythmus betrachtet werden: Ist er rhythmisch (regelmäßig, z. B. Sinusrhythmus, AV-junktionaler, idioventrikulärer Rhythmus oder manche Blockbilder), fallen vereinzelt frühzeitige Schläge ein (z. B. Extrasystolen), oder fehlen manche QRS-Komplexe (z. B. SA-Block). Wechselnde Frequenzen können auf eine Wenckebach Periodik hindeuten, völlige Arrhythmie entspricht in der Regel Vorhofflimmern.
- Entscheidend für die Differenzierung des Ursprungsortes ist die Frage nach der Breite des QRS-Komplexes. Ist er schmal, so ist der Rhythmus supraventrikulär (Ursprung der Rhythmusstörung oberhalb der Bifurkation). Ein breiter Kammerkomplex ist bis zum Beweis des Gegenteils ventrikulären Ursprungs, obwohl mehr als 50% der Tachykardien mit breitem Kammerkomplex einen supraventrikulären Ursprung haben. Differentialdiagnostisch kommen hier auch eine aberrierende Leitung, vorbestehender Schenkelblock, Ermüdungsblock oder ein Präexcitationssyndrom in Frage.
- Der nächste Blick sollte dem Vorhandensein einer Vorhofaktivität gelten. Sind P-Wellen zu sehen, und wenn ja, wie verhalten sie sich zu den QRS-Komplexen?
- Folgt auf jede P-Welle regelmäßig ein QRS-Komplex und ist die Überleitungszeit normal, so liegt in aller Regel ein Sinusrhythmus vor, bei verlängerter Überleitungszeit ein AV-Block Grad I. Sind mehr P-Wellen als QRS-Komplexe vorhanden, so kann in der Regel von einem höhergradigen AV-Block ausgegangen werden.

Präklinische Therapie akuter Rhythmusstörungen

Grundlagen

Die medikamentöse antiarrhythmische Therapie chronischer Rhythmusstörungen tritt zugunsten elektrischer Therapiestrategien zunehmend in den Hintergrund. Davon ist jedoch die medikamentöse Therapie akuter *symptomatischer* Rhythmusstörungen nicht betroffen.

- Vor Beginn einer antiarrhythmischen Therapie muß geprüft werden, ob diese in der präklinischen Phase überhaupt notwendig ist.
- Nur wenn der Patient symptomatisch ist, sollte mit der Behandlung angefangen werden.

Symptomatisch bedeutet, der Patient ist koronar oder kardial insuffizient, klagt über pectanginöse Beschwerden, Atemnot, hat klinische Zeichen des Myokardinfarkts, Schwindel, Bewußtseinsstörungen oder ist hypoton.

Eine weitere Indikation zur Einleitung einer antiarrhythmischen Therapie ist das Vorhandensein sogenannter *Warnarrhythmien* bei V. a. Myokardinfarkt, d. h. Rhythmusstörungen, die prognostisch ungünstig sind bzw. die Entwicklung einer vital bedrohlichen Rhythmusstörung erwarten lassen. Dazu gehören:
1. Ventrikuläre Extrasystolen (VES) in einer Häufigkeit von mehr als 6/min.
2. Polymorphe (multifokale) VES.
3. Bigeminus oder Salven (mehr als 2 VES).
4. Ventrikuläre Tachykardie.
5. R-auf-T-Phänomen.

Auch wenn das Konzept der Warnarrhythmien teilweise schon wieder verlassen wurde, stellt es auch heute noch einen Anhaltspunkt dar, wann mit einer antiarrhythmischen Therapie, zumindest bei herzkranken Patienten, begonnen werden sollte. Je länger allerdings diese sog. Warnarrhythmien andauern, desto geringer ist ihr prognostisch ungünstiger Wert.

Ist der Patient stabil und weitgehend beschwerdefrei, sollte er so schnell wie möglich in die nächste geeignete Klinik gebracht werden, in der eine kardiologische Diagnostik eingeleitet werden kann.

- Falls der klinische Zustand des Patienten eine sofortige therapeutische Intervention nötig macht, muß vor Einleiten der antiarrhythmischen Therapie zumindest das 1-Kanal-EKG registriert werden.
- Es dürfen maximal zwei Antiarrhythmika gegeben werden, um eine Potenzierung der Nebenwirkungen zu minimieren.

Nur die beiden extrem kurz wirksamen Antiarrhythmika Esmolol und Adenosin bilden eine Ausnahme von dieser Regel.

Bei Versagen des zweiten Antiarrhythmikums muß bei bradykarden Rhythmusstörungen der externe Schrittmacher eingesetzt oder bei tachykarden Rhythmusstörungen synchronisiert kardiovertiert werden.

Die antiarrhythmisch wirkenden Substanzen können nach verschieden Gesichtspunkten klassifiziert werden. Nach Vaughan-Williams (1975), der bekanntesten Einteilung, werden vier Gruppen unterschieden (Tab. 10.**14**).

Alle antiarrhythmisch wirksamen Substanzen haben zum Teil beträchtliche kardiale und extrakardiale Nebenwirkungen. An dieser Stelle sei besonders auf die proarrhythmischen Wirkungen hingewiesen, die alle Antiarrhythmika mehr oder weniger ausgeprägt aufweisen. Darüber hinaus spielt die negativ inotrope Wirkung fast aller relevanten Antiarrhythmika gerade bei kreislaufinstabilen Patienten eine große Rolle und schränkt die Anwendbarkeit im Notfall möglicherweise ein.

Bradykarde Rhythmusstörungen

Allgemeines

- Therapiepflichtige bradykarde Rhythmusstörungen werden zunächst mit *Atropin* in einer Dosierung von 0,5 mg bis maximal 2 mg i. v. behandelt.

Atropin wirkt vagolytisch, dadurch überwiegt der Sympathikus, konsekutiv nimmt die Sinusfrequenz zu und die AV-Überleitung wird verbessert. Bei AV-Block Grad II, Typ Mobitz, und kompletter AV-Dissoziation ist die Gabe von Atropin wirkungslos, möglicherweise sogar schädlich, da durch die Zunahme der Sinusaktivität der Blockierungsgrad zunehmen kann. Die distalen Anteile des Erregungsleitungssystems werden nicht beeinflußt. Der Grund liegt in der fehlenden parasympathischen Innervierung des HIS-Purkinje-Systems und des Ventrikelmyokards.

Tabelle 10.**14** Klassifizierung der Antiarrhythmika nach Vaughan-Williams.

Klasse	Wirkung
I	Direkter Membraneffekt, Abnahme der maximalen Anstiegsgeschwindigkeit, Hemmung des Natriumeinstroms, frequenzabhängige Verlängerung der Refraktärdauer,
Ia	Hemmung des Natriumeinstroms und der Leitungsgeschwindigkeit, Aktionspotential und Refraktärzeitverlängerung, QT- und QRS-Verlängerung (Chinidin, Procainamid, Ajmalin, Disopyramid, Spartein)
Ib	Hemmung des Natriumeinstroms nur in abnormalen, depolarisierten Zellen, Förderung des Kalium-Einstroms, deshalb Aktionspotential- und Refraktärzeitverkürzung, Normalisierung des Ruhepotentials, QT-Verkürzung (Lidocain, Mexiletin, Tocainid, Phenytoin)
Ic	Wie Ia, aber ohne Einfluß auf Aktionspotentialdauer und Refraktärzeit, QRS-Verlängerung (Flecainid, Propafenon, Lorcainid)
II	Minderung des ß-adrenergen Einflusses auf das Myokard (ß-Blocker)
III	Verlängerung der Repolarisation/Aktionspotentialdauer, dadurch Verlängerung der Refraktärdauer, Qtc-Verlängerung (Amiodaron, Sotalol)
IV	Kalziumkanal-Blocker vom Verapamiltyp (Verapamil, Gallopamil, Diltiazem)

- Falls der Rhythmus durch die Atropin-Applikation nicht ausreichend stabilisiert werden kann, ist ein Versuch mit *ß₁-mimetischen Katecholaminen* gerechtfertigt. (z. B. Orciprenalin 0,5–1,0 mg i. v. oder Adrenalin 0,1–0,3 mg i. v.).

ß-Mimetika wie Orciprenalin und Adrenalin stimulieren die Impulsbildung im Sinusknoten; die Erregungsleitung im Vorhof, AV-Knoten und HIS-Purkinje-System nimmt zu und die Erregbarkeit heterotoper Automatiezentren steigt an. ß₁-mimetische Katecholamine wirken außerdem positiv inotrop und steigern den myokardialen Sauerstoffverbrauch, was vor allem beim Vorliegen einer koronaren Herzerkrankung ins Kalkül gezogen werden muß. Im Erfolgsfall macht die sehr kurze Halbwertszeit dieser Substanzen eine repetitive Gabe bzw. die kontinuierliche Infusion über Spritzenpumpe notwendig. Die Gefahr speziell bei der Anwendung von Orciprenalin besteht in der Senkung des peripheren Widerstandes und der möglichen Auslösung von Kammerflimmern.

- Bleibt auch die Gabe von Katecholaminen ohne ausreichende antibradykarde Wirkung, muß auch präklinisch unverzüglich mit einer externen transthorakalen Schrittmacher-Stimulation begonnen werden.

Eine Stimulationsfrequenz von 60–70/min ist im Normalfall ausreichend, um eine hämodynamische Stabilisierung zu erreichen. Unter Monitorkontrolle muß nach Wahl der Schrittmacher-Frequenz die niedrigste wirksame Stimulationsenergie gewählt werden. Als Anhalt können etwa 100 mA Ausgangsenergie dienen. In den meisten Fällen ist eine milde Analgosedierung, beispielsweise mit Morphin und Midazolam, notwendig. In Abb. 10.**14** ist ein Algorithmus zur Therapie bradykarder Rhythmusstörungen wiedergegeben.

■ Sinusbradykardie

Eine Sinusbradykardie (Abb. 10.**3**) ist ein vorübergehender oder andauernder Frequenzabfall unter 50/min, wobei die Erregung vom Sinusknoten ausgeht. Therapeutisch kann, wenn überhaupt nötig, ein Versuch mit Atropin gemacht werden.

■ SA-Leitungsblockierungen

Ursache der SA-Leitungsblockierungen, die im Oberflächen-EKG nur sehr schwer oder nicht diagnostizierbar sind, können wie bei der Sinusbradykardie Einflüsse des autonomen Nervensystems, Medikamente oder eine koronare Herzerkrankung sein. Die Erregungsleitung zwischen Sinusknoten und Vorhofmyokard ist hierbei in unterschiedlichem Ausmaß blockiert. Beim *SA-Block I* (im Oberflächen-EKG nicht sichtbar) ist lediglich die Überleitungszeit verlängert, beim *SA-Block II Wenckebach* verkürzt sich das PP-Intervall bei gleichbleibender PQ-Zeit bis zum Auftreten einer längeren Pause, die jedoch kürzer als das Doppelte des vorangegangenen PP-Intervalls ist. Der *SA-Block II, Typ Mobitz*, zeichnet sich durch einen intermittierenden oder permanenten Ausfall einer Sinusknotenaktion aus, beispielsweise durch eine 2:1 oder 3:1 Überleitung (im Normalfall keine regelmäßigen Ausfälle). Im Oberflächen-EKG ist meist nur eine Sinusbradykardie sichtbar. Ein *SA-Block III* wird im Oberflächen-EKG nur durch das Auftreten sekundärer oder tertiärer Ersatzrhythmen sichtbar, eine P-

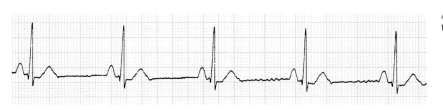

Abb. 10.**3** Sinusbradykardie. Ableitungsgeschwindigkeit ml/s.

Welle fehlt, es sei denn, ein ektoper Vorhofrhythmus springt ein. Insgesamt lassen sich sinuatriale Blockierungen im Oberflächen-EKG nicht sicher diagnostizieren. Eine Therapie ist bei SA-Blockierung Grad I und II in der Regel nicht notwendig, bei drittgradigen Blockbildern richtet sich die Behandlung nach der Symptomatik (siehe Algorithmus Abb. 10.**4**).

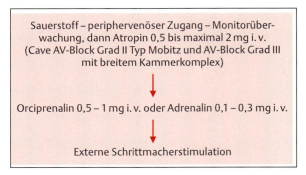

Abb. 10.**4** Algorithmus zur Therapie bradykarder Rhythmusstörungen.

■ Vorhofflimmern

Bei Vorhofflimmern (Abb. 10.**5**) ist keine regelmäßige Vorhofaktivität im EKG erkennbar. Die elektrische Vorhoffrequenz beträgt 350–600/min, meist über 400/min; dies bedeutet einen mechanischen Vorhofstillstand. Die Überleitung der Vorhofaktivität erfolgt völlig unregelmäßig, es resultiert eine *absolute Arrhythmie*, die bei Kammerfrequenzen unter 50/min als Bradyarrhythmia absoluta und bei Kammerfrequenzen über 100/min als Tachyarrhythmia absoluta bezeichnet wird. Durch die fehlende Vorhofkontraktion sinkt das HZV um bis zu 30% ab. Häufige Ursachen des Vorhofflimmerns sind Mitralvitien, langjähriger Hypertonus, koronare Herzerkrankung oder eine Kardiomyopathie. Auch bei hyperthyreoter Stoffwechsellage kann Vorhofflimmern, v.a. bei älteren Patienten auch als einziges Symptom, auftreten (in der Regel mit tachykarder Überleitung). Die Therapie folgt dem Algorithmus in Abb. 10.**4**.

■ AV-Block Grad I

Ein AV-Block Grad I (Abb. 10.**6**) liegt vor, wenn jede Vorhoferregung übergeleitet wird und die PQ-Dauer 0,2 Sekunden überschreitet. Ein AV-Block Grad I kann vagoton bedingt sein oder durch Medikamente, wie ß-Blocker oder Digitalis, verursacht werden. AV-Blockierungen I. Grades können aber auch bei jeder anderen Herzerkrankung vorkommen und bedürfen in der Regel keiner Therapie.

■ AV-Block Grad II

Beim AV-Block Grad II kommt es zu vereinzelten oder periodischen AV-Leitungsblockierungen und konsekutiv zu Ausfällen der Kammersystolen. Insgesamt lassen sich drei verschiedene Typen des AV-Blocks Grad II unterscheiden.

Beim *AV-Block Grad II, Typ Wenckebach* (Abb. 10.**7**), verlängert sich das PQ-Intervall kontinuierlich, bis eine Überleitung ausfällt. Die dadurch entstehende Pause ist stets kürzer als 2 PP-Intervalle. Eine typische Wenckebach-Blockierung liegt vor, wenn die relative Zunahme der Überleitungszeit beim zweiten Intervall am größten ist; ist dies nicht der Fall, von einer (keineswegs seltenen) atypischen. In ca. 70% ist der Wenckebach-Block im AV-Knoten lokalisiert, in 30% im HIS-Bündel. Hier ist die atypische Form häufiger zu finden. In der präklinischen Phase wird häufig keine Therapie nötig sein, ansonsten folgt sie dem Algorithmus in Abb. 10.**4**.

Der *AV-Block Grad II, Typ Mobitz* (Abb. 10.**8**), zeichnet sich durch einen Ausfall einer, seltener auch mehrerer, PQ-Überleitungen ohne vorhergehende Verlängerung des PQ-Intervalles aus. Die Blockierung liegt zu einem Drittel im HIS-Bündel, zu etwa zwei Drittel darunter. In diesen Fällen resultiert daraus eine Verbreiterung des QRS-Komplexes. Aufgrund der Lokalisation der Blockierung im HIS-Bündel und darunter ist die Prognose des AV-Block Grad II, Typ Mobitz, deutlich ungünstiger als die des Wenckebach-Typs. Er geht häufig in einen totalen oder drittgradigen AV-Block über.

- Die Gabe von Atropin ist hier kontraindiziert, da durch die Steigerung der Sinusaktivität die Blockierung im HIS-Bündel weiter zunehmen kann.
- Bei Therapiebedürftigkeit ist, wenn ein Versuch mit Orciprenalin oder Adrenalin fehlschlägt, eine Schrittmacher-Therapie einzuleiten.

■ AV-Block Grad III

Bei einem AV-Block Grad III (Abb. 10.**9**) ist die AV-Überleitung auf Höhe des AV-Knotens, des HIS-Bündels oder der beiden Tawara-Schenkel vollkommen unterbrochen. Vorhof- und Kammeraktion erfolgen unabhängig voneinander in der von ihren eigenen Schrittmachern vorgegebenen Frequenz. Im Gegensatz zu frequenzbedingten liegt hier eine blockbedingte AV-Dissoziation vor. Die Vorhöfe wandern aufgrund ihrer höheren Frequenz durch die Kammerkomplexe durch. Je nach Ort der Blockierung ist der QRS-Komplex normal breit oder schenkelblockartig deformiert. Beim letzteren liegt ein idioventrikulärer Ersatzrhythmus vor.

- Beim AV-Block Grad III muß auch präklinisch sofort eine Schrittmacher-Therapie eingeleitet werden, falls der Patient symptomatisch ist und ein Versuch, die Herzfrequenz mit Orciprenalin oder Adrenalin anzuheben, gescheitert ist.

■ AV-junktionaler Rhythmus

Bei ausgeprägtem Vagotonus kann die Sinusknotenfrequenz unter die der AV-Junktion sinken, es resultiert ein AV-junktionaler Rhythmus (Abb. 10.**10**). Eine präklinische Therapie wird in den seltensten Fällen nötig werden, wenn doch, so ist der Versuch der Atropin-Gabe erlaubt.

■ Idioventrikulärer Rhythmus

Bei Ausfall sowohl des primären als auch des sekundären Schrittmachers oder bei komplettem AV-Block springen meistens nach einer kurzen asystolen Phase tertiäre ventrikuläre Zentren ein; es kommt zum *idioventrikulären Rhythmus* (Abb. 10.**11**). Dabei beträgt die Kammerfrequenz, je nach Lokalisation des tertiären Zentrums, zwischen 20 und 40/min.

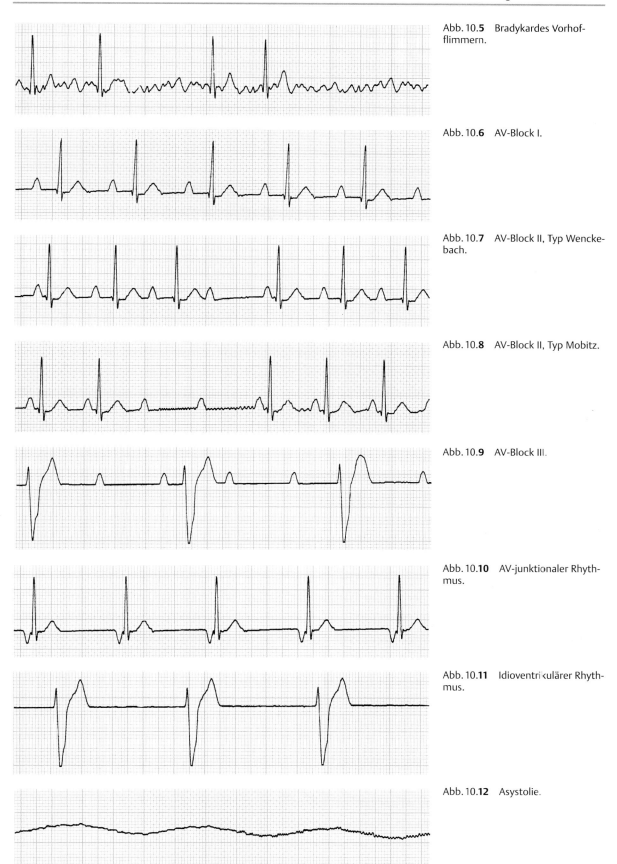

Abb. 10.**5** Bradykardes Vorhofflimmern.

Abb. 10.**6** AV-Block I.

Abb. 10.**7** AV-Block II, Typ Wenckebach.

Abb. 10.**8** AV-Block II, Typ Mobitz.

Abb. 10.**9** AV-Block III.

Abb. 10.**10** AV-junktionaler Rhythmus.

Abb. 10.**11** Idioventrikulärer Rhythmus.

Abb. 10.**12** Asystolie.

- Therapeutisch wird auch präklinisch ein externer Schrittmacher eingesetzt.
- Vorher kann versucht werden, über ß₁-mimetische Katecholamine den ventrikulären Ersatzrhythmus soweit zu beschleunigen, daß der Patient hämodynamisch stabil ist.

■ Asystolie

Das Fehlen jeglicher elektrischer Aktivität wird als *Asystolie* (Abb. 10.12) bezeichnet. Um feines Kammerflimmern mit ausreichender Sicherheit auszuschließen, muß eine Asystolie in einer zweiten Ableitung bestätigt werden („Cross Check"). Therapeutisch müssen sofortige erweiterte Reanimationsmaßnahmen nach den derzeit gültigen Empfehlungen eingeleitet werden.

Tachykarde Rhythmusstörungen mit schmalem Kammerkomplex

■ Allgemeines

Zur Behandlung tachykarder Rhythmusstörungen mit schmalem Kammerkomplex stehen eine Vielzahl antiarrhythmisch wirksamer Substanzen zur Verfügung, von denen nur einige für den Notarzt relevant sind. Grundsätzlich ist es für die Einleitung einer wirksamen antiarrhythmischen Therapie nicht unbedingt nötig, den auslösenden Mechanismus der Arrhythmie genau zu kennen, vielmehr ist eine einfache klinische Differenzierung in drei Gruppen ausreichend.

Es können regelmäßige und nicht regelmäßige supraventrikuläre Tachykardien unterschieden werden. In manchen Fällen wird es während einer laufenden Tachykardie präklinisch nicht möglich sein, die Regelmäßigkeit zu identifizieren. Diese Patienten bilden die dritte Gruppe.

Vor Beginn der medikamentösen Therapie sollten auslösende Faktoren wie Schmerz, Angst, Fieber, Hypoxie oder Hypovolämie überprüft werden, um die sogenannten *Bedarfstachykardien*, bei denen die ursächliche Behandlung im Vordergrund steht, herauszufiltern.

- Läßt sich eine Ursache nicht eruieren und ist die Frage nach der Therapiebedürftigkeit zu bejahen, sollte als erste Maßnahme ein *vagales Manöver* eingeleitet werden. Das Trinken von kaltem Wasser oder ein Valsalva-Preß-Versuch kommen in Frage.

Die vorsichtige, einseitige Massage des Karotissinus kann ebenfalls erfolgreich sein, birgt aber gerade bei älteren Patienten die Gefahr, atheromatöse Plaques loszulösen und dadurch eine zerebrale Ischämie zu verursachen.

- Führt ein vagales Manöver nicht zur Terminierung der Tachykardie, folgt als nächster Schritt bei allen regelmäßigen und nicht genau zu identifizierenden Fällen die schnelle intravenöse Bolusinjektion von *Adenosin*, beginnend mit 6 mg.
- Sollte diese Dosierung nicht ausreichend sein, ist die Wiederholung der Bolusgabe mit 12 mg und ggf. 18 mg erlaubt.

Häufig wird dies zur Beendigung der Tachykardie führen. Insbesondere AV-Reentry-Tachykardien sprechen auf die Gabe von Adenosin hervorragend an. Adenosin aktiviert am Sinusknoten eine spezifischen Kalium-Auswärtskanal. Dadurch wird die diastolische Depolarisation verlangsamt und der Sinuszyklus verlängert. Dies bedingt die negativ chronotrope Wirkung des Adenosins. Der spezifische Kalium-Auswärtskanal wird auch im Vorhofmyokard beeinflußt. Am AV-Knoten verringert Adenosin die Amplitude und die Anstiegsgeschwindigkeit des Aktionspotentials der N-Zellen und führt zu einer negativen Dromotropie mit Verlängerung des AV-Intervalls. Dieser Effekt kann zu einem transienten AV-Block führen. Dies erklärt seine ausgezeichnete Wirkung auf alle Tachykardien, an denen der AV-Knoten beteiligt ist. Am Ventrikelmyokard hat Adenosin keine Wirkung. In 30–40 % der Fälle werden Nebenwirkungen beobachtet, die sich allerdings durch die kurze Halbwertszeit des Adenosin rasch limitieren. Schwere Nebenwirkungen treten allenfalls in 2–3 % der Fälle auf. Als häufige und vom Patienten subjektiv als unangenehm empfundene, schnell vorübergehende Nebenwirkung sollten vor allem ältere Patienten mit einer koronaren Herzerkrankung vor möglichen pectanginösen Beschwerden und Atemnot gewarnt werden. In Einzelfällen ist durch die Gabe von Adenosin Kammerflimmern ausgelöst worden. Die Rate ernster Nebenwirkungen ist bei Tachykardien mit schmalem Kammerkomplex nicht höher als bei Verapamil, bei Tachykardien mit breitem Kammerkomplex deutlich geringer. Nachteilig ist die durch die kurze Halbwertszeit bedingte relativ hohe Rezidivrate. In Deutschland dafür noch nicht zugelassen, wird Adenosin in der angloamerikanischen Literatur (AHA, ERC) auch für diagnostische Zwecke empfohlen. So kann bei einer Tachykardie mit breitem Kammerkomplex die Gabe von Adenosin die Diagnose klären helfen. Bleibt die Gabe von Adenosin ohne jeden Effekt, so liegt mit hoher Wahrscheinlichkeit eine ventrikuläre Tachykardie vor. Dies ist gerade für den Notarzt wichtig, der in der Regel nicht über die Möglichkeit einer 12-Kanal-EKG-Ableitung verfügt. Auch im Kindesalter kann Adenosin ohne Bedenken eingesetzt werden.

Adenosin stellt für regelmäßige Tachykardien mit schmalem Kammerkomplex das Mittel der ersten Wahl dar.

Hat Adenosin nicht zum gewünschten Effekt geführt, so kann in der Regel zumindest eine genauere diagnostische Einordnung erfolgen. Bei schnellem Vorhofflimmern oder -flattern ist *Digitalis* in einer Dosierung von 0,4–0,6 mg trotz seines langsamen Wirkungseintritts Mittel der ersten Wahl. Digitalis ist das einzige positiv-inotrope Antiarrhythmikum.

Liegen keine hypotonen Blutdruckwerte vor, kann bei allen regelmäßigen und nicht regelmäßigen supraventrikulären Tachykardien *Verapamil* in einer Dosierung von 5–10 mg i. v. eingesetzt werden. Als antiarrhythmisch wirkender Kalzium-Antagonist führt die Gabe von Verapamil zwar über eine periphere Vasodilatation zur Blutdrucksenkung, ein Teil dieses Effektes wird jedoch über die Verbesserung des HZV durch die Beseitigung der Rhythmusstörung wieder ausgeglichen.

Als Alternative können bei fehlenden Kontraindikationen auch kardioselektive *ß-Blocker* ohne ISA (intrinsic sympathicomimetic activity) eingesetzt werden, wie der extrem kurz wirkende ß-Blocker *Esmolol*, dessen Halbwertszeit von 9 min allerdings die repetetive Gabe bzw. kontinuierliche Applikation über Spritzenpumpe nach initialem Bolus von 40 mg i. v. erfordert. Eine Kombination von Verapamil und ß-Blockern i. v. ist grundsätzlich verboten.

Bei fehlendem Erfolg sollte dann ein supraventrikulär wirkendes Klasse I-Antiarrhythmikum wie *Ajmalin* oder *Propafenon* zum Einsatz kommen. Ajmalin muß extrem langsam, mindestens über 10 Minuten, in einer Dosierung von 50 mg, Propafenon in einer Dosis von 150 mg appliziert werden.

Falls eine Terminierung der Tachykardie durch Klasse I-Antiarrhythmika noch immer nicht erreicht werden konnte, muß bei instabilen Patienten, nach Einleitung einer Kurznarkose, synchronisiert kardiovertiert werden. Der Algorithmus in Abb. 10.13 faßt diesen Ablauf noch einmal zusammen.

■ Sinustachykardie

Eine Sinustachykardie (Abb. 10.14) liegt vor, wenn die Herzfrequenz über 100/min ansteigt und die Erregung vom Sinusknoten ausgeht. Sie kann Ausdruck einer organischen

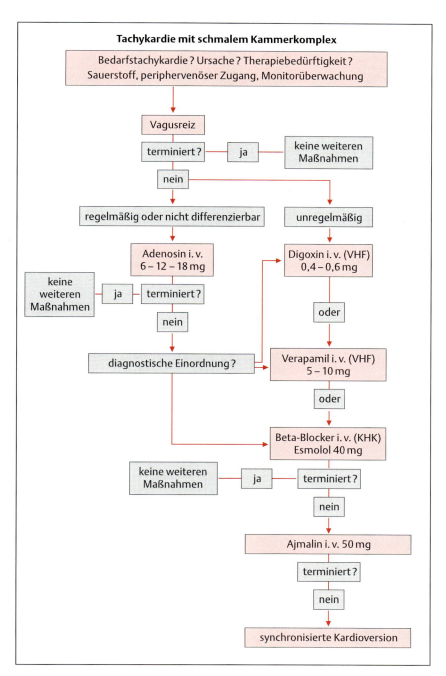

Abb. 10.13 Präklinische Therapie supraventrikulärer Tachykardien.

kardialen oder extrakardialen Erkrankung sein oder bei körperlicher bzw. seelischer Belastung auftreten. Eine präklinische Therapie wird nur in den seltensten Fällen notwendig werden, falls ja, sollte primär die Ursache (z. B. Hypoxämie, Schmerzen, Hyperthyreose, Anämie, Fieber usw.) behandelt werden.

■ AV-junktionale Tachykardie

Paroxysmale, d. h. plötzlich auftretende, AV-junktionale Tachykardien (Abb. 10.**15**) beruhen meist auf einem Reentry-Mechanismus. In der Regel liegt eine longitudinale Dissoziation der antegraden AV-Leitung vor. Neuere Untersuchungen konnten zeigen, daß die langsam leitenden Strukturen nicht im AV-Knoten selbst, sondern posterior davon lokalisiert sind. Es besteht also eine funktionelle und morphologische Trennung der schnell und der langsam leitenden Bahnen. Neben dieser auf einer longitudinalen AV-Dissoziation beruhenden Reentry-Tachykardie gibt es, wenn auch wesentlich seltener, AV-junktionale Tachykardien, die durch eine gesteigerte Automatie entstehen (AV-junktionale Tachykardie im engeren Sinn). Als Mittel der ersten Wahl ist bei AV-Reentry-Tachykardie Adenosin in einer Dosierung von 6 mg i. v. anzusehen, das in über 90 % zu einer Terminierung der Tachykardie führt. Alternativ können ß-Blocker (Mittel der ersten Wahl bei AV-junktionalen Tachykardien durch gesteigerte Automatie) oder Verapamil eingesetzt werden.

■ Supraventrikuläre Tachykardie mit aberrierender Leitung

Eine supraventrikuläre Tachykardie deren Ursprungsort suprabifurkal liegt, deren Kammerkomplexe aber durch eine Blockierung im linken oder rechten Tawara-Schenkel verbreitert sind (Abb. 10.**16**), läßt sich mit den in der Präklinik zur Verfügung stehenden Methoden nur schwer von einer ventrikulären Tachykardie unterscheiden. Bei einer absoluten Arrhythmie liegt mit an Sicherheit grenzender Wahrscheinlichkeit Vorhofflimmern, d.h. ein supraventrikulärer Ursprung vor.

■ Vorhofflattern

Bei einer Vorhoffrequenz über 250/min wird von Vorhofflattern (Abb. 10.**17**) gesprochen, wobei die typische Frequenz um 300/min liegt. Als Schutzmechanismus besteht meist eine teilweise blockierte AV-Überleitung, so daß die Kammerfrequenz je nach Blockierungsgrad oft im normalen Bereich liegt. Vorhofflattern vom „Common type" liegt vor, wenn die Vorhoffrequenz 240–340/min beträgt und die Zykluslänge der Flatterwellen konstant ist. Die Flatterwellen sind meist sägezahnartig konfiguriert. Bei einer Vorhoffrequenz von 340–430/min liegt Vorhofflattern vom „uncommon type" vor. Hier sind die Vorhofaktionen meist nicht typisch sägezahnartig konfiguriert. Für die Differenzierung ist aber allein die Vorhoffrequenz ausschlaggebend. Der Übergang in Vorhofflimmern ist fließend. Wird jede zweite Vorhofaktion übergeleitet (2:1-Blockierung), so resultiert eine Tachykardie mit schmalem Kammerkomplex und einer Frequenz von 130–170/min.

Die Gabe vagolytischer Substanzen kann hier zu einer lebensbedrohlichen 1:1-Überleitung führen.

Bei Verdacht auf Vorhofflattern mit 2:1-Überleitung kann versucht werden, dieses durch vorübergehende höhergradige AV-Blockierung zu demaskieren. Geeignet dafür sind vagale Manöver oder, wenn auch für diese Indikation nicht zugelassen, die Gabe von Adenosin. Ist das Vorhofflattern eindeutig diagnostiziert, kann durch Gabe von Digitalis oder Verapamil die AV-Überleitung soweit gebremst werden, daß eine 3:1- oder 4:1-Überleitung zur hämodynamischen Stabilisierung des Patienten führt. Bei Therapieversagen und instabilen Patienten muß nach Einleitung einer Kurznarkose extern synchronisiert kardiovertiert werden.

■ Vorhofflimmern

Vorhofflimmern kann auch schnell übergeleitet werden (Abb. 10.**18**). Bei Frequenzen über 100/min liegt eine Tachyarrhythmia absoluta vor. Therapeutisch ist *Digoxin* Mittel der ersten Wahl; bei stabilen Blutdruckverhältnissen kann auch *Verapamil* zum Einsatz kommen. Bei Versagen der medikamentösen antiarrhythmischen Therapie und instabilen Verhältnissen muß der Patient synchronisiert kardiovertiert werden.

■ Präexzitationssyndrome

Ein Präexzitationssyndrom liegt vor, wenn das Vorhof- oder Kammermyokard teilweise oder insgesamt früher erregt wird, als das bei normaler Erregungsleitung der Fall wäre. Ursache sind kongenitale akzessorische Leitungsbündel. Es lassen sich, obwohl der morphologische Beweis dafür schwer zu führen ist, folgende Lokalisationen nachweisen:
– Verbindungen zwischen Vorhof und Kammer (Kent Bündel). Das Kent Bündel (häufig auch mehrere Bahnen) ist eine direkte Verbindung zwischen Vorhof- und Kammermyokard. Es kann septal, rechts- und linksseitig, anterior oder posterior lokalisiert sein (WPW-Syndrom).
– Verbindungen zwischen AV-Knoten und Kammer.
– Verbindungen zwischen Vorhof, AV-Knoten und HIS-Bündel. Diese Bahnen umgehen die AV-Verzögerung und führen damit zu einer Verkürzung des PQ-Intervalls (James Bündel).
– Verbindungen innerhalb des AV-Knotens (James Bündel).
– Verbindungen zwischen rechtem Vorhof und rechtem Kammermyokard oder spezifischem Erregungsleitungssystem (Mahaim-Fasern).

Beim *WPW-Syndrom* (Abb. 10.**19**) werden Teile des Ventrikelmyokards über das sogenannte Kent-Bündel vorzeitig erregt. Auf der Seite, auf der das akzessorische Bündel liegt, kommt es zur Präexzitation, der vorzeitigen Erregung der Kammer. Im EKG ist typischerweise die PQ-Zeit verkürzt, es liegt eine Delta-Welle vor (Verbreiterung des QRS-Komplexes wegen verlängerter Kammeranfangsschwankung mit trägem Initialteil) und der QRS-Komplex ist auf über 120 ms verbreitert. Außerdem können sekundäre ST-Strecken- und T-Wellen-Veränderungen bestehen. Von einem WPW-Syndrom wird strenggenommen erst gesprochen, wenn diese EKG-Veränderungen mit paroxysmalen Tachykardien verbunden sind. Andere Autoren unterscheiden zwischen asymptomatischem EKG-Befund, selten oder gehäuft auftretenden paroxysmalen Reentry-Tachykardien und Patienten mit rezidivierendem Vorhofflimmern, wobei lebensbedrohliche Tachykardien mit Kammerfrequenzen bis weit über 300/min bestehen können. 20–30 % der Patienten neigen zu Vorhofflimmern. Die EKG-Verände-

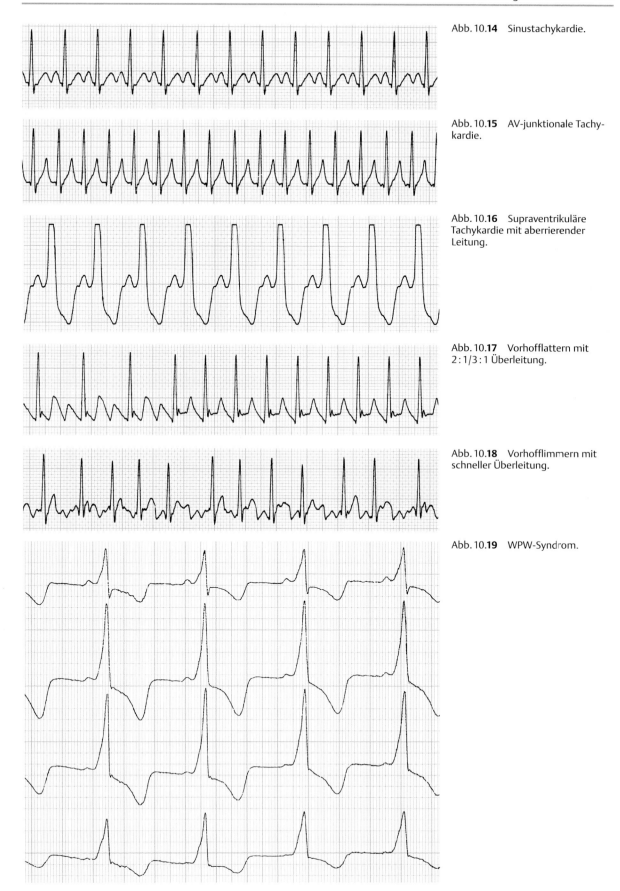

Abb. 10.**14** Sinustachykardie.

Abb. 10.**15** AV-junktionale Tachykardie.

Abb. 10.**16** Supraventrikuläre Tachykardie mit aberrierender Leitung.

Abb. 10.**17** Vorhofflattern mit 2:1/3:1 Überleitung.

Abb. 10.**18** Vorhofflimmern mit schneller Überleitung.

Abb. 10.**19** WPW-Syndrom.

rungen sind durch die variable AV-Überleitung sehr unterschiedlich und können im Einzelfall auch völlig verschwinden. Sie werden um so deutlicher, je schlechter die Überleitung im AV-Knoten ist (Demaskierung durch Vagusmanöver). In der Regel resultiert aus dem Vorliegen eines WPW-Syndroms eine paroxysmale Reentry-Tachykardie. In über 80 % der Fälle wird die Erregung antegrad über das normale Erregungsleitungssystem und retrograd über die akzessorischen Bahnen geleitet (orthodrome Reentry-Tachykardie). Antidrome Reentry-Tachykardien, bei denen die antegrade Erregung über die akzessorische Bahn läuft, sind entsprechend selten. Die Delta-Welle verschwindet hier in der Regel in den tachykarden Phasen („breiter Kammerkomplex"). Die differentialdiagnostische Einordnung wird durch das häufige Auftreten eines Ermüdungsblockes während der Tachykardie weiter erschwert (breiter Kammerkomplex). Die Tachykardiefrequenz beträgt meist 180–250/min.

- Beim Vorliegen einer WPW-Tachykardie ist Ajmalin in einer Dosierung von 50 mg intravenös das Mittel der ersten Wahl. Auf eine langsame Applikation über mindestens 8–10 min ist zu achten.

Von einem „Short PR-interval-syndrome" (früher LGL-Syndrom) wird gesprochen, wenn neben einem verkürztem PR-Intervall die Neigung zu paroxysmalen Tachykardien besteht. Ursache ist das Vorliegen einer akzessorischen Leitungsbahn zwischen Vorhof und AV-Knoten, Vorhof und HIS-Bündel oder intranodalen Bündeln.

- Therapeutisch kann auch hier bei laufender Tachykardie Ajmalin als Mittel der ersten Wahl gelten, da auch beim Short-PR-Syndrome häufig Vorhofflimmern mit einer sehr hohen Kammerfrequenz vorliegen kann.

Tachykarde Rhythmusstörungen mit breitem Kammerkomplex

Allgemeines

Tachykardien mit breiten Kammerkomplex können entweder ventrikulärer oder supraventrikulärer Lokalisation mit aberrierender Leitung sein, oder es kann ihnen ein Präexzitationssyndrom zugrunde liegen.

Der „Ursprungsort" ventrikulärer Tachykardien liegt distal der Bifurkation des HIS-Bündels. In Frage kommen die Tawara-Schenkel, Purkinje-Fasern oder das Ventrikelmyokard selbst. In der Regel sind Makro-Reentry-Mechanismen das auslösende pathophysiologische Korrelat, weshalb der Terminus „Ursprungsort" auch nicht ganz korrekt ist. Es kann sich, wenn auch deutlich seltener, aber auch um eine pathologische Spontandepolarisation durch abnorme Automatie oder getriggerte Aktivität handeln. Endet die ventrikuläre Tachykardie innerhalb von 30 s, wird sie als „nicht anhaltend" bezeichnet, bei einer Dauer über 30 Sekunden als „anhaltend". Bei gleicher Morphologie aller QRS-Komplexe innerhalb der Tachykardie liegt eine monomorphe, bei unterschiedlicher Konfiguration eine polymorphe ventrikuläre Tachykardie vor. Die Spitzenumkehr-Tachykardie (Torsade de pointes) und die bidirektionale ventrikuläre Tachykardie (unterschiedliche QRS-Morphologie) stellen Sonderformen dar.

Die differentialdiagnostische Einordnung der breiten Kammerkomplex-Tachykardie kann Schwierigkeiten bereiten. Einige Punkte können aber präklinisch helfen, die Treffsicherheit in der Differenzierung des supraventrikulären bzw. ventrikulären Tachykardieursprungs zu erhöhen. Für das Vorliegen einer Kammertachykardie sprechen höheres Alter und anamnestische Hinweise auf das Vorliegen einer organischen Herzerkrankung. Den eindeutigen Beweis liefern sogenannte Fusionsschläge (Capture beats, d.h. teilweise übergeleitete supraventrikuläre Erregungen), die allerdings nur selten beobachtet werden können. Eine AV-Dissoziation macht eine ventrikuläre Tachykardie hochwahrscheinlich. Diese kommt nur gelegentlich bei AV-Reentry-Tachykardien vor. Eine Breite des QRS Komplexes über 140 ms spricht ebenfalls für eine ventrikuläre Tachykardie. Dieses Kriterium ist allerdings in der Präklinik nur schwer zu erfassen. Alle anderen Unterscheidungskriterien sind der exakten innerklinischen Diagnostik vorbehalten und beinhalten trotzdem eine Irrtumswahrscheinlichkeit von 5 %. Eine weitere Maßnahme zur exakteren Einordnung wäre die Gabe eines schnellen Adenosin-Bolus in einer Dosierung von 6 mg intravenös. Diese in Deutschland noch nicht zugelassene Methode erlaubt in hohem Maße, zwischen ventrikulärem „Ursprung" (keine Reaktion auf Adenosin) und supraventrikulärem (zumindest kurzfristige Reduktion der Herzfrequenz) zu unterscheiden. Im Zweifelsfall ist präklinisch von der ungünstigeren Form, der ventrikulären Tachykardie (VT), auszugehen.

- Eine stabile VT (keine kardiale oder koronare Insuffizienzzeichen, keine Hypotonie, sofortige Therapiebedürftigkeit aber z. B. durch kardiale Vorerkrankung gegeben) wird nach Anlage eines periphervenösen Zugangs, Sauerstoffapplikation von 6 l/min über Nasensonde oder Maske und kontinuierlicher EKG-Registrierung durch Gabe von 100 mg (1–1,5 mg/kg KG) Lidocain behandelt.

Alternativ kann auch mit Ajmalin in einer Dosierung von 50 mg begonnen werden. Ist die Tachykardie nach 100 mg Lidocain nicht terminiert, können weitere Lidocain-Gaben bis zu einer Maximaldosis von 300 mg erfolgen. Wenn auch dies nicht zum Erfolg führt, muß unverzüglich synchronisiert kardiovertiert werden. Dazu ist die Einleitung einer Narkose erforderlich. Bei instabilen Verhältnissen wird primär kardiovertiert.

- Zur Kardioversion bei VT sollte als erste Energiestufe 100 J gewählt werden, bei Versagen muß die Energie verdoppelt werden.
- Ab dem 3. Schock wird die Maximalenergie von 360 J verwendet.

Vor der Kardioversion muß darauf geachtet werden, den transthorakalen Widerstand möglichst gering zu halten, d. h. einen ausreichenden Auflagedruck (mind. 11 kp) einzuhalten und Elektrodengel zu verwenden. Die Erfolgsquote der Kardioversion beträgt bei der Kamertachykardie

97 %. In Abb. 10.**20** ist der Algorithmus zur Therapie ventrikulärer Tachykardien dargestellt.

Sollte das beschriebene Vorgehen nicht zum Erfolg führen, kann zusätzlich die langsame Gabe von Ajmalin in einer Dosierung von 50 mg erfolgen, bzw. von Amiodaron 300 mg als Kurzinfusion über 15 min. Sehr elegant ist, falls möglich, das „Overdrive Pacing". Ein externer Schrittmacher wird angelegt und die Schrittmacher-Frequenz höher als die der Tachykardie eingestellt. Schrittweise Frequenzreduktion oder abruptes Abstellen des Schrittmachers führt dann häufig zur Terminierung der Tachykardie.

■ Monomorphe Kammertachykardie

Eine monomorphe Kammertachykardie (Abb. 10.**21**) liegt vor, wenn der Ursprungsort einer Tachykardie mit breitem Kammerkomplex unterhalb der Bifurkation des HIS-Bündels ist, und alle QRS-Komplexe gleich konfiguriert sind.

■ Polymorphe Kammertachykardie

Die Morphologie der QRS-Komplexe bei der polymorphen Kammertachykardie (Abb. 10.**22**) ändert sich von Schlag zu Schlag. Polymorphe Kammertachykardien sind in der Regel selbstlimitierend, können aber auch in Kammerflimmern übergehen.

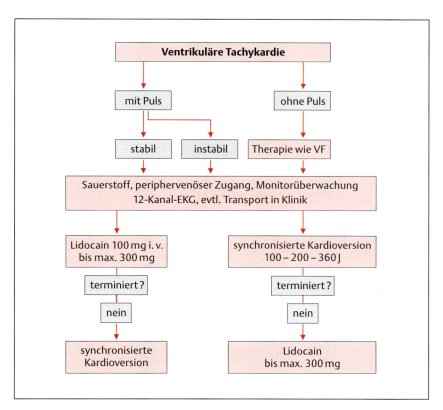

Abb. 10.**20** Therapie ventrikulärer Tachykardien.

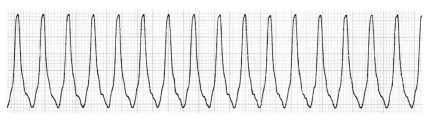

Abb. 10.**21** Kammertachykardie, monomorph.

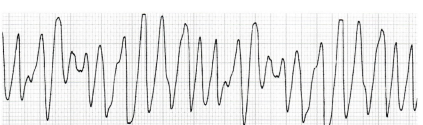

Abb. 10.**22** Kammertachykardie, polymorph.

Spitzenumkehr-Tachykardie

Die Spitzenumkehr-Tachykardie (Torsade de pointes, Abb. 10.**23**) ist eine Sonderform der polymorphen ventrikulären Tachykardie, welche entweder bei einem Long-QT-Syndrom oder als Nebenwirkung bestimmter Medikamente (Antiarrhythmika, Antidepressiva) auftreten kann. Als Mittel der ersten Wahl sollte hier Magnesium in einer Dosierung von 2 g langsam i. v. eingesetzt werden.

Kammerflimmern

Die Übergänge zwischen einer polymorphen Kammertachykardie, Kammerflattern und Kammerflimmern (Abb. 10.**24** u. 10.**25**) sind fließend. Bei einer Kammerfrequenz über 250/min und noch abgrenzbaren QRS-Komplexen kann von Kammerflattern gesprochen werden. Die hämodynamische Situation ist äußerst ungünstig; die Patienten werden in aller Regel bewußtlos. Beim Kammerflimmern können keine QRS-Komplexe mehr abgegrenzt werden, im Oberflächen-EKG sind nur noch chaotische Flimmerwellen mit unterschiedlicher Amplitude und Form zu sehen.

- Hämodynamisch bedeutet Kammerflimmern einen Kreislaufstillstand, es sind umgehend erweiterte Reanimationsmaßnahmen einzuleiten.
- Die einzig erfolgversprechende Therapie besteht in der unverzüglichen Defibrillation.

Extrasystolie

Eine Extrasystole (ES) ist „eine Kontraktion des gesamten Herzens oder eines Herzteiles, ausgehend von einem Impuls, der abnorm ist, entweder in seinem Ursprung (ektop) oder im Zeitpunkt seines Auftretens (vorzeitig) oder in beidem. Die Extrasystole interferiert mit dem dominanten Rhythmus und hat bei wiederholtem Auftreten einen konstanten Folgeabstand zum vorhergehenden Schlag." (Scherf u. Schott 1953). Extrasystolen gehören zu den häufigsten Rhythmusstörungen und können auch bei Gesunden auftreten. Der Ursprungsort kann vom Sinusknoten bis zum Kammermyokard reichen. Die Grenze zwischen supraventrikulär und ventrikulär ist dabei in Einzelfällen nicht exakt zu ziehen. Ausgelöst werden ES durch Reentry-Mechanismen oder durch eine getriggerte Aktivität.

Supraventrikuläre Extrasystolen (Abb. 10.**26**) zeichnen sich (mit Ausnahme der blockierten atrialen ES) zum einen durch eine das ganze Herz erfassende vorzeitige Kontraktion aus, zum anderen in der Regel durch eine normale Konfiguration des QRS-Komplexes. Supraventrikuläre ES sind meist harmlos und bedürfen keiner Therapie. Sie treten oft auch bei Herzgesunden auf.

Ventrikuläre Extrasystolen (VES) führen zu einer ausschließlichen Kontraktion der Kammer (Ausnahme: retrograde Vorhoferregung) und weisen einen stark deformierten QRS-Komplex auf. Sie können auch bei Gesunden auftreten. Es werden monomorphe (gleiche Konfiguration des QRS-Komplexes, Abb. 10.**27**) und polymorphe (unterschiedliche Konfiguration des QRS-Komplexes, Abb. 10.**28**) VES unterschieden. Haben monomorphe Extrasystolen identische Kopplungsintervalle (Abstand zum vorhergehenden Normalschlag), so sind sie wahrscheinlich auch monotop, d. h. vom gleichen ektopen Erregungszentrum ausgehend, oder polytop, wenn sie neben differenter Morphologie auch ein unterschiedliches Kopplungsintervall aufweisen. Von einem Bigeminus (Abb. 10.**29**) wird gesprochen, wenn auf jeden Normalschlag eine ES folgt, beim Trigeminus folgen zwei, beim Quadrigeminus drei. Ein Couplet (Abb. 10.**30**) besteht aus zwei aufeinanderfolgenden ES, ein Triplet (Abb. 10.**31**) aus drei. Eine ventrikuläre Salve (Abb. 10.**32**) liegt vor, wenn mehr als drei VES unmittelbar nacheinander auftreten. Als R-auf-T-Phänomen (Abb. 10.**33**)

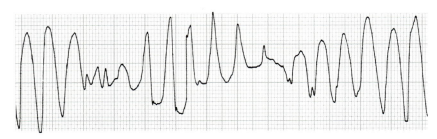

Abb. 10.**23** Torsade de pointes.

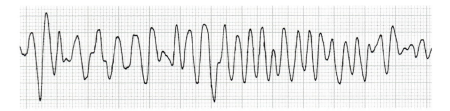

Abb. 10.**24** Grobes Kammerflimmern.

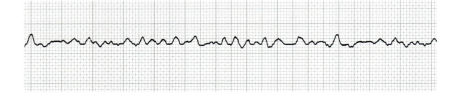

Abb. 10.**25** Feines Kammerflimmern.

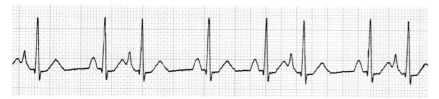

Abb. 10.**26** Supraventrikuläre Extrasystolen.

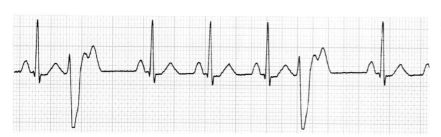

Abb. 10.**27** Monomorphe ventrikuläre Extrasystolen.

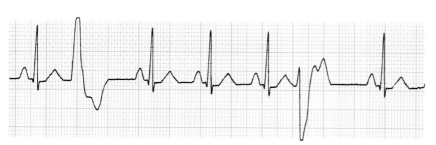

Abb. 10.**28** Polymorphe ventrikuläre Extrasystolen.

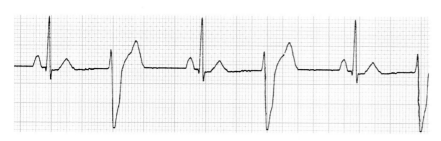

Abb. 10.**29** Bigeminus.

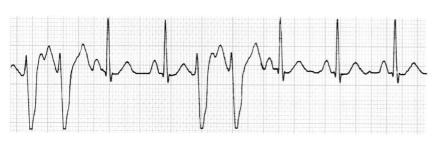

Abb. 10.**30** Couplets.

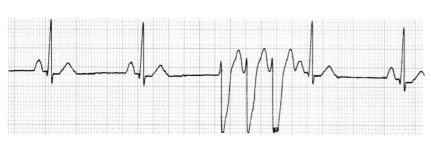

Abb. 10.**31** Triplet.

Abb. 10.32 Ventrikuläre Salve.

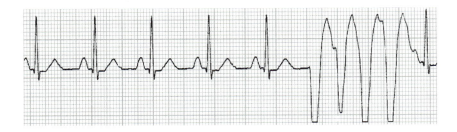

Abb. 10.33 R-auf-T-Phänomen.

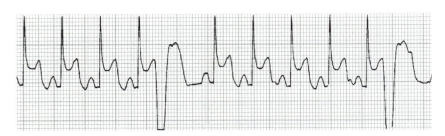

wird der Einfall der VES in die vulnerable Phase des Herzzyklus (ansteigende Phase von T) bezeichnet. Hier besteht die Gefahr der Auslösung von Kammerflimmern. Eine Einteilungsmöglichkeit der VES ist die sogenannte Lown-Klassifikation, in der fünf Grade der ventrikulären Extrasystolie unterschieden werden (Tab. 10.15). Eine Therapieindikation bei chronisch auftretenden VES besteht nur, wenn den ES eine kardiale Erkrankung zugrunde liegt und/oder die Patienten, bedingt durch die Extrasystolie, Symptome aufweisen.

Tabelle 10.15 Lown-Klassifikation der ventrikulären Extrasystolie

Grad 0	Keine Arrhythmie
Grad 1	Isolierte unifokale VES < 30/h oder < 1/min
Grad 2	Isolierte unifokale VES > 30/h oder > 1/min
Grad 3	Polytope VES
Grad 4a	Couplets
Grad 4b	Salven oder VT
Grad 5	R-auf-T-Phänomen

Eine Therapieindikation im akuten Notfall besteht nur, wenn die Art der Rhythmusstörung die Entwicklung einer lebensbedrohlichen Rhythmusstörung erwarten läßt (z. B. Warnarrhythmie bei Myokardinfarkt, s. o.). Falls eine Behandlung notwendig wird, können Klasse I-Antiarrhythmika wie Lidocain (1 – 1,5 mg/kg KG) oder Ajmalin (50 mg) intravenös gegeben werden.

Bei bradykardem Grundrhythmus muß zunächst die Frequenz des Basisrhythmus gesteigert werden (s. u. bradykarde Rhythmusstörungen), da es sich bei den VES um sogenannte „Escape Beats" handeln kann. Diese treten auf, wenn die Sinusfrequenz und die Frequenz der AV-Junktion unter die Frequenz ventrikulärer Zentren fällt.

Notfälle bei Herzschrittmacher-Patienten

V. Bohlscheid

Grundlagen

Träger von Herzschrittmachern (SM) können durch verschiedene Mechanismen in akut lebensbedrohliche Situationen geraten.

Dazu zählen:
- SM-Dysfunktion,
- SM-vermittelte hämodynamische Instabilität bei zugrundeliegender Herzrhythmusstörung,
- hämodynamische Instabilität bei nicht optimal ausgewähltem SM-System bzw. nicht optimaler Programmierung.

Zur Erkennung SM-bedingter Notfälle sind Basiskenntnisse der Arbeitsweise von SM sowie der Interpretation von SM-EKG erforderlich.

Die nachfolgend dargestellten *SPEED-Algorithmen (Sudden Pacemaker-Emergency and Electric Disorders)* zielen auf die Bedürfnisse des Notarztes ab, der in der Regel weder SM-Experte ist, noch die passenden Programmiergeräte zur Verfügung hat. Da Vorhof-SM in der Regel keine Notfallsituation bedingen können, beschränken sich die Algorithmen auf den Umgang mit Zwei-Kammer-Systemen (Vorhof und Ventrikel mit je einer Sonde versehen) sowie dem ventrikulären Ein-Kammer-System (nur Ventrikel mit einer Sonde versehen). Eine Besonderheit stellen VDD-Systeme (s. u.) dar, welche mit einer einzigen Sonde sowohl Vorhof als auch Kammer erreichen, den Vorhof jedoch nicht stimulieren können. Ein gesondertes Flußdiagramm für sie ist nicht erforderlich, da die diagnostischen und therapeutischen Optionen von Notfällen bei diesen Systemen durch die Algorithmen erfaßt sind.

Fachtermini und Abkürzungen

Da SM-Spezialisten über ein eigenes, sehr spezielles Fachvokabular verfügen, werden zunächst die wichtigsten Begriffe erläutert.

- Stimulus. Elektrischer Stromimpuls, der (über die SM-Sonde zum Myokard geleitet) eine Erregung des Myokards auslösen soll.
- Stimulation. Abgeben eines Stimulus.
- Detektion. Erkennungsfunktion, das SM-System erkennt elektrische Potentiale (in der Regel erregtes Myokard).
- Inhibition(sfunktion). Verhinderung, Unterdrückung eines SM-Impulses durch ein detektiertes elektrisches Signal, in der Regel eine Herzeigenaktion.
- Trigger(funktion). Auslösen eines Stimulus durch ein wahrgenommenes elektrisches Signal.
- Modus (engl.: mode). Betriebsart, Arbeitsweise eines SM-Systems, insbesondere Inhibition(sfunktion), Trigger(funktion).
- Frequenzadaptation. Bedarfsgerechte automatische Steigerung der Stimulationsfrequenz durch den SM (rate response). Über unterschiedliche Meßverfahren (je nach Typ) stellt der SM den Bedarf für ein höheres HZV fest und steigert automatisch die SM-Frequenz.
- NBG-Code. NASPE/BPEG-Generic Pacemaker-Code: Drei- bis fünfstellige Codierung der Funktion(en) des SM-Aggregats:
  1. Buchstabe, Ort der Stimulation (V = Ventrikel, A = Atrium, D = doppelt, A + V)
  2. Buchstabe, Ort der Detektion (V = Ventrikel, A = Atrium, D = doppelt, A + V)
  3. Buchstabe, Modus (I = Inhibition, T = Trigger, D = doppelt, I + T)
  4. Buchstabe, Zusatzfunktionen (R = rate response bzw. Frequenzadaptation)
- VVI-SM. Ventrikuläre Stimulation, Ventrikuläre Detektion, Inhibitionsfunktion.
- VVT-SM. Ventrikuläre Stimulation, Ventrikuläre Detektion, Triggerfunktion.
- VDD-SM. Ventrikuläre Stimulation, Doppelte (atriale und ventrikuläre) Detektion, Doppelte Betriebsart (Inhibitions- und Triggerfunktion).
- DDI-SM. Doppelte (atriale und ventrikuläre) Stimulation, Doppelte (atriale und ventrikuläre) Detektion, Inhibitionsfunktion.
- DDD-SM. Doppelte (atriale und ventrikuläre) Stimulation, Doppelte (atriale und ventrikuläre) Detektion, Doppelte Betriebsart (Inhibitions- und Triggerfunktion).
- Unipolare Stimulation. Die SM-Sonde enthält nur eine elektrische Leitung. Hierbei befindet sich nur der Minus-Pol direkt an der Sondenspitze am Myokard, als Plus-Pol dient eine Seite des SM-Gehäuses. Im EKG: Großer, auffälliger „spike" (EKG-Ausschlag durch elektrischen SM-Impuls).
- Bipolare Stimulation. Die SM-Sonde enthält zwei elektrische Leitungen, so daß sich sowohl Plus- als auch Minus-Pol direkt an der Sondenspitze am Myokard befinden. Im EKG: Nur sehr kleiner, kaum sichtbarer „spike".

Schrittmacher-Technologie

Der SM kann über seine Sonde(n) elektrische Impulse in das Myokard abgeben sowie an der Sondenspitze ankommende elektrische Signale wahrnehmen. Damit die Stimulation zu einer Erregung des Muskelgewebes und zur Herzkontraktion führt, muß die Reizschwelle (Mindestenergie, die zur Muskelerregung führt) überschritten werden. Die abzugebende Stimulationsenergie wird durch die Programmierung festgelegt. Auch die Detektion weist ein Schwellenverhalten auf. Elektrische Signale unterhalb einer gewissen Spannung werden programmiert ausgeblendet, damit nicht eine Überempfindlichkeit des SM-Systems mit daraus resultierenden Fehlfunktionen entsteht. Sowohl die Reizschwelle als auch die Detektionsschwelle kann sich ändern, z. B. durch Sondendislokation oder -diskonnektion, Sondenbruch, Kontaktkorrosion usw., aber auch durch Herzinfarkt, Azidose, Antiarrhythmika oder Hypoxie. Wird die Reizschwelle unterschritten, resultiert ein „exit-block" (s. u.), wird die Detektionsschwelle unterschritten, resultiert ein „entrance-block" (s. u.).

Folgende zwei Betriebsarten werden verwendet:
1. Die Inhibitionsfunktion gewährleistet, daß nur dann stimuliert wird, wenn kein ausreichender Eigenrhythmus vorhanden ist. Ist sie abgeschaltet, z. B. bei Batterieerschöpfung, kommt es zu einer starrfrequenten Stimulation, die jegliche Herzeigenaktion mißachtet, somit zum Äquivalent eines kompletten entrance-blocks (s. u.) führt.
2. Beim Zwei-Kammer-System, z. B. DDD, sorgt die Triggerfunktion dafür, daß bei einem AV-Block der Ventrikel zeitgerecht kurz nach der detektierten (wahrgenommenen) P-Welle stimuliert wird. Ist diese Funktion abgeschaltet, resultiert ein unkoordiniertes Schlagen von Vorhöfen und den Kammern, woraus ein Schrittmacher-Syndrom (s. u.) entstehen kann.

Im ventrikulären Ein-Kammer-System ist manchmal die Triggerfunktion erforderlich, wenn der Patient häufig unvermeidbaren starken externen elektromagnetischen Energien ausgesetzt ist, so daß ein „Oversensing" („Überfühlen") unvermeidlich ist (z. B. Handwerker an elektrischen Maschinen). Im VVT-Modus führt die Detektion eines elektrischen Signals zur sofortigen Abgabe eines ventrikulären Stimulus, so daß ein Stimulationsausfall durch Oversensing ausgeschlossen ist.

Schrittmacher-Dysfunktion und Schrittmacher-Notfall

Nicht jede SM-Dysfunktion ist ein Notfall. Auch hier gilt der Grundsatz: *„Behandle nicht das EKG, sondern den Patienten!"*

Ein unmittelbar therapiepflichtiger Notfall liegt vor, wenn der Patient symptomatisch bzw. instabil ist (z. B. Schwindel, Synkopen, Hypotonie, kardiale Dekompensation, Angina pectoris) bzw. die akute Gefahr der Auslösung von malignen ventrikulären Rhythmusstörungen (Kammertachykardie, Kammerflattern, Kammerflimmern) besteht.

Als therapeutische Möglichkeiten stehen dem Notarzt die Magnetauflage, die externe SM-Stimulation, die externe Kardioversion sowie die Applikation von Medikamenten zur Verfügung.

Die *Magnetauflage* ist im Notfall die einzige Möglichkeit, Einfluß auf das SM-System selbst zu nehmen. Da sehr viele SM-Typen mit unterschiedlichen Programmen existieren, sind verschiedene Reaktionen auf die Magnetauflage möglich:
1. Steigerung der Stimulationsenergie, evtl. wieder stufenweise abfallend, als sog. Reizschwellentest.

Abb. 10.**34** Ventrikulärer Exit-block.

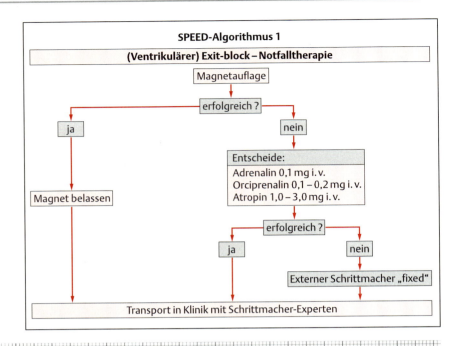

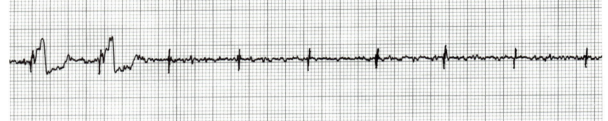

Abb. 10.**35** Ventrikulärer Entrance-block.

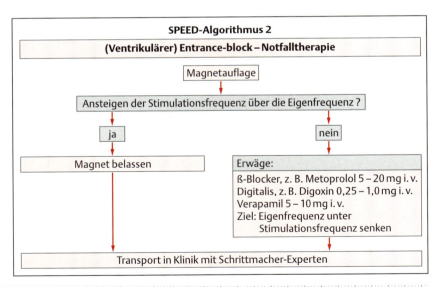

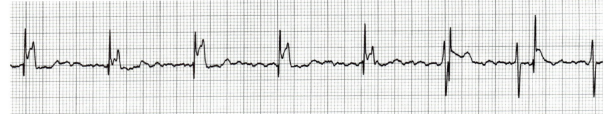

2. Steigerung der Stimulationsfrequenz (meist auf ca. 100/min).
3. Umschalten in eine starrfrequente Stimulation (V00-, D00-Modus), meist mit einer erhöhten Stimulationsfrequenz um 100/min.
4. Keine Reaktion, Magnetfunktion herausprogrammiert.

Der Notarzt muß nach der Magnetauflage beurteilen, ob die Maßnahme erfolgreich war oder nicht, und ggf. den entsprechenden Pfad der SPEED-Algorithmen weiterverfolgen.

Bei den SM-Notfällen Bradykardie oder Asystolie ist die (meist letzte) Möglichkeit der Einsatz eines *externen Schrittmachers*. Hier muß beachtet werden, daß der patienteneigene implantierte SM mit seiner elektrischen Aktivität die externe SM-Stimulation inhibieren kann, wenn dessen Inhibitionsfunktion aktiv ist. Somit muß bei SM-Trägern die externe Stimulation grundsätzlich starrfrequent (V00) durchgeführt werden. Eine ausreichende Analgosedierung ist selbstverständlich.

Liegt eine SM-Tachykardie vor, ist die (meist letzte) therapeutische Option die *externe Kardioversion*. Um das implantierte SM-Aggregat nicht zu beschädigen und über die implantierten Sonden keine unkontrollierbar hohen elektrischen Energien in das Myokard zu leiten, wird nicht in der üblichen Achse kardiovertiert, sondern die anterior-posteriore Position der Elektroden angewendet. Sofern keine Klebeelektroden verwendet werden, wird der Patient in Rechtsseitenlage gebracht. Es wird mit der niedrigstmöglichen Energiemenge begonnen, d. h. mit 50–100 Ws (je nach Konstitution). Vor der Kardioversion wird eine Kurznarkose eingeleitet.

SPEED-Algorithmen

Allgemeines

Es gibt 7 potentielle Notfallsituationen, die durch eine SM-Dysfunktion bzw. SM-vermittelt im Rahmen einer Herzrhythmusstörung entstehen können. Diesen Notfällen sind 7 SPEED-Algorithmen zugeordnet.

Notfallsituation 1: Exit-block, Ausgangsblockierung

Auf einen vom SM abgegebenen Stimulationsimpuls folgt keine myokardiale Reizantwort (Abb. 10.**34**). Das EKG zeigt „nackte" SM-Spikes ohne anschließenden QRS-Komplex. Je nach Grundrhythmus bzw. Eigenfrequenz des Patienten kann eine bedrohliche Bradykardie bis Asystolie resultieren.

- Therapeutisch (siehe SPEED-Algorithmus 1, Abb. 10.**34**) er-folgt zunächst die Magnetauflage, um evtl. eine Steigerung der Stimulationsenergie zu erreichen, wodurch der Exit-block behoben sein kann.
- Führt diese Maßnahme nicht zum Erfolg, wird je nach Grundrhythmus medikamentös und (bei nicht ausreichender Frequenzsteigerung) ggf. mit externer SM-Stimulation behandelt.

Notfallsituation 2: Entrance-block (undersensing, sensing-defect), Eingangsblockierung

P-Wellen bzw. QRS-Komplexe werden von dem SM-System nicht detektiert (Abb. 10.**35**). Im EKG laufen SM-Spikes kontinuierlich starrfrequent durch, ohne von Herzeigenaktionen inhibiert zu werden (Stimulation sehr kurz nach dem QRS-Komplex). Es kann durch SM-Stimulation in die sog. vulnerable Phase (1. Hälfte der T-Welle) zu Kammertachykardien, Kammerflattern oder Kammerflimmern kommen.

Ziel der Therapie ist ein ausschließlich SM-induzierter Rhythmus, weil ohne Herzeigenaktionen keine gefährliche Stimulation in die vulnerable Phase erfolgen kann. Um dieses zu erreichen, gibt es zwei Möglichkeiten.

- Durch Magnetauflage kann versucht werden, die Stimulationsfrequenz über die Herzeigenfrequenz anzuheben.
- Ist dies nicht erfolgreich, kann eine medikamentöse Senkung der Herzeigenfrequenz unter die SM-Stimulationsfrequenz vorgenommen werden (siehe SPEED-Algorithmus 2, Abb. 10.**35**).

Notfallsituation 3: Oversensing, Überfühlen

Es handelt sich um Detektion von Störsignalen, die über die Inhibitionsfunktion zum Stimulationsausfall führen. Externe Störsignale können von elektrischen Geräte stammen (z. B. Heizdecke), aber auch Muskelpotentiale (z. B. Kältezittern) können den SM inhibieren. Das EKG zeigt trotz Bradykardie keine SM-Stimulation. Evtl. sind externe elektrische Störsignale (z. B. Wechselstrom, Muskelpotentiale) erkennbar. Je nach Grundrhythmus bzw. Eigenfrequenz des Patienten kann eine bedrohliche Bradykardie bis Asystolie resultieren.

- Therapeutisch (siehe SPEED-Algorithmus 3, Abb. 10.**36**) wird zunächst die Beseitigung der Störquelle (z. B. Heizdecke) versucht.
- Ist dies unmöglich, erfolgt die Magnetauflage, um die Detektions- und Inhibitionsfunktion auszuschalten (Umschalten in D00-Modus).
- Führt diese Maßnahme nicht zum Erfolg, wird je nach Grundrhythmus medikamentös und (bei nicht ausreichender Frequenzsteigerung) ggf. mit externer SM-Stimulation behandelt.

Notfallsituation 4: Schrittmacher-Syndrom

Durch fehlende Koordination (z. B. VVI-SM bei erhaltenem Sinusrhythmus) kommt es zu zeitgleichen Vorhof- und Ventrikelsystolen (Abb. 10.**37**). Aus dem Schlagen der Vorhöfe gegen die geschlossenen AV-Klappen resultiert ein massiver intraatrialer Druckanstieg mit entsprechend starker Stimulation der atrialen Barorezeptoren. Letzteres bewirkt einen reflektorischen plötzlichen Abfall des systemischen Blutdrucks mit entsprechender klinischer Symptomatik (Schwindel, Synkopen etc.). Im EKG finden sich konkurrierende Rhythmen: P-Wellen laufen in den QRS-Komplex hinein; gelegentlich werden die Vorhöfe retrograd erregt (P-Wellen immer kurz hinter dem QRS-Komplex angekoppelt).

Abb. 10.**36** Oversensing.

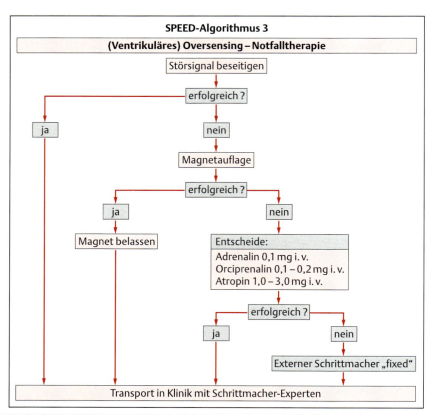

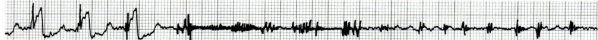

Abb. 10.**37** Schrittmacher-Syndrom.

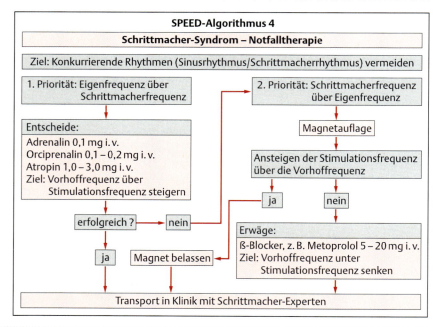

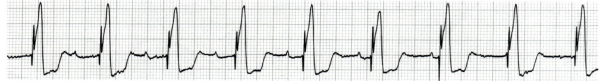

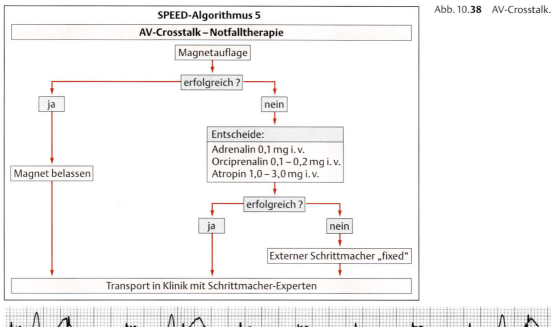

Abb. 10.38 AV-Crosstalk.

- Die Therapie (siehe SPEED-Algorithmus 4, Abb. 10.37) zielt auf Vermeidung der konkurrierenden Rhythmen (Sinusrhythmus/SM-Rhythmus mit fast gleicher Frequenz). Zunächst wird medikamentös versucht, die Eigenfrequenz deutlich über die SM-Frequenz zu steigern (1. Priorität).
- Stellt sich kein ausreichender Erfolg ein, erfolgt die Magnetauflage, um eine Anhebung der SM-Frequenz über die Eigenfrequenz zu erreichen (2. Priorität).
- Gelingt auch dies nicht, kann ein medikamentöser Therapieversuch zur Senkung der Eigenfrequenz unter die SM-Frequenz unternommen werden.

Notfallsituation 5: AV-Crosstalk, atrioventrikuläres Überkreuz-Sprechen

Ein atrialer Stimulus wird von der ventrikulären Sonde detektiert und als Ventrikelsystole fehlinterpretiert; über die Inhibitionsfunktion wird die ventrikuläre Stimulation verhindert. Das EKG zeigt die atriale Stimulation und fehlende ventrikuläre Stimulation trotz fehlender AV-Überleitung (und somit fehlenden QRS-Komplexen). Je nach vorhandenem Eigenrhythmus resultiert eine Bradykardie bis (Kammer-)Asystolie mit entsprechender Klinik.

- Therapeutisch (siehe SPEED-Algorithmus 5, Abb. 10.38) erfolgt die Magnetauflage mit dem Ziel, die Detektions- und Inhibitionsfunktion auszuschalten (Umschalten in D00-Modus).
- Führt diese Maßnahme nicht zum Erfolg, wird je nach Grundrhythmus medikamentös und (bei nicht ausreichender Frequenzsteigerung) ggf. mit externer Schrittmacherstimulation behandelt.

Notfallsituation 6: Pacemaker mediated tachycardia (PMT), Schrittmacher-vermittelte Tachykardie

Gerät ein Patient mit einem DDD-SM in eine Vorhof-Tachyarrhythmie (Vorhofflimmern, -flattern oder -tachykardie), so werden die schnellen elektrischen Vorhofaktionen über die Triggerfunktion des 2-Kammer-Systems auf die Kammer übertragen (Abb. 10.39). Es resultiert eine sehr schnelle ventrikuläre Stimulation. Moderne SM können allerdings eine PMT erkennen und die Triggerfunktion automatisch herausprogrammieren.

Das EKG zeigt Vorhofflimmern, -flattern oder tachykardie mit sehr schneller ventrikulärer Stimulation durch den SM, evtl. im Wechsel mit übergeleiteten ventrikulären Eigenaktionen. Gelegentlich treten auch atriale SM-Spikes auf, vor allem bei Vorhofflimmern. Es können bedrohliche Tachykardien mit entsprechender Klinik entstehen (Hypotonie, Schwindel, Synkopen, kardiale Dekompensation, Angina pectoris u. a.).

- Zunächst (siehe SPEED-Algorithmus 6, Abb. 10.39) erfolgt die Magnetauflage mit dem Ziel, die Detektions- und Inhibitionsfunktion auszuschalten (Umschalten in D00-Modus).
- Führt diese Maßnahme nicht zum Erfolg, wird medikamentös versucht, die Vorhoffrequenz zu senken, die Vorhofamplituden zu minimieren oder eine Konversion in den Sinusrhythmus zu erreichen.
- Stellt sich kein ausreichender Therapieerfolg ein, ist bei klinischer Instabilität die notfallmäßige externe Kardioversion in Kurznarkose nach vorheriger i. v.-Applikation von 5000 IE Heparin indiziert.

Abb. 10.**39** PMT.

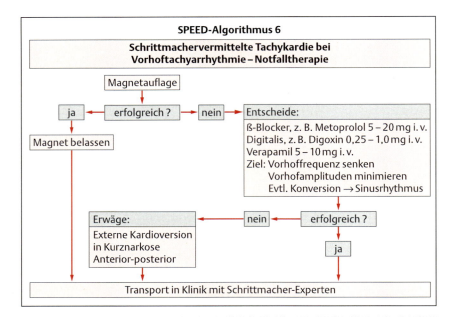

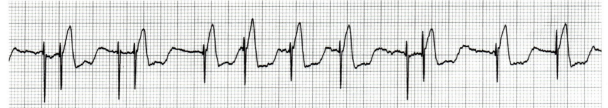

Abb. 10.**40** Schrittmachertachykardie – Endless Loop.

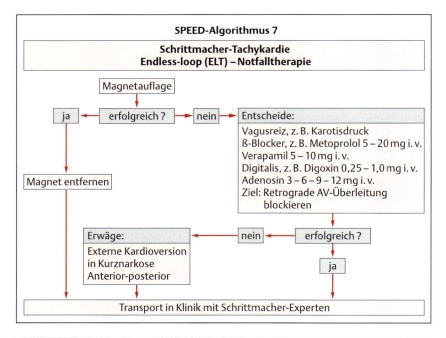

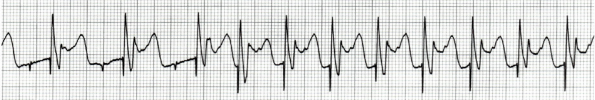

Notfallsituation 7: Endless loop-tachycardia (ELT), Endlosschleifen-Tachykardie

Eine ELT kann durch eine ventrikuläre Extrasystole mit retrograder AV-Überleitung ausgelöst werden (Abb. 10.**40**). Die dadurch ausgelöste P-Welle wird von der atrialen Sonde detektiert; über die Triggerfunktion wird daraufhin ein ventrikulärer Stimulus abgegeben. Auf diese stimulierte Ventrikelaktion folgt wieder ein retrograd ausgelöstes P, welches erneut durch die atriale Sonde detektiert wird usw.; die Endlosschleife oder kreisende Erregung läuft. Moderne SM-Systeme können eine ELT erkennen und automatisch terminieren. Das EKG zeigt die sehr schnelle ventrikuläre Stimulation mit auffallend starrer Frequenz und evtl. erkennbare P-Wellen kurz vor den ventrikulären Spikes. Es können bedrohliche Tachykardien mit entsprechender Klinik entstehen (Hypotonie, Schwindel, Synkopen, kardiale Dekompensation, Angina pectoris u. a.).

- Zunächst (siehe SPEED-Algorithmus 7, Abb. 10.**40**) erfolgt die Magnetauflage mit dem Ziel, die Detektions- und Triggerfunktion auszuschalten (Umschalten in D00-Modus).
- Führt diese Maßnahme nicht zum Erfolg, kann durch einen Vagusreiz, z. B. Karotisdruck (Cave: Gefahr der Plaque-Ablösung mit Hirnembolie) oder medikamentös versucht werden, die retrograde AV-Überleitung zu blockieren.
- Stellt sich auch darauf kein ausreichender Therapieerfolg ein, ist bei klinischer Instabilität die notfallmäßige externe Kardioversion in Kurznarkose indiziert.

Notfälle bei Patienten mit AICD

Grundlagen

Die wachsende Zahl von Patienten mit malignen Rhythmusstörungen einerseits und die zunehmend kritische Betrachtung der medikamentösen Therapie chronischer Rhythmusstörungen andererseits hat zur Entwicklung automatischer implantierbarer Cardioverter-/Defibrillator-Systeme (AICD) geführt. Das Aggregat ist entweder abdominal unter dem M. rectus abdominis oder subpectoral wie normale Schrittmacheraggregate implantiert und verfügt über eine Elektrode (single lead), die in der Spitze des rechten Ventrikels verankert ist, bzw. über mehrere, für Stimulation und Defibrillation getrennte Elektroden.

Der AICD erkennt Kammerflimmern oder Kammerflattern zum einen an der Herzfrequenz, zum anderen am Fehlen isoelektrischer EKG-Anteile. Neuere Geräte sind sowohl für die antibradykarde als auch für die antitachykarde Stimulation geeignet und identifizieren auch eine ventrikuläre Tachykardie.

Der Erkennungs-Algorithmus beruht auf Detektion der Herzfrequenz, Dauer der Intervalle, Frequenzsprung und Frequenzstabilität. Erkennt das Gerät Kammerflimmern, -flattern oder eine ventrikuläre Tachykardie, gibt es innerhalb kürzester Zeit einen Elektroschock ab und beendet so in der Regel die Rhythmusstörung. Eingesetzt werden monophasische, biphasische oder sequentielle Schockformen.

Präklinische Diagnostik und Therapie

Notfälle mit diesen Geräten sind selten, manche Patienten alarmieren allerdings nach einer regelhaften Entladung des Gerätes, die von ihnen als sehr unangenehm und schmerzhaft empfunden wird, den Notarzt. Notfallsituationen können sich zum einen aus dem Nichterkennen einer lebensbedrohlichen Rhythmusstörung durch das Gerät ergeben, die dann in üblicher Weise notärztlich versorgt wird, zum anderen aus einer unkontrollierten, nicht indizierten, wiederholten Schockabgabe bei Rhythmusstörungen, die dieser Therapie eigentlich nicht bedürften (z. B. bei Vorhofflimmern).

- In der Regel wird es möglich sein, den Patienten sediert und ggf. analgetisch versorgt ins nächste geeignete Krankenhaus zu bringen.
- Sollten auch während des Transportes wiederholt inadäquate Schockabgaben erfolgen, können die meisten Geräte durch Auflage eines Magneten inhibiert werden.

Arterielle Hypertonie

Allgemeines

> **Definition:** Eine arterielle Hypertonie (Tab. 10.**16**) liegt vor, wenn der systolische Druck in Ruhe über 160 mmHg und der diastolische Druck über 90 mmHg erhöht ist.

Tabelle 10.**16** WHO-Definition der arteriellen Hypertonie von 1993

mmHg	Systolisch	Diastolisch
Normotonie	< 140	< 90
Leichte Hypertonie	140 – 179	90 – 104
Grenzwerthypertonie	140 – 159	90 – 94
Schwere Hypertonie	> 180	> 105

In etwa 90 % der Fälle besteht eine essentielle Hypertonie; etwa 10 % weisen eine sekundäre, meist renal bedingte Hypertonieform auf. Etwa 1 % aller Hypertonieformen haben andere Ursachen, wie ein Phäochromozytom oder erhöhten Hirndruck.

Ein erhöhter Blutdruck führt erst spät zu unspezifischen körperlichen Symptome wie Schwindel, Ohrensausen, Nervosität, Nasenbluten oder Hitzegefühl. Als erste Manifestation einer unbehandelten Hypertonie finden sich nicht selten Symptome einer Organschädigung, etwa eine Herzinsuffizienz bei koronarer Herzerkrankung.

Hypertensive Krise

Grundlagen

> **Definition:** Eine hypertensive Krise liegt vor, wenn der Blutdruck über 240/120 mmHg erhöht ist und körperliche Symptome verursacht.

Für die Symptomatik ist nicht nur die absolute Höhe des Blutdruckes verantwortlich, sondern auch die Geschwindigkeit des Anstiegs und das Ausmaß vorbestehender Organschäden. Die Ursache einer hypertensiven Krise ist meist eine vorbestehende essentielle arterielle Hypertonie, möglicherweise verbunden mit dem plötzlichen Absetzen blutdrucksenkender Medikamente. Aber auch ein Phäochromozytom, eine Nierenarterien-Stenose, Alkoholentzug oder Drogenmißbrauch (Kokain, Amphetamine) können zu einer Blutdruckkrise führen.

Präklinische Diagnostik

Klinisch betroffen sind überwiegend ZNS, Herz und Nieren.

Es kann zu Kopfschmerzen, Übelkeit, Erbrechen, zerebralen Symptome wie Halbseitenlähmung, Sprach- und Sehstörungen oder kardialen Symptomen wie akuter Linksherzinsuffizienz oder einem Angina-pectoris-Anfall kommen.

Bei zerebraler Symptomatik sollte zur üblichen Diagnostik eine orientierende neurologische Untersuchung hinzutreten, da nur so der aufnehmende Klinikarzt die Progredienz der Symptome beurteilen kann.

Präklinische Therapie

Therapeutisch (Tab. 10.17) sind die Gabe von 4–6 l *Sauerstoff* über Nasensonde oder Maske und ein *periphervenöser Zugang* obligat. Beim Vorliegen apoplektiformer Symptome sollte der Blutdruck, wenn überhaupt, nur bei Werten über 220 mmHg systolisch gesenkt werden. Eine zu starke Senkung des Blutdruckes vergrößert die ischämische Penumbra und das ischämische Gebiet. Bei allen anderen Patienten muß der Blutdruck langsam um maximal 15–20% des Ausgangswerts, systolisch jedoch nicht unter 160 mmHg und diastolisch nicht unter 100 mmHg, gesenkt werden, in der ersten Stunde um nicht mehr als 40/20 mmHg. Dazu kommt die Gabe von 5 mg *Nitrendipin* sublingual in Frage, das den Blutdruck innerhalb 10 min um ca. 15% senkt. Beim Vorliegen einer koronaren Herzerkrankung sollte wegen der möglichen proischämischen Effekte jedoch auf Kalzium-Antagonisten verzichtet werden. Alternativ kann *Urapidil*, eine peripher α-blockierende und zentral sympatholytisch wirkende Substanz, fraktioniert i. v. gegeben werden. Die Dosierung liegt im Mittel um 25 mg und muß titriert werden. Bei zusätzlich auftretenden pektanginösen Beschwerden kann *Glyceroltrinitrat* sublingual verabreicht werden. Der Nachteil liegt bei dem im einzelnen nicht vorhersagbaren Ausmaß der Blutdrucksenkung und in einem Anstieg des intrakraniellen Drucks. Die sublinguale Gabe eines ACE-Hemmers, z. B. Lopirin, hat sich auch bei der hypertensiven Krise therapeutisch bewährt.

Hypotonie

Grundlagen

Eine genaue Festlegung von Grenzwerten des Blutdruckes nach unten ist nicht möglich. Verbindliche Werte, die einen Normalzustand von einem krankhaften unterscheiden, fehlen. Die individuelle Toleranz gegenüber niedrigen Blutdruckwerten ist extrem unterschiedlich. Jugendliche oder asthenische Personen können normalerweise durchaus systolische Blutdruckwerte um 90 mmHg aufweisen, während ältere, an einen erhöhten Blutdruck adaptierte Patienten bereits bei systolischen Blutdruckwerten unter 140 mmHg oder höher symptomatisch werden können.

Die orthostatische Hypotonie ist definiert als Abfall des systolischen Blutdrucks um mindestens 20 mmHg oder des diastolischen um mindestens 10 mmHg im Stehen innerhalb von 3 min nach dem Aufstehen. Die orthostatische Hypotonie ist im wesentlichen das einzige Krankheitsbild, das rettungsdienstliche Relevanz erlangen kann.

Erhöhter Vagotonus und eine hohe Elastizität der Gefäße sind die häufigsten Ursachen der konstitutionellen Hypotonie, unerwünschte Medikamentenwirkung die häufigste Ursache der orthostatischen Hypotonie. Andere Ursachen eines Blutdruckabfalles werden unter den jeweiligen Erkrankungen besprochen.

Präklinische Diagnostik

Klinik

Die Patienten sind müde, antriebs- und leistungsschwach, es kann Schwindel bis hin zur Synkope auftreten. Die Symptome sind in der Regel rasch reversibel, wenn die Patienten sich hinlegen.

Anamnese und Befund

Die Diagnose ergibt sich aus sorgfältiger Anamnese und Messung des Blutdruckes an beiden Armen im Liegen und im Stehen. Bewußtseinsstörungen sind in der Regel nur von kurzer Dauer, sollten aber immer eine orientierende neurologische Untersuchung zur Folge haben.

Präklinische Therapie

Tabelle 10.17 Präklinische Therapie der hypertensiven Krise

- Immobilisierung
- Arztbegleiteter Transport ins Krankenhaus
- Lagerung mit erhöhtem Oberkörper
- Sauerstoff 4–6 l/min
- Bei Angina-pectoris-Symptomatik: Glyceroltrintrat sublingual
- Ggf. Nitrendipin sublingual (Cave: proischämische Effekte bei KHK)
- Ggf. Urapidil fraktioniert i. v.
- Cave: Blutdrucksenkung bei zerebralen Symptomen
- Cave: Zu rasche Blutdrucksenkung (Ausnahme: dissezierendes Aortenaneurysma)

Tabelle 10.18 Präklinische Therapie der arteriellen Hypotonie

- Lagerung flach, Beine angehoben
- Sauerstoff 4–6 l/min
- Ggf. periphervenöser Zugang
- Ggf. Katecholamine (α-adrenerg)
- Ggf. Atropin 0,5 mg i. v.

Eine Therapie (Tab. 10.18) ist nur in den seltensten Fällen notwendig.

- Bei anhaltender Hypotonie muß der Patient flach mit angehobenen Beinen gelagert werden. Sauerstoff-Applikation über Nasensonde oder Maske sowie das Anlegen eines periphervenösen Zugangs sind dann obligat. Volumengabe und ggf. die Applikation α-mimetischer Katecholamine können helfen, den Blutdruck zu normalisieren.
- Bei Bradykardie und arterieller Hypotonie (vasovagale Synkope) kann, wenn nötig, die Herzfrequenz mit Atropin angehoben werden.

■ Gefäßnotfälle

Akuter venöser Verschluß

■ Grundlagen

Eine akute tiefe Venenthrombose (TVT) führt bei komplettem Verschluß der Strombahn zur Phlegmasia caerulea dolens. Teilverschlüsse machen meist nur geringe klinische Symptome, verursachen aber wesentlich häufiger eine Lungenarterien-Embolie. Letztere ist in bis zu 30% das erste Symptom einer TVT ("Signalembolie").

Ein TVT ist in aller Regel ein multifaktorielles Geschehen. Auslösend können hämodynamische Faktoren (Stase, Bewegungsmangel, Immobilisierung), in der Gefäßwand lokalisierte Störungen (Trauma oder Operation) oder Störungen der Blutzusammensetzung (Polyglobulie, Protein C- bzw. S-Mangel, AT III-Mangel oder aPC-Resistenz) sein. Auch hormonelle Antikonzeptiva, Schwangerschaft oder Vorerkrankungen der Venen stellen pathogenetisch bedeutende Faktoren dar.

■ Klinik

Schwellung, Ödem und Zyanose sind wegweisende Symptome der TVT. Eine gespannte, glänzende Hautverfärbung und deutliche Überwärmung deuten ebenfalls auf eine TVT hin.

■ Anamnese und Befund

Eine Sicherung der Diagnose kann erst im Krankenhaus erfolgen. Präklinisch kann die Diagnose einer TVT nur durch sorgfältige Anamnese, Inspektion und körperliche Untersuchung erhärtet werden.

■ Präklinische Therapie

- Neben der routinemäßigen Gabe von Sauerstoff und der Anlage eines periphervenösen Zugangs sind Hochlagerung und ggf. Kompression der betroffenen Extremität die einzigen Maßnahmen, die präklinisch möglich sind.
- Bei starken Schmerzen muß eine analgetische Therapie, beispielsweise durch titrierte Gabe von Morphin erfolgen (Tab. 10.19).

Tabelle 10.19 Präklinische Therapie der tiefen Venenthrombose

- Hochlagerung der betroffenen Extremität
- Ggf. Anlage eines Kompressionsverbandes
- Immobilisierung des Patienten
- Sauerstoff 4 – 6 l/min
- Periphervenöser Zugang
- Ggf. fraktioniert Morphin bis zur Schmerzfreiheit

Akuter arterieller Verschluß

■ Grundlagen

Definition: Ein arterieller Verschluß ist ein akuter endovasaler Gefäßverschluß, der durch Kollateralen nicht oder nur ungenügend kompensiert wird.

Die Ischämietoleranz der Extremitäten liegt bei 5 – 6 Stunden, danach kommt es zu irreversiblen Schäden und sekundären Kreislaufreaktionen. Für den Verschluß sind in 70 – 90% Embolien und in 10 – 30% arterielle Thrombosen verantwortlich. Prädisponierend sind Vorhofflimmern sowie Zustand nach Myokardinfarkt oder Herzwandaneurysma. Seltene Ursachen sind arterio-arterielle Embolien, akute Dissektion, Vasospasmus oder Trauma.

■ Klinik und Befund

Die Leitsymptome des akuten arteriellen Verschlusses werden am besten mit der „6-P-Regel" nach Pratt erfaßt:
- Pain: Akut auftretender, „peitschenschlagartiger" Schmerz, der im weiteren Verlauf in einen dumpfen, brennenden Schmerz übergeht.
- Pulselessness: Distal des Verschlusses ist kein Puls tastbar.
- Paraesthesia: Sensibilitätsstörungen, Taubheitsgefühl, Verminderung oder Aufhebung der Oberflächen- und Tiefensensibilität
- Paresis (Paralysis): Schwäche bis Lähmung der betroffenen Extremität
- Pallor: Blässe der verschlossenen, nicht mehr durchbluteten Seite
- Prostration: Schock (fakultativ, v. a. bei proximal gelegenen Verschlüssen)

Das „klassische" Krankheitsbild mit den oben genannten Symptomen wird selten verkannt. Zielführend ist immer die Pulslosigkeit der betroffenen Extremität distal des Verschlusses.

■ Präklinische Therapie

- Die Extremität wird tiefgelagert, um eine Restdurchblutung zu ermöglichen.
- Die hochdosierte Gabe von Sauerstoff und das Anlegen eines sicheren periphervenösen Zugangs sind selbstverständlich.
- Die Schmerzen werden durch fraktionierte Gabe eines Opiats, beispielsweise Morphin 1 : 10 verdünnt, bekämpft.
- Der Verbesserung der Hämodynamik dient die Infusion von 500 ml Vollelektrolytlösung.

- Wenn die Diagnose schon präklinisch eindeutig zu stellen ist, können 5000–10000 IE Heparin i. v. gegeben werden, um das Appositionswachstum des Thrombus zu verhindern (Tab. 10.20).

Tabelle 10.20 Präklinische Therapie des akuten arteriellen Verschlusses

- Immobilisierung
- Tieflagerung der betroffenen Extremität
- Watteverband
- Sauerstoff 6 l/min
- Periphervenöser Zugang
- Morphin 1:10 verdünnt fraktioniert i. v.
- Ggf. Katecholamine zur Schockbekämpfung
- Ggf. Heparin 5000–10000 IE i. v.

Aneurysma dissecans

Grundlagen

Definition: Ein Aneurysma ist eine pathologische Aufweitung des normalen Gefäßdurchmessers. Beim Aneurysma dissecans kommt es durch Einriß der Intima zur Ausbildung eines falschen Lumens.

Thorakale Aortenaneurysmen sind wesentlich seltener als Herzinfarkte (Häufigkeit 0,8/100.000 und Jahr, Dissektionen 2/100.000). Das Bauchaortenaneurysma hat eine Inzidenz von 6/100.00 und Jahr; die Häufigkeit nimmt im Alter und bei Hypertonikern zu. Meist liegt dem Aneurysma dissecans eine arterielle Hypertonie zugrunde; die Dissektion ist häufig mit einem Trauma oder einem krisenhaften Blutdruckanstieg verbunden.

Klinik und Befund

Leitsymptom ist der akute, scharfe, plötzliche Schmerz, der beim thorakalen Aortenaneurysma einen Infarkt imitieren kann. Je nach Lokalisation kann es zur Herzbeuteltamponade, zum kardiogenen Schock, zur Blutdruckdifferenz zwischen linkem und rechtem Arm und zum Neuauftreten eines Herzgeräusches wegen akuter Aortenklappen-Insuffizienz kommen. Beim Bauchaortenaneurysma besteht häufig ein dumpfer abdomineller Schmerz. Die Ruptur des Aneurysmas führt zu raschem Blutdruckabfall und Schock. Durch die Dissektion können verschiedene abgehende Arterienäste verschlossen werden. Dies führt zu einer bunten Symptomatik, verursacht durch die Ischämie der verschiedenen Organe.

Die präklinische Diagnostik erlaubt selten mehr als eine Verdachtsdiagnose, da die Symptome und Befunde vieldeutig sind. Wegweisend können die Erhebung eines kompletten Pulsstatus, die beidseitige Blutdruckmessung sowie die Inspektion und Auskultation sein.

Präklinische Therapie

Bei klinischem Verdacht auf ein dissezierendes Aortenaneurysma muß unter engmaschiger Blutdruck- und EKG-Kontrolle sowie kontinuierlicher S_aO_2-Messung so schnell und schonend wie möglich die nächste geeignete Klinik angefahren werden.

- Die präklinische Therapie (Tab. 10.21) beschränkt sich auf symptomatische Maßnahmen wie Applikation von Sauerstoff, Anlegen eines leistungsfähigen periphervenösen Zugangs sowie suffiziente Analgesie.
- Erhöhte Blutdruckwerte müssen rasch auf eher subnormale Werte gesenkt werden.
- Geeignete Medikamente sind intravenös applizierbare Betablocker wie Esmolol (kurze Eliminationshalbwertszeit) oder Metoprolol.

Tabelle 10.21 Präklinische Therapie bei Verdacht auf Aortenaneurysma

- Immobilisierung
- Lagerung mit leicht erhöhtem Oberkörper
- Sauerstoff 4–6 l/min
- Leistungsfähiger periphervenöser Zugang
- Morphin 1:10 verdünnt fraktioniert i. v.
- Ggf. Blutdrucksenkung auf eher subnormale Werte
- Ggf. Intubation und Beatmung
- Ggf. Perikardpunktion bei Verdacht auf Perikardtamponade und nicht beherrschbarem kardiogenem Schock

Kernaussagen

Kardiologische Notfälle

- Die Aufgabe des Herzens ist es, Blut in ausreichender Menge zu fördern und damit die Sauerstoffversorgung des Körpers sowohl in Ruhe als auch unter Belastung sicherzustellen. Ein Herz ist suffizient, wenn es diese Aufgabe erfüllt; es ist insuffizient, wenn es sie nicht erfüllt
- Die präklinische Therapie der *akuten Linksherzinsuffizienz* besteht in korrekter Lagerung, der hochdosierten Zufuhr von Sauerstoff, Vor- und Nachlastsenkung, der Gabe von Morphium und ggf. antiarrhythmischer Therapie.
- Die akute Rechtsherzinsuffizienz wird neben Sauerstoffgabe, analgetischer und ggf. sedierender Therapie nach einem „Volumentest" mit 500–1000 ml Vollelektrolytlösung behandelt.
- Der Myokardinfarkt ist eine durch Ischämie verursachte Herzmuskelnekrose. Präklinisch wird der akute Myokardinfarkt nach Sauerstoffgabe und Analgesie (Morphin) mit Aspisol und intravenösen ß-Blockern therapiert, sofern dafür keine Kontraindikationen vorliegen.
- Schock ist ein lebensbedrohliches Kreislaufversagen mit konsekutiv unzureichender Versorgung lebenswichtiger Organe mit Sauerstoff und hypoxisch-metabolischer Schädigung der Zellfunktion, wobei der

kardiogene Schock durch eine Einschränkung der Förderleistung des Herzens verursacht wird.
– Jede Abweichung vom normalen Sinusrhythmus ist eine Herzrhythmusstörung. Es werden bradykarde Rhythmusstörungen, tachykarde Rhythmusstörungen mit schmalem und solche mit breitem Kammerkomplex unterschieden. Präklinisch werden nur Rhythmusstörungen behandelt, die Symptome verursachen.
– Notfälle mit Schrittmachern oder AICD sind selten. Die Therapie ist standardisiert, der Versuch einer Magnetauflage schadet nie und kann erfolgreich sein.
– Eine hypertensive Krise wird, sofern keine zerebralen Symptome vorliegen, durch vorsichtige Blutdrucksenkung um maximal 15–25% des Ausgangswertes behandelt.
– Akute Gefäßverschlüsse werden präklinisch nur symptomatisch therapiert.

Literatur

■ Weiterführende Literatur, Standardwerke

1. Bohlscheid V, Bohlscheid J: Kardiologie. Urban & Schwarzenberg, München 1996
2. Clasen M, Diehl V, Kochsiek K: Innere Medizin. Urban & Schwarzenberg, München 1991
3. Dorsch A: Kardiale Notfallsituationen. MMV Medizin Verlag, Vieweg 1994
4. Fauci AS et al.: Harrisons principles of internal medicine. The McGraw-Hill Company 1998
5. Lasch HG, Lenz K, Seeger W: Lehrbuch der internistischen Intensivmedizin. Schattauer, Stuttgart 1997
6. Lüderitz B: Therapie der Herzrhythmusstörungen. Springer, Berlin 1993
7. Roskamm H, Reindell H: Herzkrankheiten. Springer, Berlin 1996

■ Weiterführende Literatur, Einzelbeiträge

8. Akhtar M, Jazayeri MR, Sra J et al.: Atrioventricular nodal reentry. Circulation 1993; 88:282
9. American College of Cardiology/American Heart Association Task force on Assessment of Diagnostic and Therapeutic Cardiovascular Procedures (Subcommitee to Develop Guidelines for the early Management of Patients with acute myocardial infarction): ACC/AHA guidelines for the early management of patients with acute myocardial infarction. Circulation 1990; 82:664–707
10. Anderson V, Willerson J: Thrombolysis in acute myocardial infarction. New Engl J Med. 1993; 329:703–709
11. Arntz HR: Stellenwert der präklinischen Thrombolyse bei akutem Myokardinfarkt. Anästh Intensivmed. 1995; 30: 299–302
12. Belardinelli L, Lermann BB: Electrophysiological basis for the use of adenosine in the diagnosis and treatment of cardiac arrhythmias. Brit Heart J. 1990; 63:3–4
13. Blanke H: Die Therapie der akuten Herzinsuffizienz. Internist 1993; 34:928–938
14. Breithardt G: Vorläufige Ergebnisse der CAST II Studie. Dtsch Ärzteblatt 1991; 88:C2156
15. Cairns CB, Niemann JT: Intravenous adenosine in the emergency department management of paroxysmal supraventricular tachycardia. Ann Emerg Med. 1991; 20: 717–721
16. Cummins RO, Austin D: The frequency of occult ventricular fibrillation masquerading as a flat line in prehospital cardiac arrest. Ann Emerg Med. 1988; 17:813–817
17. Fertig B, Hack R, Rupp P: Systematische Schnellinterpretation des Notfall EKG im Rettungsdienst. In: Fertig B (Hrsg.): Strategien gegen den plötzlichen Herztod. Stumpf & Kossendey 1997
18. Hofgärtner F: Rezidivierendes Kammerflimmern durch Schrittmacherfehlfunktion nach Defibrillation. Notfallmed. 1987; 13:894–903
19. Gülker H: Leitfaden zur Therapie der Herzrhythmusstörungen. Walter de Gruyter, Berlin 1992
20. Ilkhanipour K, Berrol R: Therapeutic and diagnostic efficacy of adenosine in wide-complex tachycardia, Ann Emerg Med. 1993; 22:1360–1364
21. ISIS 2 collaborative group: Randomised trial of intravenous streptocinase, oral aspirine, both or neither among 17.187 cases of suspected myocardial infarction: ISIS 2, Lancet II 1988; S. 349–360
22. ISIS 4 collaborative group: Fourth international study of infarct survival: Protocol for a large simple study of the effects of oral mononitrate, of oral captopril and of intravenous magnesium. Amer J Cardiol. 1991; 68:87–100
23. Klingenheben T et al.: Kurzwirksame Beta-Rezeptorenblocker – eine neue Substanzklasse in der Intensivmedizin. Intensivmed. 1992; 29:435–441
24. Köppel C: Ajmalin bei therapierefraktärem Kammerflimmern. Intensivmed. 1990; 27:476–479
25. Kuck KH et al.: Therapie von supraventrikulären Tachykardien. Therapiewoche 1990; 40:1040–1052
26. Lemberger P: Diagnose und Therapie tachykarder Herzrhythmusstörungen. Anästh Intensivmed. 1993; 34:43–53
27. Lindner UK, Dubin DB: Schnellinterpretation des EKG. Ein programmierter Kurs. Springer, Berlin 1995
28. Löllgen H, Fahrenkrog U: Präklinische Diagnostik und Therapie bei akuter Herzinsuffizienz. Notfallmed. 1991; 17: 212–226
29. Lown B, Wolf M: Approaches to sudden death from coronary heart disease. Circulation 1971; 44:130
30. Lücking CH, Braune S: Orthostatische Hypotonie. Dtsch Ärzteblatt 1997; 94:A-3413–3418
31. Malcolm AD et al.: The therapeutic and diagnostic cardiac electro-physiological uses of adenosine. Cardiovasc Drugs Ther. 1993; 7:139–147
32. Manz M, Lüderitz B: Differentialtherapie supraventrikulärer und ventrikulärer Tachyarrhythmien. Inn Med. 1987; 14:145–154
33. Meesmann M, Langenfeld H, Schanzenbächer P: Tachykardie mit breitem Kammerkomplex – Gefahren bei der Akuttherapie. Med Klinik 1991; 86:152–156
34. OToole KS et al.: Intravenous verapamile in the prehospital treatment of paroxysmal supraventricular tachycardia. Ann Emerg Med. 1990; 19:291–294
35. Philipps RE, Feeney MK: The cardiac rhythms: a systematic approach to interpretation. WB Saunders, Philadelphia 1990
36. Raftopoulo A: Ableitungstechniken des EKG im Rettungsdienst. In: Fertig B (Hrsg.): Strategien gegen den plötzlichen Herztod. Stumpf & Kossendey 1997
37. Rankin AC et al.: Adenosine and treatment of supraventricular tachycardia. Am J Med. 1992; 92:655–664
38. Rankin AC et al.: Value and limitations of adenosine in the diagnosis and treatment of narrow and broad complex tachycardias. Brit Heart J. 1989; 62:195–203
39. Shoemaker WC et al.: Textbook of critical care. WB Saunders, Philadelphia 1995

40. Teo KK et al.: Effects of intravenous magnesium in suspected myocardial infarction: an overview of randomised trials. Brit Med J. 1991; 303:1499–1503
41. The cardiac arrhythmia suppression trial (CAST) investigators: Preliminary report: Effects of encainide and flecainide on mortality in a randomized trial of arrhythmia suppression after myocardial infarction. New Engl J Med. 1989; 321:406–412
42. The cardiac arrhythmia suppression trial II (CAST II) investigators: Effect of antiarrhythmic agent moricizine on survival after myocardial infarction. New Engl J Med. 1992; 327:227–233
43. The task force of the working group of the European Society of Cardiology, cast and beyond: Implications of the cardiac arrhythmia suppression trials. Europ Heart J. 1990; 11:194–199
44. The task force on the management of acute myocardial infarction of the European Society of Cardiology: Acute myocardial infarction: pre-hospital and in-hospital management. Europ Heart J. 1996; 17:43–63
45. Vaughan Williams EM: Classification of antiarrhythmic Drugs. In: Sandoe E et al. (eds.): Symposium on cardiac arrhythmias. A.B. Astra Södertälje, Schweden 1970; S. 449–472
46. Vaughan Williams EM: A Classification of antiarrhythmic actions reassessed after a decade of new drugs. J Clin Pharmacol. 1984; 24:129–147
47. Wichmann C: Der hypertensive Notfall. Notfallmed. 1995; 21:120–132
48. Woods KL et al.: Intravenous magnesium sulphate in suspected acute myocardial infarction: results of the second Leicester Intravenous Magnesium Intervention Trial (LIMIT 2). Lancet 1993; 339:1553–1558
49. Wyse DG et al.: Prophylactic versus selective lidocaine for early ventricular arrhythmias of myocardial infarction. JACC 1988; 12:507–513

Respiratorische Notfälle

P. Rupp

Roter Faden

- **Asthma bronchiale**
  - Grundlagen
  - Präklinische Diagnostik
  - Präklinische Therapie
- **Hyperventilation**
  - Grundlagen
  - Präklinische Diagnsotik und Therapie
- **Hämaptoe**
  - Grundlagen
  - Präklinische Diagnostik und Therapie
- **Pneumonie**
  - Grundlagen
  - Präklinische Diagnostik
  - Präklinische Therapie

Asthma bronchiale

Grundlagen

Definition: Asthma bronchiale ist eine Erkrankung der Atemwege, die durch die Trias bronchiale Hyperreaktivität, variable und rückbildungsfähige Atemwegsobstruktion sowie entzündliche Reaktion charakterisiert ist. Der *Asthmaanfall* ist definiert als anfallsweise auftretende Atemnot, ausgelöst durch Verengung der Atemwege; der *Status asthmaticus* als ein Stunden oder Tage andauernder, schwerer Asthmaanfall oder rezidivierende schwere, kurz aufeinander folgende Anfälle.

Pathogenetisch sind drei Faktoren ausschlaggebend:
1. Gesteigerter Tonus der Bronchialmuskulatur („Spasmus"), durch den der typische Anfallscharakter des Asthmas und seine spontane oder therapeutisch bedingte Rückbildungsfähigkeit verursacht wird.
2. Dyskrinie; Sekretion von vermehrtem, zähem, glasigem Bronchialsekret, das der Patient aufgrund der hohen Viskosität nicht abhusten kann („Mukostase").
3. Entzündliches Ödem der Bronchialschleimhaut und dadurch erhöhter Strömungswiderstand vor allem in den kleinen Atemwegen.

Die Obstruktion der Bronchioli führt zur Überblähung der Alveolen, zum sogenannten „air trapping", der exspiratorische Atemwegswiderstand steigt an. Konsekutiv kommt es im weiteren Krankheitsverlauf zur Lungenüberblähung, die letztlich zur respiratorischen Partial- und schließlich Globalinsuffizienz führt. Die Atemarbeit nimmt erheblich zu, die Atemmittellage verschiebt sich zur Inspiration hin (Volumen pulmonum auctum). Infolge der druckbedingten Atrophie kommt es zum Schwund von Alveolarsepten, dem irreversiblen obstruktiven Lungenemphysem. Damit verbunden ist auch ein Verlust von Alveolarkapillaren, der Gefäßquerschnitt der Lunge nimmt ab, es kommt zum Druckanstieg im kleinen Kreislauf. Zusätzlich steigert die permanente oder rezidivierende Druckerhöhung in den Alveolen den Druck in den Alveolarkapillaren. Eine chronische Rechtsherzbelastung ist die Folge (chronisches Cor pulmonale). Die im Asthmaanfall auftretenden atemsynchronen Druckschwankungen führen zu starken atemabhängigen Veränderungen des venösen Rückstroms und damit ausgeprägten Füllungsschwankungen des linken Ventrikels. Der von-Euler-Liljestrand-Mechanismus (Drosselung der Durchblutung nicht oder schlecht belüfteter Lungenareale) fördert ebenfalls die Entwicklung einer pulmonalen Hypertonie. Die genannten pathophysiologischen Mechanismen führen letztendlich zur kardiorespiratorischen Insuffizienz.

Bei der Entstehung des Asthmaanfalles ist die bronchiale Hyperreaktivität, die überschießende bronchiale Obstruktion auf verschiedene Reize, entscheidend. Klinisch kann zwischen exogen allergischem Asthma (extrinsic Asthma) und nicht allergischem Asthma (intrinsic Asthma) unterschieden werden. Letzteres kann durch körperliche Belastung (belastungsinduziertes Asthma), unspezifische inhalative Noxen oder Kältereize, Infektionen und psychisch-emotionale Faktoren ausgelöst werden. Mischformen sind häufig. Der massiv vermehrte hochviskose Schleim und die gestörte muköziliäre Klärfunktion sind beim Status asthmaticus pathophysiologisch entscheidend, ein bronchopulmonaler Infekt oder Therapiefehler häufig auslösend.

Präklinische Diagnostik

Klinik

Die schwere subjektive Atemnot des Patienten steht im Vordergrund (Tab. 10.22). Schon ohne Stethoskop sind verlängertes Exspirium, exspiratorischer Stridor, Giemen, Pfeifen und Brummen zu hören. Die für den akuten Asthmaanfall typische Zeit sind die Nacht- oder frühen Morgenstunden. Der ängstliche und unruhige Patient setzt seine Atemhilfsmuskulatur ein, ist zyanotisch, der Puls

Tabelle 10.22 Leitsymptome des Asthma bronchiale

Schwere Dyspnoe
Verlängertes Exspirium, exspiratorischer Stridor
Giemen, Pfeifen, Brummen
Angst, Unruhe
Husten
Klares, zähes Sputum
Tachykardie
Zyanose
Einsatz der Atemhilfsmuskulatur

tachykard als Folge der Hypoxämie, des Stresses und der Nebenwirkungen antiasthmatischer Therapie. Der gewöhnlich unproduktive Husten fördert nur wenig glasigzähes Sekret.

Beim *leichten* Anfall kann der Patient während der Ausatemphase noch ganze Sätze sprechen, die Herzfrequenz liegt meist unter 100/min, die Atemfrequenz unter 24/min. Die arterielle Sauerstoffsättigung ist, bei leichter Hyperventilation, normal oder gering erniedrigt.

Im *schweren* Anfall ist der Patient tachykard (> 100/min), die Atemfrequenz liegt über 24/min, die arterielle Sauerstoffsättigung ist massiv erniedrigt. Jeder Anfall kann letztlich über eine respiratorische Partialinsuffizienz in eine Globalinsuffizienz münden. Alarmsymptome, die auf einen Status asthmaticus (Tab. 10.**23**) hinweisen, sind Schnappatmung, fehlende oder nur geringe Auskultationsgeräusche („Silent Chest"), Verwirrtheit, Somnolenz oder Bewußtlosigkeit, Zeichen des Rechtsherzversagens (zunehmende Zyanose, Tachykardie, Rhythmusstörungen, Blutdruckabfall oder Pulsus paradoxus (Abfall des systolischen Blutdrucks um mehr als 10 mmHg bei der Inspiration).

Tabelle 10.**23** Leitsymptome des Status asthmaticus

- Schnappatmung
- Geringes oder fehlendes Atemgeräusch
- Verwirrtheit
- Schwäche
- Bewußtseinstrübung, Bewußtlosigkeit
- Zeichen des Rechtsherzversagens
- Pulsus paradoxus

Anamnese und Befund

Eine kurze Anamnese (Nachfrage nach Allergien), körperliche Untersuchung, Puls- und Blutdruckmessung sowie sorgfältige Beobachtung des Patienten (klinischer Gesamteindruck) sind selbstverständlich. Rhythmusüberwachung des EKG, Blutzuckermessung und S_aO_2-Messung runden die diagnostischen Maßnahmen und die Überwachung des Patienten ab. Entscheidend für die Gesamtbeurteilung ist der klinische Zustand des Patienten.

In der Regel wird die Diagnose eines akuten Asthmaanfalles keine Probleme bereiten. Bei der Differentialdiagnose (Tab. 10.**24**) muß als erstes das akute Linksherzversagen („Prälungenödem") bedacht werden, wobei höheres Alter, vorbestehende Herzerkrankung und feuchte Rasselgeräusche eher auf eine kardiale Ursache der Obstruktion hinweisen. In Einzelfällen kann die Unterscheidung jedoch schwierig sein. Andere Ursachen einer Atemwegsobstruktion, etwa die Fremdkörperaspiration, lassen sich in der Regel am inspiratorischen Stridor leicht erkennen. Weitere Differentialdiagnosen sind denkbar, die Unterscheidung aber aus Vorgeschichte und typischen Befunden meist leicht möglich.

Tabelle 10.**24** Asthma bronchiale - Differentialdiagnosen

- Akutes Linksherzversagen („Asthma cardiale")
- Anders verursachte Obstruktionen der oberen Luftwege
- Bronchiolitis obliterans
- Obstruktives Lungenemphysem
- Spastische Bronchitis
- Fremdkörperaspiration
- Stenose der unteren, nicht am Gasaustausch teilnehmenden Atemwege
- Lungenembolie (reaktiver Bronchialspasmus)

Präklinische Therapie

Der Patient wird mit erhöhtem Oberkörper oder sitzend gelagert (Tab. 10.**25**). Der Notarzt muß Ruhe und Gelassenheit ausstrahlen und dem Patienten Sicherheit geben („Droge Arzt"). Über Nasensonde wird vorsichtig Sauerstoff appliziert (2 – 4 l/min), wobei die Gefahr eines durch die abnehmende Hypoxie fehlenden Atemreizes bei chronisch obstruktiven Atemwegserkrankungen zumindest bei vorsichtiger Dosierung in der Praxis kein Problem darstellt. Ein sicherer periphervenöser Zugang ist obligat. Medikamentös stehen neben inhalativen ß$_2$-Mimetika (z. B. Fenoterol, 2 – 3 Hübe mit Inhalationshilfe) oder inhalativen Kortikoiden (z. B. Budenosid, 2 Hübe mit Inhalationshilfe), Methylxanthine (z. B. Theophyllin 5 mg/kg KG i. v. für unbehandelte und 2 mg/kg Kg i. v. für mit Theophyllin vorbehandelte Patienten) sowie Kortison i. v. (z. B. Prednisolon 250 mg) zur Verfügung. Promethazin (25 – 50 mg i. v.) ist als Sedativum den atemdepressiv wirkenden Benzodiazepinen vorzuziehen. Subkutan verabreichte ß$_2$-Mimetika wie Terbutalin (0,5 mg s. c.) können ebenfalls hilfreich sein. Falls keine Kontraindikationen bestehen, muß für ausreichende Flüssigkeitszufuhr gesorgt werden, um den zähen Schleim zu verflüssigen.

Wenn sich der klinische Zustand des Patienten trotz aller Maßnahmen verschlechtert, muß unverzüglich die Intubation und maschinelle Beatmung eingeleitet werden. Indi-

Tabelle 10.**25** Präklinische Therapie des Asthma bronchiale

- Lagerung mit erhöhtem Oberkörper oder sitzend
- „Droge Arzt"
- Sauerstoff über Nasensonde, 2 – 4 l/min
- Periphervenöser Zugang
- Inhalative ß$_2$-Mimetika (z. B. Fenoterol 2 Hübe)
- Inhalative Glukokortikoide (z. B. Budenosid 2 Hübe)
- Theophyllin i. v. (ohne Vorbehandlung 5 mg/kg KG; mit Vorbehandlung 2 mg/kg KG)
- Kortison i. v. (z. B. Prednisolon 250 mg)
- Terbutalin 0,5 mg s. c.
- Ggf. Sedierung (z. B. Promethazin 25 – 50 mg i. v.)
- Ggf. ß$_2$-mimetische Katecholamine
- Vermehrte Flüssigkeitszufuhr (Cave Kontraindikationen)

kationen zur Beatmung sind Nicht-Ansprechen auf die Therapie, Erschöpfung, Verwirrtheit, Somnolenz oder Koma, Herzrhythmusstörungen oder Blutdruckabfall. Entscheidend ist der klinische Gesamtzustand des Patienten.

Die Narkoseeinleitung bei Status asthmaticus ist im Kapitel „Analgesie und Anästhesie im Rettungsdienst" dargestellt.

- Im Rettungsdienst ist oft nur eine einfache kontrollierte Beatmung mit festem I : E-Verhältnis möglich. Die Frequenz muß in diesem Fall auf maximal 8–10/min begrenzt werden, um eine zu kurze Exspirationsdauer zu vermeiden.
- Ein externer PEEP verbietet sich in der Präklinik, da regelmäßig ein ausgeprägter intrinsischer PEEP vorliegt.
- Mit differenzierteren Notfall-Beatmungsgeräten läßt sich mit einem I : E-Verhältnis von 1 : 3 eine ausreichend lange Exspirationsdauer sicherstellen.

Risiken der Beatmung liegen in den oft notwendigen hohen Dosen der Analgosedierung, der Gefahr der Entwicklung eines Pneumothorax, eines Barotraumas der Lunge und in Infektionen. Der Intubationsvorgang führt in der Regel zu einem Abfall des p_aO_2 und dadurch häufig zu Herzrhythmusstörungen. Die beste Beatmung beim Status asthmaticus ist diejenige, die durch geeignete andere Therapiemaßnahmen vermieden werden kann.

■ Hyperventilation

Grundlagen

Definition: Das Hyperventilations-Syndrom ist eine akute Hyperventilation ohne organische Ursache.

Angst, Schmerz, psychischer Streß, nicht verarbeitete oder akute Konflikte können ein Hyperventilations-Syndrom auslösen. Auch die Einnahme stimulierender Drogen kann zur Hyperventilation führen. Die Erhöhung der Atemfrequenz führt zu einer Erniedrigung des pCO_2 und zur respiratorischen Alkalose, die daraus entstehende relative Hypokalziämie zu Parästhesien und Mißempfindungen. Der Patient selbst bemerkt meist seine hohe Atemfrequenz nicht.

Präklinische Diagnostik und Therapie

■ Klinik

Die meist jüngeren Patienten klagen über akute Atemnot, Herzrasen, thorakale Schmerzen oder Druckgefühl, sind ängstlich und unruhig. Objektivierbare Befunde fehlen; pathognomonisch sind Sensibilitätsstörungen wie Ameisenlaufen, Kribbeln in den Händen oder ein periorales Pelzigkeitsgefühl. In Extremfällen kann es zu Bewußtseinsstörungen bis hin zu tetanischen Krämpfen kommen.

■ Anamnese und Befund

Eine exakte Anamnese, eine genaue klinische Untersuchung und Beobachtung der Umgebungssituation führen meist rasch zur Diagnose.

■ Präklinische Therapie

- Nach Ausschluß organischer Ursachen der Hyperventilation sind in der Regel die Beruhigung des Patienten und die Rückatmung in eine Tüte ausreichend.
- Es muß für eine ruhige Atmosphäre gesorgt werden. Unter Umständen kann es hilfreich sein, den Patienten in den Notarztwagen zu verbringen, um ihn aus seiner häuslichen Konfliktsituation zu lösen.
- Bedarfsweise kann mit einem Benzodiazepin sediert werden (Tab. 10.**26**).

Tabelle 10.**26** Präklinische Therapie des Hyperventilationssyndroms

Ruhige Atmosphäre
Verbale Intervention
Ggf. Rückatmung
Ggf. periphervenöser Zugang
Ggf. Midazolam 2–5 mg i. v.

■ Hämoptoe

Grundlagen

Hämoptoe (Bluthusten) ist ein vieldeutiges Symptom, wird selten lebensbedrohlich, ist aber immer abklärungsbedürftig, weil sich eine schwerwiegende Erkrankung dahinter verbergen kann.

Akute und chronische Entzündungen der Trachea und der Bronchien, ein Bronchialkarzinom, Lungeninfarkt oder eine Lungenembolie sind die häufigsten Ursachen einer Hämoptoe. Immer muß auch eine offene Tuberkulose ins Kalkül gezogen werden. Gelegentlich führt auch eine akute Lungenstauung oder ein Abszeß zum Abhusten von Blut. Filiae primär nicht in der Lunge sitzender Tumore oder traumatisch bedingte Lungenverletzungen sind weitere mögliche Ursachen.

Präklinische Diagnostik und Therapie

■ Klinik

Führendes Symptom ist der mehr oder weniger starke Hustenreiz mit Expektoration unterschiedlicher Blutmengen. Dies wird nur selten zu lebensbedrohlichen Symptomen führen. Je nach Menge des Blutverlustes kann Dyspnoe auftreten (respiratorische Insuffizienz durch Aspiration von Blut), Tachykardie (evtl. Volumenmangelschock), Zyanose und thorakale Schmerzen (Tab. 10.**27**).

■ Anamnese und Befund

Die sorgfältige Anamnese kann wertvolle Hinweise auf die Ursache und das Ausmaß der Blutung geben. Die Prüfung der Vitalparameter und die körperliche Untersuchung entscheiden über das sofort notwendige therapeutische Vor-

Tabelle 10.27 Symptome der Hämoptoe

- Expektoration unterschiedlicher Blutmengen
- Hustenreiz
- Dyspnoe
- Angst, Unruhe
- Ggf. Zyanose, respiratorische Insuffizienz
- Ggf. Zeichen des Volumenmangelschocks
- Ggf. thorakale Schmerzen

gehen. EKG-Überwachung und kontinuierliche S_aO_2-Messung sind obligat.

■ Präklinische Therapie

- Ist der Zustand des Patienten nicht lebensbedrohlich, wird er mit erhöhtem Oberkörper gelagert und Sauerstoff über Nasensonde oder Maske appliziert.
- Über einen periphervenösen Zugang werden je nach Blutverlust 250–500 ml einer Vollelektrolytlösung infundiert.
- Eine Sedierung mit Promethazin 25–50 mg i. v. oder mit einem Benzodiazepin kann dem Patienten Erleichterung bringen.
- Bei respiratorischer Insuffizienz ist unverzüglich zu intubieren und eine kontrollierte Beatmung, falls möglich mit PEEP, einzuleiten. Auf ausreichenden Selbstschutz (Cave Tuberkulose) ist zu achten (Tab. 10.28).

Tabelle 10.28 Präklinische Therapie der Hämoptoe

- Lagerung mit erhöhtem Oberkörper
- Sauerstoff 4–6 l/min
- Periphervenöser Zugang
- Infusion von 250–500 ml Vollelektrolytlösung
- Ggf. Promethazin 25–50 mg
- Ggf. Hydrocodon 7,5 mg s.c
- Ggf. Intubation und Beatmung (PEEP)

◼ Pneumonie

Grundlagen

> **Definition:** Eine entzündliche Reaktion der Lunge auf verschiedene Auslöser wird allgemein als Pneumonie oder Pneumonitis bezeichnet. Wird die Entzündung durch Krankheitserreger hervorgerufen, handelt es sich um eine Pneumonie im engeren Sinne; eine Pneumonitis liegt vor, wenn die Entzündungsreaktion nicht erregerbedingt ist.

Präklinische Diagnostik

■ Klinik

Die Patienten erkranken meist mit Fieber, allgemeinem Krankheitsgefühl, es besteht produktiver oder unproduktiver Husten, Pleuraschmerz und manchmal Dyspnoe. Letztere ist es, die gelegentlich zur Alarmierung des Notarztes führt.

■ Anamnese und Befund

Die Anamnese (fieberhafter Erkrankung) und der Krankheitsverlauf (selten plötzlicher Beginn) sowie die klassischen klinischen Untersuchungsbefunde (Bronchialatmen, Knisterrasseln, gedämpfter Klopfschall) führen zur Verdachtsdiagnose Pneumonie. Die physikalischen Befunde können allerdings bei der „atypischen", d. h. nicht lobären Pneumonie, sehr diskret sein oder ganz fehlen. EKG-Überwachung und S_aO_2-Messung vervollständigen die präklinische Diagnostik.

Präklinische Therapie

- Der Patient wird immobilisiert und zur Erleichterung der Atmung mit erhöhtem Oberkörper gelagert.
- Die Applikation von Sauerstoff, die Anlage eines periphervenösen Zugangs und die Infusion einer Vollelektrolytlösung sind die einzigen präklinisch sinnvollen Maßnahmen.
- Eine spezifische, antibiotische Therapie verbietet sich, da dann ein Erregernachweis in der Klinik nicht mehr geführt werden kann.
- Nur in Ausnahmefällen besteht eine ausgeprägte respiratorische Insuffizienz. Dann sind präklinisch die Vitalfunktionen zu stabilisieren, indem der Patient intubiert und mit hoher inspiratorischer Sauerstoffkonzentration beatmet wird (Tab. 10.29).

Tabelle 10.29 Präklinische Therapie der Pneumonie

- Immobilisierung des Patienten
- Lagerung mit erhöhtem Oberkörper
- Sauerstoff 4–6 l/min
- Periphervenöser Zugang
- Infusion einer Vollelektrolytlösung
- Ggf. Intubation und Beatmung
- Ggf. Kreislaufstabilisierung mit Katecholaminen

Kernaussagen

◼ Asthma bronchiale

- Asthma bronchiale ist eine Erkrankung der Atemwege, die durch die Trias bronchiale Hyperreaktivität, variable und rückbildungsfähige Atemwegsobstruktion sowie entzündliche Reaktion charakterisiert ist.
- Der Asthmaanfall ist definiert als anfallsweise auftretende Atemnot, ausgelöst durch Verengung der Atemwege; der Status asthmaticus als ein Stunden oder Tage andauernder, schwerer Asthmaanfall oder rezidivierende schwere, kurz aufeinander folgende Anfälle.

- Die präklinische Therapie des Asthma bronchiale besteht in der Beruhigung des Patienten, der vorsichtigen Applikation von Sauerstoff, der Gabe von Bronchodilatantien und ggf. von Kortison.

Hyperventilation
- Beim nicht organisch bedingte Hyperventilationssyndrom ist meist die Beruhigung des Patienten und Rückatmung in eine Tüte therapeutisch ausreichend.

Hämaptoe
- Hämoptoe ist eine vieldeutiges Symptom, selten lebensbedrohlich, aber immer abklärungsbedürftig.

Pneumonie
- Eine Pneumonie wird präklinisch nur symptomatisch behandelt.

Literatur

■ Weiterführende Literatur, Standardwerke

1. Clasen M, Diehl V, Kochsiek K: Innere Medizin. Urban & Schwarzenberg, München 1991
2. Fauci AS et al.: Harrisons Principles of internal medicine. The McGraw-Hill Company 1998
3. Lehnert H, Schuster HP: Innere Medizin, Essentials. Enke, Stuttgart 1998
4. Niemer M et al.: Datenbuch Intensivmedizin. Gustav Fischer, Stuttgart 1992
5. Siegenthaler W, Kaufmann W, Hornbostel H, Waller HD: Lehrbuch der Inneren Medizin. Thieme, Stuttgart 1992

■ Weiterführende Literatur, Einzelbeiträge

6. Ernst PJ, Fitzgerald M, Spier S: Canadian asthma consensus conference: summary of recommendations. Canad Resp J. 1996; 2:89–100
7. Fitzgerald JM, Spier S, Ernst P: Evidence-based asthma guidelines. Chest 1996; 110:1382–1383
8. Jäger L, Kregel C: Gegenwärtige Behandlung des Asthma bronchiale. In: Kregel C: Asthma bronchiale. Pathogenetische Grundlagen, Diagnostik und Therapie. Thieme, Stuttgart 1997
9. Kroegel C: Vorschläge zur Systematisierung der nationalen Richtlinien für die Behandlung des Asthma bronchiale im Erwachsenenalter in Deutschland. Med Klinik 1997; 92:621–625
10. Magnsusson H: Neues zur Pathogenese, Diagnose und Therapie des Asthma bronchiale. Dtsch Ärzteblatt 1993; 90: 1662–1665
11. Pfister R, Menz G: Glucokorticosteroidtherapie bei Asthma bronchiale. Pneumonologie 1995; 49:293–305
12. Rupp P: Beatmung beim Status asthmaticus. In: Sefrin P: Beatmung im Rettungsdienst. Zuckschwerdt, München 1995; S. 62–66
13. Walter J, ODonell MD, Jeffrey M: Life-threatening asthma. In: Shoemaker HC, Ayres A, Grenvik PR et al.: Textbook of critical care. WB Saunders, Philadelphia 1995; S. 739–750
14. Wettengel R et al.: Empfehlungen der Deutschen Atemwegsliga zum Asthmamanagement bei Erwachsenen und Kindern. Med Klinik 1994; 89:57–67

Gastroenterologische Notfälle

P. Rupp

Roter Faden

- **Akutes Abdomen**
  - Grundlagen
  - Präklinische Diagnostik und Therapie
- **Gastrointestinale Blutungen**
  - Grundlagen
  - Präklinische Diagnostik
  - Präklinische Therapie

Akutes Abdomen

Grundlagen

> **Definition:** Das „akute Abdomen" ist eine schnell einsetzende, sehr schmerzhafte, häufig lebensbedrohliche Erkrankung des Bauchraums. Es handelt sich nicht um eine „Krankheit" im engeren Sinn, sondern um ein Syndrom, dessen Ursachen vielfältig sein können.

In der Präklinik ist eine exakte Diagnose in aller Regel nicht zu stellen; das Vorgehen ist demnach pragmatisch, d.h. bedarfs- und symptomorientiert.

Die Ursachen sind außerordentlich vielfältig. Zum einen kommen Erkrankungen der Bauchorgane, zum anderen Erkrankungen oder Störungen extraabdomineller Organsysteme in Frage. Tab. 10.30 gibt eine Übersicht, die bei weitem nicht vollständig ist.

Tabelle 10.30 Ursachen des akuten Abdomens aus internistischer Sicht

- Cholezystolithiasis
- Nephrolithiasis
- Akute Pankreatitis
- Organischämien (Leber, Milz, Darm)
- Entzündliche Darmerkrankungen (Colitis ulcerosa, Morbus Crohn)
- Akute Blutungen (Ösophagusvarizen, Mallory-Weiss-Syndrom, Magenerosionen, -ulzera oder -tumore, Duodenalulzera, Kolonerkrankungen)
- Extrauteringravidität
- Stoffwechselentgleisungen
- Intoxikationen
- Kardiale Erkrankungen (z. B. Hinterwandinfarkt)
- Pulmonale Erkrankungen (z. B. basale Pneumonie, Pleuritis)
- Infektionen (z. B. Malaria)
- Neurologisch-psychiatrische Erkrankungen

Präklinische Diagnostik und Therapie

Klinik

Leitsymptome des akuten Abdomens sind der Schmerz, der kolikartig oder permanent, diffus oder lokal umschrieben sein kann, die Abwehrspannung als Zeichen der Peritonitis und eine Störung der Peristaltik.

Fakultativ kommen Schocksymptome, Erbrechen oder Fieber, Bewußtseinsstörung und Störungen des Wasser-, Elektrolyt- und Säure-Basen-Haushalts hinzu. Ein rupturiertes Bauchaortenaneurysma verursacht einen plötzlichen abdominellen Vernichtungsschmerz und einen Blutungsschock, ein Ulcus ventriculi oder duodeni Oberbauchschmerzen unterschiedlichen Ausmaßes, evtl. verbunden mit Hinweisen auf eine obere gastrointestinale Blutung. Typisch für die akute Pankreatitis ist der gürtelförmige Oberbauchschmerz. Die Nierenkolik zeichnet sich durch Flankenschmerzen aus. Bei Erkrankungen der Gallenwege sitzt der Schmerz im rechten Oberbauch; eine viszerale Ischämie kündigt sich häufig durch postprandiale Bauchschmerzen an, die anamnestisch erfragt werden können. Hinweise auf eine Intoxikation als Ursache des akuten Abdomens können sich aus (Fremd-)anamnese und genauer Beobachtung der Gesamtsituation ergeben.

Anamnese und Befund

Trotz der Hinweise, die sich aus genauer Anamnese (Schmerzbeginn, -charakter, -verlauf, -lokalisation, Vorerkrankungen, Risikofaktoren) und sorgfältiger klinischer Untersuchung auf die Ursache des akuten Abdomens ergeben, wird sich die genaue Diagnose meist erst in der Klinik stellen lassen. Eine exakte Überwachung der Kreislauf- und pulmonalen Funktion ist bei der Schwere des Krankheitsbildes selbstverständlich.

Präklinische Therapie

Die wesentlichen therapeutischen Maßnahmen sind in Tab. 10.31 zusammengefaßt. Wenn Schockzeichen vorliegen, sollte die Intubationsindikation großzügig gestellt werden, um eine suffiziente Gewebeoxygenierung sicherzustellen.

Gastrointestinale Blutungen

Grundlagen

> **Definition:** Grundsätzlich sind obere (Blutungsquelle im Ösophagus, Magen oder Duodenum) und untere gastrointestinale Blutung (Blutungsquelle im restlichen Dünn- und Dickdarm) zu unterscheiden.

Tabelle 10.**31**   Präklinische Therapie des akuten Abdomens

- Lagerung nach Patientenwunsch (möglichst Knierolle)
- Sauerstoffgabe 4–6 l/min
- Periphervenöser Zugang
- Infusion von 250–1000 ml Vollelektrolytlösung (Cave extraabdominelle Ursachen, z. B. Hinterwandinfarkt)
- Novaminsulfat 1–2 g und/oder Butylscopolamin 20 mg i. v.
- Ggf. Intubation und Beatmung

Gastrointestinale Blutungen sind zu 85–90 % im oberen Magen-Darm-Trakt lokalisiert. Die meist weniger akuten, chronisch verlaufenden Blutungen des unteren Darmtraktes stammen fast immer aus dem Kolon. Sie sind selten lebensbedrohlich. Die wichtigsten Blutungsquellen des oberen Gastrointestinaltraktes sind mit abnehmender Häufigkeit Ulcus duodeni, Magenerosionen, Ulcus ventriculi, Ösophagitis, Varizen und Mallory-Weiß-Syndrom. Andere Blutungslokalisationen sind selten. Der auslösende Mechanismus ist komplex, unter anderem können Streß, Verbrennungen, entzündliche Darmveränderungen, Medikamente (nicht steroidale Antirheumatika oder Steroide) Gerinnungsstörungen oder Erbrechen eine Blutung induzieren.

Präklinische Diagnostik

Klinik

Leitsymptom sind die Hämatemesis (Bluterbrechen), die Hämatochezie (peranaler Abgang hellroten Blutes) oder die Melaena (peranales Absetzen dunkelroten Blutes). Haematemesis weist immer auf eine Blutungsquelle im oberen Gastrointestinaltrakt hin, Melaena auf eine im unteren. Setzt der Patient massiv hellrotes Blut peranal ab, so ist die Quelle der Blutung fünf- bis zehnmal häufiger im oberen als im unteren Magen-Darm-Trakt zu finden. Durch den Dehnungsreiz auf die Darmwand und die gesteigerte Peristaltik ist die Passagezeit so verkürzt, daß die großen Blutmengen weder durch Magensäure noch durch Darmbakterien dunkel gefärbt werden. Je nach Ausmaß der Blutung kann es zur Ausbildung eines hypovolämischen Schocks mit Schwitzen, Tachykardie, Hypotonie, Dyspnoe, Bewußtseinstrübung oder Bewußtlosigkeit kommen.

Anamnese und Befund

Nach exakter Erhebung der Anamnese, körperlicher Untersuchung und Erfassung der Vitalparameter wird der Patient unter kontinuierlicher EKG-Überwachung und S_aO_2-Messung ins nächste geeignete Krankenhaus gebracht.

Präklinische Therapie

Patienten mit beginnendem oder manifesten hypovolämischen Schock sind in Schocklage zu bringen, nicht schockierte Patienten werden mit erhöhtem Oberkörper gelagert. Die Sauerstoff-Applikation erfolgt über eine Nasensonde, von einer Sauerstoffmaske ist angesichts der Gefahr des Erbrechens abzusehen. Bei manifestem Schock erfolgt der Volumenersatz mit Vollelektrolytlösung oder künstlichen Kolloiden, um den systolischen Blutdruck um 100 mmHg zu stabilisieren.

- Bei Verdacht auf massive Ösophagusvarizen-Blutung kann auch präklinisch eine Linton-Nachlas-Sonde gelegt werden. Diese ist der Sengstaken-Blakemore-Sonde vorzuziehen, weil sie auch bei Fundusvarizen eine primäre Blutstillung ermöglicht. Der Ballon sollte mit nicht mehr als 40 mmHg aufgeblasen und mit einem 500 ml Infusionsbeutel unter Zug gehalten werden.

Bei den äußerst seltenen lebensbedrohlichen analen Blutungen kann eine manuelle Kompression bei sehr weit außen liegender Blutungsquelle möglich sein (Tab. 10.**32**).

Tabelle 10.**32**   Präklinische Therapie der gastrointestinalen Blutung

- Lagerung mit erhöhtem Oberkörper bzw. in Schocklage
- Sauerstoff 4–6 l/min über Nasensonde
- 1–2 großlumige periphervenöse Zugänge
- Kristalloider, bei Schockzeichen kolloidaler Volumenersatz
- Ggf. Intubation und Beatmung
- Ggf. Linton-Nachlas-Sonde
- Ggf. manuelle Kompression der Blutungsquelle

Kernaussagen

Akutes Abdomen
- Das „akute Abdomen" ist eine schnell einsetzende, sehr schmerzhafte, häufig lebensbedrohliche Erkrankung des Bauchraums. Es handelt sich nicht um eine „Krankheit" im engeren Sinn, sondern um ein Syndrom, dessen Ursachen vielfältig sein können.

Gastrointestinale Blutungen
- Grundsätzlich sind obere (Blutungsquelle im Ösophagus, Magen oder Duodenum) und untere gastrointestinale Blutung (Blutungsquelle im restlichen Dünn- und Dickdarm) zu unterscheiden.
- Bei Verdacht auf massive Ösophagusvarizen-Blutung kann auch präklinisch eine Linton-Nachlas-Sonde gelegt werden. Diese ist der Sengstaken-Blakemore-Sonde vorzuziehen, weil sie auch bei Fundusvarizen eine primäre Blutstillung ermöglicht.

Literatur

Weiterführende Literatur

1. Burnett DA, Rikkerss LF: Nonoperative ememergency treatment of variceal hemorrhage. Surg Clin North Amer. 1990; 70:291
2. Fauci AS et al.: Harrisons Principles of internal medicine. The McGraw-Hill Company 1998
3. Lux G: Differentialdiagnose der Magen-Darm-Blutung. Fortschr Med. 1989; 107:67
4. Niemer M et al.: Datenbuch Intensivmedizin. Gustav Fischer, Stuttgart 1992
5. Shoemaker HC, Ayres A, Grenvik PR et al.: Textbook of critical care. WB Saunders, Philadelphia 1995
6. Siegenthaler W, Kaufmann W, Hornbostel H, Waller HD: Lehrbuch der Inneren Medizin. Thieme, Stuttgart 1992

Infektiologische Notfälle

P. Rupp

Roter Faden

- **Schutzmaßnahmen**
- **Infektiöse Meningitits, Enzephalitis, Myelitis**
  - Grundlagen
  - Virale Meningitis
  - Bakterielle Meningitis
- **HIV-Infektion**
  - Grundlagen
  - Klinik
  - Anamnese und Befund
  - Präklinische Therapie

Schutzmaßnahmen

Notfälle aus dem Gebiet der Infektiologie sind im Rettungsdienst selten. Infektionskrankheiten entwickeln sich, mit wenigen Ausnahmen, eher langsam, über Stunden oder Tage, und lassen dem Patienten ausreichend Zeit, sich beim Hausarzt oder im Krankenhaus vorzustellen. Jeder im Rettungsdienst Tätige muß bei seiner täglichen Arbeit aber damit rechnen, mit infektiösen oder zumindest potentiell infektiösen Patienten in Kontakt zu kommen.

Der Schutz vor übertragbaren Erkrankungen spielt eine entscheidende Rolle in der täglichen Arbeit (Grundlagen siehe Kapitel „Hygiene im Rettungsdienst"). Nach Verletzung mit kontaminierten Gegenständen (z. B. Nadelstichverletzung) ist die Wunde sofort ausgiebig (10 min) zu desinfizieren. Auch kontaminierte Haut oder Schleimhaut wird sofort desinfiziert. Danach wird „Spenderblut" asserviert, um daraus Hepatitis B und C sowie HIV-Antikörper zu bestimmen. Nach Einsatzende muß umgehend der Durchgangs- oder Betriebsarzt aufgesucht werden, der beim „Empfänger" die gleichen serologischen Bestimmungen veranlaßt. Im Falle der Übertragung einer Infektionserkrankung kann so der eindeutige Nachweis eines Betriebsunfalls geführt werden. Beim „Empfänger" werden diese Kontrollen in Abständen bis zu sechs Monaten wiederholt, um eine evtl. Infektion nachzuweisen. Der potentiell Infizierte sollte in dieser Zeit nur geschützten Geschlechtsverkehr (obligate Benutzung eines Kondoms) haben.

Wenn die Stichverletzung an einer sicher mit HI-Virus kontaminierten Nadel erfolgte, muß zusätzlich zu den oben angeführten Maßnahmen mit dem Mitarbeiter die Möglichkeit einer prophylaktischen antiretroviralen Therapie (z. B. Zidovudin 5 x 250 mg für 3 Tage, dann 2 x 250 mg/d für 2, besser 4 Wochen, ggf. in Kombination mit Lamivudin 2 x 150 mg/d und/oder Indinavir 3 x 800 mg/d) diskutiert werden.

Die Postexpositions-Prophylaxe mit antiretroviral wirkenden Substanzen soll die Etablierung der HIV-Infektion verhindern. Die Empfehlungen sind nicht einheitlich, da die individuelle Nutzen-Risiko-Relation nicht bekannt ist und ein definitiver Wirksamkeitsnachweis bislang fehlt. Die weltweit vorkommenden Kontaminationen mit HIV sind zu selten, um bei dem geringen Risiko einer Infektion, das selbst nach penetrierender Nadelstichverletzung nur bei 0,3–0,4% liegt, einen statistischen Beweis erbringen zu können. Das Zeitintervall zwischen Verletzung und Beginn der Therapie sollte so kurz wie möglich sein und zwei Stunden nicht überschreiten.

Angesichts der möglichen Nebenwirkungen wird derzeit eine Prophylaxe insgesamt nur bei hohem potentiellen Infektionsrisiko empfohlen (sicher HIV-kontaminierte Nadel, sichtbare Blutspuren auf dem Instrument, Nadel zuvor in Vene oder Arterie des Patienten, tiefe Stich- oder Schnittverletzung, hohe Viruskonzentration beim „Spender"). Auf jeden Fall sollte sich der Mitarbeiter in einem mit HIV-Therapie erfahrenen Zentrum vorstellen.

Infektiöse Meningitis, Enzephalitis, Myelitis

Grundlagen

Definition: Die Meningitis ist eine Entzündung der weichen Hirnhäute mit den Leitsymptomen Fieber, Nackensteife („Meningismus"), Kopfschmerzen und Erbrechen. Enzephalitis bezeichnet eine entzündliche Erkrankung des Gehirns mit Bewußtseinstrübung, Bewußtlosigkeit, neurologischen Ausfällen und zerebralen Krampfanfällen. Die sehr viel seltenere Myelitis ist eine Entzündung des Rückenmarks mit schlaffen Extremitätenparesen und abgeschwächten oder fehlenden Muskeleigenreflexen. Mischformen sind häufig.

Präklinisch kann nicht sicher zwischen den einzelnen Krankheitsentitäten unterschieden werden; therapeutische Konsequenzen sind ohnehin nicht zu ziehen. Nach den verursachenden Krankheitserregern werden virale von bakteriellen Prozessen differenziert.

Virale Meningitis

Grundlagen

Definition: Eine virale (lymphozytäre) Meningitis ist eine meist benigne verlaufende, durch unterschiedliche Viren verursachte, entzündliche Erkrankung des ZNS. In der Regel ist neben den Hirnhäuten auch das Gehirn selbst beteiligt, so daß von einer Meningoencephalitis gesprochen wird.

Die Abgrenzung zur tuberkulösen Meningitis ist von großer Bedeutung, in der Präklinik aber nicht möglich. Die lymphozytäre Meningitis ist aufgrund ihres meist harmlosen Verlaufs nur von geringer notfallmedizinischer Bedeutung.

■ Klinik

Die Erkrankung beginnt meist plötzlich mit fieberhaften Prodromi, Bauchschmerzen und evtl. Durchfällen. Die Meningitis äußert sich in Nackensteifigkeit, Kopfschmerzen und mäßiggradiger Lichtscheu. Bei den seltenen schweren Verläufen können zentralnervöse Symptome wie Bewußtseinstrübung, Bewußtlosigkeit und respiratorische Insuffizienz dazukommen. Diese zeigen dann immer die Mitbeteiligung des Gehirns am Entzündungsprozeß an.

■ Anamnese und Befund

Die Diagnostik beschränkt sich auf die sorgfältige Anamnese (Krankheitsbeginn, -verlauf, Vorerkrankungen) und eine genaue klinische Untersuchung. EKG-Überwachung und S_aO_2-Messung vervollständigen die Maßnahmen.

■ Präklinische Therapie

In der präklinischen Phase sind nur symptomatische Maßnahmen möglich. Der Patient wird nach seinen Wünschen gelagert. Sauerstoffinsufflation, Anlage eines periphervenösen Zugangs und die Infusion von 250–500 ml einer Vollelektrolytlösung sind die wesentlichen therapeutischen Maßnahmen. Bei starken Schmerzen kann die Gabe von 1–2 g Metamizol i. v. erwogen werden.

Bakterielle Meningitis

■ Grundlagen

> **Definition:** Eine durch Bakterien verursachte lebensbedrohliche Infektion des Liquorraumes, der Meningen und fakultativ des Gehirns wird als bakterielle (granulozytäre) Meningitis bezeichnet.

Viele Bakterienarten können eine Hirnhautentzündung hervorrufen. Die Einteilung der Meningitis kann nach dem Erreger oder der Entstehungsart (hämatogen, fortgeleitet, postoperativ, traumatisch) erfolgen. Die häufigsten Erreger bakterieller Meningitiden sind Pneumokokken (v. a. bei abwehrgeschwächten Patienten), Meningokokken und Haemophilus influenzae.

■ Klinik

Im Vordergrund stehen hohes Fieber, starke Kopfschmerzen, Meningismus und häufig auch Bewußtseinsstörungen. Hinzu kommen Lichtscheu, allgemeine Hyperästhesie, Hyperreflexie und fakultativ Hirnnervenausfälle und Paresen. Der Hirndruck kann erhöht sein. Die Meningokokkenerkrankung zeichnet sich durch einen perakuten Beginn und Verlauf sowie die pathognomonischen petechialen Hauterscheinungen oder ein makulöses Exanthem überwiegend an den Extremitäten aus. Das Waterhouse-Friedrichsen-Syndrom ist die besonders schwere Verlaufsform der Meningokokkenerkrankung mit flächenhaften Hautblutungen, disseminierter intravasaler Gerinnung, Schock und hoher Letalität.

■ Anamnese und Befund

Anamneseerhebung sowie klinische Untersuchung, EKG-Überwachung und S_aO_2-Messung, ggf. ergänzt durch eine orientierende neurologische Untersuchung, sind zur präklinischen Diagnostik und Überwachung ausreichend.

■ Präklinische Therapie

Die präklinische Therapie der verschiedenen Meningitisformen unterscheidet sich nicht.

■ HIV-Infektion

Grundlagen

> **Definition:** Die Infektion mit dem human immunodeficiency-virus (HI-Virus) heißt im Endstadium aquired immuno deficiency syndrome (AIDS) und ist durch den Zusammenbruch der zellulären Abwehr gekennzeichnet. Der Patient erkrankt an Infektionen, die bei einem nicht Immunkompromittierten keine Erkrankung auslösen würden (opportunistische Infektionen).

AIDS oder mit AIDS assoziierte Probleme sind nur selten Anlaß für einen rettungsdienstlichen Einsatz. Das Infektionsrisiko ist allerdings immanent und erfordert die Einhaltung der einschlägigen Hygienemaßnahmen (siehe Kapitel „Hygiene im Rettungsdienst").

Die HIV-Übertragung erfolgt vornehmlich durch Kontakt mit Körperflüssigkeiten (z. B. Geschlechtsverkehr), kontaminierte Injektionsnadeln oder Transfusion von infiziertem Blut bzw. Blutbestandteilen. Das HI-Virus befällt Makrophagen und T-Helfer-Zellen und zerstört diese bei seiner Vermehrung. Nach einer kurzen Virämie mit grippeähnlichen Symptomen folgt ein unter Umständen jahrelanges symptomfreies Intervall. Der Patient ist in dieser Zeit frei von Krankheitserscheinungen, aber kontagiös. Das Auftreten typischer opportunistischer Infektionen kennzeichnet den Beginn des Endstadiums (AIDS-Vollbild).

Klinik

Die Vielfalt der möglichen Infektionen bedingt ein weites Spektrum fakultativer Symptome. Rettungsdienstlich relevant können Krampfanfälle bei zerebraler Toxoplasmose, schwere Dyspnoe bei Pneumonien oder Kaposi-Sarkomen der Lunge, ein Spontanpneumothorax bei einer Pneumocystis-Carinii-Pneumonie, Verwirrtheitszustände oder Bewußtseinsstörungen bei einer ZNS-Beteiligung, gastrointestinale Blutungen bei Tumoren des Magen-Darm-Traktes oder schwere Exsikkose bei Diarrhöen sein.

Anamnese und Befund

Sorgfältige Anamneseerhebung und Beobachtung führen häufig bereits zur Diagnose. Bei unbekanntem HIV-Status des Patienten können folgende Befunde auf eine HIV-Infektion hinweisen:
- Kutane Kaposi-Sarkome; bräunlich-bläuliche-rötliche Knoten an der Haut oder den Schleimhäuten.
- Orale Haarleukoplakie; nicht abstreifbare weißliche Beläge an den Zungenrändern.
- Seborrhoische Dermatitis.
- Herpes Zoster; insbesondere, wenn dieser nicht strikt auf einzelne Dermatome beschränkt ist.

- Orale Candidiasis.
- Anale Herpes-Simplex-Ulcerationen.
- Kachexie bei jüngeren Patienten.

Präklinische Therapie

Sauerstoffgabe, Anlage eines sicheren periphervenösen Zugangs, ggf. Analgesie und Sedierung und die Infusion einer Vollelektrolytlösung sind obligat. Wird eine Beatmung notwendig, ist ein Beatmungs-Beutel mit Maske und Filter zu verwenden. Die Gabe von 250 mg Methylprednisolon i. v. kann helfen, bei massiver Atemnot die Intubation zu vermeiden.

Kernaussagen

■ **Infektiologische Notfälle**
- Infektionserkrankungen führen nur selten zu rettungsdienstlich relevanten Einsätzen.
- Postexpositionsprophylaxe nach HI-Virus Kontamination ist nur in besonderen Fällen sinnvoll. Es sollte unbedingt eine Beratung durch einen mit HIV erfahrenen Arzt stattfinden.
- Infektionserkrankungen werden in der Präklinik nur symptomatisch behandelt.

Literatur

■ **Weiterführende Literatur, Standardwerke**

1. Alexander M, Raettig HJ: Infektionskrankheiten. Thieme, Stuttgart 1992
2. Bartlett JG: Pocket book of infectious disease therapy. Williams and Wilkins, Baltimore 1994
3. Bösel B, Luttmann U, Hartung K: Praktikum des Infektions- und Impfschutzes. H. Hoffmann, Berlin 1995
4. Brodt HR, Helm EB, Kamps BS: AIDS 1996. Steinhäuser & Kamps, Wuppertal 1996
5. Cohen PT, Sande MA, Volberding PA: The AIDS Knowledge Base. Waltham, Mass. 1990
6. Cook GC: Mansons tropical diseases. WB Saunders, London 1996
7. De Vita VT, Helmann S, Rosenberg SA: AIDS, Etiology, Diagnosis, Treatment and Prevention. Lipincott, Philadelphia 1992
8. Doherty R, Jordan C: Viral Meningo-Encephalitis. In: Hoeprich P, Jordan C: Infectious Diseases. Lippincott, Philadelphia 1989
9. Lang W: Tropenmedizin in Klinik und Praxis. Thieme, Stuttgart 1993
10. Mandell GL, Douglas GR, Bennet JE: Principles and Practice of infectious Diseases. Churchill Livingstone, New York 1990

■ **Weiterführende Literatur, Einzelbeiträge**

11. Durand E, Jeunne C, Hugues FC: Failure of prophylactic Zidovudine after suicidal self-inoculation of HIV-infected blood. New Engl J. 1991; 325:1062
12. Enzensberger W: Neuromanifestationen bei AIDS. Schwer, Stuttgart 1989
13. Hakenbeck R: Epidemiologie penicillinresistenter Pneumokokken. Chemother J. 1995; 3:124–128
14. Helwig H: Empfehlungen der Arbeitsgemeinschaft „Meningitis" der Paul-Ehrlich-Gesellschaft für Chemotherapie e.V. zur Diagnostik und Therapie der bakteriellen Meningitis. ZAC 1984; 4:209–213
15. Helwig H, Noak R: Dexamethason bei bakterieller Meningitis. Chemother J. 1993; 2:78
16. Helwig H, Noak R: Diagnostik und antimikrobielle Therapie der bakteriellen Meningitis. Empfehlungen der Arbeitsgemeinschaft „ZNS-Erkrankungen" der Paul-Ehrlich-Gesellschaft für Chemotherapie e.V. (PEG) und der Deutschen Gesellschaft für Pädiatrische Infektiologie (DGPI). Chemother J. 1996; 5:157–159

Hämatologische und onkologische Notfälle

P. Rupp

Roter Faden

- **Anämien**
  - Grundlagen
  - Präklinische Diagnostik
  - Präklinische Therapie
- **Hämorrhagische Diathesen**
  - Grundlagen
  - Präklinische Diagnostik
  - Präklinische Therapie

Anämien

Grundlagen

Definition: Anämie ist eine Verminderung der Hämoglobin-Konzentration unter den alters- und geschlechtsspezifischen Normalbereich.

Eine Anämie kann entweder durch akute schwere Blutungen oder durch eine verminderte Erythropoese, einen vermehrten Abbau roter Blutkörperchen, durch Produktion pathologischer Erythrozyten, durch Verteilungsstörungen, Verlust von Erythrozyten oder eine Kombination der verschiedenen Mechanismen entstehen. Die mit Abstand häufigste Form ist die Eisenmangelanämie.

Rettungsdienstlich relevant sind im wesentlichen die akuten Blutungsanämien, beispielsweise im Rahmen von Unfällen, gynäkologischen Erkrankungen, gastrointestinalen Blutungen oder hämorrhagischen Diathesen; diese werden in den entsprechenden Kapiteln genauer dargestellt.

Präklinische Diagnostik

Klinik

Bei schweren Blutungen stehen die Symptome des Volumenmangelschocks im Vordergrund.

Weniger spektakuläre Symptome, die bei chronischen, sich langsam entwickelnden Anämien vorkommen, sind Müdigkeit, Abgeschlagenheit, mangelnde Belastungsfähigkeit, Blässe der sichtbaren Haut und Schleimhäute, sowie eine Belastungsdyspnoe. Möglicherweise ist ein systolisches Strömungsgeräusch zu hören.

Anamnese und Befund

Eine genaue Anamnese und körperliche Untersuchung können Hinweise auf die Ursache der Anämie geben; der Patient wird unter Kontrolle der Vitalparameter und kontinuierlicher EKG-Überwachung in die nächste geeignete Klinik gebracht. Bei ausgeprägter Anämie ist die S_aO_2-Messung nicht aussagekräftig, weil nur der mit Sauerstoff gesättigte Anteil der (unbekannten) Hämoglobin-Konzentration bestimmt wird und damit keine Aussage zur Sauerstoff-Transportkapazität möglich ist.

Präklinische Therapie

- Der Patient wird wunschgemäß gelagert und erhält 4–6 l/min Sauerstoff über Maske oder Sonde, weiter wird ein sicherer venöser Zugang angelegt. Zum Vorgehen bei Volumenmangelschock siehe Kapitel „Volumersatz und Schockbekämpfung".

Hämorrhagische Diathesen

Grundlagen

Das Gerinnungssystem schützt den Körper vor Blutungen und Blutverlusten. Analog zu den Teilkomponenten der Hämostase werden plasmatische, thrombozytäre und vaskuläre hämorrhagische Diathesen unterschieden, die angeboren oder erworben sein können.

Notfallmedizinisch relevante Krankheitsbilder sind selten und resultieren meist aus einer kreislaufwirksamen Blutung, die entweder spontan (v. a. bei angeborenen Koagulopathien) oder posttraumatisch auftritt.

Erwähnenswert sind die angeborenen plasmatischen Gerinnungsstörungen Hämophilie A (Faktor VIII-Mangel) und B (Faktor IX-Mangel). Die Inzidenz der Hämophilie A liegt bei 1 : 10.000 Männern, die Hämophilie B ist fünfmal seltener. Das von-Willebrand-Jürgens-Syndrom, ein autosomal vererbter Defekt des Gefäßendothels mit Störung der Bildung des Von-Willebrand-Faktors (VWF), der Thrombozytenfunktion und sekundärer Verminderung von Faktor VIII, kann in seiner schwersten Form (Typ III) ebenfalls zu Gelenkblutungen führen. Erworbene Gerinnungsstörungen, beispielsweise die Verbrauchskoagulopathie, sind überwiegend Probleme des Krankenhauses. Patienten unter Kumarin-Therapie mit „iatrogen induzierter Koagulopathie" werden wie Hämophilie-Patienten behandelt.

Präklinische Diagnostik

Klinik

Bei hämorrhagischer Diathese können schon geringe Stoß- oder Druckbelastungen Blutungen auslösen, die aber nur selten lebensbedrohliche Ausmaße annehmen. Spontane oder schwere Blutungen treten bei Hämophilie-Patienten nur auf, wenn die Restaktivität des Gerinnungsfaktors unter 3 % sinkt. Die häufigsten Blutungslokalisationen sind die großen Gelenke (Knie-, Ellbogen- und Sprunggelenk) sowie Muskelblutungen. Bei massiver Blutung kann es zu Zeichen des hypovolämischen Schocks kommen, bei intrazerebraler Blutung zu Bewußtseinsstörungen und Koma.

■ Anamnese und Befund

Die Diagnose kann meist aus den anamnestischen Angaben gestellt werden. Bei Patienten, die eine Selbstmessung des Quick-Werts durchführen, kann schon präklinisch der aktuelle Gerinnungsstatus eruiert werden. EKG-Überwachung, S_aO_2-Messung, Bestimmung des Blutdrucks und der Pulsfrequenz sollen während des Transportes ins Krankenhaus kontinuierlich durchgeführt werden.

Präklinische Therapie

Sie beschränkt sich auf symptomatische Maßnahmen wie Sauerstoffgabe, Anlage eines sicheren venösen Zugangs und Infusion von Vollelektrolytlösung in einer an den Blutverlust adaptierten Menge. Externe Blutstillung, sofern dies möglich ist, Schockbekämpfung und ggf. Sicherung der Oxygenierung durch Intubation und Beatmung vervollständigen die notärztlichen Möglichkeiten.

Kernaussagen

■ **Hämatologische und onkologische Notfälle**
– Hämatologische Notfallsituationen sind selten, die Therapie erfolgt symptomatisch.

Literatur

■ Weiterführende Literatur

1. Eckstein R, Riess H, Siegert W: Hämatologie. Kohlhammer 1991
2. Pralle HB: Checkliste Hämatologie. Thieme, Stuttgart 1991
3. Shoemaker HC, Ayres A, Grenvik PR et al.: Textbook of critical care. WB Saunders, Philadelphia 1995

Nephrologische Notfälle

U. Börner

Roter Faden

- **Akutes Nierenversagen**
    - Grundlagen
    - Präklinische Diagnostik und Therapie
- **Chronische Niereninsuffizienz**
    - Grundlagen
    - Präklinische Diagnostik
    - Präklinische Therapie

Akutes Nierenversagen

Grundlagen

Beim akuten Nierenversagen (ANV) ist zunächst zwischen extrarenalen und renalen Ursachen zu unterscheiden (Tab. 10.33). Bei den extrarenalen Ursachen kann es sich wiederum um prä- oder postrenale Störungen handeln, während sich bei den renalen Ursachen vaskuläre, glomeruläre, interstitielle und tubuläre Veränderungen abgrenzen lassen.

Präklinische Diagnostik und Therapie

Klinik und Therapie des prä- und postrenalen ANV werden durch die zugrundeliegenden Ursachen bestimmt. Bei der Prophylaxe oder Therapie des *prärenalen Nierenversagens* geht es präklinisch im Wesentlichen darum, Volumenmangel-Zustände und eine Hypoperfusion zu behandeln. Das *postrenale Nierenversagen* fällt meist in den Bereich der Urologie bzw. Traumatologie; es ist in der Regel kein Gegenstand der präklinischen Therapie. Beim *renalen akuten Nierenversagen* können alle Symptome auftreten, die auch bei der Exazerbation des chronischen Nierenversagens relevant sind (siehe nachfolgender Abschnitt).

Ob ein ANV vorliegt oder nicht, ist in der präklinischen Phase fast immer unbekannt. Insofern ist eine gezielte Therapie nicht möglich und im Rahmen der Notfallrettung auch nicht notwendig. Wichtig ist die *Prophylaxe*, z. B. durch suffiziente Schocktherapie.

Chronische Niereninsuffizienz

Grundlagen

Chronisch niereninsuffiziente Patienten haben entweder eine mitunter grenzwertig ausreichende Nierenfunktion oder sind bereits dialysepflichtig. In letzterem Fall können es auch Shunt-Komplikationen sein, die einen Notfalleinsatz begründen.

Es gibt eine Fülle pathophysiologischer Mechanismen bei niereninsuffizienten Patienten (Tab. 10.34). Einige davon sind für die Notfallmedizin relevant. Hervorzuheben sind die primären oder sekundären Auswirkungen auf das kardiovaskuläre System.

Tabelle 10.33 Notfallmedizinisch relevante Pathophysiologie des akuten Nierenversagens (ANV).

Problem	Tritt z. B. auf bei
Prärenales ANV	
Hypoperfusion	Dehydration, Blutung, Verbrennung, Sepsis-Syndrom, Schock, Gefäßstenosen
Postrenales ANV	
Innere oder äußere Obstruktion von Niere und ableitenden Harnwegen	Raumforderungen durch Tumoren, Blutungen, Abszesse, Steine
Blasenruptur	Trauma
Renales ANV	
Vaskulär	Vaskulitis, Maligne Hypertonie, arterielle oder venöse Abflußbehinderungen, zu Thrombosen führende Erkrankungen
Glomerulär	Glomerulonephritis verschiedener Genese
Interstitiell	Medikamente, Hyperkalzämie, Infektionen
Tubulär	Ischämie, Schock, Sepsis-Syndrom, Rhabdomyolyse, Hämolyse, Medikamente, Gifte, Eklampsie

154   Spezielle Notfallmedizin

Tabelle 10.34 Notfallmedizinisch relevante Pathophysiologie der Urämie.

Störungen im Wasser- und Elektrolyt-Haushalt	führen zu
Natrium- und Wasserretention	Hypertonie, Herzversagen, Lungenödem, Flüssigkeitslunge
Kalium-Retention	Hyperkaliämie
Protonen-Retention	Metabolische Azidose
Endokrin-metabolische Störungen	**führen zu**
Sekundärer Hyperparathyreoidismus	Hyperkalzämie
Glukose-Intoleranz	Hyperglykämie
Retention der harnpflichtigen Substanzen	Anämie, Leukopenie, Thrombozytopathie, allgemeine Blutungsneigung, gastrointestinale Ulzera und Blutungen

Eine Hypervolämie kann mit einer Urämie-bedingten Kardiomyopathie zusammentreffen und ein foudroyantes Herzversagen auslösen. Patienten mit Oligo-/Anurie haben auf Grund der sehr geringen Regulationsbreite häufiger Hypervolämie-Probleme als Patienten mit gering eingeschränkter Urinausscheidung, obwohl auch letztere wegen des volumenexpandierenden Effekts der osmotisch wirksamen Metabolite eher hypervolämisch sein können. *Durch Hyperkaliämie bedingte Herzrhythmusstörungen können tödlich sein.* Eine Flüssigkeitslunge (fluid lung) kann zu Erstickungsanfällen führen. Der Patient kann in der Urämie in ein Koma verfallen; hier ist differentialdiagnostisch ein Coma diabeticum zu bedenken, da der Diabetes mellitus in ca. 15% der Fälle die Ursache eines Nierenversagens ist (Kimmelstiel-Wilson-Syndrom). Schließlich kann eine akute gastrointestinale Blutung, zum Beispiel im Rahmen einer urämischen Gastritis, einen niereninsuffizienten Patienten bedrohen.

Präklinische Diagnostik

Patienten mit Nierenversagen zeigen eine wechselnde klinische Symptomatik; diese ist wesentlich von den auslösenden Ursachen bestimmt.

Bei einer *akuten Überwässerung* hängt es vom Grad einer evtl. vorhandenen Herzinsuffizienz ab, ob der Patient sich vorwiegend mit einer respiratorischen Symptomatik auf Grund der Flüssigkeitslunge präsentiert, oder ob ein links-, rechts- oder biventrikuläres Pumpversagen des Herzens vorliegt.

Eine ausgeprägte Einflußstauung, möglicherweise verbunden mit Hyposystolie und Tachykardie, muß nicht immer die Folge eines myokardialen Pumpversagens sein. Insbesondere bei gleichzeitigen Brustschmerzen kann es sich auch um einen Perikarderguß bei urämischer Perikarditis handeln, der zu einer Tamponade des Herzens geführt hat.

Eine akuter *Volumenmangel* bei einem niereninsuffizienten Patienten sollte den Verdacht auf eine okkulte, möglicherweise gastrointestinale Blutung lenken.

Herzrhythmusstörungen bei hohem Kalium-Spiegel können die Folge einer unkontrollierten Kalium-Zufuhr sein, z. B. nach Genuß größerer Mengen Bananen (dies mitunter in suizidaler Absicht). Der meist grenzwertig hohe Kalium-Spiegel eines niereninsuffizienten Patienten kann auch durch Entgleisung der Azidose akut in toxische Bereiche ansteigen. Häufig finden sich bradykarde Rhythmusstörungen mit unterschiedlichen Blockbildern, aber auch tachykarde Bilder mit supraventrikulären und ventrikulären Extrasystolen kommen vor. Auch Kammerflimmern ist möglich, wenngleich dies eher für eine Hypokaliämie typisch ist.

Hypertone Entgleisungen sind bei niereninsuffizienten Patienten häufig. *Hypotone Phasen* kommen ebenfalls vor, besonders nach Dialyse-Behandlung und im Rahmen einer fortschreitenden Herzinsuffizienz.

- *Bewußtseinstrübungen oder Komata* können rein urämisch bedingt sein; sie müssen aber, wie bereits erwähnt, differentialdiagnostisch von einem Coma diabeticum abgegrenzt werden.
- In beiden Fällen wird der niereninsuffiziente Patient einen urämischen Fötor aufweisen, so daß eine sensorische Differenzierung kaum möglich ist. Daher sollte stets ein Blutzucker-Test erfolgen.

Notfallmedizinisch relevante *Shunt-Komplikationen* können z. B. auftreten, wenn es durch eine Fehlpunktion zu einem sich rasch entwickelnden Hämatom am Shunt-Arm kommt. Auch ein akuter Shunt-Verschluß kann vorkommen, der einer sofortigen Therapie zugeführt werden muß.

Schließlich kann der Notarzt bei chronisch niereninsuffizienten Patienten mit einer *lebensbedrohlichen Sepsis* konfrontiert werden. Niereninsuffiziente Patienten sind grundsätzlich immunkompromittiert. Abgesehen davon ist bei der klinischen Untersuchung darauf zu achten, ob ein mit Peritoneal-Dialyse versorgter Patient Zeichen einer *Peritonitis* aufweist, oder ob ein Dialyse-Patient Hinweise auf eine *Shunt-Infektion* bietet.

Präklinische Therapie

- Ein venöser Zugang ist bei niereninsuffizienten Patienten im Notfall ebenso indiziert wie bei anderen Notfallpatienten. Allerdings darf keine schnell laufende Infusion angehängt werden; am besten wird auf die Infusionsflasche verzichtet.
- Es ist auf weitgehende Schonung des Shunt-Arms zu achten.

- Für die präklinische Anlage eines zentralen Venenkatheters besteht in der Regel keine Veranlassung; sie ist auch nicht unproblematisch, da oft eine Gerinnungsstörung besteht.
- Nur im äußersten Notfall darf eine Verweilkanüle in einen Shunt eingelegt werden, wobei die Punktionsrichtung der Flußrichtung des Blutes entsprechen muß.

Da Schleifendiuretika nutzlos sind, ist die *präklinische Therapie der Überwässerung* sehr eingeschränkt.

- Bei ausgeprägter Flüssigkeitslunge und ernsthafter Atemnot sollte als erste Maßnahme die Zufuhr von 4–6 l/min *Sauerstoff* über Nasensonde erfolgen.
- Eine Lagerung des Patienten mit erhöhtem Oberkörper und abgesenkten Beinen („*Herzlagerung*") kann eine gewisse Volumenentlastung herbeiführen.
- Durch Zufuhr von Nitraten kann über die Erhöhung der venösen Kapazität eine vorübergehende Volumenentlastung erzielt werden. Hier ist die intermittierende sublinguale Applikation von *Glyceroltrinitrat* (bei 75 kg KG 1 Zerbeißkapsel 0,8 mg oder 2 Sprühstöße 0,4 mg) hilfreich.
- Bei alveolärem Lungenödem erfolgt die Intubation mit nachfolgender Beatmung bei einem positivem endexspiratorischen Druck (PEEP) um 5 mmHg; F_iO_2 wenigstens 0,5.

Ansonsten ist der rasche Transport in eine geeignete klinische Einrichtung vordringlich, wobei für den akuten Flüssigkeitsentzug zunächst die nächstgelegene Intensivstation mit der Möglichkeit der *Hämofiltration* durchaus ausreicht. Der Transport in ein nephrologisches Zentrum kann auch nach der stationären Akuttherapie erfolgen.

Sollte ein *Herzversagen* drohen oder bereits eingetreten sein, gelten dieselben Therapie-Empfehlungen wie bei Überwässerung.

- Eine Applikation der sonst beim Herzversagen verwendeten Katecholamine ist auch beim Niereninsuffizienten möglich, allerdings muß wegen der bestehenden Azidose von einer geringeren Wirksamkeit ausgegangen werden.
- Evtl. wird eine Blindpufferung mit *Na-Bikarbonat* (1 mmol/kg KG) erforderlich.

Stehen Brustschmerzen, Einflußstauung, Hyposystolie und Tachykardie im Vordergrund, muß unbedingt auch an die *Exazerbation eines Perikardgußes* gedacht werden. Von der ungezielten probeweisen Perikardpunktion im Notarztwagen ist abzuraten; sie kommt nur bei vitaler Indikation in Betracht.

Bei *Rhythmusstörungen mit vermuteter Hyperkaliämie*, wovon bei Oligo-Anurie in aller Regel ausgegangen werden darf, sind die präklinischen Möglichkeiten ebenfalls stark eingeschränkt. Aus logistischen Gründen scheidet eine Glukose-Insulin-Infusion in der Regel aus. Die rektale Applikation von Ionen-Austauschern ist nicht sinnvoll, da, von den technischen Schwierigkeiten einmal abgesehen, der Wirkungseintritt viel zu langsam erfolgt.

- Kurzfristig erfolgversprechend ist die intravenöse Zufuhr von 1–2 mmol/kg KG *Na-Bikarbonat*. Durch Anhebung des pH-Werts im Blut kommt es zum Abstrom von Kalium in den Intrazellulärraum.
- Kalzium kann arrhythmogene Kalium-Effekte kurzfristig günstig beeinflussen (bei 75 kg KG 10–30 ml *Kalzium-Glukonat 10%* unter EKG-Kontrolle langsam i. v.).
- $ß_2$-Mimetika führen mit einer gewissen Latenz zu einem Abstrom von Kalium in den Intrazellulärraum. Sie können i. v. oder inhalativ appliziert werden (bei 75 kg KG z. B. 5 µg/kg KG *Salbutamol* über 15 min i. v. oder Inhalation von 200–400 µg Fenoterol-Spray).

Rhythmusstörungen werden ansonsten symptomatisch behandelt. Wegen der Niereninsuffizienz muß die Applikation von Antiarrhythmika jedoch mit größter Zurückhaltung erfolgen. Lediglich im Zusammenhang mit der Defibrillation bei Kammerflimmern kann einmalig ggf. 1 mg/kg KG Lidocain verabreicht werden. Bei bradykarden Rhythmusstörungen ist die Anwendung eines temporären transvenösen oder ösophagealen *Schrittmachers* indiziert. Ansonsten ist bei der Hyperkaliämie der rasche Transport in klinische Behandlung vordringlich.

Die *Therapie hypertoner Krisen* erfolgt beim Niereninsuffizienten wie beim Nierengesunden mit Nitrendipin (bei 75 kg KG 5 mg oral), Nifedipin (bei 75 kg KG 10–20 mg sublingual), Glyceroltrinitrat (bei 75 kg KG 1 Zerbeißkapsel 0,8 mg oder 2 Sprühstöße 0,4 mg) bzw. Urapidil (2 × 0,5–1,0 mg/kg KG i. v.).

Bei einer *Hypotonie* steht die Autotransfusion durch Hochlagerung von Becken und Beinen an erster Stelle. Nur bei dringendem Verdacht auf Blutung und Volumenmangel werden kaliumfreie Lösungen (z. B. NaCl 0,9%) infundiert. Ansonsten kann eine Anhebung des Blutdrucks mit Akrinor® oder Etilefrin versucht werden.

Ein *Koma* erfordert die Sicherung der Vitalfunktionen, hier insbesondere der Atemwege (Intubation), und den schnellstmöglichen Transport zur Klinik. Ein Blutzucker-Test soll schon präklinisch durchgeführt werden.

Wird der Notarzt mit einer *Shunt-Blutung* oder einem rasch an Größe zunehmendem Hämatom konfrontiert, erfolgt die Anlage eines Kompressionsverbandes und der Transport in eine gefäßchirurgische Abteilung.

Kernaussagen

Akutes Nierenversagen
- Eine suffiziente präklinische Schocktherapie kann ein akutes Nierenversagen vermeiden helfen. Ist es schon eingetreten, gelten die gleichen Maßnahmen wie beim chronischen Nierenversagen.

Chronische Niereninsuffizienz
- Patienten mit chronischer Niereninsuffizienz, ob dialysepflichtig oder nicht, sind besonders durch Hypervolämie bedroht. Hypovolämische Zustände kommen bei Dialyse-Patienten kurz nach der Dialyse vor; ansonsten können sie auf eine (oft gastrointestinale) Blutung hinweisen. Eine Hyperkaliämie kann maligne Rhythmusstörungen auslösen. Bei komatösen Patienten ist insbesondere auch ein Coma diabeticum auszuschließen. Ein urämischer Perikarderguß kann akut bedrohlich werden. Hypertone Entgleisungen sind häufig, aber auch hypotone Episoden kommen vor.

- Shunt-Komplikationen oder eine Peritonitis bei Peritonealdialyse können notfallmedizinische Hilfe erfordern.
- Bei Dialyse-Patienten soll der venöse Zugang möglichst nicht am Shunt-Arm angelegt werden. Bei der Infusion ist größte Zurückhaltung geboten.
- Eine Überwässerung wird symptomatisch durch Sauerstoff-Zufuhr, „Herz-Lagerung", Glyceroltrinitrat und ggf. durch Intubation und Beatmung behandelt.
- Bei Katecholamin-resistentem Herzversagen werden zusätzlich 1–2 mmol/kg KG Na-Bikarbonat verabreicht.
- Rhythmusstörungen sind meist durch eine Hyperkaliämie bedingt. Als Notfallmaßnahme ist die Senkung des Kalium-Spiegels durch Gabe von 1–2 mmol/kg KG Na-Bikarbonat indiziert; zusätzlich kommt die langsame i.v-Injektion von 10–30 ml Kalzium-Glukonat 10% und die Applikation von β_2-Mimetika in Betracht. Auch ein Notfall-Schrittmacher kann erforderlich werden.
- Hypertonien werden mit Nifedipin, Glyceroltrintirat oder Urapidil behandelt.
- Hypotonien werden bei Verdacht auf Volumenmangel mit kaliumfreien Lösungen behandelt, ansonsten mit Akrinor® oder Etilefrin.

Literatur

■ Weiterführende Literatur

1. Brezis M, Rosen S: Hypoxia of the renal medulla - its implications for disease. New Engl J Med. 1995; 332:647–655
2. Druml W: Prävention und Therapie des akuten Nierenversagens. In: Lasch HG, Lenz K, Seeger W (Hrsg.): Lehrbuch der Internistischen Intensivtherapie. Schattauer, Stuttgart, New York 1997; S. 511–521
3. Eberst ME, Berkowitz LR: Hemostasis in renal disease: Pathophysiology and management. Am J Med. 1994; 96(2):168–179
4. Fischereder M, Trick W, Nath KA: Therapeutic strategies in the prevention of acute renal failure. Semin Nephrol. 1994; 14:41–52
5. Ifudo O, Dawood M, Homel P, Friedman EA: Excess morbidity in patients starting uremia therapy without prior care by a nephrologist. Am J Kidney Dis. 1996; 28(6):841–845
6. Kemper MJ, Harps E, Müller-Wiefel DE: Hyperkalemia: Therapeutic options in acute and chronic renal failure. Clin Nephrol. 1996; 46(1):67–69
7. Köhler F: Notfälle bei Patienten mit chronischer Niereninsuffizienz. In: Schuster HP (Hrsg.): Notfallmedizin (Innere Medizin der Gegenwart; Bd. 3). Urban & Schwarzenberg, München, Wien, Baltimore 1989; S. 341–353
8. Paganini EP: Acute renal failure in the intensive care setting: Prevention, diagnosis, treatment, and follow-up. In: Sivak ED, Higgins TL, Seiver A (eds.): The high risk patient: Management of the critically ill. Williams & Wilkins, Baltimore, Philadelphia, Hong Kong 1995; S. 783–801
9. Zarconi J, Phinney MS: Special considerations in the patient with chronic renal failure in the intensive care unit. In: Sivak ED, Higgins TL, Seiver A (eds.): The high risk patient: Management of the critically ill. Williams & Wilkins, Baltimore, Philadelphia, Hong Kong 1995; S. 783–801

Endokrin-metabolische Notfälle

U. Börner

Roter Faden

■ **Koma als präklinisches Problem**
  – Grundlagen
  – Pathophysiologie und präklinische Diagnostik
  – Präklinische Therapie

■ **Endokrin-metabolische Notfälle ohne Koma**
  – Diabetes insipidus
  – Schwartz-Bartter-Syndrom (SIADH)
  – Tetanie
  – Dekompensierter Hyperkortisolismus
  – Phäochromozytom-Krise
  – Akute (hepatische) Porphyrie

■ Koma als präklinisches Problem

Grundlagen

Die Differentialdiagnose endokrin-metabolischer Notfallsituationen ist vielfältig. Der größte Teil der in Frage kommenden Ursachen und daraus ableitbarer therapeutischer Ansätze ist für die präklinische Notfallmedizin von untergeordneter Bedeutung. In vielen Fällen läßt sich die Klärung oder zumindest Eingrenzung des Problems erst nach klinischer Einweisung herbeiführen.

■ Eine orientierende neurologische Untersuchung unter Einschluß eines einfachen Hirnnerven-Status kann zur Unterscheidung fokaler oder diffuser zerebraler Störungen beitragen.

Fokale zerebrale Schädigungen führen oft zu einer Seitendifferenz der Hirnnerven-Befunde. Bei einer plötzlichen Bewußtseinsstörung weist dieser Befund, zusammen mit einer typischen Anamnese (Auftreten nach körperlicher Anstrengung oder Unfall), eher auf ein neurologisches oder neurochirurgisches Krankheitsbild und nicht auf eine metabolische Genese des Komas hin. Zyanose und Tachypnoe in Zusammenhang mit Einflußstauung und Hyposystolie werden dagegen den Verdacht auf eine kardiale Ursache des Komas lenken.

Ein Koma aus metabolischer Ursache entwickelt sich meist langsam und stetig. Die zentrale Störung präsentiert sich als diffuse Beeinträchtigung des ZNS. Mitunter lassen die Farbe und der Geruch der Patienten eine erste Verdachtsdiagnose zu. Je nach Pathophysiologie können hypo- oder hyperzirkulatorische Kreislaufreaktionen oder auch Normalbefunde für Puls und Blutdruck vorliegen.

Anhand der Symptom-Konstellation ist mitunter ein Erkennen der Koma-Ursache möglich. Hier gilt es auch, Indizien zu sammeln, die mit den in der Klinik erhobenen Befunden den Weg zu einer bestimmten Diagnose weisen. Die folgenden Zusammenstellungen von Symptomen sollen bestimmte häufige Konstellationen aufzeigen und deren Zuordnung zu bestimmten Koma-Ursachen ermöglichen (Tab. 10.**35** u. 10.**36**).

Pathophysiologie und präklinische Diagnostik

Alle Koma-Formen können zu einer Gefährdung der Vitalfunktionen mit zentralen Atemstörungen, bedrohlichen Herzrhythmusstörungen und Schock führen. Außerdem ist bei der Thyreotoxikose eine hyperton-hyperzirkulatorische Entgleisung möglich, die ein Linksherzversagen induzieren kann.

Bei der *Urämie* und beim *Leberkoma* kommt es zu einer allmählichen Vergiftung des Organismus mit Zwischen- und Endprodukten des Stoffwechsels, die sich sowohl am ZNS als auch am Herzen und anderen Organen manifestiert. Die Entwicklung ist langsam progredient.

Diabetische Patienten sind durch mehrere mögliche Entgleisungen gefährdet, wobei die akut auftretende schwere Hypoglykämie die einzig unmittelbar lebensbedrohliche Komplikation darstellt. Die Hypoglykämie und das ketoazidotische Koma treten eher beim Typ-I-Diabetiker auf, während das hyperosmolare Koma häufiger beim Typ-II-Diabetiker gefunden wird.

Eine weitere Ursache für eine extreme Hypoglykämie kann ein *Insulinom* sein. An diese Erkrankung muß gedacht werden, wenn ein Patient ohne Diabetes-Anamnese und ohne Insulin-Therapie wiederholt bewußtlos wird und Blutzucker-Konzentrationen unter 50 mg/dl aufweist. Die *Biguanid-induzierte Laktat-Azidose*, bei der es zu einer Hemmung des Laktat-Metabolismus in der Leber kommt, ist seit der kritischen Indikationsstellung für Biguanide und bei aufmerksamer Betreuung der wenigen Patienten, die von dieser Therapie profitieren, sehr selten geworden.

Der *Thiamin-Mangel* als Grund eines unklaren Komas im Sinne einer akut exazerbierenden Wernicke-Enzephalopathie ist nicht nur ein Problem alkoholkranker Patienten. Auch sonstige einseitige Ernährungsformen können zu einem latenten Vitamin-B_1-Mangel führen, weil Nahrung aus „Fast-Food"-Läden, im Gegensatz zu Vollkorn-Brot und Bier, kaum Thiamin enthält.

Bei der *alkoholischen Ketoazidose* wird eine genetische Prädisposition diskutiert, die unter Einwirkung von Alkohol zu einer Hemmung der Gluconeogenese mit gesteigerter hepatischer Glykogenolyse führt. Da auch eine Hemmung der ß-Oxydation in der Leber vorliegt, kommt es zu einem starken Anstieg von freien Fettsäuren im Blut. Bei einer Unterbrechung der Alkohol-Zufuhr setzt eine starke

Tabelle 10.35 Leitsymptome häufiger Koma-Formen

Koma-Form	Symptome
Neurologisch	Oft plötzlicher Beginn, Trauma, Paresen, Krämpfe, Meningismus, Hirnnerven-Ausfälle (evtl. mit Seitendifferenz), Bradykardie, auffällige Atmung
Kardiorespiratorisch	Tachypnoe, Orthopnoe, Zyanose, Tachy- oder Bradykardie, Rhythmusstörungen, Einflußstauung, alveoläres Lungenödem, periphere Ödeme
Metabolisch	**Urämie**
	Blass-graue Haut, Foetor uraemicus, Ödeme, Tachykardie mit Hypertonie; Hyperhydration oder Dehydration; Krämpfe; Azidose-Atmung
	Leberkoma
	Ikterus, Spider-Naevi, Leber groß oder ganz klein, Aszites, erdig-fleischiger Foetor, Azidose-Atmung
Endokrin-metabolisch (assoziiert mit Diabetes mellitus)	**Ketoazidose-Koma**
	Langsamer Beginn, Tachykardie bei Hypotonie, trocken-warme Haut, Exsikkose, fruchtig azetonartiger Foetor, Azidose-Atmung, Blutzucker > 300 mg/dl, Urin-Test: Keton-Körper +++, Aceton +++
	Hyperosmolares Koma
	Langsamer Beginn, Tachykardie bei Hypotonie, evtl. hypovolämischer Schock, kein typischer Foetor, Blutzucker > 600 mg/dl, extreme Exsikkose, Urin-Test: Keine Keton-Körper
	Hypoglykämischer Schock
	Schneller Beginn, Krämpfe, Haut blass und feucht, Tachykardie bei Hypotonie, kein typischer Geruch, Blutzucker < 50 mg/dl
	Laktat-Azidose
	Hypothermie, Azidose-Atmung, kein typischer Geruch, Biguanide

Tabelle 10.36 Leitsymptome seltener Koma-Formen

Koma-Form	Symptome
Metabolisch	**Thiamin-Mangel**
	Wernicke-Enzephalopathie, Bradykardie mit Hypotonie, Hypothermie, Muskelschwäche, Azidose-Atmung. Anamnese: Alkohol- und/oder Kohlenhydrat-Exzess, längere Ernährung mit „junk food", körperliche Überanstrengung
	Alkoholische Ketoazidose
	Tachykardie bei Hypotonie, Exsikkose, Azidose-Atmung, Blutzucker < 300 mg/dl, Urin-Test: Ketonkörper +++, Azeton +++; Anamnese: Gewohnheitstrinker mit Alkoholexzess > 12 h vor Notfallsituation
Endokrin	**Hypophysäres Koma**
	Hypothermie, Bradykardie mit Hypotonie, Hypoventilation, Hypoglykämie, paralytischer Ileus, evtl. fehlende Körperbehaarung bei struppig-glanzlosem Haupthaar
	Addison-Krise
	Ähnlich wie hypophysäres Koma. Außerdem: Hypovolämie bis Schock (Hypotonie plus Tachykardie), Pseudo-Peritonitis, Azidose-Atmung, Fieber möglich
	Myxödem-Koma
	Ähnlich wie hypophysäres Koma. Außerdem: Myxödem, Makroglossie, Anämie
	Thyreotoxische Krise
	Hyperthermie, Exsikkose, Tachykardie mit Hypertonie, Arrhythmie, Herzversagen
	Hyperkalzämie-Syndrom
	Tachykardie, später Bradykardie, Hypertonie, später Hypotonie bei Exsikkose bis hin zum Schock, Hyperthermie, Hypo- oder Areflexie, Erbrechen, Oberbauchbeschwerden

Ketogenese ein, die durch die im Entzug gesteigerte Adrenalin-Freisetzung und Lipolyse verstärkt wird. Das Vorliegen eines Diabetes mellitus gehört nicht obligat zu diesem Krankheitsbild, weshalb die Blutglukose-Spiegel streßbedingt eher mäßig erhöht sind; Laktat ist ebenfalls nur gering erhöht. Die Patienten sind typischerweise alkoholkrank und präsentieren sich im Vollbild des ketoazidotischen Komas als Folge von Polyurie und Erbrechen extrem dehydriert.

Patienten mit *hypophysärem Koma* zeigen das Vollbild des akuten Panhypopituitarismus. Der Mangel an Gluko- und Mineralokortikoiden sowie von Schilddrüsen-Hormonen führt zur völligen physischen und psychischen Apathie. Die Ursachen für den kompletten Ausfall der Adenohypophyse sind vielfältig. Bei lokalen Prozessen, seien es Tumoren, Folgen von Traumen mit Irritation des Hypophysenstiels oder Zirkulationsstörungen durch Thrombosen, Embolien oder Minderperfusion (Sheehan-Syndrom), kann die Neurohypophyse mitbetroffen sein. Daneben sind Störungen in höheren Strukturen (Hypothalamus) bekannt, die zu einem kompletten Ausfall lediglich der Adenohypophyse führen können. Differentialdiagnostisch muß an eine Addison-Krise oder an ein Myxödem-Koma gedacht werden. Hier kann die Suche nach Hautveränderungen weiterhelfen. Bei M. Addison führt die reaktive Hypersekretion von adrenocorticotropem Hormon (ACTH) und melanozytenstimulierendem Hormon (MSH) zu einer starken Pigmentierung, während beim Myxödem-Koma das typische, nicht eindrückbare Ödem nachweisbar ist. Zusätzlich fehlt bei der sekundären, hypophysär bedingten Insuffizienz der Nebennierenrinde (NNR) häufig die Sekundärbehaarung als Ausdruck der gestörten Synthese der Sexualhormone.

Die *Addison-Krise* weist, bis auf die bereits erwähnte verstärkte Pigmentierung der Haut, viele Ähnlichkeiten mit dem Hypophysen-Ausfall auf. Patienten mit chronischer NNR-Unterfunktion können durch körperlichem Streß oder Infektionen eine akute Addison-Krise entwickeln. Eine Infarzierung der Nebennieren (Waterhouse-Friedrichson-Syndrom) kann zu quälenden Flankenschmerzen führen, die von Fieber begleitet sind. Stigmata auf der Haut, die auf eine lange Entwicklung der Erkrankung hinweisen, fehlen. Der Volumenmangel führt zu Hypotonie und Tachykardie. Die Patienten kommen sehr rasch in eine präfinale Situation, die durch einen katecholamin-insensitiven Schock und ein Multiorganversagen gekennzeichnet ist.

Beim *Myxödem-Koma* fällt oft die typische Veränderung der Haut auf. Im Gegensatz zum kardialen oder venösen Ödem ist das Myxödem nicht eindrückbar. Das Myxödem-Koma tritt oft als akute Exazerbation einer schon lange bestehenden Hypothyreose auf. Als Auslöser kommen Kälte, körperliche Anstrengung oder Infekte in Frage. Die durch das Fehlen der Schilddrüsen-Hormone bedingten Störungen im Intermediärstoffwechsel führen u. a. zur Adynamie und bradykarden Hypotonie dieser Patienten.

Im Gegensatz hierzu haben Patienten mit einer *thyreotoxischen Krise* einen in allen Qualitäten gesteigerten Stoffwechsel, was sich neben einer starken Katabolie in einer deutlichen Erhöhung des Sauerstoff-Verbrauchs ausdrückt. Hyperthyreote Patienten weisen eine Synthese-Störung für Katecholamine mit konsekutiver „Up-Regulation" der Katecholamin-Rezeptoren auf. Kommt es nun in einer Streßsituation zur vermehrten Freisetzung von Katecholaminen, treffen diese auf eine hohe Rezeptorendichte und wirken sich entsprechend deletär aus: Tachykardie, Hypertonie und hohes Herzminutenvolumen bei großer Blutdruckamplitude und Hyperthermie kennzeichnen den Zustand des Patienten. Vor allem bei älteren oder kardial vorgeschädigten Patienten kann eine solche Überaktivierung des kardiozirkulatorischen Systems zum vornehmlich linksventrikulären Versagen führen. Dies ist einer der Gründe dafür, daß eine thyreotoxische Krise unbehandelt zum Tode führt. Auch die Thyreotoxikose stellt meist die Entgleisung einer länger bestehenden Hyperthyreose dar. Schwere körperliche Erkrankungen, Belastungen oder Infekte können das Vollbild der Erkrankung ebenso herbeiführen wie starker emotionaler Streß. Auch können andere endokrine Notfallsituationen (Ketoazidose, Hypoglykämie, Phäochromozytom) eine Thyreotoxikose herbeiführen. Eine Jodzufuhr kommt ebenfalls als Auslöser in Frage, und selbst die Palpation einer hyperthyreoten Schilddrüse kann eine Thyreotoxikose auslösen. Schließlich kann eine Thyreoiditis die Ursache bilden, wenn auch im Endstadium einer entzündlichen Schilddrüsenerkrankung oft die Hypothyreose steht.

Letztlich sei noch das *Hyperkalzämie-Syndrom* erwähnt, das im Gefolge eines primären oder sekundären Hyperparathyreoidismus auftreten kann. Auslöser sind entwerd eine exogene Kalzium-Zufuhr, die Gabe von Vitamin D oder eine extreme Freisetzung von Parathormon, z. B. aus einem palpierten Nebenschilddrüsen-Tumor. Ein hoher Parathormon-Spiegel tritt oft auch bei malignen Erkrankungen auf, weshalb entsprechende anamnestische Informationen von großer Bedeutung sind. Kalzium-Spiegel über 3,5 – 4,0 mmol/l sind akut lebensbedrohlich. Es kommt zu einer extremen Tachykardie sowie zur Hypertonie, die sich später über eine Hypotonie zum Kreislaufversagen entwickelt. Die Patienten sind extrem exsikkiert, wobei sich die akute Situation schon in wenigen Stunden entwickeln kann.

Präklinische Therapie

Die präklinische Therapie von Patienten mit endokrin-metabolischem Koma ist symptomatisch und konzentriert sich auf die Kreislauf-Stabilisierung und eine ausreichende Oxygenierung.

Ein sicherer venöser Zugang, die Überwachung mittels EKG, Pulsoxymeter und Blutdruckmessung sowie die Sauerstoff-Applikation über Nasensonde sind unverzichtbar.

- Die *Indikation zur Intubation und Beatmung* sollte großzügig gestellt werden, zumal diese Maßnahme nicht nur die ausreichende Sauerstoff-Zufuhr und adäquate Ventilation sichert, sondern auch eine effektive Aspirations-Prophylaxe darstellt.

Nach Sicherung der Oxygenierung steht die *Stabilisierung des Kreislaufs* im Vordergrund. Wie bereits dargestellt, leiden viele Patienten mit endokrin-metabolischem Koma unter einer Hypovolämie; ausgeschlossen hiervon sind lediglich die meisten Urämie-Patienten. Da die Elektrolyt-Konstellation der Patienten präklinisch unbekannt ist, können keine korrigierenden Lösungen angewendet werden.

- Der Volumenersatz erfolgt daher ausschließlich mit *isotoner Kochsalz-Lösung*; ersatzweise kommt allenfalls eine normale Vollelektrolyt-Lösung in Frage.

- Von kolloidalen Lösungen ist eher Abstand zu nehmen, weil in den meisten Fällen eine Dehydration mit erhöhtem intravasalen Eiweißgehalt vorliegt.

Herzrhythmusstörungen werden nach den üblichen Kriterien behandelt.

Bei Verdacht auf eine *diabetische Stoffwechsel-Entgleisung* ermöglicht die orientierende Blutzucker-Bestimmung zusammen mit der klinischen Untersuchung und einer Geruchsprüfung die schnelle Unterscheidung von Hyper- oder Hypoglykämie.

- Liegt eine Hypoglykämie vor oder ist sie nicht zweifelsfrei auszuschließen, werden umgehend 50 ml Glukose-Lösung 40% oder 50% (20–25 g Glukose) i. v. verabreicht.

10 g Glukose i. v. führen zu einer Erhöhung des Blutzucker-Spiegels um etwa 30–40 mg/dl. Bei Hypoglykämie kann diese Therapie lebensrettend sein oder schwere Schäden abwenden, während sie bei Hyperglykämie keine besonderen Gefahren birgt. Präklinisch sollte auf die Zufuhr von Insulin verzichtet werden, erfordert dies doch eine engmaschige Blutzucker-Kontrolle und eine Kalium-Substitution, die ebenfalls eng überwacht werden müßte. Eine „blinde" Bikarbonat-Gabe ist abzulehnen, zumal die Azidose des Diabetikers unter der später stattfindenden Insulin-Therapie von selbst zurückgeht. Auch vor der Zufuhr von freiem Wasser (z. B. als Glukose-Lösung 5%) ist zu warnen, dies insbesondere, wenn eine extreme Dehydration den Verdacht auf ein hyperosmolares Koma begründet. Hier muß immer eine isotone Kochsalz-Lösung verabreicht werden (siehe Abschnitt „Störungen im Wasser- und Elektrolyt-Haushalt").

- Die ungezielte medikamentöse Therapie des unklaren endokrin-metabolischen Komas beschränkt sich auf die intravenöse Gabe eines Glukokortikoids (z. B. 250 mg Hydrokortison i. v.); dies auch bei Verdacht auf eine thyreotoxische Krise.

Die hyperzirkulatorische Kreislaufentgleisung der thyreotoxischen Krise kann mit ß-Blockern behandelt werden. Diese Therapie muß wegen der Gefahr paradoxer Effekte jedoch unterbleiben, wenn differentialdiagnostisch eine Phäochromozytom-Krise in Frage kommt.

- Bei Verdacht auf eine hyperkalzämische Krise ist neben der verdünnenden und damit Kalzium-senkenden Wirkung einer isotonen Kochsalz-Infusion an die Gabe von Furosemid (bei 75 kg KG 20–40 mg i. v.) zu denken, um eine vermehrte Ausscheidung des Kalziums einzuleiten.
- Auch in diesem Falle wird die Gabe eines Glukokortikoids empfohlen.

Endokrin-metabolische Notfälle ohne Koma

Diabetes insipidus

Ein Diabetes insipidus kann zentral, renal oder psychogen bedingt sein. Während ein renaler Diabetes insipidus oder eine psychogene Polydipsie selten notfallmedizinische Relevanz erlangen, kann ein Diabetes insipidus durch Mangel an antidiuretischem Hormon (ADH) durchaus einen Notfall darstellen.

Der zentrale ADH-Mangel kann als Folge eines Traumas oder einer Operation im Bereich der Hypophyse auftreten. Der Abriß des Hypophysenstiels bei einer frontobasalen Fraktur führt zwar auch zu einem Panhypopituitarismus; die akute Symptomatik wird aber durch die rasch einsetzende und unbehandelt zum Tode führende Ausscheidung großer Mengen Primärharn (bis 1 l/h) bestimmt. Kompressionen des Hypophysenstiels durch Tumoren können bei Einblutung krisenhaft exazerbieren. In solchen Fällen treten häufig auch Gesichtsfeldausfälle auf, da das Chiasma opticum in unmittelbarer Nähe liegt. Ein zentraler ADH-Mangel kann auch idiopathisch auftreten, wobei ein plötzlicher Beginn der Symptomatik die Regel ist.

Klinisch findet sich eine hypertone Dehydration bei anfangs massiver Ausscheidung eines fast wasserhellen Urins. Ohne Behandlung kommt es rasch zum hypovolämischen Schock.

Die klinische Therapie des Diabetes insipidus erfolgt durch Zufuhr eines Vasopressin-Analogons und wird hier nicht näher dargestellt.

- Zur Überbrückung der Transportzeit ist präklinisch die Infusion isotoner kristalloider Lösungen zur Auffüllung des Kreislaufs ausreichend.

Schwartz-Bartter-Syndrom, SIADH

Das *Schwartz-Bartter-Syndrom,* auch als *Syndrom der inadäquaten ADH-Sekretion (SIADH)* bezeichnet, tritt vor allem als paraneoplastisches Syndrom sowie als Nebenwirkung bestimmter Medikamente (u. a. Thiazide, Neuroleptika, trizyklische Antidepressiva) auf.

Klinisch liegt eine Überwässerung (hypotone Hyperhydration) bei hohem renalen Natrium-Verlust vor.

- Die Akuttherapie besteht in der intravenösen Gabe von Furosemid (bei 75 kg KG 20–60 mg).
- Bei mangelnder Wirkung wird die Furosemid-Dosis weiter erhöht und idealerweise mit der Zufuhr von 10–20 g NaCl kombiniert.

Tetanie

Die Tetanie wird durch Mangel an ionisiertem Kalzium im Blut ausgelöst und tritt in der Regel bei Gesamt-Kalzium-

Werten < 1,8 mmol/l (entsprechend einem ionisierten Kalzium von 0,9 mmol/l) auf.

- Zuckungen der mimischen Muskulatur, vor allem perioral und um die Augen, sowie nach Perkussion des Nervus facialis zeigen eine Übererregbarkeit der Muskulatur an und sprechen für eine Tetanie (Chvosteksches-Zeichen).

Ursächlich kommt ein Hypoparathyreoidismus in Betracht, der meist durch die versehentliche operative Entfernung aller Epithelkörperchen bei einer Schilddrüsen-Operation bedingt ist. Es gibt aber auch Fälle, bei denen Parathormon zwar gebildet wird, die Bindungsstrukturen aber resistent sind für dieses Hormon. Auch kann ein Vitamin-D-Mangel oder vermehrte Calcitonin-Ausschüttung zu einer Hypokalzämie führen.

Im Rettungsdienst ist die durch Hyperventilation ausgelöste Tetanie vorherrschend, bei der es im Rahmen der respiratorischen Alkalose zu einem Absinken des ionisierten Kalziums gekommen ist. Solche Hyperventilations-Tetanien sind meist psychischer Genese und bedürfen keiner Zufuhr von Kalzium, wenngleich mit der Gabe von Kalzium die Tetanie kurzfristig zu durchbrechen ist.

Differentialdiagnostisch ist an Tetanus und Tollwut zu denken, auch ein epileptischer Anfall ist möglich. Schließlich kann auch eine Strychnin-Vergiftung ähnliche Symptome hervorrufen.

- Bei Hyperventilations-Tetanie ist das beruhigende Gespräch mit dem Patienten oft schon ausreichend, ggf. unterstützt durch die niedrigdosierte Zufuhr von Midazolam (bis 0,1 mg/kg KG i. v.) oder Diazepam (bis 0,2 mg/kg KG i. v.).
- In Fällen offensichtlich fehlender Hyperventilation ist die langsame intravenöse Injektion von Kalzium (bei 75 kg KG 10 ml Kalzium-Glukonat 10%) indiziert.

Auch durch CO_2-Rückatmung über eine Plastiktüte kann die respiratorische Alkalose beseitigt werden. Die Patienten werden allerdings häufig weiter geängstigt, und darüber hinaus kann es auch zu einem Sauerstoffmangel kommen.

Dekompensierter Hyperkortisolismus

Beim *Morbus Cushing*, sei er iatrogen entstanden bzw. Folge eines ACTH-produzierenden Adenoms oder eines hormonproduzierenden Tumors, kann es zu einem krisenhaften Kortisol-Anstieg im Blut kommen.

Neben den typischen klinischen Veränderungen des Morbus Cushing sind exazerbierende Patienten vor allem psychopathologisch auffällig. Das Bild kann von depressiv-suizidal bis produktiv-psychotisch reichen.

- Die präklinische Versorgung solcher Patienten beschränkt sich im Wesentlichen auf Beruhigung und auf eine evtl. medikamentöse Sedierung.

Phäochromozytom-Krise

Ein Phäochromozytom ist ein katecholaminproduzierender Tumor, der meist im Nebennierenmark oder paraganglionär angesiedelt ist. Die Krise wird ausgelöst durch den exzessiven Einstrom von Katecholaminen ins Blut. Die Klinik wird einerseits bestimmt vom Verhältnis der freigesetzten Katecholamine (Adrenalin, Noradrenalin, ggf. Dopamin) zueinander und andererseits davon, ob die Freisetzung kontinuierlich oder episodenhaft erfolgt.

Patienten mit kontinuierlich erhöhter Katecholamin-Inkretion stehen meist wegen ihres Hochdrucks in Behandlung. Selten kann es auch bei diesen Patienten zu einem krisenhaften Blutdruckanstieg kommen, der ansonsten eher für Phäochromozytom-Träger mit episodenhafter Katecholamin-Freisetzung typisch ist.

Blutdruckanstiege bis zu 300/200 mmHg kommen vor. Die Anfälle können begleitet sein von Angst, Tachyarrhythmien, Angina pectoris und neurologischen Störungen. Es droht ein Linksherzversagen mit alveolärem Lungenödem und kardiogenem Schock.

Differentialdiagnostisch ist bei Verdacht auf eine Phäochromozytom-Krise an eine Hypoglykämie (in der adrenergen Gegenreaktion), an eine thyreotoxische Krise, an eine beginnende Sepsis und an eine akute Psychose zu denken.

- Die präklinische Therapie beschränkt sich auf das allgemeine Vorgehen bei Hypertonie und Herzrhythmusstörungen.
- Für die erste Therapie hat sich die sublinguale Applikation von Nifedipin (bei 75 kg KG 10–20 mg, ggf. auch mehr) bewährt.
- Die Gabe von ß-Blockern ist vor der Aufsättigung mit α-Blockern strikt zu unterlassen.
- Clonidin oder Urapidil sind in der Regel wirkungslos.
- In Frage kommt auch die i. v.-Gabe von 2–3 mg/kg KG Diazoxid.

Akute (hepatische) Porphyrie

Die akute Porphyrie ist durch die Kombination der Zeichen des „akuten Abdomens" (Abdominalschmerz, Ileus, Erbrechen) mit einer neurologischen Symptomatik gekennzeichnet. Zu den neurologischen Befunden können periphere sensomotorische Störungen ebenso zählen wie eine Atemlähmung oder psychotische Episoden. Darüber hinaus liegt meist eine tachykarde und hypertone Kreislauf-Entgleisung vor.

Es gibt verschieden Porphyrie-Formen mit und ohne Beteiligung der Haut. Bei manchen Patienten kommt es vor allem unter Lichteinfluß zu einer Rotfärbung des Urins. Den verschiedenen Porphyrien liegen diverse Enzymopathien zu Grunde, die zu einem erhöhten Anfall verschiedener Häm-Vorstufen im Organismus führen, die teilweise direkt neurotoxisch zu sein scheinen.

Eine Vielzahl von Medikamenten ist in der Lage, die Produktion von Häm-Protein durch Induktion der hepatischen δ-Aminolävulinsäure-Synthetase zu steigern. Hierdurch kann es zu einem akuten Porphyrie-Anfall kommen. Tab. 10.37 enthält eine Zusammenstellung der wichtigsten Medikamente, die die klinische Manifestation einer akuten hepatischen Porphyrie auslösen können, während Tab. 10.38 diejenigen Medikamente enthält, die bei der Porphyrie als ungefährlich gelten.

Vielen Patienten mit akuter hepatischer Porphyrie ist ihre Erkrankung bekannt, so daß der Notarzt mit entsprechenden anamnestischen Hinweisen rechnen darf. Im Anfall steht die Reduktion der Schmerzen im Vordergrund. Die als Auslöser der Exazerbation in Frage kommenden Medikamente werden abgesetzt. Die Zufuhr größerer Mengen Glukose (250–500 g/d) ist oft in der Lage, die δ-Aminolävulinsäure-Synthetase zu hemmen und die Symptome zum Abklingen zu bringen.

- Im Rettungsdienst ist die Initialtherapie der akuten hepatischen Porphyrie, neben der Rehydration, auf die zügige Infusion von etwa 100 g Glukose beschränkt.
- Bei starken Schmerzen erfolgt die Analgesie mit Morphin. Die Einzeldosis beträgt 0,05–0,15 mg/kg KG (bei 75 kg KG 5–10 mg).

Bei starker Tachykardie kann Propranolol verwendet werden.

Tabelle 10.37 Medikamente, die eine akute Exazerbation einer hepatischen Porphyrie auslösen können (nach *Doss* et al. [Rote Liste 1998])

Barbexaclon	Diclofenac	Meprobamat	Phenoxybenzamin
Barbiturate und Thiobarbiturate	Dimenhydrinat	Mesuximid	Phensuximid
	Ergotamin	Metamizol s. Pyrazolon-Derivate	Phenylbutazon
Bemegrid	Ethosuximid	Methyldopa	Phenytoin
Carbamazepin	Farnextrakte (Wurmmittel)	Metoclopramid	Piroxicam
Carbromal	Flufenaminsäure	Mianserin	Primidon
Chloramphenicol	Gestagene	Nalidixinsäure	Progesteron und Derivate Pyrazolon-Derivate
Chlordiazepoxid	Glibenclamid	Nichtsteroidale Antiphlogistika/Antirheumatika	
Chlormezanon	Gliquidon		Ranitidin
Chlorpropamid	Glutethimid umd Derivate	Nicethamid	Spironolacton
Chloroquin und Derivate	Griseofulvin	Nitrofurantoin	Sulfonamide
Clonazepam	Halothan und andere halogenierte Inhalationsnarkotika	Norethisteron	Sultiam
Clonidin		Östrogene	Theophyllin und Derivate
Co-Trimoxazol	Hydralazin	Orale Kontrazeptiva	Thiopental
Danazol	Ibuprofen	Paramethadion	Tolbutamid
Dapson	Indometacin	Pentazocin	Trimethadion
Diazepam	Lofepramin	Pentetrazol	Valproinsäure
Dichloralphenazon	Medrogeston	Phenazon s. Pyrazolon-Derivate	

Tabelle 10.38 Medikamente, die bei einer akuten hepatischen Porphyrie als unbedenklich gelten [nach *Doss* et al. (Rote Liste 1998)]

Acetysalicylsäure	Dicumarol	Ketamin	Pancuronium	Pyrimethamin
Äther	Digitalis	Imipramin	Paracetamol	Reserpin
Atracurium	Digoxin	Levomethadon	Penicilline	Rifamycin und Rifampicin
Atropin	Droperidol	Mefenaminsäure	Pethidin	Stickoxydul (Lachgas)
Bupivacain	Fentanyl	Midazolam	Prednisolon	Suxamethomiumchlorid
Cephalosporine	Flunitrazepam	Morphin	Prilocain	Tetracycline
Chlorpromazin	Gentamycin	Neomycin	Procain	Triflupromazin
Chloralhydrat	Guanethidin	Neostigmin	Promethazin	Vecuronium
Cimetidin	Hämarginat	Ondansetron	Propofol	
Corticosteroide	Heparin	Oxazepam	Propoxyphen	
Dexamethason	Hypericum	Oxytocin	Propranolol	

Es ist unbedingt darauf zu achten, daß bei den oft unruhigen Patienten Diazepam vermieden wird. Dagegen gelten Midazolam und Flunitrazepam als unbedenklich. Auch Chlorpromazin und Promethazin stellen gute Alternativen dar.

Kernaussagen

Koma als präklinisches Problem

- Erkennung und differenzierte Bewertung eines endokrin-metabolischen Komas sind präklinisch nur sehr bedingt möglich.
- Vorgeschichte und orientierende neurologische Untersuchung helfen, ein endokrin-metabolisches Koma von einer Bewußtlosigkeit wegen einer neurologisch-neurochirurgischen Erkrankung abzugrenzen.
- Auch Geruchswahrnehmungen und Hautveränderungen können zur Klärung der Situation beitragen.
- Bei einem endokrin-metabolischem Koma steht das Arbeiten am Symptom im Vordergrund. Lediglich bei diabetischen Patienten erlaubt der Blutzucker-Test ein gezielteres Vorgehen.
- Als „spezifische Therapie" stehen die Zufuhr von 20–25 g Glukose i. v. bei vermuteter Hypoglykämie, die Infusion isotoner Kochsalz-Lösung zur Rehydrierung sowie die Applikation von 250 mg Hydrokortison bei unklarem endokrinen Koma zur Verfügung. Ansonsten ist die Therapie symptomatisch.
- Bei Verdacht auf eine hyperkalzämische Krise kann die zügige Infusion isotoner Kochsalz-Lösung durch den Verdünnungseffekt lebensrettend sein.

Endokrin-metabolische Notfälle ohne Koma

- Ein *Diabetes insipidus* ist durch eine ausgeprägte Polyurie (wasserheller Urin) gekennzeichnet. Im Rettungsdienst ist die Infusion isotoner kristalloider Lösungen ausreichend.
- Eine *Tetanie* wird meist durch Hyperventilation ausgelöst. Hier ist beruhigendes Eingehen auf den Patienten, evtl. verbunden mit der Gabe von Midazolam oder Diazepam, die Therapie der Wahl. Bei ätiologisch unklaren tetanischen Anfälle kann Kalzium i. v. appliziert werden.
- Patienten mit mit dekompensiertem *Morbus Cushing* zeigen häufig ein hirnorganisches Psychosyndrom. Hier ist Beruhigung und die Gabe von Sedativa bzw. Neuroleptika angezeigt.
- Eine *Phäochromozytom-Krise* wird präklinisch mit Nifedipin oder Diazoxid behandelt; ß-Blocker sind kontraindiziert. Differentialdiagnostisch muß an eine Hypoglykämie, eine Thyreotoxikose, eine beginnende Sepsis oder eine Psychose gedacht werden.
- Die Kombination einer hyperzirkulatorischen Kreislaufentgleisung mit schweren kolikartigen abdominellen Symptomen, dazu mitunter das Auftreten psychischer Alterationen, lenken den Verdacht auf das Vorliegen einer akuten hepatische *Porphyrie*. Die präklinische Therapie besteht in der reichlichen Zufuhr von Glukose und der Gabe von Morphin.

Literatur

Weiterführende Literatur

1. Beyer J, Kahaly G, Lehnert H, Schrezenmeir J, Schulz G: Notfälle bei Patienten mit endokrinen Erkrankungen und Stoffwechselstörungen. In: Schuster HP (Hrsg.): Notfallmedizin (Innere Medizin der Gegenwart; Bd. 3). Urban & Schwarzenberg, München, Wien, Baltimore 1989; S. 269–332
2. DeGroot LJ (ed.): Endocrinology; Vol 1–3. WB Saunders, Philadelphia, London, Toronto 1989
3. Doss MO, Honcamp M, Frank M: Akute hepatische Porphyrien. Arzneistoffe bei akuten hepatischen Porphyrien und Empfehlungen zur Anästhesie. In: Rote Liste 1998. Editio Cantor, Aulendorf 1998; S. 469–470
4. Hardman JG, Limbird LE (eds.): Goodman & Gilman's The Pharmacological Basis of Therapeutics, 9th Ed: Section XIII – Hormones and Hormone Antagonists. The McGraw-Hill Company, New York 1995
5. Kitabchi AE, Wall BM: Diabetic Ketoacidosis. Med Clin North Am. 1995; 79(1):9–37
6. Marks V, Teale JD: Hypoglycaemia in the adult. Baillière's Clin Endocrinol Metab. 1993; 7(3):705–729
7. Mehnert H (Hrsg.): Stoffwechselkrankheiten. Thieme, Stuttgart, New York 1985
8. Prisant LM, Carr AA, Hawkins DW: Treating hypertensive emergencies. Controlled reduction of blood pressure and protection of target organs. Postgrad Med. 1993; 93(2):92–96
9. Service FJ: Hypoglycemia. Med Clin North Am. 1995; 79(1):1–8
10. Tietgens ST, Leinung MC: Thyroid storm. Med Clin North Am. 1995; 79(1):169–184
11. Waldhäusl W: Endokrine Zustandsbilder. In: Lasch HG, Lenz K, Seeger W (Hrsg.): Lehrbuch der Internistischen Intensivtherapie. Schattauer, Stuttgart, New York 1997; S. 511–521

Anaphylaktische und anaphylaktoide Reaktionen

U. Börner

Roter Faden

- Grundlagen
- Präklinische Diagnostik
- Präklinische Therapie

Grundlagen

Eine anaphylaktische Reaktion setzt einen vorangegangenen Antigen-Antikörper-Kontakt mit Bildung von Antikörpern voraus. Um eine Antigen-Antikörper-Interaktion vom Soforttyp mit entsprechender Freisetzung von Mediatoren auszulösen, bedarf es in der Regel der parenteralen Einbringung eines Voll-Antigens oder Haptens. Eine Reaktion ist jedoch auch bei bloßem Hautkontakt möglich, etwa bei der Latex-Allergie.

Bei Voll-Antigenen handelt es sich meist um Proteine, die tierischer oder pflanzlicher, selten auch menschlicher Herkunft sein können; hier sind Wespen- und Bienengift, therapeutisch verwendete tierische und pflanzliche Enzyme (u. a. Aprotinin, Chymopapain) und verschiedene Serum-Präparate zu nennen. Haptene sind kleinmolekulare Stoffe chemisch heterogener Struktur, die meist erst nach Bindung an körpereigene Proteine zur Bildung spezifischer Antikörper führen. Zu den Haptenen zählen Antibiotika (vor allem Penicillin), Lokalanästhetika, Antiphlogistika, Zytostatika und jodhaltige Kontrastmittel, wobei im Prinzip jedes Medikament und jedes andere Molekül in Frage kommen.

Die „anaphylaktoide Reaktion" ist der Überbegriff für eine akute Unverträglichkeitsreaktion ohne Aussage über den Pathomechanismus. Es kommt zur Mediator-Freisetzung, ohne daß entsprechende Antikörper nachweisbar sein müssen.

Als seltene Auslöser sind neben Muskelrelaxantien die künstlichen Kolloide Gelatine und Hydroxyethylstärke (HES) zu nennen, während für Dextran echte Antikörper nachgewiesen sind.

Bei der Anaphylaxie kommt es über eine Antigen-Antikörper-Reaktion an der Oberfläche der Mastzellen und der basophilen Granulozyten zur Freisetzung von Histamin und anderer biogener Amine. Daneben führt die klassische oder alternative Komplement-Aktivierung zur Freisetzung einer Substanzgruppe, die summarisch als Anaphylatoxin bezeichnet wird. Bei anaphylaktoiden Reaktionen kommt es über unspezifische Aktivierungsvorgänge letztlich zu den gleichen Mediator-Freisetzungen wie bei der Anaphylaxie.

„Anaphylaktische" und „anaphylaktoide" Reaktionen können als „Unverträglichkeitsreaktionen" (UVR) zusammengefaßt werden, zumal sie klinisch nicht unterscheidbar sind

Die Mediatoren führen zu einer generellen Steigerung der Gefäßpermeabilität. Zugleich tritt in der Endstrombahn eine prä- und intrakapilläre Gefäßdilatation ein, der unter bestimmten Bedingungen eine postkapilläre Gefäßkonstriktion folgt. Hieraus resultiert ein massiver Flüssigkeitsaustritt in das Interstitium sowie ein stark reduzierter venöser Rückstrom zum Herzen. Es kommt zu einer massiven Hypovolämie mit starkem Anstieg des Hämatokrits. In der Lungenstrombahn findet sich meist eine massive Widerstandserhöhung, die vor allem mit der bronchokonstriktorischen Wirkung von Histamin zusammenhängt. Häufig tritt ein interstitielles Lungenödem hinzu, da im Lungenkapillargebiet qualitativ die gleichen Veränderungen wie in der Peripherie eintreten. Über negativ inotrope Wirkungen der Mediatoren kann es zum Linksherzversagen kommen, das sich u. a. in einem alveolären Lungenödem äußert.

Der primäre Volumenmangel-Schock der schweren UVR kann in einen kardiogenen Schock übergehen. Zusätzlich droht über die Bronchokonstriktion und den Druckanstieg in der Lungenstrombahn ein Rechtsherzversagen, so daß der Tod bei der unbehandelten schweren UVR oft im biventrikulären Herzversagen eintritt.

Präklinische Diagnostik

Ein anaphylaktischer Schock bzw. anaphylaktoider Schock (nachfolgend abgekürzt als anaphylaktischer Schock) stellt den Schweregrad III oder IV einer UVR dar (Tab. 10.**39**). Ein anaphylaktischer Schock kann sich nach einem Allergen-Kontakt sekundenschnell entwickeln, es sind allerdings auch Latenzzeiten bis 30 min bekannt.

Frühsymptome sind periorales Kribbeln und Mißempfindungen auf Lippen und Zunge, gefolgt von generalisiertem Juckreiz, Hautrötung und Ausbildung einer generalisierten Urtikaria. Es kann zum Erbrechen oder zur Defäkation kommen. Mit Entwicklung des Volumenmangel-Schocks wird die Haut zyanotisch bzw. blaß-grau. Oft kommt es jetzt oder auch schon früher zu einem Glottis- und/oder Larynxödem sowie zum Bronchospasmus; damit droht eine erhebliche Atemstörung mit massivem Sauerstoff-Defizit. Im weiteren Schockverlauf wird der bis dahin ängstlich agitierte Patient in der Regel bewußtlos.

Tabelle 10.39 Schweregrade von Unverträglichkeitsreaktionen.

Schweregrad	Symptomatik
I	Exanthem, Juckreiz, Urticaria
	Konjunktivitis, Lidödeme
	Übelkeit, Erbrechen
	Temperaturerhöhung
II	Kreislaufreaktion
	Pulmonale Reaktionen
III	Generalisiertes Ödem
	Volumenmangel-Schock
	Bronchospasmus
	Larynx-/Glottis-Ödem
	Bewußtlosigkeit, Myokard-Ischämie
IV	Herz-Kreislauf-Stillstand

Die einzelnen Stadien werden oft so schnell durchlaufen, daß der Notarzt den Patienten nach einer Bienenstich-Verletzung erst in der Phase der Bewußtlosigkeit sieht, oder bereits der Herz-Kreislauf-Stillstand eingetreten ist.

Präklinische Therapie

In der Notfalltherapie des anaphylaktischen Schocks kommt es entscheidend auf die präklinischen Maßnahmen an. Wenn in den ersten 15–30 Minuten keine Stabilisierung erreicht wurde, ist auch die stationäre intensivmedizinische Therapie in den meisten Fällen ohne Prognose.

- Die therapeutischen Maßnahmen bei UVR der Grade I – IV lassen sich verkürzt wie folgt darstellen, wobei die Stufen grundsätzlich aufeinander aufbauen:
  I. Allergen-Zufuhr unterbrechen, ggf. Infusion beenden, Zugang belassen, Antihistaminika (H_1 und H_2-Antagonisten).
  II. Zusätzlich Kortikosteroide und Sauerstoff, ggf. Inhalation von ß$_2$-Mimetika.
  III. Zusätzlich massiver Volumenersatz und intravenöse Zufuhr von Adrenalin.
  IV. Intubation und kardiopulmonale Reanimation.

Bei allen UVR besteht die erste therapeutische Maßnahme in der Unterbrechung der Allergen-Zufuhr, wobei ein evtl. vorhandener venöser Zugang erhalten und lediglich das Infusionssystem gewechselt wird. Auch ist es geboten, den in der Haut befindlichen Stachel einer Biene samt anhaftendem Drüsenapparat mit einer Pinzette zu entfernen, da sich die Drüse noch über längere Zeit entleeren kann.

- Falls nicht vorhanden, wird umgehend zumindest ein großlumiger venöser Zugang gelegt.
- Bei leichteren UVR folgt die Zufuhr von H_1- und H_2-Antagonisten (bei 75 kg KG z. B. 2 mg Clemastin und 50 mg Ranitidin i. v.) sowie die Applikation von Kortikosteroiden (bei 75 kg KG z. B. 1 g Hydrokortison i. v.). Darüber hinaus wird Sauerstoff über eine Nasensonde appliziert.
- Ein beginnender Bronchospasmus kann mit ß$_2$-Mimetika wie Fenoterol (bei 75 kg KG Inhalation von 200–400 µg) behandelt werden.

Schwere UVR bzw. der anaphylaktische Schock erfordern ein sofortiges und entschlossenes Vorgehen, um den in der Regel progredienten Verlauf zu unterbrechen.

- Über die bereits dargestellten Maßnahmen hinaus erfolgt die Auffüllung des erweiterten Gefäßbetts durch schnellste Infusion großer Mengen kolloidaler (z. B. HES 200/0.5) und/oder kristalloider Lösungen.
- Bei UVR auf künstliche Kolloide kommen nur kristalloide Infusionen in Frage.

Simultan zur Volumensubstitution wird Adrenalin mit dem Ziel der Vasokonstriktion und der Steigerung der myokardialen Inotropie i. v. injiziert.

- In eine 10-ml-Spritze wird 1 mg Adrenalin (1 ml der Lösung 1 : 1000) aufgezogen und an der laufenden Infusion auf 10 ml verdünnt.
- Dann erfolgt die Injektion des nunmehr verdünnten Adrenalins (1 ml = 100 µg) in Dosen von 50–100 µg entsprechend 0,5–1,0 ml.

Die Therapiekontrolle erfolgt über den arteriellen Blutdruck. Wenn unter der Zufuhr von ca. 500 ml Volumen pro 5–10 min und unter der Zufuhr von 50–100 µg Adrenalin/min kein befriedigender Kreislauf herzustellen ist, ist die Zufuhr des stärker α-mimetischen *Noradrenalin* zu erwägen (Verdünnung und Dosierung wie Adrenalin).

- Beim progredienten Glottis-Ödem oder bei massivem Bronchospasmus ist zur Sicherstellung der Oxygenierung die rechtzeitige Intubation und nachfolgende Beatmung mit reinem Sauerstoff unabdingbar. Gleiches gilt bei eingetretenem Herz-Kreislauf-Stillstand.

Falls eine Narkoseeinleitung erforderlich ist, erfolgt diese mit (S)-Ketamin (siehe Kapitel „Analgesie und Anästhesie im Rettungsdienst").

Bei fehlendem venösen Zugang kann Adrenalin auch intratracheal appliziert werden; wobei die intravenöse Dosis verdoppelt und weiter auf etwa 10 ml verdünnt werden muß. Vor allem beim Larynx- und Glottis-Ödem kann außerdem ein Adrenalin-Spray hilfreich sein, das über die örtliche Reduktion der Schleimhautdurchblutung die Ödembildung verringert.

Die Gabe von H_1- und H_2-Rezeptor-Antagonisten kommt im manifesten anaphylaktischen Schock zu spät. Allenfalls ist die subsidiäre Anwendung im Hinblick auf die Stabilisierung noch nicht degranulierter Mastzellen bei noch vorhandenem Allergen-Kontakt zu diskutieren.

- Auch bei erfolgreicher Primärtherapie muß ein Patient nach anaphylaktischem Schock mindestens 24 h intensivmedizinisch überwacht werden.

Kernaussagen

Anaphylaktische und anaphylaktoide Reaktionen
- Voll-Antigene und Haptene können sowohl eine anaphylaktische wie auch eine anaphylaktoide Reaktion auslösen. Neben Histamin werden dabei eine große Zahl biogener Amine primär oder sekundär freigesetzt. Beginnend mit einer Steigerung der Gefäßpermeabilität und einem massiven Volumenmangel „nach innen" können alle Stadien bis zum Multiorganversagen durchlaufen werden.
- Ein anaphylaktischer Schock kann bei disponierten Patienten innerhalb von Sekunden nach dem Allergen-Kontakt auftreten; Latenzen von über 30 min sind nicht wahrscheinlich.
- Die Klinik kann mit wechselnden Mißempfindungen beginnen, es ist jedoch auch ein foudroyanter Verlauf mit Herz-Kreislauf-Stillstand nach wenigen Minuten möglich.
- Die führenden Symptome im Verlauf sind generalisiertes Ödem, massive Hypovolämie, Glottisödem und Bronchospasmus.
- Therapie-Empfehlungen beim manifesten anaphylaktischen Schock sind:
  1. Unterbrechung der Allergen-Zufuhr
  2. Simultane Gabe von Volumen und Adrenalin, evtl. Noradrenalin
  3. Hydrokortison
  4. Sauerstoffzufuhr, ggf. Intubation und Beatmung
- Nach erfolgreicher Therapie soll der Patient mindestens 24 h intensivmedizinisch überwacht werden.

Literatur

Weiterführende Literatur

1. Brown AF: Anaphylactic shock: Mechanisms and treatment. J Accid Emerg Med. 1995; 12(2):89–100
2. Coombs RRA, Gell PGH: Classification of allergic reactions responsible for clinical hypersensivity and disease. In: Gell PGH, Coombs RRA, Lachmann PJ (eds.): Clincal aspects of immunology. Blackwell, Oxford 1975
3. Ring J: Anaphylactoid reactions to intravenous solutions used for volume substitution. Clin Rev Allergy 1991; 9:397–414
4. Ring J, Messmer K: Incidence and severity of anaphylactoid reactions to colloid volume substitutes. Lancet 1977 I; S. 466–469
5. Tryba M: Akuttherapie anaphylaktoider Reaktionen. Ergebnisse einer interdisziplinären Consensuskonferenz. Anaesthesist 1994; 43:211–222
6. Yocum MW, Khan DA: Assessment of patients who have experienced anaphylaxis: A 3-year survey. Mayo Clin Proc. 1994; 69(1):16–23

Störungen im Wasser- und Elektrolyt-Haushalt

U. Börner

Roter Faden

◼ Störungen im Wasserhaushalt
  – Grundlagen und präklinische Diagnostik
  – Präklinische Therapie
◼ Störungen im Elektrolyt-Haushalt
  – Grundlagen und präklinische Diagnostik
  – Präklinische Therapie

◼ **Störungen im Wasserhaushalt**

Grundlagen und präklinische Diagnostik

Normalerweise halten sich Aufnahme und Abgabe von Wasser im Organismus die Waage. Da der Organismus als Erbe der Herkunft allen Lebens aus dem Meer zu einem Großteil aus Salzwasser besteht, und der Austausch von Flüssigkeiten in vielfältiger Weise von osmotischen Vorgängen abhängig ist, ist die Regulation des Wasserhaushalts nicht von der des Natrium-Haushalts zu trennen.

Sowohl die extrarenalen wie die renalen Mechanismen der Flüssigkeitsregulation können gestört sein. Prinzipiell lassen sich sechs pathologische Zustände definieren, denen jeweils typische Ursachen zugeordnet werden können (Tab. 10.**40**).

Die präklinische Blickdiagnose gestattet in der Regel nur die Unterscheidung zwischen Iso-, Hyper- und Dehydration sowie zwischen Normo-, Hyper- und Hypovolämie. Dies ist nicht dasselbe; im ersten Fall geht es um den Wasserhaushalt des Köpers, im zweiten Fall um die Füllung des Gefäßsystems.

Allerdings repräsentiert der „Flaschenhals" des Intravasalraums in mancher Beziehung auch den Zustand des interstitiellen und, bei länger anhaltenden Flüssigkeitsverschiebungen, auch den des intrazellulären Raums.

Überwässerungs-Situationen sind nur selten der Grund für einen Notarzt-Einsatz. Am ehesten ist eine *isotone Hyperhydration* noch anzutreffen bei Patienten mit dekompensierter Herzinsuffizienz, Niereninsuffizienz oder Leberzirrhose. Die Patienten weisen generalisierte Ödeme auf, wobei die akute Dekompensation von einem alveolären Lungenödem begleitet sein kann. *Hyper- und hypotone Überwässerungs-Situationen* sind noch seltener. Überwässerungs-Probleme können auch Folge einer nach Menge und/oder Zusammensetzung falsch durchgeführten Infusionstherapie sein; insofern kann auch im Bereich der Notfallmedizin eine *iatrogene Überwässerung* durchaus vorkommen.

Sehr viel häufiger wird der Notarzt mit *dehydrierten Patienten* konfrontiert, führen doch viele, dem Körper über einen längeren Zeitraum Wasser entziehende Erkrankungen zu ausgeprägten Hypovolämien mit der Folge von Kollapszuständen oder Schock. Erbrechen und Durchfall können, bestimmte toxische oder infektiöse Ursachen vorausgesetzt, einen Menschen innerhalb von Stunden extrem austrocknen, wobei dann aus einer primär isotonen Dehydration letztlich auch eine hypertone Dehydration entstehen kann.

Hypotone Dehydrationen sind selten und kommen eigentlich nur im Rahmen eines Salzverlust-Syndroms vor. *Hyperton dehydrierte Patienten* finden sich dagegen relativ häufig. Neben Patienten, die als alte und bewegungsarme Menschen im Sommer bzw. als Sportler während länger dauernder Höchstleistungen wegen mangelnder Flüssigkeitszufuhr regelrecht austrocknen, sind vor allem diabetische Patienten im Rahmen eines ketoazidotischen oder hyperosmolaren Komas gefährdet. Während in ersteren Fällen mangelnde Zufuhr, also Dursten bei gleichbleibenden

(Hyper-)Hydration	Beispiel	Dehydration	Beispiel
Isoton	*Herzinsuffizienz*	**Isoton**	*Erbrechen*
	Akutes Nierenversagen		*Durchfall*
	Leberzirrhose		*Blutung*
	Iatrogen		
Hypoton	Wasserintoxikation	**Hypoton**	Salzverlust-Niere
	Iatrogen		
Hyperton	Hyperaldosteronismus	**Hyperton**	*Durst*
	Meerwasser-Intoxikation		
	Iatrogen		*Diuretika*
			Diabetes insipidus
			Diabetes mellitus

Tabelle 10.**40** Störungen des Wasserhaushalts. *Kursiv gedruckte Störungen sind häufig*

oder hohen Verlusten zur Katastrophe führt, ist es im Falle des Diabetikers der durch osmotische Diurese herbeigeführte Verlust, der zum Problem wird. Weiter kann auch ein Diabetes insipidus oder eine Überdosierung von Diuretika eine hypertone Dehydration herbeiführen.

Präklinische Therapie

- Bei intakter Nierenfunktion werden Überwässerungs-Zustände durch Gabe von Schleifendiuretika (bei 75 kg KG 20–60 mg Furosemid) behandelt.

Zusätzlich sind bei dekompensierender Hypervolämie symptomatische Maßnahmen indiziert, was bei einem alveolären Lungenödem mit schlechter Oxygenierung die Sauerstoff-Zufuhr und ggf. auch die Intubation und PEEP-Beatmung einschließt.

- Dehydrierte Patienten werden nach Anlage eines Zugangs mit isotoner Elektrolyt-Lösung, vorzugsweise mit NaCl 0,9%, substituiert.

Hierbei spielt es keine Rolle, welche Ursache zur Dehydration geführt hat, und ob der Patient iso-, hypo- oder hyperton dehydriert ist. Unter Ausnahmebedingungen, etwa beim Massenanfall von Patienten während einer Cholera-Epidemie, hat sich auch die orale Rehydrierung mit salzhaltigen Lösungen bewährt.

Die Zufuhr hypotoner Lösungen oder gar die Gabe von „freiem Wasser" in Form von Glukose-Lösung 5% ist zur Therapie von Dehydrations-Zuständen *streng verboten*.

Bei hypotonen und isotonen Dehydrationen ist dies sofort einsichtig. Bei hypertonen Dehydrationen wird ein solches Vorgehen jedoch immer noch empfohlen, obwohl es den Patienten in wenigen Stunden vital gefährden kann. Ein Patient mit hypertoner Dehydration hat in der Regel keinen Natrium-Überschuß, sondern einen Natrium-Mangel, der allerdings nicht erkennbar ist, da ein relativ höherer Wasserverlust zu einer massiven Konzentrierung aller Blutbestandteile führt, somit also immer sehr hohe Analysewerte auch für Natrium gefunden werden. Weiter ist bei einer starken hypertonen Dehydration, etwa beim hyperosmolaren Koma, eine lebensfeindlich hohe Osmolarität im Blut, im Interstitium und in den Zellen vorhanden. Oft ist der zelluläre Strukturstoffwechsel noch erhalten, während der Funktionsstoffwechsel bereits gestört ist. Wenn in einer solchen Situation freies Wasser infundiert wird, kommt es zu einem überschießenden Einstrom in das Interstitium und in die Zellen, die jedoch keine ausreichenden Transportsysteme in den Zellwänden aktivieren können. Die Folge sind Zellschwellungen, und der Patient läuft Gefahr, ein Hirnödem zu entwickeln.

Idealerweise sollte im Falle einer hypertonen Dehydration die Infusionslösung immer höchstens 20–30 mosmol/l unter der Osmolarität des Blutes liegen. Da Elektrolyte und Osmolarität präklinisch kaum zu bestimmen sind, ist die Gabe einer isotonen Lösung der einzig vertretbare Ausweg. Tab. 10.**41** zeigt am Beispiel eines „typischen" ketoazidotischen Komas, welche Verluste an Wasser und Elektrolyten ein solcher Patient aufweist. Bei einem hyperosmolaren Koma liegt der Wasserverlust noch erheblich höher, hier kann er bis zu 20 kg und mehr betragen.

- Bei ausgeprägt dehydrierten Patienten werden initial etwa 500 ml Elektrolyt-Lösung in 15 min zugeführt. Dabei ist die Kompensationsfähigkeit des kardiozirkulatorischen Systems zu beachten.
- Bei protrahierter Dehydration ist nachfolgend der zu schnelle Ausgleich zu vermeiden.

Nach Ankunft des Patienten in der Klinik kann die Therapie unter Verwendung eines zentralen Venenkatheters und bei häufiger Messung der Parameter des Elektrolyt- und Säuren-Basen-Haushalts sowie der Blut-Glukose optimal gesteuert werden.

Störungen im Elektrolyt-Haushalt

Grundlagen und präklinische Diagnostik

Eine Störung im Natrium-Haushalt ist präklinisch nicht von einer Störung des Wasserhaushalts zu trennen. Auch Störungen des Kalium-, Kalzium- und Magnesium-Haushalts können ebenso wie die des Säuren-Basen-Haushalt präklinisch bedeutsam sein. Ohne Labor-Analytik ist eine Zuordnung jedoch nahezu unmöglich; allenfalls können anamnestische Hinweise (z. B. Diuretika-Therapie oder Laxantien-Abusus als Ursache einer Hypokaliämie) auf die Spur führen.

Der Stellenwert der EKG-Diagnostik ist begrenzt; die Befunde sind recht unspezifisch und auf einem EKG-Monitor nur schwer auswertbar. So kann eine Hypokaliämie (Abb. 10.**41**) im Monitor-EKG ST-Senkungen und bedeutende Rhythmusstörungen auslösen; diese Veränderungen können aber auch Ausdruck einer myokardialen Ischämie sein. Eine Hyperkaliämie (Abb. 10.**41**) kann eine ST-Senkung und Rhythmusstörungen bis zum Kammerflimmern verursachen. Bei extremen Hyperkaliämien kommt es zu einer monophasischen Deformation des QRS-Komplexes. Eine Hypokalzämie führt zu einer Verlängerung der QT-Zeit, während eine Hyperkalzämie diese verkürzt (Abb. 10.**42**). Hypo- und Hypermagnesiämien gleichen den Befunden bei Hypo- und Hyperkaliämie.

Tabelle 10.**41** Typische Verluste eines 70 kg schweren Patienten im Rahmen einer ketoazidotischen Entgleisung

	Gesamtverlust (ca.)	% des Körpergehaltes
Wasser	6,8 l	14
Natrium	350 mmol	15
Kalium	500 mmol	9
Kalzium	125 mmol	0,002
Magnesium	30 mmol	2
Chlorid	450 mmol	26
Phosphat	350 mmol	0,006

Störungen im Wasser- und Elektrolyt-Haushalt **169**

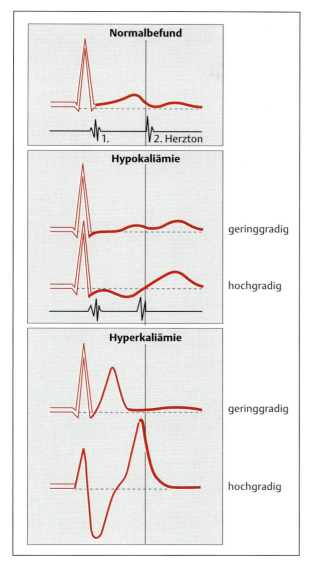

Abb. 10.**41** Typische EKG-Veränderungen bei Störungen im Kalium-Haushalt.

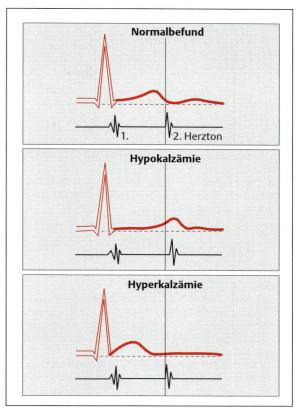

Abb. 10.**42** Typische EKG-Veränderungen bei Störungen im Kalzium-Haushalt.

Was bleibt, ist die sorgfältige Abwägung und Zusammenführung aller Einzelinformationen.

Ein Patient mit oligo- oder anurischem Nierenversagen und Rhythmusstörungen bei plumpen QRS-Komplexen im Monitor-EKG wird vermutlich eine Hyperkaliämie haben, ebenso ein Patient, dessen Atemtypus (Kussmaul-Atmung) für eine schwere metabolische Azidose spricht. Ein Patient mit Muskelkrämpfen nach Schilddrüsen-Operation leidet dagegen wahrscheinlich unter einer Hypokalzämie.

Weiter ist zu beachten, wie sich eine geplante therapeutische Maßnahme auf die Elektrolyt-Situation auswirkt.

So kann die „blinde" Gabe von Na-Bikarbonat bei einer länger bestehenden metabolischen Azidose zu einem dramatischen Abfall des Kaliums mit elektrischer Instabilität des Herzens führen. Bei extremer Hyperkaliämie kann dagegen die Zufuhr von Kalzium die eingeschränkte elektrische Erregbarkeit des Myokards kurzfristig verbessern.

Präklinische Therapie

Grundsätzlich muß vor einer kritiklosen und überschießenden Therapie vermuteter Elektrolyt-Störungen dringend gewarnt werden. Nur eine vitale Bedrohung des Patienten rechtfertigt es, auf eine Vermutung hin therapeutisch vorzugehen. Rhythmusstörungen werden primär symptomatisch behandelt.

Störungen im *Natrium-Haushalt* sind notfallmedizinisch kaum relevant. Wie bereits beschrieben, erfolgt auch die Therapie der hypertonen Dehydration mit isotonen Elektrolyt-Lösungen, um die Ausbildung eines Hirnödems zu verhindern.

Hyper- und Hypokaliämien können zu einer vitalen Bedrohung des Patienten führen.

- Bei Verdacht auf Hyperkaliämie erfolgt die Zufuhr von 1–2 mmol/kg KG Na-Bikarbonat.
- Bei manifesten Rhythmusstörungen werden ggf. zusätzlich 10–30 ml Kalzium-Glukonat 10% (bei 75 kg KG) unter EKG-Kontrolle langsam i.v. appliziert (siehe Abschnitt „Nephrologische Notfälle").

- Bei Verdacht auf Hypokaliämie ist unter verzweifelten Bedingungen, etwa im Rahmen einer protrahierten Reanimation, die probatorische und fraktionierte Injektion von bis zu 20 mmol K⁺ vertretbar.

Die Störungen im *Kalzium-Stoffwechsel* wurden im Abschnitt „Endokrin-metabolische Notfälle" behandelt.

- Bei nicht Hyperventilations-bedingter Hypokalzämie ist die Injektion von 10 ml Kalzium-Glukonat 10 % (bei 75 kg KG) indiziert.
- Als therapeutischer Ansatz kommt bei Hyperkalzämie lediglich die rasche Infusion einer isotonen Kochsalz-Lösung zur Verdünnung in Frage.

Kernaussagen

■ Störungen im Wasserhaushalt
- Klinisch lassen sich nur der normale Flüssigkeitshaushalt, die Überwässerung und die Exsikkose unterscheiden. Die Frage, ob eine isotone, hypertone oder hypertone Störung vorliegt, ist ohne Laboranalytik nicht zu klären.
- Bei einer dekompensierten Überwässerung kann die Therapie präklinisch mit Furosemid begonnen werden; ansonsten bleibt nur die symptomatische Therapie (Sauerstoff, Intubation).
- Dehydrierte Patienten werden ausschließlich mit isotonen Elektrolyt-Lösungen behandelt, „freies Wasser" kann ein Hirnödem induzieren und ist kontraindiziert.

■ Störungen im Elektrolyt-Haushalt
- Elektrolyt-Entgleisungen sind zwar notfallmedizinisch relevant, da sie mitunter symptomatisch werden, sie entziehen sich jedoch weitgehend der präklinischen Therapie, weil präklinisch keine exakte Diagnose möglich ist.
- Die ungezielte Zufuhr von Elektrolyten ist nur bei manifester Vitalbedrohung indiziert.
- Rhythmusstörungen in Folge vermuteter Elektrolyt-Entgleisungen werden präklinisch zunächst symptomatisch behandelt.
- Die blinde Anwendung von Na-Bikarbonat ist gefährlich, weil sie zu erheblichen Hypokaliämien führen kann.
- Bei Verdacht auf Hyperkaliämie erfolgt die Zufuhr von Na-Bikarbonat; bei manifesten Rhythmusstörungen wird ggf. zusätzlich Kalzium appliziert. Bei Verdacht auf Hypokaliämie ist unter verzweifelten Bedingungen die probatorische Injektion von Kalium vertretbar.
- Bei nicht Hyperventilations-bedingter Hypokalzämie ist die Injektion von Kalzium indiziert. Bei Hyperkalzämie kommt lediglich die rasche Infusion einer isotonen Kochsalz-Lösung zur Verdünnung in Frage.

Literatur

■ Weiterführende Literatur

1. Arieff AI, DeFronzo RA (eds.): Fluid, electrolyte and acid-base disorders; Vol. I - II. Churchill Livingstone, New York 1985
2. Edelson GW, Kleerekoper M: Hypercalcemic crisis. Med Clin North Am. 1995; 79(1):79–92
3. Kamel SK, Halperin ML, Faber MD, Steigerwalt SP, Heilig CW, Narins RG: Disorders of Potassium Balance. In: Brenner BM (ed.): Brenners and Rectors the Kidney. 5th ed., WB Saunders, Philadelphia 1996; S. 999–1037
4. Kemper MJ, Harps E, Müller-Wiefel DE: Hyperkalemia: Therapeutic options in acute and chronic renal failure. Clin Nephrol. 1996; 46(1):67–69
5. Pflederer TA: Emergency fluid management for hypovolemia. Postgrad Med. 1996; 100(3):243–244
6. Truninger B, Richards P: Wasser- und Elektrolythaushalt. Thieme, Stuttgart, New York 1985
7. Zumkley H: Klinik des Wasser-, Elektrolyt- und Säure-Basen-Haushalts. Thieme, Stuttgart 1977

11

Notfälle aus der Allgemein- und Unfallchirurgie

O. Trentz, R. Zellweger

Roter Faden

■ **Notfälle aus der Allgemeinchirurgie**
  - Einführung
  - Dissektion der thorakalen Aorta
  - Bauchaorten-Aneurysma
  - Obere gastrointestinale Blutung
  - Leitsymptom „Akute Atemnot" - Spontan-Pneumothorax und Spannungs-Pneumothorax
  - Leitsymptom „Lungenblutung"
  - Symptomenkomplex „Akutes Abdomen"
  - Akutes Ischämie-Syndrom
  - Nekrotisierende Weichteilinfektionen mit toxischem Schock-Syndrom

■ **Notfälle aus der Unfallchirurgie**
  - Grundzüge der präklinischen Versorgung
  - Polytrauma
  - Thoraxtrauma
  - Abdominaltrauma
  - Beckentrauma
  - Frakturen
  - Amputationsverletzungen
  - Crush-Syndrom
  - Gefäßverletzungen

■ Notfälle aus der Allgemeinchirurgie

Einführung

Erstmanifestationen oder akute Verschlimmerungen chirurgisch zu behandelnder Krankheiten führen häufig zu Notfallsituationen, die bereits präklinisch zu erkennen sind und deren Therapie korrekt eingeleitet werden muß. Die Diagnostik beschränkt sich situationsbedingt auf:
- Die knappe Eigen- oder Fremdanamnese,
- die klinische Erkennung von Leitsymptomen oder Symptomenkomplexen durch die Sinnesorgane des Notarztes (Situationserfassung, Inspektion, Palpation, Auskultation usw.),
- wenige Hilfsmittel wie Stethoskop, Blutdruckmeßgerät, Pulsoxymeter und EKG-Monitor.

Mit diesen einfachen „Bordmitteln" muß eine Arbeits- bzw. Verdachtsdiagnose erstellt werden, auf deren Grundlage die Notfallbehandlung eingeleitet wird. Die erhobenen Befunde und Parameter sowie die getroffenen Maßnahmen sind zu dokumentieren.

Die *Notfallbehandlung* richtet sich nach den vorherrschenden Symptomen; sie muß eine akute Lebensbedrohung abwenden und die Vitalfunktionen für den Transport sichern. Kreislauf und Atmung müssen so unterstützt werden, daß die Perfusion und die Oxygenierung aller lebenswichtigen Organsysteme bis zur definitiven klinischen Versorgung adäquat erhalten bleiben.

Notfallmedizinisch relevante „allgemeinchirurgische" Erkrankungen führen zu einer akuten Lebensbedrohung oder stellen zumindest ein bedrohliches Krankheitsbild dar; die Übergänge sind fließend. Eine *akute Lebensbedrohung* kann eintreten durch:
- Verbluten,
- Ersticken,
- akutes kardiales Pumpversagen.

Ursachen sind z. B. die Dissektion der thorakalen Aorta, das Bauchaorten-Aneurysma, die obere gastrointestinale Blutung und verschiedene Erkrankungen, die mit dem Leitsymptom „Akute Atemnot" einhergehen.
Bedrohliche Krankheitsbilder sind charakterisiert durch:
- Hohe Blutungsdynamik,
- Schock-Syndrome,
- drohende Sepsis.

Ein sequentielles Multiorganversagen kann zum Tod führen. Zu den bedrohlichen Krankheitsbildern zählen Erkrankungen unter dem Leitsymptom „Lungenblutung", dem Symptomenkomplex „Akutes Abdomen", das akute Ischämie-Syndrom und nekrotisierende Weichteilinfektionen mit toxischem Schock-Syndrom.

Ergänzend zu den nachfolgenden therapeutischen Hinweisen sind die Grundlagen der Behandlung chirurgischer und unfallchirurgischer Notfälle in folgenden Kapitel dargestellt, auf die hier ausdrücklich verwiesen wird:
- Untersuchung und Überwachung des Notfallpatienten,
- Allgemeine Techniken in der Notfallmedizin,
- Volumenersatz und Schockbekämpfung im Rettungsdienst,
- Analgesie und Anästhesie im Rettungsdienst,
- Zentrale Notfallaufnahme - „Schockraum"-Konzept.

Dissektion der thorakalen Aorta

Die Dissektion der thorakalen Aorta mit intramuraler Einblutung zwischen Media und Adventitia führt zur Bildung eines „falschen" Lumens mit Einengung der abgehenden Segment- und Organarterien. Beim Typ A der Stanford-Klassifikation (Abb. 11.1) besteht die Gefahr der akuten Perikard-Tamponade; damit liegt ein kardiochirurgischer Notfall vor.

Die Dissektion der thorakalen Aorta ist durch dramatische Schmerzen gekennzeichnet, die meist im vorderen Thoraxbereich beginnen, sich zwischen die Schulterblätter verlagern und dann entlang der Wirbelsäule absteigen.

Präklinisch kann anhand dieser Symptome nur eine Verdachtsdiagnose gestellt werden. Die Dissektion ist häufig maskiert durch ein „akutes Abdomen" oder ein peripheres Ischämie-Syndrom. Differentialdiagnostisch abzugrenzen ist insbesondere der Myokardinfarkt.

Notfälle aus der Allgemein- und Unfallchirurgie **173**

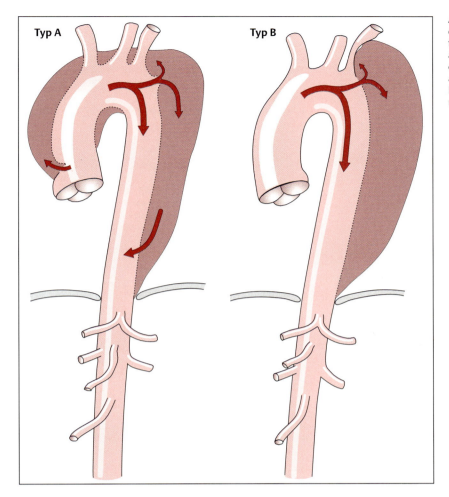

Abb. 11.**1** Stanford-Klassifikation der Aortendissektion. **Typ A** Dissektion unter Beteiligung der Aorta ascendens ohne Berücksichtigung der Eintrittsstelle. **Typ B** Die Aorta ascendens ist nicht betroffen; die Dissektion kann bis in die abdominale Aorta reichen.

Die präklinische Therapie muß sich auf die Sicherung der Vitalfunktionen und symptomatische Maßnahmen beschränken; dazu zählen:
- Anlage leistungsfähiger venöser Zugänge.
- Applikation von Sauerstoff (etwa 3 l/min).
- Analgesie und Sedierung, z. B. 0,05 – 0,15 mg/kg Körpergewicht (KG) Morphin (5 – 10 mg bei 75 kg KG) und 0,03 – 0,1 mg/kg KG Midazolam (2,5 – 7,5 mg bei 75 kg KG).
- Falls nach Analgesie und Sedierung noch deutlich hypertone Blutdruckwerte vorliegen, vorsichtige Blutdrucksenkung mit Nitrendipin (bei 75 kg KG 5 mg oral), Nifedipin (bei 75 kg KG 10 – 20 mg sublingual) oder Glyceroltrinitrat (bei 75 kg KG 1 Zerbeißkapsel 0,8 mg oder 2 Sprühstöße 0,4 mg).
- Schonender Transport, möglichst in eine gefäß- oder kardiochirurgische Abteilung.

Die peripher gemessenen Blutdruckwerte sagen in dieser Situation nichts über die Perfusion des Zentralnervensystems und der inneren Organe aus. Die genaue Angabe eines Blutdruckzielwerts ist daher nicht möglich. Erhaltene Ansprechbarkeit und Orientierung belegen eine ausreichende zerebrale Perfusion und können als Anhalt dienen. Bei hypertoner Situation muß die Orientierung am individuellen „Normalwert" des Patienten erfolgen, der möglichst nicht überschritten werden soll.

Bauchaorten-Aneurysma

Die Prävalenz des Bauchaorten-Aneurysmas bei über 50-Jährigen beträgt etwa 5 %, bei gleichzeitiger Hypertonie um 7 %. Der Altersgipfel der manifesten Erkrankung liegt bei 60 – 70 Jahren; Männer erkranken viermal häufiger als Frauen. Beträgt der Durchmesser des Aneurysmas > 5 cm, ist in den nächsten 5 Jahren mit einer Rupturrate von 25 % zu rechnen. Bei über 70-Jährigen führen rupturierte Bauchaorten-Aneurysmen zu etwa 100 Todesfällen pro 100 000 Einwohnern.

Das Aneurysma der infrarenalen Aorta mit entsprechender Raumforderung führt zur Einengung segmentaler Gefäßabgänge mit konsekutiven Ischämiezeichen. Das Aneurysma kann retroperitoneal penetrieren und aorto-kavale Fisteln oder aorto-duodenale Fisteln mit massiver gastrointestinaler Blutung bilden (Abb. 11.**2**).

Etwa 75 % der Bauchaorten-Aneurysmen werden durch diffuse, zum Teil pulsabhängige Bauch- und Rückenschmerzen symptomatisch, die häufig als Lumbalgie oder Bandscheiben-Prolaps fehlgedeutet werden.

Im Einzelfall ist u. a. folgende Symptomatik möglich:
- Begleitende gastrointestinale Zeichen wie Völlegefühl, Obstipation und Inappetenz,

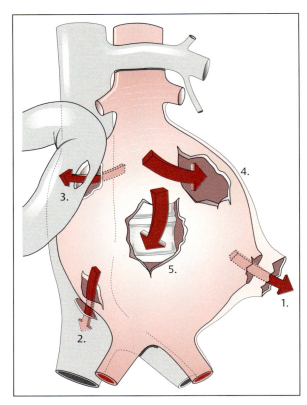

Abb. 11.2 Typische Rupturlokalisationen des infrarenalen Bauchaorten-Aneurysmas.
1. Freie Ruptur in die Bauchhöhle. 2. Aorto-kavale Fistel. 3. Aortoduodenale Fistel. 4. Gedeckte Ruptur ins Retroperitoneum. 5. Gedeckte Ruptur um die Wirbelsäule.

- dramatische intestinale Blutung bei Penetration in das Duodenum mit aorto-duodenaler Fistel,
- Embolisationen aus dem Aneurysma mit peripheren Ischämie-Syndromen wie Blaufärbung einzelner Zehen durch Einschwemmung von Cholesterin-Kristallen,
- Kompression von Nachbarstrukturen wie Ureter und Blase mit Koliken, Harnwegsinfekten oder Urosepsis,
- venöse Abflußbehinderung mit Beinödemen oder Becken-Bein-Venenthrombosen.

Zunehmende Rücken- und Flankenschmerzen sprechen für eine drohende Ruptur. Ein plötzlich auftretender Vernichtungsschmerz in Bauch und Rücken mit ausgeprägter Schocksymptomatik zeigt die freie Perforation an, die in kurzer Zeit zum Verblutungstod führt.

Präklinisch kann die Diagnose nur durch die Anamnese mit Berücksichtigung der Risikogruppen, die genannten Symptome und einfache Befunde wie pulsierender Tumor „in abdomine" gestellt werden.

Die Notfall-Therapie ist symptomatisch:
- Anlage leistungsfähiger venöser Zugänge.
- Applikation von Sauerstoff (etwa 3 l/min).
- Bei massiver gastrointestinaler Blutung und hypovolämischem Schock ausreichende Volumensubstitution unter Vermeidung einer Hypervolämie, die zu einer überproportionalen Verstärkung der Blutung führen könnte.
- Zurückhaltende Analgesie und Sedierung, z. B. 0,05–0,15 mg/kg KG Morphin (5–10 mg bei 75 kg KG) und 0,03–0,1 mg/kg KG Midazolam (2,5–7,5 mg bei 75 kg KG).
- Schleunigster, schonender Transport in eine gefäßchirurgisch kompetente Klinik.

Obere gastrointestinale Blutung

Bei der oberen gastrointestinalen Blutung liegt die Blutungsquelle oralwärts der Flexura duodeno-jejunalis. Häufigste Quellen sind das Ulcus duodeni oder ventriculi, Ösophagusvarizen und die erosive Gastritis.

Leitsymptome sind die Hämatemesis (kaffeesatzartiges Bluterbrechen, seltener Erbrechen von frischem rotem Blut) und der hypovolämische Schock.

Die Anamnese ist oft stumm, dagegen können häufiger Symptome einer chronischen Blutungsanämie wie Müdigkeit, Schwindel und Orthostasestörungen vorliegen. Gezielt ist auch nach Ulkuserkrankungen oder Leberleiden zu fragen.

Zu den Akutmaßnahmen zählen:
- Verhinderung der Aspiration durch sachgerechte Lagerung. Je nach Kreislaufsituation sitzende bzw. Seiten- oder Schocklagerung; in schwersten Fällen und bei fehlenden Schutzreflexen auch orotracheale Intubation.
- Anlage leistungsfähiger venöser Zugänge.
- Applikation von Sauerstoff (etwa 3 l/min).
- Schockbekämpfung durch aggressiven Volumenersatz.
- Transport in eine leistungsfähige Klinik mit Möglichkeiten zur Notfall-Endoskopie und evtl. chirurgischen Intervention.

Leitsymptom „Akute Atemnot"- Spontan-Pneumothorax und Spannungs-Pneumothorax

Verschiedenste Ursachen können zum Leitsymptom „Akute Atemnot" führen; dazu zählen insbesondere:
- Spontan-Pneumothorax und evtl. Spannungs-Pneumothorax durch Ruptur subpleuraler Bullae oder Emphysem-Blasen,
- Aspiration von Fremdkörpern,
- Lungenembolie,
- Larynx-Ödem.

Abzugrenzen sind direkte traumatische Ursachen mit konsekutiver Atemnot wie die schmerzbedingte Schonatmung oder die paradoxe Atmung bei Thoraxtrauma, das Hautemphysem, die Preßatmung beim Abdominaltrauma und die paradoxe Zwerchfellatmung bei Tetraplegie oder hoher Paraplegie.

Wesentliche Symptome sind Dyspnoe (subjektiv empfundene Atemnot mit optischen und akustischen Zeichen einer erschwerten Atmung), Orthopnoe (ausgeprägte Atemnot, Nasenflügeln, Abstützen des Schultergürtels zum Einsatz der Atemhilfsmuskulatur) und Stridor (verschärftes bis pfeiffendes Atemgeräusch mit Verlängerung der inspiratorischen oder expiratorischen Atemphase).

Von einem *Spontan-Pneumothorax* (Abb. 11.**3**) am häufigsten betroffen sind asthenische Männer bis zum 30. Lebensjahr. Aus vollem Wohlbefinden und ohne äußere Ursache setzt plötzlich ein atemabhängiger, stechender Brustschmerz ein, der zunächst allmählich abklingt, dann aber langsam in zunehmende Atemnot und „Druck auf der Brust" übergeht. Klinische Zeichen sind abgeschwächtes oder fehlendes Atemgeräusch und hypersonorer Klopfschall auf der betroffenen Seite sowie evtl. obere Einflußstauung mit Zyanose und Tachykardie.

- Beim Spannungs-Pneumothorax ist die sofortige Entlastung des intrapleuralen Überdrucks erforderlich.
- Die Pleurahöhle wird mit einer großlumigen Kanüle im 2. oder 3. Interkostalraum (ICR) in der Medioklavikularlinie punktiert.
- Bei erhaltener Spontanatmung ist die Kanüle mit einem Ventil (Fingerling) zu armieren. Bei intubierten und kontrolliert beatmeten Patienten ist dagegen kein Ventil erforderlich.
- Alternativ wird eine Pleuradrainage eingebracht (Abb. 11.**3** u. 11.**7**).
- Der Transport erfolgt mit erhöhtem Oberkörper unter Sauerstoffzufuhr (mindestens 3 l/min) sowie EKG- und pulsoxymetrischer Überwachung.
- Zusätzlich ist prophylaktisch ein venöser Zugang anzulegen.

Eine *Fremdkörper-Aspiration* kann bei der Nahrungsaufnahme eintreten, ein *Larynx-Ödem* nach Insektenstich oder Verätzungen. Beide Ursachen sind meist unmittelbar anamnestisch eruierbar und gehen mit starkem Stridor einher. Freimachen und Freihalten der Luftwege stehen im Vordergrund (Entfernung von Fremdkörpern durch Schläge zwischen die Schulterblätter oder Heimlich-Handgriff, Intubation, ggf. Koniotomie). Zu den Einzelheiten siehe die Kapitel „Kardiopulmonale Reanimation" und „Notfälle aus der HNO-Heilkunde und Mund-Kiefer-Gesichts-Chirurgie".

Leitsymptom „Lungenblutung"

Zu den Ursachen von Lungenblutungen zählen Bronchialkarzinome, die Kavernenblutung bei Tuberkulose, Bronchiektasen und auch die akute Bronchitis.

Als Haemoptoe wird das Aushusten von *schaumigem Blut* bezeichnet, als Haemoptyse das Abhusten von blutig tingiertem Sputum. Die Haemoptoe ist abzugrenzen vom Blut-Ausspucken bei Blutungen im Mund-, Nasen- oder Rachenraum sowie vom Bluterbrechen (Haematemesis) bei oberen gastrointestinalen Blutungen.

Häufig Zusatzsymptome wie Dyspnoe, Zyanose, Fieber und thorakale Schmerzen. Gewichtsverlust und Leistungsknick sind anamnestische Hinweise auf eine Tumorgenese.

Zu den präklinischen Akutmaßnahmen zählen:
- Verhinderung der Aspiration durch sachgerechte Lagerung. Je nach Kreislaufsituation sitzende bzw. Seiten- oder Schocklagerung; in schwersten Fällen und bei fehlenden Schutzreflexen auch orotracheale Intubation.
- Anlage mindestens eines leistungsfähigen venösen Zugangs, ggf. Schockbekämpfung durch suffizienten Volumenersatz.
- Zufuhr von Sauerstoff (mindestens 3 l/min).
- Überwachung mit Pulsoxymeter.

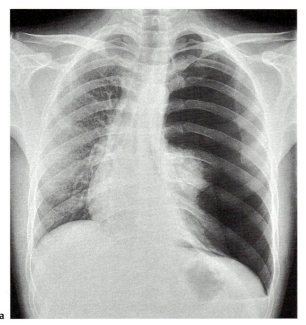

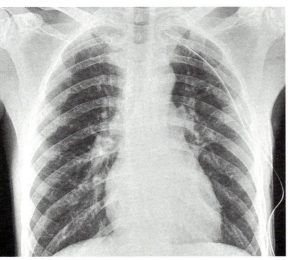

Abb. 11.**3a** u. **b** Spannungs-Pneumothorax mit Mediastinalverschiebung bei Spontan-Pneumothorax links. Vor (**a**) und nach Entlastung mit Pleuradrainage (**b**).

Symptomenkomplex „Akutes Abdomen"

Das akute Abdomen ist ein dramatisches Krankheitsbild und zwingt zum raschen diagnostischen und therapeutischen Handeln. Hauptursachen sind:
- Die verschiedenen Formen des Ileus,
- intraabdominelle Entzündungen,
- Perforation von Hohlorganen mit Peritonitis,
- akute gastrointestinale Blutungen,
- akute ischämische Ereignisse (Mesenterialvenen-Thrombose, Mesenterial-Infarkt).

Daneben können auch stumpfe und penetrierende Bauchtraumen ein akutes Abdomen verursachen.

Charakteristika des Symptomenkomplexes „akutes Abdomen" sind rasches Einsetzen, heftige Bauchschmerzen, unwillkürliche Abwehrspannung der Bauchdecken, Störung der Peristaltik mit Übelkeit und Erbrechen sowie eine sich schnell entwickelnde Schocksymptomatik.

Anamnestisch muß nach typischen vorausgehenden Ereignissen wie Alkoholkonsum, fettreicher Mahlzeit und postprandialen Schmerzen (Angina abdominalis) gefahndet werden; ebenso ist nach Stuhlgang und Miktion sowie Medikamenten-, Alkohol-, Nikotin- und Drogenkonsum zu fragen. Bei Frauen im gebärfähigem Alter spricht das Ausbleiben der letzten Regelblutung für eine Extrauterin-Gravidität.

Diagnostisch sind weiter zu beachten (Tab. 11.1):
- Beginn, Anfangslokalisation und Schweregrad der Schmerzen sowie Schmerzcharakter.
- Viszerale Schmerzen sind dumpf, krampf- oder kolikartig zu- und abnehmend sowie häufig schlecht zu lokalisieren und ausstrahlend.
- Somatischer Schmerz ist brennend, scharf, deutlich lokalisiert und wenig ausstrahlend.
- Lokalisierte oder diffuse Abwehrspannung bei Palpation des Abdomens als Zeichen der Peritonitis.
- Dazu kommen häufig Übelkeit und Erbrechen sowie Stuhl- und Windverhaltung, Durchfall, Fieber, Unruhe und Dyspnoe.
- Oft ist der Patient kaltschweißig, exsikkiert und hypovolämisch.

Zu den präklinischen Akutmaßnahmen gehören:
- Lagerung mit Knierolle und leicht erhöhtem Oberkörper.
- Anlage eines leistungsfähigen venösen Zugangs und Schockbehandlung durch suffizienten Volumenersatz.
- Zufuhr von Sauerstoff (mindestens 3 l/min) und pulsoxymetrische Überwachung.
- Bei Zufuhr von Analgetika genaue Dokumentation von Dosis, Zeitpunkt und klinischem Befund vor der Analgesie.
- Rascher und schonender Transport in eine Klinik mit entsprechenden diagnostischen (Sonographie, ggf. Angiographie) und therapeutischen Möglichkeiten.

Akutes Ischämie-Syndrom

Ursachen des akuten Ischämie-Syndroms sind:
- Arterielle Embolie (etwa 70%), die zu 80–90% aus einer kardialen Quelle (Vorhof, Klappen) und nur in 10–20% aus atheromatösen Intimaschäden der Aorta stammt.
- Paradoxe Embolie von Venenthrombosen bei offenem Foramen ovale.
- Akute arterielle Thrombose (30%) bei vorbestehenden Wandschäden (Arteriosklerose, Aneurysma).
- Phlegmasia coerulea dolens, schwerste Form der Becken-Bein-Venenthrombose mit Verlegung des gesamten venösen Querschnitts der unteren Extremität, die zum Spasmus der gesamten Arterie führt.
- Vasospasmen bei Intoxikation durch Ergotamin oder bestimmte Penicilline.
- Gefäßverletzungen.

Differentialdiagnostisch ist insbesondere die akute Aortendissektion abzugrenzen. Das diagnostische und therapeutische Vorgehen ist im Kapitel „Notfälle aus der Inneren Medizin" dargestellt.

Nekrotisierende Weichteilinfektionen mit toxischem Schock-Syndrom

Ursache nekrotisierender Weichteilinfektionen mit toxischem Schock-Syndrom ist die Freisetzung hochpotenter Antigene („Superantigene") durch bestimmte Erreger wie Streptococcus pyogenes, Staphylokokken und Clostridien (perfringens, novyi, septicum), die zu massivster Zytokin-

Tabelle 11.1 Differentialdiagnose abdominaler Schmerzen

	Viszeraler Schmerz	Somatischer Schmerz
Leitung	Splanchnikus	Segmentale Spinalnerven
Zeitverlauf	Anfangsschmerz	Folgeschmerz
Ausgangsart	Peritoneum viscerale	Peritoneum parietale
Empfindung	diffus dumpf-bohrend wellenartig	lokalisiert scharf kontinuierlich
Intensität	gleichbleibend	zunehmend
Verstärkung	in Ruhe (daher motorische Unruhe)	bei Bewegung (Husten) (daher Schonhaltung)
Ausstrahlung	Headsche Zonen	–
Lokalisation	unbestimmt mediane Etagenprojektion: – Epigastrium – Periumbilikal – Unterbauchmitte	begrenzt seitenbezogen

ämie mit Schock-Syndrom führt. Wichtige klinische Manifestationen sind:
- Fournier-Gangrän im Perineal- und Genitalbereich,
- Streptokokken-Gangrän,
- nekrotisierende Fasziitis,
- Gasgangrän (Klostridien-Myonekrose).

Prädisponierend sind vernachlässigte Wunden, Drogenabusus (Spritzenabszesse), Immunsuppression und konsumierende Grunderkrankungen. Leitsymptom ist die „infizierte" Wunde mit phlegmonöser Umgebungsschwellung und starker lokaler Druckempfindlichkeit.

In rascher Progredienz (unter 24 h) kommt es zum „toxic-shock-syndrome":
- Phase I – Myalgie, Übelkeit, Erbrechen, Schüttelfrost, Diarrhoe.
- Phase II – Tachykardie, Fieber, Tachypnoe, starke Schmerzen im Wundbereich.
- Phase III – hohes persistierendes Fieber, abnehmender Wundschmerz und massive Schocksymptomatik.

- Es ist entscheidend, daß überhaupt an dieses bedrohliche Krankheitsbild gedacht wird und die Symptome richtig gedeutet werden.
- Präklinisch sind nur symptomatische Maßnahmen wie Schockbehandlung und Sauerstoffzufuhr sowie schleunigster Transport zur chirurgischen Notfallbehandlung möglich.

Notfälle aus der Unfallchirurgie

Grundzüge der präklinischen Versorgung

Ziele

Allgemeine Ziele der präklinischen Versorgung des Unfallverletzten sind (Tab. 11.2):

1. Abwenden der akuten Lebensgefahr und Sicherung der Vitalfunktionen.
2. Rasches Erfassen der traumatischen Gesamtbelastung des Unfallverletzten und der Gefährdungskategorie.
3. Schnelles Erkennen aller bedrohlichen und relevanten Verletzungsfolgen.
4. Setzen der Prioritäten für Sofortmaßnahmen und Transport.

Definitionen

Definition: Ein *Trauma* ist ein durch mechanische, thermische, chemische oder aktinische Einwirkung akut entstandener körperlicher Schaden mit Gewebszerstörung und entsprechendem Funktionsausfall.

Definition: Ein *schweres Trauma* liegt vor, wenn die Gewebszerstörung lebenswichtige Organe betrifft, eine gravierende Defektheilung mit schwerer Funktionseinbuße erwarten läßt oder die Systembelastung durch das Trauma so groß wird, daß auch primär nicht traumatisierte Organe oder Funktionssysteme in Mitleidenschaft gezogen werden.

Definition: Das *Polytrauma* ist ein Syndrom von Verletzungen mehrerer Körperregionen oder Organe mit konsekutiven systemischen Funktionsstörungen.

Beim Polytrauma können chirurgisch sonst gut beherrschbare Verletzungskomponenten in ihrer Systembelastung so kumulieren, daß sie lebensbedrohlich werden. Die direkten und indirekten Traumafolgen („trauma load", „antigenic load") können die Kapazität der physiologischen Defensivsysteme überfordern. Die „host defense response" schlägt in eine autodestruktive „host defense failure disease" um; es kommt zum Zusammenbruch der Immunabwehr mit nachfolgender Sepsis und progressivem, sequentiellem Multiorganversagen.

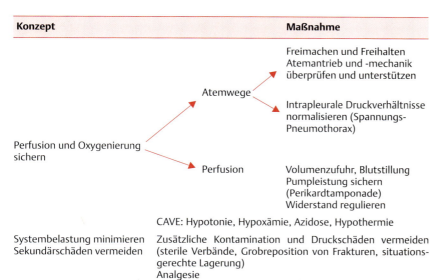

Tabelle 11.2 Konzepte und Maßnahmen zur präklinischen Versorgung des Unfallverletzten

Konzept		Maßnahme
Perfusion und Oxygenierung sichern	Atemwege	Freimachen und Freihalten Atemantrieb und -mechanik überprüfen und unterstützen
		Intrapleurale Druckverhältnisse normalisieren (Spannungs-Pneumothorax)
	Perfusion	Volumenzufuhr, Blutstillung Pumpleistung sichern (Perikardtamponade) Widerstand regulieren
		CAVE: Hypotonie, Hypoxämie, Azidose, Hypothermie
Systembelastung minimieren Sekundärschäden vermeiden		Zusätzliche Kontamination und Druckschäden vermeiden (sterile Verbände, Grobreposition von Frakturen, situationsgerechte Lagerung) Analgesie

Erstmaßnahmen

Übersicht

Die Behandlung schwerverletzter Patienten erfordert eine rasche Übersicht über die Art der Verletzungen und den sofortigen Beginn der lebenserhaltenden Maßnahmen. Da Zeitnot herrscht und richtige Sofortmaßnahmen Sekundärschäden vermindern oder verhindern, ist ein strukturiertes Vorgehen in der meist hektischen Situation am Unfallort sinnvoll und wünschenswert.

Analog zum Behandlungsprotokoll „Advanced Trauma Life Support" (ATLS) des „American College of Surgeons" umfassen die Erstmaßnahmen bei der Beurteilung und Versorgung Unfallverletzter folgende Punkte:
1. Situationserfassung.
2. Sichtung.
3. Beurteilung der Vitalfunktionen (Atmung, Kreislauf, orientierender neurologischer Befund).
4. Sicherung der Vitalfunktionen (simultan mit 3.).
5. Erfassen von offensichtlichen und relevanten Verletzungen aller Körperregionen.
6. Herstellung der Transportfähigkeit.
7. Permanente Überwachung und Beurteilung während des Transports.
8. Voralarmierung der Zielklinik.

- Dieses vertikale Schema der Erstmaßnahmen ist je nach Situation und Zustand des Patienten laufend neu zu überprüfen und ggf. anzupassen.
- Oftmals müssen Aktivitäten simultan oder nebeneinander ausgeführt werden, um die beste Versorgung zu gewährleisten (Abb. 11.**4**).

Die Maßnahmen können hier nur in den Grundzügen erläutert werden. Für Einzelheiten wird auf die Beiträge im Hauptteil „Allgemeine Notfallmedizin" sowie die Kapitel „Chemische Schäden und Gefahrstoff-Unfall", „Technische Rettung" und „Der Großschaden im Rettungsdienst – „Erweiterter Rettungsdienst"" verwiesen.

Situationserfassung

- Schon beim Alarmeingang überdenkt der Notarzt anhand der Notfallmeldung die Situation, die ihn am Unfallplatz vermutlich erwartet.
- Um Zeit zu gewinnen, trifft er schon während des Anrückens erste Vorkehrungen für einen möglichst reibungslosen Ablauf vor Ort.

Nach Eintreffen am Unfallort sind neben den medizinischen Maßnahmen oft auch *organisatorische Entscheidungen* erforderlich.

- Zum Schutz von Rettern und Verletzten, und um weiteren Schaden zu verhindern, muß zuerst die Unfallstelle abgesichert werden. Die Absicherung erfolgt möglichst durch Polizei, Feuerwehr oder freie Mitarbeiter der Rettungsorganisation.
- Die Anzahl der Verletzten und die Schwere der Verletzungen muß umgehend geklärt werden.
- Ebenso ist zu prüfen, ob die personellen und technischen Ressourcen ausreichen oder ob weitere Rettungsmittel angefordert werden müssen.
- Die Befreiung eingeklemmter Patienten aus Autowracks und die Rettung aus einsturzgefährdeten oder schwer zugänglichen Zonen muß mit den Einsatzleitern von Feuerwehr und Polizei abgesprochen werden, damit es nicht zu weiterer Gefährdung der Patienten und der Helfer kommt.
- Nach Sichtung aller Patienten muß entschieden werden, ob der Notarzt allein mit der Situation zurechtkommt bzw. die Versorgung Leichtverletzter an Rettungspersonal delegiert werden kann, oder ob weitere Notärzte herangezogen werden müssen.
- Das Abschätzen der jeweiligen Unfallmechanismen kann wichtige Hinweise auf die zu erwartenden Verletzungsmuster geben und das Festlegen der Prioritäten am Unfallort mitbestimmen.

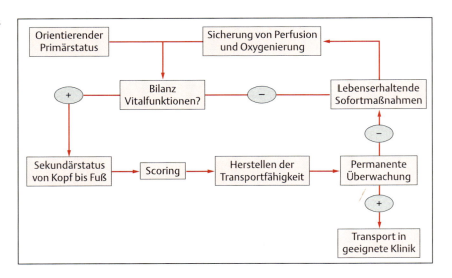

Abb. 11.**4** Versorgungsalgorithmus an der Unfallstelle: Vernetzung von Diagnostik, Beurteilung und Behandlungsmaßnahmen.

Sichtung

Sichtung ist ein fortwährender und dynamischer Prozeß der Beurteilung von Patienten in Bezug auf Zustand, Behandlungsaussichten und Transportbedingungen. Sie ist die vorrangigste und oftmals schwierigste Aufgabe des Arztes bei Unfällen mit mehreren Verletzten und verlangt fachliches Urteilsvermögen, Mut zur Verantwortung sowie rasche, zielgerichtete Arbeit. Ziel der Sichtung ist die Rettung und Wiederherstellung möglichst vieler Patienten durch optimalen Einsatz der momentan vorhandenen Mittel.

Die Entscheidungen sind unter Berücksichtigung der vorhandenen Mittel (Ärzte, Retter, Bergungsgerät, Transportmöglichkeiten), der Zahl der Verletzten sowie der äußeren Umstände wie Wetter, Tageszeit und Infrastruktur der in Frage kommenden Zielkliniken zu fällen (Tab. 11.**3**). Grundsätzlich sind zwei Sichtungssituationen möglich:
1. Die vorhandenen Mittel reichen aus, um Anzahl und Art der Verletzungen der Patienten adäquat behandeln zu können. In dieser Situation werden zuerst die Lebensgefährlich- und Schwerverletzten versorgt.
2. Die gegebenen Mittel sind ungenügend, um Anzahl und Art der Verletzungen der Patienten angemessen behandeln zu können. In dieser Situation müssen zuerst die Patienten mit der größten Überlebenschance und diejenigen, die am wenigsten Zeit, Material und persönliche Betreuung benötigen, versorgt werden.

- Ein Unfallverletzter ohne meßbare Herz-Kreislauf-Funktion hat eine äußerst schlechte Prognose und darf nur behandelt werden, wenn Patienten mit besserer Prognose nicht vernachlässigt werden.
- Wenn er nicht innert kurzer Zeit stabilisiert und transportfähig gemacht werden kann, soll nicht weiter reanimiert werden.
- Eine Not-Thorakotomie zur kardiopulmonalen Reanimation im Schockraum hat nur Aussicht auf Erfolg, wenn sich ein Verletzter in unmittelbarer Spitalnähe befindet.
- Dann sollen keinerlei Maßnahmen an der Unfallstelle getroffen werden, sondern der Patient schnellstens in den Schockraum gebracht werden (ausnahmsweises Vorgehen als „scoop and run").
- Die offene Herzmassage im Schockraum ist bei penetrierendem Thoraxtrauma und bei Perikardtamponade indiziert.

Beurteilung der Vitalfunktionen

Nachdem ein Überblick gewonnen wurde und die Behandlungsprioritäten festgelegt sind, müssen die Vitalfunktionen der Verletzten rasch und effizient überprüft und ggf. simultan wiederhergestellt und stabilisiert werden.

Mit der Untersuchung der Atmungsfunktion, der Herz-Kreislauf-Funktion und des neurologischen Status werden lebensbedrohende Situationen identifiziert, die unverzüglich zu behandeln sind. Angelehnt an das ATLS-Protokoll wird diese Beurteilung als das ABC der Notfallversorgung bezeichnet.

A: Airway maintenance with cervical spine control (Freimachen/-halten der Luftwege unter Stabilisierung der HWS).
B: Breathing and ventilation (Sichern der Atmung/Beatmung).
C: Circulation with hemorrhage control (Stabilisierung des Kreislaufs und Blutungskontrolle).
D: Disability – Neurologic status (orientierender neurologischer Befund).

Zum Einprägen ist das Merkwort „GABI" hilfreich:
G: Gibt der Patient Antwort?
A: Atmet er?
B: Blutet er?
I: Ist der Puls vorhanden?

- Bei der Beurteilung der *Atmung* ist zu prüfen, ob die *Atemwege* frei sind, ob sie durch Erbrochenes, Blut, Fremdkörper, Zahnprothesen, ausgeschlagene Zähne, frakturierte Gesichts-, Kiefer- und Kehlkopfanteile usw. verlegt sind oder ob eine Luftröhrenverletzung vorliegt.
- Beim evtl. notwendigen Freimachen der Luftwege muß eine Schädigung des Zervikalmarks vermieden werden. Bei jedem polytraumatisierten Patienten ist mit einer zervikalen Wirbelsäulenverletzung zu rechnen, dies vor allem, wenn eine Verletzung oberhalb der Klavikula vorliegt bzw. der Patient nicht bei klarem Bewußtsein ist.
- Kopf und Hals sollen beim Freimachen der Atemwege unter leichtem achsengerechten Zug („in line traction") durch einen Helfer stabilisiert und schnellstmöglich ein zervikaler Stützverband angelegt werden.

Für einen adäquaten *Gasaustausch* sind freie Luftwege, intakter Atemantrieb und -mechanik, normale intrathorakale Druckverhältnisse, ausreichend gesundes Lungengewebe und ein suffizienter Kreislauf erforderlich.

Zur Prüfung wird der Thorax klinisch durch Inspektion, Auskultation und ggf. Perkussion untersucht und auf folgende Punkte geachtet:
- Spannungs-Pneumothorax?
- Paradoxe Atmung?
- Offener Pneumothorax?
- Massiver Hämatothorax?

Die *Herz-Kreislauf-Funktion* des Unfallverletzten kann durch drei Schockformen beeinträchtigt werden:
– Beim *hypovolämischen Schock* nach schwerer Verletzung mit erwartbar großem Blutverlust findet sich in der Frühphase zunächst keine Hypotonie, sondern eine kurze hypertensive Phase durch vermehrte Katecholamin-Ausschüttung. Erst nach einem Verlust von 20–30% des Blutvolumens und einem Abfall des Herz-Zeit-Volumens (HZV) von 40–50% tritt ein erkennbarer Abfall des Blutdrucks ein. Die Volumensubstitution bei Verletzungsmustern mit großen Blutungen (Beckenverletzung, Milz- bzw. Leberruptur, Läsion großer Gefäße) richtet sich daher in der Frühphase nicht nach den Blutdruckwerten.
– Hypotonie, arrhythmischer Puls, obere Einflußstauung und Unruhe sind Zeichen des *kardiogenen Schocks*, z. B. durch Perikardtamponade.

Tabelle 11.3 Präklinische Entscheidungsabläufe bei der Sichtung traumatisierter Patienten (Triage Decision Scheme) nach den Empfehlungen des American College of Surgeons' Committee on Trauma

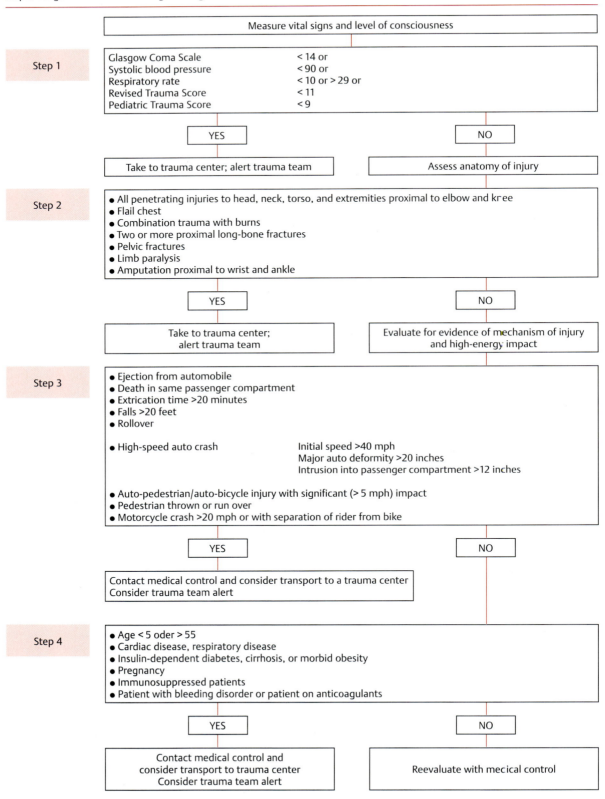

– Hypotonie und Bradykardie weisen auf einen *spinalen Schock* bei hoher Paraplegie oder Tetraplegie hin. Dieser ist mit Vasopressoren zu behandeln und nicht nur mit Volumensubstitution.

Daher sind folgende Punkte zu beachten:
- Intraabdominale oder intrathorakale Verletzung?
- Becken- und/oder Femurfrakturen?
- Äußere Blutungen? Gesichtsschädel?
- Zentrale Gefäßläsion?
- Amputation?

Eine orientierende *neurologische Untersuchung* gehört zur Erhebung des *orientierenden Primärstatus* („Primärcheck"), sofern der Zustand nicht schon während der bisherigen Untersuchungen geklärt worden ist:
– Bewußtseinslage,
– gezielte, ungezielte Abwehrreaktion bzw. Streckkrämpfe auf Schmerzreiz (mit Angabe der bewegten Seite),
– Pupillenbefund.

Agitiertheit und undulierender Wachheitszustand können durch zerebralen Sauerstoffmangel (Oxygenierung, Perfusion) oder direkte intrazerebrale Verletzung bedingt sein.

Auf folgende Punkte ist zu achten:
- Kopfverletzungen?
- Verminderte Oxygenierung?
- Blutungsschock?
- Intoxikation?

Zur Beurteilung weiterer Verletzungen ist die Untersuchung des vollständig entkleideten Patienten erforderlich. Dies ist präklinisch jedoch oft nicht möglich und wird in der Klinik nachgeholt bzw. vervollständigt.

Bei Einklemmung oder Verschüttung usw. laufen die technische Rettung und die medizinische Versorgung parallel. Dies bedeutet die Sicherstellung der Vitalfunktionen (falls erforderlich auch Intubation und Beatmung) sowie Schock- und Schmerzbekämpfung vor und während der technischen Rettung. Es ist vorteilhaft, wenn der Notarzt mit den wesentlichen technischen Hilfsmitteln vertraut ist, damit er deren Effekt und die möglichen Auswirkungen auf den Patienten beurteilen kann. Auch das Entsichern von Airbags sowie der Umgang mit ausgelaufenem Benzin usw. sollten beherrscht werden.

Sicherung der Vitalfunktionen

Zur Verbesserung der *respiratorischen Situation* soll jeder spontan atmende Unfallverletzte *Sauerstoff* (mindestens 3 l/min) über Nasensonde oder Maske erhalten. Zum Freimachen der Atemwege wird der Kopf überstreckt; bei Verdacht auf Schädigung der Halswirbelsäule (HWS) soll der modifizierte Esmarchsche Handgriff (Mundöffnen durch Vorziehen des Unterkiefers) angewendet werden. Nicht intubierte bewußtlose Patienten werden in stabile Seitenlage gebracht. Die endotracheale Intubation ist bei Patienten mit verletzten Atemwegen, deren Ventilation ohne Unterstützung nicht ausreichend ist, und bei allen Bewußtlosen notwendig. Bei einem Polytraumatisierten ist der Sauerstoffbedarf um den Faktor 4–5 erhöht. Daher herrscht Übereinstimmung, daß Frühintubation und Beatmung durch den Geübten großzügig zu handhaben sind.

Die Stabilisierung der *Herz-Kreislauf-Funktion* ist das zentrale Problem beim schockierten Patienten, um die Verminderung und schließlich das Versagen der zellulären Sauerstoffversorgung zu verhindern. Bei einem Trauma mit verminderter arterieller Sauerstoffsättigung und Abfall der Hämoglobin-Konzentration kann eine Kompensation der Sauerstoffverfügbarkeit nur über eine Erhöhung des HZV erfolgen. Die Behandlung konzentriert sich daher auf den raschen Ausgleich des Volumendefizits, um das erhöhte HZV zu sichern. Die Volumensubstitution ist grundsätzlich mit kolloidalen, kristalloiden und hyperton/hyperonkotischen Lösungen möglich. Unter den Bedingungen der europäischen präklinischen Notfallmedizin werden überwiegend kolloidale Lösungen eingesetzt. Zur präklinischen Behandlung des traumatisch-hämorrhagischen Schocks sind mindestens zwei großlumige venöse Zugänge erforderlich. Die Volumentherapie erfolgt „im Strahl" oder als Druckinfusion. Die rasche Volumengabe darf erst reduziert werden, wenn entweder der Kreislauf stabil ist oder feststeht, daß die Verletzungen weniger gravierend sind. Eine Ausnahme bilden Patienten mit einem isolierten penetrierenden Thorax- oder Abdominaltrauma; hier muß die Volumensubstitution bis zur operativen Blutstillung zunächst zurückhaltend erfolgen. Ein hypovolämischer Schockzustand soll grundsätzlich nicht mit Vasopressoren, Steroiden oder NaHCO$_3$ behandelt werden.

Besondere Beachtung ist auch dem Erhalt der *Körpertemperatur* zu schenken. Bei unterkühlten Patienten sind Verletzungen in Folge zusätzlicher Systembelastung komplikationsreicher.

Eine adäquate *analgetische Versorgung* des Unfallverletzten ist erforderlich, um die streßinduzierte Katecholamin-Ausschüttung zu begrenzen und damit die respiratorische und kardiozirkulatorische Gesamtsituation zu verbessern. Nach der Erhebung des orientierenden Primärstatus soll rasch und ausreichend analgetisch behandelt werden. Eine gute analgetische Wirkung bei verletzungsbedingten Schmerzen ist nur bei stark wirksamen Präparaten wie Opioiden und (S)-Ketamin zu erwarten, die nach Möglichkeit intravenös verabreicht werden.

Erfassen von offensichtlichen und relevanten Verletzungen aller Körperregionen

Nach Sichtung, Beurteilung und Stabilisierung der Vitalfunktionen wird der *Sekundärstatus* erhoben. Die Körperregionen werden nach offensichtlichen und relevanten Verletzungen untersucht und die jeweiligen Sofortmaßnahmen getroffen. Spätestens jetzt muß auch eine orientierende neurologische Untersuchung erfolgen.

Herstellung der Transportfähigkeit

Nach Sicherung der Vitalfunktionen und nach Erfassen und Versorgen der weiteren Verletzungen wird der Unfallverletzte transportfähig gemacht (Lagerung, Frakturreposition, provisorische Fixation, Wundverbände etc.).

Permanente Überwachung und Beurteilung während des Transports

Selbstverständlich müssen die Patienten während den gesamten Erstmaßnahmen und des Transports klinisch und technisch (EKG, Pulsoxymeter, Blutdruck) überwacht werden. Auf Infusionsleitungen, Tubuslage und Verbände usw. ist dauernd zu achten.

Voralarmierung der Zielklinik

Die Zeit für die Betreuung am Unfallplatz und bis zur definitiven Versorgung im Spital soll so kurz wie möglich gehalten werden. Zur besseren Vorbereitung sind der aufnehmenden Klinik so früh wie möglich der Zustand des Patienten sowie Zeitpunkt und Art der Verletzung zu übermitteln. Der Notarzt übergibt die dokumentierten wichtigen präklinischen Patientendaten und Befunde an den aufnehmenden Arzt der Zielklinik.

Klassifikation von Verletzungsmustern

Die Klassifikation von Verletzungsmustern (Scoring) hat den Sinn, die Systembelastung durch das Trauma und auch die Dringlichkeit von Sofortmaßnahmen abzuschätzen. Zusätzlich sollen Aussagen über die Wiederherstellungschancen des Unfallverletzten gemacht werden können.

Zur präklinischen Beurteilung der Auswirkungen von Verletzungen auf den Organismus eignen sich nur physiologische Einteilungen. Typische und bewährte Systeme sind die Glasgow Coma Scale (GCS) und der Revised Trauma Score (RTS), die im Kapitel „Untersuchung und Überwachung des Notfallpatienten" erläutert werden. Durch die Verwendung dynamischer Variablen ermöglichen die physiologischen Scores eine Beurteilung des präklinischen Verlaufs, vor allem bei längeren Rettungs- und Transportzeiten. Zu beachten ist jedoch, daß diese Scores nur Reaktionen auf das Trauma festhalten, wenn bereits Veränderungen eingetreten sind. Dadurch können sich bei sehr schweren Verletzungen mit anfänglich noch kompensierter Atem- und Kreislauf-Funktion falsch-negative Aussagen ergeben. Vom Trauma unabhängige Faktoren wie Alkohol und Drogen können dagegen falsch-positive Bewertungen zur Folge haben. Eine früh einsetzende intensive Therapie (Narkose, Intubation, aggressiver Volumenersatz) kann die Parameter so stark beeinflussen, daß die Ergebnisse nicht mehr zu verwerten sind.

Polytrauma

Die sorgfältige Beurteilung der allgemeinen Situation an der Unfallstelle gibt Hinweise auf den Unfallmechanismus und die wahrscheinliche mechanische Gewalteinwirkung.

Insbesondere ist auf ausgedehnte Zerstörungen durch grobe Gewalteinwirkung (Hochgeschwindigkeits-Trauma), Sturz aus großer Höhe, aus Fahrzeugen herausgeschleuderte oder von Fahrzeugen weggeschleuderte Personen, Tod von Insassen des gleichen Unfallfahrzeugs, Einklemmungen und Verschüttungen, stattgehabte Explosionen sowie Stich- und Schußverletzungen zu achten.

- Erste Priorität hat die Sicherung der Vitalfunktionen mit Stabilisierung von Atmung und Kreislauf.
- Dazu erfolgt die adäquate aggressive Volumentherapie über mindestens zwei großlumige venöse Zugänge.
- Die Indikation zur Intubation und kontrollierten Beatmung ist großzügig zu stellen.
- Gute Analgesie bzw. die Einleitung einer Anästhesie (mit Intubation und Beatmung) sind notwendig.
- Weitere Erstmaßnahmen am Unfallort sind das Stillen von Blutungen durch manuelle Kompression mit sterilem Wundverband oder Druckverband, die Grobreposition von Frakturen, die situationsgerechte Lagerung und die provisorische Fixation mittels Vakuummatratze usw.
- Permanente klinische und apparative Überwachung (EKG, Blutdruck, Pulsoxymetrie, ggf. Kapnographie) sind unverzichtbar.
- Bei Stich- und Pfählungsverletzungen sollen Fremdkörper erst im Operationssaal entfernt werden (Abb. 11.5 u. 11.6).

Polytraumatisierte Patienten werden unverzüglich in eine Klinik mit Trauma-Kompetenz, Computer-Tomographie und Neurochirurgie überführt. Ggf. erfolgt zunächst der

Abb. 11.5 Stichverletzung des linken Thorax. Messer in situ.

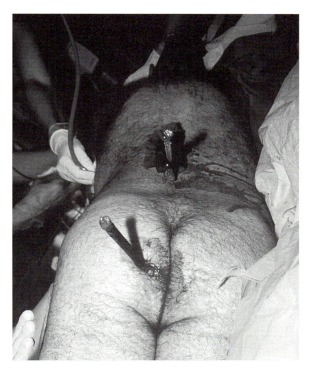

Abb. 11.6 Pfählungsverletzung durch zwei Armierungseisen.

Transport in das nächste Krankenhaus zur Stabilisierung, um später einen Sekundärtransport, möglichst mit dem Rettungshubschrauber, durchführen zu können.

Für ein effizientes Management müssen die Patienten mit genauer Beschreibung des Verletzungsmusters und des momentanen Zustandes der Vitalfunktionen vorangemeldet werden.

Wichtige Merkpunkte sind:
- Aufrechterhalten von Perfusion und Oxygenation.
- Sekundärschäden vermeiden und Systembelastung („antigenic load") minimieren.
- Prioritäten setzen, Koordination der Maßnahmen durch erfahrenen Notarzt.

Höchste Priorität haben akut lebensbedrohlich Verletzte mit Insuffizienz von Atmung und Herz-Kreislaufsystem, schwerer Blutung, schwerem Schädel-Hirn-Trauma (SHT) mit GCS < 9 und offenem SHT. Hohe Priorität haben Patienten mit Schock, Bauchtrauma, SHT mit GCS 9 – 12, Rückenmarkverletzung, Wirbelsäulenfraktur und ausgedehnter Verbrennung. Bei Mehrfachverletzten mit SHT müssen vor allem Hypotonie und Hypoxämie vermieden werden. Sie sind hauptverantwortlich für sekundäre Hirnschäden.

Thoraxtrauma

Die Situation an der Unfallstelle kann wertvolle Hinweise geben. Geschlossene Verletzungen sind zu vermuten bei stumpfer Gewalteinwirkung und Hochgeschwindigkeits-Trauma mit abrupter Dezeleration oder Akzeleration des Thorax (Motorrad- und Fahrradfahrer, nicht angegurtete Pkw-Fahrer, angefahrene Fußgänger). Es ist insbsondere auf Gurtmarken und Kontusionen durch Airbags zu achten. Offene Verletzungen entstehen durch Splitter, Geschosse, Stichwaffe (Abb. 11.5) und Pfählung. Betroffen ist die Brustwand allein oder gemeinsam mit inneren Organen.

Leitsymptome beim Thoraxtrauma sind Tachypnoe, Dyspnoe und evtl. Zyanose bei atemabhängigen Thoraxschmerzen sowie eingeschränkter oder fehlender Atemexkursion.

Insbesondere bei beidseitigen *Rippenserienfrakturen* finden sich zusätzlich eine paradoxe Atmung mit instabilem Thorax. Abhängig vom Ort der Verletzung können sich Luftansammlungen am Hals, im Gesicht und über dem Thorax als *Hautemphysem* oder bei zentralen Bronchusverletzungen als *Mediastinalemphysem* mit Einflußstauung bilden. Arrhythmien, zunehmende Dyspnoe und kardiogener Schock weisen auf ein Mediastinalemphysem hin. Obere Einflußstauung und Hypotonie bis zum Kreislaufstillstand sind typische Zeichen des *Spannungs-Pneumothorax*. Abgeschwächtes Atemgeräusch, Blässe und Schock weisen auf einen *Hämatothorax* hin.

- Bei wachen Patienten wird der Oberkörper hochgelagert; möglichst auf die verletzte Seite, sofern der Patient dies toleriert.
- Es werden sichere, großlumige venöse Zugänge zur Schocktherapie angelegt.
- Es ist eine adäquate Schmerztherapie einzuleiten, dabei ist jedoch besonders auf die Gefahr einer Atemdepression zu achten.
- Die Indikation zur Intubation und Beatmung mit hohem Sauerstoffanteil ist großzügig zu stellen.

Bei bedrohlichen klinischen Zeichen eines Spannungs-Pneumothorax, eines Hämatothorax oder einer Perikardtamponade ist die unverzügliche chirurgische Intervention erforderlich.

- Bei bedrohlichem Spannungs-Pneumothorax erfolgt die rasche Entlastung durch Einstechen einer Venenverweilkanüle mit Ventil (Fingerling) im 2. oder 3. ICR in der Medioklavikularlinie; alternativ wird ein Pleuradrain mit Tiegel-Ventil verwendet. Wegen des Gefäßverlaufs sind die Unterkanten der Rippen zu meiden.
- Bei einem Hämatothorax oder auch Spannungs-Pneumothorax wird eine Thoraxdrainage in Mini-Thorakotomie-Technik angelegt (Abb. 11.7).
- Die Drainage wird nach einer Inzision in der vorderen Axillarlinie in Höhe des 4. – 5. ICR eingebracht.
- Ersatzweise wird ein steriler Endotrachealtubus mit dem „Cuff" voran eingelegt und durch „Blocken" gegen Herausfallen gesichert.
- Wegen des Gefäßverlaufs sind auch hier die Unterkanten der Rippen zu meiden.

Eine *Perikardtamponade* wird unter klinischen Bedingungen unter echokardiographischer Kontrolle mittels Mini-Thorakotomie versorgt.

184 Spezielle Notfallmedizin

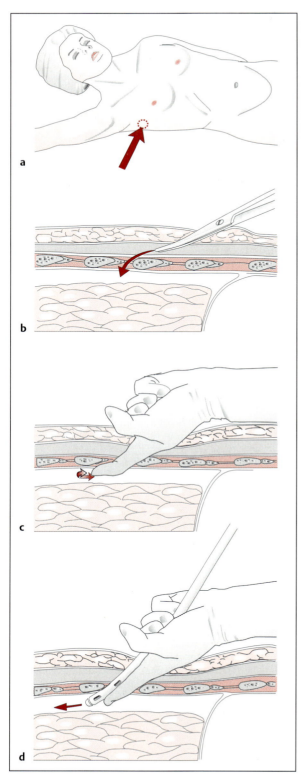

Abb. 11.**7a – d** Thoraxdrainage durch Mini-Thorakotomie im 4. oder 5. Interkostalraum in der vorderen Axillarlinie. Der Arm der betroffenen Seite wird in Abduktion gelagert (**a**). Subkutane Präparation mit der Schere und Inzision der Interkostalmuskulatur am Oberrand der Rippe (**b**). Perforation der Pleura und digitale Exploration des Pleuraraums (**c**). Der Thoraxdrain wird über den Finger als Leitschiene eingeführt und digital in die gewünschte Lage dirigiert (**d**).

- Präklinisch muß bei Verdacht auf Perikardtamponade (Trauma-Mechanismus, obere Einflußstauung, ggf. orientierende perkutorische Bestimmung der Herzgröße) als ultima ratio versucht werden, eine Entlastung des Herzbeutels durch direkte Punktion herbeizuführen.
- Der Herzbeutel wird mit einer großlumigen Venenverweilkanüle und angesetzter großer Einmalspritze vom linken Kostoxiphoidal-Winkel aus in Richtung auf die linke Klavikula unter stetiger Aspiration punktiert (Abb. 11.**8**)
- Bei stärkerer Blutung oder Koagelbildung ist zur suffizienten Entlastung die Einlage einer Drainage erforderlich.
- Behelfsweise wird das Perikard (analog zur Mini-Thorakotomie) nach stumpfer Präparation eröffnet und z. B. ein dünner, steriler Endotrachealtubus mit dem „Cuff" voran eingelegt und durch „Blocken" gegen Herausfallen gesichert.

Bei allen Thoraxverletzungen ist die permanente Atem- und Kreislaufüberwachung durch EKG, Pulsoxymetrie und ggf. Kapnographie unverzichtbar.

Bei Verdacht auf Verletzung der Brustwirbelsäule erfolgt die „en bloc"-Lagerung mit der Schaufeltrage auf die Vakuummatratze.

Auf folgende Punkte ist besonders zu achten:
- Herzkontusion und Perikardverletzung mit möglicher Perikardtamponade, Arrhythmien und Einflußstauung.
- An Spannungs-Pneumothorax, Zwerchfellruptur und Aortenruptur denken.

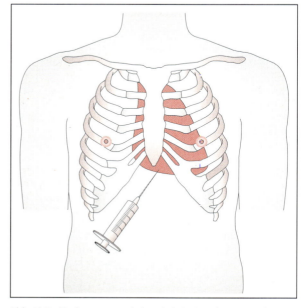

Abb. 11.**8** Entlastungspunktion bei Perikardtamponade. Der Herzbeutel wird mit einer großlumigen Venenverweilkanüle und angesetzter großer Einmalspritze vom Kostoxiphoidal-Winkel aus in Richtung auf die linke Klavikula unter stetiger Aspiration punktiert. Bei stärkerer Blutung oder Koagelbildung ist zur suffizienten Entlastung die Einlage einer Drainage erforderlich.

Notfälle aus der Allgemein- und Unfallchirurgie **185**

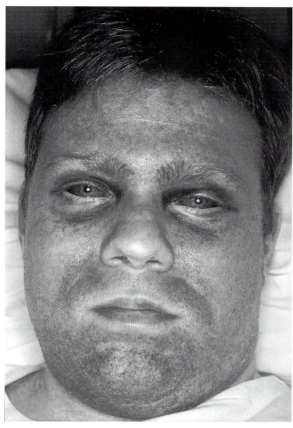

Abb. 11.**9** Perthes-Syndrom nach Thoraxquetschung.

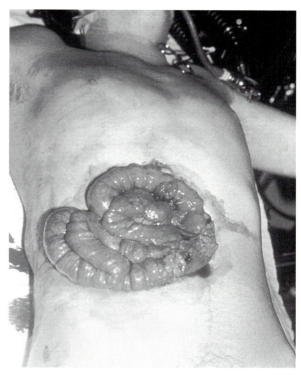

Abb. 11.**10** Prolabierte Darmschlingen nach abdominaler Stichverletzung.

- Bei einer Thoraxquetschung kann sich ein Perthes-Syndrom ausbilden, das durch petechiale Blutungen im Einstromgebiet der Vena cava superior und subkonjunktivale Blutungen gekennzeichnet ist (Abb. 11.**9**).
- Einschüsse zwischen Hals und Leiste sind immer verdächtig auf ein penetrierendes Thorax- und Abdominaltrauma.

Abdominaltrauma

Auch im Bereich des Bauchraums ist zwischen gedeckten und offenen Verletzungen zu unterscheiden. Ursachen stumpfer Abdominalverletzungen sind direkte Gewalteinwirkungen (Aufprall auf Lenkrad oder Lenkstange, Gurttrauma, Überrollen, Verschütten, Einklemmung, Tritte) und indirekte Dezelerationstraumen. Seltener sind perforierende Verletzungen durch Schuß, Stich oder Pfählung (Abb. 11.**6**).

Die klinischen Zeichen des gedeckten Bauchtraumas werden hervorgerufen durch Hämatome der Bauchdecken, Quetschungen der Bauchmuskulatur und zusätzliche Verletzungen der Abdominalorgane mit Austritt von Blut oder Intestinalinhalt in die freie Bauchhöhle.

Die oft erst später einsetzende lokalisierte oder generalisierte Bauchdeckenspannung und die oberflächliche, vorwiegend thorakale Atmung unter Schonung der Bauchwand zeigen den peritonealen Reizzustand an.

- Fernschmerzen mit Ausstrahlung in die linke Schulter (Kehr-Zeichen, Phrenicus-Schmerz) weisen auf eine Milzruptur hin.
- Eine Ausstrahlung in die rechte Schulter ist typisch für eine Leberruptur.
- Ausstrahlungen in den Rücken kommen bei Aortenruptur oder Pankreasverletzung vor.

Sinkender Blutdruck und ansteigende Pulsfrequenz sind Zeichen des Volumenmangel-Schocks bei intraabdomineller Blutung mit beginnender Kreislaufdekompensation. Bei offenem Abdominaltrauma können Dünn- und Dickdarm sowie großes Netz prolabieren (Abb. 11.**10**).

- Die Patienten werden auf den Rücken gelagert; die spontane Schonhaltung wird durch eine Knierolle zur Entspannung der Bauchmuskulatur unterstützt.
- Es werden mindestens zwei sichere venöse Zugänge zur Schockprophylaxe bzw. -therapie und zur allfälligen Schmerztherapie angelegt.
- Bei prolabiertem Darm und Netz werden diese (ohne Repositionsversuch) mit feuchten sterilen Kompressen abgedeckt.

Der Transport erfolgt liegend mit Entlastung der Bauchdecke unter laufender Infusionstherapie.

Besonders zu beachten ist:
- Größere Blutungen der parenchymatösen Oberbauchorgane Milz und Leber äußern sich innert Minuten und führen rasch zu einem lebensbedrohlichen Blutverlust.
- Darmrupturen nach stumpfen Bauchtraumen sind anfangs oft ausgesprochen symptomarm und werden erst nach Stunden symptomatisch.
- Darm-Ischämien können tagelang stumm verlaufen.
- Bei kleinen äußeren Verletzungen (Messerstiche, tangentiale Schußverletzung) ist stets mit einer Organverletzung im Bauchraum zu rechnen.
- Bei penetrierenden Thoraxtraumen unterhalb der Mamillar-Linie liegt häufig eine Zwei-Höhlen-Verletzung vor.
- Bei Patienten mit penetrierenden thorakalen oder abdominalen Traumen und manifestem Schock soll die aggressive Volumensubstitution erst nach der operativen Blutungskontrolle erfolgen.

Beckentrauma

Verletzungen der geschützt im Becken gelegenen Organe sind meist Folge schwerer direkter Gewalteinwirkungen bei Verkehrsunfällen, Verschüttungen und Aufprallverletzungen oder indirekter Mechanismen, z. B. Sturz aus großer Höhe mit vertikaler Scherverletzung des Beckens nach Aufprall auf die Füße und Wuchtvernichtung über die unteren Extremitäten und das Becken.

Zu den Symptomen gehören Ruhe-, Bewegungs- und Belastungsschmerz im Frakturbereich; bei Dislokation fallen asymmetrische Konturen und eine Beinlängendifferenz auf. Die Kompression des Beckenrings ist schmerzhaft und die Beweglichkeit im Hüftgelenk ist ggf. eingeschränkt. Es kann auch eine abdominale Abwehrspannung vorliegen. Evtl. bestehen ein perineales oder inguinales Hämatom und Blutaustritt aus der Harnröhre.

Durch freie innere Blutungen bzw. ausgedehnte Hämatome bilden sich schnell die Zeichen des Volumenmangels aus.

- Im Vordergrund stehen Volumentherapie und Schmerzbehandlung.
- Der weitere Blutverlust kann durch Grobreposition des instabilen Beckenrings mit Innenrotation der Beine im Hüftgelenk (Abb. 11.11) und anschließende Tuchfixation (Abb. 11.12) vermindert werden.

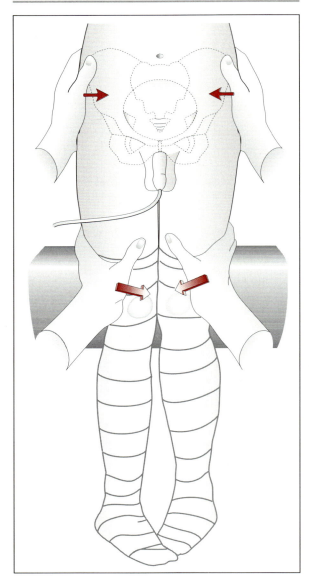

Abb. 11.11 Erstmaßnahmen bei massivem Beckentrauma („open-book"-Verletzung). Grobreposition des instabilen Beckenrings mit Innenrotation der Beine im Hüftgelenk.

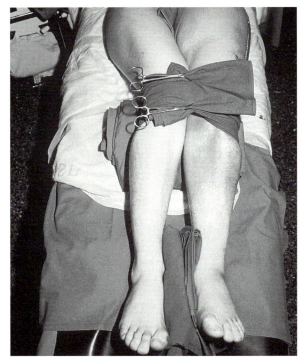

Abb. 11.12 Erstmaßnahmen bei massivem Beckentrauma („open-book"-Verletzung). Behelfsweise Sicherung des Repositionsergebnisses durch Tuchfixation.

Der Transport soll in ein Spital mit entsprechender Traumakompetenz erfolgen.

Wichtige Merkpunkte sind:
- Auf begleitende Verletzungen des Urogenital-Systems und des Rektums achten.
- Infolge einer durch den Bauchraum übertragenen Druckwelle kann es zur Zwerchfellruptur kommen.
- Häufig liegt gleichzeitig eine Fraktur der Wirbelsäule vor (s. Kapitel „Notfälle aus der Neurochirurgie").
- Lebensgefährliche Blutungen entstehen bei Verletzungen der Beckenstammgefäße und durch Zerreissung intrapelviner Venenplexus.

Frakturen

Gewalteinwirkungen im Bereich der Extremitäten können zu geschlossenen und offenen Frakturen führen. Die Frakturdislokation bei gleichzeitiger Muskelkontraktur birgt die Gefahr von Muskel-, Nerven- und Gefäßverletzungen.

Bei *offenen Frakturen* besteht ein hohes Kontaminationsrisiko. Sie werden in drei Grade unterteilt:
- Grad 1: Durchspiessung von innen her mit kleiner Wunde.
- Grad 2: Einwirkung direkter Gewalt von außen mit Kontusionierung und Eröffnung der Haut und mäßigem Weichteilschaden.
- Grad 3: große Wunde mit begleitender Verletzung größerer Gefäße und Nerven, oft Zerstörung der umgebenden Muskulatur und langstreckig freiliegende Knochenfragmente mit massiver Kontamination (Abb. 11.13).

Sichere Frakturzeichen sind abnorme Beweglichkeit, Diskokation, Krepitation (die nicht geprüft werden darf) und sichtbare Fragmente.

Unsichere Frakturzeichen sind Schmerz, Schwellung und Funktionsausfall.

- Verletzte Extremitäten werden zunächst von Kleidungsstücken befreit.
- Es wird ein venöser Zugang angelegt und Sauerstoff über eine Nasensonde oder Maske zugeführt (etwa 3 l/min).
- Danach erfolgt die intravenöse Analgesie, hier wegen der schnellen Wirkung vorzugsweise mit (S)-Ketamin 0,125–0,25 mg/kg KG (10–20 mg bei 80 kg KG).
- Anschließend achsengerechte Reposition unter vorsichtigem Zug (Abb. 11.14); bei offener Fraktur steriler Verband, bei stärkerer Blutung ggf. Kompressionsverband.
- Danach Ruhigstellung unter Einbezug der angrenzenden Gelenke mittels pneumatischer Schienen oder Vakuummatratze usw.

Der Transport erfolgt liegend in die nächste geeignete Klinik.

- Bei beeinträchtigter Sensibilität und Durchblutung ist die Reposition noch am Unfallort erforderlich, um sekundäre Schäden von Haut, Weichteilen, Gefäßen und Nerven zu vermeiden.

Bei Aufnahme im Krankenhaus sind nur in etwa einem Viertel der Fälle pathogene Keime nachzuweisen. Die eigentliche Kontamination mit virulenten Keimen erfolgt oft erst nach der stationären Aufnahme, daher ist der sterile Primärverband bis zur operativen Versorgung zu belassen.

Amputationsverletzungen

Aus Sicht des Notarztes hat prinzipiell jede Amputationsverletzung eine Chance zur Replantation. Daher ist das Amputat in jedem Fall zu suchen und mitzunehmen.

- Basismaßnahmen sind aggressive Volumensubstitution, suffiziente Analgesie und Sauerstoffzufuhr.
- Wunden sind steril zu verbinden, bei arterieller Blutung ist ein Druckverband anzulegen.

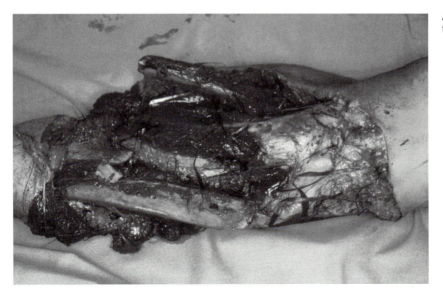

Abb. 11.**13** Drittgradig offene Unterschenkel-Fraktur.

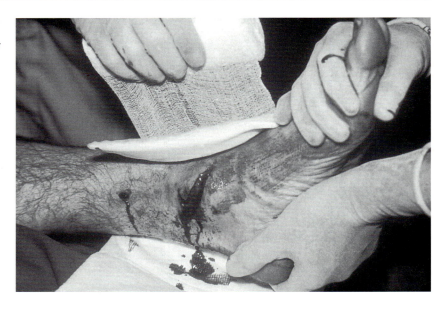

Abb. 11.**14** Erstmaßnahmen bei offener Unterschenkelfraktur. Grobreposition durch Längszug und steriler Verband.

- Bei unvollständiger Abtrennung sind alle noch vorhandenen Gewebebrücken unbedingt zu schützen (auch schmale und unscheinbar aussehende Stränge können Gefäße und Nerven enthalten).
- Das Amputat wird in sterile, trockene Kompressen eingewickelt und in einen wasserdichten Kunststoffbeutel gelegt. Dieser wird in einen weiteren Beutel oder Behälter, der Wasser und Eiswürfel enthält, verpackt (Abb. 11.**15**).
- Es darf kein direkter Haut-Eis-Kontakt entstehen.
- Bei vitaler Gefährdung des Verletzten und nicht in angemessener Zeit zu befreiender eingeklemmter Extremität muß in sehr seltenen Fällen eine Notamputation erfolgen.

Die verletzte Extremität wird zum Transport nach Möglichkeit geschient bzw. durch Lagerung ruhig gestellt und hochgelagert. Die definitive Versorgung wird in der Regel in einer Spezialklinik erfolgen; ggf. ist zur Vorbereitung der Verlegung das nächste Krankenhaus anzufahren.

Crush-Syndrom

Das Crush-Syndrom wird verursacht durch Verschüttung oder Einklemmung mit anhaltender Quetschung größerer Muskelareale (Rumpf, Extremitäten) und konsekutiver Rhabdomyolyse. Betroffen sind insbesondere Verschüttete, Eingeklemmte, Überfahrene, schwer Mißhandelte und Patienten mit Becken- und Oberschenkelschüssen mit ausgedehnter Gewebezerstörung.

Neben ausgedehnten Hypästhesiearealen und evtl. motorischen Ausfällen ist die bläuliche Verfärbung der Kutis typisch für das Crush-Syndrom.

- Präklinisch ist nur eine symptomatische Therapie möglich.
- Es ist größter Wert auf eine adäquate Stabilisierung des Kreislaufs zu legen.

Nach stationärer Aufnahme wird die Diurese mit Furosemid und Dopamin bei gleichzeitiger Zufuhr hoher Mengen kaliumarmer Kristalloide gesteigert.

Gefäßverletzungen

Schnitt-, Stich- und Schußverletzungen sowie offene Frakturen und Amputationsverletzungen können zu massiven Blutungen führen. Bei Unterschenkelvarizen können schon minimale Traumen schwere venöse Blutungen zur Folge haben. Es sind scharfe (penetrierende) und stumpfe Gefäßverletzungen zu unterscheiden.

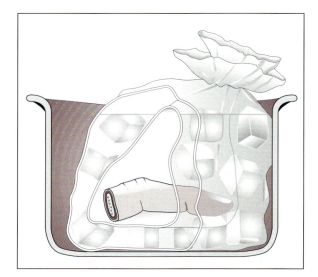

Abb. 11.**15** Korrekte Lagerung eines trocken und steril eingepackten Amputats in Eiswasser.

Zu den typischen Zeichen zählen neben der arteriellen, spritzend hellroten Blutung auch rasch zunehmende Hämatome mit Umfangszunahme einer Extremität. Distale Ischämie und fehlender Puls sind sichere Zeichen der Gefäßverletzung.

Rücken-Schulter-Schmerz, Schock, Hämatothorax und Blutdruckdifferenz zwischen oberer und unterer Extremität weisen auf eine Aortenruptur hin.

- Die betroffene Extremität wird hochgelagert.
- Bei starker Blutung wird die Arterie abgedrückt, bis ein Druckverband angelegt worden ist.
- Zur Schockprophylaxe bzw. -therapie ist mindestens ein sicherer venöser Zugang erforderlich.
- Bei Bedarf erfolgen Sedierung und Analgesie bzw. Intubation und Beatmung.

Der Transport erfolgt unter Hochlagerung der betroffenen Extremität und nach Möglichkeit in eine Klinik mit Angiographie-Ausstattung.

Besonders zu beachten ist:
- Das Anlegen von Klemmen und die Abbindung dürfen nur im äußersten Notfall erfolgen.
- Penetrierende Traumen in der Nähe großer Stammgefäße sind stets auf vaskuläre Verletzungen verdächtig und erfordern baldmöglichst eine angiographische Abklärung.

Kernaussagen

Notfälle aus der allgemeinen Chirurgie

- Die präklinische Behandlung allgemeinchirurgischer Notfälle richtet sich nach den vorherrschenden Symptomen; sie muß eine akute Lebensbedrohung abwenden und die Vitalfunktionen für den Transport sichern. Kreislauf und Atmung sind so zu unterstützen, daß die Perfusion und die Oxygenierung aller lebenswichtigen Organsysteme bis zur definitiven klinischen Versorgung adäquat erhalten bleiben.
- Die Dissektion der thorakalen Aorta ist durch dramatische Schmerzen gekennzeichnet, die meist im vorderen Thoraxbereich beginnen, sich zwischen die Schulterblätter verlagern und dann entlang der Wirbelsäule absteigen. Die präklinische Therapie ist auf die Sicherung der Vitalfunktionen und symptomatische Maßnahmen (venöser Zugang, Sauerstoff, Analgesie und Sedierung, ggf. Blutdruckregulierung) beschränkt.
- Etwa 75% der Bauchaorten-Aneurysmen werden durch diffuse, zum Teil pulsabhängige Bauch- und Rückenschmerzen symptomatisch. Zunehmende Rücken- und Flankenschmerzen sprechen für eine drohende Ruptur. Die Notfall-Therapie ist symptomatisch (leistungsfähige venöse Zugänge, Sauerstoff, ausreichende Volumensubstitution, zurückhaltende Analgesie und Sedierung).
- Leitsymptome der oberen gastrointestinalen Blutung sind die Hämatemesis (kaffeesatzartiges Bluterbrechen, seltener Erbrechen von frischem rotem Blut) und der hypovolämische Schock. Zu den Akutmaßnahmen zählen die Verhinderung der Aspiration durch sachgerechte Lagerung (in schwersten Fällen und bei fehlenden Schutzreflexen orotracheale Intubation), Anlage leistungsfähiger venöser Zugänge, Applikation von Sauerstoff und Schockbekämpfung durch aggressiven Volumenersatz.
- Verschiedenste Ursachen können zum Leitsymptom „Akute Atemnot" führen. Beim Spontan-Pneumothorax und evtl. Spannungs-Pneumothorax setzt aus vollem Wohlbefinden ein atemabhängiger, stechender Brustschmerz ein, der zunächst allmählich abklingt, dann aber langsam in zunehmende Atemnot und „Druck auf der Brust" übergeht. Klinische Zeichen sind abgeschwächtes oder fehlendes Atemgeräusch und hypersonorer Klopfschall auf der betroffenen Seite sowie evtl. obere Einflußstauung mit Zyanose und Tachykardie. Beim Spannungs-Pneumothorax ist die sofortige Entlastung des intrapleuralen Überdrucks mittels Ventilkanüle usw. erforderlich.
- Als Haemoptoe wird das Aushusten von schaumigem Blut bezeichnet. Zu den präklinischen Akutmaßnahmen zählen die Verhinderung der Aspiration durch sachgerechte Lagerung bzw. Intubation, die Schockbekämpfung durch suffizienten Volumenersatz und die Zufuhr von Sauerstoff.
- Charakteristika des Symptomenkomplexes „akutes Abdomen" sind rasches Einsetzen, heftige Bauchschmerzen, unwillkürliche Abwehrspannung der Bauchdecken, Störung der Peristaltik mit Übelkeit und Erbrechen sowie eine sich schnell entwickelnde Schocksymptomatik. Zu den präklinischen Akutmaßnahmen gehören die Lagerung mit Knierolle und leicht erhöhtem Oberkörper, die Anlage eines leistungsfähigen venösen Zugangs und Schockbehandlung durch suffizienten Volumenersatz sowie die Zufuhr von Sauerstoff. Bei Zufuhr von Analgetika ist die genaue Dokumentation von Dosis, Zeitpunkt und klinischem Befund vor der Analgesie erforderlich.
- Ursache nekrotisierender Weichteilinfektionen mit toxischem Schock-Syndrom ist die Freisetzung hochpotenter Antigene durch bestimmte Erreger. Leitsymptom ist die „infizierte" Wunde mit phlegmonöser Umgebungsschwellung und starker lokaler Druckempfindlichkeit. In rascher Progredienz kommt es zur massiven Schocksymptomatik. Neben den üblichen symptomatischen Maßnahmen sind die Erkennung des Krankheitsbildes und der schleunigste Transport zur chirurgischen Notfallbehandlung entscheidend.

Notfälle aus der Unfallchirurgie

- Erstmaßnahmen bei der Versorgung von Unfallverletzten sind Situationserfassung, Sichtung, Beurteilung der Vitalfunktionen (Atmung, Kreislauf, orientierender neurologischer Befund), Sicherung der Vitalfunktionen, Erfassung offensichtlicher und relevanter Verletzungen aller Körperregionen, Herstellung der Transportfähigkeit, permanente Überwachung und Beurteilung während des Transports sowie die Voralarmierung der Zielklinik.
- Die Klassifikation von Verletzungsmustern (Scoring) hat den Sinn, die Systembelastung durch das Trauma und auch die Dringlichkeit von Sofortmaßnahmen abzuschätzen. Zusätzlich sollen Aussagen über die Wiederherstellungschancen des Unfallverletzten gemacht werden können.
- Das *Polytrauma* ist ein Syndrom von Verletzungen mehrerer Körperregionen oder Organe mit konseku-

tiven systemischen Funktionsstörungen. Die sorgfältige Beurteilung der allgemeinen Situation an der Unfallstelle gibt Hinweise auf den Unfallmechanismus und die wahrscheinliche mechanische Gewalteinwirkung. Erste Priorität hat die Sicherung der Vitalfunktionen mit Stabilisierung von Atmung (großzügige Indikation zur Intubation und kontrollierten Beatmung) und Kreislauf (aggressiver Volumenersatz). Gute Analgesie bzw. die Einleitung einer Anästhesie sind notwendig. Weitere Erstmaßnahmen sind das Stillen von Blutungen durch manuelle Kompression mit sterilem Wundverband oder Druckverband, die Grobreposition von Frakturen, die situationsgerechte Lagerung und die provisorische Fixation mittels Vakuummatratze usw.

- Leitsymptome beim Thoraxtrauma sind Tachypnoe, Dyspnoe und evtl. Zyanose bei atemabhängigen Thoraxschmerzen sowie eingeschränkter oder fehlender Atemexkursion. Bei wachen Patienten wird der Oberkörper hochgelagert. Es werden sichere, großlumige venöse Zugänge zur Schocktherapie angelegt. Es ist eine adäquate Schmerztherapie einzuleiten, dabei ist jedoch besonders auf die Gefahr einer Atemdepression zu achten. Die Indikation zur Intubation und Beatmung mit hohem Sauerstoffanteil ist großzügig zu stellen. Bei bedrohlichen klinischen Zeichen eines Spannungs-Pneumothorax, eines Hämatothorax oder einer Perikardtamponade ist die unverzügliche chirurgische Intervention erforderlich.
- Die klinischen Zeichen des gedeckten Abdominaltraumas werden hervorgerufen durch Hämatome der Bauchdecken, Quetschungen der Bauchmuskulatur und zusätzliche Verletzungen der Abdominalorgane mit Austritt von Blut oder Intestinalinhalt in die freie Bauchhöhle. Die Patienten werden auf den Rücken gelagert; die spontane Schonhaltung wird durch eine Knierolle zur Entspannung der Bauchmuskulatur unterstützt. Es werden mindestens zwei sichere venöse Zugänge zur Schockprophylaxe bzw. -therapie und zur allfälligen Schmerztherapie angelegt.
- Zu den Symptomen des Beckentraumas gehören Ruhe-, Bewegungs- und Belastungsschmerz im Frakturbereich; bei Dislokation fallen asymmetrische Konturen und eine Beinlängendifferenz auf. Die Kompression des Beckenrings ist schmerzhaft. Im Vordergrund stehen Volumentherapie und Schmerzbehandlung. Der weitere Blutverlust kann durch Grobreposition des instabilen Beckenrings und anschließende Tuchfixation vermindert werden.
- Sichere Frakturzeichen sind abnorme Beweglichkeit, Dislokation, Krepitation und sichtbare Fragmente. Bei offenen Frakturen besteht ein hohes Kontaminationsrisiko. Bei beeinträchtigter Sensibilität und Durchblutung ist die Reposition noch am Unfallort erforderlich, um sekundäre Schäden von Haut, Weichteilen, Gefäßen und Nerven zu vermeiden.
- Aus Sicht des Notarztes hat prinzipiell jede Amputationsverletzung eine Chance zur Replantation. Daher ist das Amputat in jedem Fall zu suchen, sachgerecht zu versorgen und mitzunehmen.
- Das Crush-Syndrom wird verursacht durch Verschüttung oder Einklemmung mit anhaltender Quetschung größerer Muskelareale. Präklinisch ist nur eine symptomatische Therapie möglich. Es ist größter Wert auf eine adäquate Stabilisierung des Kreislaufs zu legen.
- Zu den typischen Zeichen der Gefäßverletzung zählen neben der arteriellen, spritzend hellroten Blutung auch rasch zunehmende Hämatome mit Umfangszunahme einer Extremität sowie distale Ischämie und fehlender Puls. Die betroffene Extremität wird hochgelagert. Bei starker Blutung wird die Arterie abgedrückt, bis ein Druckverband angelegt worden ist.

Literatur

1. Alexander RH, Proctor HJ: ATLS. Course for Physicians. American College of Surgeons, Chicago 1995
2. Berchtold R, Hamelmann H, Peiper HJ, Trentz O: Chirurgie. Urban & Schwarzenberg, München 1994
3. Feliciano DV, Moore EE, Mattox KL: Trauma. Appleton and Lange, Stamford 1996
4. Goris RJA, Trentz O: The Integrated Approach to Trauma Care. Springer, Berlin 1995
5. Heberer G, Köle W, Tscherne H: Chirurgie und angrenzende Gebiete. Springer, Berlin 1993
6. Ivatury RR, Cayten CG: The Textbook of Penetrating Trauma. Williams and Wilkins, Baltimore 1996
7. Kossmann Th, Gattiker A, Trentz O: Nekrotisierende Weichteilinfektionen und „toxic shock syndrome". Unfallchir. 1998; 101:74–80
8. Largiadèr F: Checkliste Chirurgie. Thieme, Stuttgart 1998
9. Röher HD, Encke A: Viszeralchirurgie. Urban & Schwarzenberg, München 1997
10. Rüter A, Trentz O, Wagner M: Unfallchirurgie. Urban & Schwarzenberg, München 1995
11. Tscherne H, Regel G: Unfallchirurgie/Traumamanagement. Springer, Berlin 1997

12

Notfälle aus der Neurochirurgie

J. Meixensberger, T. Rosolski

Roter Faden

- **Einleitung**
- **Schädel-Hirn-Trauma**
  - Grundlagen
  - Präklinische Diagnostik
  - Präklinische Therapie
  - Transportmanagement
  - Klinische Erstversorgung
- **Spinales Trauma**
  - Grundlagen
  - Präklinische Diagnostik
  - Präklinische Therapie
  - Transportmanagement
  - Klinische Erstversorgung

Einleitung

Traumatische Schädigungen des Gehirns und Rückenmarks sind neurochirurgische Notfälle, die spezielle Maßnahmen bei der Erstversorgung am Unfallort und nach der Einlieferung in ein geeignetes Krankenhaus erfordern. Dem Notarzt kommt neben der Sicherung der Vitalfunktionen eine weitere wichtige Rolle in der Diagnosestellung und -einschätzung zu.

Die prognostisch relevanten *sekundären Verletzungsfolgen* können durch adäquate präklinische Diagnostik und Therapie sowie gezielten Transport des Verletzten in ein geeignetes Krankenhaus günstig beeinflußt werden. Nachfolgend sollen speziell die Aspekte der Akutversorgung des Schädel-Hirn-Traumas (SHT) und der Wirbelsäulenverletzung mit und ohne Rückenmarkbeteiligung (spinales Trauma) unter Berücksichtigung der aktuellen Empfehlungen nationaler und internationaler Arbeitskreise (1, 2, 3) behandelt werden. Neurologische Notfallsituationen ohne traumatische Ursache (wie Bewußtseinsstörungen und Anfallsleiden) sowie neurochirurgisch-operativ behandelbare Erkrankungen (wie Blutungen oder Tumoren) sind im Kapitel „Notfälle aus der Neurologie und Psychiatrie" dargestellt.

Schädel-Hirn-Trauma

Grundlagen

Epidemiologie

Das SHT hat aus zwei Gründen *sozialmedizinische Bedeutung*. Es ist nicht nur die häufigste Todesursache vor dem 40. Lebensjahr (Bundesamt für Statistik: 10 000 Todesfälle im Jahr 1994 als Folge eines SHT), sondern das SHT führt bei einem nicht unwesentlichen Anteil der Verletzten zu einer erheblichen und lebenslangen körperlichen wie auch geistigen Behinderung.

Häufigste Ursache des SHT sind Pkw-Unfälle (52 %). Bei den Zweiradunfällen hat sich in den vergangenen Jahren eine deutliche Verschiebung gezeigt. Das veränderte Freizeitverhalten hat zu einer deutlichen Zunahme der Fahrradunfälle (22 %) bei gleichzeitiger Abnahme der Motorradunfälle (11 %) geführt. Der Anteil der Fußgänger liegt bei 15 % (Zahlen der Neurochirurgischen Universitätsklinik Würzburg).

Polytraumen gehen in etwa der Hälfte der Fälle mit einem schweren SHT einher.

Definition und Einteilung

Definition: Das SHT ist die Folge einer äußeren Gewalteinwirkung auf den Schädel bzw. das Gehirn mit primären und sekundären Verletzungsfolgen.

Zu unterscheiden sind direkte stumpfe oder scharfe Gewalteinwirkungen von indirekten Einflüssen wie positiven und negativen Beschleunigungskräften, die trotz fehlender äußerer Verletzungszeichen häufig zu ausgedehnten morphologischen und funktionellen Schädigungen der Hirnsubstanz, hier insbesondere zum diffusen axonalen Hirnschaden, führen.

Primäre Verletzungsfolgen sind irreversibel und können nicht therapeutisch beeinflußt werden. Entscheidendes Ziel der präklinischen und klinischen Therapie Schädel-Hirn-Verletzter ist die Verhinderung *sekundärer Verletzungsfolgen* (Tab. 12.1), die bei rechtzeitiger Behandlung reversibel sind.

Beim SHT werden die *Schweregrade leicht, mittelschwer und schwer* unterschieden. Die Einteilung erfolgt auf Grundlage der Glasgow Coma Scale (GCS, Glasgow-Koma-Skala, Tab. 12.2).

Ein schweres SHT liegt bei einem GCS-Score von ≤ 8 vor, ein mittelschweres SHT bei einem GCS-Score von 9–12 und ein leichtes SHT bei einem GCS-Score von 13–15 (Tab. 12.3).

Morphologisch lassen sich die *Contusio* und *Compressio cerebri* von der *Commotio cerebri* abgrenzen. Die Commotio cerebri stellt eine funktionelle, vorübergehende Störung ohne morphologisch faßbares Korrelat dar. Contusio und Compressio cerebri können je nach Lokalisation und Aus-

Tabelle 12.1 Ursachen sekundärer Verletzungsfolgen

Ursache	
Systemisch	
Hypoxämie	Hypoventilation, Thoraxverletzung, Aspiration, Pneumonie, Anämie
Hypotension	Hypovolämie, Sepsis, kardiale Ursache, Rückenmarkverletzung
Hyperkapnie	Atemstörung
Hypokapnie	Hyperventilation (spontan, therapeutisch)
Hyperthermie	Hypermetabolismus, Streßantwort, Infektion
Hyperglykämie	Hypothermie, Streßantwort, Glukose-Infusion
Hypoglykämie	unzureichendes Angebot
Hyponatriämie	unzureichende Aufnahme, exzessiver Verlust
Intrakraniell	
erhöhter intrakranieller Druck und erniedrigter zerebraler Perfusionsdruck	raumfordernde Blutung, Hirnschwellung durch Zunahme des zerebralen Blutvolumens, Hirnödem
Vasospasmus	traumatische Subarachnoidal-Blutung?
Krampfanfall	kortikale Hirnverletzung
Infektion	Schädelbasis-Verletzung

Tabelle 12.2 Die Glasgow-Koma-Skala

Zu bewertende Reaktion	Beobachtete Reaktion	Punkteskala
Augenöffnen	spontan	4
	auf Aufforderung	3
	auf Schmerzreiz	2
	kein Augenöffnen	1
beste sprachliche Antwort	voll orientiert, prompt	5
	unvollständig orientiert	4
	verworren, unangemessen	3
	unverständlich	2
	keine	1
beste motorische Reaktion	adäquat auf Aufforderung	6
	gezielte Abwehr auf Schmerzreiz	5
	ungezielte Abwehr	4
	Beugesynergismen	3
	Strecksynergismen	2
	keine Bewegung	1

Tabelle 12.3 Einteilung des Schweregrades eines SHT

GCS-Punkte	Schweregrad
3–8	schwer
9–12	mittelschwer
13–15	leicht

dehnung zu reversiblen und irreversiblen neurologischen Funktionsstörungen führen.

Primäre Folgen des Traumas können die Weichteile, knöcherne Strukturen, Gefäße, die Dura mater und das Gehirn betreffen. Prellmarken und Galea-Hämatome können Zeichen einer schweren Schädel-Hirn-Verletzung sein. Die Variationsbreite der Weichteilverletzung reicht von der kleinen Schürfwunde bis zu ausgedehnten Verletzungen der Galea, die zu einem lebensbedrohlichen hämorrhagischen Schock führen können.

- Teilweise entstellende Weichteilverletzungen im Bereich des Mittelgesichts dürfen nicht von vitalbedrohlichen Verletzungen des Thorax und des Abdomens ablenken und zu einer Fehleinschätzung des klinischen Bildes führen.

Knöcherne Verletzungen betreffen die Frontobasis, das Mittelgesicht und das Felsenbein. Das Ausmaß der Hirnbeteiligung kann stark variieren. Ausgedehnte Mittelgesichtsverletzungen können ohne intrakranielle Verletzungen auftreten; andererseits kann eine Ohrblutung auf eine Fraktur im Bereich des Felsenbeins und damit auf eine schweres SHT hinweisen. Blutungen aus dem Mund- und Rachenraum bei Verletzungen im Bereich der Frontobasis und des Mittelgesichts können zu einer Verlegung der Atemwege führen.

Bei einer *Duraverletzung* liegt definitonsgemäß ein offenes SHT vor. Klinische Zeichen sind Liquorfluß aus Nase und Ohr sowie Austritt von Hirnsubstanz. Auch eine offenes SHT muß nicht zu einem irreversiblen Schaden führen.

Begleitende *Gefäßverletzungen* betreffen meist die kleineren Gefäße der Dura oder kleinere Hirnarterien bzw. -venen. Im Verlauf können sich hieraus raumfordernde Blutungen (epidural, subdural, intrazerebral) entwickeln, die sich in der Regel nicht in der ersten Stunde nach dem Trauma manifestieren. Selten tritt eine Verletzung der großen Gefäße im Bereich der A. carotis interna (Dissektion bei Schädelbasis-Verletzung) oder im Bereich der Sinus auf.

■ Pathophysiologie

Hirngewebe, intrakranielles Blutvolumen und Liquor bilden unterschiedliche Kompartimente der Schädelhöhle und stehen in einem festen Verhältnis zueinander.

Unter physiologischen Bedingungen umfaßt die Hirnsubstanz ca. 88%, der Liquor ca. 9% und das Blut ca. 3% des Gesamtvolumens der Schädelhöhle. Bei Zunahme des intrakraniellen Volumens bilden Liquor und Blut natürliche Reserveräume, die eine intrakranielle Raumforderung bei einer Blutung usw. in einem gewissen Maß kompensieren können. Hier spielt vor allem die Verschiebung des Liquors in den Spinalkanal eine wichtige Rolle. Ist dieser Kompensationsmechanismus ebenso wie die Volumenreserve durch Abnahme des zirkulierenden Blutvolumens erschöpft, kommt es zur *intrakraniellen Drucksteigerung* mit Anstieg des intrakraniellen Drucks (ICP, intracranial pressure). Eine intrakranielle Drucksteigerung kann auch durch Volumenzunahme des Hirngewebes (Hirnödem), des intrazerebralen Blutvolumens (Hyperämie) und des Liquors (Hydrozephalus) bedingt sein.

Der Normalwert des ICP beträgt beim Liegenden 5–10 mmHg, gemessen am Foramen Monroi.

Die Druck-Volumen-Kurve (Abb. 12.1) beschreibt die charakteristischen Zusammenhänge der beiden Hauptkomponenten des intrakraniellen Drucks. Bei normalen intrakraniellen Druckverhältnissen (ICP 5–10 mmHg) führt eine geringe Zunahme des intrakraniellen Volumens um 1–2 ml zu keinem oder nur geringfügigen Anstieg des ICP. Nach Ausschöpfung der intrakraniellen Volumenreserve führt die identische Menge von 1–2 ml dagegen zu einem raschen Anstieg des ICP in kritische Bereiche (40–

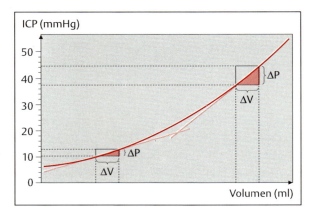

Abb. 12.1 Die Druck-Volumen-Kurve (P-V-Kurve).

50 mmHg) mit Abfall des zerebralen Perfusionsdrucks (CPP, cerebral perfusion pressure) bis hin zur völligen Unterbrechung der Hirnperfusion. Dabei werden langsam entstehende Raumforderungen besser kompensiert als rasch zunehmende.

Radiologisch-morphologisch werden verschiedene *Einklemmungsformen* unterschieden. Eine fokale Raumforderung bei Epi- oder Subdural-Hämatom bewirkt eine Massenverschiebung mit subfalzialer Einklemmung und Mittellinien-Verlagerung. Eine weitere Raumforderung führt durch Zunahme des Druckgradienten zur transtentoriellen Herniation bis hin zur Einklemmung im Foramen magnum.

Klinisches Zeichen der Einklemmung im Tentoriumschlitz ist die sich sekundär entwickelnde, in der Regel ipsilateral zur Raumforderung gelegene, lichtstarre weite Pupille durch Kompression des N. oculomotorius. Dies führt weiter zum klinischen Bild des Mittelhirn-Syndroms mit Streck- und Beugesynergismen und kann im Rahmen der Einklemmung im Foramen magnum in ein Bulbärhirn-Syndrom übergehen (Tab. 12.4).

Die traumatische Schädigung des Gehirns kann zur *Hirnschwellung (Hirnkongestion)* und zum *Hirnödem* führen. Die Hirnschwellung tritt in den ersten Tagen nach Trauma auf und ist bedingt durch eine Vermehrung des intrakraniellen Blutvolumens (Hyperämie). Sie führt ebenso wie das Hirnödem, das sich in der Regel sekundär entwickelt (Maximum Tag 3–8 nach Trauma), zu einem Verlust bzw. zur Schädigung spezifischer Eigenschaften der Hirngefäße und des Gehirns.

Unter physiologischen Bedingungen besitzen die intrazerebralen Gefäße die Eigenschaft, die Hirndurchblutung durch Änderung des Gefäßdurchmessers in einem bestimmten Blutdruckbereich konstant zu halten. Beim Normotonen beträgt dieser Bereich etwa 50–140 mmHg und ist in den Grenzbereichen individuell unterschiedlich. Diese *Autoregulation* kann insbesondere nach einem schwerem SHT verlorengehen.

Mittelhirn-Syndrom	Bulbärhirn-Syndrom
lichtstarre Pupillen	weite, lichtstarre Pupillen
erhöhter Muskeltonus (Streck-, Beuge-Synergismen)	schlaffer Muskeltonus
Störung von Hirnstammreflexen	erloschene Hirnstammreflexe
vegetative Überfunktionen	Atemstörung bis Atemstillstand
	vegetative Paralyse

Tabelle 12.4 Klinische Zeichen des Mittelhirn- (transtentorielle Einklemmung) und Bulbärhirn-Syndroms (Einklemmung im Foramen magnum)

Anstiege des arteriellen Bludruckes können in diesen Fällen eine Zunahme des intrakraniellen Blutvolumens zur Folge haben und eine intrakranielle Druckerhöhung mit gleichzeitiger Abnahme der zerebralen Perfusion herbeiführen.

Die pathophysiologische Reaktion auf eine intrakranielle Druckerhöhung wird durch folgende klinische Trias beschrieben (Cushing-Response):
- Arterielle Hypertonie,
- Bradykardie,
- pathologisches Atemmuster (Cheyne-Stokes- bzw. periodische Atmung).

Diese Trias stellt den Versuch dar, die Perfusion bei erhöhtem ICP aufrechtzuerhalten.

- Aus diesem Grund sollte beim Schädel-Hirn-Verletzten, im Gegensatz zum Patienten mit Verdacht auf spontane intrazerebrale Blutung, eine Blutdruckerhöhung als Hinweis auf eine intrakranielle Drucksteigerung gewertet werden.
- Die medikamentöse Blutdrucksenkung ist daher sehr vorsichtig durchzuführen; erhöhte Blutdruckwerte bis etwa 180 mmHg systolisch sind tolerabel.

Die traumatische Hirnschädigung kann zu einer *Störung der Blut-Hirn-Schranke* mit Entwicklung eines *vasogenen Hirnödems* führen, das durch extrazelluläre Flüssigkeitsansammlung charakterisiert ist. Das Kapillarendothel ist das morphologische Substrat der Blut-Hirn-Schranke, die den Substrataustausch ermöglicht und eine Schutzbarriere gegen neurotoxische Substanzen bildet. Während es sich beim *vasogenen Hirnödem* um eine primäre Störung der Blut-Hirn-Schranke handelt, ist dies beim *zytotoxischen Hirnödem* nicht der Fall. Hier liegt eine metabole Dysfunktion, vorzugsweise bei Hypoxie und Intoxikation, mit intrazellulärer Flüssigkeitsansammlung (Zellhydrops) vor. Eine exakte Trennung beider Formen ist klinisch nicht möglich.

Beim SHT handelt es sich in der Regel um ein überwiegend vasogenes Hirnödem, das in der Folge, insbesondere beim Auftreten einer ischämischen Sekundärschädigung, in ein zytotoxisches Hirnödem übergeht.

Das Hirnödem induziert durch unterschiedliche Mechanismen eine *sekundäre zelluläre Schädigung*. Die Freisetzung von Arachidon-Säure, exzitatorischen Aminen, freien Radikalen (die unter anderem im Rahmen der Lipid-Peroxidation entstehen) sowie Gewebsazidose und direkte Membranschädigung setzen eine pathophysiologische Kaskade in Gang, die über Veränderungen des zellulären Ionen-Haushalts zu Depolarisationsvorgängen mit zellulärer Dysfunktion bis hin zur Zellnekrose führt.

Die *fokale oder globale zerebrale Ischämie* ist, insbesondere in der Frühphase nach Trauma, der entscheidende pathogenetische Mechanismus.

Eine Verminderung der *zerebralen Durchblutung* bis 35 % des Normalwerts beeinflußt die Hirnfunktion nicht. Ein weiteres Absinken des zerebralen Blutflusses unter den kritischen Schwellenwert von etwa 18 ml/100 g Hirngewebe/min führt letztlich zu einer Diskrepanz zwischen Sauerstoff-Bedarf und Angebot und deutlichen Störungen des Zellstoffwechsels. Durch Aktivierung der bereits genannten Mechanismen der sekundären Hirnschädigung kommt es terminal zum Zelluntergang.

Die heute bekannten Mechanismen des sekundären Hirnschadens verdeutlichen die außerordentliche Bedeutung der gezielten und frühen präklinischen Versorgung zur Vermeidung von Hypoxie, Hypovolämie und intrakranieller Drucksteigerung sowie zur Aufrechterhaltung der zerebralen Perfusion. Gleichzeitig stellen diese Mechanismen den Ansatzpunkt für den therapeutischen Einsatz neuroprotektiver Substanzen wie Glutamat-Antagonisten und Radikalfängern dar.

Intrakranielle Blutungen

Nach einem SHT werden extrazerebral gelegene Blutungen (Epi- und Subdural-Hämatom) von intrazerebralen Blutungen (Kontusionen) unterschieden. Die traumatische Subarachnoidal-Blutung, meist im Bereich der Hirnkonvexität lokalisiert, kann zusätzlich Ausdruck einer schweren Hirnschädigung sein. Sie findet sich in einer Häufigkeit von 26–40 % bei schwer Schädel-Hirn-Verletzten und ist als prognostisch ungünstig zu werten.

Das *Epidural-Hämatom* ist eine Blutung zwischen der Dura mater und dem Schädelknochen. Sie tritt am häufigsten nach Verletzung der A. meningea media (seltener der V. meningea media) bei temporaler Fraktur auf (> 50 % der Patienten), kann sich aber auch als venöses Frakturhämatom supra- und infratentoriell entwickeln.

Wegen des dynamischen Verlaufs ist die rechtzeitige Diagnose und rasche operative Entlastung entscheidend. Liegt keine weitere intrakranielle Verletzung vor, ist die Prognose insbesondere bei jüngeren Patienten als günstig anzusehen.

Tabelle 12.5 Risiko der Entwicklung einer intrakraniellen raumfordernden Blutung bei SHT

GCS	Risiko	Andere Faktoren	Risiko
15	1:3615	Keine	1:31300
		Posttraumatische Amnesie	1:6700
		Schädelfraktur	1:81
		Schädelfraktur und posttraumatische Amnesie	1:7
9–14	1:51	Keine Schädelfraktur	1:180
		Schädelfraktur	1:5
3–8	1:7	Keine Schädelfraktur	1:27
		Schädelfraktur	1:4

Klinisch finden sich fünf unterschiedliche Verläufe:
1. Immer bewußtseinsklar.
2. Immer bewußtlos.
3. Primär bewußtseinsklar, im Verlauf eingetrübt.
4. Primär bewußtlos mit nachfolgendem „freien Intervall".
5. Primär bewußtlos, „freies Intervall" und erneute, meist rasche Bewußtlosigkeit bis zur Mittelhirn-Einklemmung (klassischer Verlauf).

Dieser „klassische Verlauf" bzw. das „freie Intervall" finden sich jedoch nur bei etwa jedem 5. Patienten. Ein „freies Intervall" ist damit nicht pathognomonisch für ein Epidural-Hämatom und findet sich ebenso bei anderen traumatischen Hämatomen. Ein raumforderndes Epidural-Hämatom entwickelt sich seltenst in der ersten Stunde nach Trauma; ein Drittel der Patienten werden innerhalb der ersten 12 Stunden, ca. zwei Drittel innerhalb 48 Stunden operativ entlastet.

Im Gegensatz zum Epidural-Hämatom ist das *Subdural-Hämatom* Ausdruck einer primär zerebralen Verletzung. Das Subdural-Hämatom entwickelt sich zwischen Dura mater und Hirngewebe und entsteht durch Verletzung von Hirnrinden-Gefäßen, häufig von Brückenvenen, wie auch bei einer Verletzung der Sinus. Die ungünstigere Prognose, insbesonderer bei älteren Patienten (Letalität bis 70%), erklärt sich durch die meist gleichzeitig vorliegende Hirnkontusion und das zusätzlich komplizierende, begleitende Hirnödem. Eine primäre und andauernde Bewußtlosigkeit spricht klinisch für eine subdurale Hämatom-Entwicklung (ca. 80% der Fälle). Die rasche operative Entlastung ist zur Kontrolle des ICP und Aufrechterhaltung eines ausreichenden CPP angezeigt. 60% der Subdural-Hämatome werden in den ersten 6 Stunden nach einem Trauma symptomatisch. Nur 11% der Patienten verschlechtern sich erst nach 24 Stunden.

Die *Hirnkontusion bzw. intrazerebrale Blutung* tritt meist multipel auf und entsteht durch direkte Zerstörung des Hirngewebes mit Verletzung von Hirnrinden-Gefäßen, die zu Einblutungen sowie Hirninfarkt und -nekrose führen. Abhängig von Lokalisation und Größe verursacht sie neurologische Symptome sowie Zeichen der intrakraniellen Drucksteigerung bis zur Bewußtlosigkeit. Im Gegensatz zum Epi- und Subdural-Hämatom werden Hirnkontusionen erst im klinischen Verlauf symptomatisch. Die Patienten sind initial bewußtseinsklar und neurologisch unauffällig, wobei das freie Intervall mehrere Tage andauern kann. Jenseits der 24-Stunden-Grenze verschlechtern sich noch ca. 40% der Patienten. Die intrakranielle Drucksteigerung wird primär konservativ behandelt. Kommt es zur neurologischen Verschlechterung und findet sich eine raumfordernde Kontusionsblutung, ist die operative Entlastung angezeigt.

Wesentliche Risikofaktoren für eine im Verlauf auftretende raumfordernde intrakranielle Blutung sind eine Schädelfraktur, die posttraumatische Amnesie und die Bewußtseinsstörung (Tab. 12.5).

Während beim bewußtseinsklaren, leicht Schädel-Hirn-Verletzten (GCS 15) ohne Schädelfraktur ein Risiko für ein operables intrakranielles Hämatom von 1:31300 besteht, steigt dieses Risiko bei Schädelfraktur auf 1:81 an. Liegt ein schweres SHT (GCS 3–8) vor, steigt das Risiko mit Schädelfraktur auf 1:4. Daraus leitet sich der klinische Stellenwert der radiologischen Nativdiagnostik des Schädels zur Abschätzung eines sich entwickelnden Hämatoms ab. Dies gilt insbesondere in Krankenhäusern, die nicht über die Möglichkeit der Computer-Tomographie (CT) verfügen.

Eine Schädelfraktur zusammen mit der klinischen Diagnose leichtes, mittleres oder schweres SHT ist richtungsweisend für die weitere Behandlung (Beobachtung bzw. die Weiterverlegung in eine neurochirurgische Klinik).

Präklinische Diagnostik

■ Allgemeines

Die gezielte Untersuchung am Unfallort gibt unmittelbare Hinweise auf das Ausmaß des SHT und weiterer Begleitverletzungen. Dies ist umso wichtiger, als die prognostisch bedeutsame initiale Bewertung (GCS) meist nur vom Notarzt beim nicht sedierten und nicht intubierten Patienten erhoben werden kann. Weiter gibt die Untersuchung Hinweise, wie und wohin ein Patient transportiert werden sollte.

Die exakte schriftliche und namentliche Dokumentation anhand des Notarzteinsatz- bzw. Rettungsdienst-Protokolls ist unverzichtbar. Insbesondere sind der Zeitpunkt der initialen Befunderhebung sowie die Veränderungen im weiteren Verlauf zu dokumentieren.

Die Notfalluntersuchung umfaßt die Untersuchung der Vitalfunktionen, der Bewußtseinslage, äußerer Verletzungen, der Pupillen, der Motorik und der Begleitumstände. Gleichzeitig sind extrakranielle Verletzungen zu erfassen.

Vitalfunktionen – Atmung und Kreislauf

Hypoxämie, Hyperkapnie und systemische arterielle Hypotonie sind wesentliche Faktoren der Entwicklung des sekundären Hirnschadens und prognostisch ungünstig.

In Deutschland ist davon auszugehen, daß trotz eines flächendeckenden Rettungs- und Notarztwesens eine Hypoxämie in 10–20% und eine Hypotonie in 10–15% der Unfallverletzten auftritt. 70% der mittelschwer und schwer Verletzten haben eine Störung der Atmung mit dem Risiko der Hypoxämie und Hyperkapnie. Dies zwingt neben der klinischen Beurteilung der Atmung (Inspektion, Auskultation) und des Kreislaufs (Hautkolorit, Zentralisation, Puls) bereits präklinisch zur apparativen Überwachung (Tab. 12.**6**).

Tabelle 12.**6** Monitoring im Rahmen der präklinischen Versorgung des SHT

- Blutdruck
- EKG
- Pulsoxymetrie
- Beatmungsdruck
- Exspiratorisches Atemzugvolumen
- Atemfrequenz
- Inspiratorische O_2-Konzentration (F_iO_2)
- Exspiratorische CO_2-Konzentration

Bewußtseinsgetrübte und bewußtlose Schädel-Hirn-Verletzte mit Verlust der Schutzreflexe sind durch Verlegung der Atemwege (Zurückfallen der Zunge, Aspiration von Blut bzw. Erbrochenem) vital bedroht. Beim Erwachsenen muß ein Kreislaufschock immer an eine schwere extrakranielle Begleitverletzung (Thorax, Abdomen, kardiales Trauma, spinales Trauma) denken lassen.

Ausnahmen sind die spritzende Galea-Verletzung, offene Frakturen mit Verletzungen großer Gefäße sowie im Säuglings- und Kleinkindesalter ein Galea-Hämatom oder eine intrakranielle Blutung, die zu einem hämorrhagischen Schock führen können.

Vitalfunktionen – Bewußtsein

Eine der wichtigsten Parameter für die frühzeitige Behandlung und die Langzeitprognose nach SHT ist der initiale Grad der *Bewußtseinslage*. Die Beurteilung erfolgt weltweit mit der Glasgow-Koma-Skala (Tab. 12.**2**).

Sie ermöglicht dem Notarzt wie dem Personal des Rettungsdienstes eine einfache, objektive und reproduzierbare Graduierung der Schwere des SHT im Gegensatz zu Begriffen wie Somnolenz und Stupor. Es werden drei Parameter (Augenöffnen, beste verbale und beste motorische Antwort) geprüft und mit 3–15 Punkten bewertet. Daraus (Tab. 12.**3**) ergibt sich die Graduierung in ein leichtes, mittelschweres und schweres SHT (18).

Die Bewußtseinsstörung ist ein Kardinalsymptom; Intensität und Dauer sind von Ausmaß und Lokalisation der Hirnschädigung abhängig. Ein leichtes SHT (GCS 13–15) nach geringer Gewalteinwirkung führt meist zu einer funktionellen Störung ohne morphologisches Substrat im Bereich der Formatio reticularis (Commotio cerebri). Definitionsgemäß liegen eine initiale Bewußtlosigkeit unter 5 min und eine weniger als 30 min betragende antero- und retrograde Amnesie vor. Die Amnesie kann im Einzelfall mehrere Stunden anhalten, jedoch nicht länger als einen Tag.

Im Kleinkindesalter fehlt das Zeichen der Bewußtlosigkeit oft; eine Amnesie ist nur schwer zu prüfen. Nach 15–30 min sind die Kinder wieder wach und neurologisch unauffällig; sie sind evtl. unruhig und desorientiert und klagen über Kopfschmerzen. Sehstörungen und vegetative Symptome wie Übelkeit, Erbrechen, Schwitzen, Schlafbedürfnis, Hypotonie und Tachyarrhythmie sind häufig und reversibel; neurologische Ausfälle (Halbseiten-Symptomatik) fehlen. Typisch bei Kleinkindern ist das „Einschlafsyndrom" nach einer halben Stunde bis zu zwei Stunden, wobei in diesen Fällen auch an eine neurologische Verschlechterung gedacht werden muß.

Auch wache Patienten können qualitative Störungen des Bewußtseins aufweisen. Im Einzelfall kann es schwierig sein, bei einem unruhigen und verwirrten Patienten klinisch zu unterscheiden, ob die Symptomatik Zeichen einer intrakraniellen Drucksteigerung ist oder eine systemische Ursache vorliegt. Auch beim alkoholisierten Patienten kann die Bewußtseinslage verändert sein; die Beurteilung einer intrakraniellen Verletzung ist damit erschwert. Weitere Gründe für eine gestörte Bewußtseinslage sind Krampfanfälle, ein postiktaler Zustand, Medikamenten- und Drogenabusus sowie eine schwere Hypoglykämie.

Die *Bewußtseinslage* läßt sich mit Hilfe dreier Qualitäten reproduzierbar und praktikabel unterscheiden:
1. *Bewußtseinsklar* – ungestörte Wahrnehmung der Umgebung und seiner selbst.
2. *Bewußtseinsgetrübt* – verminderte Wahrnehmung der Umgebung und seiner selbst.
3. *Bewußtlos* – fehlende Reaktion auf Ansprache und Aufforderung, Augenöffnen weder spontan noch nach Aufforderung oder Schmerzreiz.

Die Begriffe „Bewußtlosigkeit" und „Koma" werden im Allgemeinen synonym verwendet. Der Begriff „Koma" beschreibt jedoch definitionsgemäß auch die begleitende neurologische Symptomatik und somit die Schwere der Verletzung und die anatomisch-morphologische Schädigung.

Es werden vier Koma-Stadien unterschieden (5).
- *Koma I:* Bewußtlosigkeit ohne weitere Ausfälle.
- *Koma II:* Bewußtlosigkeit und neurologische Störungen (Lähmungen, Pupillenstörungen, unkoordinierte Schmerzreaktion, Anfälle).
- *Koma III:* Bewußtlosigkeit mit neurologischen Störungen und Streck- bzw. Beugesynergismen der Extremitäten; initial enge, im Verlauf weitere Pupillen, Ausfall der Hirnstammreflexe, vegetative Überfunktion *(Mittelhirn-Syndrom)*. Findet sich unmittelbar posttraumatisch eine

Mittelhirn-Symptomatik, ist eine primäre Mittelhirn- bzw. Hirnstamm-Schädigung, z. B. im Rahmen einer diffusen axonalen Hirnschädigung, wahrscheinlich. Sekundäres Auftreten dagegen kann auf eine transtentorielle Einklemmung durch intrakranielle Raumforderung hinweisen.

- **Koma IV:** Bewußtlosigkeit mit weiten, lichtstarren Pupillen, Tonusverlust, erlöschender Spontanatmung und zentralem Regulationsversagen *(Bulbärhirn-Syndrom)*, hervorgerufen durch direkte Schädigung des unteren Hirnstamms oder im Verlauf durch Einklemmung im Foramen magnum.

Pupillen und Motorik

Die Untersuchung der Pupillen und der Okulomotorik ermöglicht beim bewußtseinsgetrübten bzw. bewußtlosen und sedierten Patienten die Beurteilung der intrakraniellen Druckverhältnisse und die topographische Zuordnung der Schädigung.

- Die Untersuchung der Pupillen umfaßt die Beurteilung von Weite (eng – mittelweit – weit), Seitendifferenz, direkter und indirekter Lichtreaktion (prompt – träge – fehlend) und Form (rund – entrundet).

Eine einseitig weite, lichtstarre Pupille läßt folgende Differentialdiagnosen zu:
- Einklemmung des N. oculomotorius im Bereich des Tentoriumschlitzes, z. B. bei intrakranieller Raumforderung.
- Direkte Schädigung der Kerngebiete des N. oculomotorius im Bereich des Mittelhirns.
- Lokales Bulbustrauma.

Im präklinischen Bereich muß eine Bewußtseinsstörung mit gleichzeitiger Halbseitenlähmung und einseitiger Pupillenstörung, die sich im Verlauf von Minuten bis Stunden entwickelt, immer als Zeichen der transtentoriellen Einklemmung durch eine raumfordernde Blutung gewertet werden.

Dies gilt unabhängig davon, daß eines der klinischen Zeichen fehlen, die klinischen Zeichen die intrakranielle Raumforderung falsch lokalisieren und diese ebenfalls bei einer diffusen Hirnschädigung auftreten können.

Die Diagnose einer primären Schädigung der Kerngebiete des N. oculomotorius bedarf der CT-Diagnostik. Die Diagnose „Bulbustrauma" ist immer eine Ausschlußdiagnose, dies insbesondere beim Bewußtseinsgetrübten mit fehlenden lokalen Verletzungszeichen. Blickdivergenz und schwimmende Bulbusbewegungen können auf ein flaches Koma, Schiel- und Schrägstellungen auf eine Mittelhirnschädigung hinweisen. Auch bei Commotio cerebri können vorübergehend Pupillenveränderungen und Störungen der Okulomotorik auftreten und zur Fehleinschätzung der Verletzung führen. Differentialdiagnostisch ist auch an eine stattgehabte Augenoperation oder an eine Augenprothese zu denken.

- Die gezielte Untersuchung der Motorik (spontan, auf Aufforderung, auf Schmerzreiz) kann bereits am Unfallort die richtungsweisende Diagnose einer kraniellen Schädigung und von zusätzlichen Begleitverletzungen (Wirbelsäule, Extremitäten) erlauben.

Tab. 12.7 gibt eine Übersicht motorischer Störungen, die auf zerebraler und spinaler Ebene als auch peripher im Bereich der Extremitäten lokalisiert sein können.

Begleitumstände und äußere Verletzungszeichen

- Die Eruierung der Begleitumstände durch Fremd- oder Eigenanamnese kann die Differenzierung eines primären Hirntraumas (ohne bzw. mit Fremdeinwirkung) von anderen ursächlichen Erkrankungen (Herzinfarkt, Subarachnoidal-Blutung, Anfall) erlauben, führt zu unmittelbaren therapeutischen Konsequenzen und darf daher nicht unterlassen werden.

Unterkühlung, Stoffwechselstörungen sowie Medikamenten- und Drogenabusus weisen auf andere Ursachen einer Bewußtseinsstörung hin und beeinflussen die klinische Einschätzung des SHT.

- Äußere Verletzungszeichen (Prellmarken, Schürfwunden, Galeaverletzung) können richtungsweisend für die Schwere der Gewalteinwirkung und die verursachte Schädigung sein.

Andererseits können sie selbst bei schwerer zerebraler Schädigung fehlen (z. B. diffuses axonales SHT) und sind nicht pathognomonisch. Ein Monokel- bzw. Brillen-Hämatom, das meist erst nach Stunden oder einem Tag sichtbar wird, weist auf eine Fraktur im Bereich der Frontobasis hin. Der Austritt von Liquor aus Nase bzw. Ohr (bei frontobasaler bzw. Felsenbein-Fraktur) beweist ein offenes SHT.

Tabelle 12.7 Untersuchung der Motorik

Hemiparese	→ Hirn(stamm)läsion mit Pyramidenbahn-Beteiligung
Beuge-/Strecksynergismen	→ Transtentorielle Einklemmung, Hirnstamm-Kontusion
Querschnittsyndrom (Para-/Tetraparese)	→ Spinales Trauma/Wirbelsäulenverletzung
Parese peripher Nerven, Plexusparese (Monoparese)	→ Frakturen, Schultertrauma
Schmerzbedingte Minderbewegung	→ Frakturen, Distorsionen

Präklinische Therapie

Allgemeines

Arterielle Hypotonie und Hypoxämie beeinflussen den Sekundärschaden nach SHT und sind prognostisch bedeutsam. Wichtigstes Ziel der Soforttherapie ist die Sicherung der zerebralen Sauerstoffversorgung.

- Bei allen Schädel-Hirn-Verletzten ist die Halswirbelsäule bis zum radiologischen Ausschluß einer Verletzung mittels eines Stützverbands zu immobilisieren.

Atmung

Insuffiziente Spontanatmung und kurzfristiger Atemstillstand sind die wesentlichen Ursachen der postraumatischen hypoxischen Hirnschädigung.

Ein Pneumo- oder Hämatothorax, Verletzungen der oberen Luftwege, eine Schädigung des Zervikalmarks sowie eine Alkohol- bzw. Medikamenten-Intoxikation können die respiratorische Funktion zusätzlich beeinträchtigen.

Während nicht intubierte Schädel-Hirn-Verletzte in 46,3 % eine Aspiration und 72,2 % eine respiratorische Insuffizienz aufwiesen, konnten diese Ereignisse durch frühzeitige Intubation und Beatmung auf 9,3 % bzw. 35,5 % reduziert werden (16).

- Bei allen Patienten mit unzureichender Atmung und gestörten Schutzreflexen ist daher die respiratorische Funktion durch Freihalten der Atemwege, Absaugen und ggf. durch Intubation und Beatmung zu gewährleisten.

Die Indikation zur Intubation ist bei bewußtlosen (GCS ≤ 8) oder bewußtseinsgetrübten Patienten mit unzureichender Spontanatmung immer gegeben (Tab. 12.8). Blutungen aus dem Nasen- und Rachenraum, Schwellungen bei ausgedehnten Gesichtsverletzungen, begleitende Thoraxverletzungen und ein hypovolämischer Schock erfordern ebenfalls die frühzeitige Intubation und Beatmung, die primär orotracheal erfolgt.

Tabelle 12.8   Indikation zur Intubation, GCS ≤ 8

- Bewußtlosigkeit und Bewußtseinstrübung mit Atemstörung
- Blutung im Nasen- und Rachenraum
- Schwellung bei Gesichtsverletzungen
- Aspiration
- Kombination mit Thoraxverletzung und/oder hypovolämischem Schock

- Wegen der Möglichkeit einer begleitenden Wirbelsäulenverletzung, insbesondere beim schwer Schädel-Hirn-Verletzten, ist die Intubation bei leichter Reklination des Kopfes unter gleichzeitiger Fixierung durch einen zweiten Helfer (Vermeidung von Anteflexion und Seitwärtsdrehung) durchzuführen.

Auch im präklinischen Bereich erfordert die Intubation bei vorhandenen Abwehrreflexen die Einleitung einer Narkose. Hierbei soll der Notarzt das Verfahren anwenden, das er sicher beherrscht (s. Kapitel „Analgesie und Anästhesie im Rettungsdienst"). Ziele von Intubation und Beatmung sind Normoxämie (S_aO_2 95 %, p_aO_2 > 100 mmHg) und Normokapnie (endexspiratorisches CO_2 bei 35 mmHg). Bei fehlender pulsoxymetrischer Überwachung wird eine inspiratorische Sauerstoff-Konzentration von 100 % gewählt; auch unter entsprechender Überwachung ist eine Reduzierung auf 50 % nur dann zu vertreten, wenn sowohl relevante Blutverluste wie auch Dyshämoglobinämien ausgeschlossen sind. Prinzipiell kann nach Aspiration oder bei Polytrauma ein endexspiratorischer Druck bis etwa 7 mmHg gewählt werden, ohne daß ein relevanter Anstieg des ICP zu befürchten ist.

Die „prophylaktische" Hyperventilation ist nicht indiziert, weil sie zu einer Verminderung des zerebralen Blutvolumens führen und eine zerebrale Ischämie verstärken kann und gerade in der Frühphase des SHT ein besonders hohes Risiko der ischämischen Hirnschädigung besteht. Bei drohender transtentorieller Einklemmung kann die therapeutische Hyperventilation dagegen vorübergehend (neben der Gabe von Osmo-Diuretika) zur akuten Senkung des intrakraniellen Druckes eingesetzt werden.

Kreislauf

- Nach Sicherung einer suffizienten Ventilation und Oxygenierung steht die Stabilisierung des Kreislaufs im Vordergrund.

Die bei SHT auftretende Hypotension hat vorwiegend extrakranielle Ursachen. Für eine vital bedrohliche Kreislauf-Instabilität sind häufig ein Thorax-, Bauch- oder kardiales Trauma und selten der spinale Schock bei begleitender Rückenmarkverletzung (Leitsymptome: Hypotonie und Bradykardie) verantwortlich. Lediglich eine länger bestehende Galea-Verletzung und die selten auftretenden Verletzung der Schädelbasis-Arterien und der Sinus können im Erwachsenenalter einen hypovolämischen Schock erklären. Beim Neugeborenen und Kleinkind ist die Kreislaufwirksamkeit eines subgalealen bzw. sub- und epiduralen Hämatoms zu berücksichtigen.

- Zur Verhinderung weiterer Blutverluste kann es erforderlich sein, eine spritzende Verletzung der Galea schon am Unfallort mittels Tamponade oder Klemme provisorisch zu versorgen und steril abzudecken.
- Eingedrungene Fremdkörper sind zu belassen; die Entfernung kann durch Wegfall des Tamponadeeffekts zu einer verstärkten Blutung führen.

Bei erhöhtem Blutdruck ist neben einer fehlenden bzw. nicht ausreichenden Analgosedierung an die Cushing-Response bei erhöhtem ICP zu denken. In diesem Fall darf eine Blutdrucksenkung erst nach Senkung des ICP erfolgen (Tab. 12.9).

Tabelle 12.9. Präklinische medikamentöse Therapie beim SHT (Dosierungsempfehlungen bezogen auf 70 kg Körpergewicht)

Therapieziel	Medikamentöse Therapie	Dosierung
Analgosedierung	Tramadol	50–100 mg
	Fentanyl	0,1–0,2 mg
	Midazolam	2,5–7,5 mg
	Diazepam	5–10 (–20) mg
Antikonvulsion	Diazepam	5–10 mg
Antihypertension	Urapidil	25–50 mg

Durch ausreichende Volumensubstitution kann der CPP (Ziel > 70 mmHg) gesteigert und das Risiko der ischämischen Hirnschädigung gesenkt werden. Es wird ein systolischer arterieller Druck > 120 mmHg (mittlerer arterieller Druck > 90 mmHg) angestrebt.

Die adäquate Volumensubstitution erfordert eine ausreichende Zahl großlumiger peripherer Venenzugänge. Die optimale Wahl des Volumenersatzes beim hypovolämischen Schädel-Hirn-Verletzten wird kontrovers diskutiert. Isoosmolare kristalloide Lösungen wie Ringer-Lösung und NaCl 0,9% sowie Kolloide wie Hydroxyethylstärke (HES) und Gelatine werden häufig benutzt und tragen nicht wesentlich zur Ausbildung eines Hirnödems bei. Hypotone kristalloide Lösungen wie Glukose 5% und Ringer-Lactat-Lösung begünstigen dagegen die Entwicklung eines Hirnödems. Hypertone NaCl-Lösungen in Kombination mit HES bzw. Dextran („small volume resuscitation") sind bislang trotz nachgewiesener Wirksamkeit (schnelle, aber zeitlich sehr limitierte Kreislauf-Stabilisierung mit Senkung des Hirndrucks) in Deutschland wegen fehlender klinischer Erprobung nicht verfügbar. Hyperosmolare Lösungen, z.B. Mannitol 0,3–1,0 g/kg Körpergewicht (KG) als Kurzinfusion, sind präklinisch bei sekundärer Bewußtseinsstörung und Anisokorie als klinischen Zeichen der intrakraniellen Drucksteigerung in Erwägung zu ziehen. Die routinemäßige Gabe eines Osmo-Diuretikums ist jedoch nicht indiziert. Die zusätzliche Gabe vasoaktiver Substanzen ist nur dann vertretbar, wenn es trotz adäquater Volumentherapie nicht gelingt, die Kreislaufsituation zu stabilisieren.

■ **Medikamentöse Neuroprotektion**

Ein günstiger Einfluß spezifischer neuroprotektiver Substanzen (Kortikosteroide, Glutamat- und Kalzium-Antagonisten, Lazeroide, Barbiturate, Tris-Puffer) auf die neurologische Erholung nach einem SHT ist bislang nicht gesichert. Insbesondere konnte das Behandlungsergebnis nicht durch frühzeitige, kurzfristig hochdosierte Glukokortikoid-Gabe verbessert werden. Eine Wirkung der Glukokortikoide ist jedoch bei bestimmten Subgruppen (z.B. Patienten mit intrazerebralen Kontusionen) naheliegend (9). Für Patienten mit traumatischer Subarachnoidal-Blutung konnte eine verbesserte neurologische Erholung nach Gabe des Kalzium-Antagonisten Nimodipin nachgewiesen werden (10). Insgesamt gehört der Einsatz neuroprotektiver Substanzen derzeit nicht zum Standard der präklinischen Versorgung.

■ **Lagerung**

Die Lagerung des Schädel-Hirn-Verletzten erfolgt in Abhängigkeit von der Bewußtseinslage, der Kreislaufsituation (hämorrhagischer Schock) und der Notwendigkeit zur Sicherung der Atemwege.

Tab. 12.10 gibt einen Überblick der jeweilig zu empfehlenden, situativ bedingten Lagerung. Eine 30° Oberkörperhochlagerung ist beim kreislaufstabilen Patienten anzustreben. Eine Flach- oder Schocklagerung sollte nur beim kreislaufinstabilen Patienten erfolgen.

- Die Hochlagerung des Oberkörpers um 30° führt zur Senkung des ICP und erlaubt eine optimale zerebrale Perfusion und Oxygenation.
- Kopf und Halswirbelsäule sind gerade zu lagern, um ein Abknicken der abführenden Venen zu vermeiden.

Transportmanagement

Nach rascher Durchführung der präklinischen Diagnostik und initialen Therapie erfolgt der Transport in ein geeignetes Krankenhaus (Abb. 12.2). Das aufnehmende Krankenhaus ist vorzualarmieren; dabei sind insbesondere die Verdachtsdiagnose und der momentane Zustand des Patienten (intubiert und beatmet usw.) mitzuteilen.

Das Verletzungsmuster bestimmt die Wahl des Zielkrankenhauses.

Der kreislaufinstabile, vital bedrohte Patient muß zur vordringlichen Versorgung abdominaler oder thorakaler Verletzungen in die nächstgelegene chirurgische Fachabteilung transportiert werden. Diagnostik und Therapie eines begleitenden SHT sind dann zunächst nachrangig; eine Verzögerung der klinischen Primärversorgung durch Einweisung in ein entferntes neurochirurgisch-chirurgisches Zentrum ist zu vermeiden. Nach Stabilisierung des Kreis-

Tabelle 12.10 Lagerung bei SHT

Rückenlage, Oberkörper 30° hoch	wach oder bewußtlos, intubiert und beatmet, kreislaufstabil
Stabile Seitenlage	bewußtseinsgetrübt, nicht intubiert, kreislaufstabil
Stabile Seitenlage und Schocklagerung (15° kopftief)	bewußtlos, nicht intubiert, im Schock
Rückenlage und ggf. Schocklagerung (15° kopftief)	bewußtlos, intubiert und beatmet, im Schock (je nach Kreislaufsituation)

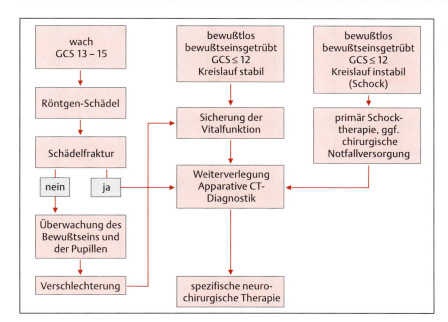

Abb. 12.2 Versorgung eines Patienten mit SHT in einer Klinik ohne/mit CT.

laufs und chirurgischer Primärversorgung (z. B. Laparotomie bei intrabdomineller Blutung) erfolgt die sekundäre Verlegung in eine neurochirurgische Abteilung. Dies ist insbesondere bei Patienten mit offenem sowie mittelschwerem und schwerem geschlossenen SHT erforderlich. Patienten mit leichtem SHT können dagegen in Krankenhäusern verbleiben, in denen die Möglichkeit zur Röntgen-Nativdiagnostik und engmaschigen neurologischen Überwachung besteht.

Während Patienten mit leichtem SHT ohne Begleitverletzungen im Krankentransportwagen ohne Notarzt befördert werden können, erfordert ein mittelschweres oder schweres SHT zwingend den Transport in einem notärztlich besetzten Rettungsmittel. Unter Berücksichtigung von Entfernung, Tageszeit und Witterung ist das schnellste und schonendste Transportmittel einzusetzen. Dies ist nicht in jedem Fall der Hubschrauber.

Klinische Erstversorgung

Der Versorgung eines Schädel-Hirn-Verletzten im Notfallraum stellt wegen der Komplexität möglicher Begleitverletzungen und der nicht vorhersehbaren Dynamik des intrakraniellen Traumas eine besondere Herausforderung dar und verlangt die teamorientierte und kollegiale Zusammenarbeit aller beteiligten Disziplinen. Das spezielle Vorgehen hängt von der Schwere der Schädel-Hirn- sowie der Begleitverletzungen ab.

Diagnose und Behandlung des leichten SHT (Abb. 12.3) sind im klinischen Alltag, insbesondere bei alkoholintoxikierten Patienten, nicht immer einfach. Zur Abschätzung des Hämatom-Risikos ist zunächst die Nativ-Röntgenaufnahme

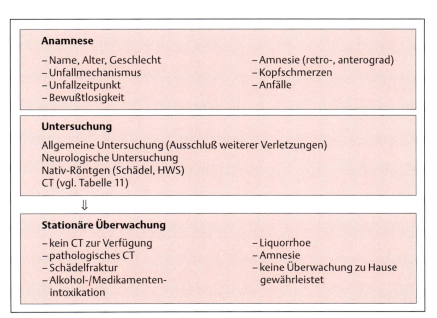

Abb. 12.3 Diagnose und Behandlung des leichten SHT (GCS 13–15).

des Schädels geeignet. Eine damit nachgewiesene Fraktur erfordert die weiterführende CT-Diagnostik. Weitere Indikationen zur CT-Diagnostik sind in Tab. 12.11 zusammengefaßt. Bei klinischem Verdacht auf intrakranielle Blutung, insbesondere bei Vorliegen einer Fraktur, sollte auch bei unauffälligem Früh-CT (innerhalb von zwei Stunden nach dem Unfall) nach 12–24 Stunden eine erneute CT-Untersuchung erfolgen. Der Patient ist grundsätzlich 24–48 Stunden stationär zu überwachen. Unter bestimmten Voraussetzungen (geringe Gewalteinwirkung, Bewußtlosigkeit weniger als 1 min, posttraumatische Amnesie kürzer als 10 min) kann die Überwachung auch in der häuslichen Umgebung erfolgen. Entscheidend sind ein stabiler GCS-Wert von 15 in den ersten Stunden nach Trauma und die Zuverlässigkeit der häuslichen Überwachung.

Diagnose und Behandlung des mittelschweren SHT (Tab. 12.12) erfordern in jedem Fall die CT-Diagnostik und eine intensivmedizinische Überwachung, da annähernd 10–20 % der Patienten sich durch Entwicklung einer raumfordernden Blutung oder eines Hirnödems klinisch verschlechtern.

Bei *Vorliegen eines schweren SHT* (Abb. 12.4) ist die Diagnostik in Abhängigkeit von der Kreislaufsituation zu forcieren. Zum Ausschluß extrakranieller Blutungsquellen erfolgen vordringlich die sonographische Untersuchung von Abdomen und Thorax sowie eine Röntgen-Nativaufnahme der Thoraxorgane. Eine Pupillenstörung als Hinweis auf intrakranielle Drucksteigerung zwingt bei stabilen Vitalfunktionen zur unverzüglichen CT-Diagnostik, um eine raumfordernde Blutung rasch diagnostizieren und entlasten zu können. Bei drohender transtentorieller Einklemmung sind die Gabe von Mannitol und die Hyperventilation zu erwägen, um den ICP passager zu senken.

Tabelle 12.11 Indikationen zur kraniellen Computertomographie bei leichtem SHT

- Amnesie
- Psychomotorische Unruhe, Agitiertheit
- Sekundäre Bewußtseinsstörung
- Erbrechen
- Neurologisches Defizit
- Schädelfraktur
- Unfallmechanismus, Ausmaß der Gewalteinwirkung
- Schädelmißbildungen, Hydrozephalus
- Koagulopathien

Tabelle 12.12 Diagnose und Behandlung des mittelschweren SHT (GCS 9–12)

- Allgemeine Untersuchung (vgl. Vorgehen beim leichten SHT)
- Neurologische Untersuchung
- Nativ-Röntgen (Schädel, HWS)
- CT (in allen Fällen)
- Intensivmedizinische Überwachung
- Neurologische Kontrollen
- Wiederholungs-CT bei neurologischer Verschlechterung, nach 6–8 Stunden

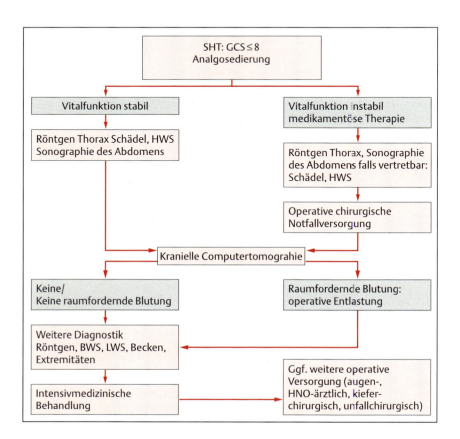

Abb. 12.4 Algorithmus zur Akutversorgung des Patienten mit schwerem SHT.

- Bei intrakranieller Raumforderung mit drohender Einklemmung ist die Diagnostik zur Verifizierung von Begleitverletzungen nachrangig.
- Dies gilt jedoch ebenso für die CT-Diagnostik des Kraniums bei vital bedrohlichen und daher sofort zu versorgenden thorakalen oder abdominalen Verletzungen.

Bei längerer operativer Versorgung von Begleitverletzungen sind die Pupillenreaktionen wiederholt zu prüfen (klinische Kontrolle des ICP) und ein ausreichender CPP zu sichern. Nach Versorgung und Stabilisierung ist die kranielle Diagnostik unverzüglich nachzuholen. Die intensivmedizinische Behandlung erfordert in jedem Fall die Überwachung von ICP und CPP.

Spinales Trauma

Grundlagen

Epidemiologie

Häufigste Ursachen für Wirbelsäulenverletzungen sind Verkehrsunfälle (ca. 50%), Arbeitsunfälle (ca. 20%) und Bade- bzw. Sportunfälle (ca. 10%). Verletzungen der Wirbelsäule sind mit etwa 47% am häufigsten im Bereich der Brustwirbelsäule (BWS) lokalisiert, hier in erster Linie im thorakolumbalen Übergang. Verletzungen der Lendenwirbelsäule (LWS) machen einen Anteil von etwa 42% aus, hier sind die oberen Abschnitte häufiger betroffen. Traumen der Halswirbelsäule (HWS) sind mit ca. 7,5% zwar seltener; sie führen jedoch bei 37% der Patienten zu neurologischen Komplikationen. Bei BWS-Traumen beträgt der Anteil der Patienten mit neurologischen Komplikationen rund 22%, er ist bei LWS-Traumen mit etwa 8% am niedrigsten. Bei 3,5% der Wirbelsäulenverletzungen ist das Os sacrum betroffen (11).

Im Notarztdienst im Bereich der Hansestadt Greifswald wurde im Zeitraum 1994–1996 bei 12.923 Notarzt-Einsätzen in 299 Fällen die Erstdiagnose „Wirbelsäulentrauma" gestellt. Hier standen, offensichtlich bedingt durch die Küstenregion mit gehäuften Badeunfällen, die HWS-Traumata mit 44% vor den LWS-Traumata mit 32% und den BWS-Verletzungen mit 27% (Mehrfachnennungen waren möglich). Die Altersverteilung (Tab. 12.13) zeigt einen Gipfel in den mittleren Lebensjahren; dies ist im Hinblick auf Rehabilitation und Invalidität sozialmedizinisch relevant. Bei 25% der Patienten beobachtete der Notarzt neurologische Ausfälle; 12% der Patienten wurden auf Grund der Verletzungsgenese oder wegen der Begleitverletzungen vom Notarzt intubiert. 39% der Patienten erhielten eine Schmerzmedikation, 28% der Patienten wurden sediert und die Applikation von Methyl-Prednisolon erfolgte bei 23% der Patienten. Bei ca. 70% der Patienten mit Wirbelsäulentrauma bestanden Mehrfachverletzungen, wobei SHT und Thoraxtrauma am häufigsten beobachtet wurden.

Weitere detaillierte Zahlenangaben zur Häufigkeit der Erstdiagnose „Wirbelsäulentrauma", den neurologischen Komplikationen und den diagnostischen und therapeutischen Maßnahmen im Notarztdienst sind nur möglich, wenn ein einheitliches Notarzteinsatz-Protokoll sorgfältig ausgefüllt und sinnvoll ausgewertet wird. Das Notarzteinsatz-Protokoll sollte daher bezüglich der Klassifizierung der Verletzungen den Empfehlungen der Fachgesellschaften angepaßt werden (Abb. 12.5).

In der Prognose von Wirbelsäulenverletzten mit Querschnittslähmung hat sich in den letzten Jahrzehnten ein dramatischer Wandel vollzogen.

Lag die Sterblichkeit paraplegischer Patienten bis zum Ende des 2. Weltkrieges über 70%, so sank sie danach durch gezielte Rehabilitationsprogramme usw. auf gegenwärtig ca. 4%. Derzeit leben in Deutschland etwa 25000 Personen mit Querschnittslähmung (14).

Tabelle 12.13 Altersverteilung bei Wirbelsäulenverletzungen (n = 299)

Altersklassen	Prozent
bis 10	3,3
11–20	16,7
21–30	22,1
31–40	21,7
41–50	13
51–60	11,4
61–70	6,5
> 70	5,6

```
4.2. Verletzungen         □ keine

□ Schädel-Hirn-Trauma
    □ leicht          □ mittel         □ schwer

□ Wirbelsäulentrauma
    □ HWS             □ BWS            □ LWS
    □ mit neurologischen Ausfällen
    □ ohne neurologische Ausfälle

□ Thoraxtrauma
    □ oberflächlich   □ Prellung       □ Fraktur

□ Trauma des Abdomens
    □ oberflächlich   □ Prellung       □ schwer

□ Beckentrauma
    □ oberflächlich   □ Prellung       □ Fraktur

□ Extremitätentrauma
    □ oberflächlich   □ Luxation       □ Fraktur

    Diagnosen
1. ...........................................................
2. ...........................................................
3. ...........................................................
```

Abb. 12.5 Dokumentation von Verletzungen. Auszug aus dem Einsatzprotokoll der Arbeitsgemeinschaft in Mecklenburg-Vorpommern tätiger Notärzte (AGMN).

Definition und Einteilung

> **Definition:** Das *spinale Trauma* (4) ist die Folge einer äußeren Gewalteinwirkung auf die Wirbelsäule mit Verletzung der Wirbel, Bänder, Bandscheiben und/oder Schädigung nervaler Strukturen (Rückenmark, Nervenwurzeln).

Verletzungen der Wirbelsäule verlaufen in ca. 80 % der Fälle ohne Beteiligung des Rückenmarks („Wirbelsäulentrauma"). Bei 20 % der Verletzten liegt eine Schädigung des Rückenmarks („spinales Trauma") vor, die zu einer inkompletten bzw. kompletten (ca. 65 %) Querschnittslähmung führt. Andererseits können Rückenmarkverletzungen auch ohne knöcherne, ligamentäre und diskogene Verletzung der Wirbelsäule auftreten. Sie können durch frühe kernspintomographischen Untersuchung diagnostiziert werden.

Das spinale Trauma wird nach unterschiedlichen Kriterien wie folgt eingeteilt.

Nach Verletzungsmuster:
– direkt, indirekt,
– perforierend, stumpf,
– Hyperextension, Hyperflexion,
– Distraktion, Kompression,
– Rotation, Translation.

Nach Lokalisation:
– HWS,
– BWS,
– LWS.

Nach Stabilität:
– stabil,
– instabil.

Bezüglich der Stabilität wird die Wirbelsäule in eine vordere Säule (vorderes Längsband und vorderer Anteil des Wirbelkörpers und der Bandscheibe), mittlere Säule (hinteres Längsband und hinterer Anteil des Wirbelkörpers und der Bandscheibe) und eine hintere Säule (Wirbelgelenke, Wirbelbögen und dorsale Bänder) eingeteilt. Bei Verletzung von mehr als einer Säule liegt definitionsgemäß eine Instabilität der Wirbelsäule vor.

Nach Rückenmarkbeteiligung:
– ohne/mit Rückenmarkbeteiligung,
– inkomplette/komplette Querschnittslähmung.

Nach Rückenmarkschädigung (morphologisch/funktionell):
– Commotio, reversibler Funktionsausfall ohne nachweisbare strukturelle Schädigung,
– Contusio, morphologisch nachweisbare Läsion mit neurologischem Defizit unterschiedlichen Ausmaßes,
– Compressio, Druck auf das Rückenmark mit neurologischem Defizit unterschiedlichen Ausmaßes,
– Durchtrennung, irreversibler Funktionsausfall.

Pathophysiologie

Neben der Zerstörung von Knochen-, Knorpel- und Bandstrukturen kommt es *primär* zur Schädigung von Nervengewebe (Zellen und Leitungsbahnen) sowie intramedullären Kapillaren. Die Kapillarschädigung mit Störungen der Autoregulation führt *sekundär* zur Schwellung des Rückenmarks durch Hyperämie und schließlich zu einem vasogenen Ödem mit Extravasation von Plasma ins Interstitium. Diese Veränderungen sind nach etwa 2–4 Stunden nachweisbar. Daraus resultieren lokale Ischämien, durch die sich die neurale Schädigung sekundär über eine Reihe von Mechanismen bis hin zur Zellnekrose verschlechtern kann. Definitive Zelluntergänge finden sich nach etwa 7 Stunden. Erste experimentelle Ansätze zeigen, daß eine Begrenzung der Sekundärschäden prinzipiell möglich ist. Unter den Stichwort „Neuroprotektion" werden gegenwärtig, ähnlich wie beim SHT, verschiedene Behandlungsformen klinisch angewendet und erprobt. Dazu zählen die Verminderung der Ödem-Bildung durch hochdosierte Kortikoid-Therapie, die Senkung der Lipid-Peroxidation durch Radikalfänger (z. B. Lazaroide) und die Verminderung eines übermäßigen Kalzium-Einstroms in die Nervenzellen durch NMDA-Rezeptor-Antagonisten. Reparative Vorgänge wie Glia-Narben sind nach 2 Tagen erkennbar. In neurobiologischen Studien konnte nachgewiesen werden, daß Nervenzellen durchaus zum regenerativen Wachstum in der Lage sind. Im Erwachsenenalter werden sie durch bestimmte, vom Glia-Gewebe gebildete Proteine daran gehindert. Im Tierversuch konnte durch Neutralisation dieser Hemmstoffe ein langstreckiges Nervenwachstum im geschädigten Rückenmark nachgewiesen werden (12).

Präklinische Diagnostik

Anamnese

Verkehrsunfälle mit Auto, Motorrad oder Fahrrad, Arbeits- und häusliche Unfälle mit Stürzen von Leitern, Treppen und Dächern, Sport- und Freizeitunfälle (Sprung ins flache Wasser) und Sprünge aus der Höhe in suizidaler Absicht sind häufige Ursachen für Wirbelsäulenverletzungen.

In der Anamnese (auch Fremdanamnese) spielen die Unfallmechanismen mit ihren typischen Verletzungsmuster eine wichtige Rolle.

So ist für den Auto-Auffahrunfall das sogenannte HWS-Schleudertrauma mit entsprechender Hyperflexion (übermäßige Bewegung des Kopfes nach vorn gegen den darunter feststehenden Rumpf), Hyperextension (übermäßige Bewegung des Kopfes nach hinten gegen den darunter feststehenden Rumpf) bzw. Translation (vordere und hintere Abschermechanismen) mit Zerreißung des hinteren bzw. vorderen Bandapparates, begleitendem Bandscheibenvorfall und möglicher Kompression des Rückenmarks typisch. Der Kopfsprung in flaches Wasser und der Sprung aus großer Höhe sind häufig Ursachen von Kompressionsverletzungen der Wirbelkörper mit entsprechenden Kanten- und Deckplatteneinbrüchen sowie Quetschungen des Rückenmarks.

Befund

- Nach Erheben der Anamnese bzw. Fremdanamnese bzw. parallel dazu ist eine eingehende körperliche Untersuchung durchzuführen.
- Dabei muß geklärt werden, ob der Patient vital bedroht ist, grundlegende Funktionsstörungen vorliegen oder weitere Störungen zu erwarten sind.

- Störungen der Vitalfunktionen Atmung und Kreislauf stehen nicht unbedingt mit einer Verletzung der Wirbelsäule im Zusammenhang, da Wirbelsäulenverletzungen eher selten isoliert auftreten.

Bewußtseinsklare Patienten mit Wirbelsäulenverletzung klagen über Schmerzen, die in erster Linie in den betroffenen Bereich der Wirbelsäule lokalisiert werden, aber auch in den Thorax und das Abdomen ausstrahlen können. Bei thorakaler Ausstrahlung kann als Begleitsymptom Atemnot auftreten. Sind andere Verletzungen, die zu einer Störung der Atmung führen, ausgeschlossen, deuten *Atemstörungen* auf eine zervikal gelegene Rückenmarkverletzung höher als C 5 hin.

Kreislaufstörungen treten hauptsächlich im Zusammenhang mit einer akuten Querschnittsymptomatik auf und sind bei Wirbelsäulen- bzw. Rückenmarkverletzungen oberhalb L 1 als „spinaler Schock" bekannt. Ursache ist der Wegfall regulierender Impulse absteigender Rückenmarkbahnen. Bei einer Querschnittläsion oberhalb Th 5 führt die sympathische Denervierung zur Vasodilatation mit Hypotonie und darüber hinaus zur Bradykardie. Neben der motorischen, sensiblen und vegetativen Denervierung liegt auch ein Ausfall der Reflexe vor. Gleichzeitig besteht die Gefahr der Auskühlung durch Wärmeverlust, aber auch der Hyperthermie bei Störung der Schweißsekretion. Der spinale Schock kann mit einem Horner-Syndrom (Ptosis, Miosis, Enophthalmus) oder einem Singultus kombiniert sein.

- Bei Verdacht auf Wirbelsäulenverletzung oder Querschnittslähmung wird der bewußtseinsklare Patient zunächst aufgefordert, Arme und Beine zu bewegen.

Eine Beugebewegung der Arme macht eine grobe Schädigung bis C 5, der Faustschluß eine Schädigung bis C 8, das Beugen des Oberschenkel in der Hüfte eine Schädigung bis L 1 und die Zehenbewegung eine Schädigung bis L 5 unwahrscheinlich. Eine *Tetraplegie* liegt vor, wenn Arme und Beine gelähmt sind und demzufolge eine Halsmarkschädigung vorliegt. Eine isolierte Lähmung der Beine wird als *Paraplegie* bezeichnet und beruht auf einer Schädigung im Lumbal- oder Sakralbereich.

Nach diesem orientierenden Befund wird der Patient kraniokaudal untersucht. Neben der Inspektion nach Hämatomen, Abschürfungen, Stufen- und Gibbusbildung sollen die Dornfortsätze der Wirbelsäule möglichst komplett abgetastet werden. Da die Patienten jedoch zunächst nicht bewegt werden dürfen, ist dies nur bei Patienten möglich, die nicht auf dem Rücken liegen. Anschließend werden die Extremitäten getrennt auf Durchblutung, Motorik und Sensibilität geprüft. Die Durchblutung wird neben dem Hautkolorit auch durch orientierende Prüfung der Hauttemperatur und Kapillar-Füllungszeit des Nagelbetts beurteilt. Ein fahles Hautkolorit und eine verlangsamte Kapillarfüllung weisen auf einen Volumenmangel bei spinalem Schock ebenso hin wie eine durch Störung der Wärmeregulation veränderte Hauttemperatur.

Sind diese Störungen mit *motorischen Ausfällen* kombiniert, so ist eine Wirbelsäulenverletzung mit Rückenmarkbeteiligung zu vermuten. Zur *Beurteilung der Sensibilität* läßt der Untersucher den Patienten beschreiben, wo die Sensibilität gerade geprüft wird und welche Empfindungen damit verbunden sind. Gürtelförmige und auf einzelne Segmente begrenzte radikuläre Gefühlsstörungen und Schmerzen lenken den Verdacht auf eine Schädigung der Nervenwurzeln, dies meist als Folge einer Gelenkfraktur bzw. Wirbelfragment- oder Wirbelluxation. Die differenzierte Untersuchung der Sensibilität, des Muskeltonus und der Reflexe muß situationsbedingt meist unterbleiben und ist vornehmlich der Klinik vorbehalten. Reflexstörungen (Ausfall der Muskeleigenreflexe) und vegetative Funktionsstörungen (Blasen- und Darmatonie) können zur weiteren Sicherung der Diagnose beitragen (Tab. 12.**14**).

Die Untersuchung wird durch die Messung von Blutdruck, Herzfrequenz und arterieller Sauerstoffsättigung,

Segment	Kennmuskel	Sensibilität	Reflex
C 4	Zwerchfell	Schulter	
C 5	Deltoideus	Schulter	(BSR)
C 6	Bizeps	Daumen	BSR
C 7	Trizeps	mittlere Finger	TSR
C 8	kleine Handmuskeln	Handkante kleiner Finger	(TSR)
Th 1	Interkostalmuskulatur	Jugulum sterni	
Th 4	(Atemhilfsmuskulatur)	Mamillen	
Th 10		Nabel	BHR
L 1		Leiste	
L 3	Quadrizeps	Oberschenkelvorderseite	(PSR)
L 4	Quadrizeps	Schienbein	PSR
L 5	Fußheber	Fußrücken Großzehe	(TRP)
S 1	Fußsenker	lateraler Fußrand	ASR
S 2–4	Sphinkter	perianal	Analreflex

Tabelle 12.**14** Segmentales Niveau und zugehörige Kennmuskeln, Sensibilität und Reflexe

BSR = Bizepssehnenreflex TSR = Trizepssehnenreflex BHR = Bauchhautreflex
PSR = Partellarsehnenreflex TPR = Tibialis-posterior-Reflex ASR = Achillessehnenreflex

EKG-Ableitung und ggf. die Bestimmung des Blutzuckers vervollständigt.

Differentialdiagnose

Die akute nichttraumatische Querschnittslähmung ist häufig schon durch die Notfallsituation von der traumatischen Querschnittslähmung zu unterscheiden. Ursächlich kommen hier spinale Entzündungen und Ischämien in Frage. Spinale Raumforderungen einschließlich metastasierender Karzinome, epiduraler Hämatome und Abzesse zeigen eher einen subakuten, langsam-progredienten Verlauf. Periphere Nervenstörungen als Komplikation einer Fraktur sind durch Nachweis der entsprechenden Fraktur und Ausschluß von Rückenmarkschäden zu differenzieren. In seltenen Fällen kann eine Hyperventilationstetanie mit peripheren Empfindungsstörungen eine Wirbelsäulenverletzung mit Sensibilitätsverlust vortäuschen.

- Patienten, bei denen auf Grund des Unfallhergangs, der Symptomatik oder des Erstbefunds eine Verletzung der Wirbelsäule nicht ausgeschlossen werden kann, sind so zu behandeln, als ob eine entsprechende Verletzung vorliegt.
- Das trifft auch auf alle Patienten mit SHT und alle polytraumatisierten Patienten zu und schließt bewußtseinsgetrübte und bewußtlose Patienten, bei denen Symptome und Befunde unvollständig sind, ein.

Präklinische Therapie

Wie in jeder Notfallsituation steht auch bei Wirbelsäulenverletzungen die Aufrechterhaltung der Vitalfunktionen im Vordergrund. Da häufig eine Mehrfachverletzung vorliegt, sind oft schon vor der Lagerung ein venöser Zugang und eine Analgesie notwendig. Geeignet sind z. B. (S)-Ketamin 0,25 mg/kg KG i. v.; zusätzlich kann eine Sedierung mit niedrigen Dosen Midazolam oder Diazepam erfolgen (s. Kapitel „Analgesie und Anästhesie im Rettungsdienst"). Der Ausgleich des Volumenmangels im Rahmen des spinalen Schocks erfordert den adäquaten Ersatz durch kolloidale und kristalloide Lösungen bis zur Normalisierung der Kreislaufsituation. Hier kann in kurzer Zeit die Infusion von bis zu 3 l Flüssigkeit notwendig werden. Extreme Bradykardien werden mit Atropin koupiert.

- Falls eine Intubation des Patienten erforderlich wird, muß diese unter achsengerecht gesicherter manueller Immobilisation der HWS in Neutralposition (Vermeiden der Anteflexion, leichte Reklination) erfolgen.
- Die orotracheale Intubation ist am Notfallort immer das Verfahren der Wahl.

Die sachgerechte Lagerung des Patienten mit Verdacht auf Wirbelsäulenverletzungen ist eine wichtige Säule der Ersttherapie.

- Bei der Lagerung von Wirbelsäulenverletzten muß jede unnötige Lageveränderung vermieden werden. Das Procedere ist daher ausreichend zu durchdenken und vorzubereiten.
- Die Stabilisation der HWS mittels einer HWS-Immobilisationshilfe ist bei entsprechenden Unfallmechanismen obligat.

Es ist auf korrekte Größe und Sitz des HWS-Stützverbandes zu achten; er darf nicht zu straff anliegen oder den venösen Abfluß behindern. Die Anlage erfolgt unter achsengerechtem, leichten Zug (4–5 kg) und manueller Stabilisierung des Kopfes. Erst danach wird der Patient mit der Schaufeltrage auf eine Vakuummatratze verbracht und dort nach Entfernung der Schaufeltrage definitiv gelagert und fixiert. Wird ein Patient in Bauchlage vorgefunden, kann die Umlagerung mittels „Sandwich-Technik" erfolgen; hierzu wird die Vakuummatratze dorsal in vorgefundener Patientenposition anmodelliert und entlüftet, anschließend erfolgt die Drehung des fixierten Patienten. Eine Umlagerung mittels Brückengriff (koordiniertes Anheben von oben, ggf. mit Hilfe von Dreiecktuch-Krawatten) oder Schaufelgriff (koordiniertes Anheben durch Unterfassen von der Seite) kommt nur ersatzweise in Frage und erfordert 4–5 Helfer. Vor dem Transport müssen harte Gegenstände aus den Kleidern des Patienten entfernt werden, um Druckschäden in Bereichen gestörter Sensibilität zu vermeiden. Unbedachte Repositionsversuche können schwere Schäden hervorrufen und sind unbedingt zu unterlassen.

Am Notfallort und während des Transports müssen Patienten mit Querschnittsymptomatik wegen der sympathischen Denervierung und der damit verbundenen Störung der Wärmeregulation vor Auskühlung bzw. Hitze geschützt werden.

- Bei präklinisch diagnostizierten neurologischen Ausfällen, die auf eine Rückenmarkschädigung hinweisen, ist eine Neuroprotektion mittels hochdosierter Zufuhr von Methyl-Prednisolon indiziert (15).

Die Patienten erhalten über 15 min eine Kurzinfusion von 30 mg/kg KG Methyl-Prednisolon; daran schließt sich eine Dauerinfusion mit 5,4 mg/kg KG/h über 23 h an. Mit der Therapie sollte so früh wie möglich, jedoch nicht später als 8 h nach dem Trauma begonnen werden. Nur innerhalb dieser Zeitspanne konnte eine signifikante, jedoch funktionell nicht bedeutsame Verbesserung der motorischen und sensiblen Ausfälle beobachtet werden. Die präklinische hochdosierte Kortikoid-Therapie des spinalen Traumas ist nur bei manifester Querschnittsymptomatik indiziert und soll bei nicht eindeutiger Diagnose unterbleiben. Ggf. kann mit der Therapie nach Sicherung der Diagnose in der Klinik begonnen werden. Dies ist aufgrund der Rettungszeiten und des Zeitfensters von 8 Stunden vertretbar.

Transportmanagement

Während des gesamten Transports ist auf stabile und achsengerechte Lagerung des Verletzten zu achten. Der Transport sollte so schnell und schonend wie möglich erfolgen (Abb. 12.6). Mittel der Wahl für den erschütterungsfreien Transport ist der Rettungshubschrauber. Bei Verdacht auf bedrohliche abdominelle oder thorakale Begleitverletzungen erfolgt der Transport in das nächstgelegene Krankenhaus mit chirurgischer Fachabteilung, ansonsten bereits primär in ein Traumazentrum mit der Möglichkeit der um-

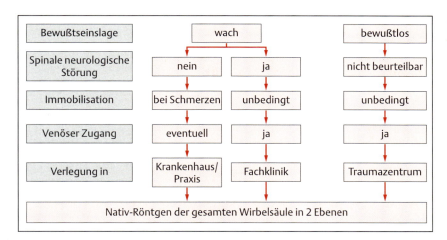

Abb. 12.6 Algorithmus zum präklinischen Vorgehen bei spinalem Trauma.

fassenden operativen Versorgung von Wirbelsäulen- und Rückenmarkverletzungen.

Klinische Erstversorgung

Die präklinisch begonnene stabile Lagerung wird in der Klinik solange beibehalten, bis bewiesen ist, daß keine Wirbelsäulenverletzung vorliegt oder die definitive Therapie eingeleitet wird.

Röntgen-Nativaufnahmen der Wirbelsäule erfolgen daher unter Belassung der Lagerung auf der Vakuummatratze. Grundsätzlich wird die gesamte Wirbelsäule geröntgt. Kritische Bereiche wie Dens, untere HWS und obere BWS (HWK 7 und BWK 1) sind besonders sorgfältig zu beurteilen. Nach Ausschluß einer knöchernen Verletzung kann ggf. durch Funktionsaufnahmen (Aufnahmen in ante- und retroflektierter Haltung im HWS- bzw. LWS-Bereich) geklärt werden, ob eine diskoligamentäre Instabilität vorliegt. Die CT-Untersuchung des verletzten Abschnitts ergänzt die radiologische Nativdiagnostik und ergibt Hinweise auf einen etwaigen Bandscheibenvorfall oder eine Blutung im Spinalkanal. Eine genauere Beurteilung des Rückenmarks (Ödem, Einblutung) ist durch Kernspintomographie möglich.

Die klinische Therapie von Wirbelsäulenverletzten umfaßt eine umfangreiche Palette interdisziplinärer konservativer und operativer Maßnahmen. Zu den konservativen Maßnahmen gehören die Sicherung der Vitalfunktionen, ggf. die Weiterführung der Neuroprotektion, die Korrektur gestörter vegetativer Funktionen sowie die Thrombose-, Dekubitus-, Pneumonie- und Kontrakturprophylaxe. Zum operativen Grundkonzept gehören die Reposition (z. B. Crutchfield-Extension) und die Stabilisierung des geschädigten Abschnitts (dorsale und ventrale Spondylodese) mittels verschiedener Metall-Implantate nach Dekompression des Rückenmarks und nervaler Strukturen. Darüber hinaus werden Verletzungen der Dura versorgt, um die Ausbildung einer Liquorfistel zu verhindern. Oberstes Ziel der initialen konservativen und operativen Versorgung ist die Frühmobilisierung des Patienten, die wesentlich zur Verbesserung der physischen und psychischen Situation beiträgt. Die Verlegung in eine Rehabilitationseinrichtung erfolgt zum frühestmöglichen Zeitpunkt.

Kernaussagen

- **Einleitung**
  - Traumatische Schädigungen des Gehirns und Rückenmarks sind Notfälle, die spezielle Maßnahmen bei der präklinischen und klinischen Versorgung erfordern. Primäre Verletzungsfolgen sind irreversibel; die prognostisch relevanten sekundären Verletzungsfolgen dagegen können durch adäquate präklinische Diagnostik und Therapie sowie gezielten Transport des Verletzten in ein geeignetes Krankenhaus günstig beeinflußt werden.

- **Schädel-Hirn-Trauma (SHT)**
  - Hirngewebe, intrakranielles Blutvolumen und Liquor bilden unterschiedliche Kompartimente der Schädelhöhle und stehen in einem festen Verhältnis zueinander. Klinisches Zeichen der Einklemmung im Tentoriumschlitz ist die in der Regel ipsilateral zur Raumforderung gelegene, lichtstarre weite Pupille. Die Autoregulation der zerebralen Durchblutung kann insbesondere nach einem schweren SHT verlorengehen.
  - Wegen des dynamischen Verlaufs intrakranieller Blutungen ist die rechtzeitige Diagnose und rasche operative Entlastung entscheidend. Wesentliche Risikofaktoren für eine im weiteren Verlauf auftretende raumfordernde intrakranielle Blutung sind eine Schädelfraktur, die posttraumatische Amnesie und die Bewußtseinsstörung.
  - Die Notfalluntersuchung umfaßt die Untersuchung der Vitalfunktionen, der Bewußtseinslage, äußerer Verletzungen, der Pupillen, der Motorik und der Begleitumstände; gleichzeitig sind extrakranielle Verletzungen zu erfassen. Beim Erwachsenen muß ein Kreislaufschock immer an eine schwere extrakranielle Begleitverletzung denken lassen.
  - Die HWS ist bis zum Ausschluß einer Verletzung mittels Stützverband zu immobilisieren. Die Indikation zur Intubation ist bei bewußtlosen (GCS ≤ 8) oder bewußtseinsgetrübten Patienten mit unzureichender Spontanatmung immer gegeben (Intubation bei leichter Reklination des Kopfes unter Fixierung durch einen zweiten Helfer). Durch ausreichende Volumensubstitution wird der CPP (Ziel > 70 mmHg) gesteigert und das Risiko der ischämischen Hirnschädigung gesenkt. Es wird ein systolischer arterieller Druck > 120 mmHg angestrebt.
  - Das Verletzungsmuster bestimmt die Wahl des Ziel-

krankenhauses. Der kreislaufinstabile, vital bedrohte Patient muß zur vordringlichen Versorgung abdominaler oder thorakaler Verletzungen zunächst in die nächstgelegene chirurgische Fachabteilung transportiert werden; von dort erfolgt ggf. die Verlegung in eine neurochirurgische Fachabteilung. Bei intrakranieller Raumforderung mit drohender Einklemmung ist die Diagnostik zur Verifizierung von Begleitverletzungen nachrangig. Dies gilt jedoch ebenso für die CT-Diagnostik des Kraniums bei vital bedrohlichen und daher sofort zu versorgenden thorakalen oder abdominalen Verletzungen.

Spinales Trauma

- Nach Erheben der Anamnese bzw. einer Fremdanamnese bzw. parallel dazu ist eine eingehende körperliche Untersuchung durchzuführen. Störungen der Vitalfunktionen Atmung und Kreislauf stehen nicht unbedingt mit einer Verletzung der Wirbelsäule im Zusammenhang, da Wirbelsäulenverletzungen eher selten isoliert auftreten. Bei Verdacht auf Wirbelsäulenverletzung oder Querschnittslähmung wird der bewußtseinsklare Patient zunächst aufgefordert, Arme und Beine zu bewegen.
- Falls die Intubation des Patienten erforderlich wird, muß diese unter achsengerecht gesicherter manueller Immobilisation der HWS in Neutralposition (Vermeiden der Anteflexion, leichte Reklination) erfolgen.
- Die sachgerechte Lagerung ist eine wichtige Säule der Ersttherapie; jede unnötige Lageveränderung muß vermieden werden. Die Stabilisation der HWS ist bei entsprechenden Unfallmechanismen obligat. Bei präklinisch diagnostizierten neurologischen Ausfällen ist eine Neuroprotektion mittels hochdosierter Zufuhr von Methyl-Prednisolon indiziert. Mittel der Wahl für den erschütterungsfreien Transport ist der Rettungshubschrauber.
- Die präklinisch begonnene stabile Lagerung wird in der Klinik solange beibehalten, bis bewiesen ist, daß keine Wirbelsäulenverletzung vorliegt oder die definitive Therapie eingeleitet wird.

Literatur

1. Benzel EC, Doezema D: Prehospital Management of the Spinally Injured Patient. In: Narayan RK, Wilberger jr JE, Povlishock JT (eds.): Neurotrauma. The McGraw-Hill Company 1996; S. 1113–1120
2. Bracken MB: Pharmacological treatment of acute spinal cord injury: Current status and future projects. J Emerg Med. 1993; 11:43
3. Bracken MB, Shepard MJ, Collins WF, Holford TR, Baskin D, Eisenberg HM, Flamm E, Leo-Summers L, Maroon JC, Marshall LF: Methylprednisolone or naloxone treatment after acute spinal cord injury: 1-year follow-up data. J Neurosurg. 1992; 76:23
4. Bracken MB, Shepard MJ, Collins WF, Holford TR, Young W, Baskin DS, Eisenberg HM, Flamm E, Leo-Summers L: A randomized, controlled trial of methylprednisolone or naloxone in the treatment of acute spinal-cord injury. New Engl J Med. 1990; 322:1405
5. Brihaye J, Frowein RA, Lindgren S, Loew F, Stroobandt G: Report on the meeting of the W.F.N.S. I Coma Scaling. Acta Neurochir. 1976; 40:181–186
6. Bullock R, Chesnut RM, Clifton G, Ghajar J, Marion DW, Narayan RK, Newell DW, Pitts LH, Rosner MJ, Wilberger JE: Guidelines for the Management of Severe Head Injury: A Joint Initiative of the American Association of Neurological Surgeons & the Brain Trauma Foundation. New York 1995; S. 1–166
7. Chesnut RM: Emergency Management of Spinal Cord Injury. In: Narayan RK, Wilberger jr. JE, Povlishock JT (eds.): Neurotrauma. The McGraw-Hill Company 1996; S. 1121–1138
8. EBIC – Guidelines for Management of Severe Head Injury in Adults. Maas AIR, Dearden M, Teasdale GM, Braakmann R, Cohadon F, Iannotti F, Karimi A, Lapierre F, Murray G, Ohman J, Persson L, Servadei F, Stocchetti N, Unterberg A, on behalf of the European Brain Injury Consortium. Acta Neurochir. 1997; 139:286–294
9. Grumme T, Baethmann A, Kolodziejczyk D, Krimmer J, Fischer M, von Eisenhart, Rothe B, Pelka R, Bennefeld H, Pöllauer E, Kostron H: Treatment of patients with severe head injury by triamcinolone: a prospective, controlled multicenter clinical trial of 396 cases. Res Exp Med. 1995; 195:217
10. Harders A, Kakarieka A, Braakmann R et al.: Traumatic subarachnoid hemorrhage and is treatment with Nimodipine. J Neurosurg. 1996; 85:82–89
11. Jansen J: Präklinische Maßnahmen bei Wirbelsäulenverletzungen. In: Kontokollias JS (Hrsg.): Arzt im Rettungsdienst. Stumpf & Kossendy, Edewecht 1997; S. 669–676
12. Krans KH: The pathophysiology of spinal cord injury and its clinical implications. Scan Vet Med Surg. 1996; 11:201–207
13. Leitlinien zur Primärversorgung von Patienten mit Schädel-Hirn-Trauma. Arbeitsgemeinschaft Intensivmedizin und Neurotraumatologie der Deutschen Gesellschaft für Neurochirurgie und Wissenschaftlicher Arbeitskreis Neuroanästhesie der Deutschen Gesellschaft für Anästhesiologie und Intensivmedizin. Der Notarzt 1997; 13:75–79
14. Mauritz KH: Neue Aspekte in der Rehabilitation traumatischer Querschnittssyndrome. In: Böcker F, Kügelgen B, Skiba N (Hrsg.): Neurotraumatologie. Springer, Berlin 1993; S. 101–115
15. National Acute Spinal-Cord Injury Study (NASCIS 2). New Engl J Med. 1990; 20:1405–1411
16. Singbartl G: Die Bedeutung der präklinischen Notfallversorgung für die Prognose von Patienten mit schwerem Schädel-Hirn-Trauma. Anästh Intensivther Notfallmed. 1985; 20:251–260
17. Tator CH: Classification of Spinal Cord Injury based on Neurological Presentation. In: Narayan RK, Wilberger jr. JE, Povlishock JT (eds.): Neurotrauma. The McGraw-Hill Company 1996; S. 1059–1073
18. Teasdale G, Jennett B: Assessment of coma in impaired consciousness: A practical scale. Lancet 1974; 2:81–84
19. Vaccaro AR, An HS, Betz RR, Cottes JM, Balderston RA: The management of acute spinal trauma: pre-hospital and in-hospital emergency care. Instr Course Lect 1997; 46:113–125
20. Young W: Spinal Cord Injury Pathophysiology and Therapie. In: Narayan RK, Wilberger jr. JE, Povlishock JT (eds.): Neurotrauma. The McGraw-Hill Company 1996; S. 1075–1093

13

Notfälle aus der Orthopädie und Sport-Traumatologie

H. Hertz, O. Kwasny

Roter Faden

- **Begriffsbestimmung und Aufgabenbeschreibung**
- **Prinzipien der Erstversorgung**
  - Allgemeines
  - Anamnese
  - Erstuntersuchung
  - Ersttherapie
- **Spezielle Untersuchung häufig verletzter Gelenke**
  - Kniegelenk
  - Oberes Sprunggelenk
  - Schulter
- **Spezielle Verletzungen und Überlastungsfolgen ausgewählter Sportarten**
  - Laufen
  - Alpiner Schisport
  - American Football

Begriffsbestimmung und Aufgabenbeschreibung

In den letzten Jahrzehnten hat sich die Zahl der Sporttreibenden explosionsartig nach oben entwickelt. In der Bundesrepublik Deutschland ist heute von über 40 Millionen, in Österreich von mehr als 4 Millionen Sporttreibenden auszugehen, wobei ca. 30% der Bevölkerung sogar vereinsmäßig organisiert sind. Mit geographischen Unterschieden sind die am häufigsten betriebenen Sportarten Fußball, Schwimmen, Radfahren, „Jogging", alpiner Schilauf, Tennis, Wandern und Gymnastik. Aber auch neue Sportarten wie „Snowboarding", „Inlineskating", „Aoerobic" usw. gewinnen an Bedeutung. So ist die Zahl der „Inlineskater" in den USA von 1991 mit 6 Millionen auf 22,5 Millionen im Jahr 1993 gestiegen. In der vom zunehmenden Freizeitkonsum geprägten Gesellschaft nehmen aber auch neue, sogenannte Risikosportarten wie Gleitfallschirmspringen, „Mountainbiking", „Freeclimbing", „Rafting" usw. einen zunehmend bedeutenden Platz ein.

Bei *Analyse des Unfallgeschehens* in Österreich im Jahr 1995 zeigte sich, daß von insgesamt 813 000 Unfällen immerhin 118 000 (15%) bei der Sportausübung entstanden sind (wobei hier auch ca. 40 000 Unfälle beim Schulsport includiert sind). Von 2 969 tödlichen Unfällen waren 204 (7%) im Rahmen der Sportausübung aufgetreten (9). Nicht berücksichtigt in diesen Zahlen sind die tödlichen Unfälle ausländischer Gäste in Österreich.

Die Wahrscheinlichkeit, bei allgemeiner sportlicher Betätigung einen Unfall zu erleiden, liegt insgesamt bei 1%, das heißt, von 100 Sportlern verletzt sich innerhalb eines Jahres einer. Dieses Risiko schwankt allerdings beträchtlich bei den verschiedenen Sportarten und wird unter Berücksichtigung auch von Bagatellverletzungen beim Fußball mit 4% am höchsten angegeben.

Bei den übrigen Sportarten liegt es bei etwa 1% (Mountainbiking 1,2%, Snowboarding 1,1%, alpiner Schilauf 0,9%). Die sogenannten Risikosportarten wie Rafting, Wildwasserfahren, Felsenklettern und „Bungee-Jumping" weisen mit etwa 0,5% sogar ein relativ geringes Verletzungsrisiko auf. Bei diesen Sportarten sind allerdings naturgemäß die schweren oder sogar tödlichen Verletzungen deutlich häufiger.

Das *Verletzungsmuster der einzelnen Sportarten* ist äußerst unterschiedlich. So wurde in der medizinischen Dokumentation der Allgemeinen Unfallversicherungsanstalt (AUVA) für das Jahr 1995 bei 6 433 behandelten Schisportverletzungen eine Verletzung des Kniegelenks und Beines mit 28% am häufigsten ausgewiesen, gefolgt von Verstauchungen und Zerrungen des Handgelenks und der Hand mit 13%, Prellungen der oberen Extremität mit 9%, Verletzungen des Thorax mit 5%, Frakturen des Unterschenkels mit 5%, Prellungen der unteren Extremitäten mit 4%, Frakturen des Radius und der Ulna mit 3% und Frakturen des Humerus mit 2%. Bei 13 373 Verletzungen im Ballsport standen Verstauchungen und Zerrungen des Fußes mit 15% im Vordergrund, gefolgt von Prellungen der unteren Extremität mit 13%, Verletzungen des Kniegelenks mit 13%, Prellungen der oberen Extremität mit 9%, Frakturen eines oder mehrerer Fingerglieder mit 6%, Verletzungen des oberen Sprunggelenks inklusive Bandruptur mit 5%, Thoraxtraumen mit 3% sowie Frakturen des Radius und der Ulna mit 2%. Bei über 6 000 Radsportverletzungen wiederum standen mit insgesamt 14% die Verletzungen der oberen Extremität im Vordergrund, hier folgten allerdings mit 10% schon Verletzungen des Kopfes, in 2% schwerere Schädel-Hirn-Traumen (SHT) und Verletzungen der Wirbelsäule, insbesonders der Halswirbelsäule (HWS).

Die Betrachtung aller dieser Daten zeigt, daß die Erstversorgung von Sportverletzungen einen großen Stellenwert hat und das Spektrum der zu versorgenden Verletzungen sehr weit gespannt ist. Die umfassende Erstversorgung von Sportverletzungen geht daher weit über die initiale Kryotherapie der Extremitätenverletzung hinaus, es müssen vielmehr auch schwere Verletzungen des Stammes oder komplexe Extremitätenverletzungen behandelt werden. Durch richtiges Vorgehen können in vielen Fällen weitere Schäden verhindert werden. Der präklinisch tätige Sportarzt ist damit als Notarzt gefordert.

Prinzipien der Erstversorgung

Allgemeines

Die Erstversorgung der Sportverletzung folgt den *allgemeinen Richtlinien* einer unfallchirurgischen Versorgung vor Ort (10):
- Absichern der Unfallstelle (z. B. Schirennen, Motorsport).

- Retten des Verletzten aus der Gefahrenzone (falls notwendig).
- Beurteilung bzw. Stabilisierung der vitalen Parameter (allgemeine ABC-Maßnahmen inklusive Schocktherapie).
- Untersuchung und Therapie schwerwiegender Verletzungen des Stammes.

Auch die *Wahl des Transportmittels* (Rettungshubschrauber, Notarztwagen) stellt einen wesentlichen Faktor der Erstversorgung dar. Ebenso ist es notwendig, das *Zielkrankenhaus* dem Verletzungsmuster entsprechend auszuwählen.

In diesem Zusammenhang darf angemerkt werden, daß der Sportarzt gemeinsam mit dem Veranstalter für die Versorgung jeder während der Veranstaltung auftretenden Verletzung verantwortlich ist. Dies legt die Forderung nahe, im Rahmen der sportärztlichen Verantwortung vor Ort für die Bereitstellung entsprechender Ausrüstung sowie von Hilfs- und Transportmitteln Sorge zu tragen.

Da Extremitätenverletzungen im Rahmen der Sportausübung eindeutig am häufigsten auftreten, soll im weiteren auf diese besonders eingegangen werden.

Anamnese

- Die exakte Anamnese-Erhebung liefert bei der Analyse der Sportverletzung die ersten entscheidenden Hinweise, wobei der Sportarzt den Vorteil hat, den Unfall meist selbst miterlebt zu haben und oft über Vorschäden unterrichtet zu sein.

Direkte Gewalteinwirkungen führen entweder zu einer Kontusion oder bei höherer Krafteinwirkung auch zu Frakturen, während indirekte Mechanismen zu Zerrungen einzelner Band- oder Kapselanteile oder bei höherer Krafteinwirkung zu Bandrupturen führen können. Band- oder Sehnenrupturen sind gelegentlich sogar durch ein schnalzendes Geräusch hörbar (z. B. vorderes Kreuzband, Achillessehne).

Erstuntersuchung

Bei der ersten klinischen Untersuchung ist es wichtig, die betroffene Extremität soweit zu entkleiden, daß eine exakte Beurteilung der Verletzung möglich ist. Primär erfolgt die Inspektion des Hautmantels, um Schürfungen oder auch Wunden zu erkennen, die insbesondere über Gelenken oder Schleimbeuteln problematisch sein können (Cave: Bursaöffnung, sie bedarf chirurgischer Therapie). Bei der Erhebung des weiteren Lokalbefundes spielen die drei klassischen Symptome eine wichtige Rolle:
- Tumor (infolge eines Hämatoms oder Weichteilschadens).
- Dolor (wichtig ist die genaue Lokalisation als Hinweis auf die verletzte Struktur, z. B. Muskel, Sehne, Band oder Knochen).
- Functio laesa (die gestörte Funktion ist in der Akutphase des Traumas durch die initialen Schmerzen oft nicht unbedingt für eine schwerere Verletzung beweisend).

Bei der klinischen Untersuchung wird auf sichere Frakturzeichen wie Achsenabweichung, pathologische Beweglichkeit, Krepitation und Knochensplitter in offener Wunde geachtet. Der Bewegungsumfang verletzter Gelenke wird geprüft, wobei auf eine aktive oder passive Bewegungseinschränkung zu achten ist.

- Zum Ausschluß schwerwiegender Komplikationen sind die Beurteilung der Motorik und der Sensibilität, das Tasten des peripheren Extremitätenpulses sowie das Erfassen der Mikrozirkulation unverzichtbar.

Ersttherapie

Kryotherapie und sonstige allgemeine Maßnahmen

- Ergibt die Erstuntersuchung keinen Hinweis auf eine schwerwiegende Verletzung, so besteht die Ersttherapie in „RICE" (Rest-Ice-Compression-Elevation; Schonung-Kühlung-Kompression-Hochlagerung).

Vor allem die *Kryotherapie* führt in einer akuten Schmerz- oder Entzündungsphase zu einer Linderung der Schmerzen auf Grund einer Vasokonstriktion mit Verminderung der Durchblutung und des Lymphflußes. Dadurch wird der Entwicklung bzw. Zunahme posttraumatischer Hämatome und Ödeme vorgebeugt. Als lokale Wirkungen der Kryotherapie gelten folgende Faktoren:
- Konstriktion der Arterien,
- Stoffwechselsenkung,
- Muskeldetonisierung,
- Verlangsamung von Muskelaktion und Nervenleitgeschwindigkeit,
- Hemmung der Phagozytose.

Die Kryotherapie kann prinzipiell bei jedem Trauma primär angewendet werden. Als *Kontraindikationen* gelten eine Vaskulitis, ein Raynaud-Syndrom bzw. Durchblutungsstörungen, schwere Herz-Kreislauf-Erkrankungen bzw. andere schwere, mit erhöhter Kälteempfindlichkeit verbundene Erkrankungen wie Kälteagglutinin-Erkrankung, Kryoglobulinämie, paroxysmale Kälte-Hämoglobinurie oder Kälte-Urtikaria, die jedoch beim Sportler nahezu nie vorkommen.

Vorgehen bei Frakturen

Bei klinischen Zeichen einer Extremitätenfraktur ist es das oberste Ziel, durch geeignete Erstmaßnahmen Komplikationen wie den hypovolämischen Schock, eine Infektion sowie Gefährdungen der Weichteile zu verhindern.

Der mögliche *Blutverlust* im Rahmen einer Extremitätenverletzung und damit die Gefahr des *hypovolämischen Schocks* wird immer wieder unterschätzt. Auch bei geschlossenen Schaftfrakturen ist ein beträchtlicher Blutverlust in die Weichteile möglich. Bei der Schaftfraktur des Oberschenkels, die zumeist als Rasanztrauma (Motorsport, Absturz aus größerer Höhe beim Klettern, Paragleiten; aber auch Schisport) auftritt, ist mit einem Blutverlust in die Weichteile bis zu 2000 ml zu rechnen. Nicht adäquate Ersttherapie kann spätere Komplikationen wie ein ARDS (acute respiratory distress syndrome, akutes Lungenversagen) oder thromboembolische Komplikationen auslösen. Bei einer Oberschenkelfraktur ist daher eine entsprechende Infusionstherapie obligat. Bei geschlossener Unterschenkel- oder Oberarmfraktur muß mit einem Blutverlust bis zu 1000 ml gerechnet werden.

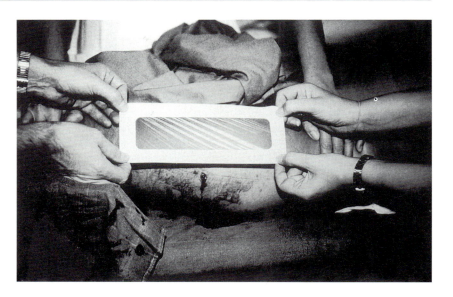

Abb. 13.1 Versorgung einer offenen Fraktur mit OP-Folie.

Auch die *Vermeidung einer Infektion* gehört zu den wesentlichen Zielen der Ersttherapie. Bei 60% der vor Ort bei offenen Frakturen abgenommenen Abstriche war eine Keimbesiedlung nachweisbar; allerdings lagen meist Kontaminationen mit unproblematischen Stämmen von Staphylokokkus aureus vor (14).

Durch vor Ort angelegte sterile Verbände, die erst unter sterilen Bedingungen im Operationssaal geöffnet werden, kann das Auftreten nosokomialer Infektionen mit problematischen bzw. multiresistenten Keimen in vielen Fällen verhindert werden.

Am besten bewährt haben sich Operationsfolien (Abb. 13.1), die folgenden Vorteile aufweisen:
– Sichere Applikation,
– Begutachtung der Wunde von außen ohne Verbandentfernung,
– Blutstillung durch Tamponade,
– Abschätzung des Blutverlustes.

Eine stark dislozierte Fraktur kann zur *Schädigung von Weichteilen* (Haut, Nerven, Gefäße) führen, die unbedingt zu vermeiden ist. Klassisches Beispiel ist die Gefährdung des medialseitig über dem Innenknöchel gelegenen Hautareals bei lateral dislozierter bimalleolärer Luxationsfraktur des Sprunggelenks (Abb. 13.2). Wird das obere Sprunggelenk nicht reponiert, kommt es innerhalb kurzer Zeit zu einer Hautnekrose mit entscheidender Verschlechterung der Prognose.

- Das Behandlungsprinzip besteht darin, jede grob dislozierte Fraktur, die zu einer Gefährdung der Weichteile führt, zu reponieren und später auch zu retinieren. Die Reposition erfolgt vor der Schienung nach dem Prinzip des Zugs und Gegenzugs.

Wichtig ist es, primär einen Längengewinn zu erzielen. Dies gelingt beim oberen Sprunggelenk am besten durch 90°-Beugung des Kniegelenks, durch die der Zug der Achillessehne ausgeglichen wird (Abb. 13.3). Die Retention der reponierten Fraktur erfolgt durch Vakuum- oder Luftpolsterschiene, an der oberen Extremität mittels Dreiecktuch oder einer Kunststoff-beschichteten Aluminiumschiene („Sam Splint").

- Keine Indikation zur Reposition besteht in der Regel bei nicht oder nur geringgradig verschobenen Frakturen sowie bei Frakturen, bei denen nach Reposition keine Retention möglich ist (z. B. distale Radiusfraktur, Schenkelhalsfraktur, proximale Oberarmfraktur).

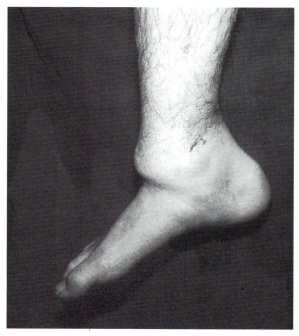

Abb. 13.2 Luxationsfraktur des oberen Sprunggelenks (klinisches Bild); sichtbar die massiv gespannten Weichteile vor allem über dem medialen Knöchel.

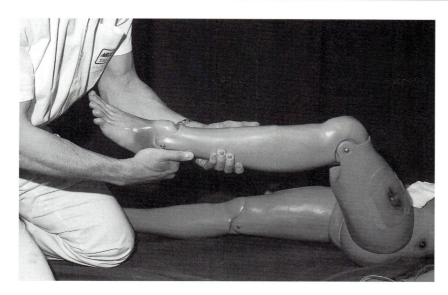

Abb. 13.**3** Reposition einer bimalleollären Luxationsfraktur am Modell; gebeugtes Knie, Ausgleich der Luxation, in diesem Fall durch Zug nach distal vorne und medial.

■ **Vorgehen bei Luxationen**

Bei Luxationen muß zwischen erstmaliger traumatischer Luxation und rezidivierenden bzw. habituellen Luxationen unterschieden werden.

Typische Zeichen der Luxation sind eine federnde Fixation in Fehlstellung und die tastbare, leere Gelenkpfanne. Die häufigste Luxation ist mit etwa 50% die Schulterluxation, die vor allem im Rahmen von Kontaktsportarten wie Eishockey oder „American Football", aber auch beim Sturz auf die Hand beim Schifahren oder Fußball auftreten kann. Weitere häufige Luxationen sind die Luxation des Ellbogens, Luxationen im Hand-Finger-Bereich sowie im Bereich der Zehen. Extrem seltene Luxationen, die durch hohe Gewalteinwirkungen entstehen, sind die Hüft- bzw. Knieluxation (hier treten in bis zu 50% der Fälle Gefäßverletzungen auf).

- Bei erstmaliger traumatischer Luxation besteht die Therapie üblicherweise in der Ruhigstellung in vorgegebener Stellung.
- Die Reposition vor Ort soll nur in Ausnahmesituationen erfolgen, da ohne Röntgendiagnostik die Differentialdiagnose von Luxation und Luxationsfraktur nicht möglich ist.
- Ausnahmen sind Gefäß- und Nervenläsionen bzw. sehr lange Transportzeiten.

Eine häufige Luxation ist die *akromioklavikulare Luxation*, die vor allem bei Kontaktsportarten oder Anprall mit der Schulterhöhe gegen ein Hindernis (Eishockey, Radfahren) auftreten kann und keiner Akuttherapie bedarf.

Die *Patellaluxation*, ebenfalls häufig vorkommend, tritt durch ein Drehtrauma des Kniegelenks meist bei Prädisposition auf, wobei der Patient angibt, daß das Kniegelenk nach medial verrenkt gewesen sei. Bei Eintreffen des Arztes ist die Patella meist spontan reponiert; es besteht allerdings ein deutlicher Verschiebeschmerz, oft kommt es auch zum Hämarthros. Ist die Patella noch luxiert, kann sie durch Strecken des Kniegelenks und leichten Druck nach medial mühelos reponiert werden. Der Patient ist danach initial bis auf eine Druckempfindlichkeit an der medialen Patellafacette und einen Verschiebeschmerz meist weitgehend beschwerdefrei. Nachfolgend müssen jedoch retropatellare Knorpelschäden im Sinne von osteochondralen Abscherfragmenten ausgeschlossen werden.

■ **Spezielle Untersuchung häufig verletzter Gelenke**

Kniegelenk

Zusammen mit Sprunggelenkverletzungen gehören Kniegelenktraumen zu den häufigen Sportverletzungen; je nach Sportart muß mit einer Inzidenz von 15–30% gerechnet werden. Die höchste Frequenz weisen eindeutig der Schi- sowie Fußballsport auf (8). Aber auch Kontaktsportarten wie Ringen und Judo führen häufig zu nichtknöchernen Verletzungen des Kniegelenks.

Bei Verletzungen des Kniegelenks kann eine exakte Anamnese-Erhebung und klinische Untersuchung in über 90% die Diagnose sichern.

Die *Anamnese* ergibt Hinweise auf Art und Stärke der Gewalteinwirkung. Die *klinische Untersuchung* beinhaltet Inspektion und Beurteilung des Weichteilmantels. Es wird auf das Vorliegen eines Gelenkergusses (Ballotement der Patella) geachtet. Ein akut auftretender Gelenkerguß (Hämarthros) spricht für das Vorliegen einer schwerwiegenden Knie-Binnenverletzung; das Fehlen eines Hämarthros schließt allerdings eine schwere Bandverletzung nicht aus (Auslaufen des Ergusses durch die rupturierte Gelenkkapsel und damit „trockenes" Gelenk). Die Palpation mit entsprechenden Schmerzpunkten liefert einen Hinweis für die möglicherweise verletzten Strukturen (medialer Gelenkspalt – medialer Meniskus; medialer Femurkondylus – mediales Seitenband, „Schipunkt").

Die Beweglichkeit wird unter Beachtung passiver oder aktiver Einschränkungen untersucht. Der Streckapparat wird durch Heben des gestreckten Beines beurteilt. Ist dies nicht möglich, ist an eine Schädigung des Streckapparates (z. B. Ruptur der Quadrizepssehne, Patellafraktur, Ruptur des Lig. patellae) zu denken, differentialdiagnostisch auch an eine neuromuskuläre Störung (Parese des N. femoralis).

Eine exakte Stabilitätsuntersuchung des Kniegelenks vor Ort ist nur eingeschränkt möglich. Die Beurteilung des medialen bzw. lateralen Kapselbandapparates erfolgt im Varus-Valgus-Streß, die der Kreuzbänder bevorzugt in der extensionsnahen Schublade (Lachmann-Test). Entscheidend ist die Beurteilung des Anschlags; ein harter Anschlag spricht für ein intaktes bzw. nur teilrupturiertes Band, ein fehlender Anschlag für eine komplette Bandruptur. Meniskusverletzungen sind klinisch vor allem durch eine Druckempfindlichkeit über dem entsprechenden Gelenkspalt sowie durch einen Bewegungsschmerz, vor allem einen Überstreckschmerz, gekennzeichnet. Außerdem besteht meist ein Kompressions-Schmerz des Meniskus im entsprechenden Gelenkspalt. In der Literatur sind über 20 verschiedene Tests zur Meniskusbeurteilung beschrieben, deren globale Treffsicherheit allerdings unter 80% liegt.

Eine Druckempfindlichkeit medialseitig der Patella (mediales Retinakulum) bei gleichzeitigem Verschiebeschmerz nach lateral ist ein Hinweis für eine Patellaluxation. Das positive Zeichen nach Zohlen (Schmerzen bei Anspannen des Musculus quadriceps und gleichzeitiger Fixation der Patella gegen das femorale Gleitlager) gibt Hinweise auf das Vorliegen eines retropatellaren Knorpelschadens.

Oberes Sprunggelenk

Sprunggelenksverletzungen stellen insbesonders bei Ballsportarten, aber auch beim Joggen, die häufigsten Verletzungsformen dar. Die ligamentären Verletzungen stehen an erster Stelle.

Bei Verletzungen des oberen Sprunggelenks gibt die Lage der druckschmerzhaften Punkte Hinweise auf die verletzten Strukturen. Im Bereich des Außenknöchels ist eine Differenzierung zwischen dem Lig. talofibulare anterius und dem Lig. calcaneofibulare möglich. Ein querer Kompressions-Schmerz 2 cm proximal der Knöchelgabel mit Druckempfindlichkeit ventralseitig ist ein Hinweis für eine Verletzung der Syndesmose.

- Der gesamte Verlauf der Fibula muß palpiert werden, damit eine hohe Fibulafraktur, wie sie bei einer Sprunggelenkverletzung (Maissoneuve-Mechanismus) vorliegen kann, nicht übersehen wird.

Schulter

Schulterverletzungen entstehen bei diversen Sportarten entweder durch direkten Sturz auf die Schulter, Zug am Arm oder durch indirektes Trauma bei Sturz auf die Hand. Traditionell sieht man sie vor allem bei Ballsportarten sowie beim Schi-, Motorrad- und Radfahren. In den letzten Jahren hat die Zahl der Schulterverletzungen durch Stürze vor allem bei Snowboardern, Inlineskatern und „Skateboardern" deutlich zugenommen (7, 13).

- Die initiale Untersuchung des Schultergelenks beinhaltet die Beurteilung der Schmerzpunkte mit Lokalisation der Druckempfindlichkeit im Bereich des gesamten Schultergürtels (Sternoklavikulargelenk, Kavikula, Akromioklavikulargelenk und Schulterblatt) sowie die Prüfung der Beweglichkeit.
- Weiter muß eine exakte Kontrolle von Durchblutung, Motorik und Sensibilität erfolgen.

Typisch sind Stufenbildungen als Hinweise auf eine akromioklavikulare Luxation oder eine Schlüsselbeinfraktur. Nachfolgend erfolgt die Überprüfung der aktiven Beweglichkeit des Schultergelenks. Eine federnde Fixation in Fehlstellung bei schmerzhafter Bewegungseinschränkung mit tastbarer leerer Gelenkpfanne und verstrichener Gelenkkontur ist ein Hinweis für eine *Schulterluxation*, die je nach Anamnese als erstmalige traumatische Luxation oder als rezidivierende (eventuell auch habituelle) Schulterluxation auftreten kann.

Bei der Gelenkuntersuchung vor Ort kann in vielen Fällen nur eine vorläufige Diagnose gestellt werden; eine weitere exakte Abklärung durch Nativ-Röntgen und evtl. Computer- oder Kernspin-Tomographie bzw. auch Arthroskopie an einer unfallchirurgischen Abteilung ist unbedingt anzustreben.

Spezielle Verletzungen und Überlastungsfolgen ausgewählter Sportarten

Laufen

Das Laufen hat sich in den letzten Jahren unter dem Begriff Jogging zu einem Volkssport entwickelt und wird in verschiedensten Aktivitätsstufen betrieben. Viele Läufer betreiben ihren Sport individuell oder in kleinen Gruppen und sind kaum in Vereinen organisiert, so daß genaue Angaben über die Zahlen der Sporttreibenden fehlen.

Für die Beurteilung von Überlastungsfolgen ist es wichtig, daß viele Sportler im Zuge der Fitneßwelle erst relativ spät zum Laufsport kommen und ihrem Körper relativ untrainiert plötzlich extreme Belastungen abfordern.

Im Jahr 1988 hat Marty bei 4 358 Teilnehmern des Grand Prix von Bern in 45,8% Verletzungen beim Laufen im vergangenen Jahr festgestellt, wobei allerdings nur 14,2% einen Arztbesuch notwendig machten. An erster Stelle standen Verletzungen bzw. Überlastungssyndrome im Bereich des Unterschenkels sowie des oberen und unteren Sprunggelenks (11). In diesem Zusammenhang muß auf *Ermüdungsfrakturen*, die nach längerer ungewohnter Belastung auftreten können, geachtet werden. Nach Matheson sind diese vor allem im Bereich der Tibia, der Fußwurzel und des Mittelfußes sowie selten im Bereich des proximalen Femurs oder der Fibula zu finden (12).

Eine seltene Verletzung oder Überlastungsfolge, die nicht übersehen werden darf, ist das Kompartment-Syndrom des Unterschenkels.

Durch Anschwellen der Muskulatur bzw. ein Hämatom tritt eine Druckerhöhung innerhalb eines vorgegebenen Raumes ein. Ab einem kritischen Grenzwert von etwa 40 mmHg kommt es zu einer Verminderung der Durchblutung und damit zu konsekutiven Muskelnekrosen. Sensibilitäts-Störungen (N. peronaeus profundus) bzw. abgeschwächte oder aufgehobene Pulse sind Zeichen des manifesten Kompartement-Syndroms. Die Erkennung muß vorher erfolgen, um schwerwiegende Dauerfolgen zu verhindern. Die Akuttherapie ist initial die Hochlagerung des Beines (nicht über Herzniveau) sowie die Kühlung. Beim manifesten Kompartment-Syndrom ist die chirurgische Intervention (Faszien-Spaltung) die Therapie der Wahl – in dubio pro dissectionem (5).

Alpiner Schisport

Trotz neuer Wintersportarten wie Snowboarden zählt das Schifahren in den Alpenregionen auch heute noch zu den am weitesten verbreiteten Sportarten. So wird in Österreich die Zahl der Schiläufer mit 2,7 Millionen pro Jahr angegeben. Bei ausgewiesenen 28800 Verletzten im Jahr besteht hier ein relatives Risiko von 1,1 %. In den letzten Jahren hat sich einerseits durch die bessere Ausrüstung, andererseits aber auch durch eine Änderung der Technik (besser präparierte Pisten, „Caving"-Technik) das Verletzungsspektrum deutlich geändert. Bei den Schiverletzungen stehen auch heute noch mit etwa 70 % die Verletzungen der unteren Extremität im Vordergrund; davon betreffen die Hälfte das Kniegelenk. Verletzungen der oberen Extremität (über 20 %) und Verletzungen des Rumpfes und Kopfes (etwa 5 %) sind in den letzten Jahren deutlich häufiger geworden (3).

Durch die höheren Geschwindigkeiten werden auch schwerwiegende Verletzungen beobachtet, darunter schwere SHT, Verletzungen der Wirbelsäule mit Querschnittsymptomatik und schwere Thorax- oder Beckentraumen, teilweise sogar mit Gefäßverletzungen. Bei diesen Hochrasanztraumen ist der Sportarzt vor allem als Notarzt gefordert.

American Football

„American Football" erfreut sich vor allem in den USA einer immensen Beliebtheit, hat aber in den letzten Jahren auch in Deutschland und Österreich eine weitere Verbreitung erfahren (15). So wurde im Jahr 1994 die Zahl der aktiven Spieler in Deutschland auf über 15000 geschätzt. Ein repräsentative Untersuchung größerer Kollektive über die Verletzungshäufigkeit liegt nur aus den USA vor. Erhebungen aus dem eigenen Bereich zeigen ein sehr ähnliches Verletzungsbild. So ist bei American Football mit Verletzungen des Kopfes in 6 % und der HWS in 8 % zu rechnen, wobei immer wieder über schwere SHT Grad III und HWS-Frakturen berichtet wird (3, 15). Verletzungen der oberen Extremität treten in 28 % der Fälle auf, wobei insbesonders Schulterverletzungen durch „Tackling" häufig sind. In etwa 40 % ist die untere Extremität betroffen, wobei hier Kniegelenkverletzungen vor Verletzungen des oberen Sprunggelenks führen.

Kernaussagen

Begriffsbestimmung und Aufgabenbeschreibung
- Das Risiko eines Sportunfalls liegt bei 1 % und ist beim Fußball mit etwa 4 % am höchsten.
- Die Erstversorgung von Sportverletzungen geht über die initiale Kryotherapie hinaus; es müssen auch schwere Verletzungen versorgt und Folgeschäden verhindert werden. Damit ist der präklinisch tätige Sportarzt als Notarzt gefordert.

Prinzipien der Erstversorgung
- Die Anamnese-Erhebung liefert erste entscheidende Hinweise, wobei der Sportarzt den Vorteil hat, den Unfall meist selbst miterlebt zu haben und oft über Vorschäden unterrichtet zu sein.
- Bei der klinischen Erstuntersuchung ist zum Ausschluß schwerwiegender Komplikationen die Beurteilung der Motorik und der Sensibilität, das Tasten des peripheren Extremitätenpulses sowie das Erfassen der Mikrozirkulation unverzichtbar.
- Ergibt die Erstuntersuchung keinen Hinweis auf eine schwerwiegende Verletzung, besteht die Ersttherapie in „RICE" (Rest-Ice-Compression-Elevation; Schonung-Kühlung-Kompression-Hochlagerung).
- Bei klinischen Zeichen einer Extremitätenfraktur ist es oberstes Ziel, Komplikationen wie einen hypovolämischen Schock, eine Infektion und Gefährdungen der Weichteile zu verhindern.
- Bei Luxationen muß zwischen erstmaliger traumatischer Luxation und rezidivierenden bzw. habituellen Luxationen unterschieden werden. Bei erstmaliger traumatischer Luxation erfolgt üblicherweise die Ruhigstellung in vorgegebener Stellung. Die Reposition vor Ort soll nur ausnahmsweise erfolgen, da ohne Röntgendiagnostik die Differentialdiagnose von Luxation und Luxationsfraktur nicht möglich ist. Ausnahmen sind Gefäß- und Nervenläsionen bzw. sehr lange Transportzeiten.

Spezielle Untersuchung häufig verletzter Gelenke
- Bei Verletzungen des Kniegelenks kann eine exakte Anamnese-Erhebung und klinische Untersuchung in über 90 % die Diagnose sichern. Beim Sprunggelenk stehen die ligamentären Verletzungen an erster Stelle. Der gesamte Verlauf der Fibula muß palpiert werden, damit eine hohe Fibulafraktur nicht übersehen wird. Die initiale Untersuchung des Schultergelenks beinhaltet die Beurteilung der Schmerzpunkte im Bereich des gesamten Schultergürtels sowie die Prüfung der Beweglichkeit.

Spezielle Verletzungen und Überlastungsfolgen ausgewählter Sportarten
- Beim Laufen kommt es häufig zu plötzlicher, extremer Belastung des untrainierten Körpers mit entsprechenden Folgen. Insbesonders darf ein Kompartment-Syndrom des Unterschenkels nicht übersehen werden. Beim Schilauf werden in Folge höherer Geschwindigkeiten auch schwerwiegende Verletzungen wie SHT und Verletzungen der Wirbelsäule mit Querschnittsymptomatik beobachtet. Beim American Football ist ebenfalls mit schweren SHT und Verletzungen der HWS zu rechnen.

Literatur

■ Weiterführende Literatur

1. Brukner PK: Clinical Sports Medicine. McGray-Hill, Sydney 1994
2. Renström PAFH: Sportverletzungen und Überlastungsschäden. Prävention, Therapie, Rehabilitation. Deutscher Ärzteverlag, Köln 1997

■ Referenzen

3. Bauer A: American Football in Deutschland, unfallchirurgische Aspekte. Unfallchir. 1993; 19:27–32
4. Berghold F, Hauser W: Das Verletzungsmuster im alpinen Schilauf. Dtsch Ärzteblatt, Heft 45, 1989; 86:3404–3409
5. Echtermeyer V: Das Kompartmentsyndrom. Hefte zur Unfallkunde 169. Springer, Berlin, Heidelberg, New York 1985
6. Gibbs N: Injuries in professional rugby league. Am J Sports Med. 1993; 21:696–700
7. Gorschewsky O, Goertzen M, Zollinger H: Snowboardverletzungen. Dtsch Zeitschrift für Sportmed. 1994; 45:109–112
8. Henke T, Gläser H, de Marées H: Zur Epidemiologie und Prävention von Verletzungen im Fußball. Dtsch Zeitschrift für Sportmed. 1994; 45:450–464
9. Kuratorium für Verkehrssicherheit Österreich: Unfallstatistik 1995
10. Kwasny O, Hertz H: Unfallchirurgische Versorgung spezieller Verletzungen am Unfallort. In: Fitzal S, Enekel W, Weber H (Hrsg.): Notfallmedizin. Leitfaden für Notärzte. Wilhelm Maudrich, Wien, München, Berlin 1993; S. 305-323
11. Marti B: On the epidemiology of running injuries. The 1984 Bern Grand-Prix study. Am J Sports Med. 1988; 16:285–294
12. Matheson GO et al.: Streß fractures in athletes. A study of 320 cases. Am J Sports Med. 1987; 15 46–58
13. Pino EC, Colville MR: Snowboard Injuries. Am J Sports Med. 1989; 17:778–781
14. Rojczyk M: Keimbesiedlung und Keimverhalten bei offenen Frakturen. Unfallheilkunde 1982; 84:458–468
15. Saal AS: Common American Football injuries. Sports Med. 1991; 12:132–147

14

Notfälle aus der Urologie

H. Löhmer, M. Tryba

Roter Faden

- **Begriffsbestimmung**
- **Einzeldarstellung urologischer Notfälle**
  - Nierenkolik
  - Hodentorsion
  - Priapismus
  - Paraphimose
  - Urosepsis
  - Akuter Harnverhalt
  - Blasentamponade

Begriffsbestimmung

Definition: Urologische Notfallsituationen entstehen durch Erkrankungen des Urogenitaltraktes, die zur vitalen Bedrohung des Gesamtorganismus, raschen Organschädigung oder einer ausgeprägten Schmerzsymptomatik führen und deshalb einer sofortigen Intervention bedürfen.

Im weiteren Sinne stellen auch *Traumata des Urogenitaltraktes* urologische Notfallsituationen dar, auf die in dieser Übersicht jedoch nicht eingegangen wird.

Einzeldarstellung urologischer Notfälle

Nierenkolik

Definition: Nierenkoliken werden durch eine akute Drucksteigerung im Nierenbeckenkelchsystem hervorgerufen.

Häufigste Ursache ist eine Obstruktion des oberen Harntraktes durch Harnsteine. Eine Ureterobstruktion durch abgestoßene Markpapillen oder Blutkoagel kann ebenfalls kolikartige Flankenschmerzen hervorrufen. Eher selten führen retroperitoneale Raumforderungen durch eine Kompression des Harnleiters oder akute Harnabflußstörungen bei vorbestehender Ureterabgangsenge zu einer Nierenkolik.

Charakteristisch ist der plötzlich auftretende, stärkste Flankenschmerz mit krampfartigem Charakter. Je nach Lokalisation der Obstruktion kann eine Schmerzfortleitung in das ipsilaterale äußere Genitale (obere Harnleiterobstruktion), den Mittel- und Unterbauch (mittlerer Harnleiterabschnitt) oder zur Blase und in die Harnröhre (distale Ureterobstruktion) vorliegen. Der Patient ist motorisch unruhig, läuft umher oder nimmt eine Hockstellung ein und krümmt sich vor Schmerzen. Häufige vegetative Begleiterscheinungen einer Nierenkolik sind Übelkeit, Erbrechen, Schweißausbruch, Meteorismus sowie eine Darmatonie bis hin zum paralytischen Ileus.

Zur weiteren Diagnostik in der Klinik dienen der Urinstatus, die Sonographie des Harntraktes sowie ggf. eine Röntgenübersichtsaufnahme des Abdomens. Diese Maßnahmen dürfen die sofortige Schmerzbehandlung nicht verzögern.

- Im Vordergrund steht die rasche Schmerzbeseitigung durch intravenöse Applikation potenter Analgetika (Tab. 14.1).
- Metamizol ist das Medikament der ersten Wahl. Die maximale Erwachsenendosis liegt bei etwa 30 mg/kg Körpergewicht (KG). Neben der Hemmung der Prostaglandinsynthese und einer zentralen Wirkung auf den Hirnstamm besitzt Metamizol einen direkten drucksenkenden Effekt im Nierenhohlraumsystem.
- Günstig erweist sich die Kombination mit Diazepam (etwa 0,125 mg/kg KG) wegen dessen muskelrelaxierender und sedierender Eigenschaften.

Tabelle 14.1 Medikamentöse Therapie der Nierenkolik

Medikamente der 1. Wahl

- Bis etwa 30 mg/kg KG Metamizol (maximal 2,5 g bei 75 kg KG) und 0,125 mg/kg KG Diazepam (10 mg bei 75 kg KG) langsam i. v.
- Etwa 1,5 mg/kg KG Tramadol (100 mg bei 75 kg KG) langsam i. v.
- Ggf. Metamizol und Tramadol kombiniert i. v.

Medikamente der 2. Wahl

- Piritramid, Pethidin, Buprenorphin, Pentazocin

Ähnlich effektiv wie Metamizol ist das Opioid Tramadol. Die typischen Nebenwirkungen der Opioide wie Atemdepression und Blutdruckabfall sind bei Tramadol in einer Dosierung von 1,5 mg/kg KG klinisch nicht relevant. Bei Bedarf kann Tramadol zur Steigerung der analgetischen Wirkung mit dem vorwiegend peripher wirkenden Metamizol kombiniert werden.

Ist durch diese Medikamente keine Schmerzfreiheit zu erzielen, sind auch stark wirksame Betäubungsmittel wie Piritramid, Pethidin, Buprenorphin oder Pentazocin unter Beachtung ihrer respiratorischen und kardiozirkulatorischen Nebenwirkungen indiziert.

Hodentorsion

Definition: Bei der Hodentorsion liegt in der Regel eine Torsion des Samenstranges vor (Abb. 14.1).

Diese tritt am häufigsten zwischen dem 15. und 20. Lebensjahr sowie bei Kleinkindern vor dem 2. Lebensjahr auf.

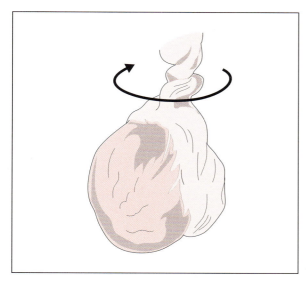

Abb. 14.**1** Hodentorsion. Aus: Sökeland J: Urologie. Thieme, Stuttgart, 1993.

Hodentorsionen können bei entsprechender Veranlagung (erhöhte Mobilität des Hodens bei Maldeszensus, Anomalien der mesorchialen Haftung) durch abrupte Drehbewegungen, stumpfe Skrotaltraumata oder spontan durch Kremasterkontraktionen verursacht werden. Nach der Lokalisation der Torsion werden eine supravaginale, intravaginale und mesorchiale Form unterschieden. Abhängig vom Ausmaß der Torsion kommt es zu einer Unterbrechung des venösen Abflusses und der arteriellen Perfusion; dies führt typischerweise zum hämorrhagischen Infarkt des Hoden- und Nebenhodengewebes.

Charakteristisch für eine Hodentorsion ist ein plötzlich auftretender, einseitiger Hodenschmerz mit Ausstrahlung in die Leiste und den Unterbauch. Häufig besteht eine abdominelle Symptomatik mit peritonealer Reizung, Übelkeit und vereinzelt Erbrechen. In der Frühphase findet sich typischerweise ein hoch und quer stehender (Brunzelsches Zeichen), mäßig geschwollener, extrem druckschmerzhafter Hoden. Führt das Anheben des betroffenen Hodens zu einer Schmerzzunahme (Prehnsches Zeichen), so spricht dies für eine Hodentorsion, während Patienten mit einer Epididymitis meist eine Schmerzerleichterung verspüren.

Innerhalb weniger Stunden kommt es zu einer massiven Schwellung und Rötung des Skrotalfaches.

- Jede Verzögerung der operativen Intervention erhöht das Risiko des Hodenverlustes.
- Durch die operative Therapie innerhalb 6 Stunden nach Eintritt der Torsion kann der Hoden in der Regel erhalten werden. Nach diesem Zeitraum ist eine irreversible Schädigung des Keimdrüsenepithels zu erwarten.

Priapismus

Definition: Der Priapismus ist eine meist schmerzhafte, ohne sexuelle Erregung persistierende, pathologische Dauererektion, die Stunden über die individuelle Erektionsdauer hinaus anhält und auch nach Ejakulation nicht abklingt.

Die Ätiologie des Priapismus ist in der Mehrzahl der Fälle idiopathisch, d. h. ohne erkennbare Ursache. In der Literatur werden darüber hinaus zahlreiche ätiologische Einzelfaktoren beschrieben. Typischerweise sind ausschließlich die Corpora cavernosa betroffen, Glans penis und Corpus spongiosum sind nicht involviert. Die Erkrankung tritt in allen Altersgruppen auf und wird auch bei Neugeborenen beobachtet. Priapismus-Zustände, die nach intrakavernöser Injektion vasoaktiver Substanzen auftreten, werden als prolongierte Erektion bezeichnet.

Unter pathophysiologischen, klinischen und prognostischen Aspekten werden zwei Priapismusformen unterschieden: Der ischämische Priapismus (Low-flow-Priapismus, Stase-Priapismus) und der nichtischämische Priapismus (High-flow-Priapismus). Beide Formen resultieren aus einem Mißverhältnis zwischen arterieller Blutzufuhr und venösem Blutabfluß.

Die anamnestischen Angaben zur Dauer der Erektion und das klinische Bild ermöglichen die eindeutige Diagnose eines Priapismus.

Ziel der therapeutischen Bemühungen ist es, die Blutstase in den Schwellkörpern zu beseitigen und normale penile Zirkulationsverhältnisse wiederherzustellen. Gelingt dies innerhalb von 4–6 Stunden, kann die drohende Schwellkörperfibrose und die daraus resultierende erektile Impotenz meist vermieden werden.

- Nach Anlage eines venösen Zugangs wird unter EKG- und Blutdrucküberwachung zunächst versucht, eine Erschlaffung der Schwellkörper durch intrakavernöse Injektion eines α-Sympathomimetikums im Bereich der Penisbasis (z. B. 0,4 mg Phenylephrin in 4 ml NaCl) herbeizuführen (Abb. 14.**2a**).
- Führt dies innerhalb von 15 min nicht zum gewünschten Ergebnis, erfolgt die distale Punktion eines Schwellkörpers mit einer 19 G-„Butterfly"-Kanüle und die Aspiration bzw. manuelle Evakuation von Staseblut (Abb. 14.**2b**), bis eine Erschlaffung der Schwellkörper auftritt.
- Bei nur einseitiger Wirkung muß ggf. auch der zweite Schwellkörper punktiert und entleert werden. Ggf. ist die Applikation des α-Sympathomimetikums über die liegende Punktionskanüle zu wiederholen.
- Nach Erschlaffung des Gliedes wird die Kanüle entfernt, die Punktionsstelle 5–10 min manuell komprimiert und ein Kompressionsverband angelegt.

Gelingt es auf diesem Wege nicht, die Erschlaffung der Schwellkörper herbeizuführen, ist die operative Anlage eines kavernoso-venösen Shunts zur Drainage der Corpora cavernosa erforderlich.

Wegen des raschen Auftretens der Schwellkörperhyp-

Abb. 14.**2a** u. **b** Initialtherapie des Priapismus. Zunächst erfolgt die intrakavernöse Injektion eines α-Sympathomimetikums (**a**). Bei fehlendem Erfolg ist die Punktion eines Schwellkörpers mit Aspiration von Staseblut erforderlich (**b**).

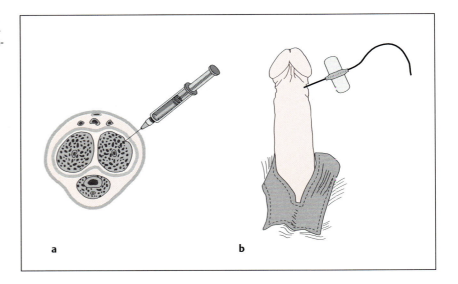

oxie muß der Priapismus als Notfall angesehen werden. Beim Versagen der konservativen Therapie ist, auch ohne Nüchternheit, eine möglichst rasche operative Behandlung erforderlich.

Paraphimose

Definition: Die Paraphimose ist eine strangulierende Abschnürung der Glans penis und des inneren Vorhautblattes durch einen von der zurückgestreiften Vorhaut im Sulcus coronarius gebildeten Schnürring.

Voraussetzung für die Entstehung ist eine zu enge Vorhaut. Durch den Schnürring wird der oberflächliche venöse Abfluß bei erhaltenem arteriellen Zustrom unterbunden. Schon nach kurzer Zeit entwickelt sich ein schmerzhaftes Ödem der Glans penis und des inneren Vorhautblattes, das wulstförmig anschwillt. Das Ödem führt im Sinne eines Circulus vitiosus zu einer weiteren Einengung des Schnürringes, bis eine monströse Schwellung des inneren Präputialblattes (sog. Spanischer Kragen) vorliegt und eine Gangrän der Glans penis droht.

Die Diagnose einer Paraphimose wird klinisch gestellt. Die Inspektion zeigt den typischen ödematösen Vorhautkragen sowie die freiliegende, durchblutungsgestörte Eichel (Abb. 14.**3a**).

- Meist gelingt es, durch manuelle Kompression über mehrere Minuten das Ödem des inneren Vorhautblattes auszupressen und durch Zug am Schnürring unter gleichzeitigem Druck auf die Glans den Schnürring über die Eichel zu reponieren (Abb. 14.**3b**).
- Die zuweilen sehr schmerzhafte Maßnahme erfordert ggf. eine Lokalanästhesie an der Penisbasis (Peniswurzelblock).

Reicht das Auspressen des Ödems zur Reposition des Präputiums nicht aus, muß durch eine dorsale Inzision der Schnürring gespalten werden (Abb. 14.**3c**).

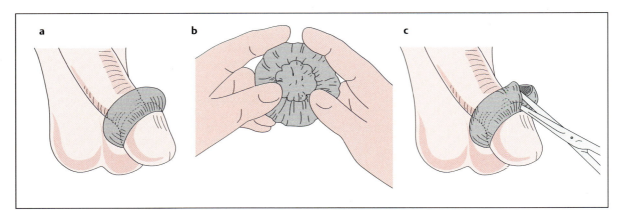

Abb. 14.**3a–c** Therapie der Paraphimose. Aus: Sökeland J: Urologie. Thieme, Stuttgart, 1993.
a Typischer ödematöser Vorhautkragen mit freiliegender Eichel.
b Manuelle Repositon.
c Bei fehlendem Erfolg dorsale Inzision.

Urosepsis

Definition: Die Urosepsis ist ein von den Organen des Urogenitalsystems ausgehendes septisches Krankheitsbild mit permanentem oder periodischem Eindringen von Krankheitserregern in den Blutkreislauf.

Ursachen der Urosepsis sind meist bakterielle Infektionen der Harnwege bei gleichzeitig vorliegender Harnabflußstörung oder entzündliche Vorgänge in einem parenchymatösen Organ des Urogenitaltraktes. Bei den Erregern handelt es sich meist um aerobe gramnegative Enterobakterien. Anaerobe Erreger können bei postoperativen Abszessen oder nach transrektalen Prostatabiopsien beteiligt sein. Besonders gefährdet sind alte und abwehrgeschwächte Patienten mit Begleiterkrankungen wie Diabetes mellitus, Harnsäurediathese, malignen Tumoren, Tuberkulose oder nach zytostatischer bzw. immunsuppressiver Therapie.

Die Pathophysiologie der Urosepsis ist durch die Überschwemmung des Kreislaufs mit den Endotoxinen der gramnegativen Erreger geprägt.

Über unterschiedliche Schädigungsmechanismen entstehen eine generalisierte Störung der Mikrozirkulation, Veränderungen des Gerinnungssystems bis hin zur disseminierten intravasalen Koagulopathie (DIC) und letztendlich ein septischer Schock mit metabolischer Azidose.

Die klinische Symptomatik ist gekennzeichnet durch Schüttelfrost, septische Temperaturen, Tachykardie, Tachypnoe, Blutdruckabfall und Bewußtseinstrübung. Zum klinischen Bild der Sepsis gesellt sich die Symptomatik der urologischen Grunderkrankung (Harnstau, Schmerzsymptomatik, Funktionsbeeinträchtigung, Oligurie-Anurie).

Die Diagnostik konzentriert sich in der Klinik primär auf die Suche nach dem Infektionsherd und der zugrundeliegenden urologischen Erkrankung.

Voraussetzung für eine erfolgreiche Therapie der Urosepsis ist die sofortige Drainage oder Sanierung des Infektionsherdes. Wegen der gebotenen Eile und des meist reduzierten Allgemeinzustandes der Patienten werden instrumentelle Verfahren als wenig invasive und rasch durchzuführende Eingriffe bevorzugt.

Die unverzügliche Einleitung einer antibiotischen Behandlung ist neben der Beseitigung des Infektionsherdes der zweite Eckpfeiler der Urosepsis-Therapie. Bei fehlendem Keimnachweis und unbekannter Resistenzlage der auslösenden Erreger muß die kalkulierte antibakterielle Chemotherapie auf das gramnegative Erregerspektrum ausgerichtet sein. Als Initialbehandlung bis zum Vorliegen der Keim- und Resistenzbestimmung haben sich folgende Antibiotikakombinationen bewährt:
– Ceftriaxon oder Cefotaxim + Aminoglykosid (z. B. Gentamicin)
– Piperacillin + Aminoglykosid (z. B. Netilmizin)
– Cefotaxim oder Ceftriaxon + Piperacillin

- Ein drohender oder manifester septischer Schock erfordert eine intensivmedizinische Therapie und Überwachung.

Akuter Harnverhalt

Definition: Ein Harnverhalt ist definiert durch das Unvermögen, die volle Harnblase zu entleeren.

Ursachen einer kompletten Harnsperre, die meist als Folge einer bereits vorbestehenden Blasenentleerungsstörung auftritt, sind:
– Infravesikale Obstruktionen
– Neurogene Blasenfunktionsstörungen bei Rückenmarkläsionen und peripheren Neuropathien usw.
– Dekompensation der Detrusormuskulatur wegen medikamentöser Einflüsse, Degeneration usw..

Der obere Harntrakt ist primär nicht betroffen. Er wird erst in Mitleidenschaft gezogen, wenn die Entleerungsstörung sekundär zur Harnstauung führt. Die extrem gefüllte Harnblase verursacht bei erhaltener Sensibilität einen quälenden Unterbauchschmerz. Die Blase selbst kann bei weicher Bauchdecke als prall-elastische, druckschmerzhafte Raumforderung unterhalb des Nabels getastet werden. Der Patient äußert starken Harndrang. Gelegentlich träufelt durch den hohen intravesikalen Druck Urin kontinuierlich aus der Harnröhre ab (Ischuria paradoxa).

Das typische Schmerzbild sowie Palpation und suprapubische Perkussion der überdehnten Harnblase machen eine Harnsperre wahrscheinlich.

Gesichert wird die Diagnose durch die sonographische Abbildung der maximal gefüllten Harnblase.

- Therapie der Wahl ist die sofortige Entlastung der Harnblase durch eine suprapubische Blasenfistel (Abb. 14.4) oder die Einlage eines transurethralen Verweilkatheters.

Da die suprapubische Ableitung der Blase die spätere diagnostische Abklärung der Entleerungsstörung erleichtert, ist diese Form der Drainage innerklinisch zu bevorzugen.

Eine analgetische oder spasmolytische Medikation als symptomatische Maßnahme ist nur indiziert, wenn die instrumentelle Blasenentleerung nicht unmittelbar erfolgen

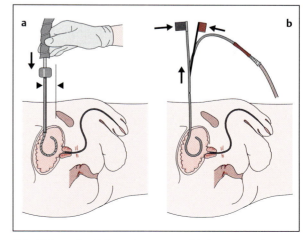

Abb. 14.4 a u. b Anlage einer suprapubischen Blasendrainage. (Aus: Sökeland J: Urologie. Thieme, Stuttgart, 1993).

kann, um dem Patienten die Wartezeit bis zur definitiven Entlastung der Blase zu erleichtern.

Blasentamponade

> **Definition:** Eine Blasentamponade entsteht durch eine massive Einblutung in die Harnblase, wobei der Blasenauslaß durch Blutkoagel verlegt, das Lumen vollständig ausgefüllt und die Blasenwand extrem überdehnt wird.

Häufige Blutungsursachen sind hämorrhagische Zystitiden, Blasentumoren, Wandarrosionen durch Blasensteine, Blasenhalsvarizen sowie Nachblutungen nach transurethralen Eingriffen (Resektion eines Blasentumors, transurethrale Prostata-Resektion) oder Anlage einer suprapubischen Blasenfistel. Gelegentlich treten Blasentamponaden bei kräftigen Blutungen aus den oberen Harnwegen auf.

Die Blasentamponade imponiert als blutiger Harnverhalt. Die prall gefüllte, druckschmerzhafte Blase ist durch die Bauchdecke zu tasten. Vereinzelt werden Blutkoagel durch die Harnröhre ausgepreßt.

Im Ultraschallbild ist die Blase mit einer reflexinhomogenen Masse vollständig ausgefüllt. Beim diagnostischen Katheterismus entleert sich blutiger Blaseninhalt. Das Katheterlumen wird durch Blutkoagel rasch verstopft.

- Eine frische Blasentamponade kann zuweilen durch einen transurethral eingelegten, dicklumigen Dreiwegekatheter ausgeräumt werden.

Anschließend wird eine Dauerspülung zur Vermeidung einer erneuten Koagelbildung vorgenommen. Sinnvoller ist die Beseitigung der intravesikalen Blutgerinnsel durch den Schaft eines Zystoskopes oder Resektoskopes, da fortbestehende Blutungen gegebenenfalls durch Elektrokoagulation gestillt werden können.

Kernaussagen

Begriffsbestimmung
- Urologische Notfallsituationen erfordern vom Arzt ein rasches und gezieltes Vorgehen. Ein drohender Organverlust oder ausgeprägte Schmerzen bedürfen einer sofortigen Intervention.

Einzeldarstellungen
- Nierenkoliken entstehen durch Obstruktionen der oberen Harnwege mit akuter Drucksteigerung im Nierenhohlraumsystem. Charakteristisch sind stärkste, krampfartige Flankenschmerzen, die mit Bewegungsdrang einhergehen. Die symptomatische Behandlung besteht in der intravenösen Applikation potenter Analgetika. Medikamente der ersten Wahl sind Metamizol und Tramadol.
- Bei der Hodentorsion liegt in der Regel eine Torsion des Samenstranges vor, die zu einer testikulären Perfusionsstörung führt. Ein hämorrhagischer Hodeninfarkt kann nur durch frühzeitige operative Freilegung und Detorquierung des Samenstranges verhindert werden.
- Der Priapismus ist eine ohne sexuelle Erregung persistierende, pathologische Dauererektion, die über Stunden und Tage anhalten kann und unbehandelt zu einer irreversiblen Schädigung der Schwellkörper und zum Verlust der Erektionsfähigkeit führt. Die Therapie besteht zunächst in der lokalen Injektion von α-Sympathomimetika, bei ungenügender Wirkung ist zusätzlich die Punktion und manuelle Evakuation der Corpora cavernosa angezeigt.
- Eine Paraphimose entsteht durch eine zu enge Vorhaut, die einen Schnürring hinter dem Sulcus coronarius bildet. Der konservative Therapieversuch besteht im digitalen Auspressen des Vorhautödems mit anschließender Reposition der Vorhaut.
- Die Urosepsis ist eine von den Organen des Urogenitaltraktes ausgehende Septikämie mit einem septischen Schock als schwerster Verlaufsform. Eckpfeiler der Therapie sind die sofortige instrumentelle Entlastung der gestauten Harnwege bzw. die Drainage von Abszessen sowie die kalkulierte antibiotische Therapie. Die Schwere des Krankheitsbildes erfordert meist eine intensivmedizinische Behandlung.
- Beim akuten Harnverhalt kann die prall gefüllte Harnblase trotz starken Harndranges nicht entleert werden. Die Entlastung der Harnblase erfolgt vorzugsweise durch eine suprapubische Blasenfistel. Alternativ kann ein transurethraler Verweilkatheter gelegt werden.
- Bei der Blasentamponade ist die Harnblase durch eine Harnwegsblutung vollständig mit Blutgerinnseln gefüllt, die den Blasenauslaß verlegen. Die Überdehnung der Blasenwand ruft einen starken Harndrang und Unterbauchschmerz hervor, der nur durch die sofortige Entfernung der Blutkoagel beseitigt werden kann.

Literatur

1. Jünemann K-P: Priapismus. In: Thüroff JW (Hrsg.): Urologische Differentialdiagnose. Thieme, Stuttgart 1995; S. 301–308
2. Muruve N, Hoskin DH: Intracorporeal Phenylephrine in the treatment of Priapism. J Urol. 1996; 155:141–143

15

Notfälle aus der Augenheilkunde

T. M. Radda

Roter Faden

- **Einleitung**
- **Notfälle mit höchster Dringlichkeit**
  - Verätzungen und Verbrennungen
  - Perforierende Augenverletzung
  - Zentralarterienverschluß
- **Notfälle mit hoher Dringlichkeit**
  - Stumpfes Bulbustrauma
  - Akuter Glaukomanfall
- **Notfälle mit relativer Dringlichkeit**
  - Hornhautfremdkörper
  - Hornhauterosion
  - Subtarsaler Fremdkörper
  - Lidverletzungen
  - Lid- und Orbitaphlegmone
  - Arteriitis temporalis mit Augenbeteiligung
  - Sonstige Notfälle mit relativer Dringlichkeit

Einleitung

Ophthalmologische Notfälle ergeben sich nach Unfällen, plötzlichem Sehverlust und Schmerzen verschiedener Genese im Bereich des Sehorgans.

Die Notfälle können in drei Gruppen unterteilt werden, und zwar in solche mit höchster Dringlichkeit, mit hoher und mit relativer Dringlichkeit. Im Einzelfall ist auch bei Notfällen mit relativer Dringlichkeit, z. B. einer Hornhauterosion, möglichst rasch Hilfe zu leisten. Durch die Zuordnung soll aber aufgezeigt werden, daß beim Vorliegen anderer Notsituationen beim selben Patienten das Augenproblem durchaus eine gewisse Wartezeit zuläßt, z. B. die Schockbehandlung bei einem Patienten mit perforierender Augenverletzung. Bei Versorgung mehrerer Notfallpatienten (Triage) ist zu bedenken, daß das Augenlicht für den Betroffenen ein hohes Gut darstellt. Bei Augennotfällen mit hoher und höchster Dringlichkeit ist der Transport mit Sonderrechten angezeigt.

Notfälle mit höchster Dringlichkeit

Verätzungen und Verbrennungen

Grundlagen

Verätzungen der Lider, der Hornhaut und der Bindehaut können durch Laugen, Säuren, Kalk, Mörtel, Tintenstift, Tränengas, chemische Reinigungsmittel, Klebstoffe usw. erfolgen.

Präklinische Diagnostik und Therapie

Die Anamnese ist meist eindeutig. Neben einer geröteten oder auch anämischen und chemotischen (ödematösen) Bindehaut finden sich oberflächliche Hornhauttrübungen, ein Blepharospasmus (Lidkrampf), Epiphora (Tränenträufeln) sowie Schmerzen und ein Fremdkörpergefühl.

Frische Verätzungen machen oft einen benignen Eindruck; das volle Ausmaß der Schädigung wird erst nach etwa zwei Tagen sichtbar (besonders bei Einwirkung von Laugen).

Manchmal sind Reste der auslösenden Substanz im Gesicht nachweisbar; bei Verbrennungen können die Wimpern versengt sein.

- Bei Verätzungen ist die Spülung des vorderen Augenabschnitts binnen Sekunden erforderlich.

Die Spülung erfolgt zunächst mit lauwarmem Leitungswasser, ggf. mit Hilfe einer speziellen Spülflasche. Zum gezielteren Vorgehen wird eine 20 ml-Einmalspritze ohne Kanüle benutzt. Falls notwendig, etwa bei Blepharospasmus, erfolgt eine Oberflächenanästhesie durch Eintropfen von Procain- oder Tetracain-Lösung. Das Unterlid wird umgestülpt, das Oberlid ektropioniert, und es wird in die Umschlagfalte gespült. Das Ektropionieren erfolgt über ein Hypomochlion, etwa einen Stieltupfer (Abb. 15.1).

- Fremdkörper im Bindehautsack können mit einem Stieltupfer entfernt werden; größere Partikel wie Mörtel mit einer Pinzette.

Perforierende Augenverletzung

Grundlagen

Es liegt eine Verletzung der Kornea oder Sklera mit Eröffnung des Bulbus vor. Zu den Ursachen zählen Windschutzscheiben-Verletzungen bei nicht angegurteten Autofahrern, Glasscherben von zerbrochenen Brillen oder explodierten Gefäßen, Angelhaken, Scheren, Dartpfeile und intraokulare Splitterverletzungen mit kleinen Fremdkörpern aus Glas, Stein oder Metall. Intraokulare Eisen-Fremdkörper führen nach Wochen zur Siderosis bulbi.

Präklinische Diagnostik und Therapie

Bei perforierenden Hornhautverletzungen ist die Vorderkammer aufgehoben. Die Pupille ist verzogen, oft besteht

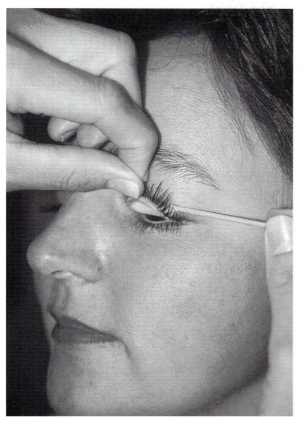

Abb. 15.1   Ektropionieren über einen Stieltupfer als Hypomochlion.

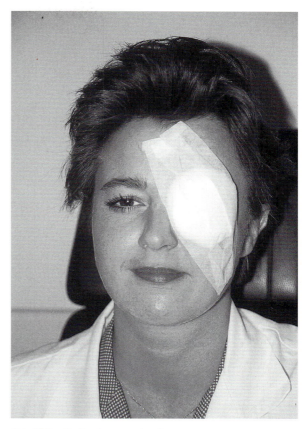

Abb. 15.2   Steriler Augenverband.

ein Irisvorfall in die Wunde, die Linse kann gequollen sein. Verletzungen der Sklera sind schwieriger zu diagnostizieren. Der Seidelsche Test kann hilfreich sein: nach Auftropfen von Fluoreszein-Lösung zeigt sich an der Perforationsstelle eine Verdünnung des Farbstoffs.

- Schon bei geringstem Verdacht auf Eindringen eines Fremdkörpers ins Auge muß unverzüglich der Transport an eine Augenabteilung erfolgen.
- Im Bulbus steckende Fremdkörper sollen in der Regel nicht entfernt werden und sind ggf. abzupolstern.
- Das Auge erhält einen sterilen Verband (Abb. 15.2).
- Es darf kein Druck auf den Bulbus ausgeübt werden; ebensowenig ist es erlaubt, die prolabierte Iris zu reponieren.
- Es besteht höchste Infektionsgefahr.

Der Patient soll nüchtern bleiben, weil die operative Versorgung meist in Allgemeinanästhesie erfolgt.

Differentialdiagnostisch sind *reine Bindehautwunden* ohne Sklerabeteiligung abzugrenzen; sie sind relativ harmlos, erfordern aber trotzdem die mikrochirurgische Versorgung an einer Augenabteilung. Das *Hyposphagma* ist eine spontane Blutung unter die Bindehaut ohne Traumaanamnese und zählt nicht zu den ophthalmologischen Notfällen.

Zentralarterienverschluß

Grundlagen

Es handelt sich um einen Verschluß der A. centralis retinae mit Ischämie der Netzhaut.

Die A. centralis retinae ist eine funktionelle Endarterie; die Überlebenszeit der Retina beträgt ca. 1 Stunde.

Zu den Ursachen zählen Karotiserkrankungen, Vorhofflimmern, arterielle Hyper- (Arteriosklerose) oder Hypotonie, Ovulationshemmer und Nikotin-Abusus.

Präklinische Diagnostik und Therapie

Es liegt eine plötzliche einseitige Erblindung ohne Schmerzen oder Traumaanamnese vor. Gelegentlich berichten die Patienten über eine vorangegangene, kurzfristige Erblindung (Amaurosis fugax).

- Der Transport an eine Augenabteilung binnen Minuten ist erforderlich.

Je schneller dort die Therapie einsetzt, desto besser sind die Erfolgsaussichten (es wird eine Vorderkammerpunktion zur Druckentlastung durchgeführt). Unterstützende präklinische Maßnahmen sind eine vorsichtige Bulbusmassage (mit beiden Zeigefingern abwechselnd auf das geschlossene Augenlid drücken) sowie ggf. die Behandlung einer arteriellen Hyper- oder Hypotonie.

Notfälle mit hoher Dringlichkeit

Stumpfes Bulbustrauma

Grundlagen

Ein stumpfes Bulbustrauma (Contusio bulbi) kann durch einen Squash- oder Tennisball, Sturz auf eine Tischkante oder einen Faustschlag etc. herbeigeführt werden.

Es kann eine Ruptur des Bulbus vorliegen, die zunächst nicht sichtbar ist, da von Bindehaut bedeckt.

Präklinische Diagnostik und Therapie

Zu den Symptomen zählen Schmerzen, Visus-Verschlechterung, Lichtscheu, Epiphora und Blepharospasmus. Evtl. liegt ein Hyphaema (Blutung in die Vorderkammer) oder ein Hämophthalmus mit Augendrucksteigerung oder Linsenluxation vor.

- Das Auge wird durch einen sterilen Verband ruhiggestellt.
- Neben symptomatischen Maßnahmen erfolgt der rasche Transport an eine Augenabteilung.

Akuter Glaukomanfall

Grundlagen

Es handelt sich um eine Erhöhung des Augeninnendrucks von normal unter 20 mmHg auf bis zu 70 mmHg und darüber. Ursache ist ein eine Abflußstörung des Kammerwassers bei oft hyperopen Patienten (Winkelblock).

Präklinische Diagnostik und Therapie

Die Patienten klagen über Kopfschmerzen, Schmerzen im Bereich der Stirn und des Auges sowie ggf. über Bauchschmerzen und Übelkeit. Häufig kommt es zum Erbrechen. Es können durchaus Symptome wie bei einem akuten Abdomen vorliegen.

- Unter analgetischer Abschirmung erfolgt der Transport an eine Augenabteilung.
- Falls verfügbar, werden schon präklinisch 500 mg Acetazolamid i. v. zur Senkung des Augendrucks appliziert.
- Zusätzlich kann Pilocarpin eingetropft werden.

Notfälle mit relativer Dringlichkeit

Hornhautfremdkörper

Beim Stemmen, Fräsen, Bohren, Motorradfahren, starkem Wind etc. wird ein Fremdkörper gegen die Hornhaut geschleudert und bleibt dort stecken. Es finden sich Fremdkörpergefühl, Schmerzen und Epiphora.

- Nach Oberflächenanästhesie mit Procain- oder Tetracain-Lösung kann der Fremdkörper mit einer sterilen Fremdkörperlanzette, ersatzweise einer Kanülenspitze, vorsichtig entfernt werden.
- Die Entfernung des Fremdkörpers durch den Notarzt soll nur erfolgen, wenn der Transport zum Augenarzt nicht möglich ist.
- Nach Entfernung des Fremdkörpers wird ein antibiotischer Salbenverband angelegt.

Hornhauterosion

Durch mechanische Einwirkung (Fingernagel, zurückschnellender Ast, Kontaktlinse, subtarsaler Fremdkörper etc.) kommt es zu einer Abschürfung des Hornhautepithels. Symptome sind Fremdkörpergefühl, Schmerzen und Epiphora. Die Anfärbung mit Fluoreszein-Lösung erleichtert die Erkennung des Epitheldefekts.

- Nach Anlegen eines Verbands mit Antibiotika-Salbe erfolgt der Transport zum Augenarzt.
- Kortison-haltige Salben sind kontraindiziert!

Subtarsaler Fremdkörper

Der Fremdkörper, z. B. ein kleines Insekt, liegt auf der Conjunctiva tarsi oder bulbi und führt zu Fremdkörpergefühl und Epiphora.

- Der Fremdkörper wird mittels Stieltupfer entfernt, zuvor erfolgt ggf. eine Oberflächenanästhesie mit Procain- oder Tetracain-Lösung.
- Wenn keine Begleitverletzungen (Hornhauterosion) vorliegen, ist der Transport zum Augenarzt nicht notwendig.

Lidverletzungen

Es besteht ein durch direktes Trauma bedingter Einschnitt oder Einriß des Lides oder der Lidränder.

- Die chirurgische Versorgung ist evtl. auch an einer chirurgischen Abteilung möglich.
- Bei Einriß von Tränenröhrchen oder Lidrändern muß dagegen die operative Versorgung an einer Augenabteilung erfolgen.

Lid- und Orbitaphlegmone

Bei schweren Entzündungen von Lidern und Orbita besteht die Gefahr einer Lid- und Orbitaphlegmone sowie der Sinus-cavernosus-Thrombose. Ursachen sind meist Tränensack-Entzündungen, verschmutzte Verletzungen oder hämatogene Streuungen. Zu den Symptomen zählen der entzündliche Exophthalmus, die Bewegungsunfähigkeit des Bulbus und starke Schmerzen. Beim Liderysipel bestehen Fieber und Schüttelfrost.

- Neben symptomatischen Maßnahmen ist der unverzügliche Transport an eine Augenabteilung erforderlich.

Arteriitis temporalis mit Augenbeteiligung

In Folge entzündlichen Verschlusses der kurzen hinteren Ziliararterien kommt es zu einer Apoplexie des Sehnervenkopfes. Die meist älteren Patienten klagen über eine plötzliche einseitige Erblindung und starke Kopfschmerzen. Die Blutkörperchen-Senkungsgeschwindigkeit (BSG) ist erhöht. Differentialdiagnostisch ist an einen Zentralarterienverschluß zu denken.

- Die präklinische Therapie besteht in der Zufuhr von 50–200 mg Prednisolon i. v., um das nicht betroffene Auge zu schützen. Das befallene Auge kann nicht mehr sehend „gemacht" werden.
- Nachfolgend ist der Transport an eine Augenabteilung notwendig.

Weitere Ursachen für den plötzlichen Sehverlust eines Auges sind:
– Zentralarterienverschluß (siehe oben).
– Glaskörperblutung bei Patienten mit diabetischer Retinopathie, hypertensiver Retinopathie oder Periphlebitis retinae.
– Neuritis nervi optici mit starker Beeinträchtigung des Sehvermögens, als Ursache kommt z. B. eine Multiple Sklerose in Frage.
– Hemianopsien; bei plötzlichem Auftreten ist die Ursache meist ein apoplektisches Geschehen, seltener sind es Tumoren.

Sonstige Notfälle mit relativer Dringlichkeit

■ Lagophthalmus

Es liegt ein mangelhafter Lidschluß mit Austrocknung der Hornhaut vor. Ursachen sind eine Fazialisparese, Narben sowie ein hochgradiger Exophthalmus. Auch bei Bewußtlosigkeit kann sich rasch ein Lagophthalmus ausbilden. Da sich der Bulbus beim Lidschluß normalerweise nach oben dreht (Bellsches Phänomen), findet sich die Keratitis e lagophthalmo meist im unteren Hornhautdrittel.

- Die Austrocknung der Hornhaut wird durch Schließen der Lider, ggf. durch zusätzliches Einbringen von Dexpanthenol-Augensalbe, verhindert.
- Bei chronischen Zuständen erfolgt die augenärztliche Versorgung mittels Uhrglasverband (feuchte Kammer).

■ Keratoconjunctivitis photoelectrica

Es handelt sich um eine durch UV-Strahlung (Schweißarbeiten, Gletscherschifahren) bedingte Entzündung des vorderen Augenabschnitts. Zu den Symptomen zählen ein Blepharospasmus sowie Schmerzen, die erst ca. 6 Stunden nach Exposition auftreten. Präklinisch kommen nur symptomatische Maßnahmen in Frage; der Patient ist einem Augenarzt zur Begutachtung zuzuführen.

■ Zentralvenenthrombose

Eine Thrombose der Netzhautvenen bei Hypertonie oder Hyperlipidämie usw. führt zu einer deutlichen Herabsetzung der Sehschärfe. Das Auge ist äußerlich unauffällig. Präklinisch erfolgen keine therapeutischen Maßnahmen, erforderlich ist der Transport an eine Augenabteilung zur spezifischen medikamentösen Therapie (Antikoagulation, evtl. Lasertherapie).

■ Netzhautablösung

Als Prodromi (häufig bei Myopen) werden oft Lichtblitze wahrgenommen. Die Ablösung der Netzhaut (Ablatio retinae) führt zu Sehstörungen in Form einer grauen Wand, die sich in das Gesichtsfeld des betroffenen Auges hineinschiebt und schließlich die Sehschärfe stark herabsetzt. Der Transport an eine Augenabteilung zur operativen Versorgung ist erforderlich.

■ Akuter Keratokonus

Bei Patienten mit Keratokonus (kegelförmige Vorwölbung und Verdünnung der Hornhautmitte) kann es zum plötzlichen Eindringen von Kammerwasser in die Hornhaut kommen. Es tritt eine akute, schmerzhafte Sehverschlechterung ein. Der Keratokonus ist meist anamnestisch bekannt und relativ häufig bei Patienten mit Trisomie 21. Nach Anlage eines Druckverbands erfolgt der Transport an eine Augenabteilung (dort Hornhaut-Transplantation).

■ Iridozyklitis

Es handelt sich um eine Entzündung der Iris und des Ziliarkörpers durch eine Immunreaktion mit Schmerzen, Lichtscheu, Reizmiosis und ziliarer Injektion, die augenärztliche Behandlung erfordert (Antiphlogistika, Mydriatika).

■ Herpes corneae

Die Infektion der Hornhaut mit Herpes-simplex-Virus führt zur Keratitis dendritica. Es bestehen Schmerzen, Lichtscheu und Blepharospasmus. Oft gleicht das Bild einer banalen Konjunktivitis; die Keratitis dendritica zeigt jedoch eine Hypästhesie der Hornhaut und die hirschgeweihartig verzweigten Ulzerationen sind mit Fluoreszein anfärbbar. Kortisonhaltige Salben sind wegen der Gefahr der Hornhautperforation kontraindiziert. Nach Transport zum Augenarzt erfolgt dort die spezielle medikamentöse Therapie.

■ Zoster ophthalmicus

Es handelt sich um eine Herpes-Zoster-Infektion des 1. Trigeminusastes. Es bilden sich rasch eintrocknende Bläschen an Stirn, Kopfhaut, Oberlid und Nasenwurzel; es bestehen heftige Schmerzen.

Mögliche Komplikationen am Auge sind Keratitis, Iridozyklitis und Neuritis nervi optici. Unter symptomatischer Therapie erfolgt der Transport zum Augenarzt.

■ Ulcus serpens

Es liegt ein durch Bakterien oder Pilze hervorgerufenes Hornhautulkus mit Hypopion (Eiteransammlung in der Vorderkammer) vor. Ursächlich sind Verletzungen der Hornhaut (Erosion durch Kontaktlinsen etc.) und Infektionen durch Keime, die meist aus dem Tränensack stammen. Die Patienten klagen über Schmerzen, Lichtscheu und Blepharospasmus. Nach Transport zum Augenarzt wird die antibiotische Therapie erst nach einem Abstrich (Antibiogramm) eingeleitet.

■ Diplopie

Es handelt sich um spontanes oder verletzungsbedingtes Auftreten von Doppelbildern, z. B. bei „Blow-out"-Fraktur, Arteriitis temporalis, apoplektischem Insult und Vergiftungen (Blei, Alkohol, Schlafmittel, Botulismus). Die Abklärung muß stationär erfolgen.

■ Anisokorie

Ungleich weite Pupillen können bei einer Vielzahl von Krankheitsbildern wie erhöhtem Hirndruck, neurologischen Störungen und Intoxikationen auftreten (siehe entsprechende Kapitel). Eine relativ häufige und harmlose Ursache der Anisokorie ist der Kontakt mit Trompetenstrauch, der Scopolamin enthält. Hier ist keine Therapie erforderlich; nach drei Tagen ist die Anisokorie verschwunden.

Kernaussagen

■ Einleitung
- Ophthalmologische Notfälle ergeben sich nach Unfällen, plötzlichem Sehverlust und Schmerzen verschiedener Genese im Bereich des Sehorgans; sie können nach Dringlichkeit (höchste, hohe, relative) eingeteilt werden.

■ Notfälle mit höchster Dringlichkeit
- Bei Verätzungen ist die Spülung des vorderen Augenabschnitts binnen Sekunden erforderlich. Die Spülung erfolgt zunächst mit lauwarmem Leitungswasser.
- Schon bei geringstem Verdacht auf eine perforierende Augenverletzung muß der Transport an eine Augenabteilung erfolgen. Im Bulbus steckende Fremdkörper sollen in der Regel nicht entfernt werden und sind ggf. abzupolstern. Das Auge erhält einen sterilen Verband. Es besteht höchste Infektionsgefahr.
- Beim Zentralarterienverschluß liegt eine plötzliche einseitige Erblindung ohne Schmerzen oder Traumaanamnese vor. Der Transport an eine Augenabteilung ist binnen Minuten erforderlich.

■ Notfälle mit hoher Dringlichkeit
- Bei stumpfem Bulbustrauma wird das Auge durch sterilen Verband ruhiggestellt. Neben symptomatischen Maßnahmen erfolgt der rasche Transport an eine Augenabteilung.
- Der akute Glaukomanfall erfordert den raschen Transport an eine Augenabteilung unter analgetischer Abschirmung. Falls verfügbar, werden schon präklinisch 500 mg Acetazolamid i. v. zur Senkung des Augendrucks appliziert. Zusätzlich kann Pilocarpin eingetropft werden.

■ Notfälle mit relativer Dringlichkeit
- Hornhautfremdkörper werden vom Notarzt nur entfernt, wenn ein Transport zum Augenarzt nicht möglich ist. Bei Hornhauterosionen erfolgt nach Anlegen eines Verbands der Transport zum Augenarzt. Ein subtarsaler Fremdkörper wird mittels Stieltupfer entfernt, bei fehlenden Begleitverletzungen ist der Transport zum Augenarzt nicht notwendig.
- Lidverletzungen mit Einriß von Tränenröhrchen oder Lidrändern erfordern die operative Versorgung an einer Augenabteilung.
- Eine Lid- oder Orbitaphlegmone bedingt den unverzüglichen Transport an eine Augenabteilung. Die präklinische Therapie der Arteriitis temporalis mit Augenbeteiligung besteht in der Zufuhr von 50–200 mg Prednisolon i. v., um das nicht betroffene Auge zu schützen.
- Zu den sonstigen Notfällen mit relativer Dringlichkeit zählen Lagophthalmus, Keratokonjunktivitis photoelectrica, Zentralvenenthrombose, Netzhautablösung, Iridozyklitis, Herpes corneae, Zoster ophthalmicus und Ulcus serpens.

Literatur

1. Collins JF, Augustin AJ: Augenheilkunde. Springer, Berlin 1996
2. Hockwin O, Koch HR: Unerwünschte Arzneimittelwirkungen am Auge. Gustav Fischer, Stuttgart 1982
3. Küchle HJ, Busse H: Taschenbuch der Augenheilkunde. Hans Huber, Bern 1991
4. Sachsenweger M, Sachsenweger R: Notfallsituationen am Auge. Thieme, Stuttgart 1996

16

Notfälle aus der Hals-Nasen-Ohren-Heilkunde und der Mund-Kiefer-Gesichts-Chirurgie

F. X. Brunner, Th. Hachenberg

Roter Faden

- Einleitung
- Atemnot
  - Grundlagen
  - Basismaßnahmen
  - Spezielle Maßnahmen
- Weichteil- und Knochenverletzungen
  - Grundlagen
  - Blutungen
  - Knöcherne Verletzungen
  - Verätzungen, Verbrühungen und Verbrennungen
- Akute Entzündungs- und Schmerzzustände
  - Grundlagen
  - Epiglottitis
  - Perimandibulärer Abszeß
  - Peritonsillarabszeß
  - Retromaxillärer Abszeß
  - Halsabszeß und Halsphlegmone
  - Gaumenabszeß
- Fremdkörper
  - Obere und untere Luftwege
  - Ösophagus

Einleitung

Vital bedrohliche Notfälle aus der Hals-Nasen-Ohren-Heilkunde (HNO-Heilkunde) und der Mund-Kiefer-Gesichts-Chirurgie betreffen überwiegend die akute Atemnot durch Fremdkörper-Aspiration, traumatische, infektiöse, anaphylaktische oder tumoröse Erkrankungen des Larynx oder Pharynx sowie Verletzungen von Gesicht oder Hals (10). Bei 2–7% aller Notfallpatienten liegen isolierte schwerwiegende Krankheitsbilder des HNO-Bereichs vor; bei Mehrfachverletzten beträgt die Prävalenz entsprechender Begleitverletzungen bis zu 50%.

Atemnot

Grundlagen

Als Leitsymptome gelten Dyspnoe, Zyanose und inspiratorische Nebengeräusche. Die beginnende akute Atemnot kann aber auch durch uncharakteristische Symptome wie Unruhe, Verwirrtheit und Tachykardie gekennzeichnet sein.

Der zeitliche Ablauf der Entwicklung ist je nach Ursache der respiratorischen Insuffizienz verschieden:
- Akutes Auftreten schwerster Atemnot ist typisch für die Fremdkörper-Aspiration, Verletzungen von Trachea oder Kehlkopf und ein allergisch bzw. toxisch bedingtes Ödem (z. B. nach Insektenstich).
- Bei entzündlichen Schwellungszuständen von Larynx oder Trachea (Epiglottitis, Tracheitis, Pseudokrupp) entwickelt sich die Atemnot meist innerhalb einiger Stunden.
- Eine Anamnese von ein bis mehreren Tagen weist in der Regel auf abszedierende Entzündungen wie einen Peritonsillar-, Retropharyngeal- oder Zungengrund-Abszeß hin.
- Die langsam über Wochen oder Monate zunehmende Dyspnoe, welche aber auch plötzlich dekompensieren kann, ist typisch für maligne Erkrankungen (im Erwachsenenalter Karzinom, im Kindesalter Papillom), Trachealstenosen, beidseitige Rekurrens-Parese oder in seltenen Fällen eine Tracheomalazie.

Basismaßnahmen

In der Behandlung der Atemnot hat die Sicherung der Luftwege oberste Priorität. Die Soforttherapie ist abhängig von Art und Grad der Beschwerden und im Einzelfall oft unterschiedlich.

Bei *leichteren Atembeschwerden* sind die Zufuhr von Sauerstoff, Glukokortikoiden und Kalzium, die Applikation einer Eiskrawatte sowie Ruhigstellung und Stillung des Hustenreizes oft ausreichend. Bei Aushusten von frischem Blut wird der Patient zur Kehlkopf-Tieflagerung in die Knie-Ellenbogen-Lage gebracht.

- Bei Atemnot oder Bluthusten sowie beim Mediastinalemphysem dürfen keine stark wirksamen Sedativa oder Hypnotika gegeben werden.

Bei *Verlegung der oberen Atemwege* müssen Fremdkörper oder Blutkoagel in Mund und Pharynx manuell, durch Absaugen oder instrumentell entfernt werden. Bewußtseinsklare, kooperative Patienten können Larynx, Pharynx und konduktive Atemwege durch aktives Abhusten bei erhöhtem Oberkörper teilweise freimachen. Ist der Patient hierzu nicht in der Lage, wird er zunächst in stabile Seitenlage gebracht, die eine Drainage des Oropharynx und eine günstige Position der Zunge ermöglicht.

Aspirierte Fremdkörper in der Trachea oder den Bronchien müssen endoskopisch entfernt werden. Als ultima ratio kann bei Verlegung der Trachea der Heimlich-Handgriff angewendet werden (siehe Kapitel „Kardiopulmonale Reanimation); dieses Manöver ist jedoch wegen möglicher Komplikationen wie Leber- oder Milzruptur umstritten (22).

Bei *instabilem Unterkiefer* durch Stückbruch des Kinns oder Trümmerfraktur besteht, insbesondere beim bewußtseinsgetrübten Patienten in Rückenlage, die Gefahr der Atemwegsverlegung durch Absinken der Mundbodenweichteile und der Zunge. Durch geeignete Lagerung (sitzende Position mit nach vorn geneigtem Kopf oder stabile

Seitenlage) oder manuelles Hervorziehen der Zunge kann dieser vitalen Bedrohung behelfsmäßig begegnet werden.

Auch durch *Oro- oder Nasopharyngeal-Tuben* lassen sich die oberen Atemwege freihalten; sie bieten jedoch keine sichere Gewähr für eine ausreichende Ventilation und keinen Schutz vor Aspiration.

- In allen Fällen wird die Oxygenierung durch Zufuhr von 3–6 l/min *Sauerstoff* über eine Maske verbessert und kontinuierlich durch *Pulsoxymetrie* kontrolliert.

Spezielle Maßnahmen

Intubation

Die *orotracheale oder auch nasotracheale Intubation* ist in den meisten Notfällen mit akuter Atemnot Mittel der Wahl.

Sie ist insbesondere dann indiziert, wenn Weichteilödeme oder Blutungen die Atmung stark behindern. Typische Indikationen sind ferner die zentrale Atemlähmung bei Schädel-Hirn-Trauma (SHT) oder Intoxikationen, alle Zustände von länger anhaltender Bewußtlosigkeit, die akute Luftnot durch beidseitige Rekurrens-Parese oder ein Larynx-Karzinom, eine subglottische Tracheitis und andere Entzündungs- oder Schwellungszustände von Larynx, Pharynx und Trachea.

Der Notarzt muß berücksichtigen, daß Gewalteinwirkungen, die zur Fraktur von Mandibula oder Gesichtsschädel führen, gleichzeitige Verletzungen der Halswirbelsäule (HWS) und des Rückenmarks hervorrufen können (11, 12).

- Bei Verdacht auf ein HWS-Trauma muß die Intubation daher unter besonders vorsichtiger Laryngoskopie bzw. mittels Transillumination oder fiberoptisch erfolgen.

- Auch die blinde nasotracheale Intubation wird empfohlen, sofern keine Verletzung der Rhinobasis vorliegt (17).
- In allen Fällen muß eine Hyperextension des Halses vermieden werden.

Selbstverständlich wird bei Verdacht auf HWS-Trauma eine Stabilisierung der HWS mittels Stützverband durchgeführt.

Lebensgefahr besteht auch bei direkten Traumatisierungen von Kehlkopf oder Trachea (6). Hier muß der sofortige Transport in eine HNO-Klinik in Intubationsbereitschaft erfolgen.

- Bei Traumen von Kehlkopf oder Trachea ist sorgfältig zu prüfen, ob sich durch Lagerung des Kopfes (Anteflexion, Lateralflexion) eine adäquate Atmung herbeiführen läßt.
- Die endotracheale Intubation birgt die Gefahr einer Vervollständigung eines Trachealrisses.

Bei schwerer Atemnot, Zyanose oder Bewußtlosigkeit ist die Intubation dagegen unvermeidlich.

- Bei partieller Kontinuitätsunterbrechung der Trachea (Trachealriß) oder vollständigem Trachealabriß muß versucht werden, den Tubus bei oraler Intubation über die Verletzung hinaus vorzuschieben, oder den distalen Stumpf der Trachea nach Inspektion der Wunde direkt zu intubieren (20).

Der distale Trachealstumpf soll nach Möglichkeit mit einer Klemme gefaßt und fixiert werden, da die Gefahr besteht, daß sich die Trachea aufgrund ihrer Elastizität in den Thorax retrahiert (Abb. 16.1).

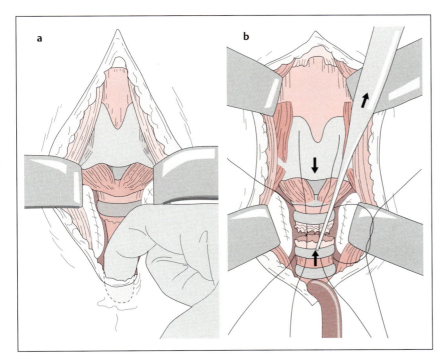

Abb. 16.**1a** u. **b** Versorgung eines Trachealabrisses. Eingehen durch die Wunde oder großer medianer Hautschnitt. Aufsuchen des Trachealstumpfes mit dem palpierenden Finger (**a**). Präklinisch kann als ultima ratio ein dünner Endotrachealtubus eingebracht werden. Definitive Versorgung durch End-zu-End-Anastomose. Zunächst tiefe Tracheotomie. Nach Adaptation der Hinterwand werden die Nähte um die Trachealspangen gelegt (**b**).

Kommt es trotz endotrachealer Intubation zu einer Aspiration in tiefe Atemwegsabschnitte, besteht der Verdacht auf eine traumatische ösophagotracheale Fistel.

Verletzungen des Gesichtsschädels können so stark bluten, daß die Intubation trotz laryngoskopisch kontrollierter, gezielter Absaugung infolge Sichtbehinderung durch Blutansammlungen im pharyngolaryngealen Bereich sehr erschwert oder unmöglich ist.

- In diesen extremen Notfällen ist der noch spontan atmende Patient in die Bauchlage zu bringen und aus Mund und äußeren Wunden tretendes Blut ständig zu entfernen.
- Wenn diese Maßnahme nicht zu einer ausreichenden Atmung führt und die endotracheale Intubation mißlingt, ist die Koniotomie oder Tracheotomie indiziert.
- Als ultima ratio können zur Überbrückung mehrere dicke Punktionskanülen durch das Ligamentum conicum ins Tracheallumen eingeführt und darüber Sauerstoff insuffliert werden.

■ Koniotomie

- Zur Koniotomie (Abb. 16.2) wird die Haut im Bereich des Schildknorpel-Unterrands mit einem Skalpell längs (oder auch quer) durchtrennt.
- Die Inzision wird mit einer Schere oder Klemme offengehalten, danach wird das Ligamentum conicum zwischen Schildknorpel-Unterrand und Ringknorpel quer durchtrennt.
- Die Sicherung des Luftwegs erfolgt durch eine Trachealkanüle oder einen dünnen Endotracheal-Tubus.

Es sind auch spezielle Koniotomie-Sets verfügbar, bei denen mit einem Trokar und darüber geschobener Kanüle das Ligamentum conicum durchstochen wird. Die Kanüle verbleibt im Punktionskanal, der Trokar wird zurückgezogen. Die sichere Handhabung setzt jedoch die genaue Kenntnis des jeweiligen Sets voraus.

■ Tracheotomie

Zur Tracheotomie (Abb. 16.3) muß der Patient zunächst durch Unterstützung der Schultern und Überstrecken des Kopfes gelagert werden. In Lokalanästhesie oder Intubationsnarkose erfolgt eine Längs- oder Querinzision der Haut. Die Trachea wird in der Linea alba freipräpariert und nach Unterbindung der Venen der Isthmus der Schilddrüse reseziert. Danach wird ein ovaläres Fenster auf der Höhe des 3. und 4. Trachealrings angelegt.

Beim „chirurgischen" Tracheostoma wird das Gewebe der Vorderwand, z. B. mit der Stanze, komplett entfernt, danach die Kanüle eingesetzt und die Wunde um die Kanüle herum mit einem Gazestreifen locker tamponiert. Der Hautschnitt wird durch Einzelknopfnähte etwas verkleinert. Die Kanüle wird mit einer Gazekompresse unterlegt und mit einem Bändchen um den Hals fixiert.

Ein Langzeit-Tracheostoma (9) soll dagegen mit der Haut aus der Umgebung epithelisiert werden („plastisches" Tracheostoma). Das Trachealfenster wird derart gebildet, daß ein unten gestielter U-förmiger Schleimhaut-Knorpel-Lappen ausgeschnitten und in das untere Ende des Hautschnitts eingenäht wird. Die Haut an der seitlichen und oberen Zirkumferenz des Schnitts wird mobilisiert und ausgedünnt und danach an die oberen und seitlichen Ränder des Tracheostomas eingenäht. So werden Granulationen vermieden und das Mediastinum und tieferliegende Gefäße abgedeckt. Zusätzlich dient diese Maßnahme dem Schutz des Ringknorpels.

Komplikationen beider Methoden betreffen hauptsächlich Blutungen aus den Stomavenen oder Erosionsblutungen aus dem Truncus brachiocephalicus, der gelegentlich extrathorakal links über die Trachea zieht.

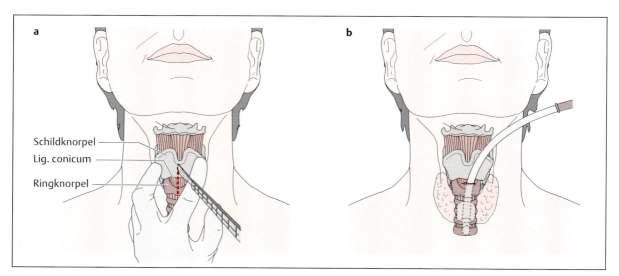

Abb. 16.2a u. b Zur Koniotomie wird die Haut im Bereich des Schildknorpel-Unterrands mit einem Skalpell längs durchtrennt (**a**). Die Inzision wird mit einer Schere oder Klemme offengehalten, danach wird das Lig. conicum zwischen Schildknorpel-Unterrand und Ringknorpel quer durchtrennt. Die Sicherung des Luftwegs erfolgt durch eine Trachealkanüle oder einen dünnen Endotracheal-Tubus (**b**).

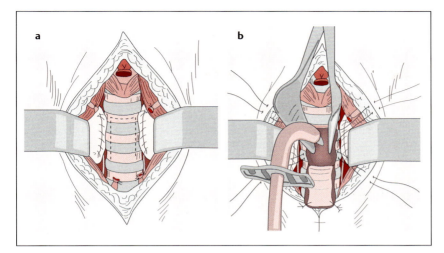

Abb. 16.**3a** u. **b**   Tracheotomie. Fensterung der Trachea unter Bildung eines unten gestielten U-Lappens aus der Trachealvorderwand auf der Höhe des ehemaligen und resezierten Schilddrüsenisthmus. Größere Gefäße in der Nachbarschaft sind unterbunden, unterhalb des Ringknorpels muß mindestens eine Trachealknorpelspange stehenbleiben (**a**). Epithelisierung des Tracheostomas mit U-Lappen und äußerer Halshaut. Einsetzen einer Trachealkanüle mit Führungsmandrin und langem Killian-Nasenspekulum (**b**).

Weichteil- und Knochenverletzungen

Grundlagen

Hauptsächliche Ursachen für Weichteil- und Knochenverletzungen im Bereich von Kopf und Hals sind im Erwachsenenalter Unfälle im Straßenverkehr (2, 3, 15), Sportverletzungen (5) sowie sonstige Gewalteinwirkungen wie stumpfes Trauma, Stich- oder Schußtraumen (7, 8, 21). Bei Kindern und Jugendlichen stehen Verkehrsunfälle, Stürze und Sportunfälle an erster Stelle (18); auch Biß- und Kratzverletzungen durch Tiere kommen vor (16). Gesichts- und Kieferverletzungen bei Verkehrsunfällen sind in etwa 75% mit einem SHT verbunden (14).

Beim kindlichen Gesichtstrauma ist durch sorgfältige Anamnese und aufmerksame Beobachtung der Umgebung eine Kindesmißhandlung auszuschließen (19).

Halstraumen kommen in beiden Altersgruppen relativ selten vor. Die Ursachen sind vor allem stumpfe Verletzungen durch Schlag, Stoß, Sturz, Würgegriff und Strangulation; ferner penetrierende Gewalten wie Stich, Schnitt oder Schuß.

Die spezifische Gefährdung nach Halsverletzungen ist in der anatomischen Struktur des Halses begründet. Raumfordernde Prozesse infolge Blutungen oder Schwellungen können sich nach innen ausbreiten und zur mechanischen Atembehinderung führen.

Bei der präklinischen Versorgung von Weichteil- und Knochenverletzungen im Kopf- und Halsbereich sind weitere typische Risiken zu beachten. Es besteht *hohe Aspirationsgefahr* durch Blutungen, Speichel, Erbrochenes, Prothesenstücke, ausgebrochene Zähne oder andere intraorale Fremdkörper. Infolge der lockeren Gewebestruktur bildet sich frühzeitig oder verzögert ein ausgeprägtes *Weichteilödem*, das bei Lokalisation im Bereich von Mundboden oder Zunge schwere Atembehinderungen hervorrufen kann.

Weichteilschädigungen im Gesichtsbereich ziehen durch den oft dramatischen Befund die Aufmerksamkeit des Notarztes auf sich. Dadurch wächst die Gefahr, Begleitverletzungen zu übersehen, welche den Patienten möglicherweise wesentlich stärker bedrohen.

Diese umfassen bei polytraumatisierten Patienten in abnehmender Häufigkeit (4, 12) Frakturen (46%), stumpfes Bauchtrauma (29%), Thoraxtrauma (19%) und intrakranielle Blutungen (9%).

Sobald die Ursachen einer unmittelbaren Lebensbedrohung erkannt und behandelt sind, muß eine schnelle und gründliche Anamnese und körperliche Untersuchung folgen, um zusätzliche Verletzungen zu identifizieren und die Reihenfolge der folgenden Maßnahmen festzulegen. Dazu ist es wichtig, Art und Abfolge des Traumas zu verstehen:
– Wie ist der Unfall entstanden?
– Wie ausgeprägt war die einwirkende Gewalt?
– Ist eine Kontamination aufgetreten?
– Welche Zeit ist seit dem Trauma vergangen?

Es müssen soviele Informationen wie möglich vom Patienten selbst oder den Augenzeugen erhoben werden, um Schweregrad und Umfang der Verletzungen richtig abschätzen zu können.

Blutungen

Gesichtsverletzungen

Patienten mit isolierten Weichteil- und Knochenverletzungen im Gesichtsbereich weisen meist stabile Kreislaufverhältnisse auf, da die Blutungen oft spontan zum Stehen kommen oder durch externe Druckmaßnahmen kontrolliert werden.

Eine persistierende Hypotension und Tachykardie muß Anlaß für weitere Untersuchungen sein, um schwerwiegende Blutungen im Bereich von Thorax, Abdomen oder Retroperitoneum auszuschließen.

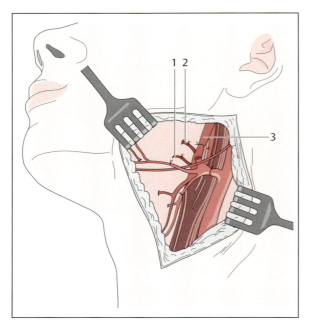

Abb. 16.4 Gefäßunterbindung am Hals bei unstillbarer Blutung, z. B. nach Trauma oder Tonsillektomie. 1 = A. lingualis; 2 = A. facialis; 3 = A. pharyngea ascendens.

Die Abklemmung oder Unterbindung von Gefäßen der Halsregion (Abb. 16.4) soll möglichst unterbleiben bzw. unter kontrollierten Bedingungen erfolgen, das heißt im Regelfall im Operationsraum.

- Eine intraorale Blutung kann durch Abdecken der Wunde und Druck durch Zubeißen auf den Verband kontrolliert werden.
- Wenn diese Maßnahmen nicht ausreichen, wird der Oropharyngeal-Bereich durch Absaugen freigehalten, bis eine definitive Versorgung der Blutungsquelle erfolgen kann.
- Bei intubierten Patienten kann eine behelfsmäßige Tamponade erfolgen.

Verletzungen von Halsgefäßen

Eine Verletzung der Halsgefäße ist mit hoher Letalität und Morbidität verbunden.

Die vollständige Durchtrennung der *A. carotis communis* führt in kürzester Zeit zum letalen hämorrhagischen Schock. Nur die sofortige digitale Kompression verhindert den Verblutungstod. Häufiger sind umschriebene Läsionen des Gefäßes. Die Blutung nach außen kann durch kulissenartige Verschiebung der Halsweichteile ausbleiben. Dann entsteht rasch ein pulsierendes Hämatom am Hals.

- Die Sofortbehandlung einer arteriellen Verletzung im Halsbereich umfaßt schnellstmögliche Blutstillung, Sicherung der Atemwege, Schocktherapie und den raschen Transport zur operativen Intervention.

Auch die *Eröffnung großer Halsvenen* kann zu beträchtlichen Blutverlusten führen. Noch größer ist die Gefahr einer Luftembolie, da die durchtrennte Vene durch Fixation an der Faszie klafft. Der hier zumeist negative Venendruck führt in der Inspiration zur Aspiration von Luft; häufig ist dieser Vorgang mit einem „schlürfenden" Geräusch verbunden.

Das klinische Bild hängt von der aspirierten Luftmenge ab und reicht von unspezifischen Reaktionen wie Atemnot, Unruhe und Benommenheit bis zu bedrohlichen Kreislaufreaktionen wie Hypotonie, Tachykardie, Herzrhythmusstörungen oder kardiogenem Schock.

- Die Soforttherapie besteht in der digitalen Kompression des Gefäßes, Trendelenburg-Lagerung (kopftief), Infusion von kristalloiden oder kolloidalen Lösungen und raschem Transport in eine geeignete Klinik.
- Bei kardiopulmonaler Reanimation kann versucht werden, über einen zentralen Venenkatheter die Luft aus dem rechten Vorhof oder Ventrikel zu aspirieren.

Nasenbluten

Jedes schwere oder lang anhaltende Nasenbluten stellt einen Notfall dar, der sofortiges Handeln erfordert.

Männer sind doppelt so häufig betroffen wie Frauen; der Altersgipfel liegt zwischen 50 und 70 Jahren. Wichtigster ätiologischer Faktor ist der mit dem Alter korrelierte Hypertonus. Auch Verletzungen der Nase, die bei 40% aller Gesichtstraumen auftreten, führen oft zu heftigen Blutungen. Persistierendes Nasenbluten nach Gesichtstrauma ist häufig mit Verletzungen von Ästen der A. carotis interna verbunden. Seltener ist eine angeborene oder medikamentös induzierte Koagulopathie die Ursache von Blutungen aus Mund oder Nase.

- Die dringlichsten Maßnahmen sind die Kompression der blutenden Gefäße durch nasale Tamponaden oder Einführen und Blocken eines Ballonkatheters sowie der rasche Transport in eine HNO-Abteilung.
- Zusätzlich erfolgt die Schockbekämpfung durch adäquaten Volumenersatz.

Knöcherne Verletzungen

Häufigste Ursache für Frakturen des Mittelgesichts und der Rhinobasis sind Verkehrsunfälle (15). In etwa 50% der Fälle treten Mittelgesichts- und Rhinobasis-Frakturen kombiniert auf (3).

Siebbeinfrakturen imponieren durch ein Monokel- oder Brillenhämatom, ein Hautemphysem der Orbita und, bei zusätzlicher Frakturierung der Schädelbasis, durch eine Rhinoliquorrhoe. Die *Orbitaboden-Fraktur* kann als isolierte „Blow-out"-Fraktur oder in Kombination mit einer Jochbeinfraktur oder auch nur des knöchernen Orbitarahmens auftreten. Symptome sind ein Tiefstand des Bulbus mit Motilitätsstörungen, Doppelbilder sowie Sensibilitätsstörungen im Versorgungsgebiet des N. infraorbitalis. Bei einer *Jochbeinfraktur* ist in der Regel eine Stufe am knöchernen Infraorbitalrand zu palpieren. Die Symptome entsprechen denen der Orbitaboden-Fraktur, zusätzlich ist fast immer ein subkonjunktivales Hämatom und gelegentlich eine Einschränkung der Mundöffnung vorhanden.

Nicht selten tritt bei Mittelgesichtsfrakturen eine *Rhinoliquorrhoe* als Zeichen eines offenen SHT auf, wobei der Liquor je nach der Körperhaltung aus der Nase oder auch in den Nasenrachenraum abfließen kann (3).

Für die spätere operative Versorgung ist es sehr hilfreich, wenn der Notarzt schriftlich festhält, aus welcher Seite die Rhinoliquorrhoe kommt.

Die frontale Gewalteinwirkung kann zu *Kieferfrakturen* führen, die teilweise den Le Fort-Typen entsprechen, aber auch als *zentrale Mittelgesichtsfraktur* mit Impression der Nasenwurzel und oft auch der Stirnhöhlen-Vorderwand ohne Kieferbeteiligung und Okklusionsstörung in Erscheinung treten. Gelegentlich sind diese Verletzungen mit Unterkieferfrakturen und auch mit *Zahnschäden* bis hin zu Zahnluxationen vergesellschaftet. Typische Symptome sind Hämatome und Störungen der Okklusion; bei den Le-Fort-Oberkieferfrakturen entsteht durch Muskelzug ein frontal offener Biß. Bei Mittelgesichtsfrakturen ergibt sich in der Regel eine abnorme Beweglichkeit des Oberkiefers gegenüber der Nasenwurzel oder der Schädelbasis. Bei Ober- und Unterkieferfrakturen ist eine Stufenbildung im Zahnbogen und eine Krepitation zu palpieren.

- Trümmerfrakturen im Bereich der Rhinobasis sind nicht selten mit Hirnprolaps oder Austritt von Hirnmasse vergesellschaftet.
- Da das Legen von Tamponaden die Entstehung von Meningitiden begünstigt, soll bei Verdacht auf diese Verletzung durch den Notarzt nur bei stärkeren Blutungen tamponiert werden.

Habituell oder auch mit Frakturen kombiniert kann es zu *Luxationen des Kiefergelenks* kommen. Springt das Kiefergelenk-Köpfchen vor das Tuberculum articulare, kann der Mund nicht mehr geschlossen werden.

Schwerwiegend sind die *Frakturen des Keilbeins und der Pyramidenspitze*, bei denen Verletzungen der A. carotis interna vorkommen. Je nach Lokalisation der Verletzung sind zwei Formen möglich; die Verletzung der A. carotis interna im Sinus cavernosus unter Bildung einer arteriovenösen Fistel bzw. die Traumatisierung mit Rhexis-Blutung oder Aneurysma-Bildung und massivem Nasenbluten.

In den meisten Fällen genügt es, zunächst die Schwere der Verletzungen und die spezifische Behandlungsbedürftigkeit zu erkennen. Regelmäßig ist der Transport in eine HNO-Klinik erforderlich. Bei vielen dieser Verletzungen wie auch beim Zungenbiß oder bei Pfählungsverletzungen kann es zu stärkeren Blutungen kommen.

- In bedrohlichen Fällen müssen Diagnostik und erste Therapiemaßnahmen unverzüglich einsetzen und darauf ausgerichtet sein, einen weiteren Blutverlust zu stoppen oder einzudämmen.
- Neben adäquatem Volumenersatz durch Zufuhr kolloidaler Lösungen über leistungsfähige Venenzugänge ist bei stärkerer arterieller Blutung aus der Nase das Einlegen einer Ballontamponade indiziert.
- Allerdings fehlt bei schweren Frakturen des Gesichtsschädels oft ein stabiles Widerlager für die Tamponade, so daß eine individuelle Lösung gefunden werden muß.

Eine wichtige Komplikation bei Siebbein-, Orbitaboden-, Jochbein-, Mittelgesichts- und Rhinobasis-Frakturen stellt das *retrobulbäre Hämatom* dar. Durch Abdrosselung der A. centralis retinae kann es zu Visusstörungen und zur Erblindung des betroffenen Auges kommen. Die vordringliche Maßnahme besteht im schnellstmöglichen Transport in ein ausgewiesenes operatives Zentrum zur chirurgischen Dekompression.

Bei schweren arteriellen Blutungen aus der Nase oder dem Rachen, die durch Tamponade nicht zu beherrschen sind, muß in der Klinik unverzüglich eine Angiographie und nach Möglichkeit eine Embolisation durchgeführt werden. Dies ist bei der Auswahl des Zielkrankenhauses zu berücksichtigen.

Verätzungen, Verbrühungen und Verbrennungen

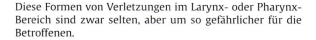

Diese Formen von Verletzungen im Larynx- oder Pharynx-Bereich sind zwar selten, aber um so gefährlicher für die Betroffenen.

Neben Arbeitsunfällen stellt die suizidale Einnahme von Laugen oder Säuren die Hauptursache von *Verätzungen* des oberen Aerodigestivtraktes und des Ösophagus dar. Es werden folgende Schweregrade unterschieden:
– Grad Ia; örtliche Begrenzung der Verätzung, einhergehend mit Blutung und Schwellung. Die Verätzung bleibt auf die Schleimhaut begrenzt.
– Grad Ib; örtlich begrenzte, jedoch zirkuläre Verätzung. Diese Läsionen neigen zu Stenosenbildung.
– Grad II; diffus in Mundhöhle, Ösophagus und Magen lokalisierte Schleimhaut-Ulzera und Fibrinbeläge.
– Grad III; Ulzera und Gewebsnekrosen der gesamten Ösophagus-Wand mit hohem Risiko der Perforation, Mediastinitis und Peritonitis.

Eine *Laugeningestion* führt zu einer Kolliquationsnekrose mit zumeist tiefgreifender Wandschädigung, Rötung und sulziger Schwellung der Schleimhäute. Die *Säureverätzung* ist durch eine Koagulationsnekrose gekennzeichnet. Salzsäure führt typischerweise zu weißlichen, Salpetersäure zu gelblichen und Schwefelsäure zu schwärzlichen Nekrosen.

Die Symptomatik umfaßt retrosternale Schmerzen, Hypersalivation, Übelkeit und Erbrechen.

Die Ätzspuren in Mund und Rachen können auch bei schwersten Ösophagus-Verätzungen wegen der kurzen Passagezeit nur gering sein. Bei verätzungsbedingter Schwellung des Larynx-Eingangs kann es, auch verzögert, zur Atemnot mit erheblichem Stridor kommen.

Bei schweren Verätzungen drohen Schock und Nierenversagen.

- Die Sofortmaßnahmen bestehen in der Sicherung der Vitalfunktionen (nötigenfalls Intubation oder auch Koniotomie) sowie der unverzüglichen, hochdosierten Gabe von Glukokortikoiden (z. B. 1 g Prednisolon beim Erwachsenen).

Neutralisierungsmaßnahmen kommen meist zu spät, da die Ätzwirkung bereits nach 60 Sekunden abgeschlossen ist.

- Bei Laugenverätzungen kann jedoch ein Neutralisationsversuch mit verdünntem Essig oder Zitronensaft unternommen werden, bei Säuringestion eine Verdünnung oder Neutralisierung mit Wasser, Milch oder Antazida.

Die Ätzsubstanz wird sichergestellt und Kontakt mit einer Vergiftungszentrale aufgenommen. In der Klinik schließen sich Röntgenaufnahmen von Thorax und Abdomen und eine Frühendoskopie innerhalb von 6 bis 24 Stunden zur Feststellung des Verätzungsgrades und der danach erforderlichen Maßnahmen an. Bei schwersten Verätzungen kann die operative Entfernung von Ösophagus und Magen erforderlich werden.

Verbrühungen und Verbrennungen der Schleimhäute des Aerodigestivtraktes sind sehr selten und kommen überwiegend als Arbeitsunfälle vor. Als schädigendes Agens kommen heiße Dämpfe oder Flüssigkeiten in Frage.

- Die Notfalltherapie ist symptomatisch und umfaßt Sicherung der Atemwege, Schockbehandlung und ausreichende Analgesie.
- Bei großflächigen und schweren Verbrennungen ist der direkte, organisierte Transport (ggf. mit Rettungshubschrauber) in ein spezielles Zentrum indiziert.

Bei geringstem Verdacht auf eine Mitbeteiligung der Schleimhäute muß eine stationäre Abklärung durch Laryngoskopie erfolgen.

Akute Entzündungs- und Schmerzzustände

Grundlagen

Wegen der guten sensiblen Versorgung des Kopfes und Halses durch den N. trigeminus, N. glossopharyngeus und N. vagus werden akute Entzündungen und vor allem Abszedierungen und phlegmonöse Entzündungen sehr bald und oft hochgradig schmerzhaft wahrgenommen (1, 13).

Der Schmerz ist dabei im Regelfall lokalisierbar, z. B. in ein Ohr oder über eine Nebenhöhle, gelegentlich aber auch ausstrahlend und nicht selten von Funktionseinschränkungen wie Kieferklemme, Schluck- oder Hörstörung begleitet.

Epiglottitis

Die Epiglottitis wird meist durch Übergreifen einer bakteriellen Infektion aus der Zungengrund-Tonsille ausgelöst; sie ist, insbesondere bei Kindern, potentiell lebensbedrohlich.

Ähnlich wie beim Peritonsillarabszeß entwickelt sich eine kloßige Sprache, verbunden mit zunehmenden Schmerzen beim Schlucken, Fieber und gelegentlich stridoröser Atmung. Zur Sicherung der Diagnose ist nach Klinikaufnahme die Laryngoskopie durch den HNO-Arzt erforderlich. Es findet sich eine deutliche Schwellung und Rötung der Epiglottis, bei sich anbahnender Abszedierung eine kugelige Auftreibung des Kehldeckels, manchmal mit gelblich durchscheinendem Eiterherd.

- Die präklinische Versorgung umfaßt die intravenöse Applikation von Prednisolon (1 g beim Erwachsenen) und den unverzüglichen Transport in eine HNO-Abteilung *in Intubationsbereitschaft*.
- Ein Intubationsversuch ist nur bei vitaler Bedrohung indiziert; als ultima ratio muß die Koniotomie erfolgen.

Nach stationärer Aufnahme wird der Abszeß unter antibiotischer Abschirmung in Allgemeinanästhesie gespalten.

Perimandibulärer Abszeß

Mit etwa 40% stellt der perimandibuläre Abszeß die häufigste Entzündungsmanifestation im Gesichts- und Halsbereich dar. Hauptursachen sind apikale Parodontitiden, infizierte Zysten und marginale Parodontopathien der Unterkiefermolaren.

Typischerweise findet sich eine nicht exakt abgrenzbare Schwellung der Wange und der submandibulären Halsregion. Der knöcherne Unterkieferrand ist nicht mehr tastbar, als Folge einer Mitbeteiligung der Kaumuskulatur kommt es häufig zur Kieferklemme. Die Schleimhaut im Bereich des betroffenen Zahns ist oft glasig geschwollen, das Vestibulum verstrichen oder die Schleimhaut im Mundboden angehoben. Neben Schluckbeschwerden ist ein eingeschränkter Allgemeinzustand mit Fieber, Tachykardie und verändertem Blutbild keine Seltenheit.

- Die Patienten sind unverzüglich einem Oral- oder Kieferchirurgen vorzustellen.

Dort erfolgt die breite Eröffnung und Drainage von extraoral her, zusätzlich die antibiotische Therapie. Hauptsächliche Komplikationen sind die Ausbreitung des Abszesses in das Spatium parapharyngeum und in die Halsweichteile.

Peritonsillarabszeß

Entzündlich bedingte Schluckstörungen treten bei eitrigen Mandelentzündungen, Seitenstrangangina, Zungengrundangina, Retropharyngealabszeß, Peritonsillarabszeß und bei einer Epiglottitis auf.

Die mit Entzündungen einhergehenden Schluckstörungen sind immer schmerzhaft, meist mit allgemeinem Krankheitsgefühl und Fieber verbunden und entwickeln sich innerhalb einiger Stunden bis Tage. Die entzündlichen Veränderungen an den Gaumenmandeln sind bei der Inspektion leicht zu erkennen. Bei der *einfachen, akuten Tonsillitis* finden sich starke Schleimhautrötung, Schwellung sowie unterschiedliche Beläge.

Als lokale Komplikation einer akuten Tonsillitis bildet sich häufig eine *Peritonsillitis*. Sie ist praktisch immer einseitig und macht sich nach scheinbar abgeklungener Angina durch einen erneuten Fieberanstieg und heftige Schluckbeschwerden bemerkbar. Bei der Inspektion fallen eine starke Rötung und Vorwölbung des betroffenen Gaumenbogens und eine Verdrängung der Uvula zur Gegenseite auf. Im Regelfall tritt eine Kieferklemme ein, die Sprache wird kloßig und die regionalen Lymphknoten sind stark vergrößert und druckschmerzhaft. Meist besteht Fieber, unbehandelt kann sich leicht eine Sepsis entwickeln.

- Die Patienten sind unverzüglich zur stationären Behandlung in eine HNO-Abteilung zu bringen.

Eine ausschließlich konservative Behandlung mit Antibiotika ist nur im Stadium der Peritonsillitis indiziert. Bei Verdacht auf eine Abszedierung ist eine Inzision, die in Lokalanästhesie durchgeführt werden kann, die Therapie der Wahl (Abb. 16.**5**). Nach Rückbildung der Symptomatik unter antibiotischer Therapie und täglichem Nachspreizen erfolgt die Tonsillektomie im Intervall. Wenn keine Entlastung des Eiterherdes gelingt, muß eine sofortige Abszeß-Tonsillektomie erfolgen, damit einem Durchbruch nach parapharyngeal oder einer Sepsis vorgebeugt wird.

Retromaxillärer Abszeß

Der Retromaxillärraum ist, obwohl anatomisch exakt definiert, ein klinisch oft unübersichtlicher Raum mit komplizierten Verbindungen zur Schädelbasis, zur Orbita, zum aufsteigenden Unterkieferast und zur Gefäßscheide des Halses. Entzündungen und Abszedierungen in diesem Raum sind daher gelegentlich schwer zu diagnostizieren und können relativ schnell zu Komplikationen führen. Am häufigsten nehmen entzündliche Prozesse ihren Ausgang von den hinteren oberen Molaren. Gelegentlich kommt es auch nach einer Zahnextraktion zum Spritzenabszeß.

Im Anfangsstadium können die äußeren Veränderungen recht diskret sein, das Allgemeinbefinden jedoch stark reduziert mit Kieferklemme, regionärer Lymphadenitis und Fieber. Im fortgeschrittenen Stadium kommt es zu einer schmerzhaften Schwellung oberhalb des Jochbogens, einer Lidschwellung und durch Infiltration der Muskulatur zu einer zunehmenden Kieferklemme. Intraoral tritt eine progrediente schmerzhafte Schwellung hinter dem Oberkiefer auf. Eine Vorwölbung der lateralen Pharynx-Wand mit Schluckbeschwerden deutet auf die Gefahr einer Ausbreitung hin.

Vordringliche Maßnahmen sind die zahnärztliche oder kieferchirurgische Abklärung, antibiotische Therapie und operative Eröffnung der Abszedierung.

Halsabszeß und Halsphlegmone

Der *Halsabszeß* ist eine eitrige Einschmelzung in den Halsweichteilen. Sie kann auftreten nach einer Lymphadenitis, einer akuten Tonsillitis oder einer dentogenen Entzündung.

In der Regel fällt eine deutliche Schwellung der Halsweichteile auf, die Haut kann im betroffenen Areal gerötet sein und die Region ist meist erheblich druckdolent. Je nach der Höhe des Abszesses können eine Kieferklemme, ein Schiefhals, Schluckstörungen und Atemnot auftreten.

Eine *phlegmonöse Halsentzündung* breitet sich diffus in den Gewebsspalten aus und ist in der Ausdehnung oft schwer abgrenzbar. Sie wird durch Streptokokken, seltener durch Staphylokokken, hervorgerufen. Eine weitere Ursache von Halsphlegmonen sind Perforationen des Hypopharynx und Ösophagus nach endoskopischen Eingriffen oder durch Fremdkörper.

Die Symptome sind schweres Krankheitsgefühl, hohes Fieber, Schüttelfrost, schmerzhafte Schwellung und Rötung

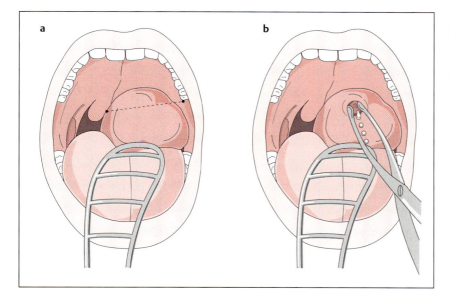

Abb. 16.**5a** u. **b** Inzision eines Peritonsillarabszesses. **a** Inzisionsstelle in der Mitte zwischen Uvulabasis und oberem Weisheitszahn. **b** Spreizung des Abszesses mit der Kornzange.

der Haut und, bei Perforationen, häufig auch ein Hautemphysem. Die weitere Ausbreitung der Infektion erfolgt venös über eine Thrombophlebitis und lymphogen über eine Lymphangitis und kann zur Thrombose der V. jugularis interna und zur Sepsis führen. Zwischen der mittleren und der tiefen Halsfaszie kann es zur Absenkung der Infektion ins Mediastinum und zur Mediastinitis oder zum Mediastinalemphysem kommen.

- Vordringliche Maßnahmen sind der schnellstmögliche Transport in die Klinik und unverzügliche breite Eröffnung über mehrere Inzisionen, das Einbringen mehrerer Drainagen, konsequente Spülbehandlung, maximale antibiotische Abdeckung und Intensivüberwachung.

Gaumenabszeß

Gaumenabszesse sind häufiger im Bereich des harten als des weichen Gaumens lokalisiert und gehen überwiegend von apikalen Entzündungen der Prämolaren und Molaren des Oberkiefers sowie von den seitlichen Schneidezähnen aus.

Klinisch findet sich eine halbkugelige, prall elastische, hochschmerzhafte Vorwölbung am Gaumendach. Erforderlich ist die Inzision des Abszesses in Leitungs- oder Infiltrationsanästhesie durch den Zahnarzt oder Kieferchirurgen und eine antibiotische Therapie.

Fremdkörper

Obere und untere Luftwege

Bei Aspiration von Fremdkörpern in die oberen oder unteren Luftwege hängt die Symptomatik von der Lokalisation ab.

- Bei länger liegenden Fremdkörpern im Nasenbereich entsteht ein einseitiger, persistierender, serosanguinöser oder mukopurulenter Nasenfluß vor allem im Kindesalter sowie bei behinderten Jugendlichen und Erwachsenen.
- Fremdkörper im Kehlkopfbereich imponieren primär durch Heiserkeit, kruppartigen Husten und gelegentlich durch Aphonie.
- Bei Fremdkörpern in der Trachea läßt sich manchmal ein typisches „Floppgeräusch" oder ein asthmoides Giemen bei geöffnetem Mund des Patienten auskultieren.
- Fremdkörper in den Bronchien fallen durch rezidivierende Hustenanfälle, Atemnot und Erstickungsanfälle sowie exspiratorischen Stridor auf. Im Erwachsenenalter liegen 80% der Fremdkörper im rechten Hauptbronchus.

- Bei Verdacht auf einen Fremdkörper im Bereich von Nase, Kehlkopf, Trachea oder Bronchialbaum, aber auch bei unklarer Atelektase mit Fremdkörper-Verdacht, soll der Patient im Zweifelsfall immer in eine Fachklinik überwiesen werden.
- Präklinisch sind nur symptomatische Maßnahmen (venöser Zugang, zurückhaltende Analgosedierung, Sauerstoff-Zufuhr) erforderlich.

Besteht bei einem Kind der Verdacht auf einen Fremdkörper in der Nase und ist der Patient nicht äußerst kooperativ, soll der Fremdkörper in Allgemeinanästhesie entfernt werden; bei allen übrigen Fremdkörpern erfolgt die Extraktion grundsätzlich in Allgemeinanästhesie. Starren Bronchoskopen mit Winkeloptiken ist der Vorzug gegenüber flexiblen Bronchoskopen zu geben.

Ösophagus

Ösophagus-Fremdkörper sitzen meist in der ersten Enge des Ösophagus. Bei zahnlosen Patienten handelt es sich häufig um größere Fleischbrocken, bei Kindern um Geldmünzen oder Spielzeugteile.

Neben Husten und Würgereiz besteht meist eine schmerzhafte Dysphagie, wobei die Schmerzen in der Regel im Bereich des Kehlkopfes oder nach retrosternal lokalisiert werden.

- Präklinisch sind nur symptomatische Maßnahmen (venöser Zugang, zurückhaltende Analgosedierung, Sauerstoff-Zufuhr) möglich.

Therapie der Wahl ist die sofortige Extraktion durch ein starres oder flexibles Ösophagoskop (Abb. 16.**6**). Bei nicht entfernten oder lange liegenden Fremdkörpern droht als Komplikation die Hypopharynx- oder Ösophagus-Perfora-

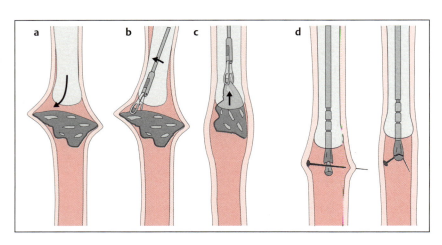

Abb. 16.**6a – d** Fremdkörper-Extraktion aus dem Ösophagus mit dem starren Rohr.
a Einstellen des Fremdkörpers durch dichtes Heranbringen des Rohres.
b Einschwenken der Rohrspitze nach lateral und Befreiung aus der Einschließung. Fassen der Fremdkörper-Spitze.
c Einziehen der Spitze in das Ösophagoskop und Extraktion unter dem Schutz des Rohrs.
d Endoösophageale Umbiegung einer eingespießten Nadel mit Spezialinstrument.

tion mit der Folge einer lebensbedrohlichen Mediastinitis. Das Abwarten der „Nüchternheit" ist bei Verdacht auf perforierenden oder perforierten Fremdkörper daher kontraindiziert.

Kernaussagen

Atemnot
- Die beginnende akute Atemnot kann neben Dyspnoe, Zyanose und inspiratorischen Nebengeräuschen auch durch uncharakteristische Symptome wie Unruhe, Verwirrtheit und Tachykardie gekennzeichnet sein.
- Die Sicherung der Luftwege durch Lagerung, Intubation oder nötigenfalls die Koniotomie hat höchste Priorität.

Weichteil- und Knochenverletzungen
- Beim kindlichen Gesichtstrauma ist eine Kindesmißhandlung auszuschließen. Halsverletzungen können durch Raumforderung zur mechanischen Atembehinderung führen.
- Weichteilschädigungen im Gesichtsbereich ziehen durch den oft dramatischen Befund die Aufmerksamkeit des Notarztes auf sich; dadurch können gravierendere Begleitverletzungen übersehen werden.
- Eine intraorale Blutung kann durch Abdecken der Wunde und Zubeißen auf den Verband kontrolliert werden. Eine arterielle Verletzung im Halsbereich erfordert schnellstmögliche Blutstillung, Sicherung der Atemwege, Schocktherapie und den raschen Transport zur operativen Intervention; eine venöse Verletzung die Kompression und Kopftief-Lagerung. Nasenbluten wird durch Kompression, ggf. mittels Ballonkatheter, behandelt.
- Frakturen sind oft mit einem offenen SHT verbunden. Die Seite der Rhinoliquorrhoe wird dokumentiert. Wegen der Infektionsgefahr sollen Tamponaden zurückhaltend eingesetzt werden.
- Bei verätzungsbedingter Schwellung des Larynx-Eingangs kann es, auch verzögert, zur Atemnot mit erheblichem Stridor kommen. Die Sofortmaßnahmen bestehen in der Sicherung der Vitalfunktionen, der unverzüglichen, hochdosierten Gabe von Glukokortikoiden und ggf. der Neutralisation. Verbrühungen und Verbrennungen sind selten und werden symptomatisch behandelt.

Akute Entzündungs- und Schmerzzustände
- Bei akuten Entzündungs- und Schmerzzuständen sind in der Regel symptomatische Maßnahmen und die stationäre Einweisung ausreichend.
- Die präklinische Versorgung der Epiglottitis umfaßt die intravenöse Applikation von Prednisolon (1 g beim Erwachsenen) und den unverzüglichen Transport in eine HNO-Abteilung in Intubationsbereitschaft. Ein Intubationsversuch ist nur bei vitaler Bedrohung indiziert; als ultima ratio muß die Koniotomie erfolgen.

Fremdkörper
- Bei Verdacht auf einen Fremdkörper im Bereich von Nase, Kehlkopf, Trachea, Bronchialbaum oder Ösophagus soll der Patient immer in eine Fachklinik überwiesen werden. Präklinisch sind nur symptomatische Maßnahmen erforderlich.

Literatur

1. Berghaus A, Rettinger G, Böhme G: Hals-Nasen-Ohrenheilkunde. Hippokrates, Stuttgart 1996
2. Brunner FX: Trauma des zentralen und lateralen Mittelgesichts und der Rhinobasis. Med Welt 1989; 40:133–140
3. Brunner FX, Kleine I: Frakturen des Mittelgesichts und der Rhinobasis. HNO 1987; 35:106–111
4. Cannell H, Dyer PV, Paterson A: Maxillofacial injuries in the multiply injured. Eur J Emerg Med. 1996; 3:43–47
5. Carroll SM, Jawad MA, West M, OConnor TP: One hundred and ten sports related facial fractures. Br J Sports Med. 1995; 29:194–195
6. Chagnon FP, Mulder DS: Laryngotracheal trauma. Chest Surg clin N Am. 1996; 6:733–748
7. Chen AY, Steward MG, Raup G: Penetrating injuries of the face. Otolaryngol Head Neck Surg. 1996; 115:464–470
8. Cole RD, Browne JD, Phipps CD: Gunshot wounds to the mandible and midface: evaluation, treatment, and avoidance of complications. Otolaryngol Head Neck Surg. 1994; 11:739–745
9. Denecke HJ: Die oto-laryngologischen Operationen im Mund- und Halsbereich. Springer, Berlin 1980
10. Feldmann H: HNO-Notfälle. Springer, Berlin 1981
11. Hills MW, Deane SA: Head injury and facial injury: is there an increased risk of cervical spine injury? J Trauma 1993; 34:553–554
12. Linn LH, Lam LK, Moore MH, Trott JA, David DJ: Associated injuries in facial fractures: a review of 839 patients. Br J Plast Surg. 1993; 635–638
13. Machtens E, Bremerich A: Infektionen. In: Hausamen, Machtens, Reuther (Hrsg.): Kirschnersche allgemeine und spezielle Operationslehre, Band II: Mund-, Kiefer- und Gesichtschirurgie. Springer, Berlin 1995; S. 91–128
14. McLean AJ: Brain injury without head impact? J Neurotrauma 1995;12: 621–625
15. Nakhgevany KB, Li Bassi M, Esposito B: Facial trauma in motor vehicle accidents: etiological factors. Am J Emerg Med. 1994; 12:160–163
16. Rettinger G, Reichensperger-Goertzen C: Gesichtsverletzungen durch Hundebiß. HNO 1995; 43:159–164
17. Rosen CL, Wolfe RE, Chew SE, Branncy SW, Roe EJ: Blind nasotracheal intubation in the presence of facial trauma. J Emerg Med. 1997; 15:141–145
18. Shinya K, Taira T, Sawada M, Isshiki N: Facial injuries from falling: age-dependend characteristics. Ann Plast Surg. 1993; 30:417–423
19. Strom C, Johanson G, Nordenram A: Facial injuries due to criminal violence: a retrospective study of hospital atenders. Med Sci Law 1992; 32:345–353
20. Theissing J: HNO-Operationslehre. Thieme, Stuttgart 1996
21. Weerda H: Verletzungen der Nase, der Nasennebenhöhlen und des Gesichtsschädels. In: Helms, Kastenbauer, Herberhold (Hrsg.): Handbuch der HNO-Heilkunde; Bd. 2. Thieme, Stuttgart 1992; S. 294–309
22. Zenner HP: Praktische Therapie von Hals-Nasen-Ohren-Krankheiten. Schattauer, Stuttgart 1993

17

Notfälle aus der Neurologie und Psychiatrie

Th. Henze, S. Zielmann

Roter Faden

- Einleitung
- Leitsymptome und neurologisch-psychiatrische Notfalluntersuchung
- Erhöhter intrakranieller Druck
  - Ursachen und Pathophysiologie
  - Notfalltherapie des erhöhten intrakraniellen Drucks
- „Schlaganfälle"
  - Hirninfarkt, intrazerebrale Blutung und Basilaristhrombose
  - Subarachnoidalblutung
- Anfallsleiden
- Meningitiden und Enzephalitiden
- Spinale Erkrankungen
- Akute Erkrankungen des peripheren Nervensystems und der Muskulatur
  - Akute Polyradikulitis (Guillain-Barré-Syndrom), Porphyrie-Polyneuropathie
  - Myasthenia gravis
  - Tetanus
  - Botulismus
- Akute Kopf- oder Gesichtsschmerzen
- Qualitative Bewußtseinsstörungen
- Psychogenes Koma
- Erregungszustand, Aggressivität
- Depression
- Angst- und Panikattacken
- Suizidalität und Suizidversuch
- Psychopharmaka-induzierte Notfälle
- Juristische Aspekte

Einleitung

Notfälle mit im Vordergrund stehenden neurologischen oder psychiatrischen Symptomen kommen insbesondere bei akuten Erkrankungen des Zentralen Nervensystems (ZNS) und des Peripheren Nervensystems (PNS) sowie der Muskulatur, nicht selten aber auch bei internistischen Krankheitsbildern vor.

Bei den *neurologischen Notfällen* stehen in aller Regel somatische Symptome wie quantitative Bewußtseinsstörungen, Paresen oder ein epileptischer Anfall im Vordergrund. Die Behandlung ist ebenfalls vorwiegend somatisch und konzentriert sich auf Erhalt oder Stabilisierung vitaler Funktionen, Senkung eines erhöhten Hirndrucks, Normalisierung vegetativer Dysfunktionen oder das Beenden eines epileptischen Anfalls.

Handelt es sich um einen *psychiatrischen Notfall*, treten oft andere Symptome wie fehlendes Krankheitsbewußtsein und reduzierte Einsichtsfähigkeit, aggressives oder bizarres Verhalten oder ausgeprägte Angst hinzu oder gar in den Vordergrund. Neben diagnostischen und therapeutischen Überlegungen sind auch juristische erforderlich, z. B. die Zwangseinweisung bei Eigen- oder Fremdgefährdung. Neben der notfallmedizinischen Kompetenz ist menschliches Einfühlungsvermögen erforderlich. Die Situation wird weiter erschwert, wenn beim Patienten keine gesundheitliche Störung erkennbar ist, z. B. bei einem Randalierer, der den sozialen Frieden stört. Auch ein absichtlicher Mißbrauch des Rettungsdienstes, um Medikamente, menschliche Zuwendung oder nur ein „trockenes Dach über dem Kopf" zu erhalten, beinhaltet eher soziale als medizinische Probleme. Allerdings ist die nicht-psychiatrische Genese oft nur retrospektiv erkennbar, und der simulierte Krampfanfall des Zechprellers wird vielleicht erst im Wiederholungsfall richtig eingeschätzt.

Leitsymptome und neurologisch-psychiatrische Notfalluntersuchung

Die wesentlichen *Leitsymptome* akuter neurologischer und psychiatrischer Erkrankungen sind:
- (Progrediente) Bewußtseinsstörung,
- akute Paresen der Willkürmuskulatur mit oder ohne Beteiligung der Atem- und Schluckmuskulatur,
- zerebrale Anfälle ohne und mit Bewußtseinsstörung,
- plötzliche, stärkste (Kopf-)Schmerzen,
- akute Blasen- und Darmentleerungsstörungen, meist bei plötzlichen Paresen und Schmerzen,
- qualitative Bewußtseinsstörungen, paranoid-halluzinatorische Symptome, Erregungszustände, Angst,
- Suizidalität.

Ursachen dieser Symptome sind traumatische, zerebrovaskuläre, entzündliche, neoplastische, metabolische sowie endogen psychiatrische Erkrankungen, außerdem Intoxikationen und Hypoxien. Bei den zerebralen Anfallsleiden kommen häufig auch prä- und perinatale sowie degenerative Ursachen in Betracht. Entzündliche und neoplastische Erkrankungen sind in der Notfallmedizin relativ selten.

Eine strenge Unterteilung in neurologische und psychiatrische Ursachen ist oft nicht möglich, da die Übergänge fließend sind. „Neurologische" und „psychiatrische" Symptome kommen nebeneinander vor und eine rein psychiatrisch anmutende Symptomatik kann durchaus Ausdruck einer organischen Erkrankung sein.

Die *Notfalluntersuchung* soll in erster Linie die rasche Abschätzung der Hirn-, Rückenmark- oder Nervenschädigung und erst in zweiter Linie eine exakte Diagnose anstreben, die am Notfallort in der Regel ohnehin nicht gestellt werden kann.

- Vor der neurologisch-psychiatrisch ausgerichteten Notfalluntersuchung ist, wie in allen Notfallsituationen, zunächst die Überprüfung der Vitalparameter Atmung und Kreislauf sowie ggf. deren Stabilisierung erforderlich.
- Ebenso unabdingbar ist die sofortige Blutzucker-Kontrolle, insbesondere bei Bewußtseinsstörungen, akuten Paresen und epileptischen Anfällen.

Wesentlicher Teil der Untersuchung ist die differenzierte Beurteilung der *Bewußtseinslage*. Mit Bewußtsein ist einerseits das *quantitative Bewußtsein* als Wachheit mit den verschiedenen Formen der Bewußtseinstrübung gemeint, andererseits das *qualitative Bewußtsein* als Fähigkeit des Patienten, sich mit seiner Umwelt zielgerichtet, aktiv und kritisch auseinanderzusetzen. Ist letzteres gestört, so ist der Patient nicht mehr zu geordneten Denkabläufen fähig; er leidet unter gestörten Wahrnehmungen und Empfindungen sowie reduzierter Orientierungsfähigkeit. Diese Zustände kommen vor allem bei den verschiedenen Formen des exogenen Psychosyndroms (z. B. bei traumatischen, zerebrovaskulären, entzündlichen Erkrankungen) sowie akuten psychiatrischen Erkrankungen vor (z. B. paranoid-halluzinatorische Psychose, Manie, Depression). Das quantitative Bewußtsein ist dabei meist nicht eingeschränkt (13).

Die aktuelle Bewußtseinslage wird differenziert in:
- Wachheit.
- Somnolenz: Zustand vermehrter Schläfrigkeit, aus der der Patient durch geringe Außenreize (Ansprechen, Berühren) geweckt werden kann. Er ist dann meist orientiert und kooperativ, schläft nach Reizende jedoch rasch wieder ein.
- Sopor: Tiefer Schlaf, aus dem der Patient nur mit starken Reizen (Schmerzreize, lautes Anrufen) kurz zu wecken ist: Augenöffnen, dann jedoch fehlende Orientierung und Kooperation, sofortiges Einschlafen nach Reizende.
- Koma: Patient kann auch mit starken Reizen nicht mehr geweckt werden.

Die einzelnen Komatiefen werden wie folgt abgestuft:
- Gezielte, später ungezielte Abwehr auf Schmerz.
- Beuge- und Streck-Automatismen auf Schmerz.
- Keine Reaktion auf Schmerz.

Bei wachen Patienten wird geprüft:
- Störung der Orientierung zu Person, Ort, Zeit und Situation,
- Störung des Gedächtnisses,
- optische, akustische und taktile Halluzinationen.

Die *Glasgow Coma Scale* (GCS, Tab. 17.1) ist mit einigen Einschränkungen gut zur raschen Einschätzung der Komatiefe geeignet (9, 15).

Ausgeprägte Störungen des quantitativen Bewußtseins werden oft durch *erhöhten intrakraniellen Druck* (Intracranial Pressure, ICP) hervorgerufen. Es finden sich typische klinische Syndrome, die sich bei der Einklemmung des Mittelhirns in den Tentoriumschlitz (transtentorielle Herniation) ergeben:
- Bei einseitiger Herniation (unkal): Einseitige Pupillenerweiterung, verlöschende Pupillenreaktion auf Licht; zunächst einseitige, später beidseitige Beuge- oder Streckautomatismen, Hyperventilation, später Cheyne-Stokes-Atmung.
- Bei oberer transtentorieller Herniation (Mittelhirn-Syndrom): Enge Pupillen mit geringer Lichtreaktion, positiver oculocephaler Reflex (OCR), Gähnen, Cheyne-Stokes-Atmung, Streck- und Beugeautomatismen, beginnender Diabetes insipidus.
- Bei unterer transtentorieller Herniation (Bulbärhirn-Syndrom): Mittelweite bis weite Pupillen ohne Lichtreaktion, negativer OCR, Corneal- und Spinociliar-Reflex, schlaffer Muskeltonus, Cheyne-Stokes- oder unregelmäßige Atmung, beginnende Kreislaufinsuffizienz.

Außerdem finden sich bei steigendem Hirndruck zu Beginn oft rasende Kopfschmerzen, schwallartiges Erbrechen, Singultus oder Gähnen.

Neben Einschränkungen des quantitativen Bewußtseins kommen auch Zustände verminderter „Ansprechbarkeit" vor, bei denen ebenfalls keine Kooperationsfähigkeit des eigentlich „wach" erscheinenden Patienten besteht. Dieser Zustand wird als *Stupor* bezeichnet und beinhaltet neben einer geringen oder fehlenden Reaktion auf Außenreize auch motorische Stereotypien, eine katatone Haltung, reduzierte Augenbewegungen, Amimie, Mutismus sowie evtl. Einnässen und Einkoten. Der Stupor kommt vor allem bei psychiatrischen Erkrankungen als depressiver, katatoner oder psychogener Stupor sowie beim Petit-Mal Status vor. Der oft verwendete Begriff „nicht ansprechbarer Patient" ist insgesamt zu ungenau oder sogar irreführend und soll vermieden werden.

Auch bei offenbar eindeutigen psychiatrischen Notfällen soll zunächst nach Hinweisen auf eine körperliche Erkrankung, ebenso nach Stigmata einer Medikamenten- bzw. Drogenanamnese gesucht werden.

Außerdem ist abzuschätzen, ob eine Eigen- oder Fremdgefährdung vorliegt und ob der Patient orientiert und geschäftsfähig ist. Hierzu werden folgende Symptome und Hinweise beurteilt:
- Äußeres Erscheinungsbild (Kleidung, Körperpflege),
- Motorik (Unruhe, Tremor, Agitiertheit, motorische Verlangsamung),
- Sprache (Spontaneität, Geschwindigkeit, Artikulation),
- Denken (zielgerichtet, realitätsgerecht, Zwangs- oder Suizidgedanken),
- Affektivität, Stimmungslage (situationsgerecht, depressiv, euphorisch),
- Wahrnehmung (Verkennung = etwas Reales wird fehlgedeutet; Halluzination = objektiv nicht vorhandene Wahrnehmung),
- Aufmerksamkeit, Konzentration und Gedächtnis,
- Orientierung zu Person, Raum, Zeit und Situation,
- Urteilsfähigkeit und Einsicht.

Eine unbeeinträchtigte Geschäftsfähigkeit kann angenommen werden, wenn der Patient zu allen Qualitäten orientiert ist und vernünftig argumentiert. Die Geschäftsfähigkeit ist, ebenso wie Freiwilligkeit und ausreichende Information über die geplante Therapie, notwendige Bedingung für die Einwilligungsfähigkeit in Behandlungsmaßnahmen. Bei nicht geschäftsfähigen Patienten nimmt der Notarzt eine Garantenstellung ein, die bei psychiatrischen Notfällen mit Eigen- oder Fremdgefährdung immer die Herbeiführung einer Behandlungstoleranz erforderlich macht.

Die eigentliche neurologisch-psychiatrische Notfalluntersuchung umfaßt:

Tabelle 17.1 Checkliste bei neurologischen Notfällen

I. Blutzucker	mg/dl					
II. Glasgow Coma Scale						
Augenöffnen		Beste verbale Antwort		Beste motorische Antwort		
Spontan	4	Orientiert	5	Befolgt Aufforderungen	6	
Auf Aufforderung	3	Desorientiert	4	lokalisiert Schmerz	5	
Auf Schmerz	2	Inadäquat	3	ungezielte Abwehr	4	
Kein Augenöffnen	1	Unverständlich	2	Beuge-Automatismen	3	
		Keine Antwort	1	Streck-Automatismen	2	
				Keine Bewegung	1	

III. Sonstige Symptome und Befunde				
Symptome/Befunde	Bewertung			
Orientiert zu:	Person	Zeit	Ort	Situation
Stupor:	Ja/Nein			
Halluzinationen:	Optisch	Akustisch	Taktil	Andere
Affekt:	Depressiv	Manisch		
Atmung:	Normal Maschinenatmung	Cheyne-Stokes-Typ (periphere) Ateminsuffizienz	Ataktisch	
Bulbusstellung:	Konjugiert pendelnde Augenbewegungen	Konvergent	Divergent Blickwendung	
Pupillen:	Eng Rund Lichtreaktion	Mittelweit Entrundet Prompt	Weit Isokor Verzögert	Anisokor Fehlend
Hirnstammreflex:	Kornealreflex Rechts/Links	Spinoziliarreflex Rechts/Links	Okulozephaler Reflex Rechts/Links	
Kopfschmerzen:	Ja/Nein			
Gähnen:	Ja/Nein			
Erbrechen:	Ja/Nein			
Singultus:	Ja/Nein			
Diabetes insipidus:	Ja/Nein			
Meningismus:	Ja/Nein			
Paresen:	Arm Rechts/Links	Bein Rechts/Links	Gesicht Rechts/Links	Tonus Schlaff/Spastisch
Sensibilitätsstörungen:	Arm Rechts/Links	Bein Rechts/Links	Gesicht Rechts/Links	„Sensibles Niveau", Höhe:
Pyramidenbahnzeichen:	Zeichen nach Babinski Rechts/Links			
Entleerungsstörungen:	Blase	Darm		

- *Atmung*: normale Atmung, Cheyne-Stokes-Atmung, ataktische Atmung, Maschinenatmung, Ateminsuffizienz bei Erkrankungen des PNS oder der Muskulatur.
- *Meningismus*: Auftreten vor allem bei Meningitis/Enzephalitis und Subarachnoidalblutung. Er kann bei tief komatösen Patienten unabhängig von der Grundkrankheit fehlen und darf bei Verdacht auf Verletzung der Halswirbelsäule (HWS) oder Schädel-Hirn-Trauma (SHT) nicht geprüft werden.
- *Stellung und Beweglichkeit der Bulbi*: Konvergenz-, Divergenzstellung, pendelnde Augenbewegungen.
- *Pupillen*: Pupillenweite, Reaktion auf direktes und indirektes Licht, Isokorie, Anisokorie.
- *Hirnstammreflexe*: z. B. Cornealreflex, oculozephaler Reflex.
- *Paresen:* sind bei wachen Patienten leicht prüfbar. Bei komatösen Patienten können Spontanbewegungen oder Abwehr auf Schmerzreize Hinweise geben, z. B. beim Legen des venösen Zuganges. Halbseitige Paresen deuten auf eine zerebrale Ursache hin, während eine Para- oder Tetraparese entweder durch eine spinale Erkrankung, eine Affektion des PNS oder der Muskulatur hervorgerufen werden. Die Paresen sind zunächst meist schlaff, erst evtl. später spastisch.
- *Sensibilitätsstörungen*: die Prüfung ist nur bei wachen und kooperationsfähigen Patienten möglich, auch dann

erfolgt nur die orientierende Untersuchung auf Hemihypästhesie oder ein „sensibles Niveau".
- *Pyramidenbahnzeichen*: Zeichen nach Babinski.
- *Entleerungsstörungen von Blase und Darm*: Treten vor allem bei spinalen Erkrankungen auf; Harnverhalt, unwillkürlicher Harn-/Stuhlabgang.
- *Orientierungsstörungen*: zu Person, Zeit, Ort und/oder Situation, Störung der Auffassung, des Denkens.
- *Psychomotorische Erregung*: motorische Unruhe, z. T. bizarre Bewegungen, Aggressivität.
- *Halluzinationen*: optisch, akustisch, taktil, evtl. zusätzlich Wahnphänomene und abnormes Erleben.
- *Angstattacken*: akute Tachykardie, Atemnot, Schwitzen, Palpitationen, Übelkeit, Furcht vor Tod oder schwerer Krankheit.
- *Pathologische Stimmung*: bei Depressivität ggf. Selbstgefährdung durch Suizidgedanken, bei manischer Stimmung oft Euphorie, gelegentlich vermehrte Aggressivität und Fremdgefährdung.
- *Extrapyramidale Symptome*: schmerzhafte Zungen- und/oder Schlundkrämpfe, Verkrampfungen der Rumpf- oder Extremitätenmuskeln, motorische Unruhe, Bewegungsdrang, Blickparesen.

In Tab. 17.1 (Checkliste bei neurologischen Notfällen) ist das Vorgehen zusammenfassend dargestellt. Die Untersuchung der Muskeleigenreflexe ist unnötig, weil zeitaufwendig und bei Ungeübten wenig aussagekräftig. Auch die Untersuchung des Augenhintergrundes ist in der Notfallsituation nicht erforderlich, da sich eine Stauungspapille als Zeichen eines erhöhten ICP frühestens nach einigen Stunden einstellt. Das Fehlen einer Stauungspapille schließt daher einen erhöhten ICP nicht aus.

■ Erhöhter intrakranieller Druck

Ursachen und Pathophysiologie

Zahlreiche akute Erkrankungen des ZNS gehen mit einem erhöhten ICP einher:
- Akute lokale Raumforderungen durch sub- oder epidurale sowie subarachnoidale Blutungen, hypertensive Massenblutungen, Angioblutungen, dekompensierende Hirntumoren bzw. -metastasen, Verlegung liquorableitender Strukturen beim Verschluß-Hydrozephalus;
- Entwicklung eines diffusen bzw. lokalisierten Hirnödems, vor allem nach traumatischer, hypoxischer, entzündlicher oder toxischer Hirnschädigung.

In vielen Fällen liegen beide Ursachen gemeinsam vor, da sich in der Umgebung akuter raumfordernder Prozesse meist rasch ein perifokales Ödem entwickelt. Bei ausgedehnter Subarachnoidalblutung (SAB) findet sich oft nicht nur ein generalisiertes Hirnödem, sondern aufgrund intraventrikulärer Einblutungen (3. und 4. Ventrikel) auch ein Verschluß-Hydrozephalus. Bei supratentoriellen Prozessen, z. B. einem akuten epiduralen Hämatom, kann sich eine Kompression des 3. Ventrikels bzw. eine Blockade des ipsilateralen Foramen Monroi entwickeln und zum Hydrozephalus eines Seitenventrikels führen. Nach längerer zerebraler Hypoxie durch Herz-Kreislauf-Stillstand, bei schweren SHT oder Enzephalitiden kommt es zu einem generalisierten Hirnödem.

Im wesentlichen werden zwei Formen des Hirnödems unterschieden (2):
- Das *vasogene Ödem* entsteht aufgrund vermehrter Permeabilität der Blut-Hirn-Schranke und des Gefäßendothels und führt zum Einstrom von Flüssigkeit und Plasmaproteinen in das Interstitium. Vorkommen besonders bei SHT und Hirnblutungen, -tumoren, -abszessen, -infarkten, Meningitiden und Enzephalitiden.
- Beim *zytotoxischen Ödem* entwickelt sich eine zelluläre Schwellung, insbesondere der Astroglia. Die Permeabilität des Gefäßendothels bleibt unbeeinflußt. Vorkommen vor allem bei zerebraler Hypoxie sowie toxischen Hirnschädigungen.

Das Volumen des intrakraniellen Raumes ist aufgrund des umgebenden knöchernen Schädels begrenzt. Der Inhalt besteht aus:
- Hirngewebe: Medulla oblongata, Pons, Cerebellum, Mesenzephalon, Großhirn.
- Liquorführenden Räumen: linker und rechter Seitenventrikel, 3. und 4. Ventrikel, basale Zisternen, kortikale Sulci.
- Dem zerebrovaskulären System: Arterien und Venen einschließlich der venösen Sinus.

Die Volumenvergrößerung einer dieser Komponenten muß zwangsläufig eine Verkleinerung einer oder beider restlicher Kompartimente zur Folge haben. Insbesondere die Liquorräume, insgesamt ca. 100 bis 160 ml oder 10% des intrakraniellen Raumes, wirken als Reserveräume.

Der Liquor wird bei zunehmendem Hirnödem überwiegend nach kaudal verdrängt, so daß eine Zunahme der Hirnschwellung zunächst nur zu geringen Anstiegen des ICP führt: *Phase der Kompensation*. Ist die Reservekapazität erschöpft und sind die Ventrikel, die basalen Zisternen und die äußeren Liquorräume (Sulci) weitgehend komprimiert, zieht eine geringe Volumenzunahme des Gehirns um wenige ml einen erheblichen ICP-Anstieg nach sich: *Phase der Dekompensation*. Es kommt zu intrakraniellen Verschiebungen von Hirnparenchym unter der Falx cerebri, durch den Tentoriumschlitz oder das Foramen occipitale (Herniationen) mit relativ typischen klinischen Syndromen (s. o.).

Die klinisch erkennbaren Syndrome sind in der Notfallsituation oft die einzigen Hinweise auf die Intensität des aktuellen intrazerebralen Geschehens und müssen als Anhaltspunkte für die jeweilige Notfalltherapie dienen, da die Messung des ICP am Notfallort nicht möglich ist. Folgende Herniationstypen kommen vor:
- *Subfalxiale Herniation* unterhalb der Falx cerebri zur Gegenseite, z. B. bei sub- und epiduralen Hämatomen, intraparenchymatösen Blutungen, Abszessen oder Tumoren im Bereich der Hemisphären.
- *Unkale Herniation* von Teilen des Temporallappens (Gyrus parahippocampalis) in den Tentoriumschlitz.
- *Transtentorielle Herniation*, „Mittelhirneinklemmung" in den Tentoriumschlitz.
- *Tonsilläre zerebelläre Herniation* der Kleinhirntonsillen in die Cisterna magna.
- *„Upward" transtentorielle Herniation* des oberen Kleinhirnwurms nach oben, Vorkommen bei raumfordernden Prozessen in der hinteren Schädelgrube.

Die Normwerte für den ICP betragen etwa 5–15 mmHg beim Erwachsenen und 2–10 mmHg bei Kindern. Der ICP steigt auch bei Gesunden während des Hustens, Niesens oder Pressens kurz auf Werte bis 40 mmHg an. Ein pathologischer, kontinuierlich erhöhter ICP ist ab Werten von 15–20 mmHg anzunehmen.

Tabelle 17.2 Notfalltherapie bei erhöhtem ICP

Basistherapie	Erweiterte Therapie
Kreislauf-Stabilisierung: MAP 90–100 mmHg	Kurzfristige Hyperventilation: pCO_2 nicht < 30 mmHg
Normothermie: Körpertemperatur < 37 °C	Osmotherapie: Mannitol 1 g/kg KG rasch i. v.
Normoglykämie: Blutglukose 100–200 mg/dl	Barbiturate hochdosiert, z. B. 5–7 mg/kg KG Thiopental i. v. (je nach Kreislaufsituation)
Oberkörper-Hochlagerung: 15–30° bei ausreichendem MAP	
Geradelagerung des Kopfes	
Frühzeitige Intubation, Beatmung und Normoventilation bei GCS < 8	
Analgosedierung	

Neben den verschiedenen Formen der Herniation wird bei steigendem ICP die Hirnfunktion durch Senkung des zerebralen Perfusionsdruckes (CPP) bedroht, der vom arteriellen Mitteldruck (mean arterial pressure, MAP) und dem ICP abhängt: CPP = MAP - ICP. Sinkt der CPP unter die kritische Grenze von ca. 60–70 mmHg, droht die zerebrale Minderperfusion.

Notfalltherapie des erhöhten ICP

Die klinischen Symptome bei erhöhtem ICP stehen meist im Vordergrund des Notfallgeschehens. Sie bedürfen rascher Diagnostik und ebenso unmittelbarer und zielgerichteter Therapie (Tab. 17.2), um sekundäre zerebrale Schäden zu vermeiden.

- Die Notfallbehandlung umfaßt die Stabilisierung des Kreislaufs, die Sicherstellung eines ausreichenden zerebralen Sauerstoffangebots, die Verhinderung einer Aspiration sowie allgemeine und spezielle Maßnahmen zur Hirndrucksenkung.
- Allgemeine Behandlungsziele sind ein akzeptabel niedriger ICP (< 20 mmHg) sowie ein ausreichender CPP (> 70 mmHg).

Um eine ausreichende *Oxygenierung* zu gewährleisten, muß die Indikation zur Intubation des soporösen oder komatösen Patienten (GCS < 8) großzügig gestellt werden. Dies gilt auch, wenn noch keine Zeichen der Ateminsuffizienz wie Zyanose oder eine unregelmäßige und flache Atmung vorhanden sind. Beim bewußtseinsgetrübten Patienten liegt meist eine Erschlaffung der Kehlkopfmuskulatur mit unzureichenden bulbären Schutzreflexen vor. Die Zunge fällt zurück, so daß eine schnarchende, pressende Atmung resultiert. Aufgrund unzureichender Oxygenierung verstärkt sich die zerebrale Hypoxie und begünstigt die Entwicklung eines Hirnödems mit nachfolgender Hirndrucksteigerung und weiter zunehmender Bewußtseinstrübung. Daneben kommt es bei Patienten mit erhöhtem ICP oft zu plötzlichem schwallartigen Erbrechen mit der Gefahr der Aspiration, die ebenfalls durch Intubation vermieden werden muß. Gleichzeitig wird eine Senkung des ICP erreicht, da intrathorakale Druckerhöhungen infolge behinderter Atmung und damit ein verringerter venöser Rückfluß aus dem Gehirn vermieden werden. Wache Patienten erhalten eine Sauerstoff-Insufflation (3 l/min über Nasensonde); die periphere Sauerstoff-Sättigung soll > 95 % betragen.

- Die Intubation selbst wird möglichst in der modifizierten Jackson-Position durchgeführt.
- Eine Veränderung der Achse Kopf-HWS muß bei jedem Verdacht auf HWS-Trauma streng vermieden werden.
- Die Intubation soll auch bei komatösen Patienten nach Sedierung erfolgen, um Würgen oder Husten mit Anstieg des Blutdrucks und des ICP zu vermeiden.
- Die Sedierung erfolgt mit kurzwirksamen Pharmaka, z. B. Midazolam, Etomidat oder Barbituraten, evtl. in Verbindung mit Opioiden.

Weitere Maßnahmen zur Hirndrucksenkung sind Oberkörper-Hochlagerung, Geradelagerung des Kopfes, ausreichende Analgosedierung, bei nicht ausreichender Wirkung zusätzliche Hyperventilation und Osmotherapie. Die Oberkörper-Hochlagerung soll zwischen 15° und 30° liegen, jedoch nur dann, wenn der systolische Blutdruck nicht unter 100 mmHg liegt. Die Geradelagerung des Kopfes soll venöse Abflußbehinderungen aus dem Gehirn vermeiden (8).

Die (Analgo-)Sedierung soll starke Unruhe des Patienten oder ein Gegenatmen vermeiden und die Schmerzen nehmen. Gleichzeitig werden ICP und zerebraler Sauerstoffbedarf gesenkt. *Die Sedierung ist auch dann gerechtfertigt, wenn durch sie die weitere Beurteilung der Bewußtseinslage eingeschränkt wird.*

Geeignet sind Benzodiazepine, Barbiturate, Etomidat, Propofol und Opioide; zur Analgesie Fentanyl, Alfentanil, Sufentanil oder Piritramid. Die Wirkungen dieser Substanzen auf ICP, Blutdruck, CBF, zerebralen Sauerstoff-Metabolismus und CO_2-Reagibilität der zerebralen Gefäße sind in Tab. 17.3 zusammengestellt. Zur Analgosedierung bei stark erhöhtem ICP eignen sich danach insbesondere Kombinationen von Etomidat oder Barbituraten mit einem Opioid.

Die Beatmung zielt zunächst nicht auf eine Reduzierung des $paCO_2$, da hieraus eine Vasokonstriktion mit (weiteren) zerebralen Ischämien resultieren kann.

Tabelle 17.3 Wirkungen verschiedener Sedativa und Analgetika auf ICP, RR, CBF, zerebralen Sauerstoff-Metabolismus und CO₂-Reagibilität nach Werner et al. (19)

	ICP	RR	CBF	CMRO₂	CO₂-Reagibilität
Barbiturate	↓	↓	↓	↓	↔
Etomidat	↓	↔	↓	↓	↔
Propofol	↓	↓	↓	↓	↔
Benzodiazepine	(↓)	(↓)	↓	↓	↔
Opioide	(↑)	↓	↓	↓	↔
Ketamin	(↑)	(↑)	↑	↑	

- Eine Hyperventilation mit einem angestrebten endexspiratorischen pCO₂ von 30–35 mmHg (Kapnographie!) wird in der Prähospital-Phase nur dann angestrebt, wenn trotz optimaler Lagerung und Sedierung nach klinischen Kriterien keine ausreichende Senkung des ICP zu erzielen ist, z. B. bei zunehmender Anisokorie, Auftreten von Beuge- oder Streckautomatismen oder eines Diabetes insipidus.
- Die Hyperventilation ist keine prophylaktische Maßnahme.

Auch die Osmotherapie wird nur bei unzureichender Wirkung der ICP-senkenden Basismaßnahmen eingesetzt. In der Notfallsituation eignet sich Mannitol in einer Dosierung von ca. 1 g/kg Körpergewicht (KG) innerhalb 10–15 min am besten. Die Zufuhr soll nur bei akuten Hirndruckspitzen bzw. klinischen Zeichen der Mittelhirneinklemmung erfolgen und ist ebenfalls keine prophylaktische Maßnahme. Die (wohl eher theoretische) Gefahr einer Nachblutung bei vorausgegangener zerebraler Massenblutung oder SAB infolge zu starker Senkung des ICP kann in dieser Situation vernachlässigt werden. Für baldigen Blasenkatheterismus ist zu sorgen, ggf. noch während des Transports.

Da eine milde Hypothermie (34–36,5 °C) durch verminderte Lipid-Peroxidation und Glutamat-Freisetzung, Stabilisierung von Neuronen-Membranen und Aufrechterhaltung der Ionen-Homöostase neuroprotektiv wirkt, soll die Körpertemperatur des Patienten nicht über 37 °C steigen (kalte Infusionslösungen, Entkleiden, Senkung der NAW-Innentemperatur). Eine allgemein akzeptierte Indikation zur hochdosierten Gabe von Kortikosteroiden besteht nicht mehr.

Die Prognose des Patienten hängt in erheblichem Maß von der konsequenten Senkung des ICP auch während der notärztlichen Versorgung ab. Enge klinische Verlaufsbeobachtung (Bewußtseinslage, Pupillen, Motorik) und sofortige Reaktion auf Zeichen der ICP-Erhöhung sind von wesentlicher Bedeutung.

„Schlaganfälle"

Hirninfarkt, intrazerebrale Blutung und Basilaristhrombose

Grundlagen

Akute zerebrovaskuläre Ereignisse (Schlaganfälle) werden in transitorisch-ischämische Attacken (TIA) und Hirninfarkte (zusammen etwa 75–80%), zerebrale Massenblutungen (etwa 15%), SAB (etwa 5–10%) und Sinus- bzw. Hirnvenenthrombosen (1–3%) unterteilt. Bei einer TIA müssen die neurologischen Symptome nach 24 h vollständig verschwunden sein, während sie bei Hirninfarkten länger als 24 h persistieren.

Zerebrovaskuläre Erkrankungen sind die dritthäufigste Todesursache und nehmen mit steigendem Lebensalter rasch zu. Schlaganfälle gehören im Rettungsdienst zu den häufigsten nicht-traumatischen Notfällen. In seltenen Fällen können Hirninfarkte oder TIA jedoch auch durch eine traumatische Endothel-Dissektion hirnversorgender Arterien entstehen. Häufige Ursachen sind:
– Atherothrombotische Auflagerungen des Gefäßendothels, die zunächst zu einer langsamen Stenosierung und später durch einen zusätzlichen Koagel zu einem vollständigen Verschluß führen,
– embolische Verschlüsse (kardiogen oder arterio-arteriell) oder
– ein (kurzfristiger) Abfall des systemischen Blutdrucks bei vorbestehenden Gefäßstenosen.

Ätiologisch haben Hypertonus, Diabetes mellitus, Nikotin- und Alkoholabusus sowie Hypercholesterinämie die größte Bedeutung. Seltene Ursachen sind Migräne, entzündliche Gefäßkrankheiten nach viralen oder bakteriellen Infektionen (Herpes zoster, Lues), Vaskulitiden bei systemischen Autoimmunkrankheiten, die ZNS-Vaskulitis, das Cardiolipin-Antikörper-Syndrom, Hyperviskositäts-Syndrome, hereditäre Störungen der Blutgerinnung, die fibromuskuläre Dysplasie sowie Störungen des Aminosäure-Stoffwechsels (z. B. Homozystinurie). In den letzten Jahren wurde auch gehäuft über Drogen als Ursache akuter zerebrovaskulärer Erkrankungen berichtet (z. B. Kokain, Amphetamin, Phencyclidin, LSD).

Die fokale Abnahme der zerebralen Durchblutung führt zu einer Verminderung des Sauerstoff- und Glukoseangebots für die Neurone, die über keinerlei eigene Reserven dieser Energieträger verfügen. Nach einer Ischämie kommt es zu einer Kaskade pathophysiologischer Vorgänge, die letztlich im neuronalen Tod enden.

Ein wesentlicher Aspekt der Pathophysiologie zerebraler Ischämien ist die Unterscheidung von Funktions- und Strukturstoffwechsel der Neurone (17), für deren Aufrechterhaltung unterschiedliche Werte der Hirndurchblutung (Cerebral Blood Flow, CBF) erforderlich sind (Tab. 17.4).

Ein Absinken des CBF auf 15–20 ml/min bewirkt einen völligen neuronalen *Funktionsverlust*; bei rechtzeitiger Wiederherstellung der Zirkulation kann sich die Funktion jedoch wieder erholen. Sinkt der CBF weiter ab, verlieren die Zellen auch ihre *strukturelle Integrität*. Bei eingetretenem

Tabelle 17.4 Schwellenwerte der Hirndurchblutung (CBF [ml/min/100 g Hirngewebe])

CBF	Pathophysiologie	Befunde
50–55	Normalwert des globalen CBF	Wach, neurologisch unauffällig
40–50	Eingeschränkte Proteinsynthese	
25–35	Eingeschränkte Glukose-Utilisation Laktatanstieg, Azidose	Bewußtseinstrübung (somnolent, soporös), Verlangsamung im EEG
15–30	ATP-/Phosphocreatin-Abfall Glutamat- und Aspartat-Freisetzung	Koma, isoelektrische Linie im EEG, evozierte Potentiale nicht mehr ableitbar
15–20	Penumbra	
10–15	Anoxische Depolarisation mit Ca^{++}-Einstrom, K^+-Ausstrom, Lipolyse, Bildung freier Radikale, neuronaler Tod	

Gefäßverschluß wird das direkt nachgeschaltete Hirngebiet nicht oder kaum mit Energie versorgt und erleidet ausgeprägte Schäden. Es bildet sich eine Depolarisation aus, die in ihrem zentralen Bereich irreversibel ist. In der Peripherie hingegen wird durch Kollateralgefäße zumindest ein reduzierter Blutfluß aufrecht erhalten (Penumbra) und die Depolarisation kann sich ggf. zurückbilden. Gelingen Stabilisierung und Erhöhung des CBF jedoch nicht, dehnt sich das ischämische Areal immer weiter aus.

Zerebrale Massenblutungen werden überwiegend durch eine Ruptur hypertensiv veränderter zerebraler Gefäße ausgelöst. Seltenere Ursachen sind Angiome, Tumoren bzw. Metastasen, entzündliche Gefäßveränderungen sowie Gerinnungsstörungen. Das Hämatom führt zu einer intrakraniellen Raumforderung mit konsekutiver Erhöhung des ICP. Nicht selten tritt ein Ventrikeleinbruch auf, der dann oft eine Abflußbehinderung des Liquors im Sinne eines Verschluß-Hydrozephalus nach sich zieht.

Für die Therapie von „Schlaganfällen", deren Ursache der Notarzt klinisch nicht unterscheiden kann, gelten zunehmend differenziertere Empfehlungen. Das Zeitfenster, in dem noch mit einer kausalen Behandlung begonnen werden kann, beträgt beim Hirninfarkt 3 bis maximal 6 Stunden. Aufgabe des Notarztes ist es, Patienten mit Schlaganfällen so rasch wie möglich in ein Krankenhaus mit der erforderlichen Ausstattung, insbesondere Computer-Tomograph (CT), zu bringen.

Präklinische Diagnostik

Die klinische Symptomatik ist abhängig von der Lokalisation der zerebralen Läsion. Eine Unterscheidung zwischen einem ischämischen und hämorrhagischen Ereignis ist durch die klinische Untersuchung allein nicht mit ausreichender Sicherheit möglich (3).

Symptome wie stark erhöhter Blutdruck oder Kopfschmerzen deuten zwar eher auf eine Hirnblutung hin, sie kommen aber auch bei Hirninfarkten vor. Auch ein Hirnabszeß oder ein Hirntumor kann in seltenen Fällen, ebenso wie ein chronisches subdurales Hämatom, zu den gleichen Symptomen wie bei Schlaganfall führen.

Bei *supratentoriellen Läsionen* resultiert in der Regel eine kontralaterale, armbetonte Hemiparese und Fazialismundast-Parese. Der Stirnast ist bei dieser zentralen Fazialisparese aufgrund seiner bilateralen Innervation nicht betroffen. Unmittelbar nach dem Ereignis sind die Paresen meist erst schlaff; die Muskeleigenreflexe auf der betroffenen Seite sind abgeschwächt und ein positives Babinski-Zeichen ist inkonstant vorhanden. Auch die Sensibilität ist kontralateral herabgesetzt (Berührung, Schmerz, Temperatur), wobei die Patienten diese Störungen oft nur schwer wiedergeben können. Bei Läsion der sprachdominanten Hemisphäre besteht eine Aphasie mit Störungen des Wortschatzes, der Grammatik bzw. des Sprachverständnisses. Zumindest bei ausgedehnten Prozessen entwickelt sich auch ein Gesichtsfelddefekt im Sinne einer homonymen Hemianopsie zur Gegenseite, nicht selten auch eine horizontale Blicklähmung zur Gegenseite bzw. Blickwendung zur Herdseite (Déviation conjuguée). Störungen der Bewußtseinslage treten ebenfalls bei ausgedehnten Läsionen mit rasch steigendem ICP, bei Lokalisation im Hirnstamm sowie bei Entwicklung eines Hydrozephalus occlusus durch Behinderung des Liquorabflusses auf.

Bei *infratentoriellen Infarkten oder Blutungen* stehen meist Symptome wie heftiger Drehschwindel mit Übelkeit und Erbrechen sowie Nystagmus im Vordergrund, oft auch eine Dysarthrie. Muskuläre Paresen und Reflexdifferenzen sind manchmal nur gering oder fehlen ganz. Auch hier kann sich durch Druck der Blutung oder des Infarkts auf den Hirnstamm oder durch einen Verschluß-Hydrozephalus rasch eine Bewußtseinstrübung entwickeln.

Ein Sonderfall ist die *Basilaristhrombose*, bei der zahlreiche, zunächst uncharakteristisch erscheinende Symptome auftreten: Doppelbilder, Anisokorie, Gesichtsfelddefekte, Störungen der Gesichtssensibilität, Fazialisparese, Hypakusis, Drehschwindel, Gleichgewichtsstörungen, Dysphagie, Hypoglossusparese, motorische/sensible Hemisymptomatik, Pyramidenbahnzeichen, Ateminsuffizienz, vegetative Dysregulationen und Bewußtseinsstörungen. Eine Basilaristhrombose ist immer dann zu vermuten, wenn mehrere der genannten Symptome vorhanden sind. Die Erkrankung kann sich subakut über mehrere Tage entwickeln. Eine notärztliche Versorgung ist erforderlich, wenn eine höhergradige Bewußtseinstrübung oder progrediente Paresen auftreten. Die Erkrankung hat unbehandelt eine Letalität von ca. 90 %. Da eine rasche thrombolytische Behandlung diese Prognose erheblich verbessern kann, ist die Berücksichtigung dieser Verdachtsdiagnose von großer Bedeutung.

- Die neurologisch-psychiatrische Notfalluntersuchung wurde bereits dargestellt (Tab. 17.1).
- Auch bei wachen Patienten wird ein Blutzucker-Test durchgeführt, da eine Hypoglykämie auch zu fokalen neurologischen Symptomen führen kann, z. B. einer Hemiparese.
- Bei wachen bzw. gering bewußtseinsgestörten Patienten ist eine orientierende Untersuchung auf Sensibilitätsstörungen sowie Hirnwerkzeug-Störungen (Aphasie) erforderlich.
- Zur Abgrenzung gegenüber anderen Erkrankungen wird nach äußeren Verletzungszeichen, einem Meningismus sowie einem Zungen- oder Wangenbiß gesucht.
- Im Verlauf des Notarzt-Einsatzes müssen diese Symptome engmaschig kontrolliert werden.

Präklinische Therapie

Patienten mit akutem Schlaganfall werden umgehend versorgt, um sekundäre Schäden durch zunehmende Infarzierung und steigenden ICP zu vermeiden. Durch schnellen Transport in eine geeignete Klinik muß die Option für eine kausale Therapie (Lyse) erhalten werden.

Die Notfalltherapie sowohl des Hirninfarkts als auch der Hirnblutung richtet sich nach der aktuellen klinischen Symptomatik. Differenzierte Behandlungsmaßnahmen können erst nach endgültiger Diagnosestellung mittels kranialer Computer-Tomographie in der Klinik eingeleitet werden.

Bei soporösen und komatösen Patienten ist die sofortige Intubation indiziert. Bestehen klinische Zeichen der ICP-Erhöhung, sind die entsprechenden therapeutischen Maßnahmen erforderlich. Darüber hinaus sind alle Patienten mit akutem Hirninfarkt oder Hirnblutung durch Hypo- oder Hyperglykämie sowie Hypo- oder Hypertonus gefährdet. Die therapeutischen Maßnahmen sind in Tab. 17.5 zusammengestellt. Eine Antikoagulation oder gerinnungsbeeinflussende Infusionen (Dextran, Hydroxyäthylstärke) im Rahmen der Notfallbehandlung sind kontraindiziert.

- Die Patienten werden unter enger Überwachung der Kreislauf- und Atemfunktion unverzüglich in ein Krankenhaus mit CT gebracht, wo die endgültige Diagnosestellung erfolgt.
- Besteht der Verdacht auf eine Basilaristhrombose, soll der Patient in eine Klinik mit Erfahrung in der Thrombolyse zerebraler Gefäßverschlüsse gebracht werden (Neurologie, CT, Angiographie), ggf. mittels Rettungshubschrauber (RTH).
- Derzeit wird für ausgewählte Patienten eine Thrombolyse von Gefäßverschlüssen im vorderen Stromgebiet (A. carotis interna, A. cerebri media) geprüft. Ebenso wie für weitere künftige Behandlungsmöglichkeiten gilt ein Zeitfenster von 3 bis längstens 6 Stunden.

Wie in der Kardiologie wird daher zukünftig die erfolgreiche Therapie von Schlaganfällen von einer guten regionalen Organisation der präklinischen und der innerklinischen Behandlung abhängen.

Subarachnoidalblutung

Grundlagen

Eine Subarachnoidalblutung (SAB) ist nahezu immer Folge der Ruptur eines sakkulären Aneurysmas (> 60%) oder einer arteriovenösen Malformation (10 – 20%) zerebraler Gefäße. Durch die Ruptur ergießt sich Blut in den Subarachnoidalraum (basale Zisternen, Ventrikel, kortikale Sulci). Je nach Lokalisation des Aneurysmas kann sich zusätzlich ein intraparenchymatöses Hämatom entwickeln. Komplikationen der SAB sind ein Verschluß-Hydrozephalus durch Blutkoagel in den liquorableitenden Strukturen, ein Hirnödem, Vasospasmen sowie Rezidivblutungen. Die Aneurysmata sind meist im Bereich der basalen Hirnarterien (Circulus Willisii) an Gefäßaufzweigungen lokalisiert, wo es aufgrund vermehrter Wirbelbildung zu einer zunehmenden Schädigung der Gefäßwände kommt. In selteneren Fällen entsteht die SAB traumatisch oder aus einem mykotischen, tumorbedingten oder dissezierenden Aneurysma, selten auch unter Therapie mit Antikoagulantien.

Tabelle 17.5 Notfalltherapie bei Schlaganfall (nach 1)

Befund	Therapie
Hypoventilation	Intubation und Beatmung, bei wachen Patienten Sauerstoff-Insufflation 2 – 3 l/min
Hypoglykämie	Bei Blutglukose < 80 mg/dl rasche Infusion von ~ 50 ml Glukose 40%
Hyperglykämie	Da diese die zerebrale Schädigung verstärken kann, nach Klinikaufnahme Insulin-Behandlung hyperglykämischer Werte
Hypertonus	Vorsichtige antihypertensive Behandlung. Nur systolische Werte > 220 mmHg und diastolische Werte > 120 mmHg werden langsam gesenkt. Der systolische Druck soll nicht unter 180 mmHg sinken. Behandlung: z. B. 2 – 3 Sprühstöße Glyceroltrinitrat zu 0,4 mg oder Nifedipin 10 mg sublingual oder Urapidil 12,5 – 25 mg i. v. (bei 75 kg KG)
Hypotonus	Ausgleich eines Volumenmangels mit Elektrolyt-Lösungen, ggf. intravenöse Gabe von Katecholaminen
Körpertemperatur	Bei Körpertemperatur > 37,5 °C medikamentöse oder physikalische Fiebersenkung (Paracetamol, Kühlkissen, Entkleden des Patienten, Senkung der Innentemperatur im NAW)

Da es sich meist um (per-)akute, lebensbedrohliche Ereignisse handelt, ist die Häufigkeit der SAB in der Rettungsmedizin relativ hoch. Ca. 30% der Patienten mit SAB sterben noch vor Aufnahme in ein Krankenhaus oder im Verlauf der Akutbehandlung.

Präklinische Diagnostik

Die typische SAB setzt mit plötzlichen rasenden Kopfschmerzen ein („wie der Blitz aus heiterem Himmel"). Diese sind fast immer mit Übelkeit, Erbrechen und Schwindel verbunden.

Der Notarzt wird vor allem dann gerufen, wenn gleichzeitig eine Bewußtseinstrübung oder ein Koma eintritt. Wache Patienten klagen meist über heftigste Kopfschmerzen, Nackenschmerz, Hyperhidrosis, Übelkeit und Schwindel. Daneben besteht ein meist starker Meningismus, gelegentlich auch ein Opisthotonus. Bei der neurologischen Untersuchung finden sich in unterschiedlichem Maß und je nach Lokalisation der Blutung Augenmuskelparesen mit Doppelbildern und Ptose, Pupillendifferenzen, weitere Hirnnervenstörungen, eine motorische und/oder sensible Hemisymptomatik, Pyramidenbahnzeichen sowie gelegentlich Desorientiertheit und Agitiertheit mit deliranten Symptomen. Ausgedehntere Blutungen gehen mit epileptischen Anfällen, Bewußtseinstrübungen bis hin zu Koma, Beuge- oder Streckmechanismen als Zeichen der Mittelhirn-Herniation, Ateminsuffizienz, erheblichen vegetativen Entgleisungen (Diabetes insipidus, zentrale Hyperthermie, Tachyarrhythmie, Hypo- und Hypertonie) und selten einem neurogenen Lungenödem einher. In bis zu 10% der Patienten tritt der Tod innerhalb weniger Minuten ein. Bei tief komatösen Patienten kann ein Meningismus fehlen. Zur Einschätzung des Schweregrades wird allgemein die Skala nach Hunt und Hess (Tab. 17.**6**) verwendet.

Auslösende Ereignisse wie das Tragen schwerer Lasten, Defäkation, Hustenanfälle und Koitus können durch Erhebung der (Fremd-)Anamnese erfragt werden. Ca. 30% der SAB ereignen sich allerdings im Schlaf. Bei genauer Befragung lassen sich bei mindestens 10% der Patienten kleinere „Warnblutungen" mit kurzen heftigen Kopfschmerzen, Übelkeit und Schwindel eruieren, die spontan innerhalb von Stunden oder Tagen abklingen.

Die allgemeine nichtärztliche Untersuchung folgt wieder den Angaben in Tab. 17.**1**. Zunächst stehen die Überprüfung der Vitalparameter und die Blutzucker-Kontrolle im Vordergrund. Insbesondere bei schwerer SAB finden sich schon am Notfallort EKG-Veränderungen wie Tachyarrhythmie, hohe oder negative T-Wellen und verlängerte QT-Dauer meist als Ausdruck einer Sympathikus-Stimulation, die sich unter entsprechender Behandlung zurückbilden. Daher ist eine genaue EKG-Dokumentation erforderlich. Auch die Verkennung einer SAB als Herzinfarkt wurde berichtet, insbesondere wenn lediglich geringe Kopfschmerzen oder Übelkeit bestehen (18).

Zu den häufigsten Fehldiagnosen bei SAB zählen HWS-Distorsion, Migräne und andere Kopfschmerz-Syndrome, Meningoenzephalitis, intrazerebrale Blutung, Intoxikationen und epileptische Anfälle. Andererseits können ein Grand Mal oder andere epileptische Anfälle ebenso wie eine akute Störung der Orientierung erste Symptome der akuten SAB sein. Die genaue Erhebung der Anamnese ist daher, wenn überhaupt möglich, von wesentlicher Bedeutung.

Präklinische Therapie

Die Notfalltherapie der SAB (Tab. 17.**7**) muß die aktuellen Symptome und zahlreichen Komplikationsmöglichkeiten der SAB berücksichtigen.

- Bei Ateminsuffizienz sowie höhergradiger Bewußtseinstrübung gelten die üblichen Indikationen zur Intubation und Beatmung.
- Der systolische Druck soll zwischen 110 und 140 mmHg eingestellt werden. Höhere Werte vergrößern die Gefahr der Rezidivblutung, niedrigere Werte können beim Vorliegen eines Hirnödems bzw. einer intrakraniellen Drucksteigerung zur kritischen Erniedrigung des CPP führen.
- Als Richtschnur gilt, daß der ICP in der ersten Phase einer SAB meist nicht oberhalb von 20–30 mmHg liegt, so daß ein MAP von ca. 100 mmHg bzw. ein systolischer Wert von 130 mmHg eingehalten werden soll.
- Bei tief komatösen Patienten ist von einem höheren ICP auszugehen und daher auch ein höherer MAP anzustreben.

In der Notfallsituation ist vor allem die Gefahr einer Rezidivblutung zu beachten, deren Häufigkeit innerhalb der ersten 48 Stunden am größten ist. Sie äußert sich meist durch abrupte Zunahme der Kopfschmerzen oder Zunahme der neurologischen Symptome bzw. der Bewußtseinstrübung und verschlechtert die Prognose erheblich.

Treten trotz dieser Maßnahmen weiterhin klinische Zeichen des erhöhten ICP auf oder nehmen diese zu, ist die Gabe von Mannitol (ca. 1 g/kg KG in 10 -15 min) indiziert.

Tabelle 17.**6** Stadieneinteilung der SAB nach Hunt und Hess (7)

Grad	Kriterien
0	nicht rupturiertes Aneurysma
I	Asymptomatisch oder geringer Kopfschmerz mit geringem Meningismus
II	Mäßiger bis stärkster Kopfschmerz, Meningismus, bis auf Hirnnervenbeteiligung keine neurologischen Symptome
III	Somnolenz, Desorientiertheit, leichte neurologische Herdsymptome
IV	Sopor, geringe bis schwere Hemiparese, ggf. beginnende Beuge- oder Streckautomatismen, vegetative Störungen
V	Tiefes Koma, Beuge- oder Streckautomatismen, moribunder Zustand

Tabelle 17.7 Notfalltherapie der SAB nach Hunt und Hess (7)

Therapie bei wachen oder gering bewußtseinsgetrübten Patienten

- Strenge körperliche Ruhe
- Intravenöser Zugang, Halb- oder Vollelektrolyt-Lösung, EKG-Monitor
- Vorsichtige Sedierung mit kurzwirksamen Benzodiazepinen, z. B. Midazolam fraktioniert 1,5 – 3 mg oder Diazepam 5 – 10 mg (bei 75 kg KG) nach Bedarf i. v., vor allem, wenn der Patient schmerzgequält und unruhig ist
- Zur Analgesie (Kopfschmerzen) Opioide, z. B. Piritramid 3 – 7,5 mg (bei 75 kg KG) i. v., *keine Acetylsalicylsäure*
- Bei Bedarf vorsichtige Blutdrucksenkung, z. B. 2 – 3 Sprühstöße Glyceroltrinitrat zu 0,4 mg oder Nifedipin 10 mg sublingual oder Urapidil 12,5 – 25 mg i. v. (bei 75 kg KG)
- Bei Bedarf vorsichtige Blutdrucksteigerung mit Infusionslösungen (Halb- oder Vollelektrolyt-Lösung; keine Hydroxyäthylstärke im NAW).

Therapie bei soporösen und komatösen Patienten

- Sedierung mit kurzwirksamen Benzodiazepinen, Barbituraten oder Etomidat, dann orotracheale Intubation und Beatmung. Gegenhusten und Würger während der Intubation müssen unbedingt vermieden werden (Gefahr der Nachblutung)
- Fortführung der Sedierung bei Blutdruckspitzen, motorischen Automatismen, Gegenatmen
- 30°-Hochlagerung des Oberkörpers, wenn systolischer Druck > 110 mmHg
- Geradelagerung des Kopfes
- Normoventilation mit einem endexspiratorischen CO_2 von ca. 40 mmHg
- Milde Hyperventilation unter Überwachung mit Kapnographie nur bei klinischer Verschlechterung, z. B. Auftreten motorischer Automatismen, Entwicklung einer Anisokorie bzw. zunehmender Mydriasis
- Vermeidung von Körpertemperaturen > 37,5 °C (z. B. Entkleiden des Patienten, Senkung der Innentemperatur im NAW)

Die Gefahr einer Nachblutung durch zu starke Senkung des ICP kann in dieser Situation ebenso wie bei der Therapie der intrazerebralen Blutung vernachlässigt werden. Engmaschige klinische Kontrollen (Bewußtseinslage, Pupillen, Motorik) und sofortige Therapie bei erneuten Zeichen eines ICP-Anstiegs sind erforderlich. Kortikosteroide sind nicht indiziert.

- Patienten mit klinisch eindeutiger SAB müssen in ein Krankenhaus mit neurochirurgischer Fachabteilung gebracht werden.

Dort wird die Diagnose gesichert und die Blutungsquelle operativ ausgeschaltet. Je nach regionalen Gegebenheiten kann auch ein gezielter primärer Transport mit dem RTH erforderlich werden. Ist die Diagnose primär unklar, wird der Patient in das nächste Krankenhaus, welches über ein CT und einen neurologisch/neurochirurgischen Konsiliardienst verfügt, gebracht.

Anfallsleiden

Grundlagen

Die Symptome zerebraler Anfälle sind außerordentlich vielgestaltig. Eine alle Gesichtspunkte berücksichtigende Klassifikation ist schwierig, da neben den klinischen Symptomen auch Kategorien wie Anatomie, Ätiologie und Manifestationsalter berücksichtigt werden müssen. 1969 wurde eine Klassifikation entwickelt, die insbesondere den klinischen Symptomen Rechnung trägt und seit einer Revision 1981 weltweit akzeptiert ist (4).

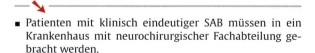

Für die Notfallmedizin sind nur wenige Anfallstypen von Bedeutung, insbesondere der generalisierte tonisch-klonische Anfall (Grand mal). Der Notarzt wird jedoch auch mit einigen anderen Anfallstypen konfrontiert, die aufgrund ihrer geringen oder versteckten Symptome oft nicht leicht zu erkennen sind. Hierzu gehören u. a. Jackson-Anfälle und Dämmerattacken. Psychogene Anfälle können ebenfalls sehr dramatisch ausgestaltet sein.

Einzelne Anfälle können hinsichtlich ihres Beginns und Endes klar abgegrenzt werden. Bei einer *Anfallsserie* treten innerhalb kürzerer Zeit mehrere Anfälle auf, zwischen denen der Patient das Bewußtsein aber wieder erlangt. Ein *Status epilepticus* dagegen ist als Zustand länger dauernder epileptischer Aktivität definiert, der in seiner Intensität schwanken kann und in dessen Verlauf der Patient das Bewußtsein nicht wieder erlangt.

Ebenso wie die Symptomatik ist auch die Ätiologie epileptischer Anfälle heterogen. Neben einer genetischen Disposition, z. B. im Rahmen vererbter Hirnerkrankungen, kommen insbesondere prä- oder perinatale Hirnschädigungen, Schädel-Hirn-Verletzungen sowie entzündliche, zerebrovaskuläre, neoplastische oder toxische Erkrankungen des Hirns in Betracht.

Epileptische Anfälle sind Ausdruck einer plötzlichen elektrischen (synchronen) Entladung von Neuronenverbänden in einem Teil des Gehirns. Die Anfallstypen bzw. deren klinische Symptome werden dabei von Lokalisation und Ausbreitungsmuster dieser Entladung bestimmt.

Bei fokalen (partiellen) Anfällen ist die Entladung auf eine bestimmte anatomische Struktur beschränkt. Bei zahlreichen Patienten breitet sie sich jedoch weiter aus und führt dann zur sekundären Generalisierung des Anfalls (12).

Die Inzidenz epileptischer Anfallsleiden ist im Kindesalter am höchsten, im frühen Erwachsenenalter nur gering und steigt mit fortschreitendem Alter leicht an. Insgesamt ist die Epilepsie, neben den zerebrovaskulären Erkrankungen, das wohl häufigste neurologische Leiden. Epileptische Anfälle sind in der Notfallmedizin daher häufiger Einsatzgrund, zumal die Symptome oft dramatisch anmuten und vor allem ein Grand Mal durchaus lebensbedrohlichen Charakter annehmen kann.

Präklinische Diagnostik

Der *generalisierte tonisch-klonische Anfall (Grand Mal)* beginnt typischerweise mit einer Aura, gefolgt von einem Initialschrei mit anschließendem plötzlichen Bewußtseinsverlust und Sturz, dem sich wiederum eine Phase massiver tonischer Muskelverspannung, häufig mit Zungen- oder Wangenbiß, anschließt. In der danach einsetzenden klonischen Phase mit ungeregelten heftigen Muskelbewegungen („Zuckungen") sind die Pupillen meist weit und reagieren nicht oder nur gering auf Licht. Die Atmung ist röchelnd und gepreßt, die Patienten bringen blasigen, durch den Zungenbiß oft blutig tingierten Speichel hervor („Schaum vor dem Mund"). Die Atmung ist in dieser Phase insuffizient und es kann ein kurzer Atemstillstand eintreten. Die Patienten zeigen oft eine ausgeprägte Zyanose. Einnässen und Einkoten sind häufig. Der Anfall sistiert in der Regel nach 5–8 min, und es folgt ein unterschiedlich langer Nachschlaf. Nach einem solchen Grand Mal können zuvor nicht vorhandene Paresen, Pupillendifferenzen oder Pyramidenbahnzeichen auftreten, die sich im Verlauf der folgenden Stunden wieder zurückbilden (Toddsche Lähmung).

Bei einem *Jackson-Anfall* finden sich meist einseitige klonische Bewegungen einer umschriebenen Körperregion, z. B. im Gesicht oder Arm. Sie können sich ipsilateral ausbreiten („Jackson-Marsch"). Die Patienten bleiben bewußtseinsklar. Der Anfall hält in der Regel nur wenige Minuten an. *(Psychomotorische) Dämmerattacken* sind durch meist nur einige Minuten dauernde motorische Automatismen gekennzeichnet, oft verbunden mit akustischen oder optischen Halluzinationen und Verhaltensauffälligkeiten. Dämmerattacken können sich zu einem viele Stunden oder Tage dauernden *Dämmerzustand* ausdehnen, in dessen Verlauf der Patient orientiert ist, sich meist unauffällig verhält und besonnen erscheint, anschließend jedoch keine Erinnerung mehr an diese Zeit hat. *Psychogene Anfälle* sind in ihrer Symptomatik ebenfalls sehr vielgestaltig, und es fällt oft schwer, sie von organisch bedingten Anfällen zu differenzieren. Es finden sich synkopale Anfälle, bei denen der Patient mit geschlossenen Augen hinfällt und unbeweglich, jedoch oft mit heftigem Lidflattern liegenbleibt; Wutanfälle mit Sturz, lautem Schreien, Beißen und Kratzen; Anfälle mit willkürlicher Hypo- oder kurzer Apnoe, Opisthotonus und Selbstverletzungen. Die Pupillen reagieren, im Gegensatz zu den meisten Grands maux, auf Licht. Zu beachten ist, daß bei zahlreichen Patienten mit psychogenen Anfällen gleichzeitig ein organisches Anfallsleiden besteht.

Beim Grand Mal wird der Notarzt in der Regel frühestens im tonischen/klonischen Stadium eintreffen und dann von Anwesenden weitere anamnestische Informationen erfragen, insbesondere die Dauer des aktuellen Anfalls, auslösende Situationen, bereits bestehende antikonvulsive Medikation, Anfallshäufigkeit und Grunderkrankung. Symptome wie Einnässen oder Einkoten werden registriert, nach einem Zungen- oder Wangenbiß ist zu suchen. Meist erst nach Ende des Anfalls kann eine kurze Untersuchung (Tab. 17.1) vorgenommen werden. Ein Blutzucker-Test ist obligat.

Differentialdiagnostisch ist das klassische Grand Mal kaum zu verwechseln. Beim Fehlen einzelner Symptome müssen vor allem Herzrhythmusstörungen, Synkopen, Hypoglykämien, psychogene Anfälle, Panikattacken und Hyperventilationsanfälle erwogen werden. Jackson-Anfälle sind vor allem gegen transitorisch-ischämische Attacken und eine Migraine accompagnée abzugrenzen.

Präklinische Therapie

Beim Grand Mal gilt es zunächst, Selbstverletzungen des Patienten zu vermeiden, z. B. durch Abpolstern des Kopfes und Entfernen gefährlicher Gegenstände. Die Zunge soll möglichst mit einem Beißkeil geschützt werden. Der Versuch, den einmal geschlossenen Mund zu öffnen, ist jedoch sinnlos und evtl. gefährlich. Da generalisierte tonisch-klonische Anfälle fast immer selbstlimitierend sind, ist eine aktive medikamentöse Behandlung primär nicht erforderlich. Nach Ende des Anfalls kann der Patient problemlos mit einem venösen Zugang versorgt und transportiert werden.

- Sistiert der Anfall innerhalb von 7–10 min nicht oder liegt ein Status epilepticus vor, wird Diazepam in einer Dosis von etwa 0,15 mg/kg KG (10 mg bei 75 kg KG) nach Wirkung i. v. zugeführt, bei fehlendem venösen Zugang auch als Rektiole.
- Statt Diazepam können auch Midazolam (etwa 0,1 mg/kg KG), Thiopental (5–7 mg/kg KG) oder Etomidat (etwa 0,2 mg/kg KG) verwendet werden.
- Eine Indikation zur Gabe von Phenytoin im Notfalleinsatz besteht nicht.

Ein Status epilepticus erfordert immer die rasche Unterbrechung der Anfälle, um sekundäre zerebrale Schäden durch Hypoxie zu vermeiden. Alle Patienten erhalten Sauerstoff (2–3 l/min) über eine Nasensonde. Bei wiederholter Zufuhr antikonvulsiv wirkender Substanzen in kurzen Abständen kann es zur Ateminsuffizienz und Aspirationsgefahr kommen, so daß hier die Indikation zur Intubation und Beatmung gegeben ist.

- Bei Jackson-Anfällen ist es in der Regel ausreichend, das Ende des Anfalls abzuwarten. Bei prolongiertem Anfall sind Benzodiazepine Mittel der Wahl. Gleiches gilt für Dämmerattacken.

- Psychogene Anfälle bedürfen meist keiner medikamentösen Behandlung. Besteht oder entwickelt sich ein psychogener Ausnahmezustand, ist wiederum die Gabe von Benzodiazepinen indiziert.

Nach erfolgreicher Behandlung soll der Patient, auch wenn er wieder wach ist, in eine geeignete Klinik (Intensivstation, neurologische Fachabteilung bzw. Konsiliardienst) gebracht werden, um die Ursache des Anfalls zu klären (Erstmanifestation eines Anfallsleidens, subdurales Hämatom, Hirntumor, Enzephalitis, Verschlimmerung einer bestehenden Epilepsie, ungenügende medikamentöse Compliance).

- Eine zwingende Indikation zur Klinikeinweisung ergibt sich insbesondere bei vermutlich intoxikierten Patienten nach SHT, die bereits wieder wach sind („banaler" Sturz im Alkoholrausch mit anschließendem oder vorausgegangenem epileptischen Anfall).

Ausnahmen sollen nur gemacht werden, wenn der Patient postiktal wieder vollständig wach ist, keine zusätzlichen neurologischen Symptome aufweist, das Anfallsleiden und möglichst die aktuell auslösende Ursache bekannt sind, eine antikonvulsive Behandlung besteht und er in den folgenden Stunden kontinuierlich betreut werden kann.

Meningitiden und Enzephalitiden

Grundlagen

Eine klinisch eindeutige Unterscheidung zwischen Meningitis (Hirnhautentzündung) und Enzephalitis (Hirnentzündung) ist in der Regel nicht möglich. Vielmehr handelt es sich fast immer um eine Meningoenzephalitis. Erreger von Meningitiden sind meist Bakterien, vor allem Meningokokken, Pneumokokken, Staphylokokken oder, bevorzugt bei Kindern, Haemophilus influenzae. Schwere Enzephalitiden werden vor allem durch Viren ausgelöst, in Deutschland ganz besonders durch solche der Herpes-Gruppe (H. simplex, H. zoster, Zytomegalie), seltener durch Masern-, Mumps-, Rötelnviren oder andere. In einigen Gebieten ist zusätzlich mit dem Vorkommen einer Frühsommer-Meningoenzephalitis (FSME, „Zecken-Enzephalitis") zu rechnen, die einen gelegentlich schweren Verlauf nehmen kann. Seltener sind Hirnabszesse, die in aller Regel durch aerobe oder anaerobe Bakterien hervorgerufen werden. Sie führen zu einer umschriebenen Entzündung des Hirnparenchyms mit meist fokalen neurologischen Symptomen.

Das Eindringen von Bakterien in das Gehirn erfolgt über entzündliche Nachbarschaftsprozesse (Nasennebenhöhlen, Mittelohr, Zähne), hämatogen oder traumatisch. Virale Infektionen werden hämatogen oder im Zuge einer endogenen Reaktivierung (Herpes-Viren) hervorgerufen.

Präklinische Diagnostik

Wichtigste Symptome einer fulminanten Meningitis sind Kopf- und Nackenschmerzen, Übelkeit, Erbrechen, Meningismus, Lichtscheu und allgemeine Überempfindlichkeit sowie psychomotorische Unruhe und Bewußtseinstrübung.

In perakuten Fällen sind die Patienten innerhalb weniger Stunden komatös. Klinische Entzündungszeichen wie Fieber, Schüttelfrost und Tachykardie sind praktisch immer vorhanden. Meningokokken-Erkrankungen führen oft zu petechialen Hauterscheinungen an Gliedern und Rumpf. Pneumokokken-Meningitiden werden häufig von einem ausgeprägten Herpes labialis begleitet.

Während bei der klassischen Meningitis eine Hemiparese oder andere fokale Symptome eher selten sind, gehen Enzephalitiden und Hirnabszesse fast immer mit weiteren Zeichen wie psychischen Veränderungen (Halluzinationen, Wesensveränderung, Orientierungsstörungen u. a.) und neurologischen Herdsymptomen (Paresen, epileptische Anfälle) einher.

- Neben der Kreislaufsituation, den respiratorischen Funktionen und dem Blutzucker-Test ist insbesondere auf die Körpertemperatur, Hautveränderungen und ggf. Zeichen einer hämorrhagischen Diathese zu achten.
- Die neurologische Untersuchung beinhaltet vor allem die Einschätzung einer Bewußtseinstrübung, der Pupillenfunktion und eines Meningismus, darüber hinaus müssen neurologische Herdsymptome dokumentiert werden.

Bei höhergradiger Bewußtseinsstörung oder fokalen neurologischen Symptomen umfaßt die *Differentialdiagnose* alle akuten zerebrovaskulären, traumatischen, neoplastischen und stoffwechselbedingten Erkrankungen des Gehirns sowie Intoxikationen. Bei Meningismus ist eine SAB abzugrenzen, zumal auch diese Erkrankung mit initial erhöhter Körpertemperatur einhergehen kann.

Präklinische Therapie

- Die Notfalltherapie orientiert sich an der aktuellen Symptomatik, das heißt Stabilisierung der Vitalparameter, Behandlung eines erhöhten ICP bei entsprechenden klinischen Zeichen oder antikonvulsive Therapie beim Auftreten zerebraler Krampfanfälle.

Darüber hinaus ergeben sich keine speziellen therapeutischen Möglichkeiten, da der antibiotischen Behandlung zunächst eine kraniale Computer-Tomographie und eine Lumbalpunktion vorausgehen müssen. Bei Meningokokken-Meningitis kann als Umgebungsprophylaxe für das Rettungspersonal die Gabe von Rifampicin diskutiert werden (2 x 600 mg per os über 2 Tage).

Patienten mit schwerer Meningitis oder Enzephalitis sollen in ein Krankenhaus mit neurologischer Intensivstation (mindestens Intensivstation mit engmaschigem neurologischem Konsiliardienst) gebracht werden. Bei bakteriellen Meningitiden muß der Beginn einer antibiotischen Behandlung auf schnellstem Weg gewährleistet werden.

Spinale Erkrankungen

Grundlagen

Akute spinale Erkrankungen betreffen entweder nur das Rückenmark selbst oder gleichzeitig auch die Spinalwurzeln. Sie führen zu Funktionsstörungen der langen motorischen und sensiblen Bahnen des Rückenmarks bzw. zu lokalen oder segmentalen Ausfällen. Oft ist das autonome Nervensystem beteiligt. Auch *Kompressionssyndrome durch Bandscheibenvorfälle* werden dieser Gruppe zugerechnet, zumal größere Bandscheibenvorfälle sowohl eine Markschädigung (zervikal, thorakal) als auch eine Wurzelaffektion nach sich ziehen können.

Ursachen spinaler Erkrankungen sind vor allem traumatische (siehe Kapitel „Notfälle aus der Neurochirurgie") und vaskuläre, seltener tumoröse, spondylogene, entzündliche und degenerative Prozesse. Die jeweilige Symptomatik wird von der Höhenlage und Lokalisation des Prozesses bestimmt.

Akute spinale Erkrankungen sind im Rettungsdienst eher selten. Sie müssen vor allem bei hohen Querschnittsläsionen mit vitaler Bedrohung durch Ateminsuffizienz notärztlich behandelt werden. Der Verlauf ist, abgesehen vom spinalen Trauma, oft subakut und erstreckt sich über viele Stunden bis zu mehreren Tagen. Lediglich die ischämische Myelopathie kann sich gelegentlich innerhalb von weniger als 1 bis 2 Stunden oder sogar perakut einstellen.

Präklinische Diagnostik

Liegt die Läsion im *Halsmark oberhalb C 4*, besteht neben der Tetraparese eine Zwerchfell-Lähmung und es tritt eine akute respiratorische Insuffizienz mit vitaler Bedrohung ein. Liegt die Schädigung noch höher, etwa im Bereich des *Atlas (Densfraktur)*, kommt es außerdem zu Störungen der Atemhilfsmuskulatur und der willkürlichen Kopfbewegungen. Bei einer *thorakalen Schädigung* des Rückenmarks finden sich Paresen und Sensibilitätsstörungen unterhalb der Läsion, also vor allem im Bereich der Beine. *Lumbale Prozesse* unterhalb L 2 führen zu schlaffen Beinparesen. Das *Konus-Syndrom* (Läsion des Conus medullaris) ist durch Reithosen-Anästhesie (S 3 – S 5) sowie Blasen- und Mastdarmstörungen gekennzeichnet; in der Regel sind auch Paresen an den unteren Extremitäten vorhanden. Raumfordernde Prozesse unterhalb des 2. Lendenwirbels verursachen ein *Kauda-Syndrom*. Es ist durch eine unter heftigen Schmerzen einsetzende schlaffe Lähmung der Beine mit Verlust der Bein-Eigenreflexe, radikulär verteilte Sensibilitätsausfälle sowie Mastdarm- und Blasenstörungen gekennzeichnet.

- Bei der klinisch-neurologischen Untersuchung muß insbesondere auf eine Ateminsuffizienz, latente und manifeste Paresen, Pyramidenbahnzeichen, Muskelfaszikulationen, dissoziierte Sensibilitätsstörungen, die Höhenlokalisation der Sensibilitätsstörungen sowie Paresen und Blasen-Mastdarmstörungen geachtet werden.

Die verschiedenen zugrunde liegenden Erkrankungen lassen sich durch die klinische Untersuchung in der Regel nicht sicher differenzieren. Bei heftigen Schmerzen ist jedoch ein raumfordernder spinaler Prozeß, bei erhöhter Körpertemperatur eine entzündliche Ursache am wahrscheinlichsten.

Zervikale Bandscheibenvorfälle führen nur in Ausnahmefällen zur akuten Querschnittssymptomatik. Ebenso wie bei lumbaler Lokalisation stehen heftige Schmerzen (häufig Verstärkung beim Husten, Niesen, Pressen) zusammen mit radikulären Sensibilitätsstörungen und umschriebenen Paresen im Vordergrund. C 6-Läsionen führen u. a. zu Schmerzen und Sensibilitätsstörungen im Bereich des radialen Unterarmes und des Daumens sowie einer Bizepsparese. Bei C 7-Läsionen sind die Finger 2 – 4 sensibel sowie u. a. der M. triceps brachii motorisch betroffen. Läsionen bei C 8 betreffen sensibel u. a. den Kleinfinger und motorisch die kleinen Handmuskeln. *Im lumbalen Bereich* sind motorisch am häufigsten die Fuß-/Zehenhebung (L 5) und die Fuß-/Zehensenkung (S 1) geschädigt. Im betroffenen Segment bestehen eine Reflexabschwächung sowie eine radikuläre Hyp- oder Dysästhesie. Der lumbale Massenprolaps kann zudem ein Konus- oder Kauda-Syndrom mit Blasenentleerungsstörung zur Folge haben.

Eine *Myelitis* führt ebenso wie *raumfordernde Rückenmarkprozesse* (Tumoren, Blutungen, Abszesse) zu Läsionen der langen Bahnen, das heißt der sensiblen und motorischen Leitungen, und damit zu einem inkompletten oder kompletten Querschnittsyndrom, verbunden mit Störungen der Blasen- und/oder Darmentleerung. Spondylitis und Spondylodiszitis mit epiduraler Abszeßbildung rufen mitunter eine schmerzhafte Kompression des Rückenmarks mit Para- oder Tetraparese und gleichzeitigem septischen Krankheitsbild hervor.

Vaskuläre Rückenmarkschädigungen entwickeln sich als Spinalis-Anterior-Syndrom, spontan oder nach Operationen der Aorta descendens mit Clamping, außerdem bei intraspinalen Anzapfsyndromen durch Hämangiome sowie bei spinaler SAB. Andere myelomalazische Prozesse äußern sich in partiellen oder kompletten Querschnittssyndromen. Bei akutem Querschnittssyndrom mit Pulsverlust der Beinarterien muß auch an das Leriche-Syndrom oder eine Dissektion der Aorta abdominalis gedacht werden.

- Die präklinische Notfalldiagnostik umfaßt neben der Suche nach pathologischen Vitalparametern (insbesondere beim spinalen Schock) einschließlich EKG vor allem die neurologische Untersuchung: Paresen, Reflexe, Blasenfüllung, bei wachen Patienten auch eine orientierende Untersuchung auf Sensibilitätsstörungen.

Präklinische Therapie

Die notärztliche Therapie ist fast ausschließlich symptomatisch. Patienten mit rasch sich entwickelnden Tetra- und Paraparesen droht eine Ateminsuffizienz.

- Sinken Vitalkapazität oder pulsoxymetrische Sättigung ab, muß frühzeitig intubiert und beatmet werden.
- Bei Hypotonie und Bradykardie, z. B. bei spinalem Schock, sind Volumengabe und Katecholamine indiziert.
- Bei starken Schmerzen (zervikale und lumbale Bandscheibenvorfälle) kann der Einsatz starkwirksamer Analgetika erforderlich werden (siehe Kapitel „Analgesie und Anästhesie im Rettungsdienst").

Je nach vermuteter Ursache ist für einen raschen Transport in eine neurologische (Ischämie, Myelitis) oder neurochirurgische Klinik (Trauma, Bandscheibenvorfall, Tumor) zu sorgen.

Akute Erkrankungen des peripheren Nervensystems und der Muskulatur

Akute Polyradikulitis (Guillain-Barré-Syndrom) und Porphyrie-Polyneuropathie

Grundlagen

Die *akute Polyradikulitis* ist eine fast immer monophasisch verlaufende Erkrankung des peripheren Nervensystems mit meist symmetrisch aufsteigendem Charakter. Sie führt zu einer progredienten Paraparese, später Tetraparese, evtl. mit Beteiligung der Atemmuskulatur sowie der Schluck-, Gesichts- und Augenmuskeln. Sie tritt in jedem Lebensalter auf und führt bei bis zu 30 % der Betroffenen zu einer vitalen Gefährdung. Eine immunologische Genese ist gesichert.

Bei der *Porphyrie* entwickelt sich die akute Polyneuropathie wahrscheinlich durch rasche Akkumulation der Aminolävulin-Säure nach Aktivierung des hepatischen P450-Cytochrom-Systems durch eine Vielzahl von Medikamenten sowie durch Hormone oder eine Hypoglykämie (20).

Präklinische Diagnostik

Ursache der *Polyradikulitis* ist meist ein viraler oder bakterieller Infekt. In mehrtägigem Abstand entwickeln sich die neurologischen Störungen: Rasch aufsteigende schlaffe Paresen bis zur Tetraplegie, erlöschende oder fehlende Muskeleigenreflexe, distal betonte sensible Störungen (Schmerzen, Hyp-, Dysästhesien) sowie autonome Regulationsstörungen. Positive Pyramidenbahnzeichen (z. B. Babinski-Zeichen) schließen die Diagnose aus. Bei zusätzlichem Befall von Hirnnerven finden sich eine ein- oder beidseitige periphere Fazialisparese, eine Dysarthrie sowie eine Kau-, vor allem aber eine Schluckschwäche. Eine vitale Bedrohung entwickelt sich aufgrund einer respiratorischen Insuffizienz (bis 20 %) sowie beim Auftreten autonomer Funktionsstörungen (ca. 30 %), insbesondere Bradykardien oder Asystolien.

Die Symptomatik der *Porphyrie-Polyneuropathie* ist meist ähnlich, es geht ihr aber in der Regel eine abdominelle Schmerzsymptomatik mit kolikartigen Bauchkrämpfen voraus. Im Gegensatz zum Guillain-Barré-Syndrom besteht oft eine psychiatrische Symptomatik mit Unruhe, Desorientiertheit, Halluzinationen, evtl. epileptischen Anfällen und Koma. Die Entwicklung einer Ateminsuffizienz bei der Porphyrie-Polyneuropathie ist selten.

- Die neurologische Untersuchung wird wiederum nach Überprüfung der Vitalparameter durchgeführt und umfaßt das Ausmaß und die Verteilung der Paresen einschließlich der bulbären Muskeln (Dysarthrie, zunehmendes Verschlucken?), die Frage nach Doppelbildern als Ausdruck einer Augenmuskelparese, grobe Abschätzung sensibler Störungen, den Meningismus sowie die Prüfung des Babinski-Zeichens.
- Auch auf psychiatrische Symptome ist zu achten.

Wegen der Gefahr der respiratorischen Insuffizienz sollen die Patienten pulsoxymetrisch überwacht werden. Ebenso sind ein fortlaufendes EKG-Monitoring und engmaschige Blutdruckkontrollen erforderlich. Bei abdomineller Symptomatik muß eine entsprechende klinische Untersuchung erfolgen, dies auch zur Abgrenzung abdominalchirurgischer Erkrankungen. Wegen der beim Guillain-Barré-Syndrom häufigen Störungen der Blasenentleerung können Unruhe und abdominelle Schmerzen auch durch eine stark gefüllte Blase hervorgerufen werden.

Präklinische Therapie

Die präklinische Behandlung des Guillain-Barré-Syndroms ist symptomatisch. Liegt keine respiratorische Insuffizienz vor und bestehen keine manifesten autonomen Störungen, wird der Patient unter engmaschiger Kreislauf- und Atemkontrolle und nach Legen eines Venenzuganges transportiert.

- Bei manifester respiratorischer Insuffizienz und ausgeprägter Schluckstörung erfolgt die Intubation.
- Das Einsetzen des Intubationsspatels kann aufgrund überschießender vegetativer Reaktionen zu einer reflektorischen Asystolie führen. Gleiches gilt bei sämtlichen weiteren Manipulationen am Patienten wie Absaugen, Lagern und Legen venöser Zugänge.
- Zur Einleitung eignen sich Benzodiazepine, Barbiturate und Etomidat. Eine Relaxierung ist meist nicht erforderlich.

Ist die Harnblase stark gefüllt, kann bereits während des Transportes ein Blasenkatheterismus erforderlich werden. Hochgradige Bradykardien oder eine Asystolie erfordern die Gabe von Atropin (bei 75 kg KG 0,5 bis maximal 2 mg i. v.).

Besteht eine gesicherte oder vermutete Porphyrie, müssen Porphyrie-verstärkende Medikamente unbedingt vermieden werden. Hierzu zählen vor allem die Barbiturate. Dagegen gelten Midazolam, Ketamin, Fentanyl, Succinylcholin und Vecuronium als ungefährlich (16).

Zur Sedierung bei Unruhe und deliranten Symptomen eignet sich insbesondere Midazolam. Eine Hypoglykämie, die ebenfalls eine porphyrische Krise auslösen kann, wird durch Infusion von Glukose behandelt. Die weitere Behandlung der Polyradikulitis und einer Porphyrie-Polyneuropathie soll auf einer neurologischen Intensivstation erfolgen.

Myasthenia gravis

Die Myasthenia gravis ist eine Autoimmunkrankheit, bei der zirkulierende Antikörper gegen die muskulären Acetylcholin-Rezeptoren zu einer Zerstörung der Rezeptoren und damit einer Einschränkung der neuromuskulären Transmission führen.

Klinisch resultiert eine belastungsabhängige oder spontane abnorme Ermüdbarkeit der quergestreiften Muskulatur mit okulären Symptomen (ein- oder beidseitige Ptose, Augenmotilitätsstörungen mit Doppelbildern), proximal betonten Paresen der Arme und Beine sowie bulbären Störungen (muskuläre Schluck- und Kauschwäche, respiratorische Insuffizienz, Dysarthrie). Die Symptome können in jeder Kombination auftreten.

Gefährdet sind vor allem Patienten mit bulbären Symptomen im Rahmen einer *myasthenen Krise* aufgrund einer sich entwickelnden arteriellen Hypoxämie und wiederholten Aspirationen.

Auffällig sind die Betroffenen meist durch schlaffe Gesichtszüge (Facies myopathica), offenstehenden Mund, Salivation (Speichel kann nicht geschluckt werden), Tachypnoe sowie Tachykardie.

Die *Notfalldiagnostik* erfordert die Überprüfung der Vitalparameter, insbesondere der respiratorischen Funktionen, sowie eine kurze neurologische Untersuchung.

- Die Indikation zur Intubation ist großzügig zu stellen, da sich die Patienten oft rasch erschöpfen und ein plötzlicher Atemstillstand resultieren kann.

Zur Intubation eignen sich Etomidat und Barbiturate, während Benzodiazepine und Muskelrelaxantien zu vermeiden sind. Phenytoin, Betablocker und Chinidin-Derivate sind wegen ihrer Myasthenie-verstärkenden Wirkung kontraindiziert. Eine medikamentöse Behandlung mit Cholinesterase-Hemmstoffen während des Transports ist nicht erforderlich. Die Behandlung soll immer in einer neurologischen Klinik erfolgen.

Tetanus

Nach einem grippalen Vorstadium entwickelt sich als wesentliches Symptom des manifesten generalisierten Tetanus eine massive Tonuserhöhung praktisch der gesamten quergestreiften Muskulatur, verbunden mit äußerst schmerzhaften tonischen Krämpfen, die durch äußere Reize, z. B. Lärm oder pflegerische Maßnahmen, ausgelöst oder verstärkt werden, aber auch spontan auftreten können. Hinzu treten eine zunehmende Verspannung der Gesichtsmuskulatur mit starren oder maskenhaften Gesichtszügen (Risus sardonicus) und der Trismus mit der Unfähigkeit, den Mund zu öffnen sowie zu sprechen und zu schlucken. Bei dem oft frühzeitigen Befall des Larynx, der Stimmbänder sowie der Atemmuskeln einschließlich des Zwerchfells tritt Ateminsuffizienz ein. Zeichen einer Beteiligung des autonomen Nervensystems sind erhöhter Blutdruck, Tachykardie, Bradykardie bis zur Asystolie, Rhythmusstörungen, starkes Schwitzen und Hyperthermie. Die *Diagnose* ergibt sich in der Regel aus dem klinischen Bild.

- Die notärztlichen Maßnahmen bestehen in der Stabilisierung insuffizienter Kreislauf- und Atemfunktionen sowie rascher und großzügiger Sedierung.
- Die Intubation muß frühzeitig und unter optimalen Bedingungen durchgeführt werden, also ausreichender Präoxygenierung, starker Sedierung und Gabe von Muskelrelaxantien, da sie ansonsten erheblich erschwert oder bei ausgeprägtem Trismus sogar unmöglich sein kann.

Die weitere Therapie wird auf einer Intensivstation mit Erfahrung im Umgang mit Tetanus-Patienten durchgeführt. Die Prognose des Tetanus ist mit einer Letalität der schweren Formen bis 50% weiterhin ernst. Todesursachen sind vor allem plötzliche Asystolien sowie ausgeprägte zerebrale (und spinale) Hypoxien bei nicht rechtzeitiger Intubation und Beatmung (6).

Botulismus

Der Botulismus ist wie der Tetanus eine Intoxikation. Er wird durch mehrere Toxine hervorgerufen, die an der neuromuskulären Synapse vor allem die Acetylcholin-Freisetzung in den synaptischen Spalt blockieren. Folge ist eine gestörte Funktion der Willkürmuskeln und des autonomen Nervensystems. Typische erste Symptome von seiten des autonomen Nervensystems sind Mundtrockenheit, Schwindel, Übelkeit, Erbrechen sowie Störungen der Blasen- und Darmentleerung. Zusätzlich entwickeln sich eine ein- oder beidseitige Ptose, weitere Augenmuskelparesen, Pupillotonie, Dysarthrie, Kau- und Schluckstörungen, Ateminsuffizienz sowie Extremitätenparesen. Muskeleigenreflexe und sensible Symptome fehlen. Die Differentialdiagnose umfaßt u. a. die akute Polyradikulitis, die Poliomyelitis, die Myasthenia gravis (wenn autonome Störungen fehlen), Hirnstamminfarkte und Organophosphat-Intoxikationen.

- Die notärztliche Behandlung besteht wiederum in der Sicherung der vitalen Funktionen, speziell also der ausreichenden Oxygenierung (ggf. Intubation), und der Stabilisierung der Kreislauffunktionen.

Weitere therapeutische Maßnahmen kann der Notarzt nicht durchführen. Wie beim Tetanus soll die folgende Intensivbehandlung in einer mit dem Krankheitsbild erfahrenen neurologischen Klinik durchgeführt werden.

■ Akute Kopf- oder Gesichtsschmerzen

Akute Kopf- oder Gesichtsschmerzen können aufgrund ihrer Intensität in seltenen Fällen einen notärztlichen Einsatz erfordern, insbesondere bei der Erstmanifestation.

Differentialdiagnostisch ist immer dann an eine SAB zu denken, wenn die Kopfschmerzen „wie der Blitz aus heiterem Himmel" aufgetreten sind, von zuvor unbekannter Intensität sind und weitere neurologische Symptome, z. B. Störungen der Bewußtseinslage, der Hirnnervenfunktionen, Paresen oder zerebrale Anfälle bestehen.

Akute heftige einseitige Kopfschmerzen können auch durch einen Glaukomanfall oder eine Arteriitis temporalis hervorgerufen werden.
  Bei der klinischen Untersuchung muß neben der Bewußtseinslage und einem Meningismus (Meningitis, Enzephalitis, SAB) auch auf die Pupillenform, Isokorie, Lidspaltenweite sowie auf Paresen und Pyramidenbahnzeichen geachtet werden. Die präklinische Behandlung ist symptomatisch. Die weitere Differentialdiagnose und Therapie erfolgt in einer neurologischen Klinik.

■ Qualitative Bewußtseinsstörungen

Ursachen qualitativer Bewußtseinsstörungen sind zerebrale, kardiovaskuläre und Stoffwechselerkrankungen, aber auch eine Exsikkose (z. B. bei febrilen Erkrankungen), Intoxikationen, Medikamenten- oder Drogenentzug, unerwünschte Arzneimittelwirkungen, das sog. postoperative Durchgangssyndrom sowie psychogene Bewußtseinsstörungen.

Qualitative Bewußtseinsstörungen sind dadurch charakterisiert, daß es nicht zu einer Minderung der Bewußtseinslage im Sinne von Somnolenz bis Koma kommt, sondern zu einer Veränderung der „in Unordnung geratenen" psychischen Funktionen des ansonsten wachen Patienten. Klinisch hat sich der Begriff „Verwirrtheit" durchgesetzt (14).

Leitsymptome sind Orientierungsstörungen zu Zeit, Person, Ort und/oder Situation, nicht zusammenhängendes, oft perseverierendes Denken und Sprechen, Störungen der Aufmerksamkeit und des Gedächtnisses, Ratlosigkeit sowie Wechsel zwischen Apathie und motorischer Unruhe. Treten zusätzlich optische, akustische oder taktile Halluzinationen, illusionäre Verkennungen und Wahnideen sowie vegetative Symptome wie Tachykardie, Hypertonie, Schwitzen und Tremor auf, entspricht dies psychopathologisch dem Bild eines Delirs (11).

- Die sorgfältige Erhebung vor allem der Fremdanamnese sowie eine ausführliche körperliche Untersuchung sind aufgrund der zahlreichen möglichen Ursachen von großer Bedeutung.
- Bei der Therapie sind die Kontrolle des Blutzuckers und das Anlegen eines sicheren venösen Zugangs obligat.
- Die medikamentöse Behandlung soll zurückhaltend erfolgen, z. B. bei quälenden Halluzinationen Haloperidol 5–10 mg i. v. oder bei Angstzuständen Diazepam 2,5–5 mg i. v. (jeweils bei 75 kg KG).

Da akute Verwirrtheitszustände meist eine hirnorganische Genese haben, sollen die Patienten nicht in die psychiatrische Klinik gebracht werden. Die Einweisung erfolgt unter dem Verdacht einer symptomatischen Psychose zum Ausschluß bzw. zur Behandlung einer somatischen Grunderkrankung in eine neurologische oder internistische Fachabteilung.

Psychogenes Koma

Nach schweren seelischen Erschütterungen kann sich ein akuter Stupor („Emotionsstupor") entwickeln. Die Nachricht vom Tode eines nahestehenden Menschen, der Verlust des Partners durch angekündigte Trennung, aber auch Vergewaltigung oder (ertappter) Kaufhausdiebstahl können einen solchen, meist unbewußten „Totstellreflex" auslösen.

In der Notfallsituation weisen die Begleitumstände nur selten direkt auf die psychogene Ursache hin. So ist der Erstbefund vorzugsweise durch eine fehlende Reaktion auf Ansprache und starke Schmerzreize, aber Normalbefunde hinsichtlich Pupillengröße und -reaktion auf Licht, Blutdruck, Herzaktion sowie regelmäßige und suffiziente Spontanatmung charakterisiert. Der Patient sieht dabei in der Regel schlafend und nicht bewußtlos und schwerkrank aus.

- Trotzdem muß zumindest eine Blutzucker-Kontrolle erfolgen und ein venöser Zugang gelegt werden, da (para)-suizidale Handlungen dem aktuellen Zustand vorausgegangen sein können.

Die Fremdanamnese kann eventuell die Arbeitsdiagnose „Emotionsstupor" erhärten. Bei Partnerschaftskonflikten wird häufig der Verdacht auf Tablettenintoxikation geäußert. Der Emotionsstupor löst sich meist innerhalb kurzer Zeit. Oft öffnen die Patienten schon auf dem Transport die Augen und werden zugänglicher. Vor Entlassung aus der Klinik soll ein psychiatrisches Konsil erfolgen.

Erregungszustand, Aggressivität

Der krankhafte Erregungszustand im psychiatrischen Sinn ist durch eine willentlich nicht mehr ausreichend kontrollierbare motorische Hyperaktivität sowie eine verbale oder motorische Aggressivität und Verhaltensstörung gekennzeichnet, die eine Eigen- oder Fremdgefährdung nicht ausschließt.

Außerdem können Halluzinationen oder Angst auftreten. Es werden folgende Unterscheidungen getroffen:
– Bei aktueller Konfliktsituation: reaktiver Erregungszustand, auch als abnorme Erlebnisreaktion bezeichnet.
– Bei Alkoholrausch und unter Drogeneinfluß: symptomatischer Erregungszustand.
– Bei psychiatrischen Grunderkrankungen wie Schizophrenie und Manie: endogener Erregungszustand.
  Bei der Behandlung muß geprüft werden, ob die weitere Anwesenheit von Angehörigen oder Freunden hilfreich oder störend ist. Im Regelfall muß der Personenkreis zumindest reduziert werden, manchmal mit entschiedenem Nachdruck. Auch die Rettungsassistenten können in einen nahen Raum gebeten werden, um für Arzt und Patient einen gewissen Vertrauensbereich zu schaffen. Der Arzt darf andererseits wegen möglicher Gefährdung nicht ohne Hilfe bleiben.

- Im ruhigen Gespräch muß zunächst versucht werden, die emotionale Spannung abzubauen. Abschätzige oder provokative Äußerungen sind zu unterlassen.
- Bei einigen Erregungszuständen ist allein durch das Gespräch eine Beruhigung und die weitere Behandlungswilligkeit einschließlich der Gabe eines sedierenden Medikaments zu erreichen.
- Die Anwendung körperlicher Gewalt zum Erreichen der Behandlungstoleranz muß ultima ratio bleiben. Ist sie erforderlich, erhält der Patient nach Fixierung ein Sedativum.

Schwere tätliche Aggressionen kommen überwiegend bei Alkoholrausch, als Intoxikationspsychose (Kokain) sowie bei Schizophrenie und Manie vor. Im Gegensatz zum Erscheinen der Polizei wird das Eintreffen eines Rettungsteams vom Patienten in der Regel nicht als provokativ empfunden.

- Abhängig von der gegebenen Situation muß entschieden werden, ob der Versuch eines Gesprächs überhaupt in Frage kommt.
- Stets wird das Vorgehen mit den Polizeibeamten abgesprochen und für ausreichende Sicherheit aller Helfer gesorgt.

Zur Sedierung eignen sich Neuroleptika (Haloperidol) und Benzodiazepine (Midazolam, auch Diazepam). Bei alleiniger Verwendung von Haloperidol sind oft hohe Dosierungen erforderlich (bei 75 kg KG 20 mg und mehr; Tageshöchstdosis bei Erwachsenen 60 mg i. v.). Die Kombination von Haloperidol und Midazolam kann bei Alkoholrausch einen Atemstillstand verursachen. Bei *reaktiven Erregungszuständen* wird ein Benzodiazepin (Midazolam oder Diazepam) appliziert, in den anderen Fällen bevorzugt Haloperidol 5 bis 20 mg i. v. (siehe auch Kapitel „Anästhesie und Analgesie im Rettungsdienst"). Unter stationären Bedingungen werden Neuroleptika mit antipsychotischer, sedierender, antriebsdämpfender und anxiolytischer Wirksamkeit und ggf. Gammahydroxybuttersäure verabreicht (21).

Depression

Die Alarmierung des Rettungsdienstes erfolgt in der Regel nicht wegen einer Depression per se, sondern wegen eines akuten Angstzustands oder einer suizidalen Handlung im Rahmen dieser Erkrankung.

- Es soll konkret nach Leitsymptomen depressiver Erkrankungen gefragt werden: Einengung des Denkens mit trauriger oder verzweifelter Stimmung, Hoffnungslosigkeit, Gefühl der Wertlosigkeit, Unfähigkeit, Freude zu empfinden, innere Leere, Ein- und Durchschlafstörungen, Angst, Antriebsschwäche und Apathie, aber auch Agitiertheit, innere Unruhe sowie Suizidgedanken und -pläne.

Die Grundkrankheit kann im Rahmen der Notfallmedizin nicht behandelt werden. Die Therapie bleibt symptomatisch.

- Bei hochgradiger Verzweiflung und innerer Unruhe erfolgt die Injektion von Benzodiazepinen (bei 75 kg KG z. B. Midazolam 2,5–7,5 mg fraktioniert nach Wirkung i. v. oder Diazepam 5–10 mg i. v.).
- Ein beruhigendes Gespräch ist meist ohne Nutzen und die stationäre Einweisung daher immer erforderlich.

Auch *larvierte Depressionen* kommen in der Notfallmedizin vor, sind für den Notarzt jedoch kaum zu erkennen. Die Patienten berichten über zahlreiche körperliche Mißempfindungen und Beschwerden, z. B. hochgradige Atemnot oder anhaltende pektanginöse Schmerzen, ohne daß die übrigen Symptome einer Depression deutlich werden. Es lassen sich lediglich Tagesschwankungen der Stimmung und der Symptomintensität sowie allgemeine Kraftlosigkeit und Leistungsminderung erfragen. Eine langjährige Anamnese und je nach Fall typische Dauermedikation runden das Bild ab. Manchmal sind „erfahrene" Patienten auf bestimmte Maßnahmen fixiert; sie wollen in die Klinik und haben schon ihre Tasche gepackt. Andere wollen auf keinen Fall in stationäre Behandlung und bestehen auf der Injektion von Medikamenten. Eine Diskussion mit dem Patienten ist meist weniger hilfreich als die anschließende Information an den Hausarzt.

Angst- und Panikattacken

Angst ist ein emotionaler Erregungszustand, in dem der Betroffene unter oft sehr konkreten Vorstellungen hinsichtlich seiner objektiv nicht gegebenen physischen Gefährdung oder psychischen Bedrohung leidet. Angststörungen gehören zu den häufigen psychiatrischen Erkrankungen. Sie können situativ-reaktiv hervorgerufen werden, z. B. bei Angina pectoris, kommen aber auch bei Drogenmißbrauch und -entzug sowie bei endogenen Psychosen und Neurosen vor. Im Gegensatz zur Angst stellt die Furcht eine Reaktion auf eine tatsächliche Gefahr oder Bedrohung dar.

Im Rahmen von Angststörungen sind insbesondere die Panikattacke und die Phobie von notfallmedizinischer Bedeutung.

Charakteristisches Merkmal der *Panikattacke* ist das unerwartete, plötzliche Auftreten schwerer Angstanfälle. Die Dauer reicht von wenigen Minuten bis zu einigen Stunden. Zu den häufigsten somatischen Begleiterscheinungen gehören Atemnot, Ohnmachtsgefühl, Herzrasen, Beklemmungsgefühl im Brustraum, Übelkeit, Parästhesien und die Angst, gleich sterben zu müssen. Die *Phobie* hingegen ist eine unangemessene Furcht vor einer konkreten Situation, die dem Patienten auch einsichtig ist, gegen die er sich aber nicht wehren kann, z. B. die Herzphobie mit Angst vor Herzinfarkt oder Herzstillstand, verbunden mit Tachykardie, vermehrtem Schwitzen, Hypertonie und Beklemmungsgefühl.

Angstzustände gehen immer mit vegetativen Symptomen einher, wobei die somatische Symptomatik im Notfall durchaus im Vordergrund stehen kann. In der Notfallsituation stellt sich oft im Verlauf der ersten zehn Minuten der Untersuchung und des beruhigenden Zuspruchs heraus, daß ein Angstzustand den somatischen Beschwerden vorausgegangen ist.

- Grundsätzlich muß versucht werden, die Angst durch Zuwendung und Zuspruch zu mindern. Dies gelingt in vielen Fällen, ohne den Patienten stationär einweisen zu müssen.
- Die Möglichkeiten der medikamentösen Therapie beschränken sich in der Notfallmedizin auf das jeweils verfügbare Benzodiazepin.

Im stationären Rahmen oder durch den Hausarzt ist dann eine differenzierte medikamentöse Therapie in Abhängigkeit von den zugrundeliegenden Ursachen möglich.

Suizidalität und Suizidversuch

Als Suizidalität werden die Neigung bzw. Absicht zur Selbsttötung sowie entsprechende Vorbereitungen bezeichnet. Die meisten Suizidenten suchen vorher einen Arzt auf, der die Alarmsignale des präsuizidalen Syndroms jedoch oft nicht wahrnimmt (14).

Zu den Alarmsignalen der Suizidalität zählen Rückzugsverhalten, Resignation, Verzweiflung, Aggressionsstau nach außen oder gegen sich selbst, im Verlauf dann Wendung der Aggression mit suizidaler Einengung (nur an den Tod denken können) und Suizidphantasien.

Oft wird der geplante Suizid Angehörigen oder Freunden angekündigt, die daraufhin den Rettungsdienst alarmieren. So kommt es in manchen Fällen zu einem präventiven Einsatz, wobei die Suizidalität der betroffenen Person beurteilt werden muß.

- Das Gespräch soll mit dem Patienten allein geführt werden.
- Ursache und Ausmaß der Suizidalität werden konkret angesprochen.

Die Beurteilung der Suizidalität ist schwierig. Für eine *erhöhte Gefährdung* sprechen frühere Suizidversuche, auch in der weiteren Familie, sorgfältige Planung (z. B. Beschaffung einer Schußwaffe), maligne Grunderkrankung, chronische Schmerzen, psychiatrische Grunderkrankung (Depression, Schizophrenie), Fehlen sozialer Bindungen und Vereinsamung. Hinweise auf eine eher *geringe Gefährdung* sind ein aktueller, lösbarer Konflikt bei intakter Persönlichkeit, eine behandelbare Grunderkrankung, die verbale Distanzierung vom Suizidversuch und Gesprächsbereitschaft.

- Nur in Ausnahmefällen ist es gerechtfertigt, den Patienten zu Hause zu lassen.
- Es dürfen keine Hinweise auf eine erhöhte Gefährdung vorliegen und der Patient darf nicht allein in der Wohnung verbleiben.
- In Zweifelsfällen und bei erkennbarer Gefährdung muß die unmittelbar anschließende Behandlung durch einen Psychiater erfolgen.

Als ultima ratio bei hochakuten Situationen sind ggf. eine Fixierung, die Sedierung mit Benzodiazepinen und die Zwangsunterbringung unausweichlich.

Nach *erfolgtem Suizidversuch* stehen die gefährdeten vitalen Funktionen im Vordergrund der notfallmäßigen Behandlung. In den meisten Fällen handelt es sich um Mischintoxikationen, häufig mit Benzodiazepinen und Alkohol. „Harte" Suizidmethoden wie Sprung oder Sturz aus großer Höhe werden häufig von Patienten mit psychiatrischen Grunderkrankungen gewählt (10). Die meisten Suizidenten überleben den Suizidversuch, sind für ihr Überleben dankbar und distanzieren sich anschließend schon beim konsiliarischen Gespräch mit dem Psychiater auf der Intensivstation von dem Wunsch zu sterben. Es handelt sich in vielen Fällen um eine Kurzschlußreaktion bei aktuellem Konflikt, und eigentlich wurde nicht der Tod, sondern ein anderes Leben oder nur eine passagere Phase der Ruhe herbeigesehnt.

Psychopharmaka-induzierte Notfälle

Bei Psychopharmaka-induzierten Notfällen handelt es sich meist um Dyskinesien; sie treten als akute Frühdyskinesien meist einige Stunden bis wenige Tage nach Behandlung mit Neuroleptika auf. Sie sind durch unwillkürliche, nicht zu beeinflussende, oft schmerzhafte und krampfhafte Bewegungen der Muskulatur gekennzeichnet. Am häufigsten sind Zungen-, Schlund- und Gesichtsmuskulatur betroffen. Die Symptome können auch nach Einnahme von Metoclopramid (Behandlung der Übelkeit, auch bei Kindern) auftreten. Die Behandlung besteht in der langsamen intravenösen Injektion von 2,5–5 mg Biperiden. Meist führt dies zu einem sofortigen Sistieren der Dyskinesien. Da die Symptome erneut auftreten können, ist in der Regel eine Klinikeinweisung, zumindest aber die weitere Beobachtung durch den Hausarzt indiziert.

Juristische Aspekte

Patienten mit einer psychiatrischen Erkrankung müssen bei Vorliegen einer Eigen- oder Fremdgefährdung einer Behandlung zugeführt werden. Grundsätzlich ist zu versuchen, das Einverständnis des Patienten für die Einweisung zu erlangen. Ist dies nicht möglich, kann gelegentlich nur die Anwendung körperlicher Gewalt, evtl. mit Fixierung, eine Unterbringung erzwingen.

Zur Vermeidung ungerechtfertigter Zwangseinweisungen sind die entsprechenden Modalitäten durch Ländergesetze geregelt, die sich in den einzelnen Bundesländern unterscheiden. Die jeweils gültigen Gesetze sollten in den einzelnen Notfallambulanzen oder Rettungsleitstellen verfügbar sein. Die folgenden Ausführungen orientieren sich am „Niedersächsischen Gesetz über Hilfen und Schutzmaßnahmen für psychisch Kranke (NPsychKG)" in der Neufassung vom 16.06.1997. Danach ist eine Zwangsunterbringung nur zulässig, wenn folgende Voraussetzungen erfüllt sind:
- Es besteht eine psychische Krankheit (zumindest der begründete Verdacht),
- es besteht Selbst- oder Fremdgefährdung bzw. Gemeingefährlichkeit,
- die Gefahr ist durch andere Maßnahmen nicht abwendbar,
- die Unterbringung erfolgt gegen den Willen des Patienten bzw. der Patient ist nicht willens oder geschäftsfähig.

Soll eine Zwangseinweisung durchgeführt werden, wird ein entsprechender Antrag an das zuständige Ordnungsamt gestellt. Der Antrag kann formlos gestellt werden, allerdings empfiehlt es sich, in Notfalleinrichtungen entsprechende Vordrucke bereit zu halten. Aus dem Antrag muß folgendes hervorgehen:
- Die Absicht oder Notwendigkeit der Unterbringung auf die geschlossene Station eines psychiatrischen Krankenhauses,
- die Tatsache, daß diese Maßnahme gegen den Willen des Patienten bzw. bei einem Patienten in willensunfähigem Zustand erfolgen soll,

- der Sachverhalt der Selbst- oder Fremdgefährdung,
- das Vorliegen einer psychischen Krankheit,
- kurze Angaben zu Vorgeschichte, Befund und Beurteilung.

Nach der Neufassung des NPsychKG muß der Antrag von einem in der Psychiatrie erfahrenen Arzt gestellt werden. Die erforderliche Erfahrung auf dem Gebiet der Psychiatrie ist den nach Kammergesetz und ärztlicher Berufsordnung für den ärztlichen Notfalldienst fortbildungspflichtigen Ärzten regelmäßig zuzubilligen (5). Der Antrag muß unverzüglich, z. B. per Taxi, zugestellt werden. Das Ordnungsamt beantragt beim zuständigen Gericht die Unterbringung. Bei vitaler oder unaufschiebbarer Indikation kann die vorläufige Unterbringung erfolgen, bevor der Gerichtsbeschluß vorliegt. In einigen Bundesländern ist ein richterlicher Notdienst in ständiger Rufbereitschaft.

Die Unterbringung auf der geschlossenen Station eines psychiatrischen Krankenhauses stellt die Ausnahme dar. Betroffen sind z. B. (nicht-intoxikierte) Suizidgefährdete sowie Patienten mit akutem Schub einer bekannten psychiatrischen Grunderkrankung wie Manie und Schizophrenie. Notfalls kann der Patient mit Hilfe der Polizei „zur Abwehr des ordnungsbehindernden Notstands" in Gewahrsam genommen und in eine Klinik gebracht werden.

Wie häufig in der Notfallmedizin ist auch der akut psychisch kranke Patient in seiner Geschäftsfähigkeit oft erheblich eingeschränkt. Meist wird er daher zwar so weit wie möglich informiert, nicht aber umfassend aufgeklärt und nach seiner Einwilligung befragt. Die Behandlung erfolgt vielmehr nach den Grundsätzen der Geschäftsführung ohne Auftrag.

Im Einzelfall muß eine sorgfältige Güterabwägung (Freiheitsberaubung gegenüber der Sicherheit für Leib und Leben) erfolgen. Nach ärztlicher Ethik ist das Wohlergehen des Patienten oberstes Gebot. Die kurzfristige Freiheitseinschränkung ist eher in Kauf zu nehmen als die Unterlassung einer angemessenen Hilfeleistung, zumal therapeutische Entscheidungen in der Notfallmedizin meist sofort und unter ungünstigen Umständen getroffen werden müssen.

Kernaussagen

Notfälle aus der Neurologie und Psychiatrie

- **Leitsymptome** bei neurologischen und psychiatrischen Notfällen sind (progrediente) Bewußtseinsstörungen, Paresen, epileptische Anfälle, akute stärkste Kopfschmerzen, akuter Harnverhalt, qualitative Bewußtseinsstörungen, paranoid-halluzinatorische Erregungszustände, Angst sowie Suizidalität. Mit Hilfe der Notfalluntersuchung läßt sich meist keine endgültige Diagnose stellen. Durch engmaschige Befundkontrolle während des notärztlichen Einsatzes ergeben sich jedoch Hinweise für die Krankheitsdynamik und damit das weitere klinische Vorgehen.
- **Zunehmender Hirndruck** tritt bei zahlreichen akuten ZNS-Erkrankungen auf und kann zu einer sekundären Hirnschädigung führen. Neben engmaschiger Kontrolle der klinischen Zeichen, insbesondere Bewußtseinslage, Pupillen und Motorik, ist eine zielgerichtete und rasche Therapie erforderlich. Diese besteht aus Basismaßnahmen wie Kreislaufstabilisierung, Normalisierung von Blutzucker und Körpertemperatur, adäquater Lagerung, frühzeitiger Intubation und Beatmung (Normoventilation) bei GCS < 8 und Analgosedierung. Die erweiterte Therapie bei nicht ausreichender Wirkung dieser Maßnahmen umfaßt kurzfristige Hyperventilation, Osmotherapie sowie als ultima ratio die hochdosierte Gabe von Barbituraten.
- Klinisch sind **Hirninfarkte** und **Hirnblutungen** nicht mit ausreichender Sicherheit zu differenzieren. Wiederum ist die engmaschige Dokumentation der klinischen Symptome erforderlich. Die Behandlung ist symptomatisch mit dem Ziel von Normoglykämie, ausreichender arterieller O_2-Sättigung, vorsichtiger Blutdrucksenkung bzw. ausreichend hohem Blutdruck sowie Vermeidung einer Hyperthermie. Vasoaktive oder gerinnungsbeeinflussende Behandlungen sind vor Differenzierung in Hirninfarkt und Hirnblutung mittels CT kontraindiziert.
- Eine **Subarachnoidalblutung** mit plötzlich einsetzenden rasenden Kopfschmerzen, Übelkeit, Meningismus, Bewußtseinstrübung bis hin zum Koma, Ateminsuffizienz, unterschiedlichen neurologischen Herdzeichen sowie oft auch vegetativer Entgleisung ist klinisch kaum zu verkennen. Die Notfallbehandlung erfordert in leichteren Fällen (Hunt und Hess 1–3) Sedierung, Analgesie sowie ggf. sehr vorsichtige Blutdrucksenkung oder -anhebung. In den Stadien nach Hunt und Hess 4–5 besteht zusätzlich die Indikation zur Intubation und Analgosedierung sowie ICP-senkenden Maßnahmen. Die Patienten sollen möglichst direkt in eine neurochirurgische Klinik gebracht werden.
- **Zerebrale Krampfanfälle** sind häufiger Grund für notärztliche Einsätze. Das Grand Mal wird durch zu großzügige Gabe von Benzodiazepinen oft „übertherapiert". Da Anfälle jedoch in aller Regel auf wenige Minuten limitiert sind, kann die Zufuhr von Diazepam usw. oft vermieden werden. Die Patienten sollen jedoch immer stationär nachbehandelt werden, da der Grund für den aktuellen Anfall meist nicht gleich zu klären ist.
- **Entzündliche Hirnerkrankungen** sind in der präklinischen Notfallmedizin eher selten. Am wichtigsten ist die fulminante (bakterielle) Meningitis mit heftigen Kopfschmerzen, hohem Fieber, Meningismus, rascher Bewußtseinstrübung und, bei Verursachung durch Meningokokken, typischen petechialen Hauteinblutungen. In diesen Fällen soll bereits während des Transportes eine intensive Behandlung des nahezu immer erhöhten ICP durchgeführt werden. Mit der antibiotischen Behandlung muß nach stationärer Aufnahme unverzüglich, evtl. auch ohne Liquorpunktion, begonnen werden.
- Bei **spinalen Erkrankungen** ist die genaue neurologische Untersuchung zur Lokalisation der Schädigung von großer Bedeutung. Liegt diese oberhalb C 4, droht oder besteht eine Ateminsuffizienz. Die Therapie ist praktisch immer symptomatisch.
- Das **organische Psychosyndrom** (qualitative Bewußtseinsstörung) hat zahlreiche, auch nicht-neurologische Ursachen und ist vor allem durch Störungen der Orientierung, der Aufmerksamkeit und des Gedächtnisses, Ratlosigkeit sowie Apathie oder optische, akustische oder taktile Halluzinationen oder

motorische Unruhe charakterisiert. Von einem Delir wird gesprochen, wenn optische, akustische oder taktile Halluzinationen und vegetative Symptome hinzutreten. Die medikamentöse Therapie kann z. B. mit Haloperidol oder Diazepam in möglichst geringer Dosis erfolgen. Die Einweisung erfolgt zunächst in eine neurologische oder internistische Abteilung.

- Bei **Erregungszustand, Aggressivität, Depression** sowie Angst- und Panikattacken sind beruhigende Gespräche manchmal nicht möglich oder nicht erfolgreich. Aufgabe des Notarztes ist es, die psychischen Symptome möglichst vorsichtig medikamentös zu behandeln, vorzugsweise mit Haloperidol (bei Erregungszuständen) oder Benzodiazepinen (bei schwerer Depression, Angst und Panikattacken). Ferner muß er bei Behandlungsunwilligkeit bzw. -verweigerung durch den Patienten dessen Eigen- oder Fremdgefährdung beurteilen und ihn ggf. gegen seinen Willen einweisen.
- Die Beurteilung der **Suizidalität** ist schwierig, so daß Patienten nach angekündigtem oder vollzogenem Suizidversuch stationär eingewiesen werden müssen. In bedrohlichen Situationen muß ggf. eine Fixierung, Sedierung mit Benzodiazepinen und die Zwangsunterbringung erfolgen. Die meisten Suizidenten überleben den Suizidversuch und distanzieren sich anschließend von dem Wunsch zu sterben.

Literatur

1. Adams HP, Brott TG, Crowell RM et al.: Guidelines for the management of patients with acute ischemic stroke. Stroke 1994; 25:1901–1914
2. Baethmann A, Kempski OS: Pathophysiologie des Hirnödems. Anäst Intensivmed. 1997; 38:347–356
3. Besson G, Robert C, Hommel M, Perret J: Is it clinically possible to distinguish nonhemorrhagic infarct from hemorrhagic stroke? Stroke 1995; 26:1205–1209
4. Commission on classification and terminology of the International League against Epilepsy. Proposal for revised clinical and electroencephalographic classification of epileptic seizures. Epilepsia 1981; 22:489–501
5. Groß H, Nielebock B: Basisforum in Königslutter „Das niedersächsische PsychKG". Niedersächs Ärzteblatt 1997; 70:24–28
6. Henze T: Tetanus. In: Prange H (Hrsg.): Infektionskrankheiten des ZNS. Chapman & Hall, London, Glasgow, Weinheim 1995; S. 303–310
7. Hunt WE, Hess RM: Surgical risk as related to time of intervention in the repair of intracranial aneurysms. J Neurosurg. 1968; 28:14–20
8. Jantzen JP, Piek J: Leitlinien zur Primärversorgung von Patienten mit Schädel-Hirn-Trauma. Anäst Intensivmed. 1997; 38:89–93
9. Jennett B, Bond M: Assessment of outcome after severe brain damage: a practical scale. Lancet 1975; I:480–484
10. Klockgether-Radke A, Sydow M, Zielmann S, Burchardi H, Kettler D: Polytrauma nach Sturz aus großer Höhe. Verletzungsmuster und intensivmedizinische Aspekte. Anästhesiol Intensivmed Notfallmed Schmerzther. 1992; 27:37–41
11. König F, Wolfersdorf M: Der psychiatrische Notfall im Rettungsdienst. Rettungsdienst 1995; 18:346–350
12. McNamara JO: Cellular and molecular basis of epilepsy. J Neurosci. 1994; 14:3414–3425
13. Plum F, Posner JB: The Diagnosis of Stupor and Coma. FA Davis Company, Philadelphia 1980
14. Poser W, Poser S, Schäfer KP: Psychiatrische Notfälle. In: Burchardi H (Hrsg.): Akute Notfälle. Pathophysiologie – Diagnostik – Erstbehandlung. Thieme, Stuttgart, New York 1993; S. 485–494
15. Prasad K: The Glasgow Coma Scale: A critical appraisal of its clinimetric properties. J Clin Epidemiol. 1996; 49: 755–763
16. Rote Liste 1998: Rote Liste Service GmbH (Hrsg.). ECV, Aulendorf 1998
17. Symon L, Branston NM, Strong AJ, Hope TD: The concepts of thresholds of ischemia in relation to brain structure and function. J Clin Pathol. 1977; 11:149–154
18. Volles E: Subarachnoidalblutung aus sakkulären Aneurysmen. Akt Neurol. 1995; 22:2–16
19. Werner C, Jantzen, JP, Spiss CK: Zerebrovaskuläre Effekte der Analgosedierung. Anäst Intensivmed. 1997; 38: 400–403
20. Windebank AJ, Bonkovsky HL: Porphyric neuropathy. In: Dyck PJ, Thomas PJ (eds.): Peripheral Neuropathy. WB Saunders, Philadelphia, London, Toronto 1993; S. 1161–1168
21. Zielmann S, Weidmann K, Dravesz M, Burchardi H: Therapie der Durchgangssyndrome. In: Deutsche Akademie für anästhesiologische Fortbildung (Hrsg.): Refresher Course: Aktuelles Wissen für Anästhesisten. Springer, Berlin, Heidelberg, New York 1996; S. 97–106

18

Notfälle aus der Gynäkologie und Geburtshilfe

W. Loos, F. Salomon

Roter Faden

■ **Charakteristika gynäkologischer und geburtshilflicher Notfälle**
■ **Gynäkologische Notfälle**
– Grundlagen
– Verletzungen
– Blutungen
– Akuter Schmerz
■ **Geburtshilfliche Notfälle**
– Grundlagen
– Verletzungen in der Schwangerschaft
– Außerklinische Geburt
– Abort
– Extrauterin-Gravidität
– Gestose
– Peripartale Notfälle
– Postpartale Notfälle

■ Charakteristika gynäkologischer und geburtshilflicher Notfälle

Gynäkologische Notfälle sind akute Störungen bei Mädchen und Frauen, die sich an den inneren oder äußeren Geschlechtsorganen manifestieren. Sie sind nicht immer eindeutig zu erkennen und vielfach erst nach genauerer Diagnostik von anderen abdominellen Notfällen abzugrenzen.

Bei allen akuten Unterbauch-Symptomen von Mädchen und Frauen ist differentialdiagnostisch an eine gynäkologische Ursache zu denken.

Geburtshilfliche und schwangerschaftsbedingte Notfälle ereignen sich im unmittelbaren Umfeld der Geburt oder so früh in der Schwangerschaft, daß die Geburt eines lebensfähigen Kindes unmöglich ist. Sie sind von anderen gynäkologischen und nicht-gynäkologischen Notfällen ohne weitere Diagnostik nicht immer abgrenzbar.

Bei jeder Frau im gebärfähigen Alter mit akuten Unterbauch-Symptomen muß auch an eine Schwangerschafts-Komplikation gedacht werden. Die besondere Herausforderung für den Notarzt bei geburtshilflichen Notfällen ist die vitale Bedrohung von *Mutter und Kind*.

Je nach auslösender Ursache kann ein Notfall primär die Mutter oder das Kind betreffen. Unbehandelt gefährden derartige Zustände im weiteren Verlauf immer beide. Nach der Entbindung können Probleme Mutter oder Kind allein betreffen, es können aber auch beide gefährdet sein, so daß die notfallmäßige Versorgung zweier (oder auch mehrerer) Menschen erforderlich wird.

Während einer Schwangerschaft können auch Notfallsituationen auftreten, die unabhängig von der Schwangerschaft sind, etwa ein Unfall. Diese Probleme, die primär die Schwangere vital gefährden, bedrohen immer auch den Feten.

Der Beitrag konzentriert sich auf die präklinische Versorgung gynäkologischer und geburtshilflicher Notfälle. Das innerklinische Procedere wird nur orientierend dargestellt.

■ Gynäkologische Notfälle

Grundlagen

Gynäkologische Notfälle können primär als solche imponieren. Dazu gehören *Verletzungen im Genitalbereich*, die durch das auslösende Trauma oder die sichtbare Verletzung offenkundig sind, sowie *vaginale Blutungen*. Andere gynäkologische Notfälle zeigen Symptome, die auch von anderen Organsystemen hervorgerufen sein können. Sie lassen sich erst durch genaue Anamnese oder eingehende Diagnostik abgrenzen.

Verletzungen

Wesentliche Verletzungsursachen mit unterschiedlicher psychischer Wertigkeit für die Patientin sind:
– Unfall (z. B. Haushalt, Straßenverkehr),
– Anschlag auf das Leben oder die Weiblichkeit, Vergewaltigung oder Gewalttätigkeit beim Geschlechtsverkehr,
– Selbstbefriedigungspraktiken mit Hilfsmitteln.

Eine massive Traumatisierung des weiblichen Genitale ist eher selten; dagegen sind geringfügige Traumen wesentlich häufiger. Typische Beispiele für leichtere Traumen sind:
– Stumpfes Trauma des Damms bei Sturz auf die Stuhllehne, oft bei der Hausarbeit (Vorhänge abnehmen) sowie jahreszeitlich gehäuft (Frühjahrs- und Herbstputz),
– stumpfes Trauma des Damms bei Sturz auf die Längsverstrebung des Fahrrads, insbesondere bei Mädchen durch Abrutschen von Pedalen.

Es resultieren schmerzhafte Verletzungen mit starker Ödem- und Hämatom-Bildung; bei Kindern kommt häufig ein reflektorischer Harnverhalt hinzu.

Bestimmte Begleitumstände können zu einer schwerwiegenden *psychischen Belastung der Patientin* führen. Auf diese Problematik ist bereits bei der Notfallversorgung zu achten.

Trotz unbestreitbaren Vorrangs der somatischen Therapie bei potentiell vitaler Bedrohung ist das Eingehen auf die psychische Situation der Betroffenen auch in der Notfallsituation unverzichtbar.

Dies ist insbesondere bei Opfern von Gewalttaten erforderlich. Eine spezifische Gewaltanwendung ist der Versuch, die Sexualität von Frauen gezielt durch Stiche oder Schnitte in die Genitalien, den Unterleib oder die Brüste zu treffen. Die erlebte Erniedrigung der Persönlichkeit hat besonders bei Sexualdelikten oder gewaltsam erzwungenem Geschlechtsverkehr tiefgreifende psychische Folgen, die es bereits in der Akutsituation zu beachten gilt.

Die allgemeine Gefährdung der Patientin ergibt sich aus dem Blutverlust sowie dem Ausmaß der Verletzungen einschließlich der evtl. Beteiligung von Nachbarorganen. Eine Blutung kann sich auch nur nach innen ausbreiten oder als massives Hämatom der Genital- oder Dammregion imponieren.

- Bei Sexualdelikten u.ä. verletzte Frauen dürfen nicht alleingelassen werden.
- Die Anamnese ist behutsam zu erheben.
- Im Vordergrund steht die Frage: Was ist verletzt und in welchem Ausmaß?
- Die körperliche Untersuchung des Genitalbereichs soll behutsam erfolgen und sich am Notfallort auf die Abklärung vitaler Bedrohungen beschränken.
- Bei Vergewaltigungen können typische Verletzungsmuster wie Hämatome an der Innenseite der Oberschenkel und Würgemale vorkommen.
- Eingedrungene Fremdkörper (Pfählungsverletzung) dürfen am Notfallort nicht entfernt werden, weil eine Blutung aus zuvor noch tamponierten Gefäßen eine lebensbedrohliche Situation herbeiführen kann.
- Nach Anlage von großlumigen Venenzugängen erfolgt die Schockbekämpfung mit kolloidalen und kristalloiden Lösungen (s. Kapitel „Volumenersatz und Schockbekämpfung im Rettungsdienst"). Zusätzlich wird Sauerstoff über eine Nasensonde (3 l/min) appliziert.
- Zur Analgesie sind (S)-Ketamin bzw. Opioide geeignet (s. Kapitel „Analgesie und Anästhesie im Rettungsdienst").
- Je nach Ausmaß der Verletzungen sind zur weiteren Stabilisierung der Vitalfunktionen die Einleitung einer Anästhesie, Intubation und Beatmung erforderlich.
- Auch bei geringerem Trauma soll grundsätzlich die stationäre Einweisung zur Wundversorgung, Inzision, Hämatom-Ausräumung, Tetanus-Impfung und ggf. Katheterismus usw. erfolgen.

Wie es zu der Verletzungssituation kam, kann später durch psychologisch geschulte Personen, am besten Frauen, in einem ruhigen Gespräch geklärt werden. Die Bestrafung des Täters ist Sache der rechtsstaatlichen Organe und nicht des Notfallteams. Werden durch Selbstbefriedigung mit verschiedenen Gegenständen oder Hilfsmitteln (z.B. elektrischer Strom) Verletzungen im Genitalbereich erzeugt, muß im Umgang mit der Frau an die von ihr empfundene Peinlichkeit gedacht werden, daß eine intime Manipulation öffentlich geworden ist.

Blutungen

Bei fortgeschrittenen Tumorerkrankungen sind lebensbedrohliche Blutungen möglich, z.B. durch Gefäß-Arrosion im gut durchbluteten Collum uteri. Die Blutung ist meist nach außen sichtbar. Da das Tumorleiden in einem solchen Stadium häufig vordiagnostiziert ist, kann die Anamnese wertvolle Hinweise ergeben.

Schon bei der Notfallversorgung ist zu beachten, wie die Frau selbst zur Maximaltherapie der ggf. potentiell tödlichen Blutungskomplikation ihres bekannten (und inkurablen) Tumorleidens steht. Die Ablehnung möglicher invasiver Maßnahmen kann zu einem palliativen Vorgehen führen.

Die meist älteren und durch das fortgeschrittene Leiden geschwächten Frauen geraten sehr schnell in einen Volumenmangel-Schock.

- Im Vordergrund der präklinischen Versorgung stehen die Stabilisierung des Kreislaufs durch Volumensubstitution und die Sauerstoff-Zufuhr über Nasensonde (3 l/min).
- Zur Verminderung des Blutverlustes kann eine vaginale Tamponade mit Druck auf die Blutungsquelle eingelegt werden.
- Bei straffer Tamponade ist später die Ableitung der Harnblase durch einen Dauerkatheter sicherzustellen.

Akuter Schmerz

Als Ursache eines akuten Abdomens kommen sowohl gynäkologische Krankheitsbilder wie auch Schwangerschafts-Komplikationen in Frage. Schmerz sowie Abwehrspannung der Bauchdecken im Unterbauch müssen die differentialdiagnostischen Überlegungen in diese Richtung lenken.

Schwangerschaftsunabhängige akute Schmerzen gynäkologischer Ursache können Folge von Entzündungen oder Ischämien sein.

Eine *Infektion des inneren Genitale* kann sich als Adnexitis, Abszeß an Tuben und Ovarien oder Pelveo-Peritonitis manifestieren. Meist schon einige Zeit bestehende Unterbauch-Beschwerden können sich akut so verschlimmern, daß es zu einer Notfallsituation mit gastrointestinalen (Übelkeit, Erbrechen) und kardiovaskulären Symptomen (Schockzeichen) kommt. Ein Abszeß kann in die Bauchhöhle perforieren. Neben Schmerzen deutet Fieber auf eine infektiöse Ursache hin.

Die Notfallmaßnahmen sind symptomatisch und beschränken sich auf:
- Kreislauf-Stabilisierung (venöser Zugang, Infusion),
- Sauerstoff-Zufuhr über Nasensonde (3 l/min),
- Analgesie,
- Behandlung der Übelkeit.

Abklärung und kausale Therapie müssen in der Regel stationär erfolgen.

Ischämieschmerzen sind heftigste Schmerzen mit starker Beeinträchtigung des Allgemeinbefindens. Sie können durch *Torsion* gestielter Myome oder von Ovarial-Tumoren entstehen. In kurzer Zeit kann sich das Bild eines akuten Abdomens mit Schockzeichen entwickeln. Die Diagnose ist am Notfallort selten zu stellen. Eine ursächliche Therapie, meist operativ, ist nur in der Klinik möglich.

Als präklinische Erstmaßnahmen sind zu nennen:
- Wirkungsvolle Analgesie mit (S)-Ketamin oder Opioid,
- ggf. zusätzliche Sedierung mit Midazolam oder Diazepam,
- Behandlung des Schockzustands (venöser Zugang, Infusion),
- Sauerstoff-Zufuhr über Nasensonde (3 l/min),
- beruhigende persönliche Zuwendung.

Geburtshilfliche Notfälle

Grundlagen

Durch regelmäßige und sorgfältige Vorsorge lassen sich schwangerschaftsspezifische Probleme frühzeitig erkennen und bedrohliche Notfälle vielfach vermeiden. Dennoch kann es während der gesamten Schwangerschaft zu Zwischenfällen kommen, die Mutter und Kind gefährden.

Verletzungen in der Schwangerschaft

In hochindustrialisierten westlichen Ländern zählen Unfälle mit schwerem Trauma zu den führenden Todesursachen junger Frauen während der Schwangerschaft (6).

Bei Unfällen oder anderen Notfallsituationen von Frauen im gebärfähigen Alter ist an die Möglichkeit einer Schwangerschaft zu denken. Im Rahmen der ersten Diagnostik soll daher stets ein Schwangerschaftstest erfolgen.

Insbesondere in der 2. Schwangerschaftshälfte, etwa ab der 24. Schwangerschaftswoche (SSW), kann der gravide Uterus durch ein perforierendes oder stumpfes Trauma (direkt) oder durch Scherkräfte (indirekt) betroffen sein. Die *direkte Uterusverletzung* ist sehr selten (7). Das fetale Absterben ist die Regel; auch die mütterliche Mortalität ist aufgrund des Blutverlustes hoch. Weniger dramatisch, aber ebenfalls nicht ungefährlich, sind *stumpfe Bauchtraumen*, meist durch Autounfälle. Hier kann es durch Einwirken von Scherkräften auf den graviden Uterus zur vorzeitigen Lösung der Plazenta kommen. Das Krankheitsgeschehen kann sich protrahiert bzw. zweizeitig bis zu 48 Stunden nach dem Trauma entwickeln. Eine weitere häufig eintretende Folge ist das Einsetzen vorzeitiger Wehen.

Da schon bei geringfügigen Abdominaltraumen die Gefahr einer Plazenta-Lösung mit erheblichem Risiko für das Leben des Fetus besteht, ist die stationäre fachärztliche Überwachung der Mutter und des Fetus durch Kontrolle der Herztöne, des Kardiotokogramms (CTG) und Ultraschall-Untersuchung erforderlich.

Dabei sind Tachykardie (> 180/min) und Bradykardie (< 110/min) kritische Grenzen, auch wenn die klinischen Befunde der Mutter noch regelrecht sind. Die traumatisch ausgelöste vorzeitige Wehentätigkeit sistiert häufig spontan. Eine sorgfältige klinische Beobachtung kann ausreichend sein, andernfalls ist die intravenöse Wehenhemmung indiziert.

Neben den bisher geschilderten Komplikationen kann durch das Trauma auch eine fetomaternale Transfusion verursacht werden. Bei entsprechender Konstellation (Mutter rh-negativ, fetaler Rhesus-Faktor meist nicht bekannt) besteht die Gefahr der Rhesus-Sensibilisierung der Mutter. In diesen Fällen ist die Gabe von Anti-D-Globulin indiziert.

- Generell steht bei Unfällen und Verletzungen Schwangerer das Leben der Mutter im Vordergrund.
- Es sind alle Maßnahmen zu ergreifen, die auch bei Nichtschwangeren in gleicher Lage durchzuführen wären.
- Bei Alternativen ist die Möglichkeit zu wählen, die den Fetus weniger beeinträchtigt.

Grundzüge der präklinischen Therapie bei schweren Verletzungen in der Schwangerschaft sind:
- Suffiziente Schocktherapie.
- Optimale Oxygenierung der Mutter und damit des Feten.
- Physiologisch liegt der arterielle pCO_2 ab dem 2. Trimenon bei 32 mmHg. Übermäßige Hyperventilation verschlechtert die Sauerstoff-Versorgung des Feten durch Konstriktion der uteroplazentaren Gefäße.
- Bei Hypoventilation und einem arteriellen pCO_2 von 40 mmHg besteht wiederum bereits eine Azidose, die dem Feten schaden kann.
- Eine suffiziente Analgesie der Mutter führt durch Streßminderung zu einer besseren Oxygenierung des fetalen Blutes und hat daher gerade in der Schwangerschaft einen hohen Stellenwert.

Außerklinische Geburt

Grundlagen

Jeder Notarzt muß damit rechnen, außerhalb der Klinik mit einer Geburt konfrontiert zu werden. Eine derartige Situation kann sich ergeben im Rahmen der Hausgeburt, im Rahmen der Praxis-Geburtshilfe oder auch als überstürzte Geburt zu Hause (Partus praecipitatus).

Zur Vorbereitung auf eine außerklinische Geburt ist jedem Notarzt daher dringend eine Hospitation im Kreißsaal seines Heimatkrankenhauses zu empfehlen.

Laut Bayerischer Perinatalstatistik (4) wurden 1996 in Bayern 124 (0,1 %) von 113 867 Geburten als Hausgeburt geplant, weitere 42 als Praxisgeburt. Tatsächlich außerhalb der Klinik wurden 264 Kinder (0,23 %) geboren. Die Zahlenangaben zum Berichtsjahr 1995 sind beinahe identisch.

Mit überraschend schnell verlaufenden Geburten (Partus praecipitatus) ist gelegentlich zu rechnen bei
- Mehr- oder Vielgebärenden, die einen abnorm geringen Weichteil-Widerstand der Geburtswege aufweisen,
- Schwangeren mit sehr kleinem Kind (Frühgeburt, mangelentwickeltes Kind),

- starker Wehentätigkeit,
- zervikaler Insuffizienz (Cerclage).

- Die präklinische Geburt im Rettungsdienst soll möglichst vermieden werden und ist nur in unabweisbaren Notfällen zu vertreten.

Praktisches Vorgehen

Allgemeines

Zunächst muß geklärt werden, ob sich die Patientin bereits in der Preßperiode befindet oder der Blasensprung (mehr oder weniger reichlicher Abgang von blutiger, klarer, milchiger oder grünlicher Flüssigkeit) stattgefunden hat.

Die Preßperiode der Geburt ist gekennzeichnet durch sehr intensive Wehentätigkeit, bei der die Patientin aktiv, häufig unter Anziehen der Oberschenkel, mitpreßt (imperativer Preßdrang). Ist diese Situation bereits eingetreten, so ist ein Transport der Schwangeren nicht mehr möglich. Der Notarzt muß sich der Geburt stellen.

Die übliche Preßperiode der Geburt sollte 20–30 min nicht überschreiten. Da nur etwa 1% der Spontangeburten mit einem gravierenden Risiko für Mutter und Kind verlaufen, darf der Notarzt auf einen unkomplizierten Geburtsverlauf hoffen.

- Wichtig sind beruhigende Zusprache sowie verbindliches und sicheres Auftreten.
- Zur Vermeidung des V.-cava-Kompressions-Syndroms erfolgt ein evtl. Transport in linker Halbseitenlage (Kissen unter der rechten Gesäßhälfte und rechts lumbal).
- Es wird umgehend ein venöser Zugang mit Infusion angelegt.
- Zur Verbesserung der Oxygenierung wird Sauerstoff (3 l/min) über Nasensonde zugeführt.
- Ist eine Hebamme anwesend, ist dieser die eigentliche Geburtsleitung zu überlassen.

Notfall-Tokolyse

Bei noch nicht unmittelbar bevorstehender Geburt, das heißt, es sind keine kindlichen Teile in der Vulva sichtbar, erfolgen Notfall-Tokolyse und schneller Transport (in linker Halbseitenlage) in die nächste geburtshilfliche Abteilung.

Präklinische Notfall-Tokolyse:
- Falls vorhanden, werden 25 µg Fenoterol langsam i. v. injiziert, ggf. wird die Applikation wiederholt.
- Ersatzweise wird Fenoterol als Dosier-Aersol zugeführt. Die Patientin erhält 2–3 Hübe zu je 100 µg, ggf. nach etwa 5 min wiederholt, bis zum völligen Sistieren der Wehentätigkeit.

Sind Kopf oder Steiß des Kindes in der Vulva sichtbar, steht die Geburt unmittelbar bevor.

Normaler Geburtsverlauf

Bei unmittelbar bevorstehender Geburt, die weit überwiegend aus vorderer Hinterhauptslage erfolgt, sind zu beachten:
- Die medikamentöse Wehenhemmung muß unterbleiben und der Geburtsvorgang zu Ende geführt werden.
- Bei bereits begonnenem Transport ist ggf. anzuhalten, um die notwendigen Maßnahmen in Ruhe treffen zu können.
- Zur Prophylaxe der kindlichen Auskühlung ist für eine möglichst warme Umgebung zu sorgen.

Es sind bereitzulegen (im Rettungsdienst meist als Set vorhanden):
- Saubere Unterlage (Handtuch, Bettuch), auf die das Kind geboren wird,
- Mundabsauger zum nasopharyngealen Absaugen des Neugeborenen,
- 2 sterile Klemmen oder Fadenmaterial zum Abklemmen der Nabelschnur,
- sterile Schere oder Skalpell zur Durchtrennung der Nabelschnur,
- trockene, wenn möglich vorgewärmte Tücher zum Abreiben und Säubern des Neugeborenen,
- Alufolie zum Schutz des Neugeborenen vor Wärmeverlust.

Falls noch Zeit bleibt, ist die untere Körperhälfte der Patientin zu entkleiden.

Zur eigentlichen Hilfeleistung bei der normalen Geburt aus vorderer Hinterhauptlage gehören:
- Die Mutter zum Mitpressen „wie beim Stuhlgang" anhalten. Zur Unterstützung sollen die Hände die angezogenen Knie umfassen.
- Dammschutz mit steriler Mullkompresse oder ähnlichem (Abb. 18.1a).
- Auf einen Dammschnitt kann in der Regel verzichtet werden. Ein evtl. Dammriß muß in der Klinik versorgt werden und hat eine gute Heilungstendenz.
- Nach Entwickeln des Kopfes wird dieser mit beiden Händen an den Schläfen gefaßt und vorsichtig nach unten geleitet. Dadurch kommt es zur Entwicklung der vorderen Schulter. Nach Entwickeln der vorderen Schulter Anheben des Kopfes und Entwicklung der hinteren Schulter (Abb. 18.1b).
- Danach vollständige Entwicklung des Kindes auf das Abdomen der Mutter (Abb. 18.1c).
- Setzen der Nabelklemmen ca. 20 cm vom Ansatz des Nabels und Durchtrennen der Nabelschnur.
- Versorgung (Absaugen, Abtrocknen usw.) und Einpacken des Kindes und Übergabe an die Mutter.

Die Reanimation des Neugeborenen ist im Kapitel „Notfälle aus der Pädiatrie" dargestellt.

Die Gewinnung der Plazenta ist nicht vordringlich und soll nicht durch Zug an der Nabelschnur forciert werden. Nach Ausstoßung der Plazenta, die mit einer mittelstarken Lösungsblutung einhergeht, sollte der Kontraktionszustand der Gebärmutter der Konsistenz eines angespannten Daumenballens entsprechen. Die Gebärmutter ist in Nabelhöhe palpierbar.

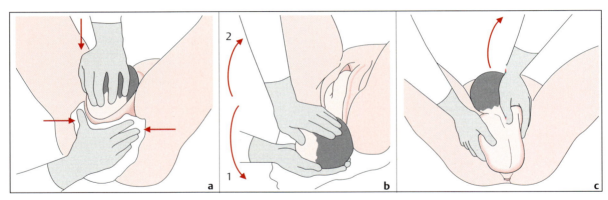

Abb. 18.**1a – c** Hilfeleistung bei präklinischer Geburt aus hinterer Hinterhauptslage. Dammschutz mit steriler Mullkompresse; auf einen Dammschnitt kann in der Regel verzichtet werden (**a**). Nach Entwickeln des Kopfes wird dieser mit beiden Händen an den Schläfen gefaßt und vorsichtig nach unten geleitet. Dadurch Entwicklung der vorderen Schulter. Danach Anheben des Kopfes und Entwicklung der hinteren Schulter (**b**). Vollständige Entwicklung des Kindes auf das Abdomen der Mutter (**c**).

- Verstärkte Blutungen nach Ausstoßung der Plazenta erfordern die manuelle Kompression der Gebärmutter durch gleichzeitigen kräftigen Druck einer Hand auf den Fundus uteri und der zweiten, mit einem Tuch bewehrten Hand gegen den Damm (Fritsch-Handgriff).
- Bei starker Blutung gelingt eine noch bessere Kompression, wenn die zweite Hand zur Faust geballt in der Vagina gegen die Gebärmutter gepreßt wird (Handgriff nach Zweifel oder Hamilton-Handgriff).
- Sofern vorhanden, werden Uterotonika wie Oxytocin (3–6 I.E. i. v.) oder Methyl-Ergometrin (0,1–0,2 mg i. v.) verabreicht.
- Nach Ausstoßung der Plazenta wird ein sauberes Tuch unter das Gesäß und vor die Vulva der Wöchnerin gelegt und diese mit ausgestreckten und überkreuzten Beinen gelagert (Lagerung nach Fritsch).

Nach der Entbindung wird die Patientin mit Kind unter Mitnahme der Plazenta (Prüfung auf Vollständigkeit) zur weiteren Versorgung in eine geburtshilfliche Abteilung transportiert. Bei unkomplizierter häuslicher Geburt mit spontaner vollständiger Plazenta-Lösung ist dies nicht zwingend, jedoch sollte der Beistand im Wochenbett durch eine Hebamme oder einen Facharzt gesichert sein.

Verhalten bei Beckenend- oder Steißlage

- Bei Beckenend- oder Steißlage (Abb. 18.**2a**) muß versucht werden, den Rumpf, sobald das Schulterblatt des Kindes sichtbar wird, durch Umfassen von Rumpf und Beinen nach oben zu entwickeln (Manualhilfe nach Bracht). Die Entwicklung wird durch kräftigen Druck eines Helfers auf den Fundus uteri erleichtert (Abb. 18.**2b**).
- Falls erforderlich, werden nacheinander zuerst der hintere und dann der vordere Arm gelöst (Handgriff nach Bickenbach, Abb. 18.**2c**).
- Die Entwicklung des Kopfes erfolgt durch den Handgriff nach Veit-Smellie (Abb. 18.**2d**).

Verhalten in Ausnahmesituationen

Bei unübersichtlichem, protrahierten Geburtsverlauf muß der kindliche Zustand geklärt werden:
- Das Abhören der kindlichen Herztöne kann mit dem Stethoskop oder notfalls direkt mit dem Ohr erfolgen.
- Die Herztöne sind bei der üblichen Schädellage des Feten unterhalb des Nabels rechts oder links lateral an der Bauchwand zu finden.
- Die regelrechte Herzfrequenz liegt deutlich über 100/min.
- Bei einer Frequenz deutlich unter 100/min kann eine fetale Risikosituation vorliegen.

Ist in dieser Situation ein Blasensprung durch Erfragen oder Erkennen der entsprechenden Symptome (Abgang von Flüssigkeit) feststellbar, muß ein *Nabelschnur-Vorfall* ausgeschlossen werden.

Beim Nabelschnur-Vorfall kommt es nach Tiefertreten des vorangehenden kindlichen Teils in den mütterlichen Geburtsweg zur Kompression der Nabelschnur. Bei ausbleibender Therapie ist der Tod des Kindes unvermeidlich.

Die Diagnose wird durch Inspektion der Vulva (sichtbar vorliegende Nabelschnur) und ggf. vaginale Untersuchung, bei der sich vor oder neben dem vorangehenden Kindsteil eine weiche, verformbare, schlingenartige Struktur mit oder ohne Pulsationen tasten läßt, gesichert.

- Bei Vorfall der Nabelschnur muß unbedingt der vorangehende Kindsteil unter starkem manuellen Druck nach kranial geschoben werden.
- Das Becken ist hochzulagern.
- Die Notfall-Tokolyse (s. oben) ist obligat.
- Der sofortige Transport in die nächstgelegene geburtshilfliche Abteilung ist unter Beibehaltung des Hochschiebens des vorangehenden kindlichen Teiles (bis zur Sectio-Entbindung) durchzuführen.

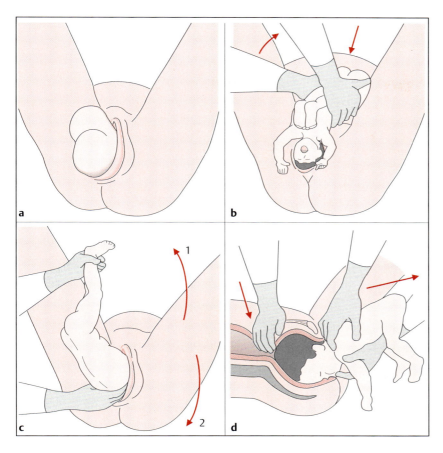

Abb. 18.**2a – d** Hilfeleistung bei präklinischer Geburt aus Beckenend- oder Steißlage (Abb. **2a**). Sobald das Schulterblatt des Kindes sichtbar wird, muß versucht werden, den Rumpf durch Umfassen von Rumpf und Beinen nach oben zu entwickeln (Manualhilfe nach Bracht). Die Entwicklung wird durch kräftigen Druck eines Helfers auf den Fundus uteri erleichtert (**b**). Falls erforderlich, werden nacheinander zuerst der hintere und dann der vordere Arm gelöst (Handgriff nach Bickenbach, **c**). Die Entwicklung des Kopfes erfolgt durch den Handgriff nach Veit-Smellie (**d**).

Abort

Definition: Als Abort oder Fehlgeburt wird die Beendigung einer Schwangerschaft vor Erreichen der Lebensfähigkeit des Kindes bezeichnet.

Nur etwa 30 % aller Konzeptionen enden in einer normal ausgetragenen Schwangerschaft. Es wird geschätzt, daß etwa 20 % der klinisch bekannten Schwangerschaften zur Fehlgeburt führen. 20–25 % der Schwangeren haben Blutungen im 1. Trimenon, hiervon erleidet etwa die Hälfte eine Fehlgeburt.

Zu unterscheiden sind der *Frühabort* bis zum Ende des 1. Trimenons (etwa 12. bis 14. SSW), der einzeitig mit eher geringem Blutverlust verläuft; sowie der *Spätabort*, der zweizeitig wie eine Entbindung am Termin mit relativ starken Schmerzen verläuft. Die früher übliche Abgrenzung eines Spätaborts bis zur 27. SSW muß wegen der Fortschritte der Neonatologie heute auf etwa die 24. SSW begrenzt werden. Bei begleitendem Fieber über 38 °C handelt es sich um einen febrilen Abort, ab 39 °C um einen septischen Abort. Ein klinisch festgestellter Abort erfordert die baldige Entleerung der Gebärmutter, um starke Blutungen bzw. aufsteigende Infektionen zu vermeiden.

Im Rahmen eines spontanen Spätaborts kann es zu deutlichen, nach außen sichtbaren Blutungen kommen.
- Als präklinische Notfallmaßnahmen kommen nur symptomatische Maßnahmen (Volumensubstitution, Analgesie, Sauerstoff-Zufuhr) in Frage.
- Der Transport zur Klinik (operative Entleerung der Gebärmutter) ist dringlich angezeigt, dies insbesondere bei systemischer Symptomatik.

Extrauterin-Gravidität

Definition: Kommt eine Schwangerschaft außerhalb des normalen Sitzes im Cavum uteri zur Entwicklung, liegt eine Extrauterin-Gravidität (EUG) vor.

Die Inzidenz aller EUG liegt bei 1–2 % aller Schwangerschaften. In rund 96 % handelt es sich um Tubar-Graviditäten; andere Lokalisationen sind das Ovar, das Abdomen oder (sehr selten) die Zervix.

EUG können in der Regel nicht ausgetragen werden. Die Tubar-Gravidität kann mit einem Tubar-Abort oder einer Tubenruptur enden. Bedrohlich ist die Tubenruptur, die zu einer plötzlichen, massiven arteriellen Blutung in die Bauchhöhle führen kann. Folgende Symptome müssen den Verdacht auf eine EUG aufkommen lassen:
- Patientin im reproduktionsfähigen Alter,
- plötzlicher Unterbauchschmerz,
- Zeichen des Volumenmangels,
- Veränderung der Monatsblutung wie die typische Schwangerschafts-Amenorrhoe oder eine ebenso typische intermittierende oder dauerhafte Schmierblutung.

- Bei Verdacht auf EUG ist daher stets nach dem Zeitpunkt der letzen Regelblutung zu fragen. Ein Ausbleiben der Regel erhärtet den Verdacht.

Ein erhöhtes Risiko für eine EUG besteht nach Salpingitiden, bei Frauen mit durchgemachter EUG sowie bei Patientinnen, die zur Kontrazeption ein Intrauterin-Pessar benutzen; ferner bei Frauen, die sich wegen Sterilität einer operativen Korrektur unterzogen haben bzw. in Stimulations-Behandlung stehen. Rauchen gilt als allgemeiner Risikofaktor.

- Die Therapie bei gesicherter EUG zur Vermeidung lebensbedrohlicher Komplikationen ist die chirurgische Intervention.
- Der Transport ist daher dringlich.
- Präklinisch kommen nur symptomatische Maßnahmen (Schockbekämpfung, Sauerstoff-Zufuhr, ggf. Sicherung der Vitalfunktionen) in Frage.

Gestose

Definition: Die Gestose ist eine schwangerschaftsassoziierte Erkrankung, die definitionsgemäß ab der 20. SSW auftreten kann. Sie ist durch die Kardinalsymptome Proteinurie und Hypertonie mit Überschreiten eines diastolischen Blutdruck-Grenzwerts von 90 mmHg charakterisiert; häufig werden auch generalisierte Ödeme beobachtet.

Es müssen allerdings nicht immer alle Symptome gleichzeitig vorliegen. Auch der Schweregrad kann von leichten, monosymptomatischen Formen bis zur Eklampsie variieren.

Eine Gestose tritt in 7 – 10 % aller Schwangerschaften auf. Schwere Ausprägungen mit lebensbedrohlichen Verläufen finden sich bei etwa 1 von 1000 Schwangerschaften. Bei unzureichender Vorsorge liegt diese Zahl deutlich höher.

Pathophysiologisch handelt es sich um einen generalisierten Arteriolenspasmus mit deutlich erhöhtem peripheren Widerstand. Besonders betroffen sind Nieren, Plazenta und Leber. Der erhöhte Gefäßwiderstand führt zur Linksherz-Belastung mit Gefahr der kardialen Dekompensation und des Lungenödems. Eine disseminierte intravasale Gerinnung kann die Mikrozirkulation zusätzlich verschlechtern. Bei schweren Gestosen treten neurologische Symptome wie Hyperreflexie, Kopfschmerz, Sehstörungen und Krampfneigung auf. Sie sind auf ein Hirnödem mit Anstieg des Hirndrucks zurückzuführen. In schweren Fällen kann es zu intrazerebralen Blutungen kommen.

Das HELLP-Syndrom ist eine Sonderform der schweren Gestose und durch Hämolyse (H), erhöhte Leberwerte (EL, elevated liver enzymes) und Abfall der Thrombozyten (LP, low platelets) gekennzeichnet. Wegen der häufigen Leberkapsel-Spannung treten Schmerzen im Oberbauch oder andere Oberbauch-Symptome wie Erbrechen und Übelkeit auf. Diese sind als schwerwiegender diagnostischer Hinweis zu werten.

Die einzige kausale Therapie der Gestose besteht in der Entbindung des Kindes. Je nach Schweregrad der Gestose muß auch der Reifegrad des Kindes bedacht werden; die Beendigung der Schwangerschaft durch Geburtseinleitung oder Sectio caesarea ist nicht immer zwingend.

Auch nach der Entbindung kann es noch zur Verschlechterung des Krankheitsbildes kommen. Bei einem knappen Drittel der Eklampsie-Patientinnen treten Krampfanfälle erst postpartal auf. Wichtig ist die konsequente Therapie der bestehenden Symptome, an erster Stelle der Hypertonie und ihrer Folgen. Wegen des Arteriolenspasmus ist eine Blutdrucksenkung mit Vasodilatatoren angezeigt.

Die präklinische Therapie der Gestose beschränkt sich auf die Therapie hypertoner Krisen:
- Mittel der Wahl ist Dihydralazin. Bei 75 kg Körpergewicht (KG) werden 6,25 – 12,5 mg langsam i. v. appliziert.
- Alternativ kommen Kalzium-Antagonisten (bei 75 kg KG 5 mg Nitrendipin oral oder 10 – 20 mg Nifedipin sublingual), Glyceroltrinitrat (bei 75 kg KG 1 Zerbeißkapsel 0,8 mg oder 2 Sprühstöße 0,4 mg) bzw. Urapidil (2 x 0,5 – 1,0 mg/kg KG i. v.) zur Anwendung.
- Die Blutdrucksenkung darf nicht zu rasch und massiv erfolgen; es kann sonst zu einer Minderperfusion des Uterus mit Gefährdung des Kindes kommen („Erfordernis-Hochdruck" im vorgeschädigten plazentaren Stromgebiet). Daher sind keineswegs normale Blutdruckwerte anzustreben.
- Eine Verbesserung der Rheologie des Blutes ist über eine vorsichtige Infusionstherapie zu erzielen. Damit ist einerseits eine Steigerung der Diurese zu erwarten, andererseits die Ausbildung eines Lungenödems zu befürchten.
- Diuretika (bei 75 kg KG 20 – 40 mg Furosemid i. v.) sind ausschließlich beim Lungenödem indiziert, ansonsten wegen der Gefahr einer weiteren Hämokonzentration und Verschlechterung der Rheologie kontraindiziert.
- Bei neurologischer Symptomatik muß rechtzeitig eine antikonvulsive Therapie mit Benzodiazepinen (bei 75 kg KG z. B. 10 mg Diazepam i. v.) begonnen werden.
- In allen Fällen erfolgt die Zufuhr von 3 l/min Sauerstoff über Nasensonde.

Nach Klinikaufnahme wird die Therapie mit Magnesium (Mg-Ascorbat oder Mg-Sulfat) bzw. Clomethiazol fortgesetzt. Magnesium hemmt die neuromuskuläre Übertragung, relaxiert die Muskulatur und hat einen sedierenden Effekt. Bei operativer Entbindung ist der Synergismus von Magnesium und Muskelrelaxantien zu beachten. Die Überwachung der Patellar- oder Achillessehnen-Reflexe dient zur Dosierungskontrolle.

Peripartale Notfälle

Placenta praevia

Der normale Sitz der Plazenta ist der Fundus uteri mit Übergang auf Vorder-, Hinter- oder Seitenwand. Bei der Placenta praevia und ihren Varianten inseriert die Plazenta falsch an der Innenwand des unteren Uterin-Segments und verdeckt mehr oder weniger vollständig den inneren Muttermund.

Eine Placenta praevia kommt bei etwa 0,5 % aller Geburten vor; bei Zweit- und Mehrgebärenden sind 2 – 5 % der Frauen betroffen.

Bedingt durch die abnorme Insertion am unteren Uterinsegment, das sich unter dem Einfluß von Wehen dehnt, kommt es bei allen Varianten der Placenta praevia mit Einsetzen der Wehen zu Blutungen.

Die präklinische Versorgung bei Placenta praevia umfaßt:
- Notfall-Tokolyse mit 25 µg Fenoterol langsam i. v., ersatzweise als Dosier-Aersol (2 – 3 Hübe zu je 100 µg, ggf. nach etwa 5 min wiederholen), bis zum vollständigen Sistieren der Wehentätigkeit.
- Anlage von großlumigen Venenzugängen und ggf. Schockbekämpfung mit kolloidalen Volumenersatzmitteln.
- Die vaginale Untersuchung ist kontraindiziert.

Bei fortschreitender Wehentätigkeit bzw. massiver Blutung ist die Beendigung der Schwangerschaft durch Sectio caesarea obligat. Neben der mütterlichen Gefährdung durch massiven Blutverlust ist auch immer mit einem kindlichen Blutverlust zu rechnen. Daher müssen Geburtshelfer, Anästhesist und Neonatologe auf ein Neugeborenes im hämorrhagischen Schock vorbereitet sein. Die Nachgeburtsperiode ist auch bei gut tonisiertem Uterus durch erhöhte Nachblutungsgefahr gekennzeichnet. Im Bereich des unteren Uterin-Segments, der plazentaren Haftstelle, ist die durch uterine Kontraktion bedingte Blutstillung am schwächsten.

Vorzeitige Lösung der normalsitzenden Plazenta

Bei der vorzeitigen Lösung der normalsitzenden Plazenta (Abruptio placentae, Ablatio placentae) handelt es sich um die teilweise oder vollständige Ablösung der normal (im Bereich des Fundus uteri an der Vorder- oder Hinterwand) sitzenden Plazenta vor der Geburt des Kindes.

Die Häufigkeit liegt bei 1 : 100 – 200 Geburten. Die Ursache ist in 50 – 70 % nicht bekannt. In 30 – 50 % besteht ein Zusammenhang mit einer Gestose (Angiopathie) oder mechanischen Ursachen (stumpfe Gewalt bei Stoß, Schlag, Autounfall; plötzliche Volumen-Verminderung im Uterus bei Fruchtwasserabgang und Polyhydramnie bzw. nach Entwicklung des 1. Zwillings).
An der Haftstelle der Plazenta bildet sich ein retroplazentares Hämatom. Eine zentrale Ablösung und Hämatom-Bildung muß nicht bzw. nicht sofort zu einer vaginalen Blutung führen; in 10 – 20 % der Fälle blutet die Patientin überhaupt nicht nach außen. Bei peripherer Ablösung bahnt sich das Hämatom meist einen Weg zwischen den Eihäuten und der Innenwand des Uterus und führt dann zur zervikalen bzw. vaginalen Blutung.

Die außen erkennbare Blutung ist kein Maß für den tatsächlichen Blutverlust.

Die weitere Folge der Plazenta-Ablösung ist der mütterliche Schockzustand mit hochgradiger Gefährdung des Feten. Die perinatale Mortalität liegt bei 70 – 90 %. Eine Ablösung von 25 % der Haftfläche kann bereits den fetalen Tod auslösen. Durch Einschwemmung „thromboplastinischen Materials" aus Decidua und Plazenta in die mütterliche Strombahn, lokalen Verbrauch von Gerinnungsfaktoren im retroplazentaren Hämatom und disseminierte intravasale Gerinnung mit gesteigerter fibrinolytischer Aktivität kann es darüber hinaus zu einer lebensbedrohlichen Gerinnungsstörung kommen.

Häufige subjektive Symptome der vorzeitigen Plazenta-Lösung sind ein akuter, stichartiger Unterleibsschmerz, allgemeines Unwohlsein und Sistieren der fetalen Bewegungen. Objektive Zeichen sind allgemeine Symptome des Blutungsschocks, auffallend schmerzhafter und harter Uterus (Uterus en bois oder Holzuterus; Spannungsschmerz als Folge des wachsenden retroplazentaren Hämatoms) sowie pathologisches CTG mit Hypoxie-Zeichen bzw. fehlende Herztöne.

Die Therapie besteht in der Regel, vor allem bei noch lebendem Fetus, in der sofortigen Sectio-Entbindung; bei bereits abgestorbenem Fetus und noch nicht pathologisch veränderter Blutgerinnung kann bei günstigem geburtshilflichen Befund auch eine vaginale Entbindung angestrebt werden.

- Als präklinische Notfallmaßnahmen kommen nur Volumensubstitution, Analgesie und Sauerstoff-Zufuhr in Frage.
- Schnellster Transport zur Klinik ist angezeigt.

Uterusruptur

Es liegt eine Zerreissung der Gebärmutterwand im Bereich des Korpus, des unteren Uterin-Segments oder der Zervix bzw. ein Abriß der Zervix vom Scheidenrohr (Kolpaporrhexis) vor.

Die Häufigkeit beträgt nach älteren Literaturangaben etwa 1 : 1500 Geburten. Nach Angaben der Bayerischen Perinatalerhebung 1996 (113 867 Schwangere) wurde eine anamnestische Uterusruptur von 0,3 % aller Schwangeren angegeben. Die Ruptur tritt aufgrund akuter Überdehnung (z. B. geburtsunmögliche Lage, Überdosierung von Wehenmitteln) oder früherer Wandschädigung (Sectio und andere Operationen usw.) auf. Eine Spontanruptur ohne entsprechende Anamnese ist möglich, aber eine Rarität. Am häufigsten sind Narbenrupturen.

Symptome der Uterusruptur sind Schockzustand der Patientin sowohl sub partu als auch post partum, hochgradige Hypoxiezeichen des Fetus im CTG bzw. intrauteriner Fruchttod.

In jedem Fall, auch bei bereits abgestorbenem Fetus, ist die Laparotomie indiziert. In vielen Fällen kann die uterine Ruptur übernäht werden; nur selten muß die Hysterektomie erfolgen.

- Die Mutter ist durch den entstehenden hämorrhagischen Schock gefährdet, der präklinisch durch Zufuhr kolloidaler Lösungen usw. zu behandeln ist.
- Zusätzlich wird Sauerstoff (3 l/min) über eine Nasensonde appliziert.

■ Fruchtwasser-Embolie

Die Fruchtwasser-Embolie (Amnioninfusions-Syndrom) gehört zu den dramatischen Komplikationen unter der Geburt oder Stunden bis wenige Tage post partum mit hoher Mortalität. Über Defekte in den Eihäuten gelangt Fruchtwasser in offene Venen und damit in den Kreislauf.

Die Häufigkeit liegt bei 1:20000–30000 Geburten. Die Druckverhältnisse unter den Wehen, Verletzungen durch Uterusruptur oder auch der Schnitt bei der Sectio caesarea begünstigen den Übertritt von Fruchtwasser in die mütterliche Zirkulation. Durch den hohen Gehalt des Fruchtwassers an Gewebs-Thromboplastin kommt es zu einer Aktivierung der Gerinnungskaskade mit disseminierter intravasaler Gerinnung. Während die kardiopulmonalen Symptome schlagartig einsetzen, werden die Gerinnungsstörungen erst mit gewisser Verzögerung (ggf. erst nach mehreren Stunden) erkennbar.

Symptome der Fruchtwasserembolie sind:
- Schwere Dyspnoe, Tachypnoe, Zyanose,
- anschließend schwere Hypotension, kardiales Versagen, pulmonale Hypertension,
- Lungenödem,
- ausgeprägte Koagulopathie,
- Eintrübung bis zur Bewußtlosigkeit.

Differentialdiagnostisch ist an eine Lungenembolie, eine Magensaft-Aspiration oder ein akutes Linksherzversagen anderer Genese zu denken.

- Die Therapie ist zunächst symptomatisch und umfaßt Oxygenierung, Intubation, PEEP-Beatmung, Schockbekämpfung und evtl. die kardiopulmonale Reanimation.

Zur Beseitigung der Emboliequelle ist die zügige Entleerung des Uterus (vaginale Entbindung bzw. Notfall-Sectio, Nachräumung) erforderlich. Bei disseminierter intravasaler Gerinnung muß die Verbrauchskoagulopathie adäquat behandelt werden. Sind diese Bemühungen nicht erfolgreich, können massive uterine Blutungen zu einer Hysterektomie zwingen, um ein Verbluten der Patientin zu verhindern.

■ Andere Notfälle sub partu

Die nachfolgenden, nur exemplarisch dargestellten Notfälle intra partum oder sub partu gehen in der Regel mit einer hohen fetalen Gefährdung einher und erfordern meist eine Notfall-Sectio:
- Die plötzlich nach dem Blasensprung einsetzende Blutung aus der Nabelschnur bei Insertio velamentosa (häutiger Ansatz der Nabelschnur in den Eihäuten). Frei über das Amnion verlaufende Nabelschnur-Gefäße können beim Blasensprung einreißen und einen massiven fetalen Blutverlust hervorrufen.
- Eklampsie sub partu. In sehr seltenen Fällen kann es während der vaginalen Entbindung einer präklamptischen Patientin zur Eklampsie kommen. Während des eklamptischen Anfalls ist die Mutter ateminsuffizient; die mütterliche Hypoxie gefährdet den Fetus. Zusätzlich besteht für die Mutter das Risiko zerebraler Einblutungen.
- Drohende kindliche Asphyxie. Häufig bedingt durch sog. plazentare Insuffizienz, straffe Nabelschnur-Umschlingung oder hyperfrequente Wehentätigkeit. Diagnose durch CTG oder (besser) Mikroblut-Untersuchung aus der fetalen Kopfhaut. Je nach Schweregrad kann eine „intrauterine Reanimation" durch Notfall-Tokolyse (s. oben) erforderlich sein.

Postpartale Notfälle

■ Atonische Nachblutung

Der mütterliche Blutverlust bei vaginaler Entbindung beträgt normalerweise bis 500 ml; er muß üblicherweise geschätzt werden.

Bei unvollständiger Plazenta ist die postpartale Blutung wegen mangelnder Kontraktionsfähigkeit des Uterus (Behinderung durch Plazenta-Reste) etwas verstärkt. Die Blutungsstärke erreicht nur selten das Ausmaß der reinen atonischen Nachblutung. Die Therapie besteht in der Nach-Kurettage des Uterus unter hochdosierter Zufuhr von Uterotonika (z. B. 3–6 I.E. Oxytocin und 0,1–0,2 mg Methyl-Ergometrin langsam i. v.).

Ist die Vollständigkeit der Plazenta durch makroskopische Begutachtung gesichert oder die Retention eines Plazenta-Rests durch Kurettage ausgeschlossen, muß bei weiterbestehender verstärkter oder massiver uteriner Blutung von einer atonischen Nachblutung des Uterus ausgegangen werden.

Die klinische Therapie umfaßt Volumenersatz, Zufuhr von Blutbestandteilen, hochdosierte intravenöse Gabe von Uterotonika sowie physikalische Maßnahmen wie Kompression des Uterus durch bimanuelles Halten und lokale Applikation von Kälte. Als wirksamste Medikamente gelten die Prostaglandine; die Zufuhr kann intravenös, lokal-intrakavitär, intra-myometran oder mittels Tamponade erfolgen.

Präklinisch kommen nur folgende Maßnahmen in Betracht:
- Massiver (kolloidaler) Volumenersatz.
- Sauerstoffzufuhr (3 l/min über Nasensonde).
- Manuelle Kompression der Gebärmutter durch gleich-

zeitigen kräftigen Druck einer Hand auf den Fundus uteri und der zweiten, mit einem Tuch bewehrten, Hand gegen den Damm (Fritsch-Handgriff).
- Bei starker Blutung gelingt eine noch bessere Kompression, wenn die zweite Hand zur Faust geballt in der Vagina gegen die Gebärmutter gepreßt wird (Handgriff nach Zweifel oder Hamilton-Handgriff).
- Sofern vorhanden, werden Uterotonika wie Oxytocin (3 – 6 I.E. i.v.) oder Methyl-Ergometrin (0,1 – 0,2 mg i.v.) verabreicht.
- Ggf. Intubation und kontrollierte Beatmung mit 100 % Sauerstoff.

Kernaussagen

Charakteristika
- Bei akuten Unterbauch-Symptomen von Mädchen und Frauen ist auch an eine gynäkologische Ursache zu denken. Bei jeder Frau im gebärfähigen Alter muß an eine Schwangerschafts-Komplikation gedacht werden.

Gynäkologische Notfälle
- Wesentliche *Verletzungsursachen* sind Unfälle, Anschläge auf das Leben oder die Weiblichkeit, Vergewaltigung oder Gewalttätigkeit beim Geschlechtsverkehr sowie Selbstbefriedigungspraktiken mit Hilfsmitteln. Das Eingehen auf die psychische Situation der Betroffenen ist auch in der Notfallsituation unverzichtbar. Bei Sexualdelikten u. ä. verletzte Frauen dürfen nicht alleingelassen werden. Die Anamnese ist behutsam zu erheben. Die körperliche Untersuchung soll zurückhaltend erfolgen. Eingedrungene Fremdkörper dürfen am Notfallort nicht entfernt werden. Weitere Basismaßnahmen sind Schockbekämpfung, Sauerstoff-Zufuhr und Analgesie.
- Bei der Notfallversorgung *massiver Blutungen* aus bekannten und inkurablen Tumoren ist die Einstellung der Frau zu invasiven Maßnahmen zu beachten; dies kann zu einem palliativen Vorgehen führen. Im Vordergrund der präklinischen Versorgung stehen die Stabilisierung des Kreislaufs und die Sauerstoff-Zufuhr; ggf. die vaginale Tamponade.
- Bei *Schmerzen* im Sinne des akuten Abdomens ist auch an gynäkologische Krankheitsbilder und Schwangerschafts-Komplikationen zu denken. Schmerzen gynäkologischer Ursache können Folge von Entzündungen oder Ischämien sein. Die Notfallmaßnahmen sind symptomatisch.

Geburtshilfliche Notfälle
- Bei Unfällen oder anderen Notfallsituationen von Frauen im gebärfähigen Alter ist an die Möglichkeit einer Schwangerschaft zu denken. Im Rahmen der ersten Diagnostik soll daher stets ein Schwangerschaftstest erfolgen.
- Grundzüge der präklinischen Therapie bei schweren Verletzungen in der Schwangerschaft sind suffiziente Schocktherapie, optimale Oxygenierung der Mutter und des Feten und suffiziente Analgesie.
- Jeder Notarzt muß damit rechnen, außerhalb der Klinik mit einer Geburt konfrontiert zu werden. Die präklinische Geburt im Rettungsdienst soll möglichst vermieden werden und ist nur in unabweisbaren Notfällen zu vertreten.
- Bei noch nicht unmittelbar bevorstehender Geburt (keine kindlichen Teile in der Vulva sichtbar) erfolgen Notfall-Tokolyse (25 µg Fenoterol langsam i.v.; ersatzweise 2 – 3 Hübe Dosier-Aerosol zu je 100 µg) und schneller Transport in linker Halbseitenlage.
- Bei unmittelbar bevorstehender Geburt muß die Wehenhemmung unterbleiben und der Geburtsvorgang zu Ende geführt werden (Abb. 18.1 u. 18.2).
- Bei Vorfall der Nabelschnur muß der vorangehende Kindesteil unter starkem manuellen Druck nach kranial geschoben werden. Das Becken ist hochzulagern. Die Notfall-Tokolyse ist obligat.
- Zu den sonstigen geburtshilflichen Notfällen zählen Abort, Extrauterin-Gravidität (Frage nach letzter Regelblutung), Gestose, Placenta praevia, vorzeitige Lösung der Plazenta, Uterusruptur, Fruchtwasser-Embolie und die atonische Nachblutung, die präklinisch nur symptomatisch nach den allgemeinen Regeln der Notfallmedizin behandelt werden können.

Literatur

1. Brückner JB, Brückner-Schmid B: Anaesthesiologisches Management bei geburtshilflichen Notfallsituationen. In: Deutsche Akademie für Anästhesiologische Fortbildung (Hrsg.): Refresher Course – Aktuelles Wissen für Anästhesisten; Nr. 23, April 1997, Hamburg. Springer, Berlin 1997; S. 23 – 30
2. Frey L: Intensivtherapie bei Gestose. In: Deutsche Akademie für Anästhesiologische Fortbildung (Hrsg.): Refresher Course - Aktuelles Wissen für Anästhesisten; Nr. 20, Juni 1994, Nürnberg. Springer, Berlin 1994; S. 173 – 183
3. Koffel BL: Anesthetic Management of Obstetrical Emergencies. In: American Society of Anesthesiologists (ed.): 47 th Annual Refresher Course Lectures und Clinical Update Program. New Orleans 1996; 134: 1 – 7
4. Kommission für Perinatologie und Neonatologie. BPE-Jahresbericht 1996. Bayerische Landesärztekammer und Kassenärztliche Vereinigung Bayerns (Hrsg.). Zauner, Dachau 1997
5. Kretz FJ: Versorgung des Neugeborenen. In: Deutsche Akademie für Anästhesiologische Fortbildung (Hrsg.): Refresher Course – Aktuelles Wissen für Anästhesisten; Nr. 20, Juni 1994, Nürnberg. Springer, Berlin 1994; S. 157 – 171
6. Ludwig H: Notfälle in der Geburtshilfe. Therapeutische Umschau 1996; 53: 477 – 496
7. Pearlman MD, Tintinalli JE, Lorenz RP: A prospective controlled study of outcome after trauma during pregnancy. Am J Obstet Gynecol. 1990; 162: 1502 – 1510

19

Notfälle aus der Pädiatrie

Th. Schlechtriemen, D. Bachmann, K.H. Altemeyer

Roter Faden

- **Notfallmedizinisch relevante Besonderheiten im Kindesalter**
  - Anatomische und physiologische Besonderheiten
  - Spezielle Probleme der Notfallversorgung
- **Präklinische Erstversorgung Neugeborener**
  - Erstbeurteilung des Neugeborenen
  - Erstversorgung des Neugeborenen
  - Reanimation des Neugeborenen
  - Relevante peripartale Krankheitsbilder
- **Pädiatrisch-internistische Notfälle**
  - Plötzlicher Kindstod
  - Exsikkosen
  - Krampfanfälle
  - Respiratorische Notfälle
  - Kardiale Notfälle
  - Kardiopulmonale Reanimation im Kindesalter
  - Notfalltherapie von Intoxikationen
- **Pädiatrisch-traumatologische Notfälle**
  - Häufigkeit und Verletzungsmuster
  - Beinaheertrinken
  - Verbrennungen und Verbrühungen
  - Schädel-Hirn-Trauma
  - Thoraxtrauma
  - Abdominaltrauma
  - Extremitäten- und Beckentrauma
  - Polytrauma

Notfallmedizinisch relevante Besonderheiten im Kindesalter

Anatomische und physiologische Besonderheiten

Allgemeines

Kinder weisen gegenüber Erwachsenen wesentliche anatomische und physiologische Unterschiede auf; diese treten um so ausgeprägter in Erscheinung, je jünger die Kinder sind. Für die sachgerechte und sichere Notfalltherapie im Kindesalter ist es unerläßlich, die alterstypischen Verhältnisse und Kenngrößen zu beachten. Dabei stehen das respiratorische und Herz-Kreislauf-System, der Wasser- und Elektrolythaushalt mit Nierenfunktion sowie die Wärmeregulation im Vordergrund.

Respiratorisches System

Die *anatomischen Besonderheiten* betreffen zunächst den Nasen-, Mund- und Rachenraum. Die Nasengänge sind relativ eng, das gleiche gilt für die tiefer gelegenen Luftwege (Kehlkopf, Trachea, Bronchialsystem). Die Schleimhäute sind in diesem Bereich sehr empfindlich und reagieren auf Irritationen leicht mit Ödembildung, wodurch der Strömungswiderstand weiter erhöht wird. Da junge Säuglinge physiologische Nasenatmer sind, können Verlegungen der Nasenatmung zu erheblichen Ventilationsproblemen führen.

Nasales Absaugen im Rahmen der Neugeborenen-Reanimation darf nur mit strenger Indikation und nie routinemäßig erfolgen.

Die Zunge ist bei kleinen Kindern relativ groß und fällt leicht zurück. Die Speichelsekretion ist stärker, und im Kleinkindesalter können vergrößerte Adenoide oder Tonsillen die Atmung behindern. Der Kehlkopf liegt weiter ventral und in Höhe des 3.–4. Halswirbels (damit etwa einen Wirbelkörper höher als beim Erwachsenen). Die Epiglottis ist lang und V-förmig. Aufgrund der anatomischen Verhältnisse kann das Einstellen des Kehlkopfs mit dem Laryngoskop beim Säugling erschwert sein. Die engste Stelle des Respirationstrakts liegt bis zum Alter von 8–10 Jahren nicht im Bereich der Stimmbänder, sondern subglottisch in Höhe des Ringknorpels. Die Trachea ist kurz; ihre Länge beträgt (von der Stimmritze an gerechnet) bei Neugeborenen etwa 4 cm, bei zweijährigen Kindern 5 cm und bei sechsjährigen Kindern 6 cm. Außerdem sind die Bronchusabgänge gleichwinklig, so daß es aufgrund dieser alterstypischen Anatomie ebenso leicht zu rechts- wie linksseitiger endobronchialer Intubation kommen kann.

Weiterhin weisen Säuglinge und Kleinkinder einen kurzen Thorax auf. Die Rippen verlaufen horizontal und die Interkostalmuskulatur ist noch nicht so stark entwickelt wie beim Erwachsenen. Hauptatemmuskel ist das Zwerchfell. Der knöcherne Thorax ist insgesamt sehr elastisch und gibt bei forcierten Atemzügen leicht nach, so daß die Effektivität der Zwerchfellexkursionen reduziert ist. Deshalb kommt es bei kleinen Kindern schon bei geringer Atemwegsverlegung zu inversen Atembewegungen mit insuffizienter Ventilation.

Behinderungen der Zwerchfellatmung (massiver Meteorismus, Ileus, Peritonitis, Bauchtraumen) führen schnell zu einer unzureichenden Spontanatmung.

Die *zentrale Atemregulation* erfolgt wie beim Erwachsenen über die CO_2- und O_2-Spannung sowie die H^+-Konzentration. Ebenso ist die Kontrolle über die üblichen Reflexmechanismen voll entwickelt.

Typisch für die Atmung bei Neugeborenen ist die Tendenz zu einer unregelmäßigen oder periodischen Atmung (Wechsel zwischen schnellen Atemphasen mit anschließenden Atempausen von 5–10 s). Diese ist bei Frühgeborenen noch wesentlich ausgeprägter und kann bis zum 1. Lebensjahr anhalten. Die unregelmäßige Atmung ist vermutlich auf eine Unreife des medullären Atemzentrums zurückzuführen und ist möglicherweise auch für das Syndrom des plötzlichen Kindstodes verantwortlich. Narkotika, Sedativa, Hypothermie oder Hypoxie können die unregelmäßige Atmung verstärken.

Die Hypoxietoleranz von Neugeborenen und jungen Säuglingen ist (insbesondere bei gleichzeitiger Unterkühlung) ausgesprochen gering. Unter Umgehung einer Phase der kompensatorischen Hyperventilation kann es direkt zu einem Atemstillstand kommen.

Die Dehnbarkeit der Lunge (Compliance) ist bei Neugeborenen niedrig und nimmt erst mit steigendem Alter zu. Gleichzeitig ist der Atemwegswiderstand aufgrund der anatomisch kleineren Luftwege deutlich erhöht, so daß bei Neugeborenen, Säuglingen und Kleinkindern die Spontanatmung gegen eine erhöhte Resistance bei gleichzeitig erniedrigter Compliance erfolgt.
Bei Neugeborenen ist die funktionelle Residualkapazität sehr niedrig und nimmt in den ersten Lebenstagen langsam zu. Bei Frühgeborenen mit unzureichender Surfactant-Bildung kann die funktionelle Residualkapazität durch Atelektasenbildung länger erniedrigt bleiben. Dabei ist gleichzeitig die Compliance noch weiter vermindert, vor allem im Rahmen eines Atemnotsyndroms.
Das „closing volume", das heißt das Lungengrenzvolumen, bei dem es zum ersten Auftreten von Verschlüssen kleiner Atemwege („airway closure") kommt, liegt bei kleineren Kindern wesentlich höher als bei älteren. Wird das „closing volume" unterschritten, kommt es zu einer Verschlechterung des Ventilations-Perfusions-Verhältnisses und damit zu einem Rechts-Links-Shunt.
Die Atemfrequenz beträgt bei Neugeborenen etwa 40/min und nimmt mit zunehmendem Alter ab. Sie wird so reguliert, daß die Atemarbeit mit niedrigstem Energieumsatz erfolgt (ca. 1% der Stoffwechselenergie wird benötigt, um die Atmung aufrecht zu erhalten). Der Gesamtenergieumsatz des Neugeborenen und damit der Sauerstoffbedarf ist jedoch deutlich erhöht, woran sich die alveoläre Ventilation mit 100–150 ml/kg KG/min (dreimal höher als beim Erwachsenen) anpaßt. Das Verhältnis zwischen alveolärer Ventilation und funktioneller Residualkapazität (FRC) beträgt im Kindesalter 5:1, der entsprechende Wert für Erwachsene liegt bei 1,5:1. Kinder haben daher eine wesentlich geringere Ausgleichsmöglichkeit durch die FRC, so daß ein reduziertes Sauerstoffangebot schneller zu Hypoxämie und Hypoxie führt.
Die Relation von Totraum zu Hubvolumen beträgt wie beim Erwachsenen 0,3. Aufgrund der höheren Atemfrequenz und des niedrigeren Hubvolumens ist die Totraumventilation bei Kindern jedoch größer und eine Zunahme des Totraumes wesentlich kritischer.

Eine Spontanatmung über den Tubus erhöht den Atemwegswiderstand massiv. Wie im Erwachsenenalter gilt erst recht im Kindesalter: Intubierte Patienten müssen beatmet werden.

Die arterio-alveoläre Sauerstoffdruckdifferenz ist bei Neugeborenen und Säuglingen aufgrund größerer intrapulmonaler Shunts erhöht.

Eine einseitig endobronchiale Intubation vergrößert die ohnehin verstärkten intrapulmonalen Rechts-Links-Shunts und führt daher im Neugeborenenalter schneller zu einer respiratorischen Dekompensation als beim Erwachsenen.

Herz-Kreislauf-System

Vor der Geburt fließt das arterialisierte Blut aus der Placenta über die Nabelvene zum Feten. Der Hauptanteil dieses Blutes umgeht durch den Ductus venosus Arantii die Leber und gelangt über die V. cava inferior zum rechten Vorhof. Über das offene Foramen ovale erreicht das Blut den linken Vorhof, den linken Ventrikel und die Aorta ascendens. Da die Koronararterien und die Karotiden die ersten aortalen Äste darstellen, werden Herz und Gehirn primär mit sauerstoffreichem Blut versorgt. Das sauerstoffarme Blut aus der V. cava superior fließt durch den rechten Ventrikel in den Truncus pulmonalis. Da in der Fetalzeit der pulmonale Gefäßwiderstand sehr hoch ist, wird die Lunge nur von 8% des gesamten Blutvolumens durchströmt. Der Rest gelangt über den Ductus arteriosus Botalli direkt in die Aorta descendens, so daß die untere Körperhälfte mit sauerstoffarmem Blut versorgt wird.
Bei der Geburt kommt es durch Unterbrechung der Blutzufuhr aus der Placenta und Einsetzen der Lungenatmung zu einer schlagartigen Kreislaufumstellung. Nach den ersten Atemzügen sinkt der pulmonale Gefäßwiderstand durch steigende pO_2- und abfallende pCO_2-Werte. Die Mehrdurchblutung der Lunge führt zu einer Steigerung der Volumenzufuhr und damit zur Druckerhöhung im linken Vorhof bei gleichzeitiger Druckminderung auf der rechten Seite. Als Folge werden Septum primum und Septum secundum aneinandergepreßt, so daß ein funktioneller Verschluß des Foramen ovale erreicht wird. Das endgültige Verschmelzen beider Septen erfolgt innerhalb des 1. Lebensjahres. Auch im Bereich des Ductus arteriosus Botalli kommt es durch Druckabfall im Lungengefäßbett und steigenden Druck in der Aorta zu einer Shunt-Umkehr. Die hohe Sauerstoffspannung des Blutes, das den Ductus nunmehr durchströmt, führt zu einer Kontraktion der Wandmuskulatur und damit ebenfalls zu einem funktionellen Verschluß. Die vollständige anatomische Obliteration durch Intimaproliferation dauert ca. 1–3 Monate.

Entscheidend bei der Sauerstoffversorgung von Neugeborenen ist die Tatsache, daß die Verschlüsse der fetalen Shunts *reversibel* sind. Darum kann z. B. eine Druckerhöhung im kleinen Kreislauf durch Hypoxämie allein ($p_aO_2 <$ 50 mmHg) oder in Verbindung mit einer Azidose (pH < 7,25) zu einer Wiedereröffnung der Shunts führen und damit einen Rückfall in die fetale Zirkulation auslösen.

Das Herz von Neugeborenen und Säuglingen ist relativ groß und liegt aufgrund des hochstehenden Zwerchfells in schräger Position im Thorax. Nach der Geburt dominiert bei Größe und Wandstärke zunächst noch der rechte Ventrikel. In den folgenden Lebenswochen nimmt der linke Ventrikel jedoch rasch an Muskelmasse zu, so daß im 3.–6. Lebensmonat das Größenverhältnis beider Ventrikel dem des Erwachsenenalters entspricht. In aller Regel kann man bei Kindern von einem gesunden Myokard und einer suffizienten Koronardurchblutung ausgehen. Dies gilt auch für den größten Teil der angeborenen Herzvitien in kompensiertem Zustand.

Das Herzzeitvolumen (HZV) ist bei kleinen Kindern relativ konstant. Das Herz arbeitet im oberen Bereich der Frank-Starling-Kurve und eine Steigerung des HZV erfolgt fast ausschließlich über eine Erhöhung der Herzfrequenz.

Bei Hypoxie reagieren Neugeborene und Säuglinge nicht wie Erwachsene mit einer Tachykardie, sondern mit einer Bradykardie. Daher muß bei bradykarden Kindern dieser Altersstufe immer zuerst an eine Hypoxie gedacht werden. Bradykardien bei Neugeborenen und Säuglingen sind extrem gefährlich, weil sie sich direkt auf das HZV auswirken. Eine Halbierung der Herzfrequenz führt zu einer Halbierung des HZV. Ein Neugeborenes mit einer Herzfrequenz von 60/min benötigt eine externe Herzdruckmassage.

Die sympathische Innervation des Herzens ist im Gegensatz zur parasympathischen Innervation noch nicht vollständig abgeschlossen. Die Katecholamin-Rezeptoren sind dagegen bereits voll ausgebildet und funktionsfähig. Da zu einer Inaktivierung von Katecholaminen u. a. eine Wiederaufnahme in adrenerge Nervenendigungen notwendig ist, diese aber beim Neugeborenen fehlen, ergibt sich daraus eine größere Wirksamkeit vor allen Dingen von Noradrenalin.

Die Kreislaufregulation erfolgt beim Neugeborenen zum einen über die Baro- und Chemorezeptoren, zum anderen über Tonusveränderungen an den Widerstandsgefäßen. Eine Beeinflussung der Gefäßweite wird weniger über das vegetative Nervensystem, als vielmehr über lokale Stoffwechselprodukte und vasoaktive Hormone wie Adrenalin, Noradrenalin und das Renin-Angiotensin-System erreicht.

Das zirkulierende Blutvolumen kann für alle Altersstufen einheitlich mit 80–100 ml/kg KG angesetzt werden. Ein Volumenmangel wird zunächst durch Erhöhung der Pulsfrequenz kompensiert und dekompensiert typischerweise schlagartig.

Ein Verlust von ca. 25% des Blutvolumens führt beim Neugeborenen zu einem 50%igen Abfall des HZV und des Blutdrucks. Damit ist der Blutdruck in dieser Altersstufe grundsätzlich ein guter Parameter zur Abschätzung der Volumensituation. Die systolischen und diastolischen Blutdruckwerte liegen bei kleinen Kindern allerdings deutlich unter den Erwachsenenwerten (Tab. 19.1). Unter Sedierung tritt eine weitere Reduzierung ein, so daß der arterielle Blutdruck mit den präklinisch verfügbaren Meßverfahren gerade bei kreislaufinstabilen oder sedierten Kindern häufig nicht sicher beurteilbar ist.

- Für die Einschätzung der Kreislaufsituation bei kleineren Kindern ist es völlig ausreichend, die periphere Pulsqualität zu beurteilen.
- Solange der Brachialis- oder Femoralispuls (Säuglinge) bzw. der Radialispuls (Kleinkinder) gut tastbar ist, kann von einer suffizienten Zirkulation ausgegangen werden.

Bei der Geburt bestehen 60–98% des Hb-Blutfarbstoffs aus fetalem Hämoglobin (HbF). Je höher der Anteil des HbF, desto höher liegt der Hämatokritwert (HK). Ursache ist die nach links verschobene Dissoziationskurve des HbF. Sauerstoff kann zwar leichter gebunden werden (der p_{50}-Wert liegt bei Neugeborenen um 24 mmHg), die Sauerstoffabgabe an das Gewebe ist jedoch erschwert. Daher muß zur suffizienten Sauerstoffversorgung des Gewebes mehr Hb zur Verfügung stehen.

Mit Abnahme des HbF und Anstieg des adulten Hb-Anteils in den ersten Lebensmonaten verändert sich auch die Sauerstoff-Dissoziationskurve. Im Alter von 3 Monaten liegt der p_{50}-Wert bei 30 mmHg, die Sauerstoff-Dissoziationskurve ist damit im Vergleich zum Erwachsenen nach rechts verschoben. Damit wird die physiologische Trimenon-Anämie vollständig kompensiert.

Die enge Verbindung zwischen den altersabhängigen Normwerten für Hb und HK einerseits und der Sauerstoff-Transportkapazität andererseits führt zu einem „kritischen Hb" von etwa 13 g/dl (HK etwa 40%) für Neugeborene und 7 g/dl (HK etwa 20%) für ältere Säuglinge und Kleinkinder.

Wasser- und Elektrolyt-Haushalt

Insbesondere bei kleinen Kindern sind bestimmte physiologische Besonderheiten im Wasser- und Elektrolythaushalt zu beachten. Der Flüssigkeitsumsatz ist insgesamt gesteigert. Ein Erwachsener tauscht täglich etwa 1/7 seines Extrazellulärraumes (EZR) aus, ein Säugling dagegen 1/3–1/4. Dies hat folgende Gründe:
- Der Flüssigkeitsbedarf ist deutlich höher. Er korreliert mit dem alterstypisch stark erhöhten Energieumsatz (pro 100 umgesetzte Kalorien werden 100 ml Wasser benötigt). Zudem benötigt die Niere aufgrund noch nicht maximaler Funktion mehr freies Wasser zur Ausscheidung harnpflichtiger Substanzen. Letztlich ist die Perspiratio insensibilis mit 2–3 ml/kg KG/h zwei- bis dreimal höher als im Erwachsenenalter.
- Der zu regulierende Flüssigkeitsraum ist größer. Der am Flüssigkeitsumsatz entscheidend beteiligte EZR hat bei Neugeborenen einen Anteil von 40% (bei Frühgeborenen 60%) gegenüber 20% bei Erwachsenen.

Die Nierenfunktion ist weniger qualitativ als vielmehr quantitativ eingeschränkt:
- Der renale Plasmafluß und die glomeruläre Filtrationsrate sind vermindert. So erreicht die glomeruläre Filtration bezogen auf die Körperoberfläche erst im Alter von 12–14 Monaten die Werte des Erwachsenenalters.
- Die tubuläre Sekretion und Rückresorption ist vermin-

Tabelle 19.1 Anhaltswerte für Pulsfrequenzen und Blutdruckwerte im Kindesalter

Altersklasse	Pulsfrequenz	Blutdruck (mmHg)		
		syst.	diast.	mittel
Neugeborene	100–180/min	70	30	45
Säuglinge	100–180/min	80	40	50
Kleinkinder	80–140/min	90	60	70
Schulkinder	80–120/min	100	60	75

dert. Unter Normalbedingungen konzentriert ein Neugeborenes seinen Urin nicht über 600 mosm/l; auf eine Natrium- oder Chloridbelastung kann damit nicht durch Konzentrierung des Urins reagiert werden. Andererseits ist die Ausscheidung von verdünntem Urin nach Wasserbelastung bis zum Ende der 1. Lebenswoche nicht möglich und im weiteren Verlauf noch eingeschränkt.

Schlagwortartig lassen sich die Besonderheiten im kindlichen Flüssigkeitshaushalt wie folgt zusammenfassen: „Ein kleiner Topf ist schnell leer und läuft leicht über". Die Substitution muß dem Verlust möglichst genau angepaßt werden. Zeichen einer ausreichenden Flüssigkeitssubstitution ist ein gut palpabler peripherer Puls.

Flüssigkeitsverluste betreffen in erster Linie den EZR mit den Hauptionen Natrium und Chlorid. Mit Ausnahme einer Hypoglykämie beim Neugeborenen sowie beim diabetischen oder unterkühlten Kind ist auch im Kindesalter eher mit einer streßbedingten Hyperglykämie zu rechnen.

Standardinfusion im Kindesalter ist eine Vollelektrolyt-Lösung vom Typ Ringer. Glukose sollte nur gezielt nach Blutzucker-Bestimmung eingesetzt werden. Elektrolytfreie Kohlenhydrat-Lösungen wie Glukose 5 % sind wegen der Gefahr der Wasserintoxikation kontraindiziert.

■ Wärmehaushalt

Zur Erhaltung der Körpertemperatur muß auch bei Kindern die Wärmeaufnahme und die Wärmeabgabe im Gleichgewicht stehen. Insbesondere kleine Kinder haben hierzu jedoch ungleich schlechtere Voraussetzungen als Erwachsene. Kinder sind in erhöhtem Maß durch Wärmeverlust gefährdet:
– Kleine Kinder haben bezogen auf das Körpergewicht eine dreimal größere Körperoberfläche, über die Wärme insbesondere durch Konvektion (Wärmeaustausch mit der umgebenden Luft) verloren gehen kann. Der im Neugeborenenalter überwiegende Flexorentonus der Muskulatur reduziert die der Umgebung exponierte Körperoberfläche und vermindert so den Wärmeverlust. Trotzdem benötigen reife, unbekleidete Neugeborene zum Wärmeerhalt eine Umgebungstemperatur von 31 °C, unreife Frühgeborene von 35 – 36 °C.
– Durch die Verdunstung von Wasser auf der Haut können erhebliche Wärmemengen verloren gehen (560 Kalorien bei Verdunstung von 1 ml Wasser).
– Auch bei kleinen Kindern tritt eine physiologische Vasokonstriktion der Hautgefäße bei Kälteexposition ein, wodurch die Körperschale vom Körperkern isoliert wird. Allerdings ist dieser Effekt wegen des nur gering ausgeprägten subkutanen Fettgewebes wesentlich ineffektiver als beim Erwachsenen.
– Durch Intubation ist der physiologische Anfeuchtungs- und Aufwärmvorgang der Inspirationsluft im Nasen-Rachenraum (Säuglinge sind obligate Nasenatmer) ausgeschaltet. Über die Exspirationsluft geht Wärme an die Umgebung verloren.

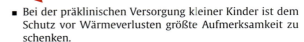

- Bei der präklinischen Versorgung kleiner Kinder ist dem Schutz vor Wärmeverlusten größte Aufmerksamkeit zu schenken.
- Nach präklinischer Entbindung kann das Neugeborene auf das Abdomen der Mutter gelagert werden, um so die mütterliche Körperwärme zu nutzen.
- Unnötiges Aufdecken oder Entkleiden eines Säuglings ist zu vermeiden. Nasse Kleidung sollte schnellstmöglich entfernt werden, nasse Haut wird vorsichtig abgetrocknet. Die Versorgung bei niedriger Umgebungstemperatur (etwa im Freien) ist auf ein Minimum zu begrenzen, der Rettungswagen muß aufgeheizt werden, die Türen des Fahrzeuges bleiben soweit möglich geschlossen.

Darüber hinaus sind beim Kind auch die Möglichkeiten der endogenen Wärmeproduktion vermindert:
– Der beim Erwachsenen ausgeprägte Mechanismus der Wärmeproduktion durch Muskelzittern spielt bei kleinen Kindern nur eine untergeordnete Rolle. Bei Früh- und Neugeborenen fehlt dieser Mechanismus.
– Glykogen stellt die schnell mobilisierbare Kohlenhydratreserve des Organismus dar. Es macht etwa ein Drittel der gesamten Kohlenhydratspeicher aus, die beim Neugeborenen etwa 11 g/kg KG betragen und damit bei Kälteexposition sehr schnell verbraucht sind. Überdies ist erst ab der 36. – 37. Gestationswoche mit einem ausreichenden Glykogenvorrat zu rechnen, so daß Früh- und Mangelgeborenen diese Form der Wärmeproduktion nicht zur Verfügung steht.
– Das „braune Fett" ist der spezifische Energiespeicher des Neugeborenen. Es handelt sich um ein mitochondrienreiches Fettgewebe. Die Hydrolyse des „braunen Fettes" wird durch Katecholamine vermittelt. Durch ß-Blocker kann diese Reaktion verringert werden. Auch diese Energiereserve ist bei Früh- und Mangelgeborenen in Abhängigkeit vom Reifezustand nur unzureichend entwickelt.

Bei *Hypothermie* kann es nach Verbrauch der Glykogenreserven schnell zu einer relevanten Hypoglykämie und metabolischen Azidose kommen.

Bei spontanatmenden Kindern führt Hypothermie zur Hypoventilation; der Sauerstoffbedarf ist zur Steigerung der Wärmeproduktion jedoch zunächst erhöht. Beides fördert die Hypoxämie. Respiratorische Insuffizienz und Zentralisation des Kreislaufs führen zu einer gemischten Azidose. Zusammen mit einer streßbedingten Katecholamin-Freisetzung kann die Hypoxämie zur Druckerhöhung im kleinen Kreislauf mit Rückfall in die fetale Zirkulation führen. Diese Situation ist therapeutisch nur schwer zu beeinflussen.

Spezielle Probleme der Notfallversorgung

■ Einschätzen von Alter und Gewicht

Im Kindesalter werden folgende Altersgruppen unterschieden:
– Frühgeborene (Gestationsalter unter 37. Woche),
– Neugeborene (1. – 28. Lebenstag),
– Säuglinge (1. Lebensjahr),
– Kleinkinder (2. – 5. Lebensjahr),
– und Schulkinder (6. – 14. Lebensjahr).

Innerhalb dieser Gruppen variieren die anatomischen und physiologischen Kenngrößen erheblich. Für die Einordnung des kindlichen Notfallpatienten ist eher das Gewicht als das Alter entscheidend.

Sind in der Notfallsituation keine anamnestischen Angaben zu erhalten, können anatomische und entwicklungsphysiologische Daten zur *Abschätzung von Alter und Gewicht* des Kindes dienen:
– Ein Neugeborenes wiegt 3–4 kg, ein Säugling 5–10 kg, ein Kleinkind 10–20 kg und ein Schulkind 20–40 kg,
– ein Säugling ohne Zähne ist jünger als 6–8 Monate, ein Kind mit vollständigen Schneidezähnen ist 12–15 Monate alt,
– die große Fontanelle ist mit 12–18 Monaten geschlossen,
– ein Kind mit Windeln ist jünger als 4 Jahre,
– ein Kind mit Fahrradunfall ist älter als 4–5 Jahre,
– erste Lücken im Milchgebiß treten mit 6–8 Jahren auf.

■ Gefäßzugänge und Medikamenten-Applikation

Grundsätzlich ist der *periphervenöse Zugang* zu bevorzugen. Geeignet sind Kunststoff-Verweilkanülen mit 0,6–1,2 mm Durchmesser.

- Bei zentralisierten Kindern bietet sich die Punktion der V. jugularis externa an.

Ist bei einem reanimationspflichtigen Kind nicht unverzüglich ein venöser Zugang zu schaffen, werden Adrenalin (ggf. auch Atropin und Lidocain) trotz schlechterer Resorptionsbedingungen zunächst *endotracheal* appliziert. Die Medikamente sind in dreifach höherer Dosierung und aufgelöst in einem zehnfach größeren Volumen direkt über den Tubus bzw. unter Verwendung von Tuben mit speziellen Zuspritzeinrichtungen jeweils mit nachfolgendem Beatmungshub zu verabreichen.

Der periphervenöse Zugang kann im weiteren Verlauf der Reanimation nachgeholt werden. Läßt sich bei einem Kind bis zum Alter von 6 Jahren, das dringend einer medikamentösen Therapie bedarf, nicht verzugslos (innerhalb von etwa 90 s) ein periphervenöser Zugang installieren, sollte konsequent ein intraossärer Zugang gelegt werden (Abb. 19.1).

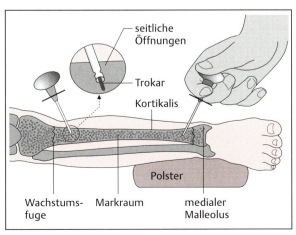

Abb. 19.1 Technik der intraossären Punktion.

- Ort der Wahl für den intraossären Zugang ist die flache Tibia-Innenfläche am Übergang zwischen proximalem und mittlerem Drittel, alternativ am Übergang zwischen distalem und mittlerem Drittel. Durch diese Plazierung werden die Wachstumsfugen geschont.
- Es wird eine kurze, kaliberstarke Punktionsnadel von 1,5–2 mm Durchmesser mit Trokar verwendet, der der Nadel bei der mit dosierter Kraft durchzuführenden Punktion Halt gibt.

Aufgrund der mit zunehmendem Alter stärker werdenden Kompakta ist eine intraossäre Punktion jenseits des 6. Lebensjahres nicht mehr sinnvoll. Die Spitze der Punktionsnadel sollte im Markraum liegen, die Kompakta sorgt für ausreichenden Halt. Einige Fabrikate verfügen über seitliche Öffnungen, die beim Anliegen der Spitze an der gegenüberliegenden Kompakta eine Medikamentengabe und Infusion ermöglichen.

Prinzipiell lassen sich alle intravenös verabreichbaren Medikamente über den intraossären Zugang zuführen; der Wirkungseintritt ist gegenüber intravenöser Gabe leicht verzögert. Die Dosis sollte an der oberen Grenze der Dosierungsempfehlungen für die intravenöse Gabe liegen. Unter Druckinfusion (300 mmHg) ist eine Volumensubstitution von maximal 25 ml/min Kristalloid bzw. 10 ml/min Blut möglich und damit mit einer Infusion über einen periphervenösen Zugang der Größe 0,6 mm vergleichbar.

Ein zentralvenöser Zugang ist bei Säuglingen und Kleinkindern präklinisch angesichts der Möglichkeiten der intraossären Punktion weitgehend obsolet.

■ Intubation und Beatmung

Die *Indikation zur Beatmung* von Säuglingen und Kleinkindern im Rettungsdienst ist immer dann gegeben, wenn unter Spontanatmung mit Applikation von Sauerstoff keine ausreichende Sauerstoffsättigung zu erreichen ist. Zur Beurteilung dient das Pulsoxymeter.

Die Beatmung von Säuglingen und Kleinkindern im Rettungsdienst setzt nicht zwangsläufig die Intubation voraus.

Im Rahmen der Neugeborenen-Reanimation kann es völlig ausreichend sein, eine kurzzeitige Apnoe oder Hypoventilation mittels *Sauerstoff-Masken-Beatmung* zu behandeln. Ähnliches gilt für Kleinkinder mit Dyspnoe und inspiratorischem Stridor.

So ist es bei Verdacht auf Pseudo-Krupp oder Epiglottitis oft sinnvoller, eine Hypoxämie durch suffiziente Maskenbeatmung zu therapieren, als frühzeitig frustrane Intubationsbemühungen bei oft schwierigen Intubationsbedingungen vorzunehmen und gefährliche Komplikationen zu riskieren.

Dies gilt besonders dann, wenn der Notarzt nur wenig mit den speziellen Problemen dieser Krankheitsbilder vertraut ist.

Zur *Maskenbeatmung* sind Beatmungsbeutel mit Reservoir zu verwenden, die eine ausreichend hohe Sauerstoffanreicherung der Inspirationsluft ermöglichen. Die Masken sollten gut zu plazieren sein und keinen zu großen Totraum aufweisen. Hier haben sich weiche Silikonmasken besonders bewährt. Die Beatmung kann assistiert oder kontrolliert erfolgen. Zur Überwachung dienen einfache Maßnahmen wie die Beurteilung von Thoraxexkursionen und Atemgeräusch.

- Bei der Maskenbeatmung kleiner Kinder ist zu beachten, daß die den Unterkiefer haltenden Finger keine Kompression auf die Weichteile des Zungengrundes ausüben; die in dieser Altersklasse vergrößerte Zunge kann sonst zu einer Atemwegsverlegung führen.

Die *Intubation* von Säuglingen und Kleinkindern im Rettungsdienst ist immer dann indiziert, wenn die Sicherung der Atemwege erforderlich wird oder eine Maskenbeatmung kontraindiziert bzw. ineffektiv ist. Unabhängig davon sind fehlende und unzureichende Schutzreflexe im Rahmen von Bewußtseinsstörungen ebenfalls eine Indikation zur Intubation und Beatmung.

Die *Auswahl der Tubusgröße* orientiert sich an Alter und Gewicht des Kindes. Für Kinder über 2 Jahre hat sich zur Ermittlung des Innendurchmessers (ID) folgende Formel bewährt:

$$ID\,(mm) = 4 + (Alter/4)$$

Weitere Anhaltswerte für die Auswahl der Größe enthält Tab. 19.2. Unabhängig von diesen Anhaltszahlen gelten folgende Faustregeln:
- Der richtige Tubusdurchmesser entspricht dem Durchmesser des kindlichen Kleinfingers oder Nasenlochs.
- Bei jeder Intubation muß ein nächstgrößerer und nächstkleinerer Tubus bereitgehalten werden.
- Bei vorbestehender Stenose der Luftwege sollte der Tubus 0,5 mm ID kleiner als abgeschätzt gewählt werden.

Der subglottische Wulst dichtet bei richtiger Auswahl der Tubusgröße ausreichend ab, so daß geblockte Tuben bis zu 6 mm ID (entsprechend einem Alter von 8 Jahren) überflüssig, ja sogar nachteilig sind. Durch den Manschettendruck können schwerwiegende Schleimhautläsionen entstehen, die später zu Trachealstenosen führen können. Die Tubusgröße ist dann richtig gewählt, wenn es bei leicht erhöhtem Beatmungsdruck (ca. 20 mbar) zu einer hörbaren Leckage kommt.

Tabelle 19.2 Anhaltswerte für die Tubuswahl im Kindesalter

Altersklasse	Gewicht (kg)	Tubus (mm ID)
Frühgeborenes	2 – 3	2.5 – 3,0
Neugeborenes	3 – 4	3,0 – 3,5
Säugling	5 – 10	3,5 – 4,0
Kleinkind	10 – 20	4,0 – 5,5
Schulkind	20 – 40	5,5 – 7,0

Bei der *Lagerung zur Intubation* wird der kindliche Kopf wegen der anatomischen Besonderheiten ohne jegliche Überstreckung auf eine flache Unterlage gelegt und nicht in die für das Erwachsenenalter übliche Schnüffelposition gebracht. Im 1. Lebensjahr ist bis zu einem KG von 5 kg ein gerader Laryngoskop-Spatel vom Typ Miller oder Foregger besser geeignet, danach sind gebogene Spatel vom Typ McIntosh günstiger. Ab dem Schulkindalter werden Erwachsenenspatel benutzt.

- In der Regel wird die Epiglottis bei Einsatz gerader Spatel aufgeladen, während die Spitze gebogener Spatel in der Plica glossoepiglottica zwischen Zungengrund und Epiglottis plaziert wird.
- Mit geraden Laryngoskopspateln muß die Epiglottis jedoch nicht in jedem Fall aufgeladen werden; durch Verzicht auf das Aufladen kann ggf. Platz gewonnen werden.

Im Notfall wird auch im Kindesalter orotracheal intubiert. Im Neugeborenen- und Säuglingsalter kann von Geübten der nasotracheale Zugangsweg genutzt werden, der eine bessere Fixierung ermöglicht. Die Intubation muß behutsam erfolgen; erhöhter Kraftaufwand zur Passage der subglottischen Enge ist wegen der empfindlichen Schleimhäute mit Schwellungsneigung zu vermeiden. Evtl. läßt sich die Enge mit einer leicht drehenden Bewegungen des Tubus passieren. Sinnvoll ist auch der Intubationsversuch mit dem nächstkleineren Tubus. Ein weicher Kunststoffmandrin erleichtert die Plazierung des Tubus. Bei nasotrachealer Intubation kann die Tubusspitze mit einer Magillzange dirigiert werden.

Die *Intubationstiefe* ist bei Kindern gering; sie beträgt etwa 2 cm beim Säugling, 3 – 4 cm bei Kleinkindern und 4 – 5 cm bei Schulkindern. Markierungen am distalen Tubusende sind eine wertvolle Hilfe, um einseitige endobronchiale Fehllagen des Tubus zu vermeiden (Abb. 19.2). Auch

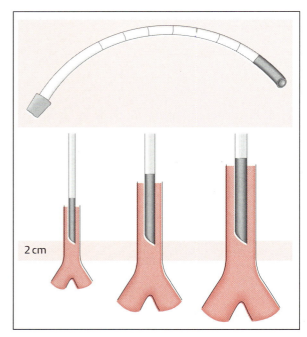

Abb. 19.2 Pädiatrische Endotrachealtuben mit Längenmarkierung zur Bestimmung der Intubationstiefe.

bei der Laryngoskopie im Kindesalter ist die korrekte Einstellung der Stimmbänder und die Passage unter Sicht anzustreben. Das Ende der Längenmarkierung am distalen Tubusende wird in Stimmbandebene plaziert, um eine endobronchiale Intubation zu vermeiden.

- Nach jeder Intubation ist die korrekte endotracheale Tubuslage zu verifizieren und eine endobronchiale bzw. gar ösophageale Tubuslage auszuschließen.
- Hierzu wird beidseits apikal, laterobasal sowie über dem Epigastrium auskultiert.
- Darüber hinaus ermöglicht die Kapnographie den sicheren Ausschluß einer ösophagealen Fehllage, ohne jedoch eine endobronchiale Tubusfehllage anzuzeigen.

Nach Fixierung des Tubus ist die korrekte Tubuslage erneut auskultatorisch zu prüfen. Während des Transports eines intubierten Kindes besteht die Gefahr der Tubus-Dislokation.

- Bei vital stabilem Kind ist ein langsamer Transport anzustreben, der das Risiko einer versehentlichen Tubus-Dislokation durch abrupte Fahrzeugbewegungen minimiert.

Eine Spontanatmung am Tubus ohne Atemhilfe führt zu einer erheblichen Erhöhung des Atemwegswiderstands, erhöhter Atemarbeit und zur Gefahr der Atelektasenbildung bis hin zur Entwicklung eines Lungenödems e vacuo.

Während eine Beatmung nicht zwangsläufig eine Intubation voraussetzt, ist nach einer Intubation die Beatmung obligat.

Die *Beatmung* über den Tubus kann mit Hilfe eines Beatmungsbeutels mit Reservoir oder eines Beatmungsgerätes erfolgen. Die Anhaltswerte für die Beatmung ergeben sich aus dem Alter bzw. dem Gewicht des Kindes (Tab. 19.**3**). Bei jüngeren Kindern sollten nur Beatmungsgeräte verwendet werden, die eine Druckbegrenzung auf ca. 15 mbar ermöglichen. Das Inspirations-Exspirations-Verhältnis liegt in diesen Altersstufen etwa bei 1 : 1,5. Ein PEEP (positive endexspiratory pressure) von etwa 5 mbar ist auch bei Patienten mit Schädel-Hirn-Trauma (SHT) sinnvoll.

Die *Überwachung* des intubierten und beatmeten Säuglings oder Kleinkindes erfolgt zunächst klinisch durch „Hinsehen und Hinhören". Sofern es der Geräuschpegel erlaubt, ist ein präkordiales Stethoskop eine wertvolle Hilfe zur Beurteilung von Herzfrequenz, Herzrhythmus und Beatmung. Darüber hinaus ist die Verwendung eines Pulsoxymeters unter Beachtung seiner Grenzen (CO- oder Methämoglobinämie, hochgradige Anämie) obligat.

- Läßt sich bei Neugeborenen und jungen Säuglingen der Meßfühler des Pulsoxymeters aufgrund der kleinen Finger schlecht plazieren, kann eine 2 ml-Spritze nach Entfernung des Stempels über einen Finger gestülpt und der Aufnehmer daran befestigt werden.

Eine verläßliche Kontrolle des Ventilationsvolumens mit Hilfe der endexspiratorischen CO_2-Messung ist nicht möglich. Das kindliche Exspirationsvolumen kann für eine exakte Messung zu klein sein. Zudem kann präklinisch kein normales Ventilations-Perfusions-Verhältnis vorausgesetzt werden. Im Vordergrund der Notfallbeatmung steht bei den meist kurzen Transportzeiten die suffiziente Oxygenierung.

Kernaussagen

- **Anatomische und physiologische Besonderheiten**
  – Die Schleimhaut des kindlichen Respirationstrakts ist sehr vulnerabel und neigt zur Ödembildung. Die engste Stelle liegt bis zum Alter von 8–10 Jahren subglottisch in Höhe des Ringknorpels.
  – Die Hypoxietoleranz von Neugeborenen und jungen Säuglingen ist (insbesondere bei gleichzeitiger Unterkühlung und Hypoglykämie) ausgesprochen gering. Unter Umgehung einer Phase der kompensatorischen Hyperventilation kann es direkt zu einem Atemstillstand kommen.
  – Bei Hypoxie reagieren Neugeborene und Säuglinge nicht wie Erwachsene mit Tachykardie, sondern Bradykardie. Daher muß bei bradykarden Kindern dieser Altersstufe immer zuerst an eine Hypoxie gedacht werden. Bradykardien bei Neugeborenen und Säuglingen sind extrem gefährlich, weil sie sich direkt auf das HZV auswirken. Eine Halbierung der Herzfrequenz führt zu einer Halbierung des HZV. Ein Neugeborenes mit einer Herzfrequenz von 60/min benötigt eine externe Herzdruckmassage.
  – Das zirkulierende Blutvolumen liegt in allen Altersstufen bei 80–100 ml/kg KG. Ein Volumenmangel wird zunächst durch Erhöhung der Pulsfrequenz kompensiert und dekompensiert typischerweise schlagartig. Für die Einschätzung der Kreislaufsituation bei kleineren Kindern ist die Beurteilung der peripheren Pulsqualität ausreichend.
  – Standardinfusion im Kindesalter ist eine Vollelektrolyt-Lösung vom Typ Ringer. Glukose sollte nur gezielt nach Blutzucker-Bestimmung eingesetzt werden. Elektrolytfreie Kohlenhydrat-Lösungen wie Glukose 5% sind wegen der Gefahr der Wasserintoxikation kontraindiziert.
  – Neugeborene und Säuglinge sind extrem empfindlich gegenüber Wärmeverlusten. Unnötiges Aufdecken und Entkleiden muß vermieden werden, nasse Kleidung ist zu entfernen, die Umgebungstemperatur sollte angehoben werden.
- **Spezielle Probleme der Notfallversorgung**
  – Zur Abschätzung der entwicklungsphysiologischen Daten ist das Gewicht wesentlicher als das Alter.

Tabelle 19.**3** Anhaltswerte für die Beatmung im Kindesalter

Altersklasse	Gewicht (kg)	Hubvolumen (ml/kg KG)	Frequenz (1/min)
Frühgeborenes	2–3	10	40
Neugeborenes	3–4	10	40
Säugling	5–10	10	30–40
Kleinkind	10–20	10	20–30
Schulkind	20–40	10	15–20

- Zur Medikamentengabe ist der periphervenöse Zugang zu bevorzugen. Ist dieser nicht unverzüglich zu schaffen, kommt bei Reanimationen die endotracheale Applikation, darüber hinaus auch die intraossäre Zufuhr zur Anwendung (Abb. 19.1).
- Die Beatmung von Säuglingen und Kleinkindern im Rettungsdienst setzt nicht zwangsläufig die Intubation voraus. Insbesondere für den Ungeübten ist in bestimmten Situationen die Sauerstoff-Masken-Beatmung zu empfehlen.
- Zur Intubation werden bis 6 mm ID ungeblockte Tuben benutzt. Die korrekte Tubuslage ist gewissenhaft durch apikale, laterobasale und epigastrische Auskultation zu prüfen.
- Während eine Beatmung nicht zwangsläufig eine Intubation voraussetzt, ist nach einer Intubation die Beatmung obligat. Die Überwachung erfolgt klinisch sowie (unter Beachtung der methodischen Grenzen) durch Pulsoxymetrie.

Präklinische Erstversorgung Neugeborener

Erstbeurteilung des Neugeborenen

Ein lebensfrisches Kind atmet regelmäßig und hat eine Herzfrequenz von mehr als 100/min.

- Die Palpation der Pulsfrequenz erfolgt beim Neonaten an der A. brachialis oder A. axillaris, da die A. carotis communis infolge des kurzen Halses oft schlecht erreichbar ist.
- Alternativ kann die Herzfrequenz mit dem präkordialen Stethoskop auskultiert werden.

Mit dem Apgar-Score kann der Status ohne großen Zeitaufwand und bei einfacher Handhabung dokumentiert werden. Für Frühgeborene ist der Apgar-Score wenig geeignet; hier genügt die Beurteilung von Puls und Atmung.

Zunächst wird der Zeitpunkt der Geburt dokumentiert und der Apgar-Score nach 1, 5 und 10 min bestimmt (Tab. 19.4). Weiter ist es wichtig, mütterliche Vorerkrankungen (z. B. Diabetes mellitus, Alkohol- oder Drogenabusus) und Ergebnisse der pränatalen Diagnostik (z. B. sonographisch gesicherte Zwerchfellhernie) zu erfassen sowie Besonderheiten der Geburt (z. B. Verdacht auf Mekoniumaspiration bei grünem Fruchtwasser) zu dokumentieren.

Erstversorgung des Neugeborenen

Absaugen

- Das Absaugen sollte vorsichtig und nur mit Indikation erfolgen, da es bei inadäquater Vorgehensweise zu Schleimhautschwellungen mit respiratorischer Insuffizienz (Säuglinge sind obligate Nasenatmer) und zu vagalen Reaktionen (Bradykardien, Laryngospasmus) kommen kann.

Indikationen sind:
- Verlegung der Atemwege durch größere Schleimansammlungen (sicht- oder hörbares Atemwegshindernis),
- Verdacht auf Mekoniumaspiration (grünes Fruchtwasser),
- Frühgeborene (fehlende Kraft der Atemmuskulatur mit erschwerter Expektoration von Fruchtwasser),
- respiratorische Insuffizienz mit Verdacht auf Atresien im Bereich der oberen Luftwege (z. B. Choanalatresie),
- vor der Intubation.

Das allgemeine technische Vorgehen ist wie folgt:
- Es wird ein spezieller Mundabsauger verwendet. Die Standard-Absauganlagen für Erwachsene bauen einen zu hohen Sog auf und sollten nicht eingesetzt werden.
- Zunächst orales, dann nasales Absaugen, da nasales Absaugen die Atmung stimuliert.

Abnabeln

Durch initiale Lagerung des Kindes zwischen den Beinen der Mutter in Höhe der Placenta werden Volumenimbalancen zwischen Mutter und Kind (Hypertransfusionssyndrom mit Plethora und kindlichem HK > 70% bzw. fetomaternale Transfusion mit Anämie des Neonaten) verhindert.

- Die Abnabelung sollte zügig nach Sistieren der Nabelschnurpulsationen erfolgen.
- Die Nabelschnur wird mindestens 10–15 cm distal des Nabels zweifach abgeklemmt und mit einer sterilen Schere oder einem Einmalskalpell durchschnitten.
- Anschließend erfolgt ein steriler Verband.

Schutz vor Auskühlung

Die Kabine des Rettungsfahrzeugs soll schon auf der Anfahrt vorgeheizt werden. Um die Wärme im Behandlungsraum zu erhalten, ist auf unnötiges Öffnen der Fahrzeugtüren zu verzichten.

Tabelle 19.4 APGAR-Score

Kriterium	Punkte		
	0	1	2
Spontanatmung	keine	unregelmäßig Schnappatmung	regelmäßig schreit kräftig
Pulsfrequenz	keine	< 100/min	> 100/min
Muskeltonus	schlaff	träge Bewegungen	Spontanbewegungen
Hautfarbe	blau, blaß	Stamm rosig, Extremitäten blau	vollkommen rosig
Reflexaktivität	keine	Grimassieren	Husten, Niesen

- Das Neugeborene wird mit vorgewärmten Tüchern abgetrocknet (Schutz vor Verdunstungskälte) und nach dem Abnabeln in trockenen Tüchern auf dem Abdomen der Mutter gelagert (Nutzung der Körperwärme).

Bei Frühgeborenen kann die Wärmekonstanz durch Umwickeln mit Kunststofffolien verbessert werden. Kunststofffolien haben gegenüber Aluminiumfolien den Vorteil, daß sie die Wärmeabgabe nach außen reduzieren und trotzdem eine Wärmezufuhr von außen, z. B. durch warme Tücher, zulassen. Ein unterkühltes Kind sollte aus diesem Grund nicht in Aluminiumfolien gelagert werden, da so lediglich die Unterkühlung konserviert wird. Aluminiumfolien haben darüber hinaus den Nachteil, daß sie die Beobachtung des Kindes (Hautfarbe, Thoraxexkursionen) erschweren. Soweit vorhanden, ist ein Inkubator zu nutzen.

Taktile Stimulation

Absaugen und Abtrocknen sind taktile Reize, die die Spontanatmung des Neugeborenen anregen. Eventuell können diese Reize durch Abreiben oder leichte Klapse auf die Fußsohlen noch verstärkt werden.

Transport in die Klinik

Ein unauffälliges Neugeborenes wird unter Beobachtung der Vitalparameter (regelmäßige Atmung, rosige Hautfarbe, Herzfrequenz über 100/min) und Wärmeerhalt in die nächstgelegene Klinik mit geburtshilflicher Abteilung transportiert. Eine einmalige Blutzuckerkontrolle mittels Schnelltest bei Kindern diabetischer Mütter oder hypothermen Neonaten und eine evtl. Glukosesubstitution (siehe unten) ist sinnvoll. Erstbeurteilung und Erstversorgung müssen sorgfältig dokumentiert werden.

Reanimation des Neugeborenen

Allgemeines

Die große Mehrzahl der präklinisch geborenen Kinder lassen sich in der oben genannten Weise suffizient versorgen. Statistisch benötigen nur 5–6% der Neugeborenen initial irgendeine Form der Atemhilfe.

Läßt sich nach der oben geschilderten Erstversorgung keine stabile Situation erreichen (unregelmäßige oder fehlende Atmung, Herzfrequenz < 100/min entsprechend Apgar 3–4), besteht die Indikation zur Masken-Beutel-Beatmung mit Sauerstoff.

Masken-Beutel-Beatmung mit Sauerstoff

Es werden altersentsprechende Masken mit niedrigem Totraum (z. B. Laerdal- oder Rendell-Baker-Masken) sowie kleine Beatmungsbeutel (< 500 ml) mit Überdruckventil (eingestellt auf ca. 35 mbar) und Reservoir verwendet, die eine inspiratorische Sauerstoff-Fraktion (F_iO_2) von 1,0 ermöglichen.

- Nach Freimachen der Atemwege (orales Absaugen) wird das Kind flach auf den Rücken auf einer festen Unterlage ohne Überstreckung des Kopfes gelagert.
- Der Mund wird 2–3 cm geöffnet und die Maske aufgesetzt. Durch den Druck der Maske darf das kindliche Kinn nicht nach unten gedrückt und damit die Atemwege komprimiert werden.
- Zunächst wird die Lunge durch 2–5 Atemhübe mit verlängerter Inspiration (etwa 2 s) und erhöhtem Beatmungsdruck (Kompression des Beatmungsbeutels mit 3 Fingern, Verschluß des Überdruckventils) gebläht.

Diese Entfaltungsbeatmung imitiert die physiologischen Druckverhältnisse in den Lungen beim ersten Schrei.

Bei der Reanimation von Frühgeborenen muß die Entfaltungsbeatmung unterbleiben, da bei erhöhtem Beatmungsdruck in dieser Altersgruppe wegen der Lungenunreife ein erhebliches Pneumothoraxrisiko besteht.

Danach erfolgt die Beatmung mit einer Atemfrequenz von 40/min und einem Beatmungsdruck von 15–20 mbar (Kompression des Beatmungsbeutels mit 1–2 Fingern). Bei Verdacht auf Mekoniumaspiration oder Zwerchfellhernie mit respiratorischer Insuffizienz soll primär intubiert werden. Dasselbe gilt für Frühgeborene unterhalb der 28. Schwangerschaftswoche, bei denen eine längere Beatmungszeit abzusehen ist.

Verbessern sich unter Masken-Beutel-Beatmung die Vitalparameter (Anstieg der Herzfrequenz auf über 100/min, rosiges Hautkolorit, regelmäßige Spontanatmung), so erfolgt der Transport unter weiterer Überwachung in die Klinik. Je nach örtlichen Verhältnissen ist die Einlieferung in eine Kinderklinik zu erwägen. Eine einmalige Kontrolle des Blutzuckerspiegels mittels Schnelltest und ggf. Glukosesubstitution (siehe unten) ist sinnvoll.

Intubation

- Verbessern sich die Vitalparameter unter suffizienter Masken-Beatmung innerhalb von 3–5 min nicht, erfolgt die Intubation.

Das allgemeine Vorgehen ist wie folgt:
- Primär nasotracheale Intubation (bessere Fixierung des Tubus, geringere Gefahr der akzidentellen Extubation). Jedoch sollte jeder Notarzt das Intubationsverfahren wählen, das er am besten beherrscht. Eine spätere Umintubation unter kontrollierten Bedingungen ist in der Regel unproblematisch.
- Tubusgröße 3,0–3,5 mm ID beim reifen Neugeborenen und 2,5–3,0 beim Frühgeborenen. Immer nächstgrößeren und nächstkleineren Tubus bereithalten.
- Lagerung des Kopfes ohne Überstreckung, Einstellen der Stimmritze mit geradem Laryngoskopspatel, evtl. unter Aufladen der Epiglottis.
- Vorschieben des Tubus unter Sicht, evtl. mit Hilfe der Magill-Zange, bis zum Verschwinden der eingefärbten Tubusspitze in der Stimmritze (Intubationstiefe 2 cm ab Stimmritze).
- Fixierung des Tubus mit der Hand an der Nasenspitze (Schutz vor akzidenteller Verlagerung), Aufsetzen des Beatmungsbeutels und Kontrolle der korrekten Tubuslage mittels Inspektion (seitengleiche Thoraxexkursionen) und Auskultation (seitengleiches Atemgeräusch). Aus-

kultation des Epigastriums zum Ausschluß einer versehentlichen ösophagealen Intubation.
- Sichere Fixierung des Tubus durch Pflasterstreifen mit Ansatz möglichst nasennah.
- Beatmungsfrequenz 40–60/min, Beatmungsdruck 15–20 mbar (Kompression des Beatmungsbeutels mit 1–2 Fingern), F_iO_2 1,0 (Verwendung eines Reservoirs).
- Endotracheales Absaugen.

- Die Beatmungsdruck ist suffizient, wenn deutliche Thoraxexkursionen zu erkennen sind.

Die Verwendung eines PEEP-Ventils bei der Reanimation des Neugeborenen ist nicht sinnvoll, da bei der anzustrebenden hohen Beatmungsfrequenz über eine damit verbundene Verschiebung im Atemzeitverhältnis zugunsten der Inspiration ein ausreichender Auto-PEEP erzeugt wird und ein zusätzlicher PEEP über eine Erhöhung des intrathorakalen Druckes und konsekutiver verminderter Vorlast zu einem Abfall des HZV führen kann.

In aller Regel läßt sich eine kardiorespiratorische Insuffizienz des Neugeborenen durch Sicherung einer ausreichenden Beatmung beheben. Der Transport des intubierten Kindes erfolgt zumeist unter Beutel-Handbeatmung, wobei durch eine entsprechend vorsichtige Fahrweise eine Übertragung von abrupten Fahrzeugbewegungen auf den Beatmenden und damit eine versehentliche Extubation zu vermeiden ist. Auf dem Transport werden die Vitalparameter überwacht, einmalig wird der Blutzuckerspiegel mittels Schnelltest kontrolliert und ggf. Glukose substituiert (siehe unten). Als Zielklinik ist eine Klinik mit pädiatrischer Abteilung zu bevorzugen, jedoch kann je nach örtlichen Gegebenheiten auch eine geburtshilfliche Hauptabteilung angefahren werden, aus der das Neugeborene bei Bedarf sekundär in ein neonatologisches Zentrum verlegt werden kann. In manchen Großstädten kann auch ein Neugeborenen-Notarzt mit Transportinkubator zum Einsatz nachgefordert werden.

Steigt die Herzfrequenz des Neugeborenen unter suffizienter Beatmung nicht innerhalb 1 min über 60/min an, muß die korrekte Lage des Tubus überprüft und ein Pneumothorax ausgeschlossen werden. Bleibt die Herzfrequenz weiterhin unter 60/min, muß zusätzlich zur Beatmung eine Herzdruckmassage erfolgen.

Herzdruckmassage

- Die Herzdruckmassage (Abb. 19.3) erfolgt durch Kompression in Sternummitte unmittelbar unterhalb der Intermamillarlinie mit 2 Fingern oder Umfassen des kindlichen Thorax mit beiden Händen und Kompression des mittleren Sternumdrittels mit beiden Daumen (Kompressionstiefe etwa 2 cm). Die übrigen Finger dienen als Widerlager am kindlichen Rücken.
- Die Kompressionsfrequenz sollte mindestens 100/min erreichen
- Das Verhältnis Beatmung zu Herzdruckmassage beträgt bei simultanem Vorgehen 1 : 3.

Muß die Herzdruckmassage beim nichtintubierten Neugeborenen erfolgen, ist das Verhältnis Beatmung zu Herzmassage 3 : 15. Mit der Durchführung von 3 Atemspenden in Folge wird eine höhere FRC und damit bessere Oxigenierung erreicht. Von einigen Autoren wird von einer simultanen Beatmung und Herzdruckmassage bei der Neugeborenen-Reanimation wegen des erheblichen Pneumothoraxrisikos abgeraten; bei simultaner Technik ist daher besondere Vorsicht zu empfehlen.

Medikamentöse Therapie

- Zugang der ersten Wahl für Reanimationsmedikamente ist die endotracheale Applikation über den liegenden Tubus.
- Die nachfolgende Anlage eines Nabelvenenkatheters ist einer Punktion der V. jugularis oder subclavia vorzuziehen.

Die relativ großlumige Nabelvene läßt sich gut von den eher kleineren paarigen Nabelarterienköpfen unterscheiden. Trifft der Nabelvenenkatheter beim Vorschieben auf einen federnden Widerstand, so daß nur nach Zurückziehen Blut aspiriert werden kann, ist der Katheter vermutlich in der Pfortader plaziert. Nach Lagekorrektur (freie Aspiration) kann trotzdem die vorsichtige Applikation von Medikamenten erfolgen.

- *Adrenalin* wird mit 0,01 mg/kg KG i. v. appliziert (dies entspricht 0,1 ml/kg KG einer 1 : 10 000 verdünnten Lösung).
- Alternativ werden 0,03–0,1 mg/kg KG endotracheal gegeben.

Bei mangelnder Wirkung wird die Adrenalin-Gabe in gleicher Dosierung nach 5 min wiederholt. Führt auch dies nicht zum Erfolg, wird die Zufuhr in zehnfach höherer Dosierung wiederholt, dies entspricht 0,1 mg/kg KG i. v. (1 ml/kg KG einer 1 : 10.000 verdünnten Lösung) bzw. 0,3–1 mg/kg KG endotracheal.

Bei der Reanimation des Neugeborenen ist die in der Kinder-Reanimation etablierte Adrenalin-Gabe in hoher Dosierung (0,1 mg/kg KG i. v.) wegen der Möglichkeit des Auftretens langandauernder Tachyarrhythmien umstritten und kommt daher nur für auswegslose Situationen in Betracht.

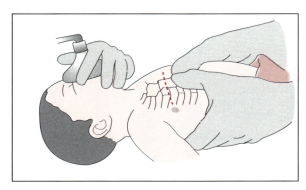

Abb. 19.3 Technik der Herzdruckmassage beim Neugeborenen.

Eine routinemäßige Blindpufferung mit Na-Bikarbonat ist nicht indiziert. Atropin, Dobutamin, Dopamin, Noradrenalin oder Glukortikoide spielen in der präklinischen Reanimation des Neugeborenen keine Rolle.

Infolge geringer Glukosereserven besteht beim Neugeborenen eine hohe Hypoglykämiegefahr nach Hypoxie (Reanimation) und Hypothermie. Gleiches gilt für Früh- und Mangelgeborene sowie Kinder diabetischer Mütter. Daher ist eine einmalige Blutzuckerkontrolle beim unauffälligen Neonaten und rezidivierende Kontrollen bei beeinträchtigten Kindern notwendig.

- Ein Serum-Glukosewert < 40 mg/dl (< 2,5 mmol/l) beim Neugeborenen ist therapiebedürftig.
- Verwendung findet Glukose 10% 3–5 ml/kg KG (entsprechend 0,3–0,5 g Glukose/kg KG) intravenös. Ggf. kann Glukose 40% mit isotoner Elektrolyt-Lösung verdünnt werden.

Beim Neugeborenen ist bei adäquater Substitution von Glukose keine zerebrale Schädigung zu befürchten; vielmehr kann die Hypoxietoleranz des Gehirns enorm gesteigert werden.
Besteht postpartal ein erhöhter Volumenbedarf (z. B. nach peripartalen Blutungen bei Placenta praevia oder nach fetomaternaler Transfusion), darf das Volumendefizit auf keinen Fall durch vermehrte Glukose-Infusion ausgeglichen werden. Die Vorgehensweise beim Volumenmangel des Neugeborenen ist vielmehr wie folgt:
- Initialer Bolus von 10–30 ml/kg KG einer kristalloiden Lösung (z. B. NaCl 0,9% oder Ringer-Lösung),
- bei unzureichender Wirkung Infusion von 10 ml/kg KG einer kolloidalen Lösung wie Hydroxyethylstärke 6% HES 200/0,5 oder Gelatine über 5–10 min.

- Richtgröße für die zu infundierende Menge ist der systolische Blutdruck (70–80 mmHg beim reifen Neugeborenen bzw. gut palpable periphere Pulse). Eine Hypervolämie muß vermieden werden.

Transport in die Klinik

Nach Stabilisation wird das reanimierte Kind intubiert und kontrolliert beatmet unter fortlaufender Kontrolle der Vitalfunktionen und des Blutzuckerspiegels sowie unter Wärmeerhalt in eine Klinik mit pädiatrischer Fachabteilung transportiert bzw. sekundär in eine entsprechende Klinik verlegt.
Die präklinische Erstversorgung des Neugeborenen ist in Abb. 19.4 zusammenfassend dargestellt.

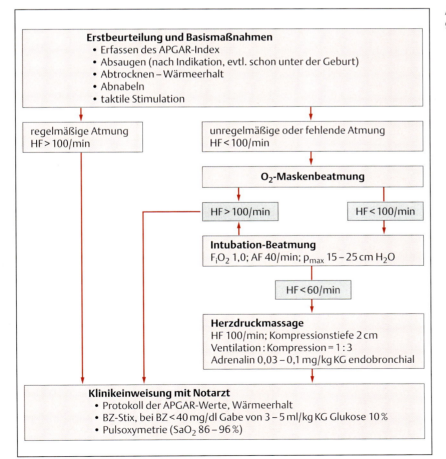

Abb. 19.4 Präklinische Erstversorgung Neugeborener.

Relevante peripartale Krankheitsbilder

■ Mekoniumaspiration

Mekoniumhaltiges, grünes Fruchtwasser tritt bei etwa 10% der Geburten (übertragene Kinder, verzögerter Geburtsablauf, Placentainsuffizienz) auf.

- Die Aspiration von Mekonium kann zu einer schweren Pneumonie führen und erfordert daher besonders sorgfältige Absaugmaßnahmen.

– Schon nach Entwicklung des Kopfes Mund und Nase absaugen; nach vollständiger Geburt zunächst den Rachenraum absaugen, danach mit dem Laryngoskop den Larynx einstellen und erneut unter Sicht absaugen.
– Läßt sich aus der Trachea grünes Fruchtwasser absaugen, besteht der dringende Verdacht auf eine Mekoniumaspiration.
– In diesem Fall sofortige Intubation (Maskenbeatmung ist kontraindiziert) und wiederholtes endobronchiales Absaugen.
– Ist aus der Trachea dickes Mekonium abzusaugen, besteht die Indikation zur Bronchiallavage mit jeweils 2 ml vorgewärmter isotoner NaCl-Lösung. Zu massives Lavagieren kann den Surfactant auswaschen, daher darf die Bronchiallavage nur mit Indikation erfolgen.
– Bei allen intubierten Kindern wird abschließend der Magen abgesaugt und die Magensonde offen belassen.

■ Zwerchfellhernie

Eine Zwerchfellhernie (Häufigkeit 1:3000) wird zumeist pränatal sonographisch diagnostiziert. Postpartal besteht durch unzureichende intrauterine Entwicklung einer Lunge sowie Kompression der kontralateralen Lunge durch nach intrathorakal verlagerte Abdominalorgane eine massive respiratorische Insuffizienz. Durch eine Maskenbeatmung mit möglicher Überblähung des Magens kann die respiratorische Situation weiter verschlechtert werden.

- Die Maskenbeatmung ist daher kontraindiziert; bei respiratorischer Insuffizienz ist die primäre Intubation erforderlich.

Nach der Intubation ist die Entlastung des Magens durch Einlegen einer großlumigen Magensonde und rezidivierendes Absaugen (alle 5 min) erforderlich. Die Kinder werden mit erhöhtem Oberkörper auf der betroffenen Seite gelagert, um eine Druckentlastung der gesunden Lunge zu erreichen.

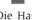

Die Hauptgefahr bei der Versorgung eines Neonaten mit Zwerchfellhernie ist die Entwicklung eines Pneumothorax auf der gesunden Seite. Daher müssen zu hohe Beatmungsdrucke vermieden werden; eher ist ein gewisser Abfall der peripheren Sauerstoffsättigung in Kauf zu nehmen.

Kernaussagen

▪ Präklinische Erstversorgung Neugeborener
– Ein lebensfrisches Kind atmet regelmäßig und hat eine Herzfrequenz von mehr als 100/min.
– Die präklinische Versorgung einschließlich der Reanimation des Neugeborenen ist in Abb. 19.3 u. 19.4 dargestellt.
– Die Aspiration von Mekonium kann zu einer schweren Pneumonie führen und erfordert daher besonders sorgfältige Absaugmaßnahmen.
– Bei Zwerchfellhernie mit respiratorischer Insuffizienz ist die Maskenbeatmung kontraindiziert und die primäre Intubation erforderlich.

▪ Pädiatrisch-internistische Notfälle

Plötzlicher Kindstod

■ Grundlagen

Der plötzliche Kindstod trifft in den Industrieländern 2–5 Säuglinge auf 1000 Lebendgeborene, dies überwiegend im 1. Lebensjahr mit einer Häufung im 2.–4. Lebensmonat. Im Jahr 1996 verstarben nach Angaben des Statistischen Bundesamtes in Wiesbaden 692 Kinder am plötzlichen Kindstod (1994: 747 Kinder, 1993: 870 Kinder). Statistisch stärker betroffen sind Kinder aus sozial schwächeren Schichten, Säuglinge aus kinderreichen Familien, Kinder einer jugendlichen oder nicht stillenden Mutter, Kinder von Müttern, die nur lückenhaft die Schwangerschaftsvorsorge in Anspruch nehmen oder während und nach der Schwangerschaft geraucht haben.

50% aller Säuglingssterbefälle jenseits des 28. Lebenstages entfallen auf den plötzlichen Kindstod. Nach Empfehlung der Rücken- und Seitenlage als bevorzugte Schlafposition 1992 ging die Zahl der Todesfälle etwas zurück.

Die genaue Ursache des plötzlichen Kindstodes ist ungeklärt; es handelt sich um ein komplexes, multifaktorielles Geschehen. Beeinflußende Faktoren können sein:
– Störungen des Gleichgewichts im vegetativen Nervensystem,
– Immunitätstief,
– behinderte Nasenatmung,
– Virusinfekte, Endotoxinschock,
– Bauchlage,
– Herzrhythmusstörungen,
– Thymushyperplasie,
– Umweltfaktoren (beheiztes, ungelüftetes Schlafzimmer, Überwärmung durch bedeckendes Bettzeug, Naturfasermatratzen).

Letztlich wird als pathophysiologische Endstrecke der Abläufe beim plötzlichen Kindstod ein Regulationsversagen zentralnervöser Vitalzentren (Atmungs- und Kreislaufzentrum) postuliert.

■ Notfallsituation und Vorgehen

Typischerweise wird der Säugling tot im Bettchen aufgefunden, wenn er sich nach einer längeren Schlafphase nicht zur Mahlzeit meldet. Besonders häufig wird das Ereignis in den frühen Morgenstunden und in der kalten Jahreszeit beobachtet. Nicht selten liegt das Kind auf dem Bauch und hat erbrochen. Eltern und Verwandte trifft das Ereignis wie ein Blitz aus heiterem Himmel. Sie befinden sich in einer psychischen Ausnahmesituation, können das Geschehene nicht begreifen und projizieren ihre gesamten Hoffnungen auf die notärztlichen Bemühungen.

Ob eine Wiederbelebung begonnen bzw. wie lange diese fortgeführt werden soll, wird immer die Einzelentscheidung des jeweiligen Notarztes bleiben. Er wird sich jedoch in aller Regel zu Reanimationsmaßnahmen entschließen, um den verzweifelten Eltern und sich selbst das Gefühl zu geben, jede Behandlungsmöglichkeit ausgeschöpft zu haben.

Stellt sich nach etwa 30 minütiger Reanimation kein Erfolg ein, sollten die Maßnahmen abgebrochen werden. In einigen Großstädten kann ein pädiatrischer Notarztdienst zur Unterstützung nachgefordert werden.

Sind bei Eintreffen des Notarztes sichere Todeszeichen vorhanden und ist das Kind deutlich ausgekühlt (Rektaltemperatur < 34 °C), sollten dagegen keine Reanimationsmaßnahmen mehr begonnen werden. Die Erfolgsaussichten der Reanimation sind insgesamt äußerst gering; in den wenigen berichteten Fällen eines Überlebens waren die Kinder schwerstbehindert.

Vom Auftreten des Rettungsteams hängt es entscheidend ab, wie die betroffenen Eltern viel später den Ablauf des für sie unbegreiflichen Geschehens verarbeiten und über den Verlust ihres Kindes hinwegkommen.

Folgende Grundregeln sind zu beachten:
- Mißverständliche, beiläufige oder abfällige Bemerkungen in Gegenwart von Angehörigen und Nachbarn müssen unterbleiben.
- Die Anwesenheit von Eltern und Angehörigen bei den Reanimationsbemühungen ist nur im Einzelfall sinnvoll.
- Nach Abbruch der Reanimation ist ein ausführliches, einfühlsames ärztliches Gespräch ausschließlich mit den Eltern zwingend erforderlich (die Eltern sind jetzt Notfallpatienten). Das Gespräch sollte möglichst nicht im Raum der Reanimation erfolgen.
- Im Einzelnen ist dabei die Vergeblichkeit der notärztlichen Bemühungen zu erklären; Schuldzuweisungen sind zu vermeiden. Die Notwendigkeit der folgenden polizeilichen Ermittlungen und einer Obduktion wird schonend nahegebracht (die Obduktion kann die Eltern vom Selbstvorwurf entlasten, in der Betreuung ihres Kindes einen Fehler gemacht zu haben).
- Die Polizei soll nicht in Gegenwart von Angehörigen oder Nachbarn verständigt werden.
- Nach Entfernen der Reanimationsspuren sollen die Eltern die Möglichkeit erhalten, in Ruhe von ihrem Kind Abschied zu nehmen.
- Die weitere Betreuung der Eltern ist unbedingt sicherzustellen (Hausarzt, Seelsorger, Angehörige, Freunde).

In der Regel verbleibt das verstorbene Kind im Elternhaus und wird nicht in eine Kinderklinik transportiert. Einige Kollegen wenden hierzu ein, daß der Notarzt die notwendige umfangreiche Betreuung der Eltern in der familiären Ausnahmesituation vor Ort zeitlich nicht immer leisten könne. In der Klinik ließe sich eine menschlich erträglichere Atmosphäre schaffen, in der losgelöst von der Notfallsituation und abseits der Hektik des Rettungsdienstes in Ruhe mit den Eltern geredet werden könne. Dem ist entgegenzuhalten, daß die betroffenen Eltern oft spüren, daß ihr Kind verstorben ist; der Transport des Kindes in die Klinik verlängert nur ihr aussichtsloses Hoffen. Abgesehen davon, daß in vielen Rettungsdienstbereichen eine Kinderklinik nur nach längeren Transportzeiten erreicht werden kann, ist der aufnehmende Kollege in der Kinderklinik oft ebenfalls zeitlich überfordert, kennt die Umstände des Geschehens im Einzelnen nicht und kann damit schlechter auf die Eltern eingehen als der Notarzt. Oftmals hat er weniger Erfahrung in der Betreuung Hinterbliebener als der in der Erwachsenen-Reanimation geübte Notarzt.

Eine sorgfältige Dokumentation des Geschehen ist unerläßlich, denn häufig wird der Notarzt Tage später im Zuge der polizeilichen Ermittlungen als Zeuge befragt oder die Hilflosigkeit der Eltern richtet sich gegen den Notarzt mit dem Vorwurf, nicht alles Menschenmögliche getan zu haben.

Dokumentiert werden sollten:
- Die Auffindesituation,
- der körperliche Befund, insbesondere ob Zeichen äußerer Gewaltanwendung vorliegen (in etwa 15% der Fälle werden staatsanwaltschaftliche Ermittlungen unter dem Verdacht des Fremdverschuldens eingeleitet),
- die durchgeführten Maßnahmen, insbesondere der genaue zeitliche Ablauf.

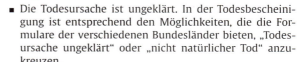

- Die Todesursache ist ungeklärt. In der Todesbescheinigung ist entsprechend den Möglichkeiten, die die Formulare der verschiedenen Bundesländer bieten, „Todesursache ungeklärt" oder „nicht natürlicher Tod" anzukreuzen.
- Damit muß der Notarzt die Polizei informieren und sollte, wenn es ihm möglich ist, bis zum Eintreffen der Polizei vor Ort bleiben.

Exsikkosen

Grundlagen

Eine akute Dehydratation kann durch vermehrten Verlust oder verminderte Aufnahme von Flüssigkeit bedingt sein. Ursachen eines vermehrten Flüssigkeitsverlustes sind:
- Enteral (Durchfallerkrankungen, Brechdurchfälle, Pylorusstenose),
- renal (Diabetes mellitus, Diabetes insipidus, adrenogenitales Syndrom, Nierenerkrankungen),
- Verluste über die Haut (Fieber, extremes Schwitzen, Hitzschlag, Verbrennungen),
- Verluste in den dritten Raum (Ileus, Aszites).

Eine *verminderte Flüssigkeitsaufnahme* kann vorliegen bei:
- Trinkstörungen,
- Flüssigkeitsentzug bzw. mangelnder Nahrungsfürsorge,
- Erkrankungen des ZNS mit Bewußtseinseinschränkungen.

Die akute Dehydratation wird nach Höhe des Serum-Natriums in eine isotone, hypertone und hypotone Dehydratation unterteilt. Bei der hypertonen Dehydratation kommt es zum Verlust von relativ mehr Wasser als Natrium mit

Redistribution von Flüssigkeit zugunsten des EZR und zu Lasten des Intrazeluärraums (IZR). Trotz hohen Gewichtsverlustes besteht damit noch eine relative Kreislaufstabilität. Bei der hypotonen Dehydratation liegt ein Verlust von relativ mehr Natrium als Wasser mit Redistribution in die andere Richtung vor; Flüssigkeit wird zugunsten des IZR aus dem EZR heraustransportiert. Klinisch führt dies zu einer früh einsetzenden Schocksymptomatik bei relativ geringem Flüssigkeitsverlust.

Präklinisch ist bei fehlendem Serum-Natrium eine Differenzierung der verschiedenen Dehydratationsformen kaum möglich und auch unnötig, da die notärztliche Therapie bei allen drei Formen gleich abläuft.

■ **Präklinische Diagnostik und Therapie**

Präklinisch läßt sich der Schweregrad der Dehydratation nur nach dem klinischen Erscheinungsbild abschätzen. Symptome der *leichten Dehydratation* sind:
- Trockene Schleimhäute,
- blasses Hautkolorit,
- Tachykardie bei Normotonie,
- Unruhe (Kind ist zunehmend irritabel).

Bei *mittelschwerer Dehydratation* kommen hinzu:
- Typische Fazies (halonierte, tiefliegende Augen),
- reduzierter Hautturgor (stehende Hautfalten),
- eingesunkene Fontanelle,
- zunehmende Lethargie,
- anamnestisch seit mehr als 6 h trockene Windeln.

Die *schwere Dehydratation* ist darüber hinaus gekennzeichnet durch:
- Marmorierte, graublaß-zyanotische Haut,
- Zentralisation mit kühlen Extremitäten,
- Hypotonie und Bradykardie,
- beschleunigte und vertiefte Atmung,
- Apathie, Koma, zerebrale Krämpfe.

Dehydratation bedeutet Flüssigkeitsverlust und ist durch Flüssigkeitssubstitution zu therapieren.

Ob bereits präklinisch mit der Flüssigkeitssubstitution begonnen werden muß oder lediglich der Transport in die Klinik begleitet wird, hängt von folgenden Parametern ab:
- Ausmaß der Dehydratation, beurteilt nach Bewußtseinslage und Kreislaufsituation,
- periphere Venenverhältnisse (Schwierigkeit des Auffindens eines Venenzuganges in der Notfallsituation),
- Entfernung des Notfallortes von der nächstgelegenen geeigneten Klinik.

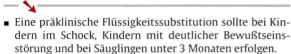

- Eine präklinische Flüssigkeitssubstitution sollte bei Kindern im Schock, Kindern mit deutlicher Bewußtseinsstörung und bei Säuglingen unter 3 Monaten erfolgen.
- Es werden zunächst 25–30 ml/kg KG Ringer- oder Vollelektrolyt-Lösung rasch i. v. oder intraossär infundiert.
- Wegen der Gefahr der unkontrollierten Hyperglykämie und Wasserintoxikation mit Ausbildung eines Hirnödems dürfen auf keinen Fall Glukose-Lösungen zugeführt werden.

Die Effektivitätskontrolle erfolgt durch Kontrolle der Kreislaufparameter (kräftige periphere Pulse, arterieller Blutdruck). Die Herzfrequenz kann trotz ausreichender Flüssigkeitssubstitution infolge Angst und Streß weiter stark erhöht sein. Bei persistierender Kreislaufsymptomatik wird erneut die gleiche Menge gegeben.

Krampfanfälle

■ **Grundlagen**

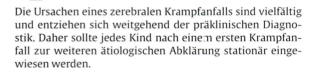

Die Ursachen eines zerebralen Krampfanfalls sind vielfältig und entziehen sich weitgehend der präklinischen Diagnostik. Daher sollte jedes Kind nach einem ersten Krampfanfall zur weiteren ätiologischen Abklärung stationär eingewiesen werden.

Häufige Ursachen zerebraler Krampfanfälle im Kindesalter sind:
- *Fieberkrampf*: generalisierter tonisch-klonischer Krampfanfall, der im Alter von 6 Monaten – 5 Jahren bei deutlich erhöhter Körpertemperatur auftritt und etwa 5–10 min, höchstens 15 min, anhält.
- *Komplizierter Fieberkrampf*: generalisierter tonisch-klonischer Krampfanfall bei deutlich erhöhter Körpertemperatur, der die Dauer von 15 min überschreitet oder außerhalb der oben genannten Altersgrenzen auftritt. Ein komplizierter Fieberkrampf liegt auch vor, wenn zwei Anfälle innerhalb von 24 h auftreten, Fieberkrämpfe bei mehr als drei verschiedenen Infekten beobachtet werden oder eine zerebrale Vorschädigung bekannt ist. Herdsymptome können vorliegen (im Anfall, wie auch postiktal).
- *Therapiefehler* bei bekannten Krampfpatienten (unregelmäßige, unzuverlässige Medikamenteneinnahme).

Seltenere Ursachen sind akute Hirnschädigungen (SHT, Blutung), eine intrakranielle Raumforderung (Tumor), Infektionen (Enzephalitiden, Menigoenzephalitiden, Abszesse), Intoxikationen oder die Überdosierung von Medikamenten (z. B. Penicillin), postpartale Entzugssymptome, metabolische Störungen (Hyper- oder Hypoglykämie, Störungen des Kalzium- oder Natriumstoffwechsels usw., Hypophosphatämie, Vitamin-B_1-Mangel), angeborene ZNS-Fehlbildungen (Sturge-Weber-Syndrom mit Naevus flameus, tuberöse Hirnsklerose, Neurofibromatose) sowie Überwärmung (Insolation).

■ **Präklinische Diagnostik**

Die Symptomatik eines tonisch-klonischen Krampfanfalls ist gekennzeichnet durch:
- Atemstillstand und Bewußtseinsverlust für mehrere Minuten,
- fakultativ Zungenbiß, Speichelfluß oder Einnässen, selten Stuhlabgang,
- Nachschlaf mit Somnolenz und Verwirrtheit.

Neben generalisierten tonisch-klonischen Krampfanfällen kann der Notarzt mit fokalen Krampfanfällen (z. B. nach SHT) oder komplexen fokalen Ereignissen (z. B. psychomotorischen Krämpfen) konfrontiert werden.

Ein *Grand-mal-Status* ist durch mindestens zwei Grand-mal-Anfälle innerhalb einer Stunde gekennzeichnet, ohne daß das Kind zwischenzeitlich wieder das Bewußtsein erlangt.

Der Grand-mal-Status ist eine absolute Notarzt-Indikation; seine Letalität liegt je nach Krampfursache bei 5–10%. Die respiratorische Insuffizienz führt zu Hypoxie, Hyperkapnie und Azidose; letztere wird durch den erhöhten Zellstoffwechsel der unter anaeroben Bedingungen krampfenden Muskulatur noch verstärkt. Der zerebrale Sauerstoffverbrauch ist bis zum Dreifachen der Norm gesteigert. Insbesondere bei durch Tumor oder Trauma reduzierter Hirncompliance besteht die Gefahr der zerebralen Hypoxie mit Nekrosenentwicklung in Cortex, Cerebellum und Hippocampus. Weiterhin kommt es initial durch Freisetzung endogener Katecholamine zur arteriellen Hypertension. Wird die zerebrale Autoregulationsschwelle überschritten, besteht die Gefahr von Hirnblutungen (nachgewiesen ist eine erhebliche initiale Erhöhung des zerebralen Blutflußes bis zum 9fachen der Norm.) Im weiteren Verlauf treten eher hypotone Blutdruckwerte auf. Darüber hinaus finden sich erhöhte Körpertemperatur, Myoglobinurie mit Hyperkaliämie nach Muskelzerfall, initiale Hyperglykämie (durch Katecholaminausstoß) sowie später eine Hypoglykämie.

■ Präklinische Therapie

- Im Zentrum der präklinischen Therapie stehen die Sicherung der Vitalfunktionen und der Schutz vor Verletzungen.

Bei instabilen Kreislaufverhältnissen, protrahierter Apnoe oder Zyanose (inadäquater Spontanatmung), Ausfall der laryngealen Schutzreflexe oder Krampfstatus länger als 30 min besteht die Indikation zur Intubation.

Vor der Standardtherapie eines zerebralen Krampfanfalls im Kindesalter sind speziell zu therapierende Ursachen des Krampfanfalls wie Hypoglykämie, Intoxikation oder SHT auszuschließen.

Wegen fehlender ätiologischer Abklärungsmöglichkeiten ist die präklinische Therapie des zerebralen Krampfanfalls weitgehend uniform.
Sistiert der Krampfanfall und befindet sich das Kind beim Eintreffen des Notarztes in einem postiktalen Dämmerzustand, sind folgende Maßnahmen sinnvoll:
– Stabile Seitenlagerung zum Aspirationsschutz.
– Nach Fieberkrampf bei Körpertemperatur über 38,5 °C antipyretische Therapie mit Paracetamol (Säuglinge 125 mg rektal, Kleinkinder 250 mg rektal).
– Evtl. kühle Umschläge (Umschläge um Beine bzw. Waden sind weniger sinnvoll als Bauchwickel).
– Notärztlich begleiteter Transport in eine Kinderklinik.
Persistiert der Krampfanfall bei Eintreffen des Notarztes, läuft die antikonvulsive Therapie nach einem Stufenschema unter Einsatz von Benzodiazepinen, Barbituraten und ggf. auch Phenytoin ab.

- Zunächst wird Diazepam als Rektiole in einer Dosis von 5 mg bei Kindern unter 15 kg KG bzw. 10 mg bei Kindern über 15 kg KG appliziert; bei fehlender Wirkung wird die Zufuhr nach 10 min wiederholt.
- Alternativ kann Diazepam in einer Dosis 0,2–0,4 mg/kg KG langsam nach Wirkung i. v. injiziert werden (ggf. nach 15–20 min wiederholen).
- Auch Midazolam kann in einer Dosis von etwa 0,1 mg/kg KG i. v. verwendet werden.

Benzodiazepine können zur Atemdepression führen; deshalb muß die Möglichkeit zur Intubation und Beatmung bestehen.

Bei tonischen Krampfanfällen sind Benzodiazepine kontraindiziert. In diesen Fällen sowie bei unzureichender Wirkung von Benzodiazepinen und bei Neugeborenen werden Barbiturate eingesetzt.

- Phenobarbital wird mit 5 mg/kg KG repetitiv bis zu einer Vollsättigungsdosis von 20 mg/kg KG i. v. appliziert.
- Bei Unwirksamkeit von Phenobarbital oder im Status epilepticus erfolgt die Injektion von Thiopental in einer Dosis von 5 – (10) mg/kg KG i. v.; hier sind regelmäßig Intubation und kontrollierte Beatmung erforderlich.

Es empfiehlt sich, lieber kleinere Barbiturat-Dosen repetitiv, als größere Dosen mit der Gefahr ausgeprägter Herz-Kreislauf-Reaktionen zu verabreichen.

Phenytoin dient als ultima ratio und ist ansonsten dem klinischen Einsatz vorbehalten (5–10 mg/kg KG werden unter EKG- und Blutdruckkontrolle langsam über 10 min i. v. appliziert).

Bei neurologischen Krankheitsbildern ist eine genaue Dokumentation des Erstbefundes (Ablauf des Anfalls, neurologische Ausfallserscheinungen, Anfallsdauer usw.) für die weitere differenzierte Therapie von besonderer Bedeutung.

Die Therapie des zerebralen Krampfanfalls ist zusammenfassend in Abb. 19.**5** dargestellt.

Respiratorische Notfälle

■ Grundlagen

Die respiratorische Insuffizienz ist Hauptursache des Herzstillstandes im Kindesalter und damit Hauptursache der hypoxisch-ischämischen Enzephalopathie mit meist irreversiblen Schädigungen der Hirnfunktion und schwersten Dauerschäden oder letalem Ausgang.

Ursachen einer postpartalen respiratorischen Insuffizienz können sein:
– Mißbildungen und Atresien (z. B. Choanalatresie, kongenitale subglottische Stenose, Pierre-Robin-Syndrom, Apert-Syndrom),
– Schwierigkeiten bei der Umstellung vom fetalen Kreislauf auf den postpartalen Kreislauf mit Persistenz eines großen Rechts-Links-Shunts bei fortbestehender pulmonaler Hypertension (offener Ductus arteriosus Botalli, offenes Foramen ovale),

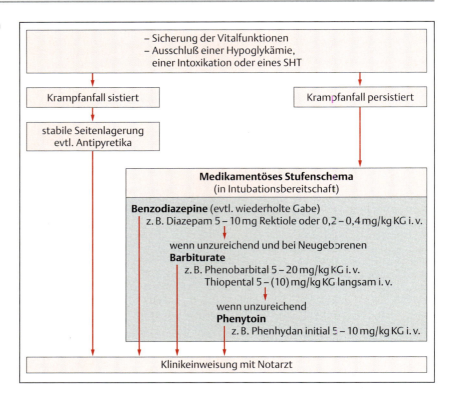

Abb. 19.5 Therapie des zerebralen Krampfanfalls.

- Mekoniumaspiration und Pneumonie,
- Infektionen des Respirationstraktes.

Die Vorgehensweise bei peripartaler respiratorischer Insuffizienz ist im Abschnitt „Erstversorgung des Neugeborenen" dargestellt.

Nach der Neugeborenenperiode stehen als Ursache der akuten respiratorischen Insuffizienz Infektionen der oberen Luftwege im Vordergrund. Das partiell unreife kindliche Immunsystem hat in der Abwehr pathogener Keime nur eingeschränkte Reaktionsmöglichkeiten. Knorpel- und Bindegewebsstrukturen sind noch weich, damit erhöht sich die Gefahr der Laryngo- bzw. Tracheomalazie bei Alterationen.

Einzelne Krankheitsbilder

Leitsymptom stenosierender Erkrankungen der oberen Luftwege ist der inspiratorische Stridor mit evtl. zusätzlicher exspiratorischer Komponente.

Die *Epiglottitis* ist eine bakterielle Erkrankung, häufigster Erreger ist Hämophilus influenzae. Besonders betroffen sind Kinder im Kleinkind- und Schulalter. Die Klinik ist gekennzeichnet durch akuten Krankheitsbeginn mit Halsschmerzen. Die Patienten entwickeln hohes Fieber, wirken toxisch-septisch und machen einen schwerkranken Eindruck. Sie vermeiden das für sie sehr schmerzhafte Schlucken (konsekutiver Speichelfluß) oder husten und trinken nicht. Letzteres wird von den Eltern fast immer beschrieben. Die Kinder sprechen nicht; die in Lehrbüchern beschriebene kloßige Sprache ist in den seltensten Fällen zu beobachten. Ohne Therapie ist der Krankheitsverlauf rasch progredient mit zunehmender Apathie, Zyanose, letztlich Atem- und Herzstillstand. Die Letalität beträgt unbehandelt 80–90%. Dank der zunehmend durchgeführten Impfung gegen Hämophilus influenzae B ist die Inzidenz der Epiglottitis deutlich rückläufig.

Die *akute Laryngotracheitis* (akuter infektiöser Krupp, „Pseudokrupp") ist charakterisiert durch eine zumeist viral (Parainfluenzaviren), selten auch bakteriell (Staphylokokkus aureus, Pneumokokken, Hämophilus influenzae) oder allergisch verursachte subglottische Stenosierung des oberen Respirationstraktes. Betroffen sind überwiegend Kleinkinder. Die Patienten machen klinisch keinen schwerkranken Eindruck. Die Körpertemperatur ist nicht oder nur auf subfebrile Werte erhöht. Schluckstörungen bestehen nicht, Speichelfluß wird nicht beobachtet. Charakteristisch ist eine heisere, evtl. aphone Sprache und ein hochfrequenter, mit inspiratorischem Stridor verbundener bellender Husten. Die Symtomatik tritt häufiger in den Abendstunden auf, nachdem die Kinder den ganzen Tag über relativ unbeeinträchtigt gespielt haben. Der Verlauf ist meist gutartig. Bei mittelschwerer und schwerer Erkrankung ist die Zuweisung in eine Klinik indiziert.

Fremdkörperaspirationen treten besonders bei Kindern zwischen 1,5 und 2 Jahren wegen der für das Lebensalter typischen Neugierde bei gleichzeitiger neurologischer Unreife des komplizierten Schluckaktes auf. Die Symptome sind akut einsetzende Atemnot, heftiger Hustenreiz und evtl. Zeichen der respiratorischen Insuffizienz. Je nach Lage des Fremdkörpers ist ein inspiratorischer (hochsitzender Fremdkörper), gemischter oder exspiratorischer Stridor zu hören. Nicht selten sind auch protrahierte Verläufe bei zunächst unbemerkter Aspiration, die als chronischer bronchopulmonaler Infekt mißdeutet werden und eher den Kliniker beschäftigen. Der Notarzt wird in der Regel mit den akut verlaufenden Situationen konfrontiert.

Ein *Glottis- oder Larynxödem* kann durch verschiedene Ursachen ausgelöst werden. Dazu zählen ein direktes Trauma des Halses (schlecht angepaßte Sicherheitsgurte) oder des Larynx (Stürze), Verbrennungen der oberen Luftwege, Inhalation von Reizgasen und allergische Reaktionen.

Unter den Leitsymptomen exspiratorischer Stridor und spastisches Atemgeräusch werden Erkrankungen der tieferen Atemwege mit respiratorischer Insuffizienz zusammengefaßt.

Das *Asthma bronchiale* ist eine der häufigsten chronischen Erkrankungen im Kindesalter. Charakteristisch ist die Hyperreaktivität der kleinen Atemwege mit der pathophysiologischen Trias Bronchospasmus, Hyper- und Dyskrinie der bronchialen Schleimdrüsen sowie Schleimhautödem. Endogene Disposition und/oder exogene Reize (Allergene, unspezifische Umweltreize) können einen Asthmaanfall auslösen und durch bronchopulmonale Infekte, körperliche Anstrengung oder psychische Belastungen verstärkt werden. Die klinische Symptomatik des Astmaanfalls ist geprägt von spastischem, abgeschwächtem Atemgeräusch (Giemen, Pfeifen, Brummen, evtl. kaum hörbares Atemgeräusch), Dyspnoe/Orthopnoe (sitzende Position, Einsatz der Atemhilfsmuskulatur) sowie Angst und Unruhe mit evtl. zunehmender Somnolenz.

Eine *anaphylaktische bzw. anaphylaktoide Reaktion* wird durch Einwirken eines Allergens (Medikamente, Insektengifte, sonstige Substanzen) oder direkte Mediatorenfreisetzung ausgelöst; möglicherweise ist anamnestisch eine allergische Diathese bekannt. Je nach Schweregrad kommt es zu urtikariellen Hautveränderungen, deutlichen Kreislaufreaktionen (Hypotonie, Tachykardie) sowie zu Glottisödem und Bronchospasmus.

Ein *toxisches Lungenödem* kann durch Inhalation von Reizgasen (z. B. Brandgase, Dämpfe von Reinigungsmitteln) ausgelöst werden. In Abhängigkeit von der Wasser- bzw. Lipidlöslichkeit des einwirkenden Stoffes und der Einwirkzeit treten Sofortreaktionen (Schleimhautreizungen mit Augentränen, Speichelfluß und Schwellungen bis hin zum Glottisödem) infolge Schädigungen des oberen Respirationstraktes bzw. verzögerte Reaktionen (Permeabilitätsschaden des Alveolarepithels mit Lungenödem nach typischerweise mehrstündiger weitgehend beschwerdefreier Latenz) auf.

Die Symptomatik bei einem *tiefsitzenden Fremdkörper* entspricht der weiter oben geschilderten bei hochsitzendem Fremdkörper; lediglich der Stridor betrifft eher das Exspirium.

Neben dem diagnostisch besonders bedeutsamen Stridor sind weitere allgemeine Zeichen der respiratorischen Insuffizienz:
- Tachypnoe, präterminal Bradypnoe und Apnoe,
- Nasenflügeln, Einziehungen und Einsatz der Atemhilfsmuskulatur, paradoxe Atembewegungen,
- Tachykardie, präterminal Bradykardie und Asystolie,
- paradoxer Puls (korreliert mit dem Schweregrad der respiratorischen Insuffizienz),
- Zyanose (absolutes Spätzeichen; ganz kurzfristiger Übergang zur Apnoe und konsekutivem Herzstillstand),
- Unruhe, Erschöpfung, Kopfschmerzen, Verwirrung.

Unruhe bei Kindern ist nicht nur schlechte Laune, vielmehr verstecken sich dahinter oft schwere Krankheitsbilder.

In Abb. 19.**6** ist die Differentialdiagnose der respiratorischen Insuffizienz zusammenfassend dargestellt.

■ Therapie der respiratorischen Insuffizienz

Eine schnelle differentialdiagnostische Abklärung der verschiedenen Krankheitsbilder, die zu einer respiratorischen Insuffizienz führen können, ist für den Notarzt wichtig, um

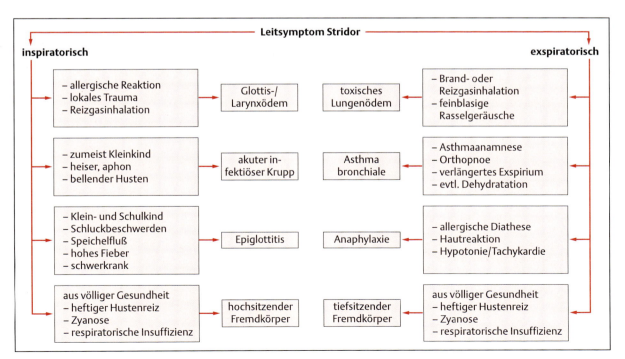

Abb. 19.**6** Differentialdiagnose der respiratorischen Insuffizienz.

konsequent die entsprechende differenzierte Therapie einleiten zu können. Die Orientierung nach dem Leitsymptom „Stridor" ist dabei hilfreich.

Die Initialtherapie der *respiratorischen Insuffizienz mit inspiratorischem Stridor* differiert entsprechend den einzelnen möglichen Krankheitsbildern (Abb. 19.7):

– Bei *Glottis- oder Larynxödem* erfolgt je nach Schweregrad der Stenosierung eine antiödematöse Therapie mit Glukokortikoiden (z. B. Prednisolon 5 mg/kg i.v.) und Adrenalin (0,005 mg/kg KG i.v., dies entspricht 0,05 ml/kg KG einer 1 : 10 000 verdünnten Lösung). Die inhalative Gabe von Adrenalin ist insbesondere bei kleineren Kindern nicht ungefährlich; durch ein Rebound-Phänomen kann es zu einer reaktiven Hyperämie mit Schleimhautschwellung kommen.

– Bei Kindern mit *Epiglottitis* muß jede körperliche oder seelische Belastung vermieden werden. Sie werden getragen, gehen nicht mehr selbst. Hektik und beunruhigende Maßnahmen (Absaugen, Racheninspektion, i.v.-Zugang) müssen unterbleiben. Eine frühzeitige Information der aufnehmenden Klinik ist wichtig, damit sich dort der erfahrenste Arzt auf die Intubation des Kindes vorbereiten kann.

– Kinder mit *akutem infektiösen Krupp* sollten möglichst feuchtkühle Atemluft atmen. Ausreichende Flüssigkeitszufuhr und Beruhigung des Kindes wie der Eltern sind weitere wichtige Therapieprinzipien. Zur medikamentösen Therapie werden 100 mg Prednison rektal appliziert (Rectodelt 100).

Bei allen Krankheitsbildern wird Sauerstoff über eine locker vorgehaltene Maske verabreicht. Nach diesen Initialmaßnahmen wird die respiratorische Situation erneut abgeschätzt.

Entscheidungskriterium für die Invasivität der weiteren therapeutischen Maßnahmen bei respiratorischer Insuffizienz ist der Bewußtseinszustand des Patienten.

Bewußtseinsklare Kinder werden in sitzender Position auf dem Schoß einer Bezugsperson unter Gabe von Sauerstoff über eine locker vorgehaltene Maske in die nächstgelegene geeignete Klinik (wenn möglich Kinderklinik) transportiert.

Hat die Schwere der respiratorischen Insuffizienz bereits zu einer *Beeinträchtigung des Bewußtseins* geführt, wird Sauerstoff über die Maske, wenn möglich in sitzender Position des Kindes, appliziert. Tritt keine Besserung der respiratorischen Insuffizienz ein, muß die Maskenbeatmung erfolgen. In den allermeisten Fällen ist dies zumindest für den Transport in die nächstgeeignete Klinik (wenn möglich Kinderklinik) ausreichend. In allen Fällen ist die Klinik vorzualarmieren.

Bei fehlender vitaler Indikation ist von einer präklinischen Intubation durch den nicht sehr erfahrenen Arzt dringend abzuraten, weil bei den schwierigen Intubationsbedingungen die Erfolgsaussichten minimal sind. Ebenso problematisch ist die Verwendung von Koniotomie-Sets. Es ist sinnvoller, durch Optimierung der Maskenbeatmung eine minimale Sauerstoffzufuhr aufrecht zu erhalten, als durch frustrane Intubationsversuche oder Koniotomie die Situation vollends infaust werden zu lassen.

Auch bei *respiratorischer Insuffizienz mit exspiratorischem Stridor* erfolgt die initiale Therapie entsprechend den einzelnen Krankheitsbildern mit anschließender Differenzierung des klinischen Zustandes anhand der Bewußtseinslage (Abb. 19.8):

– *Bewußtseinsklare Kinder* werden in sitzender Position auf dem Schoß einer Bezugsperson unter Gabe von Sauerstoff über die locker vorgehaltene Maske mit Voranmeldung in die nächstgelegene geeignete Klinik (wenn möglich Kinderklinik) transportiert.

– *Bei Eintrübung* ist die Indikation zur kontrollierten Beatmung gegeben. Die Narkoseeinleitung kann mit Atropin 0,01 mg/kg KG, (S)-Ketamin 1 mg/kg KG (Ausnutzung der bronchodilatatorischen und sympathomimetischen Wirkung), Diazepam 0,1 – 0,2 mg/kg KG (bzw. Midazolam 0,1 mg/kg KG) und Succinylcholin 2 mg/kg KG erfolgen. Möglicherweise muß nach der Intubation nachrelaxiert werden. Hierfür ist besonders Pancuronium (Dosis 0,1 mg/kg KG) zu empfehlen, da es unter anderem endogene Katecholamine freisetzt.

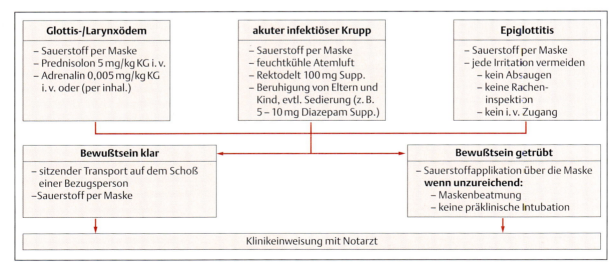

Abb. 19.7 Vorgehen beim Leitsymptom „Inspiratorischer Stridor".

Notfälle aus der Pädiatrie **291**

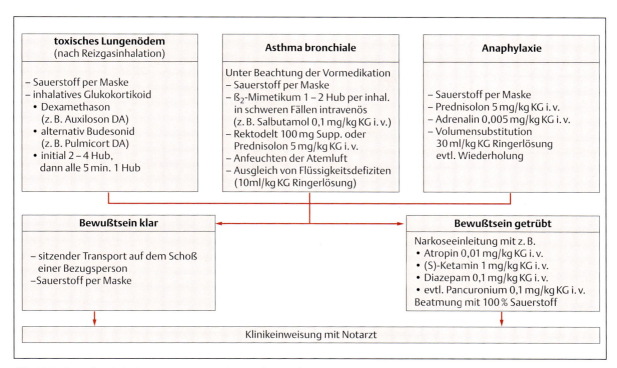

Abb. 19.**8** Vorgehen beim Leitssymptom „Exspiratorischer Stridor".

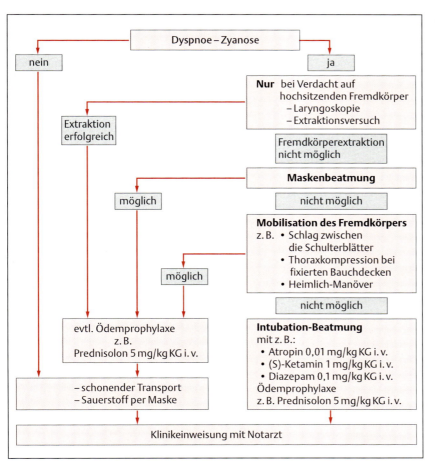

Abb. 19.**9** Vorgehen bei Fremdkörperaspiration.

Eine Intubation beseitigt nicht den Bronchospasmus, eröffnet jedoch weitere Therapiemöglichkeiten wie den Einsatz von (S)-Ketamin in höherer Dosierung.

Das Vorgehen bei *Fremdkörperaspiration* (Abb. 19.9) orientiert sich am Grad der respiratorischen Insuffizienz.

Liegen keine Zeichen der respiratorischen Insuffizienz vor, wird Sauerstoff über die locker vorgehaltene Maske zugeführt. Der Transport in Begleitung des Notarztes erfolgt in sitzender Position auf dem Schoß einer Bezugsperson. Es wird auf ruhige Fahrweise Wert gelegt, um Lageveränderungen des Fremdkörpers zu vermeiden.

Bei deutlicher respiratorischer Insuffizienz (Dyspnoe/Zyanose) erfolgt *nur* bei Verdacht auf hochsitzenden (supraglottischen) Fremdkörper ein Extraktionsversuch mit der Magill-Zange. Gefahren dieses Manövers sind die Provokation von Erbrechen mit Aspiration sowie das Auslösen von Vagusreflexen mit Laryngospasmus oder Bradykardien. Läßt sich auf diese Art der Fremdkörper entfernen, ist eine Ödemprophylaxe mit einem Glukokortikoid (z. B. Prednisolon 5 mg/kg KG i. v.) zu erwägen.

Ist der Fremdkörper nicht zu entfernen oder handelt es sich um einen infraglottisch gelegenen Fremdkörper, so erfolgt eine Maskenbeatmung mit Sauerstoff. Ist eine suffiziente Masken-Beutel-Beatmung trotz korrekter Technik (Kontrolle) nicht möglich, kann die Mobilisierung des Fremdkörpers mittels folgender Maßnahmen versucht werden:
– Kräftige Schläge zwischen die Schulterblätter.
– Manuelle Thoraxkompression bei fixierten Bauchdecken (bei kleineren Kindern). Das für das Schulkindalter beschriebene Heimlich-Manöver (ruckartige Kompression des Epigastriums) ist wegen der Gefahr der Verletzung von Organen und Gefäßen des Oberbauches umstritten.

Bei allen Mobilisationsmanövern kann der hochgeschleuderte Fremdkörper in der Trachea stecken bleiben und zu einer Totalverlegung der Atemwege führen. Daher muß die Indikation zu Mobilisationsmanövern kritisch gestellt werden.

Bei insuffizienter Maskenbeatmung und Unwirksamkeit von Mobilisationsmanövern ist die Indikation zur Intubation und Beatmung gegeben. Evtl. wird durch die Intubation bei Totalverlegung der Trachea der Fremdkörper in den Bronchialbaum vorgepreßt oder vorgeschoben, womit zumindest eine Lunge für die Atmung wieder freigegeben wird.

Jeder Verdacht auf eine Fremdkörperaspiration ist Indikation für eine klinische Abklärung der Symptomatik.

Kardiale Notfälle

■ Herzinsuffizienz im Kindesalter

Kardiale Notfälle sind im Kindesalter eine große Seltenheit. Präklinisch besteht nur dann eine Behandlungsindikation, wenn Zeichen der dekompensierten Herzinsuffizienz, insbesondere nicht mehr tastbare periphere Pulse oder Bewußtseinsstörungen, auftreten.

Ist dies nicht der Fall, erhält das Kind Sauerstoff über eine locker vorgehaltene Maske und wird unter Überwachung von Sauerstoffsättigung und Herzrhythmus auf dem Schoß einer Bezugsperson unter notärztlicher Begleitung in die nächstgeeignete Klinik gebracht.

Symptome der Herzinsuffizienz im Kindesalter sind:
– Rasches Ermüden und Schwitzen, beim Säugling insbesondere am Hinterkopf beim Trinken (anstrengendste körperliche Tätigkeit des Säuglings),
– Unruhe, Angst, Bewußtseinsstörungen,
– Kreislaufinsuffizienz (schlecht zu tastende Pulse, Tachykardie, Herzgeräusche bei vorliegendem Herzfehler),
– Tachypnoe (50–70/min), Dyspnoe,
– Hepatomegalie (markantes und rasch eintretendes klinisches Zeichen) und diskrete Hand- und Fußrückenödeme,
– im fortgeschrittenen Fall blaß-zyanotisches Hautkolorit.

Bei schwerer Herzinsuffizienz kann durch zu geringes Schlagvolumen oder zu niedrige Herzfrequenz eine kritische Reduktion des HZV hervorgerufen werden. Eine kritische Verminderung des Schlagvolumens infolge einer Myokarditis oder eines Herzfehlers ist ein äußerst seltenes Ereignis; Herzrhythmusstörungen kommen etwas häufiger vor.

■ Bradykarde Rhythmusstörungen

Während das größere Kind bzw. der Erwachsene einen Abfall der Herzfrequenz durch eine Steigerung des Schlagvolumens (Frank-Starling-Mechanismus) kompensieren kann, ist dies dem Neugeborenen und jungen Säugling nur eingeschränkt möglich. Sie passen ihr HZV bei körperlicher Anstrengung vor allem durch eine Steigerung der Herzfrequenz dem erhöhten Bedarf an und sind daher durch bradykarde Rhythmusstörungen verstärkt gefährdet.

Bei bradykarden Rhythmusstörungen (Abb. 19.10) müssen zunächst extrakardiale Ursachen ausgeschlossen bzw. therapiert werden. Diese können sein:
– Hypoxämie. *Respiratorische Störungen sind die häufigste Ursache bradykarder Rhythmusstörungen im Kindesalter.*
– Schwere Hypovolämie. Bei Hypovolämie reagiert der Kreislauf zunächst mit Tachykardie, bei Dekompensation mit Bradykardie.
– Hypothermie mit Abnahme der Sympathikusaktivität.
– Digitalisintoxikation. Im Kindesalter werden zumeist bradykarde und nicht tachykarde Rhythmusstörungen durch Digitalis ausgelöst, vorzugsweise kombiniert mit Erbrechen.

Häufigste kardiale Ursache einer kindlichen Bradykardie ist ein angeborener oder nach kardiochirurgischem Eingriff erworbener totaler AV-Block bzw. der Ausfall des Herzschrittmachers, mit dem diese Kinder in der Regel versorgt sind. Darüber hinaus reagieren insbesondere Neugeborene empfindlicher auf vagale Reize beim Absaugen oder der Intubation (daher routinemäßige Vorgabe von Atropin).

Die Therapie der kardial bedingten Bradykardie ist analog der in der Erwachsenenmedizin:
■ Gabe von Atropin (0,01–0,03 mg/kg KG i. v.).

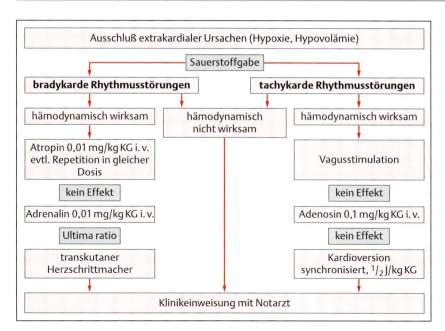

Abb. 19.**10** Therapie kardialer Rhythmusstörungen.

- Bei fehlender Wirkung niedrigdosiert Adrenalin (0,01 mg/kg KG i. v., dies entspricht 0,1 ml/kg KG einer 1:10 000 verdünnten Lösung).
- Ultima ratio ist das Anlegen eines transkutanen Schrittmachers unter Analgosedierung.

■ Tachykarde Herzrhythmusstörungen

Die Herzfrequenz im Säuglings- und Kleinkindalter ist physiologischerweise hoch und relativ variabel. Eine Steigerung des HZV bei körperlicher Belastung erfolgt überwiegend durch Steigerung der Herzfrequenz. Im frühen Säuglingsalter können ohne Probleme Frequenzen bis 200/min erreicht werden. Bei höheren Frequenzen reicht die Diastolendauer zur Füllung der Ventrikel nicht mehr aus, durch Abfall des Schlagvolumens fällt das HZV, es kommt zur Herzinsuffizienz.

Analog zur Vorgehensweise bei bradykarden Rhythmusstörungen müssen zunächst extrakardiale Ursachen der Tachykardie wie Hypovolämie, Angst, Schmerz und Hyperkapnie bei respiratorischer Insuffizienz ausgeschlossen werden.

Häufigste kardial bedingte tachykarde Rhythmusstörung im Kindesalter ist die *paroxysmale supraventrikuläre Tachykardie*. Größere Kinder klagen, ähnlich wie Erwachsene, über Herzrasen, Herzstechen und Schwindelgefühle; sie fallen evtl. durch eine gewisse Hautblässe auf und haben dabei eine Herzfrequenz von 130–220/min. Oft sind ähnliche Ereignisse anamnestisch bekannt.

Säuglinge können die Symptome der paroxysmalen Tachykardie nicht mitteilen und es vergehen unter Umständen Stunden, bis sie für ihre Umgebung auffällig werden (siehe „Allgemeine Symptome der Herzinsuffizienz"). Die Herzfrequenz kann über 300/min betragen.

Eine supraventrikuläre Tachykardie sollte außerklinisch, analog zur Vorgehensweise beim Erwachsenen, nur dann behandelt werden, wenn sie kreislaufrelevant ist bzw. Dekompensationszeichen vorliegen (Abb. 19.**10**).

- Vagusstimulation durch Karotissinusdruck, Valsalva-Preßversuch im Liegen (Kleinkinder sollen einen Luftballon aufblasen) oder durch Trinkenlassen von möglichst kohlensäurehaltigem kaltem Wasser.
- Auf den Bulbusdruck sollte im Kindesalter verzichtet werden.
- Alle Maßnahmen zur Parasympathikus-Stimulation haben im Kindesalter einen geringeren Erfolg als bei Erwachsenen, da Kinder per se einen höheren Sympathikustonus haben.
- Trigeminus-Stimulation durch kurzfristiges (6–7 s) Auflegen von Eis (z. B. abgefüllt in einen Einmal-Handschuh) auf das Gesicht des Kindes (Auslösen des Tauchreflexes, ist besonders bei kleinen Kindern erfolgreich).
- Inwieweit Adenosin im Kindesalter erfolgreich eingesetzt werden kann, ist gegenwärtig noch nicht abzusehen. Erste Studien für das Säuglings- und Kleinkindalter liegen vor. Die empfohlene Dosierung beträgt 0,1 mg/kg KG i. v. als Bolus.
- Ultima ratio ist die synchronisierte (R-Zacken gesteuerte) Kardioversion mit 0,5 J/kg KG unter Sedierung mit Diazepam oder Midazolam.

Von einer präklinischen Digitalisierung ist dringend abzuraten. Auch Verapamil kann zu schwersten Kreislaufdepressionen führen und sollte der Klinik vorbehalten bleiben.

Eltern von Kindern mit rezidivierenden Tachykardien können unter Umständen dem Notarzt mitteilen, welches Manöver bei ihrem Kind im Rahmen eines früheren Ereignisses zum Erfolg geführt hat.

Beim Ersttauftreten einer paroxysmalen supraventrikulären Tachykardie muß der Befund stationär abgeklärt werden. Im Wiederholungsfalle ist darauf unter Umständen zu verzichten, wenn sich durch Vagusstimulation ein normofrequenter Sinusrhythmus erreichen läßt. Allerdings muß gerade bei Kindern mit einem kurzfristig auftretenden Rebound, also dem erneuten Auftreten einer paroxysmalen Tachykardie, gerechnet werden.

Hypoxämische Anfälle

Ursache hypoxämischer Anfälle sind meist angeborene zyanotische Herzfehler (z. B. Fallotsche Tetralogie), die heute meist frühzeitig operiert werden. Entsprechende Anfälle sind deshalb selten geworden. Die Eltern sind in der Regel über den Herzfehler ihres Kindes orientiert und weisen den Notarzt in die richtige diagnostische Richtung.

Die betroffenen Kinder (vorzugsweise im Säuglings- und Kleinkindalter von 3–18 Monaten) werden plötzlich blaß oder zyanotisch. Die Hypoxie führt zu Bewußtseinstrübung bis Bewußtlosigkeit und evtl. zum Auftreten zerebraler Krampfanfälle.

Therapeutische Sofortmaßnahmen bei hypoxämischen Anfällen sind:
- Aufforderung zur Hockstellung mit festem Umfassen der Beine mit den Armen. Dadurch wird der Druck im großen Kreislauf gesteigert und konsekutiv der Rechts-Links-Shunt etwas reduziert.
- Sauerstoffgabe über Maske (4 l/min).
- Der präklinische Einsatz von ß-Blockern ist bei den zumeist schon unter ß-Blocker-Therapie stehenden Kindern schwierig.
- Digitalis-Präparate sind kontraindiziert.

Kardiopulmonale Reanimation im Kindesalter

Grundlagen

Die kardiopulmonale Reanimation im Kindesalter bis zu einem Lebensalter von 14 Jahren macht etwa 2% aller Reanimationen aus. Im Gegensatz zum Erwachsenenalter, in dem kardiale Erkrankungen zumeist die Ursache sind, steht im Kindesalter das Trauma mit 45% der Fälle im Vordergrund. 30% aller Reanimationen betreffen Kinder mit plötzlichem Kindstod und nur 25% entfallen auf Erkrankungen (hiervon 40% pulmonale, 40% neurologische und nur 20% kardiale Erkrankungen).

Die Reanimation des Neugeborenen ist im Abschnitt „Reanimation des Neugeborenen" dargestellt. Im übrigen Kindesalter wird die Technik entsprechend der Altersgruppe nach Säuglingen, Kleinkindern und Schulkindern differenziert (Abb. 19.11).

Technik beim Säugling

Säuglinge (Abb. 19.12) werden zur Beatmung ohne Überstreckung des Kopfes gelagert. Die Beatmung ohne Hilfsmittel erfolgt als Atemspende über Mund und Nase. Initial werden 2–5 Atemspenden im Abstand von 1,5 s verabreicht. Die Maskenbeatmung erfolgt mit einer Maske Größe 1. Die Frequenz beträgt 20–30 Atemhübe/min bei einem Atemzugvolumen von etwa 10 ml/kg KG. Zur Intubation ist ein Tubus Größe 3,5–4,0 mm ID zu verwenden.

Der Druckpunkt zur Herzmassage liegt im Bereich des unteren Sternumdrittels unmittelbar unterhalb einer virtuellen Linie zwischen den Brustwarzen. Der Thorax wird zur Herzdruckmassage von vorn mit beiden Händen umfaßt. Die Thoraxkompression erfolgt mit beiden Daumen mit einer Kompressionstiefe von einem Drittel des Thoraxdurchmessers, die übrigen Finger dienen als Widerlager am kindlichen Rücken. Alternativ kann mit zwei Fingern von vorn bei einem auf einer harten Unterlage liegenden Kind reanimiert werden. Die Frequenz beträgt 100–120/min, das Verhältnis Beatmung zu Herzmassage damit 1:5.

Technik beim Kleinkind

Kleinkinder werden zur Beatmung mit leicht überstrecktem Kopf gelagert. Die Beatmung ohne Hilfsmittel erfolgt

Abb. 19.11 Reanimation beim Säugling, Kleinkind und Schulkind.

Alter	Atmung	Kreislauf
Säugling	• Beatmungsfrequenz: 30/min • Atemzugvolumen: 10 ml/kg KG • Tubusgröße: 3,5–4,0 mm ID	• Druckpunkt: unteres Sternumdrittel • Kompressionstiefe: $1/3$ des Thoraxdurchmessers • Herzmassagefrequenz: 100–120/min • Verhältnis Beatmung: Herzmassage = 1:5 • Adrenalin: 0,03–0,1 mg/kg KG endobronchial oder 0,01 bzw. 0,1 mg/kg KG i. v. • Defibrillation: 2-2-4 J/kg KG
Kleinkind	• Beatmungsfrequenz: 20/min • Atemzugvolumen: 10 ml/kg KG • Tubusgröße: 4,0–5,5 mm ID	• Druckpunkt: 1–2 Finger oberhalb des Xyphoid • Kompressionstiefe: $1/3$ des Thoraxdurchmessers • Herzmassagefrequenz: 100/min • Verhältnis Beatmung: Herzmassage = 1:5 • Adrenalin: 0,03–0,1 mg/kg KG endobronchial oder 0,01 bzw. 0,1 mg/kg KG i. v. • Defibrillation: 2-2-4 J/kg KG
Schulkind	• Beatmungsfrequenz: 15–20/min • Atemzugvolumen: 10 ml/kg KG • Tubusgröße: > 5,5 mm ID	• Druckpunkt: 2–3 Finger oberhalb des Xyphoid • Kompressionstiefe: $1/3$ des Thoraxdurchmessers • Herzmassagefrequenz: 80/min • Verhältnis Beatmung: Herzmassage = 1:5 • Adrenalin: 0,03–0,1 mg/kg KG endobronchial oder 0,01 bzw. 0,1 mg/kg KG i. v. • Defibrillation: 2-2-4 J/kg KG

Notfälle aus der Pädiatrie **295**

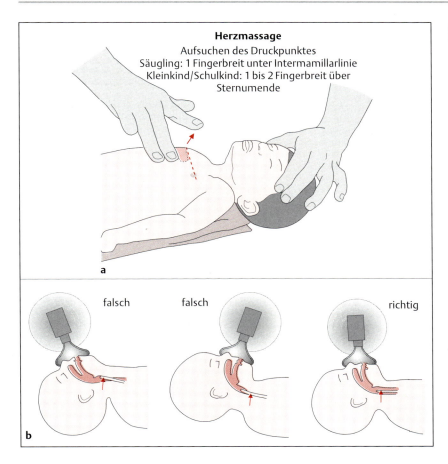

Abb. 19.**12** Herzdruckmassage und Maskenbeatmung beim Säugling.

als Mund-zu-Mund-Beatmung. Initial werden 2–5 Atemspenden verabreicht. Die Maskenbeatmung wird mit einer Maske Größe 2, ab dem 4. Lebensjahr Größe 3 durchgeführt. Die Frequenz beträgt 20/min bei einem Atemzugvolumen von etwa 10 ml/kg KG. Zur Intubation ist ein Tubus Größe 4,0–5,5 mm ID zu verwenden.

Der Druckpunkt der Herzdruckmassage liegt 1–2 Querfinger oberhalb des Xyphoids. Der Thorax wird analog zur Erwachsenen-Reanimation jedoch nur mit dem Ballen einer Hand um ein Drittel seines Durchmessers komprimiert. Die Frequenz beträgt 80–100/min, das Verhältnis Beatmung zu Herzdruckmassage damit 1:5.

■ Technik beim Schulkind

Schulkinder werden zur Beatmung mit überstrecktem Kopf gelagert. Die Beatmung ohne Hilfsmittel erfolgt als Mund-zu-Mund-Beatmung; initial werden 2–5 Atemspenden verabreicht. Die Maskenbeatmung wird mit einer Maske Größe 3 durchgeführt. Die Frequenz beträgt 15/min bei einem Atemzugvolumen von etwa 10 ml/kg KG. Zur Intubation ist ein Tubus größer 5,5 mm ID zu verwenden.

Der Druckpunkt der Herzdruckmassage liegt 2–3 Querfinger oberhalb des Xyphoids. Der Thorax wird analog zur Erwachsenen-Reanimation mit beiden Handballen (ab dem 8. Lebensjahr) um ein Drittel seines Durchmessers komprimiert. Die Frequenz beträgt 80/min, das Verhältnis Beatmung zu Herzdruckmassage damit 1:5.

■ Medikamentöse Therapie

Die Schaffung eines Zugangs kann im Herz-Kreislauf-Stillstand insbesondere bei kleineren Kindern technisch sehr schwierig sein. Die Punktion einer peripheren Vene (V. jugularis externa, Ellenbeuge, Handrücken, Fuß) stellt den Zugangsweg der ersten Wahl dar; ansonsten erfolgt die Applikation über den Endotrachealtubus oder einen intraossären Zugang.

- Die Reanimationsmaßnahmen dürfen zum Anlegen eines Gefäßzuganges nur sehr kurzfristig unterbrochen werden.

Adrenalin wird initial in allen Altersstufen in einer Dosierung von 0,01 mg/kg KG i.v. (auch intraossär) bzw. 0,03–0,1 mg/kg KG endotracheal gegeben.

- Ab der zweiten Adrenalin-Gabe (Wiederholung alle 3–5 min) wird mit Ausnahme der Neugeborenen-Reanimation eine zehnfach höhere Dosierung von 0,1 mg/kg KG empfohlen.

Tierexperimentelle Studien zeigen eine bessere Gehirn- und Koronardurchblutung bei Anwendung höherer Adrenalin-Dosen. Einzelne klinische Studien lassen erkennen, daß sich der neurologische Endbefund von Überlebenden einer Reanimation durch hohe Adrenalin-Dosen verbessern läßt. Daß diese Ergebnisse nur im Kindes- und nicht im Erwachsenenalter zu erzielen sind, wird darauf zurückgeführt, daß hochdosiertes Adrenalin das myokardiale Sauerstoffangebot nur bei intakten Koronargefäßen verbessert.

Bei älteren Schulkindern ist analog zur Erwachsenen-Reanimation ein Therapieversuch mit *Atropin* 0,01 – 0,02 mg/ kg KG zu erwägen. Atropin hat dort seinen Platz, wo ein erhöhter Vagotonus in der Genese des Herzstillstandes eine gewichtige Rolle spielt (etwa beim reflektorischen Herz-Kreislauf-Stillstand nach Manipulation an den Atemwegen). Es sollte jedoch nicht anstelle gut wirksamer Maßnahmen (Oxygenierung, Adrenalin-Gabe) eingesetzt werden.

Die Gabe von *Na-Bikarbonat* zum Ausgleich der im Herz-Kreislauf-Stillstand zu vermutenden Azidose ist bei bekanntem gemischtvenösen pH-Wert erwägenswert. Andererseits verbessert eine milde Azidose durch Rechtsverschiebung der Sauerstoff-Dissoziationskurve die Gewebsoxygenierung. Zudem führt die Gabe von Na-Bikarbonat im Rahmen der Pufferwirkung zu einer CO_2-Freisetzung, wobei das CO_2 bei ungenügender Ventilation nach intrazellulär diffundieren kann und die intrazelluläre Azidose weiter verstärkt (paradoxe intrazelluläre Azidose bei intravasalem Normal-pH).

Präklinisch ist das Ausmaß einer Azidose unbekannt; analog zur Erwachsenen-Reanimation ist daher auch bei der Kinder-Reanimation die Gabe von Na-Bikarbonat nur ausnahmsweise sinnvoll. Bei Ausbleiben eines Effekts auf Adrenalin-Gabe und vermuteter schwerer metabolischer Azidose (protrahierte Reanimation, Intoxikation mit trizyklischen Antidepressiva, massiv dehydriertes Kind, dialysepflichtiges Kind mit Verdacht auf Hyperkaliämie) kann Na-Bikarbonat in einer Dosis von 1 mmol/kg KG langsam über mindestens 1 min i. v. verabreicht werden. Adrenalin und Na-Bikarbonat dürfen nicht gleichzeitig gegeben werden.

Kalzium wird eine wesentliche Rolle bei der Entstehung von Reperfusionsschäden ischämischer Organe zugeschrieben. Kardiale Ischämien sind jedoch im Gegensatz zum Erwachsenenalter in aller Regel nicht Ursache des kindlichen Herzstillstandes. Kalzium hat, analog zur Erwachsenenreanimation, nur bei schwerer Hypokalziämie (z. B. Intoxikation mit Kalzium-Antagonisten) oder schwerer Hyperkaliämie (z. B. massiv dehydriertes Kind mit schwerer metabolischer Azidose, dialysepflichtiges Kind) seinen Platz. Kalziumchlorid wird mit 10 – 30 mg/kg KG i. v., Kalziumglukonat dreifach höher, dosiert.

■ Infusionstherapie

Die Medikamentengabe erfolgt bei älteren Kindern bei laufender Infusion, bei kleineren Kindern muß jedem Medikament eine Bolusinjektion eines Kristalloids (z. B. 0,9 %ige NaCl-Lösung) folgen, um eine sichere Aufnahme in den Kreislauf zu garantieren.

Steht der Herzstillstand in Zusammenhang mit einem Volumendefizit, muß eine adäquate Volumensubstitution (10 – 30 ml/kg KG eines Kristalloids, zusätzlich ggf. 10 ml/ kg KG eines Kolloids) erfolgen. Glukosehaltige Lösungen sind kontraindiziert, da Hyperglykämien einen hypoxisch bedingten neurologischen Schaden durch Zunahme der intrazellulären Azidose und des zellulären Hirnödems verstärken. Bei nachgewiesener Hypoglykämie, etwa beim unterkühlten, hypoxischen Neugeborenen oder Säugling, wird bei laufender kristalloider Infusion Glukose in einer Dosierung von 0,3 – 0,5 g/kg KG zugespritzt bzw. Glukose 10 % in entsprechender Menge (3 – 5 ml/kg KG) verabreicht.

■ Defibrillation

Kammerflimmern als Ursache des Herzstillstandes ist im Kindesalter extrem selten; eine Defibrillation daher selten notwendig.

Kammerflimmern kann präklinisch nach Intoxikationen (z. B. trizyklische Antidepressiva), bei unterkühlten Beinaheertrunkenen oder bei Elektrolytstörungen auftreten. Defibrilliert wird jenseits des Neugeborenenalters initial mit 2 J/kg KG, dann erneut mit 2 J/kg KG und bei allen weiteren Defibrillationen mit 4 J/kg KG.

- Unterhalb 10 kg KG sollten Kinderelektroden zur Anwendung kommen.
- Bei kleinen Kindern kann eine Plazierung der Elektroden auf Apex und Sternum zu einem unzureichenden Elektrodenabstand führen. Der Defibrillationsstrom durchfließt dann nur oberflächlich die Haut, führt evtl. zu Verbrennungen und erreicht das kindliche Herz nicht. Auf einen ausreichend großen Elekrodenabstand ist zu achten, ggf. muß eine Elektrode am Rücken des Kindes plaziert werden.

■ Überprüfen des Reanimationserfolges

Alle 3 min sollte innerhalb der Reanimation kurz innegehalten und durch Palpation des Pulses (A. brachialis beim kleinen Kind, A. carotis beim älteren Kind) und Beurteilung der EKG-Ableitung ein möglicher Reanimationserfolg dokumentiert werden. In diesem Rhythmus ist auch eine Wiederholung der Adrenalin-Dosierung sinnvoll.

- Ist der periphere Puls palpatorisch nicht sicher beurteilbar, stellt die Auskultation der Herztöne eine Alternative für den Geübten dar.

Nach 30 min erfolgloser suffizienter Reanimationsmaßnahmen ist der Abbruch der Reanimation zu erwägen. Aufgrund der erheblich längeren Hypoxietoleranz, insbesondere des unterkühlten Kindes, muß eine Reanimation im Kindesalter jedoch immer bis zum Erreichen der Normothermie fortgeführt werden. Dies hat in der Praxis häufig zur Folge, daß die Reanimationsmaßnahmen während des gesamten Transportes zur Klinik fortgeführt werden müssen, da erst in der Klinik zweifelsfrei normotherme Verhältnisse herzustellen sind. Auch bei Intoxikationen muß länger als 30 min reanimiert werden.

Präklinische Notfalltherapie von Intoxikationen

■ Spektrum

Der Notarzt wird in zweifacher Weise mit Vergiftungen bei Kindern konfrontiert.

Durch *Ingestionsunfälle* ist vor allem die Altersgruppe der Ein- bis Vierjährigen betroffen, die aufgrund altersbe-

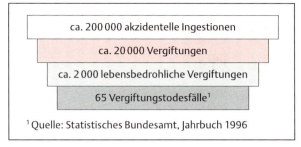

Abb. 19.13 Anzahl akzidenteller Ingestionen und Vergiftungen von Kleinkindern in Deutschland pro Jahr (Stand 1996).

dingter Neugier und der normalen statomotorischen Entwicklung Fremdsubstanzen aller Art in den Mund stecken. Aufgenommen werden alle für das Kind erreichbaren Substanzen, zumeist aus dem häuslichen Umfeld: Haushaltsprodukte und -chemikalien, Medikamente, Nahrungs- und Genußmittel sowie je nach Jahreszeit Pflanzen, Beeren oder Pilze. Das Risiko der tatsächlichen Vergiftung ist zum Glück nur gering (Abb. 19.13), so daß zunächst zu prüfen ist, ob im konkreten Fall überhaupt eine Behandlungsindikation vorliegt.

Selbstmordversuche und Drogennotfälle treten bei Schulkindern und Jugendlichen ab dem 10. Lebensjahr auf. Die meist appellativen Suizidversuche haben zum Glück eine Letalität unter 1 %. Wie bei jungen Erwachsenen überwiegt der Anteil von Mädchen um das drei- bis fünffache. Fast immer werden Medikamente zum Suizidversuch benutzt. Das therapeutische Vorgehen des Notarztes folgt im wesentlichen der Vorgehensweise beim Vergiftungsunfall des Erwachsenen.

■ Behandlungsschema

Wie bei allen anderen Notfallsituationen hat die Sicherung der Vitalfunktionen Vorrang vor jeder anderen Behandlungsmaßnahme.

Für die Einschätzung der Gefährdung des Kindes durch den aufgenommenen Stoff und das daraus abzuleitende weitere Vorgehen ist die Beantwortung folgender Fragen unabdingbar:
– *Was* wurde eingenommen? Verpackungen mit evtl. Produktinformationen des Herstellers und Reste des aufgenommenen Stoffes sind zu asservieren.
– *Wieviel* war es maximal?
– *Wann* geschah es?
– *Gewicht und Alter* des Patienten? Das Gefährdungspotential der meisten Stoffe ist dosisabhängig und hängt damit vom Gewicht des Kindes ab.
– Wie geht es dem Kind (klinische Symptomatik)?
– Was wurde bereits unternommen? Unter Umständen kommt es erst durch inadäquate Laienmaßnahmen zur therapiebedürftigen Intoxikation. So kann es nach Resorption von Kochsalz, das zur Induktion von Erbrechen verabreicht wurde, zu schwersten Hypernatriämien mit hyperosmolarem Koma, Hirnödem und Tod kommen.

Vor jeder therapeutischen Maßnahme ist anhand der gewonnenen Informationen zu klären, ob überhaupt eine Vergiftungsgefahr durch die Ingestion der Fremdsubstanz zu erwarten ist. Hierzu verfügt der Notarzt über sein eigenes Erfahrungswissen; unter Umständen ist auch der Entgiftungskoffer des NAW/NEF mit entsprechender Literatur ausgerüstet oder es kann über die Rettungsleitstelle auf eine Datenbank oder ein Giftinformationszentrum zurückgegriffen werden.

Eine Auswertung der Beratungsfälle von Laien und Arztpraxen 1994 der Berliner Beratungsstelle für Vergiftungserscheinungen ergab, daß aufgrund einer Gesamtzahl von über 50 000 Anfragen bei 84 % der Fälle aufgrund einer guten Anamnese und präzisen Wissens über die aufgenommene Fremdsubstanz auf eine weitergehende Therapie verzichtet werden konnte. Dadurch blieben vielen Kindern unangenehme, zum Teil mit Risiken verbundene Behandlungsmaßnahmen erspart.

Gerade im Notarztdienst mit seinen eingeschränkten Möglichkeiten z. B. bei der Therapie von Komplikationen, sollten Detoxikationsmaßnahmen nur mit Indikation, das heißt bei potentieller Vitalgefährdung des Kindes, erfolgen. Etwas nicht zu tun, erfordert in der Regel mehr Fachwissen und ärztliche Erfahrung als blinder Aktionismus und ist nicht gleichzusetzen mit therapeutischem Nihilismus.

■ Primäre Giftelimination

Kommt der Notarzt aufgrund eigener Erfahrung oder nach Rücksprache mit einem Giftinformationszentrum zu der Einschätzung, daß im konkreten Fall ein Vergiftungsrisiko besteht, ist die primäre Giftelimination zu erwägen.

Die Bindung der meisten gängigen Noxen an *Aktivkohle* erfolgt im Magen-Darm-Trakt innerhalb von 90 s. Zahlreiche klinische Studien zeigen, daß die alleinige Gabe von Kohle anderen Maßnahmen der primären Giftelimination ebenbürtig bzw. häufig sogar überlegen ist.

Voraussetzung ist, daß eine zur Giftbindung genügende Menge Aktivkohle etwa im Überschuß 10:1 verabreicht wird. Damit ist eine mittelschwere Vergiftung in vielen Fällen ausreichend zu therapieren.

- Kleinkindern kann die Einnahme von Aktivkohle durch 1:4 Aufschwemmung in Orangensaft oder Tee schmackhaft gemacht werden. Trotzdem wird es oft Probleme mit der freiwilligen Einnahme ausreichender Kohlemengen geben.

Die Gabe von Aktivkohle über eine Magensonde beim wachen, sich heftig wehrenden Kleinkind kann zu lebensbedrohlicher Aspiration von Kohlesuspension führen und ist präklinisch kontraindiziert.

Bei zu erwartenden schweren bis lebensbedrohlichen Vergiftungen, oder wenn das Kind bei mittelschweren Vergiftungen die Kohlesuspension verweigert, ist das pharmakologisch *induzierte Erbrechen* Maßnahme der Wahl.

Mechanisch induziertes Erbrechen („Finger in den Hals") hat sich als ineffektiv und unvollständig erwiesen und führt zumindest als notärztliche Maßnahme nur zu Zeitverlust.

Ipecacuanha-Brechsirup ist für pädiatrische Intoxikationsfälle das Emetikum der Wahl. Die Gabe von 10 ml bei einem Alter von 1–2 Jahren, 20 ml bei 2–3 Jahren und 30 ml bei Kindern über 3 Jahren führt zumeist binnen 15–20 min zu heftigem und produktivem Erbrechen. Das Erbrechen ist umfangreicher, wenn 5–10 min nach Einnahme des Sirups ein Glas Wasser, Tee oder Saft getrunken wird. Die Einnahme von Antihistaminika und Antiemetika (beides häufige Intoxikationsstoffe im Kleinkindalter) verhindert das Erbrechen durch den Sirup nicht.

Die mit dieser Methode entfernte Giftmenge ist mit 25–50% der Gesamtmenge eher größer als bei der Magenspülung. Zusätzlich fließen bei der Magenspülung etwa 20% des Giftes beschleunigt antegrad ins Duodenum ab. Entscheidend für die Wirksamkeit der Giftelimination ist das möglichst kurze Zeitintervall zwischen Aufnahme der Fremdsubstanz und Einsetzen des Erbrechens. Bei ausbleibendem Erbrechen ist nach einmaliger Verabreichung eine resorptive Vergiftung durch die im Ipecacuanha-Sirup enthaltenen Alkaloide Emetin und Cephalin nicht zu befürchten. Von Nachteil ist, daß der Brechreiz in einzelnen Fällen mehrere Stunden lang anhalten kann.

In folgenden Situationen darf Ipecacuanha-Sirup nicht gegeben werden:
- Bei Säuglingen unter 9 Monaten,
- nach Ingestion ätzender Substanzen,
- bei bewußtlosen oder stark eingetrübten Kindern bzw. nach Ingestion von Substanzen, die eine Bewußtseinstrübung, Krampfanfälle oder Atemstörungen bis zum Einsetzen des Erbrechens erwarten lassen (z. B. größere Mengen Alkohol oder Kodein),
- nach Ingestion von Lösemitteln, Benzin, Duftpetroleum usw. (hier steht die Gefahr der pulmonalen Schädigung nach Aspiration im Vordergrund, ggf. Absaugeversuch mit dünner Magensonde),
- nach Ingestion schäumender Substanzen (diese Substanzen sind meist harmlos und eine primäre Giftelimination damit selten indiziert).

Bei zu erwartender lebensgefährlicher Vergiftung oder Kontraindikation zum induzierten Erbrechen ist auch im Kindesalter eine *Magenspülung* indiziert.

Diese sollte bei Bewußtseinsgetrübten und Kindern bis zum 8. Lebensjahr unter Intubationsschutz erfolgen. Verwendung findet körperwarme physiologische Kochsalz-Lösung in Einzelportionen von 5–10 ml/kg KG. Vor Beginn der Spülung ist ein sicherer venöser Zugang zu legen, es sei denn, schlechte Venenverhältnisse würden zu einer unvertretbaren Verzögerung der Giftelimination bei lebensgefährlicher Vergiftung führen. Die früher übliche Prämedikation mit Atropin gilt heute bei akzidentellen Ingestionen als überflüssig. Die Spülung erfolgt solange, bis der Reflux klar wird; der erste Reflux sollte asserviert werden.

Klinische Studien an Erwachsenen belegen den Vorteil der Magenspülung gegenüber allen anderen Methoden der primären Giftelimination nur in der ersten Stunde nach Ingestion. Zu einem späteren Zeitpunkt ist die alleinige Gabe von Aktivkohle genauso effektiv oder effektiver. Bei Vergiftungen mit hochtoxischen Substanzen wie Alkylphosphaten, Knollenblätterpilz, trizyklischen Antidepressiva, Antiarrhythmika und Carbamazepin kann jedoch auch die Entfernung von 20–30% der verschluckten Fremdsubstanz durch Magenspülung nach mehr als einer Stunde lebensrettend sein.

Mit wenigen Ausnahmen (z. B. Intoxikation von Eisentabletten oder Retardpräparaten) ist eine Gabe von *Laxantien* bei kindlichen Vergiftungsfällen nicht empfehlenswert. Ihre Wirksamkeit ist zweifelhaft. Im Gegenteil gibt es Arbeiten, die nach Laxantien-Gabe eine vermehrte Giftresorption infolge gesteigerter Darmperistaltik trotz verkürzter Passagezeit nachweisen. Die Verabreichung von *Paraffinum subliquidum* zur Bindung löslicher Gifte ist wegen nachgewiesener unerwünschter Wirkungen bei unsicherer Wirkung obsolet.

Die präklinische Notfalltherapie kindlicher Intoxikationen ist in Abb. 19.14 zusammenfassend dargestellt.

■ Antidot-Therapie

Antidote sind Substanzen, die spezifisch in den Wirkmechanismus eines Giftes eingreifen. Zum Teil sind hierzu sehr hohe Dosierungen notwendig, die bei fehlender Indikation ihrerseits zu schweren Vergiftungserscheinungen führen. Ihre Anwendung sollte daher nur unter strenger Indikation erfolgen.

Die Möglichkeit der Bevorratung von Antidoten im Notarztwagen ist begrenzt. In Abb. 19.15 sind einige wichtige Antidote zusammengestellt.

■ Spezielle Maßnahmen bei Verätzungen

Bei der Versorgung von Verätzungen sind folgende besondere Punkte zu beachten:
- Verätzungsspuren an Lippe, Zunge oder Mundschleimhaut können fehlen. Indirekte Zeichen einer tieferliegenden Verätzung wie Speichelfluß, Nahrungs- und Trinkverweigerung oder epigastrische Schmerzen treten unter Umständen erst nach Stunden auf.
- Ist eine Ingestion ätzender Substanzen am Notfallort nicht auszuschließen, sollte das Kind zu einer mindestens 24 stündigen stationären Beobachtung in eine Klinik mit der Möglichkeit der Ösophago-Gastro-Duodenoskopie eingewiesen werden.
- Besteht der Verdacht auf Ingestion einer starken Mineralsäure (z. B. Salzsäure, Schwefelsäure, Flußsäure), so darf keine Flüssigkeit zugeführt werden. Ansonsten soll die aufgenommene ätzende Substanz durch möglichst umgehende orale Flüssigkeitszufuhr (1–2 Gläser Leitungswasser oder Tee) verdünnt werden.
- Induziertes Erbrechen oder die Durchführung einer Magenspülung sind kontraindiziert, die Gabe von Aktivkohle ist nicht wirksam.
- Zur Prophylaxe eines begleitenden Glottisödems soll Prednisolon 3 mg/kg KG i. v. verabreicht werden. Die Indikation zum Offenhalten der Atemwege muß großzügig gestellt werden.

■ Transport ins Krankenhaus

Jedes Kind mit Vergiftungserscheinungen wird zur weiteren Diagnostik und Therapie unter notärztlicher Begleitung in das nächstgeeignete Krankenhaus eingeliefert werden.

Notfälle aus der Pädiatrie **299**

Antidot	Dosierung	Einsatzbereich
Atropin	0,5 – 2 mg i. v.	Alkylphosphat- u. Carbamat-Vergiftung
4-DMAP	3 – 4 mg/kgKG i. v.	Zyanid-Vergiftung
Natriumthiosulfat	50 – 100 mg/kgKG i. v.	
Calciumglukonat 10 %	0,2 – 0,5 ml/kgKG i. v.	Vergiftung durch Flußsäure, Fluoride, Magnesiumsalze und Calcium-Antagonisten
Dexamethasonspray	initial 2 – 4 Hub dann alle 5 min 1 Hub	Brandgase, Reizgase
Toluidinblau	2 – 4 mg/kgKG i. v.	Methämoglobinämie durch Aniline, Nitrite oder durch Überdosierung von 4-DMAP
Diazepam	a) 2 – 5 – (10) mg rektal oder i. v.	a) ZNS-Symptome (Krampfanfälle) bei Vergiftung mit: Neuroleptika, Antidepressiva, Antihistaminika, Alkaloide (Tollkirsche, Stechapfel, Fliegenpilz)
	b) (0,5) – 1 mg/kgKG initial, dann 0,1 mg/kgKG/h als Dauerinfusion	b) Chloroquin-Vergiftung
Physostigmin	0,02 – 0,05 mg/kgKG i. v.	ZNS-Symptome bei Vergiftung mit: Neuroleptika, Antidepressiva, Antihistaminika, Alkaloide (Tollkirsche, Stechapfel, Fliegenpilz) und Unwirksamkeit von Diazepam

Abb. 19.**14** Antidota zur Therapie spezieller Vergiftungen.

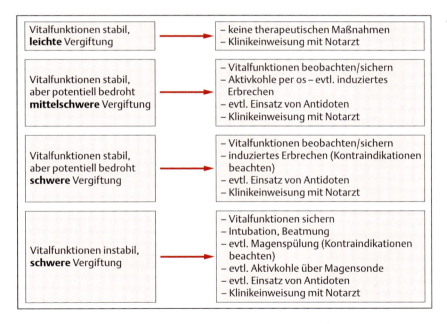

Abb. 19.**15** Präklinische Notfalltherapie kindlicher Intoxikationen.

Kernaussagen

Pädiatrisch-internistische Notfälle
- Beim plötzlichen Kindstod muß der Notarzt im Einzelfall entscheiden, ob eine Wiederbelebung begonnen bzw. wie lange diese fortgeführt wird. Die Erfolgsaussichten sind gering. Vom Auftreten des Rettungsteams hängt es ab, wie die Eltern den Ablauf des Geschehens verarbeiten (Eltern als Notfallpatienten). Eine sorgfältige Dokumentation ist unerläßlich.
- Die präklinische Therapie von Exsikkosen ist weitgehend uniform. Eine Flüssigkeitssubstitution mit Vollelektrolyt-Lösungen sollte bei Kindern im Schock, mit deutlicher Bewußtseinsstörung und bei Säuglingen unter 3 Monaten erfolgen. Wegen der Gefahr der unkontrollierten Hyperglykämie und Wasserintoxikation mit Ausbildung eines Hirnödems dürfen keine Glukose-Lösungen zugeführt werden.
- Im Zentrum der präklinischen Therapie der Krampfanfälle stehen die Sicherung der Vitalfunktionen und der Schutz vor Verletzungen. Vor der Standardtherapie eines zerebralen Krampfanfalls sind speziell zu

therapierende Ursachen wie Hypoglykämie, Intoxikation oder SHT auszuschließen. Die antikonvulsive Therapie erfolgt nach einem Stufenschema unter Einsatz von Benzodiazepinen, Barbituraten und ggf. auch Phenytoin (Abb. 19.**5**).
- Die respiratorische Insuffizienz ist Hauptursache des Herzstillstandes im Kindesalter. Leitsymptom stenosierender Erkrankungen der oberen Luftwege ist der inspiratorische Stridor; das Leitsymptom exspiratorischer Stridor weist auf Erkrankungen der tieferen Atemwege hin (Abb. 19.**6** – 19.**8**). Entscheidungskriterium für die Invasivität der therapeutischen Maßnahmen bei respiratorischer Insuffizienz ist der Bewußtseinszustand des Patienten.
- Kardiale Notfälle sind im Kindesalter selten. Präklinisch besteht nur dann eine Behandlungsindikation, wenn Zeichen der dekompensierten Herzinsuffizienz auftreten. Neugeborene und junge Säuglinge sind insbesondere durch bradykarde Rhythmusstörungen gefährdet (Abb. 19.**10**).
- Die Reanimation von Säuglingen, Kleinkindern und Schulkindern ist zusammenfassend in Abb. 19.**11** dargestellt.
- Behandlungsbedürftige Intoxikationen sind selten. Präklinische Detoxikationsmaßnahmen sollten nur bei potentieller Vitalgefährdung des Kindes erfolgen (Abb. 19.**14** u. 19.**15**).

Pädiatrisch-traumatologische Notfälle

Häufigkeit und Verletzungsmuster

Trauma ist die häufigste Todesursache im Kindesalter jenseits des 1. Lebensjahres. Der Rettungsdienst muß bezüglich seiner Ausrüstung sowie der Aus- und Weiterbildung von Notarzt und Rettungsdienstpersonal dieser Tatsache Rechnung tragen.

Insgesamt verstarben nach Angaben des Statistischen Bundesamtes im Jahr 1996 in Deutschland 774 Kinder an den Folgen von Unfällen (Abb. 19.**16**).

Im *Säuglingsalter* (< 1 Jahr) waren 67 Unfalltote zu beklagen. Hier standen häusliche Unfälle mit Todesfolge (51 %) im Vordergrund, meist hervorgerufen durch mechanisches Ersticken, seltener durch Stürze, Ertrinken oder Verbrennungsfolgen. 22 % der Unfalltoten dieser Altergruppe waren Opfer von Verkehrsunfällen, alle als Mitfahrer im PKW der Eltern.

Zur Prophylaxe tödlicher Unfälle im Säuglingsalter ist insbesondere darauf zu achten, daß Kleinteile, die aspiriert werden können, aus der Reichweite von Kindern dieser Altersklasse ferngehalten werden.

Im *Kleinkindesalter* (1 – 4 Jahre gemäß Einteilung des Statistischen Bundesamtes) verstarben 238 Kinder. Hier standen, wie im Säuglingsalter, häusliche Unfälle mit knapp 40 % im Vordergrund. In häuslicher Umgebung waren die Kinder vor allem Opfer schwerer Verbrennungen, ertranken oder verstarben infolge eines Sturzes aus großer Höhe. Im Straßenverkehr verstarben 31 % der Unfalltoten dieser Altergruppe, davon überwiegend (48 %) im PKW der Eltern, 41 % als Fußgänger und 5,6 % als Fahrradbenutzer. Sport- und Spielunfälle mit tödlichem Ausgang machten in dieser Altergruppe bereits 11 % aller Unfalltoten aus.

Im *Schulkindalter* (5 – 14 Jahre) waren 469 Unfalltote zu beklagen. In dieser Altergruppe überwogen deutlich die Opfer von Verkehrsunfällen (61 %). Jüngere Schulkinder (< 10 Jahren) verunfallten zumeist als Fußgänger (39 %), im elterlichen PKW (35 %), seltener als Fahrradbenutzer (23 %). Dagegen verunglückten ältere Schulkinder (> 10 Jahre) häufiger als PKW-Insasse (42 %) oder Fahrradbenutzer (32 %), seltener als Fußgänger (22 %). 12 % der Unfalltoten dieser Altersgruppe verstarben bei häuslichen Unfällen, weitere 11 % bei Sport- und Spielunfällen.

Als *Hauptursache der tödlichen Verletzung* verunfallten Kinder gab die Statistik an:
- SHT/intrazerebrale Blutung 40,1 %,
- Ertrinken 14,3 %,
- Vergiftungen 8,1 %,
- Eindringen von Fremdkörpern in Körperöffnungen 7,4 %,
- Bauchtraumen 4,7 %,
- Wirbelsäulentraumen 4,4 %,

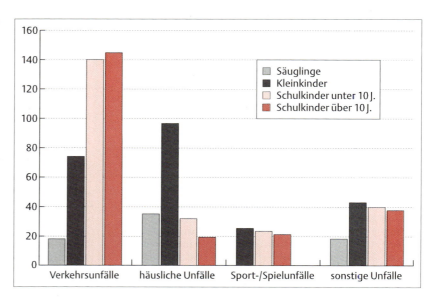

Abb. 19.**16** Unfalltote 1996, Aufteilung nach Unfallkategorien.

- Thoraxtraumen 4,1 %,
- Ersticken 4,0 %,
- Verbrennungen 3,4 %,
- Extremitätenfrakturen 0,8 %,
- Übrige Verletzungen 8,8 %.

Die 1996 festgestellte Verteilung der Verletzungsmuster unterscheidet sich nicht relevant von der in den Vorjahren.

Bei Unfällen im Kindesalter ist das SHT weit vor allen anderen Verletzungen Ursache eines letalen Verlaufs. Darüber hinaus haben Ertrinkungsunfälle, Vergiftungen und (im Säuglingsalter) aspirierte Fremdkörper einen erheblichen Anteil an tödlichen Verletzungen.

Im *Straßenverkehr* verunglückten im Jahr 1996 insgesamt 48 567 Kinder unter 15 Jahren, das sind etwa 140 pro Tag. Davon wurden knapp 75 % leicht und 25 % schwer verletzt, wobei die statistische Definition einer schweren Verletzung in Deutschland lediglich beinhaltet, daß ein mindestens eintägiger Krankenhausaufenthalt unfallbedingt notwendig wird. 358 Kinder erlitten tödliche Verletzungen. Obwohl jedes bei einem Verkehrsunfall getötete Kind ein Unfallopfer zuviel ist, wurde damit das bisher günstigste Ergebnis seit Einführung der Statistik 1953 erzielt. Seit der Wiedervereinigung im Jahr 1990 mit 554 Getöteten ist die Zahl der kindlichen Opfer im Straßenverkehr damit um 35 % zurückgegangen.

Im *internationalen Vergleich* führt Deutschland zusammen mit den Vereinigten Staaten zwar bezüglich der Gesamtzahl der im Straßenverkehr getöteten Kinder die Statistik an. Bezogen auf die Einwohnerzahl steht Deutschland mit 3,1 unfalltoten Kindern pro 100 000 Einwohnern jedoch im oberen günstigen Bereich der Statistik. In der Schweiz sind ebenfalls 3,1 unfalltote Kinder/100 000 Einwohner zu beklagen, in Österreich sind es 4,2. Kritiker merken an, daß die absoluten Zahlen sowohl der Verletzten als auch der Toten im Straßenverkehr zwar von Jahr zu Jahr kontinuierlich sinken, das relative Unfallrisiko jedoch wegen sinkender Geburtenzahlen und kürzerer Teilnahme der Kinder am Straßenverkehr steige.

Die *Verteilung von Straßenverkehrsunfällen* mit Kindern ist seit Jahren ähnlich. Etwa 75 % der Kinder verunglücken bei Unfällen innerhalb geschlossener Ortschaften, davon, entsprechend ihrer bevorzugten Verkehrsbeteiligung, 40 % als Fahrradbenutzer, 38 % als Fußgänger und nur 22 % als PKW-Insasse. Außerhalb geschlossener Ortschaften verunglücken Kinder fast ausschließlich als PKW-Insassen. Kinder unter 6 Jahren verunglücken überwiegend als PKW-Insasse (52 %), jüngere Schulkinder (unter 10 Jahre) gehäuft als Fußgänger (39 %) und ältere Schulkinder (10–14 Jahre) überwiegend als Fahrradbenutzer. Jungen sind im Straßenverkehr mit 58 % Unfallbeteiligung stärker gefährdet als Mädchen; bei den verunglückten Radfahrern haben sie sogar einen Anteil von 69 %.

Beinaheertrinken

■ Grundlagen

„Ertrinken" bedeutet Tod durch Ersticken infolge Untertauchens in eine Flüssigkeit, wobei primäre Wiederbelebungsmaßnahmen erfolglos bleiben. „Beinaheertrinken" liegt vor, wenn der Patient entweder lebend gerettet oder primär erfolgreich reanimiert wird und mindestens die ersten 24 Stunden überlebt. Als „sekundäres Ertrinken" werden letale Verläufe bezeichnet, z. B. infolge eines sich später entwickelnden ARDS (acute respiratory distress syndrome).

Die Umstände, die zu einem Beinaheertrinken führen können, sind vielfältig. Im Kindesalter stehen hierbei folgende Ursachen im Vordergrund:
- Sturz in ein schlecht gesichertes Gartenbiotop oder wohnortnahes Naturgewässer (ältere Säuglinge und Kleinkinder),
- Badeunfälle, oft in Kombination mit Traumen wie SHT und Fraktur der Halswirbelsäule (HWS), zum Teil unter Alkohol- oder Drogeneinfluß oder infolge Leistungsüberschätzung beim Schwimmen und Tauchen (ältere Schulkinder und Jugendliche),
- akute Ereignisse im Rahmen von Vorerkrankungen beim Baden (z. B. Krampfanfall, diabetische Entgleisung),
- vagale Reaktionen (Sprung in kaltes Wasser).

Folgende *Primärschäden* sind von Bedeutung:
- *Hypoxie* mit den sich daraus ergebenden neurologischen und kardiozirkulatorischen Schäden, die das weitere Schicksal des Patienten unmittelbar bestimmen.
- *Hypothermie*, die sich im Kindesalter typischerweise sehr viel rascher ausbildet. Sie beschleunigt einerseits die Kreislaufdepression, verlängert aber andererseits die Hypoxietoleranz durch Zentralisation sowie Verminderung des Sauerstoffverbrauchs.
- *Hypoglykämie*, die sich vor allem in der Aufwärmphase ausbildet und bei fehlender Beachtung durch den Notarzt weitere neurologische Schäden bedingen kann.

Der *pathophysiologische Ablauf* des Beinaheertrinkens läßt sich wie folgt skizzieren:
- Ein initialer, durch Aspiration kleinster Flüssigkeitsmengen induzierter Laryngospasmus kann entweder persistieren (10–15 % der Fälle) und dann zum hypoxischen Kreislaufversagen (sogenanntes „trockenes Ertrinken") führen oder sich wieder lösen (85–90 % der Fälle), wodurch eine erneute Aspiration ermöglicht wird (sogenanntes „nasses Ertrinken"). Diese kann durch Surfactant-Auswaschung ein mehr oder weniger schweres ARDS auslösen.
- Ein Kreislaufversagen kann zu jedem Zeitpunkt dieser Folge von Ereignissen auftreten, frühzeitig durch vagale Reflexe oder zu einem späteren Zeitpunkt infolge Hypoxie.
- Klassischerweise wird zwischen Süß- und Salzwasserertrinken unterschieden. Danach kann das hypoosmolare Süßwasser in die pulmonalen Kapillaren einschwemmen mit der Konsequenz von Hypervolämie, Hämodilution mit Hypoproteinämie und Hyponatriämie sowie von Hämolyse und Hyperkaliämie. Das hyperosmolare Salzwasser bedingt einen Flüssigkeitsaustritt aus den Kapillaren in die Alveole und damit Gasaustauschstörungen infolge des intraalveolären Lungenödems.

Die Flüssigkeits- und Elektrolytverschiebungen aufgrund der Aspiration von Salz- oder Süßwasser sind jedoch nur vorübergehend und gering ausgeprägt. Für die präklinische Therapie sind sie nicht von Bedeutung.

Präklinische Diagnostik und Therapie

Die *Rettung* Beinaheertrunkener, insbesondere in Eis Eingebrochener, sollte durch geschultes Personal und ggf. unter Einsatz technischer Hilfsmittel erfolgen. Stets ist der Eigenschutz zu bedenken. Es ist wichtig, den oft hypothermen und zentralisierten Patienten möglichst waagerecht zu transportieren und zu lagern, um nicht durch Einschwemmung von kaltem Blut aus der Körperperipherie zum Körperkern einen Kreislaufstillstand (sogenannter Bergungstod) hervorzurufen.

- Reanimationsmaßnahmen im Wasser sind ineffektiv.
- Lageveränderungen zur Entleerung von Wasser aus den Lungen sowie das Absaugen der Atemwege sind wegen des Zeitverlustes und der Begünstigung einer pulmonalen Aspiration sogar gefährlich.
- Der Notarzt sollte sich zunächst auf die Beurteilung und Sicherung der Vitalfunktionen beschränken und gleichzeitig an mögliche Begleitverletzungen (SHT, HWS-Fraktur) sowie ursächliche Erkrankungen (Krampfleiden, Diabetes mellitus) denken.

Die *Überwachung* des Patienten umfaßt in erster Linie die klinische Verlaufskontrolle von Neurologie, Atemfunktion sowie zentraler und peripherer Pulse, unterstützt durch die Ableitung eines Monitor-EKG, sowie die Pulsoxymetrie, sofern dies nicht durch Zentralisation verhindert wird. Sobald möglich sollten auch Temperatur und Blutzucker bestimmt werden.

- Die frühzeitige EKG-Ableitung ist zum Erkennen lebensbedrohlicher Herzrhythmusstörungen (Kammerflimmern) wichtig.

Bei *unkomplizierten Fällen* mit stabilen Vitalfunktionen (Abb. 19.17) beschränkt sich die Therapie auf den Schutz vor weiterer Unterkühlung (vorsichtige Entfernung von Kleidung, Einpacken in Folie, gegebenenfalls Hibler-Packungen). Die Kinder werden mindestens 24 Stunden stationär überwacht.

Steht die *respiratorische Insuffizienz bei stabilen Kreislaufverhältnissen* im Vordergrund, empfiehlt sich folgendes Vorgehen:
- Frühzeitige endotracheale Intubation nach Blitz-Einleitung mit 0,5–1,0 mg/kg KG (S)-Ketamin und 1,5–2,0 mg/kg KG Succinylcholin,
- Beatmung; F_iO_2 1,0, Atem-Minuten-Volumen (AMV) 120 ml/kg KG, PEEP ca. 5 mbar,
- zurückhaltende Analgosedierung mit (S)-Ketamin sowie Diazepam oder Midazolam (0,1 mg/kg KG).

- Bei schwersten *Verläufen mit Herz-Kreislauf-Versagen* wird unverzüglich mit der Wiederherstellung der Vitalfunktionen gemäß den einschlägigen Algorithmen der kardiopulmonalen Reanimation begonnen.
- Hierbei ist zu beachten, daß die Wirkung der zur Reanimation benutzten Medikamente bzw. der Defibrillation in tiefer Hypothermie (Körperkerntemperatur unter 28 °C) nicht zuverlässig ist, so daß das Kind unter

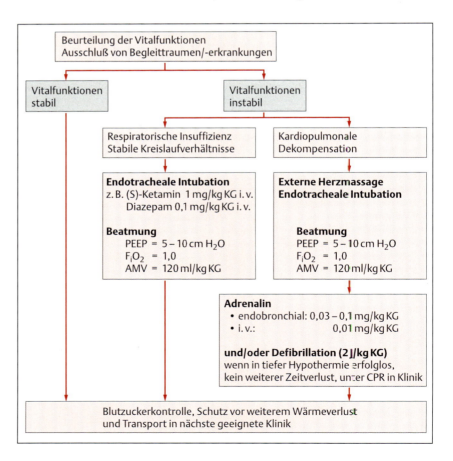

Abb. 19.17 Beinaheertrinken im Kindesalter – Notfallmedizinische Maßnahmen.

Fortführung der kardiopulmonalen Reanimation in die Klinik transportiert und dort bis zur Normothermie weiter reanimiert werden muß.

Es sollte die nächste geeignete Klinik angefahren werden, die in der Lage ist, sowohl die intensivmedizinische Behandlung als auch die chirurgische Versorgung eventueller Begleitverletzungen sicherzustellen. Möglichkeiten zur extrakorporalen Zirkulation oder veno-venösen Hämofiltration zur Wiedererwärmung des Patienten sind keine zwingenden Kriterien der Klinikauswahl.

Verbrennungen und Verbrühungen

Grundlagen

Zu den hitzebedingten Verletzungen im Kindesalter gehören:
- Verbrühungen mit heißen Flüssigkeiten im Rahmen häuslicher Unfälle (Kleinkinder),
- Verbrennungen und Verpuffungen durch unsachgemäßen Gebrauch von Brandbeschleunigern beim Grillen usw., Umgang mit Feuerwerkskörpern, Zündeln mit leicht brennbaren Flüssigkeiten (ältere Kinder und Jugendliche),
- Starkstromverletzungen beim Spielen unter Oberleitungen (ältere Kinder und Jugendliche),
- Verbrennungen mit und ohne Inhalationstrauma bei Hausbränden, selten Hautverletzungen durch Wechselstromkontakt sowie intensivbehandlungsbedürftige Erfrierungen (alle Altergruppen),
- Kindesmißhandlungen.

Die *Prognose* hängt vor allem von der Tiefen- und Oberflächenausdehnung ab. Je nach Temperatur und Einwirkdauer des schädigenden Agens sind die verschiedenen Hautschichten und das darunterliegende Gewebe betroffen.

Es werden drei Verbrennungsgrade mit unterschiedlicher Klinik, Schmerzcharakteristik, Gefährdung des Patienten und Prognose bezüglich der Abheilung unterschieden. Die Verbrennungstiefe ist initial nicht verläßlich diagnostizierbar, weil sich in der Tiefe geschädigte Haut oft erst nach 3–5 Tagen demarkiert.

Zur Beurteilung der prozentualen Ausdehnung der Körperoberfläche (KOF) liegen komplizierte Normogramme mit Gewichtung der altersspezifischen Körperproportionen vor. Unter notfallmedizinischen Bedingungen eignen sich bis zum Alter von 8–10 Jahren folgende vereinfachten Anhaltszahlen:
- Kopf und obere Extremitäten 30% KOF,
- Rumpf 30% KOF,
- untere Extremitäten 30% KOF.

Nach einer weiteren Faustregel entspricht die Handfläche des Kindes 1% KOF. Über 8–10 Jahren gilt die bekannte Neuner-Regel.

Präklinisch wird durch den Notarzt mangels Übung die Tiefenausdehnung meist unter- und die Oberflächenausdehnung häufig überschätzt.

Pathophysiologisch führt die thermische Schädigung zu Gewebsnekrosen, Kapillarkoagulation, Endothelschäden mit Stase und lokaler Gerinnungsstörung, die den direkten thermischen Schaden noch vergrößern. Der Plasmaverlust über die verbrannte Körperoberfläche führt zu Hypovolämie und Hypoproteinämie und damit zum Schock. Im Kindesalter ist besonders zu beachten:
- Der Wärmeverlust durch Verdunstung von Plasma über die verbrannte Körperoberfläche kann insbesondere für Säuglinge und Kleinkinder bedrohlich werden.
- Die verletzte Haut verliert ihre Schutzfunktion gegen Infektionen. Aus den betroffenen Hautarealen werden Gewebsmediatoren, u. a. Bradykinin, Histamin und Leukotriene freigesetzt, die nicht nur ein lokales Ödem bewirken, sondern für metabolische Veränderungen und „Fernwirkungen", wie generalisiertes Ödem oder Kapillarleck, verantwortlich sind. Systemische Auswirkungen einer Verbrennung sind bei Kindern unter einem Jahr schon bei Verbrennung von 5–8 % KOF zu erwarten, bei älteren Kindern erst ab 10–15 % KOF.
- Bei Verpuffungen mit Gesichtsverletzung findet sich regelmäßig eine thermische Schädigung der Atemwege, wodurch eine rasche Atemwegsverlegung durch Ödem, insbesondere bei kleinen Kindern mit ihren engen Röhrensystemen, möglich wird.
- Myoglobinurie, Schock und direkte thermische Schädigung können ein akutes Nierenversagen („Crush"-Niere) verursachen; dies ist wegen der geringen renalen Kompensationsfähigkeit im Säuglingsalter besonders gefährlich.

Bei Bränden in geschlossenen Räumen ist immer ein Inhalationstrauma (thermisch-toxisch) mit der Gefahr eines späteren Lungenversagens sowie eine Inhalation von CO bzw. Zyanid (Kunststoffbrände) mit Störung des Sauerstofftransportes oder zellulärer oxydativer Vorgänge anzunehmen.

- Beim Inhalationstrauma mit Verdacht auf Dyshämoglobinämien (CO-Hb) ist die Pulsoxymetrie wertlos.

Notfalltherapie

Die Notfalltherapie bei Verbrühungen und Verbrennungen im Kindesalter ist in Abb. 19.**18** dargestellt.

Falls noch nicht geschehen, wird der Patient unter Beachtung des Eigenschutzes aus der Gefahrenzone entfernt; ggf. ist zuvor für die Unterbrechung des Stromkreises zu sorgen. Daran schließt sich die Beurteilung und ggf. Sicherung der Vitalfunktionen, hier insbesondere der Atmung, an. Nicht festgebrannte Kleidung wird entfernt.

Eine *Kühlungsbehandlung* wirkt analgetisch und kann die Tiefen- und Oberflächenausdehnung günstig beeinflußen. Dies ist jedoch nur in den ersten Minuten nach der Verbrennung zu erwarten.

- Mit der Kühlungsbehandlung soll daher schon durch die Eltern begonnen werden; sie sind ggf. bei der Notfallmeldung entsprechend anzuweisen. Spätestens wird nach dem Eintreffen des ersten Rettungsmittels mit dieser Maßnahme begonnen.
- Um eine gerade im Kindesalter drohende Unterkühlung zu vermeiden, ist die Behandlung auf max. 20 min zu begrenzen und auf die verbrannte Region zu beschränken; das Eintauchen des gesamten Körpers in Wasser ist zu unterlassen.

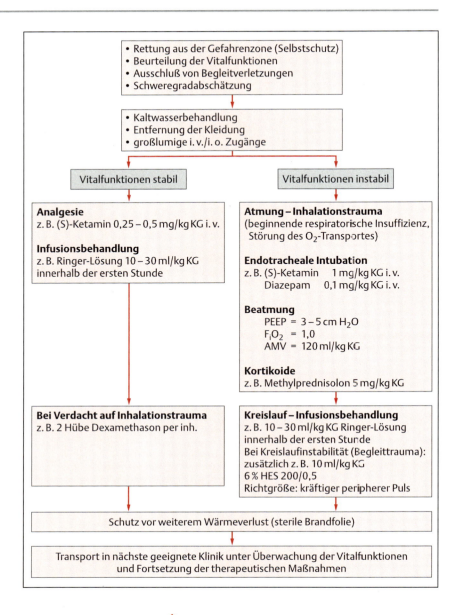

Abb. 19.**18** Verbrühungen/Verbrennungen im Kindesalter – Notfallmedizinische Maßnahmen.

Leitungswasser ist zur Kühlung am besten geeignet. Eine Temperatur von 20 °C ist ausreichend, kälteres Wasser könnte in der Umgebung der verbrannten Stelle eine Vasokonstriktion hervorrufen. Sterilität des Kühlungswassers ist nicht erforderlich. Bei Kühlung mit einer Dusche muß der Strahl abgemildert werden, weil er sonst schmerzhaft sein kann.

Kontraindikationen für eine Kühlungsbehandlung sind:
- Beeinträchtigung von Maßnahmen zur Sicherung der Vitalfunktionen,
- erheblicher zeitlicher Abstand zum Unfall bzw. fehlende Überwärmung der verbrannten Arreale,
- Zeichen bereits bestehender Hypothermie (z. B. Kältezittern),
- thermomechanische Kombinationsverletzungen (Polytrauma).

Die Kinder werden mit einem *venösen Zugang* versorgt. Bei Nichtgelingen kann in minderschweren Fällen (< 15 % KOF) auf eine Infusionstherapie verzichtet und ein Analgetikum rektal verabreicht werden. In schweren Fällen (> 25 % KOF) muß ggf. ein intraossärer Zugang gelegt werden.

- Die intravenöse *Schmerzbehandlung* erfolgt z. B. mit 0,25–0,5 mg/kg KG (S)-Ketamin.
- Die rektale Gabe eines peripheren Analgetikums (z. B. Paracetamol) reicht als alleinige Schmerztherapie bei größeren Verbrennungen nicht aus.

Bei größeren Verbrennungen (> 25 % KOF) ist eine präklinische *Infusionsbehandlung* erforderlich. Es soll jedoch nicht mit einem „Hyperinfusionsschema" begonnen werden, da die präklinischen Transportwege in der Regel kurz sind und infolge Fehleinschätzung von Patientengewicht und Verbrennungsausdehnung eher die Gefahr einer Volumenüberladung besteht.

- Je nach Schwere der Verbrennung erhält das Kind innerhalb der ersten Stunde eine Vollelektrolyt-Lösung (z. B. Ringer-Lösung) in einer Dosierung von 10–30 ml/kg KG.
- Bei Begleitverletzungen und dadurch bedingter Kreislauf-

instabilität werden zusätzlich kolloidale Lösungen, z. B. HES 200/0,5 in einer Dosierung von etwa 10 ml/kg KG appliziert.

Die Infusionsgeschwindigkeit orientiert sich an den Kreislaufverhältnissen (Herzfrequenz, Pulsqualität, Blutdruck sowie Intensität der Herztöne als Maß für die Volämie).

Die Indikation zur *Intubation und Beatmung* des Kindes (F_iO_2 1,0; PEEP ca. 5 mbar) erfordern eine sorgfältige Abwägung, die auch von den persönlichen Fähigkeiten des Notarztes abhängig ist.

- Harte Kriterien für eine Intubation sind ein Inhalationstrauma mit beginnendem Stridor, eine Bewußtseinstrübung sowie schwere Begleitverletzungen.

Bei einer Atemwegsobstruktion kommen zusätzlich Glukokortikoide, primär lokal (z. B. 2 Hübe eines Sprays), ggf. auch systemisch (z. B. Methylprednisolon 5 mg/kg KG i. v.) zum Einsatz.

Findet sich ein für das jeweilige Alter atypisches Verbrennungsmuster mit Hinweisen auf eine Kindesmißhandlung, sollten keine Mutmaßungen geäußert werden. Für spätere Rekonstruktionen des Unfallherganges sind die Begleitumstände sorgfältig zu dokumentieren.

Die Initialbehandlung und Stabilisierung thermisch verletzter Kinder sollte von jeder chirurgischen und anästhesiologischen Abteilung geleistet werden können; eine Spezialausrüstung ist nicht erforderlich. Nach Stabilisation des Patienten, exakter Beurteilung von Tiefen- und Oberflächenausdehnung, Erstversorgung etwaiger Begleitverletzungen sowie nach Rücksprache erfolgt die Sekundärverlegung in ein Behandlungszentrum für schwer verbrannte Kinder. Dies sollte möglichst bald, jedoch spätestens innerhalb der ersten 24 Stunden geschehen.

Starkstromunfall

Trotz relativ kleiner sichtbarer Hautverletzungen können bei Starkstromunfällen ausgedehnte tiefe Gewebsnekrosen entlang der Gefäßscheiden und Knochen, unter Umständen mit inneren Verkohlungen, entstehen. Mit funktionellen Störungen (Herzrhythmusstörungen, zerebralen Krampfanfällen, Koronarspasmen), Begleitverletzungen (SHT, ausgeprägte Hämorrhagie) sowie Folgeschäden (Niereninsuffizienz infolge Myoglobinurie) ist vermehrt zu rechnen. Die Behandlung der Auswirkungen eines Stromunfalls erfolgt symptomatisch.

Schädel-Hirn-Trauma

Grundlagen

Beim SHT ist der *Primärschaden* (Kontusion von Nervengewebe, Überdehnung und Abscherung von Nervenfasern, intrakranielle Gefäßläsionen) durch den Notarzt nicht beeinflußbar. Der *Sekundärschaden* (Hirnödem mit Hirndruck) entwickelt sich im weiteren Verlauf als Folge des traumatischen Primärschadens; er ist in seinem Ausmaß präklinisch beeinflußbar und damit Ansatzpunkt der notärztlichen Therapie.

Durch ein gravierendes SHT geht die Autoregulation der Hirndurchblutung verloren und die zerebrale Perfusion folgt passiv dem mittleren arteriellen Druck (mean arterial pressure, MAP). Der zerebrale Perfusionsdruck (cerebral perfusion pressure, CPP) errechnet sich in dieser Situation aus dem MAP abzüglich dem intrakraniellen Druck (intracranial pressure, ICP).

Es gilt: *CPP = MAP - ICP*. Allgemeines Ziel der therapeutischen Bemühungen beim SHT ist es, durch Aufrechterhaltung eines angemessenen MAP und Verhinderung des ICP-Anstiegs einen ausreichenden CPP zu garantieren.

Hyperkapnie, Hypoxie, metabolische Veränderungen (Azidose), bestimmte Pharmaka (z. B. (S)-Ketamin in Spontanatmung) sowie die Erhöhung des zentralvenösen Drucks (PEEP-Beatmung, Husten und Pressen) führen zu einem Anstieg des ICP. Im Kindesalter sind folgende pathophysiologische Besonderheiten zu beachten:
- Die Autoregulation der kindlichen Hirngefäße ist empfindlicher gegenüber Traumen als beim Erwachsenen.
- Im Kindesalter können kleine intrazerebrale Venen aufgrund ihrer sehr zarten Wandstrukturen bei steigendem Hirndruck kollabieren und den venösen Abfluß blockieren, so daß es bei weiter bestehender arterieller Perfusion perakut zu einer intrakraniellen Hypervolämie mit entsprechender Hirndrucksteigerung und Einklemmungssymptomatik kommen kann. Man spricht vom vasogenen „Hirnödem".
- Die zerebrale Druck-Volumen-Kurve zeigt im Kindesalter besonders im oberen Volumenbereich einen weitaus steileren Verlauf als im Erwachsenenalter. Klinisch bedingt dies eine lange Kompensation des erhöhten Hirndrucks mit perakuter Dekompensation.
- Während kreislaufrelevante Blutungen bei einem isolierten SHT im Erwachsenenalter eine Rarität darstellen, sind sie besonders bei kleineren Kindern aufgrund der veränderten Körperproportionen bis hin zu einem hämorrhagischen Schock möglich.

Präklinische Diagnostik und Therapie

Am Anfang der Untersuchung eines jeden Notfallpatienten steht die Beurteilung und Sicherung der Vitalfunktionen. Vor der detaillierten Untersuchung des SHT sind gravierende Begleitverletzungen, z. B. eine intraabdominelle Blutung, abzuklären (Abb. 19.**19**).

Das Bewußtsein wird grundsätzlich nach der Glasgow Coma Scale (GCS, Glasgow-Koma-Skala) beurteilt, wobei im Kleinkindesalter eine modifizierte Skalierung sinnvoll ist (Abb. 19.**20**). Orientierend kann die Reaktion auf Ansprache (z. B. Augenaufschlagen) sowie auf Schmerzreize (z. B. Legen der Venenverweilkanüle) zur Einschätzung der therapeutischen Konsequenzen genügen.

Abb. 19.19 Isoliertes SHT im Kindesalter – Notfallmedizinische Maßnahmen.

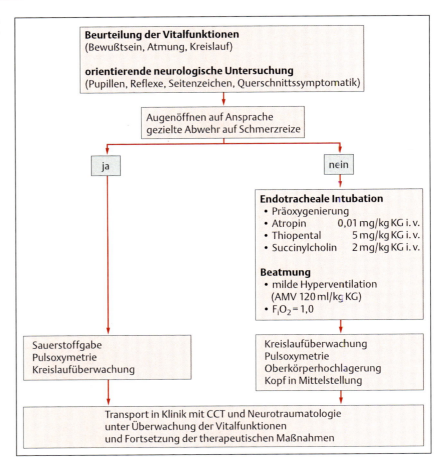

Abb. 19.20 Glasgow-Coma-Scale und Modifikation im Kindesalter.

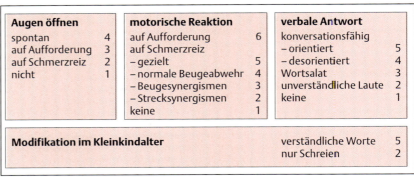

Die GCS ermöglicht eine Beurteilung der Bewußtseinslage, sie erfaßt jedoch keine fokalen Ausfälle. Daher muß, insbesondere vor Einleitung einer Narkose, ein orientierender neurologischer Status mit Erfassung von Seiten- und Querschnittszeichen erfolgen.

Pupillenveränderungen als Zeichen einer intrakraniellen Drucksteigerung sind im Kindesalter ein schwer beurteilbares absolutes Spätzeichen. Das Fehlen von Pupillenveränderungen darf daher nicht als Entwarnungszeichen mißgedeutet werden.

Besonders beim kindlichen SHT muß bis zum Beweis des Gegenteils von einer gleichzeitigen Fraktur der HWS ausgegangen werden. Dies gilt vor allem für Kinder, die auf einem Kindersitz mit starrem Rückhaltesystem verunfallt sind, da deren Torso fixiert bleibt und der relativ schwere kindliche Kopf durch die beim Abbremsen des Fahrzeuges freiwerdenden Kräfte unter starker Belastung der HWS nach vorn und rückwärts geschleudert wird. Kinder mit Trisomie 21 sind wegen ihrer Muskelhypotonie für eine HWS-Fraktur besonders prädisponiert.

Die Umstände eines SHT sind in der Regel eindeutig. In einigen Fällen, etwa bei unklaren häuslichen Stürzen, sollte jedoch differentialdiagnostisch an Vergiftungen, postiktale Zustände nach zerebralen Krampfanfällen oder eine Hypoglykämie bei Erstmanifestation eines Diabetes mellitus Typ I beim älteren Kind gedacht werden. Anamnese, Auffindesituation und klinische Untersuchung geben entsprechende Hinweise.

- Bei Kindern mit schwerem SHT (GCS ≤ 8, Kind öffnet die Augen nicht und reagiert nicht gezielt auf Schmerzreize) sind Intubation und kontrollierte Beatmung erforderlich.

Therapeutische Ziele der kontrollierten Beatmung sind:
- Ausreichende Ventilation zum Schutz vor Hypoxämie und Hyperkapnie mit konsekutiv verstärkter Hirndurchblutung und damit erhöhtem Hirndruck,
- Aspirationsschutz bei erloschenen Schutzreflexen,
- suffiziente Schmerztherapie mit Unterbrechung von Schockmechanismen (endogene Katecholamin- und Mediatorenausschüttung).

Angestrebt wird eine moderate Hyperventilation mit einem p_aCO_2 von 32–35 mmHg, die jedoch präklinisch nur schwer zu objektivieren ist, da die kapnometrische Messung des endexspiratorischen pCO_2 auch beim isolierten SHT nicht ausreichend mit dem arteriellen pCO_2 korreliert. Empfohlen wird daher ein AMV von 120 ml/kg KG bei einem F_iO_2 von 1,0.

Beim kreislaufstabilen Kind mit isoliertem SHT kann die Narkose wie folgt eingeleitet werden:
- Atropin 0,01 mg/kg KG i. v.,
- Thiopental 5 mg/kg KG i. v., alternativ Etomidat 0,3 mg/kg KG i. v.
- Succinylcholin 1,5–2 mg/kg KG i. v..
Die Fortführung der Narkose erfolgt z. B. mit:
- Fentanyl 20 µg/kg KG i. v.,
- Diazepam 0,1 mg/kg KG i. v.,
- evtl. Pancuronium 0,1 mg/kg KG i. v

Thiopental reduziert die Hirndurchblutung sowie den zerebralen Sauerstoff- und Glukoseverbrauch. Die Autoregulation der Hirngefäße wird nicht beeinflußt. Jedoch kann Thiopental zu einer relevanten Reduktion des HZV mit Abfall des MAP und damit des CPP führen. Thiopental wird deshalb lediglich zur Narkoseeinleitung bei kreislaufstabilen Patienten mit isoliertem SHT empfohlen.

Etomidat reduziert ebenfalls die Hirndurchblutung und den zerebralen Sauerstoffverbrauch und senkt damit den ICP, dies jedoch in geringerem Maß als die Barbiturate. Die Wirkungen auf das Kreislaufsystem sind geringer ausgeprägt.

Auf *Succinylcholin* zur Blitz-Einleitung sollte nicht verzichtet werden. Das Aspirationsrisiko beim nicht nüchternen Kind mit Irritation der Area postrema infolge SHT ist erheblich; darüber hinaus muß ein Pressen bei der Intubation mit konsekutiver Dekompensation eines grenzkompensierten ICP vermieden werden.

Zur Einleitung kreislaufinstabiler Kinder mit SHT, etwa bei Vorliegen eines Polytraumas, ist dagegen *(S)-Ketamin* in einer Dosis von 0,5–1 mg/kg KG zu empfehlen. Bei diesen Patienten steht die Sicherung eines ausreichenden MAP und damit CPP im Vordergrund; unter Normo- oder Hyperventilation ist kein Anstieg des ICP durch (S)-Ketamin zu befürchten. Abhängig von der Kreislaufsituation werden zusätzlich 0,1 mg/kg KG Diazepam oder Midazolam appliziert.

- Die kontrollierte Beatmung unter ausreichender Analgosedierung nach vorheriger neurologischer Beurteilung hat höhere Priorität als die durch diese Maßnahmen erschwerte klinisch-neurologische Diagnostik. Zur neurologischen Beurteilung eines schweren SHT stehen bildgebende Verfahren wie Computer- und Kernspin-Tomographie mit hoher Aussagekraft zur Verfügung.

Die adäquate *Volumensubstitution* ist zur Aufrechterhaltung bzw. Wiederherstellung der hämodynamischen Stabilität entscheidend, um über einen ausreichenden MAP einen genügenden CPP zu gewährleisten.

- Beim SHT liegt der angestrebte systolische Blutdruck im oberen altersentsprechenden Normbereich.
- Der Volumenersatz erfolgt durch Bolusgabe von etwa 30 ml/kg KG Vollelektrolyt-Lösung (z. B. Ringer-Lösung), ggf. ergänzt durch z. B. 10 ml/kg KG HES 200/0,5.
- Ziel ist die Wiederherstellung eines kräftig palpablen peripheren Pulses.

Bei Zeichen des akuten Hirndrucks sollen auch präklinisch bereits *Osmodiuretika* (z. B. 1–2 ml/kg KG Mannit 20%) eingesetzt werden. Die generelle Gabe von Glukokortikoiden ist nicht indiziert.

Die *30°-Oberkörperhochlagerung* mit Fixierung des Kopfes in Mittelstellung dient bei stabilem Kreislauf zur Erleichterung des zerebralvenösen Abflußes und damit zur Reduktion des intrakraniellen Druckes.

Zur adäquaten Versorgung eines schweren SHT ist eine Klinik mit entsprechender diagnostischer Ausrüstung (Computer-Tomographie) und therapeutischen Interventionsmöglichkeiten (Neurotraumatologie) anzusteuern.

Leichtere Grade mit einem Wert > 8 GCS sind im Kindesalter schwer zu beurteilen. Ob und in welchem Ausmaß eine Amnesie vorliegt, läßt sich bei kleineren Kindern nur selten verifizieren.

- Eine Klinikeinweisung zum Ausschluß behandlungsbedürftiger intrakranieller Verletzungen ist nach einem SHT immer dann anzustreben, wenn das Kind erbrochen hat oder ältere Kinder sich an das Unfallereignis nicht mehr erinnern können.

Thoraxtrauma

Grundlagen

Im Kindesalter sind folgende pathophysiologische Besonderheiten zu beachten:
- Aufgrund der engen räumlichen Nähe von Thorax und Abdomen besonders beim kleineren Kind sind isolierte Verletzungen einer dieser Regionen eher selten; vielmehr sind Kombinationen von Thorax- und Abdominalverletzungen im Sinne eines „Torsotraumas" häufig. An eine Wirbelsäulenbeteiligung muß gedacht werden.
- Der knöcherne Thorax beim Kind ist sehr viel elastischer als der eines Erwachsenen. Das Fehlen von Rippenfrakturen darf gerade in dieser Altersgruppe daher nicht als Zeichen eines weniger gravierenden Thoraxtraumas mißdeutet werden. So ist die Hämatopneumothoraxrate bei intaktem knöchernen Thorax deutlich höher als im Erwachsenenalter; ähnliches gilt für die Lungenkontusion.
- Ein Spannungspneumothorax kann im Kindesalter aufgrund der starken Verschieblichkeit des Mediastinums

sehr viel rascher durch Abknicken der großen Venen zu einer mechanischen Auswurfbehinderung des Herzens und damit zur Kreislaufinsuffizienz führen.
- Die funktionellen Reserven der Ventilation, etwa die funktionelle Reservekapazität, sind im Vergleich zum Erwachsenenalter geringer. Auf der anderen Seite kann der physiologisch gesteigerte kindliche Sauerstoffbedarf durch traumaassoziierte Faktoren wie Schmerz, Streß, Angst und Kälte noch vergrößert werden. So tritt bei respiratorischer Insuffizienz sehr viel schneller eine Sauerstoffimbalance mit Hypoxie auf.

■ **Präklinische Diagnostik**

Die Notfalldiagnostik stützt sich zunächst auf *Inspektion, Palpation und Auskultation*.

Eine Hypoxämie ist im Kindesalter nur schwer zu erkennen. Die Kinder sind weniger zyanotisch als vielmehr blaß und grau. Besonders ist auf frustrane Steigerungen der Atemfrequenz (unter Berücksichtigung der altersphysiologischen Normwerte), Nasenflügeln sowie thorakale Einziehungen als Zeichen der respiratorischen Dekompensation zu achten.

Wie im Erwachsenenalter erfolgt eine Beurteilung der Atembewegungen im Seitenvergleich (Nachhängen einer Thoraxhälfte, paradoxe Atmung). Eine obere Einflußstauung mit deutlich hervortretenden Halsvenen kann Zeichen eines Spannungspneumothorax oder einer Perikardtamponade sein. Prellmarken weisen auf mögliche knöcherne Thoraxverletzungen oder Lungenkontusionen hin.

Mittels Palpation können ein Hautemphysem und selten tastbare Rippenfrakturen diagnostiziert werden; auch die thorakale Wirbelsäule sollte auf Verletzungszeichen abgetastet werden. Die Palpation der peripheren Pulse (Pulsfüllung, Rhythmusstörungen bei Herzbeteiligung, Seitendifferenzen) ermöglicht die Einschätzung der Kreislaufsituation.

Die Auskultation ist häufig durch Umgebungsgeräusche erschwert. Besonderes Augenmerk gilt Seitendifferenzen oder pathologischen Atemgeräuschen sowie den Herztönen, die vor allem im Verlauf bei kleinen Kindern ein Maß für die Hämodynamik sein können. Ein Stridor deutet auf eine Verlegung der Atemwege hin.

Beim *apparativen Monitoring* steht die Pulsoxymetrie im Vordergrund. Sie findet ihre Grenzen hauptsächlich bei zentralisiertem Kreislauf sowie bei Dyshämoglobinämien. Eine EKG-Überwachung kann Rhythmusstörungen bei Herzbeteiligung aufdecken. Die Kapnographie ist für die Beurteilung der Beatmung beim Thoraxtrauma untauglich und kann bestenfalls auf eine Tubusfehllage hinweisen.

■ **Notfalltherapie**

Neben der Kreislaufstabilisation der meist polytraumatisierten Kinder durch adäquate Volumengabe (30 ml/kg KG Ringer- oder andere Vollelektrolyt-Lösung als Bolus, ggf. ergänzt durch z. B. 10 ml/kg KG HES 200/0,5) sowie einer selten notwendigen antiarrhythmischen Therapie steht beim Thoraxtrauma vor allem die Behandlung der respiratorischen Störungen im Vordergrund (Abb. 19.**21**).

Ein Kind mit respiratorischer Insuffizienz erhält zunächst Sauerstoff über Maske. Bessert sich der Zustand nicht (zunehmende Tachypnoe, Nasenflügeln, Abfall der Sauerstoffsättigung usw.), erfolgt wegen der geringen respiratorischen Reserve bei gleichzeitig relativ hohem Sauerstoffverbrauch die frühzeitige Intubation und Beatmung (AMV 120 ml/kg KG; F_iO_2 1,0; PEEP 5 mbar). Kommt es darunter immer noch nicht zu einer Besserung der respiratorischen Situation, wird zuerst die Tubuslage kontrolliert, um vor allem eine endobronchiale oder ösophageale Fehllage, aber auch ein Abknicken des Tubus oder eine Sekretverlegung auszuschließen.

Bleibt immer noch eine Besserung aus, so muß ein möglicher *Spannungs-Hämatopneumothorax* ausgeschlossen bzw. therapiert werden. Der Verdacht liegt bei folgenden Symptomen nahe:
- Zunehmende Zyanose,
- seitendifferentes Atemgeräusch,
- Klopfschalldifferenz,
- Hautemphysem,
- obere Einflußstauung,
- Zunahme der Beatmungsdrücke,
- Blutdruckabfall, Tachykardie.

Die Entlastung eines Spannungs-Hämatopneumothorax erfolgt durch umgehende Anlage einer Thoraxdrainage.

- Punktionsort für eine präklinisch angelegte Thoraxdrainage ist der 2./3. Interkostalraum (ICR) in der Medioklavikularlinie (Monaldi-Drainage). Damit kann ein Spannungs-Pneumothorax suffizient entlastet werden, ohne intraabdominelle Organe zu gefährden. Letzteres wäre eine gefährliche Komplikation bei Punktion im 5. ICR in der mittleren Axillarlinie (Bülau-Drainage).
- Nach scharfer Eröffnung der Haut empfiehlt sich die stumpfe Präparation und Pleuraeröffnung mit Finger und Kornzange (Mini-Thorakotomie).
- Unter Überdruckbeatmung ist das Aufsetzen eines Ventils nicht erforderlich.

Abdominaltrauma

■ **Grundlagen**

Statistisch verteilen sich die Verletzungen wie folgt auf die verschiedenen Bauchorgane:
- Niere 50%,
- Magen und Darm 15%,
- Milz 15%,
- Leber 10%,
- Pankreas 3%,
- übrige 7%.

Betroffen sind somit meist blutreiche Organe, die einerseits eine dünne Kapsel aufweisen, andererseits jedoch kein Ausweichen des Parenchyms erlauben, wodurch es schnell zu einer Organruptur kommt. Durch den physiologischen Zwerchfelltiefstand bei kleineren Kindern sind die Oberbauchorgane zudem weniger gut durch den knöchernen Thorax geschützt.

■ **Notfalldiagnostik**

Typische Unfallmechanismen können auf abdominelle Verletzungen hinweisen:
- Lenkstangenverletzungen nach Fahrradunfällen,

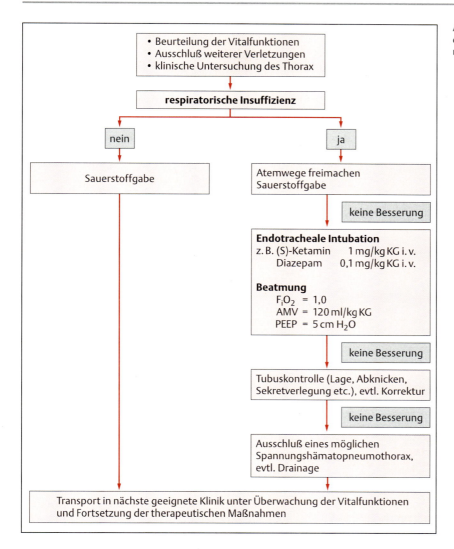

Abb. 19.21 Thoraxtrauma im Kindesalter – Notfallmedizinische Maßnahmen.

- Sturz auf Skistöcke,
- Pferdetrittverletzungen,
- Gurttraumen bei jüngeren Schulkindern, bei denen der Gurt nicht das Becken fixiert sondern über den Bauch läuft.

Die Verdachtsdiagnose einer intraabdominellen Verletzung wird im Notarztwagen nach klinischen Kriterien gestellt. Als Ursache eines Volumenmangelschocks muß bei traumatisierten Kindern stets an eine intraabdominelle Blutung gedacht werden. Diagnostisch fallen auf:
- Blässe, insbesondere blasses Munddreieck (zum Teil auch zu erklären durch die Angst des Kindes in der Unfallsituation).
- Tachykardie (unter Berücksichtigung altersentsprechender Normen), eine Bradykardie tritt erst im Spätstadium als Zeichen absoluter Lebensgefahr auf.
- Ggf. Kaltschweißigkeit und Durstgefühl.
- Der Blutdruck wird durch Kompensationsmechanismen bei Kindern ungewöhnlich lange normoton gehalten und dekompensiert meist plötzlich zu einem nahezu irreversiblen Kreislaufversagen.

Weitere Hinweise auf ein Abdominaltrauma können sein:
- Äußere Verletzungszeichen (Schürfungen, Hämatome). Fehlen diese, schließt dies jedoch ein intraabdominelles Trauma nicht aus.
- Druckschmerzlokalisation: Sie ist schwierig, da das Kind entweder initial gar keine Schmerzen angibt oder sie gar nicht oder ungenau lokalisieren kann.
- Bei subphrenischen Blutungen (Leber oder Milz) kann es durch Reizung des Nervus phrenicus zu einem Schulterschmerz auf der betroffenen Seite kommen (Kehrsches Zeichen).
- Ein primär nachweisbarer Peritonismus als Zeichen einer Darmverletzung ist selten.
- Eine Hämaturie kann auf ein Nierentrauma hinweisen, fehlt jedoch bei Nierenstielabriß.

■ Notfalltherapie

Die präklinische Therapie (Abb. 19.22) umfaßt:
- Anlage mehrerer großlumiger peripherer Venenzugänge,
- adäquate Volumensubstitution mit 10–30 ml/kg KG Ringer- oder anderer Vollelektrolyt-Lösung im Bolus, bei fortbestehender Kreislaufinstabilität repetitiv z. B. 10 ml/kg KG HES 200/0,5 bis zur Wiederherstellung eines kräftig palpablen peripheren Pulses,
- Sauerstoffinsufflation,
- ggf. endotracheale Intubation nach Blitz-Einleitung mit z. B. 1 mg/kg KG (S)-Ketamin, 1,5–2 mg/kg KG Succinylcholin und 0,1 mg/kg KG Diazepam oder Midazolam i. v.,

Abb. 19.22 Abdominaltrauma im Kindesalter – Notfallmedizinische Maßnahmen.

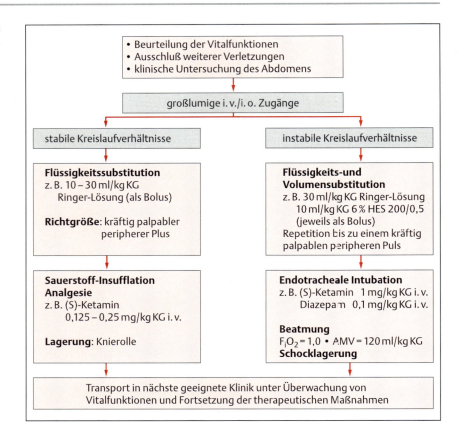

- Beatmung (AMV 120 ml/kg KG; F_iO_2 1,0).

Bei nicht intubierten Patienten empfiehlt sich eine Analgesie mit z. B. (S)-Ketamin 0,125 – 0,25 mg/kg KG i. v. sowie die Lagerung mit einer Knierolle.

Bei kreislaufrelevanten intraabdominellen Blutungen ist wie im Erwachsenenalter der rasche Transport in die nächste geeignete Klinik zur operativen Versorgung entscheidend. Durch langwierige Punktionsversuche bei schwierigen Venenverhältnissen darf keine Zeit verloren werden. Alternative beim Kleinkind ist die intraossäre Punktion.

Extremitäten- und Beckentrauma

Grundlagen

Im Kindesalter sind bei Extremitätenfrakturen folgende pathophysiologischen Besonderheiten zu beachten:
- Kinder nehmen häufig als Fußgänger oder Fahrradfahrer am Straßenverkehr teil. Bei Kollision mit einem PKW ist aufgrund der geringeren Körpergröße mit rumpfnäheren und damit schwerwiegenderen Frakturen zu rechnen.
- Bei Verletzung der Epiphysenfugen durch die Fraktur drohen Wachstumsstörungen mit möglicherweise erheblichen Spätschäden.
- Eine Kombination mehrerer peripherer Frakturen kann häufiger als im Erwachsenenalter zu einem gravierenden Volumendefizit mit Gefährdung der Vitalfunktionen führen.
- Beckenfrakturen sind im Kindesalter aufgrund der Elastizität des Bandapparates eine Seltenheit und finden sich in der Regel nur bei polytraumatisierten Kindern.

Notfalldiagnostik

Bei der Untersuchung auf Frakturen sollte sich der Notarzt beim wachen Kind auf die Inspektion und behutsame Palpation beschränken; die Prüfung der Krepitation ist zu unterlassen. Eine Schonhaltung der Extremität bei Säuglingen oder die schmerzhafte Bewegungseinschränkung bei größeren Kindern geben erste Hinweise. Die abnorme Stellung der Gliedmaße sowie sichtbare Frakturenden bei offenen Brüchen sind sichere Frakturzeichen.

Bei Extremitätenfrakturen ist die Durchblutung der betroffenen Extremität durch Palpation peripherer Pulse bzw. Beurteilung der Kapillarfüllung zu überprüfen. Sofern es Alter und Gesamtzustand des Kindes erlauben, sollte eine Sensibilitätsstörung als Hinweis auf eine Nervenläsion ausgeschlossen werden. Differentialdiagnostisch muß hierbei an ein Wirbelsäulentrauma gedacht werden.

Bei Beckenfrakturen kann ein Hämatom im Genitalbereich auf eine Harnröhrenverletzung hinweisen.

Notfalltherapie

- Die ausreichende analgetische Therapie ist eine der wichtigsten Erstmaßnahmen beim Extremitätentrauma.
- Sie gelingt meist bereits durch eine konsequente Ruhig-

stellung der Frakturenden, z. B. auf der Vakuummatratze.
- Medikamentös kann (S)-Ketamin (0,125–0,25 mg/kg KG i. v.) oder Piritramid (0,1 mg/kg KG i. v.) verabreicht werden.

Verdeckte Blutungen bei Becken- oder Oberschenkelbrüchen sowie äußere Blutungen bei offenen Frakturen bzw. Amputationsverletzungen können rasch zu einer hämodynamisch relevanten Hypovolämie führen. Diese muß nach Anlegen mehrerer großlumiger periphervenöser Zugänge (alternativ intraossäre Nadel) frühzeitig durch adäquate Volumensubstitution ausgeglichen werden (30 ml/kg KG Vollelektrolyt-Lösung, ggf. gefolgt von z. B. 10 ml/kg KG HES 200/0,5). Zielgröße ist ein kräftig palpabler peripherer Puls.

- Offene Frakturen werden mit sterilem Wundverband versorgt.
- Stärkere Blutungen aus offenen Frakturen oder aus dem Amputationsstumpf lassen sich meist durch einen Kompressionsverband beherrschen.
- Nur in Ausnahmefällen ist die Extremität mit einem breiten Tourniquet (z. B. Blutdruckmanschette) abzubinden. Vom Einsatz von Gefäßklemmen ist wegen möglicher Nervenschädigung abzuraten.

Bei wachen Kindern mit isolierten Frakturen ohne Gefäß- bzw. Nervenbeteiligung soll auf Repositionsversuche verzichtet werden. Die Ruhigstellung der Frakturenden genügt. Vakuummatratzen und spezielle Luftkammer- oder Vakuumschienen für Kinder sind zwar erhältlich, jedoch erlauben die Platzverhältnisse in den Fahrzeugen des Rettungsdienstes nicht die Mitführung aller verfügbaren Größen. Daher ist die Vakuummatratze in Erwachsenengröße eine sinnvolle Alternative.

Liegt eine Gefäß- oder Nervenläsion vor, wird in Kurznarkose (z. B. mit 1 mg/kg KG (S)-Ketamin in Kombination mit 0,1 mg/kg KG Diazepam oder Midazolam i. v.) ein Repositionsversuch durch langsam gesteigerten axialen Zug unternommen. Das gleiche gilt für Kinder mit Begleitfrakturen, die wegen anderer Verletzungen bereits narkotisiert sind. Die anschließende Retention erfolgt ebenfalls mit Hilfe der Vakuummatratze.

Polytrauma

Grundlagen

Polytraumen sind gleichzeitig entstandene Verletzungen mehrerer Körperregionen oder Organsysteme, wobei wenigstens eine oder die Kombination mehrerer Verletzungen lebensbedrohlich ist.

Bei kindlichen Polytraumen findet sich in etwa 75 % ein SHT; häufig ist das Ausmaß des SHT entscheidend für die Prognose des schwerverletzten Kindes. Thoraxtraumen liegen bei 25 % der Polytraumen vor, Abdominaltraumen bei 15 %, zumeist in Kombination im Sinne eines Torsotraumas. Begleitende Extremitätenverletzungen sind mit 90 % häufig, darunter finden sich bei 10 % Beckenfrakturen und bei 5 % Wirbelsäulentraumen.

Präklinische Therapie

Die Versorgung eines polytraumatisierten Kindes gehört zu den anspruchsvollsten Aufgaben der präklinischen Notfallmedizin. Sie erfordert zielgerichtetes Handeln, um in kurzer Zeit die notwendigen Maßnahmen in sinnvollem Ablauf durchführen zu können (Abb. 19.23 u. 19.24).

Am Anfang der Versorgung steht die Beurteilung und ggf. Sicherung der Vitalfunktionen Bewußtsein, Atmung und Kreislauf, gefolgt von einer orientierenden körperlichen Untersuchung zur Abschätzung von Umfang und Muster der Verletzungen.

Hierbei soll nach einem festen kraniokaudalem Untersuchungsschema vorgegangen werden, das die Beurteilung aller relevanten Verletzungsmöglichkeiten einschließt.

Die Intubation und kontrollierte Beatmung (AMV 120 ml/kg KG; F_iO_2 1,0; PEEP 5 mbar) sind aus folgenden Gründen obligat:
- Beseitigung der Imbalance zwischen erhöhtem Sauerstoffverbrauch und vermindertem Sauerstoffangebot,
- Beseitigung einer zentralen oder pulmonalen Hypoventilation und Sauerstoff-Diffusionsstörung,
- ausreichende Analgosedierung (Schmerzmediatoren als Schockmediatoren),
- Verringerung der Sekundärschäden durch Hypoxie und Hyperkapnie beim SHT.

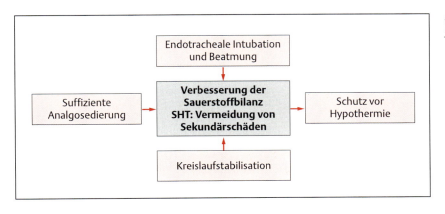

Abb. 19.23 Polytrauma im Kindesalter – Notfallmedizinische Therapieziele.

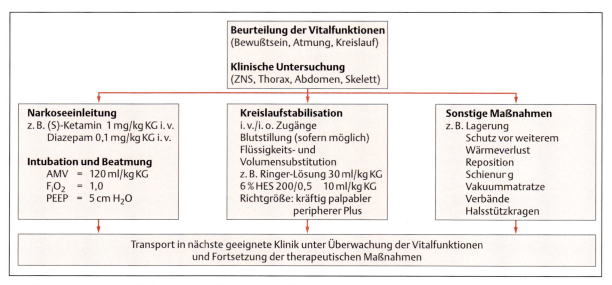

Abb. 19.24 Polytrauma im Kindesalter – Notfallmedizinische Maßnahmen.

Wegen der instabilen Kreislaufsituation empfiehlt sich auch bei Vorliegen eines SHT die Blitz-Einleitung (S)-Ketamin (1 mg/kg KG i. v.) und Succinylcholin (1,5–2 mg/kg KG i. v.). Diazepam oder Midazolam (jeweils 0,1 mg/kg KG i. v.) werden vorsichtig unter Beachtung der Kreislaufsituation appliziert.

Zur Überwachung der Beatmung eignen sich außerklinisch insbesondere die Beurteilung der Thoraxexkursionen und der Beatmungsdrücke sowie die Pulsoxymetrie. Ein klinisch gesicherter Spannungspneumothorax ist unverzüglich zu entlasten.

Während bei Blutungen nach außen meist eine suffiziente Blutstillung möglich ist, sind bei inneren Blutungen Menge und Geschwindigkeit des Volumenersatzes entscheidend. Es werden 10–30 ml/kg KG Ringer- oder andere Vollelektrolyt-Lösung als Bolus appliziert; bei fortbestehender Kreislaufinstabilität repetitiv z. B. 10 ml/kg KG HES 200/0,5 bis zur Wiederherstellung eines kräftig palpablen peripheren Pulses. Der Volumenersatz erfolgt über großlumige periphervenöse Zugänge. Sind diese nicht möglich, so bietet sich als Alternative die intraossäre Infusion an.

Wichtig sind gerade beim kleineren Kind Maßnahmen zum Schutz vor weiterem Wärmeverlust.

Bei über 90 % der polytraumatisierten Kinder stehen auch nach der Klinikaufnahme intensivmedizinische Maßnahmen im Vordergrund. Nur ca. 5 % bedürfen einer unmittelbaren operativen Intervention (zumeist Kraniotomien und Laparotomien). Deshalb ist es sinnvoll, einen Großteil der notwendigen Stabilisierungsmaßnahmen bereits am Unfallort durchzuführen. Dann ist ein schonender Transport unter Vermeidung weiterer Transporttraumen zu bevorzugen. Als Zielklinik sollte ein Krankenhaus ausgewählt werden, das neben den zur Diagnostik notwendigen Untersuchungsmöglichkeiten über alle erforderlichen Fachdisziplinen zur Versorgung eines Polytraumas verfügt.

Kernaussagen

- **Pädiatrisch-traumatologische Notfälle**
  - Trauma ist die häufigste Todesursache im Kindesalter jenseits des 1. Lebensjahres. Das SHT ist weit vor allen anderen Verletzungen die Ursache eines letalen Verlaufs. Darüber hinaus haben Ertrinkungsunfälle, Vergiftungen und aspirierte Fremdkörper erheblichen Anteil an tödlichen Verletzungen.
  - Beim Beinaheertrinken stehen Hypoxie, Hypothermie und Hypoglykämie im Vordergrund. Die notfallmedizinischen Maßnahmen sind in Abb. 19.17 dargestellt.
  - Verbrennungen und Verbrühungen werden durch den Notarzt in der Tiefenausdehnung meist unter- und in der Oberflächenausdehnung häufig überschätzt. Um eine Hypothermie zu vermeiden, ist die Kältebehandlung nach Ausdehnung und Dauer zu begrenzen. Eine präklinische Hyperinfusionstherapie ist nicht indiziert. Die Notfalltherapie ist in Abb. 19.18 dargestellt.
  - Allgemeines Ziel der therapeutischen Bemühungen beim SHT ist es, durch Aufrechterhaltung eines angemessenen MAP und Verhinderung des ICP-Anstiegs einen ausreichenden CPP zu garantieren. Bei Kindern mit schwerem SHT (GCS ≤ 8, Kind öffnet die Augen nicht und reagiert nicht gezielt auf Schmerzreize) sind Intubation und kontrollierte Beatmung erforderlich. Zum weiteren Vorgehen siehe Abb. 19.19.
  - Ein Thoraxtrauma mit respiratorischer Insuffizienz erfordert die präklinische Intubation. Bei fehlender Stabilisierung des Gasaustauschs wird die Tubuslage kontrolliert und ein Spannungs-Hämatopneumothorax ausgeschlossen bzw. umgehend durch Anlage einer Thoraxdrainage behandelt (Abb. 19.21).
  - Bei kreislaufrelevanten intraabdominellen Blutungen ist der rasche Transport in die nächste geeignete Klinik entscheidend. Durch langwierige Punktionsversuche bei schwierigen Venenverhältnissen darf keine Zeit verloren werden (Abb. 19.22).
  - Bei Extremitätenfrakturen ist die Durchblutung der Extremität durch Palpation peripherer Pulse bzw. Beurteilung der Kapillarfüllung zu überprüfen. Ausrei-

chende Analgesie durch konsequente Ruhigstellung der Frakturenden und intravenöse Applikation von Analgetika sind die wichtigsten Erstmaßnahmen beim Extremitätentrauma.
- Die Versorgung eines polytraumatisierten Kindes gehört zu den anspruchsvollsten Aufgaben der präklinischen Notfallmedizin. Am Anfang steht die Beurteilung und ggf. Sicherung der Vitalfunktionen, gefolgt von einer orientierenden körperlichen Untersuchung zur Abschätzung der Verletzungen und deren zielgerichteter Versorgung (Abb. 19.**23** u. 19.**24**).

Literatur

1. Ahnefeld FW, Altemeyer KH, Fösel T: Kinderanästhesie. Kohlhammer, Stuttgart 1988
2. Ahnefeld FW, Dick W, Kilian J, Schuster HP: Notfallmedizin. Springer, Berlin 1990
3. Altemeyer KH, Albrech M, Reeb R, Schlechtriemen T (Hrsg.): Notfälle im Kindesalter: Leitlinien für die Erstbehandlung im Rettungsdienst. Der Notarzt 1996; 12: Sonderheft I, 1–48
4. Altemeyer KH, Kraus GB: Die perioperative Infusionstherapie im Kindesalter. Anaesthesist 1990; 39:135
5. American Heart Association: Pediatric Resuscitation. An Advisory Statement from the Pediatric Working Group of the International Liaison Committee on Resuscitation. Ciculation 1997; 95:2185–2195
6. Backofen JE, Rogers MC: Emergency Managment of the Airway. In: Rogers MC (ed.): Textbook of Pediatric intensive care. Williams & Wilkins, 1987; S. 57
7. Berger MS, Pitts LH, Lovely M, Edwards MS, Bartkowski MM: Outcome from severe head injury in children and adolescents. J Neurosurg. 1985; 62:194–199
8. Bergsneider M, Hovda DA, Shalmon E et al.: Cerebral hyperglycolysis following severe traumatic brain injury in humans: a positron emission tomography study. J Neurosurg. 1997; 86:241–251
9. Black TL, Snyder CL, Miller JP, Mann CM, Copetas AC, Ellis DG: Significance of chest trauma in Children. South Med J. 1996; 89:494–496
10. Bruce DA: Efficacy of barbiturates in the treatment of resistant intracranial hypertension in severely head-injured children. Pediatr Neurosci. 1989; 15:216
11. Cressman WR, Myer III CM: Diagnosis and Managment of Croup and Epiglottitis. Ped Clinics North America 1994; 41:265
12. DeNicola LK, Monem GF, Gayle MO, Kissoon N: Treatment of Critical Status Asthmaticus in Children. Ped Clinics North America 1994; 41:1293
13. Dieckmann RA, Vardis R: High-dose epinephrine in pediatric out-of-hospital cardiopulmonary arrest. Pediatrics 1995; 95:901–913
14. Dorsch A: Pädiatrische Notfallsituationen. MMW Verlag, München 1991
15. Fields AI: Near-drowning in the pediatric population. Crit Care Clin NA. 1992; 8:113–129
16. Finkelstein JL, Schwartz SB, Maden MR, Marano A, Goodwin CW: Pediatric burns, an overview. Ped Clinics North America 1992; 39:1145–1163
17. Frei F: Richtlinien für die Reanimationsmaßnahmen in der Pädiatrie. Monatsschr Kinderheilkd. 1996; 144:727
18. Furnival RA, Woodward GA, Schunk JE: Delayed diagnosis of injury in pediatric trauma. Pediatrics 1996; 98:56–62
19. Gerber AC, Pfenniger J: Acute epiglottitis: Managment by short induration of intubation and hospitalisation. Int Care Med. 1986; 12:407
20. Goetting MG, Paradis NA: High-dose epinephrine improves outcome from pediatric cardiac arrest. Ann Emerg Med. 1991; 20:22–26
21. Gregory GA (ed.): Pediatric anesthesia. Churchill Livingstone, New York 1994
22. Jorch G: Plötzlicher Säuglingstod. Monatsschr Kinderheilkd. 1994; 142:137
23. Haße W (Hrsg.): Verbrennungen im Kindesalter. Gustav Fischer, Stuttgart 1990
24. Herrin JT: Managment of the pediatric patient with burns. In: Ichikawa I: Pediatric Textbook of Fluids and Electrolytes. Williams & Wilkins, Baltimore 1990
25. Ismail N, Bellemare JF, Mollitt DL, DiScala C, Koeppel B, Tepas JJ: Death from pelvic fracture: children are diffrent. J Pediatr Surg. 1996; 31:82–85
26. Kasperk R, Paar O: Das polytraumatisierte Kind. Verletzungsmuster, Besonderheiten des therapeutischen Managements und Prognose. Aktuel Traumatol. 1991; 21:1–4
27. Kaufmann R, Sweed Y: Results of treatment of multiple trauma in 130 children. Harefuah 1996; 130:217–222
28. Keller MS, Sartorelli KH, Vane DW: Associated head injury should not prevent nonoperative managment of spleen or liver injury in children. J Trauma 1996; 41:471–475
29. Kilham H, Gillis J, Benjamin B: Severe Upper Airway Obstruction. Ped Clinics North America 1987; 34:1
30. Kretschmer R, Hennenberger A: Die präklinische Erstversorgung brandverletzter Kinder – Vorstellung einer Infusionstabelle für NAW und RTH. Der Notarzt 1991; 7:107–111
31. Kyriacou DN, Arcinue EL, Peek C, Kraus JF: Effect of immediate resuscitation on children with submersion injury. Pediatrics 1994; 94:137–142
32. Levin DL, Morriss FC, Toro LO, Brink LW, Turner GR: Drowning and near-drowning. Ped Clinics North America 1993; 40:321–36
33. Lopatecki M, Wissing H: Thoraxverletzungen – Diagnostik und Erstversorgung am Unfallort und in der Klinik. Der Notarzt 1990; 6:5–11, 51–56
34. Luerssen TG, Foulkes MA, Jane JA, Marshall LF, Marmarou A, Young HF: Diffuse brain Swelling in severely head-injured children. A report from the NIH Traumatic Coma Data Bank. J Neurosurg. 1992; 76:450–454
35. Mayer TA, Walker ML: Pediatric head injury: the critical role of the emergency physician. Ann Emerg Med. 1985; 14:1178–1184
36. Mayer TA, Walker ML, Johnson DG, Matlak ME: Causes of morbidity and mortality in severe pediatric trauma. JAMA 1981; 245:719–721
37. Meuli M, Lochbühler H: Current concepts in pediatric burn care: general managment of severe burns. Europ J Pediatr Surg. 1992; 2:195–200
38. Morehouse JD, Finkelstein JL, Marano MA, Madden MR, Goodwin CW: Resuscitation of the thermally injured patient. Crit Care Clin. 1992; 8:355–365
39. Mühlendahl KE, Oberdisse U, Bunjes R, Ritter S: Vergiftungen im Kindesalter. Enke, Stuttgart 1995
40. Nadkarni V et al.: Paediatric life support. An advisory statement by the Paediatric Life Support Working Group of the International Liaison Committee on Resuscitation. Resuscitation 1997; 34:115–127
41. Paar O, Kasperk R: The significance of multiple trauma in children. Europ J Pediatr Surg. 1992; 2:345–347
42. Peclet MH, Newman KD, Eichelberger MR, Gotschall CS, Carcia VF, Bowman LM: Thoracic trauma in children: an indicator of increased mortality. J Pediatr Surg. 1990; 25:961–966
43. Pfammatter JP et al.: Therapeutischer Nutzen und diagnostische Möglichkeiten von Adenosin bei Säuglingen und Kindern. Z Kardiol. 1995; 84:243–249

44. Pigula FA, Wald SL, Shackford SR, Vane DW: The effect of hypotension and hypoxia on children with severe head injuries. J Pediatr Surg. 1993; 28:310–316
45. Ponsonby AL, Dwyer T, Gibbons LE et al.: Factors potentiating the risk of Sudden Infant Death Syndrome associated with the prone position. New Engl J Med. 1993; 329:377
46. Richmond CE, Bingham R: Review Article: Paediatric cardiopulmonary resuscitation. Paediatric Anaesthesia 1995; 5:11
47. Ritzerfeld S, Singer D, Speer CP: Erstversorgung und Reanimation von Neugeborenen – Techniken, Indikationen und Gefahren. Z Geburtsh Neonatol. 1995; 199
48. Saternus KS, Helmerichs J, Walter-Humke S: Der plötzliche Kindstod (SIDS). Der Notarzt 1996; 12:8–11, 43–46
49. Schindler MB, Bohn D, Coc PN et al.: Outcome of out-of-hospital cardiac or respiratory arrest in children. New Eng J Med. 1996; 335:1473–1480
50. Schleien CL, Kuluz JW, Shaffner DH, Rogers MC: Cardiopulmonary resuscitation. In: Rogers MC (ed.): Textbook of Pediatric Intensive Care. Williams & Wilkens, Baltimore 1992; S. 3–51
51. Schöber JG, Strig R: Präklinische Erstversorgung. Perinatologischer und Pädiatrischer Notfall. Dr. C. Wolf & Sohn, München 1987
52. Seeling WD, Ahnefeld FW: Störungen des Wasser-, Elektrolyt- und Säuren-Basen-Status. Wissenschaftliche Verlagsgesellschaft, Stuttgart 1988
53. Sefrin P (Hrsg.): Pädiatrische Notfälle im Rettungsdienst (Klinische und Experimentelle Notfallmedizin 9). Zuckschwerdt, München 1988
54. Sefrin P (Hrsg.): Pädiatrische Notfälle im Rettungsdienst (Klinische und Experimentelle Notfallmedizin 18). Zuckschwerdt, München 1997
55. Stannigel H.: Dehydrierung mit Volumenmangelschock - ein häufiger pädiatrischer Notfall. Notfallmed. 1986; 12:597
56. Stannigel H: Der plötzliche Kindstod. Notfallmed. 1995; 21:540
57. Stein R, Canny GJ, Bohn DJ et al.: Severe acute asthma in a pediatric intensive care unit: six years exsperience. Pediatrics 1989; 83:1023
58. Sturloni N, Laudizi L, Venuta A, Venturelli C, Bettelli F, Franceschini L: Head injuries in the pediatric emergency department: a 5-year experience at the Pediatric Clinic of Modena. Pediatr Med Chir. 1997; 19:43–48
59. Suominen P, Korpela R, Kuisma M, Silfrast T, Olkkola KT: Pediatric cardiac arrest and resuscitation provided by physician-staffed emergency care units. Acta Anaesthesiol Scand. 1997; 41:260–265
60. Tunstall-Pedoe H, Bailey L, Chamberlain DA, Marsden AK, Ward ME, Zideman DA: Survey of 3765 cardiopulmonary resuscitations in British hospitals: Methods and overall results. B Med J. 1992; 304:1347–1351
61. Van der Sluis CK, Kingma J, Eisma WH, ten Duis HJ: Pediatric polytrauma: short-term and long-term outcomes. J Trauma 1997; 43:501–506
62. Vane DW, Shedd FG, Grosfeld JL et al.: An analysis of pediatric trauma deaths in Indiana. J Pediatr Surg. 1990; 25:955–960
63. Vane DW, Shackford SR: Epidemiology of rural traumatic death in children: a population-based study. J Trauma 1995; 38:867–870
64. Wilken B, M Kirschstein, L Gortner: Ertrinkungsunfälle im Kindesalter. Monatsschr Kinderheilkd. 1994; 142:692–698
65. Wilske J: Der plötzliche Säuglingstod (SIDS). Morphologische Abgrenzung, Pathomechanismen und Folgerungen für die Praxis. Springer, Berlin 1984
66. Withe RJ, Likavec MJ: The diagnosis and initial management of head injury. New Engl. J. Med. 1992; 327:1507–1511
67. Woinoff S, Nathrath H, Forst H: Pathophysiologie und Therapie des Beinahe-Ertrinkens. Anästh Intensivmed. 1991; 4:97–106
68. Zideman DA: Paediatric and neonatal life support. Br J Anaesth. 1997; 79:178–187

20

Besondere Aspekte bei geriatrischen Patienten

H. G. Kress, P. Felleiter

Roter Faden

- Begriffsbestimmung und demographische Entwicklung
- Altern als Einschränkung der Leistungsreserve
  - Herz und Kreislauf
  - Atmung
  - Niere
  - Leber
  - Endokrinium
  - Blutchemie
  - Schlußfolgerung
- Pharmakokinetik im Alter
- Notfälle aus der Inneren Medizin
- Traumatologische Notfälle
- Ethische Aspekte

Begriffsbestimmung und demographische Entwicklung

Definition: Nach einer Definition der World Health Organization (WHO) gilt ein Mensch ab einem Alter von 65 Jahren als „betagt" oder, weniger euphemistisch, als „alt".

Während diese Altersgruppe um 1910 nur ganze 5 % der damaligen deutschen Bevölkerung ausmachte (24), stellt sie heute dank der erheblich gestiegenen durchschnittlichen Lebenserwartung in unseren Breiten bereits 15 %. Bereits kurz nach der Jahrtausendwende dürften gute 20 % der deutschen Bevölkerung, also jeder fünfte Bundesbürger, zu dieser Altersgruppe gehören (Abb. 20.1).

Selbst mit Vertretern der extremen Altersgruppe der Über-Hundertjährigen, für die in den USA der Begriff des „expert survivor" geprägt wurde, werden wir Ärzte in Zukunft häufiger konfrontiert sein. Nach vorsichtigen Schätzungen dürften in Deutschland im Jahre 2000 mehr als 13 000 Hundertjährige leben (12). Dennoch werden „expert survivors" aus biologischen und ethischen Gründen auch in Zukunft keine wesentliche Zielgruppe der Notfallmedizin darstellen.

Das Altern ist ein physiologischer Prozeß, dem der Gesamtorganismus, die einzelnen Organe und letztlich alle Körperzellen proportional zur verstrichenen Lebenszeit unterworfen sind.

Wie uns die eigene Erfahrung lehrt, beginnt das Kontinuum des Alterungsprozesses bereits in sehr jungen Jahren. Warum wir auf diese Weise altern müssen, bleibt dabei ebenso ein Geheimnis wie die diesem Alterungsprozeß zugrundeliegenden Mechanismen, über die bisher erstaunlich wenig bekannt ist.

Prinzipiell gilt jedoch aus medizinischer, und gerade auch aus notfall- und intensivmedizinischer Sicht, die allgemeine Lebenserfahrung, daß nicht das kalendarische, sondern das biologische Alter entscheidend ist (15).

Altern ist zwar keine Krankheit, aber der physiologische Alterungsprozeß geht mit Funktionseinschränkungen einher, die den Organismus anfälliger machen können für Organstörungen und Krankheiten, und diese wiederum können den Alterungsprozeß durchaus beschleunigen. Solche pathophysiologischen Aspekte des Alterns sind relevante Faktoren, die sowohl bei der notfallmedizinischen Versorgung, als auch im späteren Verlauf mitberücksichtigt werden müssen und das Ausmaß der Behandlung ebenso wie den Erfolg entscheidend beeinflussen können.

Altern als Einschränkung der Leistungsreserve

Altern wird subjektiv als Leistungseinbuße empfunden – und diese läßt sich auch objektivieren.

Im Gefolge des Alterungsprozesses weist der Mensch charakteristische physiologische Besonderheiten auf, die unter anderem das Kardiovaskularsystem, die Lunge, die Leber und die Niere betreffen (20, 24) – Organe also, die in der Notfallmedizin neben dem Zentralnervensystem ganz im Vordergrund stehen.

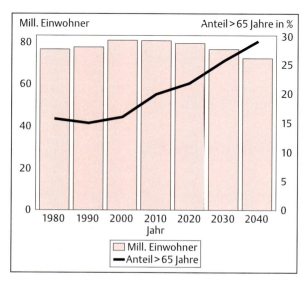

Abb. 20.1 Die Entwicklung der deutschen Gesamtbevölkerung (in Millionen) und des prozentualen Anteils alter Bürger nach einer Schätzung des Statistischen Bundesamtes.

Auf die allgemeinmedizinisch durchaus bedeutsamen Alterungsprozesse im Zentralnervensystem und Immunsystem soll im notfallmedizinischen Rahmen nicht weiter eingegangen werden. Auf die relevanten Veränderungen im Zentralnervensystem wird im entsprechenden Kapitel hingewiesen.

Etwa ab dem 30. Lebensjahr läßt sich ein kontinuierlicher, unaufhaltsamer Rückgang der meisten Organfunktionen feststellen: Jahr für Jahr nimmt dann die funktionelle Kapazität einzelner Organsysteme um durchschnittlich 0,7 bis 0,9 % ab (20). Dies gilt für den Grundumsatz ebenso wie für die glomeruläre Filtration, den Herzindex, die Vitalkapazität oder den renalen Plasmafluß, allerdings in unterschiedlichem Ausmaß.

Herz und Kreislauf

Der akute Herzinfarkt stellt nach wie vor die häufigste singuläre Todesursache in den Industriegesellschaften dar. Den Alterungsprozessen an Herz und Gefäßen kommt daher besondere Bedeutung in der Notfallmedizin zu (Tab. 20.1).

Tabelle 20.1 Altersphysiologie von Herz und Kreislauf

⇑ Linksherzhypertrophie
⇑ Koronarsklerose
⇓ Schrittmacherzellen
⇓ Reizleitungssystem
⇓ Cardiac Output
⇓ Funktionelle Reserve
⇓ Sympathikus-Aktivität
⇓ Adrenerge Stimulierbarkeit

Strukturell zeigt das Herz mit zunehmendem Alter auch beim Gesunden gravierende pathologisch-anatomische Veränderungen. Das mittlere Herzgewicht nimmt ab dem 30. Lebensjahr um ca. 1–1,5 g/Jahr zu, im Wesentlichen bedingt durch eine Linksherzhypertrophie, die wahrscheinlich durch die zum Teil gefäßbedingte Erhöhung des Afterload begünstigt wird. Auch bei beschwerdefreien alten Menschen zeigen die Koronargefäße eine altersabhängige Gefäßsklerose mit entsprechender Verminderung des maximal möglichen koronaren Blutflusses. Die Zahl der Schrittmacherzellen im Sinusknoten nimmt bis auf 10% des Ausgangswertes ab, der Bindegewebeanteil erhöht sich im Reizleitungssystem zu Lasten der Leitungsfasern im AV-Knoten und His-Purkinje-System.

Das alternde Herz wird anfälliger für alle Formen von Rhythmusstörungen, auch ohne das Vorhandensein einer spezifischen kardiovaskulären Erkrankung.

Die Abnahme des Herzminutenvolumens (Cardiac Output) wird in der Literatur widersprüchlich diskutiert. Die meisten Untersucher finden im Alter eine Abnahme um etwa 1% jährlich, andere dagegen konnten dies nicht bestätigen (24). Fest steht jedenfalls, daß die funktionelle Reserve des Herzens im Alter deutlich reduziert ist (Tab. 20.1).

Die Sympathikus-vermittelte Aktivierbarkeit des Herz-Kreislauf-Systems nimmt ab, Herzfrequenzreaktionen auf Volumenmangel, Hypoxie, Hyperkapnie oder Schmerz bleiben weitgehend aus. Dies muß der Notarzt sowohl bei seiner Diagnose, als auch bei der Therapie berücksichtigen, um lebensbedrohliche Fehleinschätzungen zu vermeiden.

Bei insgesamt verminderter sympathischer Kreislauf-Stimulierbarkeit finden sich im Alter eher höhere basale Katecholaminspiegel als bei jungen Menschen (19). Vor allem unter Belastung, zum Beispiel bei traumatischem Stress, ergibt sich eine eindeutige positive Korrelation zwischen Plasma-Noradrenalinspiegel und Alter. Wenn wir klinisch dennoch sowohl kardial als auch vaskulär eine geringere Reagibilität finden, liegt dies wahrscheinlich an einer verminderten β-adrenergen Rezeptorantwort im Alter. Die Abnahme der β-Rezeptoren-Stimulierbarkeit mit zunehmendem Alter läßt sich sehr gut an isolierten Lymphozyten junger und alter Menschen demonstrieren, die auf identische Isoproterenol-Konzentrationen mit signifikant unterschiedlichen zytoplasmatischen Anstiegen des rezeptorvermittelt induzierten „Second Messenger" cAMP reagieren (9). Entsprechend schwächer ausgeprägt sind daher die inotropen und chronotropen Effekte von β-adrenergen Pharmaka am alternden Myokard.

Bei beiden Geschlechtern nimmt mit zunehmendem Alter der Druckgradient zwischen systolischem und diastolischem Blutdruck zu. Dies betrifft vor allem den systolischen Blutdruck, während der diastolische sogar leicht abfallen kann. Der Mitteldruck ist daher physiologischerweise relativ wenig verändert (Abb. 20.2). Ursache ist der Dehnbarkeitsverlust der großen Arterien mit Zunahme der Wanddicke. So sinkt die druckbedingte Volumenzunahme der thorakalen Aorta um bis zu 50% ab. Damit geht die Windkesselfunktion weitgehend verloren, der Austreibungswiderstand nimmt ebenso wie der systolische Blutdruck altersabhängig zu.

Im Alter sinkt auch die Barorezeptor-Sensitivität kontinuierlich ab, die Frequenzantwort auf Blutdruckschwankungen ist deshalb sowohl bei hypertensiven, als auch normotensiven alten Menschen deutlich abgeschwächt (4).

Atmung

Ein weiteres wichtiges Zielorgan notärztlicher Maßnahmen ist die Lunge, und auch an ihr sind alterstypische Veränderungen zu berücksichtigen (Tab. 20.2). Die Kraft der Atemmuskulatur ist reduziert, gleichzeitig nehmen die elastischen Rückstellkräfte der Lunge durch Umbauvorgänge des Lungenparenchyms ab. Die physiologische Lungenalterung führt zum Schwund der Alveolaroberfläche mit einer Erweiterung der Alveolargänge. Das Endstadium geht mit dem Verlust der intraazinären Strukturen und damit der Gasaustauschfläche einher. Bei einer zunehmenden Verknöcherung der Rippenknorpel und einer Abnahme der intervertebralen Zwischenräume kommt es durch eine Versteifung des Thorax zu einer Abnahme der Compliance.

Die Vitalkapazität ist vermindert, ebenso die totale Lungenkapazität (23). Dagegen nehmen der Anteil der Funktionellen Residualkapazität (FRC) und des Residualvolumens an der totalen Lungenkapazität zu, das exspiratori-

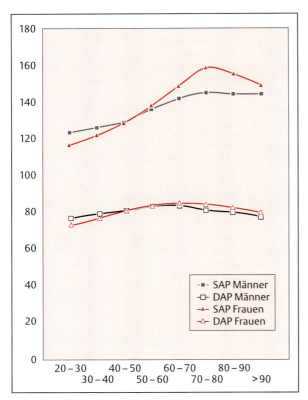

Abb. 20.2 Systolischer (SAP) und diastolischer (DAP) arterieller Blutdruck in Torr bei Männern und Frauen in verschiedenen Lebensaltern (nach Niemer M, Nemes C et al.: Datenbuch Intensivmedizin. Stuttgart: Gustav Fischer Verlag; 1992)

sche Reservevolumen ist entsprechend vermindert (Tab. 20.2). Die dynamischen Volumina, z. B. die forcierte Sekundenkapazität (FEV$_1$), sind im Alter alle vermindert. Die sogenannte Closing Capacity dagegen nimmt bis in die kritischen Bereiche der Funktionellen Residualkapazität zu. Dies prädestiniert alte Patienten zur Atelektasebildung.

Mit zunehmendem Alter stellen sich Ventilations-Perfusionsstörungen ein, der physiologische Rechts-Links-Shunt nimmt ebenso wie die alveolar-arterielle Sauerstoffdifferenz mit dem fortschreitenden Alterungsprozeß zu (Abb. 20.3). Der zentrale Atemantrieb nimmt ab, die Reaktion auf Hypoxie und Hyperkapnie ist eingeschränkt. Ein verminderter Spitzenflow und die verschlechterte mukoziliare Clearance begünstigen Aspiration und Sekret-Retention im Alter (Tab. 20.2).

Tabelle 20.2 Altersphysiologie der Atmung

⇓ Muskelkraft
⇓ Retraktionskraft der Lunge
⇓ Compliance des Thorax
⇓ Dynamische Volumina
⇓ Dynamische Kapazitäten
⇑ „Closing Capacity"
⇑ Ventilations-/Perfusionsstörungen
⇓ Atemantrieb
⇓ Spitzenflow
⇓ Mukoziliare Clearance

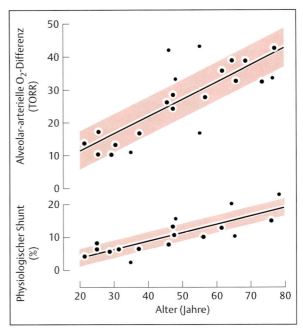

Abb. 20.3 Anstieg der alveolo-arteriellen Sauerstoffdifferenz (aaDO$_2$) und des Rechts-Links-Shunts im Alter (aus: Wahba).

Die Folge dieser strukturellen und funktionellen Lungenveränderungen ist der Rückgang des arteriellen Sauerstoff-Partialdruckes von Werten um 94 mmHg mit ca. 20 Lebensjahren auf Werte um 80 mmHg bei einem gesunden 70jährigen (Abb. 20.4).

Der altersphysiologische P$_a$O$_2$ in mmHg kann hierbei gemäß der Faustformel „109 - (0,43 x Lebensjahre)" geschätzt werden (18). Gemessen an seinem arteriellen Sauerstoff-Partialdruck lebt der alte Mensch also gleichsam ständig in einer Höhe von 1000–1500 m über dem Meeresspiegel, und jede zusätzliche Belastung bringt ihn sehr schnell an den Rand der Belastbarkeit. Ein für einen jungen Menschen banales Thorax-Trauma kann daher rasch zur Dekompensation führen. Ohne zusätzliche Lungenerkrankungen reichen die pulmonalen Reserven jedoch meist aus, da die eigentliche Limitation die abnehmende funktionelle Reserve des Herz-Kreislaufsystems darstellt und sich der Organismus an diese in der Regel angepaßt hat.

Niere

Ab der vierten Lebensdekade nimmt das Gewicht der Nieren ab, vor allem bedingt durch den Nephron- und Parenchymverlust im Cortexbereich. Bis zu 50% der Glomeruli veröden oder sklerosieren, die Tubuli schrumpfen, und im Bereich der kleinen Arterien und Arteriolen setzt ein allmählicher Involutionsprozeß ein (Tab 20.3). Aus diesen strukturellen Gefäßveränderungen resultiert ab etwa 40 Lebensjahren zunächst ein verminderter renaler Plasmafluß, der pro Dekade um etwa 10% abfällt und beim 80- – 90jährigen nur noch ganze 50% des ursprünglichen Nie-

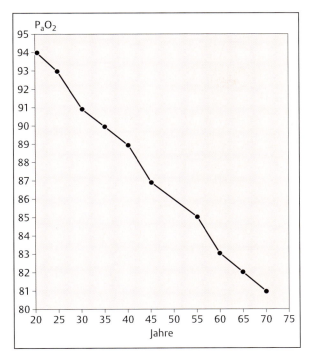

Abb. 20.**4** Abfall der arteriellen Sauerstoffkonzentration (in Torr) im Alter (aus: Werning).

renplasmastromes beträgt. Diese strukturellen Veränderungen gehen funktionell mit einer Abnahme der glomerulären Filtrationsrate um 40–50% und einer gleichzeitigen entsprechenden Abnahme der tubulären Sekretion und Rückresorption einher (4, 18, 20, 24, 26) (Tab. 20.3).

Hieraus resultiert im Alter eine eingeschränkte Konzentrierungsfähigkeit und auch eine geringere Toleranz für Säurebelastungen. Das Ansprechen auf ADH ist deutlich vermindert, Dehydratation und oft auch Salzverlust sind bei alten Menschen daher häufig und müssen vom Notfallmediziner mitberücksichtigt werden.

Trotz der Abnahme der endogenen Kreatinin-Clearance bleibt die Konzentration des Serumkreatinins bis ins hohe Alter normal; erst bei Über-Hundertjährigen findet sich ein leichter Anstieg über den Normalbereich gesunder Erwachsener hinaus. Ursache für dieses auf den ersten Blick paradoxe Phänomen ist der mit dem Alter verbundene Rückgang der Muskelmasse, der eine Abnahme der Kreatininproduktion bedingt.

Daher muß trotz normaler Serum-Kreatininwerte bei alten Menschen mit einer deutlich eingeschränkten Leistungsreserve der Nieren gerechnet werden. Dies macht sie empfindlicher für Fehler oder Versäumnisse bei der Notfallbehandlung des Schockes, aber auch bei der medikamentösen Therapie (Überdosierungen, potentiell nierentoxische Substanzen) oder Flüssigkeitszufuhr (4, 26).

- An die Erhaltung der Nierenfunktion und der Perfusion sollte daher schon in einer sehr frühen Phase der Therapie gedacht werden, auch wenn in dieser Phase das Serumkreatinin völlig normal erscheint.

Zusätzlich ist die Pharmakokinetik sowohl hydrophiler als auch lipophiler Pharmaka verändert durch das im Vergleich zum Zwanzigjährigen geschrumpfte Plasmavolumen, das reduzierte Gesamtkörperwasser (betrifft vor allem die extrazelluläre Flüssigkeit) sowie die altersbedingte relative Zunahme des Fettanteiles am Körpergewicht (Abb. 20.**5**) (4, 18, 24, 26).

Leber

An der Leber, dem zentralen Stoffwechsel- und Entgiftungsorgan des Körpers, führt ein progredienter Parenchymverlust nicht nur zu einer altersabhängigen Abnahme des Organgewichtes, auch der hepatische Blutfluß nimmt mit zunehmendem Alter ab (25). Diese unter normalen Umständen kaum relevante Reduktion des hepatischen Blutflusses zugunsten von Herz und Gehirn kann unter kritischen Perfusionsbedingungen, z. B. im Schock, für die Sauerstoffversorgung der Leber zu einem limitierenden Faktor werden.

Bei unverändertem Plasma-Gesamteiweiß findet sich im Alter ein bis zu 20% vermindertes Plasma-Albumin (7). Dagegen zeigen Leberfunktionstests, Gerinnung und Transaminasen keine rein alterungsbedingten Änderungen. Die Glukuronidierung (Phase-II-Metabolismus) bleibt weitgehend erhalten, die mikrosomalen Enzyme zeigen ebenfalls, wenn überhaupt, nur eine geringe altersabhängige Beeinträchtigung (26) (Tab. 20.4).

Tabelle 20.**3** Altersphysiologie der Niere

Ab der 4. Lebensdekade:
- ⇩ Gewicht um 10–20%
- ⇩ Glomeruli um ca. 50%
- ⇧ Tubulushypertrophie
- ⇧ Gefäßinvolution
- ⇩ Blutfluß um 10% pro Dekade
- ⇩ GFR um 40–50%
- ⇩ ADH-Effekt
- ⇩ Tubulusfunktion
- ⇧ Dehydratation
- ⇧ Salzverlust

Tabelle 20.**4** Altersphysiologie der Leber

- ⇩ Gewicht
- ⇩ Blutfluß
- ⇩ Albumin um ca. 20%
- ⇔ Mikrosomale Enzyme
- ⇔ Glukuronidierung
- ⇩ Funktionstests
- ⇔ Gerinnung
- ⇔ Transaminasen

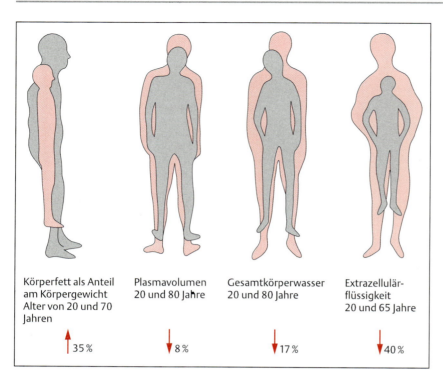

Abb. 20.5 Altersabhängige Verschiebungen der Relationen verschiedener Körperkompartimente am Körpergewicht (aus 7).

Diese altersabhängigen Veränderungen der Leber können potentiell für die Pharmakokinetik und die Phase-I-Biotransformation vieler Medikamente bedeutsam sein.

Clearance-Untersuchungen (22) lassen jedoch überraschenderweise erkennen, daß die Clearance einer Substanz wie Antipyrin wider Erwarten nur minimal vom Alter beeinflußt wird, dagegen die altersunabhängige interindividuelle Variation mit bis zu 600% einen insgesamt viel bedeutsameren Effekt auf die Antipyrin-Clearance hat.

Endokrinium

Der negative Einfluß des Alters auf die Glukosetoleranz, insbesondere bei Patienten mit Übergewicht, ist seit langem bekannt. Der Diabetes mellitus ist die bei geriatrischen Patienten am häufigsten auftretende endokrine Störung, die Prävalenz im Alter über 65 Jahre liegt in Deutschland bei über 10%. Durch Infekte, Streß, Diätfehler und Medikamente kann es zu starken Schwankungen des Blutglukosespiegels kommen.

Typische Folgekomplikationen des Diabetes mellitus sind eine Mikro- (Retinopathie, Glomerulosklerose, Gangrän, Neuropathie) und Makroangiopathie (Hypertonie, koronare, periphere und zerebrale arterielle Durchblutungsstörungen), mit deren Konsequenzen der Notarzt bei der Behandlung von Diabetikern stets rechnen muß.

Die Nebenniere unterliegt im Rahmen des Alterungsprozesses erheblichen morphologischen Veränderungen. Dennoch bleibt die Cortisolsekretion im Alter konstant und zeigt auch unter Streß adäquate Anstiege, die jedoch schneller wieder abklingen, als dies beim jungen Menschen der Fall ist (16). Auf die Veränderungen im Katecholaminhaushalt wurde bereits hingewiesen.

Knochen

Die Entwicklung der Knochen erreicht ihren Höhepunkt bereits um das 30. Lebensjahr. Die dann einsetzenden Veränderungen betreffen einen Wandel der Architektur, Mineralisation und Masse des Knochens. Die Demineralisation beträgt bereits beim Gesunden etwa 0,5–1% pro Jahr, die Abbaurate verdoppelt sich bei unbehandelten Frauen in der Postmenopause. Immobilisation, z. B. durch langanhaltende Bettruhe, kann den Knochenabbau durch die fehlende Belastung des Skeletts auf bis zu 1% pro Woche steigern (1).

Die Folge des Verlustes an Knochenmasse ist eine bereits beim Gesunden zwischen dem 35. und 70. Lebensjahr um 15–20% abnehmende Biegefestigkeit und eine auf 50% zurückgehende Kompressionsfestigkeit. Durch die erhöhte Fragilität kann es bereits bei Bagatelltraumen oder spontan zu Kompressionsfrakturen von Wirbelkörpern oder anderen Knochen kommen.

Blutchemie

Wie ein arterieller Sauerstoff-Partialdruck von 65 mmHg für einen übergewichtigen 70jährigen noch als normal anzusehen ist, so sind auch die Normalbereiche von alkalischer Phosphatase, Albumin, Harnsäure, die Kreatinin-Clearance und der Glucose-Toleranz-Test im fortgeschrittenen Alter verändert (6).

Unverändert dagegen sind beim gesunden alten Menschen die Referenzbereiche für rotes Blutbild und Thrombozyten, Plasma-Elektrolyte, pH und PaCO$_2$, Bilirubin, Transaminasen, Kreatinin und Gesamteiweiß.

Schlußfolgerung

Der alte Mensch ist als Notfallpatient durch eine insgesamt eingeschränkte Kompensationsfähigkeit und Leistungsreserve lebenswichtiger Organe wie Herz, Lunge, Nieren und Leber gekennzeichnet. Jenseits des 60. Lebensjahres stellen pulmonale Vorerkrankungen, Stoffwechselstörungen oder Herzerkrankungen (Insuffizienz, koronare Herzkrankheit, Arrhythmien) Faktoren dar, welche das Risiko und die Letalität alter Menschen in Notfallsituationen entscheidend beeinflussen. Vor allem die Abnahme der kardiopulmonalen Kompensationsfähigkeit limitiert den therapeutischen Spielraum unter Umständen erheblich, wenn zusätzliche pathophysiologische Faktoren, Erkrankungen und Medikamentenwirkungen zum Geschehen beitragen. Die Brücke, über die der Notarzt seinen Patienten geleitet, wird daher ab der 6. Lebensdekade zunehmend schmaler.

Pharmakokinetik im Alter

Mögliche Probleme durch eine veränderte gastrointestinale Absorptionskinetik im Alter sind für die Notfalltherapie aufgrund der typischerweise intravenösen Medikamentenapplikation ohne Bedeutung.

Das häufig zu beobachtende verzögerte Ansprechen auf die intravenöse Applikation eines Medikamentes ist durch eine verlängerte Kreislaufzeit bedingt. Aus demselben Grund läuft auch die Rückverteilung aus den verschiedenen Körperkompartimenten verzögert ab.

Hierdurch erklären sich sowohl eine deutlich verlängerte Wirkdauer, als auch die erhöhte Empfindlichkeit für kumulative Effekte. Durch die im Verlauf des Alterungsprozesses eintretende Veränderung der Körpergewebe (Abb. 20.**5**) kommt es zu einer Erhöhung des Anteils an Körperfett sowie einer Verminderung von Plasmavolumen, Extrazellulärflüssigkeit und Gesamtkörperwasser. Dieser Wandel geht auch mit einer veränderten Verteilung von lipophilen oder hydrophilen Pharmaka einher, die für unterschiedliche Kompartimente stark variiert.

Die im Alter zu beobachtende Verminderung der Albuminfraktion mit dadurch geringfügig verminderter Plasmaproteinbindung führt zu keinen klinisch relevanten Veränderungen der Pharmakokinetik. Im Bereich der hepatischen Metabolisierung bleibt die Fähigkeit zur Glukuronidierung unter der Voraussetzung einer gleichbleibenden Leberperfusion, wie bereits oben erwähnt, weitgehend erhalten. Dagegen wird durch die im Alter verminderte Fähigkeit zu Dealkylierungen und N-Acetylierungen die Halbwertszeit verschiedener Pharmaka (z. B. Diazepam) deutlich verlängert. Dies trifft aufgrund der Verminderung der glomerulären Filtration und der tubulären Sekretion ebenfalls für renal zu eliminierende Pharmaka zu (26).

- Die Titration von Medikamenten nach Wirkung muß beim alten Menschen aufgrund der verlängerten Kreislaufzeit in ausreichend großen zeitlichen Intervallen erfolgen, um Überdosierungen durch Kumulation zu vermeiden.

Notfälle aus dem Bereich der Inneren Medizin

Weit mehr als die Hälfte aller Notfälle durch akute Erkrankungen oder Exazerbationen chronischer Erkrankungen betreffen Patienten im Alter über 65 Jahre. Die notfallmedizinische Diagnostik und Therapie dieser Krankheitsbilder werden in den entsprechenden Kapiteln detailliert beschrieben.

Aufgrund ihrer Vorerkrankungen stehen fast alle geriatrischen Patienten unter einer medikamentösen Dauertherapie. Beispielsweise sind Antihypertensiva wie Kalziumkanalblocker oder Betablocker häufig verschriebene Substanzen, die nicht nur die Herzfrequenz in Situationen niedrig halten, in denen eine Erhöhung des Herzminutenvolumens dringend erforderlich wäre, sondern auch durch ihre negativ inotrope Wirkung zur Beeinträchtigung der kardialen Kompensationsfähigkeit führen können.

Entsprechend werden bei diesen Patienten die Wirkungen von Katecholaminen deutlich abgeschwächt. Hier kann erst durch erhöhte Dosierungen, z. B. im Sinne einer kompetitiven Verdrängung am Rezeptor, die volle Wirkstärke erreicht werden.

- Unter einer Dauertherapie mit Diuretika sind Patienten häufig chronisch hypovolämisch und hypokaliämisch. Bei der Notfalltherapie muß dann eine entsprechend angepaßte Substitutionstherapie eingeleitet werden.

Bei der Erhebung der Anamnese muß auch stets explizit nach der Einnahme gerinnungshemmender Substanzen (Cumarin-Derivate, Thrombozytenaggregationshemmer) gefragt werden, die im Erkrankungs- und Behandlungsverlauf eine bedeutende Rolle einnehmen können.

Eine zunächst unerkannte Ursache medizinischer Notfälle können akzidentelle Intoxikationen sein, wenn Patienten Medikamentenverschreibungen nicht beachten und es zu absoluten oder relativen Überdosierungen kommt. In den USA betrafen 3% aller im Jahr 1995 gemeldeten Vergiftungsfälle Senioren, bei der Altersverteilung der Todesfälle durch Intoxikationen finden sich jedoch nicht weniger als 19% aller Verstorbenen in der Gruppe über 60 Jahre (13). Die akzidentelle Einnahme toxischer Substanzen war 1992 in dieser Altersgruppe mit 85% häufigste Ursache der akuten Erkrankung (14). Eine Unterschätzung der Potenz hochwirksamer Substanzen durch den Laien ist gerade dann möglich, wenn vermeintlich harmlose Applikationsformen (z. B. transdermales therapeutisches System für Fentanyl) angewendet werden. Nur die vollständige körperliche Untersuchung ermöglicht dem Notarzt die Erkennung solcher Systeme.

- Bei medizinischen Notfällen immer auch an Intoxikationen denken (z. B. Medikamenteneinnahme, auch Dauermedikation) und am Notfallort nach Hinweisen (Medikamentenpackungen, asservierbare Reste) suchen.

Neben vielfältigen Begleiterkrankungen und der Einnahme zahlreicher Medikamente konfrontieren geriatrische Patienten den Notarzt nicht selten auch mit Schwierigkeiten bei der Anamneseerhebung, die durch mnestische Defizite oder Kommunikationsprobleme bedingt sein können. Die Erwartungshaltung des älteren Patienten gegenüber dem behandelnden Arzt kann die im Notarztdienst aufgrund des Einsatzauftrags und der Möglichkeiten vor Ort eingeschränkten Resourcen zeitweise überfordern, was zu Frustrationen auf beiden Seiten führt.

Traumatologische Notfälle

Die menschliche Reaktionszeit verschlechtert sich ab der 2. Lebensdekade jährlich um etwa 1 % (1). Im Alter von 65 Jahren bedeutet dies in Verbindung mit einer Einschränkung des Visus und des Gehörs um durchschnittlich 30 %, nachlassender motorischer Kraft und abnehmender Bewegungskoordination eine deutliche Reduktion der Fähigkeit, auf plötzliche Umwelteinflüsse zu reagieren (2). Die Gefährdung durch diese Abnahme der sensorischen, psychischen und motorischen Leistungsbreite wird durch eine geringere Risikobereitschaft gemindert, eine von alten Menschen in unserer Gesellschaft zunehmend bevorzugte aktive Lebensweise erhöht sie jedoch.

Ursache des Traumas sind beim alten Menschen Verkehrsunfälle, Stürze und häusliche Unfälle, die weit häufiger als bei jungen Erwachsenen auftreten.

Statistisch tragen Bundesbürger über 65 Jahre gegenüber anderen Altersgruppen zwar nur ein unterdurchschnittliches Risiko für eine Unfallverletzung im Straßenverkehr, der Anstieg des Risikos für den Unfalltod in dieser Altersgruppe ist jedoch sehr deutlich (Abb. 20.6). Alte Patienten versterben nach Unfällen häufiger und bereits aufgrund geringerer Verletzungen als jüngere Patienten, weiterhin benötigen sie in der Regel eine längere stationäre Behandlungsdauer (8, 10). Die Mortalität scheint außer durch die Verletzungsschwere weitgehend von den Begleiterkrankungen beeinflußt zu werden. Schwer traumatisierte Patienten (Injury Severity Score ab 30) ohne signifikante Morbidität vor dem Unfall haben eine adäquate Überlebenschance, während vergleichbar verletzte Patienten mit Vorerkrankungen versterben (5).

- Aus der erhöhten Mortalität bei entsprechender Traumatisierung ergibt sich für die Auswahl der geeigneten Zielklinik bei älteren Patienten, diese bereits bei mittelschweren Verletzungsmustern in ein traumatologisches Zentrum einzuliefern.

In der Praxis werden verletzte Patienten über 65 Jahren jedoch überdurchschnittlich häufig in Kliniken der Grund- und Regelversorgung und vergleichsweise seltener als junge Patienten in Kliniken der Maximalversorgung transportiert (11). Der frühe Einsatz invasiver Monitoringverfahren und der Beginn einer aggressiven Kreislauf- und Respiratortherapie sind erfolgreiche Mittel zur Senkung der Mortalitätsrate schwerverletzter Patienten der hohen Altersgruppe (17).

- In der Prähospitalphase ist die Abschätzung des notwendigen Volumen- und Flüssigkeitsbedarfes anhand einfacher klinischer Parameter beim alten Menschen sehr schwierig. Eine altersbedingt relativ starre Herzfrequenz, die primär häufig hypertone Kreislaufsituation und zahlreiche Nebeneffekte einer möglicherweise bestehenden Dauermedikation des Patienten können auch erhebliche Volumenverschiebungen verschleiern. Deshalb müssen Verletzungsmuster und Pathomechanismus sehr sorgfältig geprüft und die Volumenzufuhr anhand dieser Erkenntnisse angepaßt werden.

Ethische Aspekte

Das Alter eines Menschen ist per se kein Kriterium für die Entscheidung, ob im Fall eines Herz-Kreislauf-Stillstandes Reanimationsmaßnahmen indiziert sind, da der primäre Reanimationserfolg im fortgeschrittenen Lebensalter nicht schlechter sein muß (21).

Grundlage für diese Entscheidung kann erst das Gesamtbild aus Vorerkrankungen und -schädigungen sowie dem aktuellem Status sein. Gerade alte Menschen brauchen eine effiziente Notfallmedizin mit hohen Qualitätsstandards, jedoch verbunden mit einer mindestens ebenso hohen ethischen Verantwortung des Notarztes gegenüber dem Anspruch des Individuums auf einen menschenwürdigen Tod. Bei der notfallmedizinischen Behandlung von Patienten mit malignen Grunderkrankungen kann der Notarzt mit der Situation konfrontiert werden, daß zwischen Patient, Angehörigen und Hausarzt in der Vergangenheit keine Gespräche über das Verhalten in einer solchen lebensbedrohlichen Situation geführt wurden. Dieser Man-

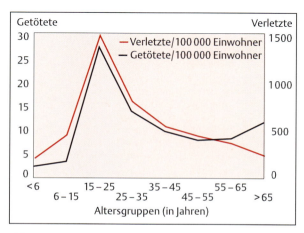

Abb. 20.6 Die Anzahl der in Deutschland 1995 bei Straßenverkehrsunfällen Verletzten und Getöteten je 100 000 Einwohner derselben Altersgruppe nach Angaben des Statistischen Bundesamtes.

gel kann zur Auslösung einer Lawine medizinischer Maßnahmen führen, die möglicherweise sowohl dem Wunsch des Patienten, als auch dem fortgeschrittenen Stadium der Erkrankung widersprechen. Zur weiteren Darstellung der ethischen Probleme in der Notfallmedizin siehe das entsprechende Kapitel.

Kernaussagen

Begriffsbestimmung und demographische Entwicklung
- Menschen ab einem Alter von 65 Jahren gelten als alt. Auch aus notfallmedizinischer Sicht ist jedoch nicht das kalendarische, sondern das biologische Alter entscheidend. Altern ist ein physiologischer Prozeß, dem alle Körperzellen proportional zur verstrichenen Lebenszeit unterworfen sind.

Altern als Einschränkung der Leistungsreserve
- Die funktionelle Reserve des Herzens ist im Alter deutlich reduziert. Das alternde Herz wird anfälliger für Rhythmusstörungen; Reaktionen auf adaptative Reize wie Volumenmangel, Hypoxie oder Schmerz fallen geringer aus.
- Die Kraft der Atemmuskulatur, die Thorax-Compliance, die dynamischen Lungenvolumina sind im Alter vermindert, der physiologische Rechts-Links-Shunt nimmt zu. Folge der strukturellen und funktionellen Lungenveränderungen ist ein altersabhängiger Rückgang des arteriellen p_aO_2.
- Aus der Abnahme von glomerulärer Filtrationsrate und tubulärer Sekretion und Rückresorption resultiert im Alter eine eingeschränkte renale Konzentrierungsfähigkeit. An die Erhaltung der Nierenfunktion sollte schon in einer sehr frühen Phase der Therapie gedacht werden.
- Aufgrund der im Alter eingeschränkten Kompensationsfähigkeit und Leistungsreserve lebenswichtiger Organe beeinflussen pulmonale und kardiozirkulatorische Vorerkrankungen das Risiko und die Mortalität alter Menschen in Notfallsituationen entscheidend.

Pharmakokinetik im Alter
- Die wesentlichen Veränderungen betreffen eine im Alter eintretende Umverteilung der Verhältnisse zwischen den Körperkompartimenten sowie die Verlängerung der Kreislaufzeit, Metabolisierung und renalen Elimination von Pharmaka.

Notfälle aus der Inneren Medizin
- Geriatrische Patienten stehen oft unter medikamentöser Dauertherapie, die mit der Notfalltherapie interferieren kann. Intoxikationen als mögliche Ursache medizinischer Notfälle müssen stets bedacht werden, die akzidentelle Einnahme potentiell toxischer Substanzen ist bei geriatrischen Patienten häufig.

Traumatologische Notfälle
- Ursache des Traumas sind beim alten Menschen Verkehrsunfälle, Stürze und häusliche Unfälle. Alte Patienten versterben nach Traumen häufiger und aufgrund geringerer Verletzungen als jüngere Patienten, wobei die Mortalität außer durch die Verletzungsschwere weitgehend von den Begleiterkrankungen beeinflußt wird. Ältere Patienten sollten deshalb bereits bei mittelschweren Verletzungsmustern in ein traumatologisches Zentrum eingewiesen werden. Die Abschätzung des notwendigen Volumen- und Flüssigkeitsbedarfes anhand einfacher klinischer Parameter ist beim alten Menschen schwierig und erfordert die sorgfältige Berücksichtigung von Verletzungsmuster und Pathomechanismus.

Ethische Aspekte
- Gerade alte Menschen brauchen eine effiziente Notfallmedizin mit hohen Qualitätsstandards, jedoch verbunden mit einer mindestens ebenso hohen ethischen Verantwortung des Notarztes gegenüber dem Anspruch des Individuums auf einen menschenwürdigen Tod.

Literatur

Weiterführende Literatur

1. Birren JE (ed.): Encyclopedia of Gerontology; Volume 1 and 2. Academic Press, San Diego 1996
2. Cassel CK, Cohen HJ, Larson EB (eds.): Geriatric Medicine. Springer, New York 1997
3. Platt D (ed.): Geriatrics. Springer, Berlin, Heidelberg, New York 1982
4. Swift CG (ed.): Clinical pharmacology in the elderly. Marcel Dekker, New York 1987

Referenzen

5. Carillo EH, Richardson JD, Malias MA, MacGill Cryer H, Miller FB: Long term outcome of blunt trauma in the elderly. Surg Gynecol Obstet. 1993; 176:559–564
6. Cavalieri TA, Chopra A, Bryman PN: When outside the norm is normal: interpreting lab data in the aged. Geriatrics 1992; 47:66–70
7. Cooper JK, Gardner C: Effect of aging on serum albumin. J Am Geriatr Soc. 1989; 37:1039–1042
8. Covington DL, Maxwell JG, Clancy TV: Hospital resources used to treat the injured elderly at North Carolina trauma centers. J Am Geriatr Soc. 1993; 41:847–852
9. Dillon N, Chung S, Kelly J, OMalley K: Age and beta adrenoreceptor-mediated function. Clin Pharmacol Ther. 1980; 27:769–772
10. Finelli FC, Jonsson J, Champion HR, Morelli S, Fouty WJ: A case control study for major trauma in geriatric patients. J Trauma 1989; 29:541–548
11. Helm M, Hauke J, Lampl L, Bock KH: Der ältere Mensch als Trauma-Patient – Ansätze zur Optimierung der notärztlichen Strategie. Aktuel Traumatol. 1995; 25:131–135
12. Lehr U: Wie wird man gesund alt? Langlebigkeit im Lichte interdisziplinärer gerontologischer Forschung. Fortschr Med. 1992; 110:613–616
13. Litovitz TL, Felberg L, White S, Klein-Schwartz W: 1995 Annual report of the American Association of Poison Control Centers toxic exposure surveillance system. Am J Emerg Med. 1996; 14:487–537
14. Litovitz TL, Holm KC, Clancy C, Schmitz BF, Clark LR, Oderda GM: 1992 Annual report of the American Association of Poison Control Centers toxic exposure surveillance system. Am J Emerg Med. 1993; 11:494–555
15. Platt D: Editorial: Intensivmedizin in der Geriatrie. Fortschr Med. 1992; 110:5–92
16. Santora TA, Schinco MA, Trooskin SZ: Management of trauma in the elderly patient. Surg Clin North Am. 1994; 74:163–186
17. Scalea TM, Simon HW, Duncan AO et al.: Geriatric blunt multiple trauma: Improved survival with early invasive monitoring. J Trauma 1990; 30:129–136
18. Schmucker P, Unertl K, Schmitz E: Das physiologische Profil des fortgeschrittenen Lebensalters. Anästh Intensivmed. 1984; 25:173–179

19. Sever PS, Osikomslea G, Birth M, Tunbridge RDG: Plasma noradrenaline in essential hypertension. Lancet 1977; 1:1078–1081
20. Shock NW: Physiological aspects of aging in man. Ann. Rev Physiol. 1961; 23:97–122
21. Van Hoeyweghen RJ, Bossaert LL, Mullie A et al.: Survival after out-of-hospital cardiac arrest in elderly patients. Ann Emerg Med. 1992; 21:1179–84
22. Vestal RE, Norris AH, Tobin JD, Cohen BH, Shock NW, Andres R: Antipyrine metabolism in man: influence of age, alcohol, caffeine, and smoking. Clin Pharmacol Ther. 1975; 18:425–432
23. Wahba WM: Influence of aging on lung function – clinical significance of changes from age twenty. Anesth Analg. 1983; 62:764–776
24. Werning P, Böhrer H, Just OH: Altersphysiologische Aspekte und ihre Relevanz für die Anästhesie. Anästh Intensivmed. 1990; 31:1–7
25. Woodhouse KW, Wynne HA: Age-related changes in liver size and hepatic blood flow. Clin Pharmacokinet. 1988; 15:287–294
26. Zeeh J, Platt D: Besonderheiten der Pharmakotherapie im Alter. Fortschr Med. 1993; 111:23–26

Besondere Krankheitsbilder

Intoxikationen ··· *326*
P. Rupp

Verbrennungen und Hitzeschäden ··· *335*
R. Klose

Lawinenunfälle und Kälteschäden ··· *350*
F. Chmelizek

Wasserunfälle ··· *358*
U. van Laak

Höhen- und Flugmedizin ··· *372*
E. Rödig

Strahlenschäden ··· *380*
R. Bauer

Chemische Schäden und Gefahrstoff-Unfall ··· *392*
B. Mayer

Der innerklinische Notfall ··· *407*
A. Sablotzki, G. Hempelmann

Intoxikationen

P. Rupp

Roter Faden

- **Grundlagen**
- **Präklinische Diagnostik**
  - Klinik
  - Anamnese und Befund
- **Therapiegrundsätze**
  - Allgemeines
  - Stabilisierung der Vitalfunktionen – Elementarhilfe
  - Detoxikation – Giftentfernung
  - Antidot-Therapie
  - Asservierung
  - Transport
- **Spezielle Vergiftungen**
  - Kohlenmonoxid
  - Reizgase
  - Methämoglobin-Bildner
  - Alkylphosphate
  - Carbamate
  - Organische Lösungsmittel
  - Schaumbildner
  - Tabak
  - Giftpflanzen, Pilze
  - Benzodiazepine
  - Barbiturate
  - Antidepressiva
  - ß-Blocker
  - Digitalis
  - Kalzium-Antagonisten
  - Paracetamol
  - Opiate
  - Amphetamine und andere Stimulantien

Grundlagen

Definition: Die schädigende Wechselwirkung zwischen einem Gift, sei es chemischen, tierischen, pflanzlichen oder bakteriellen Ursprungs, und dem Organismus wird als exogene Intoxikation bezeichnet. Eine endogene Intoxikation wird durch Stoffwechselstörungen bzw. giftige Stoffwechselprodukte verursacht. Akute Vergiftungen entstehen, wenn der Kontakt mit dem Gift nur kurzfristig war, chronische durch die lange Einwirkung nur gering toxischer oder niedrig konzentrierter Substanzen.

Vergiftungen sind häufige Ursachen rettungsdienstlicher Einsätze und gleichzeitig die häufigste Ursache der nicht traumatisch bedingten Bewußtseinsstörung im Erwachsenenalter. Bei Kindern überwiegt die akzidentelle Einnahme des Giftes, während beim Erwachsenen etwa 80 % der Intoxikationen auf einem Suizidversuch beruhen. Hier werden am häufigsten Medikamente wie Benzodiazepine, Barbiturate, trizyklische Antidepressiva, Neuroleptika und Opiate benutzt. Die Kombination mit Alkohol ist nicht selten. Die Einnahme erfolgt meist oral, nur bei jedem zehnten erfolgt die Aufnahme inhalativ.

Die Vielzahl der möglichen Giftstoffe macht es dem Notarzt in aller Regel unmöglich, bereits in der Präklinik eine spezifische Therapie einzuleiten. Provoziertes Erbrechen, Magenspülung oder Antidot-Therapie werden aufgrund der bestehenden Risiken und des geringen zu erwartenden Nutzens präklinisch nur selten angewandt.

Die Vielzahl der verschiedenen Toxine bedingt ein ebenso großes Spektrum an Ursachen. Die Giftaufnahme kann inhalativ, intravenös, über den Verdauungstrakt oder über Haut und Schleimhäute erfolgen. Schwere und Verlauf der Vergiftung ist abhängig von Giftart, -menge, -kombination und -interaktion, Applikationsweg, Kontaminationsdauer und individueller Konstitution des Vergifteten.

Präklinische Diagnostik

Klinik

Jeder unklaren Bewußtseinsstörung und jeder unklaren Situation und Lage kann grundsätzlich eine Vergiftung zugrunde liegen. Es gibt kaum ein Symptom, das nicht auch durch eine Vergiftung verursacht sein könnte (Tab. 21.1). Neben diesen uncharakteristischen Einzelsymptomen gibt es einige Substanzen die zu typischen Befundkonstellationen führen. Das klinische Erscheinungsbild kann dann zu einer gut begründeten Verdachtsdiagnose führen:
- *Anticholinerges Syndrom* mit Tachykardie, Mydriasis, Harnverhalt, Hautrötung, Halluzinationen, Fieber und trockenem Mund durch Atropin und atropinähnliche Pharmaka und Pflanzen.
- *Cholinerges Syndrom* mit Blutdruckabfall, Bradykardie, Miosis, Erbrechen, Stuhl- und Urinabgang, Speichel- und Schleimsekretion, Schwitzen, Hypothermie sowie letztlich Koma und Krämpfen durch Organophosphate, manche Pilze und Cholinergika-Überdosierung.
- *Opiat-Syndrom* mit Halluzinationen, Sedierung, Atemdepression, Koma und Miosis durch Opiate und Codein.
- *Extrapyramidales Syndrom* (bizarres neurologisches Syndrom) mit Zungen- und Schluckkrämpfen, Athetose, Blickkrämpfen, Torticollis, Schmatzen, Speichelfluß, Sprachstörungen und Starre durch Neuroleptika und Metoclopramid.
- *Sympathomimetisches Syndrom* mit Hypertonie, Tachykardie, Mydriasis, Schwitzen, Unruhe, Angst, Tremor und Blässe durch Stimulantien und Adrenalin.

Eine schwere Vergiftung ist meistens mit einer Beeinträchtigung des Bewußtseins, Somnolenz oder Bewußtlosigkeit verbunden. Kein „Leitsymptom" oder Syndrom beweist al-

Tabelle 21.1   Allgemeine Symptomatik und Ursachen von Vergiftungen

- Zentralnervöse Störungen wie Somnolenz, Koma, Verwirrtheit und Lähmungserscheinungen
  – Barbiturate, Benzodiazepine, Opiate, Alkohol usw.
- Psychische Störungen wie delirante Symptomatik und Erregungszustände
  – Alkohol, sonstige Drogen, Theophyllin
- Atemstörungen wie Hyper- oder Hypoventilation und Cheyne-Stokes-Atmung
  – Opiate (Hypoventilation)
- Gastrointestinale Symptome wie Übelkeit, Erbrechen und Durchfälle
  – Opiate (Erbrechen)
- Störungen der Temperaturregulation
  – Atropin, Neuroleptika, Stimulantien (Hyperthermie)
  – Barbiturate (Hypothermie)
- Störungen des Herz-Kreislauf-Systems wie Rhythmusstörungen, Blutdruckstörungen, Hyper- und Hypotonie
  – Digitalis, ß-Blocker, Kalzium-Antagonisten, Cholinesterase-Hemmer (Bradykardie)
  – Antidepressiva, Theophyllin (Tachykardie)
- Zyanose
  – Sedativa, Opiate usw.
- Graues Hautkolorit
  – Methämoglobin-Bildner
- Rosiges Hautkolorit
  – Kohlenmonoxyd
- Hypersalivation
  – Cholinesterase-Hemmer
- Miosis
  – Opiate, Cholinesterase-Hemmer
- Mydriasis
  – Atropin, Antidepressiva, Neuroleptika

lerdings das Vorliegen einer bestimmten Vergiftung oder schließt eine Noxe aus. Die präklinische Therapie ist in aller Regel symptomatisch und muß auch ohne Kenntnis des genauen Giftes begonnen werden. Differentialdiagnostisch sind insbesondere neurologische und endokrine Erkrankungen zu beachten.

Anamnese und Befund

Für den Notarzt ist es ohne anamnestische Hinweise kaum möglich, aus der Vielzahl der Gifte und der bunten Symptomatik die exakte Ursache bzw. das genaue Gift herauszufinden. Die Diagnose „Vergiftung" (Tab. 21.2) ergibt sich aus sorgfältiger Eigen- und Fremdanamnese, Hinweisen

Tabelle 21.2   Präklinische Diagnostik und Überwachung bei Intoxikationen

Exakte Eigen- und Fremdanamnese

Exakte Beobachtung der Auffindesituation

Körperliche Untersuchung, Überprüfung der Vitalfunktionen

Messung des Blutzuckerspiegels

Kontinuierliche EKG-Überwachung und S_aO_2-Messung

aus der vorgefundenen Situation (leere Tablettenschachteln, Spritzen, Flaschen, Abschiedsbrief) und der klinischen Symptomatik. Die Blutzuckermessung ist unverzichtbar. Schnelltests auf häufige Gifte sind erhältlich, wegen des hohen Preises und der meist fehlenden therapeutischen Konsequenz im Rettungsdienst aber in der Regel nicht vorrätig.

■ Therapiegrundsätze

Allgemeines

Die notfallmedizinische Behandlung folgt der „Fünferregel":
1. Stabilisierung der Vitalfunktionen – Elementarhilfe
2. Detoxikation – Giftentfernung
3. Antidot-Therapie
4. Asservierung
5. Transport

Stabilisierung der Vitalfunktionen – Elementarhilfe

Elementarhilfe bedeutet Erhalt oder Wiederherstellung der Vitalfunktionen Atmung und Kreislauf.

- Um eine Aspiration zu verhindern, ist die Indikation zur Intubation und Beatmung großzügig zu stellen.
- Besteht ein Kreislaufstillstand, müssen unverzüglich die einschlägigen Reanimationsmaßnahmen eingeleitet werden.

Detoxikation – Giftentfernung

Die primäre Giftelimination, d. h. die Verhinderung der Giftaufnahme, ist präklinisch von besonderer Bedeutung. Als Techniken kommen Abwaschen der Haut, Entfernung kontaminierter Kleidungsstücke, Augenspülung, provoziertes Erbrechen sowie Magenspülung in Frage. Gefahren der Magenspülung liegen in der Möglichkeit einer Magenperforation und Aspiration von Mageninhalt bzw. Spülflüssigkeit vor allem bei bewußtseinsgestörten Patienten, die daher grundsätzlich zunächst zu intubieren sind. Bei allen der Giftelimination dienenden Maßnahmen ist der Eigenschutz sorgfältig zu beachten.

- Der Nutzen einer präklinischen Magenspülung sollte den damit verbundenen Risiken und auch dem damit verbundenen Zeitverlust sorgfältig gegenübergestellt werden.
- Eine Magenspülung bzw. durch Salzwasser provoziertes Erbrechen wird nur bei peroralen Vergiftungen angewendet, die weniger als eine Stunde zurückliegen und potentiell lebensbedrohlich sind.

Zu den absoluten Indikationen gehören Vergiftungen mit Alkylphosphaten, Arsen, Paraquat, Schwefelwasserstoff und Zyaniden; zu den relativen ß-Blocker, Chinin, Chloroquin, Koffein, Nikotin, Strychnin, Klasse I-Antiarrhythmika und Digitalis.

- Die Gabe von 0,5–1 g/kg KG Carbo medicinalis und eines salinischen Laxans (z. B. 15 g Glaubersalz) ist auch nach einer Magenspülung obligat.

Die Maßnahme dient der primären und sekundären Bindung des sich im Gastrointestinaltrakt befindlichen Giftes, und ist, zumindest bei lipophilen Substanzen, in ihrer Effektivität der Magenspülung ebenbürtig.

- Magenspülung und provoziertes Erbrechen sind absolut kontraindiziert bei Ingestion schaumbildender oder ätzender Substanzen sowie organischer Lösungsmittel.

Die sekundäre Giftelimination durch Hämofiltrationsverfahren usw. ist der Klinik vorbehalten. Mit der forcierten Diurese unter gleichzeitiger Infusion kann dagegen schon präklinisch begonnen werden.

Antidot-Therapie

Die Behandlung mit einem Antidot wird bei einer Reihe lebensbedrohlicher Intoxikationen nach primärer Giftelimination möglichst schon präklinisch eingeleitet. Dazu zählen Blausäure-Vergiftungen sowie Intoxikationen mit Methämoglobin-Bildnern (Met-Hb-Bildner), Phosphorsäure-Estern und Opiaten.

Eine Übersicht über Antidota und deren Indikation gibt Tab. 21.3.

Asservierung

Die Sicherstellung des Giftstoffes ermöglicht es in vielen Fällen, die genaue Art des Giftes sowie die Giftmenge und -konzentration festzustellen. Der Notarzt muß daher unbedingt Blut, Erbrochenes, Mageninhalt (ggf. erste Spülportion), Speise- oder Tablettenreste u. ä. suchen und dem Kliniker aushändigen. Die Probe ist mit dem Namen des Patienten, Datum und Uhrzeit zu versehen. Die lebenserhaltende Therapie darf durch die Asservation nicht beeinträchtigt werden.

Transport

Ein intoxikierter Patient muß grundsätzlich ins nächste geeignete Krankenhaus gebracht werden. Der Notarzt kann über die Leitstelle Kontakt mit einer Giftnotruf-Zentrale (Tab. 21.4) aufnehmen und dort spezielle Informationen einholen.

Spezielle Vergiftungen

Kohlenmonoxid

■ Grundlagen

Die inhalatorische Aufnahme von Kohlenmonoxid (CO) führt bereits bei einer Konzentration von 0,01% in der Atemluft zu Vergiftungserscheinungen. CO hat eine etwa 300 x höhere Affinität zu Hämoglobin (Hb) als Sauerstoff und verdrängt diesen dadurch aus seiner Bindung. Konsekutiv kommt es zur Gewebehypoxie, die vor allem an Herz und Gehirn frühzeitig irreversible Schäden verursachen kann.

■ Klinik

Die Symptomatik hängt vom CO-Gehalt des Blutes ab. Bei einer Konzentration des mit CO beladenen Hb (CO-Hb) von 10–20% kommt es zu starken Kopfschmerzen, verminderter körperlicher Belastbarkeit, Tachykardie, Übelkeit und Erbrechen. Bei 20–40% CO-Hb treten zusätzlich zentralnervöse Symptome (Schwindel, Verlust der Urteilsfähigkeit) und die typische rosige Hautfarbe auf. Werte von 40–60% CO-Hb führen zu Verwirrtheit, Ataxie und Kollaps; bei über 60% CO-Hb kommt es zu (Streck)Krämpfen, Koma und Tod des Patienten.

■ Präklinische Therapie

- Eigenschutz und Entfernen des Patienten aus der CO-haltigen Atmosphäre sind die ersten Maßnahmen.
- Hochdosierte Sauerstoffgabe, zunächst 15 l/min über Maske, falls nötig Intubation und kontrollierte Beatmung mit 100% Sauerstoff, folgen unmittelbar.
- Bei bewußtlosen Patienten ist die hyperbare Oxygenation in einer Druckkammer anzustreben (Kontakt über Leitstelle). Dadurch wird zum einen die normale Halbwertszeit des CO-Hb von 4 Stunden deutlich verkürzt, zum anderen die Gewebehypoxie minimiert und Folgeschäden vermieden.

Reizgase

■ Grundlagen

Reizgase sind alle Gase, Dämpfe, Staub, Rauch und Nebel, deren Inhalation zu einer Schädigung des Organismus führen.

■ Klinik

Im Vordergrund der Reizgas-Intoxikation steht die Atemnot, ausgelöst durch direkte Schädigung des Respirationstrakts, Bildung von Met-Hb oder CO-Hb bzw. systemische Toxizität. In der Folge kann es, sofort oder auch nach mehrstündiger Latenzzeit, zur Ausbildung eines toxischen Lungenödems kommen. Dyspnoe, Orthopnoe, Zyanose, Distanzrasseln, Husten- und Würgereiz weisen darauf hin.

■ Präklinische Therapie

- Neben der Sicherstellung einer ausreichenden Oxygenierung des Patienten (hochdosierte Sauerstoffgabe, ggf. Intubation) ist die Gabe entzündungshemmender Medikamente indiziert.
- Kortikosteroide werden inhalativ oder i. v. gegeben, z. B. Dexamethason-Spray initial 4 Hübe, dann alle 10 min 2 Hübe; bzw. i. v.-Injektion von 250 mg Prednisolon.
- Furosemid 20–40 mg i. v. sowie Bronchospasmolytika (Fenoterol inhalativ bzw. Theophyllin i. v.) ergänzen die Therapie.

Tabelle 21.3 Antidot-Therapie ausgewählter Vergiftungen. Nach Zilker Th: Intoxikationen In: Hündorf HP, Rupp P (Hrsg.) Lehrbuch Präklinische Notfallmedizin, Stumpf & Kossendey Verlag 1997

Vergiftung	Antidot (Wirkstoff)	Initialdosierung (bei 70 kg KG)	Hinweise
Alkylanzien (S-Lost, N-Lost)	Natrium-Thiosulfat 10%	Sofort bis zu 500 mg/kg KG. Kinder 50–100 mg/kg KG	
Alkylphosphate (E 605, Metasystox)	Atropin (100 mg/10 ml)	Initial 5 mg i. v. ca. alle 10 min (2–10 mg/h) Kinder 2 mg i. v.	
	dann: Obidoxim	1 Amp. (250 mg), dann 750 mg/24 h i. v. Kinder 4–8 mg/kg KG i. v.	Obidoxim nicht bei Metasystox
Antiarrhythmika Klasse I	Diazepam	Initial 1–2 mg/kg KG Erhaltungsdosis 0,25 mg/kg KG/h Kinder ebenso	Noch nicht gesichert
Antidepressiva	Physostigmin	Initial 2–3 mg i. v., Wiederholung nach 30–40 min	Nicht bei Bradykardie oder ventrikulären Störungen
	Na-Bikarbonat	Kinder 0,02–0,06 mg/kg KG i. v. 140 mval i. v.	Bei QRS-Verbreiterung
Antihistaminika	Physostigmin	Initial 2–3 mg i. v., Wiederholung nach 30–40 min Kinder 0,02–0,06 mg/kg KG	
Atropin	Physostigmin	Initial 2–3 mg i. v., Wiederholung nach 30–40 min Kinder 0,02–0,06 mg/kg KG	Evtl. Magenspülung, Kohle, Glaubersalz
Barbiturate	Na-Bikarbonat	Individuell nach Labor	Zur Alkalisierung
Benzodiazepine	Flumazenil	0,2 mg in 15 s, dann 0,1 bis 2 mg jede Minute	Nur kurze Wirksamkeit Cave: Krampfanfälle
ß-Blocker	Glukagon	50–200 µg/kg KG in 1 min, dann 70 µg/kg KG/h	Ggf. Metoclopramid
Ethylenglykol	Ethanol 96%	Initial 42 g i. v. als 5–10%ige Infusion in Glucose 5%, dann 0,1 g/kg KG/h	Alternativ 100 ml Branntwein per os
		Kinder initial 0,5–0,75 g/kg KG, dann 0,07–0,12 g/kg KG/h	
Flußsäure	Calcium 10%	Verätzungen der Extremitäten 1–2 g intraarteriell (= 1–2 Amp.), bei Verletzungen am Stamm lokal unterspritzen	
Kohlenmonoxid	Sauerstoff	100%, evtl. hyperbare Oxygenierung	
Methämoglobin-Bildner	Toluidinblau	140–280 mg i. v.	Alternativ: Methylenblau
Opiate	Naloxon	Initial 0,4–2 mg i. v., ggf. Wiederholung in kurzen Abständen Kinder 0,01 mg/kg KG	
Neuroleptika	Biperiden	2,5–5 mg langsam i. v., ggf. nach 30 min wiederholen, max. 20–30 mg/d Kinder 0,04 mg/kg KG, 3–4 x/d	Nicht bei komatöser Vergiftung
Paracetamol	Acetylcystein	Initial 150 mg/kg KG in 15 min, dann 50 mg/kg KG in 4 h, dann 100 mg/kg KG über 16 h	Falls 5 g Antidot nicht vorhanden, Amp. zu 300 mg benutzen
Rauchgas	Natrium-Thiosulfat 10%	10 ml i. v., ggf. wiederholen	Bei V. a. Blausäurebeteiligung
Reizgas vom Soforttyp	Theophyllin 400 mg	4–5 mg/kg KG i. v. in 30 min	
Reizgas vom Latenztyp (Phosgen, Nitrosegase)	Dexamethason-Dosieraerosol	Bei Beschwerden 5 Hübe alle 10 min; besser sofort und nach 10 min je 5 Hübe	Nur prophylaktisch wirksam, nicht bei manifestem Lungenödem
Schaumbildner	Dimeticon	Mind. 5 ml	
Zyanide	4-DMAP Ampullen	250 mg i. v. Kinder 3,25 mg/kg KG	Beatmung, F_iO_2 1,0
	Danach Natrium-Thiosulfat 10%	50–100–(500) mg/kg KG i. v. Kinder 50–100 mg/kg KG	

Tabelle 21.4 Giftnotruf-Zentralen

Ort	Zentrum Telefon
Berlin	Universitätsklinik Rudolf Virchow (030) 45 05 35 55
Berlin	Beratungsstelle für Vergiftungserscheinungen und Embryonaltoxikologie (030) 19 24 0
Bonn	Zentrum für Kinderheilkunde der Rheinischen Friedrich-Wilhelms-Universität (0228) 28 73 21 1
Erfurt	Klinikum Erfurt (0361) 73 07 30
Freiburg	Universitäts-Kinderklinik (0761) 27 04 36 1
Göttingen	Giftinformationszentrum Nord (0551) 19 24 0
Homburg/Saar	Klinik für Kinder- und Jugendmedizin (06841) 19 24 0
Mainz	Beratungsstelle für Vergiftungen (06131) 19 24 0
München	Giftnotruf München (089) 19 24 0
Nürnberg	Toxikologische Intensivstation im Städtischen Klinikum (0911) 39 82 45 1

Methämoglobin-Bildner

Grundlagen

Methämoglobin-Bildner (Met-Hb-Bildner) sind Stoffe, die im Hämoglobin zu einer Oxidation des zweiwertigen zu dreiwertigem Eisen führen. Chlorate, Anilin, Nitrate, Nitrite, Nitrobenzol, Nitroglycerin und Dapsone gehören in diese Gruppe. Bei Chlorat-Intoxikation kommt es zur Hämolyse und direkten Nierenschädigung, Hyperkaliämie und Rhythmusstörungen. Der Tod durch Hypoxie tritt innerhalb von Stunden ein. Die anderen Substanzen bewirken zwar keine Zerstörung der Erythrozyten, durch die Met-Hb-Bildung kommt es aber zur Gewebehypoxie.

Klinik

Etwa zwei Stunden nach Chlorat-Ingestion kommt es zu gastrointestinalen Symptomen wie Übelkeit, Erbrechen, Durchfällen oder Bauchschmerzen. Die Methämoglobinämie führt zur Blaufärbung des Patienten, die Hypoxie zur Tachykardie, Tachypnoe und Koma. Im Harn ausgeschiedenes Met-Hb färbt diesen rot. Die klinische Symptomatik bei anderen Met-Hb-Bildnern wird durch die Höhe des Met-Hb-Spiegels bestimmt. Bei Konzentrationen bis 50% kommt es zu Kopfschmerzen, Tachykardie und Atemnot, bei 50–70% zu zunehmender Somnolenz, Bradykardie, zerebralen Krampfanfällen, Hypoventilation und Azidose. Konzentrationen über 70% führen rasch zum Tod.

Präklinische Therapie

- Bei Chlorat-Intoxikation ist kein Antidot verfügbar. Toluidinblau ist hier nicht wirksam ist und kann selbst zur Hämolyse führen. Symptomatische Maßnahmen, Erhaltung der Vitalfunktionen, Intubation und Beatmung sind die einzig präklinisch möglichen Maßnahmen.
- Bei allen anderen Intoxikationen mit Met-Hb-Bildnern kann Toluidinblau (2–4 mg/kg KG, maximal 4–8 mg/kg KG i. v.) gegeben werden. Toluidinblau (alternativ: Methylenblau) reduziert dreiwertiges zu zweiwertigem Eisen. Höhere Dosierungen führen zur Hämolyse.

Alkylphosphate

Grundlagen

Alkylphosphate (Organophosphate) sind irreversible Hemmstoffe der Acetylcholin-Esterase. Der Anstieg der Acetylcholin-Konzentration bewirkt eine Dauererregung des sympathischen, parasympathischen und motorischen Nervensystems mit Übergang in Lähmung. Parathion (E 605), Oxydemetonmethyl (Metasystox) und Dimethoat (Roxion) sind die wichtigsten Vertreter dieser Substanzklasse. In der Regel erfolgt die Giftaufnahme in suizidaler Absicht. Die Resorption kann transdermal, peroral oder inhalativ erfolgen.

Klinik

Symptome können, je nach Menge und Art des Giftes, nach Minuten oder Stunden auftreten. Muskarinartige, nikotinartige und zentralnervöse Störungen werden unterschieden. Miosis, Bradykardie bis zur Asystolie oder Kammerflimmern, Bronchorrhoe, Hypersalivation, starkes Schwitzen, Durchfall und Erbrechen (muskarinartige Symptome), Muskelfaszikulationen, Myoklonien und Lähmung (nikotinartige Symptome) sowie Verwirrtheitszustände, delirante Symptomatik, Agitiertheit und letztlich Bewußtlosigkeit (zentralnervöse Störungen) können auftreten.

Leitsymptome sind starkes Schwitzen, Miosis, Hypersalivation, zerebrale Krampfanfälle und Lungenödem.

Präklinische Therapie

- Alkylphosphate sind Kontaktgifte, daher ist auf Eigenschutz zu achten.
- Initial werden 2–5 mg Atropin i. v. gegeben. Die maximale Dosierung richtet sich nach der klinischen Symptomatik (Pupillenweite und Herzfrequenz als „biologische" Richtparameter) und kann im Einzelfall bis 50 mg betragen.
- Obidoxim reaktiviert die Cholinesterase. Diese Wirkung setzt jedoch erst mit einer gewissen Latenz ein.
- Intubation und Beatmung werden meist notwendig.

Carbamate

Grundlagen

Carbamate sind in Fungiziden, Herbiziden und Insektiziden enthalten. Die wichtigsten Vertreter dieser Substanzgruppe sind Aldicarb (Temik), Propoxur (Unden) und Methomyl (Lannate). Carbamate sind Hemmstoffe der Acetylcholin-Esterase mit kurzer Wirkdauer.

Klinik

Die Symptomatik entspricht im wesentlichen der Klinik bei Vergiftungen mit Organophophaten.

Präklinische Therapie

- Es werden 1–10 mg Atropin i. v. nach Wirkung titriert.
- Die Applikation von Toxogonin ist möglicherweise schädlich und soll unterbleiben.
- Besteht eine (seltene) respiratorische Insuffizienz, muß der Patient intubiert und beatmet werden.

Organische Lösungsmittel

Grundlagen

Organische Lösungsmittel sind flüssige Chemikalien, die Fette, Öle und Kunststoff-Monomere in Lösung halten können. Dazu zählen Alkohole, Ketone, Glykole, Benzine sowie aromatische und halogenierte Kohlenwasserstoffe.

Klinik

Die unterschiedlichen Abbauwege der einzelnen Lösungsmittel und die daraus entstehenden Stoffwechselprodukte können eine Vielzahl unterschiedlicher Vergiftungen verursachen. Zentralnervöse Erscheinungen wie Krampfanfälle und narkotische Wirkungen stehen im Vordergrund, aber auch Herzrhythmusstörungen, Dyspnoe, Zyanose und Husten kommen vor. Methanol führt zu einer ausgeprägten metabolischen Azidose und zur Erblindung, Ethylenglycol zu Azidose und Nierenversagen, Tetrachlorkohlenstoff zu Leberversagen. Die Aspiration organischer Lösungsmittel verursacht schwere Pneumonien bis hin zum ARDS.

Präklinische Therapie

- Provoziertes Erbrechen, Magenspülung, ja sogar die Gabe von Carbo medicinalis sind präklinisch strikt kontraindiziert. Eine spezielle Therapie gibt es nicht.

Schaumbildner

Grundlagen

Alle Spülmittel und Haushaltsreiniger enthalten waschaktive Tenside. Tenside werden gastrointestinal nicht resorbiert, führen aber zur Schaumbildung. Bei großen Schaummengen besteht die Gefahr der Aspiration mit zunehmender respiratorischer Insuffizienz. Bleichmittel und Spülmaschinen-Reiniger enthalten zusätzlich ätzende Bestandteile.

Klinik

Gastrointestinale Reizerscheinungen wie Übelkeit, Erbrechen und Durchfall sind die führenden Symptome. Schluckbeschwerden, Schmerzen und Rötung der Mundschleimhaut können bei Ingestion von Bleichmitteln und Spülmaschinen-Reinigern darüber hinaus auftreten.

Präklinische Therapie

- Die Verdünnung ätzender Substanzen durch orale Gabe von Tee oder Wasser sowie die orale Applikation von 10 ml des Entschäumers Simeticon stehen an erster Stelle.
- Provoziertes Erbrechen und Magenspülung sind nicht indiziert.

Tabak

Grundlagen

Tabak enthält unter anderem Nikotin. Die Ingestion größerer Mengen Nikotin führt zu Vergiftungserscheinungen. Es kommt zunächst zur Erregung, später zur Blockade der nikotinartigen Rezeptoren im Nervensystem.

Klinik

Häufig sind Kinder betroffen. Übelkeit, Erbrechen und Bauchschmerzen sind die ersten Symptome. Die zentralen Wirkungen äußern sich initial in Kopfschmerzen und Unruhe, bei schweren Vergiftungen in Krämpfen und Koma. Muskelfaszikulationen, Schwitzen und Dyskrinie können hinzutreten.

Präklinische Therapie

- Erbrechen muß nur bei Aufnahme von mehr als einer Zigarette oder 2 Kippen ausgelöst werden.
- Ein- bis zweijährigen Kinder werden 10 ml, zwei- bis dreijährigen Kindern 20 ml und allen älteren Kindern 30 ml Ipecacuanha-Sirup und anschließend reichlich Flüssigkeit appliziert.

Giftpflanzen, Pilze

Grundlagen

Vergiftungen mit Pflanzen kommen hauptsächlich bei Kindern vor; schwere Intoxikationen sind selten. Pilzvergiftungen treten meist bei mehreren Personen gleichzeitig auf.

Klinik

Die durch Giftpflanzen verursachten Symptome können nach atropinähnlichen, herzaktiven, nikotinartigen und gastrointestinalen Wirkungen unterschieden werden. Pilzvergiftungen können ein anticholinerges Syndrom (z. B. Fliegenpilz) oder ein Muskarinsyndrom (Rißpilze) verursachen. Das klinische Bild kann je nach aufgenommener Giftart breit variieren. Die Erscheinungen der Knollenblätterpilz-Vergiftung treten nach einer Latenz von bis zu 24 Stunden auf und führen nach einer Phase mit gastrointestinalen Symptomen zu Leberversagen und Tod im Leberkoma nach etwa 6 Tagen.

■ Präklinische Therapie

- Eine spezielle präklinische Therapie existiert nicht; die Behandlung ist symptomatisch.

Benzodiazepine

■ Grundlagen

Benzodiazepine gehören zu den Schlaf- und Beruhigungsmitteln und zählen zu den am häufigsten verordneten Medikamenten überhaupt. Benzodiazepine wirken sedierend, anxiolytisch, muskelrelaxierend, antikonvulsiv und atemdepressiv.

■ Klinik

Zentralnervöse Symptome stehen im Vordergrund. Es kommt zu Ataxie, Somnolenz und Koma. Bei oraler Aufnahme bleiben Atmung und Schutzreflexe sowie Kreislauffunktion in der Regel erhalten.

■ Präklinische Therapie

- Flumazenil, ein spezieller Benzodiazepin-Antagonist, hat eine relativ kurze Halbwertszeit. Die Anwendung ist vornehmlich unter diagnostischen Gesichtspunkten sinnvoll.
- Symptomatische Therapie wie Sicherung von Atmung und Kreislauf ist präklinisch völlig ausreichend.

Barbiturate

■ Grundlagen

Barbiturate verfügen über sedierende, hypnotische und antikonvulsive Eigenschafen. Aufgrund ihrer im Vergleich zu Benzodiazepinen sehr viel stärkeren Wirkung kommt es häufiger zur Atemdepression.

■ Klinik

Die Symptomatik ähnelt den bei einer Benzodiazepin-Intoxikation auftretenden Erscheinungen. Die Schutzreflexe erlöschen frühzeitig, es besteht eine Atem- und Kreislaufinsuffizienz, häufig hat der Patient aspiriert.

■ Präklinische Therapie

- Präklinisch sind Intubation, Beatmung und kreislaufstabilisierende Maßnahmen indiziert.
- Flumazenil ist unwirksam.

Antidepressiva

■ Grundlagen

Tri- und tetrazyklische Antidepressiva werden in der Therapie depressiver Patienten eingesetzt. Sie wirken auf das α- und ß-adrenerge sowie das serotonerge System des ZNS.

■ Klinik

Das klinische Bild ist mit einer Atropin-Vergiftung vergleichbar; es werden anticholinerge, zentralnervöse, kardiovaskuläre und pulmonale Symptome unterschieden. Die Patienten klagen über trockenen Mund, Harnverhalt und Obstipation. Die Pupillen sind erweitert. Initial besteht eine delirante Symptomatik, die Patienten sind agitiert. Später trüben sie zunehmend ein, werden somnolent und bewußtlos. Zerebrale Krampfanfälle mit Aspiration und konsekutiver Pneumonie können auftreten. Bei leichteren Vergiftungen besteht eine Tachykardie, bei schwereren kommt es zu einer Verbreiterung des QRS-Komplexes und Verlängerung der QT-Zeit. Es können AV-Blockierungen, eine Torsade-de-Pointes-Tachykardie oder Kammerflimmern ausgelöst werden.

■ Präklinische Therapie

- Die Sicherung der Vitalfunktionen mit Intubation, Beatmung und Kreislaufstabilisierung sowie die Applikation von Carbo medicinalis stehen an erster Stelle.
- Falls der QRS-Komplex verbreitert ist, wird Natrium-Bikarbonat gegeben.
- Physostigmin (initial 2 bis maximal 4 mg i. v.) lindert die anticholinerge Symptomatik und wirkt ebenfalls antiarrhythmisch.

ß-Blocker

■ Grundlagen

ß-Blocker werden zur Therapie der arteriellen Hypertonie, der Herzinsuffizienz, der koronaren Herzerkrankung und tachykarder Rhythmusstörungen eingesetzt. ß-Blocker wirken negativ inotrop, chronotrop, bathmotrop und dromotrop. $ß_1$-selektive Blocker hemmen überwiegend die kardialen $ß_1$-Rezeptoren, nicht kardioselektive sowohl die $ß_2$- als auch die $ß_1$-Rezeptoren.

■ Klinik

Die Vergiftungserscheinungen beginnen etwa 30 min nach Einnahme. Die Intoxikation verursacht einen Blutdruckabfall; es kommt zu bradykarden Rhythmusstörungen (Sinusbradykardie, AV-Blockierungen) und akutem linksventrikulären Versagen mit Lungenödem und kardiogenem Schock. Substanzen mit intrinsischer sympathomimetischer Aktivität können auch zu Hypertonie und tachykarden Rhythmusstörungen führen, nicht kardioselektive zu Bronchospasmus. Gastrointestinale Symptome wie Übelkeit und Erbrechen sind häufig.

Präklinische Therapie

- Bei leichten Vergiftungserscheinungen wie mäßiger Bradykardie und Hypotonie ist die intravenöse Gabe von Adrenalin, nach Wirkung titriert, ausreichend.
- Schwer intoxikierte Patienten werden intubiert und beatmet und erhalten ß$_1$-mimetische Katecholamine in hoher Dosierung.
- Glukagon umgeht den ß-Rezeptor und wirkt direkt am Myokard (Dosierung s. Tab. 21.**3**).
- Bei ausgeprägter Bradykardie kann zusätzlich Atropin in einer Dosierung von 0,5 – 2 mg i. v. gegeben werden.
- Versagt auch dies, muß bereits präklinisch eine externe Schrittmacher-Stimulation erfolgen.
- Wegen der Gefahr des Pumpversagens soll die Volumenzufuhr sehr restriktiv erfolgen.

Digitalis

Grundlagen

Die therapeutische Breite von Herzglykosiden ist gering. Chronische Überdosierungen kommen häufig, akzidentelle oder suizidale akute Vergiftungen selten vor. Digitalis blokkiert die Natrium-Kalium-ATPase. Intrazellulärer Kalium-Verlust und Anstieg des intrazellulären Natriums und Kalziums sind die Folge.

Klinik

Gastrointestinale Symptome wie Übelkeit und Erbrechen fallen als erstes auf. Es kommt zu Farbsehen (typisch: gelb), Verwirrtheitszuständen und zerebralen Krämpfen. Bradykardie und AV-Blockierungen, aber auch tachykarde Rhythmusstörungen bis hin zur ventrikulären Tachykardie oder Kammerflimmern treten auf.

Präklinische Therapie

- Sie ist symptomatisch.
- Nach Klinikaufnahme wird Digitalis-Antidot eingesetzt, das kühl gelagert werden muß.

Kalzium-Antagonisten

Grundlagen

Kalzium-Antagonisten werden in der Therapie der arteriellen Hypertonie und supraventrikulärer tachykarder Rhythmusstörungen eingesetzt. Durch Hemmung des kardialen Aktionspotentials und Behinderung der myokardialen Kontraktion sind sie bei Überdosierung extrem kardiotoxisch. Intoxikationen kommen fast nur in suizidaler Absicht vor.

Klinik

Symptome treten etwa 30–60 min nach Einnahme einer 5–10fachen Normaldosis auf. Verwirrtheit, Somnolenz, Koma, zerebrale Krampfanfälle, Blutdruckabfall, tachykarde (initial bei Nifedipin-Intoxikation) oder bradykarde Rhythmusstörungen bis zur Asystolie, AV-Blockierungen, Verbreiterung des QRS-Komplexes, QT-Zeit-Verlängerungen, akute linksventrikuläre Insuffizienzzeichen und Zeichen der koronaren Ischämie bis zum Myokardinfarkt können beobachtet werden.

Präklinische Therapie

- Schwere Vergiftungen verlaufen in der Regel letal. Antiarrhythmika der Klasse I sind kontraindiziert, Lidocain ist ineffektiv.
- Die hochdosierte Gabe von Carbo medicinalis (1 g/kg KG) verhindert die weitere Resorption.
- Kalzium intravenös und ß$_1$-mimetische Katecholamine stabilisieren den Blutdruck.
- Glukagon ist, wie bei ß-Blocker-Intoxikation, unter Umständen bei bradykarden Rhythmusstörungen wirksam.

Paracetamol

Grundlagen

Paracetamol führt in einer Dosis von > 140 mg/kg KG zu einer Sättigung der Sulfat- und Glukuronid-Stoffwechselwege. Paracetamol wird dann vermehrt zu Mercaptursäure und N-Acetyl-Parabenzoquinolin metabolisiert. Irreversible Leberschäden entstehen bei nicht vorgeschädigter Leber etwa ab einer Gesamtdosis von 15 g beim Erwachsenen und 7 g bei Kindern. Die Messung des Blutspiegels ab der 4. (bis zur 24.) Stunde nach Aufnahme ist zur Abschätzung der Prognose entscheidend.

Klinik

Im Initialstadium (etwa bis 24 Stunden nach Giftaufnahme) kommt es lediglich zu gastrointestinalen Symptomen wie Übelkeit, Erbrechen und Magenschmerzen. In den nächsten 24 Stunden steigen die Transaminasen an. In der dritten „hepatischen" Phase kommt es zum Leberausfall mit Ikterus, kolikartigen Schmerzzuständen, allgemeiner Blutungsneigung und Koma.

Präklinische Therapie

- Präklinisch stehen ausschließlich symptomatische Maßnahmen zur Verfügung; ggf. kann die Gabe von 1 g/kg KG Carbo medicinalis erfolgen.
- Klinisch wird als Antidot N-Acetylcystein eingesetzt.

Opiate

Grundlagen

Opiat-Intoxikationen können durch versehentliche Überdosierungen (Reinheitsspanne von Heroin 5–70%) oder in suizidaler Absicht erfolgen. Die Giftaufnahme ist oral, inhalativ, intravenös, subkutan, intramuskulär oder enteral (geplatzte geschmuggelte Opiatpäckchen) möglich.

Klinik

Zentral dämpfende Symptome mit Somnolenz, Bewußtlosigkeit und Atemdepression stehen im Vordergrund. Eine extreme Miosis und die entsprechende Umgebung (Fixerbesteck usw.) führen häufig zur Diagnose. In der Frühphase der Intoxikation kann Erbrechen auftreten, später wirken Opiate antiemetisch. Ein toxisches Lungenödem, zerebrale Krampfanfälle, Blutdruckabfall, Bradykardie, Hypo- bzw. Areflexie und Hypothermie können beobachtet werden.

■ Präklinische Therapie

- Bei respiratorischer Insuffizienz erfolgen Intubation und Beatmung.
- Die Gabe des spezifischen Opiat-Antagonisten Naloxon in einer Dosierung von 0,2–0,4 mg (und mehr) i. v. ist nur bei unklarer Diagnose indiziert.
- Die im Vergleich mit den konsumierten Opiaten kürzere Halbwertszeit des Naloxon kann beim kurzfristigen Aufwachen zu Problemen mit den in aller Regel schwierigen Patienten führen, bei denen ein Opiat-Entzugssyndrom ausgelöst wird.

Amphetamine und andere Stimulantien

■ Grundlagen

Intoxikationen mit Kokain, Amphetaminen oder Exstasy führen zu weitgehend gleichartigen Symptomen. Kokain hat über eine direkte Wirkung auf die Katecholaminspeicher des ZNS einen dopaminergen, zentral stimulierenden Effekt. Amphetamine sind chemische Vorstufen der Katecholamine mit ähnlichen Wirkungen auf Atmung, Herz und Kreislauf. Amphetamine passieren rasch die Blut-Hirn-Schranke und sind stark stimulierend.

■ Klinik

Dosisabhängig kommt es zu tachykarden Rhythmusstörungen bis hin zu Kammerflimmern, hypertensiven Blutdruckentgleisungen, hypertensiver Krise, zerebralen Blutungen, Hyperventilation, zunehmender respiratorischer Insuffizienz und Atemstillstand, Hyperthermie, Mydriasis, pectanginösen Anfällen und Myokardinfarkt. Die Patienten sind agitiert, euphorisch oder aggressiv, antriebsgesteigert, sie werden später somnolent und bewußtlos.

■ Präklinische Therapie

- Eine spezielle Therapie gibt es nicht, die Patienten werden symptomatisch behandelt.

Kernaussagen

■ Intoxikationen
- Das klinische Bild intoxikierter Patienten kann, entsprechend der großen Zahl möglicher Gifte, außerordentlich vielfältig sein.
- Schwere Vergiftungen gehen fast immer mit einer Bewußtseinsstörung einher.
- Sorgfältige (Fremd-)Anamnese, Beobachtung der Umgebung und klinische Untersuchung führen zur Diagnose.
- Die präklinische Therapie akuter Vergiftungen folgt der „Fünferregel" (Stabilisierung der Vitalfunktionen, Detoxikation, Antidot-Therapie, Asservierung, Transport).
- Spezielle Maßnahmen wie präklinische Magenspülung oder Antidot-Therapie sind nur in wenigen Fällen indiziert.
- Kontakt zur nächstgelegenen Giftnotrufzentrale über die örtlich zuständige Leitstelle ist in unklaren Situationen hilfreich.

Literatur

1. Albrecht K: Intensivtherapie akuter Vergiftungen. Ullstein Mosby, Berlin 1997
2. Ellenhorn MJ: Ellenhorns medical toxicology. Williams & Wilkins, Baltimore 1997
3. Haddad LM, Winchester JS: Clinical management of poisoning and drug overdose. WB Saunders, Philadelphia 1990
4. Heinemeyer G, Fabian U: Der Vergiftungs- und Drogennotfall. Ullstein Mosby, Wiesbaden 1995
5. Köppel C, Wiegreffe A, Tenczer J: Clinical course, therapy, outcome and analytical data in amitriptyline and combined amitriptyline/chlordiazepoxide overdose. Hum Tox. 1992; 11:458–465
6. Ludewig R, Lohs K: Akute Vergiftungen. Gustav Fischer, Jena 1991
7. Mühlendahl E, Oberdisse U, Bunjes R, Ritter S: Vergiftungen im Kindesalter. Enke, Stuttgart 1995
8. Müller RK: Die toxikologisch-chemische Analyse. Th. Steinkopf, Dresden, Weinheim Verlag Chemie, 1988
9. Velvart J: Toxikologie der Haushaltsprodukte. Hans Huber, Bern 1993

Verbrennungen und Hitzeschäden

R. Klose

Roter Faden

- **Grundlagen**
  - Epidemiologie
  - Ziele und Organisation der Therapie
- **Verbrennungen**
  - Pathophysiologie
  - Präklinische Versorgung
  - Grundzüge der klinischen Erstversorgung
- **Inhalationstraumen**
  - Pathophysiologie
  - Spezielle präklinische Versorgung
- **Verbrennungen durch Strom**
  - Pathophysiologie
  - Spezielle präklinische Versorgung
- **Sonstige Hitzeschäden**
  - Allgemeine Pathophysiologie
  - Sonnenstich
  - Hitzekollaps
  - Hitzeerschöpfung
  - Hitzschlag

Grundlagen

Epidemiologie

Exakte Angaben über die Häufigkeit von Verbrennungen in der Bundesrepublik Deutschland liegen nicht vor. Schätzungen gehen von jährlich 10 000 – 15 000 stationär zu behandelnden thermischen Verletzungen aus.

In Spezialeinrichtungen für Schwerbrandverletzte werden pro Jahr etwa 1 000 Patienten intensivmedizinisch betreut. Notarzt-Einsätze wegen einer Brandverletzung sind mit 0,5 – 1 % die Ausnahme. Mit dieser geringen Inzidenz sind unverkennbare Defizite in der initialen Behandlung verbunden.

Unmittelbare *Ursachen* schwerer Verbrennungen beim Erwachsenen sind:
- 50 % Flammen,
- 20 % Explosionen und Verpuffungen,
- 15 % Verbrühungen,
- 10 % elektrischer Strom,
- 5 % direkter Kontakt, z. B. mit heißem Metall.

Etwa 55 % der Verbrennungsunfälle ereignen sich bei Haus- und Wohnungsbränden, 20 % sind Arbeits- oder Wegeunfälle, 10 % entfallen auf Verkehrsunfälle und 5 % auf Suizid-Versuche. Der Rest sind kriminelle Handlungen und nicht einzuordnende Ursachen.

Bei *Kleinkindern* ereignen sich Verbrennungsunfälle vorwiegend in der Wohnung (80 %); sie sind in der Regel durch Unachtsamkeit von Erwachsenen mitverursacht. Im Alter von 1 – 4 Jahren sind oft heiße Getränke und Kochgüter Ursache schwerer Verbrühungen. Bereits der Inhalt einer Tasse kann bis 10 % der Hautoberfläche eines Kleinkindes zerstören. Ältere Kinder verbrennen sich beim Zündeln oder sind Opfer von Grillunfällen, wenn von Erwachsenen Brandbeschleuniger wie Spiritus in die Glut geschüttet werden. Bei Kleinkindern muß auch an die Möglichkeit einer Mißhandlung gedacht werden.

Brände oder Explosionen in geschlossenen Räumen, Gesichtsverbrennungen und vor allem Bewußtlosigkeit gehen in 70 – 75 % mit einem *Inhalationstrauma* einher.

Annähernd 80 % der Todesopfer eines Brandes sterben an den Folgen der Inhalation toxischer Verbrennungsprodukte. Über 30 % der stationär behandelten Brandverletzten weisen ein Inhalationstrauma vor.

Bei 5 – 10 % der schweren Verbrennungen ist mit Begleitverletzungen zu rechnen, dann liegt ein thermomechanisches Kombinationstrauma vor.

Viele schwere, teils tödliche Verbrennungsunfälle gerade im häuslichen Bereich ließen sich vermeiden, wenn präventiven Maßnahmen (Erziehung, Aufklärung, Rauchmelder usw.) mehr Beachtung geschenkt würde.

Ziele und Organisation der Therapie

Behandlungsziel ist nicht nur die Erhaltung des Lebens des Brandverletzten, sondern auch die Wiederherstellung einer möglichst hohen Lebensqualität.

- Bereits am Unfallort oder zumindest im erstbehandelnden Krankenhaus muß eine korrekte Einschätzung des thermischen Schadens erfolgen und danach der definitive Behandlungsort gewählt werden.

Aufbauend auf Empfehlungen der Gewerblichen Berufsgenossenschaften aus den Jahren 1976 und 1987 hat die Deutsche Gesellschaft für Verbrennungsmedizin (DGV) 1994 „Empfehlungen zur Qualitätssicherung in der Behandlung und Rehabilitation Brandverletzter" erarbeitet und Behandlungskategorien definiert.

Geringe Verbrennungen sind:
- Schädigungen II. Grades von weniger als 5 % verbrannter Körperoberfläche (VKOF), ausgenommen Gesicht, Hände, Füße und äußere Genitalien,
- Schädigungen III. Grades unter 1 % VKOF, ausgenommen Gesicht, Hände, Füße und äußere Genitalien.

Bei geringen Verbrennungen und fehlenden zusätzlichen gesundheitlichen Risikofaktoren kann die ambulante Behandlung ausreichen.

Mittelschwere Verbrennungen sind:
- Schädigungen II. Grades unter 20% VKOF, ausgenommen Gesicht, Hände, Füße und äußere Genitalien,
- Schädigungen III. Grades unter 10% VKOF, ausgenommen Gesicht, Hände, Füße und äußere Genitalien.

Die Behandlung mittelschwerer Verbrennungen erfordert die Hospitalisierung und plastisch-chirurgische, operative und intensivmedizinische Therapie. Regelmäßig sind Haut-Transplantationen notwendig. Die Aufnahme in ein Krankenhaus mit speziellen Einrichtungen ist anzustreben.

Schwere Verbrennungen sind:
- Schädigungen II. und III. Grades des Gesichtes sowie der Hände, Füße und äußeren Genitalien,
- Schädigungen III. Grades von mehr als 10% VKOF,
- Verbrennungen durch elektrischen Strom,
- thermomechanisches Kombinationstrauma,
- Verbrennungen von Patienten mit schweren vorbestehenden Erkrankungen (Herz-Kreislauf-Erkrankungen, Diabetes mellitus),
- Verbrennungen von Kleinkindern und Alten,
- Inhalationstraumen.

Die Behandlung schwerer Verbrennungen soll in Spezialabteilungen für Brandverletzte (Einheit oder Zentrum) erfolgen.

Ein Brandverletzter (auch Schwerbrandverletzter) muß zunächst wie jeder Polytrauma-Patient in der nächsten geeigneten Klinik versorgt werden. Geeignet ist zunächst jedes Krankenhaus der Regelversorgung mit chirurgischer und anästhesiologischer Fachabteilung. Unüberlegte und übereilte bzw. auch verzögerte Transporte von der Unfallstelle in Spezialeinrichtungen bringen keinen Gewinn und sind medizinisch nicht erforderlich. Risikoreiche Hubschrauberflüge bei Nacht und schlechter Witterung zu entfernten Zentren sind nicht zu rechtfertigen. Sie gefährden das Leben des Patienten und der Helfer.

- Die Verlegung von Brandverletzten in Spezialkliniken soll koordiniert und geplant nach initialer Versorgung in einer geeigneten Klinik erfolgen.
- Ggf. ist die zentrale Bettenvermittlungsstelle für Brandverletzte in Hamburg (Telefon: 040/2882-3998 oder -3999) einzuschalten.

Verbrennungen

Pathophysiologie

Allgemeine Pathogenese

Die Verbrennungswunde ist Folge der Denaturierung von Zellproteinen und einer lokal gestörten Perfusion.

Die Verbrennungswunde ist durch drei konzentrische Zonen gekennzeichnet (Abb. 21.1). Im Zentrum, dem Ort der intensivsten Hitzeeinwirkung, findet sich die Zone der *Koagulationsnekrose*. Der Zellschaden in diesem Bereich ist irreversibel. Die Nekrose ist von einer *Zone der Ischämie* umgeben. Das Gewebe ist zwar geschädigt, aber durchaus überlebensfähig. Ursache der Ischämie ist eine kurzfristige, initiale Vasokonstriktion, die von einer Vasodilatation mit Minderperfusion und Mikrothrombose gefolgt wird. Zu einer weiteren Minderung der Perfusion trägt die lokale Freisetzung verschiedenster Mediatoren bei. Es gilt, eine Zunahme des lokalen Perfusionsdefizits infolge Austrocknung der Wunde, Hypovolämie, Verlängerung der Sauerstoff-Transitstrecke (bei extremer Ödem-Bildung, Druck, Infektion usw.) zu verhindern, um marginal vitales Gewebe zu erhalten und eine zunächst tief zweitgradige nicht in eine drittgradige Verbrennung zu überführen. Die funktionelle Potenz der ungeschädigten Hautanteile bestimmt die Prognose. Die *äußere Zone der Hyperämie* (Zone des Erythems) ist durch weitgestellte Gefäße gekennzeichnet. Das Gewebe ist vital und antwortet auf den Verbrennungsreiz mit einer typischen Entzündungsreaktion.

Schweregrad

Der Schweregrad einer Verbrennung ergibt sich aus der Tiefe der Schädigung, dem *Verbrennungsgrad* sowie dem Ausmaß der *verbrannten Körperoberfläche* (VKOF). Die VKOF wird in Prozent der gesamten Körperoberfläche (KOF) angegeben.

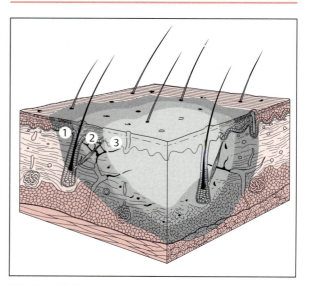

Abb. 21.1 Verbrennungswunde; 1: Zone der Hyperämie, 2: Zone der Stase, 3: Zone der Nekrose (aus [25]).

Die Tiefe der thermischen Schädigung ist abhängig von Höhe und Einwirkdauer der Temperatur. Oberflächentemperaturen von 44 °C führen bei einer Einwirkdauer von weniger als 6 h zu keinem Zellschaden. Bei 45 °C und einer Einwirkdauer von 1 h sind bereits Zellmembran-Schäden zu beobachten. Bei 45–51 °C verdoppelt sich die epidermale Nekrose mit jedem Grad Temperaturanstieg. 60–80 °C heißes Boiler-Wasser kann auch bei kurzer Einwirkzeit (Sekunden) zu schweren Verbrühungen führen. Explosionen mit Temperaturen bis 2 000 °C oder ein Lichtbogen mit Temperaturen bis 5 000 °C benötigen nur Sekundenbruchteile, um schwerste Gewebezerstörungen hervorzurufen.

Traditionell werden *drei Verbrennungsgrade* unterschieden (Abb. 21.2).

Verbrennungen I. Grades sind auf die Epidermis beschränkt. Im Vordergrund steht die schmerzhafte Rötung durch Vasodilatation (z. B. Sonnenbrand). Innerhalb von 8 Tagen tritt, evtl. unter Schuppung (Zelltod im Stratum granulosum), eine narbenlose Abheilung ein. Gelegentlich kommen in der Akutphase orthostatische Kreislaufstörungen und unangenehmer Juckreiz bis hin zu brennenden Schmerzen vor.

Erstgradige Verbrennungen werden bei der Berechnung des Ausmaßes nicht berücksichtigt.

Verbrennungen II. Grades werden in eine oberflächliche (II A) und tiefe (II B) Form unterteilt.

Bei der *II A-Verbrennung* sind die gesamte Epidermis und das obere Drittel der Dermis (Corium) zerstört; die Basalschicht ist teilweise erhalten. Die gesteigerte Permeabilität im geschädigten subpapillären Gefäßplexus führt zu exzessivem Abstrom von Plasma in das Interstitium an der dermal-epidermalen Verbindungslinie und hebt die hitzegeschädigte Epidermis an. Diese *typischen Blasen* nehmen wegen ihres hyperonkotischen Inhalts (Zell- und Protein-Bestandteile) an Größe zu. Die Plasma-Verluste über die Haut sind erheblich. Gelegentlich tritt die Blasenbildung verzögert erst nach 12–24 h auf, so daß initial das Bild einer erstgradigen Verbrennung imponiert. Blasen verhindern zwar die Austrocknung der Wunde; dennoch ist der insensible Wasserverlust um das 10–20fache gegenüber der normalen Haut gesteigert. Sind die Blasen zerstört, steigt der insensible Wasserverlust initial auf das 100fache und bleibt noch während der 1. Woche 20–50fach erhöht. *Nervenendigungen* in den erhaltenen Anteilen der Dermis verursachen *heftigste Schmerzen*. Bei richtiger Behandlung und Ausbleiben von Infektionen heilt die IIA-Verbrennung, ausgehend von den noch erhaltenen Haarwurzeln und Drüsenfollikeln, spontan innerhalb 10–14 Tagen mit nur

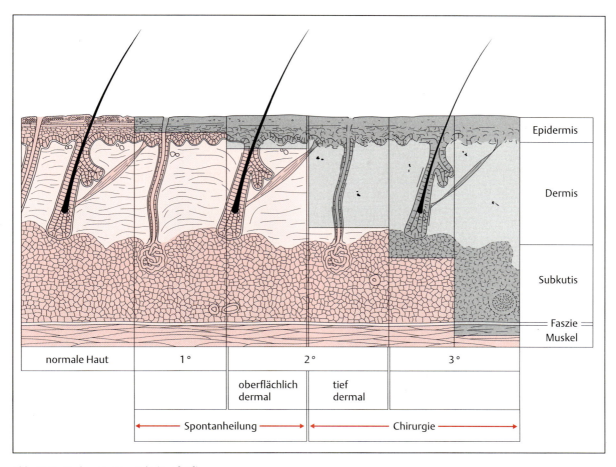

Abb. 21.2   Verbrennungsgrade (aus [25]).

geringer Narbenbildung ab. Der Verlust von Melanozyten kann zu vorübergehenden oder permanenten Pigmentverschiebungen führen.

Bei der *II B-Verbrennung* ist neben der Epidermis auch der Großteil der Dermis zerstört. Nur wenige epidermale Zellen der Hautanhangs-Gebilde (Haarfollikel, Schweißdrüsen) sind in der Tiefe erhalten, so daß eine Epithelisierung der Wunde, wenn überhaupt, nur langsam und unter Umständen über Monate erfolgen kann. Infolge exzessiver Kollagen-Einlagerung geht sie mit ausgeprägter Narbenbildung einher. Eine Blasenbildung ist wegen des kräftigen, darüberliegenden Schorfes nicht zu beobachten. Auch ein Plasma-Verlust über die Haut fehlt wegen der schlechten Perfusion. Ausnahmen finden sich bei der dünnen Haut des Kindes und Greises. Die Wundoberfläche ist rot mit weißen Arealen bei tieferen Nekrosen. Die Zerstörung der Basalzellschicht öffnet der Keiminvasion den Weg. II B-Verbrennungen können leicht in drittgradige Verbrennungen übergehen und sind wie diese operativ zu versorgen. Am Unfallort ist eine Unterscheidung von tief zweitgradig bzw. drittgradig kaum möglich.

Verbrennungen III. Grades sind durch völlige Zerstörung von Epidermis und Dermis gekennzeichnet; die Nekrose kann tief bis in das subkutane Fettgewebe auf die Faszie reichen. Charakteristisch sind trockene Hautfetzen auf einem weiß demarkierten, schwarz verkohlten oder gelblich wachsartigen Untergrund. Die Gefäße sind koaguliert und thrombosiert und schimmern durch den wachsartigen Verbrennungsschorf. Der Schorf ist prall und hart; bei zirkulären Verbrennungen kann er zu bedrohlichen Einschnürungen an Extremitäten, Hals, Thorax und Abdomen führen. Haare und Nägel fallen aus. Über den „trockenen" Schorf ist der insensible Wasserverlust um ein Vielfaches größer als über normale Haut. Kennzeichnend für drittgradige Verbrennungen ist die *fehlende Schmerzempfindung an der Wundoberfläche*. Insbesondere bei längerem Hitzekontakt (Verbrühung) kommt es zur extravasalen Ablagerung von Hämoglobin (Hb) aus hämolysierten Erythrozyten und Myoglobin aus zerstörter Muskulatur. Das dann dunkelrote Aussehen der Wunde ist sehr wohl mit einer drittgradigen Verbrennung vereinbar. Eine Heilung ist nur vom Rand und Wundgrund her über Granulationsgewebe mit schwerster Narben- und Kontrakturbildung möglich. Schwerste Zerstörungen (Verkohlungen), die tiefe Strukturen wie Muskeln, Sehnen oder Knochen betreffen, werden auch als viertgradige Verbrennung bezeichnet. Sie sind vorwiegend durch hochgespannten Strom verursacht. Zur Behandlung sind ausgiebige Debridements bzw. Amputationen erforderlich.

Das *Ausmaß der Verbrennung* läßt sich orientierend mit Hilfe der „9-er Regel" nach Wallace (Abb. 21.**3**) abschätzen.

Zur genaueren Bestimmung, insbesondere bei Kindern, hat sich klinisch das Lund-Browder-Schema (Abb. 21.**4**) etabliert. Als Hilfe kann weiterhin dienen, daß die Handfläche des Verletzten etwa 1 % der KOF entspricht.

Verbrennungskrankheit

Die durch schwere Verbrennungen ausgelösten, ausgeprägten Protein- und Flüssigkeits-Verschiebungen führen zu hämodynamischen, pulmonalen, endokrin-metabolischen und weiteren Reaktionen des Gesamtorganismus. Diese Veränderungen werden mit dem Terminus „Verbrennungskrankheit" zusammengefaßt.

Am Beginn des *Verbrennungs-Ödems* steht die thermische Zerstörung des Gewebes mit Abstrom von Plasma aus dem Intravasalraum. Das Ödem kann bei entsprechender Flüssigkeits-Substitution groteske Formen annehmen. Gewichtszunahmen von 10–15 % des ursprünglichen Körpergewichts (KG) sind nicht ungewöhnlich. Zeitlicher Verlauf und Stärke des Ödems sind abhängig von Qualität und Quantität der Durchblutung der geschädigten Haut und der Volumen- und Flüssigkeits-Substitution. Das Ödem betrifft zunächst vornehmlich das Interstitium; doch führt der frühe Zusammenbruch der Natrium-Kalium-Pumpe der Zellmembranen auch zu einem Zellödem.

Nach den Untersuchungen der Arbeitsgruppe um Demling (5) ist bei der Entstehung des Verbrennungs-Ödems zwischen thermisch geschädigtem und thermisch nicht geschädigtem Gewebe zu unterscheiden.

Im direkt *thermisch geschädigten Gewebe* kommt es unmittelbar nach dem Trauma zum Ausstrom von Plasma aus dem Gefäßbett. Die Kapillar-Permeabilität ist extrem gesteigert; weitere Faktoren sind die unmittelbar nach der Verbrennung einsetzende venöse Vasokonstriktion mit Anstieg des hydrostatischen Kapillardrucks bzw. transkapillären Filtrationsdrucks sowie eine Stase des Blutstroms. Die Extravasation ist in den ersten 6–8 h nach der Verbrennung am stärksten und nimmt in den folgenden 8–24 h ab. Das Ödem erreicht sein Maximum etwa 12–24 h nach dem Unfallereignis. Für das kapilläre Leck kommen ursächlich sowohl die direkte Hitzewirkung als auch die Aktivierung zellulärer und plasmatischer Faktoren in Frage. Der transkapilläre Eiweißverlust kann enorm sein. Bei einer zweitgradigen Verbrennung mittleren Ausmaßes geht in-

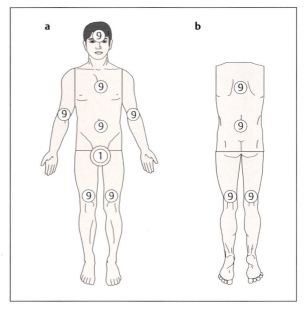

Abb. 21.**3** „Neuner Regel" nach Wallace zur Abschätzung des Verbrennungsausmaßes (aus [25]).

Abb. 21.4 Berechnung des Verbrennungsausmaßes nach dem Lund-Browder-Schema.

	Anlage zum D-Arzt-Bericht Nr.						
Stempel des Durchgangsarztes	Ergänzungsbericht bei schweren Verbrennungen						
Zuname:	Vorname:		Alter:		J.		
Verbrennung	1 Jahr	1 – 4	5 – 9	10 – 14	15	2°	3°
Kopf	19	17	13	11	9		
Hals	2	2	2	2	2		
Rumpf (vorn)	13	13	13	13	13		
Rumpf (hinten)	13	13	13	13	13		
r. Gesäßhälfte	2½	2½	2½	2½	2½		
l. Gesäßhälfte	2½	2½	2½	2½	2½		
Genitalien	1	1	1	1	1		
r. Oberarm	4	4	4	4	4		
l. Oberarm	4	4	4	4	4		
r. Unterarm	3	3	3	3	3		
l. Unterarm	3	3	3	3	3		
r. Hand	2½	2½	2½	2½	2½		
l. Hand	2½	2½	2½	2½	2½		
r. Oberschenkel	5½	6½	8	8½	9		
l. Oberschenkel	5½	6½	8	8½	9		
r. Unterschenkel	5	5	5½	6	6½		
l. Unterschenkel	5	5	5½	6	6½		
r. Fuß	3½	3½	3½	3½	3½		
l. Fuß	3½	3½	3½	3½	3½		
Summe:							
Gesamtverbrennung:							

nerhalb von vier Tagen das zweifache des Plasmaalbumin-Pools, je zur Hälfte in das Interstitium und über die Haut, verloren.

Erwachsene mit Verbrennungen von mehr als 30–40% VKOF entwickeln auch *im thermisch nicht geschädigten Gewebe* ein generelles Ödem. Dieses Ödem ist eiweißarm und setzt in der Regel erst verzögert und nach entsprechender Flüssigkeitszufuhr ein. Ein kapilläres Leck konnte nicht nachgewiesen werden. Ursache ist eher die Absenkung des kolloidosmotischen Drucks (KOD) infolge Hypoproteinämie. Diese ist nicht nur Folge des Plasma-Verlustes in die Verbrennungswunde, sondern ggf. auch einer Verdünnung durch ausschließlich kristalloide Volumensubstitution.

Die Verlängerung der Transportstrecke beeinträchtigt die Sauerstoff- und Substrat-Versorgung der Zellen. Während eine Beeinflussung des Ödems in der verbrannten Haut nicht möglich ist, scheint dies in nichtverbrannter Haut durch geeignete Wahl von Menge und Art des Flüssigkeitsersatzes erreichbar.

Hämodynamisch muß bei mehr als 15% VKOF beim Erwachsenen und mehr als 8–10% VKOF bei Kindern mit der Entwicklung eines *hypovolämischen Schocks* gerechnet werden.

Initial ist das Herz-Zeit-Volumen (HZV) durch die Hypovolämie vermindert und der periphere Gefäßwiderstand durch Katecholamin-Freisetzung deutlich erhöht. Bei ca. 10% der Brandverletzten wird eine hypertone Kreislauf-Reaktion gefunden. Selbst beim Schwerstverbrannten (über 80% VKOF) können hohe Katecholamin-Spiegel den Blutdruck lange Zeit im Normbereich halten und damit eine scheinbare Kreislauf-Stabilität vortäuschen. Der Versuch, das Blutvolumen über das für eine ausreichende Perfusion notwendige Maß anzuheben, kann Ödem-bedingte Komplikationen fördern. Der Abstrom von Wasser und Proteinen in das Interstitium wird wesentlich vom Venendruck bestimmt. Solange ein Kapillarleck vorliegt, wird das intravasale Volumen trotz reichlicher Flüssigkeitszufuhr erniedrigt bleiben. Anhaltend hohe Hämatokrit-Werte über 50% sind in der frühen Phase der Verbrennung daher keine Seltenheit.

Präklinische Versorgung

Rettung und allgemeine Maßnahmen

Vor jeder spezifischen Behandlung muß der Verunfallte zunächst aus dem Gefahrenbereich gerettet und der Verbrennungsprozeß gestoppt werden. Häufig wird die notfallmedizinische Versorgung bei Brandunfällen durch komplizierte und gefährliche Rettungsmaßnahmen verzögert. Es muß mit sekundären Explosionen, plötzlichem Wiederaufflackern bereits eingedämmten Feuers, Einsturz von Gebäudeteilen und Brandgasen gerechnet werden. Eine Selbstgefährdung der Helfer muß vermieden werden.

- Aufrechtes Stehen oder Laufen ist gefährlich; durch plötzliches Aufflammen (Flammschlag) können die obere Körperhälfte und das Gesicht verletzt werden.
- Auch für die Rettungskräfte ist auf ausreichende Deckung zu achten.

Grundsätzlich ist die Rettung deshalb den mit schwerem Atemschutz ausgerüsteten Einsatzkräften der Feuerwehr vorbehalten.

Nach der Rettung sind folgende allgemeine Maßnahmen vorrangig:
- Brennende oder schwelende Kleidung ist durch Ersticken mit geeigneten Decken, Wasser oder Löschgeräten abzulöschen.
- Heiße Kleidung ist möglichst rasch zu entfernen.
- Mit dem Gewebe verbackenes Material (synthetische Stoffe usw.) wird umschnitten und in situ belassen.
- Ringe, Uhren und Schmuck sind zu entfernen, da sie Hitze zurückhalten und einen Tourniquet-ähnlichen Effekt bewirken.

Bei chemischen Verbrennungen bzw. Einwirkung von Gefahrstoffen sind einige weitere Punkte zu berücksichtigen.

Allgemeine Maßnahmen bei chemischen Verbrennungen:
- Sofortige Entfernung getränkter Kleidungsstücke und Dekontamination mit reichlich Wasser.
- Da manche Chemikalien, insbesondere alkalische Substanzen, eine stundenlange Reizung bewirken können, muß die Spülung entsprechend lange fortgeführt werden.
- Die gezielte Neutralisation von Säuren oder Laugen ist in der Regel kontraindiziert, da sie durch Hitzeentwicklung zu weiterer Gewebezerstörung führt.
- Zum Selbstschutz soll der Helfer Handschuhe, Schutzbrille und evt. Kittel tragen.

Grundsätze der Erstversorgung

Bereits am Unfallort werden entscheidende Weichen für die spätere Morbidität und Mortalität von Brandverletzten gestellt.

Brandverletzte werden grundsätzlich wie sonstige Unfallopfer versorgt. Die Erhaltung der Vitalfunktionen und die Identifizierung von Begleitverletzungen stehen im Vordergrund.

Schwere thermomechanische Kombinationstraumen werden vom Notarzt angesichts der Verbrennung nicht selten übersehen. Hinweise auf begleitende mechanische Verletzungen können sich aus der Rekonstruktion des Unfallhergangs (Sprung aus dem Fenster, Sturz vom Strommast usw.) ergeben.

- Einblutungen in große Körperhöhlen, Schädel-Hirn-Trauma oder Verletzungen der Wirbelsäule haben Priorität gegenüber der Verbrennung.
- Dies ist bei der Wahl des Transportziels zu berücksichtigen.

Frakturen der großen Röhrenknochen können in den ersten Stunden nach Trauma, auch durch verbranntes Gewebe hindurch, ohne wesentlich erhöhte Infektionsgefahr operativ versorgt werden. Dies bedeutet, daß die nächste dafür geeignete Klinik anzufahren ist und erst danach die Verlegung in ein Verbrennungszentrum erfolgt.

Die exakte Beurteilung des Ausmaßes der Verbrennung erfordert die Inspektion der gesamten Körperoberfläche. Dazu ist der Brandverletzte komplett zu entkleiden, was an der Unfallstelle häufig nicht möglich ist.

Eklatante Fehleinschätzungen von Verbrennungstiefe und VKOF sind am Unfallort keine Seltenheit und Ursache folgenschwerer Fehlentscheidungen, besonders im Hinblick auf das Transportziel. Vom Unerfahrenen wird die Tiefe der Verbrennung meist unterbewertet, das Ausmaß dagegen überbewertet.

- Da eine hinreichend verläßliche Beurteilung der Wunde nur nach sorgfältiger Säuberung des Brandverletzten möglich ist, soll als primäres Transportziel grundsätzlich das nächste geeignete Krankenhaus gewählt werden.
- Geeignet ist jedes Krankenhaus der Regelversorgung mit chirurgischer und anästhesiologischer Fachabteilung.

- Nach Diagnostik und Erstversorgung erfolgt nach telefonischer Absprache die geordnete und organisierte Verlegung in eine Spezialabteilung.
- Der primäre Transport in ein Verbrennungszentrum ist (auch bei gegebener Indikation) nur dann gerechtfertigt, wenn die Transportzeit 30–45 min nicht überschreitet.

Kaltwasserbehandlung

Die Kaltwasserbehandlung der Brandwunde darf nicht mit dem kurzen Ablöschen brennender und schwelender Kleidung verwechselt werden. Die Kaltwasserbehandlung soll ein „Nachbrennen" und „Abtiefen" der Verbrennung verhindern. Sie hat eine gute analgetische Wirkung; der nachlassende Schmerz gilt als Kriterium für die Beendigung der Kaltwasserbehandlung.

Zunehmend werden schwerste Unterkühlungen von Brandverletzten beobachtet, so daß vor der unkritischen Empfehlung und Anwendung der Kaltwasserbehandlung dringend gewarnt werden muß.

Bei zerstörter Haut tritt schnell eine Unterkühlung ein, die mit Vasokonstriktion und verminderter Perfusion in der Grenzzone (Zone der Ischämie) verbunden ist. Darüber hinaus wird der Sauerstoff-Verbrauch durch kompensatorisches Muskelzittern erhöht. Die Auslösung bedrohlicher Herzrhythmus- und Gerinnungsstörungen wird begünstigt. Auch für Brandverletzte gilt, daß allgemeine Hypothermie die Prognose verschlechtert.

- Die Kaltwasserbehandlung soll mit kaltem Leitungswasser (15–20 °C) bei einer VKOF von nicht mehr als 5–10% und nicht länger als 10 min erfolgen.
- Besondere Zurückhaltung ist bei Kleinkindern und Säuglingen geboten.
- Die Kaltwasserbehandlung ist kontraindiziert bei thermomechanischem Kombinationstrauma.
- Notärztliche Maßnahmen dürfen nicht verzögert werden.
- Insgesamt ist auf ausreichende Wärmeerhaltung zu achten.

Indikationen zur Intubation

Allein aus dem Ausmaß der Verbrennung ist die Notwendigkeit zur Intubation nur schwer zu begründen.

Bei den in Tab. 21.5 u. 21.6 aufgeführten gravierenden Störungen ist die relative bzw. absolute Indikation zur Intubation und Beatmung gegeben. Zusätzlich ist zu beachten:
- Patienten mit drittgradigen Verbrennungen der Perioralregion bzw. drohendem intraoralem Ödem müssen frühzeitig intubiert werden.
- Im Einzelfall wird die Entscheidung zur Intubation auch durch das Alter, den Allgemeinzustand, evtl. bekannte Vorerkrankungen und andere Begleitumstände beeinflußt.
- Im Zweifel ist zu Gunsten der Intubation zu entscheiden.

- Der verwendete Tubus soll die spätere problemlose Einführung eines Fiber-Bronchoskops erlauben.
- Bei zunehmendem Gesichts-Ödem sind häufige, sorgfältige Lagekontrollen nötig.

Für die Beatmung gelten die gleichen Kriterien wie für jeden anderen Schwerverletzten.

- Im Hinblick auf eine mögliche CO-Intoxikation soll bis zum Vorliegen einer Blutgas-Analyse einschließlich der Bestimmung von CO- und Met-Hb mit 100% Sauerstoff und einem positiv-endexspiratorischen Druck (PEEP) von etwa 5 cm H_2O beatmet werden.

Behandlung kardiozirkulatorischer Störungen

Die initialen hämodynamischen Veränderungen der schweren Verbrennung entsprechen einem Volumenmangel-Schock; damit kommt der Flüssigkeits-Therapie ein herausragender Stellenwert zu.

Es hat sich gezeigt, daß bei mehr als 20% VKOF bei Erwachsenen, mehr als 10% VKOF bei Kindern und mehr als 5% VKOF bei Kleinkindern bis zum 4. Lebensjahr das Zeitintervall zwischen Unfall und Beginn der Infusionstherapie für die Prognose entscheidend ist. Daher ist eine möglichst rasche, innerhalb der ersten 30 min einsetzende Flüssigkeits-Substitution zu fordern. Ziel ist ein intravasales Plasmavolumen, das ein ausreichendes HZV mit ausreichender Organperfusion sichert. Aus den bereits dargelegten Gründen ist eine Normovolämie bei bestehendem Kapillarleck nicht zu erreichen.

Tabelle 21.5 Relative Indikationen zur Intubation (VKOF = Verbrannte Körperoberfläche).

- Großflächige Verbrennungen (VKOF > 50%)
- Anamnestischer Verdacht auf Inhalationstrauma
- Hämodynamische Instabilität
- Sicherung der respiratorischen Funktion während des Transports (Rettungshubschrauber)

Tabelle 21.6 Absolute Indikationen zur Intubation

- Schwere Ateminsuffizienz
- Bewußtlosigkeit, anhaltende Bewußtseinstrübung
- Zirkuläre bzw. großflächige drittgradige Rumpfverbrennungen
- Klinische Zeichen eines Inhalationstraumas
  – Inspiratorischer Stridor
  – Schwerer Bronchospasmus
  – Lungenödem
- Schweres thermomechanisches Kombinationstrauma

- Initial sind mehrere leistungsfähige *intravenöse Zugänge* zu schaffen und sicher zu fixieren.
- Die Venenzugänge können auch durch die abgeflammte und zunächst noch sterile Haut gelegt werden, vorausgesetzt, die darunterliegenden Venen sind nicht durch Hitze thrombosiert.

Ein zentraler Venenzugang ist für die Notfallbehandlung nicht erforderlich, er steht in der Präferenz an letzter Stelle (Tab. 21.7).

Tabelle 21.7 Präferenz der Venenzugänge

1. Periphere Vene durch nichtverbrannte Haut
2. Periphere Vene durch verbrannte Haut
3. V. saphena
4. V. femoralis oder jugularis
5. V. subclavia

Hinsichtlich Art und Menge des primären Flüssigkeitsersatzes bei schweren Brandverletzungen besteht derzeit kein Konsens.

Bei den bekannten „Verbrennungsformeln" handelt es sich lediglich um Orientierungshilfen für die Initialtherapie. Insgesamt erscheint die Flüssigkeits-Substitution des Brandverletzten nach starren Formeln überholt. Abgesehen von Katastrophen-Situationen zeichnet sich ein Abrücken von diesem Konzept ab. Letztlich muß sich die Flüssigkeits-Therapie am aktuellen Bedarf des Verunfallten, hier insbesondere an der Urinproduktion, orientieren.

Vorwiegend werden *kristalloide Lösungen*, insbesondere die mit 130 mmol/l leicht hypotone Ringerlaktat-Lösung, empfohlen. Es besteht jedoch kein Zweifel, daß die Ödem-Entwicklung nicht nur von der Menge, sondern auch von der Art der Lösung abhängig ist. Sowohl bei Verwendung hypertoner Natrium-Lösungen mit unterschiedlichen Konzentrationen von 180–300 mmol/l als auch beim frühen Einsatz kolloidaler Lösungen werden geringere Infusionsvolumina benötigt; dies geht mit geringerer Ödem-Bildung einher. Bei unkritischer Anwendung hypertoner Lösungen besteht die Gefahr einer Hypernatriämie (> 165 mmol/l) bzw. Hyperosmolarität (> 320 mosmol/l). Von der protrahierten Substitutionstherapie zu unterscheiden ist der initiale, kurzfristige Einsatz hyperonkotisch-hyperosmolarer Lösungen (s. Kapitel „Volumenersatz und Schockbekämpfung im Rettungsdienst").

Im nichtverbrannten Gewebe fehlt das Kapillarleck und es liegt (zumindest zunächst) eine normale Protein-Permeabilität vor. Das Ödem ist in diesem nicht direkt traumatisierten Bereich Folge des geringen KOD bei Hypoproteinämie. Daher wird der frühe Einsatz von Kolloiden sowohl in Form von Humanalbumin wie auch zunehmend der künstlichen Kolloide Dextran, Gelatine und Hydroxyethyl-Stärke (HES) nicht mehr als obsolet angesehen. Die für Dextran und HES geltenden Mengenbegrenzungen schränken deren großzügigen Einsatz jedoch ein.

Für die *Berechnung der Flüssigkeitsmenge* in den ersten 24 h nach Verbrennung werden noch zwei Formeln favorisiert:
- Parkland-Formel von Baxter: Die 24 h-Menge an Ringerlaktat ist 4 ml x kg KG x VKOF.
- Modifizierte Brooke-Formel: Hier beträgt die 24 h-Menge an Ringerlaktat nur die Hälfte, nämlich 2 ml x kg KG x VKOF.

Für beide Formeln gilt, daß die Hälfte der errechneten 24 h-Menge in den ersten 8 h nach dem Unfallereignis zu infundieren ist, da in dieser Zeit die Extravasation am stärksten ist.

- Zur Vermeidung der häufig zu beobachtenden massiven Überinfusion von Brandverletzten an der Unfallstelle ist die modifizierte Brooke-Formel zu empfehlen.
- Danach errechnet sich bei 80 kg KG und 50 % VKOF für die ersten 8 h nach dem Unfall eine stündliche Infusionsmenge von 500 ml Ringerlaktat.
- Für die Berechnung der VKOF sind nur zweit- und drittgradige Verbrennungen zu berücksichtigen.
- Beim thermomechanischen Kombinationstrauma ist der Volumenbedarf der Begleitverletzungen getrennt zu beachten.

Formeln für die *Infusionstherapie brandverletzter Kinder* zeigen eine noch größere Variabilität als die für Erwachsene.

- Für die initiale Notfallbehandlung des Kindes bzw. Kleinkindes kann die Flüssigkeitsmenge für die ersten 24 h mit 3–4 ml x kg KG x VKOF errechnet werden. Dabei ist der Erhaltungsbedarf nicht berücksichtigt.
- Geeignet sind auch spezielle, auf Kleinkinder zugeschnittene Infusionsformeln (Tab. 21.8).

Es wird empfohlen, die Hälfte des errechneten Volumens in den ersten 8 h zu infundieren.

Die „Verbrennungsformeln" geben nur zur Einleitung der Schocktherapie einen Anhalt. Die spätere Flüssigkeits-Substitution orientiert sich an relativ einfachen Zielgrößen (Tab. 21.9). Die zugeführte Flüssigkeitsmenge muß eine ausreichende Gewebeperfusion sichern; diese ist erkennbar an fehlender Laktat-Azidose und normaler Diurese. Die Urinproduktion soll (ohne Gabe von Diuretika oder osmotisch wirkenden Substanzen) beim Erwachsenen 0,5–1,0 ml/kg KG/h und beim Kind 1,0–2,0 ml/kg KG/h betragen. Alle anderen Parameter sind zurückhaltend zu bewerten.

Herzfrequenz und Blutdruck sind keine verläßlichen Indikatoren des Volumenstatus. Die Herzfrequenz liegt gewöhnlich über 100–120/min. Der arterielle Blutdruck

Tabelle 21.8 Infusionsvolumina für Kinder in den ersten 24 h nach Verbrennung (3).

- **Menge**
  - 5.000 ml/m² VKOF [%]
  - + 2.000 ml/m² KOF (Erhaltungsbedarf)
- **Zusammensetzung**
  - 1.000 ml Ringerlaktat
  - + 50 g Glukose
  - + 12,5 g Albumin

VKOF = verbrannte Körperoberfläche; KOF = Körperoberfläche

Tabelle 21.9 Zielgrößen des Flüssigkeitsersatzes während der ersten 24 h nach Verbrennung

▪ Herzfrequenz	< 120/min
▪ Arterieller Mitteldruck	> 80 mmHg
▪ ZVD	2–7 mmHg
▪ Diurese	0,5–1,0 ml/kg KG/h
▪ Plasma-Albumin	> 25–30 g/l
▪ Hämatokrit	30–35 %

kann, insbesondere bei jungen Menschen, Katecholamin-bedingt deutlich erhöht sein.

▪ Analgesie und Anästhesie

Die Schmerzintensität ist nicht selten umgekehrt proportional zur Schwere des Traumas. Schwerst drittgradig Verbrannte sind gelegentlich unmittelbar nach dem Unfall bewußtseinsklar, orientiert und relativ schmerzarm. Die Zerstörung nozizeptiver Strukturen führt zu einer Schmerzunempfindlichkeit der Wundoberfläche; in der Tiefe und den Randbezirken bleibt die Sensibilität jedoch erhalten. Großflächige zweitgradige Verbrennungen verursachen meist stärkste Schmerzen; hier wird selbst ein leichter Luftzug als Schmerz empfunden.

- Eine potente, intravenöse Analgesie in der Akutphase von Verbrennungen ist unerläßlich.
- Es sind Opioide wie Morphin oder Fentanyl indiziert, wobei unter Spontanatmung die mögliche Atemdepression zu beachten ist.
- Sowohl am Unfallort als auch zur klinischen Primärversorgung von Brandverletzten ist Ketamin bzw. (S)-Ketamin, ggf. in Kombination mit einem Benzodiazepin wie Midazolam, unübertroffen. Die starken Schmerzen erfordern oft Dosierungen, die deutlich über der zur Analgesie üblichen Dosis von 0,125–0,25 mg/kg KG (S)-Ketamin liegen.

Zu den Einzelheiten wird auf das Kapitel „Analgesie und Anästhesie im Rettungsdienst" verwiesen.

Zur Anästhesie sowohl am Unfallort als auch während der nachfolgenden Schockphase ist (S)-Ketamin in Kombination mit einem Benzodiazepin ebenfalls besonders geeignet. In der Frühphase der Verbrennung während der ersten 24 h kann Succinylcholin zur Blitzintubation benutzt werden.

▪ Versorgung der Brandwunden

Am Unfallort verbietet sich eine Behandlung der Verbrennungswunde. Das Auftragen von Puder, Salbe oder anderen Lösungen ist zu unterlassen.

- Die Wundabdeckung soll mit sterilem, sekretaufnehmendem und nicht verklebendem Verbandmaterial erfolgen.
- Zum Wärmeschutz sind Rettungsdecken aus dünner Aluminiumfolie zu benutzen.

- Zum Sekundärtransport Schwerstverbrannter haben sich Ganzkörper-Verbandssets mit einem Spezialvlies als Wundauflage, Schaumstoffunterlage und Wärmeschutzhülle bewährt.

Grundzüge der klinischen Erstversorgung

Bereits bei der Erstversorgung ist streng auf die allgemeine Hygiene und insbesondere auf die Einhaltung aseptischer Arbeitsweisen zu achten. Die Letalität des Brandverletzten wird durch die Infektion bestimmt.

Die übliche Klimatisierung eines Ambulanz- oder OP-Raumes ist nicht zur Erstversorgung eines Brandverletzten geeignet. Ohne funktionsfähige Haut nimmt der Körper rasch Umgebungstemperatur an. Zur Vermeidung einer Hypothermie sind zu beachten:
– Die Raumtemperatur soll bei mindestens 29 °C und die relative Luftfeuchte bei 50 % liegen.
– Durch Anwendung von Wärmelampen, Hitzestrahlern und konvektiver Wärme muß versucht werden, dieser Forderung möglichst nahezukommen.
– Türen sind geschlossen zu halten.
– Infusionen und Waschlösungen sind anzuwärmen.
– Bei Kleinkindern ist nach Möglichkeit der Kopf zu bedecken; er entspricht 18 % der KOF.

Zur exakten Evaluation des Verbrennungsausmaßes ist eine *gründliche Ganzkörper-Reinigung* einschließlich Rasur der Kopf-, Achsel- und Schambehaarung des Brandverletzten erforderlich. Außerhalb von Spezialeinrichtungen steht nur selten ein Duschbad zur Verfügung, in dem der Verunfallte liegend mit warmem Wasser abgebraust werden kann. Da ein Tauchbad aus infektiologischen Gründen abzulehnen ist, muß ggf. eine Abwaschung erfolgen. Zur Reinigung eignen sich angewärmte desinfizierende Waschlösungen oder Flüssigseifen. Lösungen auf Chlorhexidin-Basis wirken effektiv gegen die normale Gram-positive Hautflora, aber auch gegen Gram-negative Keime und Pilze. Polyvidon-Jodlösungen sind unter bakteriologischen Gesichtspunkten ebenfalls geeignet; sie verursachen jedoch Schmerzen und werden möglicherweise resorbiert. Ein weiterer Nachteil ist die Hautverfärbung, die eine Beurteilung der Wunde erschwert. Teer und Bitumen lassen sich mit Baby-Pflegeöl und Geduld entfernen.

Brandblasen werden, außer an Handflächen und Fußsohlen, eröffnet. Ausgehend von den Follikeln der Hautanhangs-Gebilde infizieren sie sich und enthalten in der Blasenflüssigkeit hohe Konzentrationen von Entzündungs-Mediatoren. Blasenreste werden sorgfältig entfernt.

Nach Abschluß der Reinigung und sorgfältiger Beurteilung der Verbrennungswunde werden an definierten Stellen *Abstriche* zur bakteriologischen Untersuchung vorgenommen.

Schließlich muß die Wunde vor *Austrocknung* und *Infektion* geschützt werden. Topische antimikrobielle Substanzen sind nur kurzzeitig wirksam, so daß sie mehrmals am Tag erneuert werden müssen. In Gebrauch sind derzeit vorwiegend Silber-Sulfadiazine und Polyvidon-Jod. Zum Schutz vor Austrocknung eignen sich Wundabdeckungen aus biologischen oder künstlichen Materialien. Da das Behandlungskonzept der Verbrennungszentren nicht standardisiert ist, empfiehlt sich die *Rücksprache* mit der ggf. aufnehmenden Spezialeinrichtung.

Vor und nach der Säuberung und vor dem Auftragen von Salben und dem Anlegen von Verbänden ist eine *Fotodokumentation* empfehlenswert.

Bei *zirkulären Verbrennungen* der Extremitäten gehört die regelmäßige Überprüfung der Durchblutung (alle 15–30 min) zu den wesentlichen Maßnahmen während der ersten 48 h, da durch die progrediente Ödem-Bildung ein Kompartment-Syndrom droht. Ein Doppler-Gerät oder die Pulsoxymetrie an der betroffenen Extremität können hilfreich sein. Fehlende Pulse erfordern die Escharotomie (Inzision des Verbrennungsschorfs) bzw. Faszotomie. Bei zirkulären Verbrennungen des Thorax und des Abdomens können Escharotomien notwendig werden, um die Compliance der Thoraxwand und damit die Ventilation zu verbessern. Verbrannte Extremitäten sind, ebenso wie der Kopf, hoch zu lagern.

Weitere *allgemeine Maßnahmen* sind:
- Arterielle Kanüle zur Druckmessung und Blutgas-Analyse,
- Blasenkatheter zur Kontrolle der Diurese,
- Magensonde zur Entlastung bei initial bestehender Magenatonie,
- EKG,
- Röntgenaufnahme der Lunge,
- Bronchoskopie zur Diagnose eines Inhalationstraumas
- laborchemische Untersuchungen einschließlich CO- und Met-Hämoglobin, Myoglobin und Laktat,
- Überprüfung und ggf. Auffrischung des Tetanus-Impfschutzes,
- Wiegen zur Ermittlung des Ausgangsgewichts,
- Augenärztliches Konsil bei Gesichtsverbrennung.

Inhalationstraumen

Pathophysiologie

Begriff und Einteilung

Der Terminus „Inhalationstrauma" charakterisiert ein akutes Ereignis und umfaßt ein breites Spektrum respiratorischer Schädigungen mit unterschiedlicher Pathophysiologie und klinischer Manifestation.

Das Ausmaß des inhalativen Schadens ist abhängig von der Dauer der Exposition, der Art des verbrannten Materials sowie der Konzentration und Löslichkeit der Substanzen. Nach der auslösenden Noxe lassen sich drei Arten unterscheiden:
- Die systemische Inhalations-Vergiftung,
- das thermische Inhalationstrauma,
- das chemische Inhalationstrauma.

Systemische Inhalations-Vergiftung

Neben der asphyktischen Erstickung infolge Sauerstoffmangels sind vor allem die Kohlenmonoxyd- (CO-) und Zyanid-Vergiftungen für den raschen Tod am Unfallort verantwortlich. Meist liegt eine Misch-Intoxikation vor.

Die Rekonstruktion des Feuers im Nachtclub „Stardust" in Dublin im Jahr 1981 hat gezeigt, daß in einem geschlossenen Raum bereits nach 2 min der Sauerstoff auf weniger als 2% verbraucht und die CO_2-Konzentration auf 17% gestiegen ist, so daß der *Tod durch Asphyxie* eintritt.

Die *CO-Vergiftung* (weitere Einzelheiten s. Kapitel „Intoxikationen") gilt als eine der häufigsten unmittelbaren Todesursachen von Brandverletzten. Die Substanz entsteht als Pyrolyse-Produkt bei Schwelbränden und Explosionen und muß bei jedem Brandverletzten vermutet und entsprechend behandelt werden. Nur 0,1 Vol.-% CO in der Atemluft können den Anteil von CO-Hb auf 50% erhöhen. 0,5 Vol.-% CO in der Atemluft führen bereits in wenigen Minuten zum Tod. Die *Symptomatik* subletaler Formen reicht von Übelkeit und Schwindel über Desorientiertheit bis zur Bewußtlosigkeit. Das „klassische" kirschrote Hautkolorit wird beim Brandverletzten in der Regel vermißt.

Blausäure-Gase (Zyanidwasserstoff, HCN) entstehen bei der Verbrennung bzw. Pyrolyse von natürlichen stickstoffhaltigen Materialien wie Wolle und Seide sowie von synthetischen Schaum- und Dämmstoffen (Polyurethan, Polyamide, Polyacryl, Melamin-Harze usw.). Zyanid-Gase sind sehr flüchtig und sind deshalb praktisch nur bei Bränden in geschlossenen Räumen gefährlich. Ihre Toxizität beruht auf der Hemmung des oxydativen Zell-Stoffwechsels durch Blockade der mitochondrialen Zytochrom-Oxydase (innere Erstickung). Eine Konzentration von 280 ppm (parts per million) ist innerhalb weniger Augenblicke tödlich; Konzentrationen von 45–54 ppm können für etwa 1 h ohne größeren Schaden toleriert werden. Da es sich bei der Rauchgas-Inhalation in der Regel um eine Misch-Intoxikation mit CO handelt, sind CN-Konzentrationen ab 20 ppm bereits als gefährlich einzustufen. Die *Symptome* ähneln der CO-Intoxikation: Übelkeit, Kopfschmerzen, Schwäche, Müdigkeit und Koma. Im EKG können sich frische ST-Hebungen zeigen und einen akuten Myokardinfarkt vortäuschen. Initial führt Zyanid über die Stimulation des Glomus caroticum und peripherer Chemorezeptoren zur Hyperventilation mit vermehrter CN-Aufnahme.

Thermisches Inhalationstrauma

Durch direkte Hitzewirkung kommt es bei etwa 45% der Brandverletzten zu einem ausgeprägten supraglottischen Ödem mit der Gefahr der kompletten Atemwegs-Obstruktion. Die sehr lockere bindegewebige Verbindung der Schleimhaut mit den darunterliegenden Strukturen begünstigt die Ödem-Bildung. Das thermische Inhalationstrauma tieferer Abschnitte des Respirationstrakts ist selten, da im Gegensatz zum gesättigten Dampf heiße, aber trockene Gase während der Passage des oberen Respirationstrakts durch Wasseraufnahme aus der Schleimhaut rasch abkühlen.

Ein Ödem der oberen Atemwege führt nur in Ausnahmefällen bereits am Unfallort zur tödlichen Atemwegs-Obstruktion. In der Regel macht es sich klinisch erst 6–8 h nach Hitzeeinwirkung bemerkbar.

Klinische Zeichen sind zunehmende Atemnot und inspiratorischer Stridor. Zur gezielten Diagnostik gehört die Inspektion der Schleimhaut von Mund und Rachen. Periorale Verbrennungen sind verdächtig, jedoch nicht beweisend (Tab. 21.**10**). Der Schadensablauf im Oropharynx nach Hitze-Exposition entspricht dem in anderen Körperbereichen.

Auch eine direkte Schädigung des Kehlkopfs durch Hitze

oder toxische Verbrennungsprodukte mit bleibenden Schäden ist möglich. Eine zusätzliche Traumatisierung durch einen endotrachealen Tubus ist nicht auszuschließen; dennoch darf gerade bei diesen Patienten nicht mit der Intubation gezögert werden.

■ Chemisches Inhalationstrauma

Die Inhalation von *Rauch- und Rußpartikeln* oder *toxischen Verbrennungsprodukten* natürlicher und künstlicher Materialien schädigt das tracheo-bronchiale System unter Umständen bis in tiefe alveoläre Abschnitte.

Rußpartikel selbst sind inert; sie dienen jedoch als Träger für toxische Substanzen und gelten bei der Tracheo-Bronchoskopie als Indiz für eine Inhalation.
Lokalisation und Schwere des Traumas sind wesentlich vom Grad der Wasserlöslichkeit der Substanzen und der Dauer der Exposition abhängig. Bei einem Brand werden gewöhnlich Rauchgas-Komponenten mit einem Gemisch wasserlöslicher (hydrophiler) und fettlöslicher (lipophiler) Bestandteile freigesetzt.
Reizgase mit hoher Wasserlöslichkeit wie Aldehyde, Ammoniak, Chlor- und Schwefel-Verbindungen reagieren sofort mit dem Wasser in den ersten Schleimhautoberflächen und schädigen so die Mukosa der oberen und evtl. auch mittleren Atemwege. Die Symptome treten damit unmittelbar beim Kontakt auf (Reizgase vom „Soforttyp"). In niedriger Konzentration führen sie lediglich zur Irritation der Schleimhaut mit schmerzhafter Konjunktivitis, Rhinitis und Pharyngitis. In höherer Konzentration werden die Symptome verstärkt bis hin zum schwersten Laryngospasmus, der ein Tieferdringen der Reizgase zwar verhindern, selbst aber auch tödlich sein kann. Hyperventilation (CO_2-Anstieg, metabolische Azidose, Erregung) und längere Exposition bei fehlender Fluchtmöglichkeit oder Bewußtseinstrübung können das tiefere Eindringen von Reizgasen erleichtern und die distalen Luftwege und das Lungenparenchym schädigen. Dann treten Bronchospasmus, Ulzerationen der Bronchial-Schleimhaut und Lungenödem auf.
Bei *Inhalation schlecht wasserlöslicher, lipophiler Substanzen* wie Stickstoff-Oxyden und Phosgen fehlen die warnenden Soforterscheinungen im oberen Respirationstrakt weitgehend, so daß lange Expositions-Zeiten möglich sind. Auch der Beginn des Schadens ist verzögert (Reizgase vom „Latenztyp"). Erst nach einem symptomfreien Intervall von 24–48 h (nur ausnahmsweise früher nach ca. 5 h) kommt es zur schweren Dyspnoe als Folge einer ausgeprägten Zellmembran-Schädigung mit Zerstörung des Flimmerepithels. Das schwere Ödem der Bronchial-Schleimhaut mit Hypersekretion kann ein intraalveoläres Lungenödem vortäuschen.
Die Problematik ist genauer im Kapitel „Chemische Schäden und Gefahrstoff-Unfall" dargestellt.

Spezielle präklinische Versorgung

Nachfolgend werden nur die Abweichungen vom allgemeinen Vorgehen bei Verbrennungen erläutert.

Das klinische Bild des Inhalationsschadens ist durch die Heterogenität der schädigenden Noxen außerordentlich variabel. Dies betrifft sowohl das Schädigungsmuster als auch das zeitliche Auftreten. Die diagnostischen Möglichkeiten sind präklinisch außerordentlich begrenzt.

Die Rekonstruktion des Unfalls kann wegweisend sein (Tab. 21.**10**). Dazu kommen einfache klinische Symptome (Schleimhaut-Irritation, Hustenreiz), die Inspektion der Perioral-Region und der Mundhöhle sowie die laryngoskopische Inspektion des Rachens bei evtl. Intubation. In der Klinik ist die Bronchoskopie diagnostischer Standard.

Tabelle 21.**10** Hinweise auf ein Inhalationstrauma

- **Unfallanamnese**
  - Unfall in geschlossenem Raum
  - Explosion
- **Untersuchungsbefunde**
  - Bewußtlosigkeit
  - Dyspnoe
  - Inspiratorischer Stridor
  - Heiserkeit
  - Bronchospastik
  - Gesichtsverbrennungen
  - Ruß in Nasen- und Rachenraum

- Auch bei fehlendem Hinweis auf ein Inhalationstrauma ist jedem Schwerbrandverletzten unverzüglich Sauerstoff in hoher Konzentration über eine Maske zuzuführen.
- Die Pulsoxymetrie zur Beurteilung der arteriellen Sauerstoff-Sättigung ist nicht zuverlässig. *Irreführend und gefährlich ist die falsch positive Anzeige bei CO-Vergiftung.* Verbrennungen, starke Verschmutzungen und Vasokonstriktion können aus technischen Gründen eine Messung verhindern.
- Ergeben sich Hinweise für eine Rauchgas-Inhalation wie Dyspnoe, Husten, Brand im geschlossenen Raum und längeres Verbleiben in der Rauchgas-Atmosphäre, so kann bei nicht-bewußtlosen Unfallopfern zunächst versucht werden, durch Sauerstoff-Zufuhr eine Besserung herbeizuführen.

Der Nutzen einer systemischen oder inhalativen Zufuhr von Kortikosteroiden ist nicht belegt. Der anti-inflammatorische Effekt muß gegen die evtl. höhere Rate infektiöser Komplikationen (immunsuppressive Wirkung) abgewogen werden. Die rasche Resorption läßt auch bei inhalativer Applikation eine systemische Aufnahme erwarten. Die Entwicklung eines hitzebedingten Glottisödems kann kaum verhindert werden. Weiter muß bei Anwendung von Dosier-Aerosolen bezweifelt werden, ob die Substanzen (insbesondere bei Applikation durch den Ungeübten) überhaupt ihren Wirkort erreichen.

- Die beim Inhalationstrauma im Vordergrund stehende Bronchospastik ist vorzugsweise mit ß$_2$-Mimetika (Fenoterol-Spray, 2–3 Hübe zu je 100 µg) oder mit Theophyllin (4–5 mg/kg KG i. v. in 30 min) zu behandeln.

Bei Zyanid-Intoxikation steht ein Antidot zur Verfügung, dessen Anwendung jedoch besser unterbleibt. 4-DMAP

(Dimethylaminophenol) führt zur Bildung von Met-Hb, an dessen dreiwertiges Eisen sich das Zyanid-Ion bindet und damit unschädlich gemacht wird. Da es sich bei der Brandgas-Inhalation jedoch regelmäßig um eine Misch-Intoxikation handelt, ist die Sauerstoff-Transportkapazität oft durch CO-Hb-Bildung erheblich reduziert. Die zusätzliche Bildung von Met-Hb führt zu einer weiteren, drastischen Verminderung des Sauerstoff-Angebots an die Körperzellen.

Es gibt gute Gründe anzunehmen, daß der Zustand eines Patienten, der die Rettung aus einer Zyanid-haltigen Brand-Atmosphäre und damit die Beendigung der Exposition überlebt, sich auch ohne Antidot nicht verschlechtert; vorausgesetzt, es werden unverzüglich lebensrettende Maßnahmen (Intubation, Beatmung, Sauerstoff) ergriffen.

Beim Inhalationstrauma werden für die initiale Schocktherapie gelegentlich Flüssigkeitsmengen empfohlen, die weit über den nach der Parkland-Formel (s. oben) errechneten Volumina liegen. Diese Empfehlungen können sich nicht auf gesicherte Studien stützen.

- Um die durch das Inhalationstrauma geschädigte Lunge vor einer gefährlichen Überwässerung zu schützen, soll die initiale Flüssigkeitszufuhr nicht über die Parkland-Formel hinausgehen und sich möglichst rasch an einer Urinproduktion von 30–50 ml/h orientieren.
- Andererseits muß vor einer zu geringen Flüssigkeits-Substitution unter der Vorstellung der „Trockenlegung der Lunge" gewarnt werden.

Verbrennungen durch Strom

Pathophysiologie

Schädigungen durch Elektrizität werden durch elektrophysiologische und elektrothermische Stromwirkung, einen Lichtbogen oder Entflammen der Kleidung hervorgerufen. Elektrische Verbrennungen im engeren Sinne sind durch hohe Hitzeentwicklung und Explosion von Zellmembranen verursacht.

Bei *Niederspannungs-Unfällen* (Haushalt) steht die elektrophysiologische Wirkung im Vordergrund. Die thermische Wirkung ist auf die „Strommarken" begrenzt; die vitale Bedrohung geht vom Herzen (Rhythmus-Störung) aus. Tetanische Muskel-Kontrakturen können ein Loslassen des Stromleiters verhindern oder über die Kontraktur der Atemmuskulatur einen Atemstillstand herbeiführen.

Bei *Hochspannungs-Unfällen* (Überlandleitung) steht die thermische Stromwirkung im Vordergrund. Der den Körper durchfließende Strom erzeugt in Abhängigkeit vom Gewebewiderstand eine extreme Hitze, die alle Strukturen zerstört. Das Ausmaß der Zerstörung geht regelmäßig weit über die an der Hautoberfläche sichtbaren Verbrennungen hinaus (Eisberg-Phänomen). Da Stromdichte und Hitzeentwicklung in den Extremitäten am größten sind, werden diese nicht selten bis zur Verkohlung zerstört.

Ausgedehnte Muskelnekrosen führen zur Myoglobinämie bzw. Myoglobinurie und ggf. zu einem frühen Nierenversagen.

- Die Rettung eines Opfers aus einem Stromkreis geschieht am sichersten durch Abschaltung des Stromes oder unter Verwendung eines Nichtleiters.

Die tiefen, an der Hautoberfläche nicht sichtbaren Zerstörungen beim Elektrounfall lassen eine Berechnung der Infusionsvolumina nach einer „Verbrennungsformel" prinzipiell nicht zu.

- Als Orientierung für den Start des Flüssigkeitsersatzes ist zunächst die Parkland-Formel (s. oben) zu benutzen.

Nach Klinikaufnahme gelten folgende Regeln:
- Bei Myoglobinurie ist die Flüssigkeitszufuhr rasch zu steigern, um eine Stunden-Diurese von 1–2 ml/kg KG zu erreichen.
- Unterstützend kann Mannitol eingesetzt werden (bei 75 kg KG intial 20–25 g, gefolgt von 12,5 g/h über 6 h).
- Zur besseren Ausscheidung von freiem Hb und Myoglobin ist darüber hinaus die Gabe von Natrium-Bikarbonat (200–400 mmol bei 75 kg KG) angezeigt.
- Unter Mannit-Gabe ist die Stunden-Diurese nicht mehr als Kriterium für eine adäquate Perfusion zu verwerten.

Sonstige Hitzeschäden

Allgemeine Pathophysiologie

Unter dem Begriff „Hitzeschaden" werden pathogenetisch unterschiedliche Krankheitsbilder zusammengefaßt, deren Gemeinsamkeit die Hitze als schädigende Noxe ist: Sonnenstich, Hitzekollaps, Hitzeerschöpfung und Hitzschlag.

In gemäßigten Zonen sind Hitzeschäden relativ selten; in tropischen Gegenden sowie unter bestimmten Arbeitsbedingungen (Kesselräume usw.) stellen sie jedoch ein Problem dar. Während der Pilgermonate in Saudi-Arabien wurden z. B. in einem Jahr über 2 000 Pilger mit einem Hitzschlag registriert; die Mortalität betrug 10 %.

Die *Körpertemperatur* des Menschen wird in engen Grenzen konstant gehalten (Homoiothermie). Der endogenen Wärmeproduktion (Stoffwechsel, Muskelaktivität) steht die Wärmeabgabe über Konvektion und Strahlung (75 %) sowie Verdunstung (25 %) gegenüber; die Konduktion kann vernachlässigt werden. Die *Wärmeabgabe* ist vor allem vom Transport aus dem Körperkern zur Körperschale, vom Temperaturgradienten zwischen Körperoberfläche und Umgebung, der Luftfeuchtigkeit und Luftbewegung, der Schweißproduktion sowie der Bekleidung abhängig.

Bei Umgebungstemperaturen oberhalb der Körpertemperatur und hoher relativer Luftfeuchtigkeit (über 90 %) ist beim Nicht-Akklimatisierten keine Wärmeabgabe mehr möglich und die Körpertemperatur steigt.

Bei längerer Hitze-Exposition (etwa 1 Woche) erfolgt eine *Akklimatisation* mit deutlich erhöhter Produktion salzarmen Schweißes; Plasmavolumen und HZV nehmen zu, während die Herzfrequenz sich normalisiert.

Auch bei normaler Umgebungstemperatur können Hitzeschäden auftreten, wenn die Wärmeproduktion (z. B. bei extremer Muskelarbeit) die Abgabe übersteigt. Die normale Wärmeproduktion von 60–80 kcal/h kann unter schwerer körperlicher Belastung kurzzeitig auf 900 kcal/h steigen. Ein Anstieg der Körpertemperatur über 41,1 °C führt zu einer ausgeprägten Stoffwechsel-Steigerung, die ihrerseits die Wärmeproduktion weiter erhöht.

Sonnenstich

Der Sonnenstich (Insolation) ist eine durch direkte, intensive Sonnenbestrahlung des ungeschützten Kopfes entstandene meningeale Reizung.

Zur typischen Symptomatik zählen Kopfschmerz, Übelkeit, Erbrechen, Unruhe, Schwindel und Nackensteifigkeit. Bei oft normaler Körpertemperatur ist der Kopf heiß und hochrot. Besonders gefährdet sind Säuglinge und Kleinkinder sowie Erwachsene mit unzureichender Behaarung. Unter Umständen kann sich ein Hitzschlag mit Bewußtlosigkeit und Krämpfen entwickeln.

- Die Behandlung beschränkt sich in der Regel auf die Lagerung mit leicht erhöhtem Oberkörper in kühler Umgebung und die lokale Kühlung des Kopfes.
- Bei Zeichen erhöhten intrakraniellen Druckes (Hypertonie, Bradykardie, Cheyne-Stokes- bzw. periodische Atmung) ist Klinikaufnahme erforderlich.

Hitzekollaps

Der Hitzekollaps ist Folge einer allgemeinen Vasodilatation mit Umverteilung des Blutvolumens in die Peripherie bei steigender Körperkerntemperatur und erhaltender Thermoregulation. Die orthostatische Hypotension kann zum Kreislaufkollaps und kurzzeitigem Bewußtseinsverlust führen.

Da kein absoluter, sondern lediglich ein relativer Flüssigkeitsmangel vorliegt, kann sich die Behandlung in der Regel auf einfache Maßnahmen beschränken.

- Patienten mit Hitzekollaps werden in kühler Umgebung in Schocklagerung gebracht.
- Die Kleidung ist zu öffnen.
- Orale Flüssigkeitszufuhr ist meist ausreichend; ggf. kann auch eine kristalloide Infusion erfolgen.

Hitzeerschöpfung

Die Hitzeerschöpfung wird besonders bei jungen Menschen während schwerer körperlicher Belastung (Soldaten, Sportler) beobachtet und ist auf extrazellulären Flüssigkeitsmangel durch Produktion großer Mengen salzreichen Schweißes zurückzuführen.

Die Wasserverluste können bis zu 1,5 l/h betragen; bei fehlender Hitze-Akklimatisation sind damit hohe Natrium-Verluste verbunden. Zu den vom Wasser- und Salzmangel bestimmten Symptomen gehören Schwäche, Unwohlsein, Kopfschmerzen, Erbrechen, Appetitlosigkeit und Kollaps. Die Körpertemperatur steigt selten über 39 °C. Die Patienten selbst sind wach, die Haut ist feuchtwarm. Bei versagender Thermoregulation ist ein Übergang zum Hitzschlag möglich.

- Patienten mit Hitzeerschöpfung werden zunächst in kühler Umgebung in Schocklagerung gebracht.
- Es kann eine physikalische Kühlung mit Ventilator oder Umschlägen erfolgen.
- Die intravenöse Flüssigkeits-Substitution erfolgt mit normotonen Elektrolytlösungen; ersatzweise durch Zufuhr „nach Geschmack" gesalzter Getränke.

Bei Zufuhr großer Mengen salzarmer Getränke muß eine Hyponatriämie vermieden werden, die für das Auftreten von „Hitzekrämpfen" in stark beanspruchten Muskelgruppen verantwortlich gemacht wird.

Hitzschlag

Der Hitzschlag unterscheidet sich durch das Versagen der Thermoregulation von den übrigen Hitzeschäden. Mit einer Mortalität von 17–80 % stellt er einen medizinischen Notfall dar.

Durch unzureichende Wärmeabgabe steigt die Körpertemperatur innerhalb kürzester Zeit über 40 °C. Durch hitzeinduzierte Denaturierung bzw. Veränderung von Enzymen, weiteren Proteinen und Membranlipiden kommt es zur Zerstörung von Membranstrukturen. Bei Temperaturen über 42 °C tritt eine Entkopplung der oxydativen Phosphorylierung mit Untergang von Mitochondrien hinzu. Anaerober Stoffwechsel und Perfusions-Störungen führen zur schweren metabolischen Azidose mit Anstieg von Laktat und Pyruvat. Durch Schädigung des Gefäß-Endothels kann es zur disseminierten intravasalen Gerinnung und multiplen Organ-Dysfunktionen kommen. Das Versagen der Schweißdrüsen ist wahrscheinlich sekundär und von untergeordneter Bedeutung. Die Prognose hängt weitgehend von der kardiovaskulären Leistungsfähigkeit der Betroffenen ab.

Allgemein werden zwei Formen des Hitzschlags unterschieden:
– Bei jungen, sonst gesunden Menschen tritt der Hitzschlag oft durch *aktive Wärmeproduktion* bei exzessiver Muskelaktivität auf. Klimatische Faktoren, Dehydrata-

tion und isolierende Körperbekleidung verstärken den Prozeß.
- Der klassische Hitzschlag ist Folge *passiver Aufwärmung* bei anhaltend schwülheißem Wetter (Hitzeepidemie). Diese Form trifft vor allem ältere Menschen mit entsprechenden Vorerkrankungen. Auch Medikamente, die zur Dehydratation (Diuretika) bzw. verminderten Schweißbildung (Anticholinergika, Phenothiazine) führen, haben einen verstärkenden Einfluß.

Das klinische Bild variiert. Beim klassischen Hitzschlag mit passiver Aufwärmung findet sich häufig ein über 1–2 Tage anhaltendes Prodromalstadium mit Lethargie, Ermüdung, Schwäche, Übelkeit, Erbrechen und Benommenheit. Bei aktiver Wärmeproduktion kommt es dagegen meist ohne wesentliche Warnzeichen zum Vollbild des Hitzschlags.

Leitsymptome des Hitzschlags sind trockene, gerötete Haut, über 40 °C erhöhte Körpertemperatur und gestörte Vitalfunktionen.

- Die Patienten sind apathisch bis komatös; auch generalisierte Krämpfe oder Erregungszustände können auftreten.
- Wegen des Versagens der Temperaturregulation werden nur gelegentlich Spuren vorangegangenen Schwitzens beobachtet.
- Die Patienten sind tachykard und tachypnoisch.
- Nach initialer Hypertonie kommt es zum Blutdruckabfall und damit zum Schock. In diesem Stadium ist die Haut blaß, heiß und trocken.

Nicht alle Patienten weisen die klassischen Zeichen auf, so daß bei bewußtlosen Patienten und entsprechender Situation immer an einen Hitzschlag gedacht werden muß.

Differentialdiagnostisch auszuschließen sind insbesondere Meningitis, Enzephalitis, Epilepsie und schwere Dehydratation.

Der Hitzschlag erfordert eine sofortige Therapie, Leitprinzip ist die konsequente Kühlung:
- Komatöse Patienten werden ggf. intubiert und beatmet.
- Die initiale Kühlung erfolgt mit einfachen Mitteln wie Eispackungen oder Eiswasserbädern (es kann aber durchaus auch ein Kühlraum genutzt werden).
- Um eine kälteinduzierte Vasokonstriktion zu vermeiden, ist die Haut (insbesondere der Extremitäten) zu massieren.
- Die Kühlung wird abgebrochen, wenn die Rektaltemperatur 38 °C erreicht oder Kältezittern auftritt. Letzteres soll vermieden werden, da die Muskelaktivität wieder zur Hitzeproduktion beiträgt.
- Die intravenöse Flüssigkeits-Substitution erfolgt nach Bedarf.
- Falls der Einsatz von Katecholaminen unumgänglich wird, sind β-Mimetika zu bevorzugen. α-Mimetika führen durch Vasokonstriktion zur Verminderung der Wärmeabgabe.

Magen- oder Darmspülungen mit Eiswasser oder eine Hämodialyse zur Temperatursenkung werden nicht mehr empfohlen. Insbesondere bei älteren Patienten kann eine unkritische Flüssigkeits-Substitution zum hypervolämischen Herzversagen führen. Die Gabe von Kortikosteroiden ist nicht indiziert.

Kernaussagen

▪ Grundlagen
- In der Bundesrepublik Deutschland werden jährlich etwa 10 000 – 15 000 Brandverletzte stationär behandelt. Oft liegt gleichzeitig ein Inhalationstrauma vor. Bei 5 – 10 % ist mit thermomechanischen Kombinationstraumen zu rechnen.

▪ Verbrennungen
- Der Schweregrad einer Verbrennung ergibt sich aus der Tiefe der Schädigung, dem Verbrennungsgrad sowie dem Ausmaß der verbrannten Körperoberfläche (VKOF). Traditionell werden drei Verbrennungsgrade unterschieden. Das Ausmaß der Verbrennung läßt sich orientierend mit Hilfe der „9-er Regel" nach Wallace abschätzen.
- Brandverletzte werden grundsätzlich wie sonstige Unfallopfer versorgt. Die Erhaltung der Vitalfunktionen und die Identifizierung von Begleitverletzungen stehen im Vordergrund. Da eine hinreichend verläßliche Beurteilung der Wunde nur nach sorgfältiger Säuberung des Brandverletzten möglich ist, soll als primäres Transportziel grundsätzlich das nächste Krankenhaus mit chirurgischer und anästhesiologischer Fachabteilung gewählt werden.
- Die Kaltwasserbehandlung der Brandwunde soll ein „Nachbrennen" und „Abtiefen" der Verbrennung verhindern. Die unkritische Anwendung kann zu schwersten Unterkühlungen führen.
- Patienten mit drittgradigen Verbrennungen der Perioralregion bzw. drohendem intraoralem Ödem müssen frühzeitig intubiert werden. Zur Vermeidung der häufigen massiven Überinfusion von Brandverletzten an der Unfallstelle ist die modifizierte Brooke-Formel zu empfehlen. Für die Berechnung der VKOF sind nur zweit- und drittgradige Verbrennungen zu berücksichtigen. Bei thermomechanischem Kombinationstrauma wird der Volumenbedarf der Begleitverletzungen getrennt berücksichtigt. Auf ausreichende Analgesie (ggf. Einleitung einer Anästhesie) ist zu achten. Die Wundabdeckung soll mit sterilem, sekretaufnehmendem und nicht verklebendem Verbandmaterial erfolgen.

▪ Inhalationstraumen
- Das klinische Bild des Inhalationsschadens ist durch die Heterogenität der schädigenden Noxen außerordentlich variabel. Dies betrifft sowohl das Schädigungsmuster als auch das zeitliche Auftreten. Die diagnostischen Möglichkeiten sind präklinisch außerordentlich begrenzt.
- Die Erhaltung der Vitalfunktionen steht im Vordergrund. Um die geschädigte Lunge vor Überwässerung zu schützen, soll die initiale Flüssigkeitszufuhr nicht über die Parkland-Formel hinausgehen. Andererseits muß vor einer zu geringen Flüssigkeits-Substitution („Trockenlegung der Lunge") gewarnt werden.

▪ Verbrennungen durch Strom
- Elektrische Verbrennungen im engeren Sinne sind durch hohe Hitzeentwicklung und Explosion von

Zellmembranen verursacht. Die tiefen, an der Hautoberfläche nicht sichtbaren Zerstörungen beim Elektrounfall lassen eine verläßliche Berechnung der Infusionsvolumina nicht zu; als Orientierung ist zunächst die Parkland-Formel zu benutzen.

Sonstige Hitzeschäden
- Der Sonnenstich (Insolation) ist eine durch direkte, intensive Sonnenbestrahlung des ungeschützten Kopfes entstandene meningeale Reizung. Der Hitzekollaps ist Folge einer allgemeinen Vasodilatation mit Umverteilung des Blutvolumens in die Peripherie bei steigender Körperkerntemperatur und erhaltender Thermoregulation. Die Hitzeerschöpfung wird besonders bei jungen Menschen während schwerer körperlicher Belastung beobachtet und ist auf extrazellulären Flüssigkeitsmangel durch Produktion großer Mengen salzreichen Schweißes zurückzuführen. Therapeutische Leitprinzipien sind Beendigung der Hitzeexposition und adäquater Flüssigkeitsersatz.
- Der Hitzschlag unterscheidet sich durch das Versagen der Thermoregulation und hohe Mortalität von den übrigen Hitzeschäden. Leitsymptome sind trockene, gerötete Haut, über 40 °C erhöhte Körpertemperatur und gestörte Vitalfunktionen. Therapeutische Leitprinzipien sind Sicherung der Vitalfunktionen und sofortige, aktive Kühlung (Eispackungen, Eiswasserbäder).

Literatur

1. Achauer BM (ed.): Management of the Burned Patient. Appelton u. Lange, Norwalk 1987
2. Boswick JA (ed.): The Art and Science of Burn Care. Aspen Publ., Rockville 1987
3. Carvajal HF: Fluid Therapy for the Acutely Burned Child. Compr Ther. 1977; 3:17–24
4. Demling RH: Burns. New Engl. J. Med. 1985; 313:1389–1398
5. Demling RH, LaLonde Ch: Burn Trauma. Thieme Medical Publ. Inc., New York 1989
6. Framer JC: Temperature-related Injuries. In: Civatta JM, Taylor RW, Kirby RR (eds.): Critical Care. Lippincott, Philadelphia 1992; Chap. 70: S. 899–907
7. Geiss P, Marr JJ: Manangement of heat injury syndromes. Crit. Care, State of the Art Vo. 3, K1–24, SCCM 1982
8. Haponik EF, Munster AM (eds.): Respiratory Injury. The McGraw-Hill Company, New York 1990
9. Herndon DN (ed.): Total Burn Care. WB Saunders, Philadelphia 1996
10. Herndon DN, Curreri PW, Abston S, Rutan TC, Barrow RE: Treatment of Burns. In: Ravitch MM (ed.): Curr Probl Surg. 1987; 24:341–397
11. Hummel RP: Clinical Burn Therapy. J. Wright, Boston 1982
12. Kien ND, Antognini JF, Reilly DA, Moore PG: Small-Volume Resuscitation in Using Hypertonic Saline Improves Organ Perfusion in Burned Rats. Anesth Analg. 1996; 83:782–788
13. Kramer GC, Nguyen TT: Pathophysiology of Burn Shock and Burn Edema. In: Herndon DN (ed.): Total Burn Care. WB Saunders, Philadelphia 1996; S. 44–52
14. Latarjet J: A Simple Guide to Burn Treatment. Burns 1995; 21:221–225
15. Lund ChC, Browder NC: The Estimation of Areas of Burns. Surg Gynec Obstet. 1944; 79:352–358
16. Martyn JAJ (ed.): Acute Management of the Burned Patient. WB Saunders, Philadelphia 1990
17. Mozingo DW, Barillo DJ, Pruitt BA: Acute resuscitation and transfer management of burned and electrically injured patients. Trauma Quarterly 1994; 11:94–113
18. Pruitt BA, Goodwin CW: Burn Injury. In: Moore EE (ed.): Early Care of the Injured Patient. 4th ed., BC Decker, Philadelphia 1990; S. 286–309
19. Seraj MA: Heat stroke: the management of thermal trauma. In: Grande CM (ed.): Texbook of Trauma Anesthesia and Critical Care. Mosby, St. Louis 1993; Chap. 104: S. 1247–1257
20. Wallace AB: The Treatment of Burns. Oxford Univ. Press, London 1941
21. Warden GD: Burn Shock Resuscitation. World J Surg. 1992; 16:16–23
22. Williams WG, Phillips LG: Pathophysiology of the Burn Wound. In: Herndon DN (ed.): Total Burn Care. WB Saunders, Philadelphia 1996; S. 63–70
23. Wresch K-P: Ertrinken und Stromunfall. In: Ellinger K, Osswald PM, Stange K (Hrsg.): Fachkundenachweis Rettungsdienst. Springer, Berlin 1997; S. 381–396
24. Wresch K-P: Thermische Schädigungen: Verbrennung/Unterkühlung. In: Ellinger K, Osswald PM, Stange K (Hrsg.): Fachkundenachweis Rettungsdienst. Springer, Berlin 1997; S. 361–380
25. Zellweger G: Die Behandlung der Verbrennungen. Deutscher Ärzteverlag, Köln 1985

Lawinenunfälle und Kälteschäden

F. Chmelizek

Roter Faden

- **Lawinenunfälle**
  - Epidemiologie
  - Pathophysiologie
  - Präklinische Versorgung
- **Hypothermie**
  - Begriff und Ursachen
  - Pathophysiologie
  - Präklinische Versorgung
- **Erfrierungen**
  - Begriff und Ursachen
  - Erfrierungsgrade
  - Präklinische Versorgung

Lawinenunfälle

Epidemiologie

Nach Mitteilung der internationalen Kommission für alpines Rettungswesen (IKAR) wurden während des Zeitraumes 1975 bis 1995 in den 17 europäischen und nordamerikanischen Mitgliedsländern jährlich durchschnittlich 146 Lawinentote gemeldet.

Waren bis vor etwa 30 Jahren eine große Zahl von Lawinentoten durch Verschüttung von Wohnsiedlungen und auf den Verkehrswegen der Alpen zu beklagen, so konnte diese Zahl in den letzten 30 Jahren durch intensive Schutzmaßnahmen in den gefährdeten Gebieten stark reduziert werden. Gleichzeitig zeigte sich ein deutlicher Anstieg der Lawinentoten aufgrund alpiner Sportunfälle, bei denen der Anteil an erfahrenen gegenüber unerfahrenen Schi-Alpinisten überwiegt.

Pathophysiologie

Für die Überlebenschance von Lawinenopfern sind Art (Ganzkörperverschüttung mit und ohne Atemhöhle bzw. Teilverschüttung mit freiem Kopf und Oberkörper) und Dauer der Verschüttung sowie evtl. Begleitverletzungen entscheidend.

Die Letalität vor Ort bei Ganzkörperverschüttung wird mit etwa 54,2 % angegeben, während sie bei Teilverschüttung nur etwa 3,3 % beträgt.

Falk, Brugger und Adler-Kastner (12) haben durch Auswertung von Unfallprotokollen des Eidgenössischen Instituts für Schnee- und Lawinenforschung in Davos aus den Jahren 1981 bis 1989 eine Überlebenszeit-Analyse erstellt (Abb. 21.5). Danach geht eine Verschüttung von 15 min mit einer Überlebens-Wahrscheinlichkeit von etwa 92 % einher; ein Wert, der deutlich über älteren Angaben der Literatur liegt.

Die ersten 15 min nach Verschüttung werden daher als Überlebensphase bezeichnet. Hier ist die Letalität von etwa

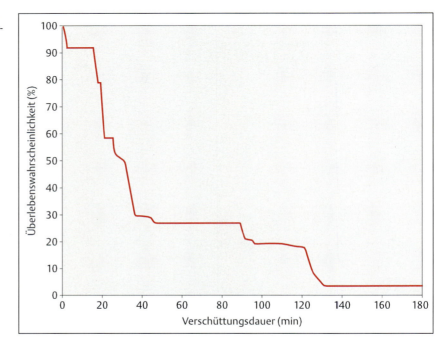

Abb. 21.**5** Überlebenswahrscheinlichkeit in Abhängigkeit von der Verschüttungsdauer bei Ganzkörperverschüttung (nach 12).

8 % fast ausschließlich durch begleitende Verletzungen bedingt.

Der Zeitraum von 15–35 min nach Verschüttung ist durch einen massiven Rückgang der Überlebenschance von 92 % auf 30 % gekennzeichnet. Es handelt sich in der Regel um *Lawinenopfer ohne Atemhöhle*, die an akuter Asphyxie durch Verlegung der Atemwege mit Lawinenschnee, Aspiration, Laryngospasmus oder Thorax-Kompression versterben.

Für Lawinenopfer ohne Atemhöhle wird bei einer Verschüttung von 35–45 min der kritische Punkt erreicht, an dem ein Überleben nicht mehr möglich ist.

Zeigt sich bei der Rettung des Verschütteten Mund und Nase durch Schnee oder Mageninhalt luftdicht verschlossen, kann auf fehlende Atemhöhle geschlossen werden.
 Bei einer Verschüttung von 35–90 min verläuft die Kurve flach mit nur geringer Zunahme der Letalität. Diese Patienten (etwa 27 %) überleben aufgrund einer *vorhandenen Atemhöhle*. Als Atemhöhle gilt jeder noch so kleine Hohlraum vor Mund und Nase bei gleichzeitig freien Atemwegen, wobei die vorhandene Atemhöhle beweist, daß der Verschüttete nach Stillstand der Lawine noch geatmet hat. Trotz vorhandener Atemhöhle sterben die Patienten 35–90 min nach Verschüttung. Besteht dagegen eine *offene Atemhöhle* mit Luftverbindung nach außen, ist eine Überleben noch länger als 130 min möglich.

Ein weiterer prognostischer Faktor ist die Verschüttungstiefe, die wegen der längeren Bergezeit mit der Verschüttungsdauer korreliert.

Während die akzidentelle Hypothermie nach Kälte-Exposition im Freien die Überlebenschancen durchaus verbessern kann, ist dies bei Hypothermie infolge Lawinenunfall weniger der Fall. Hier steht die *Hypoxie* im Vordergrund. Nur bei ausreichend großer Atemhöhle und erhaltener Atmung (fehlende Thorax-Kompression) kann sich überhaupt eine reversible Hypothermie entwickeln.
 Weiters wird die Überlebenschance wesentlich von begleitenden Verletzungen beeinflußt. Bei 10–15 % aller Lawinenunfälle tritt der Tod durch schwere Traumatisierung ein. Es finden sich vor allem Verletzungen der Halswirbelsäule, stumpfe Brust- und Bauchverletzungen, offene und geschlossene Schädel-Hirn-Traumen sowie multiple Frakturen der Extremitäten.

Präklinische Versorgung

Das spezielle notfallmedizinische Procedere ist von der Verschüttungsdauer abhängig; hierzu wird nach den Empfehlungen der IKAR eine Zeitspanne bis 45 min bzw. über 45 min unterschieden.

- Nach der Ortung des Lawinenopfers haben Rettung und ggf. CPR (kardiopumonale Reanimation) höchste Priorität.
- Bei längerer Verschüttung muß die Rettung besonders schonend unter möglichst geringer Bewegung des Patienten erfolgen.
- Eine evtl. vorhandene Atemhöhle muß erhalten werden.

Bei einer *Verschüttung bis 45 min* erfolgt die Rettung in 78 % durch unverschüttete Kameraden und nur in 22 % durch organisierte Rettungseinheiten. Rasche Rettung kann die drohende Asphyxie vermeiden.

- Wird bei der Rettung Ateminsuffizienz oder Atemstillstand festgestellt, wird die Beatmung sofort nach Freilegen des Kopfes bereits in der Bergungshöhle begonnen.
- Wegen der noch geringen Auskühlung des Patienten folgt die Behandlung den allgemeinen notfallmedizinischen Konzepten.
- Bei Kreislaufstillstand ist unverzüglich mit der CPR zu beginnen.
- Weiters ist bei jedem Geborgenen auf die Vermeidung weiterer Auskühlung zu achten.

Wache und ansprechbare Patienten erhalten warme Getränke. Eine evtl. Wärme-Applikation darf nur auf den Körperstamm erfolgen (s. Abschnitt „Hypothermie"). Jeder Ganzkörperverschüttete, auch in gutem Allgemeinzustand, soll zur weiteren Diagnostik und Überwachung in ein Krankenhaus eingeliefert werden.
 Bei einer *Verschüttung über 45 min* wird der Verunfallte in etwa 88 % durch organisierte Rettungseinheiten gerettet. In dieser Phase ist während der Rettung sehr genau auf eine evtl. vorhandene Atemhöhle zu achten.

- Bei vorhandener Atemhöhle steht die Hypothermie des Patienten im Vordergrund; die Rettung muß daher besonders vorsichtig und sanft erfolgen.
- Die frühzeitige Messung der Körperkern-Temperatur (KKT) ist anzustreben.

Die KKT dient zusammen mit der klinischen Symptomatik zur Stadieneinteilung der Hypothermie. Die Klassifikation der Schweizerischen Rettungsflugwacht (Tab. 21.**11**) ermöglicht die präklinische Stadieneinteilung der Hypothermie auch durch den Laien und ohne Messung der KKT.
 Die speziellen notfallmedizinischen Maßnahmen bei Patienten mit einer Verschüttung über 45 min folgen den Richtlinien zur Versorgung hypothermer Patienten (s. dort) (Abb. 21.6). Lawinenopfer mit Kreislauf-Insuffizienz oder -Stillstand mit vorhandener Atemhöhle sollen in eine Klinik mit Herz-Lungen-Maschine eingewiesen werden.
 Als Entscheidungshilfe für das Vorgehen bei Lawinenverschütteten mit Asystolie hat die IKAR im Jahr 1993 ein Konzept erstellt. Die Maßnahmen sind dem Notarzt vorbehalten und dürfen nicht delegiert werden. Zur adäquaten Anwendung sind ein EKG-Gerät und die Messung der KKT erforderlich.

Tabelle 21.11 Stadieneinteilung der Hypothermie; Klassifikation der Schweizerischen Rettungsflugwacht

■ **Stadium I**	KKT 35–32 °C	Patient ansprechbar mit Muskelzittern
■ **Stadium II**	KKT 32–28 °C	Patient somnolent ohne Muskelzittern
■ **Stadium III**	KKT 28–24 °C	Patient nicht ansprechbar
■ **Stadium IV**	KKT 24–15 °C	Kreislauf-Stillstand

KKT = Körperkern-Temperatur

Erste Maßnahmen sind:
- Bei fehlendem Karotis-Puls sofortiger Beginn der CPR,
- Anlage eines EKG,
- Messung der KKT (ersatzweise wird die Verschüttungsdauer herangezogen).

Bei EKG-diagnostizierter Asystolie ergeben sich zwei Möglichkeiten.
Bei einer *KKT über 32 °C und gesicherter Verschüttung unter 45 min* ist ein Kreislauf-Stillstand durch Asphyxie anzunehmen. Das weitere Vorgehen ist wie folgt:
- 20 min CPR,
- bei Erfolg Transport in die nächstgelegene Klinik mit Intensivstation.
- Bei fortbestehender Asystolie Abbruch der CPR und Todesfeststellung unter der Diagnose „Akute Asphyxie".

Bei einer *KKT unter 32 °C und einer Verschüttung über 45 min* kann eine Hypothermie im Stadium IV vorliegen, die folgende Maßnahmen erfordert:

- Bei vorhandener Atemhöhle lückenlose CPR bis zur Einweisung in eine Klinik mit Herz-Lungen-Maschine.
- Bei fehlender Atemhöhle ist die Prognose infaust; Abbruch der CPR und Todesfeststellung unter der Diagnose „Asphyxie mit anschließender Auskühlung".
- Falls keine sicheren Erkenntnisse über das Vorhandensein einer Atemhöhle vorliegen, lückenlose CPR bis zur Einweisung in eine Klinik mit Herz-Lungen-Maschine.
- Ersatzweise Bestimmung des Serum-Kaliums im nächsten Krankenhaus; bei einem Wert über 10 mmol/l Abbruch der CPR.

Beim Lawinenunfall gilt sinngemäß: Kein hypothermes Lawinenopfer mit Atemhöhle ist tot, ehe es nicht wiedererwärmt und tot ist.

Hypothermie

Begriff und Ursachen

Definition: Als Hypothermie ist wird das Absinken der KKT unter 35 °C bezeichnet.

Ursachen für das Auftreten einer Hypothermie sind:
- Akut: Sturz in kaltes Wasser, Spaltenstürze, Liegen im Freien (meist in suizidaler Absicht bzw. in Kombination mit Medikamenten bzw. Alkohol).
- Subakut: Lawinenunfall.
- Chronisch: Auskühlen über mehrere Tage (Bergsteiger).

Grad und Geschwindigkeit der Auskühlung sind von individuellen Faktoren wie Alter, Ernährungszustand und Kondition abhängig; daneben haben die Umgebungsbedingungen (unterkühlendes Medium, Nässe und Wind)

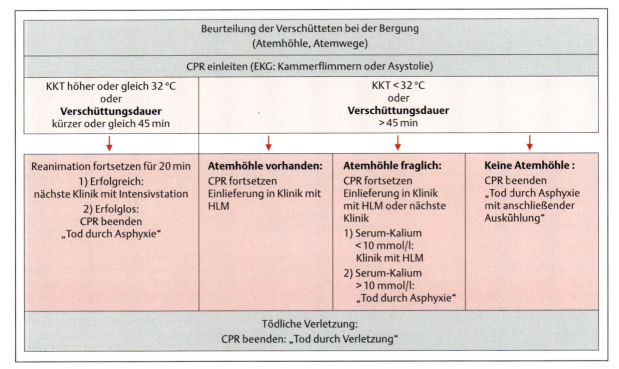

Abb. 21.6 Vorgehen des Notarztes bei Lawinenverschütteten mit Kreislauf-Stillstand (KKT = Körperkern-Temperatur, CPR = cardiopulmonale Reanimation, HLM = Herz-Lungen-Maschine). Nach IKAR-Kommission für Alpine Notfallmedizin 1993.

entscheidenden Einfluß. Während ein Patient unter einer Lawine in einer Stunde um etwa 3 °C auskühlt, sinkt die KKT bei nasser Kleidung und Wind wegen der auftretenden Verdunstungskälte in derselben Zeit wesentlich schneller ab.

Pathophysiologie

■ Stadien-Enteilung

Im *Stadium I der Hypothermie* (KKT 35–32 °C, s. auch Tab. 21.**11**) ist das Bewußtsein vollständig erhalten. Es tritt ausgeprägtes Muskelzittern als Ausdruck einer sympathoadrenergen Reaktion zur Aktivierung des Stoffwechsels auf. Die Patienten sind tachykard und tachypnoisch; die Kreislauf-Verhältnisse sind stabil.

Im *Stadium II der Hypothermie* (KKT 32–28 °C) kommt es zum langsamen Erlöschen des Bewußtseins. Die allmähliche Dekompensation der Wärme-Regulation führt zur Reduzierung des Stoffwechsels, Abnahme des Muskeltonus und Beeinträchtigung der Vitalfunktionen. Die Atemfrequenz nimmt bis zur Bradypnoe ab.

Das *Stadium III der Hypothermie* (28–24 °C) ist das Bewußtsein erloschen. Vitalfunktionen und Stoffwechsel sind massiv beeinträchtigt. Muskeltonus und Reflexe fehlen, die Muskulatur zeigt einen zunehmenden Rigor. Es kommt zu Bradyarrhythmien und Kammerflimmern sowie Bradypnoe und Apnoe.

Im *Stadium IV der Hypothermie* (24–15 °C) liegt eine Vita minima mit allenfalls Minimal-Stoffwechsel vor. Bestehendes Kammerflimmern geht in Asystolie über; es tritt eine Apnoe ein. Die Muskulatur ist kältesteif; dies muß vom erhöhten Rigor der Muskulatur im Stadium III unterschieden werden.

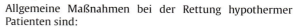

Die Reduktion des Sauerstoff-Verbrauchs der Gewebe von etwa 7,1 % pro Absinken der KKT um 1 °C im Stadium III und IV der Hypothermie wirkt einem hypoxischen Hirnschaden entgegen. Aus dieser *Vita minima* darf der Patient nur unter klinischen Bedingungen erwärmt werden.

■ Veränderungen einzelner Organsysteme

Im *Respirationstrakt* kommt es zur Verringerung bzw. zum Sistieren der Ziliar-Funktion mit Sekretstau und -eindickung. Der interstitielle und alveoläre Flüssigkeits-Gehalt in den Lungen nimmt zu; dazu treten Störungen des Ventilations-Perfusions-Verhältnisses.

Am *Herz-Kreislauf-System* finden sich neben einer Abnahme der Herzfrequenz EKG-Zeichen wie Verkleinerung der P-Welle, Verlängerung der PQ-Strecke, Verbreiterung des QRS-Komplexes und Verlängerung der ST-Strecke. Weiters kommt es zur Umkehr der T-Zacke, sowie unter 30 °C KKT zum Auftreten einer sogenannten J-Zacke. Ursachen von Arrhythmien sind myokardiale Hypoxie durch Verminderung des koronaren Blutflußes, autonome elektrophysiologische Imbalanzen, niedriges intrazelluläres und hohes extrazelluläres Kalium sowie pH-Veränderungen durch Azidose.

Am *zentralen Nervensystem* führt die Hypothermie zu folgender Symptomatik:
- Stadium I - keine Störung des Bewußtseins sowie der Sensibilität und Motorik, leichte Hyperreflexie.
- Stadium II - langsame Eintrübung des Bewußtseins bis zur Somnolenz, evtl. Halluzinationen, Abnahme der Reflexe sowie der Spontan-Motorik.
- Stadium III und IV - Bewußtlosigkeit mit weitgehender Areflexie.

Präklinische Versorgung

■ Rettung und allgemeine Maßnahmen

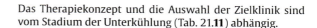

Das Therapiekonzept und die Auswahl der Zielklinik sind vom Stadium der Unterkühlung (Tab. 21.**11**) abhängig.

Während der *Rettung* ist der Patient durch Einstrom von kaltem Blut aus der Körperschale bzw. den Extremitäten gefährdet, das zu einem weiteren Absinken der KKT („Afterdrop") mit Kammerflimmern oder Asystolie führen kann.

Allgemeine Maßnahmen bei der Rettung hypothermer Patienten sind:
- Die Rettung muß besonders vorsichtig erfolgen. Massive Bewegungen der Extremitäten oder Kopftief-Lagerung sind zu vermeiden; es ist eine horizontale Position anzustreben.
- Die weitere Auskühlung des Patienten muß durch Windschutz und Versorgung mit Isolierdecken usw. verhindert werden.
- Die Vitalfunktionen sind ununterbrochen zu überwachen.
- Nach Möglichkeit erfolgt die Messung der KKT mittels Tympano-Thermometer.

Die Bestimmung der KKT am Trommelfell (Abb. 21.**7**) ist grundsätzlich valide. Bei einem Kreislauf-Stillstand kühlt der Kopf allerdings schneller aus als der Körperkern, woraus falsch-niedrige Werte resultieren.

Das weitere Vorgehen orientiert sich an der Ansprechbarkeit bzw. der KKT der Patienten.

■ Vorgehen bei Hypothermie Stadium I

Bei milder Hypothermie im Stadium I (ansprechbare Patienten mit KKT von 35–32 °C mit Muskelzittern) sind die Vitalfunktionen nicht akut bedroht. Der Schutz vor weiterer Auskühlung und die passive Wiedererwärmung stehen im Vordergrund.

- Die Wiedererwärmung erfolgt passiv mittels Isolierdecken.
- Ansprechbare Patienten erhalten warme Getränke.
- Der Transport erfolgt in die nächstgelegene Klinik.
- Die Vitalfunktionen sind lückenlos zu überwachen.
- Die Patienten erhalten einen venösen Zugang und eine Sauerstoff-Zufuhr von 3 l/min über Nasensonde.

■ Vorgehen bei Hypothermie Stadium II

Bei mäßiger Hypothermie im Stadium II (zunehmend somnolente Patienten mit KKT von 32–28 °C ohne Muskelzittern) sind die Vitalfunktionen grundsätzlich noch erhalten.

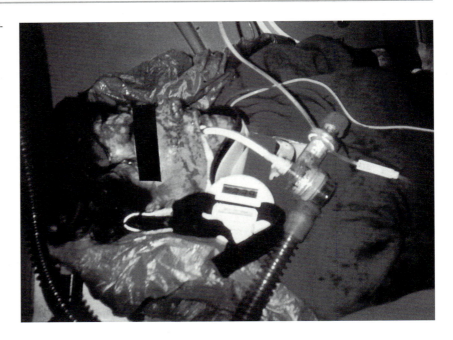

Abb. 21.7 Bestimmung der Körperkern-Temperatur mittels Tympano-Thermometer.

Hier steht die aktive, konventionelle Wiedererwärmung im Vordergrund.

- Die Wiedererwärmung erfolgt durch zentrale Applikation von Wärmepackungen.
- Die Patienten werden in die nächstgelegene Klinik mit Intensivstation gebracht.
- Die Vitalfunktionen sind lückenlos zu überwachen.
- Die Patienten erhalten einen venösen Zugang und eine Sauerstoff-Zufuhr von 3 l/min über Nasensonde.

In dieser Situation dürfen *Wärmepackungen* nur am Rumpf (möglichst thorakal) appliziert werden, da es bei ausschließlicher oder auch nur gleichzeitiger Erwärmung der Peripherie zum Auftreten eines irreversiblen Erwärmungs-Kollaps kommen kann. Dieser entsteht durch plötzliche Erweiterung des peripheren Gefäßbetts mit resultierendem relativen Volumenmangel bei gleichzeitiger Hypothermie-bedingter Reduktion des Herz-Zeit-Volumens.

Wegen der stark reduzierten Perfusion von Haut und Subkutis mit reduziertem bis fehlenden Abtransport der applizierten Wärme kann es zu Verbrennungen kommen kann. Die Wärmezufuhr muß daher vorsichtig erfolgen.

■ **Vorgehen bei Hypothermie Stadium III**

Bei schwerer Hypothermie im Stadium III (bewußtloser Patient mit KKT von 28–24 °C) steht die Erhaltung der zwar regelmäßig noch vorhandenen, aber grenzwertig reduzierten Vitalfunktionen im Vordergrund. Dazu ist die innere Wiedererwärmung erforderlich.

- Noch am Notfallort muß jede weitere Auskühlung durch passive (Isolierdecken) und konventionelle aktive Maßnahmen (zentrale Wärmepackungen) verhindert werden.
- Die Patienten werden verzugslos in die nächstgelegene Klinik mit Herz-Lungen-Maschine transportiert.
- Dies macht in der Regel den Hubschrauber-Transport erforderlich. Ggf. muß zuvor der bodengebundene Transport in die nächstgelegene, geeignete Klinik erfolgen.
- Die Vitalfunktionen sind lückenlos zu überwachen.
- Die Patienten erhalten einen venösen Zugang und eine Sauerstoff-Zufuhr von 3 l/min über Nasensonde.

Eine Anhebung der KKT durch erwärmte Infusionen ist kaum effektiv; trotzdem sind die ggf. verwendeten Lösungen anzuwärmen. Nach Aufnahme in der Klinik erfolgt die *Wiedererwärmung an der Herz-Lungen-Maschine*; ersatzweise kommen die veno-venöse Hämofiltration oder die Peritoneal-Lavage mit warmen, Kalium-freien Lösungen zum Einsatz.

■ **Vorgehen bei Hypothermie Stadium IV**

Bei schwerster Hypothermie im Stadium IV (Patient mit Kreislauf-Stillstand und KKT unter 24 °C) ist die Wiederherstellung der Vitalfunktionen erforderlich.

- Es ist unverzüglich mit der CPR zu beginnen.
- Die Beatmung des intubierten Patienten erfolgt mit 100 % Sauerstoff.
- Die Patienten sollen verzugslos in die nächstgelegene Klinik mit Herz-Lungen-Maschine transportiert werden.
- Dies macht in der Regel den Hubschrauber-Transport erforderlich. Ggf. muß zuvor der bodengebundene Transport in die nächstgelegene, geeignete Klinik erfolgen.

Bei der *CPR tief hypothermer Patienten* sind einige Besonderheiten zu beachten:
- Die Frequenz der Thorax-Kompressionen kann auf 50–60/min reduziert werden; das Verhältnis zur Beatmung bleibt 5:1.
- Die Tiefe der Kompression wird etwas reduziert, um das durch Kälteeinfluß rigide gewordene Myokard nicht zu schädigen.

– Bei Kammerflimmern dürfen zur Vermeidung einer myokaridalen Schädigung nur 1–2 Defibrillations-Versuche erfolgen, die insgesamt nur selten Erfolg haben.

Die Anlage eines zentralen Venenkatheters (ZVK) ist präklinisch grundsätzlich nicht erforderlich. Keinesfalls sollen Systeme mit Seldinger-Technik benutzt werden; durch den Führungsdraht (aber auch den eigentlichen Katheter) kann Kammerflimmern ausgelöst werden.

Auch die *medikamentöse Therapie bei tiefer Hypothermie* weist Besonderheiten auf:
– Da die Wirkung von Medikamenten mit zunehmender Hypothermie abnimmt, ist eine medikamentöse Therapie, insbesondere im Stadium III und IV, grundsätzlich nicht indiziert.
– Die Wirksamkeit von Katecholaminen ist bei tiefer Hypothermie mit niedrigem pH-Wert vermindert.
– Auf eine Digitalisierung soll wegen der möglichen Auslösung zusätzlicher Rhythmus-Störungen verzichtet werden.
– Die intravenöse Flüssigkeits-Zufuhr muß im Stadium III und IV mit größter Zurückhaltung erfolgen (unerwünschte Erhöhung der rechtskardialen Vorlast).
– Bei Begleitverletzungen (Polytrauma) muß dagegen ein angepaßter Volumenersatz erfolgen.

Bei Kreislauf-Stillstand durch reine Hypothermie ist ein Überleben auch bei Kalium-Werten über 9–10 mmol/l und pH-Werten von 6,4 beschrieben worden. Daher darf bei akzidenteller Hypothermie niemals eine Todesfeststellung im kalten Milieu erfolgen, außer bei nicht mit dem Leben zu vereinbarenden Verletzungen. Weiters ist zubedenken, daß die Extremitäten-Starre durch Hypothermie schon vor dem Tod eintritt. Auch Herz- und Atemstillstand sind in der Hypothermie keine sicheren Zeichen des Todes.

Kein Unterkühlter ist tot, solange er nicht warm und tot ist.

Erfrierungen

Begriff und Ursachen

Definition: Eine Erfrierung ist ein lokaler Kälteschaden des Gewebes, der durch ein einmaliges, intensives Kältetrauma zustande kommt.

Für den Schweregrad eines Kälteschadens, der meist in Kombination mit allgemeiner Hypothermie eintritt, sind insbesondere folgende Faktoren bestimmend:
– Äußere Faktoren: Außentemperatur, Windgeschwindigkeit, Feuchtigkeit, Expositionsdauer.
– Individuelle Faktoren: Früherer Frostschaden, Akklimatisation, Unterernährung, Begleitschaden, Training, Disziplin, Erfahrung, psychische Widerstandskraft, Alter und Krankheiten.
– Sonstige Faktoren: Kleidung, Schutz gegen Wetter und Wind, Körperbewegung, Beschäftigung.

Erfrierungsgrade

– Grad I: Kälte und Blässe sowie stechende Schmerzen und Gefühllosigkeit der betroffenen Areale (Abb. 21.**8**). Die Haut ist initial weiß und gefühllos; sie kann sich in der Folge braun verfärben und evtl. vor dem Abheilen von der Unterlage abheben.
– Grad II: Die Diagnose ist in der Regel erst nach Reperfusion des Areals möglich. Dann finden sich Rötung, Schwellung und Blasenbildung (mit serösem Inhalt) der geschädigten Region (Abb. 21.**9**).
– Grad III: Nach initialer Blasenbildung mit hämorrhagischem Inhalt kommt es zu lokalen Nekrosen. Es tritt eine Mumifizierung des Areals mit konsekutiver Demarkierung zum gesunden Gewebe auf.

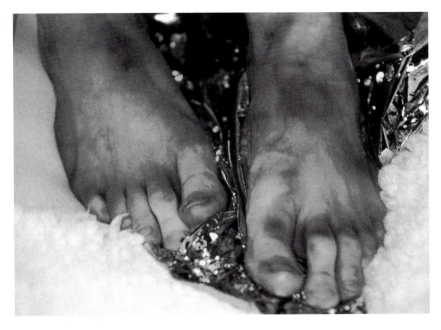

Abb. 21.**8** Erfrierung I. Grades.

Abb. 21.9 Erfrierungen II. und III. Grades.

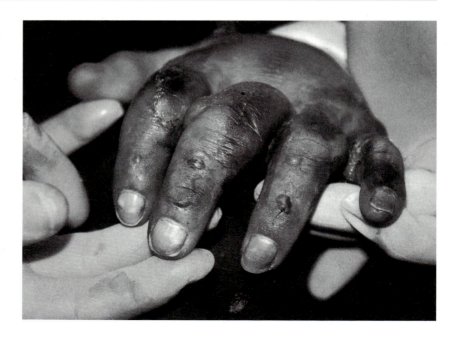

Therapie

Zu den allgemeinen Maßnahmen zählen:
- Aufwärmung des Körperkerns durch Zufuhr heißer Getränke,
- Schutz vor weiterer Kälteeinwirkung,
- trockene, warme Kleidung,
- steriler, trockener Verband,
- druckfreie Lagerung,
- bei isolierten Erfrierungen vorsichtige aktive Bewegung betroffener Extremitäten,
- ggf. parenterale Zufuhr von Analgetika und Infusion von Hydroxyethyl-Stärke (HES) o. ä. zur Verbesserung der Rheologie.

Weiters kann das Erwärmen des erfrorenen Körperteils entweder am eigenen Körper oder durch Zufuhr fremder Körperwärme versucht werden. Das Einreiben erfrorener Körperteile mit Schnee oder Massagen sind kontraindiziert. Die präklinische Verabreichung von Medikamenten ist entbehrlich; allenfalls kommen Hemmstoffe der Thrombozyten-Aggregation wie Acetylsalicyl-Säure in Betracht.

Kernaussagen

Lawinenunfälle
- Die Überlebenschance eines Lawinenopfers hängt primär von der Verschüttungsdauer ab. Die Hypoxie steht im Vordergrund. Nur bei vorhandener Atemhöhle ist ein Überleben bei längerer Verschüttungsdauer unter gleichzeitiger Hypothermie möglich.
- Bei einer Verschüttung unter 15 min soll die rasche Bergung und Versorgung des Patienten erfolgen. Bei länger dauernder Verschüttung erfolgt eine besonders vorsichtige Bergung. Initial ist stets mit der CPR zu beginnen.
- Bei einer Verschüttung bis 45 min und fehlender Atemhöhle wird die CPR nach 20 min abgebrochen. Bei vorhandener oder fraglicher Atemhöhle ist der Patient auch nach längerer Verschüttungsdauer unter laufender CPR in eine Klinik mit Herz-Lungen-Maschine zu transportieren.

Hypothermie
- In allen Stadien der Hypothermie ist eine vorsichtige Bergung notwendig, um das Einfließen kalten Schalenblutes in den Körperkern zu verhindern.
- Die Messung der KKT soll bereits präklinisch erfolgen.
- Die aktive externe Aufwärmung über dem Stamm mittels Wärmepackungen ist nur im Stadium I und II indiziert.
- Im Stadium III und IV wird die zentrale Erwärmung mittels Herz-Lungen-Maschine angestrebt. Die Indikation zur Intubation und Beatmung ist großzügig zu stellen. Bei Kreislauf-Stillstand erfolgt die CPR mit etwas reduzierter Kompressionsfrequenz. Medikamente sowie Defibrillation (außer 1–2 Versuchen) sind nicht indiziert.

Erfrierungen
- Die Erfrierung entsteht meist in Kombination mit allgemeiner Hypothermie. Die Einteilung des Erfrierungsgrades kann meist erst nach Reperfusion des betroffenen Areals erfolgen.
- Allgemeine Maßnahmen sind Zufuhr heißer Getränke und Vermeidung weiterer Kälteeinwirkung. Die betroffenen Areale werden trocken verbunden und druckfrei gelagert.

Literatur

1. Berghold F: Lawinenmedizin als eine Disziplin der alpinen Unfallvorbeugung. In: Sicherheit im Bergland. Österreichisches Kuratorium für Alpine Sicherheit, Innsbruck 1992; S. 71–90
2. Brugger H, Durrer B: Lawinenverschüttete mit Asystolie –

Triage durch den Notarzt. In: Jahrbuch 1994 der Österreichischen Gesellschaft für Alpin- und Höhenmedizin, 1994; S. 241–146
3. Brugger H, Durrer B, Falk M: Misure mediche d'urgenza in caso di seppellimento da valanga in funzione della durata del seppellimento. Neve e valanghe 1994; 22:42–43
4. Brugger H, Durrer B, Falk M: Notfallmedizinische Maßnahmen bei der Lawinenverschüttung in Abhängigkeit von der Verschüttungsdauer. In: Jahrbuch 1994 der Österreichischen Gesellschaft für Alpin- und Höhenmedizin, 1994; S. 235–240
5. Brugger H, Falk M: Neue Perspektiven zur Lawinenverschüttung. Phaseneinteilung nach pathophysiologischen Gesichtspunkten. Klin Wochenschr., Wien 1992; 104: 167–173
6. Brugger H, Falk M: Vier Phasen der Lawinenverschüttung. Notfallmed 1992; 2:22–27
7. Brugger H, Falk M: Survie en avalanche. La Montagne & Alpinisme 1994; 1:42–45
8. Durrer B: Allgemeine Unterkühlung: Messung der Kerntemperatur als Beurteilungshilfe. Rundbrief der Österreichischen Gesellschaft für Alpin- und Höhenmedizin, Kaprun 1990
9. Durrer B: Hypothermie im Gebirge: Ärztliche Maßnahmen am Unfallort. Österreichisches Journal für Sportmedizin 1991; 2:50–54
10. Eidgenössisches Institut für Schnee- und Lawinenforschung, Davos (1981–1989); Winterberichte 46–53
11. Ennemoser O, Balogh D, Ambach W, Flora G: Tympanonthermometer zur Messung der Körperkerntemperatur. Thermo Med. 1991; 7:63–65
12. Falk M, Brugger H, Adler-Kastner L: Avalanche survival chances. Nature 1994; 368:21
13. Flora G: Allgemeine Unterkühlung – Örtliche Erfrierung. Z Allg Med. 1982; 58:1503–1509
14. Flora G: Erstbehandung und klinische Therapie der Erfrierung. Alpinmedizinischer Rundbrief 1997; 16:17–21
15. Flora G: Erstbehandlung und klinische Therapie von lokalen Kälteschäden. Jahrbuch 1997 der Österreichischen Gesellschaft für Alpin- und Höhenmedizin, 1997; S. 63–76
16. Gregory RT, Paton JF: Treatment after exposure to cold. Lancet 1972; 1:377
17. Grossmann MD, Saffle JR, Thomas F, Tremper B: Avalanche Trauma. J Trauma 1989; 29/12:1705–1709
18. Kornberger E, Porsch G, Koller J: Die Wertigkeit der Körperkerntemperaturmessung beim Lawinenunfall und ihre technischen Probleme. 11. Internationale Bergrettungsärztetagung Innsbruck, 1989; S. 83–88
19. Kornberger E, Mair P: Neue Möglichkeiten in der Therapie der akzidentellen Hypothermie. Jahrbuch 1997 der Österreichischen Gesellschaft für Alpin- und Höhenmedizin, 1997; S. 51–56
20. Schöchl H, Brunauer A, Chmelizek F: Versorgung tief hypothermer Patienten nach akzidenteller Kälteexposition. Der Notarzt 1994; 10:165–169
21. Valla F: Report of the Avalanche Subcommission on the general meeting of the International Commission of Alpine Rescue. Geiranger (N), 1995

Wasserunfälle

U. van Laak

Roter Faden

- **Begriffsbestimmung und Abgrenzung**
- **Beinaheertrinken**
  - Pathophysiologie
  - Organbezogene Folgen
  - Notfallmanagement
  - Maßnahmen nach Klinikaufnahme
- **Tauchunfall**
  - Barotrauma und „Blackout"
  - Dekompressionsunfälle
  - Klinisches Bild des schweren Tauchunfalls
  - Allgemeines Notfallmanagement am Unfallort
  - Unterstützende Maßnahmen und definitive Versorgung
- **Immersionstrauma**
  - Pathophysiologie
  - Klinisches Bild und Diagnostik
  - Therapie
  - Besonderheiten beim Seeunfall

Begriffsbestimmung und Abgrenzung

Zu den Wasserunfällen zählen das Beinaheertrinken, der Tauchunfall und das Immersionstrauma.

> **Definition:** *Beinaheertrinken* steht für den Zustand nach Submersion in Flüssigkeiten mit Asphyxie, der nach der Rettung zumindest über eine gewisse Zeit überlebt wird (9). Ertrinken ist der Erstickungstod bei oder unmittelbar nach Submersion in Flüssigkeiten. Eine Übersicht gibt Tab. 21.12.

Tabelle 21.12 Definitionen

Ertrinken
Tod durch Asphyxie bei Submersion in Flüssigkeiten

Beinaheertrinken
Zeitweises Überleben nach Submersion in Flüssigkeiten

Nasses Ertrinken
Aspiration von Flüssigkeit in die Lungen (90 % aller Fälle)

Trockenes Ertrinken
Asphyxie infolge Laryngospasmus (10 % aller Fälle)

„Sekundäres Ertrinken"
Zeitverzögerter Tod infolge Beinaheertrinkens, zumeist infolge akuten Lungenversagens

Immersionssyndrom
Ertrinken *und* Herzkreislaufstillstand infolge plötzlicher Immersion in kalter Flüssigkeit

Nach Angaben der Welt-Gesundheitsorganisation ertrinken weltweit jährlich zirka 140 000 Menschen, der überwiegende Teil sind Kinder unter 5 Jahren. Häufige Unfallorte sind private Pools, Teiche, Regentonnen oder Badewannen. Unerwartete Submersion führt zu einem initialen Schock, gefolgt von Panik und Verlust geordneten Handelns. In der Altersgruppe der 15- bis 24jährigen gehört Ertrinken zu den häufigsten Todesursachen; oft ist Alkohol beteiligt. Badeunfälle spielen sich in 90 % der Fälle im Übergang zum Nichtschwimmerbereich ab. Nach initialem Überleben beträgt die Letalität trotz intensivmedizinischer Maßnahmen bis 25 % – knapp 10 % tragen neurologische Langzeitschäden davon (33).

Der relativ häufige Notfall Beinaheertrinken ist gekennzeichnet durch die Folgen der Asphyxie. Die Prognose ist von der schnellen und kompetenten Bekämpfung der Organhypoxie abhängig.

> **Definition:** *Tauchunfälle* sind gesundheitliche Ereignisse, die den Taucher während der Abtauch-, Aufenthalts- oder Auftauchphase (Kompressions-, Isopressions- oder Dekompressionsphase) betreffen. Sie sind gekennzeichnet durch die dem Tauchen eigentümlichen Auswirkungen der Gase unter Überdruckbedingungen und deren Folgen.

Die häufigsten gesundheitlichen Ereignisse beim Tauchen sind *Barotraumen* während der Abtauchphase. Sie sind nur selten echte Notfälle. Während des Tauchgangs in der Tiefe gefährden die Nebenwirkungen der Atemgase im Überdruck den Taucher. Typische Gefahren sind der *„Blackout"* gefolgt von Beinaheertrinken. *Dekompressionsunfälle* während der Auftauchphase sind zumeist bedrohliche *neurologische* Notfälle. Sie erfordern in jedem Fall die unverzügliche Therapie in einer *Behandlungsdruckkammer*. Zur Überbrückung sind unterstützende Behandlungsmaßnahmen direkt am Unfallort erforderlich. Dekompressionsunfälle sind beim Sporttauchen relativ selten. Unfälle aus dem Sporttauchbereich werden jedoch nicht zentral erfaßt. Statistiken des europäischen DAN (*Divers Alert Network Europe*) beziffern die Inzidenz für Dekompressionsunfälle beim Sporttauchen auf rund einen Zwischenfall je 10 000 Tauchgänge.

Dekompressionsunfälle sind medizinische Notfälle. Korrekt durchgeführte unmittelbare Maßnahmen vor Ort haben den gleichen Stellenwert wie die spezifische tauchmedizinische Therapie.

> **Definition:** Ein *Immersionstrauma* ist die akzidentelle Absenkung der Körperkerntemperatur (Hypothermie) unter 35 °C beim - zumeist unfreiwilligen – Aufenthalt in kalter Flüssigkeit.

Hypothermie entsteht rasch bei Immersion oder Submersion von Personen in kaltem Wasser. Dabei dominieren *Konduktion* und *Konvektion* die Wärmeabgabe. Bei Immersion wird Wärme direkt an die Flüssigkeit abgegeben, durch Bewegungen und Strömung wird die Auskühlung beschleunigt. Der Wärmeverlust im Wasser erfolgt bis zu 30 mal schneller als an der Luft. Die mittlere Überlebenszeit bei Immersion in 10 °C kaltem Wasser beträgt 120 min, in 5 °C kaltem Wasser nur 60 min.

Bei Submersion kann die Überlebenszeit hypoxiegefährdeter Organe durch Hypothermie verlängert werden. Es gibt viele Fallbeschreibungen über neurologisch unauffällige Überlebende auch nach längeren Immersionszeiten in kaltem Wasser.

Beinaheertrinken

Pathophysiologie

Der *Ablauf des Beinaheertrinkens* folgt einem gewissen Schema; typische Zeichen sind *Schaumpilz* und trockenes *Lungenemphysem*. Zunächst kommt es zu einer *willentlichen, maximalen Inspiration* infolge des Schocks bei plötzlicher Immersion oder im Kampf gegen das Untergehen. Nach dem Unterschneiden wird der Atem angehalten. Diese Phase dauert maximal 1 min. Danach treten *zwanghafte Atembewegungen* auf. Hierbei kann es zum Eintritt von Flüssigkeit in die Atemwege kommen. Nach ungefähr 2 min tritt ein Krampfstadium mit *Laryngospasmus* ein, das durch heftige *Zwechfellfaszikulationen* gekennzeichnet ist. Atemluft, Bronchialsekret und eingedrungene Flüssigkeit mischen sich und bilden einen weißen Schaum. Danach kommt es zu letzten Atemaktionen, bei denen weitere Flüssigkeit in die Atemwege eindringen kann. In manchen Fällen tritt ein *anhaltender Laryngospasmus* auf, der das Eindringen von Flüssigkeit in die Atemwege vollkommen verhindert.

Tatsächlich wird beim Beinaheertrinken nur relativ wenig Flüssigkeit aspiriert. Erheblich mehr wird über den Magen-Darm-Trakt aufgenommen, so daß stets mit heftigem Erbrechen gerechnet werden muß. Die Lungen sind daher initial im wesentlichen trocken. Sie sind aufgrund der Zwechfellfaszikulationen gegen die geschlossene Stimmritze peripher überbläht (Abb. 21.**10**).

Die *Unterscheidung von Ertrinken und Beinaheertrinken* hat im Notfall keine Relevanz, weil die Situation völlig *unklar* sein kann. Viele Opfer sind leblos; blasses Hautkolorit und niedrige Hauttemperatur dürfen jedoch nicht als Todeszeichen mißinterpretiert werden.

- Es muß unverzüglich mit *Reanimationsmaßnahmen* begonnen werden. Die Beatmung beginnt immer umgehend mit einer Atemspende.

Der *Metabolismus* kann durch eine begleitende Hypothermie stark reduziert sein, so daß ein deutlicher Schutz vor den Folgen der *Gewebehypoxie* möglich ist. Deswegen kann auch keine Zeit genannt werden, nach der eine erfolgreiche Reanimation nicht mehr möglich ist. Selbstverständlich gilt dies nicht für Bergungen nach vielen Stunden oder bei Vorliegen sicherer Todeszeichen (Tierfraß, Fettwachsbildung, Leichenflecken).

Die *Unterscheidung von Salz- bzw. Süßwasser-Aspiration* hat für das Notfallmanagement keine praktische Bedeutung, weil in der Regel nur wenig Flüssigkeit aspiriert wird. Die meisten Opfer, die schließlich überleben, haben nicht mehr als 300 ml aspiriert. Diese Menge reicht nicht dazu aus, klinisch relevante *Elektrolytveränderungen* oder *Hämolysen* zu verursachen. Die bekannte Unterscheidung, wonach hypotones Süßwasser über die alveolo-kapilläre Grenzschicht in die Blutbahn eintritt, während hypertones Salzwasser zum Alveolarödem führt, hat nur theoretische Bedeutung.

Das Kardinalproblem nach Aspiration von 2–3 ml Wasser/kg Körpergewicht (KG) besteht in der alveolären Hypoventilation durch Verdünnung und Denaturierung des Surfactant. Alveolarkollaps und Atelektasenbildung sind die Folgen. Die allgemeine Hypoxämie macht eine akute Verschlechterung anfänglich stabiler Patienten jederzeit wahrscheinlich. Sie leitet zugleich das sogenannte *sekundäre Ertrinken* ein (Abb. 21.**11**)

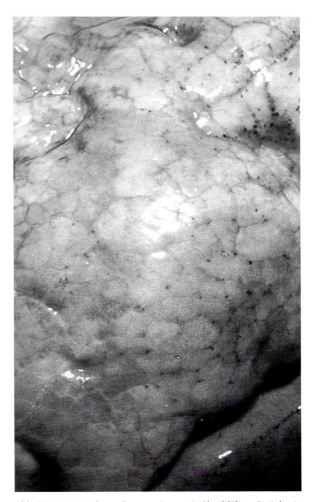

Abb. 21.**10** Ertrinkungslunge mit massiv überblähter Peripherie (SchiffMedInstM, Kronshagen).

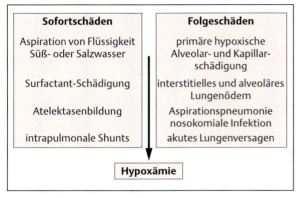

Abb. 21.11 Pulmonale Sofort- und Folgeschäden nach Beinaheertrinken.

Organbezogene Folgen

Alle Organschäden, die in der Folge eines Beinaheertrinkens auftreten, sind zunächst durch die *alveoläre Hypoxie* induziert. Die *Lunge* selbst reagiert darauf mit einer großen interindividuellen Variabilität; asymptomatische Verläufe und milde bis deutliche Dyspnoe sind genauso wahrscheinlich wie schwerwiegende pulmonale Ödeme.

Auch beim initial stabilen Patienten ist innerhalb der ersten 24 Stunden jederzeit eine *akute Verschlechterung* der respiratorischen Situation möglich!

Ursache für das *interstitielle und alveoläre Lungenödem* nach Beinaheertrinken ist nicht allein die *Surfactant-Schädigung* durch Aspirat, sondern auch die *direkte hypoxische Schädigung* an Alveolen und Kapillaren. Nach 24 bis 48 Stunden erreicht die *exsudative Phase* ihren Höhepunkt. Im Thorax-Röntgenbild zeigen sich unspezifische diffuse, teils *fleckig-konfluierende Infiltrationen* wie beim akuten Lungenversagen (25, 32). Funktionell nimmt die *Compliance* ab und das *Shuntvolumen* zu. Es entwickelt sich eine kombinierte respiratorisch-metabolische Azidose.
Neben der Lungenschädigung, die wesentlich die *Mortalität* beeinflußt, beeinträchtigen funktionelle Ausfälle des *Zentralnervensystems* (ZNS) als Folgen der hypoxisch-ischämischen Belastung die Prognose. Nach dem initialen zytotoxischen Ödem kommt es mit gewisser Latenz und sich entwickelnder Störung der *Blut-Hirn-Schranke* zur progredienten *Gefäßextravasation* mit der Gefahr eines *fokalen vasogenen Ödems*, das sich durch die Minderperfusion im eigenen Zentral- und Randbereich selbst unterhält und ausweitet. In der post-ischämischen Phase kann die Neuronenschädigung durch das *Reperfusionstrauma* noch deutlich verstärkt werden (16).

Ein akutes Hirnödem ist in den ersten 24 Stunden jederzeit möglich, auch bei inital neurologisch unauffälligen Patienten!

Hypoxämie, Azidose und begleitende Hypothermie können schwerwiegende *Herzrhythmusstörungen* nach sich ziehen.

Mit *Kammerflimmern* muß insbesondere bei deutlich erniedrigten Körperkerntemperaturen (KKT) jederzeit gerechnet werden.

Elektrolyt-Entgleisungen werden nur bei Aspiration unüblich großer Mengen Wassers gesehen (> 20 ml/kg KG); dann ist auch eine schwach ausgeprägte *Hämolyse* möglich.
Eine rasche Abkühlung auf deutlich unter 35 °C KKT kann *zerebroprotektiv* wirken. Es werden immer wieder erstaunliche Einzelfälle beschrieben; zum größten Teil handelt es sich dabei um kleinere Kinder. Die akute *Submersions-Hypothermie* führt zu schnellem zentralen Wärmeverlust, wobei auch die Aufnahme von kalter Flüssigkeit in den Gastrointestinaltrakt eine Rolle spielt. Die verhältnismäßig größere Oberfläche gegenüber der Körpermasse der Kinder begünstigt die protektive Submersions-Hypothermie.

Gerade die Wiederbelebungszeit des Gehirns kann durch *protektive Hypothermie* deutlich verlängert werden.

Der sogenannte *Tauchreflex* durch Eintauchen des Gesichts in kalte Flüssigkeit führt zu einer reflektorischen Kreislaufdepression mit Bradykardie und Vasokonstriktion und kann die zerebrale Protektion weiter verstärken.

Bei Submersion erhöht sich der aktuelle pO_2 initial entsprechend des Umgebungsdrucks. Auf 10 m Tiefe wäre der pO_2 im Vergleich zur Oberfläche verdoppelt. In größerer Tiefe können Submersions-Hypothermie, Tauchreflex und Partialdruckerhöhung *gemeinsam* die Reanimationsgrenzen sehr deutlich positiv beeinflussen (13).

Genaue Informationen über die Umstände eines Beinaheertrinkens sind für die korrekte Lageeinschätzung von besonderer Bedeutung, damit *begleitende Verletzungen* erkannt werden können.

Bei Unfällen im Wasser immer beachten:
- Welcher Mechanismus hat das Beinaheertrinken verursacht?
- Mit Schädel- und HWS-Trauma rechnen (z. B. nach Kopfsprung) – Gefahr bei der Kopfüberstreckung!
- Mehrfachverletzungen möglich (z. B. nach Bootskollision, Wasserskiunfall) – Gefahr innerer und äußerer Blutungen!
- Grunderkrankungen – z. B. Alkohol- oder Drogenabusus, Apoplex, koronare Herzkrankheit, Epilepsie.

Notfallmanagement

Erstes Ziel ist die Wiederherstellung einer *suffizienten Respiration* (17).

- Bei aller gebotenen Eile muß die *Eigensicherung* von Rettern und Helfern beachtet werden.
- Schwimmstrecken, Kälte, Strömung, Wind und panikartige Abwehrhaltung durch den Beinaheertrunkenen können rasch zur Dekompensation des Retters führen.
- Leinenverbindung zu den Helfern mit sicherem Stand aufrecht halten!

Eine Übersicht über die erforderlichen Basismaßnahmen gibt Tab. 21.**13**.

- Wiederbelebungsmaßnahmen noch im Wasser sind aufgrund der erforderlichen Fertigkeiten und des Kraftbedarfs überfordernd. Sie sollten zugunsten einer schnellen Rettung auf festen Grund unterlassen werden!

Die notärztliche Versorgung (Tab. 21.**14**) folgt den bekannten Reanimations-Algorithmen. Die umgehende Intubation und Beatmung mit Sauerstoff stehen im Vordergrund.

- Auf sämtliche Manipulationen mit dem Ziel, Flüssigkeit aus den tiefen Luftwegen zu entfernen, muß verzichtet werden.
- Nach Absaugung der oberen Atemwege muß zügig intubiert werden.

Zur optimalen Nutzung der alveolären Gasaustauschfläche erfolgt die Beatmung mit einem positiv-endexspiratorischen Druck (PEEP) von 5 mbar. Auch bei spontan atmenden, initial unauffälligen Patienten kann aufgrund plötzlich eintretender *Ateminsuffizienz* jederzeit die Indikation zur Intubation eintreten. Bewußtseinsgetrübte Patienten haben ein hohes Risiko, Erbrochenes zu aspirieren. Aufgrund der großen Mengen verschluckter Flüssigkeit ist das *rezidivierende Erbrechen* im Schwall sehr wahrscheinlich.

Das Heimlich-Manöver ist kontraindiziert, weil es Erbrechen induziert und Aspirationsgefahr erhöht (24). Bei begleitenden Verletzungen können lebensgefährliche Situationen provoziert werden. Der mögliche zerebroprotektive Nutzen einer begleitenden Hypothermie darf nicht zu dem Fehlschluß führen, diese könne mit therapeutischem Nutzen aufrecht erhalten oder gar bewußt induziert werden. Vielmehr muß parallel zu den spezifischen Maßnahmen adäquat und bei schweren Unterkühlungen aggressiv wiedererwärmt werden.

- Bei unterkühlten Patienten steht die Fortsetzung der Reanimationsmaßnahmen bis zum Vorliegen einer normalisierten Körperkerntemperatur außer Frage.

Maßnahmen nach Klinikaufnahme

Nach Klinikaufnahme sind bei allen Beinaheertrunkenen arterielle Blutgasanalysen (BGA) und eine Röntgenaufnahme der Thoraxorgane obligatorisch. Weiterhin können, abhängig vom vermuteten Unfallmechanismus, Röntgenaufnahmen der Halswirbelsäule oder eine Computer-Tomographie des Schädel usw. indiziert sein. Auch initial un-

Tabelle 21.**13** Basismaßnahmen beim Beinaheertrinken

1. Sichern	von Rettern und Helfern
2. Rettung	aus Immersion oder Submersion
3. Lagerung	flach auf dem Rücken – Beurteilung der Vitalfunktionen
4. Bewußtlosigkeit	stabile Seitenlagerung bei vorhandener Atmung plus O_2-Atmung, $F_iO_2 = 1$ (Maske)
5. Reanimation	gemäß Algorithmen, O_2-Beatmung $F_iO_2 = 1$
6. Erbrechen	Vorsicht! Jederzeit möglich. Aspirationsgefahr!
7. Verletzungen	Vorsicht beim Kopfüberstrecken, HWS-Trauma! Blutstillung, spezifische Tauchunfall-Maßnahmen

Tabelle 21.**14** Notärztliche Maßnahmen vor Ort und während des Transports bei Beinaheertrinken

- Atmung oder assistierte Beatmung, $F_iO_2 > 0{,}5$
- Frühzeitige Intubation bei respiratorischer Insuffizienz, Eintrübung, Lungenödem
- Beatmung $F_iO_2 = 1$; PEEP 5 mbar
- Pulsoxymetrische Überwachung
- Hyperventilation zum Ausgleich der respiratorischen Azidosekomponente
- Bikarbonat-Pufferung nur ab pH < 7,2
- Wiedererwärmungsmaßnahmen einleiten
- Volumenmangel ausgleichen

auffällige Patienten sollten nach Beinaheertrinken über mindesten 6 Stunden klinisch überwacht werden. Bei den diskretesten pulmonalen Zeichen ist die klinische Überwachung über 24 Stunden erforderlich. Die Indikation zur Beatmung wird großzügig gestellt.

■ Tauchunfall

Barotraumen und „Blackout"

In allen luftgefüllten knöchern-starren *Hohlräumen* des Körpers können Barotraumen durch Druckwechsel beim Ab- bzw. Auftauchen auftreten. In der Regel sind *Nasennebenhöhlen, Mittel- und Innenohren* betroffen. Als Symptomatik stehen entweder schmerzhafte Schleimhautschwellungen oder M. Meniére-ähnliche Ausfälle im Vordergrund. Diese Ereignisse erfordern eine symptomatische Therapie (abschwellend, schmerzstillend) bzw. die Untersuchung und Behandlung durch einen tauchmedizinisch erfahrenen HNO-Arzt.

Wenn beim Aufenthalt in der Tiefe Atemluft geschluckt wurde, kann es beim Auftauchen aufgrund der Luftausdehnung zu heftigen gastrointestinalen und thorakalen Schmerzen im Sinne eines Roemheld-Syndroms kommen.

Der „Blackout" beim Tauchen ist stets mit einem hohen *Ertrinkungsrisiko* verbunden. Mögliche Ursachen können

Abb. 21.**12** Schematische Darstellung des „air trapping" durch verlegte Bronchiolen mit nachfolgender Druckerhöhung beim Aufstieg (nach Dr. Beuster, Klagenfurt).

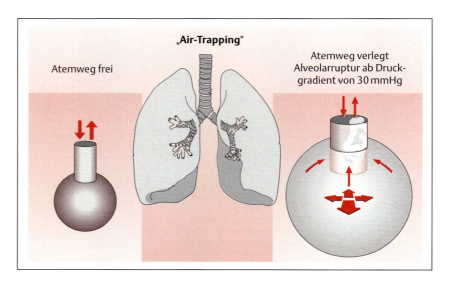

vom technischen Versagen über menschliches Fehlverhalten bis zu druckbedingten Beeinträchtigungen durch die Atemgase reichen. Im Vordergrund stehen die *narkotische Wirkung* hoher Stickstoff-Partialdrücke, *Retention von CO_2* unter Überdruckbedingungen, Intoxikationen durch Sauerstoff bei zu tiefen Tauchgängen sowie *Hypoxie* durch Aufbrauchen des Atemgases. In Paniksituationen oder bei Überanstrengung kann es oberflächennah zur Ohnmacht nach *Hyperventilation* kommen.

Der „Blackout" beim Tauchen kann vielfältige Ursachen haben. Nach der Rettung steht das allgemeine Notfallmanagement im Vordergrund. Ein begleitendes Beinaheertrinken ist wahrscheinlich.

Dekompressionsunfälle

Grundsätzlich dehnt sich in den Lungen befindliche Atemluft beim Aufstieg aus (Boyle-Mariotte'sches Gesetz) und muß abgeatmet werden. Ab einem intrapulmonalen Überdruck von 30 mmHg können Alveolarrupturen mit nachfolgender klinischer Symptomatik auftreten (26).

Die Gefahr einer Überdehnung der Lungen besteht bei *Panik- oder Notaufstiegen*, aber auch beim völlig unauffälligen Aufstieg, wenn Atemwegs- oder Lungenerkrankungen vorliegen, oder sich Atemgas in peripheren abgeschlossenen Lungenbezirken gefangen hat („*air trapping*", Abb. 21.**12**). Auch bei Gesunden können partielle Lungenabschnitte überbläht werden. Pneumothorax, Mediastinal- und/oder Subkutan-Emphysem als mögliche Folgen der Lungenüberdehnung sind bekannte Notfälle. Kommt es noch unter Druck zum Pneumothorax, dehnt sich die Luft in der betroffenen Thoraxhöhle weiter aus, so daß ein hohes Risiko für einen *Spannungspneumothorax* besteht. Das gilt auch dann, wenn eine Druckkammerbehandlung durchgeführt wird und ein bestehender Pneumothorax übersehen und nicht zuvor entlastet wurde.

Weil bei *Alveolarrupturen* Lungengewebe und Gefäße eröffnet werden, kann es dort zum Lufteintritt und zur *arteriellen Luftembolie* kommen. Sie ist schon aus wenigen Metern Wassertiefe möglich. Diese Atemluftembolien betreffen in erster Linie das ZNS. Mehr oder weniger umschriebene Ischämiegebiete sind die Folge.

Der im englischen Sprachraum eingeführte Begriff *decompression sickness* (DCS) bzw. Dekompressionskrankheit kann darüber hinwegtäuschen, daß es sich tatsächlich um einen *Unfall* handelt.

Die Dekompressionskrankheit entsteht durch *Gasbläschen* in Blut und Geweben. Während des Abstiegs und Aufenthalts eines Tauchers in der Tiefe sättigen sich die Körpergewebe mit Inertgasen entsprechend dem erhöhten Partialdruck im Atemgas. Beim Tauchen mit Atemluft ist das in der Regel Stickstoff. Die Sättigung wird von der Art des Gewebes, der Gaslöslichkeit sowie der regionalen Perfusion und Diffusion beeinflußt. Beim Aufstieg des Tauchers sinkt der Umgebungsdruck, so daß die Gewebe mit Inertgas übersättigt werden. Es kommt zur Bildung verschieden großer Stickstoffbläschen in Körperflüssigkeiten und Geweben (Abb. 21.**13**).

Intravasale Gasbläschen können in abhängige Organe embolisieren. *Interstitielle Gasbläschen* resultieren in

Abtauchen und Aufenthalt in der Tiefe	Aufsättigung mit Inertgas Blut und Gewebe
Auftauchen	Inertgas-Übersättigung Blut und Gewebe
Auftauchen und an der Oberfläche	Bläschenbildung interstiell, intravasal
In der Folge	Gewebeschädigung Gefäßobstruktion Inflammation Hypoxie Ödembildung

Abb. 21.**13** Pathogenese der Dekompressionskrankheit.

Schmerzereignissen, Raumforderungen und Verlust von Funktionen, wobei ZNS, muskulo-skeletales System und die Haut besonders häufig Symptome zeigen.

Schmerzen und Funktionsausfälle sind die klinischen Zeichen schwerwiegender Dekompressionsunfälle. Es hat sich bewährt, in der Anfangsphase auf eine eindeutige Diagnosestellung zu verzichten. Vielmehr hat sich als Arbeitsbegriff „bubble disease" durchgesetzt als Hinweis auf die nach kurzer Zeit identischen Auswirkungen von Gasbläschen unterschiedlicher Genese im Körper.

Die Oberfläche intravasaler und interstitieller Gasbläschen wird zeitabhängig zunehmend von Thrombozytenaggregaten und mehrschichtigen Fibrinhüllen belegt.

In der Folge verwandeln sich die Bläschen in rigide Komplexe, die umgebendes Gewebe beeinträchtigen. Die Integrität der Gefäße wird empfindlich gestört. Es kommt zur lokalen Inflammation mit Mediatoren-Freisetzung und ausgeprägten Ödembereichen. Gehirn und Rückenmark reagieren mit progredienten Funktionsausfällen im Sinne einer zunächst noch reversiblen fokalen neurologischen Degeneration. Zu Beginn noch umschriebene Ischämiebereiche weiten sich durch Störung der Blut-Hirn-Schranke aus.

Der Gesamtverlauf des Dekompressionsunfalls ist um so ungünstiger, je mehr Bläschen zu festen Komplexen umgewandelt werden (28). Sämtliche unterstützenden Notfallmaßnahmen am Tauchunfallort haben die Verzögerung der Bildung dieser Blasenkomplexe zum Ziel.

Hypovolämie und Hämokonzentration erhöhen das Risiko eines Dekompressionsunfalls und tragen zu schwerwiegenderen Verläufen bei, weil periphere Strömungsverlangsamung die Elimination des Stickstoffs aus den Geweben verzögert.

Nach Ausbildung von Bläschen wird deren Umwandlung zu rigiden Komplexen auch durch eine negative Flüssigkeitsbilanz begünstigt. Die sogenannte Taucherdiurese als physiologische Folge einer Immersion im Wasser, entstanden durch erhöhte renale Aktivität aufgrund des Kälteeinflusses und hydrostatisch bedingte zentrale Verschiebung des Blutvolumens, aggravieren die durch Erbrechen, Schocksymptome und Ödembildung ohnehin bestehende Hypovolämie.

Das Verhalten von Gasbläschen in Blut und Geweben folgt stets dem gleichen Muster. Ob Folge eines Tauchunfalls oder Resultat fehlerhafter diagnostischer oder therapeutischer Maßnahmen (iatrogene Gasembolien); die Pathophysiologie ist identisch. Auch die notwendigen therapeutischen Maßnahmen unterscheiden sich nicht.

Klinisches Bild des schweren Tauchunfalls

Ausprägung und zeitliches Auftreten der Symptome werden durch die Lokalisation der Inertgas-Bläschen bestimmt. Weil bei nahezu jedem Dekompressionsvorgang winzige Mengen klinisch stummer Bläschen entstehen, müssen auch Schädigungen unterhalb der Symptomenschwelle angenommen werden.

Nach einem Dekompressionsunfall leiten die Inertgas-Bläschen in Gefäßen und Geweben eine akute inflammatorische Reaktion ein. Vasoaktive Prostaglandine werden freigesetzt und beschleunigen die Aggregation korpuskulärer Blutbestandteile. Plasmaverluste und Ödembildung sind die Folgen. In den Ödembezirken des ZNS ist die Perfusion durch mechanische Kompression der Kapillaren eingeschränkt. Hierdurch entsteht ein Circulus vitiosus, weil durch den eingeschränkten Blutfluß der Ödemabbau behindert und die Inertgas-Elimination im Gewebe verzögert. Der betroffene Bereich wird zunehmend ischämisch und die Kapillarpermeabilität weiter vergrößert.

Sekundäre Bläscheneffekte können nur dann sicher vermieden werden, wenn eine hyperbare Sauerstofftherapie innerhalb weniger Minuten einsetzen kann.

In der Literatur wird bei einem Zeitverzug von 3–24 Stunden bis zum Beginn der hyperbaren Sauerstofftherapie und Ausschöpfung aller Möglichkeiten der begleitenden Therapie bei über 70% der verunfallten Taucher über Besserungen der Symptome bis hin zur Totalremission berichtet. Hyperbare Sauerstofftherapie ist allerdings auch dann noch zwingend notwendig, wenn es unter begleitender Therapie zur kompletten Wiederherstellung der Funktionen gekommen ist, damit dem gefürchteten Spätödem wirkungsvoll begegnet werden kann und neurologische Spätfolgen vermindert werden.

- Ist eine Behandlungsdruckkammer nicht unmittelbar verfügbar, muß der verunfallte Taucher so schnell wie möglich zum nächsten Zentrum für hyperbare Therapie transportiert werden.
- Wenn äußere Bedingungen den schnellen Direkttransport unmöglich machen, muß als Zwischenstation eine Notfallaufnahme angelaufen werden.

Kombinationen von neurologischen Symptomen mit Schmerzereignissen sowie unterschiedlichen Ausprägungsgraden eines Pneumothorax, Mediastinal- oder Subkutan-Emphysems sind möglich.

Aufgrund der allgemeinen Beeinträchtigung des betroffenen Tauchers ist Beinaheertrinken eine besondere Gefahr. Andere gesundheitliche Ereignisse, die zufällig beim Tauchen aufgetreten sind, wie Apoplex, zerebrale Blutung oder Myokardinfarkt, können die Beurteilung der Situation vor Ort erschweren.

Schmerzen in Gelenkstrukturen und der Muskulatur („Bends") treten in der Regel zeitverzögert auf. Sie verlaufen prinzipiell unproblematisch, sofern keine weiteren

Symptome hinzutreten. Die Schmerzen können allerdings eine erhebliche Intensität erreichen. *Hautsymptome* zeigen sich als schmerzhaftes Prickeln, flohstichartige Rötungen bis hin zu einer Landkarten-ähnlichen lividen Verfärbung größerer Areale (*Typ I der Dekompressionskrankheit*).

Zielorgane des als *Typ II der Dekompressionskrankheit* bezeichneten Verlaufs sind ZNS und Lungen. Die neurologischen Ausfälle mit dem klinischen Bild einer zumeist *inkompletten Querschnittsymptomatik* oder Beeinträchtigungen der Lungenfunktion („*Chokes*") treten zügig nach dem Auftauchen, in Mehrzahl der Fälle innerhalb der ersten Stunde, auf (6, 7). Bei Befall der *Vestibularorgane* kommt es zu M. Meniére-ähnlicher Symptomatik, die in der Tauchernomenklatur als „*Staggers*" bekannt ist. Bei der *arteriellen Gasembolie* sind leichte Einschränkungen kortikaler Funktionen bis zur Bewußtlosigkeit mögliche Symptome. Das klinische Bild erinnert an einen Apoplex. Weil relativ große Mengen Gas umschriebene ZNS-Arreale erreichen, tritt der Notfall während oder sofort nach dem Auftauchen auf, um sich, manchmal auch nach kurzzeitiger Besserung der Symptomatik, als Folge des progredienten Ödems weiter zu verschlechtern. Einen Überblick über mögliche Symptome bei Dekompressionsunfall gibt Tab. 21.15.

Allgemeines Notfallmanagement am Unfallort

Die kausale und grundsätzlich notwendige Therapie bei schweren Tauchunfällen ist die hyperbare Sauerstofftherapie in einer *Behandlungsdruckkammer*, idealerweise in einem Zentrum für hyperbare Therapie (Abb. 21.14).

Bei Sporttaucherunfällen kommt es aus unterschiedlichen Gründen oft zu erheblichem Zeitverzug. Dagegen werden verunfallte Berufstaucher in aller Regel rasch zur definitiven Behandlung gebracht.

Die Rekompression im Wasser („therapeutischer Tauchgang") sowie das Einbringen in eine Einpersonen-Druckkammer sind nicht indiziert. Die *Basismaßnahmen* beim Tauchunfall sind in Tab. 21.16 zusammengestellt.

Tabelle 21.**15** Mögliche Symptome beim Dekompressionsunfall

- Muskel- und Gelenkschmerzen
- Thoraxschmerzen und Dyspnoe
- Hautverfärbungen
- Ermüdungserscheinungen
- Kopfschmerzen, Nausea, Vertigo
- Somnolenz
- Seh-, Hör- und Sprechstörungen
- Koordinationsstörungen
- Miktions-, Defäkations-, Erektionsstörungen
- Dys- und Parästhesien
- Paresen, Para- und Tetraplegien, inkomplett und komplett
- Konvulsionen
- Bewußtlosigkeit, Koma

Tabelle 21.**16** Basismaßnahmen beim Tauchunfall

- Rettung und Sicherung der Vitalfunktionen nach allgemeinen Regeln der Notfallmedizin
- Flache Rückenlagerung bei Ansprechbaren, stabile Seitenlagerung bei Bewußtlosen; die „klassische" Trendelenburg-Lagerung (Kopf-tief) kann das Hirnödem verschlechtern und ist obsolet [31]
- Sofortige *normobare kontinuierliche Zufuhr von 100 % Sauerstoff* (z. B. über eine dichtsitzende Maske)

- Die Zeit bis zum Behandlungsbeginn in der Druckkammer ist durch unverzügliche *initiale Notfallmaßnahmen* zu überbrücken, die auch während des Transports konsequent weiterzuführen sind. Dadurch wird die Effektivität der hyperbaren Sauerstofftherapie wesentliche gesteigert.
- *Im Vordergrund steht die normobare Sauerstoffatmung unmittelbar nach Auftreten der ersten Symptome.*

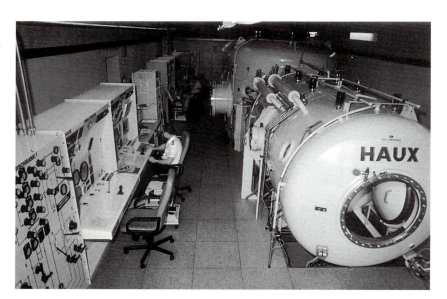

Abb. 21.**14** Druckkammeranlage zur hyperbaren Sauerstofftherapie (Schiffahrtmedizinisches Institut der Marine, Kronshagen).

Der durch Atmung von (bzw. Beatmung mit) 100 % Sauerstoff aufgebaute Diffusionsgradient zwischen Inertgas-Bläschen, Gewebe, Blut, Lunge und Umgebungsluft führt zu einer 4–5mal schnelleren Elimination des Inertgases als bei Normalatmung mit atmospärischem Sauerstoffanteil.

Die Verkleinerung der Bläschen durch Abgabe von Inertgas führt zu einer Verbesserung der Mikrozirkulation, was insbesondere bei den kleinsten Hirngefäßen entscheidend sein kann. Weiter kommt es zur Vasokonstriktion und zur Verminderung der Gefäßpermeabilität, so daß der Ausstrom vom Plasma in die Gewebe und damit die fatale Ödementwicklung gestoppt wird.

Unterstützende Maßnahmen und definitive Versorgung

- Während der ersten beiden Stunden nach dem Unfall sollen jeweils 1000 ml *isotonische Elektrolytlösung* zugeführt werden, um einer *Hypovolämie* vorzubeugen bzw. diese auszugleichen.

Bei fehlendem venösen Zugang erhalten anspechbare Patienten, die nicht erbrechen, 1000 ml Flüssigkeit oral, idealerweise Trinkwasser. Die Steuerung der Flüssigkeitszufuhr nach der Urinproduktion (1–2 ml/kgKG/h) macht bei schweren Tauchunfällen aufgrund der in der Regel bestehenden *Blasenlähmung* eine Katheterisierung erforderlich.

Die hochdosierte Gabe von *Dexamethason* (einmaliger Bolus von 100 mg i. v.) ist auch beim Tauchunfall Gegenstand kontroverser Diskussion. Die veröffentlichten Erfolge legen aber gerade beim schweren Tauchunfall nahe, die hochdosierte *Kortikosteroid*-Gabe zur Eindämmung der inflammatorischen Reaktion zu empfehlen (1).

Während sich Heparin als Notfallmedikament nicht durchsetzen konnte, kann aus der Pathophysiologie der Blasenorganisation die Empfehlung zum Einsatz von Thrombozyten-Aggregationshemmern abgeleitet werden. Beim schweren Tauchunfall wird *Acetylsalicylsäure* bis 500 mg oral oder i. v. schon seit längerem empfohlen. Darüber hinaus können Diazepam, Antikonvulsiva und Analgetika situationsabhängig eingesetzt werden. In Tab. 21.17 sind die erforderlichen notärztlichen Maßnahmen zusammengefaßt.

Die *definitive Versorgung* umfaßt die stationäre Behandlung mit hyperbarem Sauerstoff *und gleichzeitig* die neurologische Früh-Rehabilitation in einem Spezialzentrum. Die erste Behandlung mit hyperbarem Sauerstoff (HBO – hyperbaric oxygenation) wird im Notfall häufig in einer ambulanten Behandlungsdruckkammer erfolgen müssen. Im Anschluß sollte unbedingt die Verlegung in ein Zentrum für hyperbare Therapie erfolgen.

Die hyperbare Sauerstofftherapie führt zu einer Bläschenverkleinerung durch Kompression. Darüber hinaus werden der physikalisch gelöste Sauerstoff-Anteil im Plasma 10- bis 15fach und die Diffusionsstrecke des Sauerstoffs in das Gewebe 2- bis 4fach erhöht. Die Steigerung des Gewebe-pO_2 ist noch 2–3 Stunden nach Therapieende nachweisbar.

Informationen über Druckkammereinrichtungen können im Notfall (24-Stunden-Dienst) erfragt werden:
- Schiffahrtmedizinisches Institut der Marine, Kronshagen, Telefon +49 (431) 5 40 90
- Divers Alert Network Europe über REGA Zürich, Tel: +41 (1) 14 14

Organisierte Gasbläschen können tagelang als Perfusionshindernisse die lokale Ödembildung in Gang halten. Die Hinweise auf reaktiv-entzündliche, ödemös bedingte *Langzeitbeeinträchtigungen* des ZNS, die durch HBO-Therapie zur Remission gebracht werden können, haben sich verdichtet (5). Daher sind fortgesetzte HBO-Behandlungen auch bei fehlendem initialen Erfolg indiziert.

Der *Transport* des Verunfallten zur endgültigen hyperbaren Therapie muß schonend und auf dem schnellsten Wege erfolgen. Während des Transports werden sämtliche unterstützenden Maßnahmen weitergeführt.

- In den meisten Fällen ist der *Hubschraubertransport* die beste Wahl, wobei zur Vermeidung erneuter Blasenvergrößerung durch abnehmenden Umgebungsdruck so niedrig wie möglich geflogen werden muß.
- Repatriierungen aus dem Ausland erfordern Flugzeuge, die einen normobaren Kabinendruck halten können.

Insbesondere bei verzögert behandelten Tauchunfallpatienten kann es zu neurologischen Langzeitausfällen unterschiedlicher Ausprägung kommen. Am häufigsten sind Parästhesien, Ataxien, Koordinationsstörungen und Funktionsstörungen im Urogenitalbereich. Neuere Studien nähren den Verdacht auf subklinische neurologische Schädigungen bei Tauchern auch ohne Dekompressionsunfall. Eine endgültige Bewertung ist derzeit nicht möglich (19, 22).

Immersionstrauma

Pathophysiologie

Menschen in Immersion sind durch die Umgebungstemperatur des Wassers, aber auch durch Sprühnässe, Wind und körperliche Beanspruchung häufig *extremen thermischen Belastungen* ausgesetzt. Die psychische Belastung mit er-

Tabelle 21.17 Notärztliche Maßnahmen bei schwerem Tauchunfall

- Reanimation gemäß Algorithmen
- Flache Rückenlagerung, ggf. Seitenlagerung
- Normobare Sauerstoffatmung (F_iO_2 = 1) für maximal 6 Stunden
- Sichern i. v. Zugang schaffen
- Rehydratation mit Vollelektrolyt-Lösung, 1000 ml in den ersten beiden Stunden
- Acetylsalicylsäure oral oder parenteral, maximal 0,5 g
- Einmaliger Bolus von 100 mg Dexamethason i. v.
- Diazepam oder Midazolam und andere Notfallmedikamente bei Bedarf
- Schneller Transport in ein Zentrum für hyperbare Therapie

höhter Atemfrequenz und weiterer Auskühlung kommt hinzu. Obwohl der Mensch Schwankungen der Umgebungstemperatur zwischen -70 °C und +100 °C kurzzeitig tolerieren kann, benötigt er für die optimale Funktion seines Körpers eine Temperatur um 37 °C; ein schmaler Bereich, der mittelfristige Schwankungen um bis zu 2 °C relativ problemlos erlaubt (12).

Die Regulation der Körpertemperatur erfolgt über einen Regelkreis. *Thermorezeptoren* als Temperaturfühler messen ständig die Temperatur von Haut und inneren Organen und melden diese an das Temperaturzentrum im Hypothalamus. Dort findet *ein Istwert-Sollwert Vergleich* statt. Temperaturabweichungen vom Normalwert werden durch Stellglieder des Regelkreises korrigiert:
- Innere Organe und Skelettmuskulatur produzieren Wärme,
- Hautgefäße steuern die Wärmeabgabe über die Durchblutung,
- Schweißdrüsen steuern den Wärmehaushalt über Verdunstung.

Grundsätzlich gibt der menschliche Körper bei Immersion über Konduktion an die unmittelbare Umgebung und Konvektion an das vorbeistreichende Medium fortwährend Wärme ab. Eine immersionsbedingte Hypothermie entwickelt sich außerordentlich schnell.

Das Ausmaß eines Immersionstraumas wird neben der Umgebungstemperatur wesentlich beeinflußt durch die Art der Bekleidung, die *gesundheitliche Tagesform*, die *Streßtoleranz* sowie weitere Risikofaktoren. Wenn die Wärmeabgabe über die körpereigenen Möglichkeiten der Gegenregulation überschreitet, sinkt die KKT kontinuierlich ab (11). Eine Voraussage darüber, wie lange eine Person einen spezifischen Immersionszustand überleben wird, kann gegenwärtig nicht gegeben werden (30).

Muskelzittern ist die potenteste Gegenregulation des Körpers und erreicht bei 35-34 °C den Höhepunkt. Unter 34 °C bricht die Fähigkeit der autonomen Wärmeproduktion rasch zusammen. In Einzelfällen tritt deutliches Kältezittern auch bei geringeren KKT auf.

Kältezittern ist ein prognostisch günstiges Zeichen. Es ist nur bis zirka 34 °C vorhanden und gibt einen Hinweis auf die Schwere der Unterkühlung. Weil noch autonom Wärme produziert werden kann, sind Komplikationen während der Wiedererwärmungsphase eher unwahrscheinlich.

Bei einem Immersionstrauma spielen darüber hinaus intra- und interindividuelle Faktoren eine Rolle, die in Tab. 21.**18** dargestellt sind.

In der beginnenden Unterkühlung ist der Metabolismus bis auf 500% gesteigert. Ursache hierfür ist vor allem das extreme Muskelzittern, aber auch eine Katecholamin-Ausschüttung. Der *Sauerstoffbedarf* ist deutlich erhöht. Bei weiter voranschreitender Unterkühlung reduzieren sich die Stoffwechselfunktionen. Durch Linksverschiebung der Sauerstoff-Dissoziationskurve entsteht eine relative *Gewebehypoxie*. Gasaustauschstörungen, Laktat- und CO_2-Retention resultieren in *metabolischer Azidose*. Die Folgen an den Organsystemen können erheblich sein (Tab. 21.**19**).

Als „Afterdrop"-Phänomen wird der weitere Abfall der Körperkerntemperatur nach Beendigung der Kälteexposition bezeichnet. Die Phase des „Afterdrop" erstreckt sich von der Rettung des Unterkühlten über die Erstbehandlung und den Transport bis hin zur ersten Krankenhaustherapie.

Der „Afterdrop" kann bis zu 7 °C betragen. Er tritt nicht auf, wenn die autonome Wärmeproduktion noch wirkungsvoll aktiv ist. Durch „Afterdrop" können initial stabile Patienten zunehmend in die Gefahrenzone schwerwiegender Herzrhythmusstörungen geraten.

Vor der Rettung hat die kalte Körperschale ihre maximale Ausdehnung erreicht und kann bis zu 40% des Körpergewichts betragen. Die Wärmeaufnahmekapazität dieser erhebliche Masse ist groß. Bei einem schwer Unterkühlten findet im Körperzentrum nahezu keine Wärmeproduktion mehr statt. Dennoch strömt entlang des Temperaturgradienten Körperkern-Körperschale weiterhin Wärme aus dem noch relativ warmen Kern in die kalte Schale. Minimale bis fehlende Wärmeproduktion einerseits und deutlicher Wärmeabstrom nach außen andererseits resultieren im „Afterdrop" der Kerntemperatur (20).

Tabelle 21.**18** Intra- und interindividuelle Faktoren bei Immersionshypothermie

1. Körperfett
Die Dicke des Unterhautfettgewebes ist ein wesentlicher Faktor

2. Körperliche Aktivität
Bei Bewegungen im kalten Wasser sinkt die Isolationsfähigkeit der äußeren Körperschichten und der Wärmeverlust durch Konvektion steigt.

3. Zentralisation
Bei Kaltwasserimmersion kommt zur Zentralisation des Kreislaufs und damit zur Verbreiterung der isolierenden Körperschicht

4. Akklimatisation
Wer an Kälte gewöhnt ist, kommt besser und länger mit ihr zurecht

5. Motivation
Zuversicht und Überlebenswillen

Tabelle 21.**19** Veränderungen bei schwerer Hypothermie

Organ/System	Auswirkungen
Metabolismus	Reduktion, Sauerstoff-Verbrauch sinkt
Herz	Bradykardie, Kammerflimmern
Kreislauf	Zentralisation, Anstieg von Blutdruck und zentralem Venendruck, peripheres Blut-„Pooling", reduzierte Gewebeperfusion
Wasserhaushalt	Membranleckagen, intrazelluläre Ödeme
Blut	„Sludge"-Bildung, Perfusions- und Gerinnungsstörung
Lungen	gestörter Gasaustausch, reduzierter Atemantrieb
ZNS	Membraninstabilität, Ödemneigung
Nieren	Diurese, Glukose- und Natriumverluste

Der „Afterdrop" ist nicht primär Folge des Rückstroms kalten venösen Blutes aus der Peripherie bei Wiedererwärmung. Er tritt beim schweren Immersionstrauma auf und muß beim Notfallmanagement bedacht werden. Bei der Wiedererwärmung strömen saure Metabolite aus der Peripherie nach zentral. Sie treffen auf ein kaltes flimmerbereites Herz und potenzieren das Problem.

Klinisches Bild und Diagnostik

Beim Immersionstrauma sind drei Schweregrade bzw. Stadien zu unterscheiden.

Das Immersionstrauma Grad I entspricht dem *Erregungsstadium*, das bei KKT von 36–33 °C durch erhaltenes Bewußtsein mit Unruhe und Agitiertheit sowie heftigstes Muskelzittern gekennzeichnet ist. Es kommt zur *Zentralisation* des Kreislaufs mit Vasokonstriktion der Hautgefäße, blasser Haut sowie Zyanose von Lippen und Nagelbetten. Das Kältezittern erreicht sein Maximum bei 35–34 °C KKT und stagniert mit weiterer Unterkühlung. Bei sehr kalten Extremitäten löst sich die Vasokonstriktion und läßt mit einer Periodizität von 15–30 min periphere Durchblutungen zu. Dieser Effekt wirkt lokalen Kälteschäden entgegen, führt aber zur weiteren Auskühlung des Körperkerns. Darüber hinaus kommt es zu einer *Hypoglykämie* sowie zu gesteigerter Diurese. Der hydrostatische Druck auf die Extremitäten führt zu Blut- und Flüssigkeitsverlagerung nach zentral. Der Körper reagiert auf die vermeintliche Hypervolämie mit einer verminderten ADH-Freisetzung, die zur *Immersionsdiurese* führt.

- Wenn der Verunfallte bei der Rettung senkrecht statt horizontal aus dem Wasser gehoben wird, fällt die hydrostatische Komponente plötzlich weg und Blut versackt in die kältebedingt atonischen Beinvenen. Bevor eine Chance zur Gegenregulation besteht, kann über einen Kollaps der sogenannte Bergetod („Afterfall") eintreten. Die senkrechte Rettung ist allerdings aus technischen Gründen nicht immer zu vermeiden.

Das Immersionstrauma Grad II entspricht dem *Erschöpfungsstadium* mit KKT von 33–28 °C und gravierenden Immersionsfolgen. Das Bewußtsein ist getrübt, die Patienten sind verwirrt bis apathisch bzw. schlafend, aber noch weckbar, die Pupillen reagieren träge, die Reflexe sind abgeschwächt. Die Sprache ist verwaschen. Die Muskelzittern fehlt. Die Muskulatur ist rigide, die Bewegungen sind verlangsamt, die Schmerzempfindung fehlt weitgehend. Puls und Atmung sind flach und unregelmäßig. Die Vasokonstriktion ist maximal. Der Metabolismus wird zunehmend vermindert, parallel entwickelt sich ein *Multiorganversagen*.

Das Immersionstrauma Grad III entspricht dem *Lähmungsstadium* mit KKT unter 28 °C. Bereits ab 30 °C kann Bewußtseinsverlust auftreten, der in tiefste Bewußtlosigkeit bis zum „Scheintod" übergeht. Die Pupillen sind weit und reaktionslos, die Reflexe erloschen. Die Haut ist extrem kalt und zeigt ein blaß-bläuliches Kolorit. Charakteristisch sind schwerwiegende *Herzrhythmusstörungen* (Bradykardie, Kammerflimmern), *Hypoventilation bis Apnoe* und *Hypoxämie*.

- Wenn die Messung der Körperkerntemperatur nicht möglich ist, hat es sich bewährt, nur zwischen leichter und schwerer Unterkühlung zu unterscheiden, weil damit unterschiedliche Behandlungsansätze verbunden sind.
- Unterscheidungskriterium ist das Kältezittern.

Der ungeschützte Sturz oder Sprung in das kalte Wasser beinhaltet das Risiko eines tödlichen Immersionsschocks mit akuter Hypertonie, unkontrollierbaren krampfartigen Inspirationen und schwerwiegenden Herzrhythmusstörungen. Aktives Entwickeln oder Anlegen von Rettungsmitteln sowie koordiniertes Handeln sind den Betroffenen nicht mehr möglich.

In die Bewertung des Immersionstraumas fließen Begleitumstände, Entstehung, Begleiterkrankungen und Lebensalter sowie die bereits erläuterte klinische Symptomatik ein (29). Die Bestimmung der KKT ist dagegen am Unfallort nicht unbedingt erforderlich.

Die rektale Messung ist störanfällig und nur mäßig empfindlich (träges Reaktionsverhalten). Tympanische Sonden sind weniger störanfällig (Cerumen beachten) und messen hochempfindlich. Sie eignen sich insbesondere für häufiges Monitoring und Messungen bei Kindern (20). In der Praxis wird zumeist die Rektaltemperatur mittels Digital- oder Unterkühlungsthermometer bestimmt.

Therapie

Es wird unterschieden zwischen einer passiven und aktiven, externen und internen Wiedererwärmung. Bei der *passiven Wiedererwärmung*, die nur bei milder Hypothermie sinnvoll ist, erwärmt sich der Patient „mit endogenen Mitteln". Bei *aktiven Methoden* wird dem Patienten Wärme von außen zugeführt (2, 3, 8, 18, 21, 23, 27, 34). Interne Me-

Tabelle 21.**20** Wiedererwärmungsmethoden im Effizienz-Vergleich

Methoden	Effizienz
Externe Methoden	
Passiv extern (warmer Raum)	weniger als 0,5
Aktiv extern	
– Decken u. ä.	bis zu 1
– Wärmflaschen, Hibler-Packung, Diathermie	bis zu 1
– „Body-to-body"	bis zu 1,5
– Sauerstoff(be)atmung, warm, befeuchtet	bis zu 1,5
– Konvektive Wärmetherapie (Matte)	bis zu 3
– Ganzkörperbad (40 °C, nur bis 33 °C KKT)	bis zu 5
Interne Methoden	
Infusionen (max. 40 °C)	weniger als 1
Warmwasserspülungen Gastrointestinaltrakt	bis zu 1
Mediastinal-Lavage	bis zu 4
Peritoneal-Lavage	bis zu 5
Veno-venöse Hämofiltration, Hämodialyse	bis zu 10
Kardiopulmonaler Bypass	bis zu 10 und mehr

thoden sind zumeist speziell geschultem Personal in Notfallaufnahmen und größeren Krankenhäusern vorbehalten (4, 14, 15). Externe Methoden sind „nicht-invasiv", können aber hinsichtlich der Wiedererwärmungsrate gegenüber den internen Verfahren nicht mithalten (Tab. 21.**20**). Die *direkte Körper-zu-Körper-Erwärmung* sollte als geeignete Maßnahme bei Fehlen anderer Möglichkeiten nicht vergessen werden (10).

Invasive Methoden zur Wiedererwärmung sind am effektivsten. Bei schwerstem Immersionstrauma gibt es kaum eine Alternative. Die konvektive Wärmetherapie ist technisch einfach, nicht invasiv und mittlerweile auch für den Grenzbereich zum schwersten Immersionstrauma mit Erfolg angewendet worden. Sie hat den Vorteil, nahezu überall zur Verfügung zu stehen.

Bei schwerstem Immersionstrauma kann der Patient apnoisch und peripher pulslos sein. Damit ist die Diagnose „Kreislaufstillstand" gestellt, die ein entsprechendes Vorgehen erfordert.

- *Nur tot, wenn warm und tot* lautet der Leitsatz im Umgang mit Immersionsopfern.
- Der Patient mit Kreislaufstillstand wird unter Beatmung und *Herzdruckmassage* schnellstmöglich zur nächsten geeigneten Klinik transportiert, um dort mit der invasiven Wiedererwärmung zu beginnen.

Die erhöhte elektrische Vulnerabilität des kalten Myokards kann dazu führen, daß durch die Herzdruckmassage *Kammerflimmern* ausgelöst wird. Dennoch muß bei Verdacht auf Kreislaufstillstand nach intensiver Überprüfung der zentralen Pulse sofort mit Reanimationsmaßnahmen begonnen werden. Probleme kann es bei der *Defibrillation* geben. Sie ist in tiefer Hypothermie häufig erfolglos und sollte nicht in kurzen Abständen wiederholt werden.

Nach nur kurzzeitiger Immersion und milder Unterkühlung mit ausgeprägtem Kältezittern sind einfache passive Maßnahmen wie Abtrocknen, Entfernen nasser Kleider und das Einhüllen in Decken im Allgemeinen ausreichend. Diese lediglich „kalten Patienten" sind in der Regel nicht ernsthaft gefährdet und problemlos zu betreuen.

- Vorerkrankungen, Lebensalter, Drogen- und Alkoholmißbrauch können jedoch auch milde Immersionstraumen zu schwerwiegenden Notfällen werden lassen.
- Die Wiedererwärmungsphase bei KKT unter 35,5 °C durch autonome Wärmeproduktion (Kältezittern) ist körperlich und psychisch außerordentlich belastend, so daß bestehende Möglichkeiten aktiver Wärmezufuhr grundsätzlich ausgenutzt werden sollen.

Unterhalb 33 °C wird das Management durch die zunehmende Inzidenz von Bradykardien und Kammerflimmern problematischer. Der Ersthelfer wird in eine passivere Rolle gezwungen, weil effektive, sichere Methoden zur Wiedererwärmung außerhalb von Kliniken in der Regel nicht zur Verfügung stehen. *Zurückhaltung* wird hier zum wesentlichen Teil der Ersten Hilfe. Die erforderlichen Therapiemaßnahmen in der präklinischen Phase des Immersionstraumas sind in Tab. 21.**21** dargestellt.

Besonderheiten beim Seeunfall

Wie ein Individuum auf eine ungewohnte Situation reagiert, kann nicht vorausgesagt werden. *Panikentstehung* hat nicht nicht nur eine individuelle, sondern auch eine interindividuelle Komponente. Panik macht koordiniertes Handeln unmöglich und kann eine fatale Verkettung von *Fehlhandlungen* verursachen. Abläufe, die nicht verinnerlicht sind und nicht zuvor Gegenstand realistischer Übungen waren, werden in Panik mit hoher Wahrscheinlichkeit falsch, unvollständig oder gar nicht genutzt. Eine Gruppe in einer Seenotsituation kann durch das „Durchdrehen" Einzelner insgesamt die Selbstbeherrschung verlieren; „Panik ist ansteckend". In derartigen Situationen kommt es auf starke Persönlichkeiten an. Ihre Stärke muß helfen, Perspektiven aufzuzeigen und Schwache zu motivieren.

Beim Seeunfall ist der Wille zum Überleben, mehr als alle anderen Faktoren, zugleich der Weg zum Überleben.

In 5 °C kaltem Wasser ist die Sensibilität der Hand unmittelbar gestört. Unter 10 °C Hauttemperatur nimmt die Geschicklichkeit der Finger rapide ab, Hände und Füße schmerzen stark. Erforderliche Manipulationen an Rettungsmitteln werden problematisch. Später sind die Extremitäten kalt, blaß und pulslos, es kann zu lokalen Kälteschäden, den „non-freezing cold injuries" kommen.

Flüssigkeitsmangel gefährdet Schiffbrüchige bereits nach Stunden. Dagegen belastet selbst mehrwöchiges Hungern zwar die Psyche, ist aber primär nicht lebensgefährlich. Das Trinkwasserproblem ist auch heute noch die größte Bedrohung für Schiffbrüchige. Anfangs verliert ein Schiffbrüchiger durch Immersion und Erbrechen bei Seekrankheit vermehrt Flüssigkeit. Später, im Zustand der Hypovolämie, reduziert sich dieser Verlust.

Der minimale Trinkwasserbedarf eines Schiffbrüchigen wird mit 0,5 Litern pro Tag angenommen. In Standard-Rettungsinseln werden 0,5 Liter pro Person vorgehalten. Kranke und Verletzte benötigen mehr Trinkwasser als gesunde Personen.

Spätestens nach drei Tagen müssen die Schiffbrüchigen alternative Trinkwasserquellen nutzen. Wassermangel und Umgebensein von Wasser steigert den Drang zum Seewassertrinken. Das Trinken von Salzwasser führt zum Mangel an osmotisch freien Wassers mit unkorrigierbaren Elektrolytentgleisungen und fatalen Erregungsleitungsstörungen von Herz und ZNS.

Rettungsinseln, Schlauchboote oder Schiffbrüchige mit Rettungswesten oder Überlebensanzügen sind allen Bewegungen des Wassers ausgesetzt. Die meisten Menschen reagieren darauf mit einer *schweren Kinetose* und anhaltendem Erbrechen. Nach einigen Tagen tritt eine Gewöhnung ein. Der Flüssigkeits- und Elektrolyt-Verlust verschlechtert die Prognose. Aus diesem Grund gehören Antiemetika zur Standardausrüstung von Rettungsgeräten.

Ein Seenotfall kann viele Gesichter haben. Der Ablauf wie im Lehrbuch ist dabei eher unwahrscheinlich. Die ak-

Tabelle 21.21 Therapiemaßnahmen und präklinische Phase beim Immersionstrauma

Immersionstrauma I – *Erregungs*stadium – KKT bis 33 °C

- Schutz vor weiterer Auskühlung, in warme Umgebung verbringen
- Entfernen nasser, Anziehen trockener Kleidung
- Heiße Getränke zuführen
- Isolation mit Metallfolie, Wolldecke, Schlafsack, Isomatte o. ä.
- Vorsichtig aktiv bewegen lassen
- Selbsterwärmung durch Isolation ist grundsätzlich ausreichend, aber jedwede aktive externe Wiedererwärung ist sinnvoll: heiße Dusche, Wannenbad 40 °C, Wärmepackungen, Wärmflaschen etc.
- Ggf. stationäre Überwachung

Immersionstrauma II – *Erschöpfungs*stadium – KKT 33 bis 28 °C

- Schutz vor weiterer Auskühlung, in warme Umgebung verbringen
- Unnötige Bewegungen vermeiden, nasse Kleidung behutsam entfernen
- Immobilisierung und Isolierung mit Metallfolie, Wolldecke, Schlafsack, Isomatte, Körper-zu-Körper o. ä.
- Permanente Überwachung von Bewußtsein und kardiorespiratorischer Funktion
- Aktive externe Wiedererwärmung durch Sauerstoffatmung (angefeuchtet, angewärmt), Infusionen anwärmen (40 °C)
- Kein Wannenbad
- Keine Getränke oder Nahrung
- Gefahr des „Afterdrop"
- Über Rettungskette rascher Transport in die Klinik

Immersionstrauma III – *Lähmungs*stadium – KKT unter 28 °C

- Schutz vor weiterer Auskühlung, in warme Umgebung verbringen
- Ggf. Reanimationsmaßnahmen bis zum Eintreffen in der Klinik usw. fortsetzen, keine Todesfeststellung vor erfolgter Wiedererwärmung
- Keinerlei Bewegungen oder Manipulationen, Kleidung aufschneiden, sonst belassen
- Aktive externe Wiedererwärmung
- Sauerstoffatmung (angefeuchtet, angewärmt), Infusionen anwärmen (40 °C)
- Permanente Überwachung von Bewußtsein und kardiorespiratorischer Funktion
- Erhebliche „Afterdrop"-Gefahr
- Über Rettungskette schnellster Transport in Spezialklinik
- Nur eine Defibrillationsserie, danach Herzdruckmassage, ggf. nach 30 min Defibrillation wiederholen
- Ziel: Stationäre aktive interne Wiedererwärmung

Tabelle 21.22 Regeln im Seenotfall

- Panikvermeidung durch engagiertes, ruhiges und umsichtiges Handeln
- Möglichst viele isolierende Kleidungsschichten tragen
- Rettungsanzug und/oder Rettungsweste anlegen
- Sprung ins kalte Wasser möglichst vermeiden
- Im Wasser nicht schwimmen
- Zusammen bleiben und kollektive Rettungsmittel nutzen
- Niemals Seewasser trinken
- Frischwasser rationieren, ggf. am ersten Tag Totalverzicht
- Regenwasser salzfrei auffangen
- Kommunikation untereinander aufrecht erhalten
- Disziplin sicherstellen

tuelle Lage wird immer wieder zu Improvisationen zwingen. Es existieren akzeptierte Grundregeln, die in Tab. 21.22 dargestellt sind.

Kernaussagen

- **Begriffsbestimmung und Abgrenzung**
    - Beinaheertrinken, Tauchunfall und Immersionstrauma können unter dem Oberbegriff „Wasserunfälle" zusammengefaßt betrachtet werden. Es gibt eine Vielzahl von Überschneidungsmöglichkeiten.
    - Wesentliche Gemeinsamkeit ist die Gewebehypoxie, auf die grundsätzlich verzugslos, mit höchstmöglicher Effizienz und unter Ausschöpfung aller Reanimationsmöglichkeiten reagiert werden muß. ZNS und Lungen sind die primär gefährdeten Organe. Im Vordergund muß die Applikation von normobarem

Sauerstoff bei sicher atmenden oder beatmeten Patienten stehen.

Beinaheertrinken
- Kurzzeitige Submersion kann ohne initiale klinische Auffälligkeiten ablaufen. Die besondere Gefährdung besteht im verzögerten Lungenödem. Bei den geringsten Auffälligkeiten bedarf es kompromißloser klinischer Überwachung.
- Entscheidend ist die frühzeitige Intubation mit normobarer Sauerstoffbeatmung.
- Eine Begleithypothermie kann initial eine Hypoxie-Protektion bedeuten
- Wiedererwärmungsmaßnahmen müssen unmittelbar eingeleitet und bis zum Erreichen annähernd physiologischer Körperkerntemperaturen durchgeführt werden.

Tauchunfall
- Schwere Tauchunfälle sind relativ seltene Notfälle. Kommt es aber dazu, kann das uneinheitliche klinische Bild verunsichern. Deswegen ist es vorteilhaft, jedes gesundheitliche Ereignis in zeitlichem Zusammenhang mit Gerätetauchen solange als Tauchunfall anzusehen, bis das Gegenteil bewiesen ist.
- Vor Erreichen eines Druckkammerzentrums müssen kontinuierlich normobarer Sauerstoff und isotonische Hämodilution zur Anwendung gelangen.
- Tauchmedizinische Zentren stehen zur telefonischen Beratung bereit.

Immersionstrauma
- Nur tot, wenn warm und tot – Reanimations- und Wiedererwärmungsmaßnahmen müssen anhaltend erfolgen. Schwer unterkühlte Patienten müssen wegen erheblicher Begleitprobleme bevorzugt stationär mittels interner Methoden wiedererwärmt werden. Maligne Herzrythmusstörungen stehen im Vordergrund zu erwartender Komplikationen. Durch das zwangsläufige „Afterdrop"-Phänomen muß auch nach der Rettung mit weiterem Absinken der Körperkerntemperatur gerechnet werden. Defibrillationsversuche müssen bei Unterkühlten zurückhaltend erfolgen.
- Milde Hypothermien mit Kältezittern, guter Vigilanz und einer Körperkerntemperatur > 34 °C verlaufen in der Regel unproblematisch.

Literatur

Referenzen

1. Bove AA: The basis for drug therapy in decompression sickness. Undersea Biomed Res. 1982; 9:91–111
2. Cahill JC, Balmi PJ, Tipton MJ: A comparison of four methods of rewarming individuals cooled by immersion in cold water. AGARD CP 540 1993; 25:1–8
3. Cahill JC, Balmi PJ, Tipton MJ: An evaluation of hand immersion for rewarming individuals cooled by immersion in cold water. Aviat Space Environ Med. 1995; 66:418–423
4. Deiml R, Heß W: Erfolgreiche Therapie eines Kreislaufstillstandes bei akzidenteller Hypothermie durch die Extrakorporale Zirkulation. Anaesthesist 1992; 41:93–98
5. Dick APK, Massey EW: Neurologic presentation of decompression sickness and air embolism in sport divers. Neurology 1985; 35:667–671
6. Francis TJR, Pearson RR, Robertson AG, Hodgson M, Dutka AJ, Flynn ET: Central nervous system decompression sickness: Latency of 1070 human cases. Undersea Biomed Res. 1988; 15:403–419
7. Francis TJR, Dutka AJ, Flynn ET: Experimental determination of latency, severity, and outcome in CNS decompression sickness. Undersea Biomed Res. 1988; 15:419–429
8. Fritz KW, Kaspercyk W, Galaske R: Erfolgreiche Reanimation bei akzidenteller Hypothermie nach Ertrinkungstod. Anaesthesist 1988; 37:331–334
9. Gehring H, Dörges V, Nielsen H, Schwieder G, Braun J: Beinahe-Ertrinken – Diskrepanz zwischen Klinik und pathophysiologischen Veränderungen. Der Notarzt 1993; 9: 110–115
10. Giesbrecht GG, Sessler DI, Mekjavic IB, Schroeder M, Bristow GK: Treatment of mild immersion hypothermia by direct body-to-body contact. J Appl Physiol. 1994; 76: 2373–2379
11. Giesbrecht GG, Bristow GK: Influence of body composition on rewarming from immersion hypothermia. Aviat Space Environm Med. 1995; 66:1144–1150
12. Golden F: Shipwreck and Survival. J R Nav Med Serv. 1974; 16:8–14
13. Gooden BA: Why some people do not drown. Med J Austr. 1992; 157:629–632
14. Hekmat K, Abel A, Zimmermann R, Ruskowski H: Diabetisches Koma mit tiefer Hypothermie. Anaesthesist 1994; 43:750–752
15. Heise D, Rathgeber J, Burchardi H: Schwere, akzidentelle Hypothermie: Aktive Wiedererwärmung durch einen einfachen extrakorporalen veno-venösen Wärmekreislauf. Anaesthesist 1996; 45:1093–1096
16. Krivosic-Horber R: Hypothermie modérée et protection cérébrale. Ann Fr Anesth Réanim. 1995; 14:122–128
17. Macnab AJ: Effective interventions for nearly drowned children Can Fam Physician 1995; 41:1545–1556
18. Mekjavic IB, Eiken O: Inhalation rewarming from hypothermia: An evaluation in -20 °C simulated field conditions. Aviat Space Environ Med. 1995; 66:424–429
19. Palmer AC, Calder IM, Yates PO: Cerebral vasculopathy in divers. Neuropath Appl Neurobiol. 1992; 18:113–124
20. Pujol A, Fuscardi J, Ingrand P, Baudouin D, Le Gruen A, Menu P: Afterdrop after hypothermic cardiopulmonary bypass: The value of tympanic membrane temperature monitoring. J Cardiothor Vasc Anesth. 1996; 10:336–341
21. Rathgeber J, Weyland W, Bettka T, Züchner K, Kettler D: Reduktion intraoperativer Wärmeverluste und Behandlung hypothermer Patienten durch atemgasklimatisierende Maßnahmen? Anaesthesist 1996; 45:807–813
22. Reul J, Weis J, Jung A, Willmes K, Thron A: Central nervous system lesions and cervical herniations in amateur divers. Lancet 1995; 245:1403–1405
23. Roggero E, Stricker H, Biegger P: Akzidentelle schwere Hypothermie mit kardiopulmonalem Stillstand: prolongierte Reanimation ohne extrakorporalen Kreislauf. Schweiz Med Wochenschr. 1992; 1:161–164
24. Rosen R, Stoto M, Harley J: The use of the Heimlich Maneuver in near drowning: Institute of Medicine Report. J Emerg Med. 1995; 13:397–405
25. Rumbak MJ: The etiology of pulmonary edema in fresh water near-drowning. Am J Emerg Med. 1996; 14:176–179
26. Schaefer KE, McNulty WP, Carey C, Liebow AA: Mechanisms in development of interstitial emphysema and air embolism on decompression from depth. J Appl Physiol. 1958; 13:15–29
27. Steele MT, Nelson MJ, Sessler DI et al.: Forced air speeds rewarming in accidental hypothermia. Ann Emerg Med. 1996; 27:479–484
28. Thorsen T, Lie RT, Holmsen H: Induction of platelet aggregation in vitro by microbubbles of nitrogen. Undersea Biomed Res. 1989; 16:453–465

29. Tikuisis P: Predicting survival time for cold exposure. Int. J Biometeriol. 1995; 39:94–102
30. Tikusis P: Reduction of survival time at sea based on observed body cooling rates. Aviat Space Environm Med. 1997; 68:441–448
31. Underwater & Hyperbaric Medical Society: Final summary of recommendations issued from 1990 diving accident workshop. Pressure 1990; 19:1–5
32. Veenhuizen L, Haasnoot K, van Vught AJ, Bierens JJLM, Thunnissen BTMJ, Gemke RJBJ: Submersie bij kinderen; rol van hypothermie en ontstaan van `adult respiratory distress'-syndroom. Ned Tijdschr Geneeskd. 1994; 138: 906–910
33. Weinstein MD: Near Drowning: Epidemiology, pathophysiology, and initial treatment. J Emerg Med. 1996; 14: 461–467
34. Weyland W, Fritz U, Fabian S et al.: Postoperative Wärmetherapie im Aufwachraum. Anaesthesist 1994; 43:648–657

Weiterführende Literatur

35. Bennett P, Elliott D (Hrsg.): The Physiology and Medicine of Diving. 4. Aufl., WB Saunders, London 1993
36. Bross MH: Near-Drowning. Am Fam Physician 1995; 51: 1545–1555
37. Edmonds C, Pennefather J, Lowry C: Diving and Subaquatic Medicine. 3. Aufl., Butterworth-Heinemann, Oxford 1992
38. Oriani G, Marroni A, Wattel F (Hrsg.): Handbook on Hyperbaric Medicine. Springer, Berlin 1996
39. Schöchl H, Hofmann N, Miller K, Pieringer R: Ertrinkungsnotfälle. Notfallmed. 1994; 20:588–591
40. Teboul JL: Hypothermie. Rev Prat. 1992; 42:223–227

Höhen- und Flugmedizin

E. Rödig

Roter Faden

- **Definition und Aufgabenfelder**
- **Grundlagen der Höhen-Physiologie**
  - Erdatmosphäre
  - Gasgesetze
  - Physiologie der Höhen-Adaptation
- **Höhenmedizinische Notfälle – Akute Höhenkrankheit**
- **Flugmedizinische Notfälle**
  - Notfälle Einzelner während des Fluges
  - Druckfall-Krankheit
  - Flugunfälle
  - Qualifizierter Lufttransport Verletzter und Erkrankter

Definition und Aufgabenfelder

Seit jeher ist der Mensch vom Wunsch beseelt, seine Fähigkeit zum dreidimensionalen Denken auch auf seine Bewegung im dreidimensionalen Raum, das Fliegen, zu übertragen. Der Traum vom Fliegen ließ sich mit Beginn des 20. Jahrhunderts realisieren. Die technisch rasante Entwicklung der Luft- und Raumfahrt, wie sie sich heute präsentiert, ist ohne die Erforschung der höhenphysiologischen Zusammenhänge undenkbar. Beispielhaft sei hier Nathan Zuntz (1847–1920) angeführt, der in Berlin auf dem Gebiet der Höhen-Physiologie bahnbrechend forschte und als Pionier der Höhen-Physiologie und Flugmedizin in die Medizingeschichte einging (7).

Die *Höhenmedizin* befaßt sich mit physiologischen Anpassungsvorgängen und pathologischen Reaktionen (Höhenkrankheit), die durch die besonderen physikalischen Umweltbedingungen in mittleren und großen Höhen auftreten. Die Berg- und Expeditionsmedizin deckt zusätzlich sportphysiologische, klinische und notfallmedizinische Aspekte (Bergrettung) ab.

Die *Flugmedizin* verbindet zahlreiche präventive, diagnostische und therapeutische Teilgebiete zu einem Gebiet, der *Luft- und Raumfahrtmedizin*, die ihren Anspruch aus den psychophysischen Einwirkungen auf den menschlichen Körper im dreidimensionalen Raum ableitet. Sie läßt sich in vier Hauptgebiete unterteilen:
- Festlegen von Tauglichkeits-Kriterien und deren flugmedizinische Handhabung für das fliegende Personal,
- Bewertung und Beurteilung der Flugreise-Tauglichkeit von Passagieren unter besonderer Berücksichtigung der Flugsicherheit,
- qualifizierter Lufttransport Verwundeter und Kranker nach flugmedizinischen Grundsätzen,
- wissenschaftliche Forschung auf dem Gebiet der Luft- und Raumfahrtmedizin (Human Factor, Ergonomie, Schnittstelle im Mensch-Maschine-System, Beschleunigungsphysiologie usw.).

Grundlagen der Höhen-Physiologie

Erdatmosphäre

Die Erdatmosphäre erstreckt sich vom Meeresspiegel bis in eine Höhe von etwa 2 200 km. Ihre Gaszusammensetzung ist bis zu einer Höhe von 100 km nahezu konstant und besteht aus ca. 78 % Stickstoff (N_2), 21 % Sauerstoff (O_2), 0,9 % Argon und 0,1 % Edelgasen und Kohlendioxyd (CO_2). Sie macht das Leben auf unserem Planeten möglich und schützt vor ultravioletter und kosmisch-ionisierender Strahlung sowie extremen Temperatur-Schwankungen. Nach ihrer Zusammensetzung wird die Erdatmosphäre in die Homosphäre (Durchmischung) bis 100 km Höhe und die darüberliegende Heterosphäre (Diffusion bzw. Dissotiation) eingeteilt.

Die physiologischen Einflüße der Höhen-Exposition auf den menschlichen Organismus erklären sich aus der Abnahme des Gesamt-Luftdrucks und damit des Sauerstoff-Partialdrucks (pO_2); sie lassen sich aus den bekannten Gasgesetzen physikalisch ableiten.

Der Mensch ist von Meereshöhe bis etwa 3 000 m oder 10 000 ft (feet, 1 foot = 0,3048 m, 1 m = 3,28 ft) physiologisch vollständig an die Umweltbedingungen adaptiert. Die *physiologische Mangelzone* beginnt in etwa 3 000 m Höhe und reicht bis etwa 15 000 m. Sie wird durch Sauerstoff-Mangel (verminderter pO_2), Gasausdehnung in Körperhöhlen (Druckfall- oder Dekompressions-Krankheit) und niedrige Außentemperatur geprägt (Tab. 21.23). Über 15 000 m beginnt die *weltraumgleiche Zone*, die ein Überleben nur mit besonderen Schutzmaßnahmen ermöglicht. In etwa 19 000 m Höhe tritt das Phänomen des *Ebullismus* auf: Bei einem Gesamt-Luftdruck von 47 mmHg, der dem Wasserdampfdruck der Atemluft bei 37° C Körper-Temperatur entspricht, werden die physikalisch gelösten Gase im Körper explosionsartig frei; die Körperflüssigkeiten beginnen „zu kochen".

Gasgesetze

Der barometrische Luftdruck ist das Gewicht der Luftmasse (Luftsäule), die auf einer definierten Erdfläche lastet. Der Normal-Luftdruck in Meereshöhe (0 m) entspricht unter Standard-Bedingungen (International Standard Atmosphere, ISA) 1.013,20 mbar entsprechend 760 mmHg.

Wichtig für das Verständnis physiologischer Vorgänge in der Höhe ist die Kenntnis der Gasgesetze. Sie beschreiben
- die Gasausdehnung bei Druckänderung (Boyle-Mariotte),
- die Gasausdehnung bei Temperaturänderung (Charles),
- das Druckverhalten einzelner Gase im Gasgemisch (Dalton),

Tabelle 21.23 Sauerstoff-Versorgung und Höhe (Flugmedizinisches Institut der Luftwaffe)

Höhe (m)	Höhe (ft)	pO_2 Atmosphäre (mmHg)	pO_2 Alveole (mmHg)	O_2-Sättigung (% Hb)	O_2-Versorgung der Organe bei normaler Atemluft
0	0	160	103	97	ausreichend
3 000	10 000	110	61	90	
5 000	18 000	80	38	72	unzureichend (O_2-Mangel)
7 400	22 000	67	33	65	

– die physikalische Lösung von Gasen in Flüssigkeiten (Henry).

Die höhenphysiologischen Auswirkungen der Gasgesetze sind in Tab. 21.24 dargestellt. Darüber hinaus beschreibt das Gas-Diffusionsgesetz die Beziehung zwischen Konzentration, Diffusionsstrecke, Diffusionsfläche und Diffusionsgeschwindigkeit.

Physiologie der Höhen-Adaptation

Unsere Freizeitgesellschaft hat sich die Bergwelt der Erde erobert. Selbst exklusive Sportarten wie Himalaja-„Trekking", Drachenfliegen und „Paragliding" werden im Massenangebot touristisch vermarktet. Mit der technischen Erschließung der Berge gelangen Millionen von Menschen in Höhenlagen, ohne sich der gesundheitlichen Risiken der Höhen-Exposition bewußt zu sein.

Auslösende Ursache für höhenspezifische Krankheitserscheinungen ist die hypobare Hypoxie.

Der verminderte arterielle Sauerstoff-Partialdruck (p_aO_2) bedingt eine verminderte Sauerstoff-Sättigung des Hämoglobins (Hb), die wiederum zu einer verstärkten pulmonalen Ventilation führt. Die durch kompensatorische Hyperventilation entstehende respiratorische Alkalose wird nach wenigen Tagen renal kompensiert; der p_aCO_2 bleibt erniedrigt. Die Kreislauf-Situtation ist durch einen erhöhten Sympathikotonus gekennzeichnet. Vermutlich durch hypoxische Vasokonstriktion präkapillärer Gefäße kommt es zum Anstieg des pulmonal-arteriellen Drucks, der die alveolare Ödem-Bildung fördert und über die verlängerte Diffusionsstrecke die bestehende Hypoxie verstärkt. Auch die zerebrale Durchblutung steigt an; es kann zum Hirnödem kommen. Die vermehrte Freisetzung von Erythropoetin führt zur Polyglobulie mit erhöhtem thromboembolischen Risiko. Weiter liegen Hinweise auf eine Beeinträchtigung des Immunsystems mit vermehrter Infektionsgefährdung vor (13).

Bei andauernder Höhen-Exposition kann die bestehende Hypoxie in gewissem Umfange kompensiert werden (Höhen-Adaptation).

■ Höhenmedizinische Notfälle – Akute Höhenkrankheit

Die akute Höhenkrankheit (Acute Mountain Sickness, AMS) beginnt meist mit Kopfschmerz, Nausea, Atemnot, Palpitationen, Hör- und Sehstörungen, Ataxie, Schlafstörungen, Abgeschlagenheit und psychischen Alterationen. Die Symptome entwickeln sich innerhalb von Stunden nach dem Aufstieg, um nach 24–48 h ihren Höhepunkt zu erreichen.

Die akute Höhenkrankheit ist unabhängig vom Trainingszustand. Prädisponierende Faktoren wie physische Erschöpfung und Kälteexposition können das Krankheitsbild verstärken.

Das *Höhen-Lungenödem* (High Altitude Pulmonary Edema, HAPE) ist eine lebensbedrohliche Komplikation der akuten Höhenkrankheit und geht mit schwerer Dyspnoe und trockenem Husten, körperlicher Schwäche und Lethargie einher.

Unbehandelt fallen die Patienten häufig in ein Koma. Die Letalität wird mit 0,5–12% angegeben. Die Pathogenese ist nicht abschließend geklärt. Es wird angenommen, daß die hypoxische pulmonale Hypertonie durch eine Konstriktion der pulmonalen Widerstandsgefäße oder eine inhomogene Vasokonstriktion in einzelnen Lungenabschnitten mit vermehrter Perfusion anderer Areale bedingt ist. Es kommt zu einem Ungleichgewicht von Ventilation und Perfusion mit erhöhter Rechtsherz-Belastung. Gleichzeitig führt eine Störung der Kapillar-Permeabilität zur Exsudation von Proteinen und Blutzellen in den Alveolarraum. Andere Autoren diskutieren neurogene oder inflammatorische Mechanismen.

Eine weitere Komplikation der akuten Höhenkrankheit ist das *höhenbedingte Hirn-Ödem* (High Altitude Cerebral Edema, HACE). Nach Eintritt der Höhenerkrankung entwickelt sich innerhalb von 24–72 h ein vielfältiges Bild zen-

Tabelle 21.24 Die Gasgesetze und ihre höhenphysiologischen Auswirkungen

Gasgesetz	Formel	Höhenphysiologische Auswirkungen
Boyle-Mariotte	$P_1 \cdot V_1 = P_2 \cdot V_2$	Dysbarismus: Baro-Otitis, Baro-Sinusitis, Baro-Meteorismus
Henry	$\frac{P_1}{P_2} = \frac{Q_1}{Q_2}$	Druckfall-Krankheit
Dalton	$P = P_1 + P_2 + \ldots + P_n$	Hypoxische Hypoxie
Charles	$\frac{V_1}{V_2} = \frac{T_1}{T_2}$	

tralnervöser Symptome. Sie variieren von Kopfschmerz, Nausea und Erbrechen bis zu Halluzinationen, Hemiparese/-plegie, Ataxie, zerebralen Krampfanfällen und fokalen neurologischen Defiziten. Die Genese des Ödems ist unklar. Es wird eine vasogene und eine zytotoxische Ätiologie diskutiert.

Die *höheninduzierte hypoxische Retinopathie* beschreibt eine Anzahl retinaler Veränderungen. Sie reichen von der Dilatation der Retinalvenen bis zum Papillenödem, retinalen Einblutungen und „Cotton-wool"-Exsudaten.

- Die langsame Höhen-Adaptation ist die beste Prävention der Höhenkrankheit.
- In Höhen über 3 000 m empfiehlt sich ein täglicher Aufstieg von nicht mehr als 300 bis 400 m.
- Es muß auf genügende Flüssigkeitszufuhr und ausgeglichenen Elektrolyt-Haushalt geachtet werden.
- Bei Hochtouren gilt: „sleep low, climb high".
- Bei manifester Höhenkrankheit ist der sofortige Abstieg unter Sauerstoff-Zufuhr das Mittel der Wahl.

Medikamentös werden Glukokortikoide (Dexamethason), Acetazolamid und Kalzium-Antagonisten eingesetzt, ohne daß deren Stellenwert derzeit abschließend zu bewerten ist. Als Rettungsmittel kann ggf. eine transportable Überdruckkammer dienen.

Flugmedizinische Notfälle

Notfälle Einzelner während des Fluges

Notfälle bei Besatzungsangehörigen

Bei Luftfahrzeug-Besatzungen sind akut auftretende Gesundheitsstörungen mit plötzlicher Handlungsunfähigkeit extem selten.

In der Literatur sind lediglich Einzelfälle beschrieben. Zu verdanken ist dies der medizinischen Selektion angehender Piloten und der lebenslang begleitenden, kontinuierlichen flugmedizinischen Betreuung mit präventivem Schwerpunkt.

Es sei hier nicht verschwiegen, daß mit den zukünftig europaweit geltenden zivilen Tauglichkeits-Richtlinien (10) die medizinischen Anforderungen und Tauglichkeits-Kriterien für zivile Luftfahrzeug-Besatzungen im Vergleich zur bisherigen Regelung deutlich gesenkt werden. Die deutsche Seite ist derzeit bemüht, im europäischen Konsens Korrekturen einzubringen, bevor das Regelwerk Ende 1999 in Kraft tritt.

Im militärischen Flugeinsatz bedarf es zusätzlich einer regelmäßig wiederholten flugphysiologischen Fort- und Weiterbildung. Die hohen psychophysischen Anforderungen an Piloten mit vermehrter Belastung des Herz-Kreislauf-Systems (16), verursacht durch hohe g-Kräfte, Höhen-Exposition (hypobare Hypoxie, Maskenatmung, Volldruckanzug) und erschwerte Orientierung im Raum, müssen demonstriert, trainiert und beherrscht werden. Unter ärztlicher Überwachung werden Ausbildungsprogramme mit der Human-Zentrifuge (Abb. 21.**15**), der Höhenklima-Simulationskammer und dem Flug-Orientierungs-Trainer durchgeführt.

Notfälle bei Flugpassagieren

Das jährliche Aufkommen an Flugpassagieren überschreitet heute die Milliardengrenze; für die nächsten Jahrzehnte wird mit einer Verdoppelung und steigendem Durchschnittsalter gerechnet. Unter den Passagieren leiden nicht wenige an chronischen Erkrankungen.

Chronische Erkrankungen können durch Flug-Streß, erniedrigten barometrischen Druck in der Kabine mit vermindertem Sauerstoff-Partialdruck, Lärm und Vibrationen (Turbulenzen), niedrige relative Luftfeuchtigkeit (10–20%), veränderte zirkadiane Rhythmik („jet lag") und

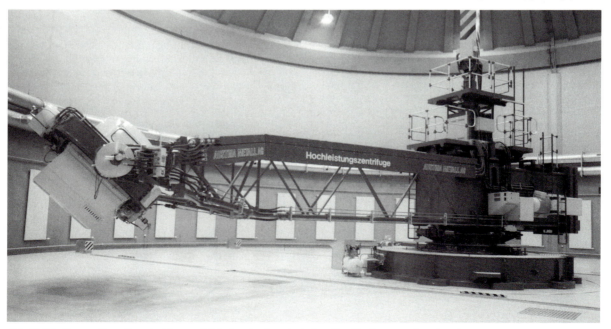

Abb. 21.**15** Human-Zentrifuge im Flugmedizinischen Institut der Luftwaffe, Abteilung II, Königsbrück.

schließlich durch beengtes Sitzen während des Fluges exazerbieren.

In einer durch Kabinendruck aufgebauten „Kabinenhöhe" von etwa 2500 m (8000 ft) herrscht ein Gesamt-Luftdruck von 565 mmHg. Der pO_2 liegt unter diesen Bedingungen bei 118 mmHg; damit ist eine arterielle Sauerstoff-Sättigung von etwa 92 % verbunden.

Dieser Wert kann für vorgeschädigte Patienten mit koronaren, pulmonalen, zerebrovaskulären oder anämischen Erkrankungen zu gesundheitlichen Risiken führen. Dennoch ist das Auftreten akuter Notfälle während eines Fluges selten.

Nach einer von der Federal Aviation Administration (FAA) initiierten Untersuchung wurden bei US-amerikanischen Fluglinien zwischen August 1986 und Juli 1988 insgesamt 2322 medizinische Notfälle während des Fluges (inflight emergencies) dokumentiert. Dies schloß 33 Todesfälle ein. In 85 % der Fälle konnte ein an Bord befindlicher Arzt medizinischen Beistand leisten (8, 9). Eine andere Studie kam zu dem Schluß, daß bei 1 Million Starts mit 25,1 Todesfällen während des Flugs zu rechnen ist (3).

Viele Fluglinien halten in ihren Maschinen daher eine Notfall-Ausrüstung („physician kit"), teilweise mit Defibrillator, bereit. Das Flugbegleit-Personal verfügt über eine medizinische Ausbildung, die teilweise auch die erweiterten Notfallmaßnahmen einschließt.

Bei *kardiovaskulären Erkrankungen* wird die hypobare Hypoxie durch Hyperventilation und Anstieg der Herzfrequenz zunächst kompensiert.

- Nach komplizierten Herzinfarkten sollen Patienten sechs Wochen lang nicht fliegen.
- Zu den weiteren Kontraindikationen zählen instabile Angina pectoris, dekompensierte kardiale Erkrankungen, maligner Hypertonus und komplexe, hämodynamisch bedeutsame Rhythmus-Störungen.
- Für Patienten mit schwerer Zyanose, die bei zusätzlicher Hypoxie zu dekompensieren drohen, muß medizinischer Sauerstoff zur Verfügung stehen.

Bei *pulmonalen Erkrankungen* gelten Personen mit einem $p_aO_2 > 70$ mmHg generell als flugtauglich (6).

- Bei einem $p_aO_2 < 70$ mmHg muß an Bord eine medizinische Sauerstoff-Therapie gewährleistet sein (2, 6, 18).
- Ein deutlich erhöhte p_aCO_2 weist auf eine eingeschränkte Lungenreserve hin und stellt auch unter Sauerstoff-Therapie ein erhöhtes gesundheitliches Flugrisiko dar.
- Absolute Kontraindikation für eine Flugreise ist der Pneumothorax (Gefahr des Spannungs-Pneumothorax).
- Über Patienten mit Tracheostoma ist im Einzelfall zu entscheiden. Absaugung oder Vernebelung sind nur im Einvernehmen mit der Fluglinie möglich.
- Patienten mit Asthma bronchiale (Auslösung eines Anfalls durch psychischen Flug-Streß, Ozon, geringe relative Luftfeuchtigkeit) sowie Patienten mit chronisch obstruktiver Lungenerkrankung neigen zur Hypoxie, die durch die hypobaren Verhältnisse im Flugzeug verstärkt wird. Die Flugtauglichkeit ist individuell zu bewerten (4).
- Patienten mit chronischer Sauerstoff-Therapie (2, 6, 17, 18) benötigen während des Fluges eine erhöhte Zufuhr und sind pulsoxymetrisch zu überwachen.

Bei normaler *Schwangerschaft* birgt eine Flugreise kein Risiko für den Föten, da die Besonderheiten des fetalen Hämoglobins und der Bohr-Effekt einer Sauerstoff-Mangelversorgung entgegenwirken.

Insbesondere bei Säuglingen und Kleinkindern kann es bei Verlegung der Eustachischen Röhre (z. B. durch Adenoide oder Infekte) während des Abstiegs zu einem *Barotrauma des Ohres* („ear block") bis zur Otitis media kommen. Auch Trommelfell-Perforationen wurden beschrieben.

- Die korrekte Durchführung des Valsalva-Manövers zum Druckausgleich ist das Mittel der Wahl.
- Bei kleinen Kindern und Säuglingen kann die Eustachische Röhre über Aktivierung des Saugreflexes geöffnet werden.

Bei eingeschränktem Druckausgleich im Nebenhöhlen-System tritt gelegentlich die äußerst schmerzhafte Baro-Sinusitis auf.

Neurologisch und psychiatrisch sind besonders die Diagnosen bedeutsam, bei denen im Flug eine akute psychiatrische oder neurologische Symptomatik nicht ausgeschlossen werden kann. Bei Patienten mit Epilepsie führen Hypoxie, Müdigkeit und veränderter Tag-/Nacht-Rhythmus zu einer Herabsetzung der Krampfschwelle.

Wegen des langen und meist beengten Sitzens treten bei Flugpassagieren gelegentlich *tiefe Beinvenen-Thrombosen* („Ecomomy-class"-Syndrom) auf. In Honolulu wurden in sechs Jahren 44 Patienten nach Flugankunft wegen einer tiefen Thrombose stationär behandelt; 16 erlitten eine akute Lungenembolie (5). Bei Langstrecken-Flügen und entsprechender Disposition sind prophylaktische Maßnahmen wie Kompressions-Training und ggf. eine niedrigdosierte Heparinisierung anzuraten.

Hinter den Symptomen Kaltschweißigkeit, Agitiertheit, Angst, Erbrechen und Herz-Kreislauf-Sensationen verbirgt sich die *Luftkrankheit* (air sickness), das Chamäleon der Flugmedizin. Neben psychologischen Präventions-Programmen kann eine prophylaktische Therapie mit dem sedierend und antiemetisch wirkenden Antihistaminikum Diphenhydramin, ß-Blockern oder Kava-Kava-Extrakten durchgeführt werden.

Letztlich bedarf der *Patient mit insulinpflichtigem Diabetes mellitus* bei langen Flugreisen einer flugmedizinischen Betreuung. Der veränderte zirkadiane Rhythmus auf Flügen über mehr als sechs Zeitzonen erfordert eine temporäre Umstellung der Insulin-Dosierung (1).

Die meisten Passagiere können auch mit chronischen Erkrankungen eine Flugreise gefahrlos und unbeschwert antreten, wenn zuvor eine flugmedizinische Beratung stattgefunden hat, die Krankheit therapeutisch gut eingestellt ist und die benötigten Medikamente im Handgepäck mitgeführt werden. Die Fluglinien sind generell bemüht, einem kranken Fluggast den Flug so entspannt und angenehm wie möglich zu gestalten.

Vorgehen bei Notfällen während des Fluges

Ein Arzt, der an Bord eines Flugzeuges bei einem Notfall nach ärztlich-ethischer Notwendigkeit tätig wird, ist derzeit rechtlich nur ungenügend abgesichert. Dies gilt insbesondere bei Flügen über internationalem Territorium. Eine verbindliche einheitliche Erklärung im Rahmen der IATA (International Air Transport Association) steht aus. Die Fluglinien sind bemüht, eine internationale Regelung zu schaffen. Denkbar ist eine Haftpflicht-Versicherung für alle mitfliegenden Ärzte oder eine rechtliche Vereinbarung mit der jeweiligen Fluglinie. Darüber hinaus muß dringend eine internationale Standardisierung der Notfall-Ausrüstung in den Flugzeugen erreicht werden.

In Kenntnis der bestehenden Rechtsunsicherheit sind bei notfallmedizinischen Maßnahmen an Bord folgende Verhaltensregeln zu beachten (modifiziert nach (14)).

- Bei Sprachproblemen auf Zuziehung eines Übersetzers bestehen.
- Unter Zeugen das mündliche Einverständnis des Patienen einholen.
- Ungestörten Arzt-Patient-Kontakt und ruhiges Umfeld sichern; dazu wird der Patient ggf. in die Erste Klasse gebracht.
- Genaue Überprüfung und Bewertung der vorhandenen medizinischen Ausstattung.
- Durch das Flug-Personal klären lassen, ob weitere medizinische Fachkräfte unter den Passagieren zur Verfügung stehen.
- Sorgfältige Anamnese und Untersuchung des Patienten, Nutzung aller vorhandenen therapeutischen Möglichkeiten.
- Fernmeldeverbindungen zur Einholung von Beratung nutzen.
- Flugdauer und Zielort (adäquate medizinische Einrichtungen?) gehen in die Prognose ein.
- Bei medizinisch indizierter Zwischenlandung ist die qualifizierte medizinische Aufnahme per Funkkontakt vorzubereiten.
- Alle Maßnahmen sind schriftlich zu dokumentieren und der Patient persönlich zur Weiterbehandlung zu übergeben.

Druckfall-Krankheit

Die Druckfall- oder Dekompressions-Krankheit (Decompression Sickness, DCS) ist durch die technische Fortentwicklung der Luft- und Raumfahrt selten geworden; sie ist jedoch auch in modernen Luftfahrzeugen nicht auszuschließen (12). Die Druckfall-Krankheit tritt bei schnellem Druckverlust der Kabine auf. Wie beim Öffnen einer Flasche Mineralwasser führt die rapide Dekompression nach dem Gesetz von Henry in Körpergeweben und -flüssigkeiten zur gasförmigen Freisetzung von physikalisch gelöstem Stickstoff mit der Ausbildung von Gas-Embolien in verschiedenen Körperregionen. Die klinische Symptomatik wird durch die hypoxische Hypoxie verstärkt.

Bei Beteiligung von *Gehirn, Rückenmark und peripheren Nerven* werden verschiedenste neurologisch-psychiatrische Symptome wie Somnolenz, Parästhesien, Paresen, Tetraplegien, Konvulsionen sowie ggf. Bewußtlosigkeit und Koma beobachtet. Als *Gelenkmanifestation* treten die sogenannten „Bends" mit Schmerzen in großen Gelenken auf, die sich unter aktiver und passiver Bewegung noch verstärken. Im Bereich der *Lunge* kann es zu „Chokes" kommen, die durch starke retrosternale Schmerzen und trockenen, konstanten Husten charakterisiert sind. Im Bereich der *Haut* verursachen die Stickstoff-Bläschen Schmerzsensationen und Effloreszenzen.

- Insbesondere die neurologische Ausprägung der Druckfall-Krankheit stellt einen Notfall dar, der ohne adäquate Therapie letal verlaufen kann.
- Die Patienten sind primär nach den allgemeinen Regeln der Notfallmedizin zu behandeln.
- Im Vordergrund steht die hochdosierte und konsequent beizubehaltende Zufuhr von Sauerstoff über eine festsitzende Maske, der (neben der Vermeidung einer Hypoxie) durch Aufbau eines Diffusionsgradienten zur schnelleren Elimination der Stickstoff-Bläschen führt.
- Im Einzelfall intubierte Patienten werden mit 100 % Sauerstoff beatmet.
- Die definitive Versorgung erfolgt idealerweise in einer Druckkammer (15).

Das Auftreten der Druckfall-Krankheit ist bei plötzlichem Druckverlust der Kabine in Höhen ab etwa 7 500 m oder 25 000 ft wahrscheinlich. Nach Angaben der US-Air Force sind nur 13 % der beobachteten Erkrankungen in geringerer Höhe aufgetreten.

Einer besonderen Betrachtung bedürfen fliegendes Personal und Passagiere, die dem Tauchsport (mit Preßluft) nachgehen.

Mit zunehmender Tauchtiefe und steigendem hydrostatischen Druck kommt es zur vermehrten physikalischen Lösung von Stickstoff im Körpergewebe.

- Bei zu geringem Zeitintervall zwischen Tauchgang und Flug kann eine höhenbedingte Druckfall-Krankheit bereits ab 1 500 m oder 5 000 ft auftreten.
- Zwischen dem letzten Tauchgang auf Meeresniveau und einem Flug bzw. entsprechenden Aufenthalt im Gebirge sollen mindestens 24 h liegen.
- Taucher, die nach dem Tauchgang Symptome einer Dekompression zeigen oder mit Nitrox-gesättigtem Atemgas getaucht sind, sollen erst nach 72–96 h einen Flug antreten.

Flugunfälle

Flugunfälle finden stets großes öffentliches Interesse. Neben häufigen tödlichen Verletzungen der Besatzungen und Passagiere sowie unbeteiligter Dritter sind bei Überlebenden schwere Polytraumen an der Tagesordnung. Hinzu kommt enormer Sachschaden. Dies wirft in der Regel Rechts- und Haftungsfragen auf. Unvergessen ist die Kollision zweier Boeing 747 auf dem Flugplatz von Teneriffa am

27.03.1977, die mehr als 580 Menschen das Leben kostete. Da sich die meisten Unfälle, wie auch in diesem Fall, in der Start- und Landephase ereignen, halten Flugplätze eine auf den Großschaden abgestimmte Rettungsorganisation vor, die in Koordination mit anderen verfügbaren Rettungseinrichtungen arbeitet. Hier sei nur auf die flugmedizinischen Besonderheiten hingewiesen.

- Die erforderlichen Kräfte müssen dauernd verfügbar sein.
- Die vorbereitenden Maßnahmen müssen laufend aktualisiert und immer wieder geübt werden.
- Der Faktor Zeit ist von eminenter Bedeutung.
- Die Verbrennung verschiedenster Materialien (Kraftstoffe und ihre Additive, Kunststoffe und Verbundmaterialien) kann zur Bildung toxischer Produkte führen (11). Dies ist im Rettungseinsatz zu berücksichtigen.

Neben den notfallmedizinischen Aspekten (Retten, Bergen, Koordinierung des Einsatzes) befaßt sich die Flugmedizin auch mit der *Flugunfall-Untersuchung* zur Klärung der Unfallursache und beitragender Faktoren. Sehr oft läßt sich eine kausale Kette aufbauen, in der mehrere Faktoren in ihrer Verknüpfung zum fatalen Ereignis führten. Unter den Ursachen kommt der Besatzung (human factor) hohe Bedeutung zu. Eine Analyse des zivilen Flugunfall-Geschehens der Jahre 1984–1993 des Herstellers Boeing aus dem Jahr 1994 zeigte, daß etwa 60% aller Flugunfälle auf Fehlverhalten der Besatzung zurückzuführen waren. Neben Flugmedizinern sind im Flugunfall-Untersuchungsausschuß die Expertisen von Pathologen (Identifizierung von Opfern, Verletzungsmuster), Flugpsychologen, technischen Experten, Piloten, Flugsicherungs-Personal und Meteorologen erforderlich. Die Ergebnisse der Untersuchung dienen der Prävention und fließen in Weisungen und Empfehlungen zur Modifikation von Sitz- und Rückhaltesystemen, Notausgängen, Notfallverfahren und Brandverhütung, aber auch in Flugvorschriften und nicht zuletzt in technische Optimierung und Fortentwicklung ein. Die Ergebnisse der Flugunfall-Analyse dienen darüber hinaus zur Klärung der Rechtsfolgen des Unfalls.

Qualifizierter Lufttransport Verletzter und Erkrankter

Die Anfänge des Verwundeten-Transports reichen bis in den Beginn der Militärfliegerei zurück. Mit dem Zweiten Weltkrieg hat sich der routinemäßige, qualifizierte Lufttransport von Verwundeten etabliert. Der enorme Anstieg des Ferntourismus und der Anspruch, auch im Ausland auf den hohen medizinischen Standard des Heimatlands zurückgreifen zu können, hat in der Folge auch zur Einrichtung ziviler Rettungs-Flugdienste geführt.

Die Qualität und Effizienz der medizinischen Versorgung im Flug wird von der Größe der Flugzeuge, der medizinischen Ausstattung und entscheidend von der fachlichen Leistung des begleitenden medizinischen Personals bestimmt.

Eine in Zusammenarbeit mit der Bundesärztekammer erarbeitete „Leitlinie für den Patiententransport in Ambulanzflugzeugen", die derzeit im zweiten Entwurf vorliegt, definiert erstmals die Qualifikation des transportbegleitenden Arztes. Neben der allgemeinen medizinischen Qualifikation sind Kenntnisse und Erfahrungen in der Flugmedizin einschließlich der Flugphysiologie und Flugphysik sowie eine Einweisung in das Verhalten bei fliegerischen Notfall-Situationen nachzuweisen. Dieser Aspekt wurde in den letzten Jahren leider nur ungenügend berücksichtigt.

Für den Verwundetentransport im Mittelstrecken-Bereich (Tactical Aeromedical Evacuation) hält die Bundeswehr das Transportflugzeug „C-160 Transall" (Abb. 21.**16**) und das Passagierflugzeug „C-601 Challenger" bereit. In der Transall können 14 Patienten medizinisch versorgt werden. Im Rüstsatz befinden sich zwei Einheiten für Intensivbehandlung und sechs Überwachungsplätze. Die Sanitäts-Begleitmannschaft besteht grundsätzlich aus:
- 2 Fachärzten mit Fachkunde „Notfallmedizin",
- 2 Rettungsassistenten,
- 4 Rettungssanitätern,
- 4 Krankenpflegern.

Für die Langstrecke (Strategic Aeromedical Evacuation) steht der „Airbus A-310" mit speziellem Sanitäts-Rüstsatz zur Verfügung. Die Ausrüstung ist modular konfiguriert. Es sind maximal 56 Liegen und 6 zusätzliche, nach modernsten Gesichtspunkten konzipierte Intensivplätze vorhanden (Abb. 21.**17**). Eine telemedizinische Anbindung ist vorgesehen.

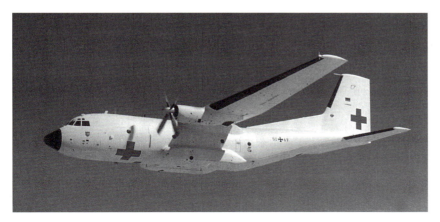

Abb. 21.**16** Transportflugzeug „C-160 Transall" der Luftwaffe in der „Aeromedical Evacuation"-Version (Foto: D. Plath).

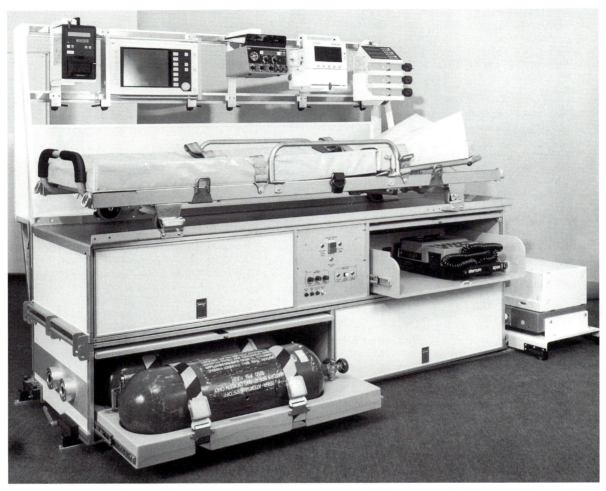

Abb. 21.17 Die zum Einbau in Luftfahrzeuge vorgesehene Patienten-Transport-Einheit (PTE) ermöglicht einen Lufttransport unter intensivmedizinischen Bedingungen (Foto: Lufthansa Technik).

Kernaussagen

- **Definition und Aufgabenfeld**
  - Die Höhenmedizin befaßt sich mit physiologischen Anpassungsvorgängen und pathologischen Reaktionen (Höhenkrankheit), die durch die besonderen physikalischen Umweltbedingungen in mittleren und großen Höhen auftreten. Die Flugmedizin verbindet zahlreiche präventive, diagnostische und therapeutische Teilgebiete zu einem Gebiet, der Luft- und Raumfahrtmedizin, die ihren Anspruch aus den psychophysischen Einwirkungen auf den menschlichen Körper im dreidimensionalen Raum ableitet.
- **Grundlagen der Höhen-Physiologie**
  - Die physiologischen Einflüße der Höhen-Exposition auf den menschlichen Organismus erklären sich aus der Abnahme des Gesamt-Luftdrucks und damit des Sauerstoff-Partialdrucks (pO_2); sie lassen sich aus den bekannten Gasgesetzen physikalisch ableiten. Auslösende Ursache für höhenspezifische Krankheitserscheinungen ist die hypobare Hypoxie.
- **Höhenmedizinische Notfälle – Akute Höhenkrankheit**
  - Die akute Höhenkrankheit entwickelt sich innerhalb von Stunden nach dem Aufstieg, um nach 24–48 h ihren Höhepunkt zu erreichen. Das Höhen-Lungenödem ist eine lebensbedrohliche Komplikation. Die langsame Höhen-Adaptation ist die beste Prävention. Bei manifester Höhenkrankheit ist der sofortige Abstieg unter Sauerstoff-Zufuhr das Mittel der Wahl.
- **Flugmedizinische Notfälle**
  - Bei Luftfahrzeug-Besatzungen sind akut auftretende Gesundheitsstörungen mit plötzlicher Handlungsunfähigkeit extrem selten.
  - Unter den Passagieren leiden nicht wenige an chronischen Erkrankungen, die während des Fluges exazerbieren können. In einer durch Kabinendruck aufgebauten „Kabinenhöhe" von etwa 2 500 m (8 000 ft) herrscht ein Gesamt-Luftdruck von 565 mmHg. Der pO_2 liegt unter diesen Bedingungen bei 118 mmHg; damit ist eine arterielle Sauerstoff-Sättigung von etwa 92 % verbunden. Dieser Wert kann für vorgeschädigte Patienten mit koronaren, pulmonalen, zerebrovaskulären oder anämischen Erkrankungen zu gesundheitlichen Risiken führen. Zur Beurteilung der Flugtauglichkeit bestehen einige Leitlinien; ansonsten ist im Einzelfall zu entscheiden.
  - Bei notfallmedizinischen Maßnahmen an Bord sind bestimmte Verhaltensregeln zu beachten (Übersetzer, ungestörter Arzt-Patient-Kontakt, Nutzen von Fern-

meldeverbindungen, sorgfältige Dokumentation usw.). Flugdauer und Zielort gehen in die Prognose ein.
- Insbesondere die neurologische Ausprägung der Druckfall-Krankheit stellt einen Notfall dar, der ohne adäquate Therapie letal verlaufen kann. Im Vordergrund der Behandlung steht die hochdosierte und konsequent beizubehaltende Zufuhr von Sauerstoff über eine festsitzende Maske.
- Fliegendes Personal und Passagiere, die dem Tauchsport nachgehen, müssen bestimmte Zeitintervalle zwischen dem letzten Tauchgang und einem Flug einhalten.
- Bei Flugunfällen ist der Faktor Zeit entscheidend. Die erforderlichen Kräfte müssen dauernd verfügbar sein, vorbereitende Maßnahmen müssen laufend aktualisiert und immer wieder geübt werden.
- Die Qualität und Effizienz der medizinischen Versorgung im Flug wird von der Größe der Flugzeuge, der medizinischen Ausstattung und entscheidend von der fachlichen Leistung des begleitenden medizinischen Personals bestimmt.

Literatur

Weiterführende Literatur

1. DeHart RL: Fundamentals of Aerospace Medicine. Lea & Febiger, Philadelphia 1985
2. Ernsting J, King P (eds.): Aviation medicine. Butterworths, London 1988
3. Flugmedizinisches Institut der Luftwaffe (FlMedInstLw): Kompendium der Flugmedizin – Lehrmaterial. 4. Aufl., Fürstenfeldbuck 1996
4. Landgraf H, Rose DM, Aust PE (Hrsg.): Flugreisemedizin. Blackwell, Berlin 1996
5. Papenfuß W et al.: Handbuch Luftfahrtmedizin. Brandenburgisches Verlagshaus, Berlin 1990

Referenzen

1. Benson EA, Metz R: Managment of diabetes during intercontinental travel. Bull Mason Clin. 1984–85; 38:145–151
2. Berg BE, Dillard TA, Rajagopal KR, Mehm WJ: Oxygen supplementation during air travel in patients with chronic obstructive pulmonary disease. Chest 1992; 101:638–641
3. Cummings RO et al.: Inflight deaths during commercial air travel. How big a problem? J Am Med Ass. 1988; 259: 1983–1988
4. Dillard TA, Bert BW, Rajagopal KR et al.: Hypoxemia during air travel in patients with chronic obstructive pulmonary disease. Ann Intern Med. 1989; 111:362–367
5. Eklof B, Kistner RL, Masuda EM et al.: Coach class syndrome – a Hawaiian syndrome? Presented at the American Venous Forum Annual Meeting 1994; Maui, Hawaii
6. Gong H Jr, Tashkin DP, Lee EY, Simmons MS: Hypoxia-altitude simulation test. Evaluation of patients with chronic airway obstruction. Am Rev Respir Dis. 1989; 130:980–986
7. Gunga HC, Kirsch KA: Nathan Zuntz (1847–1920) – A German Pioneer In High Altitude Physiology And Aviation Medicine. Aviat Space Environ Med. 1995; 66:168–176
8. Hordinsky JR, George MH: Response capability during civil air carrier inflight medical emergencies. Oklahoma City: FAA Civil Aeromedical Institute, 1991; DOT/FAA report AM-91/3
9. Hordinsky JR, George MH: Utilization of emergency kits by air carriers. Oklahoma City: FAA Civil Aeromedical Institute, 1991; DOT/FAA report AM-91/2
10. JAR – FCL 3 Flight Crew Medical Requirements Joint Aviations Authorities Issued 1997; 2nd ed.
11. Krause HA: Über die Zusammensetzung von Brandgasen nach Flugunfällen und Zwischenfällen und deren analytischen Nachweis. Flugmedizinisches Institut der Luftwaffe, Fürstenfeldbruck 1996
12. Moon RE, Sheffield J: Guidelines for Treatment of Decompression Illness. Aviat Space Environ Med. 1997; 68: 234–243
13. Murdoch DR: Symptoms of Infection And Altitude Illness Among Hikers in the Mount Everest Region of Nepal. Aviat Space Environ Med. 1995; 66:148–151
14. Newson-Smith MS: Passenger Doctors in Civil Airlines – Obligations, Duties and Standards of Care. Aviat Space Environ Med. 1997; 68:1134–1138
15. Pilmanis AA: 1990 Hypobaric Decompression Sickness Workshop: Summary and Conclusions. AGARD CONFERENCE PROCEEDINGS 516, High Altitude and High Acceleration Protection for Military Aircrew, Oktober 1991
16. Rödig E: Belastung des Herz-Kreislaufsystems von Flugzeugführern. Deutsche Gesellschaft für Innere Medizin; Bd. 95. Springer, Berlin 1989; S. 605–612
17. Schwartz JS, Bencowitz HZ, Moser KM: Air travel hypoxemia with chronic obstructive pulmonary disease. Ann Intern Med. 1984; 100:473–477
18. Vohra KP, Klocke RA: Detection and correction of hypoxemia associated with air travel. Am Rev Respir Dis. 1993; 148:1215–1219

Strahlenschäden

R. Bauer

Roter Faden

- **Einleitung**
- **Ionisierende Strahlung und ihre Wirkung**
  - Strahlungsarten
  - Schäden durch ionisierende Strahlung
  - Lockere und dichte Ionisierung
  - Direkte und indirekte Ionisierung
- **Dosimetrie – Quantifizierung der Strahlungswirkung**
  - Energiedosis (D) und Ionendosis (I)
  - Äquivalentdosis (H)
  - Effektive Dosis
  - Dosisleistung
  - Natürliche Strahlenexposition
- **Strahlenschäden bei niedriger und hoher Dosis**
  - Stochastische Strahlenschäden bei niedriger Dosis
  - Risiko-Abschätzung
  - Somatische Strahlenschäden bei hoher Dosis
  - Strahlenschäden der Haut
  - Störungen der Fertilität und der fetalen Entwicklung
- **Strahlenunfall**
  - Rechtsgrundlagen
  - Allgemeine medizinische Maßnahmen beim Strahlenunfall
  - Spezielle medizinische Maßnahmen beim Strahlenunfall
  - Umgang mit strahlenexponierten Patienten

Einleitung

In diesem Kapitel wird zunächst dargestellt, wie ionisierende Strahlung qualitativ wirkt und wie ihre Wirkung quantitativ erfaßt werden kann. Darauf aufbauend können mögliche Schäden, die durch ionisierende Strahlung induziert werden, zutreffend beschrieben, bewertet und sinnvolle Behandlungsmaßnahmen abgeleitet werden.

Ionisierende Strahlung und ihre Wirkung

Strahlungsarten

> **Definition:** Unter Strahlenschäden werden unerwünschte Wirkungen von Strahlung verstanden, die so energiereich ist, daß die bestrahlte Materie ionisiert wird.

Ionisierende Strahlung entsteht *natürlich* beim Zerfall radioaktiver Atomkerne und wird *künstlich* in Röntgen-Röhren und Beschleunigern erzeugt.
  Natürliche Radioaktivität kann als
- Alpha-Strahlung (positiv geladene Helium-Atomkerne),
- Beta-Strahlung (negativ geladene hochenergetische Elektronen) und
- Gamma-Strahlung (elektrisch neutrale „Quanten", hochenergetische elektromagnetische Strahlung, die im Atomkern entsteht),

auftreten. Röntgen-Strahlung ist wie Gamma-Strahlung eine hochenergetische elektromagnetische Strahlung, die im Gegensatz zur Gamma-Strahlung nicht im Atomkern, sondern in der Atomhülle entsteht, in ihren übrigen Eigenschaften aber mit Gamma-Strahlung identisch ist.

In Kernreaktoren und Beschleunigern treten Neutronen-Strahlen auf. Außerdem können in Beschleunigern auch Protonen oder andere Teilchen auf hohe Energien beschleunigt werden. Diese Teilchen werden nicht gesondert besprochen; durch sie verursachte Schäden lassen sich aus den nachfolgenden Ausführungen ableiten.

Schäden durch ionisierende Strahlung

■ Physikalische Primärprozesse – Ionisation

Die verschiedenen Schäden, die durch ionisierende Strahlung hervorgerufen werden, sind in Abb. 21.**18** dargestellt.

Physikalisch bewirkt ionisierende Strahlung die Erzeugung positiv und negativ geladener Ionenpaare. Darunter ist die Spaltung eines ungeladenen, elektrisch neutralen Atoms in ein negativ geladenes Elektron und einen positiv geladenen Rest bzw. die Spaltung eines neutralen Moleküls in zwei entgegengesetzt (positiv und negativ) geladene Bruchstücke zu verstehen.

Beta-Strahlen haben meist eine Energie im Bereich von 100 000 Elektronenvolt (100 keV), Alpha-Strahlen liegen im MeV-Bereich (Millionen Elektronenvolt). Um ein Ionenpaar zu erzeugen, ist im Mittel in Wasser und biologischem Weichgewebe eine Energie von 37 eV erforderlich. Somit können Beta-Teilchen je nach Primärenergie einige zehntausend Ionenpaare erzeugen, Alpha-Teilchen mit einer Energie um 1 MeV einige hunderttausend.

■ Chemische Sekundärprozesse

Wird ein Molekül ionisiert, besteht nur eine geringe Wahrscheinlichkeit, daß sich die beiden entgegengesetzt geladenen Bruchstücke wieder zu dem ursprünglich vorhandenen, ungeladenen Molekül verbinden. In der überwiegenden Zahl der Ionisierungen trennen sich beide Bruchstücke.

Als chemischer Sekundäreffekt der Strahlenwirkung ergibt sich das Phänomen, daß ein Molekülverband aufgespalten wird und zerbricht.

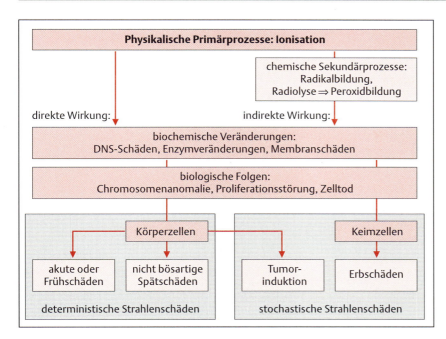

Abb. 21.**18** Wirkung ionisierender Strahlung.

Es bilden sich sehr reaktionsfreudige Radikale, die mit anderen Molekülen der Umgebung neue Verbindungen eingehen. Insbesondere kommt es zur Aufspaltung von im Gewebe vorhandenen Wassermolekülen, der „Radiolyse" (1). Dadurch entstehen *Peroxide*, die sehr wirkungsvolle Zellgifte darstellen. Peroxide werden allerdings auch im normalen Zellstoffwechsel gebildet und normalerweise rasch durch Peroxidasen abgebaut.

Biochemische und biologische Folgereaktionen

Direkt als Folge der Ionisation oder indirekt, z. B. über Peroxid-Bildung, stellen sich biochemische Folgereaktionen ein. Es können Enzym-Veränderungen, Membrandefekte oder DNS-Schäden auftreten, die den Zellstoffwechsel und die DNS-Replikation stören können.

Solche Schäden sind nicht strahlungsspezifisch. Sie treten viel häufiger ohne Einwirkung ionisierender Strahlung auf und können durch Reparaturmechanismen (s. „Stochastische Strahlenschäden bei niedriger Dosis") ausgeglichen werden. Falls die Schäden jedoch nicht behoben werden, können biologische Veränderungen mit akuten oder chronischen Schäden des Gesamtorganismus eintreten (6). Speziell Schäden an der DNS führen im allgemeinen zum Zelltod der betroffenen Zelle, können aber in seltenen Fällen die Transformation in eine maligne Tumorzelle zur Folge haben. Falls der DNS-Schaden eine Ei- oder Samenzelle betrifft, kann eine bleibende genetische Änderung die Folge sein, die selten einen evolutionär positiven Effekt, sondern meistens eine unerwünschte Mutation zur Folge hat.

Schäden an den Keimzellen mit genetischen Veränderungen und eine Tumorinduktion in Körperzellen werden zusammengefaßt als stochastische Strahlenschäden bezeichnet, die übrigen Schäden an Körperzellen werden somatische oder deterministische Strahlenschäden genannt.

Lockere und dichte Ionisierung

Die Wahrscheinlichkeit, daß ein geladenes Teilchen beim Vorbeiflug an einem neutralen Molekül ein Ionenpaar erzeugt, hängt wesentlich von der Geschwindigkeit des Teilchens ab. Je schneller ein Teilchen fliegt, umso seltener ionisiert es die Umgebung.

Bei gleicher (kinetischer) Energie fliegt ein leichtes Beta-Teilchen etwa hundertmal schneller als ein 8 000 mal schwereres Alpha-Teilchen. Entsprechend ionisiert ein Beta-Teilchen die Umgebung weniger häufig als ein Alpha-Teilchen (Abb. 21.**19**). Die Anzahl von Ionenpaaren n_i, die pro 1 µm Wegstrecke erzeugt werden, und die mittlere Wegstrecke, die geladene Teilchen zurücklegen, bis sie vollständig abgebremst sind, weisen daher deutliche Unterschiede auf. Beta-Teilchen mit einer Anfangsenergie von 100 keV haben eine mittlere freie Weglänge von 140 µm und erzeugen pro 1 µm Wegstrecke 13 Ionenpaare, in einer Zelle von 10 µm Durchmesser 130 Ionenpaare. Die 8 000-fach schwereren Alpha-Teilchen werden trotz einer 10fach höheren Anfangsenergie von 1 MeV nach nur 5 µm vollständig abgebremst. Die lineare Ionisierungsdichte beträgt zu Beginn 15 000 Ionenpaare pro 1 µm. Ein Alpha-Teilchen wird aber innerhalb einer Zelle vollständig abgebremst. Somit können durch ein einziges Alpha-Teilchen von 1 MeV

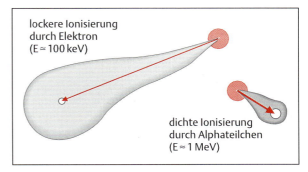

Abb. 21.**19** Lockere und dichte Ionisierung.

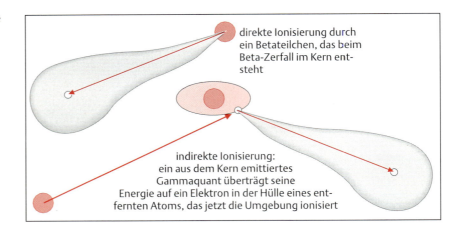

Abb. 21.20 Direkte und indirekte Ionisierung.

Energie etwa 25 000 Ionenpaare in einer Zelle erzeugt werden. Diese unterschiedlich hohe Ionisierungsdichte hat Auswirkungen auf mögliche Strahlenschäden, die im Teil „Äquivalentdosis" besprochen werden.

Direkte und indirekte Ionisierung

Geladene Teilchen ionisieren durch elektromagnetische Wechselwirkung die Umgebung und erzeugen Paare positiv und negativ geladener Ionen. Die nötige Ionisierungsenergie von etwa 37 eV wird durch das geladene, ionisierende Teilchen aufgebracht. Es verliert kinetische Energie, wird langsamer und die Richtung seiner Flugbahn wird geändert. Geladene Teilchen haben somit eine maximale freie Weglänge, das ist die Summe aller Teilwege zwischen allen Ionisierungen, und eine mittlere Reichweite, bis sie ihre gesamte Energie abgegeben haben und nicht mehr weiter ionisieren können.

Anders ist die Situation bei ungeladenen Teilchen wie Gamma- und Röntgen-Quanten (nach ihrer unterschiedlichen Entstehung im Atomkern bzw. in der Atomhülle ist ihre Wechselwirkung mit der Umgebung bei gleicher Anfangsenergie identisch, daher nachfolgend „Gamma-Quanten"). Ein Gamma-Quant ist nicht in der Lage, die Umgebung selbst direkt zu ionisieren, weil es elektrisch neutral ist. Trotzdem können auch Gamma-Strahlen ionisieren und damit prinzipiell unerwünschte Nebenwirkungen und Schäden verursachen. Dieser Mechanismus besteht in der indirekten Ionisierung. Direkte und indirekte Ionisierung sind in Abb. 21.20 veranschaulicht.

Ein Gamma-Quant kann mit einer gewissen Wahrscheinlichkeit, die von der Quantenenergie und der Eigenschaft der durchstrahlten Materie abhängt, seine gesamte Energie oder einen Bruchteil davon auf ein Elektron der Hülle eines anderen Atoms übertragen. Diese Vorgänge heißen *Photo- bzw. Comptoneffekt*. Wenn ein Gamma-Quant mit einer Energie von 100 keV mit einem Hüllenelektron über den Photoeffekt wechselwirkt, überträgt es diese Energie auf das Hüllenelektron. Dadurch wird das Elektron mit einer kinetischen Energie von fast 100 keV emittiert und wechselwirkt nun mit der Umgebung exakt gleich wie ein Beta-Teilchen, das mit derselben Anfangsenergie beim radioaktiven Beta-Zerfall aus einem Atomkern emittiert würde.

Gamma- und Röntgen-Quanten haben prinzipiell eine unbegrenzte Reichweite und können beliebig dicke Schichten von Materie durchdringen, ohne Schaden anzurichten. Innerhalb einer Schicht der Dicke $d_{1/2}$, die von der Materie und der Quantenenergie abhängt, wird die Hälfte der Quanten durch Photo- oder Comptoneffekt (bzw. bei sehr hohen Energien > 1 MeV durch Paarbildung) absorbiert. Diese Wegstrecke $d_{1/2}$ heißt „Halbwertsdicke". Nach 2 Halbwertsdicken bleibt somit noch ein Viertel aller Quanten übrig, nach 3 Halbwertsdicken ein Achtel, nach 10 Halbwertsdicken beträgt der Rest $(½)^{10}$, ungefähr 1/1000.

Elektrisch geladene Teilchen hoher Energie erzeugen Ionenpaare. Für biologische Wirkungen ist die Ionisierungsdichte, die Zahl der pro Wegstrecke erzeugten Ionenpaare, wichtig. Leichte (Beta-)Teilchen haben eine geringe, schwere (Alpha-)Teilchen eine hohe Ionisierungsdichte. Geladene Teilchen wie Beta-Teilchen (negativ geladene Elektronen) und Alpha-Teilchen (positiv geladene Helium-Atomkerne) ionisieren direkt, ungeladene Teilchen wie Röntgen- oder Gamma-Quanten ionisieren indirekt; sie übertragen ihre Energie auf ein Hüllenelektron, das dann in gleicher Weise wie ein Beta-Teilchen (direkt) ionisiert.

Dosimetrie – Quantifizierung der Strahlungswirkung

Energiedosis (D) und Ionendosis (I)

Die biologische Wirkung ionisierender Strahlung besteht qualitativ in der Erzeugung von Ionenpaaren. Wie sich Strahlung im einzelnen auswirkt, hängt multifaktoriell von der „Menge" der Strahlung, ihrem Verteilungsvolumen und der Einwirkdauer, also der räumlichen und zeitlichen Verteilung der Dosis, von der Art der Strahlung selbst, von der Art des bestrahlten Gewebes und zusätzlich von Milieufaktoren ab (Abb. 21.21).

Um das Ausmaß möglicher strahleninduzierter Schäden abschätzen zu können, ist eine *Quantifizierung der Strahlungswirkung* erforderlich. Die dafür erforderlichen Meßgrößen und Rechenvorschriften werden als „Dosimetrie" bezeichnet.

Die verschiedenen Dosisbegriffe sind in Tab. 21.25 zusammengestellt. Allgemein bedeutet der Begriff „Dosis" eine Wirkung pro Massenheit. Somit entspricht die *Energiedosis D* der im Gewebe absorbierten Energie. Die Einheit

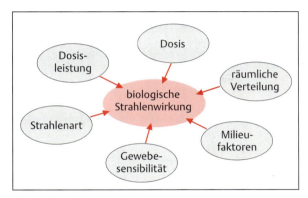

Abb. 21.**21** Einflußfaktoren der biologischen Strahlenwirkung.

der Energiedosis ist das Gray (Gy). In den Standard-SI-Einheiten gilt:
– 1 Gy = 1 J/kg.

Die früher gebräuchliche Einheit war das „Rad" (radiation absorbed dose, Abkürzung „rd"). Es gilt die exakte Umrechnung:
– 1 Gy = 100 rd.

Um eine Energiedosis im Bereich von einigen Gy mit genügender Genauigkeit zu messen, ist ein erheblicher meßtechnischer Aufwand nötig. Sehr viel einfacher und eleganter ist die Messung der in einem Gas erzeugten Ionenpaare. Die so erhaltene Meßgröße ist die *Ionendosis I*. Sie ist definiert als die durch Strahlung erzeugte Ladung (Anzahl der Ionenpaare), gemessen in Coulomb (C), pro Masseneinheit. Die Einheit der Ionendosis ist das Röntgen (R). Es gilt:
– 1 R = 2.58 × 10^{-4} C/kg.

Zwischen der Ionendosis I und der Energiedosis D besteht der Zusammenhang:
– D = f × I.

Der Umrechnungsfaktor f (J/C, Gy/(C/kg)) ist keine allgemeingültige Konstante, sondern hängt davon ab, wie hoch der Energiebetrag ist, der für die Erzeugung eines Ionenpaares in einem bestimmten Medium erforderlich ist. In Wasser und biologischem Weichgewebe beträgt die Ionisierungsenergie etwa 37 eV/Ionenpaar. Damit ergibt sich:
– D (Gy, Wasser) = 37 × I (C/kg, Wasser),
– D (rd, Wasser)) = 0.95 × I (R, Wasser)).

Um von einer Ionendosis I auf die Energiedosis D umzurechnen, muß bei Verwendung der SI-Einheiten der Zahlenwert mit 37 multipliziert werden. Werden die alten Einheiten Rad und Röntgen benützt, sind ihre Zahlenwerte (wegen des Umrechnungsfaktors 0.95) fast gleich.

Für eine effektive Bestrahlung von Tumorgewebe wird eine Herddosis von D = 60 Gy angestrebt. Mit dieser Energiedosis können viele Tumoren devitalisiert werden. Diese Dosis, einmalig appliziert, würde eine Temperaturerhöhung um:
– ΔT = 60/4.18/1000 = 14 mK

bewirken. Um auf einer Treppe 1 m hoch zu steigen, wird eine Energie von 10 J/kg benötigt. Die menschliche Muskulatur arbeitet mit einem Wirkungsgrad von ca. 20%, somit werden 40 J/kg Wärme erzeugt. Ein ungefähriches Treppensteigen von 1,5 m bewirkt also dieselbe Temperaturerhöhung um 14 mK wie die absolut tödliche Ganzkörper-Bestrahlung mit 60 Gy.

Die mögliche schädigende Wirkung ionisierender Strahlung liegt darin, daß sie ihre Energie nicht gleichmäßig verteilt abgibt, wodurch die bestrahlte Materie nur vernachlässigbar erwärmt würde, sondern daß sie ihre Energie lokal konzentriert abgibt und Ionenpaare erzeugt.

Äquivalentdosis (H)

Je nach Strahlenart ist die Ionisierungsdichte unterschiedlich hoch, werden mehr oder weniger Ionenpaare pro Wegstrecke erzeugt. Es ist verständlich und durch viele Messungen und Beobachtungen belegt, daß Alpha-Strahlung mit ihrer hohen Ionisierungsdichte massiver schädigen kann als Beta-Strahlung.

Zur biologischen Bewertung der Wirkung unterschiedlicher Strahlenarten dient die *Äquivalentdosis H*.

Sie hat dieselbe Dimension wie die Energiedosis: (J/kg). Allerdings können die Zahlenwerte einer in Gy gemessenen Energiedosis und der in Sv bewerteten Äquivalentdosis voneinander abweichen. Somit gilt:
– H (Sv) = D (Gy) × q (Sv/Gy).

Die Bewertungsfaktoren q verschiedener Strahlenarten (radiation weighting factor (14)) sind in Tab. 21.26 aufgeführt. Per definitionem wird der Bewertungsfaktor für Elektronen und Beta-Strahlen gleich 1 gesetzt. Gamma- und Röntgen-Strahlen ionisieren indirekt. Sie können, wie oben ausgeführt ist, Materie ohne Wechselwirkung durchdringen. Dann haben sie keine Energie abgegeben, die Energiedosis wäre in diesem Fall gleich 0. Ist jedoch ein Energieübertrag der Quantenenergie auf ein Hüllenelek-

Tabelle 21.**25** Begriffe und Einheiten in der Dosimetrie

Dosis	= „Wirkung"/Masseneinheit
Energiedosis D 1 Gy	= abgegebene Energie/Masse, Gy (Gray) = 1 J/kg = 100 rad
Äquivalentdosis H 1 Sv	= abgegebene Energie (bewertet nach ihrer Verteilung)/Masse, Sv (Sievert) = 1 J/kg · q = 100 rem q = Bewertungsfaktor der Strahlenart
Ionendosis I 1 R	= (erzeugte) Ladung/Masse R (Röntgen) = 2,58 · 10^{-4} C/kg ≈ 0,95 rad 105 R ≈ 1 Gy
Dosisleistung	= Dosis/Zeiteinheit R/h, mSv/h, μSv/a
Aktivität 1 Bq	= Anzahl Kernzerfälle/Zeit, Bq (Becquerel) = 1 (Zerfall)/s

Tabelle 21.**26** Bewertungsfaktoren q unterschiedlicher Strahlenarten (14)

	q (Sv/Gy)
Elektronen, Beta-Strahlen	1
Röntgen-, Gamma-Strahlen	1
Protonen	2–3
Neutronen	5–20
Alpha-Strahlen	20

tron erfolgt, ionisiert das so aktivierte Elektron die Umgebung in exakt derselben Weise wie ein Beta-Teilchen. Deshalb muß der Bewertungsfaktor für Gamma- und Röntgen-Strahlen ebenfalls gleich 1 sein.

Externe Röntgen-Strahlung hat dieselbe biologische Wirkung wie inkorporierte Gamma- oder Beta-Strahler, wenn ihre Energiedosis und die räumliche und zeitliche Verteilung der Dosiswerte gleich sind.

Alle anderen Strahlenarten ionisieren dichter als Beta-Strahlen; deshalb müssen sie Bewertungsfaktoren haben, die größer als 1 sind. Den höchsten Bewertungsfaktor haben Alpha-Strahlen mit dem empirisch ermittelten Faktor q = 20. Protonen und Neutronen haben Bewertungsfaktoren zwischen 2 und 10. Das Konzept der Äquivalentdosis erlaubt es, die biologische Wirkung unterschiedlicher Strahler sehr gut miteinander zu vergleichen. Die Inkorporation eines Alpha-Strahlers, der ein Organ mit der Energiedosis D = 1 Gy belastet, ist vergleichbar der Wirkung eines 20fach stärkeren Beta-Strahlers.

Effektive Dosis

Unterschiedliche Organe sind unterschiedlich strahlensensibel. Haut ist deutlich weniger empfindlich als Knochenmark oder die weibliche Brustdrüse. Nimmt ein Mensch radioaktives Jod (J-131) auf, z. B. bei der Radiojod-Therapie, so wird vor allem die Schilddrüse bestrahlt, während der übrige Körper nur einen Bruchteil der Schilddrüsendosis erfährt.

Die unterschiedliche Bestrahlung verschiedener Körperteile und die unterschiedliche biologische Sensibilität verschiedener Gewebe wird mit dem Konzept der effektiven Dosis berücksichtigt.

Nach diesem Konzept wird die Dosis verschiedener relevanter Organe und Körperabschnitte gewichtet summiert, die Summe ergibt die effektive (Äquivalent-) Dosis H_{eff}:
- $H_{eff} = \Sigma(i)\ H_i \times w_i$.

Die Wichtungsfaktoren w_i (tissue weighting factor [14]) sind empirisch bestimmt und in Tab. 21.27 aufgeführt. Wie zu sehen ist, hat sich innerhalb der letzen 10 Jahre die Einschätzung der relativen Organrisiken verändert, die Risikofaktoren wurden entsprechend modifiziert.

Dosisleistung

Durch Strahlung induzierte Schäden können und werden durch *zelluläre Reparaturmechanismen* effizient behoben. Diese Mechanismen versagen dann, wenn die Zahl der Schäden pro Zeiteinheit die Kapazität der Reparaturmechanismen übersteigt. Deshalb ist die Berücksichtigung der *Dosisleistung, die pro Zeit applizierte Dosis*, wichtig. Zur Beschreibung der Dosisleistung sind sämtliche Kombinationen aus Dosisbegriffen (Energiedosis, Äquivalentdosis, Ionendosis) und Zeit (Sekunde, Stunde, Jahr) möglich. Sinnvolle Einheiten sind Röntgen/Stunde (R/h) oder Mikrosievert/Jahr (µSv/a).

Natürliche Strahlenexposition

Tier und Mensch sind ionisierender Strahlung seit Anbeginn des Lebens und nicht erst seit Entdeckung und Anwendung der Röntgen-Strahlen und Nutzung der Kernenergie ausgesetzt. Diese natürliche Strahlenexposition war zur Zeit der Entstehung des Lebens vor mehr als 1 Milliarde Jahren deutlich höher als heute.

Drei Quellen tragen zur natürlichen Strahlenexposition bei (Tab. 21.28):
- die kosmische Strahlung,
- die terrestrische Strahlung (und dazu die Strahlung aus den Wänden der Wohnungen und Häuser) sowie
- die Strahlung durch inkorporierte (natürliche) Radionuklide.

Die kosmische Strahlung ist in Küstengebieten am niedrigsten und nimmt mit der Höhe zu. Die terrestrische Strahlung wird durch Gamma-Strahlung radioaktiver Gesteine bewirkt. Sie ist in Sandgebieten niedriger als im Bayerischen Wald oder im Schwarzwald. Entsprechend den regional verschiedenen Baumaterialien bewirkt der Aufenthalt in Häusern einen unterschiedlich hohen Beitrag zur natürlichen Strahlenexposition. Der höchste Beitrag wird durch inkorporierte Radionuklide bewirkt, durch das Radioisotop des Kaliums, K-40, das mit einer Halbwertszeit

Tabelle 21.27 Wichtungsfaktoren w_i (nach International Commission on Radiological Protection ICRP)

	ICRP 1977	ICRP 1991
■ Keimdrüsen	0,25	0,20
■ Rotes Knochenmark	0,12	0,12
■ Lunge	0,12	0,12
■ Magen		0,12
■ Dickdarm		0,12
■ Mamma	0,15	0,05
■ Schilddrüse	0,03	0,05
■ Ösophagus		0,05
■ Blase		0,05
■ Leber		0,05
■ Knochen (Endost)	0,03	0,01
■ Haut		0,01
■ Restkörper	0,30	0,05
Summe	1,00	1,00

Tabelle 21.28 Natürliche Strahlenexposition H (µSv/a) (nach 5, 9)

■ Kosmische Strahlung	
– Meereshöhe	300
– 3 000 m Höhe	1 100
■ Terrestrische Strahlung	
– Norddeutschland	400
– Bayrischer Wald, Schwarzwald	1 500
– Aufenthalt in Häusern	0 – 400
■ Inkorporierte Radionuklide	
– K-40, C-14	150
– Radon	500 – 2 000
Summe	~ 2 000
Schwankungsbreite	1 000 – 5 000

von 1.4 Milliarden Jahren (langsam) zerfällt, durch das ständig in der Atmosphäre neu gebildete Kohlenstoff-Isotop C-14 und vor allem durch das Edelgas Radon, Rn-220, das je nach Gestein in unterschiedlicher Menge aus dem Boden freigesetzt und ständig ein- und wieder ausgeatmet wird. In der Lunge zerfällt ein kleiner Prozentsatz und wandelt sich in Schwermetalle um, die im Körper deponiert werden und bevorzugt Alpha-Strahlen emittieren.

Die natürliche Strahlenexposition beträgt etwa 2 mSv/a mit einer Schwankungsbreite zwischen 1 und 5 mSv/a, wobei in einigen Gegenden der Erde die Exposition noch höher ist. Bisher konnte auch mit sorgfältigsten Untersuchungen nicht der Nachweis erbracht werden, daß das Krebs-Risiko in Gegenden mit erhöhter natürlicher Strahlenexposition erhöht sei. Somit ist bei Risiko-Überlegungen, wie gefährlich eine zusätzliche Strahlenexposition sein könnte, ein Vergleich mit der natürlichen Exposition und ihrer Schwankungsbreite sinnvoll. Die Annahme, eine zusätzliche Strahlenexposition im Bereich zwischen 1–5 mSv stelle individuell kein signifikantes Risiko dar, ist wissenschaftlich nicht widerlegbar.

Strahlenschäden bei niedriger und hoher Dosis

Stochastische Strahlenschäden bei niedriger Dosis

Ionisierende Strahlen verändern akut das intrazelluläre Milieu und Stoffwechsel-Gleichgewicht und beeinflussen chronisch das Weiterleben der Einzelzelle und das Leben des Gesamtorganismus wegen möglicher DNS-Schäden. Während akute Schäden erst bei einer hohen Dosis beobachtet werden, kann theoretisch eine potentiell letale DNS-Veränderung durch ein einzelnes ionisierendes Teilchen erzeugt werden.

> **Definition:** Strahlenschäden, deren Wirkung vom Zufall abhängt, werden als zufällige oder stochastische Strahlenschäden bezeichnet.

Ionisierende Strahlung kann an der DNS drei verschiedene, typische Schäden bewirken (Abb. 21.**22**):
– den Verlust einer Base,
– einen Einzelstrangbruch und
– einen Doppelstrangbruch.

Wird eine Base verändert, kann dieser Teil der DNS nicht mehr als korrekter genetischer Code abgelesen werden. Solche Veränderungen kommen auch ohne Einwirkung ionisierender Strahlung vor. Die Zellen verfügen über Reparaturmechanismen, durch die sie in der Lage sind, defekte Abschnitte des genetischen Codes zu erkennen und einen *Basendefekt* anhand der intakten Struktur des komplementären gegenüberliegenden Einzelstrangs zu beseitigen. Ähnlich läuft die Reparatur eines *Einzelstrangbruchs* ab. Der Strangbruch wird erkannt und kann in 10–20 min repariert werden, sofern der gegenüberliegende Strang intakt ist. Eine Hefezelle besitzt etwa 3 000 Gene, von denen mehr als 100 Gene Reparaturgene darstellen. Die Reparaturkapazität tierischer Körperzellen ist so hoch, daß Strahlenschäden von bis zu 50 mSv/d ausgeglichen werden können.

Anders stellt sich die Situation nach einem *Doppelstrangbruch* dar. Hier hat die Zelle nur dann eine Chance zu einer erfolgreichen Reparatur, wenn die Enden beider Bruchstücke bis zu einem Reparaturversuch in loco verbleiben. Dagegen ist nach einer Dislokation eine Reparatur unmöglich. Eine fehlerhafte oder nicht mögliche Reparatur bewirkt in den meisten Fällen eine verkürzte Überlebenszeit der betroffenen Zelle. Die Zelle stirbt schneller ab und wird im Zuge der normalen Zellregeneration im allgemeinen ohne Folgen für den Gesamtorganismus ersetzt. Wird die Zelle mit (sehr) geringer Wahrscheinlichkeit in eine potentiell maligne Zelle transformiert, hat der Organismus die Chance, diese Zelle mit Hilfe des Immunsystems als verändert zu erkennen und zu eliminieren. Nur wenn auch dieser Schutzmechanismus versagt, kann sich ein maligner Tumor entwickeln und das Leben des Individuums beeinträchtigen.

Alpha-Strahlen von 1 MeV haben eine Ionisierungsdichte von 15 000 Ionenpaaren/µm. Damit ist die Wahrscheinlichkeit, einen Doppelstrangbruch zu induzieren, um ein Vielfaches höher als bei 100 keV Beta-Strahlen, die im Mittel nur alle 70 nm ionisieren. Das erklärt den empirisch bestimmten Bewertungsfaktor $q = 20$ für Alpha-Strahlen. Wirkt ionisierende Strahlung mit geringer Dosisleistung ein, können Basenverluste oder Einzelstrangbrüche an der DNS repariert werden, bevor zufälligerweise in unmittelbarer Nachbarschaft ein weiterer Schaden induziert wird. Deshalb ist die schädigende Wirkung ionisierender Strahlung bei hoher Dosisleistung höher als bei verringerter Dosisleistung oder bei intervallmäßiger, protrahierter Applikation.

Ionisierende Strahlung bewirkt bei niedriger Dosis stochastische Schäden, die den Zelltod oder ein Tumorinduktion bewirken oder aber folgenlos bleiben können (Alles-oder-Nichts Gesetz). Bei niedriger Dosis besteht ein Zusammen-

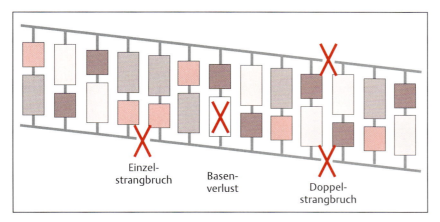

Abb 21.**22** Stochastische Strahlenschäden an der DNS.

Einzelstrangbruch Basenverlust Doppelstrangbruch

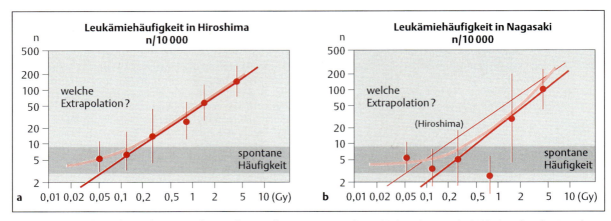

Abb. 21.23 Zunahme der Leukämie-Inzidenz in der Bevölkerung von Hiroshima (6 a) und Nagasaki (6 b) als Folge der Atombomben-Abwürfe.

hang zwischen der Dosis und der Wahrscheinlichkeit eines Schadens.

Risiko-Abschätzung

Für Strahlenschutz-Überlegungen ist es wichtig, das Risiko einer Tumorinduktion aufgrund einer Bestrahlung abzuschätzen. Solche Überlegungen betreffen Menschen, die an ihrem Arbeitsplatz einer erhöhten Bestrahlung ausgesetzt sind, Patienten, an denen diagnostische Maßnahmen mit ionisierenden Strahlen vorgenommen werden, und die Bevölkerung in der Umgebung kerntechnischer Anlagen. Die Energiedosen, die für diese drei Bevölkerungsgruppen relevant sind, sind alle so niedrig, daß eine erhöhte Tumorinzidenz mit statistischer Signifikanz nicht meßbar ist. Deshalb wird versucht, anhand von Tierexperimenten oder Strahlenunfällen, bei denen Menschen sehr hohen Dosen ausgesetzt waren, das mögliche Tumor-Risiko bei niedriger Dosis abzuschätzen.

Am Besten untersucht sind die Auswirkungen der Atombomben-Abwürfe auf Hiroshima und Nagasaki, von denen Hunderttausende von Menschen betroffen waren, die teilweise mehrere Jahrzehnte beobachtet wurden. In Abb. 21.**23** ist die Zunahme an Leukämie, die besonders empfindlich durch ionisierende Strahlung induziert wird, wiedergegeben. Die spontane Häufigkeit der Leukämie betrug in der nicht-strahlenexponierten Bevölkerung zwischen 3 und 8 Fälle pro 10 000 Menschen. In Hiroshima war bis zu einer Exposition mit 100 mGy die Leukämie-Inzidenz nicht erhöht. Eine faßbare Zunahme der Leukämie ergab sich ab einer Dosis von 0.3 Gy mit einer über dem Doppelten der natürlichen Inzidenz liegenden Rate von 15/10 000. Darüber nahm die Inzidenz deutlich zu auf maximal 150/10 000 bei einer Exposition mit 5 Gy. Die Daten von Nagasaki sind etwas anders. Hier lag das natürliche Leukämie-Risiko mit 3 – 12/10 000 etwas höher. Bei einer Dosis von 0.3 Gy war das Risiko mit 5/10 000 niedrig normal, bei 0.7 Gy lag es sogar unterhalb der natürlichen Inzidenz. Erst oberhalb einer Dosis von 1 Gy nahm das Risiko deutlich zu auf etwa 100/10 000 bei einer Dosis von 5 Gy.

Diese besonders fundierten Daten wurden aus der Nachbeobachtung von knapp 90 000 Personen erhoben, bei denen etwa 400 Tumore mehr festgestellt wurden als bei der Normalbevölkerung. Bei einer Krebs-Mortalität von 20 – 25 % sterben von 90 000 Menschen etwa 20 000 an Krebs.

Die statistische Schwankungsbreite beträgt 140. Die Zahl 400 liegt damit im Bereich der dreifachen statistischen Schwankungsbreite. Diese Überlegungen machen deutlich, daß zuverlässige Risiko-Betrachtungen schwierig sind. Die heute vorliegenden Daten erlauben es nur, Obergrenzen eines möglichen Risikos abzuschätzen.

Aus diesen und vergleichbaren Daten wurden zwei wichtige Feststellungen getroffen. Das Risiko, nach einer Strahlenexposition mit einer hohen Dosis oberhalb von 1 Gy an Krebs zu erkranken, ist signifikant. Nach Überlegungen des „Committee on the Biological Effects of Ionizing Radiation" (BEIR-Kommittee, (10, 11)) ist davon auszugehen, daß das Risiko aller strahleninduzierten Tumorinduktionen zusammengenommen zwischen 100 und 200 zusätzlichen Tumorerkrankungen beträgt, wenn 1 Million Menschen mit 10 mGy (1 rd) bestrahlt werden. Unterhalb von 0.1 Gy ist statistisch im „Experiment" kein erhöhtes Risiko mehr nachweisbar, obwohl aufgrund der vorliegenden Vorstellungen und Kenntnisse über strahlenbiologische Mechanismen davon auszugehen ist, daß auch eine geringe Strahlendosis einen Tumor induzieren kann. Somit ist nur gesichert, daß mit abnehmender Dosis das Risiko einer Tumorinduktion stärker abnimmt, als nach einer linearen Beziehung zu erwarten wäre.

Der Zusammenhang zwischen Dosis und Tumor-Risiko im Niedrig-Dosisbereich wird mit verschiedenen Modellen beschrieben (Abb. 21.**24**). Eine lineare Beziehung (1) überschätzt sehr wahrscheinlich das Risiko. Zutreffend wird das Risiko eher durch eine linear-quadratische (2) oder quadratische Beziehung (3) beschrieben. Welches Modell korrekt ist, ob dasselbe Modell für alle Tumoren gilt, oder ob für unterschiedliche Tumoren verschiedene Dosis-Risiko-Beziehungen zutreffen, ist derzeit nicht bekannt.

Das Risiko einer Tumorinduktion ist für hohe Dosen gut bekannt. Mit abnehmender Dosis vermindert sich das Tumor-Risiko schneller, als aus einer linearen Beziehung folgen würde. Wahrscheinlich beschreibt in einem großen Dosisbereich eine linear-quadratische Beziehung den Zusammenhang zwischen Dosis und Risiko sehr gut. Bei allen Überlegungen, die den Strahlenschutz betreffen, wird von einer linearen Dosis-Risiko-Beziehung ausgegangen, die das tatsächliche Risiko weit überschätzt. Somit liegen solche „konservativen" Risiko-Abschätzungen immer weit auf der sicheren Seite.

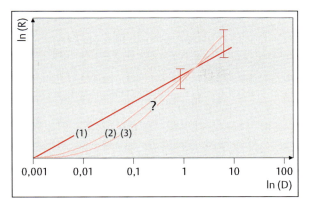

Abb. 21.**24** Beziehung zwischen Energiedosis D und Tumor-Risiko R. Eine lineare Beziehung (1) überschätzt sehr wahrscheinlich das Risiko. Zutreffend wird das Risiko eher durch eine linear-quadratische (2) oder quadratische Beziehung (3) beschrieben.

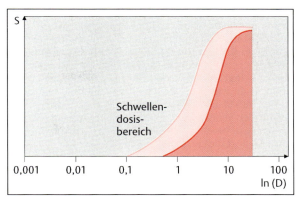

Abb. 21.**25** Beziehung zwischen Energiedosis D und Schadensausmaß S.

Somatische Strahlenschäden bei hoher Dosis

Somatische Strahlenschäden werden am Menschen ab einer Ganzkörper-Dosis von 0.25 Sv beobachtet. Unterhalb dieser Schwellendosis sind somatische Schäden nicht nachweisbar. Oberhalb dieser Dosis nimmt das Ausmaß möglicher Schäden proportional zu (Abb. 21.**25**).

Mit zunehmender Dosis werden mehr Organsysteme betroffen, deren Funktionseinschränkung bzw. Versagen klinisch relevant sind (Tab. 21.**29**).

Energiedosen im Bereich zwischen 0.5 und 10 Gy führen zum *hämatopoetischen Syndrom*.

Tabelle 21.**29** Somatische Wirkung bei Ganzkörper-Bestrahlung, in Anlehnung an Maxfield (7).

Dosis (Gy)	Frühsymptome	Spätsymptome	Überleben
< 0,25	keine nachweisbaren somatischen Schäden		
0,5 – 10	**hämatopoetisches Syndrom**		
> 0,5	Lymphopenie	–	100 %
> 1	„Strahlenkater"	–	100 %
> 2		Granulozytopenie Thrombopenie	< 100 %
> 5	Erythem	zusätzlich Epilation	≈ 50 %
	Kontrolle von Blutbild- und Differentialblutbild, um Höhe der Exposition und Verlauf abschätzen zu können		
10 – 30	**gastrointestinales Syndrom** Erbrechen, Übelkeit Schwindel Abgeschlagenheit („müde") Blutdruckabfall		
		kurzfristig „Erholung" nach 2 – 3 Tagen schwerste blutige Durchfälle	
	⇒	*Tod in wenigen Tagen*	7 – 14 Tage
50 – 100	**zentralnervöses Syndrom** Erbrechen, Krämpfe Schwindel, Ataxie		
	⇒	*Tod im Koma*	2 – 3 Tage
> 100	**kardiovaskuläres Syndrom, Strahlenschock** Histaminfreisetzung, Blutdruckabfall, Tachykardie		
	⇒	*sehr rascher Tod*	Minuten bis Stunden

In den ersten 2–3 Tagen nach Strahlenexposition klagt der Betroffene über Übelkeit, Erbrechen und Apathie, den „Strahlenkater". Im Blutbild findet sich im niedrigen Dosisbereich ab 0.5 Gy etwa 24 Stunden nach Exposition eine passagere Lymphopenie, und zusätzlich ab 2 Gy eine Granulozyto- und Thrombozytopenie 3–5 Wochen nach Exposition. In diesem Dosisbereich müssen Blutbild und Differentialblutbild kontrolliert werden, um aus Ausmaß und Verlauf der Veränderung die Dosis und Prognose der Patienten bestimmen zu können. Bei einer Ganzkörper-Dosis von 5 Gy liegt die Letalität unbehandelt bei 50%.

Im Bereich zwischen 10 und 30 Gy kommt es zum *gastrointestinalen Syndrom*.

Nach einer initialen Phase von Erbrechen, Übelkeit und Schwindel in den ersten 12 Stunden nach Exposition stellt sich klinisch eine kurzfristige „Erholung" ein, während bereits eine Lymphopenie nachweisbar ist. 2–3 Tage nach Exposition stellen sich Fieber, Tachykardie und schwerste blutige Durchfälle ein, die nach 7–14 Tagen zum Tode führen.

Im Bereich zwischen 50 und 100 Gy kommt es zum *zentralnervösen Syndrom* mit Erbrechen, Krämpfen und Tod im Koma nach 2–3 Tagen. Eine Dosis über 100 Gy bewirkt den *Strahlenschock* mit exzessiver Histaminfreisetzung, Blutdruckabfall und Tachykardie, der innerhalb von Stunden bis Minuten zum Tod führt.

Nach dem klinischen Verlauf als Folge einer einmaligen Ganzkörper-Bestrahlung wird das akute Strahlensyndrom in 5 Kategorien eingeteilt, die in Tab. 21.**30** zusammengestellt sind.

- Eine Bestrahlung bis 1 Gy verursacht keine klinischen Beschwerden und ist nicht therapiebedürftig.

Tabelle 21.30 Verlaufsform des akuten Strahlensyndroms bei einmaliger Ganzkörper-Bestrahlung

Kategorie 1	Erholung gesichert
< 1 Gy	keine klinischen Symptome u. U. Chromosomenaberrationen
Kategorie 2	Erholung wahrscheinlich
1–2 Gy	reversible Schäden der Hämatopoese
Kategorie 3	Erholung möglich
2–5 Gy	Schäden des hämatopoetischen Systems, transitorische Panzytopenie, Durchfall
Kategorie 4	Erholung in Ausnahmefällen möglich
5–20 Gy	Schäden des hämatopoetischen Systems und des Gastrointestinaltrakts
Kategorie 5	Erholung unmöglich
> 20 Gy	gastrointestinale und hämatopoetische Insuffizienz zentralnervöse Ausfälle
> 50 Gy	Strahlenschock, Herz-Kreislauf-Versagen

- Bei einer Bestrahlung bis 2 Gy genügt eine ambulante Kontrolle.
- Im Dosisbereich zwischen 2 und 10, maximal 20 Gy, sind therapeutische Maßnahmen wie Bluttransfusion, Elektrolytersatz oder gezielte Antibiose indiziert.
- Eine Dosis von mehr als 20 Gy ist letal. Bei solchen Patienten sind lediglich palliative Maßnahmen (Analgesie, Sedierung) indiziert.

Prognostisch ist der Verlauf der Lymphozyten wichtig. Bei einem Abfall unter 0.5 G/l (Giga/l oder $10^3/mm^3$; 0.5 G/l = 500/µl) einen Tag und unter 0.2 G/l zwei Tage nach Exposition ist ein letaler Verlauf zu befürchten.

Strahlenschäden der Haut

Während Ganzkörper-Bestrahlungen von einigen Gray zu schweren Krankheitsbildern mit letalem Ausgang führen, kann eine Teilkörper-Bestrahlung mit höheren Dosen lediglich zu einer unterschiedlich starken Hautveränderung führen. Typische Zeichen eines akuten Strahlenschadens der Haut sind
- Hautrötung mit Primär- und Sekundärerythem und
- Epilation (Haarausfall).

Das Früherythem kann zusätzlich mit Ödembildung einhergehen. Es werden vier Stadien der Hautschädigung unterschieden:
- Ein reversibles Erythem wird bei Dosen zwischen 5 und 10 Sv beobachtet. Auf das Früherythem folgt nach einem symptomfreien Intervall von 20 bis maximal 60 Tagen das Stadium der Epilation mit kurzem Sekundärerythem. Zurückbleiben kann eine leichte Pigmentierung.
- Eine Dosis zwischen 10 und 15 Sv bewirkt eine (erythematöse) Radiodermatitis I°. Das Früherythem hält 2–4 Tage an und ist von einem leichten Ödem begleitet. Nach 14- bis maximal 40tägiger Latenz folgen Epilation und deutliches, ca. 10 Tage anhaltendes Sekundärerythem mit stärkerer Pigmentierung.
- Eine Dosis zwischen 15 und 25 Sv bewirkt eine (erythrovesikuläre) Radiodermatitis II°. Das symptomfreie Intervall dauert nur 7–14 Tage, das Sekundärerythem ist begleitet von kleinsten Hautbläschen. Es folgt eine Defektheilung mit Schäden des Kapillarsystems, Atrophie, Pigmentstörungen, Fibrose und Teleangiektasie.
- Ab 25 Sv stellt sich die (bullöse oder ulzeronekrotische) Radiodermatitis III° ein. Das symptomfreie Intervall ist auf 7–1 Tag verkürzt, dann bilden sich zeitgleich mit dem ausgeprägten Sekundärerythem starke Blasen mit Epidermiolyse und Hautnekrosen.

Störungen der Fertilität und der fetalen Entwicklung

Keimzellen und Embryo bzw. Fetus sind je nach Entwicklungsstadium unterschiedlich strahlensensibel.

Beim Mann zeigen die Spermatogonien die höchste Strahlensensibilität. Sie können ab einer Dosis von 150 mSv geschädigt werden. Mögliche Strahlenschäden wirken sich deshalb besonders 2–3 Monate nach Bestrahlung aus. Demgegenüber sind die ausdifferenzierten Spermazellen deutlich weniger strahlenempfindlich. Ab 4–6 Sv muß mit einer bleibenden Sterilität des Mannes gerechnet werden.

Bei der Frau sind die primären und sekundären Oozyten besonders strahlensensibel, während die befruchtungsfähige Eizelle weniger strahlenempfindlich ist.

Beim Embryo besteht die höchste Empfindlichkeit in den ersten zwei Wochen nach Konzeption. Falls in dieser Zeit eine Strahlenexposition stattgefunden hat, kommt es entweder zum (unbemerkten) Abort, oder aber die Bestrahlung bleibt ohne Folgen. In der 3.–7. Schwangerschaftswoche (SSW) können ab Dosen oberhalb von 200 mSv Skelettanomalien beobachtet werden. In den nächsten 2–4 Monaten (8.–25. SSW) kann durch eine Strahlenexposition die Differenzierung des Großhirns gestört werden mit der Folge der geistigen Retardierung.

Strahlenunfall

Rechtsgrundlagen

Unfälle als Folge erhöhter Einwirkung ionisierender Strahlen können im medizinischen Bereich in der Röntgen-Diagnostik, in der Strahlentherapie und in der Nuklearmedizin auftreten. Auf industriellem Sektor sind Unfälle dort möglich, wo Röntgen- oder Gamma-Quellen in der Materialprüfung eingesetzt werden, in Betrieben, die Radio-Pharmazeutika herstellen, sowie in kerntechnischen Anlagen. Das Verhalten im Umgang mit Röntgen-Strahlen und Radionukliden ist in der Strahlenschutzverordnung (StrSchV) und in der Röntgenverordnung (RöV) geregelt.

Nach der Definition der StrSchV wird zwischen einem *Störfall* und einem *Unfall* unterschieden. Ein Störfall ist:
– ein „Ereignisablauf, bei dessen Eintreten der Betrieb der Anlage oder die Tätigkeit in der Anlage aus sicherheitstechnischen Gründen nicht mehr fortgeführt werden kann ...",
– eine Funktionsstörung einer Bestrahlungseinrichtung, die beim weiteren Betrieb zu einer erhöhten Strahlenexposition von Patient oder Personal führen würde, oder
– eine (kurzfristig) erhöhte Emission von Aktivität aus einem Kernkraftwerk, die noch unterhalb der zulässigen Grenzwerte liegen kann, aber die im Normalbetrieb gemessenen Werte übersteigt.

Ein Störfall stellt demnach allgemein eine „Abweichung vom Normalbetrieb" dar.

Der Begriff „Unfall" ist in der StrSchV und der RöV sinngemäß gleich definiert. Ein Unfall ist
– ein „Ereignisablauf, bei dem eine Person einer Strahlenexposition ausgesetzt ist, bei der bestimmte Grenzwerte überschritten werden können".

Im Sinne dieser Verordnungen ist somit das Überschreiten eines Grenzwertes gleichbedeutend mit einer Gefährdung. Ein Unfall liegt vor, wenn
– eine Gefährdung lediglich möglich war, obwohl sie nicht eingetreten ist,
– wenn Grenzwerte tatsächlich überschritten wurden, ohne daß klinisch Krankheitssymptome nachweisbar waren, und
– wenn eine Schädigung eingetreten ist im Sinn einer passageren Erkrankung bis hin zum Todesfall.

Auf administrative Maßnahmen, die bei einem Strahlenunfall zu treffen sind, soll hier nicht weiter eingegangen werden. Im folgenden werden nur medizinisch indizierte und nötige Maßnahmen und der Umgang mit Patienten nach einem Strahlenunfall besprochen.

Allgemeine medizinische Maßnahmen beim Strahlenunfall

Medizinische Maßnahmen sind dann indiziert, wenn durch erhöhte Strahleneinwirkung somatische Schäden zu befürchten sind. Erhöhte Strahleneinwirkung kann Folge einer Ganz- oder Teilkörper-Bestrahlung sein, und beim Umgang mit Radioisotopen zusätzlich durch Kontamination oder Inkorporation erfolgen. Ein kompakter Leitfaden für Erstmaßnahmen ist in der Veröffentlichung der Strahlenschutzkommission Band 32 („Der Strahlenunfall") enthalten (2).

Bei einem Strahlenunfall sind zunächst erforderlich:
– Erste-Hilfe-Maßnahmen,
– Selbstschutz der Helfer und
– spezifische Maßnahmen wegen der Strahleneinwirkung.

Vor spezifischen Maßnahmen muß, insbesondere bei lebensbedrohlichen Zuständen, unter Beachtung des Selbstschutzes Erste Hilfe zur Aufrechterhaltung der Vitalfunktionen usw. geleistet werden.

Zum Selbstschutz sind die „4 A" zu beachten:
- Abschalten der Strahlenquelle (Röntgen-Röhre, Beschleuniger),
- Abstand halten,
- Aufenthaltsdauer begrenzen, falls ein Aufenthalt innerhalb eines verstrahlten Bereichs zur Rettung erforderlich ist, und
- Abschirmung nutzen, wenn eine solche vorhanden ist.

Wenn Polizei, Feuerwehr oder andere Rettungskräfte in strahlenexponierten Bereichen arbeiten müssen, gelten Dosisrichtwerte, die je nach Art des Einsatzes nicht überschritten werden sollen. Nach der einschlägigen Dienstvorschrift für die Feuerwehr (FwDv 9/1) beträgt die Maximaldosis beim Schutz von Sachwerten 15 mSv pro Einsatz, bei der Abwehr von Gefahren für eine Person 100 mSv pro Einsatz und bei der Rettung von Menschenleben einmalig 250 mSv. In extremen Ausnahmefällen kann eine Dosis von 1 Sv zulässig sein, wenn die Einsatzkräfte aufgeklärt wurden und zugestimmt haben.

Nach Maßnahmen zur Sicherstellung der Vitalfunktionen muß beim Strahlenunfall mit Einwirkung von Radionukliden zusätzlich die Dekontamination und Dekorporation erfolgen:
- Zur Dekontamination gehört die Entfernung kontaminierter Kleidung und das Waschen mit lauwarmem Wasser.
- Die erste Dekontamination soll noch vor Ort erfolgen, während weitere Maßnahmen zentral von geschultem Personal vorzunehmen sind.
- Offene Wunden werden mit isotoner NaCl-Lösung ausgewaschen.
- Eine nachfolgende Kontamination und damit Inkorporation der Radionuklide wird durch Verbände vermieden.

Nach diesen Erste-Hilfe-Maßnahmen kann im Einzelfall unter stationären Bedingungen eine Dekorporation u. a. mittels Magenspülung, Abführen, Schilddrüsen-Blockade mit Jod oder intravenöser Applikation von Chelat-Bildnern erfolgen. Sinn und die Zweckmäßigkeit solcher Maßnahmen hängen von der Art und Menge eines inkorporierten Nuklids ab. Gezielte Maßnahmen sollten erst nach Beratung durch Fachpersonal, z. B. in regionalen Strahlenzentren (RSZ), erfolgen.

Spezielle medizinische Maßnahmen beim Strahlenunfall

- Teilkörper-Expositionen der Haut werden entsprechend ihrem Schweregrad lokal ähnlich wie Verbrennungen behandelt.

Das akute Strahlensyndrom nach Ganzkörper-Exposition kann im Stadium des hämatopoetischen Syndroms in jeder Klinik behandelt werden, die über hämatologisch-onkologische Erfahrungen verfügt. Je nach Ausmaß der Blutbildveränderungen und der gastrointestinalen Begleitsymptome sind Thrombozyten-Konzentrate, antibakterielle und antimykotische Therapie und Elektrolyt-Ersatz indiziert. Der Einsatz von Zytokinen fördert die Regeneration der Blutzellen. Eine Knochenmark-Transplantation kann bei irreversibler Panzytopenie diskutiert werden, wenn histokompatible Spender gefunden werden.

Patienten mit gastrointestinalem Strahlensyndrom sind intensivpflichtig und müssen spätestens 1–2 Tage nach Exposition konsequent behandelt werden. Die Unterbringung muß steril erfolgen mit steriler Ernährung über Dauerinfusion und Ausschaltung der bakteriellen Darmflora. Blutersatz ist erforderlich, und in vielen Fällen wird eine Stammzell-Transplantation trotz der damit verbundenen hohen Risiken erforderlich werden.

Beim zentralnervösen Syndrom ist ein Überleben nicht möglich. Die Therapie beschränkt sich auf palliative Maßnahmen.

Umgang mit strahlenexponierten Patienten

Im Umgang mit Patienten, die einen Strahlenunfall erlitten haben, werden in vielen Beiträgen und Dienstvorschriften Maßnahmen zum Selbstschutz empfohlen, die zum Teil völlig überzogen sind.

Ein Patient, der einer *Röntgen-* oder *Gamma-Bestrahlung* ausgesetzt war, strahlt selbst nicht. Beim Umgang mit diesem Patienten ist eine Gefährdung Dritter durch Strahlung ausgeschlossen.

Radionuklide können Kleidung oder Haut kontaminiert haben oder inkorporiert sein.

Eine Kontamination der Haut eines Patienten mit einem (reinen) *Alpha-Strahler* bedeutet für den Betroffenen und für Helfer keine direkte Gefahr, weil die Alpha-Strahlen durch die Epidermis (bzw. die Kleidung des Helfers) vollständig absorbiert werden.

Lediglich eine sekundäre Inkorporation durch Inhalation oder Ingestion muß vermieden werden.

Ein typischer Beta-Strahler hat einen Dosisleistungsfaktor von etwa 1 (µSv/h)/(Bq/cm^2). Somit bewirkt eine Flächenkontamination der Haut mit 10 Bq/cm^2 eine Hautdosis des Patienten von 240 µSv in 24 Stunden. Eine Beta-Strahlenquelle von 1 MBq Aktivität ergibt im Arbeitsabstand von 50 cm auf der ungeschützten Haut eines Helfers eine Dosisleistung von maximal 30 µSv/h. Nach den Dienstvorschriften der Feuerwehr ist zum Schutz von Sachwerten eine Dosis von 15 mSv pro Einsatz tolerabel. Das bedeutet, daß sich ein Helfer 1 Stunde im Abstand von 50 cm von einem Patienten aufhalten dürfte, der mit einer Aktivität von 500 MBq (!) kontaminiert ist.

Entsprechendes gilt für den Weitertransport. So wird empfohlen, kontaminierte Patienten von nicht kontaminierten zu separieren. Die dadurch fast immer eintretende Verzögerung im Transport steht nahezu nie in Relation zu dem sehr geringen Strahlenrisiko, dem ein nicht kontaminierter Patient durch einen kontaminierten Patienten ausgesetzt wäre.

Ähnliche Abschätzungen gelten für die Kontamination mit einem *Gamma-Strahler*. Eine Punktquelle mit 1 MBq Aktivität und einer Energie von 1 MeV ergibt in 1 m Abstand eine Dosisleistung von 0.3 µSv/h. Bei niedrigerer Gamma-Energie sinkt die Dosisleistung auf etwa 10 % dieses Wertes. Ein Mensch, der mit der Flächenaktivität von 1 kBq/cm^2 kontaminiert ist, besitzt eine Gesamtaktivität von etwa 20 MBq. Ein Helfer in 1 m Abstand erleidet eine Dosisleistung von 1–3 µSv/h, je nach Gamma-Energie. Auch diese Exposition ist bezüglich einer möglichen Gefährdung weitgehend vernachlässigbar und rechtfertigt keine Zeitverzögerung des Transports oder einer sofort nötigen Behandlung.

Noch geringer ist das Risiko für Dritte, wenn ein Patient *Radioaktivität inkorporiert* hat. Während Alpha-Strahler für den Betroffenen ein hohes Risiko darstellen können, sind sie für Helfer ohne jedes Risiko. Für inkorporierte Beta- oder Gamma-Strahler gelten die oben stehenden Ausführungen. Das Risiko des behandelnden Arztes ist entsprechend geringer als bei einer Kontamination, weil eine eigene Kontamination (als Komplikation von Sofortmaßnahmen) nicht möglich ist.

Eine Behandlung kontaminierter Patienten oder von Patienten, die Radioaktivität inkorporiert haben, ist für den Helfer mit einem sehr geringen Risiko verbunden. Aufwendige „Abschirmmaßnahmen", die Zeit kosten, ein wirksames ärztliches Eingreifen deutlich erschweren oder einen Transport verzögern würden, sind in den meisten Fällen nicht indiziert.

Kernaussagen

Strahlenschäden
- Strahlenschäden sind unerwünschte Wirkungen von Strahlung, die so energiereich ist, daß die bestrahlte Materie ionisiert wird. Ionisierende Strahlung entsteht *natürlich* beim Zerfall radioaktiver Atomkerne und wird *künstlich* in Röntgen-Röhren und Beschleunigern erzeugt.
- Natürliche Radioaktivität kann als Alpha-, Beta- und Gamma-Strahlung auftreten. Röntgen-Strahlung ist wie Gamma-Strahlung eine hochenergetische elektromagnetische Strahlung, die im Gegensatz zur Gamma-Strahlung nicht im Atomkern, sondern in der Atomhülle entsteht, in ihren übrigen Eigenschaften aber mit Gamma-Strahlung identisch ist.
- Elektrisch geladene Teilchen hoher Energie erzeugen Ionenpaare. Für biologische Wirkungen ist die Ionisierungsdichte wichtig. Leichte (Beta-)Teilchen haben eine geringe, schwere (Alpha-)Teilchen eine hohe Io-

nisierungsdichte. Geladene Teilchen wie Beta- und Alpha-Teilchen ionisieren direkt, ungeladene Teilchen wie Röntgen- oder Gamma-Quanten ionisieren indirekt.
- Um das Ausmaß möglicher strahleninduzierter Schäden abschätzen zu können, ist eine *Quantifizierung der Strahlungswirkung* erforderlich. Die dafür erforderlichen Meßgrößen und Rechenvorschriften werden als „Dosimetrie" bezeichnet.
- Ionisierende Strahlung bewirkt bei niedriger Dosis stochastische Schäden, die den Zelltod oder ein Tumorinduktion bewirken oder aber folgenlos bleiben können (Alles-oder-Nichts Gesetz). Bei niedriger Dosis besteht ein Zusammenhang zwischen der Dosis und der Wahrscheinlichkeit eines Schadens.
- Somatische Strahlenschäden werden am Menschen ab einer Ganzkörper-Dosis von 0.25 Sv beobachtet. Oberhalb dieser Dosis nimmt das Ausmaß möglicher Schäden proportional zu. Energiedosen im Bereich zwischen 0.5 und 10 Gy führen zum *hämatopoetischen Syndrom*. Im Bereich zwischen 10 und 30 Gy kommt es zum *gastrointestinalen Syndrom*. Im Bereich zwischen 50 und 100 Gy kommt es zum *zentralnervösen Syndrom* mit Erbrechen, Krämpfen und Tod im Koma nach 2–3 Tagen. Eine Dosis über 100 Gy bewirkt den *Strahlenschock*, der innerhalb Stunden bis Minuten zum Tod führt.
- Eine Bestrahlung bis 1 Gy verursacht keine klinischen Beschwerden und ist nicht therapiebedürftig. Bei einer Bestrahlung bis 2 Gy genügt eine ambulante Kontrolle. Im Dosisbereich zwischen 2 und 10, maximal 20 Gy, sind therapeutische Maßnahmen wie Bluttransfusion, Elektrolytersatz oder gezielte Antibiose indiziert. Eine Dosis von mehr als 20 Gy ist letal. Bei solchen Patienten sind lediglich palliative Maßnahmen indiziert.
- Bei einem Strahlenunfall sind zunächst Erste-Hilfe-Maßnahmen, Selbstschutz der Helfer und spezifische Maßnahmen wegen der Strahleneinwirkung erforderlich. Nach Maßnahmen zur Sicherstellung der Vitalfunktionen muß beim Strahlenunfall mit Einwirkung von Radionukliden zusätzlich die Dekontamination und Dekorporation erfolgen. Teilkörper-Expositionen der Haut werden lokal ähnlich wie Verbrennungen behandelt.
- Das akute Strahlensyndrom nach Ganzkörper-Exposition kann im Stadium des hämatopoetischen Syndroms in jeder Klinik behandelt werden, die über hämatologisch-onkologische Erfahrungen verfügt. Patienten mit gastrointestinalem Strahlensyndrom sind intensivpflichtig und müssen spätestens 1–2 Tage nach Exposition konsequent behandelt werden. Die Unterbringung muß steril erfolgen.
- Im Umgang mit Patienten, die einen Strahlenunfall erlitten haben, werden oft überzogene Maßnahmen zum Selbstschutz empfohlen. Eine Behandlung kontaminierter Patienten oder von Patienten, die Radioaktivität inkorporiert haben, ist für den Helfer mit einem sehr geringen Risiko verbunden. „Abschirmmaßnahmen", die Zeit kosten, ein wirksames ärztliches Eingreifen deutlich erschweren oder einen Transport verzögern würden, sind in den meisten Fällen nicht indiziert.

Literatur

1. Altmann KI: Radiation chemistry. In: Dalrymple GV, Gaulden ME, Kollmorgen GM, Vogel HH (eds.): Medical Radiation Biology. WB Saunders, Philadelphia 1973
2. Der Strahlenunfall – ein Leitfaden für die Erste Hilfe. Veröffentlichung der Strahlenschutzkommission; Bd. 32. Hrsg. v. Bundesministerium für Umwelt, Naturschutz und Reaktorsicherheit. Gustav Fischer, Stuttgart 1996
3. Empfehlungen der Internationalen Strahlenschutzkommission 1990. ICRP Veröffentlichung 60. Gustav Fischer, Stuttgart 1993
4. Feuerwehrdienstvorschrift 9/1 – FwDV 9/1. Strahlenschutz-Rahmenvorschriften. Stand 1992
5. Ionizing Radiation: Sources and Biological Effects. Report of the United Nations Scientific Committee on the Effects of Atomic Radiation for the General Assembly. UNSCEAR Report, Vienna 1982
6. Kiefer J: Biologische Strahlenwirkung. Birkhäuser, Basel 1989
7. Maxfield WS, Hanke GE, Pizzarello DJ, Blackwell LH: Acute radiation syndrome. In: Dalrymple GV, Gaulden ME, Kollmorgen GM, Vogel HH (eds.): Medical Radiation Biology. WB Saunders, Philadelphia 1973
8. Molekulare und zelluläre Prozesse bei der Entstehung stochastischer Strahlenwirkungen. Veröffentlichung der Strahlenschutzkommission; Bd. 33. Hrsg. v. Bundesministerium für Umwelt, Naturschutz und Reaktorsicherheit. Gustav Fischer, Stuttgart 1995
9. Sources and Effects of Ionizing Radiation. Report of the United Nations Scientific Committee on the Effects of Atomic Radiation for the General Assembly. UNSCEAR Report, Vienna 1993
10. The effects on poulations of exposure to low levels of ionizing radiations. Committee on the Biological Effects of Ionizing Radiations (BEIR). National Academy of Sciences, Washington 1972
11. The effects on poulations of exposure to low levels of ionizing radiations. Committee on the Biological Effects of Ionizing Radiations (BEIR). National Academy of Sciences, Washington 1980
12. Verordnung über den Schutz vor Schäden duch ionisierende Strahlen (Strahlenschutzverordnung – StrSchV), in der Fassung der Bekanntmachung vom 30. Juni 1989; BGBl. I, S. 1926, zuletzt geändert durch § 49 des Gesetzes über Medizinprodukte (Medizinproduktegesetz – MPG) vom 2. August 1994; BGBl I, S. 1963
13. Verordnung über den Schutz vor Schäden durch Röntgenstrahlen (Röntgenverordnung - RöV) vom 8. Januar 1987; BGBl. I, S. 114, zuletzt geändert durch § 50 des Gesetzes über Medizinprodukte (Medizinproduktegesetz – MPG) vom 2. August 1994; BGBl I, S. 1963
14. 1990 Recommendations of the International Commission on Radiological Protection. ICRP Publication 60. Pergamon Press Oxford, New York, Frankfurt 1991

Chemische Schäden und Gefahrstoff-Unfall

B. Mayer

Roter Faden

- **Einleitung**
- **Allgemeine Stoffkunde**
  - Grundlagen
  - Chemische Gefahrstoffe
- **Problemstellung und Konzept**
  - Risiko und Lagemerkmale
  - Medizinisches Konzept
- **Medizinisches Management**
  - Grundlagen
  - Meldeschema
  - Organisation und Führung im Schadensraum
  - Organisation der Sanitäts-Hilfsstelle
  - Gefahren-Detektion, Gefahrstoff-Identifikation und Gefahrstoff-Information
  - Schutzkonzeption
  - Allgemeine Aufgaben des Notarztes
  - Sichtung
  - Dekontamination
  - Asservierung

Einleitung

Alle chemischen Elemente, unzählige in der Natur vorkommende chemische Verbindungen sowie zahlreiche biologische Agenzien hat sich der Mensch zur Hebung seiner Lebensqualität und zur Durchsetzung seiner nicht immer humanen Ziele nutzbar gemacht. All dem fügte er durch physikalische, chemische und biochemische Reaktionen unzählige weitere chemische Verbindungen und durch Manipulation am genetischen Code neue biologische Agenzien hinzu. Viele dieser Stoffe (nachfolgend als Sammelbegriff für die chemischen Elemente, chemischen Verbindungen und biologischen Agenzien verwendet) stellen aber unter bestimmten Voraussetzungen eine Bedrohung und Gefährdung für das menschliche Leben und seine Umwelt dar.

In Anlehnung an ein Zitat des großen Arztes Theophrastus Bombastus von Hohenheim, genannt Paracelsus, kann gesagt werden:

Alle Stoffe sind Gefahr,
und keiner ist ohne Gefahr,
nur die Situation macht es,
daß ein Stoff keine Gefahr ist.

Die Inzidenz von chemischen Störfällen und Gefahrstoff-Unfällen, in deren Folge Menschen in ihrer Gesundheit bedroht oder geschädigt werden, ist im Steigen begriffen. Das kollektive und das persönliche Risiko, durch ein derartiges Ereignis zu Schaden zu kommen, hat trotz gesetzlicher Reglementierungen sowie verstärkter vorbeugender und abwehrender Schutzmaßnahmen zugenommen.

Allgemeine Stoffkunde

Grundlagen

Definition: *Gefahrstoffe* sind feste, flüssige oder gasförmige Substanzen, von denen auf Grund ihrer physikalischen, biologischen oder chemisch-toxischen Eigenschaften unter bestimmten Voraussetzungen Gefahren für das menschliche Leben bzw. seine Umwelt ausgehen.

Gefahrstoffe können damit zur Gefährdung der öffentlichen Sicherheit und Ordnung und zur Gefahr für die Allgemeinheit und wichtige Gemeingüter werden.

Definition: *Gefährliche Güter* sind Gefahrstoffe, die, unabhängig ob als Zwischen-, Zerfalls-, Spalt-, Abfall- oder Endprodukte, in Behältnissen abgefüllt oder verpackt, in irgendeiner Form gelagert oder transportiert werden.

Bedingt durch den technischen Fortschritt werden in Zahl und Menge immer mehr gefährliche Güter auf der Straße, der Schiene, dem Wasser und durch die Luft befördert sowie in Depots und Haushalten gelagert. Zum anderen kam es in den letzten Jahren zu einer wahren Produktexplosion. Aus diesem Grund ist es oftmals für die Einsatzkräfte, so auch für den Notarzt, schwierig, den aktuellen Wissens-, Informations- und Ausrüstungsstand zu halten.

Mit dem österreichischen Gesetz über die Beförderung gefährlicher Güter und vergleichbaren Gesetzen anderer europäischer Länder (z. B. in der Bundesrepublik Deutschland die „Gefahrgutverordnung Eisenbahn", GGVE, und die „Gefahrgutverordnung Straße", GGVS) wurden weitgehend einheitliche Rechtsgrundlagen geschaffen, die u. a. die Verpackung und Kennzeichnung von gefährlichen Gütern regeln, eine Auskunfts-, Aufzeichnungs- und Anzeigepflicht sichern, die Meß- und Prüfverfahren reglementieren und das Verhalten und die Schutz- und Hilfsmaßnahmen nach Unfällen mit gefährlichen Gütern festlegen.

Die Deklarationspflicht sowie die Auskunfts- und Aufzeichnungspflicht erlauben, frühzeitig ein wirkungsvolles medizinisches Management bei Gefahrstoff-Unfällen aufzubauen.

Da im Rahmen dieser Abhandlung nur auf chemische Schäden eingegangen wird, nicht jedoch auf Schädigungen durch ionisierende Strahlen und humanpathogene biologische Agenzien, welche auch in den Sammelbegriff „Gefahrstoffe" fallen, werden nachfolgend nur die schädigenden Eigenschaften der chemischen Gefahrstoffe aufgelistet.

Chemische Gefahrstoffe

Chemische Gefahrstoffe sind Substanzen, die
- explosionsgefährlich,
- brandfördernd,
- entzündlich (hochentzündlich, leichtentzündlich und entzündlich),
- giftig,
- gesundheitsschädlich,
- ätzend,
- reizend,
- sensibilisierend,
- kanzerogen,
- teratogen,
- genmutierend oder
- umweltgefährlich

sind. Da sowohl für den technischen Einsatz als auch für die Diagnostik und medizinische Versorgung die *Reaktionszeit der Stoffe* von eminenter Bedeutung ist, sind weitere Unterscheidungen erforderlich:
- *Stoffe vom Temporärtyp,* wenn die schädigende Einwirkung oder Reaktion nach kurzer Zeit zu Ende ist (z. B. eine Druckwelle nach Explosion).
- *Stoffe vom Persistenztyp,* wenn die schädigende Wirkung oder Reaktion nach dem Ereigniseintritt in der Wirkzone über einen längeren Zeitraum anhält (Radioaktivität, seßhafte Gifte usw.).

Die schädigende Wirkung auf den Menschen als Folge einer Exposition mit gefährlichen Stoffen kann sich somatisch, psychisch oder psychosomatisch sowie teratogen oder genetisch manifestieren. Die somatischen oder psychischen Auswirkungen treten nur bei der exponierten Person selbst entweder sofort oder nach einer Latenzzeit auf. Teratogene oder genetische Effekte zeigen sich bei den Nachkommen exponierter Personen.

Für die Diagnostik, Prognose und Sichtung ist es von wesentlicher Bedeutung, *wann* nach der Exposition mit einem Gefahrstoff die Symptome auftreten. Hier werden unterschieden:
- *Stoffe vom Akuttyp,* wenn sich die durch die Schädigung hervorgerufenen Symptome unmittelbar nach der Exposition zeigen. Diese Stoffe zählen in der Regel zu den gut wasserlöslichen Substanzen. Die Schädigung findet sich meist an den Augen, der Haut und den Schleimhäuten, wobei durch Inhalation aufgenommene Stoffe überwiegend den oberen Respirationstrakt betreffen.
- *Stoffe vom Latenz- oder Spättyp,* wenn sich die Symptome erst nach einer Latenzzeit, die zwischen einigen Minuten und Tagen liegen kann, manifestieren. Diese Stoffe zeichnen sich durch geringe Wasser- und hohe Lipoidlöslichkeit aus.

Je nach Konzentration kann derselbe Stoff Eigenschaften des Akut- bzw. Latenztyps aufweisen.

So kommt es nach der Exposition mit nitrosen Gasen bei einer Konzentration von 500 ppm (parts per million, Teilchen pro Million) in der Atemluft zum Auftreten einer typischen Akutsymptomatik (Asphyxie durch Glottiskrampf oder Glottisödem). Bei Konzentrationen von 50–100 ppm in der Atemluft klingt das anfängliche Reizstadium der Atemwege innert 30–60 min ab. Nach einem subjektiv beschwerdefreien Intervall von mehreren Stunden bis einigen Tagen (!) kommt es neuerlich zu Hustenreiz, Atemnot, Erstickungsgefühl und Zyanose als Ausdruck eines sich entwickelnden toxischen Lungenödems.

Von vielen gefährlichen Stoffen geht nur *eine* Gefahr für den Menschen aus; es gibt jedoch zahlreiche Substanzen, von denen *mehrere* Gefahren ausgehen können.

So kann ein entzündbarer Stoff auch zusätzlich giftige bzw. ätzende Eigenschaften besitzen. In solchen Situationen wird zwischen der Haupt- oder Primärgefahr und der Neben- oder Sekundärgefahr unterschieden.

◼ Problemstellung und Konzept

Risiko und Lagemerkmale

Aus ökonomischen Überlegungen wird eine Optimierung der Transportkapazität angestrebt. Dies führt zu immer größeren Verpackungseinheiten und Transportgefäßen mit deutlich erhöhtem Gefahrenmoment. Mit steigender Transportfrequenz wird auch die Wahrscheinlichkeit eines Schadensereignisses größer. Erhöhtes Gefahrenmoment und zunehmende Eintrittswahrscheinlichkeit lassen das Risiko sprunghaft ansteigen.

Sind Gefahrstoffe für die Entwicklung einer Schadenslage ursächlich (z. B. die Freisetzung von Methylisozyanat durch eine defekte Betriebsanlage) oder auch nur flankierend beteiligt (Austritt von Erdölprodukten aus einem umgestürzten Tankfahrzeug ohne unmittelbare Reaktion der Substanz), werden Einsatzleitung und Einsatzkräfte mit besonderen Lagemerkmalen konfrontiert:
- Unbekannte Substanz,
- eingeschränkte Handlungsfreiheit der Rettungskräfte,
- verzögertes Einsetzen der Ersten Hilfe und verlängerte Rettungszeiten,
- unbekannte Exposition,
- monomorphes Schädigungsmuster,
- Mangel an Antidota,
- Kapazitätsüberforderung im Hospitalisationsraum.

Am Beginn der meisten Notarzt-Einsätze ist die *Identität* der verursachenden Substanz *unbekannt.* Die von ihr ausgehende Gefährdung kann primär nicht abgeschätzt werden; ein gefahrorientiertes, stoffspezifisches Vorgehen der Einsatzkräfte ist in dieser frühen Phase der Schadensbewältigung nicht möglich.

Das *Risiko* für die Einsatzkräfte ist erheblich. Die aufzubauende Schutzkonzeption und die Bewältigungsmaßnahmen müssen sich an allgemeinen Grundsätzen orientieren; das medizinische Management muß sich auf Basismaßnahmen beschränken.

Durch die anhaltende Wirkung oder drohende Gefahr einer potentiellen Reaktion von chemischen Gefahrstoffen sind die Rettungskräfte in ihrer Handlungsfreiheit eingeschränkt.

So ist in der Atmosphäre eines Benzol-Luft-Gemischs, welches auch nur knapp über der unteren Explosionsgrenze (UEG) liegt, die Verwendung von elektrisch betriebenen medizinischen Geräten nur möglich, wenn sie „explosionsgeschützt" sind.

- Die Intubation (Schließfunken des Laryngoskops) oder Defibrillation eines Patienten in einer mit Benzindämpfen angereicherten Atmosphäre in einem Straßentunnel kann zur Explosion führen und muß daher bis zur entsprechenden Konzentrationsmessung unterbleiben.

Des weiteren dürfen Rettungskräfte nur dann in die Wirkzone lungentoxischer Gase vorrücken, wenn sie persönlich geschützt sind, so durch außenluftunabhängige Atemschutzgeräte. Insgesamt ist ein umfassendes Schutz- und Sicherheitskonzept für die Einsatzkräfte erforderlich, welches vom kollektiven über den individuellen bis hin zum medizinischen Schutz reicht.

Das mitunter sehr hohe Einsatzrisiko, schwierige Einsatzbedingungen (Rauch, Hitze, Kontamination usw.) und die erforderlichen Schutzmaßnahmen können dazu führen, daß nur Spezialisten in die Wirkzone vorrücken können, um eine Erstversorgung vor Ort und die Rettung aus der Gefahren- bzw. Wirkzone sicherzustellen.

Es kommt zum verzögerten Einsetzen der Ersten Hilfe und zu verlängerten Rettungszeiten.

Ob und in welchem Ausmaß Personen der Einwirkung von Gefahrstoffen ausgesetzt waren, ist oftmals nur sehr schwer beurteilbar. Da die *Exposition*, definiert als Produkt von Einwirkdauer und Wirkstoffkonzentration bzw. -intensität, im Rahmen der ersten ärztlichen Untersuchung individuell für jede einzelne Person *nicht eruierbar* ist, und auch bei der weiteren medizinischen Versorgung nur geschätzte Werte zur Verfügung stehen, können durch den Notarzt evtl. Spätreaktionen und die individuelle Prognose nur schwer beurteilt werden.

Gefahrstoffe, die den menschlichen Körper durch chemische Reaktionen schädigen, bewirken bei allen Betroffenen ein sehr gleichförmiges, *monomorphes Schädigungsmuster*.

Eine flächendeckende Bevorratung von *Antidota* in ausreichender Menge ist aus logistischen und ökonomischen Gründen nicht möglich. Kommt es zu einer großräumigen Ausbreitung chemisch schädigender Gefahrstoffe, z. B. toxischer Gase, führt dies zu einem Massenanfall von Patienten und sehr bald zu einem Mangel an Antidota und medizinischen Verbrauchsgütern. Eine spezifische medizinische Behandlung kann nicht sofort in vollem Umfang für alle Betroffenen einsetzen und verschlechtert daher die Prognose des Patientenkollektivs.

Das oben bereits angesprochene monomorphe Schädigungsmuster führt beim Massenanfall von Patienten mit chemischer Schädigung zu einer *Kapazitätsüberforderung* behandlungskompetenter Versorgungseinrichtungen im *Hospitalisationsraum*. Im Speziellen wird es sehr bald zu wenige Dekontaminations-Einrichtungen sowie Versorgungseinheiten für schwerbrandverletzte und beatmungspflichtige Patienten geben.

Medizinisches Konzept

Allgemeine taktische Zielsetzung des medizinischen Managements ist,

- die Schädigung für jeden einzelnen, der bei einem Gefahrstoff-Unfall eine chemische Schädigung erlitten hat, so gering wie möglich zu halten, um die bestmöglichen Voraussetzungen für eine Restitutio ad integrum zu schaffen;
- zu verhindern, daß Personen, die sich in der Wirkzone befinden, aber nicht geschädigt wurden, bei der Rettung aus der Wirkzone einen Sekundärschaden durch Exposition mit dem Gefahrstoff erleiden;
- durch zielgerichteten Kräfteansatz frühzeitig eine optimierte, individualmedizinische Versorgung sicherzustellen, die das Weiterleben für die größtmögliche Zahl von Betroffenen gewährleistet;
- das persönliche Einsatzrisiko jedes einzelnen Helfers auf ein Minimum zu reduzieren;
- die Handlungsfreiheit der Einsatzkräfte bei der Schadensbewältigung, so im besonderen die der Notärzte, frühzeitig zurückzugewinnen.

Medizinisches Management

Grundlagen

Das ärztliche Handeln bei Gefahrstoff-Unfällen ist nur dann erfolgreich, wenn der Notarzt sein medizinisches Wirken auf die Gesamtorganisation abstimmt und die allgemeinen Rahmenbedingungen kennt.

Diese Maßnahmen werden in der Präventivphase geplant und beübt, um in der Akutphase eingesetzt werden zu können.

Meldeschema

Die erste Meldung nach Gefahrstoff-Unfällen wird in der Regel durch die unmittelbar Betroffenen oder zufällig Hinzukommenden, das heißt durch Laien, an die Feuerwehr, die Rettungsleitstelle oder die Polizei erfolgen. Nur in Einzelfällen wird die Meldung präzise und umfassend sein. Dies ist jedoch die Voraussetzung für einen zielgerichteten und risikominimierten Einsatz.

- Jeder Ersteintreffende am Schadensplatz muß versuchen, am Beginn des Einsatzes das Schadensereignis abzuklären und eine exakte Unfallmeldung an die Einsatzleitstelle abzugeben.

Die Schadensmeldung umfaßt folgende Punkte:
- *Sind Gefahrstoffe am Unfallgeschehen beteiligt?* Wenn dies der Fall ist, stellt sich die Frage, ob sie für die Entstehung der Schadenslage ursächlich oder nur flankierend in das Geschehen involviert sind.
- *Wo befindet sich der Beobachtungsstandort des Melders?* Da ein Vordringen in die Schadenszone nicht immer möglich ist, ist die Distanz zum Unfallort mitunter entscheidend für die Genauigkeit der Lageerfassung.
- *Wann hat sich der Gefahrstoff-Unfall ereignet?* Mitunter läßt sich dies nur durch Befragung der Betroffenen ermitteln.
- *Wo hat sich der Gefahrstoff-Unfall zugetragen?* Ort des Ereignisses, Geländeformation, Kulturlandschaft, Bebauungsform und Besiedelungsdichte sind entscheidende Faktoren für das weitere taktische Vorgehen.

- *Welcher Art ist das Schadensereignis und welches Ausmaß hat es?* Handelt es sich z. B. um unkontrollierte Freisetzung toxischer Gase, entstanden überwiegend materielle Beeinträchtigungen bzw. Zerstörungen oder sind auch Menschen und Tiere betroffen; wenn dies der Fall ist, hat eine Grobabschätzung der Zahl von Geschädigten zu erfolgen.
- *Ist bekannt, um welchen Gefahrstoff es sich handelt?*
- *Welche Folgen der Gefahrstoff-Einwirkung konnten bereits beobachtet werden?*

Wird die Meldung in dieser Form abgegeben, kann eine gezielte Hilfsaktion gestartet werden, ohne daß hilfeleistende Kräfte einem nicht verantwortbaren Risiko ausgesetzt werden.

Organisation und Führung im Schadensraum

Der Raum, in dem sich die Schadenslage entwickelt hat, wird *Schadensplatz* genannt. Da aber nach Schadensereignissen mit Stoffen vom Persistenztyp die schädigende Wirkung für den Menschen auf dem Schadensplatz weiter bestehen bleibt, wird dieser auch *Wirkzone* genannt. Diese Wirkzone wird von den technischen Kräften außen deutlich sichtbar markiert. Um die Wirkzone wird eine *Sicherheitszone* gelegt, deren Ausmaß von der manifesten oder latenten Gefährdung durch die verursachende Substanz abhängig ist.

Wirkzone (Schadensplatz) und Sicherheitszone bilden zusammen die *Gefahrenzone*. Diese wird durch einen Sicherheitsring von Feuerwehr und Polizei abgeriegelt. Der Zutritt ist für Einsatzkräfte einschließlich des Notarztes nur mit ausdrücklicher Erlaubnis des Einsatzleiters und unter entsprechendem Individualschutz erlaubt.

Die *Aufenthaltsdauer* in der Gefahrenzone hängt von der manifesten Gefahr für die Helfer, den arbeitsphysiologischen Bedingungen und den technischen Schutzmaßnahmen sowie der maximal zulässigen Belastung durch eine bestimmte Substanz ab. Sie wird auch vom erreichbaren Einsatzziel und dem einzugehenden Einsatzrisiko bestimmt.

An die Gefahrenzone schließt sich die *Sperrzone* an. In diesem sicheren Raum entfalten sich Einsatzleitung, Sanitätskräfte, technische Einheiten und Ordnungskräfte.

Die *Einsatzleitung* vor Ort ist in Österreich durch eine rote Rundumleuchte deutlich sichtbar gekennzeichnet. In der Sperrzone wird die *Sanitäts-Hilfsstelle* (in der Bundesrepublik Deutschland „Rettungsstation" oder „Verbandplatz") mit den erforderlichen Zusatzeinrichtungen (Dekontaminations-Station, Wagen-Halteplatz, Hubschrauber-Landeplatz) aufgebaut.

Um eine reibungslose Zu- und Abfahrt der Einsatzfahrzeuge sicherzustellen, wird um die Sperrzone durch einen äußeren Absperring noch eine *verkehrsverdünnte Zone* geschaffen.

Organisation der Sanitäts-Hilfsstelle

Die ankommenden Patienten werden im Stauraum aufgenommen und registriert. Von hier werden sie in den Sichtungprozeß eingeschleust. Im *Sichtungsraum* wird durch den Sichtungsarzt eine Grobdiagnose gestellt und die Behandlungs- und Transportpriorität jedes einzelnen Patienten festgelegt. Besteht Behandlungsdringlichkeit vor Ort, gelangt der Patient in den *Behandlungsraum*, wo vom Notarzt lebensrettende Maßnahmen durchgeführt werden. Liegt Transportpriorität vor, kommt die Geschädigte in die „Wartezone Transportpriorität", wo auch alle Maßnahmen der erweiterten Ersten Hilfe geleistet werden, um die Transportfähigkeit herzustellen. Für die Patienten der Sichtungskategorie III, die nur eine Minimalbehandlung benötigen, und IV, die auf Grund der Schwere ihrer Schädigung keine Überlebenschancen besitzen, sind getrennte Wartezonen anzulegen.

- Handelt es sich bei der verursachenden Substanz um einen Gefahrstoff, der bei einer Kontamination mit dem menschlichen Körper weiterhin schädigend wirkt und somit auch eine Gefahr für die eingesetzten Kräfte darstellt, muß die Sanitäts-Hilfsstelle um eine *Spür- und Dekontaminations-Einheit* erweitert werden.
- Diese umfaßt den Spürplatz „Aufnahme", den eigentlichen Dekontaminations-Platz und den Spürplatz „Kontrolle".
- Bereits beim geringsten Verdacht, mit schädigenden Stoffen kontaminiert zu sein, durchläuft der Patient noch vor der Registrierung die Spür- und Dekontaminations-Station.
- Erst bei einem negativen Ergebnis durch die Spürkontrolle wird er in den weiteren Ablauf der medizinischen Versorgung eingeschleust.

Fallen im Rahmen eines Schadensereignisses Patienten an, die mit Substanzen der Stoffklasse 6.2 (ekelerregende oder ansteckungsgefährliche Stoffe) kontaminiert wurden, wird in Einzelfällen auch ein *Isolierplatz* einzurichten sein.

Gefahren-Detektion, Gefahrstoff-Identifikation und Gefahrstoff-Information

Grundlagen

„Erkannte Gefahr ist halbe Gefahr". Ist die vom Gefahrstoff ausgehende Gefahr erkannt, können die Rettungskräfte gezielt geschützt und die Betroffenen zielgerichtet versorgt werden.

Mit der *Gefahrstoff-Identifikation* ist die Möglichkeit der umfassenden *Gefahrstoff-Information* gegeben.

- Gelingt die *Identifikation* des Gefahrstoffs nicht sofort, muß ein orientierendes Aufspüren oder Erkennen der vom Stoff ausgehenden Gefahr, die *Gefahren-Detektion*, erfolgen.

Auf der Grundlage internationaler Abkommen wird in entsprechenden Gefahrgutvorschriften festgelegt,
- welche Stoffe befördert werden dürfen (Stoffabgrenzung),
- wie gefährliche Güter zu verpacken und zu kennzeichnen sind,

- wie die Beförderungsmittel gebaut und ausgestattet sein müssen,
- wie die Beförderungsmittel zu kennzeichnen sind,
- was bei der Be- und Entladung hinsichtlich Verladeweise und Stauung sowie während der Beförderung zu beachten ist.

Die wichtigsten Gefahrgutvorschriften sind:
- Auf der Straße das ADR (Accord européen relatif au transport marchandises Dangereuses par Route), das Europäische Übereinkommen über die internationale Beförderung gefährlicher Güter auf der Straße.
- Auf der Schiene das RID (Reglement International concernant le transport des marchandises Dangereuses par chemin de fer), die Internationale Ordnung für die Beförderung gefährlicher Güter mit der Eisenbahn.
- Auf Binnengewässer das ADN (Accord européen relatif au transport international des marchandises Dangereuses par voie de Navigation intérieur), das europäische Übereinkommen über die internationale Beförderung gefährlicher Güter auf Binnenwasserstraßen.
- Auf hoher See der IMDG-Code (International Maritime Dangerous Goods-Code), der Internationale Code für die Beförderung von gefährlichen Gütern mit Hochseeschiffen.
- In der Luft das IATA-DGR (International Air Transport Association – Dangerous Goods Regulations), die Vorschriften für die Beförderung gefährlicher Güter im Luftverkehr des internationalen Luftverkehrsverbands.

Einer Sonderregelung unterliegen die Beförderungsvorschriften für radioaktive Stoffe; sie werden von der Internationalen Atom-Energie Organisation (IAEO) herausgegeben.

Neben den speziell für den Transport gefährlicher Güter geschaffenen Vorschriften sind auch die übrigen nationalen und internationalen gesetzlichen Bestimmungen, die sich mit gefährlichen Stoffen beschäftigen, zu beachten.

■ **Gefahrgut-Kennzeichnung**

Die Gefahrgut-Kennzeichnung dient der orientierenden Schnellerkennung der drohenden Gefahr, vorausgesetzt, die Kennzeichnung entspricht dem Ladegut. Immer wieder kommt es jedoch zu Falsch- oder Fehldeklarationen. Diese können in tatsächlicher Unkenntnis geschehen; in den meisten Fällen erfolgen sie aber aus wirtschaftlichen, kriminellen oder militärischen Überlegungen. Derartige Situationen bedingen ein wesentlich höheres Risiko für die Hilfskräfte, die unter falschen Voraussetzungen in den Einsatz gehen.

Gefährliche Güter sind so zu kennzeichnen, daß sie als solche aus einer notwendigen Sicherheitsdistanz unzweifelhaft erkannt werden können. Dies erfolgt durch Warn- und Kennsysteme. Sie dienen der Identifizierung des Gefahrstoffs und zur Feststellung der beim Einsatz möglichen Gefahren.

Die Kennzeichnung erfolgt durch:
1. Warntafeln (an Transportfahrzeugen und Versandstücken).
2. Beförderungspapiere mit Unfallmerkblättern.
3. Gefahr- bzw. Handhabungszettel zur Kennzeichnung von Versandstücken (Ladegut) und Transportfahrzeugen.
4. Warnzeichen bei innerbetrieblichem Umgang mit Gefahrstoffen.
5. Gefahrensymbole nach dem Chemikaliengesetz.

Im ADR bzw. RID ist festgelegt, daß eine *orangefarbene Warntafel mit schwarzem Rand* und einer Größe von 30 x 40 cm die Ladung gefährlicher Güter signalisiert. Diese Tafeln sind bei Straßenfahrzeugen vorne, seitlich und hinten angebracht, bei Schienenfahrzeugen nur seitlich.

Findet sich im orangefarbenen Feld keine weitere Mitteilung, ist dies die allgemeine Kennzeichnung eines Gefahrguttransports, welcher meist ein Sammeltransport verschiedener Stoffe ist.

Ist die Tafel quergeteilt und weist in jedem Feld eine Zahlenkombination auf, läßt sich eine exakte Gefahrstoff-Identifizierung und sofortige Feststellung der von der Substanz ausgehenden Gefahr durchführen.

- Im oberen Feld der Warntafel findet sich eine zwei- oder dreiziffrige Zahlenkombination, die *Gefahr-Nummer* oder *Kemler-Nummer*. Die Gefahrnummer kennzeichnet die von der Substanz ausgehende allgemeine Gefahr.
- Die Ziffernkombination in der unteren Hälfte der Warntafel, die *Stoff-Nummer oder UN-Nummer* (s. unten), ermöglicht die genaue Identifizierung des gefährlichen Stoffes.

Exakte Information über Gefahren und erforderliche Schutzmaßnahmen sind in speziellen Nachschlagwerken (2, 3) zu finden, die in den Einsatz-Leitfahrzeugen der Gefahrstoffzüge usw. mitgeführt werden.

■ **Gefahren-Detektion**

Die orientierende Einordnung der Gefahr erfolgt durch die Gefahr- oder Kemler-Nummer auf der oberen Hälfte der Warntafel.

Derzeit werden 98 Gefahren-Nummern verwendet (Tab. 21.31 u. 21.32). Eine weitere Möglichkeit der Gefahrerkennung ist durch die an den Versandeinheiten bzw. dem Ladegut angebrachten *Gefahr-Zettel* gegeben. Sie müssen auch an den Transportfahrzeugen angebracht sein.

- Gefahr-Zettel in Form eines auf die Spitze stehenden Quadrats stellen die vom Stoff ausgehende Hauptgefahr bildlich dar (Detonation, Flamme, Totenkopf usw.); sie sind direkt auf die Einteilung der gefährlichen Stoffe nach Klassen bezogen.

Beim Transport radioaktiver Stoffe bestehen Sonderregelungen für die Kennzeichnung.

- Gelingt die Identifizierung und Gefahrfeststellung nicht, ist es wichtig, die Wirkzone auf explosible, giftige oder ionisierende Stoffe zu untersuchen.

- Allgemeine Bedeutung

  2 Entweichen von Gas durch Druck oder chemische Reaktion

  3 Entzündbarkeit von flüssigen Stoffen (Dämpfen) und Gasen oder selbsterhitzungsfähiger flüssiger Stoffe

  4 Entzündbarkeit von festen Stoffen oder selbsterhitzungsfähiger fester Stoffe

  5 Oxidierende (brandfördernde) Wirkung

  6 Giftigkeit oder Ansteckungsgefahr

  7 Radioaktivität

  8 Ätzwirkung

  9 an 1. Stelle: verschiedene gefährliche Stoffe
  an 2. oder 3. Stelle: Gefahr einer spontanen heftigen Reaktion

  0 ohne weitere Bedeutung

- Wenn die Gefahr eines Stoffs ausreichend von einer einzigen Ziffer definiert werden kann, wird dieser Ziffer eine Null angefügt
- Die Verdoppelung einer Ziffer weist auf die Zunahme der entsprechenden Gefahr hin; so bedeutet 6 giftig, 66 sehr giftig
- Ein „X" vor der Gefahrnummer bedeutet, daß der Stoff gefährlich mit Wasser reagiert (Sachverständige zu Rate ziehen, keine mechanische Dekontamination mit Wasser)
- Bestimmte Ziffernkombinationen besitzen eine besondere Bedeutung: 22; 323; 333; 362; 382; 423; 44; 446; 462; 482; 539; 606; 623; 642; 823; 842; 90 und 99 (s. auch Tab. 21.**32**).

Tabelle 21.**31** Allgemeine Systematik der Gefahren- oder Kemler-Nummern im oberen Feld der Gefahrgut-Warntafeln (es sind immer zwei oder drei Ziffern angegeben)

Folgende Geräte und Methoden kommen zum Einsatz:
- Explosiometer. Durch sogenannte katalytische Verbrennung wird über eine Widerstandsmeßbrücke der explosible Gehalt eines Gases unterhalb der unteren Explosionsgrenze (UEG) gemessen und optisch bzw. akustisch angezeigt.
- Gasspürgeräte. Die zu messende Luft wird durch spezielle Prüfröhrchen gepumpt. Durch chemische Reaktion im Röhrchen erfolgt eine Verfärbung, welche die Giftstoff-Konzentration in ppm angibt. Neuerdings stehen auch entsprechende CMS-Geräte (Chip-Meß-System-Geräte) zur Verfügung.
- Meß- und Warngeräte für toxische Gase.
- Kohlenmonoxyd-Meßgeräte.
- Sauerstoff-Meßgeräte.
- Lackmuspapier.
- Strahlenmeßgeräte: Dosimeter, Dosisleistungsmesser und Kontaminations-Meßgeräte.

■ **Gefahrstoff-Identifikation**

Die genaue Gefahrstoff-Identifikation erfolgt durch die Stoff-Nummer oder UN-Nummer auf der unteren Hälfte der Warntafel.

Von einer Arbeitsgruppe der Vereinten Nationen (United Nations, UN) wurden bis jetzt über 2.500 gefährliche Stoffe mit einer vierstelligen Nummer versehen. In einschlägigen Nachschlagewerken (2, 3) finden sich unter der jeweiligen Stoff-Nummer spezielle Informationen, die
- von den technischen Daten über
- Synonyma,
- das Erscheinungsbild,
- das Verhalten bei Freiwerden und Vermischen mit anderen Substanzen,

- die Gesundheitsgefährdung,
- den Schutz- und Einsatzmaßnahmen bis hin zu
- Hinweisen für die Erste Hilfe und den Arzt reichen.

Bei einem Verkehrsunfall mit einem Transportfahrzeug mit der Warntafel

268
1005

geht der Einsatzleiter wie folgt vor. Er meldet die Ziffer 1005 der Einsatzleitstelle. Bis er von dieser den Stoffnamen (Ammoniak) und weitere einsatzrelevante Angaben bekommt, stellt er die bestehende Gefährdung fest. Die Gefahr-Nummer 268 bedeutet ätzendes Gas mit giftiger Wirkung. Diese Aussage ermöglicht die sofortige Festlegung der erforderlichen kollektiven, persönlichen und medizinischen Schutzmaßnahmen.

- Beim Transport gefährlicher Güter ist das Mitführen von *Beförderungspapieren* (bei der Eisenbahn: Frachtbriefe) vorgeschrieben.
- Sie müssen neben dem Stoffnamen der transportierten gefährlichen Substanz auch die Klasse und die Ziffer der Stoffaufzählung gemäß Transportvorschriften (ADR oder RID) ausweisen.

Tabelle 21.32 Gefahren- oder Kemler-Nummern im oberen Feld der Gefahrgut-Warntafeln beim Transport gefährlicher Güter

20	erstickendes Gas oder Gas, das keine Zusatzgefahren aufweist
22	tiefgekühlt verflüssigtes Gas, erstickend
223	tiefgekühlt verflüssigtes Gas, entzündbar
225	tiefgekühlt verflüssigtes Gas, oxidierend (brandfördernd)
23	entzündbares Gas
239	entzündbares Gas, das spontan zu einer heftigen Reaktion führen kann
25	oxidierendes (brandförderndes) Gas
26	giftiges Gas
263	giftiges Gas, entzündbar
265	giftiges Gas, oxidierend (brandfördernd)
286	ätzendes Gas, giftig
30	– entzündbarer flüssiger Stoff (Flammpunkt von 23 °C bis einschließlich 61 °C) – entzündbarer flüssiger oder geschmolzener Stoff mit Flammpunkt über 61 °C (auf oder über seinen Flammpunkt erwärmt) – selbsterhitzungsfähiger flüssiger Stoff
323	entzündbarer flüssiger Stoff, der mit Wasser reagiert und entzündbare Gase bildet
X323	entzündbarer flüssiger Stoff, der mit Wasser gefährlich reagiert und entzündbare Gase bildet
33	leicht entzündbarer flüssiger Stoff (Flammpunkt unter 23 °C)
333	pyrophorer flüssiger Stoff
X333	pyrophorer flüssiger Stoff, der mit Wasser gefährlich reagiert
336	leicht entzündbarer flüssiger Stoff, giftig
338	leicht entzündbarer flüssiger Stoff, ätzend
X338	leicht entzündbarer flüssiger Stoff, ätzend, der mit Wasser gefährlich reagiert
339	leicht entzündbarer flüssiger Stoff, der spontan zu einer heftigen Reaktion führen kann
36	entzündbarer flüssiger Stoff (Flammpunkt von 23 °C bis einschließlich 61 °C), schwach giftig oder selbsterhitzungsfähiger flüssiger Stoff, giftig
362	entzündbarer flüssiger Stoff, giftig, der mit Wasser reagiert und entzündbare Gase bildet
X362	entzündbarer flüssiger Stoff, giftig, der mit Wasser gefährlich reagiert und entzündbare Gase bildet
368	entzündbarer flüssiger Stoff, giftig und ätzend
38	entzündbarer flüssiger Stoff (Flammpunkt von 23 °C bis einschließlich 61 °C), schwach ätzend, oder selbsterhitzungsfähiger flüssiger Stoff, ätzend
382	entzündbarer flüssiger Stoff, ätzend, der mit Wasser reagiert und entzündbare Gase bildet
X382	entzündbarer flüssiger Stoff, ätzend, der mit Wasser gefährlich reagiert und entzündbare Gase bildet
39	entzündbarer flüssiger Stoff, der spontan zu einer heftigen Reaktion führen kann
40	entzündbarer oder selbsterhitzungsfähiger oder selbstzersetzlicher fester Stoff
423	entzündbarer fester Stoff, der mit Wasser reagiert und entzündbare Gase bildet
X423	entzündbarer fester Stoff, der mit Wasser gefährlich reagiert und entzündbare Gase bildet
43	selbstentzündlicher (pyrophorer) fester Stoff
44	entzündbarer fester Stoff, der sich bei erhöhter Temperatur in geschmolzenem Zustand befindet
446	entzündbarer fester Stoff, giftig, der sich bei erhöhter Temperatur in geschmolzenem Zustand befindet
46	entzündbarer oder selbsterhitzungsfähiger fester Stoff, giftig
462	fester entzündbarer Stoff, giftig, der mit Wasser reagiert und entzündbare Gase bildet

Tabelle 21.32 Fortsetzung

X462	fester entzündbarer Stoff, giftig, der mit Wasser gefährlich reagiert und entzündbare Gase bildet	
48	entzündbarer oder selbsterhitzungsfähiger fester Stoff, ätzend	
482	entzündbarer fester Stoff, ätzend, der mit Wasser reagiert und entzündbare Gase bildet	
X482	entzündbarer fester Stoff, ätzend, der mit Wasser gefährlich reagiert und entzündbare Gase bildet	
50	oxidierender (brandfördernder) Stoff	
539	entzündbares organisches Peroxid	
55	stark oxidierender (brandfördernder) Stoff	
556	stark oxidierender (brandfördernder) Stoff, giftig	
558	stark oxidierender (brandfördernder) Stoff, ätzend	
559	stark oxidierender (brandfördernder) Stoff, der spontan zu einer heftigen Reaktion führen kann	
56	oxidierender (brandfördernder) Stoff, giftig	
568	oxidierender (brandfördernder) Stoff, giftig, ätzend	
58	oxidierender (brandfördernder) Stoff, ätzend	
59	oxidierender (brandfördernder) Stoff, der spontan zu einer heftigen Reaktion führen kann	
60	giftiger oder schwach giftiger Stoff	
606	ansteckungsgefährlicher Stoff	
623	giftiger flüssiger Stoff, der mit Wasser reagiert und entzündbare Gase bildet	
63	giftiger Stoff, entzündbar (Flammpunkt von 23 °C bis einschließlich 61 °C)	
638	giftiger Stoff, entzündbar (Flammpunkt von 23 °C bis einschließlich 61 °C), ätzend	
639	giftiger Stoff, entzündbar (Flammpunkt von 23 °C bis einschließlich 61 °C), der spontan zu einer heftigen Reaktion führen kann	
64	giftiger fester Stoff, entzündbar oder selbsterhitzungsfähig	
642	giftiger fester Stoff, der mit Wasser reagiert und entzündbare Gase bildet	
65	giftiger Stoff, oxidierend (brandfördernd)	
66	sehr giftiger Stoff	
663	sehr giftiger Stoff, entzündbar (Flammpunkt nicht über 61 °C)	
664	sehr giftiger Stoff, entzündbar oder selbsterhitzungsfähig	
665	sehr giftiger Stoff, oxidierend (brandfördernd)	
668	sehr giftiger Stoff, ätzend	
669	sehr giftiger Stoff, der spontan zu einer heftigen Reaktion führen kann	
68	giftiger Stoff, ätzend	
69	giftiger oder schwach giftiger Stoff, der spontan zu einer heftigen Reaktion führen kann	
70	radioaktiver Stoff	
72	radioaktives Gas	
723	radioaktives Gas, brennbar	
73	radioaktiver flüssiger Stoff, entzündbar (Flammpunkt nicht über 61 °C)	
74	radioaktiver fester Stoff, entzündbar	
75	radioaktiver Stoff, oxidierend (brandfördernd)	
76	radioaktiver Stoff, giftig	
78	radioaktiver Stoff, ätzend	
80	ätzender oder schwach ätzender Stoff	
X80	ätzender oder schwach ätzender Stoff, der mit Wasser gefährlich reagiert	

Tabelle 21.32 Fortsetzung

	823	ätzender flüssiger Stoff, der mit Wasser reagiert und entzündbare Gase bildet
	83	ätzender oder schwach ätzender Stoff, entzündbar (Flammpunkt von 23 °C bis einschließlich 61 °C)
	X83	ätzender oder schwach ätzender Stoff, entzündbar (Flammpunkt von 23 °C bis einschließlich 61 °C), der mit Wasser gefährlich reagiert
	839	ätzender oder schwach ätzender Stoff, entzündbar (Flammpunkt von 23 °C bis einschließlich 61 °C), der spontan zu einer heftigen Reaktion führen kann
	X839	ätzender oder schwach ätzender Stoff, entzündbar (Flammpunkt von 23 °C bis einschließlich 61 °C), der spontan zu einer heftigen Reaktion führen kann und mit Wasser gefährlich reagiert
	84	ätzender fester Stoff, entzündbar oder selbsterhitzungsfähig
	842	ätzender fester Stoff, der mit Wasser reagiert und entzündbare Gase bildet
	85	ätzender oder schwach ätzender Stoff, oxidierend (brandfördernd)
	856	ätzender oder schwach ätzender Stoff, oxidierend (brandfördernd) und giftig
	86	ätzender oder schwach ätzender Stoff, giftig
	88	stark ätzender Stoff
	X88	stark ätzender Stoff, der mit Wasser gefährlich reagiert
	883	stark ätzender Stoff, entzündbar (Flammpunkt von 23 °C bis einschließlich 61 °C)
	884	stark ätzender fester Stoff, entzündbar oder selbsterhitzungsfähig
	885	stark ätzender Stoff, oxidierend (brandfördernd)
	886	stark ätzender Stoff, giftig
	X886	stark ätzender Stoff, giftig, der mit Wasser gefährlich reagiert
	89	ätzender oder schwach ätzender Stoff, der spontan zu einer heftigen Reaktion führen kann
	90	umweltgefährdender Stoff bzw. verschiedene gefährliche Stoffe
	99	verschiedene gefährliche Stoffe in erwärmtem Zustand

Die Ziffer der Stoffaufzählung kann mit Kleinbuchstaben, welche folgende Bedeutung besitzen, versehen sein:
– Klasse 2; verdichtete, verflüssigte oder unter Druck gelöste Gase:
   a – nicht brennbar
   at – nicht brennbar, toxisch
   b – brennbar
   bt – brennbar, toxisch
   c – chemisch instabil
   ct – chemisch instabil, toxisch
– Klasse 3, 6 und 8; entzündbare, flüssige Stoffe, giftige Stoffe und ätzende Stoffe:
   a – sehr gefährliche (brennbare, giftige oder ätzende) Stoffe
   b – gefährliche Stoffe
   c – weniger gefährliche Stoffe.

- Außerdem sind *Unfallmerkblätter* mit Weisungen für das Verhalten bei Schadensereignissen oder Zwischenfällen aller Art, die sich unterwegs ergeben können, mitzuführen.

Die Unfallmerkblätter müssen enthalten
– die Bezeichnung des Stoffs sowie die UN- und Kemler-Nummer,
– die Eigenschaften des Ladeguts,
– die von ihm ausgehenden Gefahren,
– eine Aufzählung der erforderlichen Schutzausrüstung bei Unfällen,
– allgemeine Maßnahmen,
– Maßnahmen bei Leckwerden der Transportbehältnisse,
– Maßnahmen bei Feuer,
– Angaben zur Ersten Hilfe,
– evtl. zusätzliche Hinweise des Herstellers und
– wo telefonisch Rückfragen möglich sind.

Gefahrstoff-Information

Ist der Gefahrstoff mit Hilfe der Stoffnummer identifiziert, ist es für den Einsatzleiter wichtig, eine möglichst umfassende Information über diesen zu erhalten.

Primär sind hier die *Nachschlagewerke* von Hommel (2) sowie Kühn und Birett (3) zu erwähnen. Sie werden für den EDV-Einsatz auch auf Datenträgern angeboten und enthalten physikalisch-chemische Daten, Grenzwerte, Gefahrenhinweise, Sicherheitsratschläge sowie Hinweise auf Erste-Hilfe- und erste ärztliche Maßnahmen. Diese Nachschlagewerke finden sich bei allen Feuerwehr-Einheiten, die zur Bekämpfung von Gefahrgut-Unfällen vorgesehen sind.

Des weiteren können *regionale Vergiftungszentren* befragt werden. Darüber hinaus wurden in den letzten Jahren *überregionale, abrufbare Gefahrgut-Datenbanken* geschaffen (so die DABAWAS, Datenbank für wassergefährdende Stoffe).

Tabelle 21.33 Telefon-Nummern von TUIS (Transport-Unfall-Informations- und Hilfeleistungs-System)

++49 (0)621 – 6 04 33 33	BASF AG Ludwigshafen
++49 (0)214 – 30 30 30	Bayer AG; Leverkusen
++49 (0)6102 – 1 77 77	Du Pont de Nemours GmbH, Neu-Isenburg
++49 (0)211 – 7 97 33 50	Henkel KG Düsseldorf
++49 (0)30 – 5 64 18	Hoechst AG Frankfurt
++49 (0)8677 – 83 22 22	Wacker-Chemie, Burghausen

Hervorzuheben ist *TUIS*, das Transport-Unfall-Informations- und Hilfeleistungs-System. TUIS ist ein freiwilliges Angebot der chemischen Industrie der Bundesrepublik Deutschland. Ähnliche Angebote gibt es auch in der Schweiz und in Österreich.

- Wenn bei einem Schadensereignis auf einem öffentlichen Verkehrsweg der Hersteller, Versender oder Empfänger des chemischen Gutes nicht direkt erreichbar ist, kann TUIS von Behörden, Polizei und Feuerwehr nach dem Unfall-Notruf-Schema in Anspruch genommen werden (Tab. 21.**33**).

Es werden drei Stufen der Hilfeleistung angeboten:
– Stufe 1: TUIS-Mitgliedsfirmen mit Kenntnissen der transportierten Gefahrstoffe geben der Einsatzleitung telefonisch Informationen, Ratschläge und Empfehlungen. Die telefonische Hilfeleistung ist kostenfrei.
– Stufe II: Ein Spezialist einer TUIS-Mitgliedsfirma kommt zum Schadensplatz und berät die Einsatzleitung.
– Stufe III: Der TUIS-Spezialist vor Ort fordert eine TUIS-Mitgliedsfeuerwehr an, um qualifizierte Hilfe leisten zu können. Diese Feuerwehr untersteht während des Einsatzes der örtlichen Einsatzleitung.
Für Leistungen der Stufen II und III werden die anfallenden Kosten verrechnet.

Schutzkonzeption

In der Rettung gilt neben dem Prinzip der Hilfe auch das Gebot des Selbstschutzes der Einsatzkräfte.

Die Minderung der Gefahrstoff-Wirkung für Betroffene, Gefährdete und Einsatzkräfte in der Wirkzone muß durch die Sicherstellung des
– kollektiven,
– persönlichen oder individuellen und
– medizinischen Schutzes
erreicht werden. Jede Schutzkonzeption bei Gefahrstoff-Unfällen beruht auf einer Minimierung der Gefahrstoff-Wirkung auf den Menschen.

- Die Evakuierung bzw. Rettung Betroffener aus der Gefahrenzone ist als kollektive Schutzmaßnahme ein erster Schritt zur Minderung der Gefahrstoff-Wirkung.

Bei großflächiger Gefahrstoff-Wirkung ist die *Evakuierung* ins Auge zu fassen. In dieser Situation entscheidet der Leitende Notarzt (LNA) über Notwendigkeit, Zeitpunkt und Art der Evakuierung. Ob horizontal (nach der Seite bzw. in der Fläche) oder vertikal (über Stockwerke von Gebäuden) evakuiert werden muß, ist neben den baulich-räumlichen Gegebenheiten auch von den physikalisch-chemischen Eigenschaften des Gefahrstoffs sowie den meteorologischen Bedingungen abhängig.

- Verbleiben die betroffenen Personen in geschlossenen Räumen in der Gefahrenzone, ist durch permanente Konzentrations- bzw. Intensitätsmessungen jener Zeitpunkt zu ermitteln, wo die Gefahrstoff-Konzentration der Umgebung nach Abklingen des Ereignisses geringer wird als in den geschützten Räumen.
- Bei Kontakt mit Substanzen, die auf der Körperoberfläche schädigend weiterwirken, ist die frühestmögliche Dekontamination durchzuführen.
- Dies ist oft nur in Form einer Grob-Dekontamination (Entkleiden, mechanische Grobreinigung) möglich.

Zeitgerechte Aufklärung der Betroffenen und der Öffentlichkeit sowie exakte Information über mögliche Schutzmaßnahmen sind entscheidend. Alle Maßnahmen haben unter größtmöglichem Individualschutz der Einsatzkräfte und der Betroffenen zu erfolgen.
Der persönliche Schutz der Einsatzkräfte umfaßt den
– Körperschutz durch außenluftunabhängige Atemgeräte (Preßluftatmer oder Sauerstoff-Kreislaufgeräte) sowie Schutzkleidung der Schutzstufen 1 – 4,
– Meß- und Warngeräte sowie
– Gefahrstoff-Nachweisgeräte.
Für den Individualschutz der Betroffenen sind Selbstrettergeräte auf der Basis von Chemikal-Atmern, Rettungs- und Fluchthauben sowie Kontaminations-Schutzanzüge bereitzuhalten.

Allgemeine Aufgaben des Notarztes

Die Sicherstellung des medizinischen Schutzes erfolgt durch den Notarzt, der am Rande der Gefahrenzone tätig wird. Seine allgemeinen Aufgaben sind
– die medizinische Sofortversorgung bei Störungen der Vitalfunktionen,
– die arbeitsphysiologische Betreuung der Einsatzkräfte und
– die Fachberatung der Einsatzleitung (sofern kein LNA zur Verfügung steht).
Allgemeine Zielsetzung des notärztlichen und sanitätsdienstlichen Einsatzes muß es sein,
– die Gefahr frühzeitig zu erkennen bzw. den Gefahrstoff zu identifizieren,
– schnellstens eine Minderung der Gefahrstoff-Wirkung auf den Menschen herbeizuführen und
– nach der Sichtung bzw. Erstuntersuchung der Geschädigten
– die mehrphasige und etappenweise medizinische Versorgung einzuleiten.
Trifft der Notarzt im Rahmen eines Gefahrstoff-Unfalls am Schadensplatz ein, muß er
– die Lage beurteilen,
– die erforderlichen organisatorischen Maßnahmen einleiten,
– die medizinische Primärversorgung sicherstellen,

- durch Beratung der Einsatzleitung Sekundärschäden verhindern und
- bei der definitiven Ereignisbewältigung mithelfen.

Auf der ersten Versorgungsebene, der Wirkzone, muß durch Selbstschutz und gegenseitige Erste Hilfe sowie Lebensrettende Sofortmaßnahmen das Überleben ermöglicht werden. Wesentlich ist hier die primäre Minderung der Gefahrstoff-Wirkung durch

- Retten der Betroffenen aus der Wirkzone,
- Evakuierung bei großräumiger Gefahrstoff-Belastung,
- Sicherstellung nicht schädigender Atemluft und
- Schutz vor weiterer Kontamination.

Auf der zweiten Versorgungsebene, der Sanitäts-Hilfsstelle, setzt die erste notärztliche Versorgung ein. Die Aufgaben des Notarztes auf dieser Ebene sind

- die Stellung einer Grobdiagnose,
- die Sichtung,
- die Wiederherstellung und Aufrechterhaltung der Vitalfunktionen,
- allgemeine Sofortmaßnahmen im Sinne symptombezogener Therapie,
- der Versuch einer kausalen Sofortdiagnostik,
- die sekundäre Minderung der Gefahrstoff-Wirkung und
- die erweiterten medizinischen Erstmaßnahmen zur Herstellung der Transportfähigkeit.

Die sekundäre Minderung der Gefahrstoff-Wirkung durch den Notarzt umfaßt:

- Entfernung bzw. Neutralisation noch nicht resorbierter Gefahrstoffe durch Oberflächen-Dekontamination, ggf. provoziertes Erbrechen, Verabreichung von Aktivkohle und Wund-Dekontamination (unter Berücksichtigung der Kontraindikationen).
- Beschleunigte Elimination bzw. Neutralisation bereits resorbierter Gefahrstoffe durch Überdruckbeatmung, Antidota oder spezifische Pharmaka, evtl. forcierte Diurese und Dekorporation.

Spezielle Maßnahmen bei einzelnen Vergiftungen sind im Kapitel „Intoxikationen" bzw. den einzelnen Fachkapiteln dargestellt.

Sichtung

Bei der Sichtung von Gefahrstoff-Geschädigten wird der Arzt mit einem außergewöhnlichem Lagebild konfrontiert. Auf Grund der unterschiedlichen Schädigungsmechanismen der Gefahrstoffe ist es oft nicht möglich, bereits bei der Erstuntersuchung die gesundheitlichen Störungen in vollem Umfang festzustellen.

Folgende Grundsätze sind zu beachten:
- Ist die Identität der verursachenden Substanz nicht bekannt, erfolgt die Beurteilung über die Anamnese, die Symptomatik der lebenswichtigen Funktionen und den Lokalbefund.
- Personen, die keine Symptome zeigen, sich aber nachweislich in der Wirkzone aufgehalten haben, sind ggf. mit hoher Behandlungspriorität einzustufen. Dies ist im Besonderen bei Gasen oder Aerosolen von Substanzen mit geringer oder fehlender Wasserlöslichkeit der Fall, da hier die Wirkung verzögert eintritt.
- Lokale Schädigungen der Haut und Schleimhäute durch Säuren oder Laugen sind analog den thermischen Schädigungen zu sichten (Neuner-Regel und Gradeinteilung).
- Liegen Kombinationsschädigungen (z. B. Gefahrstoff-Expositon mit Brandverletzung und mechanischem Trauma) vor, ist die schwerwiegendste Schädigung für den Sichtungentscheid maßgebend. Dieser wird durch entstandene Begleitschäden oder präexistente Erkrankungen negativ beeinflußt.
- Bestimmte Gefahrstoffe führen nicht nur zu physischen, sondern auch zu psychischen Schädigungen, die ebenfalls zu berücksichtigen sind.

Durch mechanische Kräfte entstandene, direkte Gewebetraumatisierungen sind unmittelbar nach der Einwirkung manifest; dies trifft grundsätzlich auch bei thermischer Schädigung zu. Auch bei chemisch-toxischer Einwirkung sind gewisse Schädigungen sofort erkennbar. Gesundheitliche Störungen durch Gefahrstoffe vom Latenztyp manifestieren sich dagegen erst nach gewisser Zeit. Dies bedeutet, daß ggf. bei der ersten Sichtung Personen ohne nennenswerte Symptome zur Untersuchung kommen und fälschlich nicht einer weiteren zielführenden Behandlung zugeführt werden.

Bei asymptomatischen Personen, die sich ungeschützt in der Wirkzone aufgehalten haben, müssen in den Sichtungsentscheid die mögliche oder auch gesicherte Gefahrstoff-Exposition und der vermutete Verlauf der Schädigung einfließen.

Die Gefahrstoff-Exposition ist das Produkt von Einwirkdauer und Wirkstoff-Konzentration bzw. -Intensität. Die Dauer der Exposition ist für den Sichtungsarzt relativ exakt abschätzbar, die Konzentration bzw. Intensität bleibt dagegen in den meisten Fällen unbekannt.

Bei Bewußtlosigkeit kann der Sichtungarzt oft nur die Diagnose „Koma" stellen. Ob dieses primär durch die Intoxikation oder sekundär nach einem Sturz bei der Flucht aus der Wirkzone entstanden ist, läßt sich schon unter individualmedizinischen Bedingungen nur schwer und unter massenmedizinischen Verhältnissen kaum entscheiden.

Gefahrstoffspezifische Schädigungsmechanismen führen häufig zu einem *monomorphen Schädigungsmuster*. Die objektive Prioritätenreihung einer großen Anzahl gleichförmig Geschädigter ist sehr schwierig.

Darüber hinaus werden die behandlungskompetenten Einrichtungen im Hospitalisationsraum frühzeitig in ihrer Kapazität überfordert sein.

- Durch gezielte Sichtung muß gegensteuert werden, um eine Überlastung der stationären Behandlungseinrichtungen zu vermeiden.
- In vielen Fällen kann durch symptombezogene Sofort- und Intensivmaßnahmen auch am Schadensplatz ausreichend behandelt werden.
- Chemisch-toxische Schädigungen sind ein *dynamischer Prozeß*. Der bi- oder mehrphasige Symptomverlauf erfordert die *immer neue Sichtung*. Es muß mit plötzlichen Veränderung des Gesundheitszustands gerechnet werden.

Für die Festlegung der Behandlungs- und Transportpriorität chemisch-toxisch Geschädigter eignet sich die von den europäischen Gift-Informationszentralen aufgestellte Einteilung (INTOX-Index). Der INTOX-Index ist mit dem NACA-Index (National Advisory Comitee for Aeronautics) und den Sichtungskategorien I - IV kompatibel:

- Patienten mit dem INTOX-Index G entsprechen dem NACA-Index V und VI bzw. der Sichtungskategorie I (Vergiftungen mit akuter Vitalgefährdung, die ohne baldige Therapie letal enden).
- Patienten mit Vergiftungen, bei denen zum Zeitpunkt der ärztlichen Untersuchung keine akute Lebensgefahr besteht, die aber eine kurzfristige oder plötzliche Entwicklung einer Vitalgefährdung nicht ausschließen lassen, werden im INTOX-Index unter M, im NACA-Index mit IV bzw. als Sichtungskategorie II a (Patienten mit hoher Priorität zur frühzeitigen Fachbehandlung im Hospitalisationsraum, erste Transportpriorität) klassifiziert.
- Handelt es sich um Vergiftungen, bei denen keine akute Vitalgefährdung zu erwarten, jedoch eine stationäre Abklärung und Behandlung erforderlich ist, macht der INTOX-Index zur Sichtungskategorie II a keine Unterscheidung und klassifiziert ebenfalls mit M. Im NACA-Index finden sich diese Patienten in III, in den Sichtungskategorien in II b (Patienten mit aufgeschobener Priorität zur verzögerten Fachbehandlung im Hospitalisationsraum, zweite Transportpriorität).
- Intoxikationen, die zwar einer weiteren Abklärung und Therapie, aber in der Regel keines stationären Aufenthalts bedürfen, finden sich im INTOX-Index unter L bzw. im NACA-Index unter I und II. Sie entsprechen der Sichtungskategorie III (Patienten, die nur eine Minimalbehandlung benötigen).
- Vergiftete in moribundem Zustand werden laut INTOX-Index in F, im NACA-Index unter VII bzw. Sichtungskategorie IV geführt. Ihre Versorgung muß hinter der von Patienten mit günstigerer Prognose zurückstehen. Es ist jedoch dringend für menschlichen Beistand und Schmerzbekämpfung zu sorgen.

Sichtung ist ein dynamischer Prozeß. Ein einmal getroffener Entscheid ist nicht endgültig. Richtwerte dürfen nicht als unumstößliches Dogma verstanden werden; situationsbedingte Abweichungen zählen zur Norm. Diese Ausführungen sollen als Leitlinie für den Notarzt in einer sehr schwierigen Situation dienen.

Dekontamination

Grundlagen

Wird im Rahmen der Gefahren-Detektion oder Gefahrstoff-Identifikation festgestellt, daß vom Gefahrstoff durch direkten Kontakt mit Betroffenen und Helfern eine kontinuierliche, schädigende Einwirkung auf deren Gesundheit ausgeht, liegt eine Kontamination vor.

In diesen Fällen ist die frühzeitige Unterbrechung des schädigenden Wirkmechanismus auf den menschlichen Körper anzustreben.

Dekontamination ist die Beseitigung einer schädigenden Substanz vom und aus dem menschlichen Körper bzw. von Gegenständen durch mechanische Entfernung oder chemische Umwandlung in einen weniger bis nicht schädigenden Stoff.

Eine Kontamination des menschlichen Körpers mit einem Gefahrstoff erfolgt durch
- Oberflächen-Kontamination (Haut und Schleimhäute) über die intakte Haut oder offene Wunden,
- Inhalation oder
- Inkorporation bzw. Ingestion.

Die schädigende Wirkung oberflächenaktiver Substanzen kann aktinischer, biologischer, chemischer oder thermischer Natur sein. Für das medizinische Management ist von Bedeutung, ob die Kontamination
- akut lebensbedrohend,
- langfristig schwer gesundheitsschädigend,
- mäßig schädigend oder
- vernachlässigbar ist.

Für die Art der Dekontamination ist entscheidend, ob der Stoff
- seßhaft,
- flüchtig oder
- indifferent ist; bzw.
- oberflächenaktiv ohne sofortige Gewebszerstörung,
- penetrationsfähig oder
- primär gewebszerstörend ist.

Medizinisches Management chemisch oberflächenkontaminierter Personen

- Ist der Nachweis erbracht oder besteht auch nur der Verdacht, daß (gleich wie viele) Personen im Rahmen eines Gefahrstoff-Unfalls mit einer Substanz vom Persitenztyp in Kontakt gekommen sind, muß unter allen Umständen versucht werden, die schädigende Einwirkung auf den menschlichen Körper frühzeitig zu mindern oder gänzlich zu unterbrechen.

Je nach Aufnahmeweg ist unterschiedlich vorzugehen.
Bei einer *Oberflächen-Kontamination und intakter Haut* bieten sich zwei Dekontaminations-Möglichkeiten an, die *unspezifische oder mechanische* sowie die *spezifische oder chemische* Dekontamination. Unter üblichen Bedingungen stehen spezifische Dekontaminations-Mittel flächendeckend und in vertretbarer Zeit nicht zur Verfügung; sie sind vornehmlich dem militärischen Bereich vorbehalten.

- Die erste Dekontamination am Schadensplatz wird in der Regel mechanisch durchgeführt, im Besonderen, wenn es sich um gewebszerstörende Substanzen handelt.

Das Vorgehen bei Substanzen, die bei Kontakt mit Wasser keine weiteren, unerwünschten Nebenwirkungen zeigt, ist in Tab. **21.34** dargestellt.

Tabelle 21.34 Unspezifische Dekontamination bei Substanzen, die bei Kontakt mit Wasser keine weiteren, unerwünschten Nebenwirkungen zeigen

- Schalenweises Entkleiden der kontaminierten Person.
- Nach vorsichtiger Abnahme der Ober- oder Schutzkleidung (Gefahr der Kontaminations-Verschleppung) wird eine neuerliche Kontaminations-Messung der mit Unterwäsche bekleideten Person vorgenommen.
- Zeigt sich weiterhin eine Oberflächenaktivität, wird die Person vollständig entkleidet und mit Wasser von höchstens 32 °C geduscht. Wärmeres Wasser kann zur Hyperämisierung mit vermehrtem Übertritt penetrationsfähiger Substanzen in das Gewebe führen.
- Nach dieser ersten Grobreinigung wird mit einem milden Duschgel und einem weichen Schwamm (keine harten Bürsten benutzen) unter ständig fließendem Wasser kraniokaudal die mechanische Feinreinigung durchgeführt. Höchstes Augenmerk ist darauf zu legen, daß die Verwendung von Reinigungshilfen (Schwamm, Bürste) nicht zu Hautläsionen führt, durch die eine Inkorporation ermöglicht und beschleunigt wird.
- Dieser Wasch- und Spülvorgang wird dreimal wiederholt.
- Nach der Dekontamination wird die behandelte Person durch vorsichtiges Abtupfen abgetrocknet; reibende Bewegungen sind wegen der Gefahr von Hautläsionen zu vermeiden.
- Anschließend wird eine neuerliche Kontaminations-Messung durchgeführt. War die Dekontamination erfolgreich, wird der Patient in die reguläre Sanitätsversorgung eingegliedert, ansonsten ist der Dekontaminations-Vorgang zu wiederholen.

Tabelle 21.35 Dekontamination bei Oberflächen-Dekontamination der Haut mit offenen Wunden

- Zunächst wird die intakte Haut um die Wundränder dekontaminiert.
- Anschließend sind die Wundränder zu spreizen und eine Wundauswaschung mit physiologischer Kochsalzlösung und nachfolgend mit 3 % Wasserstoffsuperoxid durchzuführen.
- Steht keines dieser Mittel zur Verfügung, ist es immer noch besser, mit die Wunde mit Leitungswasser zu spülen, als die schädigende Substanz im Wundbett zu belassen.
- In Einzelfällen kann die Exzision der Wunde erforderlich werden.
- Nach erfolgter Wund-Dekontamination ist die Wunde steril mit saugfähigem und undurchlässigem Material zu verbinden.
- Anschließend wird die restliche, intakte Körperoberfläche dekontaminiert, wobei peinlichst darauf zu achten ist, daß nicht neuerlich schädigende Stoffe in die Wunde eingeschwemmt werden.

Tabelle 21.36 Grundsätze zur Asservierung von Gefahrstoffen (nach Heinemeyer und Fabian 1997)

- Sicherstellung von geeignetem Material wie Reinsubstanz, Kleidungsstücken, Venenblut, Urin und Mageninhalt.
- Die Asservierung hat möglichst frühzeitig zu erfolgen, um den Schadstoff gegen weitere exogene Einwirkung zu schützen sowie dessen anfängliche Konzentration zu erhalten.
- Bei der Entnahme ist zu achten, daß es zu keinen Verunreinigungen des Asservats kommt und die Asservierungsbehältnisse keine weitere Veränderung des Stoffs zulassen.
- Werden vom Verunfallten Proben in Form von Blut, Harn oder Mageninhalt genommen, soll die Probenentnahme vor jeder Medikation oder anderen therapeutischen Maßnahmen erfolgen.
- Die personen-, ereignis-, zeit- und ortsbezogene Zuordnung der Proben ist sicherzustellen.
- Verwahrung sowie Transport der Proben sind so durchzuführen, daß es zu keinen Artefarkten kommt oder eine spätere klinische Analytik durch unsachgemäße Behandlung gestört wird.

- Bei Substanzen, die mit in Verbindung mit Wasser eine unerwünschte Wirkung oder Reaktion zeigen (alle Gefahrstoffe, die ein X vor der Gefahr- oder Kemler-Nummer haben) muß eine ausschließlich mechanische Dekontamination in Form einer *trockenen und hautschonenden Säuberung* erfolgen.

Bei Oberflächen-Kontamination der Haut und offenen Wunden ist die frühzeitige Dekontamination der Wunden durchzuführen (Tab. 21.35).

Asservierung

> **Definition:** Asservierung ist die Sicherstellung und gesicherte Aufbewahrung von Gefahrstoffen oder gefahrstoffbelastetem Material (Blut, Serum, Harn usw.) zum Nachweis des Gefahrstoffs und zur Feststellung der Schadstoffkonzentration.

Asservate müssen bei jedem Gefahrstoff-Unfall aus medizinischen und rechtlichen Gründen sichergestellt werden. Die Grundsätze sind in Tab. 21.**36** zusammengestellt. Darüber hinaus ist zu beachten:

- Handelt es sich um einen pulverförmigen Stoff, müssen mindestens zwei 8–10 ml Blutabnahme-Vakuetten ohne Innenbeschichtung mit dem Gefahrstoff gefüllt werden.
- Bei sperrigen Stoffen (Klumpen oder grobem Granulat) ist eine Menge von etwa 250 g in einem trockenen, gut verschließbaren Kunststoffbehälter sicherzustellen.
- Bei flüssigen Stoffen sind mindestens 20 ml in einem Kunststoff- oder Glasbehälter zu asservieren, wobei aggressive Stoffe (Säuren) und Lösemittel in Glas aufzubewahren sind.
- Die Asservierung von toxischen Gasen ist sehr problematisch. Es kann der Versuch unternommen werden, einen Kunststoffsack mit dem Gas-Luft-Gemisch zu füllen und hermetisch abzuschließen. Besser empfiehlt sich der Stoff- und Konzentrationsnachweis vor Ort mittels Meßgeräten.
- Sind Ausrüstungsgegenstände oder Kleidung kontaminiert, wird ein Stück in einem Kunststoffsack gut verschlossen zur Analyse gebracht.
- Jedem Geschädigten soll bei der ersten Venenpunktion im Rahmen der Erstversorgung noch am Schadensplatz 10 ml EDTA-Blut und 10 ml Nativblut abgenommen werden. Die Blutabnahme-Vakuetten sind so zu befüllen, daß das Gefäß randvoll ist, damit leichtflüchtige Substanzen nicht vor der Analyse abdampfen können. Die Vakuetten sind nach exakter Kennzeichnung am Patienten rechts infraklavikulär mit Heftpflaster zu befestigen, sofern diese Körperregion nicht geschädigt wurde.
- Kann der Patient spontan urinieren, sind 20 ml Harn sicherzustellen. Muß in Ausnahmefällen Harn durch einen Katheterismus gewonnen werden, ist das verwendete Gleit- und Desinfektionsmittel anzugeben.
- Die korrekte Asservierung zur Met-Hämoglobin-Bestimmung setzt die sofortige Hämolysierung des Blutes mit Aqua dest. pro injectione (1 Teil Blut und 4 Teile Wasser) voraus.

- Asservate sind eindeutig und haltbar zu kennzeichnen.

Sind die Personalien des Patienten bekannt, werden diese deutlich und haltbar auf das Asservatgefäß aufgebracht. Ggf. ist eine Klebeetikette des Patienten-Leit-Systems zu benutzen.

- Jedem Patienten, der nach medizinischer Erstversorgung und Sicherstellung seines persönlichen Asservates mit diesem in den Hospitalisationsraum transferiert wird, muß eine umfassende schriftliche Information mitgegeben werden.

Diese umfaßt:
- Die vermutete Vergiftung (Stoffgruppen) bzw. bei Bekanntsein des Gefahrstoffs, um welche Substanz es sich handelt,
- Art des Asservats (z. B. Venenblut),
- Zeitpunkt der Asservatgewinnung,
- Beginn der Expositionszeit,
- die vermutete Exposition (Wirkstoff-Konzentration bzw. -intensität mal Einwirkdauer),
- Tätigkeit des Gefahrstoff-Geschädigten während der Exposition (z. B. ergibt das durchschnittliche Atemvolumen mal der tätigkeitsabhängigen Atemfrequenz pro Zeiteinheit mal der Wirkstoffkonzentration die Gefahrstoff-Belastung pro Zeiteinheit),
- bisheriger klinischer Verlauf,
- Therapie, die vor der Asservation verabreicht wurde, und
- weiterführende Therapie.

Kernaussagen

Chemische Schäden und Gefahrstoff-Unfall

- Gefahrstoffe sind feste, flüssige oder gasförmige Substanzen, von denen auf Grund ihrer physikalischen, biologischen oder chemisch-toxischen Eigenschaften unter bestimmten Voraussetzungen Gefahren für das menschliche Leben bzw. seine Umwelt ausgehen. Gefährliche Güter sind Gefahrstoffe, die in irgendeiner Form gelagert oder transportiert werden. Zu unterscheiden sind Stoffe vom Temporärtyp, vom Persistenztyp, vom Akuttyp sowie vom Latenz- oder Spättyp. Je nach Konzentration kann derselbe Stoff Eigenschaften des Akut-bzw. Latenztyps aufweisen.
- Besondere Lagemerkmale des Gefahrstoff-Unfalls sind u. a. unbekannte Substanz, eingeschränkte Handlungsfreiheit der Rettungskräfte und verzögertes Einsetzen der Hilfe mit verlängerten Rettungszeiten. Das ärztliche Handeln ist nur dann erfolgreich, wenn der Notarzt sein medizinisches Wirken auf die Gesamtorganisation abstimmt und die allgemeinen Rahmenbedingungen kennt.
- Wirkzone (Schadensplatz) und Sicherheitszone bilden die Gefahrenzone. Ein Zutritt ist (auch dem Notarzt) nur mit ausdrücklicher Erlaubnis des Einsatzleiters und unter entsprechendem Individualschutz erlaubt. Die Aufenthaltsdauer in der Gefahrenzone hängt von der manifesten Gefahr für die Helfer, den arbeitsphysiologischen Bedingungen und den technischen Schutzmaßnahmen sowie der maximal zulässigen Belastung durch eine bestimmte Substanz ab. Sie wird auch vom erreichbaren Einsatzziel und dem einzugehenden Einsatzrisiko bestimmt.
- Die Sanitäts-Hilfsstelle gliedert sich in den Stauraum, den Sichtungsraum, den Behandlungsraum, die Wartezone „Transportpriorität" und getrennte Wartezonen für Patienten der Sichtungskategorien III und IV, darüber hinaus kommen ggf. eine Spür- und Dekontaminations-Einheit und ein Isolierplatz hinzu.
- Ist die vom Gefahrstoff ausgehende Gefahr erkannt, können die Rettungskräfte gezielt geschützt und die Betroffenen zielgerichtet versorgt werden. Diesem Ziel dienen Gefahren-Detektion, Gefahrstoff-Identifikation und Gefahrstoff-Information. Gelingt die Identifikation nicht sofort, muß ein orientierendes Aufspüren oder Erkennen der vom Stoff ausgehenden Gefahr, die Gefahren-Detektion, erfolgen. Die Gefahr-

- gut-Kennzeichnung dient der orientierenden Schnellerkennung; sie erfolgt durch Warntafeln, Beförderungspapiere mit Unfallmerkblättern, Gefahr- bzw. Handhabungszettel, Warnzeichen und Gefahrensymbole.
- In der Rettung gilt neben dem Prinzip der Hilfe auch das Gebot des Selbstschutzes der Einsatzkräfte. Zur Minderung der Gefahrstoff-Wirkung für Betroffene, Gefährdete und Einsatzkräfte in der Wirkzone gehören der kollektive, persönliche und medizinische Schutz.
- Allgemeine Aufgaben des Notarztes sind die medizinische Sofortversorgung bei Störungen der Vitalfunktionen, die arbeitsphysiologische Betreuung der Einsatzkräfte und die Fachberatung der Einsatzleitung (sofern kein LNA zur Verfügung steht).
- Bei der Sichtung ist es oft nicht möglich, bereits bei der Erstuntersuchung die gesundheitlichen Störungen in vollem Umfang festzustellen. Gefahrstoffspezifische Schädigungsmechanismen führen häufig zu einem monomorphen Schädigungsmuster. Die objektive Prioritätenreihung einer großen Anzahl gleichförmig Geschädigter ist sehr schwierig. In vielen Fällen kann durch symptombezogene Sofort- und Intensivmaßnahmen auch am Schadensplatz ausreichend behandelt werden.
- Im Fall der Kontamination ist die frühzeitige Unterbrechung des schädigenden Wirkmechanismus auf den menschlichen Körper anzustreben. Die erste Dekontamination am Schadensplatz wird in der Regel mechanisch durchgeführt, im Besonderen, wenn es sich um gewebszerstörende Substanzen handelt.
- Bei jedem Gefahrstoff-Unfall müssen aus medizinschen und rechtlichen Gründen Asservate sichergestellt werden.

Literatur

1. Heinemeyer G, Fabian U: Der Vergiftungs- und Drogennotfall. Allgemeine und spezielle Maßnahmen im ärztlichen Not- und Rettungsdienst. Ullstein Mosby, Berlin 1997
2. Hommel G: Handbuch der gefährlichen Güter. Springer, Berlin 1997
3. Kühn R, Birett K: Merkblätter Gefährliche Arbeitsstoffe. Ecomed, Landsberg, Stand Februar 1998 (105. Ergänzungslieferung)
4. Mayer B: Organisation der medizinischen Versorgung von Gefahrstoffgeschädigten. In: Lanz R (Hrsg.): Medizin und Management bei Katastrophen und Massenunfällen. Huber, Bern 1992
5. Nüßler HD: Gefahrgut-Ersteinsatz. Handbuch für Gefahrgut-Transport-Unfälle mit „MET-Modell für Effekte von toxischen Gasen". Storck, Hamburg 1997
6. Rickli R: Checklisten des Werkärztlichen Dienstes der Ciba Werke Kaisten AG 1994
7. Rodewald G, Heuschen R: Gefährliche Stoffe und Güter. Kohlhammer, Stuttgart 1994
8. Widetschek O: Der kleine Gefahrguthelfer. Stocker, Graz 1997

Der innerklinische Notfall

A. Sablotzki, G. Hempelmann

Roter Faden

- Grundlagen
- Probleme der innerklinischen Notfallbehandlung
- Organisation der innerklinischen Notfallbehandlung
- Innerklinischer Transport von Notfallpatienten
- Spezielle Notfallsituationen
  - Anaphylaxie
  - Angina pectoris und Myokardinfarkt
  - Asthma bronchiale
  - Gefäßnotfälle
  - Lungenembolie
  - Gastrointestinale Blutung

Grundlagen

> **Definition:** Der innerklinische Notfall ist eine erhebliche Bedrohung oder ein Ausfall der vitalen Funktionen eines Patienten während der Behandlung im Krankenhaus.

Aufgrund der Erweiterung invasiv-diagnostischer Maßnahmen, der Ausdehnung des operativen Indikationsspektrums, der Zunahme radikalchirurgischer Eingriffe sowie der steigenden Zahl von Risikopatienten kommt es in wachsendem Ausmaß zu innerklinischen Notfallereignissen.

Zum Risikokollektiv zählen insbesondere die *geriatrischen Patienten*. Bei Elektiv- wie Notfalleingriffen nimmt ihr Anteil ständig zu und beträgt in Kliniken der Maximalversorgung etwa 10 % (9). Die Letalität dieser Patienten bei Notfalleingriffen im Bereitschaftsdienst wird etwa fünfmal höher als bei elektiven Eingriffen während der Regeldienstzeit eingeschätzt (12). Ursache ist die typische Polymorbidität, wobei Diabetes mellitus, Herz- und Kreislauferkrankungen sowie Krankheiten der Atmungsorgane vorrangig an der Auslösung intra- und postoperativer Komplikationen beteiligt sind.

Im *anästhesiologischen Bereich* werden postoperative Zwischenfälle insbesondere durch kardiozirkulatorische Störungen verursacht (1). Auch *medikamentöse Behandlungen* stellen einen erheblichen Risikofaktor dar; insbesondere Antibiotika, Anästhetika, Analgetika, Sedativa und Blutkomponenten können zu ernsten Zwischenfällen führen. Gleiches gilt für das Einbringen von Kontrastmitteln im diagnostischen Bereich. Auch andere, *invasiv-diagnostische Maßnahmen* sind mit einem deutlichen Risiko verbunden; so liegt bei Bronchoskopien, Gastroduodenoskopien und Laparoskopien eine hohe Inzidenz von Rhythmusstörungen vor (7).

Probleme der innerklinischen Notfallbehandlung

Während Mitarbeiter von Intensivstationen und anästhesiologischen Arbeitsbereichen meist ausreichend in Maßnahmen der Notfallversorgung geschult sind, ist dies beim Personal der Normalstationen oft nicht der Fall.

Während nach einer Reanimation im Operationssaal 64 % der Patienten die Klinik lebend verlassen konnten, lag die Überlebensrate nach Reanimationen auf Allgemeinstationen nur bei 1,5 – 36,7 % (2).

Diese Defizite werden durch eine mangelnde Erfahrung der Beteiligten im Umgang mit den Notfallgeräten noch verschärft. Bisher ist es weder für den pflegerischen noch für den ärztlichen Bereich vorgeschrieben, regelmäßig notfallmedizinische Fortbildungen zu besuchen oder durchzuführen.

Diese mangelhafte Ausbildung spiegelt sich in der Tatsache wider, daß nur 14 % des Pflegepersonals ausreichend gute Leistungen bei der Durchführung von Maßnahmen der Herz-Lungen-Wiederbelebung aufwiesen (9). Allerdings beherrschten auch nur etwa 20 % aller Ärzte die Standardmaßnahmen der kardiopulmonalen Reanimation (8).

Ein weiterer kritischer Bereich ist der innerklinische Transport von Notfallpatienten. Ein geeignetes Transportsystem muß grundsätzlich einer Intensivtherapieeinheit entsprechen und steht nur in wenigen Kliniken zu Verfügung.

Organisation der innerklinischen Notfallbehandlung

Die erfolgreiche Behandlung innerklinischer Notfälle setzt eine suffiziente Organisation zur schnellen Einleitung der erforderlichen therapeutischen und ggf. diagnostischen Maßnahmen voraus. Sie kommt sinngemäß auch bei Notfällen von Nicht-Patienten auf dem Klinikgelände zum Einsatz.

- Für jede Klinik ist zu fordern, daß ein *spezielles Notfallteam*, möglichst bestehend aus einem Anästhesisten und einer Fachpflegekraft, unverzüglich alarmiert werden kann.
- Die Alarmierung muß durch ein einheitliches und möglichst einfaches Verfahren erfolgen.

Als technische Möglichkeiten stehen die Personen-Rufanlage, ggf. mit Gruppenruf, sowie insbesondere eine spezielle Telefonnummer als *Notruf* zur Verfügung. Der konkrete Alarmierungsweg ist an jedem Telefon der Klinik zu vermerken. *Der Notruf soll leicht einprägsam sein.* Jeder Mitarbeiter des Krankenhauses, auch im nicht-medizinischen Bereich, muß in das Alarmierungsverfahren sicher eingewiesen sein. Es hat sich bewährt, in allen Arbeitsbereichen in Telefonnähe ein auffälliges (z. B. rotes) Merkblatt anzubringen, auf dem neben dem Notruf die einschlägigen Erstmaßnahmen dargestellt sind (Abb. 21.26).

Die Ausrüstung des Notfallteams muß zumindest einen vollständig ausgerüsteten Notfallkoffer für Patienten aller Altersstufen sowie einen Defibrillator mit EKG-Sichtschirm umfassen. Darüber hinaus ist die Ausstattung mit Pulsoxymetrie, Kapnographie und oszillometrischer Blutdruckmessung dringend anzustreben; geeignete Transportmonitore (auch in Kombination mit EKG und Defibrillator) sind verfügbar.

Insgesamt muß die Ausrüstung von zwei Personen zu transportieren sein und eine suffiziente Erstversorgung ermöglichen. Die konkrete Ausgestaltung ist vom Einzelfall abhängig. Für gebäudemäßig zusammenhängende Kliniken ist die Einrichtung eines Notfallwagens vorteilhaft, auf dem die gesamte Ausrüstung im Sinne eines mobilen Arbeitsplatzes zusammengestellt ist. Es ist darauf zu achten, daß dieser Wagen zusammen mit einem Krankenbett in die jeweiligen Aufzüge paßt.

Durch ein zentrales, voll ausgerüstetes Notfallteam können Kosten sinnvoll eingespart werden, weil auf den Normalstationen nur noch eine eingeschränkte Notfallausrüstung bereitgestellt und gewartet werden muß. Die alternative Ausstattung jeder Station mit einer vollständigen Notfallausrüstung ist ungleich aufwendiger; sie scheitert darüber hinaus häufig an der fehlenden regelmäßigen Überprüfung und Instandhaltung des Materials, das dann im Notfall nicht einsatzbereit ist.

Abgesehen von den personellen und apparativen Voraussetzungen für die spezialisierte Versorgung von Notfallpa-

Abb. 21.26 Merkblatt „Verhalten bei lebensbedrohlichen Notfällen", das in allen Bereichen in Nähe des Telefons anzubringen ist und sich bewußt auch an Laien wendet.

Verhalten bei lebensbedrohlichen Notfällen

Alarmierung

- **Notruf Pforte**
  - **Notfallteam** anfordern und genauen Notfallort (Station und Zimmer) angeben
- Weitere Notruf-Nummern
  - Intensivstation .... (ständig besetzt)
  - Aufwachraum .... (nur während der Regeldienstzeit)
- Stationsarzt bzw. Diensthabenden der Abteilung verständigen

Basismaßnahmen der Wiederbelebung

- Zunächst prüfen, ob ein Atem- oder Kreislaufstillstand vorliegt:
  - Bewußtseinslage prüfen → Patient laut ansprechen und schütteln
  - Atemfunktion prüfen → Kopf überstrecken → Atemgeräusch?
- Brustkorbbewegung
  - Kreislauffunktion prüfen → Puls der Halsschlagader tastbar?
- Bewußtlose Patienten mit intakter Atmung und Kreislauf in stabile Seitenlage bringen
- Bei Atem- und Kreislaufstillstand sofort mit der **Herz-Lungen-Wiederbelebung** beginnen:
  - **Zuerst** ein fester Schlag auf den Brustkorb und 2 Atemspenden
  - **Beatmung** (als Atemspende oder mit Beatmungsbeutel, möglichst mit Sauerstoff-Zufuhr) und
    Herzdruckmassage (möglichst mit Herzbrett)
    > 1 : 5 (Zwei-Helfer-Methode)
    > 2 : 15 (Ein-Helfer-Methode)

Sonstiges

- Intubation, Absaugung, und venösen Zugang mit Infusion vorbereiten
- Adrenalin (Suprarenin®), Lidocain (Xylocain®), Atropin und Bikarbonatlösung bereitstellen
- Ggf. Hausgeistlichen verständigen

tienten müssen regelmäßige Fortbildungen aller Mitarbeiter in den Basismaßnahmen der Reanimation erfolgen, damit die Zeitspanne bis zum Eintreffen des Notfallteams nicht ungenutzt verstreicht.

Hier ist besonders die Leitung der jeweiligen Einrichtung gefordert, durch regelmäßige, in den Klinikablauf integrierte Pflichtveranstaltungen für eine nachhaltige Verbesserung der Notfallversorgung Sorge zu tragen.

Innerklinischer Transport von Notfallpatienten

Der innerklinische Transport von Intensiv- bzw. Notfallpatienten ist mit erheblichen und besonderen Risiken verbunden.

So traten in einer Untersuchung an kardiochirurgischen Patienten während des Interhospitaltransfers in 84% Herzrhythmus-Störungen auf, die in 52% akut therapiebedürftig waren (6).

Auch nach der Erstversorgung von Notfallpatienten im Stationsbereich usw. sind die Vitalfunktionen noch instabil, so daß entsprechende diagnostische und therapeutische Maßnahmen während des Transports zur Intensivstation lückenlos weitergeführt werden müssen. Neben einem leistungsfähigen Notfallrespirator ist ein suffizientes Transportmonitoring unverzichtbar. Infusionen sowie Infusions- und Spritzenpumpen müssen sicher und übersichtlich angebracht werden können, ohne den Zugang zum Patienten zu erschweren.

Für ausgedehnte, baulich getrennte Klinikareale bietet ein innerklinischer Notarztwagen Vorteile, der parallel zum Notfallteam alarmiert wird und nach der Erstversorgung den gesicherten Transport des Patienten zur Intensivstation ermöglicht. Darüber hinaus kann das Fahrzeug bei einem Alarm als Zubringer des Notfallteams dienen. Entsprechende Lösungen können auch mit einem kliniknah stationierten Rettungsdienst vereinbart werden.

Spezielle Notfallsituationen

Anaphylaxie

Anaphylaktische und anaphylaktoide Reaktionen können insbesondere im Rahmen der Therapie mit Antibiotika und Blutkomponenten sowie beim Einbringen von Kontrastmitteln auftreten.

Der anaphylaktische oder anaphylaktoide Schock ist die Maximalvariante einer allergischen Reaktion (10). Er tritt meist unmittelbar nach Gabe des Antigens auf, kann sich aber auch erst später manifestieren. Das klinische Bild ist durch Kreislaufinstabilität, pulmonale Symptome (Bronchospastik), Ödeme und Urtikaria gekennzeichnet (Tab. 21.**37**). Unbehandelt führt der anaphylaktische Schock innerhalb kurzer Zeit zum Tode.

Beim innerklinischen Auftreten einer Anaphylaxie liegen grundsätzlich günstige Voraussetzungen für eine suffiziente Therapie vor. In der Regel befindet sich fachkundiges Personal in unmittelbarer Nähe.

- Bei allen Maßnahmen mit einem hohen Anaphylaxie-Risiko ist besonders auf Frühzeichen zu achten.

Oft berichten die Patienten über ein periorales Kribbeln oder ein allgemeines Hitzegefühl.

- Schon beim geringsten Anhalt ist die Allergen-Zufuhr zu unterbrechen.
- Der Zugang ist zu belassen und unverzüglich mit den einschlägigen Therapiemaßnahmen zu beginnen, die im Kapitel „Notfälle aus der Inneren Medizin" dargestellt sind.
- Keinesfalls darf die Ausprägung des Vollbildes einer Anaphylaxie abgewartet werden.

Angina pectoris und Myokardinfarkt

Die mit steigendem Alter zunehmende Häufigkeit kardialer Erkrankungen läßt den Anteil von Patienten mit manifester koronarer Herzkerkrankung auch an nicht-kardiochirurgischen Operationen immer größer werden. Damit steigt auch das Risiko für Myokardischämien in der perioperativen Phase.

Patienten, die bereits einen Herzinfarkt in der Anamnese aufweisen, zeigen ein mit 5–8% deutlich erhöhtes perioperatives Risiko für einen erneuten Infarkt (4).

Etwa 15–20% der Infarkte manifestieren sich als „stumme" Infarkte ohne Schmerzen (11); hiervon sind insbesondere Patienten mit Diabetes mellitus und autonomer diabetischer Neuropathie sowie ältere Menschen betroffen. Bei den übrigen Patienten tritt der „typische" retrosternale, in die linke Schulter und den linken Arm ausstrahlende drückende oder brennende Schmerz auf.

- Innerklinisch kommt es darauf an, auf eine Myokardischämie hindeutende Beschwerden aufmerksam zu würdigen und jede Bagatellisierung zu vermeiden.
- Nicht immer bieten die Patienten das „typische" Bild; das Ischämieereignis kann auch als isolierter Rücken-

Tabelle 21.**37** Stadien der anaphylaktoiden Reaktion (nach 10)

Stadium 0 – Keine Allgemeinreaktion
- Lokal begrenzte Haut- oder Schleimhautreaktion; z. B. lokales Erythem

Stadium 1 – Leichte Allgemeinreaktion
- Disseminierte Haut- oder Schleimhautreaktion
- Allgemeinreaktionen (Flush, Urtikaria, Pruritus)

Stadium 2 – Ausgeprägte Allgemeinreaktion
- Kreislaufdysregulation, Luftnot, leichte Atemnot, beginnender Bronchospasmus, Globusgefühl

Stadium 3 – Bedrohliche Allgemeinreaktion
- Schock, Bronchospasmus mit Dyspnoe bis zur akuten respiratorischen Insuffizienz, Bewußtseinstrübung

Stadium 4 – Vitales Organversagen
- Herz-Kreislauf-Stillstand

oder Oberbauchschmerz, ja als Unterkiefer- oder Zahnschmerz imponieren.

Die allgemeinen diagnostischen und therapeutischen Maßnahmen sind im Kapitel „Notfälle aus der Inneren Medizin" dargestellt.

- Etwa 65 % der letalen Infarkt-Komplikationen entwickeln sich in der ersten Stunde nach dem Ereignis (11).
- Damit ist die intensivmedizinische Überwachung aller Infarktpatienten, aber auch von Patienten mit manifester Angina pectoris, zwingend erforderlich.

Asthma bronchiale

Etwa 5–8 % der Bevölkerung leidet unter Asthma bronchiale. Während des klinischen Aufenthalts kann es leicht zu einer Exazerbation des Krankheitsgeschehens kommen. Insbesondere der perioperative Streß und die Narkoseeinleitung können eine zunehmende Obstruktion bis hin zum schweren Bronchospasmus auslösen.

Klinisch imponiert der Asthmaanfall durch die Orthopnoe und die deutliche Verlängerung der Exspiration unter Einsatz der Atemhilfsmuskulatur. Mit zunehmendem Schweregrad kommt es zu einer peripheren Zyanose als Ausdruck der Hypoxämie. Bei anhaltender Symptomatik entwickelt sich eine muskuläre Erschöpfung des Patienten mit zunehmender Hypoxämie, Hyperkapnie und Bewußtseinseintrübung.

Spezifisches Merkmal der innerklinischen Versorgung von Patienten mit manifestem Asthma bronchiale bzw. Status asthmaticus ist die Tatsache, daß Intubation und Beatmung in der Regel unter Ausnutzung aller „konservativen" Maßnahmen möglichst lange vermieden werden. Das Notfallteam trifft damit häufig auf einen völlig erschöpften und protrahiert hypoxischen Patienten. Die zu einem bestimmten Zeitpunkt unvermeidlich gewordenen Intubation ist daher mit einem hohen Risiko verbunden.

Weiterhin ist das Einstellen der Stimmritze häufig durch die Plethora von Zunge und Schleimhäuten, ödematöse Schwellungen und die Gefahr von Blutungen erschwert. Zur Intubation sind mehrere Vorgehensweisen möglich (s. auch Kapitel „Analgesie und Anästhesie im Rettungsdienst").

- Zunächst kann bei bewußtseinsgetrübten Patienten die „blind-nasale" Wachintubation versucht werden.
- Oft gelingt nach Zufuhr einer geringen Dosis von (S)-Ketamin (0,125–0,25 mg/kg KG; 10–20 mg bei 80 kg KG) die *Laryngoskopie und Intubation unter erhaltener Spontanatmung*. Erhaltene Spontanatmung und relativ gering beeinträchtigte Schutzreflexe bilden eine gewisse Sicherheitsreserve.
- Bei besonders agitierten Patienten kann es unvermeidlich werden, die *riskantere Alternative der Blitzeinleitung* mit einer dann höheren Dosis von etwa 1,5 mg/kg KG (S)-Ketamin (etwa 120 mg bei 80 kg KG) und 1,5 mg/kg KG Succinylcholin (etwa 120 mg bei 80 kg KG) zu wählen.

Nach der Intubation wird der Patient unter Analgosedierung mit (S)-Ketamin und Midazolam kontrolliert beatmet.

Gefäßnotfälle

Einhergehend mit dem steigenden Durchschnittsalter der Bevölkerung ist auch der Anteil von Patienten mit Gefäßerkrankungen deutlich gestiegen. Beim stationären Aufenthalt sind diese Patienten durch akute Ischämien der unteren Extremität und tiefe Beinvenenthrombosen gefährdet.

Der *akute arterielle Gefäßverschluß* ist durch das akut einsetzende Schmerzereignis in Verbindung mit der schnell einsetzenden Kühle und Blässe der betroffenen Extremität meist leicht zu diagnostizieren. Der akute Verschluß der Bauchaorta (Leriche-Syndrom) führt durch die Ischämie der unteren Extremitäten zur Anhäufung toxischer Substanzen, die zusammen mit dem Myoglobin der nekrotischen Muskulatur bei der Reperfusion zu einer schweren Schocksymptomatik mit Nieren- und Kreislaufversagen führen können.

- Neben symptomatischen Therapiemaßnahmen unter Einschluß der Injektion von 5000–10000 IE Heparin i. v. (s. Kapitel „Notfälle aus der Inneren Medizin") ist die unverzügliche weitere Diagnostik durch Angiographie usw. notwendig, um je nach Befund durch Lysetherapie, radiologisch-interventionelle Maßnahmen oder einen gefäßchirurgischen Eingriff das Strömungshindernis zu beseitigen.

Die *tiefe Beinvenenthrombose* führt in etwa 10 % der Fälle zur Lungenembolie (3). Die Ausbildung wird durch die Immobilisierung der stationären Patienten begünstigt. Die Symptomatik ist oft nur dezent ausgeprägt. Die Verdachtsdiagnose ergibt sich aus einer vermehrten Venenfüllung und Überwärmung, dem schmerzhaften Ballottement der Wade, einer schmerzhaften Dorsalflexion des Fußes bzw. einem plantaren Druckschmerz der betroffenen Extremität. Schwere Verlaufsformen sind durch ausgeprägte venöse Stauung, Zyanose der Extremität und ggf. Phlegmasia caerulea dolens gekennzeichnet und erlauben eine Blickdiagnose.

Vordringliches Ziel ist die Verhinderung einer Lungenembolie. Neben symptomatischen Therapiemaßnahmen (s. Kapitel „Notfälle aus der Inneren Medizin") stehen nach entsprechender Diagnostik die Heparinisierung, die Lysetherapie und die chirurgische Thrombektomie (insbesondere bei Beckenvenenthrombosen) zur Verfügung.

- Bei Patienten mit tiefer Beinvenenthrombose und noch so geringen Anzeichen einer Lungenembolie wie Dyspnoe, dezenter Zyanose und Tachykardie ist jederzeit mit einer massiven Lungenembolie zu rechnen; sie dürfen daher nicht mehr alleingelassen werden.
- Nach Sauerstoff-Applikation und Anlage eines venösen Zugangs müssen innerklinischer Transport und diagnostische Maßnahmen unter sorgfältiger Überwachung (EKG, Pulsoxymetrie, Blutdruckmessung) und in Reanimationsbereitschaft erfolgen.

Lungenembolie

Bei der Lungenembolie führt embolisch verschlepptes Material (Thromben, Fett, Luft, Fruchtwasser oder Tumormaterial) zu einem Verschluß einer oder mehrerer Pulmonalarterien. Ursache ist die venöse Stase bei längerer Immobilisation nach operativen Eingriffen usw.; auch maligne Erkrankungen, Adipositas sowie Schwangerschaft, Geburt und Wochenbett gelten als prädisponierende Faktoren. In Autopsien wiesen bis zu 60% der im Krankenhaus verstorbenen Patienten Lungenembolien auf, wobei der überwiegende Teil klinisch symptomlos blieb oder nicht diagnostiziert wurde (3). 10% der Patienten mit akuter Lungenembolie versterben innerhalb der ersten Stunde nach dem Ereignis (3).

Unter den Ursachen der Lungenembolie steht die tiefe Bein- oder Beckenvenenthrombose an erster Stelle.

Die akute Querschnittsverminderung der Lungenstrombahn führt zu einer hypoxisch und mediator-vermittelten Vasokonstriktion mit pulmonaler Hypertension, Rechtsherzbelastung und Gasaustauschstörung. Es werden die Schweregrade I - IV (kleine, submassive, massive, fulminante Lungenembolie) unterschieden (4).

Die Symptome der Lungenembolie (Tab. 21.38) sind teilweise unspezifisch. Damit kommt der Kenntnis prädisponierender Faktoren einschließlich der aktuellen Anamnese des Patienten große Bedeutung zu. Auch die Auffindesituation, häufig beim morgendlichen Gang zur Toilette, gibt wertvolle Hinweise.

Tabelle 21.38   Klinische Symptomatik der Lungenembolie

- Tachypnoe > 16/min
- Dyspnoe und Zyanose
- Atemabhängiger Brustschmerz
- Husten
- Tachykardie > 100/min
- Hämoptysen
- Schock
- Herz- und Kreislaufversagen

Bei der klinischen Untersuchung ist besonders auf eine Halsvenenstauung als Zeichen der Rechtsherzbelastung zu achten. Die „typischen" EKG-Veränderungen wie akute Veränderungen des Lagetyps und der S-T-Strecke, Rechtsschenkel-Blockierung und „P-pulmonale" werden häufig vermißt.

- Die Sicherung der Vitalfunktionen erfordert neben den üblichen Maßnahmen der kardiopulmonalen Reanimation (s. Kapitel „Kardiopulmonale Reanimation") insbesondere den rechtzeitigen Einsatz von Antikoagulantien bzw. Fibrinolytika.

- Bei manifestem kardiogenen Schock sind die Patienten zu intubieren (s. Kapitel „Analgesie und Anästhesie im Rettungsdienst") und mit einer inspiratorischen Sauerstoff-Fraktion von 100% zu beatmen.
- Zur Aufrechterhaltung der Kreislauffunktion ist frühzeitig mit der Zufuhr von Katecholaminen zu beginnen (z. B. Boli von jeweils 50 – 100 µg Adrenalin, danach blutdruckorientiert über Spritzenpumpe).
- Die Antikoagulation mit 5 000 – 10 000 IE Heparin i. v. gehört zur Basistherapie bei massiver und fulminanter Lungenembolie.
- Für die initiale Thrombolyse bei fulminanter Lungenembolie bzw. Kreislaufstillstand werden Urokinase (Bolus von 1 Mio. IE über 5 min, dann 1 Mio. IE über 25 min), Streptokinase (Bolus von 1,5 Mio. IE über 5 min, ggf. Wiederholung) bzw. rt-PA (Bolus von 50 mg, dann 50 mg über 2 h) empfohlen (4).

Unter protrahierten Reanimationsbedingungen ist eine „Not-Lyse" auch in der unmittelbaren postoperativen Phase indiziert, um Zeit für das weitere Vorgehen (einschließlich der Beherrschung lysebedingter Blutungen) zu gewinnen.

Bei Patienten im Schock und unter Reanimationsbedingungen kann als Alternative zur Lysetherapie in herz- oder thoraxchirurgischen Abteilungen auch eine Embolektomie durchgeführt werden.

- Alle Patienten ohne hämodynamische Instabilität müssen unter ununterbrochener ärztlicher und apparativer Überwachung unverzüglich auf die Intensivstation übernommen und mit Heparin antikoaguliert werden; es schließt sich die erweiterte Diagnostik (Lungen-Perfusionsszintigraphie, Phlebographie, Pulmonalis-Angiographie) an.

Gastrointestinale Blutung

Durch den Einfluß von Streßfaktoren und als unerwünschte Nebenwirkung vieler Medikamente stellt die gastrointestinale Blutung – insbesondere bei intensivmedizinisch behandelten Patienten – eine häufige klinische Notfallsituation dar. Komplizierend kommt hinzu, daß der Blutverlust nur selten genau erfaßt werden kann und häufig unterschätzt wird. Vor allem bei jungen Patienten führen erst Verluste von mehr als 30% des Blutvolumens zu einer klinisch faßbaren Kreislaufreaktion.

Umso wichtiger ist die genaue Beachtung von Frühzeichen wie Stuhlverfärbungen und Blutbeimischungen in der Magensonde.

- Bei der *Hämatemesis*, dem Erbrechen von hellrotem Blut, liegt die Blutungsquelle überwiegend zwischen Ösophagus und duodeno-jejunalem Übergang.
- Als *Hämatochezie* wird der massive peranaler Abgang von hellrotem Blut bezeichnet; die Blutungsquelle liegt meist im oberen Gastrointestinaltrakt.
- Bei der *Melaena* handelt es sich um peranales Absetzen

von dunkelrotem Blut. Hier liegt die Blutungsquelle meist im Kolon.

Als Besonderheit des massiven peranalen Blutabganges ist auch an eine aorto-intestinale Fistel zu denken, die als Erstmanifestation eines Bauchaorten-Aneurysmas oder häufiger als Komplikation bei infizierten Gefäßprothesen auftreten kann.

- Nach Sicherung der Vitalfunktionen muß schnellstmöglich eine Endoskopie zur Lokalisation und ggf. Ausschaltung der Blutungsquelle erfolgen (s. auch Kapitel „Notfälle aus der Inneren Medizin").
- Die Indikation zur operativen Intervention ist bei einer persistierenden Blutung oder einem Blutverlust von mehr als sechs Blutkonserven innerhalb von 24 Stunden gegeben (5).

Kernaussagen

Der innerklinische Notfall

- Der innerklinische Notfall ist definiert als erhebliche Bedrohung oder Ausfall der vitalen Funktionen eines Patienten während der Behandlung im Krankenhaus. Zum Risikokollektiv zählen insbesondere die *geriatrischen Patienten*.
- Während Mitarbeiter von Intensivstationen und anästhesiologischen Bereichen meist ausreichend in Maßnahmen der Notfallversorgung geschult sind, ist dies beim Personal der Normalstationen oft nicht der Fall. Ein weiterer kritischer Bereich ist der innerklinische Transport von Notfallpatienten.
- Für jede Klinik ist zu fordern, daß ein *spezielles Notfallteam* unverzüglich alarmiert werden kann. Die Ausrüstung muß von zwei Personen zu transportieren sein und eine suffiziente Erstversorgung ermöglichen. Abgesehen von den personellen und apparativen Voraussetzungen müssen regelmäßige Fortbildungen aller Mitarbeiter in den Basismaßnahmen der Reanimation erfolgen; damit die Zeitspanne bis zum Eintreffen des Notfallteams nicht ungenutzt verstreicht.
- Der innerklinische Transport von Intensiv- bzw. Notfallpatienten ist mit erheblichen und besonderen Risiken verbunden. Neben einem leistungsfähigen Notfallrespirator ist ein suffizientes Transportmonitoring unverzichtbar.
- Anaphylaktische und anaphylaktoide Reaktionen können insbesondere im Rahmen der Therapie mit Antibiotika und Blutkomponenten sowie beim Einbringen von Kontrastmitteln auftreten. Bei allen Maßnahmen mit einem hohen Anaphylaxie-Risiko ist besonders auf Frühzeichen zu achten. Keinesfalls darf die Ausprägung des Vollbildes einer Anaphylaxie abgewartet werden.
- Innerklinisch kommt es darauf an, alle auf eine Myokardischämie hindeutenden Beschwerden aufmerksam zu würdigen und jede Bagatellisierung zu vermeiden. Nicht immer bieten die Patienten das „typische" Bild. Die intensivmedizinische Überwachung ist zwingend erforderlich.
- Bei Patienten mit manifestem Asthma bronchiale bzw. Status asthmaticus werden Intubation und Beatmung unter Ausnutzung aller „konservativen" Maßnahmen meist lange vermieden. Das Notfallteam trifft dann auf einen völlig erschöpften und protrahiert hypoxischen Patienten, dessen Intubation mit hohem Risiko verbunden ist.
- Bei Gefäßnotfällen ist neben symptomatischen Therapiemaßnahmen die unverzügliche weitere Diagnostik durch Angiographie usw. notwendig, um je nach Befund durch Lysetherapie, radiologisch-interventionelle Maßnahmen oder einen gefäßchirurgischen Eingriff das Strömungshindernis zu beseitigen. Bei Patienten mit tiefer Beinvenenthrombose und noch so geringen Anzeichen einer Lungenembolie ist jederzeit mit einer massiven Lungenembolie zu rechnen.
- Die Symptome der Lungenembolie sind teilweise unspezifisch; der Kenntnis prädisponierender Faktoren sowie der Beachtung der Auffindesituation kommt große Bedeutung zu. Die Sicherung der Vitalfunktionen erfordert neben den üblichen Maßnahmen der kardiopulmonalen Reanimation insbesondere den rechtzeitigen Einsatz von Antikoagulantien bzw. Fibrinolytika.
- Bei gastrointestinalen Blutungen ist der Blutverlust nur selten genau anzugeben und wird häufig unterschätzt. Umso wichtiger ist die genaue Beachtung von Frühzeichen wie Stuhlverfärbungen und Blutbeimischungen in der Magensonde.

Literatur

Referenzen

1. Cooper JB, Newbower RS: An analysis of major errors and equipment failures in anesthesia management: considerations for prevention and detection. Anesthesiology 1984; 34:612–616
2. Engelhardt GH, Purrmann H, Zapf C: Die kardiopulmonale Reanimation im Krankenhausbereich. In: Hierholzer G, Böhm HJ (Hrsg.): Reanimation im Rettungswesen. Springer, Berlin 1990
3. Feied C: Pulmonary embolism. In: Rosen P, Barkin RM (eds.): Emergency Medicine. Concepts and Clinical Practice. Mosby Year Book, St. Louis 1992; Vol. II, S. 1285–1311
4. Heinrich F: Diagnose und Therapie der Lungenembolie. Dtsch Ärzteblatt 1993; 90:686–690
5. Lux G: Differentialdiagnose der Magen-Darm-Blutung. Fortschr Med. 1989; 107:67
6. Lyperly HK: Chirurgische Intensivmedizin. Springer, Berlin 1993
7. Matton F, Tiret L: Morbidity and mortality associated with anesthesia - french: preliminary results. In: Vickers U, Lunn JN (eds.): Mortality in anesthesia. Springer, Berlin 1986
8. Nordemeyer U, Schumann C, Müller FG: Modell einer interdisziplinären Reanimationsschulung für medizinisches Personal im Krankenhaus. In: Nordemeyer U, Kalff G, Müller FG (Hrsg.): Notfälle im Krankenhaus. perimed, Erlangen 1990
9. Panknin HT, Vogel F, Blau J: Notfälle im Krankenhaus unter besonderer Berücksichtigung der innerklinischen Reanimation. Krankenpflege Journal 1996; 34:245–254
10. Tryba M, Ahnefeld FW, Barth J, Dick W et al.: Akuttherapie anaphylaktoider Reaktionen. Ergebnisse einer Konsensuskonferenz. Anästhesist 1994; 43:221–222
11. Weigel EM, Lederer Y, Felber A, Gögler A, Alt E: Zum perioperativen kardialen Risiko. Intensiv- und Notfallbehandlung 1993; S. 192–199

12. Weißauer W: Freistellung vom Tagdienst nach dem Bereitschaftsdienst. Anaesth Intensivmed. 1982; S. 469–471

■ **Weiterführende Literatur**

13. ACC/AHA Task Force Report: Guidelines for the early management of patients with acute myocardial infarction. JACC 1990; 16:249–292
14. Briner VA: Die hypertensive Krise. Schweiz Med Wschr. 1993; 123:844–852
15. Buchardi H, Sydow M: Prophylaxe und Therapie der akuten respiratorischen Insuffizienz und des ARDS. In: Schuster HP (Hrsg.): Intensivtherapie bei Sepsis und Multiorganversagen. Springer, Berlin 1993; S. 198–229
16. Gemsa D, Kalden JR, Resch K: Immunologie. Thieme, Stuttgart 1997
17. Gorgaß B: Notfallsituationen des hospitalisierten Patienten. In: Nordmeyer U, Kalff G, Müller FG (Hrsg.): Notfälle im Krankenhaus. perimed, Erlangen 1990
18. Gulba DC, Claus G: Thrombolysetherapie des Herzinfarktes - Stand nach GISSI-2 und ISIS-3. Internist 1992; 33:206–215
19. Kehrer-Kremer B: Der klinische Notfall. Krankenpflege Journal 1993; 31:190–196
20. Klinke R, Silbernagl S: Lehrbuch der Physiologie. Thieme, Stuttgart 1996
21. Lange RA, Hillis LD: Immediate angioplasty for acute myocardial infarction. New Engl. J. Med. 1993; 328:726–728
22. Manz M, Lüderitz B: Was ist gesichert in der kardiologischen Notfalltherapie? Internist 1993; 34:1082–1089
23. McFadden ER: Asthma. In: Petersdorf RG, Adams RD, Braunwald E, Isselbacher KJ, Martin JB, Wilson JD (eds.): Harrison's Principles of Internal Medicine. The McGraw-Hill Company, New York 1991; S. 1047–1053
24. Menges HW, More H: Das akute Ischämiesyndrom der Extremitäten. Dtsch Ärzteblatt 1993; A1:517–524
25. Poeck K: Neurologie. Springer, Berlin 1987; S. 228–248
26. Rosenfeldt R, Bertschat FL: Die innerklinische Reanimation. Organisation und Ausrüstung. In: Bertschat FL, Ibe K, Martens F (Hrsg.): Praktische Intensivmedizin – Trends und Entwicklungen. Zuckschwerdt, München 1990
27. Schmidt D: Epileptische Anfälle und Epilepsien. Thieme, Stuttgart 1993

22

Todesfeststellung

W. Eisenmenger

Roter Faden

- **Begriffsbestimmung und Aufgabe der Leichenschau**
- **Gesetzliche Regelungen**
  - Veranlassung und Auftrag
  - Berechtigung und Verpflichtung zur Leichenschau
  - Zeitliche Disposition
  - Sonderrechte
  - Sonderpflichten
  - Sanktionen
- **Praktische Durchführung**
  - Todesfeststellung
  - Todesart
  - Todesursache
  - Todeszeit
- **Besondere Arten der Todesfeststellung und Leichenschau**
  - Hirntodfeststellung
  - Todesfeststellung unter Reanimationsbedingungen
  - Leichenschau vor der Feuerbestattung
- **Sonderfall des Todes aus natürlicher Ursache: Plötzlicher Kindstod**
  - Definition und Epidemiologie
  - Ätiologie
  - Befunde
  - Differentialdiagnose

Begriffsbestimmung und Aufgabe der Leichenschau

Definition: Der leblose menschliche Körper wird bis zur verwesungsbedingten Aufhebung des Zusammenhanges seiner einzelnen Teile als Leiche bezeichnet.

Auch wenn im juristischen Schrifttum die Rechtsnatur der Leiche umstritten ist (Rückstand der Person oder Sache mit besonderem Rechtsstatus), verlangen das fortdauernde allgemeine Persönlichkeitsrecht des Verstorbenen und das Totensorgerecht der Angehörigen einen besonderen Umgang mit dem Leichnam, nämlich seine Bestattung. Voraussetzung für die Bestattung ist die ärztliche Leichenschau. Die Aufgaben und Ziele der Leichenschau sind in Tab. 22.1 dargestellt.

Gesetzliche Regelungen

Veranlassung und Auftrag

In der Bundesrepublik Deutschland ist das Bestattungswesen auf *Länderebene* geregelt. Dies bedeutet, daß 16 verschiedene *Bestattungsgesetze* und Verordnungen existieren. Diese weichen zum Teil erheblich voneinander ab.

- Jeder Arzt muß sich deshalb über das Bestattungsgesetz des Bundeslandes, in dem er tätig ist, informieren.

Bereits der Begriff „Leiche" bedarf definitorischer gesetzlicher Festlegung. Allgemein wird unter Leichnam der Körper eines toten Menschen verstanden, bevor die verwesungsbedingte Dekomposition bis zur Skelettierung fortgeschritten ist. Besonderheiten bietet allerdings die Geburtssituation.

Das *bundeseinheitliche Personenstandsgesetz* unterscheidet zwischen lebend und tot zur Welt gekommenen Kindern, wobei bei letzteren eine gewichtsbezogene Unterteilung in Fehlgeburt und Totgeburt vorgenommen wird.

Eine totgeborene Leibesfrucht oder ein während der Geburt verstorbenes Kind mit einem Gewicht unter 500 g gilt als Fehlgeburt, erlangt nicht den Charakter einer Person, wird nicht in das Personenstandsregister eingetragen und kann sowohl bestattet wie auch „schicklich beseitigt" werden. Bei einem totgeborenen Kind von mindestens 500 g Gewicht, wie auch bei jeder Lebendgeburt, unabhängig von deren Geburtsgewicht, ist dagegen der Charakter einer menschlichen Person erfüllt, sie muß in das Personenstandsregister eingetragen werden und der Tod und seine Umstände durch eine Leichenschau festgelegt werden. Danach hat eine Bestattung zu erfolgen.

Tabelle 22.1   Aufgaben und Ziele der Leichenschau

Sichere Todesfeststellung
- Vermeidung von Scheintodesfällen
- Voraussetzung für bestimmte Organexplantationen

Aufdeckung strafbarer Handlungen
- Abgrenzung der Todesarten: Natürlich – Nicht natürlich
- Feststellung vorsätzlicher und fahrlässiger Tötungen
- Einschaltung der Polizei bzw. der Strafverfolgungsbehörden bereits bei Anhalt für nicht natürlichen Tod

Seuchenprophylaxe
- Feststellung übertragbarer Erkrankungen

Beschaffung von Grundlagen zur Todesursachenstatistik
- Epidemiologie der Todesursachen
- Voraussetzungen für Gesundheitsprophylaxe
- Grundlagen der Gesundheitspolitik

Sicherung postmortaler Leistungsansprüche
- Tod durch Berufskrankheit
- Unfalltod in der gesetzlichen und privaten Versicherung
- Kausalitätsnachweis bei Spätfolgen

Als *Lebendgeburt* wird ein Kind deklariert, wenn zumindest eines der folgenden Phänomene festgestellt wurde: Herz- bzw. Pulsschlag, spontane Atembewegung, Pulsation der Nabelschnur.

Während die ärztliche Tätigkeit beim Lebenden in aller Regel durch die Willenserklärung des Patienten oder aber durch das Rechtskonstrukt der Geschäftsführung ohne Auftrag im Rahmen der Garantenstellung des Arztes initiiert wird, muß die *Leichenschau durch Dritte veranlaßt* werden. Die Bestattungsgesetze verpflichten hierfür in erster Linie die nächsten Angehörigen in absteigender Linie bis zu Verschwägerten 1. Grades, etwaige Personensorgeberechtigte, leitende Ärzte in Krankenhäusern und Entbindungsheimen, Leiter von Pflegeheimen, Altenheimen, Wohnheimen, Entziehungs- und Gefangenenanstalten sowie ähnlichen Einrichtungen, Schiffsführer und, falls keine dieser Personen vorhanden ist, die Polizei. Insbesondere bei Notfalleinsätzen außerhalb von Wohnungen bzw. in Heimen, Lagern oder Sammelunterkünften sollte ein Arzt, der zur Leichenschau aufgefordert wird, die Rechtsposition des Auftraggebers klären, um spätere Kostenstreitigkeiten zu vermeiden.

Berechtigung und Verpflichtung zur Leichenschau

Es besteht bundesweit grundsätzlich Einigkeit darüber, daß die *Leichenschau eine ärztliche Aufgabe* ist. Demnach ist jeder Arzt zur Leichenschau berechtigt.

Weiterbildung zum Facharzt führt zu keiner Einschränkung der Berechtigung. Sonderregelungen existieren in einzelnen Ländern für den *Arzt im Praktikum (AIP)*. So schließen Nordrhein-Westfalen und Sachsen-Anhalt ausdrücklich den AIP von der Leichenschau aus, Baden-Württemberg und Berlin erlauben ihm expressis verbis diese Maßnahme, und Bayern und Niedersachsen empfehlen die Gegenzeichnung des Leichenschauscheins durch den beaufsichtigenden Arzt. Eine *Ausnahmeregelung* von der ärztlichen Leichenschau ist im Bestattungsgesetz Schleswig-Holsteins verankert: auf verkehrsmäßig schlecht erreichbaren Inseln, auf denen kein Arzt ansässig ist, darf auch eine andere geeignete Person die Leichenschau durchführen und den Leichenschauschein ausstellen.

Sehr viel divergenter sind die gesetzlichen Regelungen bezüglich der Verpflichtung zur Leichenschau.

Die Länder Baden-Württemberg, Berlin, Bremen, Hamburg, Rheinland-Pfalz und Sachsen verpflichten *jeden niedergelassenen Arzt*; Bayern verpflichtet den niedergelassenen Arzt im Landkreis seiner Niederlassung und die in kreisfreien Städten Niedergelassenen auch für die angrenzenden Landkreise. Hessen und Mecklenburg-Vorpommern verpflichten *jeden Arzt*, Thüringen jeden in der Nähe befindlichen Arzt. Den *Notfallbereitschaftsdienstarzt* führen als zur Leichenschau verpflichtet auf: Bremen, Hamburg, Brandenburg, Sachsen, Sachsen-Anhalt und Thüringen. Den *behandelnden Arzt* benennen Brandenburg und Thüringen. Subsidiär nennen die Gesetze von Hessen, Niedersachsen, Nordrhein-Westfalen, Saarland und Thüringen den *Amtsarzt* bzw. Arzt des zuständigen Gesundheitsamtes als verpflichteten Leichenschauer, falls kein anderer Arzt die Leichenschau durchführt oder eine Aufforderung von Gericht, Staatsanwaltschaft oder Polizei ergeht. Keinerlei Angaben zur Verpflichtung enthält das Bestattungsgesetz von Schleswig-Holstein.

Soweit die Bestattungsgesetze nur den niedergelassenen Arzt verpflichten, ergeben sich nicht selten Probleme, wenn ein *Notarzt* zur Leichenschau kommt oder ein Notfallpatient vor seinem Erscheinen oder während seiner Behandlung stirbt. Grundsätzlich ist ein nicht niedergelassener Notarzt nicht zur Leichenschau verpflichtet und kann sich dieser Aufgabe ohne Sanktionen entziehen. Auf der anderen Seite ist es offensichtlich, daß ein Notarzt, der den Tod eines Patienten feststellt und sich weigert, eine Leichenschau durchzuführen, dies der Umgebung und speziell der Polizei nur schwer wird vermitteln können.

- Wenn ein Notarzt in solchen Fällen pragmatisch handelt und sich zur Leichenschau entschließt, sollte er dem Auftraggeber klarmachen, daß seine Möglichkeiten, konkrete Feststellungen im Leichenschauschein niederzulegen, eingeschränkt sind.

Ist der Notarzt in den Bundesländern mit der angesprochenen Gesetzgebung niedergelassener Arzt, so ist er selbstverständlich grundsätzlich zur Leichenschau verpflichtet. Bayern erlaubt aber in solchen Fällen eine *eingeschränkte Leichenschau*, wenn der Notarzt dafür Sorge trägt, daß die *komplette Leichenschau* von einem anderen Arzt vorgenommen wird.

Zeitliche Disposition

Bei der gesetzlichen Regelung der zeitlichen Disposition zur Durchführung der Leichenschau mußten widerstreitende Interessen Berücksichtigung finden. Während die Feststellung des eingetretenen Todes mittels der sogenannten sicheren Todeszeichen verlangt, daß die zur Ausprägung letzterer erforderliche Zeit abgewartet wird, erfordert die Aussicht auf erfolgreiche Reanimation den ärztlichen Einsatz so rasch wie möglich nach Eintritt des klinischen Todes.

Mit zunehmender Effizienz der notärztlichen Reanimation hat der Gesetzgeber folgerichtig die Interessenkollision so entschieden, daß dem *sofortigen Erscheinen* eines Arztes bei einer leblosen Person der Vorrang eingeräumt wurde. Während früher in manchen Bestattungsgesetzen ausdrücklich vorgesehen war, daß zwischen Verständigung eines Arztes und Durchführung der Leichenschau längere Zeit verstrichen sein mußte, verlangen nun fast alle Bestattungsgesetze, daß die Leichenschau *unverzüglich nach Auftragserteilung* durchgeführt wird. Lediglich die Gesetze von Berlin, Bremen, Hamburg und Schleswig-Holstein sehen modifizierte bzw. erweiterte zeitliche Regelungen vor. So verlangen auch Bremen und Hamburg grundsätzlich die unverzügliche Durchführung, spätestens jedoch innerhalb 6 Stunden nach Aufforderung, Berlin innerhalb 12 Stunden und Schleswig-Holstein spätestens innerhalb 24 Stunden.

Unverzüglich ist juristisch definiert als „ohne schuldhaftes Zögern". Schuldhaft wäre ein Zögern nicht, wenn eine andere wichtige ärztliche Aufgabe konkurrierend wahrgenommen wird. Hierzu zählt insbesondere die Behandlung von Lebenden, speziell in Notfällen. Private Angelegenheiten haben dagegen zurückzustehen.

Juristisch nicht ganz klar ist die Frage geregelt, inwieweit auch *zur Nachtzeit* die Durchführung einer Leichenschau unverzüglich vorgenommen werden muß. Bayern verlangt z. B. von dem Personenkreis, der zur Veranlassung der Leichenschau verpflichtet ist, daß diese nur dann zur Nachtzeit einen Arzt mit der Leichenschau beauftragen, wenn Anhaltspunkte für nicht natürlichen Tod vorliegen. Es ist also fraglich, ob ein Arzt einer nächtlichen Aufforderung zur Leichenschau unverzüglich folgen muß, wenn keine Anhaltspunkte für nicht natürlichen Tod bestehen. Zur sicheren Vermeidung juristischer Sanktionen empfiehlt sich auch in einem solchen Fall die unverzügliche Durchführung.

Sonderrechte

Um eine Leichenschau durchführen zu können, bedarf es der *direkten Inaugenscheinnahme und Untersuchung* des Leichnams. Dies impliziert, daß der Leichenschauer *freien Zutritt* zu jeder Örtlichkeit haben muß, an der sich eine Leiche befindet.

Die Mehrzahl der Bundesländer hat allerdings hierfür keine besondere Regelung getroffen, obwohl ohne Regelung grundsätzlich die Unverletzlichkeit der Wohnung als Grundrecht einem Betretungsrecht entgegensteht. Ausdrücklich verankert ist das *Betretungsrecht* in den Gesetzen von Baden-Württemberg, Bayern, Hamburg und Sachsen, geplant ist es im Saarland.

- Ist die *gesundheitliche Vorgeschichte* eines Verstorbenen einem Leichenschauer nicht bekannt, was inbesondere bei Notfalleinsätzen fast regelhaft sein dürfte, so erfordert eine qualitätsgerechte Leichenschau die Einholung von Auskünften im weitesten Sinne einer *Fremdanamnese*.

Hierfür eignen sich insbesondere Auskünfte von Personen aus Gesundheitsberufen, die mit dem Verstorbenen in zeitlich engem Zusammenhang beruflich befaßt waren. Da diese aber, mit Ausnahme von Heilpraktikern, der *Schweigepflicht* nach § 203 Strafgesetzbuch (StGB) unterliegen, bedarf es einer gesetzlichen Regelung, um die Schweigepflicht insofern zu durchbrechen. Alle Ländergesetze mit Ausnahme von Schleswig-Holstein sehen deshalb ein Auskunftsrecht des Leichenschauers vor, das sich aber nicht nur auf Kontaktpersonen aus Gesundheitsberufen erstreckt, sondern auch auf Kontaktpersonen aus dem privaten und beruflichen Bereich. Auf der anderen Seite unterliegen die Erkenntnisse des Leichenschauers, soweit sie nicht durch Meldepflichten den zuständigen Behörden zur Kenntnis gebracht werden müssen, der Schweigepflicht. Auch wenn aus dem Gesetzestext des § 203 StGB nicht ausdrücklich hervorgeht, daß Geheimnisse, die nach dem Tode eines Menschen dem Arzt bekannt geworden sind, der Schweigepflicht unterliegen, ist aus dem fortwirkenden Persönlichkeitsrecht des Menschen abzuleiten, daß ein solches Geheimnis ebenfalls geschützt werden muß.

- Der Leichenschauer hat also sehr wohl zu überlegen, welche Mitteilungen er über die Erkenntnisse, die er bei einer Leichenschau gewonnen hat, im Gespräch mit Angehörigen, Kollegen oder Behörden weitergibt.

Sonderpflichten

Meldepflichten

Das Personenstandsgesetz verpflichtet den Leichenschauer bereits zur Mitteilung des eingetretenen Todes. Insofern muß die Schweigepflicht durchbrochen werden.

Um der Aufgabe gerecht zu werden, *strafbare Handlungen* ggf. erkennen und verfolgen zu können, muß die zuständige Behörde Kenntnis davon haben, daß eine solche Möglichkeit überhaupt in Betracht kommt. Deswegen sehen alle Bestattungsgesetze die *Pflicht zur Verständigung der Polizei* dann vor, wenn *Anhaltspunkte für nicht natürlichen Tod* bestehen.

Die meisten Gesetze verlangen auch die Verständigung der Polizei bei *nicht bekannter Identität* eines Toten. Im Bestattungsgesetz für Brandenburg wird darüber hinaus der *Tod bei medizinischer Behandlung* als Anlaß zur Verständigung der Polizei genannt. Soweit die Leichenschauscheine der Bundesländer bei Festlegung der Todesart die *Rubrik: „Nicht aufgeklärt bzw. ungeklärt"* enthalten, wird teilweise auch hier expressis verbis die Einschaltung der Polizei verlangt.

Da die Leichenschau auch der *Seuchenprophylaxe* dient, verlangen praktisch alle Bestattungsgesetze über das als Leichenschauschein verwendete Formular die Angabe, ob der Verstorbene unter einer ansteckenden Krankheit im Sinne des Bundesseuchengesetzes gelitten hat. Unabhängig davon verlangt das Bundesseuchengesetz eine Mitteilung über den Tod an dort im einzelnen aufgeführten Erkrankungen.

Veränderungsverbot

Grundsätzlich darf eine Leiche vor Durchführung der Leichenschau nicht eingesargt werden oder in Räume verbracht werden, die zur Aufbewahrung von Leichen bestimmt sind. In Bayern wird dies in § 2 der Bestattungsverordnung expressis verbis geregelt. Allerdings existiert eine Ausnahmeregelung für Krankenhäuser und Entbindungsheime. Damit wird dem Dilemma entgegengesteuert, daß zwischen Feststellung des eingetretenen klinischen Todes und dem Auftreten sicherer Todeszeichen (Totenflecke, Totenstarre, Fäulnis) eine nicht ganz unbeträchtliche Zeitspanne vergehen muß, wobei es in Mehrbettzimmern den Mitpatienten nicht zugemutet werden soll, mit einem klinisch Toten auf engem Raum beisammen zu sein.

Ein *spezielles Veränderungsverbot* bezieht sich auf Todesfälle, bei denen Anhaltspunkte für einen nicht natürlichen Tod bestehen oder bei unbekannten Personen. Hier dürfen Dritte bis zum Eintreffen des Leichenschauers nur Veränderungen vornehmen, die aus Gründen der öffentlichen Sicherheit zwingend erforderlich sind bzw. der Reanimation dienen. Spuren, die zur kriminalistischen Klärung eines Falles wichtig sind, dürfen nur unter dem Aspekt der unbedingten Notwendigkeit verändert werden.

Speziell für den Notarzt ergibt sich insofern eine gewisse Beschränkung seiner Maßnahmen, soweit diese nicht medizinisch unbedingt erforderlich sind.

- So sollte z. B. beim Zerschneiden der Kleidung, um den Brustkorb freizulegen, nicht wahllos diese an verschiedensten Stellen durchtrennt oder aufgerissen werden, sondern eine *selbstgewählte Regelhaftigkeit* angewandt werden, die es erlaubt, nachträglich noch die eigene Schnittführung von z. B. deliktbezogenen Beschädigungsspuren zu trennen.

Auch die Tätigkeit des Leichenschauers unterliegt bei den genannten Voraussetzungen den spezifischen Belangen der *Beweissicherung*. Auch hier dürfen und sollen nur Veränderungen an der Leiche vorgenommen werden, die für die ordnungsgemäße Leichenschau unabdingbar notwendig sind. Die Abnahme eines Strangulationswerkzeugs vor Erscheinen der Polizei bei offensichtlich länger zurückliegendem Todeseintritt ist hierbei ebenso ein Fehler wie das Herausziehen eines Stichwerkzeuges aus einer Wunde oder das Säubern der Körperoberfläche von Anhaftungen von Blut oder Sekreten.

Sanktionen

Die meisten Bestattungsgesetze und -verordnungen enthalten Strafandrohungen. Juristisch sind diese als *Ordnungswidrigkeiten* eingestuft und werden mit Geldbußen geahndet. Einzelne Bundesländer wie Mecklenburg-Vorpommern, Sachsen-Anhalt oder Thüringen sehen solche Sanktionen allerdings nicht vor; in Brandenburg und im Saarland, die bisher ebenfalls keine Sanktionen vorsehen, ist eine Änderung geplant. Der Katalog der geahndeten Verstöße ist sehr unterschiedlich. So wird zumeist nicht eine nachlässige Durchführung der Leichenschau bestraft, sondern z. B. die Verwendung nicht zugelassener Formulare oder die unterlassene Meldung eines nicht natürlichen Todesfalles an die Polizei.

Unabhängig von den Sanktionen in den Bestattungsgesetzen können *Straftatbestände des Strafgesetzbuches* durch Fehler bei der Leichenschau verwirklicht sein.

Bei leichtfertiger Feststellung des Todes trotz Vorliegen eines Scheintodes kann Tötung durch Unterlassung in Betracht kommen. So wurde gegen einen Leichenschauer wegen Tötung durch Unterlassung ermittelt, der einen kollabierten Patienten für tot erklärt hatte und sich geweigert hatte, Reanimationsversuche durchzuführen, obwohl anwesende Sanitäter ihn zur Reanimation aufgefordert hatten und nach seinem Weggehen eine solche auch vorübergehend erfolgreich durchgeführt hatten, wenn auch schließlich ohne dauerhaften Erfolg.

Eine besondere Gefahr beinhaltet die nachlässige Durchführung einer Leichenschau, wenn eine *allgemeine Gefahrenquelle*, die den Tod eines Menschen bedingt hat, als Ursache *nicht erkannt* wird und zu weiteren Todesfällen führt.

Typisch hierfür ist das Nichterkennen einer tödlichen Kohlenmonoxid-Vergiftung, die auf einen defekten Durchlauferhitzer, Ofen oder Kamin zurückzuführen ist, oder eines Stromtodes durch ein defektes elektrisches Gerät. Wenn weitere Personen durch solche Defekte versterben, kann dem Leichenschauer fahrlässige Tötung vorgeworfen werden. Schließlich ist der Arzt bei Ausübung seines Berufes zur Sorgfalt durch die *Berufsordnung* verpflichtet. Dies betrifft auch die Durchführung der Leichenschau. Somit ist bei Verletzung der Sorgfaltspflicht auch eine berufsgerichtliche Ahndung möglich.

Praktische Durchführung

Todesfeststellung

Es existieren verschiedene *Todesbegriffe*: klinischer Tod, endgültiger Tod, Hirntod, Scheintod.

Im Regelfall steht am Anfang der Todesdiagnose die Feststellung des *klinischen Todes*, der definiert ist als Sistieren von Herztätigkeit, Kreislauf und Atmung.

Gleichzeitig werden oft weite und lichtstarre Pupillen, Tonusverlust und Reflexlosigkeit festgestellt. Wird innerhalb einer bestimmten Zeit, die durch die Reanimationszeit des Gehirns bestimmt wird, der Herz- und Atemstillstand nicht behoben, kommt es zum *endgültigen Tod*. Damit werden Stillstand von Herz und Atmung irreversibel und es treten die *sicheren Todeszeichen* auf.

Als *sichere Todeszeichen* gelten Totenflecke, Totenstarre und Fäulnis.

Totenflecke entstehen durch die hypostatische Absenkung des Blutes im Gefäßsystem. Sie bilden sich demnach lagerungsabhängig an den tiefstgelegenen Partien des Körpers. Sie manifestieren sich zunächst als ganz schwache, livide, fleckige Verfärbungen, an der in Rückenlage befindlichen Leiche zumeist zuerst an den seitlich-rückwärtigen Halspartien. Frühestens ist damit ca. 20–30 Minuten nach dem Kreislaufstillstand zu rechnen. Im Verlauf der nächsten 4–6 Stunden *konfluieren* die fleckigen Verfärbungsbezirke und *werden flächenhaft*, wobei schon geringster Auflagedruck auf die Haut, z. B. Kleiderfalten, die Ausbildung verhindern kann. Innerhalb der ersten 6–8 Stunden postmortal sind die Totenflecke vollständig umzulagern, danach nur noch unvollständig. *Wegdrückbar* mit leichtem Druck sind sie innerhalb von ca. 12 Stunden, danach bedarf es zunehmenden Drucks. Immerhin gelingt es auch nach Tagen mit einer Pinzette oder einem Fingernagel, an umschriebener Stelle die Totenflecke kurzzeitig zum Verschwinden zu bringen. Die *Geschwindigkeit des Auftretens* wie auch die *Massivität der Ausprägung* hängt vom Blutgehalt des Körpers ab. Bei tödlichen Blutverlusten können sie fast fehlen. Die typische *Farbe* ist bläulich-violett. Sie wird durch den Sauerstoffgehalt der Erythrozyten bestimmt, der seinerseits die Farbe des Blutes bestimmt. Da bei Kälte die O_2-Bindungskapazität der Erythrozyten steigt, sind Totenflecke in kalter Umgebung heller rot. Bei CO-Vergiftung sind sie hellrot, wobei im Unterschied zu Kältetotenflecken alle Bereiche gleichfarbig und mehr leuchtend rot sind.

Die *Totenstarre* ist Folge des Zerfalls energiereicher Phosphate und von Glykogen in der Muskulatur. Damit fehlt die biochemische Energie für die Lösung der Vernetzung der Muskelfilamente. In der Regel bildet sich die Starre von kopf- nach fußwärts aus. Sie beginnt ca. 2 Stunden postmortal an der Kaumuskulatur, bei Zimmertemperatur liegt vollständige Starre nach ca. 8–10 Stunden vor. Höhere Temperaturen beschleunigen den Eintritt, tiefe verlangsamen ihn. Bei erheblichem Energieverbrauch umschriebener Muskelgruppen vor dem Tode kann es zu Abweichungen in der Reihenfolge des Auftretens kommen („Jogger-Starre"). Durch autolytischen Zerfall der Muskulatur löst sich die Starre wieder. Die Lösung setzt bei Zimmertemperatur durchschnittlich nach 48–72 Stunden ein und führt zur vollständigen Lösung nach ca. 100–150 Stunden. In der Frühphase kann die Totenstarre, die gewaltsam an einem Gelenk gebrochen wurde, wiederkehren. Dieses Phänomen ist bis zu ca. 7–8 Stunden postmortal zu beobachten.

Autolyse und Fäulnis sind Zerfallserscheinungen der Körperzellen, entweder durch körpereigene Fermente oder durch Bakterieneinfluß. Beispiele für Autolyse ist die Ablösung oberster Hautschichten bzw. die Hämolyse, Beispiele für Fäulnis sind die Grünverfärbung der Haut oder das sogenannte durchschlagende Venennetz. Die früheste Grünverfärbung der Haut wird zumeist nach einem Tag am Unterbauch rechts über dem Coecum beobachtet, wegen der innigen Nähe der dort zahlreich vorhandenen Bakterien zur Bauchdecke. Ursache ist die Bildung von Schwefel-Eiweiß-Verbindungen.

Das größte Problem bei der Todesfeststellung bilden sogenannte *Scheintodfälle*.

Bei ihnen ist, vergleichbar dem Winterschlaf mancher Tiere, die Funktion lebenswichtiger Organe so gedrosselt, daß eine Vita minima resultiert. Herzschlag und Atemtätigkeit sind ohne technische Hilfsmittel nicht feststellbar. Wichtig ist, die Ursachen des Scheintodes zu kennen, und auf deren mögliches Vorliegen zu achten (Tab. 22.2).

- Um Scheintodesfälle sicher auszuschließen, ist nur die *Todesfeststellung unter Beobachtung mindestens eines sicheren Todeszeichens* geeignet!

Todesart

Die Festlegung der Todesart ist deshalb von größter Bedeutung, weil damit darüber entschieden wird, ob die Ermittlungsbehörden vom Todesfall unterrichtet werden müssen.

Aufgrund gesetzlicher Vorgaben ist der *natürliche Tod* vom *nicht natürlichen Tod* zu unterscheiden. Die meisten Bundesländer haben in ihrem Leichenschauschein darüber hinaus eine dritte Kategorie geschaffen: *Nicht aufgeklärte Todesart*. § 159 der Strafprozeßordnung (StPO) verlangt die Einschaltung der Staatsanwaltschaft bei Vorliegen eines nicht natürlichen Todes oder bei Auffindung einer unbekannten Leiche. Was unter nicht natürlichem Tod zu verstehen ist, wird allerdings nicht definiert.

In Bayern gilt die Todesart als *nicht natürlich*, wenn ein Tod durch Selbstmord, Unfall, strafbare Handlung oder sonst durch Einwirkung von außen herbeigeführt, vorliegt.

Es ist in diesem Zusammenhang hervorzuheben, daß die Frage eines etwaigen Verschuldens für die Definition ohne Bedeutung ist, was speziell bei Todesfällen in unmittelbarem Zusammenhang mit ärztlichen Behandlungsmaßnahmen häufig mißverstanden wird. Eine Asystolie bei Koronarangiographie ist in der Regel ein durch Einwirkung von außen herbeigeführter Tod und damit nicht natürlich, ohne daß dabei den Arzt ein Verschulden treffen muß bzw. trifft.

Für den *natürlichen Tod* existiert im Bestattungsgesetz Schleswig-Holsteins die Definition, daß dieser Folge einer bestimmten Krankheit sei. Ergänzend ist angemerkt worden, daß in diesem Falle der Tod völlig unabhängig von rechtlich bedeutsamen Faktoren eingetreten sei.

Häufige Fehlerquellen bilden Spättodesfälle nach einem Trauma. Stirbt ein Patient z. B. mehrere Tage oder Wochen nach einem Trauma an einer Pneumonie oder Embolie, so wird nach medizinischem Verständnis dies als natürliche Folgekrankheit aufgefaßt und nach juristischer Auslegung mißverstanden.

Steht am Anfang eines Krankheitsgeschehens ein Trauma bzw. eine sonstige Schädigung durch äußere Einwirkun-

Tabelle 22.2 Ursachen von Scheintod

„Vokal-Regel" nach Prokop (6)
A = Anämie, Anoxämie, Alkoholvergiftung
E = Epilepsie, Erfrieren, Elektrizität
I = Injury (vor allem offene Schädel-Hirnverletzungen)
O = Opiate und alle zentral wirksamen Gifte, speziell Barbiturate
U = Urämie und alle endokrinologischen und metabolischen Komaformen

gen, so ist bei *ununterbrochener Kausalkette* der Tod, auch wenn er lange Zeit nach dem Primärereignis eintritt, *nicht natürlich*.

Problematisch kann dieses Verständnis bei sehr langen Zwischenräumen werden. Wenn jemand z. B. viele Jahre nach einem Hirntrauma im epileptischen Anfall stirbt, wird der Leichenschauer nicht in der Lage sein, die Kausalkette zu überblicken.

- Es empfiehlt sich deshalb, bei Leichenschauen, bei denen die unmittelbare und länger zurückliegende Vorgeschichte nicht bekannt und die Todesursache nicht völlig eindeutig ist, die dritte Möglichkeit der Einordnung, nämlich nicht aufgeklärte Todesart, zu wählen.

Dies ist allerdings nur dann möglich, wenn diese Rubrik im Leichenschauschein vorgesehen ist. Die Gesetze von Baden-Württemberg und Mecklenburg-Vorpommern kennen diese Rubrik zum Beispiel nicht.

Todesursache

Alle Leichenschauscheine verlangen die Angabe einer *Kausalkette* hinsichtlich der Todesursache. Dabei ist die letztliche Todesursache der Mechanismus, der zum irreversiblen Stillstand von Herz- und Atemtätigkeit geführt hat.

Da der Tod letzlich immer mit dem endgültigen Herzstillstand verbunden ist, ist ein häufiger Fehler bei der Leichenschau, daß als Todesursache Herzstillstand angegeben wird.

Eine klassische Kausalkette wäre dem gegenüber als Angabe der Todesursache: Lungenembolie als Folge einer Beinvenenthrombose nach Unterschenkelfraktur. Selbstverständlich ist eine solche stufenförmige Kausalkette oft nicht vorhanden. Gleichwohl sollte sich der Leichenschauer bemühen, ätio-pathogenetische Überlegungen anzustellen. Zahlreiche Untersuchungen in der Pathologie haben ergeben, daß die bei der Leichenschau festgelegte Todesursache bei autoptischer Nachkontrolle zu etwa 40% falsch ist. Über die Todesursachenstatistik hat dies Auswirkungen auf die Gesundheitspolitik, aber auch auf Renten- und Versicherungsleistungen. Einzige Alternative ist die häufigere Vornahme von Sektionen.

- Da die Todesursache und damit die Festlegung der Todesart nur bei *genauer Kenntnis der Vorgeschichte* und *intensiver Inspektion* und Begutachtung der Leiche und der Ablebensumstände möglich ist, muß aus rechtsmedizinischer Sicht die Vornahme der Leichenschau an der *entkleideten Leiche* gefordert werden, wobei auch die *Rückseite* der Leiche und alle *Körperöffnungen* untersucht und Pflaster und Binden entfernt werden müssen.

Daß diese Forderung oft nicht oder nicht vollständig erfüllt wird, ändert nichts an der Tatsache, daß sie ihre Berechtigung hat. Abgesehen davon verlangen die Bundesländer Bremen, Hamburg, Brandenburg, Mecklenburg-Vorpommern, Rheinland-Pfalz, Sachsen, Sachsen-Anhalt und Schleswig-Holstein ausdrücklich die Entkleidung der Leiche; Baden-Württemberg verlangt sie unter der Voraussetzung, daß die Todesursache nicht anders festgestellt werden kann.

Da die meisten Menschen im Krankenhaus oder in Heimen versterben, ist zumeist aus der Vorgeschichte und dem Krankheitsverlauf der Rückschluß auf die Todesursache nicht sehr schwierig. Gleichwohl sei nochmals auf die hohe Fehlerzahl der Todesursachen-Diagnosen bei autoptischer Nachprüfung verwiesen.

Aus der Erfahrung der letzten Jahre muß auch auf eine besondere Problematik hingewiesen werden: die *Tötung geriatrischer Patienten* durch Pflegepersonal. Da diese Patientengruppe zumeist an gravierenden inneren Erkrankungen leidet, die den Todeseintritt grundsätzlich zu jedem Zeitpunkt erklären können, fallen einzelne Todesfälle, die durch Überdosierung erforderlicher Medikamente oder durch weiche Bedeckung der Atemöffnungen herbeigeführt werden, bei der Leichenschau nicht auf. Lediglich die Häufung gleichartiger Todesfälle innerhalb der Dienstzeiten bestimmter Personen kann hier Anlaß sein, Verdacht zu schöpfen und häufiger autoptische Kontrollen durchzuführen.

Auch beim Tod in der Wohnung erscheint die Todesursache zumeist klar, wenn eine längere hausärztliche Betreuung vorliegt und der Leichenschauer Kenntnis über deren Inhalt hat.

- Um so mehr sind Problembewußtsein und größte Vorsicht erforderlich, wenn bei einem plötzlichen Tod ohne bekannte Vorerkrankung, bei der Leiche eines Unbekannten oder stark fäulnisveränderten Leichen eine Todesursache festgelegt werden soll.

Handelt es sich bei dem Toten um eine ältere Person, fällt den Leichenschauern in aller Regeln nur die koronare Herzkrankheit als Todesursache ein. Dabei ist das Spektrum der Todesursachen, das bei den Obduktionen angetroffen wird, ungeheuer breit.

Besonderer Kritikpunkt sind immer wieder Fälle, bei denen bei nicht natürlichem Tod, speziell bei vorsätzlichem Tötungsdelikt, *wichtige Befunde* durch den Leichenschauer *übersehen* wurden.

Solche Fälle werden vor allem dadurch gebahnt, daß die Leiche zur Leichenschau nicht entkleidet und an sämtlichen Körperregionen besichtigt wird. So wurde in der kriminalistischen Literatur darüber berichtet, daß 30 Stiche in den Rücken bei der Leichenschau nicht erkannt wurden.

Besonders problemträchtig sind in dieser Hinsicht alle Formen des *Erstickens*, ganz speziell die Tötung durch Gewalteinwirkung gegen den Hals im Sinne des Drosselns oder Würgens. Gerade bei der Anwendung weicher Strangulationswerkzeuge oder einem sehr kräftigen primären Zugriff auf den Hals ohne Eindruck der Fingernägel sind äußerliche Befunde am Hals bisweilen sehr spärlich oder fehlen völlig.

- Hier bedarf es unbedingt der gezielten Suche nach *feinsten Punktblutungen* (Petechien) in der Haut und den Schleimhäuten des Gesichtes, nach denen speziell in den Konjunktiven und Lidhäuten, aber auch in der Lippenumschlagsfalte bei guter Beleuchtung gesucht werden muß, um Hinweise auf einen Erstickungsvorgang zu erhalten.
- Auch die eingehende *Besichtigung der Halshaut* einschließlich der Nackenhaut ist zwingende Voraussetzung für ein Erkennen solcher Tötungsdelikte.

Schwach ausgeprägte Totenflecke können Hinweis für schwere innere Blutungen sein. Speziell bei *stumpfer Gewalt gegen die Bauchregion* sind hierbei äußerlich zumeist keine Verletzungsbefunde erkennbar, da die Bauchdecken nachgiebig sind und meist keine Hämatome in ihnen entstehen. Fußtritte oder Faustschläge mit Verletzungen der Leber, der Milz, des Pankreas oder Gekröse-Einrisse können so der Feststellung entgehen.

Viele *penetrierende Verletzungen* mit kleinen Wunden, z. B. nach Stich oder Schuß, bluten nicht nach außen, da die unter der Haut gelegenen Muskelschichten sich im Laufe der Agonie verschieben und die Wundkanäle verlegen.

- Jede an der Haut haftende Blutkruste muß kritisch untersucht und jedes angebrachte Heftpflaster entfernt werden.

Stumpfe Gewalt gegen den Schädel kann zu tödlichen Schädelhirntraumen führen, ohne daß äußerlich Wunden oder Schwellungen im Sinne sogenannter Beulen zur Beobachtung gelangen müßten. Insbesondere das subdurale Hämatom nach Faustschlägen oder das Schütteltrauma des Säuglings sind klassische Konstellationen, bei denen keine wesentlichen Befunde äußerlich sichtbar sein müssen.

Außerordentlich schwer ist die Diagnose einer *Vergiftung*, wenn nicht bereits Anhaltspunkte aus der Auffindungssituation entstehen.

Äußere Anhaltspunkte können aufgefundene Medikamenten- oder Giftbehältnisse sein, aber auch sogenannte Fixer-Utensilien oder frische Injektionsstellen. Es muß auch auf Gifte mit vorgeschriebenen Warnfarben, wie Pflanzenschutzmittel, hingewiesen werden, weil vielen Ärzten die Warnfarben nicht bekannt sind (z. B. türkisblau bei E 605). Auch der Geruchssinn kann bei mancher Vergiftung, wie bei den Salzen der Blausäure mit ihrem bittermandelartigen Geruch, einen Hinweis liefern. In jüngster Zeit sind bei Jugendlichen auch ungewöhnliche Vergiftungen beim Experimentieren mit pflanzlichen Drogen und Rauschmitteln beobachtet worden, die äußerlich nicht diagnostiziert werden können.

- Letztlich muß dem Leichenschauer klar sein, daß ein gewisses *Gespür* und die notwendige *Sorgfalt* zusammenwirken müssen, um die Todesursache zu entdecken, wenn eine nicht natürliche Todesart in Betracht kommt.
- Im Hinblick auf die doch relativ geringe Zahl der außerhalb ärztlicher Überwachung versterbender Personen sei nochmals ausdrücklich darauf hingewiesen, daß lieber einmal mehr als weniger die Todesursache als unklar eingestuft werden sollte, mit der Folge, daß auch die Todesart gleichermaßen unklar bleibt, und damit die Polizei eingeschaltet wird.

Todeszeit

Der Tod eines Menschen hat zahlreiche *juristische Konsequenzen*, so im Erb- und Versicherungsrecht. Gleichwohl ist weder der Todesbegriff noch der Todeszeitpunkt juristisch definiert; diese Aufgabe wurde der Medizin zugewiesen. Aus juristischer Sicht kommt der *exakten Festlegung des Todeszeitpunktes* wegen der oben angesprochenen Konsequenzen im Einzelfall große Bedeutung zu. Speziell im Erbrecht kann es von entscheidender Bedeutung sein, ob bei einem tödlichen Unfall oder einer Katastrophe mit annähernd gleichzeitigem Tod naher Verwandter der potentielle Erbe vor dem Erblasser oder umgekehrt verstorben ist, auch wenn nur Minuten dazwischen liegen. Deswegen bestehen die Standesbeamten mancher Bundesländer auf absolut exakter Datierung des Todeszeitpunktes und berufen sich hierbei auf die Vorschriften ihrer Bundesländer beziehungsweise auf § 336 Abs. 2 der Dienstanweisung für Standesbeamte.

Nicht so selten kommt es deshalb vor, daß einem Leichenschauer vom Standesamt bzw. vom Gesundheitsamt ein Leichenschauschein zur nachträglichen Konkretisierung des Todeszeitpunktes zurückgereicht wird. Aus medizinischer Sicht ist diese Fragestellung bisweilen problematisch. Bereits die Erkenntnis, daß nicht alle Zellen des menschlichen Organismus gleichzeitig absterben, sondern ihr Überleben von ihrer Vulnerabilität gegenüber einem Sauerstoffmangel abhängig ist, zeigt auf, worin die Problematik unter anderem begründet ist.

Solange der Tod definiert war als der endgültige Stillstand von Atmung und Kreislauf, gab es hier weniger Probleme; seitdem der Hirntodbegriff hinzugetreten ist, ist auch der Allgemeinheit klar geworden, daß der *Tod kein punktuelles Ereignis* ist.

Beim Tod im Heim, im Krankenhaus, während ärztlicher Überwachung und nach Verletzungen, die mit dem Leben nicht vereinbar sind (z. B. Dekapitierung), sind Schwierigkeiten für die Festlegung des Todeszeitpunktes nicht zu erwarten bzw. nicht existent. Anders verhält es sich, wenn der Tod unbeobachtet eingetreten ist und insbesondere längere Zeit zwischen Tod und Auffindung vergangen ist. Hier bedarf es unter Umständen der Einbeziehung *rechtsmedizinischer Begutachtung*, um möglichst exakte Angaben machen zu können. Aber selbst hier sind der Festlegung Grenzen gesetzt. Der Leichenschauschein des Landes Nordrhein-Westfalen trägt dem insofern Rechnung, als darin eine Rubrik enthalten ist, die den Zeitpunkt der Totauffindung enthält.

- In der früh-postmortalen Phase erfolgt die Orientierung am besten an den sicheren Todeszeichen (siehe Abschnitt „Todesfeststellung").
- Erstes Auftreten der Totenflecke, deren Konfluieren und

Wegdrückbarkeit sowie die Ausprägung der Totenstarre und deren eventuelle Wiederkehr nach gewaltsamem Brechen liefern immerhin grobe Anhaltspunkte im Stundenbereich für die Festlegung der ungefähren Todeszeit.

Obwohl innerhalb der ersten 6–8 Stunden postmortal auch die *Auslösung supravitaler Reaktionen* Rückschlüsse erlaubt, wird dieses Phänomen allenfalls vom rechtsmedizinischen Spezialisten genutzt. Darunter ist die mechanische, elektrische und chemische Erregbarkeit der Muskulatur nach dem Eintritt des klinischen Todes zu verstehen. So kann innerhalb dieser Zeit ein Schlag auf größere Extremitätenmuskeln zu einer Kontraktion führen, verbunden mit einer sichtbaren Wulstbildung unter der Haut, dem sogenannten idiomuskulären Wulst. Ebenso kann elektrischer Strom die quergestreifte Muskulatur zu sichtbaren Kontraktionen bringen und an der Pupille kann die Wirkung von Miotika oder Mydriatika überprüft werden. Mit Ausnahme der Erzeugung eines idiomuskulären Wulstes setzen die anderen Prüfungen der supravitalen Reaktionen allerdings eine entsprechende Ausrüstung des Leichenschauers voraus, die in der Regel fehlt.

Sehr viel praktikabler ist dagegen der Nachweis der erfolgten Auskühlung. Dies ist die beste und erfolgversprechendste Methode, wenn sie auf der Basis der rektalen Temperaturmessung erfolgt.

In den letzten Jahren hat insbesondere Henßge (3) ein sogenanntes Nomogramm entwickelt, bei dem mittels Messung der tiefen Rektaltemperatur und der Raumtemperatur, unter Berücksichtigung des Körpergewichtes und der Art der Bedeckung der Leiche, die postmortale Liegezeit ermittelt werden kann, wobei auch hier eine statistische Streuung im Bereich weniger Stunden berücksichtigt werden muß.

- Wichtigste Grundlage für die Anwendung des Nomogramms, die ihrerseits in die Hand des Spezialisten gehört, bildet die exakte Messung der tiefen Rektaltemperatur mit einem geeichten Thermometer.

Dies wird in den ersten Stunden postmortal mit einem normalen Fieberthermometer problemlos gelingen. Ist allerdings die Rektaltemperatur unter 32 °C Celsius gesunken, fehlt auf dem normalen Fieberthermometer die Skala, so daß nur noch Temperatursonden bzw. ein Unterkühlten-Thermometer weiterhelfen. Die Messung der Temperatur an der Hautoberfläche oder in der Achselhöhle ist nicht für etwaige Rückschlüsse geeignet.

Hat sich die Körpertemperatur der Umgebungstemperatur angeglichen, sind nur noch Aussagen zur Mindestliegezeit möglich. Es kommen dann allenfalls grobe Schätzungen aus den späten Leichenveränderungen in Betracht. Die Lösung der Totenstarre und Fäulnisveränderungen lassen aber, wie eingangs beschrieben, nur noch sehr vage Rückschlüsse zu. In warmen Jahreszeiten kann das Wachstum von Fliegenmaden und deren weitere Entwicklung wie Verpuppung und Ausschlüpfen Hinweise liefern. Dazu ist allerdings Spezialwissen erforderlich.

Alle postmortalen Veränderungen, die zur Todeszeitbestimmung herangezogen werden können, sind sehr stark temperaturabhängig; darüber hinaus können auch andere Einflüsse wirksam werden, z. B. die Todesursache.

So laufen nach einer Sepsis Fäulnisveränderungen anders ab als im Normalfall; beispielhaft sei auch erwähnt, daß die Reserve an energiereichen Phosphaten und Glykogen die Ausprägung und Lösung der Totenstarre ebenso beeinflußt, wie der Blutgehalt die Ausprägung der Totenflecke.

- Entsprechend muß der Leichenschauer in solchen Fälle Vorsicht walten lassen und sollte im Leichenschauschein seine zeitlichen Angaben gegebenenfalls mit entsprechendem Kommentar versehen.

Besondere Arten der Todesfeststellung und Leichenschau

Hirntodfeststellung

Das Transplantationsgesetz von 1997 hat festgelegt, daß der Hirntod dem Individualtod entspricht und damit dessen Feststellung auch eine rechtlich akzeptierte Form der Todesfeststellung ist.

Die *Hirntoddiagnostik* ist in der Praxis auf Krankenhauspatienten, die als Organspender in Betracht kommen, beschränkt. Das Vorgehen ist in den Richtlinien des wissenschaftlichen Beirats der Bundesärztekammer von 1997 festgelegt (5).

- Hirntodfeststellung macht nur einen Sinn bei Patienten, die von *einer isolierten Schwerstschädigung des Gehirns* betroffen sind.
- In einem *ersten Schritt* muß ausgewählt werden, ob die Art dieser Schädigung zu den erlaubten Voraussetzungen gehört oder nicht.

Geeignete Voraussetzungen sind primäre supra- oder infratentorielle Hirnschädigungen und sekundäre Hirnschädigungen. Unter primärer Hirnschädigung sind z. B. Schwerstschädigungen durch Trauma oder Massenblutung zu verstehen, unter sekundärer Hirnschädigung werden beispielsweise die Folgen eines längerdauernden Sauerstoffmangels verstanden. Ausgeschlossen werden muß das Vorliegen einer Intoxikation, Relaxation und primären Hypothermie, eines metabolischen oder endokrinen oder entzündlichen Komas sowie eines Kreislaufschocks.

- In einem *zweiten Schritt* müssen durch zwei von einander unabhängige Ärzte, die über eine mehrjährige Erfahrung in der Intensivbehandlung von Patienten mit schweren Hirnschädigungen verfügen, die maßgeblichen Symptome des Ausfalls der Hirnfunktion untersucht werden.

Letztere beziehen sich auf das Vorliegen eines Komas und weiter bis mittelweiter Pupillen, das Fehlen des Lichtreflexes beidseits, des okulo-zephalen Reflexes, des Kornealreflexes, der Trigeminusschmerzreflexion und des Pharyngeal- und Tracheal-Reflexes. Außerdem muß der Ausfall der Eigenatmung im Apnoetest festgestellt sein.

- In einem *dritten Schritt* werden entweder ergänzende Untersuchungen, die den Ausfall der Hirnfunktion beweisen, eingesetzt, oder die maßgeblichen Symptome des Ausfalls der Hirnfunktion müssen nach längerer Beobachtungszeit erneut überprüft werden.

Als ergänzende Untersuchungen sind zugelassen: das Vorliegen eines standardisierten Nullinien-EEG über 30 min, unter bestimmten Bedingungen der Ausfall näher definierter evozierter Potentiale sowie der Nachweis des zerebralen Zirkulationsstillstandes beidseits, entweder durch Dopplersonographie, Perfusions-Szintigraphie oder zerebrale Angiographie.

Bei der Wiederholung der Untersuchung nach längerer Beobachtungszeit wird nochmals unterschieden zwischen Erwachsenen und Kleinkindern und supratentorieller und infratentorieller Hirnschädigung.

Todesfeststellung unter Reanimationsbedingungen

Für den Notarzt stellt sich häufig das Problem der Todesfeststellung unter Reanimationsbedingungen. Er wird zu einer sterbenden oder vermeintlich leblosen Person gerufen und trifft entweder einen Patienten mit den Anzeichen des klinischen Todes an, oder der klinische Tod tritt während seiner ärztlichen Maßnahme ein. In solchen Fällen kann natürlich nicht die Diagnose aus dem Vorliegen eines der sicheren Todeszeichen gestellt werden, da diese Zeichen einen mehr oder weniger langen Zeitraum zwischen dem endgültigen Ausfall der Vitalfunktionen und ihrem Entstehen voraussetzen. In diesen Fällen ist die einzig sinnvolle und kunstgerechte Maßnahme die sofortige kardiopulmonale Reanimation.

Die entscheidende Frage ist, über welchen Zeitraum die Reanimation aufrechterhalten werden soll und muß, bevor eine dem Vorliegen eines der sicheren Todeszeichen vergleichbare Sicherheit für die Feststellung des Todes konstatiert werden kann.

In der Literatur wird teilweise die Meinung vertreten, daß nach etwa 30 min frustraner Bemühungen vom endgültigen Herz- und Kreislauf-Stillstand ausgegangen werden könne. Lediglich bei Patienten mit persistierendem Kammerflimmern oder ventrikulärer Tachykardie seien in der Folge auch nach längerem Intervall Reanimationen beobachtet worden (2). Andererseits ist wiederholt über Erfolge nach wesentlich längerer Reanimation berichtet worden (dazu sei hier nur auf zwei Arbeiten (1, 4) verwiesen). Es ist daher außerordentlich schwierig, einen Regelzeitraum für die Dauer der Reanimationsbemühungen zu definieren. Immer sind die Umstände des Einzelfalles zu würdigen, hier insbesondere das aktuelle Ereignis, die Grunderkrankung und der vorbestehende Allgemeinzustand.

- Im Allgemeinen ist davon auszugehen, daß ein ernsthafter Reanimationsversuch erst nach 30–60 Minuten beendet werden sollte.

Dieses Limit gilt ausdrücklich nicht für *Sonderfälle* wie Unterkühlungen, Intoxikationen und vor allem in kaltem Wasser ertrunkene Kinder. Bei letzteren liegen Beobachtungen vor, daß selbst nach mehr als einer Stunde nach der Bergung die Reanimation erfolgreich war und keine neurologischen Defizite resultierten.

Ein weiterer Aspekt ist die Zeit, die zwischen dem Eintritt des klinischen Todes und dem Einsetzen der Reanimation vergangen ist. Falls Laienhelfer unmittelbar nach dem Ereignis mit Reanimationsbemühungen begonnen haben, ist die Aussicht auf einen endgültigen Erfolg bekanntermaßen besser als bei zwischenzeitlichem Fehlen jedweder Reanimationsversuche.

Obwohl bei suffizienter Durchführung der Reanimation von einer Bewegung der Blutsäule in Herz und Gefäßen auszugehen ist, berichten erfahrene Notärzte über die Beobachtung schwacher Totenflecke, wenn mehr als 40–45 Minuten frustraner Maßnahmen überschritten waren. Gleichwohl wird dies nicht regelhaft zu erwarten sein.

Somit stellt sich die Frage, ob allein auf Grund einer Mindestdauer der Reanimation die Todesdiagnose gestellt werden darf. Nordrhein-Westfalen hat für solche Fälle bereits eine Rubrik im Leichenschauschein geschaffen, in die eingetragen werden kann, daß nach einer genau zu beziffernden Dauer der Reanimationsbehandlung keine Herztätigkeit im EKG feststellbar war.

Die einschlägigen Gesetze verbieten den Leichentransport in nicht dafür zugelassenen Kraftfahrzeugen. Solange der Tod aber nicht eindeutig festgestellt wurde, ist ein Verbringen in das Rettungsmittel nicht untersagt. Wird während des Transportes der Tod festgestellt, ist es gesetzlich gestattet, den Toten zu einem Aufbewahrungsort für Leichen zu transportieren.

In diesem Zusammenhang wird auch immer wieder die *„zweizeitige Leichenschau"* diskutiert, nämlich das erneute Besichtigen des frustran reanimierten Patienten nach einer Zeit, in der eines der sicheren Todeszeichen erwartet werden kann. Ein solches Vorgehen kann im Einzelfall durchaus angezeigt sein, um beim Notarzt letzte Zweifel zu beseitigen.

Im Hinblick auf die Tatsache, daß die Leichenschau unter Reanimationsbedingungen bzw. generell beim Einsatz eines Notarztes, der den Toten zuvor nicht kannte, nicht optimal vorgenommen werden kann, da die notwendigen anamnestischen Erkundigungen nicht eingeholt werden können und die eingehende Besichtigung im entkleideten Zustand auf Schwierigkeiten stößt, sind einige Bundesländer dazu übergegangen, die Todesfeststellung und die eigentliche Leichenschau zu trennen.

So wurden *vorläufige Todesbescheinigungen* geschaffen, die es erlauben, die Leiche in ein pathologisches oder rechtsmedizinisches Institut zu verbringen, wo dann die eigentliche Leichenschau durchgeführt werden muß. Solche Bescheinigungen existieren bereits in Bremen, Hamburg, Brandenburg, Mecklenburg-Vorpommern, Nordrhein-Westfalen, Rheinland-Pfalz, Sachsen und Sachsen-Anhalt. In Baden-Württemberg und Bayern kann der Notarzt sich auf Teile der Leichenschau beschränken, wenn die endgültige Leichenschau durch einen anderen Arzt sichergestellt ist.

Leichenschau vor der Feuerbestattung

Das Gesetz über die Feuerbestattung aus dem Jahre 1934 und dessen Durchführungsverordnung von 1938 sahen vor der Kremierung eine weitere amtsärztliche Leichenschau vor.

Das Anliegen des Gesetzgebers war, besonders sorgfältig nach Anhaltspunkten für einen nicht natürlichen Tod zu suchen, da nach der Einäscherung die Nachweismöglichkeit eines nicht natürlichen Todes beseitigt ist.

Verlangt wurde im Gesetz eine amtsärztliche Bescheinigung, daß sich kein Verdacht auf nicht natürlichen Tod ergeben habe. Könnten bestehende Zweifel letztlich nicht beseitigt werden, sei eine Leichenöffnung vorzunehmen.

Nach dem Kriege galt dieses Gesetz in den meisten Bundesländern als Landesgesetz weiter. In Baden-Württemberg, Bayern, Berlin und Rheinland-Pfalz wurde allerdings das Gesetz nicht in seiner ursprünglichen Form übernommen, sondern durch andere Bestimmungen ersetzt. Diese Bestimmungen verlangen z.B. in Berlin ebenfalls eine zweite Leichenschau durch einen Arzt des Landesinstitutes für Gerichtliche und Soziale Medizin, grundsätzlich jedenfalls eine besondere Sorgfalt unter Einschaltung der Polizeibehörde hinsichtlich der Klärung möglicher Anhaltspunkte für einen nicht natürlichen Tod.

Sonderfall des Todes aus natürlicher Ursache: Plötzlicher Kindstod

Definition und Epidemiologie

> **Definition:** Als plötzlicher Kindstod, im englischen Sprachraum als Sudden Infant Death Syndrome (SIDS) bezeichnet, ist der Tod eines Säuglings bzw. eines Kleinkindes ohne vorangegangene eindeutige Krankheitssymptome und ohne den Tod erklärenden autoptischen Befund definiert.

Diese Todesfälle stellen die häufigste Todesursache außerhalb der Perinatal-Periode im ersten Lebensjahr dar. In den entwickelten Staaten liegt die Inzidenz zwischen 1–4 je 1000 Lebendgeborenen. Dabei spielen weder die geographische Lage des Landes noch der Stand des Gesundheitswesens eine entscheidende Rolle. In Mitteleuropa kann ein sogenannter *Wintergipfel* beobachtet werden. Bezüglich des *Lebensalters* treten um den 3., den 6. und den 8. Lebensmonat gehäuft Todesfälle auf. Jungen sind etwas häufiger betroffen als Mädchen.

Untersuchungen in England haben ergeben, daß die Kinder sehr junger Mütter, die Raucherinnen sind, überdurchschnittlich betroffen sind. *Frühgeburten* sollen häufiger betroffen sein als ausgetragene Kinder, ebenso Säuglinge aus sozial niederen Schichten.

Der Tod tritt zumeist ein, wenn die Säuglinge nach der Nahrungsaufnahme ins Bett gelegt werden. Wenn nach der üblichen Ruhezeit der Säugling nicht schreit bzw. die Mutter routinemäßig Nachschau hält, werden die Säuglinge tot im Bett gefunden. Da die Kinder bei der Auffindung bisweilen im Bettzeug eingewickelt sind, wurde und wird manchmal angenommen, daß ein Erstickungstod vorliege. In Einzelfällen wird dies nicht völlig auszuschließen sein, im Regelfalle spielt allerdings ein Sauerstoffmangel durch weiche Bedeckung keine Rolle.

Ätiologie

Die Ätiologie ist bis heute nicht geklärt und es existieren zahlreiche Theorien.

So wird wegen des Wintergipfels und häufig beobachteter, diskreter entzündlicher Veränderungen der Schleimhaut der Luftwege ein infektiöser Mechanismus vermutet. Virologische Untersuchungen haben diese Theorien teilweise unterstützt. Andere Autoren vermuten tödliche Schlaf-Apnoen bei unzureichender Reifung des Gehirns als Ursache. In jüngster Zeit wurde statistisch gezeigt, daß in Bauchlage gebettete Säuglinge häufiger Opfer des SIDS sind als Kinder in Rückenlage. Diskutiert wird in diesem Zusammenhang unter anderem ein gedrosselter Blutfluß zum bzw. vom Gehirn. Andere Theorien nehmen Bezug auf eine erhöhte Vulnerabilität des Zentralnervensystems während der physiologischen Reifungsschübe oder auf Überwärmung durch Kleidung oder weiche Bedeckung.

Befunde

Bei der Obduktion finden sich, wie schon per definitionem festgehalten, *keine gravierenden morphologischen Veränderungen*, die den Todeseintritt zwanglos erklären. Häufig werden petechiale Blutungen unter der Kapsel des Thymus vorgefunden, ebenso subseröse Petechien am Herzen und den Lungen. Die Farbgebung der Herzmuskulatur ist häufig mißfarben graubraun bis rötlich-gelb. Die Leber weist meist unregelmäßig umschriebene, wolkig-fleckige Verfärbungsbezirke mit leichtem braungelben Farbton auf. Häufig werden vergrößerte Lymphknoten im Mesenterium und/oder der Halsregion angetroffen. Im Lungengewebe finden sich bisweilen ausgeprägt atelektatische Bezirke. Mikroskopisch sind von verschiedenen Autoren vermehrte gliöse Reaktionen im Stammhirn beschrieben worden. Bei sorgfältiger Untersuchung der Schleimhäute in den Atemwegen werden gehäuft rundkernige Infiltrate angetroffen, die als Entzündungszeichen gedeutet werden. Auch variable mikroskopische Befunde an der Lunge und am Myokard sind immer wieder beschrieben und diskutiert worden. Allerdings läßt sich bisher kein einheitliches, symptomatisches makroskopisches oder mikroskopisches Befundmuster konstatieren. Klinisch-chemische Untersuchungen und molekularbiologisch-genetische Befunde haben ebenfalls keine Aufklärung der Ätiologie gebracht.

Deshalb wird nach wie vor diskutiert, daß es sich beim Plötzlichen Kindstod um ein multifaktorielles Geschehen in einer Lebensperiode handeln könnte, in der die automatische Steuerung der lebenswichtigen Funktionen noch sehr störanfällig ist.

Differentialdiagnose

Differentialdiagnostisch kommen *innere Erkrankungen* im Gefolge nicht erkannter Mißbildungen, hier speziell am Herzen und den großen Gefäßen, wie auch *klassische Infektionen* im Säuglingsalter in Betracht. In hoch entwickelten Gesundheitssystemen, mit regelmäßigen Vorsorgeuntersuchungen in der Schwangerschaft und postpartal, sind nicht erkannte Mißbildungen allerdings relativ selten. Bei den klassischen Infektionen im Säuglingsalter ist in aller Regel die gesundheitliche Vorgeschichte des Todes wegweisend.

Bei den nicht natürlichen Todesfällen sind die bereits erwähnten *Unfälle mit Verwickelung* des Säuglings im Bettzeug oder die *Einklemmung des Halses* an kantigen Bettstrukturen seltene Ursache eines Todes.

Besonders schwierig ist die Abgrenzung des SIDS gegenüber der Tötung durch weiche Bedeckung.

Eigene Untersuchungen haben ergeben, daß dem *Vorliegen einzelner petechialer Blutungen* in den Lid- und/oder Bindehäuten der Augen in diesem Zusammenhang besondere Bedeutung zukommt.

Auch stumpfe Gewalteinwirkung gegen den Schädel, wenn sie im Bereich der Behaarung erfolgt, kann bei der äußeren Besichtigung schwer erkennbar sein oder unbemerkt bleiben. Ein besonderes Problem stellt das sogenannte *Schütteltrauma* dar. Wird ein Säugling heftig am Körper gefasst und geschüttelt, so kommt es zu verzögerten Relativbewegungen des kindlichen Schädels und in der Schädelkapsel zu Relativbewegungen des Gehirns gegenüber den knöchern Strukturen und der damit fest verbundenen Hirnhaut. Daraus können *tödliche subdurale Blutungen* resultieren, ohne daß äußerlich ein erkennbarer Befund vorhanden wäre. Autoptisch werden häufig Blutungen in der Nackenmuskulatur und Blutungen am Augenhintergrund als Zusatzbefunde gefunden.

- Der Leichenschauer sollte bei allen unklaren Todesfällen im Säuglings- und Kleinkindesalter versuchen, auf eine *Sektion* hinzuwirken.
- Vielen Eltern, die von einem Plötzlichen Kindstod betroffen sind, ist dies sogar ein eigenes Anliegen, weil erhebliche Schuldgefühle aus einem solchen Ereignis resultieren.
- Das Ergebnis der Autopsie sollte bei typischen SIDS-Fällen dazu benutzt werden, die Eltern von diesen Schuldgefühlen im ausführlichen Gespräch zu befreien.
- Es existieren Vereine betroffener Eltern, die bei der Bewältigung eines solchen Erlebnisses große Hilfe leisten.

Kernaussagen

■ **Begriffsbestimmung und Aufgabe der Leichenschau**
  – Der leblose menschliche Körper wird bis zur verwesungsbedingten Aufhebung des Zusammenhanges seiner einzelnen Teile als Leiche bezeichnet. Voraussetzung für die Bestattung ist die ärztliche Leichenschau (Tab. 22.1).

■ **Gesetzliche Regelungen**
  – Das Bestattungswesen ist auf Länderebene geregelt. Die Pflicht zur Veranlassung der Leichenschau ist gesetzlich fixiert.
  – Jeder Arzt ist zur Leichenschau berechtigt; die Verpflichtung zur Leichenschau ist sehr differenziert geregelt. In der Regel ist die Leichenschau unverzüglich durchzuführen. Voraussetzungen sind ein Betretungsrecht sowie Regelungen zur Schweigepflicht. Bei Anhaltspunkten für nicht natürlichen Tod ist die Polizei zu verständigen. Ansteckende Krankheiten im Sinne des Bundesseuchengesetzes sind anzugeben. Veränderungen an der Leiche dürfen nur insoweit vorgenommen werden, wie sie für die ordnungsgemäße Leichenschau unabdingbar notwendig sind. Verstöße gegen die Bestattungsgesetze sind mit Sanktionen bedroht. Auch können Straftatbestände erfüllt werden, so bei Übersehen einer allgemeinen Gefahrenquelle.

■ **Praktische Durchführung**
  – Am Anfang der Todesdiagnose steht die Feststellung des *klinischen Todes*, des Sistierens von Herztätigkeit, Kreislauf und Atmung. *Sichere Todeszeichen* sind Totenflecke, Totenstarre und Fäulnis. Beim *Scheintod* liegt eine vita minima vor (Tab. 22.2).
  – Die Festlegung *natürliche* oder *nicht natürliche Todesart* entscheidet über die Unterrichtung der Ermittlungsbehörden und hat weitreichende juristische Konsequenzen. Im Zweifelsfall empfiehlt sich die Einordnung als *nicht aufgeklärte Todesart*. Die Todesursache wird als *Kausalkette* angegeben; die letztliche Todesursache ist der Mechanismus, der zum irreversiblen Stillstand von Herz- und Atemtätigkeit geführt hat.
  – Die Vornahme der Leichenschau muß an der *entkleideten Leiche* erfolgen, wobei auch die Rückseite der Leiche und alle *Körperöffnungen* zu untersuchen sind.
  – Auch die Feststellung der Todeszeit hat weitreichende juristische Konsequenzen. Ggf. ist die rechtsmedizinische Begutachtung erforderlich. Die Messung der Rektaltemperatur ist vorrangig.

■ **Besondere Arten der Todesfeststellung und Leichenschau**
  – Die *Hirntoddiagnostik* folgt den Richtlinien des wissenschaftlichen Beirats der Bundesärztekammer.
  – Die Todesfeststellung unter Reanimationsbedingungen ist besonders verantwortungsvoll und erfordert die genaue Würdigung der Einzelumstände.
  – Die Leichenschau vor der Feuerbestattung erfordert eine besondere Sorgfalt unter Einschaltung der Polizeibehörde hinsichtlich der Klärung möglicher Anhaltspunkte für einen nicht natürlichen Tod.

■ **Sonderfall des Todes aus natürlicher Ursache: Plötzlicher Kindstod**
  – Als plötzlicher Kindstod ist der Tod eines Säuglings bzw. eines Kleinkindes ohne vorangegangene eindeutige Krankheitssymptome und ohne den Tod erklärenden autoptischen Befund definiert. Die Ätiologie ist nicht eindeutig geklärt.

- Differentialdiagnostisch sind Unfälle und Tötungsdelikte durch weiche Bedeckung oder Schütteltrauma abzugrenzen.
- Im Zweifel soll auf eine Sektion hingewirkt werden, die auch den Eltern Beruhigung verschaffen und Schuldgefühle nehmen kann.

Literatur

1. Adams HA, Hempelmann G, Beigl B, Schmitz CS: Spezifische Risiken der aktiven Kompression-Dekompression bei kardiopulmonaler Reanimation: Ein Fallbericht. Anästhesiol Intensivmed Notfallmed Schmerzther. 1996; 31: 325–327
2. Bonnin M, Pepe P, Kimball K, Clark P: Distinct criteria for termination of resuscitation in the out-of-hospital setting. JAMA 1993; 270:1457–142
3. Henßge C: Temperatur-Todeszeit-Nomogramm für Bezugsstandardbedingungen der Leichenlagerung. Kriminalistik und forensische Wissenschaften 1982; 46:109–115
4. Konrad Ch, Schüpfer G, Wietlisbach M, Evequoz D: Präklinische Reanimation mit persistierender Asystolie über 40 Minuten: Wann sollten die Bemühungen terminiert werden? Der Notarzt 1997; 13:92–94
5. Kriterien des Hirntodes. Entscheidungshilfen zur Feststellung des Hierntodes. Stellungnahme des Wissenschaftlichen Beirates der Bundesärztekammer. Dtsch Ärzteblatt 1997; 94:C-957–C-964
6. Prokop O, Göhler W: Forensische Medizin. Fischer, Stuttgart, New York 1976; S. 28

Rettungsdienst

23 Rechtsgrundlagen ... *428*
P. Knuth, G. Kroesen, L. Bernoulli, E. Biermann

24 Rettungsmittel und Organisation für den Einsatz ... *460*
P. Sefrin, L. Lampl, K. H. Seidenstücker, H. W. Kattwinkel, P. Koch, K. Pellnitz, B.-F. Schepers, G. Kroesen, G. Cunitz, H. Höer, N. Schuback, H.-P. Moecke

25 Personelle Grundlagen ... *508*
P. Sefrin, D. Stratmann, J. Sticher, G. Hempelmann, M. G. Dehne, G. Kroesen, L. Bernoulli

26 Einsatzlehre ... *534*
H. A. Adams, K. Kirchhoff, M. G. Dehne, G. Hempelmann, H. Stephan, R. Huf

27 Technische Rettung ... *555*
M. Barthel

28 Hygiene im Rettungsdienst ... *562*
H. A. Adams

Rechtsgrundlagen

Rettungsdienst in Deutschland ··· *429*
P. Knuth

Rettungsdienst in Österreich ··· *440*
G. Kroesen

Rettungsdienst in der Schweiz ··· *444*
L. Bernoulli

Spezielle Rechtsfragen ··· *450*
E. Biermann

Rettungsdienst in Deutschland

P. Knuth

Roter Faden

- **Entwicklung**
- **Gesetzliche Grundlagen**
  - Allgemeines
  - Rettungsdienstgesetze der Länder
- **Finanzierung**

Entwicklung

Das duale angelegte System der präklinischen Notfallversorgung in Deutschland, das zum einen von Notärzten im Rettungsdienst, zum anderen von niedergelassenen Vertragsärzten durchgeführt wird, ist historisch gewachsen und in dieser Form und weit entwickelten Ausprägung nur in wenigen Ländern zu finden.

Die Geschichte des Rettungsdienstes in neuerer Zeit begann mit der berühmt gewordenen Idee des Heidelberger Chirurgen Martin Kirschner, der 1938 auf der 62. Tagung der Deutschen Gesellschaft für Chirurgie forderte, daß *in Notfällen der Patient nicht zum Arzt kommen müsse, sondern der Arzt zum Patienten.*

Eine praktische Umsetzung konnte wegen des kurz darauf beginnenden Zweiten Weltkriegs nicht erfolgen und wurde erst im Jahre 1957 wieder aufgegriffen. In diesem Jahr wurden zwei sehr differente Systeme zur Versorgung von Notfallpatienten am Notfallort initiiert, die mit der jahrhundertealten Praxis der Behandlung von Notfällen durch niedergelassene Ärzte brachen.

Das *Heidelberger „Klinomobil"* unter der Urheberschaft des Chirurgen K.H. Bauer verfolgte die Strategie, bei chirurgischen Notfällen einen umgebauten Omnibus an den Notfallort zu entsenden, in dem von einem Ärzteteam unter Assistenz von Schwestern und Pflegern *notwendige Operationen* vorgenommen werden konnten. Diese Konzeption scheiterte schon nach kurzer Zeit an der Unbeweglichkeit des Fahrzeugs im damals schon zu beobachtenden Verkehrsgewirr.

In Köln verfolgte der Chirurg E. Friedhoff eine andere Strategie. Er versah einen umgebauten Kastenwagen mit der notwendigen medizinischen Ausstattung, um am Notfallort nicht etwa zu operieren, sondern durch ärztliche Sofortmaßnahmen die *Vitalfunktionen des Patienten zu stabilisieren* und ihn zur definitiven Versorgung in eine Klinik zu bringen.

Damit war die bis heute gültige Strategie der Notfallversorgung geboren. Das *eigenständige präklinische Notfallsystem* setzte sich bundesweit durch. Es wurde von Klinikern initiiert und wird, bis auf punktuelle Ausnahmen, auch von ihnen durchgeführt. Der Gedanke überzeugte so, daß es zu einer raschen Ausbreitung von Notarzt-Stützpunkten kam, die inzwischen nahezu flächendeckend angelegt sind.

Das Prinzip wurde in der Folge unter E. Gögler in Heidelberg modifiziert, der mit einem „VW-Käfer" als *Arzteinsatzwagen* den Vorläufer des *Rendezvous-Systems* schuf. Das Ziel war, mit einem schnellen und beweglichen Fahrzeug den Arzt mit seiner notfallmedizinischen Ausrüstung so schnell wie möglich an den Einsatzort zu bringen, dort lebensrettende ärztliche Sofortmaßnahmen durchzuführen und die Funktionen ärztliche Erstversorgung und Transport des Patienten zu trennen.

Durch den Aufbau der Luftrettung ab Anfang der siebziger Jahre wurde der Rettungsdienst komplettiert. Damit hatte sich bis Ende der siebziger bzw. Anfang der achziger Jahre eine stille Revolution vollzogen.

Bedrohliche präklinische Notfälle konnten nunmehr durch einen *Notarzt* im Rettungsdienst versorgt werden. Der *niedergelassene Arzt* zog sich, was die Tätigkeit außerhalb der Praxisräume anging, überwiegend auf nicht lebensbedrohliche Erkrankungen zurück.

Auch bei der *technischen Ausstattung* der beiden unterschiedlichen Dienstleistungen trennten sich die Wege. Für die präklinische Notfallmedizin im Rettungsdienst wurden Methoden und Techniken der *Intensivmedizin „auf die Straße gebracht"*, während der Versorgungsbereich des niedergelassenen Arztes sich hinsichtlich seiner technischen und organisatorischen Entwicklung im wesentlichen an die Möglichkeiten hielt, die aus einer Arztpraxis heraus darstellbar waren.

Auch die *ärztlichen Qualifikationen* für die beiden Dienste entwickelten sich unterschiedlich; dies spätestens ab dem Zeitpunkt, als für das Tätigwerden als Notarzt im Rettungsdienst eine spezifische Qualifikation geschaffen wurde, die als Fachkunde „Rettungsdienst" Eingang in die Rettungsdienstgesetze der Länder gefunden hat. Für den Bereich der niedergelassenen Ärzteschaft wurde für den Notfalldienst eine allgemeine Fortbildungspflicht in der ärztlichen Berufsordnung formuliert, die jedoch für den vertragsärztlichen Notfalldienst keine konkretisierende Ausprägung fand.

Hiermit hatte sich in Deutschland sowie in Teilen des deutschsprachigen Auslandes eine ohne rechtliche Regelung de facto zustandegekommene Aufgabenteilung in der präklinischen Notfallversorgung vollzogen.

Gesetzliche Grundlagen

Allgemeines

Das im Grundgesetz der Bundesrepublik Deutschland (GG) fixierte Prinzip des Föderalismus wirkt sich unmittelbar auf die rechtlichen Rahmenbedingungen des Rettungsdienstes aus.

Nach Artikel 72 GG haben im Bereich der konkurrierenden Gesetzgebung von Bund und Ländern die Länder die Befugnis zur Gesetzgebung, solang und soweit der Bund von seinem Gesetzgebungsrecht keinen Gebrauch macht. Nach Artikel 74 GG erstreckt sich die konkurrierende Gesetzgebung u. a. auf das Recht der Sozialversicherung. Der Rettungsdienst ist hier nicht expressis verbis genannt; er ist aber unter Artikel 74, Nr. 7 (öffentliche Fürsorge) einzureihen.

Damit sind die Bundesländer im Rahmen der *öffentlichen Daseinsfürsorge* gehalten, Regelungen für den Rettungsdienst zu treffen.

Im Bereich der *öffentlichen Daseinsfürsorge* kann der Bund von seiner Gesetzgebungskompetenz dann Gebrauch machen, wenn Angelegenheiten durch Länder nicht wirksam geregelt werden können oder dies zur Wahrung der Einheitlichkeit der Lebensverhältnisse über das Gebiet eines Landes hinaus erforderlich wird. Theoretisch ist damit auch eine bundeseinheitliche Rettungsdienstgesetzgebung vorstellbar.

Rettungsdienstgesetze der Länder

Die ersten *Rettungsdienstgesetze* stammen aus den Jahren 1974 und 1975. Sie entstanden auf der Grundlage eines „Muster-Entwurfs" für ein Rettungsdienstgesetz, der durch den Bund-Länder-Ausschuß „Rettungswesen" vorgelegt worden war. Von den ersten Rettungsdienstgesetzen dauerte es bis zum Jahr 1992, ehe mit dem niedersächsischen Rettungsdienstgesetz ein vorläufiger Abschluß der Ländergesetzgebung erreicht werden konnte. In einigen Ländern, in denen die Feuerwehr den Rettungsdienst wahrnahm, wurde der Rettungsdienst in den Feuerschutz- und Hilfeleistungsgesetzen geregelt.

Die ersten Rettungsdienstgesetze waren von ihrem Charakter her im wesentlichen *Organisationsgesetze*, in denen Struktur, Organisation und Finanzierung des Rettungsdienstes geregelt waren. Diese Form der *Rahmengesetzgebung* ermöglichte die Erhaltung historisch entwickelter Strukturen (Wahrnehmung des Rettungsdienstes durch Feuerwehr bzw. Hilfsorganisationen).

Die Herausnahme der Krankenbeförderung aus dem Personenbeförderungsgesetz im Jahre 1989 führte zu einer Novellierung der Rettungsdienstgesetze der Länder, weil der Wegfall der bundesrechtlichen Zuständigkeit für die Krankenbeförderung im Rahmen des Personenbeförderungsgesetzes entsprechende landesrechtliche Regelungen erforderte. Der daraus entstehenden zweiten Generation von Rettungsdienstgesetzen lag ebenfalls ein (Muster)Rettungsdienstgesetz des Bund-Länder-Ausschusses „Rettungswesen" zugrunde.

In den Tab. 23.1 – 23.16 sind die wesentlichen Regelungen der derzeit gültigen Länder-Rettungsdienstgesetze dargestellt.

Tabelle 23.1 Baden-Württemberg, LRDG vom 19.11.1991

Verwendete Abkürzungen:
Fw = Feuerwehr
KTW = Krankentransportwagen
LNA = Leitender Notarzt
LRDG = Landesrettungsdienstgesetz
RA = Rettungsassistent
RH = Rettungshelfer
RLS = Rettungsleitstelle
RTW = Rettungswagen
RS = Rettungssanitäter

Zuständig für Rettungswesen	Sozialministerium
Organisationsformen	Medizinisch-organisatorische Einheit von Notfallrettung und qualifiziertem Krankentransport
1. Notfallrettung	ja, § 1,2
2. Qualifizierter Krankentransport	ja, § 1,3
3. Sonstiges	nein (s. Dienstanweisung für RLS)
4. Massenanfall von Verletzten	Regelung im Rettungsdienstplan, § 10,2
5. Abgrenzung sonstiger Krankenbeförderung vom Rettungsdienst	nein (s. Dienstanweisung für RLS)
Träger	Sozialministerium schließt auf Landesebene Verträge mit Leistungsträgern. Aufgabenübertragung durch Sozialministerium an Stadt-/Landkreise möglich.
Hilfsfrist	nein (Rettungsdienstplan)
Notarzt-Qualifikation	Geeignete Ärzte – Eignungsvoraussetzungen der Landesärztekammern
Besetzung Rettungsmittel	
1. RTW	Mindestens 2 Personen; davon mindestens 1 RA
2. KTW	Mindestens 2 Personen; davon mindestens 1 RS
Rechtsnatur	Öffentliche Aufgabe der Gesundheitsvorsorge und Gefahrenabwehr
Durchführung	Vorrangig Hilfsorganisationen. Sonst: Träger selbst

Tabelle 23.2 Bayern, LRDG vom 01.01.1998

Zuständig für Rettungswesen	Staatsministerium des Innern
Organisationsformen	Medizinisch-organisatorische Einheit von Notfallrettung und qualifiziertem Krankentransport, aber organisatorische Trennung
1. Notfallrettung	ja, Art. 2 (1)
2. Krankentransport	ja, Art. 2 (2)
3. Sonstiges	Lufttransport Art. 17, Intensivtransport Art. 26
4. Massenanfall von Verletzten	Art. 21 (3) – LNA
5. Abgrenzung sonstiger Krankenbeförderung vom Rettungsdienst	nein
Träger	Landkreise und kreisfreie Städte – Rettungszweckverband
Hilfsfrist	nein – Rechtsverordnung über Leistungsdichte
Notarzt-Qualifikation	Fachkundenachweis Rettungsdienst der Bayerischen Landesärztekammer oder gleichwertige Qualifikation
Besetzung Rettungsmittel	Art. 12
1. RTW	Mindestens 2 geeignete Personen; davon mindestens 1 RA
2. KTW	Mindestens 2 geeignete Personen; davon mindestens 1 RS
Rechtsnatur	Staatliche Aufgabe der Daseinsvorsorge
Durchführung	Vorrangig Hilfsorganisationen. Im Ausnahmefall: Leistungsträger, Mitglieder des Rettungszweckverbandes oder Dritte.

Tabelle 23.3 Berlin, LRDG vom 08.07.1993

Zuständig für Rettungswesen	Senatsverwaltung für Inneres
Organisationsformen	Medizinische Einheit von Notfallrettung und qualifiziertem Krankentransport, aber organisatorische Trennung
1. Notfallrettung	ja (Notfallrettung hat Vorrang vor Krankentransport)
2. Qualifizierter Krankentransport	–
3. Sonstiges	–
4. Massenanfall von Verletzten	§ 7,2. Bei Schadenereignissen mit einer größeren Anzahl von Verletzten zieht Fw LNA hinzu
5. Abgrenzung sonstiger Krankenbeförderung vom Rettungsdienst	ja
Träger	Notfallrettung ist Ordnungsaufgabe der Fw. Senatsverwaltung kann Rettungsdienst Hilfsorganisationen übertragen. Krankentransport durch Hilfsorganisationen/Private; wenn nicht gewährleistet, durch Fw
Hilfsfrist	nein
Notarzt-Qualifikation	Hinreichende notfallmedizinische Kenntnisse und Fähigkeiten sowie mehrjährige klinische Erfahrung. Näheres regelt zuständige Senatsverwaltung.
Besetzung Rettungsmittel	Mindestens 2 fachlich geeignete Personen
1. RTW	Mindestens 1 RA und mindestens 1 RS
2. KTW	Mindestens 1 RS Rettungssanitäter und 1 Person mit mindestens 60 stündiger Sanitätsausbildung
Investitionskosten	Werden aus den durch die Senatsverwaltung genehmigten Gebührentarifen abgedeckt
Durchführung	Leistungsträger. Notfallrettung wird überwiegend durch die Berufs-Fw, qualifizierter Krankentransport überwiegend durch Hilfsorganisationen und/oder privat-kommerzielle Unternehmen durchgeführt.

Tabelle 23.4 Brandenburg, LRDG vom 08.05.1992

Zuständig für Rettungswesen	Gesundheitsminister
Organisationsformen	Medizinisch-organisatorische Einheit von Notfallrettung und qualifiziertem Krankentransport
1. Notfallrettung	ja § 2,2
2. Qualifizierter Krankentransport	ja § 2,3
3. Sonstiges	§ 2,4: Sofortreaktion. Bei folgenschweren Ereignissen mit Vielzahl Verletzter sind zur sofortigen Hilfeleistung durch den Rettungsdienst unverzüglich Kräfte und Mittel bereitzustellen
4. Massenanfall von Verletzten	–
5. Abgrenzung sonstiger Krankenbeförderung vom Rettungsdienst	ja, § 1,3
Träger	Landkreise und kreisfreie Städte
Hilfsfrist	nein (Rettungsdienstplan)
Notarzt-Qualifikation	nicht geregelt (Rettungsdienstplan/Rechtsverordnung)
Besetzung Rettungsmittel	nicht geregelt (Rettungsdienstplan)
Rechtsnatur	Öffentliche Aufgabe der Gesundheitsvorsorge und Gefahrenabwehr
Durchführung	Leistungsträger, Hilfsorganisationen, Fw und private Dritte

Tabelle 23.5 Bremen, LRDG vom 31.07.1992

Zuständig für Rettungswesen	Senator für Inneres und Sport; im medizinischen Bereich Senator für Gesundheit, Jugend und Soziales
Organisationsformen	Medizinisch-organisatorische Einheit von Notfallrettung und qualifiziertem Krankentransport
1. Notfallrettung	ja, § 3,2 (Notfallrettung vor Krankentransport)
2. Qualifizierter Krankentransport	ja, § 3,2
3. Sonstiges	§ 3,2: Organ-, Blut-, Medikamententransport
4. Massenanfall von Verletzten	§ 6,4: Vorbereitung für die Bewältigung eines Massenunfalles
5. Abgrenzung sonstiger Krankenbeförderung vom Rettungsdienst	ja, § 1,2
Träger	Stadtgemeinden Bremen und Bremerhaven
Hilfsfrist	nein
Notarzt-Qualifikation	Fachkundenachweis der Ärztekammer oder ausreichende medizinische Kenntnisse (Notarzt)
Besetzung Rettungsmittel	Mindestens 2 fachlich geeignete Personen
	Transportführer: RA oder RS; 2. Person mindestens RH. Keine getrennte Regelung für RTW/KTW
Rechtsnatur	Öffentliche Aufgabe der Gesundheitsvorsorge und Gefahrenabwehr
Durchführung	Leistungsträger; Berufs-Fw bezieht Hilfsorganisationen ein

Tabelle 23.6 Hamburg, LRDG vom 09.06.1992

Zuständig für Rettungswesen	Behörde für Inneres (mit Amt für Innere Verwaltung und Planung und Feuerwehr)
Organisationsformen	Medizinisch-organisatorische Einheit von Notfallrettung und qualifiziertem Krankentransport
1. Notfallrettung	ja, § 3,1 (Notfallrettung vor Krankentransport)
2. Qualifizierter Krankentransport	ja, § 3,2
3. Sonstiges	Medikamenten-, Blut-, Organ-, Gerätetransport
4. Massenanfall von Verletzten	§ 9, Rettungsdienstliche Versorgung bei besonderen Gefahrenlagen
5. Abgrenzung sonstiger Krankenbeförderung vom Rettungsdienst	ja, § 1,2
Träger	Behörde für Inneres
Hilfsfrist	nein
Notarzt-Qualifikation	Fachkundenachweis Rettungsdienst oder Ermächtigung durch zuständige Behörde
Besetzung Rettungsmittel	
1. RTW	Mindestens 1 RA und 1 RS
2. KTW	Mindestens 2 RS
Rechtsnatur	Aufgabe der Gesundheitsvorsorge und Gefahrenabwehr
Durchführung	Leistungsträger; Berufs-Fw bezieht Hilfsorganisationen ein

Tabelle 23.7 Hessen, LRDG vom 05.04.1993

Zuständig für Rettungswesen	Sozialministerium
Organisationsformen	Medizinisch-organisatorische Einheit von Notfallrettung und qualifiziertem Krankentransport
1. Notfallrettung	ja, § 2,2
2. Qualifizierter Krankentransport	ja, § 2,2
3. Sonstiges	§ 2,2: Medikamenten-, Blut-, Organtransport, Suchflüge
4. Massenanfall von Verletzten	§ 7, Rettungsdienstliche Versorgung bei besonderen Gefahrenlagen
5. Abgrenzung sonstiger Krankenbeförderung vom Rettungsdienst	ja, § 2,2
Träger	Land, Landkreise und kreisfreie Städte
Hilfsfrist	
1. Notfallrettung	10 min von Eingang Notfallmeldung bis Eintreffen
2. Krankentransport	30 min Wartezeit zwischen Auftragsvergabe durch RLS und Einsatzbeginn
Notarzt-Qualifikation	Fachkundenachweis oder andere Bestätigung der Landesärztekammer Hessen (Rettungsdienstplan)
Besetzung Rettungsmittel	Mindestens 2 geeignete Personen. Näheres wird durch Rechtsverordnung bzw. im Rettungsdienstplan geregelt.
Rechtsnatur	Aufgabe der Gesundheitsvorsorge und Gefahrenabwehr
Durchführung	Leistungsträger überträgt vorrangig auf Hilfsorganisationen. Fw und privat-kommerzielle Dritte sind beteiligt

Tabelle 23.8 Mecklenburg-Vorpommern, LRDG vom 01.07.1993

Zuständig für Rettungswesen	Sozialministerium
Organisationsformen	Medizinisch-organisatorische Einheit von Notfallrettung und qualifiziertem Krankentransport
1. Notfallrettung	ja, § 2,2 (Notfallrettung vor Krankentransport)
2. Qualifizierter Krankentransport	ja , § 2,3
3. Sonstiges	–
4. Massenanfall von Verletzten	§ 2,2: Koordination durch LNA, „größeres Notfallereignis" gehört zum Rettungsdienst
5. Abgrenzung sonstiger Krankenbeförderung vom Rettungsdienst	ja, § 2,4
Träger	Landkreise und kreisfreie Städte
Hilfsfrist	Zwischen Eingang Notfallmeldung und Eintreffen vor Ort
1. Notfallrettung	10 min
2. Krankentransport	30 min
Notarzt-Qualifikation	Fachkundenachweis der Landesärztekammer oder vergleichbare Qualifikation (Notarzt)
Besetzung Rettungsmittel	Mindestens 2 Personen
1. RTW	Mindestens 1 RA und 1 RS
2. KTW	Mindestens 2 RS (NEF/RTH: 1 Notarzt und 1 RA)
Rechtsnatur	Öffentliche Aufgabe
Durchführung	Vorrangig Leistungsträger, der auf Hilfsorganisationen und Dritte übertragen kann

Tabelle 23.9 Niedersachsen, LRDG vom 29.01.1992

Zuständig für Rettungswesen	Sozialministerium
Organisationsformen	Medizinisch-organisatorische Einheit von Notfallrettung und qualifiziertem Krankentransport
1. Notfallrettung	ja, § 2,2
2. Qualifizierter Krankentransport	ja, § 2,2
3. Sonstiges	§ 2,2: Rettungsdienst kann Arzneimittel, Blutkonserven, Organe u. ä. befördern § 7: Örtliche Einsatzleitung wird durch kommunalen Träger bestimmt.
4. Massenanfall von Verletzten	Einsatzleitung: Mindestens 1 LNA und 1 Technischer Leiter
5. Abgrenzung sonstiger Krankenbeförderung vom Rettungsdienst	ja, § 1,2
Träger	Landkreise, kreisfreie Städte und speziell aufgeführte Städte. Luftrettung ist Landesaufgabe.
Hilfsfrist	nein
Notarzt-Qualifikation	Der LNA muß besonders fortgebildet sein.
Besetzung Rettungsmittel	Das eingesetzte Personal muß geeignet sein und die erforderliche Zuverlässigkeit besitzen, entsprechend seiner Verwendung nach einheitlichen Maßgaben aus- bzw. fortgebildet sein und regelmäßig fortgebildet werden. Besetzung regelt VO.
Rechtsnatur	Öffentliche Aufgabe.
Durchführung	Vorrangig Leistungsträger, der auf Hilfsorganisationen und Dritte übertragen kann

Tabelle 23.**10** Nordrhein-Westfalen, LRDG vom 24.11.1992

Zuständig für Rettungswesen	Ministerium für Arbeit, Soziales und Gesundheit
Organisationsformen	Medizinisch-organisatorische Einheit von Notfallrettung und qualifiziertem Krankentransport
1. Notfallrettung	ja (Notfallrettung vor Krankentransport)
2. Qualifizierter Krankentransport	ja
3. Sonstiges	–
4. Massenanfall von Verletzten	§ 7,3: Rettungsdienstträger setzt LNA ein
5. Abgrenzung sonstiger Krankenbeförderung vom Rettungsdienst	ja
Träger	Kreise, kreisfreie und große kreisangehörige Städte. Mittlere kreisangehörige Städte, falls im Bedarfsplan vorgesehen.
Hilfsfrist	nein
Notarzt-Qualifikation	Fachkundenachweis einer Ärztekammer oder von der Ärztekammer Nordrhein oder Westfalen-Lippe anerkannte, vergleichbare Qualifikation
Besetzung Rettungsmittel	Mindestens 2 gesundheitlich (ärztliche Bescheinigung) und fachlich geeignete Personen
1. RTW	Mindestens 1 RA und 1 RS
2. KTW	Mindestens 1 RS und 1 RH
Rechtsnatur	Aufgabe der Gesundheitsvorsorge und Gefahrenabwehr.
Durchführung	Leistungsträger, der auf freiwillige Hilfsorganisationen übertragen soll, wenn Bedarf besteht. Berufs- und Freiwillige Fw stark in den Rettungsdienst integriert

Tabelle 23.**11** Rheinland-Pfalz, LRDG vom 22.04.1991

Zuständig für Rettungswesen	Ministerium des Innern
Organisationsformen	Medizinisch-organisatorische Einheit von Notfallrettung und qualifiziertem Krankentransport
1. Notfallrettung	ja , § 2,2
2. Qualifizierter Krankentransport	ja, § 2,3
3. Sonstiges	–
4. Massenanfall von Verletzten	LNA: § 26 Brand- und Katastrophenschutzgesetz
5. Abgrenzung sonstiger Krankenbeförderung vom Rettungsdienst	ja, § 1,2
Träger	Land, Landkreise und kreisfreie Städte
Hilfsfrist	Ein an öffentlicher Straße gelegener Einsatzort muß max. 15 min nach Eingang des Notrufs bei der RLS erreichbar sein.
1. Notfallrettung	15 min
2. Krankentransport	–
Notarzt-Qualifikation	Fachkundenachweis Rettungsdienst oder vergleichbare Qualifikation (Notarzt)
Besetzung Rettungsmittel	Mindestens 2 fachlich geeignete Personen
1. RTW	1 RA und 1 RS; NEF Notarzt und RS
2. KTW	1 RA oder RS und 1 RH
Rechtsnatur	Öffentliche Aufgabe der Gesundheitsvorsorge und Gefahrenabwehr
Durchführung	Vorrangig Hilfsorganisationen

Tabelle 23.12 Saarland, LRDG vom 09.02.1994

Zuständig für Rettungswesen	Ministerium des Innern
Organisationsformen	Medizinisch-organisatorische Einheit von Notfallrettung und qualifiziertem Krankentransport (§ 2,1)
1. Notfallrettung	ja, § 2,2
2. Qualifizierter Krankentransport	ja, § 2,3
3. Sonstiges	–
4. Massenanfall von Verletzten	§ 4,2: Koordination durch LNA
5. Abgrenzung sonstiger Krankenbeförderung vom Rettungsdienst	–
Träger	An Landkreise und Stadtverband Saarbrücken übertragene, staatliche Aufgabe. Luftrettung ist Landesaufgabe
Hilfsfrist	nein
Notarzt-Qualifikation	Fachkundenachweis
Besetzung Rettungsmittel	Mindestens 2 fachlich und gesundheitlich geeignete Personen, Fahrer mindestens Sanitätsausbildung
1. RTW	Mindestens 1 RA
2. KTW	Mindestens 1 RS
Rechtsnatur	Staatliche Aufgabe
Durchführung	Rettungszweckverband überträgt vorrangig auf Hilfsorganisationen, Kommunen oder sonstige Dritte

Tabelle 23.13 Sachsen, LRDG vom 07.01.1993

Zuständig für Rettungswesen	Staatsministerium des Innern
Organisationsformen	Medizinisch-organisatorische Einheit von Notfallrettung und qualifiziertem Krankentransport
1. Notfallrettung	ja (Notfallrettung vor Krankentransport)
2. Qualifizierter Krankentransport	ja
3. Sonstiges	–
4. Massenanfall von Verletzten	§ 10,2: Ärztliche Versorgung soll durch LNA koordiniert werden
5. Abgrenzung sonstiger Krankenbeförderung vom Rettungsdienst	ja
Träger	Landkreise und kreisfreie Städte oder Rettungszweckverbände gemäß § 4,2
Hilfsfrist	Zur Notfallrettung soll der Einsatzort mit bodengebundenen Rettungsmitteln innerhalb 10 min erreichbar sein.
Notarzt-Qualifikation	Fachkundenachweis Rettungsdienst der Landesärztekammer Sachsen
Besetzung Rettungsmittel	Mindestens 2 fachlich geeignete Personen
1. RTW	Mindestens 1 RA
2. KTW	Mindestens 1 RS
Rechtsnatur	Öffentliche Aufgabe
Durchführung	Leistungsträger überträgt vorrangig auf Hilfsorganisationen oder Dritte. Berufs-Fw genießen für 25 % der Einsatzbereiche Bestandsschutz

Tabelle 23.14 Sachsen-Anhalt, LRDG vom 07.10.1993

Zuständig für Rettungswesen	Ministerium für Arbeit und Soziales
Organisationsformen	Medizinisch-organisatorische Einheit von Notfallrettung und qualifiziertem Krankentransport
1. Notfallrettung	ja, § 2,2 (Notfallrettung vor Krankentransport)
2. Qualifizierter Krankentransport	ja, § 2,3
3. Sonstiges	§ 1,3: LRDG gilt auch im Bereich des betrieblichen Rettungsdienstes
4. Massenanfall von Verletzten	§ 9,4 LNA. § 2,1: Rettungsdienst hat Versorgung sicherzustellen; § 2,4: Rettungsdienst-Träger hat ausreichende Vorbereitung zu treffen; § 6,5: Vorkehrungen im Rettungsdienst-Bereichsplan
5. Abgrenzung sonstiger Krankenbeförderung vom Rettungsdienst	ja
Träger	Landkreise und kreisfreie Städte
Hilfsfrist	
1. Notfallrettung	Zeitraum zwischen Eingang Notfallmeldung bei RLS und Eintreffen in mindestens 95 % der Fälle „unter gewöhnlichen Bedingungen" 12 min
2. Krankentransport	30 min gemäß Einsatzstatistik der letzten 3 Jahre
Notarzt-Qualifikation	Fachkundenachweis „Arzt im Rettungsdienst"
Besetzung Rettungsmittel	Mindestanforderungen werden durch Ministerium für Arbeit und Soziales per Rechtsverordnung nach Anhörung des Landesbeirats festgelegt.
Rechtsnatur	Öffentliche Aufgabe der Gesundheitsvorsorge und Gefahrenabwehr
Durchführung	Vorrangig Hilfsorganisationen, durch Leistungsträger beauftragt. Dritte können ebenfalls beauftragt werden

Tabelle 23.15 Schleswig-Holstein, LRDG vom 29.11.1991

Zuständig für Rettungswesen	Ministerium für Soziales, Gesundheit und Energie
Organisationsformen	Medizinisch-organisatorische Einheit von Notfallrettung und qualifiziertem Krankentransport (§ 6,1)
1. Notfallrettung	ja, § 1,1 (Notfallrettung vor Krankentransport)
2. Qualifizierter Krankentransport	ja, § 1,2
3. Sonstiges	–
4. Massenanfall von Verletzten	§ 7,2
5. Abgrenzung sonstiger Krankenbeförderung vom Rettungsdienst	ja, § 1,4
Träger	Kreise und kreisfreie Städte
Hilfsfrist	nein
Notarzt-Qualifikation	Fachkundenachweis der Landesärztekammer Schleswig-Holstein oder vergleichbare Qualifikation (Notarzt)
Besetzung Rettungsmittel	Mindestens 2 Personen
1. RTW	1 RA und 1 RS, der für den Einsatz in der Notfallrettung zusätzlich 200 Einsätze abgeleistet haben muß
2. KTW	1 RA und 1 RS
Rechtsnatur	Staatliche Aufgabe im weiteren Sinn
Durchführung	Vorrangig Leistungsträger; Hilfsorganisationen und Dritte sind integriert

Tabelle 23.16 Thüringen, LRDG vom 22.12.1992

Zuständig für Rettungswesen	Ministerium des Innern
Organisationsformen	Medizinisch-organisatorische Einheit von Notfallrettung und qualifiziertem Krankentransport
1. Notfallrettung	ja, § 2,1 (Notfallrettung vor Krankentransport)
2. Qualifizierter Krankentransport	ja, § 2,2
3. Sonstiges	§ 2,3 Organ-, Blut-, Medikamententransport
4. Massenanfall von Verletzten	§ 10 Rettungsdienstliche Versorgung bei besonderen Gefahrenlagen
5. Abgrenzung sonstiger Krankenbeförderung vom Rettungsdienst	ja, § 1,3
Träger	Landkreise und kreisfreie Städte
Hilfsfrist	Erreichen jedes an einer Straße gelegenen Notfallortes innerhalb
1. Notfallrettung	12 min, dünn besiedelte Gebiete 15 min
2. Krankentransport	30 min
Notarzt-Qualifikation	Fachkundenachweis der Landesärztekammer Thüringen oder vergleichbare, von der LÄK Thüringen anerkannte Qualifikation
Besetzung Rettungsmittel	Krankenkraftwagen sind im Einsatz mit mindestens 2 geeigneten Personen zu besetzen, davon mindestens 1 Rettungsassistent. Abweichungen im Einzelfall
Rechtsnatur	Aufgabe der Gesundheitsvorsorge und Gefahrenabwehr
Durchführung	Leistungsträger, der auf Hilfsorganisationen und Dritte übertragen kann (Anteil der Hilfsorganisationen erheblich)

Zwischenzeitlich besteht durch Fortentwicklungen im Rettungsdienst und insbesondere durch die bundesrechtlichen Veränderungen im Bereich des Zivilschutzes und des erweiterten Katastrophenschutzes weiterer Novellierungsbedarf.

Finanzierung

Zur Entstehungszeit der zweiten Generation der Rettungsdienstgesetze stand der Rettungsdienst außerhalb politischer Konflikte. Die gesetzliche Krankenversicherung, welche die *Leistungen des Rettungsdienstes* zu bezahlen hatte, schenkte diesem Ausgabenblock keine Beachtung; er blieb mit *Kostenanteilen um 1% der Gesamtausgaben* eine Marginalie.

Die grundgesetzlich angelegte Konfliktstelle der konkurrierenden Gesetzgebung, wonach die Länder per Gesetzgebung die Organisationsstrukturen des Rettungsdienstes regeln, während die bundesrechtlich begründete soziale Krankenversicherung die erbrachten Leistungen bezahlt, spielte zunächst keine Rolle.

Dies war um so erstaunlicher, als über 95% der Bundesbürger gesetzlich krankenversichert sind und daher über 95% der Leistungseinnahmen für den Rettungsdienst aus den Etats der gesetzlichen Krankenversicherung stammen.

Eine Änderung dieses friedlichen Zustands trat durch die *Kostendämpfungsgesetze des Bundes* ein, die in der Konsequenz die Gesundheitsausgaben unter ein *Budget* stellten.

In diesem Zusammenhang erging im Jahr 1995 ein bedeutsames *Urteil des 8. Senats des Bundesverwaltungsgerichts*. Dieser stellte fest, daß die formal rechtmäßige *Gebührensatzung einer Kommune* für die Inanspruchnahme des Notarztes im Rettungsdienst insoweit *gegen höherrangiges Recht verstößt*, als sie die Erhebung dieser Gebühr bei Personen vorsieht, die gesetzlich krankenversichert sind. Weiter wurde festgestellt, daß der Bereich der ärztlichen Notfallversorgung dem Sicherstellungsauftrag der Kassenärztlichen Vereinigungen zuzuordnen sei.

Zum Hintergrund des Urteils ist anzumerken, daß es der Bundesgesetzgeber versäumt hatte, den Notarztdienst im Rettungsdienst eindeutig dem Sozialrecht zuzuordnen. Damit bestätigte sich plötzlich eine Organisationsform des Notarztdienstes als rechtskonform, die in größerem Umfang nur im Land Bayern eingeführt war und ist. Hier hatte die Kassenärztliche Vereinigung Bayern im Rahmen eines Vertrags mit dem Träger des Rettungsdienstes neben dem vertragsärztlichen Notfalldienst auch die Sicherstellung der notärztlichen Versorgung übernommen.

Für weite Teile der Bundesrepublik Deutschland war mit diesem Urteil die *Finanzierung des Notarztdienstes in Frage* gestellt. Der Sicherstellungsauftrag war den Kassenärztlichen Vereinigungen zugeordnet worden, die einen qualitativ hochstehenden Notarztdienst nicht selbst hätten organisieren können. Dieser nicht nur für den Rettungsdienst bedrohliche Zustand wurde im Jahr 1997 mit dem 2. Gesetz zur Neuordnung von Selbstverwaltung und Eigenverantwortung in der Gesetzlichen Krankenversicherung (2. NOG) beendet. Der *§ 75 Sozialgesetzbuch (SGB) V* wurde dahingehend novelliert, daß die Sicherstellung zwar die vertragsärztliche Versorgung zu den sprechstundenfreien Zeiten (Notdienst) umfaßt, nicht jedoch die notärztliche Versorgung im Rahmen des Rettungsdienstes, soweit das Landesrecht nicht Anderes bestimmt.

Durch diese Novelle des § 75 SGB V wurde erstmals die Trennung der Leistungsbereiche Notarztdienst im Rettungsdienst und vertragsärztlicher Notdienst festgeschrieben und die finanzielle Basis des Notarztes im Rettungsdienst gesichert.

Kernaussagen

Entwicklung
- Das duale angelegte System der präklinischen Notfallversorgung in Deutschland durch Notärzte im Rettungsdienst und niedergelassene Vertragsärzte ist historisch gewachsen und in dieser Form und weit entwickelten Ausprägung nur in wenigen Ländern zu finden.
- Die heutige Form der präklinischen Notfallversorgung geht auf den Kölner Chirurgen E. Friedhoff zurück, der einen Kastenwagen ausbaute, um ärztliche Sofortmaßnahmen zur Stabilisierung der Vitalfunktionen des Patienten mit anschließendem Transport zu ermöglichen.

Gesetzliche Grundlagen
- Die Bundesländer sind gehalten, im Rahmen der gesetzlichen Regelung der öffentlichen Daseinsfürsorge auch für den Rettungsdienst Regelungen zu treffen.
- In den Tab. 23.1–23.**16** sind die wesentlichen Regelungen der derzeit gültigen Länder-Rettungsdienstgesetze dargestellt.

Finanzierung
- Der Sicherstellungsauftrag der vertragsärztlichen Versorgung umfaßt auch die sprechstundenfreien Zeiten, nicht jedoch die notärztliche Versorgung im Rahmen des Rettungsdienstes, soweit Landesrecht nicht anderes bestimmt.
- Durch die Trennung der Leistungsbereiche Notarztdienst im Rettungsdienst und vertragsärztlicher Notdienst ist die finanzielle Basis des Notarztes im Rettungsdienst gesichert.

Rettungsdienst in Österreich

G. Kroesen

Roter Faden

■ **Gesetzliche Grundlagen**
- Allgemeines
- Die Rettungsverordnung
- Das Ärztegesetz
- Das Krankenpflegegesetz

■ **Organisation und Infrastruktur**
- Allgemeines
- Einrichtungen und Fahrzeugpark
- Leitstelle
- Großunfall- und Katastrophenvorsorge

■ **Gesetzliche Grundlagen**

Allgemeines

Die Republik Österreich ist ein Bundesstaat mit ca. 8 Millionen Einwohnern, der sich aus dem Bund als Gesamtstaat und neun Bundesländern zusammensetzt. Dementsprechend gibt es ein Bundes- und ein Landesverfassungsrecht. Als Bestandsgarantie für das Verfassungsrecht ist grundsätzlich die Unterordnung des Landes- unter das Bundesverfassungsrecht festgelegt. Die Aufgabenverteilung zwischen Bund und Ländern ist gesetzlich in Art. 10 Abs. 1 Ziff. 12 Bundesverfassungsgesetz geregelt:

„Bundessache ist in Gesetzgebung und Vollziehung das Gesundheitswesen, mit Ausnahme des Leichen- und Bestattungswesens sowie des Gemeindesanitätswesens und Rettungswesens."

Maßnahmen zur Obsorge für den allgemeinen Gesundheitszustand der Bevölkerung sind somit Bundessache in Gesetzgebung und Vollziehung; dazu zählen insbesondere Vorschriften über die *Ausbildung und Ausübung der Sanitätsberufe*, die Bekämpfung von Krankheiten, das Apothekenwesen und der Schutz gegen Schäden von ionisierenden Strahlen. Auch *Qualitätssicherung und Qualitätskontrolle* sind dem „Gesundheitswesen" zugeordnet und fallen damit in den Kompetenzbereich des Bundes.
Die sogenannte „Generalklausel" besagt, daß alle Angelegenheiten im selbständigen Wirkungsbereich der Länder verbleiben, die nicht ausdrücklich durch die Bundesverfassung dem Bund übertragen sind.
Die Bundesregierung und das Bundesministerium für Gesundheit und Konsumentenschutz sind die oberste Instanz in der unmittelbaren Bundesverwaltung. Oberstes Verwaltungsorgan in den Ländern ist die Landesregierung, bestehend aus dem Landeshauptmann, seinem Vertreter und den Landesräten. Der Landeshauptmann ist auch Träger der Bundesverwaltung in Verantwortung und Weisungsgebundenheit gegenüber dem Bund. Im Behördenschema der Landesverwaltung ist der Landesregierung das Amt der Landesregierung als Hilfsapparat zugeordnet. Diesem Amt ist die Bezirksverwaltungsbehörde (Bezirkshauptmannschaft und Bürgermeister sowie Magistrat der Statutarstädte) unterstellt. Die untere Verwaltungsebene bilden die Gemeinden mit dem Gemeinderat als kontrollierendem und beschlußfassendem Organ, dem Gemeindevorstand (Stadtsenat), dem Bürgermeister als leitendem Exekutivorgan und dem Gemeindeamt als unterstützendem Geschäftsapparat.

Aus dem Bereich des Gesundheitswesens gehört die örtliche Gesundheitspolizei besonders auf dem Gebiet des *Hilfs- und Rettungswesens* sowie des Leichen- und Bestattungswesens zu den *Versorgungspflichten der Gemeinden*.

Als *Rettungsdienst* wird eine Organisation bezeichnet, die zur Aufgabe hat:
a) Personen, die wegen einer Verletzung oder einer Gesundheitsstörung „Erster Hilfe" bedürfen, diese zu leisten und sie unter fachgerechter Betreuung mit geeigneten Krankentransportfahrzeugen ärztlicher Versorgung zuzuführen,
b) Personen, denen wegen ihres Gesundheitszustandes oder ihres körperlichen Zustandes die Benützung eines allgemeinen Verkehrsmittels nicht möglich oder aus medizinischen Gründen nicht zumutbar ist, unter fachgerechter Betreuung mit geeigneten Krankentransportfahrzeugen von ihrer Unterkunft in eine Krankenanstalt oder in eine Arztordination oder umgekehrt oder von einer Krankenanstalt in eine andere zu befördern.

Die Rettungsverordnung

Auf ihrer Verwaltungsebene erlassen die Landesregierungen (bzw. deren Sanitätsabteilungen und Direktionen) *Rettungsgesetze* (1), die den Erfordernissen des einzelnen Bundeslandes entsprechen. Nach den Rettungsgesetzen erlassen die Landtage eine *Rettungsverordnung* (2), die geeigneten Organisationen ihre Betriebsführung vorschreibt.

Folgende Leistungen können von den Landesregierungen vorgeschrieben werden:
– Anzahl der Krankentransportfahrzeuge sowie von Fahr- und Begleitpersonal,
– Ausstattung der Krankentransportfahrzeuge,
– Ausbildung des Rettungspersonals sowie deren Fortbildung,
– Ausstattung der Einsatzstellen einschließlich Personalaufenthaltsräumen, Garagen, Übungsräumen und der Leitstelle.
In einer *Anlage* zur Rettungsverordnung werden das *Sa-*

nitätsmaterial für den Krankenraum, der Schienensack, ein Einheitsverbandskasten, ein Geburtenkoffer, ein Arztkoffer einschließlich Medikamenten und Ampullen, Bergungsgeräte und ein Werkzeugsortiment detailliert vorgeschrieben. Eine weitere Anlage zur Rettungsverordnung enthält den *Unterrichtsstoff*. Dazu zählen Rechtskunde, Organisation, Einsatztaktik und Funkwesen im Rettungsdienst; darüber hinaus Anatomie sowie Physiologie, Pathophysiologie, Symptomatik und Therapie bei internen Notfällen, Vergiftungen, traumatologischen Notfällen, thermischen Affektionen und psychiatrischen Notfällen. Auch die Hygiene im Rettungsdienst und Übungen sind in der Rettungsverordnung erfaßt. In einer weiteren Anlage werden die Fachgebiete für die Einsatzfahrer-Ausbildung beschrieben und schließlich in der letzten Anlage die Fachgebiete für die Fortbildung.

Das Ärztegesetz

Das Ärztegesetz (ÄG) wird von der Bundesärztekammer mit ihren verschiedenen Gremien ausgearbeitet und von der Bundesregierung beschlossen. Die Vollziehung des Gesetzes ist den Landesärztekammern übertragen.

Ausbildung und Fortbildung der Ärzte für die Notarzttätigkeit werden in § 15 a ÄG festgelegt.

Das Krankenpflegegesetz

Das Krankenpflegegesetz fällt in die Bundeskompetenz und regelt die Angelegenheiten des Krankenpflegefachdienstes, des Sanitätshilfsdienstes und der Ausbildungs- und Prüfungsordnung für die Sanitätshilfsdienste.

Der *Krankenpflegefachdienst* schließt mit den Berufsbezeichnungen diplomierte Krankenschwester/Krankenpfleger usw. ab. Tätigkeiten, die der Leistung „Erster Hilfe" dienen, werden als *Sanitätshilfsdienst* zusammengefaßt. Zum Sanitätshilfsdienst zählen außer dem *Sanitätsgehilfen* noch der Stationsgehilfe und eine Reihe weiterer Tätigkeiten.

Die *Ausbildung in den Sanitätshilfsdiensten* hat gemäß § 4 Abs. 1 der Verordnung des Bundesministeriums für Soziales vom 16. August 1961 durch theoretischen und praktischen Unterricht soweit in den umschriebenen Tätigkeiten und Hilfsdiensten zu unterweisen, daß sie diese ordnungsgemäß verrichten können.

Das Lehrziel in den einzelnen Unterrichtsfächern ist auf dieses Ausbildungsziel auszurichten. Anzumerken ist allerdings, daß die Ausbildungs- und Prüfungsordnung für den Sanitätshilfsdienst keinerlei Hinweise auf Art, Form und Umfang des praktischen Unterrichtes weder hinsichtlich der praktischen Ausbildung oder der Vortragenden noch im Bereich der Prüfung enthält. Weitere das Rettungswesen tangierende Berufsgesetze im Bereich des Gesundheitswesens sind die Pflegehelferverordnung und das Hebammengesetz, auf die hier nicht näher eingegangen wird.

■ Organisation und Infrastruktur

Allgemeines

In Österreich sind mehr als zehn Organisationen im Rettungsdienst tätig. Die bekanntesten sind das Österreichische Rote Kreuz (ÖRK), der städtische Krankenbeförderungs- und Rettungsdienst in Wien, das Grüne Kreuz, der Österreichische Arbeitersamariterbund, die Johanniter-Unfallhilfe, der Malteserhospitaldienst, der Österreichische Bergrettungsdienst, die Österreichische Wasserrettung und als technische Organisationen die Feuerwehren und die Bergwacht. Die größte dieser Organisationen ist das ÖRK mit neun Landesverbänden entsprechend den österreichischen Bundesländern und vielen Bezirksstellen entsprechend den politischen Bezirken.

Gemäß Bundesverfassungsgesetz sind die Gemeinden unter anderem verpflichtet, das Hilfs- und Rettungswesen im eigenen Wirkungsbereich zu versorgen. Diese Aufgabe hat unter anderen das ÖRK im Rahmen der freiwilligen Hilfeleistung auf allen Gebieten der Wohlfahrts- und Gesundheitspflege übernommen. Das ÖRK sieht seine Aufgaben in:
- Ständiger Einsatzbereitschaft,
- Leistung „Erster Hilfe",
- Transport Kranker oder Verletzter, sowie sanitätsdienstlicher bzw. notärztlicher Versorgung beim Transport.

Diese Aufgaben beziehen sich auf alle Situationen, die sich aus Erkrankungen, bei Geburten und Unfällen oder durch Katastrophen ergeben. Oberstes Ziel jedes Einsatzes ist die Herstellung zumindest der Transportfähigkeit durch Maßnahmen der „Ersten Hilfe" bzw. der Notfallmedizin und der möglichst rasche Transport zur ärztlichen Behandlung.

Einrichtungen und Fahrzeugpark

Die Einrichtungen des Rettungsdienstes umfassen den Fahrzeugpark, dessen Ausstattung, die dem jeweiligen Stützpunkt angeschlossenen Fluggeräte, die Leitstellen, das Stützpunktgebäude und das Personal (Tab. 23.**17**). Als bodengebundene Einsatzmittel im Rettungs- und Krankentransportdienst kommen zur Anwendung:
- Notarztwagen (NAW),
- Rettungswagen (RTW),
- Krankentransportwagen (KTW),
- Notarzteinsatzfahrzeug (NEF),
- Mehrzweckfahrzeuge (MZF),
- Ärztenotdienstwagen,
- Rettungsmotorräder,
- sonstige Sondereinsatzmittel.

Der Bereich der Flugrettung stützt sich auf zwei Systeme. Das erste ist ein Netz von Notarzthubschraubern (NAH) verschiedener Institutionen mit folgenden Stützpunkten:
- ÖAMTC Christophorus I, Flughafen Innsbruck,
- ÖAMTC Christophorus II, Krankenhaus Krems,
- ÖAMTC Christophorus III, Flugplatz Ost, Wiener Neustadt,
- ÖAMTC Christophorus IV: Krankenhaus Kitzbühel bzw. St. Johann
- ÖAMTC Christophorus V: Pontlatz-Kaserne Landeck,
- ÖAMTC Christophorus VI: Krankenhaus Zell am See (Wintersaison),
- NAH des Bundesheeres „Christoph", Aigen im Ennstal.

Das zweite System sind die NAH des Bundesministeri-

Tabelle 23.17 Personelle und rettungstechnische Ausstattung in Österreich.

	Burgenland	Kärnten	Niederösterreich	Oberösterreich	Salzburg	Steiermark	Tirol	Vorarlberg	Wien
Einwohner	273 000	558 000	1505 Mio.	1373 Mio.	500 000	1203 Mio.	650 000	340 000	1580 Mio.
Notärzte	71	173	690	356	322	638	414	203	563
Leitstellen	7	8	57	17	12	20	22	7	4
Sanitätshelfer	1681	–	12 500	4850	1785	4550	4200+	80	450
Sanitäter	63	2100+	180	1000*	110	250	–	320	595
Notfallsanitäter	36	105	200	150	55	130	350+	200	90
Rettungsorganisat.	2	2	2	2	1	3	4	1	5
NAW (NEF)	5	4 (2)	5	12 (2)	3 (6)	19 (2)	1 (2)	5 (2)	14 (2)
RTW (KTW)	54	120	534	232	13 (92)	299	170	38	15 (160)
NAH	–	2	3	1	2	2	4 (1)	1	1 (1)
RTH	–	–	–	–	–	–	3	1	–
MEGUS	8	2	24	13	11	20	22	1	2*
Zelte	15	20	60	> 50	18	> 30	60	20	13*

Die mit * gekennzeichneten Daten sind ungesicherte Näherungswerte. Die mit einem + gezeichneten Daten stellen Summierungen verschiedener Gruppen dar.
NAW = Notarztwagen; NEF = Notarzteinsatzfahrzeug; RTW = Rettungstransportwagen; KTW = Krankentransportwagen; NAH = Notarzthubschrauber; RTH = Rettungstransporthubschrauber; MEGUS = Medizinisches Großunfallset

ums für Inneres in Hohenems, Salzburg, Linz, Graz, Klagenfurt, Lienz und Wien.

Die Hubschrauber des ÖAMTC (Österreichischer Automobil-, Motorrad- und Touring-Club) werden gemeinsam mit dem ÖRK, der Bergrettung, mit Versicherungen und Krankenhaus- bzw. Kliniknotärzten betrieben. Als NAH eingesetzt werden der Hochalpin-NAH Ecureuil AS 350 B2, der AS 355 F bzw. 355 F2 und in Kürze der Eurocopter EC 135 (9). Die Besatzung der NAH besteht aus einem Piloten, einem Flugrettungsarzt und einem Flugrettungssanitäter, häufig auch einem Spezialisten.

Österreich ist seit 1961 Gründungsmitglied beim Europäischen Komitee für Normung (Comitée Européen de Normalisation, CEN). Von diesem freiwilligen Zusammenschluß von Experten werden in naher Zukunft europäische Empfehlungen für die Ausstattung und Qualität der Rettungsfahrzeuge erwartet (7). Bis heute gibt es in Österreich keinerlei rechtsverbindliche Standards oder Normen hinsichtlich der rettungstechnischen Ausstattung der Krankenwagen- und Notfallausrüstungen bis auf Richtlinien und Empfehlungen der einzelnen Trägerorganisationen. In einigen Bundesländern (z. B. Tirol und Vorarlberg) gibt es Rechtsgrundlagen in den Landesrettungsgesetzen und -verordnungen (3).

Leitstelle

Die Leitstelle ist das Schalt- und Kommunikationszentrum der Dienststellen des Rettungsdienstes. Sie ist zugleich Koordinationsstelle zu den anderen Einsatzkräften wie Polizei und Feuerwehr, sowie zum Katastrophenschutz und steht mit diesen in ständiger Funkverbindung; sie sieht außerdem im Einsatzfall die Wahl des Transportmittels vor.

Das Personal der Leitstelle, die Disponenten, absolviert eine Sonderausbildung mit dem Qualifikationsziel, Anrufe entgegenzunehmen (6), die Art und Schwere der Erkrankung bzw. des Unfalls abzuschätzen und basierend darauf das geeignete Einsatzmittel mit der entsprechenden Besatzung festzulegen (8). Auch sollen die Disponenten fähig sein, den Anrufer telefonisch anzuleiten, bis zum Eintreffen des qualifizierten Sanitätspersonals Basismaßnahmen der „Ersten Hilfe" zu setzen (4, 5).

Großunfall und Katastrophenvorsorge

Über die Ausstattung für Hilfsmaßnahmen im öffentlichen Gesundheitswesen hinaus haben die ÖRK-Landesverbände auch Vorsorge für Großschadens- und Katastrophenfälle durch eine Bevorratung mit medizinischem Material sowie mit Zelten und Operationscontainern vorgesehen.

Das medizinische Großunfallset (MEGUS) ist bei den einzelnen Landesverbänden unterschiedlich zusammengestellt, dient aber dem gleichen Zweck, nämlich der medizinischen Versorgung von Großunfallopfern in der präklinischen Versorgungsphase.

Im einzelnen enthält das MEGUS, das z. B. vom Landesverband Tirol an 22 Bezirksstellen verteilt und gewartet wird, bei einem Gesamtgewicht von 200 kg:
- 3   Notfallrucksäcke (komplett bestückt),
- 1   Triageset mit Klein-EKG,
- 3   Vakuummatrazen mit Absaugpumpen,
- 9   Patienten-Bergetücher,
- 36 Infusionen 500 ml 6% HES 200/0,62,
- 36 Infusionen 500 ml Ringer-Lactat,
- 75 Wundauflagen,
- 45 Momentverbände,
- 6   Omniplast Verbände,
- 30 Dreiecktücher,
- 60 Elastik-Mullbinden,
- 30 Peha-Haft-Binden,
- 15 Foliendecken ALU-Tex groß,

- 15 Foliendecken ALU-Tex klein,
- 15 Rettungsdecken,
- 9 HWS-Krawatten,
- 4 Handlampen mit Gürtelhaltern,
- 10 Stirnlampen,
- 1 Warnweste „LEITENDER NOTARZT",
- 1 Warnweste „ROT-KREUZ-EINSATZLEITER",
- 3 Warnwesten „NOTARZT",
- 9 Leichentücher.

Die Zahl der Zelte einschließlich der Operationscontainer ist von Bundesland zu Bundesland je nach Einwohnergröße unterschiedlich.

Kernaussagen

Gesetzliche Grundlagen

- Vorschriften über die Ausbildung und Ausübung der Sanitätsberufe sind Maßnahmen für den allgemeinen Gesundheitszustand der Bevölkerung und somit Bundessache.
- Die Rettungsverordnung wird von den Landesregierungen erlassen und enthält die gesetzliche Betriebsanleitung für Rettungssysteme.
- Die örtliche Gesundheitspolizei auf dem Gebiet des Rettungswesens gehört zu den Versorgungspflichten der Gemeinden.
- Das Ärztegesetz (ÄG) wird von den Landesärztekammern vollzogen. Aus- und Fortbildung der Ärzte für die Notarzttätigkeit sind in § 15 a ÄG festgelegt.
- Die Angelegenheiten des Sanitätshilfsdienstes und der entsprechenden Ausbildungs- und Prüfungsordnung sind im Krankenpflegegesetz geregelt.

Organisation und Infrastruktur

- Im bodengebundenen Rettungsdienst kommen sieben unterschiedlich ausgerüstete Fahrzeugarten zum Einsatz. Die Flugrettung verfügt über 14 Notarzthubschrauber.
- Der Leitstelle kommt besondere Bedeutung zu als Schalt- und Kommunikationszentrum. Der Leitstellendisponent hat die Qualifikation, Anrufe entgegenzunehmen, die Erkrankung bzw. den Unfall abzuschätzen und das geeignete Einsatzmittel festzulegen.
- Das medizinische Großunfallset (MEGUS) dient der medizinischen Versorgung von Großunfallopfern in der präklinischen Versorgungsphase.

Literatur

Weiterführende Literatur

1. Arntz HR, Oeff M, Willich SN, Storch WH, Schroder R: Establishment and results of an EMT-D program in a two-tiered physician-escorted rescue system. The experience in Berlin, Germany. Resuscitation 1993; 26:39–46
2. Gorgaß B, Ahnefeld FW, Rossi R: Rettungsassistent und Rettungssanitäter. 4. Aufl., Springer, Berlin, Heidelberg, New York 1996
3. Müller CD, Huber S: Analyse und Strategien in der notfallmedizinischen Ausbildung des nichtärztlichen Sanitätspersonals im Rettungsdienst. Forschungsbericht Österr. Akademie für Gesundheitswesen 1995; S. 217–275
4. Myrick JA: Systems approaches in emergency medical systems: the history, the impact, and the future. J Soc Health Syst. 1992; 3:37–47

Referenzen

1. Amt der Tiroler Landesregierung: Tiroler Rettungsgesetz. Landesgesetzblatt für Tirol, 1987; 20. Stck., 40.
2. Amt der Tiroler Landesregierung: Tiroler Rettungsverordnung. Landesgesetzblatt für Tirol, 1988; 2. Stck., 3.
3. Amt der Tiroler Landesregierung: Verordnung der Landesregierung vom 1. Dezember 1992, mit der die Tiroler Rettungsverordnung geändert wird. Landesgesetzblatt für Tirol, 1992; 19. Stck., 62.
4. Calle P, Lagaert L, Buylaert W: How to evaluate an emergency medical dispatch system and identify areas for improvement? Eur J Emerg Med. 1996; 3:187–190
5. Culley LL, Henwood DK, Clark JJ, Eisenberg MS, Horton C: Increasing the efficiency of emergency medical services by using criteria based dispatch. Ann Emerg Med. 1994; 24:867–872
6. Meron G, Frantz O, Sterz F, Mullner M, Kaff A, Laggner AN: Analysing calls by lay persons reporting cardiac arrest. Resuscitation 1996; 32:23–26
7. Schneider C, Gomez M, Lee R: Evaluation of ground ambulance, rotor-wing, and fixed-wing aircraft services. Crit Care Clin. 1992; 8:533–564
8. Sramek M, Post W, Koster RW: Telephone triage of cardiac emergency calls by dispatchers: a prospective study of 1386 emergency calls. Br Heart J. 1994; 71:440–445
9. Voelckel W, Habringer G, Kroesen G: Neue Hubschrauber-Generation in Österreich. Systementscheid und rationelles Ausbaukonzept. Der Notarzt 1997; 13:88–91

Rettungsdienst in der Schweiz

L. Bernoulli

Roter Faden

- **Rechtliche Grundlagen und Richtlinien**
  - Verfassung und Gesetze
  - Richtlinien
  - Thesen der FMH zum Rettungswesen in der Schweiz
- **Organisation**
  - Allgemeines
  - Bodenrettung
  - Luftrettung
  - Bergrettung
  - Wasserrettung

Rechtliche Grundlagen und Richtlinien

Verfassung und Gesetze

Bund

Weil die schweizerische Bundesverfassung das Gesundheitswesen nicht ausdrücklich dem Bund überträgt, fällt dieses unter die Hoheit und damit in den Aufgabenbereich der Kantone (1).

Lediglich für einige wenige Bereiche des Gesundheitswesens ist der Bund aufgrund gesonderter Verfassungsbestimmungen und Gesetze zuständig. Dazu zählen:
- Die Bekämpfung übertragbarer oder stark verbreiteter oder bösartiger Krankheiten,
- der Strahlenschutz,
- der Umgang mit Betäubungsmitteln,
- der Verkehr mit Giften,
- die Invalidenversicherung,
- die Rahmenbedingungen der Kranken- und Unfallversicherungen,
- die Prüfungsverordnungen für Medizinalpersonal (Ärzte, Zahnärzte, Tierärzte und Apotheker).

Gemäß dem Schweizerischen Strafgesetzbuch besteht eine allgemeine *Nothilfepflicht*. Jedermann hat entsprechend seinen Fähigkeiten, Kenntnissen und Möglichkeiten unverzüglich alles Erforderliche zu tun, um einem in Lebensgefahr schwebenden Menschen zu helfen.

„Wer einem Menschen, den er verletzt hat, oder einem Menschen, der in unmittelbarer Lebensgefahr schwebt, nicht hilft, obwohl es ihm den Umständen nach zugemutet werden könnte, wer andere davon abhält, Nothilfe zu leisten, oder sie dabei behindert, wird mit Gefängnis oder mit Buße bestraft" (6).

Für den Helfer besteht keine zivilrechtliche Haftung, wenn er bestrebt war, im Rahmen seiner Möglichkeiten das Beste zu erreichen, und wenn der Entschluß, trotz Mangelhaftigkeit der eigenen Ausbildung oder der zur Verfügung stehenden Hilfsmittel einzugreifen, nicht leichtfertig gefaßt wurde. Bei der strafrechtlichen Haftung kämen allenfalls die Tatbestände der fahrlässigen Körperverletzung oder der fahrlässigen Tötung in Frage.

Kantone

Entsprechend der Zuständigkeit der Kantone für das Gesundheitswesen untersteht das Rettungswesen dem Kompetenzbereich der einzelnen Kantone.

Politisches Koordinationsgremium auf nationaler Ebene ist die Schweizerische Sanitätsdirektorenkonferenz (SDK). Sie hat vorwiegend koordinierende Aufgaben, weitgehend konsultativen Charakter und keine direkte Einflußmöglichkeit innerhalb der Souveränität der Kantone.

Bei diesem föderalistischen System kann jeder der 26 Kantone die Durchführung des Rettungsdienstes entweder auf kantonaler Ebene selbst reglementieren und vollziehen oder mit mehr oder weniger ausführlichen Auflagen an andere Trägerschaften delegieren, z. B. an Zweckverbände, Spitäler oder private Rettungsdienste.

In den meisten Kantonen wird das Rettungswesen durch die Gesundheitsdirektion geregelt, vereinzelt untersteht der Rettungsdienst teilweise oder ganz der Polizei.

Nur die Kantone Graubünden und Wallis haben eine ausführliche Regelung des Rettungswesen auf Gesetzesebene. Andere Kantone reglementieren ihr Rettungswesen lediglich durch Verordnungen. Weitere Kantone ordnen das Rettungswesen durch einzelne Bestimmungen in verschiedenen Gesetzen und Verordnungen. Der Kanton Zürich beispielsweise bestimmt in seinem Gesetz über das Gesundheitswesen lediglich: „Die Gemeinden organisieren den Transport von Kranken und Verunfallten" (2).

Mit wenigen Ausnahmen basiert somit das Rettungswesen auf rudimentären gesetzlichen Grundlagen, die zudem sehr allgemein gehalten sind. Aus diesem Grund bestehen große regionale Unterschiede im Angebot, in der Organisation und in der Qualität der Notfallversorgung.

Richtlinien

Allgemeines

Weil verbindliche Vorschriften weitgehend fehlen, Normierungen für den Rettungsdienst aber unentbehrlich sind, haben nichtstaatliche Organisationen Richtlinien für verschiedenen Bereiche des Rettungswesen herausgegeben.

Diese Organisationen (das Schweizerische Rote Kreuz, der Interverband für Rettungswesen und die Verbindung der Schweizer Ärzte) sind nach ihrer Rechtsstruktur Vereine gemäß Zivilgesetzbuch. Die Richtlinien haben grundsätzlich nur empfehlenden Charakter und sind nicht rechtsverbindlich. Dennoch haben sie zu einer gewissen Standardisierung bezüglich Ausbildung, Ausrüstung und Ablauf im Rettungsdienst geführt. Teilweise wurden diese Richtlinien auch in verbindliche kantonale Vorschriften übernommen.

■ Schweizerisches Rotes Kreuz

Gemäß den Statuten des Schweizerischen Roten Kreuzes (SRK) gehört die Förderung der Ersten Hilfe und des Rettungswesens zu seinen Aufgaben. Dieser Verpflichtung kommt das Schweizerische Rote Kreuz mit der seit 1961 bestehenden Ärztekommission für Rettungswesen (AKOR SRK) nach. Im Gegensatz zu anderen nationalen Rotkreuz-Gesellschaften ist das Schweizerische Rote Kreuz nicht operationell tätig, sondern beschränkt sich in diesem Bereich auf seine Ärztekommission.

Die AKOR SRK befaßt sich mit den medizinischen Belangen des Rettungswesen in der Schweiz. Sie legt in Zusammenarbeit mit den betroffenen Organisationen und Ausbildungsstätten Zielsetzungen und Rahmenrichtlinien für die Ausbildung von ärztlichen und nichtärztlichen Helfern fest. Sie berät Organisationen, Ausbildungsstätten und Amtsstellen beim Herstellen von Ausbildungsmitteln über das Rettungswesen und sorgt in Zusammenarbeit mit diesen für die Überwachung von Aus-, Weiter- und Fortbildungskursen im Rettungswesen. Ferner verfaßt die AKOR, meist in Zusammenarbeit mit dem Interverband für Rettungswesen, Richtlinien über medizinische Belange des Rettungswesen. Die AKOR ist zugleich die Ärztekommission des Interverbandes für Rettungswesen, weshalb diese Richtlinien in der Regel von der AKOR SRK und dem Interverband für Rettungswesen gemeinsam herausgegeben werden und damit eine breitere Akzeptanz erreichen.

■ Interverband für Rettungswesen

Der 1962 gegründete Interverband für Rettungswesen (IVR) vereinigt als Schweizerischer Dachverband praktisch alle direkt oder indirekt am Rettungswesen beteiligten Behörden und Organisationen, d. h. die Kantone, verschiedene Bundesämter, Ärztegesellschaften sowie weitere schweizerische, regionale und lokale Verbände und Institutionen. Der IVR bezweckt die Koordination, Förderung und Qualitätssicherung des Rettungswesens in der Schweiz mit dem Ziel, den Rettungsablauf vom Notfallort bis zur Übergabe des Patienten im Spital optimal sicherzustellen. Die Tätigkeit des IVR richtet sich nach den Erkenntnissen der präklinische Notfallmedizin unter Einschluß der technischen und organisatorischen Maßnahmen. Mit der Erarbeitung und Publikation medizinischer, technischer und organisatorischer Richtlinien trägt der IVR zur Koordination im Rettungswesen auf freiwilliger Basis bei. Die medizinischen Richtlinien werden gemeinsam mit der Ärztekommission für Rettungswesen des SRK herausgegeben.

■

Im Auftrag der SDK hat der IVR 1993 Modellvorstellungen für das Rettungswesen in der Schweiz in Zusammenarbeit mit den maßgebenden Exponenten im Schweizerischen Rettungswesen erarbeitet (4).

Der Bericht widmet sich dem Rettungswesen im Alltag und konzentriert sich vor allem auf die Probleme des terrestrischen Rettungsdienstes, der über 90% der Leistungen erbringt. Im Vordergrund stehen Ausbildungs- und Organisationsfragen, da in diesen Bereichen im Gegensatz zum benachbarten Ausland noch keine „unité de doctrine" besteht. Zudem ist ein großes Mißverhältnis zwischen der präklinischen und der klinischen Versorgung der Notfallpatienten festzustellen. Einem dichten Netz leistungsfähiger Spitäler stehen - mit großen regionalen Unterschieden - vielfach nicht Laien in den Rettungsdiensten gegenüber. Auch ist der Betrieb eines Rettungsunternehmens in der Schweiz mehrheitlich keiner Bewilligungspflicht unterstellt.

Aufgrund dieser Modellvorstellungen des IVR hat die SDK 1994 folgende Empfehlungen beschlossen (5):
1. Die SDK nimmt zustimmend Kenntnis vom vorliegenden Bericht.
2. Die SDK beauftragt das Schweizerische Rote Kreuz (Bereich Berufsbildung), eine Berufsausbildung für Rettungssanitäterinnen und Rettungssanitäter zu konzipieren. Es arbeitet mit den interessierten Kreisen zusammen, wobei es ganz besonderes Gewicht auf eine sehr enge Zusammenarbeit mit dem Interverband für Rettungswesen legt. Den Stellungnahmen der Kantone in der Vernehmlassung ist angemessen Rechnung zu tragen.
3. Die SDK macht ihren Einfluß geltend, um den flächendeckenden Ausbau von Sanitätsnotrufzentralen 144 beschleunigt zu realisieren und bis zur Einführung der europäischen Notrufnummer 112 zumindest planerisch in der ganzen Schweiz abzuschließen.
4. Die SDK unterstützt eine Qualitätskontrolle im Rettungswesen; sie ersucht die Kantone, die Bewilligungspflicht für Rettungsdienste in ihrem Gebiet einzuführen, und erteilt dem IVR den Auftrag, Qualitätskriterien zu formulieren und diese vorzuschlagen.
5. Die SDK empfiehlt den Kantonen, bei der Rekrutierung von Ärzten in öffentlichen Spitälern darauf hinzuwirken, daß durch Erleichterung der Weiterbildung und durch Anstellung von Notärzten sowie Förderung von Trägerschaften für den Notarztdienst der Aufbau eines Notarztnetzes möglich wird. Den regionalen Gegebenheiten ist angemessen Rechnung zu tragen.
6. Die SDK unterstützt Maßnahmen, die geeignet sind, die Notfallausbildung der praktizierenden Ärzte zu verbessern.
7. Die SDK beauftragt den IVR, Vorarbeiten für ein einheitliches Rettungsprotokoll an die Hand zu nehmen, mit dem Ziel der Qualitätssicherung im Rettungswesen der Schweiz.
8. Die SDK unterstützt koordinierende Maßnahmen in der Laienausbildung und empfiehlt den Kantonen, die Ausbildung in Erster Hilfe durch Ausbildungsverpflichtungen für bestimmte Berufe und Funktionen zu fördern.

■ Verbindung der Schweizer Ärzte – FMH

Die Verbindung der Schweizer Ärzte (Foederatio Medicorum Helveticorum, FMH) ist ein privatrechtlicher Verein, dem über 90% der berufstätigen Ärzte in der Schweiz angehören und der diese in gesamtschweizerischen Fragen vertritt. Gemeinsam mit den einzelnen Fachgesellschaften ist die FMH für die Weiter- und Fortbildung der Ärzte zuständig und verleiht auch die Facharzttitel. Um den medizinischen Aspekten im Rahmen des sich rasch entwickeln-

den Rettungswesens die notwendige Gewichtung verleihen zu können, hat die FMH 1995 die „*Plattform Schweizerisches Rettungswesen*" geschaffen. Ihr gehören neben Mitgliedern des Zentralvorstandes der FMH Vertreter der folgenden Fachgesellschaften an:
- Schweizerische Gesellschaft für Allgemeinmedizin,
- Schweizerische Gesellschaft für Anästhesiologie und Reanimation,
- Schweizerische Gesellschaft für Chirurgie,
- Schweizerische Gesellschaft für Innere Medizin,
- Schweizerische Gesellschaft für Intensivmedizin,
- Schweizerische Gesellschaft für Notfall- und Rettungsmedizin (die Fachgesellschaft der Notärzte),
- Schweizerische Gesellschaft für Pädiatrie.

Ein von der „Plattform Schweizerisches Rettungswesen" ausgearbeitetes Thesenpapier (7) wurde von der FMH verabschiedet und soll als Grundlage für die weiteren Aktivitäten im Bereiche des Rettungswesens dienen.

Thesen der FMH zum Rettungswesen in der Schweiz

Notfallpatienten sind unmittelbar vom Tod oder schwerer gesundheitlicher Schädigung bedrohte Verletzte oder Kranke. Sie benötigen unter Wahrung ihres Selbstbestimmungsrechts bereits am Notfallort und auf dem Transport bis ins Zielspital eine kompetente ärztliche Überwachung und Behandlung. Die als **Rettungskette** bezeichnete notfallmedizinische Versorgung ist in der Schweiz nach übereinstimmender Beurteilung verbesserungsbedürftig. Weil es sich beim Rettungswesen nicht um ein Transportproblem, sondern um eine medizinische Aufgabe handelt, formuliert die FMH folgende

12 Thesen

1. Das Rettungswesen ist rechtlich verbindlich und in der Schweiz einheitlich zu regeln, um die professionelle medizinische Versorgung der Notfallpatienten sicherzustellen.
   Für Großschadenereignisse und Katastrophen ist in der ganzen Schweiz ein einheitliches Konzept zu realisieren.
2. Die Sanitätsnotrufnummer 144 ist als universelle Anlaufstelle für alle medizinischen Notfallsituationen in der ganzen Schweiz flächendeckend und gebührenfrei einzurichten. Die Notrufzentralen sind ärztlich geleitet, professionell geführt und übernehmen operationelle und koordinierende Funktionen. Die Besonderheit des Auftrages und das Berufsgeheimnis erfordern medizinisches Fachpersonal.
   Die Notrufzentralen sind zuständig für die primäre Triage der Notrufe und veranlassen die adäquate notfallmedizinische Primärversorgung durch Notfallarzt, Notarzt, Rettungswagen oder Rettungshelikopter.
   Die Logistik der Sanitätsnotrufzentralen wird neben ihren Aufgaben für Notfälle im Alltag auch als sanitätsdienstliche Einsatzzentrale bei Großschadenereignissen und Katastrophen verwendet.
3. Die notfallmedizinische Grundversorgung fällt in den Aufgabenbereich der kantonalen Ärztegesellschaften. Diese haben durch geeignete Maßnahmen sicherzustellen, daß der ärztliche Notfalldienst überall und jederzeit abgedeckt wird.
   Die spezifische Weiter- und Fortbildung der Notfallärzte wird von den kantonalen Ärztegesellschaften in Zusammenarbeit mit den betroffenen Fachgesellschaften geregelt und durchgeführt. Die Notfallärzte müssen befähigt sein, Patienten mit unmittelbar vitaler Bedrohung beurteilen und zumindest bis zum Eintreffen des Notarztes adäquat behandeln zu können.
   Die niedergelassenen Spezialärzte sind in den allgemeinen Notfalldienst einzubinden oder haben allenfalls einen fachspezifischen ambulanten Notfalldienst zu gewährleisten.
4. Für die präklinische Versorgung von Notfallpatienten ist ein flächendeckendes Notarztnetz zu schaffen. Dabei muß die notärztliche Versorgung innert nützlicher Frist, d. h. in der Regel innert 15 Minuten, gewährleistet sein.
5. Die Tätigkeit des Notarztes setzt eine spezifische Weiterbildung, eine spezielle Ausrüstung und die Einbindung in ein Rettungsnetz voraus[1]. Die Weiterbildung zum Notarzt wird durch die FMH geregelt.
6. Um die notärztliche Versorgung sicherzustellen, müssen an geeigneten Spitälern oder andern geeigneten Institutionen Notärzte jederzeit einsatzbereit sein. Das Einbinden von niedergelassenen Notärzten ist v. a. in ländlichen Gegenden ebenfalls vorzusehen.
7. Jeder Rettungsdienst verfügt zur Erfüllung seiner Aufgaben über einen Notarzt als ärztlichen Leiter. Dieser ärztliche Leiter ist für die Qualitätssicherung des Rettungsdienstes verantwortlich und in medizinischen Fragen weisungsberechtigt.
8. Die Einrichtungen der Rettungsdienste und die Ausrüstung der Sanitätsfahrzeuge haben sich nach den ärztlichen Gesichtspunkten und den rettungsmedizinischen Anforderungen zu richten.
   Eine größtmögliche Kompatibilität nach einheitlichen Richtlinien ist anzustreben.
9. Der Beruf des Rettungssanitäters ist als anerkannter Pflegeberuf zu schaffen und anzuerkennen. In ihrer Funktion als Angehörige der Pflegeberufe arbeiten die Rettungssanitäter unter dem ärztlichen Weisungsrecht und handeln auf Anweisung oder in delegierter Kompetenz der Ärzte[2].
10. Notfallpatienten sind unter kompetenter ärztlicher Überwachung und Behandlung direkt in das für die definitive Versorgung der schwersten Schädigung kompetente Zielspital einzuweisen. Dafür sind alle Spitäler der Schweiz mit Notfallstationen nach einem einheitlichen Raster in Kategorien einzuteilen. Die Kategorisierung der Spitäler beinhaltet die Disziplinen und deren Kapazitäten inkl. der Spezialdisziplinen, welche eine notfallmäßige Patientenversorgung erlauben.
    Die medizinische und organisatorische Leitung der Notfallstation untersteht einem dafür speziell weitergebildeten Arzt.
11. Jeder Laie sollte in lebensrettenden Sofortmaßnahmen und Erster Hilfe ausgebildet sein.
12. Alle Stufen des Rettungswesens haben einer Qualitätskontrolle zu genügen. Die Qualitätsanforderungen für die medizinischen Aufgaben werden durch die FMH in Zusammenarbeit mit den betroffenen Fachgesellschaften, den kantonalen Ärztegesellschaften und verwandten Organisationen festgelegt.

---

[1] Die Versorgung der neonatologischen Notfallpatienten ist gesondert und außerhalb dieser Thesen geregelt.
[2] Die Rettungssanitäter unterstehen somit dem Berufsgeheimnis gemäß Art. 321 StGB.

Organisation

Allgemeines

Die präklinische notfallmedizinische Grundversorgung liegt bei den frei praktizierenden Ärzten. Die Anzahl dieser Ärzte ist in der Schweiz mit 16,8 pro 10 000 Einwohner hoch. Weltweit zur Spitze gehört die Schweiz auch bei den Spitalbetten mit rund 114 Betten pro 10 000 Einwohnern und der Spitaldichte mit 1 Spital auf etwa 18 000 Einwohner. Schätzungsweise können über 95 % der Bevölkerung in einem Umkreis von 15 km ein öffentliches Spital erreichen.

Entsprechend optimal ist der Zugang zur stationären notfallmedizinischen Grundversorgung. Die öffentlichen Spitäler betreiben in der Regel eine Notfallstation mit 24-Stunden-Betrieb und freiem Zugang für Patienten. Größere Spitäler verfügen über interdisziplinäre Notfallstationen. Ähnlich wie beim Rettungsdienst bestehen auch in den Spitälern große organisatorische und qualitative Unterschiede in der Notfallversorgung.

Bodenrettung

Rettungsdienste

In den letzten Jahren waren die Bemühungen vor Allem auf die Verbesserung der präklinischen Notfallversorgung durch die Rettungsdienste gerichtet, wo eine möglichst weitgehende Professionalisierung angestrebt wird.

So soll insbesondere die Besatzung eines Rettungswagens bei der Versorgung eines Notfallpatienten aus zwei Rettungssanitärern bestehen und bei gegebener Indikation der Einsatz eines Notarztes möglich sein. Die Umsetzung dieser Vorstellungen wurde bisher nur in wenigen, meist städtischen Regionen realisiert. Vor allem bei kleineren Rettungsdiensten in ländlichen Gebieten mit oft nur einem bis zwei Rettungswagen steht vielfach lediglich nebenamtliches Personal für die Rettungseinsätze zur Verfügung; Notarztsysteme sind dort eher die Ausnahme.

Der Rettungsdienst wird von verschiedenen Organisationen durchgeführt:
– Selbständige öffentlich-rechtliche Organisationen, meist auf der Stufe der Gemeinden,
– Rettungsdienste, welche durch Spitäler geführt werden,
– Rettungsdienste, die von der Polizei betrieben werden,
– private Organisationen.

In der Schweiz gibt es keinen der Feuerwehr angegliederten Rettungsdienst. Das Schweizerische Rote Kreuz selbst betreibt ebenfalls keinen Rettungsdienst. Die Korporativmitglieder des Schweizerischen Roten Kreuzes, nämlich der Schweizerische Samariterbund (SSB), die Schweizerische Lebensrettungs-Gesellschaft (SLRG) und der Schweizerische Militärsanitätsverein (SMSV), sind ausschließlich im Bereiche der Laienhilfe tätig. Lediglich die Schweizerische Rettungsflugwacht Rega (eine Abkürzung von **Re**ttungsflugwacht und **G**arde **A**érienne), ebenfalls ein Korporativmitglied des SRK, ist eine professionelle Rettungsorganisation.

Einsatzzentralen

Die von der Netzgruppe und der Vorwahlnummer unabhängige und in der ganzen Schweiz universell verwendbare Notrufnummer 144 wurde schrittweise beinahe in der ganzen Schweiz eingeführt.

Innerhalb einer oder mehrerer Netzgruppen wird der Anruf von einer Notrufzentrale entgegengenommen. Größe, Ausstattung, personelle Besetzung und Qualität dieser Notrufzentralen sind sehr unterschiedlich. Einige Notrufzentralen decken größere Gebiete mit mehreren Rettungsdiensten ab und werden von ausgebildeten Zentralisten, meist erfahrenen Rettungssanitärern, geführt. Andere dagegen versehen lediglich einen einzigen Rettungsdienst, sind der Telefonzentrale eines Spitals angegliedert oder werden von Spitalsekretärinnen im Nebenamt geführt.

Die europäische Notrufnummer 112 wird derzeit in der Schweiz eingeführt. Da die bestehenden Notrufnummern und -zentralen der Polizei (117), der Feuerwehr (118) und des Rettungsdienstes (144) aber weiter bestehen bleiben, wird die Nummer 112 auch nach deren Einführung nicht allgemein propagiert. In den meisten Kantonen soll nach deren Einführung die Nummer 112 in den Notrufzentralen der Polizei auflaufen.

Notarztdienst

Der Notarztdienst ist in der Regel Teil des Rettungsdienstes, der seinerseits wieder ein Teil des Gesundheitswesens ist. Da das Gesundheitswesen in der Schweiz dem Kompetenzbereich der Kantone untersteht, ist grundsätzlich eine Vielzahl von Notarztsystemen denkbar. Effektiv bestehen folgende drei Systeme:
– Notärzte, die vom Rettungsdienst selbst angestellt sind; vorwiegend im Helikopter-Rettungsdienst üblich.
– Notärzte, die in einem Spital arbeiten und von dort als Notarzt ausrücken; vorwiegend bei spitalgebundenen Rettungsdiensten in städtischen Gebieten.
– Ärzte, die eine eigene Praxis führen und bei Bedarf als Notarzt vom Rettungsdienst aufgeboten werden; teilweise in ländlichen Gebieten vorhanden.

Der Notarzt wird in der Regel durch die Sanitätsnotrufzentralen aufgeboten. Dabei sind folgende Einsatzformen des Notarztes üblich:
– Stationssystem: Der Notarzt rückt im Rettungstransportmittel (Rettungswagen oder Rettungshelikopter) aus, das am Arbeitsort des Notarztes stationiert ist.
– Abholsystem: Der Notarzt wird vom Rettungstransportmittel abgeholt und rückt im Rettungstransportmittel aus. Um Zeitverluste zu vermeiden, darf das Rettungstransportmittel nicht in allzu großer Entfernung des Notarztes stationiert sein.
– Rendez-vous-System: Der Notarzt rückt mit einem Notarzteinsatzfahrzeug (NEF) aus; das Rettungstransportmittel erreicht unabhängig vom Notarzt den Notfallort. Das NEF ist identisch ausgerüstet wie das Rettungstransportmittel, bietet aber keine Möglichkeit für den Patiententransport.

Zwar werden zunehmend Notarztdienste eingerichtet, vorwiegend bei spitalgebundenen Rettungsdiensten. Wegen der föderalistischen Struktur des Rettungswesens gibt es aber derzeit kein zusammenhängendes und einheitliches Notarztnetz.

Die Notarztversorgung in der Schweiz wird folglich dezentral und uneinheitlich erfaßt. Eine gesamtschweizerische Übersicht wurde bislang erst einmal erhoben (3). Bei dieser retrospektiven Analyse ergab sich, daß 34% aller Transporte Primäreinsätze bei Notfallpatienten sind. Von den Notfallpatienten wurden bei großer Streubreite durchschnittlich 15% präklinisch notärztlich versorgt. Bei über 70% der Rettungsdienste, die Notärzte von Spitälern einsetzen, standen dafür teilweise Assistenzärzte zur Verfügung. In 54% wurden auch Assistenzärzte in der ersten Hälfte der Weiterbildungszeit eingesetzt. Der größte Teil der eingesetzten Praxisärzte hatte einen FMH-Titel in Allgemeiner oder Innerer Medizin. Die Aufschlüsselung nach Fachrichtungen der aufgebotenen Notärzte zeigte, daß vor allem Anästhesisten und Allgemeinmediziner, seltener Internisten und Chirurgen eingesetzt wurden. Über 25% der Rettungsdienste ließen nur kardiale oder nur traumatologische Notfallpatienten präklinisch notärztlich versorgen. Rund 8% der Rettungsdienste setzten bei sämtlichen Notfallpatienten Notärzte ein. Lediglich 3% aller Notfallpatienten wurden durch den Helikopter gerettet. Von diesen wurden allerdings mehr als 95% präklinisch von einem Notarzt versorgt.

Luftrettung

Die einzige landesweit tätige Rettungsorganisation ist die Schweizerische Rettungsflugwacht Rega.

Sie wurde 1952 gegründet, 1979 in eine Stiftung umgewandelt und ist Korporativmitglied des SRK. Spektakuläre Rettungsaktionen vor allem in den Alpen, wie etwa die erste Direktrettung aus der Eigernordwand am 12.9.1971, machte die Rega über die Landesgrenzen hinaus bekannt. Verschiedene Staaten haben nach dem Schweizer Vorbild ihr eigenes Flugrettungswesen aufgebaut.

Die Rega deckt mit ihren Partnerorganisationen Air-Glaciers SA, Air-Zermatt AG, BOHAG und Heli-Linth AG die Luftrettung mit Helikoptern in der ganzen Schweiz ab. Zusätzlich führt die Rega für im Ausland verunfallte oder akut erkrankte Menschen Repatriierungseinsätze mit eigenen Ambulanz-Jets durch, die als fliegende Intensivstationen ausgerüstet sind. Die Helikopterbasen sind flächendeckend so verteilt, daß praktisch jeder Notfallpatient innerhalb von 10 Flugminuten erreicht werden kann (Abb. 23.1). Die grenznahen Basen fliegen zudem auch Rettungseinsätze im benachbarten Ausland. Die Rega beschränkt sich mit der „Agusta A-109-K2" auf einen einzigen Typ Rettungshelikopter und fliegt damit ihre Einsätze sowohl im Hochgebirge wie im Flachland; Primäreinsätze ebenso wie interhospitale Sekundärtransporte. Mit wenigen Ausnahmen verfügen die Rettungshelikopter über eine Seilwinde.

Die Standardbesatzung des Rettungshelikopters besteht aus Pilot, Notarzt und Rettungssanitäter, der gleichzeitig

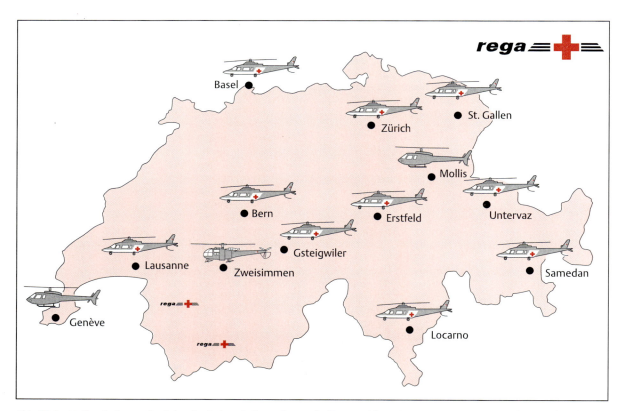

Abb. 23.1 Helikopterbasen der Schweizerischen Rettungsflugwacht Rega und ihrer Partnerorganisationen. Es kann praktisch jeder Notfallort innerhalb von 10 Minuten erreicht werden.

die Funktion des Flughelfers übernimmt. In besonderen Fällen wird zusätzlich ein Spezialist für die jeweilige Mission mitgenommen, z. B. ein Bergführer bei Rettungseinsätzen in sehr schwierigem und hochalpinem Gelände.

Pro Jahr fliegt die Rega über 7 000 Helikoptereinsätze: rund 4 000 Primäreinsätze, 2 000 interhospitale Sekundärtransporte und 1 000 verschiedene Einsätze (Organ- und Bluttransporte, Evakuationen von Unverletzten, Einsätze im Rahmen der Bergbauernhilfe). Rund 15 % der Einsätze werden während der Nacht durchgeführt. Die Alarmierung des Rettungshelikopters erfolgt über die Einsatzzentrale der Rega in Zürich-Kloten. Diese ist über die in der ganzen Schweiz gültigen Notrufnummer 1414 erreichbar. Die Zentrale wird rund um die Uhr von professionellen und erfahrenen Einsatzleitern geführt und leitet vom Rega-Center aus alle Helikoptereinsätze.

Bergrettung

Im alpinen Rettungsdienst ist in manchen Fällen die Zusammenarbeit verschiedener Organisationen erforderlich und entscheidet über das Schicksal des Notfallpatienten.

Bei Bergunfällen kommen neben dem Rettungshelikopter auch die Rettungskolonnen des Schweizerischen Alpenclubs (SAC) zum Einsatz. Bei Ski- und anderen Wintersportunfällen werden die Notfallpatienten vorwiegend vom Pistenrettungsdienst versorgt. Patienten mit einfacheren Verletzungen werden im Pistenbereich im allgemeinen von den Pistenpatrouilleuren auf dem Rettungsschlitten ins Tal gebracht.

Wasserrettung

Im Bereich der Seen ist für die Wasserrettung im allgemeinen die Seepolizei zuständig. Die Beamten der Seepolizei verfügen in der Regel lediglich über eine minimale medizinische Ausbildung. Im Bereich der fließenden Gewässer ist die Feuerwehr für die Rettung von Verunfallten zuständig. Ist eine weitergehende medizinische Betreuung des Geretteten notwendig, so wird der örtliche Rettungsdienst angefordert.

Kernaussagen

Rettungsdienst in der Schweiz
- Entsprechend der Zuständigkeit der Kantone für das Gesundheitswesen untersteht das Rettungswesen dem Kompetenzbereich der einzelnen Kantone.
- In den meisten Kantonen wird das Rettungswesen durch die Gesundheitsdirektion geregelt, vereinzelt untersteht der Rettungsdienst teilweise oder ganz der Polizei.
- Weil verbindliche Vorschriften weitgehend fehlen, haben nichtstaatliche Organisationen Richtlinien für verschiedenen Bereiche des Rettungswesen herausgegeben.
- In den letzten Jahren waren die Bemühungen vor allem auf die Verbesserung der präklinischen Notfallversorgung durch die Rettungsdienste gerichtet, wo eine möglichst weitgehende Professionalisierung angestrebt wird.
- Die von der Netzgruppe und der Vorwahlnummer unabhängige und in der ganzen Schweiz universell verwendbare Notrufnummer 144 wurde schrittweise beinahe in der ganzen Schweiz eingeführt.
- Zwar werden zunehmend Notarztdienste eingerichtet, vorwiegend bei spitalgebundenen Rettungsdiensten. Wegen der föderalistischen Struktur des Rettungswesens gibt es aber derzeit kein zusammenhängendes und einheitliches Notarztnetz.
- Die einzige landesweit tätige Rettungsorganisation ist die Schweizerische Rettungsflugwacht Rega. Die Helikopterbasen sind flächendeckend so verteilt, daß praktisch jeder Notfallpatient innerhalb von 10 Flugminuten erreicht werden kann.
- Im Rettungsdienst ist in manchen Fällen die Zusammenarbeit verschiedener Organisationen (Rettungsdienst, Bergrettung, Wasserrettung) erforderlich.

Literatur

1. Bundesverfassung der Schweizerischen Eidgenosssenschaft vom 29. Mai 1874; Art. 3
2. Gesetz über das Gesundheitswesen (Gesundheitsgesetz) des Kantons Zürich vom 4. Nov. 1962; Art. 60
3. Horn R: Präklinische notärztliche Versorgung in der Schweiz. Dissertation, Medizinische Fakultät der Universität Zürich, 1990
4. Interverband für Rettungswesen. Modellvorstellungen für das Rettungswesen in der Schweiz. Das Rettungswesen im Alltag. Interverband für Rettungswesen, Aarau 1993
5. Schreiben der Schweizerischen Sanitätsdirektorenkonferenz an die Vorsteherinnen und Vorsteher der kantonalen Gesundheitsdepartemente vom 1. Juni 1994
6. Schweizerisches Strafgesetzbuch vom 1. Jan. 1942, revidiert am 1. Jan. 1990; Art. 128
7. Verbindung der Schweizer Ärzte FMH. Thesen der FMH zum Rettungswesen in der Schweiz. Schweiz Ärztezeitung 1997; 78:421–422

Spezielle Rechtsfragen

E. Biermann

Roter Faden

- **Aufnahmepflicht der Krankenhäuser**
- **Hilfspflicht der Ärzte**
  - Grundlagen
  - Garantenstellung
- **Hilfspflicht nach § 323 c StGB**
  - Grundlagen
  - Unglücksfall und Gefahr
  - Erforderlichkeit
  - Zeitlicher und räumlicher Zusammenhang
  - Zumutbarkeit
- **Pflichtennotstand**
- **Pflichtenkollision**
- **Kollision von Garantenpflicht und Hilfspflicht**
- **Ende der Hilfspflicht**
  - Grundlagen
  - Weigerung des Patienten
  - Voraussetzungen einer bindenden Weigerung
  - Keine Weigerung zu Lasten Dritter
- **Unkooperative Patienten**
- **Alkoholisierte Patienten**
- **Ärztliche Eingriffe zur Unterstützung hoheitlicher Maßnahmen**

Aufnahmepflicht der Krankenhäuser

Krankenhäuser sind in ein öffentlich-rechtliches Planungs- und Finanzierungssystem eingebunden, aus dem nach §§ 39 Abs. 1, 73 Abs. 4 Sozialgesetzbuch V (SGB V) eine Aufnahme- und Behandlungspflicht gegenüber stationär behandlungsbedürftigen Patienten folgt. Ob und inwieweit teil-, vor- und nachstationäre oder ambulante Behandlung ausreicht, ist nach § 39 Abs. 1 Satz 1 SGB V (auch) durch das Krankenhaus zu prüfen. Vielfach ist diese Verpflichtung in den Krankenhausgesetzen der Länder präzisiert[1].

Ist das Krankenhaus nicht in der Lage, seiner Aufnahme- und Behandlungspflicht zu genügen, weil es z. B. voll belegt ist, seine Operations-Kapazitäten erschöpft sind oder die notwendige personelle oder apparative Infrastruktur nicht zur Verfügung steht, so muß es akut aufnahmebedürftige Patienten gleichwohl einstweilen aufnehmen, wenn kein anderes geeignetes Krankenhaus eine zeitgerechte Versorgung sicherstellen kann. Das Krankenhaus muß zumindest eine Erstversorgung durchführen und sich nötigenfalls um eine Verlegung kümmern[2].

Erschöpfte ökonomische Ressourcen rechtfertigen die Verlegung eines Patienten aus einem an sich nach Leistungsstruktur und Versorgungsauftrag geeigneten Krankenhaus nicht. Die Verlegung eines Patienten allein aus ökonomischen Gründen von einem Krankenhaus der Grund- und Regelversorgung in ein Krankenhaus höherer Versorgungsstufe, etwa der Maximalversorgung, gefährdet nach der Gliederung der Krankenhausversorgung die speziellen Versorgungsaufträge solcher Häuser der Maximalversorgung und würde diese berechtigen, die Aufnahme solcher Patienten abzulehnen[3], die im verlegenden Krankenhaus ausreichend versorgt werden könnten.

Wie die Landeskrankenhausgesetze betonen, bleiben weitergehende Pflichten der Krankenhäuser bei der *Hilfe in Notfällen* unberührt. Krankenhäuser haben im System der Gesundheitsfürsorge eine Auffangfunktion[4]. Jedes für die Erstversorgung geeignete Krankenhaus muß in Unglücks- und Notfällen Patienten untersuchen, soweit notwendig behandeln und aufnehmen.

So betont z. B. § 2 Abs. 1 Satz 2 KHG Nordrhein-Westfalen, daß Notfallpatienten vorrangig zu versorgen sind.

Hilfspflicht der Ärzte

Grundlagen

Aus der allgemeinen Rechtspflicht des Krankenhauses folgt für die nach der internen Aufgabenteilung, also nach Dienstvertrag oder Dienstordnung zuständigen Ärzte, eine konkrete Untersuchungs- und Behandlungspflicht der aufnahmesuchenden Patienten[5].

Abgesehen vom Wahlleistungspatienten hat der Patient in der Regel keinen Anspruch auf die Behandlung durch einen bestimmten Arzt. Es obliegt dem Krankenhausträger in Zusammenarbeit mit den leitenden Ärzten der Fachabteilungen, für eine sachgerechte personelle, aber auch räumlich-apparative Infrastruktur zu sorgen, damit die Aufnahme-, Untersuchungs- und Behandlungspflicht erfüllt werden kann[6].

---

[1] §§ 28, 29, 30 Krankenhausgesetz (KHG) Baden-Württemberg; § 22 KHG Berlin; § 4 KHG Bremen; § 5 KHG Hessen; § 3 Abs. 1 KHG Nordrhein-Westfalen; § 1 Abs. 3 KHG Rheinland-Pfalz; §§ 1 Abs. 2 Satz 1, 24 KHG Saarland; s. hierzu Genzel: In: Laufs A, Uhlenbruck W (Hrsg.): Handbuch des Arztrechts. München 1992; § 84 RN 26
[2] deutlich z. B. § 28 Abs. 2 KHG Baden-Württemberg
[3] zur Aufnahmeverweigerung aus ökonomischen Gründen s. Franzki H.: Heilauftrag und Wirtschaftlichkeitsgebot unter Berücksichtigung haftungsrechtlicher Fragen. Arzt und Krankenhaus 1994; 61 (65)
[4] Genzel: a. a. O., § 84 RN 29
[5] Genzel: a. a. O., § 84 RN 31
[6] Deutlich zur Pflicht des Krankenhausträgers, die notwendige Infrastruktur zu schaffen: BGH, NJW 1985, 2189 ff., dazu Weißauer W: Haftung des Krankenhausträgers bei personeller Unterbesetzung der Anästhesieabteilung. Anästh Intensivmed. 1986; 24

Der Patient hat aber Anspruch auf eine Behandlung durch einen für diese ausreichend qualifizierten Arzt. Bekanntlich stellt die Rechtsprechung an die Qualität der ärztlichen Versorgung hohe Ansprüche. Deutlich hat z. B. das Oberlandesgericht (OLG) Düsseldorf[7] festgestellt, daß das Krankenhaus jederzeit, auch in Not- und Eilfällen – auch außerhalb der Regeldienstzeiten – eine Versorgung gewährleisten muß, die dem Standard eines Facharztes entspricht[8].

Kommen Krankenhaus und Ärzte den Aufnahme- und Behandlungspflichten nicht nach, und kommt ein Patient dadurch zu Schaden, so drohen zivilrechtliche Konsequenzen den zuständigen Ärzten, unter Umständen dem Pflegepersonal sowie dem Krankenhausträger (u. a. Schadenersatz einschließlich Schmerzensgeld wegen „unerlaubter Handlung" nach §§ 823, 847 Bürgerliches Gesetzbuch (BGB); dies zumindest dann, wenn die nachfolgend noch zu besprechende Garantenstellung gegeben ist. Strafrechtliche Konsequenzen - unter Umständen auch gegen den Krankenhausträger bzw. den Verwaltungsleiter, der die erforderliche Infrastruktur nicht zur Verfügung gestellt hat – können sich in erster Linie wegen Körperverletzung oder Tötung durch Unterlassen nach §§ 223 ff., 222, 13 Strafgesetzbuch (StGB) oder wegen unterlassener Hilfeleistung nach § 323 c StGB ergeben.

Garantenstellung

Begriff

Nicht nur derjenige, der schuldhaft, das heißt vorsätzlich oder fahrlässig, einen Patienten durch eine fehlerhafte Behandlung „aktiv" schädigt, sondern auch derjenige, der schuldhaft untätig bleibt, kann, wenn diese „Passivität" einen Patienten schädigt, wegen Körperverletzung oder Tötung durch Unterlassen zivil- und strafrechtlich zur Rechenschaft gezogen werden.

Voraussetzung dafür ist einmal, daß der Untätige den schädlichen Erfolg durch pflichtgemäßes Verhalten hätte vermeiden können, also eine Kausalität vorliegt *(Kausalitätsproblem)*. Zum anderen muß, damit ein Untätigbleiben ein strafwürdiges Unrecht darstellt, eine Rechtspflicht bestanden haben, den schädlichen Erfolg abzuwehren; dies wird als *Garantenstellung* bezeichnet (§ 13 Abs. 1 StGB).

Garantenstellung kraft Fallübernahme

Eine Garantenstellung *kraft* Fallübernahme hat derjenige Arzt, der eine Behandlung eines Patienten übernommen und damit den Patienten quasi in seine Obhut genommen hat.

Schon eine erstmalige telefonische Konsultation[9], unter Umständen bereits die Bitte um eine Beratung[10], kann eine Garantenstellung des um Hilfe angegangenen Arztes begründen. Der Arzt übernimmt eine Schutzfunktion für den Patienten und ist nun verantwortlich für eine sorgfältige, leistungsgerechte Untersuchung und Behandlung bzw. deren Kontrolle, z. B. bei der Therapie mit Betäubungsmitteln[11].

Garantenpflicht zur Fallübernahme

Neben der Garantenpflicht wegen Fallübernahme kann sich ein Arzt schadenersatzpflichtig bzw. strafbar machen, wenn er es ablehnt, einen Fall, das heißt die Versorgung eines Patienten, zu übernehmen.

Voraussetzung ist auch hier eine Garantenstellung gegenüber dem Patienten bzw. gegenüber dem „Publikum". Eine solche Garantenstellung obliegt nicht jedem Arzt. Kein Arzt hat sich ständig und überall einsatzbereit zu halten oder ständig einen Notfallkoffer mitzuführen. Inbesondere ein Krankenhausarzt hat nicht generell eine Garantenstellung gegenüber externen Personen.

Derjenige Arzt allerdings, der im vertragsärztlichen Notfall- oder im Rettungsdienst eingesetzt ist oder der im Krankenhaus für die Patientenaufnahme zuständig ist, hat eine Garantenstellung, das heißt eine Pflicht zur Übernahme der medizinischen Betreuung der „Notfallpatienten". Dasselbe wird für den zum Ruf- oder Bereitschaftsdienst eingeteilten Arzt zumindest für die Patienten seiner Abteilung gelten[12].

Aufgrund der übernommenen speziellen Aufgaben haben diese Ärzte eine besondere Schutzfunktion gegenüber dem Personenkreis, zu dessen Versorgung sie eingesetzt sind.

Erfüllt der Arzt diese Garantenpflicht vorsätzlich oder fahrlässig (leichte Fahrlässigkeit genügt) nicht und ergreift er die nach Lage des Einzelfalls gebotenen Maßnahmen nicht, so kann dieses Unterlassen, wenn es schuldhaft[13] und für einen Gesundheitsschaden beim Patienten oder für seinen Tod (mit-)ursächlich war, zu forensischen Konsequenzen wegen Körperverletzung oder Tötung führen („unechtes Unterlassungsdelikt"). Der Arzt muß für die schädlichen Folgen seiner „Passivität" ebenso wie für ein sorgfaltswidriges aktives Tun einstehen.

---

[7] OLG Düsseldorf, NJW 1986, 790
[8] zur Bedeutung des Facharztstandards vgl. Weißauer W, Opderbecke HW: Facharztqualität versus formelle Facharztqualifikation (Anmerkungen zu einem Urteil des BHG v. 10.03.1992, MedR 1993, 1ff.; *dieselben*: Eine erneute Entscheidung des BGH zur „Facharztqualität", Anmerkungen zum Urteil v. 15.06.1993 (VI ZR 195/92). Med R. 1993; 447
[9] Laufs A: Arztrecht. 5. Aufl. 1993; RN 84 m.w.N.
[10] s. den Fall der Eileiterschwangerschaft, BGH, JR 1984, 293 mit ablehnender Anmerkung Kreuzer, 294 ff.
[11] s. hierzu genauer Wömpner A/Kienzler E: Schwierige Patienten. Erlangen 1987; RN 629 f.
[12] Problematisch wird dies, wenn solche Ärzte zugleich den Notarztdienst versehen, s. hierzu Protokollnotiz Nr. 1 zu Nr. 3 der Sonderregelung (SR) 2 c BAT, wonach die Einteilung eines Krankenhausarztes zum Rettungsdienst die stationäre Versorgung nicht gefährden darf
[13] zu Irrtumsfragen ausführlich Wömpner A/Kienzler E: a. a .O., RN 597 ff

Pflicht zur Gefahrtragung

Der Garant muß in gewissen Grenzen Gefahren tragen, die mit der übernommenen Schutzfunktion zusammenhängen.

Polizisten und Feuerwehrleute werden gewisse Leibes- und Lebensgefahren eingehen müssen. Vom ärztlichen Garanten sind die Inkaufnahme von Ansteckungsgefahren, oder, in später noch näher zu besprechenden Grenzen, auch Beeinträchtigungen durch aggressive und unkooperative Patienten zu erwarten.

Schaden des Patienten

Allein die Verletzung der Garantenpflicht führt nicht zu forensischen Konsequenzen, wenn der Patient dadurch keinen Nachteil erleidet. Wird der Patient indes geschädigt – ausreichend sind auch nicht unerhebliche Schmerzen, die pflichtwidrig nicht gelindert werden – so hängt die zivilrechtliche Haftung und die strafrechtliche Verantwortung noch davon ab, ob die unterlassene Maßnahme den Patienten gerettet, unter Umständen den Tod auch nur um geringe Zeit hinausgezögert[14], vor sonstigen Schaden bewahrt oder seinen Zustand verbessert hätte (Kausalitätsproblem). Ist dies zu verneinen, kann sich der Arzt aber einer unterlassener Hilfeleistung nach § 323 c StGB schuldig gemacht haben.

Hilfspflicht nach § 323 c StGB

Grundlagen

Eine strafrechtliche Verantwortung wegen unterlassener Hilfeleistung – in der Regel mit milderer Strafdrohung – kann aber auch denjenigen treffen, der nicht Garant ist. Nach § 323 c StGB wird bestraft, wer es unterläßt, bei Unglücksfällen, gemeiner Gefahr oder Not die erforderliche und zumutbare Hilfe zu leisten.

Diese Vorschrift gilt für jedermann, der zufällig mit einem Not- oder Unglücksfall konfrontiert wird, und nicht speziell nur für den Arzt, aber auch für diesen. Allerdings wird kompetente medizinische Hilfe nur vom Arzt bzw. vom Heil-/Hilfspersonal erbracht werden können. Insoweit bestimmt die Qualifikation nicht nur Art und Umfang, sondern auch unter Umständen bereits den Inhalt der Hilfspflicht. Deshalb hat die spezielle berufliche Qualifikation des Arztes dort Relevanz, wo medizinisches Wissen zur Hilfeleistung erforderlich ist[15].

Die Verpflichtung zur Hilfeleistung nach § 323 c StGB begründet keine Garantenstellung, sie ist als „Minus" gegenüber der Garantenverantwortlichkeit subsidiär, sie kann aber bei einem Garanten greifen, wenn unklar bleibt, ob die unterbliebene Maßnahme den schädlichen Erfolg vermieden hätte. § 323 c StGB setzt, was gelegentlich übersehen wird, Vorsatz voraus, Fahrlässigkeit genügt hier – anders als bei der Garantenstellung – nicht.

Bei § 323 c StGB handelt es sich um ein „echtes Unterlassungsdelikt". Dies bedeutet, daß hier das bloße, schuldhafte Untätigbleiben trotz möglicher, notwendiger und zumutbarer Hilfeleistung unter Strafe gestellt wird. Auf die Erfolgsaussichten der Hilfeleistung kommt es nicht an, es genügt die Gefahr weiterer Schäden, vorausgesetzt, der Arzt kann auf das Geschehen noch Einfluß nehmen[16].

Unglücksfall und Gefahr

Ein *Unglücksfall* ist jedes plötzlich eintretende Ereignis, das erhebliche Gefahren für Menschen oder Sachen mit sich bringt oder zu bringen droht[17]. *Gefahr* besteht, wenn aufgrund konkreter, tatsächlicher Anhaltspunkte der Schadenseintritt nahe liegt. Eine entfernte oder bloß gedankliche, theoretische Schadensmöglichkeit reicht nicht aus. Unerheblich ist allerdings, ob das Ereignis „von außen" kommt, oder vom Betroffenen selbst herbeigeführt wurde[18].

Auch der Suizidversuch ist nach allgemeiner Auffassung der Rechtsprechung ein zur Hilfeleistung verpflichtender Unglücksfall.

Nicht jede Erkrankung, auch nicht eine schwere, ist schon ein Unglücksfall im Sinne des § 323 c StGB, sie ist oder wird es aber dann, wenn sie eine akute, sich rasch verschlimmernde Wende nimmt[19], z.B. bei sich steigernden, unerträglichen Schmerzen in der Bauchhöhle[20] oder bei plötzlichen Symptomen eines Myokardinfarkts[21].

Die Rechtsprechung neigt dazu, in Arztfällen den Begriff des Unglücksfalls weit zu interpretieren und zudem, nach allerdings umstrittener Auffassung, die Hilfeleistungspflicht in eine Untersuchungs- und Informationspflicht *(Prüfungspflicht)*, und in eine aus den gewonnenen Ergebnissen abzuleitende *Hilfspflicht im engeren Sinn* aufzuteilen[22]. Daran wird kritisiert, daß so die Feststellung, ob überhaupt ein Unglücksfall vorliegt, schon zum Inhalt der Hilfspflicht gemacht wird und damit der Arzt, der diese Prüfung unterläßt, bereits kriminalisiert wird, selbst wenn die Untersuchung den Verdacht des „Unglücksfalls" nicht bestätigt („Vorwurf des Gesinnungsstrafrechts")[23].

- Vorsichtshalber sollte der Arzt sich auf diese Rechtsprechung einstellen.
- Im Rahmen der Prüfungspflicht ist deshalb sorgfältig zu eruieren, ob überhaupt ein behandlungsbedürftiger Fall vorliegt und ob und wie ggf. zu helfen ist, um dann im Rahmen der Hilfspflicht im engeren Sinne die notwendigen Maßnahmen zur Schadenabwehr, soweit möglich und zumutbar, zu ergreifen.

---

[14] BGH, NStZ 1985, 26, kritisch dazu Ulsenheimer K: Arztstrafrecht in der Praxis. 2. Aufl., Heidelberg 1998; RN 221
[15] Ulsenheimer K: Arztstrafrecht. a. a. O., RN 224
[16] Ulsenheimer K: In: Laufs A, Uhlenbruck W: Handbuch des Arztrechtes. München 1992; § 141 RN 29
[17] BGHSt 6, 147
[18] BGHSt 6, 147; 13, 162
[19] z. B. AG Gerau, NJW 1972, 709
[20] OLG Hamm, NJW 1975, 605
[21] Weitere Nachweise bei Ulsenheimer K: In: Laufs A, Uhlenbruck W: a. a. O., § 141 RN 17 f.
[22] Nachweise bei Wömpner A, Kienzler E: a. a. O., RN 583 ff. m. w. N.
[23] Gegen OLG Köln, NJW 1957, 1609, z. B. Kreuzer A: Die unterlassene ärztliche Hilfe in der Rechtsprechung. NJW 1967: S. 278 ff.

Aus dieser Prüfungspflicht leitet die Rechtsprechung die Pflicht zur sofortigen Untersuchung eingelieferter Notfallpatienten ab, selbst dann, wenn eine anschließende stationäre Aufnahme nicht möglich ist. Die notwendige „Erste-Hilfe" muß geleistet werden, sodann ist zu prüfen, ob ein Weitertransport verantwortbar ist, sonst muß der Patient zumindest provisorisch aufgenommen werden[24].

Erforderlichkeit

§ 323 c StGB setzt weiter voraus, daß die Hilfeleistung erforderlich ist. Dies ist sie dann, wenn nach dem vorausschauenden Urteil eines objektiven Beobachters im Zeitpunkt der möglichen Hilfeleistung – also Sicht „ex-ante" – eine Chance zur Gefahrenabwehr besteht[25].

Die Hilfeleistungspflicht entfällt (nur), wenn sichere Gewähr für andere, ausreichende Hilfe besteht oder Hilfe von vornherein aussichtslos ist. Da aber nicht nur die Abwendung von Gefahren für Leib und Leben, sondern auch die Möglichkeit der Schmerzlinderung ein Akt der Hilfeleistung sein kann, besteht Hilfeleistungspflicht auch in aussichtslosen Fällen, bezogen dann allerdings auf Schmerz- oder Leidenslinderung[26].

Der Arzt genügt seiner Hilfeleistungspflicht nicht schon dadurch, daß er irgendetwas tut, sondern er muß sofort die ihm *zumutbare, bestmögliche Hilfe* leisten[27]. Er hat je nach Umfang der Gefahr und der zu ihrer Abwehr notwendigen Maßnahmen unter Einsatz seiner fachlichen Kompetenz und der ihm zur Verfügung stehenden Mittel *unverzüglich* tätig zu werden[28].

Wer als Arzt in Notfällen zu Hilfe gerufen wird, darf sich nicht mit hinhaltenden Auskünften oder Scheinmaßnahmen begnügen[29]. Nach Auffassung des OLG München[30] ist unter Umständen die einfache körperliche Untersuchung nicht ausreichend, sondern der Arzt muß die ihm zur Verfügung stehenden diagnostischen Möglichkeiten, z.B. das EKG, einsetzen, um weitere Aufschlüsse über das Befinden des Patienten zu gewinnen.

Zeitlicher und räumlicher Zusammenhang

Daß nach § 323 c StGB „bei" Unglücksfällen Hilfe geleistet werden muß, darf nicht räumlich und zeitlich eng interpretiert werden, sondern ist als „anläßlich eines Unglücksfalls" zu verstehen[31]. Auch ein Abwesender, der fernmündlich zur Hilfe gerufen wird, muß Hilfe leisten, wenn sonst keine oder jedenfalls keine ausreichend qualifizierte Hilfe zur Verfügung steht.

- Im Zweifel muß der Arzt einem Hilferuf folgen[32].

Zumutbarkeit

Art und Umfang der Hilfspflicht werden auch durch das Merkmal der Zumutbarkeit begrenzt.

Konkreter Gefahr braucht sich der nach § 323 c StGB Hilfspflichtige – anders als unter Umständen der ärztliche Garant – nicht aussetzen, auch nicht der hilfspflichtige Arzt[33]. Im Rahmen der Zumutbarkeit spielt auch die fachliche Qualifikation eine Rolle. Ein um Erste Hilfe ersuchter Facharzt kann sich zwar nicht darauf berufen, als Spezialist sei er für allgemeine Fälle nicht zuständig, auf der anderen Seite können einem Facharzt aber schwierige und riskante Maßnahmen fremder Fächer nicht zugemutet werden[34]. Ebensowenig muß der Arzt eigene Pflichten vernachlässigen, z.B. andere dringende Fälle. Auch eine eigene Erkrankung, Übermüdung oder das Ruhebedürfnis vor einer eigenen Operation können eine Hilfeleistung im konkreten Fall unzumutbar machen.

Doch ist Vorsicht geboten. Verunglückt z.B. vor dem Krankenhaus ein Passant, wird ein um Hilfe ersuchter Krankenhausarzt sich nicht auf die abstrakte Gefährdung der Krankenhauspatienten berufen, falls er die Klinik verläßt und deshalb die externe Hilfe ablehnen dürfen, sofern die Gefahr für die Klinikpatienten eine nur entfernte, die für den verunglückten Passanten dagegen eine konkrete ist[35].

Pflichtennotstand

Unter Umständen muß der Hilfspflichtige sogar eine Ordnungswidrigkeit (z.B. das Überschreiten der zulässigen Höchstgeschwindigkeit, um einen Patienten aufzusuchen oder ins Krankenhaus zu bringen[36]) oder gar eine Straftat begehen, z.B. eine Trunkenheitsfahrt, vorausgesetzt, eine Fahrt mit einem Taxi scheidet als Mittel zur Gefahrenabwehr aus.

Dies folgt aus der Hilfspflicht nach § 323 c StGB bzw. aus der Garantenstellung in Verbindung mit § 34 StGB und wird als *rechtfertigender Notstand* bezeichnet. § 34 StGB bestimmt:

„Wer in einer gegenwärtigen, nicht anders abwendbaren Gefahr für Leben, Leib, Freiheit, Ehre, Eigentum oder ein anderes Rechtsgut eine Tat begeht, um die Gefahr von sich oder einem anderen abzuwenden, handelt nicht rechtswidrig, wenn bei Abwägung der widerstreitenden Interessen, namentlich der betroffenen Rechtsgüter und des Grades der ihnen drohenden Gefahren, das geschützte Interesse das beeinträchtigte wesentlich überwiegt. Dies gilt

---

[24] s. OLG Köln, NJW 1957, 1609; Rieger, HJ: Pflichten des Krankenhaus-Aufnahmearztes bei Überbelegung des Krankenhauses. DMW 1991; S. 1610 ff.
[25] Ulsenheimer K: In: Laufs A, Uhlenbruck W: a. a. O., RN 26 m. w. N.
[26] Ulsenheimer K: Arztstrafrecht. a. a. O., RN 256
[27] BGHSt 21, 50 (54)
[28] näheres bei Wömpner A, Kienzler E: a. a. O., RN 153
[29] BGH, Med. R. 1985, 229
[30] OLG München, Das Krankenhaus 1980, 64
[31] Ulsenheimer K: Arztstrafrecht. a. a. O., RN 254

[32] Wömpner A, Kienzler E: a. a. O., RN 154
[33] Wömpner A, Kienzler E: a. a. O., RN 155
[34] Laufs A: a. a. O., RN 146
[35] Kreuzer A: Die strafrechtliche Haftung des Krankenhausarztes für unterlassene Hilfe gegenüber dem Außenpublikum. Med Klinik 1967; 850 ff., 889 ff.
[36] z. B. OLG Schleswig VRS 30, 62

jedoch nur, soweit die Tat ein angemessenes Mittel ist, die Gefahr abzuwenden."

Das Notstandsrecht nach § 34 StGB gibt dem Hilfeleistenden zunächst nur das Recht zu handeln, verpflichtet ihn aber nicht ohne weiteres dazu. Soweit der Arzt aber Hilfe leisten muß und sich bei der Hilfeleistung zugleich im Rahmen des § 34 StGB über sonst entgegenstehende gesetzliche Verbote hinwegsetzen darf, führt die Kombination von Hilfeleistungspflicht und Notstandsrecht dazu, daß das Notstandsrecht zur *Pflicht* erstarkt („Pflichtennotstand")[37], vorausgesetzt, die Hilfeleistung ist zumutbar.

Wann dies der Fall ist, kann nur anhand des Einzelfalles entschieden werden: Je geringer die Gefahr, die mit der Ausübung des Notstandsrechts nach § 34 StGB verbunden ist, je stärker indes die Hilfeleistungspflicht, desto eher erstarkt das Notstandsrecht zur Notstandspflicht.

Pflichtenkollision

Davon zu unterscheiden ist der Fall, daß mehrere Hilfspflichten zu erfüllen sind, der Betroffene aber nur einer gerecht werden kann.

Beispiel: Der Arzt sieht sich am Unfallort mehreren Patienten gegenüber. Hier liegt eine Kollision vor. Der Arzt muß unter Umständen eine Hilfspflicht verletzen, um einer anderen genügen zu können. Kollidieren Pflichten verschiedenen Ranges, so ist der Arzt gerechtfertigt, wenn er die höherwertige auf Kosten der geringerwertigen erfüllt, z. B. zunächst den Schwerverletzten versorgt und die Behandlung des Leichtverletzten zurückstellt.

Bei gleichwertigen Rangverhältnissen (z. B. mehrere Schwerverletzte) muß der Arzt wählen und hat nicht mit rechtlichen Konsequenzen zu rechnen, wenn er in dieser Situation nach bestem Vermögen hilft und wenigstens ein Leben zu retten versucht.

Das Rangverhältnis bestimmt sich nach dem Grad der Schutzwürdigkeit, wobei es nicht nur auf den abstrakten Rang, sondern die Umstände des Einzelfalls, das Schutzbedürfnis in der konkreten Situation, auf die Art der Gefahr und das Ausmaß der Verletzung ankommt. In der Regel wird deshalb die akute Gefahr eines schweren Gesundheitsschadens bei dem einen der entfernteren Lebensgefahr bei dem anderen Patienten vorgehen[38]. Ob der Arzt in diesen Sichtungsfällen im Hinblick auf die Verletzten, deren Behandlung zurückgestellt werden muß, für gerechtfertigt oder nur entschuldigt zu halten ist, oder ob bereits die Hilfeleistungspflicht durch die zur Verfügung stehenden Mittel und Möglichkeiten als begrenzt anzusehen ist[39], mag dahinstehen. Im Ergebnis ist festzuhalten, daß sich der Arzt mit der Sichtung keiner unterlassenen Hilfeleistung, oder, falls eine Garantenstellung vorliegt, keiner Körperverletzung oder Tötung durch Unterlassen, schuldig macht.

Kollision von Garantenpflicht und Hilfspflicht

Beispiel: Der Bereitschaftsdienst leistende Anästhesist führt eine Narkose bei der Operation eines Unfallopfers durch und wird gleichzeitig zu einem weiteren Einsatz, z. B. einer Notsectio, oder zu einem Rettungseinsatz außerhalb des Hauses gerufen.

Nach dem Präventionsprinzip hat der Anästhesist als Garant zunächst den Patienten weiterzubetreuen, dessen Versorgung er einmal übernommen hat. Dies entbindet ihn aber nicht von der Pflicht zu prüfen, ob seine Hilfe an anderer Stelle dringender benötigt wird und ohne konkrete Gefährdung „seines" Patienten erfolgen kann.

Nicht in jedem Fall kommt der Garantenpflicht absoluter Vorrang zu, sondern bei der Abwägung sind der Rang und die Schutzbedürftigkeit des anderen Rechtsguts miteinzubeziehen[40]. *Rechtlich wiegt ein Leben so schwer wie das andere, eines kann nicht gegen das andere aufgewogen werden.* Hier hilft die Garantenstellung allein nicht weiter, um eine höhere Schutzwürdigkeit eines Lebens zu begründen[41]. Der Arzt wird auch bei der Kollision der Garantenstellung mit einer anderen Hilfspflicht nach den Umständen des Einzelfalls abwägen dürfen und müssen.

Ende der Hilfspflicht

Grundlagen

Die Hilfspflicht endet, wenn keinerlei Hilfe, einschließlich Schmerzens- oder Leidenslinderung, mehr nötig oder möglich ist. Doch schon vorher kann der Patient dem ärztlichen Bemühen Grenzen setzen.

Die medizinische Indikation allein berechtigt den Arzt nicht zur Behandlung des Patienten bzw. des Hilfsbedürftigen, sondern nach allgemeinen Grundsätzen der Heilbehandlung ist zusätzlich grundsätzlich die Einwilligung des Patienten bzw. seines gesetzlichen Vertreters erforderlich[42].

Weigerung des Patienten

Die Hilfeleistungspflicht des Arztes, sei es aus der Garantenstellung, sei es aus § 323 c StGB, findet ihre Grenze im Veto des Patienten bzw. Verunglückten, der die Hilfeleistung oder die ärztliche Maßnahme insgesamt oder teilweise ablehnt.

Die Möglichkeit und Notwendigkeit einer ärztlichen Behandlung rechtfertigt einen zwangsweisen Eingriff nicht. Zwangsbehandlungen sind in der Bundesrepublik nur in wenigen, gesetzlich genau definierten Ausnahmefällen,

---

[37] Leipziger Kommentar zum Strafgesetzbuch (LK)-Hirsch, 10. Aufl. 1985; vor § 32 RN 76
[38] Schönke-Schröder (Sch-Sch)-Lenckner: Kommentar zum Strafgesetzbuch, 25. Aufl., München 1997; vor § 32 RN 73
[39] so Lippert HD, Weißauer W: Das Rettungswesen. Berlin u. a. 1984; RN 411
[40] so z. B. LK-Hirsch: vor § 32 RN 79, 80; anderer Ansicht Sch-Sch-Lenkner: vor § 32 RN 76, s. auch oben Fußnote 12
[41] Wömpner A, Kienzler E: a. a. O., RN 179 ff.
[42] hier genauer: Biermann E: Einwilligung und Aufklärung in der Anästhesie - Rechtsgrundlagen und forensische Konsequenzen. Anästhesiol Intensivmed Notfallmed Schmerzther. 1997; 427 ff.

etwa zur Bekämpfung von Seuchen und übertragbaren Krankheiten, nach § 81 a Strafprozeßordnung (StPO) oder § 101 Strafvollzugsgesetz (StVollzG) zulässig[43].

Weigert sich der Patient, Hilfe anzunehmen bzw. sich untersuchen oder behandeln zu lassen, so darf der Arzt nicht tätig werden, selbst wenn die Entscheidung des Patienten aus ärztlicher Sicht unvernünftig erscheint und eine schwere Gesundheitsschädigung oder den Tod zur Folge haben kann. Das aus Artikel 2 Grundgesetz abgeleitete Selbstbestimmungsrecht des Menschen beinhaltet das Recht zur Unvernunft. Eine eigenmächtige Behandlung gegen die dezidierte, wirksame und rechtsbeachtliche Weigerung des Patienten kann vorsätzliche Körperverletzung, Nötigung und Freiheitsberaubung mit strafrechtlichen Konsequenzen sein, selbst wenn der Eingriff erfolgreich ist.

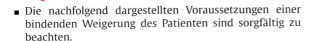

- Die nachfolgend dargestellten Voraussetzungen einer bindenden Weigerung des Patienten sind sorgfältig zu beachten.

Voraussetzungen einer bindenden Weigerung

Grundsatz

Ähnlich wie die Einwilligung ist eine Weigerung, sich untersuchen oder behandeln zu lassen, für den Arzt nur dann bindend, wenn die Weigerung rechtlich wirksam und beachtlich ist.

Wirksamkeit

Der Patient muß entscheidungsfähig sein. Dies bedeutet, daß der Patient die Tragweite seiner Entscheidung überblicken und eine entsprechende Verstandesreife und Urteilskraft besitzen muß.

Die Entscheidungsfähigkeit ist nicht identisch mit der bürgerlich-rechtlichen Geschäftsfähigkeit. Kinder unter 14 Jahren sind regelmäßig nicht entscheidungsfähig, bei 14- bis 18jährigen muß der Arzt im Einzelfall die psychosoziale Reife prüfen[41].

Zu den Pflichten des Arztes gehört auch bei einem Veto die Aufklärung des Patienten – unter Umständen drastisch und schonungslos – über die Notwendigkeit der Untersuchung und Behandlung sowie über die Folgen ihrer Nichtvornahme.

Der Arzt hat „alles nach der Sachlage gebotene zu unternehmen, damit der Patient seine Weigerung aufgibt und seine Einwilligung zu den notwendigen ärztlichen Eingriffen erteilt."[44] Ansonsten braucht der Arzt im Notfall, in dem sofortiges Eingreifen erforderlich ist, „mit der Aufklärung nicht viel Umstände machen"[45], insbesondere die Risikoaufklärung bei einem akut bedrohten Patienten tendiert gegen Null[41].

Bleibt der Hilfsbedürftige bei seiner Weigerung und handelt es sich nicht nur um eine „psychische Ausnahmeverfassung von Krankheitswert"[46], das heißt, die Einsichtsfähigkeit ist gegeben, so bindet die Weigerung den Arzt.

Allein aus einer Weigerung, sich einer – auch notwendigen – Behandlung zu unterziehen, darf für sich genommen nicht schon ohne weiteres der Schluß auf fehlende Einsichtsfähigkeit gezogen werden[47], jedenfalls nicht bei einem Erwachsenen, allerdings können Art und Weise der Weigerung Rückschlüsse erlauben[48].

Betreuung und Vormundschaftsgericht

Kann der Patient selbst nicht wirksam einwilligen, oder ist seine Weigerung nach den oben dargestellten Grundsätzen nicht rechtswirksam, so muß der Betreuer befragt werden.

Steht der Patient nicht bereits unter Betreuung und bleibt Zeit, muß für den Patienten über das Vormundschaftsgericht ein Betreuer bestellt werden, der dann für die Erteilung der Einwilligung zuständig ist. Bei schwerwiegenden Eingriffen, bei denen die begründete Gefahr besteht, daß der Patient aufgrund der Maßnahme stirbt oder einen schweren und länger dauernden gesundheitlichen Schaden erleiden könnte, bedarf es nach § 1904 BGB zusätzlich der Genehmigung des Vormundschaftsgerichts. Das gilt allerdings dann nicht, wenn mit dem Aufschub der Maßnahme Gefahr für den Patienten verbunden ist. Kann in Eilfällen der Betreuer nicht erreicht werden bzw. reicht die Zeit zur Betreuerbestellung nicht aus, kann das Vormundschaftsgericht im Wege einstweiliger Anordnung einen Betreuer bestellen bzw. auch selbst an Stelle des Betreuers entscheiden (§ 1846 BGB)[49].

Reicht auch dazu die Zeit nicht, kann der Arzt ohne ausdrückliche Einwilligung handeln, wenn er annehmen darf, daß der Patient in den Eingriff eingewilligt haben würde (mutmaßliche Einwilligung).

Wenn möglich, muß der Arzt diesen Willen ermitteln, etwa durch Befragung der Angehörigen. Die Angehörigen, falls sie nicht Betreuer sind, können nicht an Stelle des Patienten einwilligen. Fehlen konkrete Anhaltspunkte oder lassen sie sich in der zur Verfügung stehenden Zeit nicht ermitteln, hat der Arzt sich am Leitbild des „verständigen Patienten" zu orientieren[50].

---

[43] Weitere Beispiele bei Ulsenheimer K: In: Laufs A, Uhlenbruck W: a. a. O, § 153 RN 2
[44] so BGH, Vers. R. 1954, 98
[45] Lippert HD, Weißauer W: a. a. O., RN 472
[46] Dreher E, Tröndle H: StGB Kommentar. München, 1995; § 323 c RN 6
[47] Wigge P: Ärztliche Fragen des Unterbringungsrechtes. Med R. 1996; 291 (292) mit weiteren Nachweisen
[48] Ukena G: Aufklärung und Einwilligung beim Heileingriff an Untergebrachten. Med R. 1992; 202
[49] s. hierzu Bangen H: Arzt- und Betreuungsrecht. Rhein. Ärzteblatt 1996; S. 13; Kern B-R: Die Bedeutung des Betreuungsgesetzes für das Arztrecht; Med R. 1991; S. 66; Helle J: Das neue Betreuungsrecht. Dtsch Ärzteblatt 1991; C-2234
[50] Biermann E: a. a. O., S. 432 ff.

Soweit keine gegenteiligen Erkenntnisse vorliegen, wird der Arzt von dem Grundsatz „in dubio pro vita" auszugehen haben[51].

Suizidpatienten

Die Weigerung muß nach der Rechtsordnung beachtlich sein. Dies stellt die Rechtsprechung bei der Selbsttötung in Frage. Zwar ist die Selbsttötung rechtlich nicht verboten, aber sie wird von der Rechtsordnung auch nicht gebilligt.

„Da niemand selbstherrlich über sein eigenes Leben verfügen und sich den Tod geben darf, kann das Recht nicht anerkennen, daß die Hilfspflicht des Dritten hinter dem sittlich mißbilligten Willen des Selbstmörders zu seinem eigenen Tode zurückzustehen habe."[52]

Dies bedeutet nach der Rechtsprechung, daß trotz des entgegenstehenden Willens des Suizidanten der Arzt – sei es aus Garantenstellung oder nach § 323 c StBG – zur Hilfeleistung verpflichtet ist und bleibt, gleichgültig, ob der Suizidant einer freien Willensbestimmung oder einem „krankhaften Kurzschluß"[53] folgt.

Unter dem Aspekt eines umfassenden Lebensschutzes ist dem zuzustimmen, zumal gerade in Not- und Eilfällen, etwa im Rettungsdienst, für den Arzt in der Regel keine Möglichkeit besteht, die konkreten Umstände und den Willen des Patienten zu ermitteln.

Nicht zu verkennen ist aber die Antinomie zu den vorstehend geschilderten Rechtsprechungsgrundsätzen: Wer die wirksame Weigerung eines Patienten mißachtet und ihn gegen seinen Willen behandelt, setzt sich forensischen Konsequenzen aus, auch wenn der Eingriff erfolgreich ist; wer den Willen des Suizidanten beachtet, unter Umständen ebenso.

In äußersten Grenzfällen, in denen der Arzt bei schwerstkranken Patienten nichts zu deren Rettung unternahm, hat die Rechtsprechung allerdings unter dem Gesichtspunkt der Zumutbarkeit das Gebot des Lebensschutzes der Verantwortung der Ärzte gegenübergestellt, bei der Festlegung der Grenzen ärztlicher Behandlungspflicht dem gewissenhaften Entschluß des Arztes Raum gelassen und ihm einen Beurteilungsspielraum zugestanden. Die Problematik kann hier nicht näher dargestellt werden[54].

Keine Weigerung zu Lasten Dritter

Eine Weigerung, deren Folgen nicht den Verweigernden betreffen, sondern zu Lasten eines Dritten gehen, ist in der Regel unzulässig.

So dürfen Eltern mit der Verweigerung der Zustimmung in notwendige Heilmaßnahmen aus weltanschaulichen oder religiösen Gründen nicht Gesundheit oder Leben ihrer Kinder aufs Spiel setzen[55]. Soweit hier Zeit bleibt, ist wegen des Verdachts des Sorgerechtsmißbrauchs das Vormundschaftsgericht einzuschalten[56]. Ist dies nicht oder nicht zeitgerecht möglich, ist der Arzt im Rahmen des Notstands (§ 34 StGB) zum Handeln berechtigt und unter dem Aspekt der Garantenstellung bzw. Hilfeleistungspflicht nach § 323 c StGB sogar verpflichtet[43].

Unkooperative Patienten

Auch bei an sich bestehender Hilfspflicht, etwa bei rechtsunwirksamer oder unbeachtlicher Weigerung, findet die Hilfeleistungspflicht bzw. die Notstandsbefugnis unter dem Aspekt der Zumutbarkeit Grenzen bei unkooperativen und nicht einsichtsfähigen Patienten, die sich mit „Händen und Füßen" wehren.

Weniger der Hilfspflichtige nach § 323 c StGB, mehr indes der ärztliche Garant, muß zwar gewisse Gefahren auf sich nehmen, dies steht jedoch unter dem Vorbehalt der Zumutbarkeit. Inwieweit kann oder muß ein körperlicher Widerstand des Patienten gebrochen werden, was ist dem Arzt zumutbar?

In der Literatur findet sich die Formel von der Verpflichtung zum Einsatz „maßvoller, sanfter Gewalt", es wird auf den „kurz entschlossenen Handgriff", auf den „maßvoll dirigierenden Einsatz körperlicher Kraft" hingewiesen[57].

Auch hier sind die Umstände des Einzelfalls entscheidend. Steht dem Arzt geschultes Pflegepersonal (z. B. in einer psychiatrischen Klinik/einem Landeskrankenhaus) zur Verfügung, kann und muß dessen Hilfe in Anspruch genommen werden.

Hilfskräfte der Polizei, die ihrerseits hilfeleistungspflichtig sind, können und müssen dem Arzt helfen, indem sie etwa den sich Sträubenden, nicht Einsichtsfähigen zur Untersuchung und Behandlung oder zu deren Vorbereitung zur Verabreichung eines Sedativums festhalten[58].

Der Einsatz von „Brachialgewalt", die nur zu „widerwärtigen Ringkämpfen"[56] führt, wird – mit Einschränkung indes wieder bei der Verhinderung von Selbsttötungen – allge-

---

[51] Weißauer W: Ärztliche Behandlungspflicht und Sterbehilfe. Anästh Intensivmed. 1988; 333
[52] BGH, NJW 1954, 1049; BGH, NJW 1959, 1738
[53] Laufs A: a. a. O., RN 151
[54] detaillierte Übersicht über den Problemkreis bei Wömpner A, Kienzler E: a. a. O., RN 483 ff; s. auch dazu „Dr. Wittig" BGH, Med R. 1985, 40; Landgericht Ravensburg, Med R. 1987, 196; Fall „Hackethal" OLG München, NJW 1987, 2940; s. FN 52, Opderbekke HW, Weißauer W: Grenzen der ärztlichen Behandlungspflicht bei irreversibler Bewußtlosigkeit – zugleich ein Kommentar zum „Kemptener Fall". Anästh Intensivmed. 1996; 42 ff.
[55] OLG Hamm, NJW 1968, 212 zur religiös begründeten Weigerung des Vaters, bei seinem Kind eine Bluttransfusion vornehmen zu lassen; s. Biermann E: Forensische Gesichtspunkte der Bluttransfusion. Anaesthesist 1993; 187ff.
[56] Zum Verfahren bei aufschiebbaren Maßnahmen s. OLG Celle, Beschluß vom 21.02.1994 - 17 W 8/94
[57] Wömpner A, Kienzler E: a. a. O., RN 573 ff. m.w.N.
[58] Wömpner A, Kienzler E: a. a. O., RN 593

mein als unzumutbar abgelehnt[59]. Dabei geht es nicht nur um die Zumutbarkeit für den Arzt, sondern auch um die Frage, inwieweit ärztliche Maßnahmen ohne Gefährdung des Patienten überhaupt durchführbar sind. Steht das Risiko, daß der Patient wegen seines Widerstands bei ärztlichen Maßnahmen zusätzlicher Gefahr ausgesetzt wird, in keinem Verhältnis zum Untersuchungs- oder Behandlungszweck, haben die Maßnahmen zu unterbleiben.

Ist stationäre Aufnahme erforderlich, muß auch bei unkooperativen Patienten (mit Ausnahme der Weigerung eines informierten, einsichtsfähigen Patienten) eine Aufnahme gewährleistet werden, wenn sich keine andere, bessere oder genauso geeignete Möglichkeit zur Versorgung finden läßt. Unter Umständen sind solche Patienten nach Polizei- und Ordnungsrecht von der Polizei in „Schutzgewahrsam" zu nehmen.

Eine polizeiordnungswidrige Selbstgefährdung, die diesen Gewahrsam erlaubt, wird die Weigerung gegen ärztliche Maßnahmen aber wohl erst dann darstellen, wenn damit mit Sicherheit oder zumindest hoher Wahrscheinlichkeit erhebliche Gesundheitsbeeinträchtigungen verbunden sind[60], die über „normale Selbstgefährdungen" hinausgehen, wenn nicht gar zugleich Fremdgefährdung oder eine Gefährdung der Allgemeinheit gefordert werden muß, wie z. B. bei Zwangsimpfungen[61]. Auch die zivilrechtliche oder öffentlich-rechtliche Unterbringung kann in Frage kommen, wobei auch in diesem Rahmen Zwangsbehandlungen nur in engen Grenzen zulässig sind. Diese Problematik kann hier nicht vertieft dargestellt werden[62].

Alkoholisierte Patienten

Die dargestellten Grundsätze gelten auch gegenüber eingelieferten, anscheinend oder tatsächlich alkoholisierten Patienten, die nicht selten durch Polizei oder Feuerwehr im Krankenhaus abgeliefert werden.

Weil – nach wenn auch umstrittener Auffassung – bereits die Prüfung, ob eine Hilfsbedürftigkeit vorliegt (also die ärztliche Untersuchung), Teil der Hilfspflicht ist[63], muß der Arzt durch Untersuchung feststellen, ob und inwieweit der Eingelieferte behandlungsbedürftig ist.

Insbesondere bei unkooperativen Patienten soll der Arzt dabei auf der Anwesenheit der Polizeibeamten bestehen, die ihn unterstützen und, wenn sich keine Behandlungsbedürftigkeit zeigt, den Eingelieferten wieder mitnehmen können[64].

- Dem Arzt kann nur dringend geraten werden, den Patienten in jedem Fall zu befragen, wozu auch Hinweise der Polizei, wo und wie der Eingelieferte aufgefunden wurde, wichtige Informationen geben können, und ihn zu untersuchen.

Weist der Arzt einen anscheinend alkoholisierten Patienten ohne Untersuchung mit dem Bemerken ab: „Der gehört in eine Ausnüchterungszelle", weil er z. B. die Symptome einer Hypoglykämie für Trunkenheit gehalten hat, so kann dies fatale Folgen für den Patienten und forensische Konsequenzen für den Arzt haben.

Doch nicht in jedem Falle ist die Einlieferung eines Betrunkenen ein zur Hilfeleistung verpflichtender Unglücksfall. Ein angetrunkener Obdachloser, der vor der Klinik einen „Herzanfall" simuliert, um sich für die Nacht ein warmes Bett zu verschaffen, begründet keine Hilfspflicht. Aber: Abgesehen von offensichtlichen Fällen wird der Arzt ohne Untersuchung in unklaren Situationen eine Gesundheitsgefahr in der Regel nicht von vornherein ausschließen können. Im Zweifel ist deshalb jedem Arzt, ob Garant oder „nur" (potentiell) hilfspflichtig nach § 323 c StGB, zur Untersuchung zu raten[65].

Ärztliche Eingriffe zur Unterstützung hoheitlicher Maßnahmen

Von ärztlichen Eingriffen, die dem gesundheitlichen Interesse des Patienten dienen, sind die Fälle zu unterscheiden, in denen Ärzte von der Polizei zugezogen werden, um etwa eine in Polizeigewahrsam genommene oder nach der StPO festgenommene Person im Streifenwagen, für den Transport oder auf der Polizeiwache bzw. bei Einweisungsfahrten zur Unterbringung „ruhigzustellen"[66].

Sofern die betroffene Person sich mit den ärztlichen Maßnahmen nicht (freiwillig) einverstanden erklärt, dürfen Zwangsmaßnahmen nur in gesetzlich definierten, engen Grenzen durchgeführt werden.

Dazu § 81 a StPO:

„Eine Untersuchung des Beschuldigten darf zur Feststellung von Tatsachen angeordnet werden, die für das Verfahren von Bedeutung sind. Zu diesem Zweck sind Entnahmen von Blutproben und andere körperliche Eingriffe, die von einem Arzt nach den Regeln der ärztlichen Kunst zu Untersuchungszwecken vorgenommen werden, ohne Einwilligung des Beschuldigten zulässig, wenn kein Nachteil für seine Gesundheit zu befürchten ist.

Die Anordnung steht dem Richter, bei Gefährdung des Untersuchungserfolges durch Verzögerung auch der Staatsanwaltschaft und ihren Hilfsbeamten ... zu."

Ärztliche Maßnahmen sind hiernach nur zur körperlichen Untersuchung, nicht darüber hinaus zulässig. Die Maßnahme muß vom Richter und kann bei Gefahr im Verzug auch von der Staatsanwaltschaft und ihren Hilfsbeamten, nicht aber von jedem Polizeibeamten, angeordnet werden. Nicht jede beliebige ärztliche Maßnahme ist zulässig, sondern nur eine solche, die dem Untersuchungszweck dient[67]. Kein Beschuldigter ist verpflichtet, aktiv an der Un-

---

[59] genauer: Wömpner A, Kienzler E: a. a. O., RN 565 ff. m.w.N.
[60] s. etwa Baumann J: Unterbringungsrecht. Tübingen 1966; 272
[61] s. etwa Kullmann HJ: Die Bedrohung der öffentlichen Sicherheit oder Ordnung bei Zwangsunterbringung. NJW 1967; 287
[62] s. dazu Wigge P: a. a. O., 291 ff; auch BayObLG MedR 1990, 273
[63] s. oben S. 9 zu 3.1.
[64] Wömpner A, Kienzler E: a. a. O., RN 577
[65] so auch Wömpner A, Kienzler E: a. a. O., RN 587
[66] Sander B, Agor M: „Mit Schlagstock und Handschellen im Rettungsdienst" – Rechtliche Probleme bei Einweisungsfahrten. Rettungsdienst-Journal 1995; 113
[67] Dahs H: In: Löwe E, Rosenberg W: Strafprozeßordnung und Gerichtsverfassungsgesetz. Kommentar, 24. Aufl. 1988; § 81 a RN 64

tersuchung mitzuwirken. Er muß die Untersuchung nur dulden. Von der Polizei kann gegen einen sich sträubenden Patienten unmittelbarer Zwang eingesetzt werden, um die Untersuchung zu ermöglichen. Das Polizei- und Ordnungsrecht der Länder regelt, welche Maßnahmen des unmittelbaren Zwangs (Einsatz körperlicher Gewalt, Einsatz von Hilfsmitteln wie Fesseln und technischen Sperren, Waffen) wann und in welchen Grenzen angewendet werden dürfen.

Die Fesselung eines Beschuldigten durch die Polizei kann als eine Form unmittelbaren Zwangs zulässig sein. Die „psychische Fesselung" durch Verabreichung einer Beruhigungsspritze, z. B. im Rahmen der Blutprobenentnahme bei Verdacht der Trunkenheit im Straßenverkehr, wird überwiegend als unzulässig angesehen[66]. Zur Begründung wird angeführt, daß es sich nicht um eine akzessorische Maßnahme zur Durchführung des Eingriffs handelt, wie z. B. die Schmerzausschaltung bei schmerzhaften Untersuchungen, sondern um eine selbständige Zwangsmaßnahme, die so im Gesetz jedenfalls nicht ausdrücklich vorgesehen ist.

Auch der Untersuchungszweck rechtfertigt nicht jedes beliebige Mittel. Es gilt das *Übermaßverbot* (Grundsatz der Verhältnismäßigkeit). Dies gilt erst recht, wenn zweifelhaft ist, ob die ärztliche Maßnahme nicht anderen als Untersuchungszwecken dient. So hat das OLG Frankfurt/Main[68] die zwangsweise Verabreichung von Brechmitteln durch einen Arzt bei Verdacht des Mitsichführens von Kokain-Päckchen im Magen eines Beschuldigten als einen von der StPO nicht gedeckten, unerlaubten Eingriff in die körperliche Unversehrtheit angesehen[69].

Wenn schon im Rahmen eines strafrechtlichen Ermittlungsverfahrens ärztlichen Eingriffen Grenzen gesetzt sind, so gilt dies erst recht, wenn es darüber hinaus (nur) darum geht, der Polizei die Arbeit oder die Ausübung „unmittelbaren Zwanges" zu erleichtern, um Festgehaltene zu „beruhigen".

Anders ist es, wenn der Betroffene – nach Aufklärung – in die Maßnahmen einwilligt, oder diese zur Abwehr von Gesundheitsgefahren des in Gewahrsam genommenen *nicht* einwilligungsfähigen Betroffenen notwendig sind. Bei einwilligungsfähigen Personen, die sich in staatlichem Gewahrsam befinden, gelten für die ärztlichen Eingriffe die allgemeinen arztrechtlichen Regeln, wenn nicht ausnahmsweise weitergehende gesetzliche Eingriffsbefugnisse bestehen. Aber auch dann sind die Grenzen oft streitig, wie z. B. die Diskussion um die Zwangsbehandlung von Häftlingen[70] bei einem Hungerstreik zeigt.

Auch gegenüber untergebrachten Patienten sind ärztliche „Zwangsmaßnahmen", die über den Unterbringungszweck hinausgehen, in der Regel nur zur Abwehr von Gefahren für Leib und Leben des nicht einsichtsfähigen Untergebrachten, nicht aber zur Erleichterung des Vollzugs der Unterbringung für das Personal zulässig[71]. Es gelten im wesentlichen die allgemeinen arztrechtlichen Grundsätze[72].

Kernaussagen

■ **Aufnahmepflicht der Krankenhäuser**
- Krankenhäuser haben im Gesundheitssystem eine Auffangfunktion. In Unglücks- oder Notfällen muß jedes Krankenhaus eine Erstversorgung von Notfallpatienten durchführen und diese, ggf. provisorisch, aufnehmen bzw. sekundär verlegen.

■ **Hilfspflicht**
- Aus der allgemeinen Aufnahmepflicht des Krankenhauses folgt für die nach Dienstvertrag oder Dienstplan zuständigen Krankenhausärzte eine Untersuchungs- und Behandlungspflicht gegenüber behandlungsbedürftigen Patienten. Verletzen z. B. die für die Notaufnahme zuständigen Ärzte diese Pflicht, können sie aufgrund ihrer Garantenstellung zur Fallübernahme zivil- und strafrechtlich zur Verantwortung gezogen werden, wenn ein Patient dadurch zu Schaden kommt.
- Darüber hinaus ist jedermann, auch der Arzt, verpflichtet, bei Unglücksfällen oder Gefahr so schnell wie möglich zu helfen, soweit seine Hilfe erforderlich, möglich und ihm zumutbar ist. Hilfeleistungspflicht besteht für den Arzt auch in aussichtslosen Fällen, dann aber reduziert auf die Schmerz- und Leidenslinderung.

■ **Pflichtennotstand und Pflichtenkollision**
- Unter Umständen muß der hilfspflichtige Arzt sogar eine Ordnungswidrigkeit oder Straftat begehen, wenn die Gefahr nicht anders abgewendet werden kann.
- Kollidieren mehrere Hilfspflichten, so hat der Arzt bei Pflichten verschiedenen Ranges in der Regel die höherwertige zu erfüllen, bei gleichwertigen Pflichten, z. B. mehrere Schwerverletzte, nach pflichtgemäßem Ermessen unter Berücksichtigung des Schutzbedürfnisses der jeweiligen Personen im konkreten Fall zu entscheiden und zu handeln.

■ **Ende der Hilfspflicht**
- Die Hilfspflicht endet nicht nur, wenn keinerlei Hilfe mehr nötig oder möglich ist, sondern auch dann, wenn der Hilfsbedürftige sie in Kenntnis der Tragweite seiner Entschließung dezidiert verweigert, vorausgesetzt, die Weigerung ist wirksam und rechtsbeachtlich.
- Der Arzt ist zwar gehalten, den Betroffenen, der der Hilfe bedarf, sie aber verweigert, umzustimmen, er hat dabei aber die freie und selbstbestimmte Entscheidung des informierten und einsichtsfähigen Patienten zu respektieren, selbst wenn die Entscheidung medizinisch unvernünftig und mit Leibes- oder Lebensgefahren für den Patienten verbunden ist. Das Selbstbestimmungsrecht schließt das Recht zur Unvernunft ein. Eine Ausnahme macht die Rechtsprechung nur beim Suizidanten. Hier bleibt der Arzt grundsätzlich zur Hilfeleistung verpflichtet.
- Gesetzliche Vertreter (etwa Eltern) können, z. B. aus religiöser oder weltanschaulicher Überzeugung, die

---

[68] OLG Frankfurt/Main, NJW 1997, 1647
[69] s. auch Weißauer W, Biermann E: Körperliche Untersuchungen aufgrund strafprozessualer Anordnungen – am Beispiel des Verdachts intrakorporalen Drogenschmuggels. Chirurg BDC 1989; 116
[70] § 101 StVollzG, dazu Geppert K: Die gegenwärtige gesetzliche Regelung zur Zwangsernährung von Gefangenen (§ 101 Strafvollzugsgesetz), Jura 1982, 177; Ulsenheimer K: In: Laufs A, Uhlenbruck W: a. a. O., § 153 RN 68; Tröndle H: Zwangsernährung und Rechtsstaat. Anästh Intensivmed. 1987; 95; Becker F: Medizinische und ethische Aspekte der Zwangsernährung. Anästh Intensivmed. 1987; 90

[71] Wömpner A, Kienzler E: a. a. O., RN 858 ff.
[72] s. Wigge P: a. a. O., 291

ärztliche Hilfe nicht zu Lasten Dritter (ihrer Kinder) verbieten. Soweit Zeit bleibt, ist wegen des Verdachts des Sorgerechtsmißbrauchs das Vormundschaftsgericht anzurufen, im Eilfall hat der Arzt nach Notstandsgesichtspunkten die erforderlichen Hilfsmaßnahmen zu ergreifen.
- Bei einem nicht-einwilligungsfähigen erwachsenen Patienten obliegt die Entscheidung dem Betreuer. Ist dieser noch nicht bestellt, so ist bei aufschiebbaren Maßnahmen das Vormundschaftsgericht einzuschalten, in Eilfällen kann das Vormundschaftsgericht selbst über die ärztliche Maßnahme entscheiden. Reicht die Zeit für die Anrufung des Vormundschaftsgerichts nicht aus, hat der Arzt nach den Gesichtspunkten der mutmaßlichen Einwilligung „in dubio pro vita" zu handeln.

Unkooperative und alkoholisierte Patienten
- Die Hilfspflicht besteht im Grundsatz auch gegenüber unkooperativen Patienten. Sie ist jedoch beschränkt durch die Zumutbarkeit. Brachialgewalt gegenüber dem Patienten kann nicht verlangt werden. Die ärztliche Hilfeleistung wird unzumutbar insbesondere dann, wenn durch den Widerstand des Patienten die ärztlichen Maßnahmen mehr Schaden als Nutzen anzurichten drohen.
- Dies gilt auch gegenüber alkoholisierten Patienten. Grundsätzlich ist der Arzt auch hier zur Untersuchung und ggf. Behandlung verpflichtet, auch dies steht aber unter dem Gebot der Zumutbarkeit.

Ärztliche Eingriffe zur Unterstützung hoheitlicher Maßnahmen
- Medizinische Zwangsbehandlungen sind nur ausnahmsweise in gesetzlich genau definierten Fällen zulässig. Im Prinzip gelten auch gegenüber Personen in hoheitlichem Gewahrsam die allgemeinen Grundsätze für ärztliche Eingriffe. Soweit ärztliche Zwangsmaßnahmen zulässig sind, gilt das Übermaßverbot: nicht jedes Mittel ist erlaubt.
- Unmittelbarer Zwang mit Hilfe des Arztes in Form einer nicht von der Einwilligung des Betroffenen gedeckten „psychischen Fesselung", z. B. durch Sedierung, allein zur Erleichterung anderer hoheitlicher Maßnahmen außerhalb der gesetzlich definierten Zwangsbefugnisse, ist in der Regel nicht zulässig.

Rettungsmittel und Organisation für den Einsatz

Begriffe und Normen ··· *461*
P. Sefrin

Bodengebundener Rettungsdienst ··· *463*
P. Sefrin

Luftrettungsdienst ··· *466*
L. Lampl

Seenotrettung ··· *473*
K. H. Seidenstücker, H. W. Kattwinkel, P. Koch,
K. Pellnitz, B.-F. Schepers

Bergrettung ··· *486*
G. Kroesen

Rettung unter Tage ··· *491*
G. Cunitz, H. Höer, N. Schuback

Tunnelrettung ··· *496*
P. Sefrin

Dokumentation und Qualitätsmanagement ··· *499*
H.-P. Moecke

Begriffe und Normen

P. Sefrin

Roter Faden

- Grundlagen
- Deutsche Normen
- Europäische Normen

Grundlagen

In den Rettungsdienstgesetzen der Bundesländer ist keine dezidierte Festlegung der medizinischen Ausstattung der im Rettungsdienst eingesetzten Fahrzeuge enthalten. So wird im Bayerischen Rettungsdienstgesetz lediglich ausgeführt, „daß die Notfallrettung nur mit Krankenkraftwagen durchgeführt wird, die für diese Einsatzart entsprechend dem Stand der Notfallmedizin ausgerüstet sind". Dieser unbestimmte Begriff „Stand der Notfallmedizin" ist wenig verbindlich und in dieser Form unzureichend.

Wegen der anzustrebenden Einheitlichkeit des Rettungsdienstes, der Möglichkeit des überregionalen Einsatzes sowie der Gleichbehandlung der eingesetzten Mitarbeiter ist es erforderlich, von gleichen Begriffen und Normen auszugehen.

Deutsche Normen

Auch für den Bereich des Rettungsdienstes hat sich das Deutsche Institut für Normung (DIN) dieser notwendigen Aufgabe angenommen. Das Institut geht zurück auf den im Jahr 1917 vom Verein deutscher Ingenieure gegründeten „Normalienausschuß für den allgemeinen Maschinenbau", aus dem später der „Normenausschuß der Deutschen Industrie" entstand. Der Name wurde 1926 in „Deutscher Normenausschuß" geändert, der bis heute als eingetragener Verein seinen Sitz in Berlin hat.

Der „Deutsche Normenausschuß" definiert Normung als die von allen interessierten Kreisen gemeinschaftlich durchgeführte Vereinheitlichungsarbeit. Als „Deutsche Normen" werden die vom Deutschen Institut für Normung in seinen Fachnormen und Arbeitsausschüssen aufgestellten und in das „Deutsche Normenwerk" aufgenommenen Normen bezeichnet.

Die Normen werden von Fachnormenausschüssen und Arbeitsausschüssen erarbeitet. Der Bereich des Rettungsdienstes gehört zum „Normenausschuß Rettungsdienst und Krankenhaus" (NARK). Im einzelnen sind folgende Arbeitsausschüsse mit Problemen des Rettungsdienstes befaßt:
– Krankentragen und Zubehör (AA 1.1),
– Krankenkraftfahrzeuge (AA 1.2),
– Rettungshubschrauber, Ambulanzflugzeuge (AA 1.3),
– Begriffe Rettungsdienst (AA 1.9).

Es gibt etwa 40 Normen, die direkt oder indirekt den Rettungsdienst betreffen. Dazu zählen:
– DIN 13024 Einheitskrankentrage
– DIN 13025 Krankentrage für Krankenkraftwagen
– DIN 13050 Rettungswesen Begriffe
– DIN 13230 Luftfahrzeuge zum Patiententransport
  - Teil 1 Begriffe
  - Teil 2 Ausstattung von Luftfahrzeugen
  - Teil 3 Anforderungen an Rettungshubschrauber (RTH)
  - Teil 4 Anforderungen an Intensivtransporthubschrauber (ITH)
  - Teil 5 Anforderungen an Intensivtransportflugzeuge (ITF)
  - Teil 6 Anforderungen an Linienflugzeuge
– DIN 13232 Notfallarztkoffer
– DIN 13233 Notfallarztkoffer für Säuglinge/Kleinkinder
– DIN 75079 Notarzt-Einsatzfahrzeuge (NEF)
– DIN 75080 Krankenkraftwagen
  - Blatt 1 Krankenkraftwagen – Allgemeines
  - Blatt 2 Krankenkraftwagen – Rettungswagen
  - Blatt 3 Krankenkraftwagen – Krankentransportwagen

Europäische Normen

Über die deutsche Normenarbeit hinaus bemüht sich seit 1990 das Technische Komitee 239 des Europäischen Komitees für Normung um die Festlegung von Mindeststandards für eine übereinstimmende medizinisch-technische Ausrüstung von Krankenkraftwagen in der Europäischen Gemeinschaft. Die geplante Europäische Norm (Entwurf PrEN 1789 Rescue Systems) sieht folgende Unterteilung vor:
– Typ A, Patient Transport Ambulance, Krankentransportwagen für Nicht-Notfallpatienten,
  - Typ A 1, zum Transport eines einzelnen Patienten (kurz),
  - Typ A 2, zum Transport eines oder mehrerer Patienten auf Krankentrage(n) oder Sessel(n) (lang),
– Typ B, Emergency Ambulance, Notfallkrankenwagen für den Transport, die Erstversorgung und die Überwachung von Patienten
– Typ C, Mobile Intensive Care Unit (MICU), Rettungswagen für den Transport, die erweiterte Behandlung und Überwachung von Patienten.

Die Aufnahme des „Notfallkrankenwagen" (Emergency Ambulance) zusätzlich zum „Rettungswagen" stellt einen Kompromiß dar, der sowohl das deutsche Notarztsystem wie die Gegebenheiten anderer Länder, die nicht über ein derartiges flächendeckendes Versorgungssystem verfügen, berücksichtigt.

Sollte es nach dem entsprechenden Verfahren zu einer verbindlichen Europäischen Norm kommen, wird diese auch Auswirkungen auf den deutschen Rettungsdienst haben.

Tabelle 24.1 Hauptmerkmale der einzelnen Fahrzeugtypen (Mindestanforderungen)

Typ	Maße des Krankenraumes			Anzahl Sitze Patienten und Betreuer	Anzahl Sitz und/ oder Tragen (ohne Fahrer)	Zulademöglichkeit für medizinisch technische Produkte
	Länge	Breite	Höhe			
Typ A1	2000	1300	1270	1	3	100 kg
Typ A2	2500	1300	1270	2	4	115 kg
Typ B	2500	1400	1600	2	3	225 kg
Typ C	1850*	1500*	1800*	2	4 bzw. 5	260 kg

* = ergonomischer Freiraum

Kernaussagen

- **Grundlagen**
  - Wegen der anzustrebenden Einheitlichkeit des Rettungsdienstes, der Möglichkeit des überregionalen Einsatzes sowie der Gleichbehandlung der eingesetzten Mitarbeiter ist es erforderlich, von gleichen Begriffen und Normen auszugehen.
- **Deutsche Normen**
  - Als „Deutsche Normen" werden die vom Deutschen Institut für Normung in seinen Fachnormen und Arbeitsausschüssen aufgestellten und in das „Deutsche Normenwerk" aufgenommenen Normen bezeichnet (DIN).
  - Es gibt etwa 40 Normen, die direkt den Rettungsdienst betreffen. Dazu zählen insbesondere DIN 13232 (Notfallarztkoffer), DIN 75079 (Notarzt-Einsatzfahrzeuge) und DIN 75080 (Krankenkraftwagen).
- **Europäische Normen**
  - Eine zukünftige Europäische Norm sieht Krankentransportwagen, Notfallkrankenwagen und Rettungswagen vor.

Bodengebundener Rettungsdienst

P. Sefrin

Roter Faden
- Grundlagen
- Aufgaben
- Allgemeine Organisation
- Rendezvous- und Stationssystem

Grundlagen

Der Fortschritt der Notfallmedizin hat in den vergangenen Jahrzehnten die Etablierung eines flächendeckenden Rettungssystems ermöglicht, dessen Ziel die Abwendung unmittelbarer Lebensgefahr und die Wiederherstellung der körperlichen Integrität der Notfallpatienten ist. Dazu werden im Rettungsdienst der Bundesrepublik Deutschland jährlich etwa 8,4 Mio. Einsätze geleistet.

Während der Rettungsdienst in den Anfangsjahren primär ein Verletzten-Transportdienst war, entwickelte er sich in den 70er Jahren durch vermehrte Einbeziehung von Notärzten zu einem Notfallrettungsdienst im Sinne einer vorgeschobenen Intensivtherapie.

Aufgaben

Im bodengebundenen Rettungsdienst können der „Krankentransport" und die „Notfallrettung" unterschieden werden.

Definition: Notfallrettung ist die Durchführung lebensrettender Maßnahmen bei Notfallpatienten am Notfallort und die Herstellung der Transportfähigkeit, sowie die Beförderung dieser Personen unter fachgerechter Betreuung in ein geeignetes Krankenhaus.

Etwa 60 % aller Einsätze im Bereich Notfallrettung erfolgen unter Beteiligung eines Notarztes (NA). Bei NA-Einsätzen überwiegen die Patienten mit internistischen Krankheitsbildern (Abb. 24.1). Die Zahl der Rettungsdiensteinsätze ist in der Vergangenheit kontinuierlich gestiegen; dabei hat auch der Anteil der Notfälle und der NA-Einsätze zugenommen.

Allgemeine Organisation

Die Rettungsleitstelle (s. Kapitel „Aufgaben der Rettungsleitstelle") ist die Einsatzzentrale des gesamten Rettungsdienstes für den betreffenden Rettungsdienstbereich. Bundesweit gehen pro Jahr etwa 9 Mio. Hilfeersuchen ein. Handelt es sich um einen Notfall, so wird dieser als Notfalleinsatz ohne oder mit NA durchgeführt. Liegt kein akuter Notfall vor, werden die Einsätze als dringliche oder disponible (planbare) Krankentransporte eingestuft. Den über 300 Rettungsleitstellen unterstehen mehr als 1 800 Rettungswachen mit etwa 7 000 Fahrzeugen und über 1 000 bodengebundene NA-Systeme.

Die *Rettungskette* soll eine lückenlose Versorgung des Notfallpatienten vom Ort des Geschehens bis zur definitiven Versorgung im Krankenhaus ermöglichen. Dazu müssen alle Glieder (Erste Hilfe, Alarmierung, Notfall- und Rettungsdienst, Krankenhaus) reibungslos ineinandergreifen.

Ein geeigneter Indikator für die Leistungsfähigkeit des Rettungsdienstes ist die *Eintreffzeit*, die Zeitspanne vom Eingang der Notfallmeldung bis zum Eintreffen des Rettungsmittels am Notfallort. Bei Notfalleinsätzen allgemein lag sie in den letzten Jahren im Mittel bei 8,6 min, bei NA-Einsätzen im Rendezvoussystem waren es 9,3 min. Insgesamt wurden 95 % aller Notfälle innerhalb von 15,4 min erreicht.

Rendezvous- und Stationssystem

Der bodengebundene NA-Dienst kann als Rendezvous- oder Stationssystem betrieben werden, das Stationssystem wird auch als Kompaktsystem bezeichnet. Beide Organisationsformen sind durch spezifische Vor- und Nachteile gekennzeichnet (Tab. 24.2).

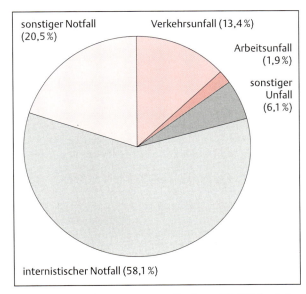

Abb. 24.1 Verteilung von Notarzt-Einsätzen 1994/95 (nach Angaben der Bundesanstalt für Straßenverkehr, BAST).

Tabelle 24.2 Vor- und Nachteile des Rendezvous- und Stationssystems

	Rendezvoussystem	Stationssystem
Vorteile	Höhere Flexibilität und bessere Kompensation von Meldefehlern Ggf. kürzere Eintreffzeit und kürzere Einsatzdauer Größeres Ärztereservoir (mehrere Kliniken, niedergelassene Ärzte)	Komplettes Team ständig einsatzbereit, routinierte Zusammenarbeit Gleichzeitiges Eintreffen von Notarzt und Notarztwagen am Einsatzort Kontinuierliche Therapie vom Notfallort bis zur Klinikaufnahme
Nachteile	Gesondertes Fahrzeug, zusätzlicher Rettungssanitäter/-assistent als Fahrer Evtl. unbekanntes Team des Rettungswagens	Blockierung des Notarztes bei absoluten und relativen Fehleinsätzen Konkurrenz einzelner Krankenhäuser Bei Einsatz des Notarztes an Notarztwagen gebunden Längere Anfahrtswege, wenn Krankenhaus nicht im Zentrum Bei Stationierung auf Rettungswache untätiges Warten auf den Einsatz

■

Das *Rendezvoussystem* ist durch den getrennten Standort von Rettungswagen (RTW) und NA mit getrennter Anfahrt gekennzeichnet. Voraussetzung für diese Einsatzart ist ein gesondertes Notarzteinsatzfahrzeug (NEF).

Der RTW befindet sich in der Regel auf Abruf in einer Wache; in besonders einsatzreichen Zeiten können auch mehrere Fahrzeuge an verkehrsgünstigen Standorten disloziert werden, so daß kurze Anfahrtszeiten garantiert sind.
Der NA kann seiner gewohnten Tätigkeit als niedergelassener oder Krankenhausarzt nachgehen. Er muß jedoch *jederzeit unverzüglich abkömmlich* sein und wird im Bedarfsfall zum Einsatzort gebracht. Für den Einsatz mit NEF sollte dem NA ein Rettungsassistent oder -sanitäter zur Verfügung stehen, weil nicht auszuschließen ist, daß das NEF zuerst am Notfallort eintrifft.

■

Der entscheidende Vorteil des Rendezvoussystems ist seine hohe Flexibilität. Nach suffizienter Versorgung des Patienten ist es in vielen Fällen möglich, einen Folgeauftrag zu übernehmen. Insbesondere im ländlichen Bereich ist darüber hinaus die Versorgung mehrerer RTW-Einsatzbereiche durch nur einen NA mit NEF möglich.

Weiter ist das Rendezvoussystem vorteilhaft, wenn niedergelassene Ärzte den NA-Dienst versehen.
Zu den Nachteilen des Rendezvoussystems zählt die Möglichkeit, am Notfallort auf ein unbekanntes Team zu treffen; dieser Umstand wird durch die gleichzeitige Besetzung des NEF mit Rettungsassistent bzw. -sanitäter gemildert.
Eine Sonderform des Rendezvoussystems ist die Stationierung des NEF mit Fahrer auf einer Wache, während sich der NA in der Klinik oder Praxis aufhält. Sofern sich die Wache nicht in unmittelbarer Nähe des Aufenthaltsorts des NA befindet, kann durch den Anfahrtsweg wertvolle Zeit verlorengehen. Als eine weitere Modifikation ist die gemeinsame Stationierung von RTW und NEF am Krankenhaus anzusehen; damit werden die Vorteile von Stations- und Rendezvoussystems vereint.

■

Beim *Stationssystem* sind der NA und die Besatzung des RTW am Krankenhaus oder auf einer Rettungswache stationiert. Im Alarmfall rücken sie von dort zum Notfallort aus; dabei wird der RTW durch Mitnahme des NA zum Notarztwagen (NAW).

Bei Stationierung am Krankenhaus kann der NA wiederum seiner üblichen Tätigkeit nachgehen; das Rettungspersonal wird in den Klinikbetrieb integriert und damit gleichzeitig fortgebildet.
Der besondere Vorteil dieses Systems liegt in der engen Zusammenarbeit und Vertrautheit des Teams auch außerhalb des Einsatzes. Der NA ist genauestens über die Qualifikation und die Fähigkeiten seiner Mitarbeiter informiert. Durch die gemeinsame Stationierung ist weiter gewährleistet, daß das Rettungsteam gemeinsam am Notfallort eintrifft. Das Team kann die Notfalltherapie am Ort des Geschehens einleiten und kontinuierlich bis zur Klinik und darüber hinaus auch innerklinisch fortsetzen.

■

Der wesentliche Nachteil des Stationssystems ist die Bindung des NA an das Fahrzeug; dies ist insbesondere in Gegenden relevant, in denen nur ein NAW zur Verfügung steht. Bei einem Doppeleinsatz ist ein Abrücken in der Regel unmöglich, obwohl keineswegs alle Notfallpatienten nach der Primärversorgung zwingend eine ärztliche Transportbegleitung benötigen.

Dazu kommt, daß die für den Rettungsdienst zuständige Organisation durchgehend auf zwei Mitarbeiter verzichten muß, die nicht für Aufgaben auf der Wache oder andere, geeignete Transportaufgaben zur Verfügung stehen.
Rendezvous- und Stationssystem werden vielerorts in unterschiedlicher Modifizierung eingesetzt. Eine generelle Empfehlung für ein bestimmtes System ist nicht möglich, vielmehr sollten die regionalen Gegebenheiten die Einsatzform bestimmen.

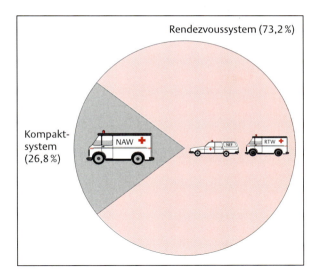

Abb. 24.2 Anteilige Bedienung von Notarzt-Einsätzen im Rendezvous- und Stationssystem im Jahr 1994/95 (nach Angaben der Bundesanstalt für Straßenverkehr, BAST).

Insgesamt hat in den letzten Jahren das Rendezvoussystem an Bedeutung gewonnen; inzwischen werden etwa 75 % aller NA-Einsätze in dieser Form abgewickelt (Abb. 24.2).

Kernaussagen

Grundlagen
- Der Rettungsdienst hat sich von einem ursprünglichen Verletzten-Transportdienst zu einem Notfallrettungsdienst im Sinne einer vorgeschobenen Intensivtherapie entwickelt.

Aufgaben
- Im bodengebundenen Rettungsdienst können „Krankentransport" und „Notfallrettung" unterschieden werden.
- Notfallrettung ist die Durchführung lebensrettender Maßnahmen bei Notfallpatienten am Notfallort und die Herstellung der Transportfähigkeit, sowie die Beförderung dieser Personen unter fachgerechter Betreuung in ein geeignetes Krankenhaus.
- Bundesweit gehen bei über 300 Rettungsleitstellen jährlich etwa 9 Mio. Hilfeersuchen ein.
- Die Rettungskette soll eine lückenlose Versorgung des Notfallpatienten vom Ort des Geschehens bis zur definitiven Versorgung im Krankenhaus ermöglichen.
- Ein geeigneter Indikator für die Leistungsfähigkeit des Rettungsdienstes ist die Eintreffzeit, die Zeitspanne vom Eingang der Notfallmeldung bis zum Eintreffen des Rettungsmittels am Notfallort. Sie beträgt bei NA-Einsätzen im Mittel etwa 9 min.

Rendezvous- und Stationssystem
- Der bodengebundene Notarztdienst kann als Rendezvous- oder Stationssystem betrieben werden. Beide Organisationsformen haben spezifische Vor- und Nachteile.
- Ausschlaggebend für die optimale Einsatzform sind die regionalen Gegebenheiten.
- Das Rendezvoussystem hat in den letzten Jahren an Bedeutung gewonnen und einen Anteil von etwa 75 % aller Notarzteinsätze erreicht.

Luftrettungsdienst

L. Lampl

Roter Faden

- **Aufgabenstellung und Begriffsbestimmung**
- **Charakteristika der Luftrettung im Vergleich zur bodengebundenen Rettung**
  - Personelle Besetzung und apparative Ausstattung
  - Einsatztaktik
  - Vor- und Nachteile des RTH
  - Zusammenarbeit und Grenzziehung zwischen RTH und ITH
- **Flugphysiologische Besonderheiten und Arbeitsbedingungen**
  - Gasgesetze und ihre Auswirkungen
  - Arbeitsbedingungen
  - Physikalische Einflüsse auf den Patienten
- **Kontraindikationen gegen einen Lufttransport**
- **Wesentliche Aspekte der Flugsicherheit**
- **Ansätze für die Effizienzkontrolle des RTH**

Aufgabenstellung und Begriffsbestimmung

Die Einbindung von Luftfahrzeugen in das Gesamtsystem der notärztlichen Versorgung dient zur Ergänzung des bodengebundenen Rettungsdienstes sowie zur Erweiterung der dort vorhandenen Möglichkeiten.

Im strengen Sinne finden zwar sowohl Flächenflugzeuge (z. B. Auslands-Rückholdienste) als auch Hubschrauber Verwendung; zweifellos aber fällt dem Rettungshubschrauber (RTH) die quantitativ wie qualitativ umfangreichste Aufgabe im Bereich der Luftrettung zu. Ihm gilt daher der Schwerpunkt der folgenden Ausführungen.

Vom Prinzip her ist der RTH, ebenso wie der Notarztwagen (NAW) und das Notarzt-Einsatzfahrzeug (NEF), als „schneller Notarzt-Zubringer" konzipiert. Die Kurzhaltung des therapiefreien Intervalls ist seine vordringliche Aufgabe. Hinzu kommt die einsatztaktische Option, Notfallpatienten nach erster Stabilisierung rasch auch in weiter entfernte Zentren bzw. Spezialkliniken verlegen zu können.

Im gesamten mitteleuropäischen Raum gilt der RTH als integraler Bestandteil des organisierten Rettungsdienstes. Weitgehend flächendeckende Netze von Luftrettungsstationen finden sich in Deutschland (Abb. 24.3), Österreich und der Schweiz. Dazu haben neben staatlichen Institutionen (Bundeswehr, Katastrophenschutz) vor allem privatrechtliche Träger wie der Allgemeine Deutsche Automobilclub (ADAC), die Deutsche Rettungsflugwacht (DRF) und vergleichbare Organisationen im Ausland während der vergangenen 30 Jahre bahnbrechende Pionierarbeit und entscheidende Beiträge geleistet.

Aufbauend auf den mit dem RTH gewonnenen Erfahrungen haben sich im Laufe der letzten Jahre weitere notfallmedizinische Hubschrauberkonzepte mit gezieltem Aufgabenspektrum entwickelt. Die vier verschiedenen Grundbegriffe, unter denen Hubschrauber notfallmedizinisch im weitesten Sinne eingesetzt werden, sind in Tab. 24.3 aufgeführt.

Tabelle 24.**3** Grundbegriffe notfallmedizinischer Hubschrauberkonzepte

- Rettungs-Hubschrauber (RTH)
- Ambulanz-Hubschrauber (AHS), speziell konzipiert als
  - Intensivtransport-Hubschrauber (ITH)
- Großraum-Rettungshubschrauber (GRH), Einsatz nur im Ausnahmefall (Großschaden) vorgesehen

Grundlegend für das Verständnis des RTH ist es, ihn nicht als besonders herausgehobenes Rettungsmittel zu betrachten, welches vor allem in Laienmedien mit geradezu mystischen Eigenschaften belegt wird. Es ist stattdessen die Kenntnis der speziellen Einsatzcharakteristika, der Vor- aber auch Nachteile des RTH, die es gestatten, Boden- und Luftrettung im Sinne des individuellen Notfallpatienten wirkungsvoll zu verknüpfen.

Der RTH übernimmt, auch im Sinne einschlägiger gesetzlicher Regelungen, „nur" eine Ergänzungsfunktion im Gesamtrahmen des Rettungsdienstes. Der weitaus größere Anteil an Rettungseinsätzen wird von der Bodenrettung geleistet. Gemeinsames Ziel ist die effiziente Nutzung personeller, finanzieller und fachlicher Ressourcen.

Charakteristika der Luftrettung im Vergleich zur bodengebundenen Rettung

Personelle Besetzung und apparative Ausstattung

Personelle Besetzung und materielle Ausstattung von RTH und NAW stimmen weitgehend überein.

Im NAW bzw. NEF wie auch im RTH findet sich ein identisch qualifiziertes Rettungsteam aus Notarzt und Rettungsassistent (Abb. 24.**4**). Ein demgegenüber geringerer Unterschied ist in der Funktion des Fahrers des NAW im Vergleich zum Piloten des RTH zu sehen. Zusammenfassend läßt sich der RTH treffend als „fliegender NAW" charakterisieren.

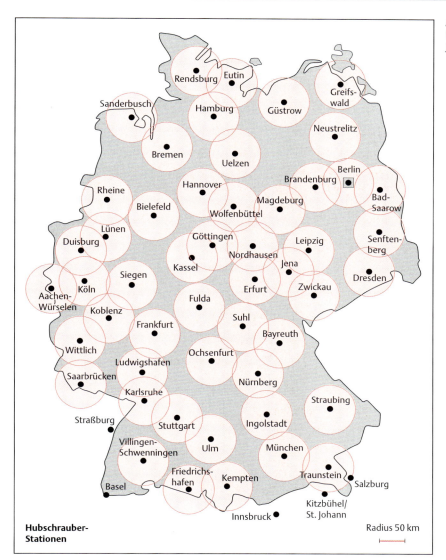

Abb. 24.**3** RTH-Stationen in der Bundesrepublik Deutschland (Stand Juli 1997).

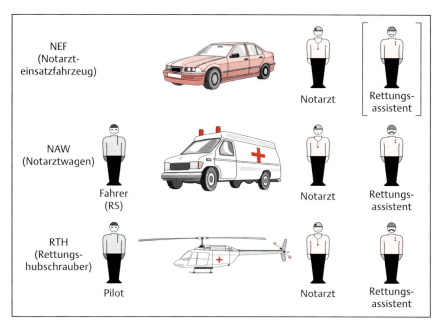

Abb. 24.**4** Personelle Besetzung notärztlicher Einsatzmittel im qualitativen und quantitativen Vergleich.

Ebenso ist die Ausstattung von NAW bzw. RTH Gegenstand aneinander angeglichener DIN-Normen (s. Kapitel „Begriffe und Normen"); sie unterscheidet sich im Grundsatz nicht, wenngleich das im RTH eingeschränkte Raumangebot in ergonomischer Hinsicht berücksichtigt werden muß.

Einsatztaktik

Besonderheiten und Unterschiede zwischen RTH und NAW ergeben sich nach dem bisher Gesagten also nicht aus Ausstattung und Besatzung, wohl aber hinsichtlich der Einsatztaktik im Primär-Rettungseinsatz.

In Abb. 24.5 wird der Sachverhalt verdeutlicht. NAW und RTH seien gemeinsam am selben Standort im Zentrum der Einsatzkreise stationiert, und es sei angenommen, beide erhielten zum identischen Zeitpunkt einen übereinstimmenden Einsatzauftrag. Während der NAW seinen Einsatz unmittelbar beginnen kann, benötigt der RTH eine „Ausrückzeit" von ca. 2 bis 5 Minuten, bedingt vor allem durch die Zeit bis zum Erreichen der zum Start erforderlichen Rotor- und Triebwerksleistung. In genau diesem Zeitraum aber hat der NAW bereits einige Kilometer Fahrstrecke zurückgelegt und bedarf, da es sich in dieser Entfernung in der Regel um städtisch bebautes Gebiet handelt, auch keiner zusätzlichen Zeit für Landeplatzsuche und Anflugmanöver.

Primär-Rettungseinsätze im Nahbereich des Standortes, je nach Besiedelung und Infrastruktur zwischen 5 und 10 km im Radius, sind daher unter dem Aspekt der Kurzhaltung des therapiefreien Intervalls für bodengebundene Rettungsmittel einsatztaktisch vorteilhaft.

Liegt der Notfallort dagegen außerhalb dieses „Nahbereichs", so vermag der RTH seine überlegene Geschwindigkeit (200–250 km/h) und den Anflug auf der direkten Luftlinie zusehends in den Vordergrund zu rücken.

Wiederum unter dem Gesichtspunkt, den Notfallpatienten schnellstmöglich zu erreichen, gilt daher eine Entfernungszone von 10–30 (40) km um den Standort als einsatztaktisches Optimum für den RTH.

Je nach örtlichen Gegebenheiten sind Abweichungen von den genannten Anhaltszahlen möglich.
Überschreitet die Einsatzdistanz eine Entfernung von 40 km vom RTH-Standort, so relativiert sich der Schnelligkeitsvorteil, weil sich der Notfallort nun nicht selten im Nahbereich eines dort stationierten NAW befindet. Dies schließt nicht aus, daß der RTH auch in solchen Bereichen sinnvoll eingesetzt wird, beispielsweise zur Übernahme von im NAW erstversorgten Patienten zum Transport in weiter entfernte Zentren oder zur Verstärkung der bodengebundenen Rettungskräfte. So kann sich der Einsatzradius je nach Situation auf bis zu 80 km erweitern.

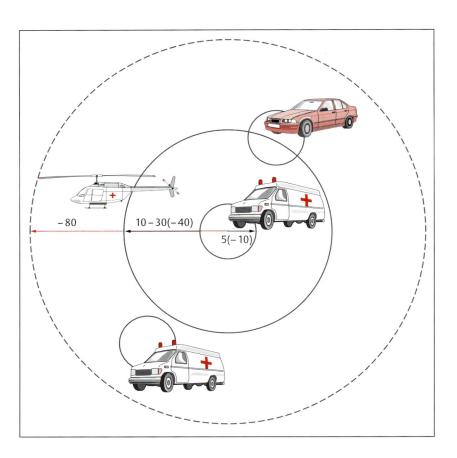

Abb. 24.5 Einsatztaktische Entfernungszonen (in km) für den differenzierten Primäreinsatz.

Als Konsequenz aus diesen einsatztaktischen Gegebenheiten weist die Stationierungskarte deutscher RTH einheitlich Einsatzkreise mit einem Radius von jeweils 50 km auf (Abb. 24.**3**), das heißt, der größte Teil des Einsatzbereichs umfaßt das „einsatztaktische Optimum" des RTH.

Vor- und Nachteile des RTH

Der effiziente Einsatz eines RTH ist insbesondere auch von der Kenntnis seiner speziellen Vorteile abhängig:
- Schnelligkeit (ca. 200–250 km/h);
- direkter Flugweg (Luftlinie);
- Unabhängigkeit von Verkehrsverhältnissen (z. B. Stau);
- weitgehend erschütterungsfreier Transport.

Dem stehen spezifische Nachteile gegenüber:
- Notwendigkeit von Landemöglichkeiten;
- deutliche Witterungsabhängigkeit (z. B. Nebel);
- eingeschränkte Einsatzbarkeit bei Nacht;
- reduzierte Überwachungs- und Behandlungsmöglichkeit im Flug (Lärmpegel, eingeschränkte Zugänglichkeit des Patienten).

Immer wieder Gegenstand der Diskussion und häufig mißverstanden werden die starke Witterungsabhängigkeit und die Tatsache, daß Primär-Rettungseinsätze nachts in der Regel nicht durchgeführt werden. Eine Ausnahme davon macht z. B. die schweizerische REGA an einigen ihrer RTH-Stationen.

Das Anfliegen nicht erkundeter Landegelände, das für praktisch jeden Primäreinsatz gilt, beinhaltet typische fliegerische Gefahren, z. B. durch unerkannte Flughindernisse wie Hochspannungsleitungen, Baukräne und hohe Türme.

Einheitlich gelten daher „Sichtminima", die bei Tag u. a. mehr als 800 m und bei Nacht mindestens 3 000 m freie horizontale Flugsicht betragen.

Weder der tatsächliche Bedarf noch das erheblich erhöhte Flugrisiko rechtfertigen die 24-Stunden-Bereitschaft bzw. den routinemäßigen Nachteinsatz von Primär-Rettungshubschraubern. Sinnvoll und machbar ist es dagegen, den Notfallpatienten des Nachts nach Erstversorgung im nächstgelegenen Krankenhaus, das in der Regel über einen bekannten und ausleuchtbaren Landeplatz verfügt, sekundär z. B. mittels eines ITH zu verlegen. In allen Fällen ist die Indikation zum Nachteinsatz jedoch streng zu stellen.

Zusammenarbeit und Grenzziehung zwischen RTH und ITH

Im Gegensatz zum schnellen Notarzt-Zubringer RTH stellt der ITH hinsichtlich Raumangebot sowie personeller und gerätetechnischer Ausstattung eine fliegende Intensivbehandlungseinheit dar, deren originäre Aufgabe der planbare Verlegungsflug kritisch kranker Patienten ist.

Dies gilt insbesondere dann, wenn der Zustand des Patienten bzw. einsatztaktische Gesichtspunkte mit dem Auftrag des RTH bzw. dessen Ausstattung kollidieren. Das Verhältnis ist ähnlich zu charakterisieren wie das von RTH und Bodenrettung: Dem ITH kommt gegenüber dem RTH eine Ergänzungsfunktion mit speziellem Aufgabenspektrum zu.

Als pragmatisch in der Abgrenzung und Ergänzung von RTH und ITH erscheint das in Bayern (und auch andernorts) gewählte Vorgehen, den Einsatz des ITH dann vorzusehen, wenn
- die medizinische Ausstattung des RTH nicht ausreicht oder wenn
- der RTH aus logistischen Gründen nicht eingesetzt werden kann.

Letzteres ist gewöhnlich der Fall, wenn
- das abgebende Krankenhaus (deutlich) außerhalb des 50 km-Radius der RTH-Station liegt;
- die Distanz zwischen abgebendem und aufnehmendem Krankenhaus mehr als 100 km beträgt;
- die Abwesenheit des RTH insgesamt länger als 2 Stunden dauert;
- der Einsatz zur Nachtzeit durchzuführen ist.

■ Flugphysiologische Besonderheiten und Arbeitsbedingungen

Gasgesetze und ihre Auswirkungen

Für das Verständnis der wichtigsten flugphysiologischen Einflüsse auf den Patienten ist die Kenntnis dreier grundlegender Gasgesetze erforderlich:
- Gesetz von Boyle-Mariotte ($p \times V = k$):
  Es besagt, daß bei gleichbleibender Temperatur das Produkt aus Druck und Volumen einer definierten Gasmenge konstant ist. Dies bedeutet, daß sich bei Erniedrigung des Drucks (Steigflug) das Volumen in reziprokem Verhältnis vergrößert und die Gasdichte in gleichem Maße abnimmt; umgekehrt kommt es bei zunehmendem Druck zu einer entsprechenden Verkleinerung des Volumens und zur Erhöhung der Gasdichte.
- Gesetz von Dalton ($p_1 + p_2 + p_n... = p_{ges}$):
  Danach sind am Gesamtdruck eines Gasgemischs die Einzelgase entsprechend ihrem Volumenanteil beteiligt. Die Summe der Teil- oder Partialdrucke ergibt den Gesamtdruck. Dies bedeutet, daß der Partialdruck eines Gases durch Erniedrigung seines Volumenanteils, Erniedrigung des Gesamtdrucks sowie eine Kombination aus beidem abnehmen kann.
- Gesetz von Henry ($C_x = k_x \times p_x$):
  Daraus geht hervor, daß die Konzentration eines in Flüssigkeit gelösten Gases bei konstanter Temperatur dem herrschenden Partialdruck des Gases über der Flüssigkeit und seinem Löslichkeitskoeffizienten für diese Flüssigkeit proportional ist. Dies besagt, daß Gase das Bestreben haben, sich in Flüssigkeiten entsprechend ihrem Partialdruck physikalisch zu lösen. Wird eine Flüssigkeit mit einem Gasgemisch unter Druck gesetzt, stellt sich nach einer gewissen Zeit ein Gleichgewicht zwischen der gasförmigen und der in Lösung befindlichen Gasmenge ein; die Lösung ist dann mit dem entsprechenden Gas gesättigt. Änderungen von Druck oder Temperatur bedingen eine Unter- bzw. Übersättigung; letzteres ist die Grundlage der taucherspezifischen Dekompressions-Krankheit.

Die in Abhängigkeit von der Flughöhe gesetzmäßig eintretenden Änderungen von Luftdruck, Sauerstoff-Partialdruck (pO_2) und relativem Gasvolumen (Tab. 24.**4**) erfordern je nach Befund besondere Vorsicht.

Tabelle 24.4 Verhalten von Sauerstoff-Partialdruck (pO$_2$) und relativem Gasvolumen in Abhängigkeit von Luftdruck bzw. Höhe über Normal-Null (N.N.)

Höhe über N.N. (m)	Luftdruck (mmHg)	pO$_2$ (mmHg)	Relatives Gasvolumen
0	760	150	1,00
1 000	674	132	1,14
2 000	596	125	1,30
3 000	526	110	1,49

Bei Patienten mit *Pneumothorax* besteht die Gefahr der kritischen Größenzunahme bzw. der Entwicklung eines Spannungs-Pneumothorax (Gesetz von Boyle-Mariotte).

- Bei Patienten mit Pneumothorax ist daher vor Transportbeginn in der Regel die Anlage einer Thoraxdrainage notwendig.

Diese Forderung beruht vor allem auf den eingeschränkten diagnostischen Möglichkeiten im Flug (Entwicklung eines Spannungs-Pneumothorax beim beatmeten Patienten) und weniger auf den Auswirkungen des genannten Gasgesetzes.

Patienten mit *respiratorischer Insuffizienz* und grenzwertiger Gewebsoxygenierung können bei zunehmender Flughöhe dekompensieren (abnehmender pO$_2$ gemäß Gesetz von Dalton).

- Die großzügige Gabe von Sauerstoff, ggf. Intubation und Beatmung, sowie der Inkubatortransport von Neugeborenen und Säuglingen eliminieren dieses Gefahrenmoment.

Nach einem *Tauchunfall* (s. Kapitel „Wasserunfälle") kann der Lufttransport grundsätzlich zur Verschlimmerung bestehender Beschwerden (Begünstigung des Ausperlens von Stickstoff, Ausdehnung bereits gebildeter Gasbläschen gemäß den Gesetzen von Henry bzw. Boyle-Mariotte) führen.

- Patienten mit Tauchunfall erfordern daher den Lufttransport in der niedrigsten, fliegerisch vertretbaren Flughöhe.

Die Schnelligkeit des RTH bzw. ITH beim Transport in häufig weit entfernte Druckkammer-Zentren wiegt jedoch den „Nachteil" der potentiellen Verschlechterung von Dekompressions-Symptomen in aller Regel bei weitem auf.

Die Phänomene der Volumenänderung können im Einzelfall weitere Probleme aufwerfen (z. B. Ausdehnung gasgefüllter Darmschlingen bei Ileus, Volumenänderung in Luftkammerschienen, Beschwerden in Mittelohr und Nasennebenhöhlen), die situationsabhängig zu beachten sind.

Insgesamt ist festzuhalten, daß bei den üblicherweise eingehaltenen Flughöhen von wenigen hundert Metern die genannten Volumenphänomene von untergeordneter Bedeutung und durch adäquate Transportvorbereitung zu vermeiden sind.

Arbeitsbedingungen

In allen in der BR Deutschland gebräuchlichen RTH (Bell UH 1D, BO 105, BK 117, EC 135 usw.) sind die medizinischen Arbeitsmöglichkeiten während des Fluges bestimmt durch
- räumliche Enge (Patient nicht uneingeschränkt zugänglich);
- Lärm (90–95 dB gegenüber 75–80 dB im Rettungswagen, daher Auskultation und Perkussion nahezu unmöglich);
- Vibrationen;
- eingeschränkte Überwachungs- und Behandlungsmöglichkeiten (wird eine Flugunterbrechung zur Durchführung von Behandlungsmaßnahmen notwendig, so gehen bis zur Landung und zum Turbinenstillstand im günstigsten Fall zumindest einige Minuten verloren).

Im Vergleich zum bodengebundenen Notarzteinsatz stellen Luftrettungseinsätze daher erhöhte Anforderungen an die Transportstabilität des Patienten.

Daraus leiten sich folgende Empfehlungen ab:

- Die Indikation zur endotrachealen Intubation und Beatmung ist im Zweifelsfall großzügig zu stellen.
- Endotracheal-Tubus, venöse Zugänge und sonstige Sonden (z. B. Sengstaken-Blakemore-Sonde) sind zuverlässig zu fixieren.
- Vor dem Start muß eine präzise Kontrolle von (Be-)Atmung und Kreislauf erfolgen.
- Alle Überwachungsmöglichkeiten wie Monitor-EKG, Pulsoxymetrie, Kapnographie und oszillometrische Blutdruckmessung sind konsequent zu nutzen.

Physikalische Einflüsse auf den Patienten

Der mitunter postulierte schädigende Einfluß von Vibrationen und Beschleunigungskräften auf den im RTH transportierten Notfallpatienten ist nicht erwiesen. In der Praxis bewährt hat sich jedoch die Berücksichtigung folgender Gesichtspunkte:
- Zur Dämpfung von Schwingungen und Vibrationen ist der Patient stets auf einer Vakuummatratze zu lagern;
- bei Verdacht auf ein Wirbelsäulen- bzw. Rückenmarktrauma ist das Ein- bzw. Ausladen des Patienten bei laufendem Rotor zu bevorzugen, um die Einwirkung niederfrequenter Schwingungen bei an- bzw. auslaufender Turbine hintanzuhalten;
- alle Patienten erhalten einen geeigneten Gehörschutz.

Kontraindikationen gegen einen Lufttransport

Absolute Kontraindikationen gegen den Hubschraubertransport von Notfallpatienten stellen sich äußerst selten, sofern drei Voraussetzungen beachtet werden:
- Zum ersten bedürfen die Patienten einer vor Transportbeginn sichergestellten Stabilisierung ihrer vitalen Funktionen, die über das im NAW erforderliche Maß häufig hinausgeht.
- Zum zweiten bedürfen die o. a. Gasgesetze und ihre potentiellen Auswirkungen der individuellen Berücksichtigung.
- Schließlich ist im Einzelfall zu prüfen, welcher Hubschrauber das geeignete Transportmittel darstellt. Während dies im Primär-Rettungseinsatz praktisch stets der RTH ist, muß beim Sekundärtransport kritisch Kranker entschieden werden, ob umfangreiches Monitoring oder lückenlose Aufrechterhaltung invasiver Therapieverfahren den Einsatz des ITH erfordern.

Unter Berücksichtigung des Gesagten finden sich in der Praxis so gut wie keine Kontraindikationen gegen einen Lufttransport mit Ausnahme des akut psychotischen bzw. randalierenden Patienten (Gefährdung der Flugsicherheit), der aber seinerseits selten eine Indikation für den Lufttransport darstellt.

Wesentliche Aspekte der Flugsicherheit

Von speziellen Sicherheitsrichtlinien für die fliegerische Besatzung abgesehen, sind zwei Bereiche auch für die mit dem RTH zusammenarbeitenden Rettungskräfte von Wichtigkeit:
- Das Verhalten am Hubschrauber;
- die Kenntnis der Anforderungen an den Landeplatz.

Die Nichtbeachtung nachfolgend aufgeführter Regeln ist für den Großteil der Unfälle von RTH verantwortlich.
- Die Annäherung an den Hubschrauber erfolgt nur von vorne, ggf. von schräg vorne, jedoch stets im Blickwinkel des (der) Piloten.
- Die Annäherung an den Hubschrauber erfolgt in aller Regel nur bei stehendem Hauptrotor, bei noch laufendem Hauptrotor ausschließlich nach eindeutigen Zeichen der Besatzung.
- Der Rotorkreis darf nicht bei an- bzw. auslaufendem Hauptrotor durchquert werden. Bei An- bzw. Auslaufen der Turbine ist der Hauptrotor nicht höhenstabil und erreicht Kopf- und Brusthöhe eines aufrecht stehenden Erwachsenen.
- Das größte Gefahrenmoment geht vom senkrecht drehenden Heckrotor aus; daher gilt der hintere Teil eines Hubschraubers ab Beginn des Heckauslegers als besonderer Gefahrenbereich, der in begründeten Fällen ausschließlich von der fliegerischen Besatzung betreten wird.
- Schaulustige sind in sicherem Abstand zu halten.

Für die Auswahl eines geeigneten Landegeländes im Primäreinsatz und die Durchführung des sicheren Landemanövers ist die fliegerische Besatzung verantwortlich. Es erhöht jedoch die Flugsicherheit, wenn die bodengebundenen Rettungskräfte die typischen Anforderungen an einen geeigneten Landeplatz kennen und beachten:
- Die Größe des Landeplatzes soll mindestens den doppelten Rotordurchmesser betragen, das heißt je nach Hubschraubertyp 25 bis 30 m.
- Der Landeplatz soll möglichst eben gelegen sein und einen festen Untergrund haben.
- Der Landeplatz soll frei von losen Gegenständen sein, die durch Luftwirbelungen weggeweht und dadurch zur Gefahr für Umstehende oder den RTH werden können.
- Es ist besonders darauf zu achten, daß der Landeplatz frei von Hindernissen ist bzw. solche weit genug entfernt sind. Dazu zählen z. B. Telefon- und Hochspannungsleitungen, Baukräne, Fabrikschlote und Straßenlaternen. Besonders bei eingeschränkter Sicht sind entsprechende Hinweise der bodengebundenen Rettungskräfte an die fliegerische Besatzung über Funk von größter Wichtigkeit.

Der Einsatz des RTH bei Verkehrsunfällen erfordert die Beachtung folgender Regeln:
- Wenn immer möglich, soll ein Landeplatz neben der Fahrbahn gewählt werden, um eine Gefährdung von Personen an der Einsatzstelle zu vermeiden, die An- und Abfahrt von Rettungskräften und Verkehr so gering wie möglich zu behindern und Gefahren für den landenden Hubschrauber durch weiterhin fließenden Verkehr zu eliminieren.
- Ist eine Landung nur auf der Fahrbahn möglich, muß die Fahrbahn in jedem Fall komplett gesperrt werden, zumindest für die Zeit der Landung und des Starts des RTH.

Ansätze für die Effizienzkontrolle des RTH

Zu den (Vor-)Urteilen gegenüber der Luftrettung gehört die Auffassung, zwischen RTH einerseits und bodengebundenen Notarztsystemen andererseits bestehe eine einsatztaktische und in letzter Konsequenz wirtschaftliche Konkurrenz. Dies mag im Einzelfall durchaus zutreffen. Es bleibt zu klären, ob die genannte Konkurrenzsituation zwangsläufig bzw. systemimmanent ist.

Zunächst ist zu analysieren, welchen Einfluß die zunehmende Dichte bodengebundener Notarztsysteme auf Einsatzaufkommen und -spektrum des regionalen RTH hat. Die eigene Arbeitsgruppe hat dazu die im Bereich der RTH-Station Ulm in 15 Jahren angefallenen Daten ausgewertet (die Merkmale zur Erfassung der Einsatzeffizienz des RTH sind in Tab. 24.**5** dargestellt).

Tabelle 24.**5** Merkmale zur Erfassung der Effizienz eines RTH

- Entwicklung der Einsatzzahl und Veränderungen der Einsatzart zur groben Charakterisierung des Aufkommens
- Entfernung der Einsatzorte vom Standort als einsatztaktischer Gesichtspunkt
- Spektrum der notfallmedizinischen Schweregrade für die nähere qualitative Betrachtung
- Klassifizierung der Einsatzdiagnosen

Zusammenfassend ergab sich im untersuchten RTH-Bereich, daß trotz der in den Jahren 1980 bis 1994 zunehmenden Dichte bodengebundener Notarztsysteme sowohl die Gesamteinsatzzahl des RTH gestiegen ist als auch die Schweregrade der Erkrankungen bzw. Verletzungen der versorgten Patienten signifikant zugenommen haben. Die stetige Zunahme der Einsatzzahl des RTH um annähernd 40% wurde nicht durch vermehrte Fehleinsätze „erkauft"; darüber hinaus operierte der RTH im bereits dargestellten einsatztaktisch optimalen Entfernungsbereich.

Nach diesen Erfahrungen läßt sich eine systemimmanente Einsatzkonkurrenz zwischen Boden- und Luftrettung nicht erkennen. Vielmehr ermöglicht ein dichtes Netz der Bodenrettung erst, alle Vor- und Nachteile der Luft- und Bodenrettung auszugleichen bzw. beide Systeme wirkungsvoll zu verknüpfen. Damit wird sowohl dem individuellen Notfallpatienten gedient wie zu einer effizienten Nutzung vorhandener Ressourcen beigetragen.

Kernaussagen

■ **Luftrettungsdienst**
- Die Luftrettung dient der Ergänzung der Bodenrettung und erweitert die dort vorhandenen Möglichkeiten. Die Kurzhaltung des therapiefreien Intervalls ist die vordringliche Aufgabe des RTH; dazu kommt der schnelle Transport in geeignete Zentren.
- Personelle Besetzung und materielle Ausstattung von RTH und NAW stimmen weitgehend überein.
- Das einsatztaktische Optimum der Bodenrettung liegt bei einem Radius von 5 bis 10 km, das der Luftrettung bei einem Radius von 10 – 30 (40) km.
- Das Anfliegen nicht erkundeter Landeplätze beim Primäreinsatz beinhaltet typische fliegerische Gefahren. Es gelten „Sichtminima", die bei Tag u. a. mehr als 800 m und bei Nacht mindestens 3 000 m freie horizontale Flugsicht betragen.
- Im Gegensatz zum schnellen Notarztzubringer RTH stellt der ITH hinsichtlich Raumangebot sowie personeller und gerätetechnischer Ausstattung eine fliegende Intensivbehandlungseinheit dar, deren originäre Aufgabe der planbare Verlegungsflug kritisch kranker Patienten ist.
- Die in Abhängigkeit von der Flughöhe und bedingt durch die Gasgesetze eintretenden Änderungen von Luftdruck, Sauerstoff-Partialdruck (pO_2) und relativem Gasvolumen erfordern besondere Vorsicht, dies insbesondere bei Patienten mit Pneumothorax, respiratorischer Insuffizienz und nach einem Tauchunfall.
- Im Vergleich zum bodengebundenen Notarzteinsatz stellen Luftrettungseinsätze insgesamt erhöhte Anforderungen an die Transportstabilität des Patienten.
- Ein schädigender Einfluß von Vibrationen und Beschleunigungskräften auf den Notfallpatienten im RTH ist nicht erwiesen. Praktisch bestehen so gut wie keine Kontraindikationen gegen einen Lufttransport mit Ausnahme des akut psychotischen bzw. randalierenden Patienten (Gefährdung der Flugsicherheit).
- Bezüglich der Flugsicherheit sind das Verhalten am Hubschrauber und die Kenntnis der Anforderungen an den Landeplatz von wesentlicher Bedeutung.
- Eine systemimmanente Einsatzkonkurrenz zwischen Boden- und Luftrettung besteht nicht. Vielmehr ermöglicht ein dichtes Netz der Bodenrettung zusammen mit der Luftrettung eine optimale Versorgung der Notfallpatienten sowie die effiziente Nutzung vorhandener Ressourcen.

Literatur

1. Felleiter P, Breschinski W, Lampl L, Bock KH: Maßnahmen zur Qualitätssicherung bei Sekundärtransporten. Anästh Intensivmed. 1994; 35:73 – 77
2. Helm M, Lampl L: Die Einweisung von Rettungsmitteln - Der Rettungshubschrauber. Rettungsdienst 1989; 12: 670 – 672
3. Klingshirn H: Koordinierung von Ambulanzhubschraubereinsätzen. Der Notarzt 1994; 10:11 – 16
4. Lampl L, Helm M, Bock KH: Veränderungen im Einsatzspektrum des RTH „SAR Ulm 75" – ein Beitrag zur Effizienzanalyse der Luftrettung. Der Notarzt 1994; 10:103 – 108
5. Lampl L, Helm M, Hauke J, Weidringer JW, Bock KH: Stellenwert der differenten Formen der Luftrettung im Konzept des Rettungsdienstes. Der Notarzt 1996; 12:145 – 149
6. Madler C, Eberl-Lehmann P, Schulte-Steinberg H, Huf R, Schildberg FW, Peter K: Der Intensivtransporthubschrauber (ITH): Konzeption, Realisierung, Ergebnisse und Perspektiven. Münch med Wschr 1992; 134:488 – 493
7. Schönberg J: Flugsicherheit bei Ambulanzflügen mit Hubschraubern. Der Notarzt 1994; 10:7 – 10
8. Schou J: Prehospital Emergency Medicine. Alix Publishing Group, Kopenhagen, Cambridge, Lörrach 1992; S. 350 ff.
9. Schrödl C, Felleiter P, Breschinski W, Helm M, Bock KH: Konzept für den Einsatz von mittleren Transporthubschraubern der Bundeswehr bei Großschadensereignissen. Anaesthesist 1993; 42 (Suppl. 1): 129
10. Weidringer JW, Lampl L, Hartel W, Bock KH: Eigenunfälle von Boden- und Luftrettungsmitteln während Notfalleinsätzen. Der Notarzt 1989; 5:39 – 41

Seenotrettung

SAR-Dienst der Marine

K. H. Seidenstücker, H. W. Kattwinkel

Roter Faden

- Grundlagen
- Organisation und Mittel
- Besondere medizinische Aspekte

Grundlagen

Suche und Rettung (Search and Rescue, SAR) zählen zu den eigenständigen Aufgaben der Deutschen Marine. Der SAR-Dienst der Marine dient primär zur Bewältigung von Notfällen mit See- und Luftfahrzeugen der Streitkräfte (Combat SAR). Hierfür sind die Verfahren und Strukturen konzipiert; sie müssen, gerade in ihren medizinischen Elementen, den Anforderungen bewaffneter Konflikte Rechnung tragen.

Die Marine beteiligt sich darüber hinaus auch an der Rettung bei Notfällen, die sich im weitesten Sinne im Rahmen der zivilen Nutzung der See, aus der Zivilluftfahrt über See und schließlich im Bereich der Küste und vorgelagerter Inseln ergeben.

Grundlage sind Konventionen zur Sicherheit des See- und Luftverkehrs der International Civil Aviation Organisation (ICAO) und der International Maritime Organisation (IMO), beides Organe der Vereinten Nationen, denen die Bundesrepublik Deutschland beigetreten ist. Sie fordern von den Unterzeichnerstaaten die Einrichtung von Rettungsdiensten im jeweiligen Zuständigkeitsbereich. In Deutschland steht diese Aufgabe in der Gesamtverantwortung des Bundesministers für Verkehr. Er hat mit der Durchführung im Bereich des Seeverkehrs die Deutsche Gesellschaft zur Rettung Schiffbrüchiger (DGzRS) beauftragt. Zuständig für Suche und Rettung im Bereich des Luftverkehrs ist aufgrund einer Vereinbarung zwischen den Bundesministern für Verkehr und der Verteidigung die Bundeswehr; federführend ist die Luftwaffe.

In See führt dies zu einem „Nebeneinander" von zivilen und militärischen Rettungsmitteln. In der Praxis hat sich ein „Miteinander" herausgebildet unabhängig davon, ob es sich um Seenotfälle oder Luftnotfälle handelt. DGzRS und Marine ergänzen sich, indem die DGzRS sich traditionell auf den Betrieb schwimmender Rettungsfahrzeuge konzentriert, die Marine darüber hinaus auch und vor allem Luftfahrzeuge bereitstellt.

Der Auftrag sieht streng genommen nur die Hilfeleistung bei Unfällen mit See- und Luftfahrzeugen vor. Es hat sich aber sehr bald auch die Hilfeleistung bei allen anderen Notfällen in See und im Küstenbereich hinzugesellt, nachdem die Fähigkeiten landgebundener Rettungsdienste die Küstenlinie selten überschreiten. Tatsächlich bilden die letztgenannten Notfälle die große Mehrheit der Einsätze der Marine in diesem Bereich.

Bezeichnend für die Seenotrettung ist das regelmäßige Zusammenwirken von Rettungsdiensten und Marinen verschiedener Nationen. Dies bringt zwangsläufig Vielfalt und so kann es nicht wundern, wenn die gewachsenen Rettungsstrukturen und -verfahren in See keineswegs immer die gleiche Systematik aufweisen, wie sie aus den Landrettungsdiensten bekannt ist. Ursächlich hierfür sind aber vor allem die gänzlich anderen Einsatzbedingungen in See und ein wenig sicher auch die lange geschichtliche Entwicklung der Seenotrettung.

Organisation und Mittel

Ständige Elemente des SAR-Dienstes der Marine sind die Rettungsleitstelle (Rescue Coordination Center, RCC) im Flottenkommando sowie die SAR-Bereitschaft.

Das *RCC* befindet sich in Glücksburg (Ostsee), ist rund um die Uhr besetzt und in der Lage, weltweit Informationen über Notfälle aufzunehmen, zu bewerten und daraufhin erforderliche Maßnahmen einzuleiten, zu koordinieren und deren Fortgang und Erfolg zu überwachen. Es ist Teil eines Netzes von Leitstellen, welche in See grenzüberschreitend kooperieren. Als Teil des Flottenkommandos kann das RCC verzuglos auf praktisch alle Mittel der Marine zugreifen; ein Umstand, der insbesondere für Großunfälle von Bedeutung ist.

Die *SAR-Bereitschaft* besteht aus zwei Rettungshubschraubern, die speziell für den Einsatz über See konzipiert sind. Ihre medizinische Ausstattung entspricht der eines Notarztwagens. Sie sind auf Helgoland und in Warnemünde stationiert. Dort sind ihnen seeerfahrene und notfallmedizinisch qualifizierte Marineärzte im Bereitschaftsdienst und weiteres Sanitätspersonal nach Bedarf zugeordnet.

Die Hubschrauber der SAR-Bereitschaft sind tagsüber innerhalb maximal 15 min, nachts 60 min, abflugbereit.

Weitere Hubschrauber können vom Marinefliegerhorst Kiel-Holtenau aus zugeführt werden. Die Marine kann allerdings nur vier Hubschrauber medizinisch ausrüsten.

Von ihren Standorten aus decken die SAR-Hubschrauber das in Verantwortung der Bundesrepublik Deutschland stehende Seegebiet ab. Die Hubschrauber sind besonders für die Suche nach dem Notfallort in einer an „Landmarken" armen Region befähigt. Grundsätzlich können sie an Deck landen; schiffsseitige Voraussetzungen hierfür bieten aber in aller Regel nur Kriegsschiffe und große Passagierschiffe. Zudem setzen Seegang und Wind hierfür Grenzen. Wie in der Bergrettung verfügen die Marinehubschrauber daher über eine elektrische Winde, mit der Personal und Material an und von Bord gebracht und auch Menschen aus der See gerettet werden können.

Nach Bedarf und Eignung können auch alle anderen Mittel der Marine für die Seenotrettung zum Einsatz gebracht werden. Die Seefernaufklärer der Marineflieger werden regelmäßig zum Auffinden des Notfallortes aus der Luft und Heranführen der Hilfskräfte genutzt. Fregatten und Tender fügen mit ihren Schiffslazaretten das Leistungsspektrum einer modernen Notfallambulanz hinzu. Sie bieten Landedecks für Hubschrauber; Schiffsarzt und Hilfspersonal sind in der Regel an Bord.

Medizinische Besonderheiten

Im SAR-Dienst lassen sich drei Einsatzarten unterscheiden:
- Unfälle von See- oder (selten) Luftfahrzeugen;
- häufig Großschadensereignisse (Schiffsuntergänge, Flugzeugabstürze) mit vorwiegend traumatologischen und auf Immersion beruhenden Notfallbildern.
- Notfälle an Bord von Seefahrzeugen; Primäreinsätze mit einem oder wenigen Patienten und dem üblichen Notfallspektrum, im Bereich der Freizeitschifffahrt gelegentlich vergesellschaftet mit Immersion.
- Einsätze an Land im Küstenbereich, die vom SAR-Dienst wahrgenommen werden, wenn der Zugang über See die Inanspruchnahme landgebundener Rettungsdienste ausschließt oder diese nicht zeitgerecht zur Verfügung stehen. Zum großen Teil handelt es sich um Sekundärtransporte.

Seenotrettungseinsätze sind durch große Entfernungen und oft widrige Wetterbedingungen gekennzeichnet. Hilfsfristen von einer Stunde sind, auch bei Einsatz von Hubschraubern, keine Ausnahme. Regelmäßig stellen daher bereits fortgeschrittene Notfallbilder besondere Anforderungen an die Erstversorgung.

Oft kann die Erstversorgung erst an Bord des Hubschraubers erfolgen. Die direkte Beladung nach Landung stellt allerdings in See die Ausnahme dar. In aller Regel ist das „Aufwinchen" mittels Seilwinde erforderlich. Für die Bergung vom Schiff oder aus dem Wasser stehen verschiedene Mittel zur Verfügung.

Die *Rettungsschlinge* ermöglicht das schnellste Vorgehen, das jedoch den handlungsfähigen Patienten und dessen vertikalen Transport voraussetzt.

- Kritische Patienten sollen grundsätzlich in horizontaler Lage mit der *Korbtrage (Stretcher)* geborgen werden.

Bei vertikaler Bergung insbesondere aus dem Wasser sind häufig orthostatische Dysregulationen zu beobachten; als deren Ursachen werden die vertikale Beschleunigung, der Wegfall des hydrostatischen Drucks bei Austritt aus dem Wasser und venöses Pooling in den unteren Extremitäten angenommen.

Gemeinsames Aufwinchen hilfloser oder überwachungspflichtiger Patienten zusammen mit einem Retter ist im *Doppelwinchverfahren* (Abb. 24.6) oder im *Rettungsnetz* (Abb. 24.7) möglich. Letzteres Verfahren ist auch zur Aufnahme im Wasser schwimmender Personen geeignet.

Während der Bergung und des folgenden Transports ist besonders die Möglichkeit einer Unterkühlung zu beachten.

Hierzu kann auch der Hubschrauber durch den vom Rotor erzeugten „Downwash", ein wassernebelgesättigter Luftstrom, beitragen. Längeres Stehen über zu rettenden Personen sollte daher vermieden werden, zumal auch leicht Unterkühlte schnell die Fähigkeit verlieren, zu ihrer Bergung beizutragen.

- Bei entsprechenden Umgebungsbedingungen gehört die Bestimmung der Körpertemperatur zur selbstverständlichen Primärdiagnostik. Dazu wird ein Tieftemperatur-Thermometer benötigt.
- In der SAR-Situation ist die sublinguale (orientierende) Messung zu empfehlen; Tympano-Thermometer zeigen bei eingedrungenem Wasser im Ohr eine hohe Fehlerbreite.

Die unvermeidliche Manipulation des Patienten bei der Bergung erhöht deutlich die Gefahr des „Afterdrop". Der Arzt muß auf die Behandlung entsprechender Komplikationen (Kammerflimmern, Kreislaufkollaps) im Hubschrauber vorbereitet sein.

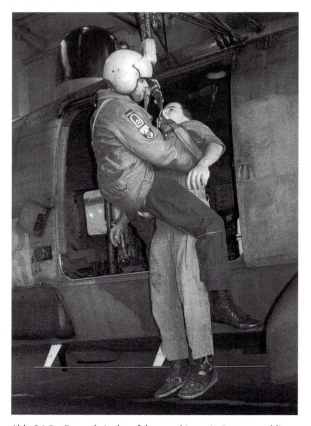

Abb. 24.6 Doppelwinchverfahren – hier mit Rettungsschlinge dargestellt, auch mit Trage möglich.

Entfernungen in See und Reichweiten der Hubschrauber können zusätzlich die küstennahe Übergabe von Patienten an landgebundene Rettungsmittel erzwingen. Die Sicherstellung des Informationsflusses entlang dieser Rettungskette verlangt besondere Aufmerksamkeit und weitreichende Kommunikationsmittel.

Vor diesem Hintergrund muß der Arzt auf Basis seines medizinischen Lagebildes an den taktischen Entscheidungen über die Disposition der Hubschrauber mitwirken. Dies macht bei Schiffsunglücken den Einsatz eines „Medical Coordinator" im Sinne eines Leitenden Notarztes am Unfallort und im RCC erforderlich.

Seenotrettungseinsätze vollziehen sich häufig unter anhaltenden Gefahren, die den Notfall herbeigeführt haben. Die Ausrüstung der Retter (z. B. Schwimmwesten, Kälteschutz) und ihre Ausbildung muß dem Rechnung tragen.

Die Marine führt für ihr Personal regelmäßig Lehrgänge zum Verhalten in Seenot durch, in denen die Retter auch in der Gefahrenabwehr und im Überleben auf See trainiert werden. Grundsätzlich stehen diese Lehrgänge auch zivilen Teilnehmern offen. Sanitätsoffiziere, die an Bord fahren, erhalten eine vierjährige Schiffsarztausbildung, in der diese Elemente ebenfalls enthalten sind.

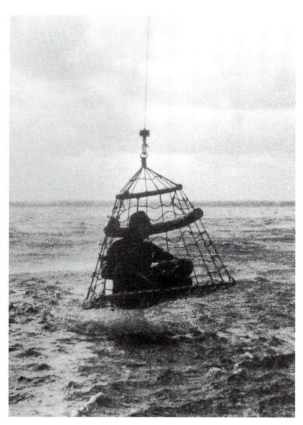

Abb. 24.7   Retten aus dem Wasser mit Rettungsnetz.

- Nur dort, wo Komplikationen des „Afterdrop" sicher beherrschbar sind, sollte eine aktive Wiedererwärmung begonnen werden.
- Verbleiben Patienten lagebedingt längere Zeit auf einer Behandlungsplattform (mit Lazarett) am Notfallort, kann eine Wiedererwärmung ins Auge gefaßt werden.
Mögliche Methoden in dieser Situation sind (neben der Hibler-Packung) Heißluftatmung oder, wirksamer, die Peritoneallavage.

Bei *Großschadenereignissen* sind Hubschrauber zunächst oft in der Bergung gebunden. Zudem benötigt der Transport einer großen Zahl von Patienten, besonders beim küstenfernen Notfall, erhebliche Zeit. Hubschrauber stehen daher nicht immer zeitgerecht für den Abtransport zur Verfügung. Dies macht ggf. die Etablierung einer Behandlungseinrichtung auf dem Havaristen oder einem geeigneten Schiff in unmittelbarer Nähe erforderlich. Allerdings ist darauf hinzuweisen, daß der Patiententransport von Schiff zu Schiff oder gar mittels Booten aufwendig und, abhängig vom Seegang, unmöglich sein kann. Auch hier ist der Hubschrauber das Mittel der Wahl.

Kernaussagen

Grundlagen
- Die Marine beteiligt sich sowohl an militärischen wie zivilen SAR-Aufgaben.

Organisation und Mittel
- Ständige SAR-Elemente der Marine sind das Rescue Coordination Center und die SAR-Bereitschaft mit seetauglichen Hubschraubern für Nord- und Ostsee. Weitere Mittel können nach Bedarf bereitgestellt werden.

Medizinische Besonderheiten
- Grundsätzlich können drei Einsatzarten (Unfälle von See- bzw. Luftfahrzeugen, individuelle Notfälle an Bord, Einsätze an Land im Küstenbereich) mit unterschiedlichen Notfallspektren unterschieden werden.
- Bei der Bergung und bei Unterkühlung ist besonders auf die Kreislaufsituation zu achten.
- Eine aktive Wiedererwärmung soll nur dort begonnen werden, wo deren Komplikationen sicher beherrscht werden können.
- Schiffsunfälle haben häufig den Charakter von Großschadensereignissen; sie machen einen übergeordnet koordinierten Kräfteansatz und einen erheblichen logistischen Aufwand erforderlich.
- Raum-/Zeitfaktoren sowie geophysikalische Rahmenbedingungen bestimmen das medizinische Handeln ganz wesentlich mit.
Das Patienten-Transportmittel der ersten Wahl in See ist der Hubschrauber.
- Ausrüstung und Ausbildung der Retter müssen auch das eigene Überleben in See sicherstellen.

Deutsche Gesellschaft zur Rettung Schiffbrüchiger

P. Koch

Roter Faden

- Rechtsgrundlagen
- SAR-Einrichtungen
  - Mobile Einheiten und Standorte
  - MRCC der DGzRS
  - Kommunikationsmittel
  - Medizinische Einrichtungen
  - Medizinische Ausbildung
  - Ärztliche Versorgung
- Spezielle notfallmedizinische Aspekte

Rechtsgrundlagen

> **Definition:** Der Ausschuß für Schiffssicherheit der Vereinten Nationen definiert SAR wie folgt: „Search and Rescue Service. The performance of distress monitoring, communication, coordination and search and rescue functions, including provision of medical advice, initial medical assistance, or medical evacuation, through the use of public and private resources including cooperating aircraft, vessels and other craft and installations."

Die internationale Festschreibung der Regelungen für den SAR-Dienst erfolgt durch eine Arbeitsgruppe von zwei Unterorganisationen der Vereinten Nationen (IMO, International Maritime Organisation; ICAO, International Civil Aviation Organisation). In diesem Zusammenhang wurde auch die einleitend zitierte Definition von „SAR" durch Aufnahme der medizinischen Primärversorgung erweitert.

Die Bundesrepublik Deutschland hat im Jahr 1965 die Deutsche Gesellschaft zur Rettung Schiffbrüchiger (DGzRS) mit den in Artikel 27 des 2. Genfer Abkommens vom 12.08.1949 festgelegten Aufgaben im Bereich der Seenotrettung beauftragt. Dieser SAR-Dienst (SAR, Search and Rescue) wurde 1979 durch eine Verwaltungsvereinbarung zwischen dem Bundesministerium für Verkehr und dem Bundesministerium der Verteidigung zweigeteilt. Danach setzt die DGzRS zur Rettung aus Seenot Wasserfahrzeuge ein, während der militärische SAR-Dienst vor allem Luftfahrzeuge stellt.

Für den Einsatz bei Seenotfällen ist die SAR-Leitstelle der DGzRS in Bremen (RCC Bremen = Rescue Coordination Center) zuständig, während bei Unfällen von Luftfahrzeugen über See die SAR-Leitstelle der Marine in Glücksburg die Einsatzleitung übernimmt. Beide Leitstellen unterstützen sich gegenseitig. Bei außergewöhnlich schweren Unfällen wird primär der zentrale Meldekopf Cuxhaven informiert; dieser übernimmt die Leitung bis zum Zusammentreten der Katastrophenstäbe Nordsee in Cuxhaven bzw. Ostsee in Lübeck.

In Erweiterung der Vereinbarung zwischen dem Bundes-

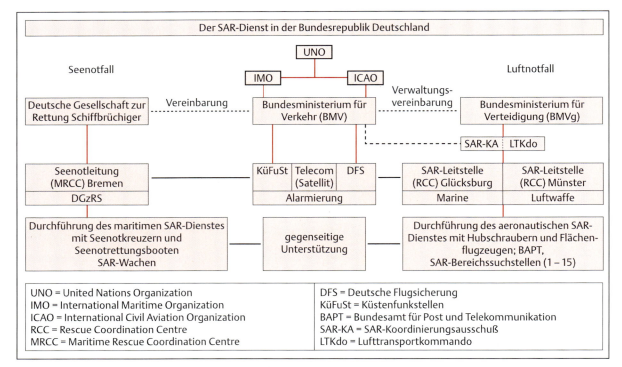

Abb. 24.**8** Internationale und nationale Organisation des SAR-Dienstes.

Seenotrettung **477**

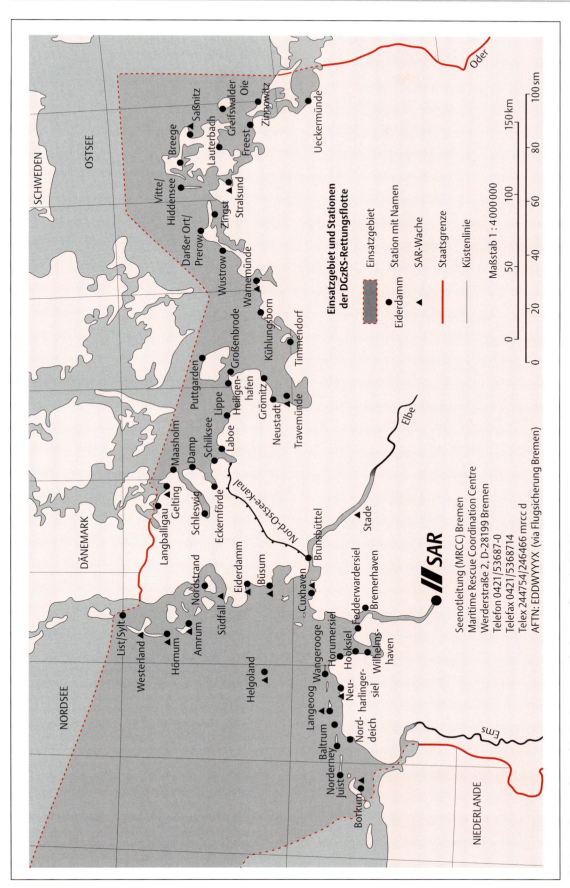

Abb. 24.9 Einsatzgebiet und Stationierungsorte der Rettungsflotte der DGzRS.

minister für Verkehr und der DGzRS wurden der Gesellschaft im Jahr 1982 auch internationale Aufgaben des Such- und Rettungsdienstes im Seenotfall übertragen. Das RCC wird seit diesem Zeitpunkt als MRCC (Maritime Rescue Coordination Center) betrieben. Letztlich wurde diese Verwaltungsvereinbarung 1990 durch Übertragung des Such- und Rettungsdienstes auch in den Hoheitsgewässern der ehemaligen Deutschen Demokratischen Republik ergänzt (Abb. 24.**8**).

SAR-Einrichtungen

■ Mobile Einheiten und Standorte

Entlang der deutschen Ost- und Nordseeküste sind 16 SAR-Wachen mit 52 Standorten für Rettungseinheiten der DGzRS eingerichtet (Abb. 24.**9**). Die Flotte besteht aus 24 Seenotrettungskreuzern und 28 Seenotrettungsbooten (Abb. 24.**10**). Während die Seenotrettungskreuzer perma-

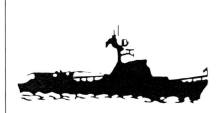	John T. Essberger Wilhelm Kaisen	Länge 44,20 m • Breite 8,05 m • Tiefgang 3,20 m • drei Propeller 1350 – 4500 – 1350 = 7200 PS • UKW/GW-Funk • Echolot • Radar • Funkpeiler • DGPS • Navtex • Video-Farbplotter • DSC • Homing • Selbststeueranlage • Feuerlösch- und Fremdlenzanlage • Hubschrauberarbeitsdeck • Hospital • Verdrängung 185 t • Geschwindigkeit 26 Knoten Tochterboot Länge 8,80 m • Breite 2,70 m • Tiefgang 0,90 m • 190 PS • UKW • Radar • Echolot • Kompaß • GPS • Geschwindigkeit 13 Knoten
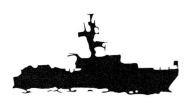	Berlin Hermann Helms Alfried Krupp Vormann Steffens Arkona Bremen	Länge 27,5 m • Breite 6,53 m • Tiefgang 2,10 m • drei Propeller 781 – 1632 – 781 = 3491 PS • UKW/GW-Funk • Echolot • Radar • Funkpeiler • DGPS • DSC • Navtex • Homing • Selbststeueranlage • Videoplotter • Fremdlenzanlage • Hospital • Feuerlöschanlage 2200 t/h • Verdrängung 103 t • Geschwindigkeit 23 Knoten Tochterboot Länge 7,50 m • Breite 2,50 m • Tiefgang 0,75 m • 180 PS • UKW • Radar • Echolot • Kompaß • DGPS • Geschwindigkeit 17 Knoten
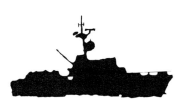	Eiswette Fritz Behrens Minden Vormann Leiss Nis Banders Vorman Jantzen Hannes Glogner	Länge 23,30 m • Breite 5,64 m/˙5,50 m • Tiefgang 2,00 m • zwei Propeller je 1038/˙972 PS = 2076/˙1944 PS • UKW/GW-Funk • Echolot • Radar • Videoplotter • Funkpeiler • DGPS • DSC • Navtex • Homing • Selbststeueranlage • Fremdlenzanlage • Hospital • Feuerlöschanlage • Verdrängung 60 t/˙66 t • Geschwindigkeit 20 Knoten Tochterboot Länge 7,00 m • Tiefgang 0,60 m • 180 PS • UKW • Radar • Kompaß • DGPS • Geschwindigkeit 17 Knoten
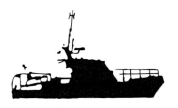	Hermann Rudolf Meyer Hans Hackmack Bernhard Gruben Theo Fischer	Länge 23,10 m • Breite 6,00 m • Tiefgang 1,60 m • zwei Propeller je 1350 PS = 2700 PS • UKW/GW-Funkanlage mit DSC • Echolot • Radar mit integriertem Farbplotter • GPS • DGPS • UKW/GW-Funkpeiler • Homing 121,5/243 MHZ • Handnotfunkgeräte GMDSS • Navtex • Selbststeueranlage • Feuerlöschanlage (6300 l/min) • Fremdlenzanlage • Schottel-Pumpjet (Vorschiff) • Hospital • Zitadellenaufbau für Gasschutzbetrieb • Teleskopkran 560 kg Tragkraft • Verdrängung 80 t • Geschwindigkeit 23 Knoten Tochterboot Länge 7,00 m • Tiefgang 0,60 m • 180 PS • UKW-Funkanlage • Radar • Kartenplotter • E-Kompaß • DGPS • Handfunkgeräte • Sauerstoffgerät • Erste-Hilfe-Notfallrucksack • Vakuumtrage • Geschwindigkeit 18 Knoten

Abb. 24.**10** Die Fahrzeuge der DGzRS.

nent mit hauptberuflichen Seeleuten besetzt sind, werden die Seenotrettungsboote von Freiwilligen bemannt.

Der 1957 in Dienst gestellte Rettungskreuzer „Theodor Heuss" ist der Prototyp für alle folgenden Schiffsneubauten der DGzRS. Er war der erste Rettungskreuzer, der mit einem Tochterboot ausgestattet wurde. Dieses Rettungsprinzip wurde beibehalten; allerdings wurden die nachfolgenden Bauten modifiziert und modernen Anforderungen angepaßt. So verfügen die später gebauten Rettungskreuzer nicht nur über ein Tochterboot, das als eigene Rettungseinheit fungieren kann, sondern auch über zunehmend starke Feuerlöschanlagen, Fremdlenzanlagen und als letzte Konsequenz über einen Zitadellenaufbau für Gasschutzbetrieb, um bei Gefahrgutunfällen in gefährlichen Giftgaswolken agieren und im Bedarfsfall Besatzungsmitglieder von Havaristen abbergen zu können. Alle Seenotrettungskreuzer

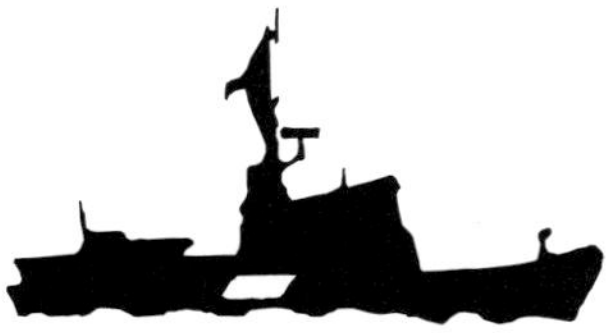 (Otto Schülke) Hans Lüken (Reserve) H. J. Kratschke (G. Kuchenbecker)		Länge 18,90 m • Breite 4,30 m • Tiefgang 1,65 m • ein Propeller 830 PS • UKW/GW-Funk • Echolot • Radar • Funkpeiler D • GPS • Kreiselkompaß • Selbststeuer- Feuerlösch- und Fremdlenzanlage • Verdrängung 35 t • Geschwindigkeit 16 Knoten Tochterboot Länge 5,50 m • Tiefgang 0,50 m • 54 PS • UKW • Kompaß • Echolot • Geschwindigkeit 8 Knoten
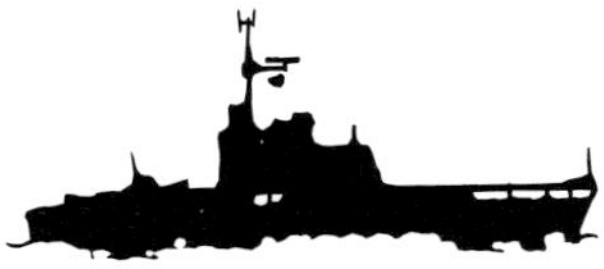 Paul Denker		Länge 16,80 m • Breite 3,80 m • Tiefgang 1,50 m • ein Propeller 500 PS • GPS • Funk • Echolot • Radar • Feuerlösch- und Fremdlenzanlage • Verdrängung 28 t • Geschwindigkeit 15 Knoten Tochter-(Schlauch-)Boot • 16 Knoten
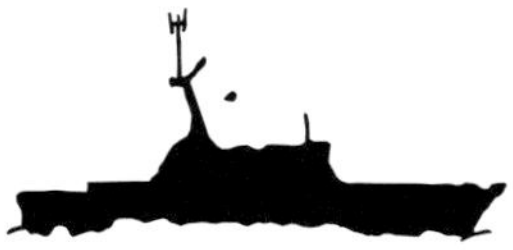 Siegfried Boysen Eduard Nebelthau		Länge 12,20 m • Breite 3,00 m • Tiefgang 1,00 m • ein Propeller 240 PS • Fremdlenzpumpe • UKW-Sprechfunk • Echolot • Radar • GPS • Verdrängung 10 t • Geschwindigkeit 15 Knoten
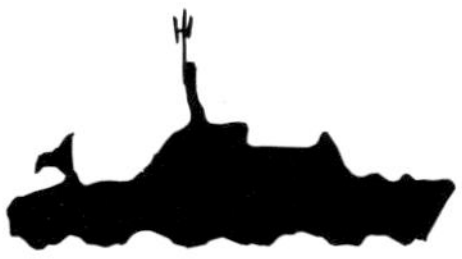 Wilhelm Hübotter Carl A. Wuppesahl Walther Müller Hörnum Arthur Menge		Länge 9,00 m • Breite 2,70 m • Tiefgang 1 m • ein Propeller • Motorleistung 170 PS • UKW-Seefunk • Radar • Echolot • GPS • DGPS· • Fremdlenzpumpe • Bergungspforte • Verdrängung 5,6 t • Geschwindigkeit 13 Knoten
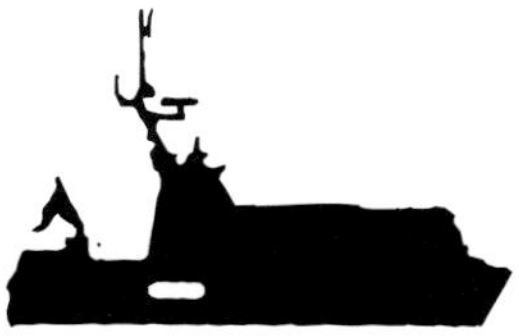 Gerhard ten Doornkaat Karl van Well Dornbusch Asmus Bremer Marie Luise Rendte Franz Stapelfeldt Günther Schöps Cassen Knigge Otto Behr Hellmut Manthey Hermann Onken Jens Füerschipp	Putbus Baltrum Juist Bottsand Crempe Stralsund	Länge 8,52/8,28· m • Breite 3,10 m • Tiefgang 0,95/0,85· m • ein Propeller • Motorleistung 220 PS • UKW-Seefunk • Farb-Kartenplotter • Radar • Echolot • GPS • DGPS • Fremdlenzpumpe • Bergungspforte • Verdrängung 5,5/4,6·t • Geschwindigkeit 18 Knoten
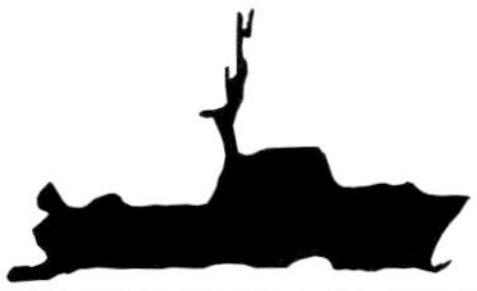 Mövenort Max Carstensen Eltje Kaatje Südperd		Länge 7,00 m • Breite 2,34 m • Tiefgang 0,70 m • ein Propeller • Motorleistung 54 PS • UKW-Seefunk • Radar· • Echolot • GPS • Fremdlenzpumpe • Bergungspforte • Verdrängung 2,3 t • Geschwindigkeit 10 Knoten
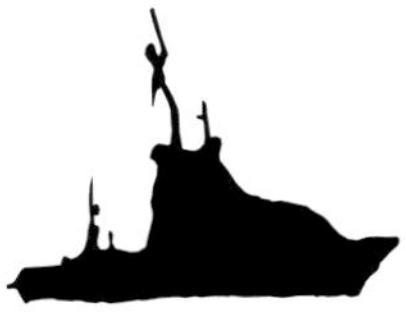 Zander Hecht Barsch Butt		Länge 7,00 m • Breite 2,50 m • Tiefgang 0,50 m • Motorleistung 220 PS auf PP-Jet • Radar • Echolot • GPS • Fremdlenzpumpe • Verdrängung 3,1 t • Geschwindigkeit 18 Knoten • Mobile Station: Transport auf Spezialtrailer hinter Unimog U 2150 L

Abb. 24.**10** Die Fahrzeuge der DGzRS. (Fortsetzung)

verfügen selbstverständlich über moderne Funk-, Ortungs- und Navigationseinrichtungen, die eine Funkkommunikation mit der militärischen und zivilen Luftfahrt erlauben.

■ MRCC der DGzRS

Die DGzRS hat aus den genannten nationalen und internationalen Verpflichtungen heraus die Aufgabe übernommen, das bereits erwähnte MRCC (Maritime Rescue Coordination Center) einzurichten. Das MRCC Bremen (Tel. 0421/ 53 70 73 00) ist durchgehend zur Übernahme folgender Aufgaben bereit:
- Leitung und Koordinierung bei Seenotfällen,
- Aufnahme und Auswertung aller den Seenotfall betreffenden Informationen,
- Einleitung der Unterstützungs- und Hilfsmaßnahmen,
- Weitergabe von SAR-Daten,
- Einsetzen und Entlasten aller in Frage kommenden Rettungsmittel,
- Benennung und Unterstützung der örtlichen Einsatzleitung,
- Zusammenwirken mit benachbarten Rettungsleitstellen,
- Unterstützung ausländischer Rettungsleitstellen auf deren Ersuchen,
- Festlegen eines Leit-RCC, wenn ein SAR-Fall die Gebiete mehrerer Rettungsleitstellen betrifft,
- Kontaktaufnahme mit dem RCC des Heimatstaates eines in einem Seenotfall beteiligten ausländischen Fahrzeuges,
- Erstellen von SAR-Einsatzprotokollen,
- Durchführung von Präventivmaßnahmen und SAR-Übungen zur Aufrechterhaltung und Verbesserung des SAR-Dienstes.

Die genannten Aufgabengebiete sind von der Arbeitsgruppe IMO-SAR festgelegt worden.

■ Kommunikationsmittel

Im Rahmen der Anpassung des deutschen Not - und Sicherheitsfunksystems an das weltweite Seenot-Sicherheitsfunksystem GMDSS (Global Maritime Distress and Savety System) wird die DGzRS mit Wirkung vom 01.01.1999 die Aufgaben der bis zu diesem Zeitpunkt von der Deutschen Telecom betriebenen *Küstenfunkstellen* übernehmen. Die dann verbindliche Funkrufbezeichnung lautet „Bremen Rescue Center Radio". Damit ist die DGzRS zur ununterbrochenen Überwachung der Kanäle 16 und 70 für die Not- und Sicherheitsfrequenzen verpflichtet. Weiterhin ist jederzeit die Abwicklung von Not-, Dringlichkeits- und Sicherheitsverkehr auf UKW zu gewährleisten. Das Alarmierungsschema ist in Abb. 24.11 dargestellt.

■ Medizinische Einrichtungen

Die Rettungskreuzer verfügen über identische medizinische Ausrüstungen, so daß Hilfeleistungen zwischen einzelnen Einheiten komplikationslos möglich sind. Die Einheitlichkeit der Ausrüstung wird durch zentrale Wartung am Stadtkrankenhaus Cuxhaven sichergestellt.

Die Lagerhaltung an Bord ist durch Packpläne festgelegt und auf jedem Rettungskreuzer identisch. Dies ist Voraussetzung für die in der Schiffahrt übliche medizinische Funkberatung. Die Medikamente sind mit Code-Nummern versehen, so daß während eines Seenotfunkgesprächs nicht komplizierte Medikamentennamen, sonder nur die entsprechenden Nummern übermittelt werden müssen. Damit sind Verwechslungen und Mißverständnisse weitgehend ausgeschlossen.

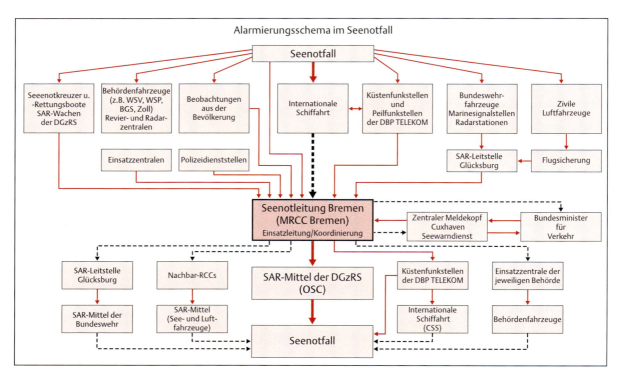

Abb. 24.11 Alarmierungsschema für den Seenotfall.

Die Grundausstattung entspricht der eines Notarztwagens, bietet aber die Möglichkeit, bis zu fünf Verletzte versorgen zu können. Zusätzlich verfügen die größeren SAR-Einheiten über ein medizinisches Borddepot. Bei der Feuerwehr Cuxhaven ist ein Katastrophendepot eingerichtet, das wie die SAR-Einheiten bestückt ist und im Bedarfsfall per Hubschrauber oder mit Behördenfahrzeugen zum Notfallort gebracht werden kann. Auch die in Cuxhaven stationierten Behördenfahrzeuge haben die gleiche medizinische Ausrüstung wie die SAR-Einheiten der DGzRS. Die Betreuung und Wartung der medizinischen Ausstattung von DGzRS, Feuerwehr und Behördenfahrzeugen erfolgt zentral durch die Anästhesie-Abteilung des Stadtkrankenhauses Cuxhaven.

An medizinschen Einrichtungen besonders hervorzuheben sind eine speziell für die Seenotrettung entwickelte Bergetrage und ein Gerät zur inhalativen Wiedererwärmung hypothermer Patienten mit einem warmen, wasserdampfgesättigten Sauerstoff-Luft-Gemisch. Außerdem besteht die Möglichkeit, im Bedarfsfall ein EKG telemetrisch an die Beratungsstelle im Stadtkrankenhaus Cuxhaven zu übermitteln.

Medizinische Ausbildung

Das für die medizinischen Belange verantwortliche Bordpersonal wird in theoretischen und praktischen Kursen in der Rettungssanitäter-Schule Hamburg-Rissen sowie an verschiedenen Kliniken weitergebildet und wiederholt diese Maßnahmen in regelmäßigen Abständen. Der theoretische Lehrstoff ist speziell auf die Seenotrettung abgestimmt. Der Versuch, den Standard von Rettungssanitätern oder Rettungsassistenten zu erreichen, scheitert an der Tatsache, daß bei durchschnittlich 1.600 medizinischen Einsätzen pro Jahr, verteilt auf 52 SAR-Einheiten, der Qualifikationsstandard nicht aufrecht zu erhalten ist.

Ärztliche Versorgung

Entlang der deutschen Küste haben sich etwa 100 Ärzte freiwillig bereiterklärt, im Seenotfall die Rettungskreuzer zu besetzen. In jährlichen Tagungen werden die besonderen Probleme der Seenotrettung diskutiert und anstehende Fragen zu lösen versucht. Der Umstand, daß eine Seenotmeldung zum sofortigen Auslaufen des Rettungskreuzers zwingt, ohne auf ärztliche Betreuung warten zu können, führt gelegentlich zu der Situation, daß die Seeleute bei der Primärversorgung auf sich selbst gestellt sind. Daher spielt die medizinische Funkberatung eine wesentliche Rolle bei der Primärversorgung verunglückter Seeleute.

Spezielle notfallmedizinische Aspekte

Bei der Rettung des Verunglückten aus dem Wasser können aus unterschiedlichen Gründen lebensbedrohliche Situationen auftreten, die genauer im Kapitel „Wasserunfälle" dargestellt werden.

- Beim senkrechten Retten, insbesondere bei hohen Winschstrecken, kann ein Bergungskollaps oder der Bergetod eintreten. Ursache ist die Umkehrung der hydrostatischen Druckverhältnisse auf den Organismus während des Rettungsvorgangs.

- Aus diesem Grund muß eine horizontale Bergung angestrebt werden.

Bei der DGzRS ist dieses Problem so gelöst, daß alle Seenotrettungsboote und Tochterboote über eine Bergepforte verfügen, die einen Freibord von nur etwa 10 cm hat.

Der Temperaturverlust während und unmittelbar nach dem Rettungsvorgang ist u. a. abhängig von der aktiven Mitarbeit des Verunglückten, der Höhe der Winschstrecke und (bei Hubschrauberrettung) vom „Downwash" der Rotorblätter. Patienten, die bei sehr hoher Gischt aus dem Wasser gerettet werden, können durch Inhalation von Gischtwasser ähnliche Symptome aufweisen wie beim Beinahe-Ertrinken.

Bei der aktiven Wiedererwärmung hat sich die inhalative Wiedererwärmung mit warmen Sauerstoff-Luftgemischen als effektivste und gefahrloseste Methode erwiesen. Die präklinische aktive Wiedererwärmung ist kritisch zu sehen. Häufig ist die Beschränkung auf wärmeisolierende Maßnahmen ausreichend und gefahrloser.

Kernaussagen

Rechtsgrundlagen
– Die DGzRS ist durch Verwaltungsvereinbarung für den seegebundenen SAR-Dienst der Bundesrepublik Deutschland zuständig.

SAR-Einrichtungen
– An der deutschen Küste sind 16 SAR-Wachen der DGzRS eingerichtet; an 52 Standorten befinden sich mobile SAR-Einheiten.
– In Bremen betreibt die DGzRS eine Einsatzzentrale (MRCC), über die alle Seenotfälle abgewickelt werden (Tel. 0421/53 70 73 00).
– Die mobilen SAR-Einheiten sind medizinisch identisch ausgerüstet.

Spezielle notfallmedizinische Aspekte
– Die Rettung aus dem Wasser soll möglichst horizontal erfolgen.
– Es ist kritisch zu prüfen, ob eine aktive Wiedererwärmung tatsächlich unumgänglich ist, oder ob nicht wärmeisolierende Maßnahmen ausreichend sind.
– Die inhalative zentrale Wiedererwärmung ist wegen der größeren Effektivität und geringeren Komplikationsrate der peripheren Wiedererwärmung vorzuziehen.

Literatur

1. DGzRS: Unterkühlung im Seenotfall. 2. Symposium vom 22. – 24.04.1982. Bremen 1982
2. Golden F: Circum-Rescue Collapse: Collapse, sometimes fatal, associated with rescue of immersion victims. J Roy Nav Med Serv. 1991; 77:139 – 149
3. Hayward JS: Accidental Hypothermia: An Experimental Study of Inhalation Rewarming. Aviation, Space, and Environmental Medicine, 1975; S. 1236 – 1240
4. Koch P: Kreislaufuntersuchungen bei der Bergung aus dem Wasser. Notfallmed. 1984; 10:401 – 408
5. Wolf S: Akzidentelle Hypothermie in Norddeutschland (1983 – 1993). Eine therapeutische Herausforderung. Dissertation. Zentrum für Anaesthesiologie – Klinik für operative und allgemeine Intensivmedizin (Prof. W. Kuckelt) des Zentralkrankenhauses „Links der Weser", Bremen

Kauffahrteischiffahrt

K. Pellnitz, B.-F. Schepers

Roter Faden

- Einleitung
- Seediensttauglichkeit
- Medizinische Ausrüstung
- Ausbildung und Behandlungsempfehlungen
- Funkärztliche Beratung

Einleitung

Auch wenn die Zahl der Seeschiffe unter deutscher Flagge seit Jahren rückläufig ist, so fuhren Ende 1997 doch 16 665 Seeleute auf deutschen Handelsschiffen und Fischereifahrzeugen zur See. Neben Erkrankungsfällen, die zahlenmäßig nicht vollständig erfaßt sind, ereigneten sich im Jahre 1997 in der Kauffahrteischiffahrt und in der Hochseefischerei 582 meldepflichtige Arbeitsunfälle auf See, davon acht mit tödlichem Ausgang (6).

Diese Zahlen untermauern die Erforderlichkeit der bestehenden notfallmedizinischen Grundversorgung auf Seeschiffen, die in der Großen Fahrt auf ihren Reisen zwischen den Kontinenten oft tagelang auf sich allein gestellt sind oder sich im Fanggebiet bis zu mehreren Monaten ununterbrochen auf See befinden. Auf Seeschiffen unter „Billigflaggen" ist diese Versorgung oft nur unzureichend sichergestellt.

Akute, schwere Erkrankungen und Unfälle lassen sich auf See nicht nur nicht ausschließen, der „Arbeitsplatz Schiff" setzt Seeleute vielmehr noch besonderen Gefahren aus.

Deshalb ist ein umfassender Gesundheitsschutz für Seeleute erforderlich, der sich in drei Bereiche gliedert:
– Durch Vorsorge sollen Gefahren ausgeschlossen werden.
– Mit einer funktionellen medizinischen Ausrüstung, einem speziell für die Bedingungen auf Schiffen zugeschnittenen medizinischen Leitfaden und mit einer medizinischen Grundausbildung der nautischen Schiffsoffiziere wird eine wirkungsvolle Behandlung an Bord ermöglicht.
– Schließlich wird landseitig durch Funkärztliche Beratung und Organisation medizinischer Hilfe weltweit eine Unterstützung der Schiffsbesatzungen sichergestellt.

Seediensttauglichkeit

Vorbeugend ist festgelegt, daß ohne gültiges Seediensttauglichkeitszeugnis kein Seemann auf Schiffen unter deutscher Flagge anmustern darf.

Seediensttauglich ist nur, so das Seemannsgesetz,

„...wer nach seinem Gesundheitszustand geeignet und hinreichend widerstandsfähig ist, um an Bord von Kauffahrteischiffen ... beschäftigt zu werden" (8).

Ärzte der See-Berufsgenossenschaft oder von ihr dazu besonders ermächtigte Ärzte nehmen diese Seediensttauglichkeitsuntersuchungen vor. Sie stellen darüber ein Zeugnis aus, das jeweils längstens zwei Jahre gültig ist und dann erneuert werden muß. Im Jahr 1997 mußten 280 der insgesamt 16 239 untersuchten Seeleute für seediensttauglich erklärt werden (5).

Medizinische Ausrüstung

Die Ausstattung mit Medikamenten, medizinischen Instrumenten und Hilfsmitteln ist detailliert und verbindlich für fast alle zivilen Schiffe unter deutscher Flagge durch die „Verordnung über die Krankenfürsorge auf Kauffahrteischiffen" geregelt (7).

Die erste „Anleitung zur Gesundheitspflege auf Kauffahrteischiffen" wurde im Jahre 1888 vom Kaiserlichen Gesundheitsamt bearbeitet (9). Sie wurde seither immer wieder dem aktuellen medizinischen Kenntnisstand angepaßt und wird heute allein von der See-Berufsgenossenschaft herausgegeben (1).

In Teil I dieses Werks, das zur Pflichtausrüstung jedes Seeschiffes unter deutscher Flagge gehört, finden sich die „Verordnung über die Krankenfürsorge auf Kauffahrteischiffen" sowie die Ausrüstungsverzeichnisse. Teil II enthält den ca. 300 Seiten starken, auf die Verhältnisse an Bord zugeschnittenen medizinischen Leitfaden für den nautischen Schiffsoffizier mit Behandlungsempfehlungen für einzelne Erkrankungen oder Verletzungen.

Der vorgeschriebene *Umfang der Ausrüstung* richtet sich nach der Art des Schiffes, der zugelassenen Personenzahl an Bord und dem zugelassenen Fahrtgebiet (Kauffahrteischiffe in der Mittleren und Großen Fahrt, in der Kleinen Fahrt, in der Nationalen Fahrt, Fischereifahrzeuge in der Großen Hochseefischerei, Rettungsboote usw.).

Alle Medikamente und Instrumente sind fortlaufend numeriert. Den Nummern sind auf allen Schiffen identische Produkte zugeordnet.

So enthält jede Schiffsapotheke unter Nr. 6 ein „Corticosteroidhaltiges Aerosol in Dosierflasche" zur Anwendung bei Vergiftungen durch Einatmung. Die einheitliche Numerierung erleichtert die Befolgung der Hinweise in der „Anleitung zur Gesundheitspflege auf Kauffahrteischiffen" bzw. die Funkärztliche Beratung und macht aufwendige Medikamentenvergleiche überflüssig; gleichzeitig werden Ver-

Tabelle 24.**6** Beispiele für die medizinische Ausrüstung an Bord von Kauffahrteischiffen (1)

Nr. 1	Schleimlösende Husten-Tabletten
Nr. 31	Mittel gegen alkoholisch bedingte Verwirrtheitszustände (Delirium)
Nr. 35	Zäpfchen gegen Seekrankheit
Nr. 41	Chloroquindiphosphat-Tabletten (Malariamittel)
Nr. 48	Sehr stark wirkendes Schmerzmittel: Hydromorphonhydrochlorid
Nr. 55	Basiselektrolytlösung, 500 ml
Nr. 57	Tetanus-Adsorbat-Impfstoff
Nr. 83	Augentropfen gegen erhöhten Augendruck
Nr. 92	Provisorisches Zahnverschlußmittel
Nr. 93	Katheter-Gleitmittel
Nr. 104	Desinfektionsmittel für Trinkwasser
Nr. 105	Kondome. „Mindestausrüstung pro Besatzungmitglied 5 Stück. (Die Menge ist der Dauer der Reise und dem Fahrtziel anzupassen)".
Nr. 119	Aluminiumbedampftes Verbandtuch 60 x 80 cm
Nr. 124	Gipsbinde 12 cm/2 m
Nr. 178	Einmalskalpell, geballt
Nr. 190	Chirurgisches Nahtmaterial
Nr. 196	Obere Prämolarenzange (sogenannte Universalzange)
Nr. 208	Leichenhülle aus Kunststoff
Nr. 212	Guedel-Tubus
Nr. 213	Beatmungsbeutel

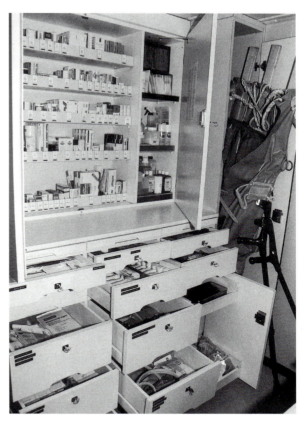

Abb. 24.**12** Vollständig ausgerüsteter, genormter Apothekenschrank.

wechslungen in der Hektik des Notfalls oder durch Kommunikationsschwierigkeiten vermindert. Die Ausrüstung ist als durchaus umfassend zu bezeichnen (Tab. 24.**6**). Der *Apothekenschrank* (Abb. 24.**12**) für die Aufbewahrung der Ausrüstung ist in seinen Maßen, der Aufteilung der Borde und Schubladen und der Einrichtung des Betäubungsmittelfaches detailliert vorgeschrieben.

Eine Besonderheit stellt die *Krankentransporthängematte* dar, die vielfachen Anforderungen gerecht werden muß. Sie muß mit Manneskraft getragen, an Bordkränen zur Abgabe von Bord eingehakt und vom Hubschrauber aufgewinscht werden können. Sie muß schwimmfähig sein, denn der Transport auf See geschieht meist mit Schlauchbooten („Gummitaxen"), bei denen in schwerer See die Gefahr des Kenterns besteht (Abb. 24.**13**). Als Nr. 206 „Schwimmfähige Krankentransporthängematte mit Heißvorrichtung" ist sie im Ausrüstungsverzeichnis der Krankenfürsorge-Verordnung aufgelistet. Sie ist so konstruiert, daß der Kopf des Patienten bei evtl. Treiben im Wasser aus dem Wasser ragt. Dazu dienen eine schwimmfähige Kopfhaube, ein Schwimmkissen und eine 5,5 kg schwere Metallplatte im Fußstück der Hängematte (Abb. 24.**14**).

Dieser Konstruktion vorausgegangen ist ein tödlicher Unfall vor über zwanzig Jahren, bei dem das zum Transport zwischen den Schiffen eingesetzte Schlauchboot in rauher See umschlug. Während die beiden Matrosen mit Mühe geborgen werden konnten, ist der in der Hängematte eingeschnürte Patient im Meer versunken, ohne daß er sich aus seiner Lage hätte befreien können.

Für Schiffe, die *gefährliche Güter* transportieren, besteht eine weitere Ausrüstungspflicht. Vom Sicherheitsausschuß der Internationalen Schiffahrtsorganisation (IMO, International Maritime Organisation) sind die „Emergency Procedures for Ships Carrying Dangerous Goods" und der „Medical First Aid Guide for Use in Accidents Involving Dangerous Goods (MFAG)" beschlossen worden (3). In weltweiter Anwendung sollen beide Vorgaben zusammen zu einem Sicherheitssystem führen, welches die Gewähr bietet, daß Personen in sachgerechter Weise auch fernab ärztlicher Hilfe medizinisch versorgt sowie alle erforderlichen Maßnahmen für eine gefahrlose Beseitigung ausgetretener gefährlicher Güter ergriffen werden können. Die Ausrüstung enthält neben einem Sauerstoff-Behandlungsgerät auch Mittel zur Notfalltherapie wie Aktivkohle (Nr. 801), Atropinsulfat-Ampullen (Nr. 806) und Mittel zur Behandlung von Flußsäureverätzungen der Haut (Nr. 816, Kalziumglukonat 2 % in Tuben).

Ausbildung und Behandlungsempfehlungen

Für die medizinische Behandlung an Bord ist der Kapitän verantwortlich. Er kann diese Aufgabe delegieren; in der Regel ist der II. Nautische Offizier damit betraut.

Um das nötige Wissen zu erlangen, muß jeder Nautiker bereits während der Ausbildung einen vierwöchigen medizinischen Kurs mit theoretischem und praktischem Teil absolvieren, später alle fünf Jahre einen Wiederholungskurs.

Abb. 24.13 Krankentransport auf See zwischen zwei Schiffen mittels Schlauchboot. Das Schlauchboot wird gerade eingesetzt.

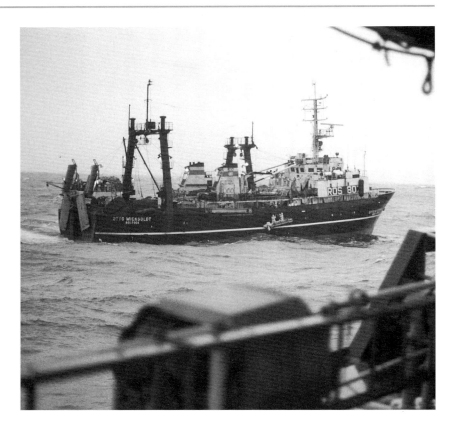

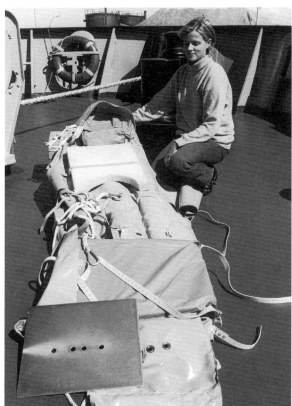

Abb. 24.14 Schwimmfähige Krankentransporthängematte. Das Metallstück am Fußende ist zur Verdeutlichung herausgezogen.

Neben den klassischen Themen wie Innere Medizin, Chirurgie und Notfallmedizin stehen auch spezielle Themen für die Schiffahrt wie Tropenkrankheiten, Toxikologie und Gefahrguttransport oder Funkärztliche Beratung auf dem Programm. Im praktischen Teil sind Injektionen, Punktionen von Venen mit Anlegen von Infusionen, Behandeln und Nähen kleiner Wunden, das Anlegen von Schienen und Verbänden und dergleichen mehr vorgesehen.

Die „Anleitung zur Gesundheitspflege auf Kauffahrteischiffen" soll als Leitfaden die richtige und zweckentsprechende Anwendung der an Bord mitgeführten Arzneimittel ermöglichen. Sie enthält ein Mindestmaß dessen, was für die Erkennung und Behandlung von Krankheiten und Verletzungen an Bord notwendig ist. Für die Hilfeleistung bei Kranken und Verletzten auf See sind ein klarer Kopf und gesunder Menschenverstand, gestützt auf praktische Erfahrungen, wichtiger als angelerntes Fachwissen.

Es werden Verhaltensregeln in unterschiedlichsten Situationen empfohlen. So wird einerseits auf den in warmen Gegenden wichtigen, mit Flüssigkeitsverlust einhergehenden Kochsalzverlust aufmerksam gemacht und es werden Behandlungsanweisungen zu Sonnenstich, Hitzekrämpfen und -kollaps gegeben; andererseits werden Grundregeln zur Behandlung von Unterkühlungen aufgezeigt, u. a. mit der Maßgabe, daß der Unterkühlte vor allem vor weiterer Auskühlung durch den Rotorabwind des Hubschraubers geschützt werden muß. Schließlich fehlen aber auch Verhaltensregeln im Umgang mit Sterbenden nicht; dabei werden auch das Seetestament und die Seebestattung behandelt.

Das Spektrum notfallmedizinischer Maßnahmen reicht vom Rautek-Griff und stabiler Seitenlage über Mund-zu-Mund- bzw. Masken-Beatmung und Herzdruckmassage bis zur intravenösen Infusion.

Weitere praktische Anleitungen befassen sich mit den typischen Zeichen der Schulterluxation und enthalten genaue Anweisung zur Reposition, sie „gelingt nur nach Gabe eines starken Schmerzmittels (Nr. 48)" (1); sowie mit der Behandlung der gefürchteten Zahnschmerzen durch Zahnkaries: „Am schmerzenden Zahn ist die weiche Stelle (Zahnfäule) festzustellen und mit dem Exkavator (Nr. 198) soviel wie möglich von der weichen Masse aus dem Zahn herauszukratzen" (1). Ebensowenig fehlen Anweisungen zur Behandlung von Augenkrankheiten, -verletzungen und -verätzungen und Regeln zum Umgang mit psychiatrisch Erkrankten, die an Bord eine besondere Gefährdung für sich selbst, die Besatzung und das Schiff darstellen.

Funkärztliche Beratung

Die Funkärztliche Beratung stellt eine weitere Besonderheit in der Seefahrt dar. Nach einem internationalen Übereinkommen über den Gesundheitsschutz und die medizinische Betreuung der Seeleute aus dem Jahre 1987 hat eine funk- oder satelittenfunkärztliche Beratung, einschließlich fachärztlicher Beratung, allen Schiffen unabhängig von Nationalität und Heimathafen zu jeder Tages- oder Nachtzeit unentgeltlich zur Verfügung zu stehen (2).

Der behandelnde Schiffsoffizier an Bord kann sich weltweit über eine Funkstelle an einen örtlichen Arzt wenden, den die Funkstelle vermittelt; er kann aber auch, z. B. über das Satellitensystem INMARSAT, direkt das Stadtkrankenhaus Cuxhaven anrufen.

Die dortige Anästhesie-Abteilung unter Chefarzt Dr. med. P. Koch nimmt in Deutschland ganz überwiegend diese Funkärztliche Beratung vor, und zwar (mit Unterbrechungen) seit deren Einführung im Jahre 1931 (4). Viele der jährlich etwa 200 Beratungen führen als sogenannte Mediko-Gespräche in den südlichen und nördlichen Atlantik, das Mittelmeer, das Rote Meer und den Indischen Ozean.

Tabelle 24.7   Wichtige Adressen und Telefon-Nummern

- Seenotleitung (MRCC) Bremen, Werderstr. 2, D-28199 Bremen, Tel. (0421) 5 36 87 – 0
- Funkärztlicher Beratungsdienst am Stadtkrankenhaus Cuxhaven, Altenwalder Chaussee 10/12, D-27474 Cuxhaven, Tel. (04721) 78 – 0
- Seeärztlicher Dienst der See-Berufsgenossenschaft, Reimerstwiete 2, D-20457 Hamburg, Tel. (040) 3 61 37 – 343

Daneben kann weltweit für die Vermittlung von Hilfen vor Ort, z. B. die Anforderung eines Arztes mit Helikopter oder das Abbergen eines Patienten mit einem küstennahen Boot, die Seenotleitung Bremen der Deutschen Gesellschaft zur Rettung Schiffbrüchiger in Anspruch genommen werden (Maritime Rescue Coordination Centre Bremen – MRCC) (Tab. 24.7).

Kernaussagen

- Akute, schwere Erkrankungen und Unfälle lassen sich auf See nicht nur nicht ausschließen, der „Arbeitsplatz Schiff" setzt Seeleute vielmehr noch besonderen Gefahren aus.
- Vorbeugend ist festgelegt, daß ohne gültiges Seediensttauglichkeitszeugnis kein Seemann auf Schiffen unter deutscher Flagge anmustern darf.
- Die Ausstattung mit Medikamenten, medizinischen Instrumenten und Hilfsmitteln ist detailliert und verbindlich für fast alle zivilen Schiffe unter deutscher Flagge durch die „Verordnung über die Krankenfürsorge auf Kauffahrteischiffen" geregelt.
- Alle Medikamente und Instrumente sind fortlaufend numeriert. Den Nummern sind auf allen Schiffen identische Produkte zugeordnet.
- Für die medizinische Behandlung an Bord ist der Kapitän verantwortlich. Er kann diese Aufgabe delegieren; in der Regel ist der II. Nautische Offizier damit betraut.
- Um das nötige Wissen zu erlangen, muß jeder Nautiker bereits während der Ausbildung einen vierwöchigen medizinischen Kurs mit theoretischem und praktischem Teil absolvieren, später alle fünf Jahre einen Wiederholungskurs.
- Die „Anleitung zur Gesundheitspflege auf Kauffahrteischiffen" soll als Leitfaden die richtige und zweckentsprechende Anwendung der an Bord mitgeführten Arzneimittel ermöglichen. Sie enthält ein Mindestmaß dessen, was für die Erkennung und Behandlung von Krankheiten und Verletzungen an Bord notwendig ist.
- Das Spektrum notfallmedizinischer Maßnahmen reicht vom Rautek-Griff und stabiler Seitenlage über Mund-zu-Mund- bzw. Masken-Beatmung und Herzdruckmassage bis zur intravenösen Infusion.
- Die Funkärztliche Beratung steht allen Schiffen unabhängig von Nationalität und Heimathafen zu jeder Tages- oder Nachtzeit unentgeltlich zur Verfügung.

Literatur

1. Anleitung zur Gesundheitspflege auf Kauffahrteischiffen. Dingwort, Hamburg 1996
2. Gesetz zu dem Übereinkommen Nr. 164 der Internationalen Arbeitsorganisation vom 8. Oktober 1987 über den Gesundheitsschutz und die medizinische Betreuung der Seeleute. BGBl. II, S. 1209 – 1211 (1994)
3. Leitfaden für medizinische Maßnahmen bei Unfällen mit gefährlichen Gütern (MFAG). Storck, Hamburg 1987
4. Schepers BF: Die funkärztliche Beratung von Seeschiffen am Stadtkrankenhaus Cuxhaven. Notfallmed. 1981; 7:1146 – 1158
5. See-Berufsgenossenschaft: Sicherheit auf See 1997. Hamburg 1998
6. See-Berufsgenossenschaft: Verwaltungsbericht 1997. Hamburg 1998
7. Verordnung über die Krankenfürsorge auf Kauffahrteischiffen vom 25. April 1972. BGBl. I, S. 734 (1972), in der Fassung der zweiten Änderungsverordnung vom 22. April 1996; BGBl. I, S.631 (1996)
8. Verordnung über die Seediensttauglichkeit vom 19. August 1970. BGBl. I, S. 1241 – 1244 (1970)
9. Volbehr K.: Gesundheit an Bord. Kabel, Hamburg 1987

Bergrettung

G. Kroesen

Roter Faden

- **Historische Einführung**
- **Der Österreichische Bergrettungsdienst**
  - Organisation und Auftrag
  - Personal und Ausbildung
  - Ausstattung
  - Leistungen
- **Notfallmedizinische Besonderheiten der Bergrettung**

Historische Einführung

Die Bergrettung ist eine Organisation, die auf den Schutz und die Rettung von Menschen in Lebensgefahr am Berg und in Bergnot ausgerichtet ist. Sie zeigt eine äußerst wechselhafte historische Entwicklung und ist heute in allen Alpenländern vertreten.

Die ersten organisierten Rettungsaktionen in den Alpen lassen sich bis in das Jahr 962, die Gründung des *Hospiz am St. Bernhardpaß*, zurückverfolgen. Die „Hospitia" dienten dem Schutz der Pilger und Kaufleute und waren mit heilkundigen Ordensbrüdern besetzt, die über Verbände und Heilmittel verfügten und zahlreiche Rettungsaktionen durchführten. Das *Hospiz St. Christoph* am Arlberg wurde 1386 von *Heinrich Findenkind* aus Bayern gegründet und diente zum Schutz der über den Paß ziehenden Menschen und zur Rettung der in Bergnot Geratenen. Im 12. Jahrhundert entstanden die *Tauernhäuser*, deren Bewohner zu Hilfeleistungen verpflichtet wurden und „Steinmanderln" und Schneestangen aufstellen mußten.

Mit der Erstbesteigung des Mont Blanc (1786), des Großglockner (1800), des Ortler (1804), des Dachstein (1832) und des Großvenediger (1841) setzte sich das bergsteigerische Element durch; in den Kreisen der *Bergsteiger* wurde der Bergunfall zum Begriff.

Der vermehrte *Tourismus* führte zur Gründung alpiner Vereine. Die Erbauung der Semmeringbahn (1854), der ersten großen Bergbahn der Welt, der Bahnlinie Wien-Salzburg-München (1860), der Brennerbahn (1867), der Pustertalbahn (1871) und der Arlbergbahn (1884) fielen mit der Gründung der alpinen Vereine zusammen. Den Anfang machten die Engländer im Jahr 1857 mit dem „Alpine Club". Dann folgten 1862 der „Österreichische Alpenverein", 1863 der „Schweizer Alpenclub" und der „Club Alpino di Torino", der 1867 in „Club Alpino Italiano" umbenannt wurde. Im Jahr 1869 wurde in München der „Deutsche Alpenverein" gegründet; 1873 schlossen sich der österreichische und der deutsche Alpenverein zum „Deutsch-Österreichischen Alpenverein DÖAV" zusammen. Der „Club Alpine Francais" und der „Österreichische Alpenclub" entstanden 1874/75.

Der „Österreichische Alpenclub" gab im Mai 1896 einen Abschlußbericht über die Gründung eines „Alpinen Rettungscomitee" bekannt. Mit dieser Gründung wurde der Grundstein für das gesamte alpine Rettungswesen gelegt, und bald entstanden weitere derartige Rettungsvereine in Österreich.

Diese lokalen Einrichtungen hatten die Aufgabe, in ihrem Bereich freiwillige Hilfsmannschaften auszubilden, Suchaktionen und Hilfsmaßnahmen einzuleiten und Rettungsgeräte bereitzustellen.

Im Jahre 1902 tagte der damalige Zentralausschuß des DÖAV in seiner Generalversammlung in Wiesbaden und behandelte auf Antrag mehrerer Sektionen (Untergliederungen der Alpenvereine) den vorgelegten Organisationsplan:

A: 1. An jedem Sitz einer Sektion des Alpengebietes ist eine Rettungsstelle zu errichten
   2. Nach Bedarf sind von den Sektionen noch an weiteren Orten des Gebietes Rettungsstellen zu gründen

B: 1. Für jede Rettungsstelle wird eine geeignete Persönlichkeit als Obmann bestimmt, dem mindestens ein Stellvertreter beigegeben wird, damit jederzeit die erforderlichen Vorkehrungen getroffen werden können.
   2. Im Gebiet jeder Rettungsstelle sind tunlichst viele Meldeposten zu errichten, welche die Aufgabe haben, von vorgekommenen oder vermuteten Unfällen so rasch als möglich die Rettungsstelle zu verständigen.

C: 1. An jeder Rettungsstelle sollen womöglich geeignete Persönlichkeiten gewonnen werden, welche sich im Bedarfsfalle freiwillig an den Rettungsarbeiten beteiligen.
   2. Die Rettungsstellen sind mit den nötigen Rettungsmitteln (Verbandszeug, Tragbahren usw.) auszurüsten.

D: 1. Die Kosten der Hilfsunternehmungen werden – soweit sie nicht von beteiligter Seite (dem Verunglückten oder deren Angehörigen) bestritten werden – von der Zentralkasse vergütet.
   2. Die Kosten der Ausrüstung der Rettungsstellen – soweit sie nicht durch freiwillige Beiträge der Sektionen oder einzelner Mitglieder gedeckt werden – trägt gleichfalls die Zentralkasse. Die Beschaffung der Rettungsmittel für die mit einer Subvention des DÖAV erbauten Schutzhütten obliegt als Ehrenpflicht der hüttenbesitzenden Sektion.

Die beiden Weltkriege brachten einen gewaltigen Einschnitt in die Entwicklung des Alpinismus und auch des Rettungswesens. Bergsteiger mußten in den Krieg einrücken und für viele gab es keine Heimkehr. So fürchterlich der Erste Weltkrieg war, so brachte er auch reiche Erfahrung in „Erster Hilfe" und in den Methoden der Verletztentransporte mit sich. Es wurden Rettungsgeräte für den Winter entwickelt, vor allem verschiedene Rettungsschlitten, Lawinensonden und andere behelfsmäßige Geräte. In dieser Zeit wurde auch die Lawinenschnur als vorbeugendes Rettungsmittel eingeführt. Bei Ausbruch des Zweiten Weltkrieges gab es bereits 350 Rettungsstellen mit etwa 4 000 einsatzfähigen Männern im alpinen Rettungsdienst.

Unmittelbar nach dem Zweiten Weltkrieg, im Jahr 1946, beschloß die Länderkonferenz die Gründung des Österreichischen Bergrettungsdienstes (ÖBRD) als selbständige und unabhängige Organisation. Als weiterer wichtiger Schritt wurde im Jahr 1948 die „Internationale Kommission für alpines Rettungswesen" (IKAR) gegründet. In dieser Kommission sind Vertreter von 17 Alpenländern, u.a. Deutschland, Frankreich, Italien, Jugoslawien, Österreich, Polen, Schweiz, Slowenien und Tschechien, bemüht, eine einheitliche Ausrüstung aller Rettungseinrichtungen zu erreichen.

Der Österreichische Bergrettungsdienst

Organisation und Auftrag

Österreich liegt in den Zentralalpen und hat Leistungen zu erbringen, die einen gut funktionierenden Bergrettungsdienst voraussetzen. Daher soll der ÖBRD stellvertretend für die anderen Länder näher dargestellt werden.

Der Bundesverband des ÖBRD wird von einem Präsidenten und 2 Vizepräsidenten geleitet. Die 11 Bundesfachreferenten haben verschiedene Aufgabenbereiche; dazu gehören Rettungstechnik und Gerätekommission, Lawinen- und Suchhundewesen, Nachrichtenwesen, Versicherungswesen, Lawinen, Bundesarzt des ÖBRD, Rechtsreferat, Flugrettung Bundesheer, Flugrettung Bundesministerium für Inneres, EDV-Organisation und Finanzreferat.

Die nächste Ebene bilden die sieben Landesleitungen Vorarlberg, Tirol, Salzburg, Kärnten, Oberösterreich, Steiermark und Wien/Niederösterreich mit über 290 Ortsstellen.

Die Ortstelle ist die kleinste organisatorische Einheit. Als Beispiel sei die Ortsstelle Innsbruck kurz dargestellt. Es steht eine Halle zu Schulungs- und Übungszwecken zur Verfügung, insgesamt 80 Bergrettungsmänner im Status von Bergführern sind abrufbereit, und drei Gelände-Einsatzfahrzeuge dienen dem Transport von Mannschaft und Gerät bis zum Ende des befahrbaren Weges.

Die Tätigkeit des ÖBRD ist zum Großteil durch Landesrettungsgesetze und Verordnungen geregelt, und in den Statuten ist ein klar umrissener Aufgabenbereich festgelegt (1). Abgesehen von der internationalen Zusammenarbeit mit der IKAR, in welcher der ÖBRD entscheidende Positionen einnimmt, ist seit langem die Zusammenarbeit mit den Bergrettungsorganisationen der Nachbarländer von besonderer Bedeutung. Der Ausbau der Landeswarnzentralen und die offizielle Einbindung des ÖBRD in den Katastrophenschutz, dem schon eine jahrzehntelange Zusammenarbeit mit dem Roten Kreuz, den Feuerwehren, der Gendarmerie sowie dem Bundesheer und den Flugeinsatzstellen von Bundesheer und Innenministerium vorausging, war der letzte Schritt zu einem effizienten Einsatz dieser Bergrettungsorganisation.

Personal und Ausbildung

■ Allgemeines

Mit Stand vom 31.12.1995 umfaßte der ÖBRD 9 865 Bergrettungsmitglieder.

Die Ausbildungsstufen der Bergrettung enthalten den Status Bergrettungsmann, Lawinenhundeführer und Bergführer. Nach einer Spezialausbildung sind Bergrettungsmänner auch als Flugrettungsärzte und -sanitäter tätig (5).

Voraussetzungen für die Aufnahme als Bergrettungsmann sind u. a. die körperliche Eignung, die charakterliche Eignung (Einsatzbereitschaft, Disziplin, Verläßlichkeit etc.), bergsteigerische Fähigkeiten und Vorkenntnisse sowie bei Jugendlichen die Einverständniserklärung des Erziehungsberechtigten. Das Mitglied übernimmt Verpflichtungen wie die Teilnahme an Schulungen, Übungen und sonstigen Aktivitäten der Ortsstelle und muß alles unterlassen, was die Interessen und das Ansehen des ÖBRD schädigen könnte. Dem Mitglied steht es jederzeit frei, dem Landesleiter seinen Austritt aus dem ÖBRD zu erklären.

Während einer Probezeit von ein bis drei Jahren müssen die Mitglieder einen Winter- und einen Fels- oder einen kombinierten Fels-Eis-Kurs von zwei Tagen bis zu einer Woche, der von der Landesleitung abgehalten wird, mit Erfolg absolvieren. Zu den Inhalten dieser Kurse zählen Knoten, Anseilarten, Sicherungen, Flaschenzüge, Klettern, Kameradenrettung, Selbsthilfe, Seilbremsen, Bau einer Rettungsseilbahn, Kaperbergung, Stahlseilgerät, Selbstseilrolle, Einmannbergetechnik, Aufwindetragsack, Simulation des „Sturz ins Seil", Halten und Fixieren des Partners, Lawinen- und Schneeprofilbeurteilung, Vermißtensuche in Gruppen mit Funk, Suche mit dem „Lawinenpieps" (VS-Gerät), Schneehöhlenbau, Spaltenbergeübung mit Hubzug und Schremmhammer, Akja-Übungsfahrten, Verletztenbergung im Akja, Jümar- und Prusik-Aufstieg, Landeplatzbau sowie Kameradenrettung beim Lawinenunglück.

■ Lawinenhundeführer

Der Lawinenhundeführer hat die Qualifikation eines Bergrettungsmannes. Darüber hinaus hat er eine Eintrittsprüfung abzulegen. Diese enthält einen kynologischen, rettungstechnischen, medizinischen und schitourenfahrerischen Teil. Er muß ständig abkömmlich und über Personenruf erreichbar sein.

Der *Lawinenhund* soll einer geeigneten Rasse angehören und muß für die Arbeit auf der Lawine geeignet sein. Im Alter von einem bis maximal drei Jahren wird der Hund zur Ausbildung zugelassen. Er absolviert einen A-Kurs für Anfänger, einen B-Kurs für Fortgeschrittene sowie einsatzfähige Lawinenhundeführer und einen C-Kurs für Weiterbildung und Perfektion. Der Hund ist Eigentum des Bergrettungsmannes, dieser ist für ihn verantwortlich. Ausscheiden muß ein Hund u. a., wenn er während des Dienstjahres zum „Raufer" und „Beißer" wird. Lawinenhunden wird Steuerfreiheit gewährt. Österreich verfügt derzeit über etwa 250 ausgebildete Lawinenhunde mit ihren Führern.

Der Bergrettungsmann als Flugretter

Der Flugrettungssanitäter-Anwärter hat bestimmte Aufnahmekriterien zu erfüllen. Dazu gehören eine abgeschlossene Notfallsanitäter- oder Bergrettungs-Ausbildung, mindestens vier Jahre organisierter Rettungsdienst mit regelmäßigen Diensten, wenn möglich mindestens 50 Einsätze am Notarztwagen, ärztliche Flugtauglichkeitsuntersuchung, Mindestalter vollendetes 22. Lebensjahr, Höchstalter 45. Lebensjahr und Organisationstalent. Die Entscheidung über die Aufnahme in die Anwärterschaft trifft das Führungsgremium des jeweiligen Stützpunktes.

Der Ausbildungsablauf für Flugrettungsanwärter, Notärzte und Sanitäter umfaßt Komplementärkurse (zweiwöchige Alpin- oder Notfallsanitäter-Ausbildung), den Grundkurs, stützpunktspezifische Ausbildungseinheiten, medizinische Übungen und eine Abschlußprüfung (7).

Das Stoffprogramm umfaßt zunächst eine theoretische Ausbildung mit folgenden Inhalten:
- Einführung in die Organisation der Notarzthubschrauber in Österreich, rechtliche Grundlagen, Dienstrecht, Grundsätze der Luftrettung,
- Einführung in die Aerodynamik und Technik des Hubschraubers,
- medizinisch-technische Einbauten, Intercom-Anlage, Funkgeräte, Bergeausrüstung,
- Survival-Equipment und -Verhalten, Flugnotfall,
- Einsatzablauf, Aufgaben und Verantwortlichkeit der Crew-Mitglieder,
- Einsatzdokumentation,
- spezifische Probleme beim Patiententransport im Luftfahrzeug.

Der praktische Unterricht beim Hubschrauber umfaßt:
- Minimalanforderungen für einen Außenlandeplatz und Einweisen des Hubschraubers,
- Kranübungen mit Stahlseil, Bergesack- und -dreieck, Hundegeschirr,
- Funkübungen, Kartenkunde,
- Aus- und Einbau der medizinisch-technischen Geräte.

Die medizinische Ausbildung umfaßt:
- Gerätekunde (Monitore, Beatmungsgeräte, Sauerstoffanlage, Defibrillator, Spritzenpumpe, Klein-EKG, Absaugpumpe, Blutdruckgerät, Tympanothermometer), Inhalte der Rucksäcke und Schubladen (Infusionen und Medikamente),
- hubschrauberspezifische Taktiken für spezielle Einsatzarten (Lawine, Wasserunfall, Unterkühlung, Verbrennung),
- Intubation, Reanimation, Lagerung und Schienung (Vakuummatratze, Schantzkrawatte, Vakuumschiene, Stabilisierungsschiene etc.),
- Hygiene (beim Einsatz, nach dem Einsatz),
- Gerätewartung und -pflege,
- bergetechnische Ausbildung, zulässige Anseilarten, Ein- und Ausladen der Trage, Inhalt der Stauräume, Spezialausrüstungen, Taubergung, behelfsmäßige Bergrettungstechniken und Spezialausrüstungen.

Zur sicherheits- und hubschrauberspezifischen Ausbildung gehören:
- Kommunikation, Verwendung des Kartenmaterials,
- Verhalten bei Notsituationen,
- Absichern des Hubschraubers,
- persönliche Mindestausrüstung,
- Betankung und Rangieren des Hubschraubers,
- Ein- und Austeigen.

Bei entsprechenden Flugbedingungen werden die Bergrettungseinsätze durch insgesamt 14 Stationen der Flugrettung unterstützt.

Dazu stehen zur Verfügung 6 Hubschrauberstationen des Innenministeriums mit 50 Flugrettern und 8 Flugrettungsärzten der Bergrettung sowie 25 Alpin-Gendarmen und 3 Polizei-Flugrettern, 6 Stützpunkte des Flugrettungsvereins des Österreichischen Automobil-, Motorrad- und Touring-Clubs (ÖAMTC) mit 85 Flugrettern und 8 Flugrettungsärzten der Bergrettung (6) und 2 Stützpunkte des Bundesheeres mit 39 Flugrettern und 10 Flugrettungsärzten des Militärs.

Entscheidende Marksteine im Flugrettungswesen waren 1971 die Gründung der ersten ärztlichen Flugbereitschaftsdienste in Tirol durch die Chirurgische Universitäts-Klinik Innsbruck (G. Flora) und 1974 die erste Seilbergung mit einem Flugretter des Bergrettungsdienstes im Wilden Kaisergebirge.

Im Jahr 1983 wurde der erste Notarzthubschrauber (NAH) in Zusammenarbeit mit dem ÖAMTC, dem Roten Kreuz, dem Bergrettungsdienst, und der Tyrolean Air-Ambulance als „Christophorus I" in Innsbruck in Dienst gestellt (6).

Ausstattung

Für die persönliche Ausstattung der Bergretter sind vorgesehen:
- Funkgeräte,
- Steinschlaghelme,
- Fernglas,
- Megaphon,
- D-Netz-Funktelefon,
- Stirnlampen,
- Kletterseile.

Als Rettungs- und Bergungsgeräte sind verfügbar:
- Aufwinden mit Zubehör, Faserseilwinde mit 100 m Statikseil, Hubzug mit Zubehör, Traggestelle mit 200 m Reepschnur, Karabiner, Stahlseile mit Zubehör, Stahlseilbremstrommeln, Traggestelle, Spaltenbergegerät mit Zubehör,
- Scheinwerferlampen, Lichtaggregat mit Zubehör,
- Standfunkstation,
- Lawinensonden, Lawinenschaufeln, Verschütteten-Suchgeräte (VS),
- Decken, Fackeln, Bergesäcke, Bergeschlafsack,
- Akja mit Zubehör, Gebirgstragen, Schaufeltrage,
- Vakuummatratzen und -kissen, Vakuumpumpen,
- Ärztekoffer und -rucksack, „Erste Hilfe"-Koffer und -Rucksäcke, Wärmebeutel groß und Beatmungskoffer.

Leistungen

Von 1945 bis 1955 wurden durch den ÖBRD insgesamt 20 228 Menschen geborgen, davon 19 393 Verletzte und 835 Tote.

Bei derzeit durchschnittlich 7 000 Bergungen pro Jahr versucht der Bergrettungsdienst durch rasche Alarmierung sowie rasche medizinische Versorgung und Bergung menschliches Leid zu verringern und in vielen Fällen den sicheren Tod zu verhindern. Diese Tätigkeit, vielfach unter Gefährdung der eigenen Gesundheit und des eigenen Lebens, wird von allen Angehörigen des Bergrettungsdienstes ehrenamtlich, freiwillig und ohne Bezahlung durchgeführt.

Mit der obengenannten Ausstattung soll der Bergrettungsmann und Bergrettungsarzt die Rettung trotz schwierigem Gelände, Steinschlag oder wetterbedingten Behinderungen durchführen. Dabei muß das Material über weite Strecken in unwegsames Gelände befördert werden. Fliegerische Unterstützung ist nicht immer möglich (Nebel, Schneefall, Nacht). Auf- und Abseilaktionen im Fels erfordern viel Zeit.

Darüber hinaus ist es ein besonderes Anliegen des ÖBRD, in Zusammenarbeit mit den alpinen Vereinen in Medienaussendungen und in beratender Funktion durch Aufklärungsarbeit Bergunfälle zu verhindern.

Notfallmedizinische Besonderheiten der Bergrettung

Zweifellos stehen der Lawinenunfall und die entsprechenden Rettungsmaßnahmen an erster Stelle der Bergrettungsaktivitäten (2). Näheres ist im Kapitel „Lawinenunfälle und Kälteschäden" ausgeführt.

Medizinische Probleme, mit denen der Flugrettungsarzt im Rahmen der Bergrettung häufig konfrontiert ist, sind Polytrauma, Hypothermie, Lungen- und Hirnödem (Höhenkrankheit), kardiale Notfälle, Sturz ins Seil, freies Hängen im Seil und Lawinenverschüttung (4).

Im Winter machen langer Anmarsch und Kälte besondere Maßnahmen wie das Aufwärmen von Infusionslösungen und Ampullen und speziellen Kälteschutz gegen Leistungsminderung von Akkus und Batterien erforderlich.

Erschreckend ist die Mitteilung von Brugger und Durrer (3) über die Zunahme der Gletscherspaltenstürze in den Schweizer Alpen im Raum Zermatt im Winter 1996/97. Davon betroffen sind vorwiegend „Snowboarder", die aus einer Mulde zu Fuß aufsteigen müssen. Besondere Schwierigkeitsgrade für die Rettung bringen dabei in der Spalte eingeklemmte Opfer, da ihre Körperwärme allmählich das Eis der Spalte auftaut und die Verletzten immer tiefer ins Eis sinken, so daß eine Selbstbefreiung unmöglich ist. In einigen Fällen wurden diese Unfallopfer mit dem Schremmhammer, der über ein Elektroaggregat angetrieben wird, regelrecht aus dem Eis herausgeschremmt.

Spaltenbergungen sind von besonderer Brisanz, wenn die Opfer in 12 bis 20 m Tiefe in kaltem Eiswasser liegen. Hier kommt für die Ab- und Aufseilmanöver das „Tiroler Dreibein", eine Spezialentwicklung der Tiroler Bergrettung, zum Einsatz. Das ist ein Stützgerät aus drei Leichtmetallrohr-Profilen, das über der Spalte aufgebaut wird und an dem die Seilwinden befestigt werden. Dabei stellt der „Bergungstod" durch Blutvolumenverschiebungen aus der kalten Peripherie in den Körperkern bei Lageänderungen des Unfallopfers die wesentliche, akute notfallmedizinische Bedrohung dar.

Bergunfälle im Sommer sind teilweise durch untrainierte, latent kranke Urlaubsgäste bedingt. Der rasche Aufstieg mit der Seilbahn in Höhen über 2 000 m führt zum akuten Sauerstoffdefizit bei koronarkranken Personen und als Folge davon zu kardialen Problemen bis hin zum Herzstillstand. Leider fehlen hier oft kompetente Ersthelfer-Maßnahmen, die den Zeitraum bis zum Eintreffen des NAH

überbrücken. Die Mortalität dieser Notfallart liegt über 80 %.

Eine zunehmende Tendenz weisen „Rafting"-Unfälle auf, wobei Kanus kentern, deren Führer die Wildwässer unterschätzen. Taubergungen mit dem NAH sind hier nicht selten erforderlich. Auch Suchmanöver nach Unfallopfern werden aus der Luft wesentlich effizienter durchgeführt als vom Ufer.

Immer wieder wird die Zusammenarbeit von Bergrettung und Flugrettung auch bei Seilbahnunfällen erforderlich. Die Evakuierung aus Kabinen einer defekten Seilbahn erfordert besonderes Geschick und Training der Rettungscrew des NAH.

Die Kaperbergung aus einer verunglückten Seilschaft stellt die höchsten Ansprüche an die NAH-Crew. Hier wird eine riskante Nähe des Helikopters zur Felswand erforderlich und Tau- oder Seilwindenlängen über 50 m sind erforderlich, mit denen einerseits der Flugretter zum Bergopfer kommt, andererseits beide dann wieder übernommen werden. Langes Hängen im Seil ist auch bei gesunden Kletterern häufig die Todesursache.

Kernaussagen

Historische Einführung
- Die Bergrettung hat ihren Ursprung in den Hospizen der Alpen. Nach den Erstbesteigungen und dem Bau der Gebirgsbahnstrecken nahm die Zahl der Bergfälle, die spezielle Hilfe erforderten, zu. Alpine Vereine und mit ihrer Hilfe die Bergrettung wurden gegründet. 1896 legte das „Alpine Rettungscomitee" den Grundstein für das gesamte Alpine Rettungswesen.
- Die Länderkonferenz beschloß 1946 die Gründung des Österreichischen Bergrettungsdienstes (ÖBRD). Im Jahr 1948 entstand die „Internationale Kommission für Alpines Rettungswesen" (IKAR), in der alle Alpenländer einheitliche Rettungsnormen beschlossen.

Der Österreichische Bergrettungsdienst (ÖBRD)
- Der Verband umfaßt sieben Landesleitungen mit über 290 Ortsstellen. Die Tätigkeit ist durch Landesrettungsgesetze, Verordnungen und die Statuten des Verbandes geregelt.
- Die Ausbildungsstufen der Bergrettung enthalten den Status Bergrettungsmann, Lawinenhundeführer und Bergführer. Nach einer Spezialausbildung sind Bergrettungsmänner auch als Flugrettungsärzte und -sanitäter tätig. Es sind etwa 250 Lawinenhunde verfügbar.
- Bei entsprechenden Flugbedingungen werden die Bergrettungseinsätze durch insgesamt 14 Stationen der Flugrettung unterstützt.
- Es steht eine umfangreiche und einsatzspezifische Ausstattung zur Verfügung. Jede Ortsstelle verfügt über Gelände-Einsatzfahrzeuge, persönliche Schutz- und Arbeitsgeräte für jeden Mitarbeiter, Seilzugmaschinen einschließlich aller Nebenaggregate, Spaltenbergegeräte, Lawinensucheinrichtungen, Lichtaggregate und Transportgeräte für extremes Gelände.
- Der ÖBRD führt jährlich etwa 7 000 Bergungen durch. Bergrettungsmänner arbeiten ehrenamtlich und freiwillig.

Notfallmedizinische Besonderheiten der Bergrettung
- Spaltenbergungen nehmen zu. Der Bergungstod des hypothermen Patienten stellt die größte Bedrohung

dar. Das „Tiroler Dreibein" ist ein Spaltenbergegerät, an dem Seilwinden befestigt werden.
- Der plötzliche Herztod trifft koronarkranke Patienten, die rasch in große Höhen aufsteigen und dadurch ein Sauerstoffdefizit erleiden.
- Bei Seilbahnunfällen wird die Evakuierung aus den Kabinen in Zusammenarbeit von Bergrettung und Flugrettung durchgeführt. Hohen Schwierigkeitsgrad haben Kaperbergungen bei verunfallten Seilschaften. Auch Flugrettungseinsätze mit langem Tau und nah am Berg sind erforderlich.

Literatur

Weiterführende Literatur

1. Obholzer H: Festschrift ÖBRD - 100 Jahre Bergrettung, 50 Jahre Bergrettungsdienst in Österreich. Eigenverlag ÖBRD, Innsbruck 1996
2. Flora G, Biedermann H: Fehler und Gefahren bei Berg- und Flugrettungseinsätzen. Tagungsbericht der 14. Internationalen Bergrettungsärztetagung. Eigenverlag G. Flora, 1995
3. Flora G: Der Sturz ins Seil. 2. Internationale Bergrettungsärztetagung Innsbruck. Werkverlag Dr. E. Banaschewski, München-Gräfelfing 1972

Referenzen

4. Amt der Tiroler Landesregierung: Tiroler Rettungsgesetz. Landesgesetzblatt für Tirol 1987; 20. Stck 40.
5. Brugger H, Durrer B, Adler-Kastner L: On-site triage of avalanche victims with asystole by the emergency doctor. Resuscitation 1996; 31:11-16
6. Durrer B: Medizinische Aspekte der Gletscherspaltenunfälle in der Schweiz 1992-1997. 15. Internationale Bergrettungsärztetagung, Innsbruck 1997 (Vortrag)
7. Malacrida RL, Anselmi LC, Genoni M, Bogen M, Suter PM: Helicopter mountain rescue of patients with head injury and/or multiple injuries in southern Switzerland 1980-1990. Injury 1993; 24:451-453
8. Phleps W: Ist jeder Arzt für den Alpin(Flugrettungs-)einsatz geeignet? In: Flora G (Hrsg.): Tagungsbericht der 14. Internationalen Bergrettungsärztetagung 1995. Eigenverlag G. Flora, 1995; S. 118-121
9. Voelckel W, Habringer G, Kroesen G: Neue Hubschrauber-Generation in Österreich – Systementscheid und rationelles Ausbaukonzept. Der Notarzt 1997; 13:88-91
10. Wiget U, Berghold F: Vorschlag für ein internationales Ausbildungskonzept für Gebirgsärzte und alpine Notärzte. In: Flora G (Hrsg.): Tagungsbericht der 14. Internationalen Bergrettungsärztetagung 1995. Eigenverlag G. Flora, 1995; S. 122-123

Rettung unter Tage

G. Cunitz, H. Höer, N. Schuback

Die Autoren danken den Herren Dr. Derwall, Abteilung Arbeitsmedizin der Ruhrkohle Bergbau AG, und Dr. G. Langer, Hauptstelle für das Grubenrettungswesen Herne, für wertvolle Informationen.

Roter Faden

- Einführung
- Historischer Überblick
- Typische Risiken
- Hauptstellen für das Grubenrettungswesen, zentrale und lokale Grubenwehren
- Notfallbehandlung unter Tage
- Schutz und Ausrüstung unter Tage

Einführung

„Unter Tage" bedeutet in Deutschland Bergbau zum Abbau von Steinkohle und Salzen. Hinzu kommt die Endlagerung von Reststoffen und die Sicherung stillgelegter Bergwerke (1). Braunkohle wird dagegen im Tagebau gewonnen.

Auch bei nachlassender Bedeutung des Bergbaus in Deutschland und Europa besteht weiter ein enger Bezug zum Rettungswesen, handelt es sich doch bei der Arbeit unter Tage um eine schwere, risikoreiche, ja teilweise gefährliche Tätigkeit.

Besonders in der Vergangenheit war der Bergbau mit hohen Unfallzahlen, vielen Todesfällen und zum Teil schweren persönlichen Schicksalen für die Verunglückten und ihre Angehörigen verbunden.

Historischer Überblick

In zahlreichen alten Kulturen wurde bereits Bergbau betrieben. Bekannt sind die Gold- und Silberminen im alten Ägypten, der Kupferbergbau der Assyrer und die Bergwerke in Palästina. Im 2. Jahrhundert arbeiteten in den römischen Bergwerken Nordafrikas ca. 2 000 Bergleute (10). In Mitteleuropa erlangte der Bergbau während des Mittelalters zunehmende Bedeutung. Erstmals im 12. Jahrhundert findet sich die Bezeichnung „Knappen". Es entstand die Gemeinschaft der Bergleute – die Knappschaft.

Auf Grund der sich langsam ausbildenden Spezialisierung der Bergleute wurde dem Unfallschutz und der Gesundheitsvorsorge des einzelnen Bergmannes zunehmend Bedeutung geschenkt. Von zahlreichen Landesherren wurden Bergordnungen erlassen, die auch die medizinische Versorgung betrafen. Im Jahr 1556 wurde in Schwaz/Tirol das erste „berufsgenossenschaftliche" Krankenhaus gegründet. Der Beruf des Bergarztes und das Fach Bergbaumedizin etablierten sich, und es wurden Analysen zu Erkrankungen und Unfallmechanismen publiziert. Paracelsus lieferte wesentliche Beiträge zu den Erkrankungen der Bergleute, wie der „Berglungensucht". Preussen schuf 1793 eine Verordnung zur „Rettung ertrunkener oder erstickter Bergleute" und stellte Unterlassung unter Strafe. Eine weitere Verbesserung brachte die Bismarcksche Sozialgesetzgebung, die ab 1885 für eine geregelte Unfallverhütung und Krankenversorgung sorgte. Die Bergbau-Berufsgenossenschaft (BG) und Knappschafts-Krankenhäuser wurden gegründet.

Obwohl sich die Sicherheitsvorkehrungen unter Tage stetig weiterentwickelten, ist es immer wieder zu schweren Bergwerksunglücken gekommen. Der Knappenspruch: „Der Bergmann zieht jeden Morgen ein Totenhemd an" (8), kennzeichnete über Jahrhunderte die gefahrvolle Tätigkeit unter Tage. Schon frühzeitig wurde „verdorbene Luft" für Erkrankungen der Bergleute verantwortlich gemacht. Bereits im Mittelalter wurden Bergwerke mittels Pump- und Blasebalg-Konstruktionen mit frischer Luft versorgt. Um 1850 wurden dann Atem-Rettungsgeräte benutzt. Aus einer Aufstellung von Eulenberg (1878) (zitiert nach 8) geht hervor, daß die tödlichen Unfälle im Steinkohlebergbau Preussens 1870 bei 3,1/1 000 und 1878 bei 2,7/1 000 Beschäftigten lagen; sie waren höher als im Braunkohleabbau und im Erzbergbau. Selbst 1981 lagen die tödlichen Unfälle im Steinkohlebergbau Deutschlands immerhin noch bei 0,6/1 000 Beschäftigten (11).

Besonderes Aufsehen erregten die Großunfälle wie 1955 in der Steinkohlenzeche Dahlbusch oder 1963 in der Erzgrube Lengede, wo die Eingeschlossenen mit der sogenannten „Dahlbuschbombe" gerettet werden konnten (12). 1962 verunglückten 299 Bergleute auf der Grube Luisenthal im Saarbergbau durch eine Explosion unter Tage. 1986 forderten zwei Explosionen in der Grube Camphausen sieben Todesopfer, und noch 1998 kam es zu einem schweren Unglück in Lassing (Österreich) mit 10 endgültig vermißten Bergleuten.

Typische Risiken

Gegenüber den früher häufigen Unfällen vor Ort beim Streckenvortrieb und Abbau durch Steinschlag, Verschüttung, Feuer, Explosion, Wassereinbruch, Vergiftung und Sauerstoffmangel dominieren heute die Unfälle mit Maschinen und Transportsystemen. Zusätzlich bilden Lärm und Hitze ein nicht unbedeutendes Gesundheitsrisiko.

Typische Unfälle geschehen bei Stein- und Kohlefall, im Umgang mit dem Maschinenpark, beim Ausgleiten, Herabstürzen aus Höhen und beim Fahren mit Transportsystemen. Auch Salzmangel-Syndrome durch starkes Schwitzen, sogar Hitzschlag und andere Kollapszustände kommen unter Tage vor (2).

Die häufigsten der Bergbau-BG gemeldeten Unfälle unter Tage betreffen Prellungen und Quetschungen, gefolgt von Zerreißungen und Frakturen.

Die Zahl der Unfälle ist größer als in der übrigen vergleichbaren gewerblichen Wirtschaft. Grundsätzlich ist aber ein Rückgang festzustellen, und auch die Prognose von Polytraumen hat sich gegenüber früheren Jahren eindeutig verbessert (8). Hierzu hat neben anderen Faktoren nicht zuletzt die Weiterentwicklung der Rettung unter Tage beigetragen.

Hauptstellen für das Grubenrettungswesen, zentrale und lokale Grubenwehren

Gemäß Bundesberggesetz müssen Untertage-Betriebe Hauptstellen für das Grubenrettungswesen unterhalten oder sich einer Hauptstelle anschließen. Daneben muß jedes nicht stillgelegte Bergwerk eine Grubenwehr unterhalten (3).

Hauptstellen für das Grubenrettungswesen wurden schon vor über 60 Jahren eingerichtet. Entsprechend den Abbaugebieten sind die Bergwerke den Hauptstellen in Herne, Clausthal-Zellerfeld, Hohenpreißenberg, Friedrichsthal oder Leipzig zugeordnet.

Die Aufgaben der Hauptstellen bestehen in der Unterstützung der lokalen Grubenwehren bei größeren Schadensereignissen, der Ausbildung der Grubenwehren und der Überwachung der Ausrüstungen.

Im Einvernehmen mit der Bergbehörde werden Regeln, Grundsätze und Dienstanweisungen für das Grubenrettungs- und Gasschutzwesen, die Meßgerätetechnik sowie den Brand- und Explosionsschutz erarbeitet (5). Mehrmals jährlich werden Übungen mit den lokalen Grubenwehren in den bei den Hauptstellen zur Verfügung stehenden Übungsstollen durchgeführt. Zur Unterstützung der *lokalen Grubenwehr* bei Schadensereignissen unterhalten die Hauptstellen einen Bereitschaftdienst. Ihre *zentrale Grubenwehr* ist in der Lage, die Zechen ihrer Region inklusive Ausrüstung innerhalb kurzer Zeit mittels Einsatzbus zu erreichen (Abb. 24.**15**).

Die Mitglieder der *lokalen Grubenwehr* einer Zeche sind nebenberuflich tätig. Sie rekrutieren sich aus erfahrenen und mit den örtlichen Verhältnissen vertrauten Bergleuten. Kleinbergwerke haben Grubenwehren mit etwa 20, größere mit bis zu 100 Mitgliedern (3). Die Grubenwehr wird von einem *Oberführer* geleitet. Sie ist gegliedert in *Trupps zu je fünf Mann*, welche in weniger als einer halben Stunde einsatzbereit sind. Gerätewarte halten die vielen für einen Rettungseinsatz notwendigen Geräte in speziellen Lagerräumen über Tage einsatzbereit.

Notfallbehandlung unter Tage

Steinkohle wird heute in Deutschland in über 1 000 m Tiefe abgebaut. Der Bergmann gelangt über einen Schacht und Förderkorb zur Talsohle, wo ein meist kilometerweiter Weg zum Einsatzort zunächst mit der Grubenbahn, dann evtl. liegend auf einem Förderband und später zu Fuß zurückzulegen ist. Diese Strecke ist in umgekehrter Richtung auch zurückzulegen, wenn ein Verletzter oder in Not Geratener geborgen und über Tage gebracht werden muß.

Die besonderen Verhältnisse unter Tage bringen es mit sich, daß die Bergleute bei den auftretenden Gefahren oder Verletzungen zunächst auf sich selbst gestellt sind. Die *Erstversorgung* Verunglückter erfolgt durch Arbeitskollegen, die als *Nothelfer* ausgebildet sind.

Der Nothelfer hat eine den besonderen Bedürfnissen des Bergbaus angepaßte Erste-Hilfe-Ausbildung mit periodischer Nachschulung erhalten. Die Bergordnung schreibt vor, daß pro 20 Beschäftigten ein Nothelfer anwesend sein muß. In der Praxis sind rund 15% der Belegschaft entsprechend ausgebildet (2). Die Nothelfer übernehmen die Primärversorgung wie Befreiung bei Einklemmung, Lagerung,

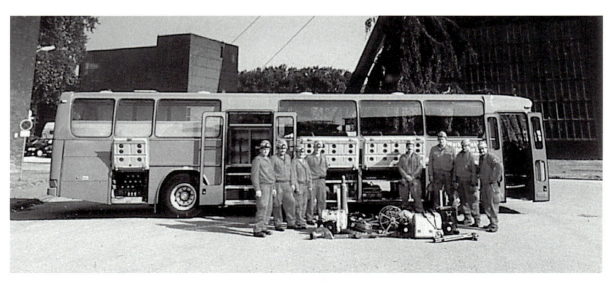

Abb. 24.**15** Zentrale Grubenwehr der Hauptrettungsstelle Herne mit Einsatzbus.

Ruhigstellung von Frakturen und Verbinden von Verletzungen. Ggf. muß der Nothelfer jedoch auch bis zum Eintreffen weiterer Hilfe eine Reanimation durchführen. In der Geschichte des Bergbaus haben Bergleute immer wieder Extremitäten mit dem Beil amputieren müssen, um Kollegen zu retten.

Eine *Erste-Hilfe-Ausstattung* muß nach der Allgemeinen Bundesbergverordnung überall dort vorhanden sein, wo die Arbeitsbedingungen dieses erforderlich machen. Sie wird in einer sogenannten *Verbandbüchse* gut erreichbar und gekennzeichnet gelagert.

Jeder Unfall wird über Telefon dem in der *Verbandsstube* über Tage tätigen *Heilgehilfen* gemeldet, der über eine dem Rettungsassistenten äquivalente Ausbildung verfügt und regelmäßig nachgeschult wird. Seine Aufgabe besteht zunächst in der Weiterleitung der Unfallmeldung an den Betriebsarzt, die Grubenwehr und je nach Ausmaß des Ereignisses auch an das Bergamt, die Bergwerksgesellschaft und die Hauptstelle. Weiterhin sind evtl. erweiterte Rettungsmaßnahmen oder der Transport des Verletzten zu organisieren.

- Der *Transport von Verletzten* erfolgt auf einer *Vakuummatratze*.
- Diese wird in einen sogenannten *Schleifkorb* gelegt, der zunächst bei niedriger Strebhöhe gezogen wird. Später wird er getragen, in eine Einschienenbahn eingeklinkt und schließlich mit der Grubenbahn zum Schacht gefahren.
- Über Tage wird der Verletzte vom Rettungsdienst übernommen.

Je nach Art und Schwere des Personenschadens bzw. Dringlichkeit der medizinischen Versorgung muß entschieden werden, ob zusätzlich zum Nothelfer eine weitere medizinische Versorgung schon unter Tage erforderlich ist.

Bei schweren Unfällen fährt der *Heilgehilfe* zusammen mit einem *Steiger* und einem *notfallmedizinisch ausgebildeten Betriebsarzt* ein.

Zu ihrer Ausrüstung gehören neben einem entsprechendem Notfallkoffer auch ein für den Unter-Tage-Betrieb zugelassenes Beatmungsgerät.

Extern mobilisierte *Notärzte* warten meist am Seilfahrschacht und bringen den Patienten nach Erstbehandlung mit dem Notarztwagen oder Rettungshubschrauber in ein Knappschafts-Krankenhaus, eine BG-Klinik oder ein anderes Vertragskrankenhaus.

Zum Zeitpunkt der Patientenübernahme durch den Notarzt liegt der Unfall meist schon geraume Zeit, häufig mehr als zwei Stunden, zurück. Die Primärversorgung, und hier besonders die Schmerztherapie, entsprechen aus den geschilderten Gründen im allgemeinen nicht dem Standard der Notfallmedizin über Tage.

In besonders gelagerten Fällen wird der Notarzt aufgefordert, zur Primärversorgung selbst unter Tage einzufahren. Dabei verbleiben die Rettungsassistenten des allgemeinen Rettungsdienstes meist über Tage, so daß der Notarzt mit dem Heilgehilfen ein Team bildet.

Wegen der möglichen Gefahren unter Tage sind bestimmte Regeln einzuhalten.

- Der Notarzt hat eine komplette Schutzausrüstung inklusive Filter-Selbstretter anzulegen.
- Unter Tage ist den Sicherheitsanweisungen des begleitenden Steigers Folge zu leisten. Dies betrifft besonders den Gebrauch elektrischer Geräte wie EKG, Pulsoxymeter und Defibrillator.

Bei einem Grubengasluftgemisch mit einem Methan-Gehalt ≥ 1,5 Vol.-% sind Schlagwetterexplosionen zu befürchten. Liegt der Methan-Gehalt unter diesem Grenzwert, ist der kurzfristige Einsatz elektrischer Geräte durch den Rettungsdienst unter Tage zulässig (7), wobei die kontinuierliche Messung des sich aus der Steinkohle freisetzenden Methans durch den Steiger gefordert ist.

Das Rettungsteam aus Notarzt und Heilgehilfen nimmt bergwerkseigene Rettungsmittel mit unter Tage. Mit diesem Material muß der Notarzt auskommen, da eine Nachforderung nur in extremen Fällen möglich ist. Erfahrungen von unter Tage eingesetzten Notärzten haben gezeigt, daß bei einem schweren Unfall der Patient auch auf Grund der meist großen Zeitspanne bis zur ärztlichen Versorgung oft in einem sehr schlechten Zustand vorgefunden wird.

Die Beurteilung und Versorgung des Verletzten ist auf Grund von Enge, Dunkelheit, Lärm, Hitze und Kohlenstaub sehr erschwert.

Harrfeldt (6) beschrieb einen eindrucksvollen Unter-Tage-Einsatz auf einer 824 m-Sohle, auf welcher ein Hauer durch hereingebrochene Kohle bis zum Hals verschüttet und durch einen großen, vor seinem Thorax liegenden Stein zusätzlich eingeklemmt war. Die Bergung gestaltete sich schwierig, da der Stein in situ zerkleinert werden mußte. Der Bergmann erhielt in seiner Zwangslage neben stark wirkenden Analgetika eine Evipan-Narkose und eine Volumensubstitution mit Dextran-Lösung. Erst 6,5 Stunden nach dem Unfall war die Rettung abgeschlossen; der Bergmann überlebte.

Unter-Tage-Einsätze von Notärzten sind heute eher selten. In den nur noch wenigen Regionen mit einer hohen Zechendichte sind es aber immer noch bis zu 1% aller Notarzteinsätze (z. B. bei der Feuerwehrleitstelle Recklinghausen).

■ Schutz und Ausrüstung unter Tage

Die Arbeitsplätze unter Tage sind mit Meldeeinrichtungen (Telefon) ausgestattet. An *Gasmeßstationen* erfolgt eine ständige Überprüfung der unter Tage herrschenden Atmosphäre. Zu den wichtigsten Gasen, deren Konzentrationen ständig gemessen werden, gehören *Methan* und *Kohlenmonoxyd* (CO). Steiger und Mitglieder der Grubenwehr haben entsprechende *Handmeßgeräte*.

Jeder unter Tage Beschäftigte ist mit einem *Filter-Selbstretter (FSR)* ausgestattet (Abb. 24.**16**), der nur etwa 100 g wiegt. Über diesen wird in Notsituationen geatmet. Er bie-

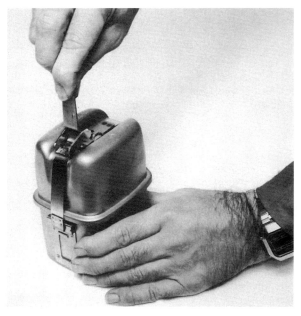

Abb. 24.**16** Filter-Selbstretter im Größenvergleich.

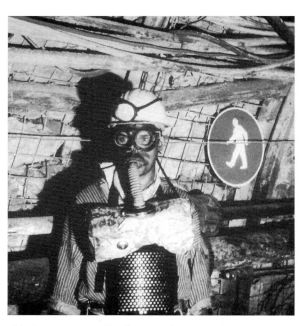

Abb. 24.**17** Sauerstoff-Selbstretter (Firma Auer) im Einsatz.

tet Schutz vor CO durch katalytische Umwandlung in Kohlendioxyd. Andere toxische Substanzen wie Blausäure werden über einen Aktivkohlefilter abgefiltert. Die Einsatzzeit der FSR beträgt 90 min, so daß der Bergmann genug Zeit zur Flucht in einen Bereich mit anderer Wetterströmung und nicht gesundheitsschädlicher Atemluft hat.

Einen Schutz bei Sauerstoffmangel bieten die FSR jedoch nicht. Sogenannte *Sauerstoff-Selbstretter* sind bei einem Eigengewicht von etwa 5 kg im Gegensatz zum wesentlich leichteren FSR nicht geeignet, von einem Bergmann ständig mitgeführt zu werden (Abb. 24.**17**). Sie bieten zusätzlich zum Schutz vor toxischen Gaskonzentrationen der Umgebungsluft auch Sicherheit bei hypoxischen Luftgemischen, da die Atemluft aus einer Patrone mit Sauerstoff angereichert wird. Die Einsatzzeit der Sauerstoff-Selbstretter beträgt 90 min.

Abb. 24.**18** Lokale Grubenwehr mit Atemschutzgerät BG 174 (Firma Dräger) in einem Stollen.

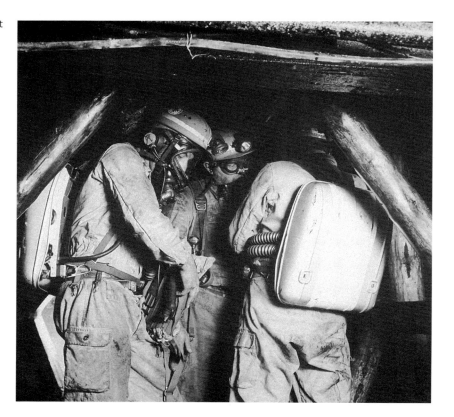

Die *Grubenwehr* hat neben Sauerstoff-Selbstrettern noch effektivere Atemschutzgeräte zur Verfügung. Es handelt sich hier um sogenannte *Kreislaufgeräte* (Abb. 24.**18**). Weltweit wird das Gerät BG 174 der Firma Dräger eingesetzt (9). Es wiegt 12,5 kg und hat einen Sauerstoffvorrat von 400 Litern. Wie bei einem Narkosekreissystem handelt es sich um ein Rückatemsystem, wobei Kohlendioxyd absorbiert und Sauerstoff mit konstantem Fluß oder lungengesteuert (entsprechend dem negativen Druck bei Inspiration) nachgeliefert wird. Mit diesem Gerät kann die Grubenwehr in Gefahrengebiete mit Rauchentwicklung, toxischen Gaskonzentrationen und Sauerstoffmangel vordringen. Die Einsatzzeit beträgt bis 4 Stunden; sie wurde in Deutschland aus Sicherheitsgründen auf 2 Stunden begrenzt. Ein Nachfolgemodell für den BG 174 hat die Firma Dräger, die eine lange Tradition in der Entwicklung von Atemschutz- und Sauerstoffschutzgeräten besitzt (4), mit dem BG 4 bereits vorgestellt.

Pressluftatmer kommen unter Tage auf Grund der kurzen Betriebszeiten (in Abhängigkeit vom Atemminutenvolumen bis zu 45 min) nicht zum Einsatz. Sie stehen den Gaswehren über Tage zur Verfügung.

Kernaussagen

Rettung unter Tage
- Die Arbeit unter Tage ist risikoreich und hat zu einer speziellen Rettungsstruktur geführt.
- Die historische Entwicklung ist durch die Ausbildung der Knappschaft, Bergordnungen und die einschlägige Sozialgesetzgebung geprägt.
- Die häufigsten Unfälle unter Tage betreffen Prellungen und Quetschungen, gefolgt von Zerreißungen und Frakturen.
- Untertage-Betriebe sind einer Hauptstelle für das Grubenrettungswesen angeschlossen und müssen eine Grubenwehr unterhalten.
- Die Versorgung unter Tage erfolgt durch Nothelfer, Heilgehilfen und Betriebsärzte sowie ggf. durch den eingefahrenen Notarzt; dieser hat den Sicherheitsanweisungen des begleitenden Steigers Folge zu leisten.
- Als Schutzausrüstung stehen Filter-Selbstretter, Sauerstoff-Selbstretter und Kreislaufgeräte zur Verfügung.

Literatur

1. Didier V: Rettungswesen und Erste Hilfe im Bergbau. In: Lüttgen R., Mendel F (Hrsg.): Handbuch des Rettungswesens; Bd. 4. Mendel, Aachen 1997; C III. S. 1, 78, S. 1 – 15
2. Dörmann MR: Rettungsdienst im Bergbau: Gefahrenabwehr in einem besonderen Industriezweig – Die Rettungskette. Rettungsdienst 1997; 20:24 – 31
3. Dörmann MR: Rettungsdienst im Bergbau: Gefahrenabwehr in einem besonderen Industriezweig – Die Grubenwehr. Rettungsdienst 1997; 20:11 – 14
4. Dräger B: Neue Untersuchungen über die Erfordernisse eines zur Arbeit brauchbaren Rettungsapparates. Dräger, Lübeck 1904
5. Fuchs E: Festschrift „60 Jahre Hauptrettungsstelle Friedrichsthal 1936 – 1996". Hauptstelle für das Grubenrettungswesen (Hrsg.): Krüger, Dillingen 1996; S. 61 – 99
6. Harrfeldt HP: Ärztliche Hilfe am Unfallort unter Tage. Kompaß, Zeitschrift der Bergbau-Berufsgenossenschaft 1962; 72:171 – 174
7. Jargstorf G: Verwendung von elektrischen Geräten für den Notfalleinsatz im Bergbau unter Tage. Landesoberbergamt NRW, Schreiben an die Stadt Recklinghausen Juli 1995
8. Menzel E: Bergbau-Medizin einst und jetzt. E. Schmidt, Berlin 1989; S. 209 – 222
9. Ramlu MA: Mine Disasters and Mine Rescue. A.A. Balkema, Rotterdam 1991; S. 290 – 362
10. Reith HB: Bergarzt und Bergchirurg im Spiegel der Zeit Habilitationsschrift. Ruhr-Universität, Bochum 1995
11. Schufmann G, Wiendieck M: Folgen eines verstärkten Kohleeinsatzes in der BRD. In: Materialienband III: Unfall- und Berufskrankheitsrisiken im Steinkohlenbergbau der Bundesrepublik Deutschland. Kernforschungszentrum Karlsruhe, 1984
12. Zillessen C: Technische Einrichtungen zur Bergung Verunglückter bei Streb- und Streckenbrüchen. BMFT-FB-HA 84 – 021 Humanisierung des Arbeitslebens. Engelhard Druck, München 1984

Tunnelrettung

P. Sefrin

Roter Faden

- Grundlagen
- Der Rettungszug
  - Konzept
  - Ausrüstung und Einsatzablauf

Grundlagen

Hochgeschwindigkeitszüge wie der ICE (InterCityExpress) der DB (Deutsche Bahn AG) erfordern eine weitgehend geradlinige Trassenführung unter möglichster Vermeidung von Steigungen. Neubaustrecken sind daher durch vermehrten Tunnel- und Brückenbau gekennzeichnet. So finden sich im Bereich der Nord-Süd-Verbindung von Hannover nach Würzburg 62 Tunnels mit einer Gesamtlänge von 170 km (längster Tunnel 10 km) sowie 267 Brücken mit einer Gesamtlänge von 30 km. Der Rest der Trasse verläuft überwiegend in V-förmigen Geländeeinschnitten.

Diese bautechnischen Gegebenheiten führen bei einem Rettungseinsatz zu ganz erheblichen Behinderungen. Zwischen Würzburg und Fulda sind etwa 80% der Strecke nicht von der Seite oder aus der Luft zugänglich.

Wegen der fehlenden Befahrbarkeit und der mangelhaften Be- und Entlüftung stellen Tunnels ein zusätzliches Sicherheitsrisiko dar, dies insbesondere bei einem Brand. Darüber hinaus wird die Hilfeleistung wegen der schlechten Erreichbarkeit des Unfallortes verzögert.

Die DB hat auf die genannten Herausforderungen mit einem zweisäuligen Sicherheitskonzept reagiert.

Die *1. Säule* besteht aus einer *Notbremsüberbrückung*, die bei einem Abteilbrand den Stillstand des ICE in einer Tunnelröhre verhindern soll, sowie aus besonders gekennzeichneten und notbeleuchteten *Fluchtwegen*. Die beidseits der Gleise durchlaufenden Randwege von 1,7 m Breite erlauben bei Selbstrettung das Nebeneinandergehen mehrerer Personen. Die Anlage der Wege wurde durch die bahntechnisch bedingte Vergrößerung des Tunnel-Querschnitts der Neubaustrecken von 46 m^2 auf 86 m^2 ermöglicht; der Gleismittenabstand dabei um 1,7 m auf 4,7 m.

Die *2. Säule* des Sicherheitskonzepts besteht aus entlang der Neubaustrecke stationierten Rettungszügen.

Der Rettungszug

Konzept

Der Rettungszug ist für die Rettung im Personenschnellverkehr konzipiert und stellt gleichermaßen eine schienengebundene Feuerwehr wie einen schienengebundenen Rettungsdienst dar; darüber hinaus bildet er einen Rückzugsraum für das eingesetzte Personal.

Er ist während der Verkehrszeiten kontinuierlich abfahrbereit, wobei die Aggregate ständig auf Betriebstemperatur gehalten werden. Der Zug war zunächst ausschließlich als spezielle Rettungsmöglichkeit bei Tunnelunfällen gedacht; zwischenzeitlich hat sich jedoch die Erkenntnis durchgesetzt, den Rettungszug als allgemeines schienengebundenes Rettungsmittel auch außerhalb von Tunnels einzusetzen. Darüber hinaus hat die DB zugesagt, die Züge auch beim Massenanfall von Verletzten in unmittelbarer Bahnnähe zur Verfügung zu stellen.

Für die *Auslösung des Rettungseinsatzes* sind der Fahrdienstleiter und die Rettungsleitstelle zuständig. Im Alarmfall bewegen sich die zwei der Unfallstelle benachbarten Züge zum Einsatzort und bringen feuerwehrtechnisches und medizinisches Personal und Material sowie die in den unzugänglichen Bereichen dringlich nötige Transportkapazität zum Unfallort.

Das erforderliche *Personal* wird von den örtlichen Feuerwehren und dem örtlichen Rettungsdienst zunächst aus der laufenden Bereitschaft zur Verfügung gestellt.

Die entstehenden Lücken werden durch Reserven geschlossen, deren Alarmierung durch die Rettungsleitstelle erfolgt. Dazu ist es erforderlich, nicht nur an den Standorten der Züge selbst, sondern auch in den Rettungsdienstbereichen entlang der Strecke eine Personalreserve für die Nachbesetzung des Rettungsdienstes sowie des Rettungszuges vorzuhalten.

Nach dem Einsatzkonzept soll der Zug 5 – 10 min nach Besetzung mit Feuerwehr- und Rettungspersonal auf die Strecke gehen. Die rettungsdienstliche Erstbesetzung besteht aus mindestens 16 Personen (Einsatzleiter, 3 Notärzte, 12 Sanitäter). Die unverzichtbare weitere personelle Auffüllung erfolgt am *Tunnelhalteplatz* vor dem Tunnel. Hier ist aus bahntechnischen Günden ein Zughalt erforderlich, um die Sicherheitserdung der Fahrstromleitung vorzunehmen und einen Teil der funktechnischen Ausrüstung zu entladen.

Während der Anfahrt wird das Sanitätspersonal mit numerierten Warnwesten gekennzeichnet. Jede Personalnummer hat eine im Sanitäts-Einsatzplan genau definierte Funktion, so daß auch einander unbekannte, aber ausgebildete Kräfte in das Konzept eingebunden werden können.

Ausrüstung und Einsatzablauf

Der Rettungszug bringt die erforderlichen Kräfte zur Rettung, zur Erstversorgung und zum Abtransport der Verunglückten in druck- und gasdichten Wagen bzw. Containern mit außenluftunabhängiger Atemluftversorgung zum Einsatzort. Damit ist auch der Einsatz in einem verrauchten oder vergasten Tunnel möglich.

Der Zug hat eine Länge von 150 m (Abb. 24.**19**). Zwei *Diesellokomotiven* an den Zugenden bewegen ihn mit maximal 120 km/h. Die Lokomotivführer stehen ständig in Bereitschaft; die Lokomotiven sind unverzüglich einsatzbereit und verfügen neben der dazu notwendigen Motorvorwärmung über Zusatzscheinwerfer sowie Sensoren für Außentemperatur und Rauchgase. Da der Führerstand der Lokomotiven nicht gasdicht ist, sind in den anschließenden Transportwagen 1 und 2 *Steuerstände* mit Video-, Wärmebild- und pyroelektrischen Kameras sowie Abstandsmessung eingerichtet. Damit kann der Zug auch in verqualmten Abschnitten sicher bewegt werden. Jeder Transportwagen verfügt über eine eigene Batteriestromversorgung für 3 Stunden.

Bei den Steuerständen befinden sich die *Fernmeldeeinrichtungen*, die den verschiedenen Fachdiensten des Zuges den Sprechverkehr untereinander sowie mit den Rettungskräften außerhalb des Zuges sowohl im Tunnel wie am Tunnelhalteplatz ermöglichen. Die Tunnelkonstruktion erfordert eine spezielle Funktechnik, den Bündelfunk; die Übermittlung erfolgt über eine Richtfunkstrecke mittels dreier absetzbarer Überleitungseinrichtungen. Mit normalen Handfunksprechgeräten im 2-m-Band ist selbst bei Sichtverbindung keine Verständigung möglich.

Im *Transportwagen 1* werden die Feuerwehrkräfte einschließlich Ausrüstung und schwerem Atemschutz zum Einsatz gebracht. Hier lagert auch ein Teil der 100 Krankentragen sowie der Vakuummatratzen und Schaufeltragen des Zuges.

Die Rettung von Verletzten im Tunnel wird von der Feuerwehr unter Verwendung von Preßluftatemgeräten durchgeführt. Zur weiteren Versorgung und zum Abtransport bringt die Feuerwehr die Geretteten in den Sanitätsbereich des Zuges.

Der Transportwagen 1 kann auch zur Betreuung von Leicht- und Unverletzten dienen; dies mit der Einschränkung, daß bei einem notwendigen Rückzug des Rettungszuges die Feuerwehrkräfte wieder aufgenommen werden müssen.

Im *Gerätewagen* befindet sich die feuerwehrtechnische Rettungsausrüstung, die in Umfang und Anordnung einer Kombination aus Löschfahrzeug und Rüstwagen entspricht. Sie wird ergänzt durch schwere bahnspezifische Rettungsgeräte wie Winden, Stangen und Drahtseile. Weiter sind ein Dieselgenerator sowie zusätzliche tragbare Stromaggregate, Außenbeleuchtung und Atemluft-Reserveflaschen verfügbar.

Der *Wasserwagen* enthält 20 m^3 Wasser und 2 m^3 Schaummittelzusatz sowie eine Löschpumpe in einem isolierten, beheizten Container. Zusätzlich sind 2 Rollplattformen und 20 Krankentragen zum Transport von Gerät und Personen auf den Gleisen sowie weitere Tragen vorhanden. Die Rollplattformen ermöglichen den schonenden und kräftesparenden Transport von bis zu 3 Tragen auf dem Gegengleis.

Der anschließende *Sanitätswagen* (Abb. 24.**20**) ist der Hauptarbeitsplatz des Rettungspersonals; er ist gasdicht und klimatisiert und verfügt über eine eigene Luft- und medizinische Gasversorgung. Der Sanitätswagen ist für die Sichtung, die Versorgung und die Betreuung bis zum Abtransport von etwa 100–150 Verletzten ausgelegt. Bei einem durchschnittlichen Aufkommen von 400–500 Reisenden pro ICE müssen diese demnach ggf. auf zwei Rettungszüge verteilt werden.

Das Sanitätskonzept geht davon aus, daß eine Erstversorgung von Verletzten grundsätzlich im Sanitätsteil des Zuges erfolgt und nur ausnahmsweise extern.

In der Schleuse, die zwangsläufig als *Sichtungsbereich* dient, befindet sich das medizinische Gerät zur Erstversorgung und für Außeneinsätze in nicht-toxischer Atmosphäre. Wandseitig sind 10 Notfall-Beatmungsgeräte, 5 Koffer mit Notfall-Beatmungsgeräten, 4–5 Kreislaufkoffer, 2 EKG-Geräte und 2 Absauggeräte gelagert. Da dieser Bereich eng ist und lediglich 2 Tragen Platz finden, wird der Sichtungsarzt nur über die Art der Weiterversorgung entscheiden können. Durch den Schleusungsvorgang, der 2–4 min in Anspruch nimmt, ist eine unkontrollierte Patientenanlieferung jedoch ausgeschlossen.

Für *Schwerverletzte*, die einer ausgedehnten Erstversor-

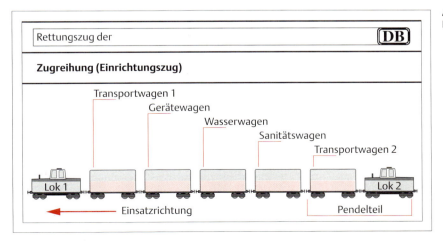

Abb. 24.**19** Der Rettungszug der Deutschen Bahn.

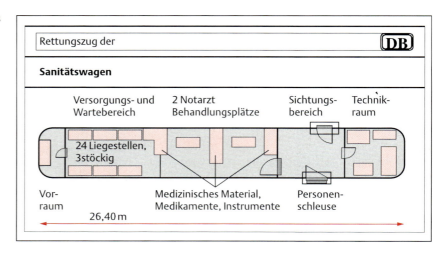

Abb. 24.**20** Der Sanitätswagen des Rettungszuges.

gung bedürfen, schließen sich zwei spiegelbildlich angebrachte *Notarztbehandlungsplätze* an. Sie entsprechen dem Standard eines Notarztwagens und verfügen über ein vollständiges notfallmedizinisches Monitoring (EKG, oszillometrische Blutdruckmessung, Pulsoxymeter) sowie differenzierte Therapiemöglichkeiten mit automatischen Beatmungsgeräten und Spritzenpumpen. Die Medikamentenbevorratung ist dem erwartbaren Schädigungsspektrum angepaßt.

Abgetrennt durch eine Zwischenwand folgt der *Versorgungs- und Wartebereich* mit 18 Plätzen in 3 Etagen. Das Material, das einem reduzierten Notfallkoffer entspricht, ermöglicht die Fortführung der begonnenen Behandlung sowie das Eingreifen bei Zwischenfällen. Die Sauerstoffversorgung erlaubt im Extremfall auch eine kontrollierte Beatmung. Zur Überwachung steht an jedem Arbeitsplatz ein Pulsmonitor mit optischer und akkustischer Anzeige zur Verfügung. Wegen der erheblichen Höhendifferenz bei Patienten mit Infusionen, die sich auf der untersten Ebene befinden, sind Verlängerungen für die Infusionsbestecke vorrätig.

Die versorgten Patienten werden zum *Abtransport* in den *Transportwagen 2* verlegt. Dieser wird von der 2. Diesellokomotive gezogen und pendelt zwischen der Unfallstelle und dem Übergabepunkt an den Rettungsdienst vor dem Tunnel. Nach Abgabe der Patienten kehrt der Transportwagen zum Sanitätswagen zurück und übernimmt weitere Patienten. Das Andocken über die automatische Mittelpufferkupplung stellt gleichzeitig einen gasgeschützten Wagenübergang her. Der Transportwagen 2 ist mit 21 Liegeplätzen wiederum in 3 Etagen, 8 Sitzbänken mit 24 Sitzplätzen und rund 50 Stehplätzen sowie sanitären Einrichtungen ausgestattet. Im Wagen sind Versorgungssets für Brandverletzte sowie sonstige medizinische Ausrüstung untergebracht. Weiter sind Getränke und Kaugummi zur Panikprophylaxe vorhanden.

Um die Möglichkeiten des Rettungszuges nutzen zu können, ist die intensive und kontinuierliche Unterweisung und Übung der Hilfskräfte entlang der Bahntrassen und deren ständige Einsatzbereitschaft erforderlich.

Kernaussagen

Grundlagen
- Wegen der fehlenden Befahrbarkeit und der mangelhaften Be- und Entlüftung stellen Tunnels ein besonderes Sicherheitsrisiko dar, dies insbesondere bei einem Brand.
- Die DB hat für ihre Neubaustrecken ein zweisäuliges Sicherheitskonzept erarbeitet. Die 1. Säule besteht aus einer Notbremsüberbrückung, die bei einem Abteilbrand den Stillstand des ICE in einer Tunnelröhre verhindern soll, sowie aus besonders gekennzeichneten und notbeleuchteten Fluchtwegen. Die 2. Säule besteht aus speziellen Rettungszügen.

Der Rettungszug
- Der Rettungszug ist für die Rettung im Personenschnellverkehr konzipiert und stellt gleichermaßen eine schienengebundene Feuerwehr wie einen schienengebundenen Rettungsdienst dar; darüber hinaus bildet er einen Rückzugsraum für das eingesetzte Personal.
- Das erforderliche Personal wird von den örtlichen Feuerwehren und dem örtlichen Rettungsdienst zunächst aus der laufenden Bereitschaft zur Verfügung gestellt.
- Der Rettungszug bringt die erforderlichen Kräfte zur Rettung, zur Erstversorgung und zum Abtransport der Verunglückten in druck- und gasdichten Wagen bzw. Containern mit außenluftunabhängiger Atemluftversorgung zum Einsatzort. Damit ist auch der Einsatz in einem verrauchten oder vergasten Tunnel möglich.
- Die Rettung von Verletzten im Tunnel wird von der Feuerwehr unter Verwendung von Preßluftatemgeräten durchgeführt. Zur weiteren Versorgung und zum Abtransport bringt die Feuerwehr die Geretteten in den Sanitätsbereich des Zuges.
- Der Transportwagen 1 dient zum Transport der Feuerwehrkräfte und ihrer Ausrüstung. Es folgen ein Gerätewagen mit feuerwehrtechnischer Ausrüstung und ein Wasserwagen.
- Der Sanitätswagen verfügt neben dem Schleusen- und Sichtungsbereich über 2 Notarzt-Behandlungsplätze und einen Versorgungs- und Wartebereich.
- Der Abtransport der Verletzten erfolgt im Pendelverkehr mit dem Transportwagen 2.
- Um die Möglichkeiten des Rettungszuges nutzen zu können, ist die intensive und kontinuierliche Unterweisung und Übung der Hilfskräfte entlang der Bahntrassen und deren ständige Einsatzbereitschaft erforderlich.

Dokumentation und Qualitätsmanagement

H.-P. Moecke

Roter Faden

- Einleitung
- Juristische Rahmenbedingungen
- Dokumentation
  - Allgemeines Konzept
  - Datenerfassung
  - Dokumentationsinhalte
  - Datenqualität
- Qualitätsmangement
  - Begriff und Grundlagen
  - Umsetzung

Einleitung

Dokumentation und Qualitätsmanagement in der Notfallmedizin und im Rettungsdienst gehen Hand in Hand und bedingen einander (17).

Die Dokumentation von Einsatzabläufen umfaßt verschiedene, sich überlappende Komponenten (Tab. 24.8).
Primäre Ziele der Dokumentation sind:
- Strukturierte Übermittlung wesentlicher medizinischer Daten der präklinischen Versorgung des Notfallpatienten an das aufnehmende Krankenhaus und
- Erfassung personenbezogener Daten für die Kostenabrechnung.

Sekundäre Dokumentationsziele sind:
- Erfassung organisatorischer und medizinischer Daten für das interne und externe Qualitätsmanagement und
- Forschung in der präklinischen Notfallmedizin.

Juristische Rahmenbedingungen

- Die ärztliche Berufsordnung erfordert auch im Notarztdienst zwingend die schriftliche Dokumentation der ärztlichen Behandlung.

In den *Rettungsdienstgesetzen* der Bundesländer wurde bislang vielfach versäumt, Dokumentation und Qualitätsmanagement explizit festzuschreiben. Zu den Ausnahmen zählt das Niedersächsische Rettungsdienstgesetz, das in § 11, Absatz 1, fordert: „... die Träger des Rettungsdienst stellen sicher, daß nach einheitlichen Mustern über jede Fahrt eines Rettungsmittels und jeden Notarzteinsatz ein Bericht und über jede Patientenübergabe ein Protokoll gefertigt wird." In Absatz 2 heißt es weiter: „Sie dürfen für Zwecke des Rettungsdienstes statistisch ausgewertet werden."

Auch in anderen Bundesländern finden sich entweder in der Begründung der Gesetze oder in den Vorschriften zum Datenschutz hilfreiche Formulierungen. Die Novellierung der Rettungsdienstgesetze läßt weitere Fortschritte erwarten.

Für die rettungsdienstliche Planung und Qualitätssicherung sind gesetzliche Vorschriften für die einheitliche Dokumentation und Datenanalyse unverzichtbar. Nur so werden sich die Träger des Rettungsdienstes zukünftig bereitfinden, die erforderlichen Kosten für diese Aufgabe zu übernehmen.

In den USA wurde bereits 1973 vom Kongreß ein Rettungsdienstgesetz verabschiedet, das finanzielle Unterstützung u. a. mit der Erhebung bestimmter rettungsdienstlicher Daten verbindet (26).

Dokumentation

Allgemeines Konzept

Ein Konzept für Dokumentationserfassung und -auswertung (Tab. 24.9) befaßt sich mit zwei Kernfragen:
- Welches Ziel soll erreicht werden?
- Welche Informationen können unter den gegebenen Arbeitsbedingungen verläßlich erhoben werden?

Tabelle 24.8 Komponenten notfallmedizinischer Dokumentation

- Leitstellenhandlungsablauf
- Zeitraster
- RTW-Einsatzbericht
- NAW-Einsatzbericht
- Aufnahmestationsbericht
- Entlassungsbericht

Tabelle 24.9 Dokumentationskonzept

- Zieldefinition
- Instrumententwicklung
- Schnittstellendefinition
- Datenschutz
- Datenerfassung
- Dokumentationsinhalte
- Datenqualität

Dokumentation dient in erster Linie der Informationsübermittlung zwischen Rettungsdienst und Klinik. Darüber hinaus bildet sie die Grundlage für Leistungserfassung, Kostenabrechnung und Qualitätsanalysen. Die korrekte Dokumentation der medizinischen und einsatztaktischen Daten ist aber auch zur eigenen Absicherung unverzichtbar und schützt das Rettungsteam bei straf- und zivilrechtlichen Auseinandersetzungen.

Das Dokumentationskonzept muß die *Schnittstellen* zu den Daten der Leitstelle und der Krankenhäuser exakt definieren. So muß für die Leistungserfassung sichergestellt sein, daß die in der Leitstelle gespeicherten Daten des Einsatzablaufs den Patientendaten zugeordnet werden können. Zur Ermittlung der Ergebnisqualität müssen auch Daten der Krankenhausbehandlung dem Einsatz zugeordnet werden können. Wegen der uneinheitlichen Datenbankstrukturen der Krankenhäuser scheint eine automatisierte Zusammenfassung jedoch nur dort möglich, wo der Rettungsdienst im wesentlichen mit nur einer Klinik zusammenarbeitet.

Ein zentraler Punkt des Dokumentationskonzepts ist die Wahrung der einschlägigen *Datenschutz-Bestimmungen*. Es hat sich bewährt, die Datenschutz-Verantwortlichen frühzeitig einzubinden, um zu einer beidseits zufriedenstellenden Lösung zu kommen.

Datenerfassung

Zur vergleichenden Effektivitätsevaluation muß das Dokumentationskonzept den überregionalen Datenaustausch ermöglichen. Dies setzt u. a. einen *einheitlichen Kerndatensatz* voraus.

Die Deutsche Interdisziplinäre Vereinigung für Intensiv- und Notfallmedizin (DIVI) ist deshalb dem Vorschlag von Friedrich und Messelken gefolgt und hat 1995 den *„Minimalen Notarzt Datensatz"* (MIND) verabschiedet (9). Basierend auf diesem Datensatz wurden verschiedene Erfassungsprogramme entwickelt, die teilweise kostenfrei an die Anwender abgegeben werden (16, 22).

Für die *Eingabe des Protokolls* in EDV-Systeme stehen prinzipiell drei Möglichkeiten zur Verfügung:
- Manuelle Eingabe,
- maschinenlesbares Protokoll,
- Direkteingabe in Computer (Laptop oder Notepad).

Alle Ansätze haben Vor- und Nachteile. Der Nachteil der manuellen Dateneingabe liegt im Zeitaufwand. Es ist allerdings als Vorteil anzusehen, daß bereits während der Eingabe eine Kontrolle auf Plausibilität und Vollständigkeit mit Fehlerkorrektur erfolgen kann. Maschinenlesbare Protokolle können sich bei Rettungszentren durchsetzen, die diese Form der Dateneingabe bereits in anderen Bereichen, z. B. in der Anästhesie-Leistungserfassung, realisiert haben. Die manuelle Eingabe entfällt und es wird Arbeitszeit gespart. Andererseits können eine Plausibilitäts- und Vollständigkeitskontrolle und die Fehlerkorrektur nur verzögert erfolgen, da nach der Eingabe die Unstimmigkeiten erst in einem Fehlerbericht ausgedruckt und später korrigiert werden müssen. Ein weiterer Nachteil der Belegleser-Konzeption ist, daß das Original des Notarzt-Einsatzberichts nicht beim Patienten verbleibt, sondern der Erfassung zugeführt wird, und der häufig schlecht leserliche Durchschlag zur Patientenakte kommt. Die direkte Eingabe der Einsatzdaten in einen Computer (Laptop oder Notepad) könnte die geschilderten Vorteile vereinen. Allerdings fehlen ausreichende Erfahrungen mit der Zuverlässigkeit dieser Technologie im Rettungsdienst. Die direkte Dokumentation über Computer erfordert darüber hinaus die Installation eines Druckers im Rettungsmittel, um der Informationsübermittlung an die aufnehmende Klinik genügen zu können (7, 10).

Dokumentationsinhalte

Primäre Aufgabe des Rettungsdienstes ist die qualifizierte Versorgung der Notfallpatienten und nicht die Datenerhebung. Dokumentation darf diese primäre Aufgabe nicht gefährden.

Würden alle Datensätze der in der Bundesrepublik Deutschland benutzten Notarzteinsatzprotokolle in einem Protokoll vereint, würde die Ausfüllzeit ein mehrfaches der Einsatzzeit betragen (8). Bei der *Regeldokumentation* muß der Umfang der Datenerhebung daher begrenzt sein. Die Auswahl der Daten muß auf der Relevanz der Information und der sicheren Merkmalserkennung basieren. Die Notwendigkeit zur Beschränkung ist auch der Grund dafür, daß mit dem Notarzteinsatzprotokoll der DIVI (Abb. 24.**21** u. 24.**22**) nur eine „Summendokumentation" und keine „Ablaufdokumentation" automatisiert überprüft werden kann. Es gehen weder die Reihenfolge der Maßnahmen noch die Patientenreaktionen in den zur Auswertung bestimmten Datensatz ein.

Reichen die mit der Regeldokumentation erhobenen Daten nicht zur Beantwortung einer speziellen Fragestellung aus, ist ein Zusatzprotokoll notwendig. Je nach Umfang der zusätzlichen Datenerhebung muß ggf. ein Dokumentationsassistent den Einsatz begleiten (21).

Nicht abschließend beantwortet ist die Frage, ob Daten medizinisch-technischer Geräte über Schnittstellen in die Regeldokumentation einfließen sollen. Es erscheint aber zweifelhaft, ob diese Option zu relevanten Daten und Erkenntnissen führt.

Die Dokumentation ist den verschiedenen *Anforderungsprofilen* im Rettungsdienst anzupassen. Es ist nicht sinnvoll, für den Notarztdienst und den Krankentransport dieselben Instrumente einzusetzen, da nur ein Bruchteil der im Notarztdienst anfallenden Daten auch für den Krankentransport von Bedeutung ist. Vielmehr ist nur ein bestimmter Teil der Daten für alle Qualifikationsstufen relevant. Ein nach Qualifikation des Rettungsmittels abgestufter Umfang der Dokumentation ist jedoch nicht unumstritten. So wird die Auffassung vertreten, daß auch im nicht-arztbegleiteten Rettungsdienst das DIVI-Notarzteinsatzprotokoll eingesetzt werden soll, um Befunde und Maßnahmen, die vor Eintreffen des Notarztes durchgeführt wurden, besser zu dokumentieren (25). Auf einem solchen Protokoll sind deshalb zusätzliche Spalten eingefügt, die vom Rettungsassistenten ausgefüllt werden sollen.

NOTARZTEINSATZPROTOKOLL Empfehlung der DIVI 98 — Version 4.0

AOK | LKK | BKK | IKK | VdAK | AEV | Knappschaft | UV

Name, Vorname des Versicherten — geb. am

Kassen-Nr. — Versicherungs-Nr. — Status

Vertragsarzt-Nr. — VK gültig bis — Datum

Geschlecht ○ m ○ w — Geburtsjahr — -monat — ○ unbekannt

Standort — Rettungsmittel — Einsatznummer

Typ: ○ NEF ○ NAW ○ RTH ○ ITH ○ ITW ○ RTW ○ KTW

1. Rettungstechnische Daten

Einsatzdatum:
Einsatzort:
Transportziel:
Rettungs-Ass.:
Notarzt:

Alarm:
Ankunft
Abfahrt:
Übergabe:
Einsatzbereit:
Ende:
km (gesamt):
○ Fehlfahrt (Einsatzabbruch/kein Patient)

2. Notfallgeschehen / Anamnese / Erstbefund (Beschwerdebeginn, Unfallzeitpunkt, Vormedikation, Vorbehandlung)

3. Erstbefund Zeitpunkt

3.1. Neurologie unauffällig ○

Glasgow-Coma-Scale

Augen öffnen
- spontan 4
- auf Aufforderung 3
- auf Schmerzreiz 2
- kein 1

beste verbale Reaktion
- konversationsfähig
  - orientiert 5
  - desorientiert 4
- inadäquate Äußerung (Wortsalat) 3
- unverständliche Laute 2
- keine 1

beste motor. Reaktion
- auf Aufforderung 6
- auf Schmerzreiz
  - gezielt 5
  - normale Beugeabwehr 4
  - abnorme Abwehr 3
  - Strecksynergismen 2
- keine 1

re li — Arm — Bein

Summe

Bewußtseinslage
- narkotisiert/sediert ○
- orientiert ○
- getrübt ○
- bewußtlos ○

Extremitätenbewegung (re li)
- normal 3 — Arm
- leicht vermindert 2 — Bein
- stark vermindert 1

Pupillenweite (re li)
- eng ○ ○
- mittel ○ ○
- weit ○ ○
- entrundet ○ ○
- nicht beurteilbar ○ ○

Keine Lichtreaktion ○ ○

Meningismus ○

3.2. Meßwerte

○ keine — Temp.

RR / — HF — regelmäßig ○ ja ○ nein

BZ — Atemfrequenz — SpO_2 — et CO_2

Schmerz: ○ kein ○ leicht ○ stark ○ entfällt

3.3. EKG ○ kein

- ○ Sinusrhythmus
- ○ absolute Arrhythmie
- ○ AV-Block II° Typ Wenckebach
- ○ AV-Block II° Typ Mobitz
- ○ AV-Block III°
- ○ ______
- ○ schmale QRS-Tachykardie
- ○ breite QRS-Tachykardie
- ○ Kammerflattern/-flimmern
- ○ elektromechanische Dissoziation
- ○ Asystolie
- ○ Schrittmacherrhythmus

Extrasystolen ○ SVES ○ VES ○ monomorph ○ polymorph

3.4. Atmung ○ nicht untersucht

- ○ unauffällig
- ○ Dyspnoe
- ○ Zyanose
- ○ Spastik
- ○ Rasselgeräusche
- ○ Stridor
- ○ Atemwegverlegung
- ○ Schnappatmung
- ○ Apnoe
- ○ Beatmung/Tubus
- ○ ______

4. Erstdiagnose

4.1. Erkrankung ○ keine

ZNS
- ○ TIA / Insult / intracranielle Blutung
- ○ Krampf
- ○ ______

Herz-Kreislauf
- ○ Angina Pectoris
- ○ Herzinfarkt
- ○ Rhythmusstörung
- ○ Lungenembolie
- ○ Lungenödem
- ○ hypertensiver Notfall
- ○ Orthostase
- ○ ______

Atmung
- ○ Asthma
- ○ Aspiration
- ○ Pneumonie/Bronchitis
- ○ Hyperventilations-Tetanie
- ○ ______

Abdomen
- ○ akutes Abdomen
- ○ gastrointestinale Blutung
- ○ Kolik
- ○ ______

Psychiatrie
- ○ Psychose / Depression / Manie
- ○ Erregungszustand
- ○ Intoxikation Alkohol / Drogen / Medikamente
- ○ Entzug Alkohol / Drogen / Medikamente
- ○ Suizidversuch
- ○ ______

Stoffwechsel
- ○ Hypoglykämie
- ○ ______

Pädiatrie
- ○ Fieberkrampf
- ○ Pseudokrupp
- ○ SIDS
- ○ ______

Gynäkologie / Geburtshilfe
- ○ Geburt
- ○ vaginale Blutung
- ○ ______

Sonstiges
- ○ anaphylakt. Reaktion
- ○ Unterkühlung
- ○ Ertrinken
- ○ sonstige Intoxikation
- ○ ______

4.2. Verletzungen ○ keine

	keine	leicht	mittel	schwer
Schädel-Hirn	○	○	○	○
Gesicht	○	○	○	○
Thorax	○	○	○	○
Abdomen	○	○	○	○
Wirbelsäule	○	○	○	○
Becken	○	○	○	○
Obere Extremitäten	○	○	○	○
Untere Extremitäten	○	○	○	○
Weichteile	○	○	○	○

- ○ Verbrennung/Verbrühung
  - ___ Grades ___ %
  - ___ Grades ___ %
- ○ Inhalationstrauma
- ○ Elektrounfall
- ○ andere

Unfallmechanismus
- Trauma: stumpf ○ penetrierend ○
- Sturz > 3 m Höhe ○
- Verkehr: Fußgänger angefahren ○
- PKW/LKW-Insasse ○
- Zweiradfahrer ○
- sonst. ○

Erstdiagnose

ICD 1 — ICD 2 — ICD 3

Informationen über die Auswertung des MIND:
Institut für Med. Statistik der Universität Lübeck · Tel. 04 51 / 500 27 88 · Fax 04 51 / 500 29 99

Abb. 24.**21** Notarzteinsatzprotokoll der Deutschen Interdisziplinären Vereinigung für Intensiv- und Notfallmedizin (DIVI), linke Seite.

5. Verlauf

h

Puls ○
RR
Defi
Intub.
HDM
Transport T-T

300, 280, 260, 240, 220, 200, 180, 160, 140, 120, 100, 80, 60, 40

O_2 l/min
% SpO_2
et CO_2
Maßnahmen

6. Maßnahmen

6.1. Herz/Kreislauf ○ keine

○ Herzdruckmassage
○ Defibrillation/Kardioversion
Anzahl — Joule letzte Defi.
○ peripher venöser Zugang — Anzahl
Ort/Größe: ____
○ zentral venöser Zugang — Anzahl
Ort/Größe: ____
○ intraossär. Zugang, Ort: ____
○ arter. Zugang, Ort/Größe: ____
○ Spritzenpumpe — Anzahl
○ Schrittmacher (extern)

6.2. Atmung ○ keine

○ Sauerstoffgabe — l/min
○ Freimachen der Atemwege
○ Absaugen
○ Intubation
○ oral ○ nasal Größe Ch
○ Beatmung ○ manuell ○ maschinell
AMV — AF
PEEP — FiO_2

6.3. Weitere Maßnahmen ○ keine

○ Anästhesie
○ Blutstillung
○ Magensonde
○ Verband
○ Reposition, Ort: ____
○ Entbindung
○ Dauerkatheter
○ Krisenintervention
○ besondere Lagerung, Art: ____
○ Cervicalstütze
○ Thoraxdrainage/Punktion
○ re ○ li Ch
Ort: ____
○ Sonstiges ____

6.5. Medikamente

Dosis

○ keine Medikamente
○ Analgetika
○ Antiarrhythmika
○ Antidota
○ Antiemetika
○ Antiepileptika
○ Antihypertensiva
○ Bronchodilatantien
○ Diuretika
○ Glukose
○ Katecholamine
○ Kortikosteroide
○ Muskelrelaxantien
○ Narkotika
○ Sedativa
○ Vasodilatantien
○ Sonstige
○ Kristalloide
○ Kolloidale
○ Pufferlösung
○ Sonstige

6.4. Monitoring ○ kein

○ EKG-Monitor
○ 12-Kanal-EKG
○ Pulsoxymetrie
○ Kapnometrie
○ Sonstiges ____
○ manuelle Messung RR
○ oszillometr. Messung RR
○ Temperatur

7. Übergabe

7.1. Zustand

○ verbessert
○ gleich
○ verschlechtert
Glasgow-Coma-Scale

7.2. Meßwerte ○ keine

Temp.
RR /
HF
regelmäßig ○ ja ○ nein
BZ
Atemfrequenz
SpO_2
et CO_2
Schmerz: ○ kein ○ leicht ○ stark ○ entfällt

7.3. EKG ○ kein

○ Sinusrhythmus
○ absolute Arrhythmie
○ AV-Block II° Typ Wenckebach
○ AV-Block II° Typ Mobitz
○ AV-Block III°
○ ____
○ schmale QRS-Tachykardie
○ breite QRS-Tachykardie
○ Kammerflattern/-flimmern
○ elektromechanische Dissoziation
○ Asystolie
○ Schrittmacherrhythmus
Extrasystolen ○ SVES ○ VES ○ monomorph ○ polymorph

7.4. Atmung

○ unauffällig
○ Dyspnoe
○ Zyanose
○ Spastik
○ nicht untersucht
○ Rasselgeräusche
○ Stridor
○ Atemwegverlegung
○ Schnappatmung
○ Apnoe
○ Beatmung/Tubus
○ ____

8. Ergebnis

8.1. Einsatzbeschreibung

○ Transport ins Krankenhaus
○ Sekundäreinsatz
○ Patient lehnt Transport ab
○ nur Untersuchung/Behandlung
○ Übergabe an anderes Rettungsmittel
○ Übernahme von arztbesetztem Rettungsmittel,
Art ____
○ Reanimation primär erfolgreich
○ Reanimation primär erfolglos
○ Tod auf dem Transport
○ Todesfeststellung
Zeit ____

8.2. Ersthelfermaßnahmen (Laien)

○ suffizient
○ insuffizient
○ keine

8.3. Notfallkategorie

○ kein Notfall
○ akute Erkrankung
○ Vergiftung
○ Verletzung
Unfall
○ Verkehr
○ Arbeit
○ Sonstiger

8.4. NACA-Score

○ I geringfügige Störung
○ II ambulante Abklärung
○ III station. Behandlung
○ IV akute Lebensgefahr nicht auszuschließen
○ V akute Lebensgefahr
○ VI Reanimation
○ VII Tod

9. Bemerkung (z.B. Hausarzt)

____

Unterschrift Notarzt:

Abb. 24.**22** Notarzteinsatzprotokoll der Deutschen Interdisziplinären Vereinigung für Intensiv- und Notfallmedizin (DIVI), rechte Seite.

Datenqualität

Zur Erhöhung der Datenqualität sind eine sichere Merkmalserkennung und eine einheitliche Nomenklatur erforderlich.

Es konnte nachgewiesen werden, daß erst nach *Festlegung von Definitionen* scheinbar eindeutiger Sachverhalte wie „Beobachteter Eintritt eines Herz-Kreislauf-Stillstandes" die übereinstimmende Beurteilung derselben Situation durch verschiedene qualifizierte Beobachter einen akzeptablen Grad erreichte (14). Dem gleichen Problem hat sich mit großer Sorgfalt die Utstein-Style-Arbeitsgruppe gewidmet, die Definitionen für bestimmte Zeitpunkte während des Ablaufs der Reanimation festgelegt hat (2).

Es ist bekannt, daß für das einfache Merkmal „Einsatzbeginn" in Deutschland ganz unterschiedliche Definitionen zur Anwendung kommen. Noch ungenauer ist sicherlich die Dokumentation des Zeitpunkts „Eintreffen beim Patienten". Das bedeutet, daß das Qualitätsmerkmal „Hilfsfrist" nur unter größten Vorbehalten verwendet werden kann.

Cummins (3) kam zu folgendem Schluß: „We can not compare results from different systems if these systems use inconsistent terminology to describe imprecisely defined results".

Eine weitere Determinante der Datenqualität ist deren Vollständigkeit. Wird nur ein zufälliger Teil der vorhandenen Daten erfaßt, bleibt jede Auswertung fragwürdig.

Hier kann der *Aufbau des Dokumentationsbogens* den Anwender unterstützen, in der Arbeitshektik keine Merkmale zu vergessen. Die Datenqualität kann auch durch Definition von Pflichtfeldern und Integration einer Plausibilitätskontrolle im Design der Erfassungs-Software unterstützt werden.
Neben der Funktionalität der Instrumente ist die *Einstellung der Mitarbeiter* zur Dokumentation entscheidend. Jeder Einzelne muß überzeugt sein, daß die sorgfältige Dokumentation jedes Einsatzes sinnvoll und wichtig ist. Unvollständige oder wahrheitswidrige Angaben führen zu Datenmüll und damit zu nicht verwertbaren oder falschen Ergebnissen.

Qualitätsmanagement

Begriff und Grundlagen

Seit Anfang der 90er Jahre wird auch im Rettungsdienst zunehmend über *Qualitätskontrolle, Qualitätssicherung und Qualitätsmanagement* gesprochen. Diese Entwicklung wurde ausgelöst durch die verstärkte öffentliche Diskussion über die Kosten-Nutzen-Relation im Gesundheitswesen, die Entwicklung entsprechender gesetzlicher Vorschriften, z. B. in der ärztlichen Berufsordnung und im Sozialgesetzbuch V, sowie durch die Empfehlungen der DIVI zum Notarzteinsatz- und Rettungsdienstprotokoll (12, 19) und zum Qualitätsmanagement (5).

Die Entwicklung der Dokumentationsinstrumente ist von der Idee geprägt, eine Basis für eine bundeseinheitliche Leistungserfassung und ein externes Qualitätssicherungssystem zu schaffen.

Obwohl die Dokumentationsinstrumente auf eine große Akzeptanz stießen, ist die Datenerfassung bisher nicht im angestrebten Umfang realisiert. Wie negativ sich das bisherige Scheitern einer bundeseinheitlichen Datenerfassung auf den Rettungsdienst auswirken kann, hat sich in der Wirtschaftlichkeitsdiskussion im Zusammenhang mit dem Gutachten der Beratungsgesellschaft für angewandte Systemforschung (BASYS) gezeigt (4).
Von allen Beteiligten wird vom Rettungsdienst eine hohe *„Qualität"* erwartet. Häufig ist aber nicht klar, was mit „Qualität" gemeint ist. Qualität kann aus Sicht der Patienten, der Krankenkassen und der Träger des Rettungsdienstes bzw. der Mitarbeiter unterschiedlich interpretiert werden (18). Qualität wird häufig als „Gut an sich" empfunden, das unabhängig von den Bedingungen ist, unter denen die Leistung erbracht werden muß.

Der Begriff „Qualität" wird konkret, wenn er als zu erreichendes Ziel definiert wird. Das faßbare Ziel ist der Referenzpunkt, an dem Qualität bewertet werden kann (24).

Umsetzung

In den letzten Jahren hat sich ein Sprachwandel im Bereich der Qualitätsbewertung durchgesetzt, der mehr als ein Spiel mit Worten ist. Wurde zunächst vorwiegend von *„Qualitätskontrolle"* gesprochen, setzte sich später der Terminus *„Qualitätssicherung"* durch, der heute im amerikanischen Sprachraum durch „Total-Quality-Management" bzw. „Continuous Quality Improvement" ersetzt ist (20).

Vereinfacht ist es Ziel der „Qualitätskontrolle", Schwachstellen zu identifizieren, während „Qualitätssicherung" weiter geht und versucht, diese Schwachstellen zu beseitigen.

Dieser Gedankenansatz ist in der klinischen Medizin rasch an Grenzen gestoßen. Betroffenen Mitarbeitern war schwer zu vermitteln, welchen „Gewinn" sie von diesem Konzept haben sollten, und teilweise fühlten sie sich persönlich bedroht. Qualitätsmanagement geht anders an diese Probleme heran.

Qualitätsmanagement ist ein integrativer Prozeß, der die gesamte Organisation beteiligt und insbesondere auch den Mitarbeitern der unterschiedlichen Dienste die Teilnahme an der Zieldefinition und am Verbesserungsprozeß ermöglicht.

Qualitätsmanagement versucht, unterschiedliche Ziele der Beteiligten zu integrieren. Qualitätsmanagement ist weniger daran interessiert, *ob* ein bestimmter Mitarbeiter ein gesetztes Ziel nicht erreicht, sondern *warum* Abweichun-

Tabelle 24.10 Mainz Emergency Evaluation Score (MEES)

Vitalparameter	Stufe	Wertegrenzen
Glasgow Koma Skala (Punkte)	4: 3: 2: 1:	15, 14 – 12 11 – 8 ≤ 7
Herzfrequenz (1/min)	4: 3: 2: 1:	60 – 100 50 – 59, 101 – 130 40 – 49, 131 – 160 ≤ 39, ≥ 161
Atemfrequenz (1/min)	4: 3: 2: 1:	12 – 18 8 – 11, 19 – 24 5 – 7, 25 – 30 ≤ 4, ≥ 31
Rhythmus	4: 3: 2: 1:	Sinusrhythmus Ventrikuläre Extrasystolen (VES), solitär oder monotop Polytope VES, absolute Arrhythmie Kammerflimmern, Asystolie, ventrikuläre Tachykardie
Schmerz	4: 3: 2: 1:	kein Schmerz leichter Schmerz starker Schmerz entfällt
Blutdruck (mmHg)	4: 3: 2: 1:	120/80 – 140/90 100/70 – 119/79, 141/91 – 159/94 80/60 – 99/69, 160/95 – 229/119 ≤ 79/59, ≥ 230/120
S_aO_2 (%)	4: 3: 2: 1:	100 – 96 95 – 91 90 – 86 ≤ 85

Bewertungsstufen des Mainz Emergency Evaluation Score (MEES):

4 = physiologischer Zustand
3 = gering abweichender Zustand
2 = erheblich abweichender Zustand
1 = lebensbedrohlicher Zustand

$MEES_1$: Status des Notfallpatienten vor der Notarztversorgung
$MEES_2$: Status des Notfallpatienten nach der Notarztversorgung
$\Delta MEES$ = $MEES_2 - MEES_1$
$\Delta MEES + 2$: Verbesserung des Patientenzustandes
$\Delta MEES\ 0 \pm 1$: Keine nachweisbare Veränderung
$\Delta MEES - 2$: Verschlechterung des Patientenzustandes

gen von den Zielvorgaben auftreten. Qualitätsmanagement ist aber auch ganz wesentlich daran interessiert zu erfahren, was optimal läuft. Auch daraus lassen sich wichtige Erkenntnisse ziehen.

Qualitätsmanagement kann nur erfolgreich sein, wenn sich die Führungsebene eindeutig dazu bekennt und Energie und Ressourcen in notwendige Veränderungen investiert. Qualitätsmanagement muß „Chefsache" sein.

Keine Berufsgruppe kann dieses Konzept allein umsetzen. So wichtig die Einbindung der Führungsebene ist, so wichtig ist die *Einbindung der Mitarbeiter vor Ort*. Auch hier finden sich wesentliche Unterschiede zum hergebrachten Ansatz der Qualitätskontrolle. Im Rahmen des Qualitätsmanagements definierte Ziele müssen für alle Beteiligten klar formuliert sein und von ihnen mitgetragen werden. Ein wesentlicher weiterer Baustein des Konzeptes ist die *Motivation* der Mitarbeiter. Dazu gehört neben der Schulung im Qualitätsmanagement auch, daß funktionierende *Rückmeldesysteme* vorhanden sind. Der Mitarbeiter soll an seinem Platz erfahren, welche Ergebnisse bei der Datenanalyse gewonnen wurden, welche Veränderungen eingeleitet wurden und wie diese Veränderungen die Qualität beeinflußt haben.

Qualitätsmanagement ist *prozeßorientiert* und befaßt sich mit dem gesamten Handlungsablauf im Rettungsdienst und nicht nur mit den medizinischen Leistungen. Qualitätsmanagement berücksichtigt, daß auftretende Probleme nahezu immer durch eine Vielzahl von Faktoren bedingt sind, die voneinander abhängig sind. Jede Maßnahme im Rettungsdienst kann nur durch Zusammenwirken verschiedener Funktionen effektiv und effizient durchgeführt werden und ist somit Teil einer *Funktionskette*. Störungen, die am Ende der Kette wahrgenommen werden, müssen deshalb nicht notwendigerweise auch dort entstanden sein.

In der Terminologie des Qualitätsmanagements wird ein Qualitätsmangel bzw. ein Problem als *Varianz*, als Abweichung, benannt. Varianzen sind durch *Zufallsfaktoren* oder *zuzuordnende Faktoren* bedingt. Zufallsfaktoren liegen außerhalb der Einflußmöglichkeit des Rettungsdienstes; zuzuordnende Faktoren dagegen sind beeinflußbar. Zuzuordnende Faktoren liegen erfahrungsgemäß zu 85 % in den Bereichen Management, Material, Methodik, Ausrüstung und Personalausstattung; nur in etwa 15 % können individuelle Faktoren zur Erklärung einer Varianz herangezogen werden.

Zum Qualitätsmanagement gehört die Erfassung der Struktur-, Prozeß- und Ergebnisqualität.

Die *Strukturqualität* beschreibt den zur effektiven und effizienten Patientenversorgung im Rettungsdienst erforderlichen Standard an Sach- und Personalausstattung, der dem Versorgungsauftrag (Krankentransport, Notfallrettung, Intensivverlegung) angepaßt sein muß.

Im Rahmen der *Prozeßqualität* müssen die Arbeitsabläufe aller Beteiligten klar definiert sein (7, 24). Dies betrifft nicht nur die Mitarbeiter im Einsatzdienst, sondern auch die der Leitstelle, des Service und der Verwaltung. Qualitätsmanagement zielt darauf ab, daß sich jeder an seinem Platz der Verantwortung bewußt ist, die er für das Funktionieren des Ganzen trägt. Für die rein medizinische Patientenversorgung können die Arbeitsabläufe im Sinne von Algorithmen definiert werden. Dadurch kann sichergestellt werden, daß die Varianz der Patientenbehandlung minimiert wird.

Neben der Struktur- und Prozeßqualität ist auch die *Ergebnisqualität* zu betrachten (23). Der Begriff wird häufig noch zu eng gefaßt und umfaßt mehr als die Frage nach dem Endergebnis der medizinischen Behandlung (6). Auch die für ein bestimmtes Resultat aufgewendeten Zeiten und Kosten sowie die Zufriedenheit von Patient und Angehörigen gehören dazu. Am häufigsten wird aber übersehen, daß die Zufriedenheit der Mitarbeiter mit ihrem Arbeitsumfeld ein zentraler Punkt der Ergebnisqualität ist.

Abb. 24.**23** Basisdatensatz zur Dokumentation der Ergebnisqualität.

Einsatz Nr.: .... Einsatzdatum: ....

1. Diagnose
Notarztdiagnose: ....

richtig ☐   falsch ☐   unvollständig ☐

Klinische Aufnahmediagnose nach der Primärdiagnostik:
....
....
....

ICD Nr.: ....

2. Klinische Maßnahmen nach Abschluß der Primärdiagnostik:
  Operation innerhalb von 2 h nach Aufnahme ☐
  Verlegung auf die Intensivstation ☐
  Verlegung auf Regelstation ☐
  ambulante Behandlung ☐
  Verlegung in anderes Krankenhaus ☐
  verstorben ☐
  unbekannt ☐

3. Beurteilung der notärztlichen Diagnostik und Therapie
  Notärztliche Diagnostik: Notärztliche Therapie:
  adäquat ☐   adäquat ☐
  unvollständig ☐   unvollständig ☐
  nicht ausreichend ☐   nicht ausreichend ☐
                                    übertherapiert ☐

4. Verweildauer
  Gesamtkrankenhausverweildauer: Tage ....
  Intensivstationsverweildauer: Tage ....

5. Ergebnis der Behandlung
  Restitutio ad integrum ☐   Defektheilung ☐
  verlegt ☐   verstorben ☐
  unbekannt ☐

Zur *Effektivitätsbeurteilung* der notfallmedizinischen Behandlung wurde vorgeschlagen (15), den „Mainz Emergency Evaluation Score" (MEES)(11) zu den Zeitpunkten „Erster Patientenkontakt" und „Patientenübergabe im Krankenhaus" zu erheben (Tab. 24.**10**). Auch für die Dokumentation des weiteren Behandlungsverlaufs im Krankenhaus liegt ein Entwurf vor (13) (Abb. 24.**23**).

Ein komplexes Gebilde wie den Rettungsdienst kann man nicht als Ganzes auf seine „Qualität" hin prüfen. Gerade am Anfang eines Qualitätsmanagement-Programms ist die Beschränkung auf wenige, zentrale Punkte wie Häufigkeit, Risiko und Kosten sinnvoll. Wichtige Bausteine für ein effektives Qualitätsmanagement sind (1):
- Die eindeutige Definition des angestrebten Leistungsniveaus,
- eine geeignete Methodik, um das Erreichen oder Nichterreichen dieses Zieles zu messen,
- ein Konzept zur Analyse der Daten,
- ein Weg, die ggf. erforderliche Veränderungen umzusetzen.

Qualitätsmanagement ist in der Notfallmedizin ebenso wichtig wie in allen anderen Bereichen der Medizin. Das Bemühen um kontinuierliche Qualitätsverbesserung ist eine ethische Verpflichtung und trägt auch dazu bei, Kosten zu sparen. Es vermindert Frustrationen und erhöht die Zufriedenheit aller Mitarbeiter. Qualitätsmanagement ist nicht abhängig von bürokratischem Aufwand. Schon mit einfachen methodischen Ansätzen können eindrucksvolle Ergebnisse erzielt werden.

Kernaussagen

Dokumentation und Qualitätsmanagement
- Dokumentation und Qualitätsmanagement bedingen einander. Zu den primäre Zielen der Dokumentation zählt die strukturierte Übermittlung wesentlicher medizinischer Daten an das aufnehmende Krankenhaus; zu den sekundären Zielen die Erfassung von Daten für das Qualitätsmanagement.
- Die ärztliche Berufsordnung erfordert auch im Notarztdienst zwingend die schriftliche Dokumentation der ärztlichen Behandlung. Die korrekte Dokumentation ist auch zur eigenen Absicherung unverzichtbar.
- Zur vergleichenden Effektivitätsevaluation muß das Dokumentationskonzept den überregionalen Datenaustausch ermöglichen. Dies setzt einen einheitlichen Kerndatensatz voraus.
- Primäre Aufgabe des Rettungsdienstes ist die qualifizierte Versorgung der Notfallpatienten und nicht die Datenerhebung. Dokumentation darf diese primäre Aufgabe nicht gefährden.
- Zur Erhöhung der Datenqualität sind eine sichere Merkmalserkennung und eine einheitliche Nomenklatur erforderlich. Eine weitere Determinante ist die Vollständigkeit. Wird nur ein zufälliger Teil der vorhandenen Daten erfaßt, bleibt jede Auswertung fragwürdig.
- Der Begriff „Qualität" wird konkret, wenn er als zu erreichendes Ziel definiert wird. Das faßbare Ziel ist der Referenzpunkt, an dem Qualität bewertet werden kann.
- Vereinfacht ist es Ziel der „Qualitätskontrolle", Schwachstellen zu identifizieren, während „Qualitätssicherung" weiter geht und versucht, diese Schwachstellen zu beseitigen. Qualitätsmanagement ist ein integrativer Prozeß, der die gesamte Organisation und alle Mitarbeiter beteiligt.
- Bestandteile des Qualitätsmanagement sind die Erfassung der Struktur-, Prozeß- und Ergebnisqualität.
- Das Bemühen um kontinuierliche Qualitätsverbesserung ist eine ethische Verpflichtung und trägt auch dazu bei, Kosten zu sparen. Es vermindert Frustrationen und erhöht die Zufriedenheit aller Mitarbeiter.

Literatur

1. Bromley M: A team approach to the quality improvement process. In: Siegel DM, Crocker PJ (eds.): Continuous quality improvement for emergency departments. ACEP, Dallas 1994
2. Cummins RO, Chamberlain DA, Abramson NS et al: Recommended guidelines for uniform reporting of data from out-of-hospital cardiac arrest. The Utstein Style. Circulation 1991; 84:960–974
3. Cummins RO: The Utstein style of uniform reporting of data from out-of-hospital cardiac arrest. Ann Emerg Med. 1993; 22:37–40
4. Dennerlein RKH, Schneider M: Wirtschaftlichkeitsreserven im Rettungsdienst. BASYS, Augsburg 1995
5. DIVI: Gemeinsame Empfehlungen der Deutschen Interdisziplinären Vereinigung für Intensiv- und Notfallmedizin (DIVI) und des Vorstandes der Bundesärztekammer zum Qualitätsmanagement in der Notfallmedizin. Intensivmed. 1995; 32:387–388
6. Dresing K, Obertacke U, Orda U, Bardenheuer M: Ansätze zur Effektivitätsanalyse in der Unfallrettung. Der Notarzt 1994; 10:47–52
7. Englert St, Geier C, Roewer N: Das Bundeseinheitliche Notarzteinsatzprotokoll – Dokumentation über Notepad. Der Notarzt 1997; 13:150–154
8. Friedrich HJ: Probleme bei der Erstellung und Auswertung des bundeseinheitlichen Notarzteinsatzprotokolls und deren Lösung. In: Herden HN, Moecke Hp (Hrsg.): Qualitätssicherung in der Notfallmedizin. Blackwell, Berlin 1991; S. 11–21
9. Friedrich HJ, Messelken M: Der minimale Notarztdatensatz (MIND). Anästh Intensivmed. 1996; 37:352–358
10. Helm M, Hauke J, Berlis A, Lampl L, Bock K-H: Neue Konzepte der Einsatzdokumentation im Luftrettungsdienst. Der Notarzt 1996; 12:158–162
11. Hennes HJ, Reinhardt Th, Dick W: Beurteilung des Notfallpatienten mit dem MEES Mainz Emergency Evaluation Score. Notfallmed. 1992; 18:130–136
12. Herden HN, Moecke Hp: Bundeseinheitliches Notarzteinsatzprotokoll. Anästh Intensivmed. 1991; 33:166–169
13. Herden HN, Moecke Hp, Tecklenburg AC: Basisdatensatz zur Dokumentation der Ergebnisqualität im Rettungsdienst. In: Herden HN, Moecke Hp (Hrsg.): Qualitätssicherung in der Notfallmedizin. Blackwell, Berlin 1991; S. 154
14. Maio RF, Burney RE: Improving reliability of abstracted prehospital care data: Use of decision rules. Prehospital and Disaster Medicine 1992; 6:15–20
15. Messelken M: Evaluation der Ergebnisqualität von Notarzteinsätzen mit dem MEES – Ergebnisse einer multizentrischen Praktikabilitätsstudie. Der Notarzt 1996; 12:60–64

16. Messelken M, Martin J, Milewski P: Notärztliche Dokumentation und Datenerfassung – Stand 1996. Anästh Intensivmed. 1997; 38:22–29
17. Moecke Hp, Herden HN: Dokumentation im Rettungsdienst – Basis für Forschung und Qualitätssicherung. Anästhesist 1994; 43:257–261
18. Moecke HP, Herden HN: Qualitätssicherung im Rettungsdienst – Wie und Warum. Intensivmed. 1992; 29:450–455
19. Moecke Hp, Schäfer J, Herden HN, Dörges V, Friedrich HJ: Das Bundeseinheitliche Rettungsdienstprotokoll – Empfehlung der DIVI. Intensivmed. 1994; 31:96–99
20. Moecke Hp, Ahnefeld FW (Hrsg.): Qualitätsmanagement in der Notfallmedizin. Blackwell, Berlin 1995
21. Neumann A, Waydhas CH, Schneider K: Die Münchner Reanimationsstudie. In: Herden HN, Moecke Hp (Hrsg.): Qualitätssicherung in der Notfallmedizin. Blackwell, Berlin 1991; S. 34–43
22. Reng C-M, Grüne S, Paulus HP, Friedrich HJ, Moecke Hp, Schölmerich J: NAWdat – Programm zur Erfassung der Daten des Bundeseinheitlichen Notarzteinsatzprotokolles mit zahlreichen Zusatzfunktionen. Der Notarzt 1997; 13:147–149
23. Schneider T, Mauer D, Elich D, Adam C, Dick W: Struktur- und Ergebnisqualität eines Rettungssystems. Intensivmed. 1997; 34:432–441
24. Steffen GE: Quality medical care – a definition. JAMA 1988; 260:56–61
25. Theuer T, Matthes N, Rosolski T: Einsatzdokumentation. Ein kombiniertes Einsatzprotokoll für das Rettungsteam. Rettungsdienst 1994; 17:174–176
26. Valenzuela TD, Criss EA: Data collection and ambulance call report design. In: Kuehl AE (ed.): EMS Medical Directors Handbook. Mosby, St. Louis 1991; S. 91–102

Personelle Grundlagen

Das nichtärztliche Personal ··· *509*
P. Sefrin

Allgemeine ärztliche Führungsaufgaben ··· *514*
D. Stratmann

Der Notarzt ··· *519*
J. Sticher, G. Hempelmann

Der Leitende Notarzt ··· *521*
M. G. Dehne, G. Hempelmann

Die Situation in Österreich ··· *523*
G. Kroesen

Die Situation in der Schweiz ··· *529*
L. Bernoulli

Das nichtärztliche Personal

P. Sefrin

Roter Faden

- Die Entwicklung zum Berufsbild „Rettungsassistent"
- Der Rettungsassistent
  - Ausbildung
  - Kompetenz und Notkompetenz
  - Ausblick

Die Entwicklung zum Berufsbild „Rettungsassistent"

Die Bemühungen um eine Verbesserung der medizinischen Qualifikation bei den Mitarbeitern des Rettungsdienstes gehen weit in die Vergangenheit zurück; und das heute vorliegende Gesetz über den Beruf des Rettungsassistenten hat eine lange und wechselvolle Geschichte hinter sich.

Nach dem 2. Rettungskongreß des Deutschen Roten Kreuzes wurde 1973 ein Gesetzesentwurf für den Beruf des *Rettungssanitäters* mit zweijähriger Ausbildung vorgelegt. Dieser Entwurf scheiterte 1976 an den absehbaren Kosten. Es blieb bei den internen Ausbildungsregelungen der Hilfsorganisationen, die sowohl bei den Ausbildungsinhalten wie auch -zeiträumen (zwischen 160 und 300 Stunden) erheblich differierten.

Vor dem Hintergrund der zwischenzeitlich entstandenen Landes-Rettungsdienstgesetze, die eine spezielle Qualifikation für das Rettungspersonal vorsahen, wurde eine Vereinheitlichung schließlich unvermeidlich.

Im Jahr 1977 wurden vom Bund-Länder-Ausschuß „Rettungswesen" die „Grundsätze zur Ausbildung des Personals im Rettungsdienst" mit einer *Mindestausbildungszeit von 520 Stunden* zur Grundlage der Qualifikation gemacht.

Nachdem auch einige Rettungsdienstgesetze die verbindliche Besetzung von Rettungsfahrzeugen mit mindestens einem Rettungssanitäter forderten, war die 520-Stunden-Ausbildung über Jahre hinweg die einzige bundesweit akzeptierte Qualifikationsgrundlage. Noch heute stellt sie die Regelausbildung für die Rettungssanitäter dar.

Trotzdem gelang es nicht, einen einheitlichen Standard beim Rettungspersonal zu erreichen. Die nach entsprechender Ausbildung qualifizierten Mitarbeiter blieben zahlenmäßig zu gering und reichten für die Besetzung der Fahrzeuge nicht aus; dazu kam eine große Zahl von Ehrenamtlichen ohne qualifizierte Ausbildung.

1985 war es wiederum der Bund-Länder-Ausschuß „Rettungswesen", der die Regelung der beruflichen Qualifikation durch die Schaffung eines Berufsbildes über ein Berufsbezeichnungsgesetz vorschlug. 1989 wurde dann nach langen, zum Teil außerordentlich kontroversen Diskussionen das Rettungsassistentengesetz (RettAssG) einschließlich einer Ausbildungs- und Prüfungsverordnung verabschiedet.

Heute schreiben die Rettungsdienstgesetze der Länder konkrete Qualifikationen für das nichtärztliche Personal im Rettungsdienst und die Besetzung bestimmter Fahrzeuge vor (siehe Kapitel „Rettungsdienst in Deutschland").

Der Rettungsassistent

Ausbildung

Ziel der Ausbildung zum Rettungsassistenten gemäß § 3 RettAssG ist es, den zukünftigen Rettungsassistenten zu befähigen, am Notfallort als Helfer des Arztes tätig zu werden, sowie bis zur Übernahme der Behandlung durch den Arzt lebensrettende Maßnahmen bei Notfallpatienten durchzuführen, die Transportfähigkeit solcher Patienten herzustellen und die lebenswichtigen Körperfunktionen während des Transportes zu beobachten und aufrechtzuerhalten.

Die durch diese Ausbildung erreichte Qualifikation ist die Voraussetzung zur Bewältigung der in den Landes-Rettungsdienstgesetzen festgelegten Aufgaben im Bereich der Notfallrettung und des Krankentransports durch das Rettungspersonal.

Der im Gesetz formulierte gemeinsame Nenner war ein von Partikularinteressen geprägter Kompromiß:
- Einerseits sollte die Qualität der präklinischen Notfallversorgung durch die Verbesserung der Ausbildung erhöht werden, andererseits sollten die Ausbildungskosten nicht wesentlich steigen.
- Die Aufgaben des Rettungspersonals sollten nicht ausgeweitet, aber eine sozial und rechtlich bessere Absicherung durch Professionalisierung erreicht werden.
- Die im Rettungsdienst eingesetzten Ehrenamtlichen sollten auf keinen Fall durch die Gesetzgebung eingeschränkt werden, sondern für ihre Qualifikation wurde eine Vielzahl von Ausnahmegenehmigungen vorgesehen, um auch zukünftig ihren Einsatz ohne ganztägige Vollzeitausbildung sichern zu können.

Die zweijährige Regel- oder Vollzeitausbildung nach §§ 4 und 7 RettAssG umfaßt mindestens 1 200 Ausbildungsstunden in einer Schule und im Krankenhaus im ersten Ausbildungsjahr sowie mindestens 1 600 Ausbildungsstunden auf einer Lehr-Rettungswache im zweiten Ausbildungsjahr (Tab. 25.**1**).

Tabelle 25.1 Theoretische und praktische Ausbildung zum Rettungsassistenten

A.	Theoretischer und praktischer Unterricht in der Schule (26 Wochen), Einführungspraktikum	
1.	**Allgemeine medizinische Grundlagen**	**200 Stunden**
1.1	Anatomie und Physiologie	
1.1.1	Atmungssystem	
1.1.2	Kreislaufsystem	
1.1.3	Blut und Lymphe	
1.1.4	Stütz- und Bewegungsapparat	
1.1.5	Verdauungsorgane, Harnorgane, Geschlechtsorgane	
1.1.6	Haut und Hautanhangsorgane, Sinnesorgane	
1.1.7	Nervensystem	
1.1.8	Regulationssysteme	
1.2	Naturwissenschaftliche Grundlagen	
1.2.1	Fachphysik	
1.2.2	Fachchemie	
1.2.3	Fachbiologie	
1.3	Krankheitslehre	
1.3.1	Allgemeine Krankheitslehre	
1.3.2	Innere Medizin	
1.3.3	Chirurgie, Orthopädie	
1.3.4	Geburtshilfe	
1.3.5	Kinderheilkunde	
1.3.6	Augenkrankheiten	
1.3.7	Grundlagen der Anästhesie	
1.3.8	Psychiatrie	
1.4	Arzneimittel	
1.4.1	Arzneiformen und ihre Verabreichung	
1.4.2	Gesetzliche Vorschriften über den Verkehr mit Arzneimitteln	
1.4.3	Wirkung, Abbau	
1.4.4	Notfallspezifische Arzneimittel	
1.5	Hygiene	
1.5.1	Allgemeine und persönliche Hygiene	
1.5.2	Schutzimpfung	
1.5.3	Desinfektion	
2.	**Allgemeine Notfallmedizin**	**200 Stunden**
2.1	Beurteilung von Verletzten und Erkrankten	
2.2	Störungen vitaler Funktionen	
2.2.1	Bewußtsein	
2.2.2	Atmung	
2.2.3	Herz-Kreislauf	
2.2.4	Wasser-, Elektrolythaushalt, insbesondere Säure/Basen-Gleichgewicht	
2.2.5	Schock	
2.3	Pflegerische Betreuung von Verletzten und Erkrankten	
2.4	Begleitung Sterbender	
3.	**Spezielle Notfallmedizin**	**170 Stunden**
3.1	Internistische Notfälle einschließlich Intoxikationen	
3.2	Traumatologische Notfälle	
3.3	Thermische Notfälle	
3.4	Strahlennotfälle	
3.5	Neurologische Notfälle	
3.6	Pädiatrische Notfälle	
3.7	Gynäkologisch-geburtshilfliche Notfälle	
3.8	Psychiatrische Notfälle	
3.9	Sonstige Notfälle	
4.	**Organisation und Einsatztaktik**	**140 Stunden**
4.1	Rettungsdienst – Organisation	
4.1.1	Rettungsmittel/Rettungssysteme	
4.1.2	Ablauf von Notfalleinsätzen und Krankentransporten Leitstelle Übergabe/Übernahme Transport von Nichtnotfallpatienten Transport von Notfallpatienten Transport in besonderen Fällen Zusammenarbeit mit Dritten	

Tabelle 25.1 Fortsetzung

4.2	Kommunikationsmittel	
4.2.1	Meldewege und -mittel	
4.2.2	Sprechfunk	
4.3	Führungsaufgaben im Rettungsdienst	
4.3.1	Führungsstile	
4.3.2	Führungsvorgang	
4.3.3	Führungsverhalten	
4.4	Gefahren an der Einsatzstelle	
4.4.1	Gefahrenstellen, Gefährdung, Selbstschutz	
4.4.2	Gefahrgutunfälle	
4.4.3	Retten unter erschwerten Bedingungen	
4.5	Massenanfall von Verletzten und Kranken	
4.5.1	Ursachen	
4.5.2	Alarmierung	
4.5.3	Ablauf des rettungsdienstlichen Notfalleinsatzes	
4.5.4	Einbindung des Rettungsdienstes in den Katastrophenschutz	
5.	**Berufs-, Gesetzes- und Staatsbürgerkunde**	**60 Stunden**
5.1	Berufskunde und Ethik	
5.2	Das Gesundheitswesen in der Bundesrepublik Deutschland	
5.3	Aktuelle Berufsfragen	
5.4	Rettungsassistentengesetz; gesetzliche Regelungen für die sonstigen Berufe des Gesundheitswesens	
5.5	Arbeits- und berufsrechtliche Regelungen, soweit sie für die Berufsausübung wichtig sind	
5.6	Unfallverhütung, Mutterschutz, Arbeitsschutz	
5.7	Medizingeräteverordnung (bzw. Medizinproduktegesetz)	
5.8	Straßenverkehrsrecht, insbesondere Sonderrechte im Straßenverkehr	
5.9	Strafrechtliche und bürgerlich-rechtliche Vorschriften, die bei der Berufsausübung von Bedeutung sind; Rechtsstellung des Patienten oder seiner Sorgeberechtigten	
5.10	Einführung in das Krankenhausrecht	
5.11	Grundlagen der staatlichen Ordnung in der Bundesrepublik Deutschland	
6.	**Einführung in die theoretische und praktische Ausbildung im Krankenhaus**	**10 Stunden**
Mindeststunden insgesamt		**780**
Innerhalb der ersten sechs Monate ist zusätzlich ein dreiwöchiges Einführungspraktikum im Rettungsdienst abzuleisten		
B.	**Theoretische und praktische Ausbildung im Krankenhaus (14 Wochen)**	
1.	Allgemeine Pflegestation	60 Stunden
2.	Notaufnahmebereich	60 Stunden
3.	Operationsbereich – Anästhesie –	180 Stunden
4.	Intensiv- oder Wachstation	120 Stunden
Mindeststunden insgesamt		**420**

Es wird allerdings nach wie vor von einer im RettAssG für eine Übergangszeit vorgesehenen Verkürzungsmöglichkeit Gebrauch gemacht. Bis Mitte 1992 wurden noch 65 % der Rettungsassistenten nach der zweijährigen Regel- oder Vollzeitausbildung ausgebildet; danach verringerte sich dieser Anteil kontinuierlich. Derzeit entfallen nur noch 40 % der Ausbildungskapazität auf die Regel- oder Vollzeitausbildung, während der Anteil der 680 Stunden umfassenden Sonderlehrgänge für Rettungssanitäter von 20 % auf 40 % gestiegen ist. Grundlage ist die in § 8 RettAssG vorgesehene Möglichkeit, die Ausbildung nach dem 520-Stunden-Programm auf Antrag ganz auf den Lehrgang anzurechnen. Diese Tendenz setzt sich fort, denn von den 75 Rettungsschulen bieten 48 Sonderlehrgänge für ausgebildete Rettungssanitäter und nur 37 die Regel- und Vollzeitausbildung an.

In den letzten Jahren hat sich darüber hinaus die Anzahl der Ergänzungslehrgänge für examiniertes Krankenpflegepersonal deutlich erhöht. Wurde diese Lehrgangsart (Tab. 25.2) bis 1992 nur von 2 Schulen angeboten, so boten 1995 bereits 20 Schulen einen solchen Lehrgang an. Den Gipfel der Kompromisse stellt allerdings die Ausbildung im „Fernstudium" dar.

Insgesamt wird deutlich, daß die Ausbildung derzeit von einer Vielzahl von Varianten und damit von Uneinheitlichkeit geprägt ist.

Tabelle 25.2 Ergänzungslehrgang für Krankenschwestern, Krankenpfleger, Kinderkrankenschwestern, Kinderkrankenpfleger

A.	Theoretischer und praktischer Unterricht in der Schule	
1.	**Allgemeine Notfallmedizin**	**20 Stunden**
1.1	Beurteilung von Verletzten und Erkrankten	
1.2	Störungen vitaler Funktionen	
2.	**Spezielle Notfallmedizin**	**60 Stunden**
2.1	Internistische Notfälle einschließlich Intoxikationen	
2.2	Traumatologische Notfälle	
2.3	Thermische Notfälle	
2.4	Strahlennotfälle	
2.5	Neurologische Notfälle	
2.6	Pädiatrische Notfälle	
2.7	Gynäkologisch-geburtshilfliche Notfälle	
2.8	Psychiatrische Notfälle	
2.9	Sonstige Notfälle	
3.	**Organisation und Einsatztaktik**	**120 Stunden**
3.1	Rettungsdienst – Organisation	
3.1.1	Rettungsmittel/Rettungssysteme	
3.1.2	Ablauf von Notfalleinsätzen und Krankentransporten Leitstelle Übergabe/Übernahme Transport von Nichtnotfallpatienten Transport von Notfallpatienten Transport in besonderen Fällen Zusammenarbeit mit Dritten	
3.2	Kommunikationsmittel	
3.2.1	Meldewege und -mittel	
3.2.2	Sprechfunk	
3.3.	Führungsaufgaben im Rettungsdienst	
3.3.1	Führungsstile	
3.3.2	Führungsvorgang	
3.3.3	Führungsverhalten	
3.4	Gefahren an der Einsatzstelle	
3.4.1	Gefahrenstellen, Gefährdung, Selbstschutz	
3.4.2	Gefahrgutunfälle	
3.4.3	Retten unter erschwerten Bedingungeen	
3.5	Massenanfall von Verletzten und Kranken	
3.5.1	Ursachen	
3.5.2	Alarmierung	
3.5.3	Ablauf des rettungsdienstlichen Notfalleinsatzes	
3.5.4	Einbindung des Rettungsdienstes in den Katastrophenschutz	
3.6	Berufs- und Gesetzeskunde	
3.6.1	Rettungsassistentengesetz	
3.6.2	Arbeits- und berufsrechtliche Regelungen, die für die Berufsausübung wichtig sind	
3.6.3	Straßenverkehrsrecht, insbesondere Sonderrechte im Straßenverkehr	
Mindeststunden insgesamt		**200**
B.	Theoretische und praktische Ausbildung im Krankenhaus	
1.	Notaufnahmebereich	50 Stunden
2.	Operationsbereich – Anästhesie –	20 Stunden
3.	Intensiv- oder Wachstation	30 Stunden
Mindeststunden insgesamt		**100**

Kompetenz und Notkompetenz

Mit dem Rettungsassistenten steht dem Notarzt ein qualifizierter Assistent und fachlich kompetenter Mitarbeiter zur Verfügung, der darüber hinaus bis zur Übernahme der Behandlung durch den Arzt lebensrettende Maßnahmen durchführen und die lebenswichtigen Körperfunktionen beobachten und aufrechterhalten kann.

Es ist festzuhalten, daß die *Kompetenz* des Rettungsassistenten vorwiegend in der qualifizierten Assistenzfunktion für den Notarzt liegt.

Davon abzugrenzen ist die *Notkompetenz*, die nur dann greift, wenn ein Arzt nicht unmittelbar verfügbar ist. In einer Stellungnahme der Bundesärztekammer vom 16.10. 1992 heißt es dazu:

„Nach dem wissenschaftlichen Stand der Notfallmedizin kommen zur Abwehr von Gefahren für das Leben oder die

Gesundheit des Notfallpatienten folgende spezifisch ärztlichen Maßnahmen zur Durchführung durch den Rettungsassistenten im Rahmen einer Notkompetenz in Betracht
- die Intubation ohne Relaxantien,
- die Venenpunktion,
- die Applikation kristalloider Lösungen,
- die Applikation ausgewählter Medikamente,
- die Frühdefibrillation.

Die Ausübung der Notkompetenz durch den Rettungsassistenten richtet sich nach dem Grundsatz der Verhältnismäßigkeit. Das am wenigsten eingreifende Mittel, das zum Erfolg führt, ist anzuwenden."

Zur „Applikation ausgewählter Medikamente" zählt insbesondere die intravenöse oder intratracheale Zufuhr von Adrenalin im Rahmen der Reanimation.

Der Kommentar zum RettAssG nimmt zur Problematik der eigenständigen Durchführung ärztlicher Aufgaben durch den Rettungsassistenten wie folgt Stellung:

„Besondere Bedeutung kommt der Frage zu, ob und ggf. wie weit den Rettungsassistenten ein eigenverantwortliches Ausüben von Tätigkeiten, die in den Bereich der medizinischen Diagnostik oder Therapie fallen, zu gestatten sind. Das Gesetz geht davon aus, daß der Rettungsassistent – auch wenn ihm eine qualifizierte Ausbildung zuteil wurde – mit der eigenverantwortlichen Ausübung der Heilkunde überfordert wäre und stellt demnach ausschließlich auf eine Tätigkeit ab, die in der Assistenz bei der ärztlichen Tätigkeit besteht. Gleichwohl soll der Rettungsassistent so ausgebildet sein, daß er bis zum Eintreffen des Arztes und auch für Fälle, in denen kurzfristig kein Arzt verfügbar ist, notfallmedizinische Maßnahmen durchführen kann. Das Gesetz geht grundsätzlich davon aus, daß der Rettungsassistent gegenüber dem Notfallpatienten eine Garantenstellung hat, aus der eine Garantenpflicht zum Tätigwerden resultiert. Hierzu ist die beste und wirksamste Hilfe zu leisten, zu der er nach seiner Ausbildung und nach seinen Kenntnissen im Stande ist".

Das RettAssG sieht vor, daß der Rettungsassistent nicht wahllos Maßnahmen ergreifen darf, die ihm geeignet erscheinen mögen, weil er sie etwa besonders gut beherrscht und gerne einsetzt. Er hat vielmehr streng nach dem Grundsatz der Verhältnismäßigkeit diejenigen Maßnahmen zu ergreifen, die zur Abwendung der akuten vitalen Gefahr erforderlich, geeignet und notwendig sind und bei denen die Intensität des Eingriffes in vertretbarem Verhältnis zum erwarteten Erfolg steht.

Ehe der Rettungsassistent ärztliche Maßnahmen ergreift, müssen sich nach seiner Auffassung sämtliche nichtärztlichen Maßnahmen als ungeeignet oder nutzlos erweisen.

Unabhängig davon muß in jedem Falle der Versuch unternommen werden, den Notarzt nachzufordern.

Ausblick

Das RettAssG ist prinzipiell geeignet, für eine gute Qualifikation des medizinischen Assistenzpersonals im Rettungsdienst zu sorgen. Um diesen Anspruch besser zu erfüllen, ist noch eine Vielzahl von Problemen zu lösen. So sind zwar die verkürzten und integrierten Lehrgangsformen vom Gesetz her möglich, sie können aber in der Praxis nicht überzeugen und eine fundierte zweijährige Ausbildung nicht ersetzen.

Die Regelausbildung hat zwar Schwächen, sie führt aber bei gebotener Sorgfalt und Engagement zur Erreichung des Berufszieles. Eine weitere Steigerung des Ausbildungserfolgs ist durch Vorgabe struktureller, organisatorischer und qualitativer Rahmenbedingungen, speziell einer verpflichtenden Ausbildungsvorgabe mit eindeutigen Lernzielen (Curriculum) zu erwarten.

Kernaussagen

Das nichtärztliche Personal

- Im Jahr 1977 wurden vom Bund-Länder-Ausschuß „Rettungswesen" die „Grundsätze zur Ausbildung des Personals im Rettungsdienst" mit einer Mindestausbildungszeit von 520 Stunden zur Grundlage der Qualifikation gemacht.
- 1989 wurde nach langen Diskussionen das Rettungsassistentengesetz (RettAssG) einschließlich einer Ausbildungs-und Prüfungsverordnung verabschiedet.
- Ziel der Ausbildung zum Rettungsassistenten ist es, diesen zu befähigen, am Notfallort als Helfer des Arztes tätig zu werden, sowie bis zur Übernahme der Behandlung durch den Arzt lebensrettende Maßnahmen bei Notfallpatienten durchzuführen, die Transportfähigkeit solcher Patienten herzustellen und die lebenswichtigen Körperfunktionen während des Transportes zu beobachten und aufrechtzuerhalten.
- Im Rahmen der Notkompetenz hat der Rettungsassistent nach dem Grundsatz der Verhältnismäßigkeit nur diejenigen Maßnahmen zu ergreifen, die zur Abwendung der akuten vitalen Gefahr erforderlich, geeignet und notwendig sind und bei denen die Intensität des Eingriffes in vertretbarem Verhältnis zu einem erwarteten Erfolg steht.
- Unabhängig davon muß in jedem Falle der Versuch unternommen werden, den Notarzt nachzufordern.
- Die Regelausbildung hat zwar Schwächen, sie führt aber bei gebotener Sorgfalt und Engagement zur Erreichung des Berufszieles. Eine Steigerung des Ausbildungserfolgs ist durch Vorgabe struktureller, organisatorischer und qualitativer Rahmenbedingungen zu erwarten.

Allgemeine ärztliche Führungsaufgaben

D. Stratmann

Roter Faden

- **Ärztliche Aufgaben im Rettungsdienst**
- **Ärztlicher Leiter Rettungsdienst**
  - Grundlagen
  - Stellung und Qualifikation
  - Aufgaben
- **Ärztlicher Leiter Notarztstandort**
  - Grundlagen
  - Stellung und Qualifikation
  - Aufgaben

Ärztliche Aufgaben im Rettungsdienst

Die Bundesärztekammer definiert als zentrale Aufgabe des Rettungsdienstes „die qualifizierte notfallmedizinische Versorgung und Betreuung von erkrankten und verletzten Patienten während Notfallrettung und Krankentransport" (5). Der Rettungsdienst ist damit wesentlich mehr als eine bloße Transportaufgabe und in erster Linie als *medizinische Dienstleistung* anzusehen.

Daraus folgt, daß die Qualität der Patientenversorgung den anerkannten *Regeln der Medizin* folgen muß. Dies macht die Übernahme ärztlicher Führungsaufgaben in allen rettungsdienstlichen Aufgabenbereichen erforderlich (1, 3, 6, 7, 8).

Die ärztliche Führung bei der medizinischen Individualversorgung von Notfallpatienten im Rahmen von Primär- und Sekundäreinsätzen ist unstrittig. Ebenso eindeutig sind die landesrechtlichen Vorschriften für den Einsatz Leitender Notärzte mit definierten Führungsaufgaben bei Unfällen bzw. Notfällen mit einer größeren Anzahl Verletzter oder akut Erkrankter.

Ärztliche Führungsaufgaben sind aber nicht auf die genannten Bereiche beschränkt. Die ärztliche Führung (Abb. 25.1) muß vielmehr auch die Mitwirkung oder eigenverantwortliche Leitung in

- der Auswahl und Überwachung sowie Aus- und Fortbildung des Personals,
- der medizinisch-technischen Ausstattung der Rettungsmittel,
- der medizinisch bedingten Einsatztaktik,
- den Vorbereitungen für besondere Schadensereignisse,
- der medizinischen Qualitätskontrolle,
- der Arbeitsmedizin und Hygiene sowie
- der Forschung und Gremientätigkeit

sowohl in der Planung wie der Durchführung umfassen.

Ärztlicher Leiter Rettungsdienst

Grundlagen

Die für den Rettungsdienst verantwortlichen Träger bzw. Organisationen haben auf allen Ebenen „organisatorische" nichtärztliche Leiter für den Rettungsdienst benannt. Die verantwortliche Mitwirkung von Ärzten ist dagegen oft nur für Teilbereiche geregelt oder umfaßt lediglich eine beratende, oft ehrenamtliche Tätigkeit ohne Anordnungs- und Kontrollkompetenz.

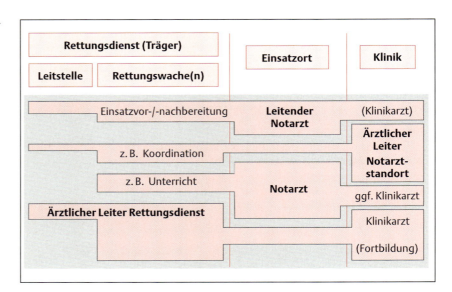

Abb. 25.1 Ärztliche Führungspositionen im Rettungsdienst.

Die offizielle Bestellung durch den jeweiligen Träger des Verantwortungsbereichs mit eindeutiger Beschreibung der Rechte und Pflichten sind jedoch die Voraussetzung, um ärztliche Führung und notfallmedizinischen Sachverstand nachhaltig wirksam werden zu lassen (1, 8).

Eine unverbindliche „Beratertätigkeit" wird der Aufgabenstellung nicht gerecht und stößt spätestens dann an ihre Grenzen, wenn Interessen des Trägers bzw. der Organisation mit ärztlichen Erfordernissen kollidieren.

Eine umfassende ärztliche Leitungs- und Führungsfunktion im Rettungsdienst konnte bislang nur ansatzweise realisiert werden. Der „Ärztliche Leiter Rettungsdienst" (ÄLR) ist lediglich in einigen Landes-Rettungsdienstgesetzen der neuen Bundesländer vorgesehen oder in einzelnen Großstädten wie Hamburg und Köln etabliert.

Der Vorstand der Bundesärztekammer hat am 9. Dezember 1994 Empfehlungen zum ÄLR verabschiedet (5), die Grundlage der weiteren Ausführungen sind. In ihrer Begründung, neben dem nichtärztlichen Leiter wegen des *primär medizinischen Auftrags im Rettungsdienst* auch eine verantwortliche ärztliche Führung und Kontrolle zu etablieren, hat die Bundesärztekammer auf folgende Punkte hingewiesen:
– Notwendigkeit zur kontinuierlichen ärztlichen Einbindung in das rettungsdienstliche Qualitätsmanagement,
– Kontrolle der medizinschen Effektivität und der ökonomischen Effizienz bei Einsatzplanung und -abwicklung,
– Überwachung von Maßnahmen im Rahmen der „Notkompetenz" durch nichtärztliches Personal,
– arzneimittelrechtliche Vorgaben,
– Hygienerichtlinien.

Stellung und Qualifikation

Definition und allgemeine Aufgaben

> **Definition:** Die Bundesärztekammer definiert den ÄLR als einen „im Rettungsdienst tätigen Arzt, der auf regionaler bzw. überregionaler Ebene die medizinische Kontrolle über den Rettungsdienst wahrnimmt und für die Effektivität und die Effizienz der präklinischen notfallmedizinischen Patientenversorgung und -betreuung verantwortlich ist".

Damit wird eine qualifizierte ärztliche Vertretung auch in überregionalen rettungsdienstlichen Gremien und Behörden, die häufig landesweit verbindliche Richtlinien festlegen, gefordert.

Der ÄLR ist im Kern für das medizinische Qualitätsmanagement der Patientenversorgung verantwortlich. Die hierzu erforderlichen Grundsätze sind festzulegen und die notwendigen Strukturen aufzubauen, um die Prozeßabläufe konstant sach-, zeit- und bedarfsgerecht erbringen zu können (3, 6).

Rettungsdienstliche Aufgaben können und sollen jedoch nicht zwanghaft in medizinische und organisatorische Anteile getrennt werden, deren Planung und Bewältigung dann entweder dem organisatorischen oder ärztlichen Leiter zufällt. In der Regel ist eine enge Kooperation zwischen beiden Führungskräften und die Mitwirkung des Ärztlichen Leiters erforderlich.

Andererseits bedingen eindeutig medizinische Aufgaben auch eine eigenverantwortliche Festlegung der Handlungsabläufe durch den Ärztlichen Leiter. Bei der Beschreibung der einzelnen in Tab. 25.3 genannten Aufgaben ist dies zu beachten.

Tabelle 25.3 Aufgaben des Ärztlichen Leiters Rettungsdienst

- Einsatzplanung und -bewältigung
- Qualitätsmanagement
- Aus- und Fortbildung
- Arbeitsmedizin und Hygiene
- Kooperation mit anderen Ärzten
- Gremienarbeit
- Forschung

Bestellung und Kompetenzen

Entscheidend für die Bewältigung seiner Aufgaben ist die dem ÄLR übertragene Kompetenz, die zunächst einmal eine Bestellung durch die für den Rettungsdienst zuständige Behörde erfordert, und zwar unabhängig von den an der Durchführung beteiligten Organisationen. Diese sind ihm gegenüber jedoch berichtspflichtig, damit der ÄLR zu allen medizinischen Bereichen der Einsatzplanung und -abwicklung Zugang erhält.

Seine Bestellung muß sicherstellen, daß er in allen medizinischen Belangen der Durchführung des Rettungsdienstes entscheidungs- und weisungsbefugt ist; und zwar in medizinischen Belangen gegenüber den durchführenden Organisationen und dem nichtärztlichen Personal und in medizinisch-organisatorischen Belangen auch gegenüber dem ärztlichen Personal.

Weiter fordert die Bundesärztekammer die Einbindung in verantwortlicher Stellung in eine am Notarztdienst beteiligte Abteilung eines Krankenhauses. Damit soll sichergestellt werden, daß die notfallmedizinische Qualifikation des ÄLR aufrechterhalten wird (1, 5). Wegen der regional unterschiedlichen Größe und Organisation der Rettungsdienstbereiche wird dagegen auf verbindlichen Empfehlungen für die Organisationsform der Institutionalisierung des ÄLR verzichtet; gefordert ist lediglich die Verknüpfung von klinischer und rettungsdienstlicher Tätigkeit in verantwortlicher Stellung.

Qualifikation

Die Qualifikation des ÄLR erfordert sowohl medizinsche als auch administrative Kenntnisse.

Medizinisch erforderlich sind:
– Abgeschlossene Weiterbildung in einem Fachgebiet mit Bezug zur Notfall- und Intensivmedizin,
– Fachkundenachweis „Rettungsdienst",
– Qualifikation als Leitender Notarzt,
– langjährige und anhaltende Tätigkeit in der präklinischen und klinischen Notfallmedizin,

– Detailkenntnisse der (regionalen) Infrastruktur des Rettungsdienstes und Gesundheitswesens.

Eine kontinuierliche Fortbildung in Fachfragen des Aufgabengebiets ist schon nach der Berufsordnung für jeden Arzt obligat.

Erforderliche administrative Kenntnisse (z. B. in der Systemanalyse und zur Konzeptentwicklung und Problemlösung im Rettungsdienst) werden in einer speziellen Fortbildung zum ÄLR nach den Empfehlungen der Bundesärztekammer vermittelt. Wesentliche Themen sind:
- Organisation des Rettungsdienstes,
- Qualitätsmanagement,
- Verwaltungslehre,
- Qualifikation des Personals,
- Arbeitsmedizin und Hygiene,
- Konzeption von Fortbildungen,
- derzeitige Forschungsschwerpunkte.

Aufgaben

■ Einsatzplanung und -bewältigung

Die eigenverantwortliche Tätigkeit des ÄLR im Rahmen der Einsatzplanung und -bewältigung umfaßt die Festlegung
- der medizinischen Behandlungsrichtlinien für das nichtärztliche Personal, auch im Rahmen der „Notkompetenz",
- der medizinisch-organisatorischen Versorgungsrichtlinien für arztbesetzte Rettungsmittel (z. B. Vorauswahl der weiterversorgenden Kliniken),
- einer möglichst einheitlichen medizinisch-technischen Ausrüstung und Ausstattung,
- eines Indikationskatalogs mit Vorgaben für die Bearbeitung medizinischer Hilfeersuchen in der Leitstelle,
- taktischer Konzepte zur Bewältigung besonderer (Groß-) Schadenslagen.

Gemeinsam mit der organisatorischen Leitung ist die kooperative Mitwirkung erforderlich bei
- der Erstellung rettungsdienstlicher Bedarfsanalysen (z. B. Einhaltung der Hilfsfrist),
- der Koordination der Aktivitäten beteiligter Organisationen,
- der Fahrzeugstrategie (z. B. „Mehrzweckfahrzeug-Strategie")

sowie in der Leitstelle bei besonderen Schadenslagen, z. B. zur Unterstützung des Leitenden Notarztes (1).

■ Qualitätsmanagement

Grundlage des Qualitätsmanagements ist die einheitliche Dokumentation nach den Empfehlungen der DIVI (2, 4). Eine Analyse der Daten ist zwingend an die ärztlich begründete Methodenauswahl und fachkundige medizinische Bewertung gebunden. Der ÄLR muß bei der Planentwicklung für evtl. notwendige Korrekturen und bei der Beurteilung der Wirksamkeit dieser Maßnahmen mitwirken.

■ Aus- und Fortbildung

Beim ÄLR liegt die Richtlinienkompetenz für die notfallmedizinischen Aus- und Fortbildungsinhalte für das nichtärztliche Personal einschließlich des Personals der Leitstelle. Dies umfaßt z. B. die Formulierung von Lernzielen für die ärztlichen Unterrichtsthemen, die Auswahl und Einweisung ärztlicher Referenten und die Koordinierung von Klinikpraktika. Der ÄLR soll sich selbst am Unterricht beteiligen. Darüber hinaus soll er bei der Planung und Koordination der regionalen ärztlichen notfallmedizinischen Fortbildung mitwirken.

■ Arbeitsmedizin und Hygiene

Dieser Aufgabenbereich umfaßt die Mitwirkung bei der Auswahl und Anwendung von Tauglichkeitskriterien des rettungsdienstlichen Personals, bei der Auswahl geeigneter Schutzkleidung und die Überwachung der Einhaltung von Hygienevorschriften.

■ Kooperation mit anderen Ärzten

Der ÄLR muß nicht nur kooperativ mit den nichtärztlichen Führungskräften des Rettungsdienstes zusammenarbeiten, sondern insbesondere auch mit den am Rettungsdienst beteiligten Ärzten. Dazu zählen die einzelnen Notärzte bzw. der Ärztliche Leiter Notarztstandort (s. unten), die Leitenden Notärzte bzw. ihr Beauftragter sowie die Ärztlichen Leiter von Ausbildungsstätten, sofern der Rettungsdienstbereich keine eigene Schule betreibt, die ggf. unter der ärztlichen Leitung des ÄLR steht.

■ Gremienarbeit

Die Vertretung des Trägers des Rettungsdienstes in medizinischen Fragen auf lokaler Ebene betrifft z. B. Vereinbarungen mit den Kostenträgern, den an Notarztdienst, Weiterversorgung und Ausbildung beteiligten Kliniken, den beteiligten Hilfsorganisationen, den Leitern der (benachbarten) Rettungswachen, der Leitstelle, der Luftrettungsstationen und den niedergelassenen Ärzten.

Auf überregionaler Ebene ist die Zusammenarbeit mit den zuständigen Landesministerien, den Landesfachbeiräten für den Rettungsdienst, übergeordneten Aufsichtsbehörden, den Gremien der kommunalen Spitzenverbände, den Hilfsorganisationen und den Ärztekammern usw. erforderlich.

■ Forschung

Zu Recht wird ein Defizit wissenschaftlicher Untersuchungen zur Effektivität der präklinischen Notfallmedizin und damit ein Fehlen verlässlicher medizinischer Handlungsrichtlinien beklagt. Notfallmedizinische Forschungsprojekte sollen daher vom ÄLR nicht nur begleitet, sondern auch initiiert werden.

■ Ärztlicher Leiter Notarztstandort

Grundlagen

Detaillierte Empfehlungen für einen „Ärztlichen Leiter Notarztstandort" (ÄLN) existieren bisher nicht. In den Empfehlungen der Bundesärztekammer zum ÄLR wird zur Abgrenzung seiner Aufgabe an Standorten, an denen angestellte Krankenhausärzte im Rahmen ihrer Dienstaufgabe als Notarzt tätig werden, klargestellt, daß der mit der Auswahl und Überwachung der Qualifikation dieser Ärzte beauftragte Arzt (in der Regel der jeweilige Abteilungsleiter) die Funktion des ÄLN erfüllt.

Damit bezieht sich die Bundesärztekammer ausschließlich auf den Notarztstandort Krankenhaus. Vereinbarungen zwischen dem Träger des Krankenhauses und des Rettungsdienstes regeln zumeist die grundsätzliche Mitwirkung, die Kostenerstattung und den Versicherungsschutz. Das Krankenhaus haftet für nicht vorsätzlich verursachte Schäden seiner Notärzte.

Um im Hinblick auf die Qualifikation der eingesetzten Ärzte usw. ein Organisationsverschulden des Krankenhausträgers auszuschließen, soll die Betriebsleitung einen Arzt als ÄLN bestellen.

Stellung und Qualifikation

Der ÄLN wird vom Träger des Krankenhauses bestellt und führt verantwortlich die Sach- und Fachaufsicht für diesen Notarztstandort durch. Gegenüber den Notärzten ist er in medizinisch-organisatorischen Fragen weisungsbefugt.

Er ist berechtigt, Vereinbarungen mit dem Träger des Rettungsdienstes oder dem zuständigen ÄLR zu treffen, sofern diese nicht den Bestand des Notarztstandorts oder den Krankenhausbetrieb insgesamt oder mehrere Abteilungen betreffen. In diesen Fällen hat er ein Vorschlagsrecht.

Der ÄLN muß im Krankenhaus eine leitende Stellung ausüben. Weitgehend analog zum ÄLR gelten zusätzlich folgende Kriterien:
- Abgeschlossene Weiterbildung in einem Gebiet mit Bezug zur Notfall- und Intensivmedizin,
- langjährige und anhaltende Tätigkeit in der präklinischen und klinischen Notfallmedizin,
- Fachkundenachweis „Rettungsdienst",
- Qualifikation als „Leitender Notarzt",
- Kenntnisse der (regionalen) Infrastruktur des Rettungsdienstes und des Gesundheitswesens.

Aufgaben

Zu den Aufgaben des ÄLN gehört insbesondere die Auswahl und Überwachung der Qualifikation der eingesetzten Notärzte. Diese Funktion ist unabhängig von der Abteilungszugehörigkeit dieser Ärzte.

Darüber hinaus regelt er im Rahmen der Sach- und Fachaufsicht für den Notarztstandort in Kooperation mit dem Träger des Rettungsdienstes bzw. dem ÄLR alle für die Funktion des Notarztdienstes relevanten
- organisatorischen (z. B. Dienstpläne, Schutzkleidung),
- einsatztaktischen (Alarmierung, Kommunikation, Auswahl von Versorgungskliniken),
- medizinisch-technischen (Ausrüstung, Ausstattung) und
- medizinischen (Versorgungsstrategien, Einführung neuer Verfahren, Dokumentation, Qualitätsmanagement)

Angelegenheiten. Um die reibungslose Kooperation mit dem Rettungsdienst auch in Ausnahmesituationen zu gewährleisten, wirkt er an der Erstellung sowohl des rettungsdienstlichen (Nachalarmierungen, Reserven) wie krankenhausinternen Alarm- und Einsatzplanes mit. Außerdem trifft er Absprachen zu gemeinsamen Fortbildungsveranstaltungen sowie zur praktischen Aus- und Fortbildung des nichtärztlichen Rettungsdienstpersonals im Rahmen von Klinikpraktika. Bei Besprechungen des rettungsdienstlichen Trägers vertritt er die Interessen des Notarztstandorts.

Für Standorte, die den Notarztdienst nicht mit Krankenhausärzten im Rahmen ihrer Dienstaufgabe betreiben, ist die Funktion des ÄLN ebenfalls sinnvoll. Dies bedarf jedoch der Zustimmung aller beteiligten Ärzte und entsprechender Vereinbarungen zwischen dem Träger des Rettungsdienstes und jedem einzelnen Arzt.

Kernaussagen

■ **Grundlagen**
- Die Bundesärztekammer definiert als zentrale Aufgabe des Rettungsdienstes „die qualifizierte notfallmedizinische Versorgung und Betreuung von erkrankten und verletzten Patienten während Notfallrettung und Krankentransport". Der Rettungsdienst ist damit in erster Linie eine *medizinische Dienstleistung*, die eine entsprechende ärztliche Mitwirkung auch in Führungsfunktionen erfordert.

■ **Ärztlicher Leiter Rettungsdienst**
- Bislang konnte bundesweit nur ansatzweise eine ärztliche Leitungs- und Führungsfunktion im Rettungsdienst realisiert werden. Der Vorstand der Bundesärztekammer hat jedoch bereits Empfehlungen zum „Ärztliche Leiter Rettungsdienst" (ÄLR) verabschiedet.
- Der ÄLR ist ein im Rettungsdienst tätiger Arzt, der auf regionaler bzw. überregionaler Ebene die medizinische Kontrolle über den Rettungsdienst wahrnimmt und für die Effektivität und die Effizienz der präklinischen notfallmedizinischen Patientenversorgung und -betreuung verantwortlich ist.
- Seine Bestellung muß sicherstellen, daß er in allen medizinischen Belangen der Durchführung des Rettungsdienstes entscheidungs- und weisungsbefugt ist.
- Aufgaben sind Einsatzplanung und -bewältigung, Qualitätsmanagement, Aus- und Fortbildung, Arbeitsmedizin und Hygiene, Kooperation mit anderen Ärzten, Gremienarbeit und Forschung.

■ **Ärztlicher Leiter Notarztstandort**
- Der Ärztliche Leiter Notarztstandort (ÄLN) wird vom Träger des Krankenhauses bestellt und führt verantwortlich die Sach- und Fachaufsicht für diesen Notarztstandort durch. Gegenüber den Notärzten ist er in medizinisch-organisatorischen Fragen weisungsbefugt.
- Zu den Aufgaben des ÄLN gehört insbesondere die Auswahl und Überwachung der Qualifikation der eingesetzten Notärzte. Diese Funktion ist unabhängig von der Abteilungszugehörigkeit dieser Ärzte.
- Für Standorte, die den Notarztdienst nicht mit Krankenhausärzten im Rahmen ihrer Dienstaufgaben betreiben, ist die Funktion des ÄLN ebenfalls sinnvoll. Dies bedarf jedoch der Zustimmung aller beteiligten Ärzte.

Literatur

1. Ahnefeld FW: Ärzte im Rettungsdienst. Vorschläge für Begründungen, Struktur und Qualifikation. Der Notarzt 1992; 8:114–116
2. Herden HN, Moecke HP: Bundeseinheitliches Notarzteinsatzprotokoll. Notfallmed. 1992; 18:38–40
3. Moecke HP: Qualitätssicherung im Rettungsdienst. Notfallmed. 1992; 18:3
4. Moecke HP, Schäfer J, Herden HN, Dörges V, Friedrich HJ: Das bundeseinheitliche Rettungsdienstprotokoll. Empfehlungen der DIVI. Rettungsdienst 1994; 17:177–178
5. Moecke HP, Stratmann D: Empfehlungen der Bundesärztekammer zum „Ärztlichen Leiter Rettungsdienst". Der Notarzt 1995; 11:99–101
6. Sefrin P, Sellner J: Qualitätssicherung in der präklinischen Notfallmedizin. Notfallmed. 1993; 19:267–274
7. Stellungnahme der BAND zur präklinischen notfallmedizinischen Versorgung der Bevölkerung in Deutschland. Der Notarzt 1997; 13:A21
8. Stratmann D: Neue Formen der ärztlichen Mitwirkung im Rettungsdienst. Der Notarzt 1996; 12:68–69

Der Notarzt

J. Sticher, G. Hempelmann

Roter Faden

- Aufgaben
- Qualifikation
- Versicherung

Aufgaben

Die Aufgabe des Notarztes besteht in der ununterbrochenen intensivmedizinischen Versorgung von Notfallpatienten.

Notfälle sind Störungen der Vitalfunktion, die unbehandelt zum Tode oder einer schweren, dauerhaften Schädigung des Organismus führen und sofortiges, zielgerichtetes Eingreifen erfordern. Der Notarzt hat die Aufgabe, die ihm anvertrauten Notfallpatienten mit erhaltenen Vitalfunktionen und geschützt vor Folgeschäden in eine geeignete medizinische Einrichtung zu bringen (1).

Im Landesrettungsdienstplan von Rheinland-Pfalz (4) sind Notfallpatienten als Kranke oder Verletzte definiert, „die sich in Lebensgefahr befinden oder bei denen schwerwiegende gesundheitliche Schäden zu befürchten sind, wenn sie nicht unverzüglich medizinische Hilfe erhalten."

Die Qualität der Erstversorgung hat entscheidenden Einfluß auf Letalität, Krankenhausverweildauer und Invaliditätsgrad der Patienten. Die Überlegenheit von Notarztsystemen zeigt sich insbesondere dann, wenn differenzierte Entscheidungen bezüglich der Erstbehandlung und der Auswahl eines geeigneten Krankenhauses zu treffen sind. So war der mit einem Notarzt besetzte Rettungshubschrauber an der Medizinischen Hochschule Hannover bezüglich der Frühmortalität dem nicht ärztlich besetzten Hubschrauber in Knoxville/Tennessee überlegen (7).

Zum weiteren Aufgabenbereich des Notarztes gehört auch die Überwachung der Rettung von Unfallopfern. Insbesondere beim Einsatz technischer Hilfsmittel ist die kompetente Einschätzung der Gefährdung für Notfallpersonal und Patienten von entscheidender Bedeutung. So kann die akute Bedrohung des Patienten in Ausnahmefällen eine schnellere und ggf. weniger schonendere Rettung unter Inkaufnahme sekundärer Schäden erforderlich machen.

Qualifikation

Die Anforderungen an die Qualifikation des Notarztes sind in den einzelnen Bundesländern nicht einheitlich geregelt. Grundsätzlich kann der Fachkundenachweis „Rettungsdienst" als Maßstab gelten, der in die Rettungsdienstgesetze der meisten Länder Aufnahme gefunden hat.

Das Rettungsdienstgesetz von Rheinland-Pfalz (3) schreibt ebenfalls den Fachkundenachweis „Rettungsdienst" vor, läßt aber auch eine „vergleichbare Qualifikation" gelten. Ähnlich verhält es sich in Bayern, während die Rettungsdienstgesetze anderer Bundesländer entweder keine explizite Angaben enthalten bzw. auf die Vorgaben der Landesärztekammern verweisen.

Für den Fachkundenachweis „Rettungsdienst" können die Empfehlungen der Bundesärztekammer (6) zugrundegelegt werden, die sich in vier Bereiche gliedern.

1. Mindestvoraussetzungen und Inhalte der klinischen Tätigkeit, die zum Erwerb der Fachkunde Rettungsdienst nachzuweisen sind:

Mindestens 18 Monate klinische Tätigkeit, davon mindestens 3 Monate ganztägig in einer Intensivstation oder in der Anästhesiologie im operativen Bereich oder in einer Notaufnahmeeinheit, deren Tätigkeitsspektrum zu grundlegenden Kenntnissen und Erfahrungen in der Erkennung und Behandlung von lebensbedrohlichen Zuständen befähigt.

2. Spezifizierungen der besonderen Kenntnisse und Erfahrungen, welche in der Notfallmedizin zu erwerben sind:

In der klinischen Tätigkeit müssen Kenntnisse und Erfahrungen in der Erkennung und Behandlung von lebensbedrohlichen Zuständen erworben werden. Hierzu gehören insbesondere:

- Sachgerechte Lagerung von Notfallpatienten,
- manuelle und maschinelle Beatmung,
- endotracheale Intubation,
- Schaffung periphervenöser und zentralvenöser Zugänge,
- Technik und Durchführung der wichtigsten Notfallpunktionen,
- Reanimation.

Als Einzelnachweise sind zu führen:
- 25 endotracheale Intubationen,
- 50 venöse Zugänge, einschließlich zentralvenöser Zugänge,
- 2 Thoraxdrainagen,
- 1 zertifizierter Reanimationsstandard am Phantom.

3. Zahl der nachzuweisenden Einsätze im Notarztwagen oder Rettungshubschrauber unter unmittelbarer Leitung eines erfahrenen Notarztes:

Nachweis von mindestens 10 Einsätzen im Notarztwagen oder Rettungshubschrauber, bei denen lebensbedrohliche Erkrankungen oder Verletzungen unter der unmittelbaren Leitung eines erfahrenen Notarztes, der über den Fachkundenachweis „Rettungsdienst" verfügt, behandelt wurden. Diese Einsätze sind durch Vorlage der – bezüglich der Patientendaten anonymisierten – Einsatzprotokolle nachzuweisen.

4. Teilnahme an interdisziplinären Kursen über allgemeine

und spezielle Notfallbehandlung von 80 h (Unterrichtsstunde zu 45 min) Dauer:
Teilnahme an interdisziplinären Kursen über allgemeine und spezielle Notfallbehandlung von 80 Stunden (Unterrichtsstunde zu 45 min) Dauer, die insbesondere die notärztliche Versorgung in der präklinischen Phase und besondere Anforderungen unter Berücksichtigung der praktischen, einsatztaktischen und technischen Aspekte des Rettungsdienstes beinhalten. Die Kurse sind in 8 thematisch zusammenhängende und austauschbare Lernblöcke strukturiert.

Die klinische Tätigkeit kann auch während der Ausbildung als Arzt im Praktikum abgeleistet werden.

Einzelne Ärztekammern gehen über diese Empfehlungen hinaus. So sieht die Weiterbildungsordnung der Ärztekammer Niedersachsen vom 01.10.1997 statt der „Fachkunde" einen „Bereich und Zusatzbezeichnung Rettungsmedizin" vor, der allerdings eine zweijährige Weiterbildung im Stationsdienst, davon mindestens 3 Monate ganztägig auf einer Intensivstation, vorsieht. Es sind 20 Einsätze außerhalb der Klinik unter Aufsicht eines zur „Weiterbildung ermächtigten Rettungsmediziners" abzuleisten.

Eine im Auftrag der Bundesvereinigung der Arbeitsgemeinschaften der Notärzte Deutschlands durchgeführte Umfrage bei aktiven Notärzten ergab allerdings, daß nur die Hälfte ihre notfallmedizinischen Kenntnisse zum Zeitpunkt der Erteilung des Fachkundenachweises als sehr gut und gut bewertete (2).

Obwohl es plausibel erscheint, für den im Rettungsdienst selbständig tätigen Notarzt analog zur Kliniktätigkeit den „Facharztstandard" zu fordern, ist die Schaffung eines eigenen Fachgebiets „Notfall-/Rettungsmedizin" nicht absehbar und in dieser Form wegen ihrer einseitigen Ausrichtung auch nicht wünschenswert. Es bietet sich jedoch eine fakultative Weiterbildung mit dem Ziel einer bundesweiten Zusatzbezeichnung an.

Für den selbständigen Einsatz als Notarzt sind der Fachkundenachweis Rettungsdienst oder eine vergleichbare Qualifikation unverzichtbar, um sich nicht dem Vorwurf eines Organisations- oder Übernahmeverschuldens auszusetzen. Der Einsatz eines Arztes im Praktikum als selbständiger Notarzt ist ausgeschlossen (5).

■ Versicherung

Der Notarztdienst wird überwiegend von Krankenhausärzten versehen. Die Teilnahme gehört damit zu den Dienstaufgaben und ist durch den Krankenhausträger unter Einschluß der Berufshaftpflicht abgesichert. Das erhöhte Unfallrisiko ist allerdings nicht abgedeckt, so daß sich hier eine zusätzliche Versicherung empfiehlt, die in vielen Fällen bereits pauschal durch die Betreiber des Rettungsdienstes abgeschlossen ist.

Freiberuflich am Notarztdienst teilnehmende Ärzte müssen selbst für einen ausreichenden Haftpflicht- und Unfallversicherungsschutz Sorge tragen.

Kernaussagen

- Notfälle sind Störungen der Vitalfunktion, die unbehandelt zum Tode oder einer schweren, dauerhaften Schädigung des Organismus führen und sofortiges, zielgerichtetes Eingreifen erfordern.
- Der Notarzt hat die Aufgabe, die ihm anvertrauten Notfallpatienten mit erhaltenen Vitalfunktionen und geschützt vor Folgeschäden in eine geeignete medizinische Einrichtung zu bringen.
- Die Anforderungen an die Qualifikation des Notarztes sind in den einzelnen Bundesländern nicht einheitlich geregelt. Grundsätzlich kann der Fachkundenachweis „Rettungsdienst" als Maßstab gelten, der in die Rettungsdienstgesetze der meisten Länder Aufnahme gefunden hat.
- Für den Fachkundenachweis „Rettungsdienst" können die Empfehlungen der Bundesärztekammer zugrunde gelegt werden. Einzelne Ärztekammern gehen über diese Empfehlungen hinaus.
- Für den selbständigen Einsatz als Notarzt sind der Fachkundenachweis Rettungsdienst oder eine vergleichbare Qualifikation unverzichtbar, um sich nicht dem Vorwurf eines Organisations- oder Übernahmeverschuldens auszusetzen.
- Der Einsatz eines Arztes im Praktikum als selbständiger Notarzt ist ausgeschlossen.
- Krankenhausärzte, die den Notarztdienst als Dienstaufgabe versehen, sind versicherungsrechtlich durch den Träger abgesichert. Freiberufliche Notärzte müssen selbst für einen ausreichenden Haftpflicht- und Unfallversicherungsschutz Sorge tragen.

Literatur

■ Referenzen

1. Adams HA: Organisatorische Grundlagen des Rettungsdienstes. In: Deutsche Akademie für Anästhesiologische Fortbildung (Hrsg.): Refresher Course – Aktuelles Wissen für Anästhesisten. Springer, Berlin 1995; S. 115–125
2. Dick W: Referate auf dem 3. Deutschen Intediszplinären Kongreß für Intensivmedizin (DIVI). V. Aufgabenstellung und Qualifikation für Notärzte und Rettungsassistenten. Notfallmed. 1996; 22:156–158
3. Landesgesetz über den Rettungsdienst sowie den Notfall- und Krankentransport (Rettungsdienstgesetz – RettDG) vom 22. April 1991. In: Gesetz- und Verordnungsblatt für das Land Rheinland-Pfalz, Nr. 12, vom 17. Mai 1991; S. 217–224
4. Landesrettungsdienstplan Rheinland-Pfalz vom 15. Juli 1986. In: Staatsanzeiger für Rheinland-Pfalz. Amtliche Bekanntmachungen. Nr. 28 vom 28. Juli 1986; S. 759–763
5. Lippert HD, Weißauer W (1991): Rechtsstellung des Notarztes im organisierten Rettungswesen. In: Sefrin P (Hrsg.): Notfalltherapie. Erstversorgung im Rettungsdienst nach den Empfehlungen der DIVI. Urban & Schwarzenberg, München 1991; S. 9–25
6. Neue Richtlinien für den Fachkundenachweis „Rettungsdienst". Empfehlungen der BÄK. Rettungsdienst 1995; 18:42–43
7. Schmidt U, Frame SB, Nerlich ML, Bowe DW, Enderson BL: On-scene helicopter transport of patients with multiple injuries: comparison of a german and an american system. J Trauma 1992; 33:548–555

Der Leitende Notarzt

M. G. Dehne, G. Hempelmann

Roter Faden

- Definition und allgemeine Aufgaben
- Voraussetzungen für die Tätigkeit
- Stellung und allgemeine Organisation

Definition und allgemeine Aufgaben

Großschadensereignisse mit einer hohen Zahl Verletzter oder Erkrankter ließen die Forderung nach speziell ausgebildeten Notärzten für die fachlich-organisatorische Bewältigung dieser Ereignisse aufkommen. Damit war der Begriff des „Leitenden Notarztes" (LNA) geschaffen, der mittlerweile breiten Eingang in die Rettungsdienst- bzw. Brand- und Katastrophenschutzgesetze der Bundesländer gefunden hat (3). Ein wesentlicher Qualifikationsmaßstab wurde bereits im Jahr 1988 durch die Empfehlungen der Bundesärztekammer für die Fortbildung zum LNA (1) gesetzt.

> **Definition:** Der LNA wird in DIN 13050 des Deutschen Instituts für Normung (2) wie folgt definiert: „Ein im Rettungsdienst tätiger Arzt, der am Notfallort bei einer größeren Anzahl Verletzter, Erkrankter oder bei außergewöhnlichen Ereignissen alle medizinischen Maßnahmen zu leiten, zu koordinieren und zu überwachen hat. Er verfügt über eine entsprechende Qualifikation. Der Leitende Notarzt übernimmt medizinische Führungs- und Koordinierungsaufgaben".

Weiterhin obliegen dem LNA besondere Aufgaben wie die Sichtung aller Patienten und die fachliche Beratung der Einsatzleitung.

Der LNA wird grundsätzlich im Rahmen des Rettungsdienstes bei Großschadensfällen unterhalb der Katastrophenschwelle tätig. Ob und wann ein Ereignis zum Großschadensfall wird und den Einsatz eines LNA erfordert, hängt von den örtlichen Gegebenheiten ab.

In dünnbesiedelten Gebieten kann ein Unfall mit mehreren Verletzten bereits zu Problemen für den örtlichen Rettungsdienst führen, während dieser Unfall in einer Großstadt mit einem kleinen Teil der ohnehin vorhandenen Rettungsmittel abzuarbeiten wäre. In Tab. 25.4 sind beispielhafte Indikationen für den Einsatz des LNA angegeben, von denen aufgrund der regionalen Gegebenheiten allerdings häufig abgewichen wird. Tab. 25.5 enthält eine zusammenfassende Darstellung der allgemeinen Aufgaben des LNA. Die Thematik wird im Kapitel „Der Großschaden im Rettungsdienst – Erweiterter Rettungsdienst" im Einzelnen behandelt.

Voraussetzungen für die Tätigkeit

Die Empfehlungen der Bundesärztekammer für die Fortbildung zum LNA (1) sehen folgende Voraussetzungen für eine Tätigkeit als LNA vor:
- Umfassende Kenntnisse in der Notfallmedizin und regelmäßige Tätigkeit im Rettungsdienst,
- Fachkundenachweis Rettungsdienst,
- spezielle Fortbildung entsprechend den Empfehlungen der Bundesärztekammer,
- Detailkenntnisse der regionalen Infrastruktur des Rettungs- und Gesundheitswesens,
- Fortbildung in Fachfragen seines Aufgabengebiets,

Tabelle 25.4 Beispielhafte Indikationen zum Einsatz des LNA; regionale Abweichungen sind häufig

- Einsatz von mehr als 3 Notärzten am selben Einsatzort
- Anfall von 5 und mehr Verletzten oder 3 Schwerverletzten
- Technisch aufwendige Rettung
- Freisetzung toxischer Substanzen
- Unfall mit radioaktivem Material
- Such- und Bergungseinsätze
- Evakuierungsmaßnahmen
- Bombendrohungen
- Geiselnahmen

Tabelle 25.5 Zusammenfassende Darstellung der Aufgaben des LNA

- Beurteilung der Schadens- und Gefahrenlage
  - Art des Schadens
  - Anzahl der Verletzten oder Erkrankten
  - Art der Verletzungen oder Erkrankungen
  - Zusatzgefährdung
  - Schadensentwicklung
- Beurteilung der eigenen Lage
  - Transportkapazität
  - Behandlungs- und Bettenkapazität
- Schwerpunkt und Art des medizinischen Einsatzes
  - Sichtung
  - Medizinische Versorgung
  - Transport
- Durchführung und Koordination des medizinischen Einsatzes
  - Festlegung der Behandlungs- und Transportpriorität
  - Delegation medizinischer Aufgaben
  - Festlegung der Transportmittel und Transportziele
  - Dokumentation
- Koordination mit der Gesamt-Einsatzleitung
- Beratung der Gesamt-Einsatzleitung

– Gebietsanerkennung eines Gebietes mit Tätigkeit in der Intensivmedizin.

Die spezielle Fortbildung von 40 Stunden soll sich auf folgende Themen erstrecken und wird im Einzelnen von den Landesärztekammern geregelt:
- Medizinische Fortbildung:
  - Kriterien der Sichtung Verletzter und Erkrankter,
  - Kriterien der medizinischen Versorgung unter den Bedingungen des Massenanfalls.
- Gesetzliche Grundlagen und Verordnungen:
  - Rechtsgrundlagen für den Einsatz des LNA,
  - Struktur der Katastrophenabwehr (Katastrophenschutzgesetze),
  - Organisationsstruktur von Polizei, Feuerwehr und Rettungsdienst sowie der Hilfsorganisationen.
- Einsatztaktik:
  - Grundlagen der Führungslehre und der rettungsdienstlichen Versorgung,
  - Koordination mit anderen Einsatzdiensten,
  - Dokumentation.
- Technische Fortbildung:
  - Geräte und Fahrzeuge für die Rettung und die technische Hilfeleistung,
  - Fernmeldewesen.
- Übungen:
  - Funkübung,
  - Planspiel: Großschadensfall,
  - Planspiel: Gemeinsame Einsatzlenkung.

■ Stellung und allgemeine Organisation

Die Ernennung zum LNA erfolgt durch den für die allgemeine Gefahrenabwehr zuständigen Hauptverwaltungsbeamten, z. B. den Oberbürgermeister oder Landrat. Im Einsatz handelt der LNA als dessen Beauftragter, der die gesamte Verantwortung für die medizinische Gefahrenabwehr trägt und deshalb in diesem Aufgabenbereich weisungsbefugt ist.

Die Befugnisse des LNA beziehen sich stets auf einen konkreten *Zuständigkeitsbereich* und sind nicht ohne weiteres auf andere Kommunen oder Rettungsdienstbereiche übertragbar. Der LNA muß sich durch einen *Dienstausweis* legitimieren können.

Tabelle 25.**6** Ausrüstung des LNA

- Dienstausweis mit Lichtbild
- Funkmeldeempfänger
- Vollständige Schutzkleidung mit Schutzhelm und Schuhwerk
- Reflektierende Kennzeichnung der Schutzkleidung mit Aufschrift „Leitender Notarzt"
- Mobiltelefon
- Handfunksprechgerät

Die ernennende Behörde ist für die Bereitstellung der *persönlichen Ausstattung* des LNA (Tab. 25.6) verantwortlich. Darüber hinaus ist der Abschluß einer speziellen *Haftpflichtversicherung* durch die Behörde erforderlich, falls dieses Risiko nicht von der persönlichen Berufs-Haftpflichtversicherung des LNA abgedeckt ist. Zusätzlich sollte der LNA von der ernennenden Behörde auch über den jeweils bestehenden *Unfallversicherungsschutz* informiert werden.

Mehrere LNA bilden eine *LNA-Gruppe*, um eine durchgehende Rufbereitschaft zu ermöglichen. Ein Mitglied der Gruppe ist als *Koordinator* (Sprecher) für die Erstellung des Dienstplans, die Planung der Fort- und Weiterbildung, die Mitarbeit in Arbeitsgruppen usw. sowie als allgemeine Kontaktperson zuständig.

Es hat sich bewährt, die speziellen regionalen Bedingungen der LNA-Tätigkeit wie Einsatzindikation, Alarmierung und Transport zur Einsatzstelle, Dokumentation und Berichterstattung usw. in einer *Dienstordnung* festzuschreiben, um sowohl für den zuständigen Hauptverwaltungsbeamten wie für den LNA eine beidseits verbindliche Arbeitsgrundlage zu schaffen.

Kernaussagen

- Der LNA ist ein im Rettungsdienst tätiger Arzt, der am Notfallort bei einer größeren Anzahl Verletzter, Erkrankter oder bei außergewöhnlichen Ereignissen alle medizinischen Maßnahmen zu leiten, zu koordinieren und zu überwachen hat. Er verfügt über eine entsprechende Qualifikation. Der LNA übernimmt medizinische Führungs- und Koordinierungsaufgaben. Weiterhin obliegen ihm besondere Aufgaben wie die Sichtung aller Patienten und die fachliche Beratung der Einsatzleitung.
- Der LNA wird grundsätzlich im Rahmen des Rettungsdienstes bei Großschadensfällen unterhalb der Katastrophenschwelle tätig.
- Ob und wann ein Ereignis zum Großschadensfall wird und den Einsatz eines LNA erfordert, hängt von den örtlichen Gegebenheiten ab.
- Die Voraussetzungen für die Tätigkeit als LNA richten sich nach den Empfehlungen der Bundesärztekammer.
- Die Ernennung zum LNA erfolgt durch den zuständigen Hauptverwaltungsbeamten. Im Einsatz handelt er als dessen Beauftragter.
- Die speziellen regionalen Bedingungen der LNA-Tätigkeit werden in einer Dienstordnung festgeschrieben.

Literatur

1. Bundesärztekammer: Die Empfehlungen der Bundesärztekammer zur Fortbildung zum „Leitenden Notarzt". Dtsch Ärzteblatt 1988; 85:(8)A-454 – A-458
2. DIN 13050 – Begriffe im Rettungswesen. Deutsche Norm. Deutsches Institut für Normung e.V., Berlin 1996
3. Sefrin P, Knuth P, Stratmann D (Hrsg.): Handbuch für den Leitenden Notarzt. Organisation, Strategie, Recht. Leitfaden für Einsatz und Fortbildung. ecomed, Landsberg 1995

Die Situation in Österreich

G. Kroesen

Roter Faden

- **Initiatoren und Proponenten**
- **Nichtärztliches Personal**
  - Allgemeines
  - Ausbildung
  - Perspektiven
- **Der Notarzt**
  - Allgemeines
  - Der Notarztkurs
  - Anmerkungen und Perspektiven
- **Der Leitende Notarzt**
  - Allgemeines
  - Der Leitende Notarzt im Ärztegesetz
- **Allgemeine ärztliche Führungsaufgaben**

Initiatoren und Proponenten

Für die Entwicklung der Notfallmedizin in Österreich haben vier Institutionen bedeutende und konstruktive Vorschläge und Konzepte beigetragen. Dies sind:
- Die Österreichische Gesellschaft für Notfall- und Katastrophenmedizin,
- das Österreichische Bundesinstitut für Gesundheitswesen,
- die Österreichische (Bundes-)Ärztekammer,
- die Österreichische Akademie für Gesundheitswesen.

Die Österreichische Gesellschaft für Notfall- und Katastrophenmedizin (ÖNK) wurde im Jahr 1983 gegründet und bildet den interdisziplinären Zusammenschluß notfallmedizinisch orientierter und tätiger Proponenten der Fächer Allgemeinmedizin, Anästhesiologie und Intensivmedizin, Chirurgie, Innere Medizin und Traumatologie. Die Gesetzesgrundlage für die Notarztausbildung im Jahr 1987 beruht auf einer der ersten erfolgreichen Initiativen der ÖNK mit der Folge, daß die Ausbildung für Notärzte in Österreich quantitativ und inhaltlich gesetzlich geregelt ist. Ein weiterer Arbeitsschwerpunkt betrifft die Rettungssanitäter-Ausbildung, die bislang zu keiner endgültigen Form geführt werden konnte; das Berufsbild dieser Gruppe ist gesetzlich noch nicht geregelt (3). Ein Arbeitskreis der ÖNK befaßt sich speziell mit der Ausbildung von Ersthelfern im Rahmen der Ersthelfer-Reanimation, der ersten und einzig erfolgversprechenden Station der Rettungskette. In einigen Bundesländern wurden Ersthelfer-Ausbildungsprojekte gestartet. Nicht zuletzt wurden diese Projekte auch in Zusammenarbeit mit dem österreichischen Herzfond finanziert. Die ÖNK erarbeitet u. a. auch Empfehlungen und Richtlinien für Rettungsfahrzeuge, deren Ausstattung und für die Dokumentation in der Notfallmedizin. Die ÖNK bildet zusammen mit den Vertretern der in Österreich tätigen Rettungsorganisationen einen Beirat der österreichischen (Bundes-)Ärztekammer (ÖÄK) für Empfehlungen der Weiter- und Fortbildung in der Notfallmedizin. Dieses Gremium wiederum entwickelt Gesetzesvorlagen für das Parlament.

Das Bundesministerium für Arbeit, Gesundheit und Soziales beauftragt zu diesen Themen auch das österreichische Bundesinstitut für Gesundheitswesen, in Studien Analysen zu erstellen. Leider wird dabei häufig der politische Einfluß erkennbar. Daher hat die Gewerkschaft Handel-Transport-Verkehr zusammen mit der Österreichischen Unfallversicherungsanstalt, der Gemeinde Wien, der Kammer für Arbeiter und Angestellte, der Wirtschaftskammer Österreich sowie weiteren Firmen und Banken die Österreichische Akademie für Gesundheitswesen beauftragt, eine umfassende Analyse aller Rettungsorganisationen im In- und Ausland zu erstellen und in Konsequenz die für Österreich beste Lösung für die Ausbildung des nichtärztlichen Sanitätspersonals vorzuschlagen.

Nichtärztliches Personal

Allgemeines

Die allgemeinen Rechtsgrundlagen für Ausbildung und Einsatz der nichtärztlichen Mitarbeiter sind im Krankenpflegegesetz in § 4 Abs. 1 der Verordnung des Bundesministeriums für Soziales vom 16. August 1961 fixiert (siehe Kapitel „Rettungsdienst in Österreich").

Das nichtärztliche Personal ist zuständig für die Sanitätshilfe.

> **Definition:** Sanitätshilfe ist die eigenverantwortliche Tätigkeit des Sanitätspersonals am und für den Patienten, um Gefahren für Leib und Leben abzuwenden.

Im einzelnen gehören dazu:
- Lebensrettende Sanitätshilfemaßnahmen,
- Sanitätshilfemaßnahmen zur maßgerechten Versorgung des Patienten und Herstellung der Transportfähigkeit,
- Überwachung und Betreuung während des Transports,
- fachgerechte, schonende Durchführung des Transports,
- Übergabe des Patienten im Krankenhaus,
- Mithilfe bei notärztlichen Maßnahmen,
- spezielle Maßnahmen (Spezialtransport, Katastropheneinsatz, Hygiene etc.)

Unter den nichtärztlichen Mitarbeitern werden drei Personengruppen unterschieden:
- hauptamtlich angestellte Mitarbeiter,
- freiwillig tätige Mitarbeiter,
- Zivildiener.

Hauptamtliche MItarbeiter sind *Sanitätsgehilfen,* deren Ausbildung im Krankenpflegegesetz geregelt ist. Die abgeschlossene Ausbildung berechtigt nur zur Ausübung des bezeichneten Sanitätshilfsdienstes im Dienste einer unter ärztlicher Leitung bzw. Aufsicht stehenden Einrichtung. Die Anordnungen des verantwortlichen Arztes sind genau zu beachten; jede eigenmächtige Vornahme von ärztlichen Handlungen ist untersagt. Hauptamtliche Sanitäter im Rettungs- und Krankentransportdienst des Österreichischen Roten Kreuzes (ÖRK) müssen die Absolvierung eines Sanitätsgehilfen-Kurses innerhalb von zwei Jahren nach Berufsantritt nachweisen.

Ehrenamtliche Mitarbeiter sind jene Personen, die sich freiwillig am Rettungsdienst beteiligen und diese Tätigkeit überwiegend unentgeltlich ausüben. Zur Sanitätshilfe berechtigt sind nur aktive Freiwillige, die mindestens zwei Dienste pro Monat leisten. Ihre Ausbildung ist nicht gesetzlich, sondern in Statuten oder Ausbildungsordnungen der im Rettungsdienst tätigen Vereine geregelt. Sie werden beim ÖRK nach Absolvierung einer „Erste Hilfe"- sowie Sanitätshilfe-Ausbildung und Ablegung einer Prüfung als *Sanitätshelfer* bezeichnet. *Sanitätseinsatzfahrer* müssen neben ihrer Sanitätsausbildung eine Lenkerberechtigung, einen Führerschein für die entsprechenden Klassen, eine mindestens zweijährige Fahrpraxis und eine Unterweisung zum Sanitätseinsatzfahrer mit einem Eignungstest vorweisen.

Zivildiener können gemäß Zivildienstgesetz den Zivildienst u. a. auch beim ÖRK oder einer anderen Hilfsorganisation oder Sozialeinrichtung ableisten. Zivildiener gelten in Ausübung ihres Zivildienstes beim ÖRK nicht als ausübende Mitglieder und unterstehen dem Landesverband; der unmittelbare Vorgesetzte ist der Bezirksstellenleiter.

In der Mindestqualifikation bestehen derzeit keine erheblichen Unterschiede zwischen haupt- und ehrenamtlichem Personal.

Die ausgebildeten Sanitätshelfer und Sanitätsgehilfen sollen zu folgenden Tätigkeiten und Aufgaben befähigt sein:
- Leistung „Erster Hilfe" zur Herstellung der Transportfähigkeit eines Patienten,
- Betreuung des Patienten von der Übernahme bis zur Übergabe,
- Beobachtung, Lagerung, Aufrechterhaltung von Atmung und Kreislauf, sowie weitere Maßnahmen im Rahmen der „Ersten Hilfe" während des Transports,
- psychische Betreuung des Patienten im Rahmen der „Ersten Hilfe",
- Mithilfe bei ärztlichen Verrichtungen,
- Mithilfe zur Aufrechterhaltung der ständigen Einsatzbereitschaft des Sanitätseinsatzwagens in hygienischer und vorratsmäßiger Hinsicht.

Ausbildung

Sanitätshelfer und Sanitätsgehilfen

Beispielhaft auch für andere akkreditierte Hilfsorganisationen wird hier die Ausbildungsvorschrift und der Ausbildungsinhalt des ÖRK für die Ausbildung zum *Sanitätshelfer* vorgestellt; diese umfaßt:
- 16 Stunden „Erste Hilfe"-Gundkurs,
- 40 Stunden Sanitätshilfe Teil I,
- 20 Stunden Sanitätshilfe Teil II,
- 100 Stunden Praxis.

Teilweise werden von einzelnen Landesverbänden noch weitere Anforderungen gestellt. Für den Sanitätsdienst im ÖRK ist fallweise eine medizinische Untersuchung auf gesundheitliche Eignung durchzuführen und eventuell auch ein Leumundszeugnis beizubringen. Die Anwärter haben eine mindestens einjährige Probezeit als Probehelfer zu absolvieren.

Die gesetzlichen Ausbildungsinhalte für das *hauptamtliche Sanitätspersonal* im Rettungsdienst entsprechen der Ausbildung zum *Sanitätsgehilfen*. In der bereits erwähnten Verordnung des Bundesministeriums für Soziales vom 16. August 1961 sind außerdem Kursleitung, Vortragende, Dauer und Inhalt des theoretischen und praktischen Unterrichts, Prüfungsmodalitäten sowie Zeugnis und Benotung geregelt. Zur Erlangung der Berufsberechtigung in den Sanitätshilfsdiensten gemäß § 6 Abs. 1 der Verordnung im Krankenpflegegesetz sind Prüfungen durchzuführen.

Die theoretische und praktische Ausbildung zum Sanitätsgehilfen enthält bei 135 Gesamtstunden:
1. Grundzüge der Hygiene und Infektionslehre einschließlich Entwesung, Desinfektion und Sterilisation (20 Mindeststunden),
2. Grundzüge des Katastropheneinsatzes (20 Mindeststunden),
3. „Erste Hilfe" und Verbandlehre einschließlich Hilfeleistung bei Geburten (60 Mindeststunden),
4. einfache Instrumenten- und Gerätelehre (20 Mindeststunden),
5. Grundzüge des Sanitäts-, Arbeits- und Sozialversicherungsrechtes (15 Mindeststunden).

Alle hauptamtlichen Mitarbeiter im Sanitätsdienst des ÖRK sind verpflichtet, innerhalb von zwei Jahren nach Aufnahme des Dienstverhältnisses die im Krankenpflegegesetz vorgeschriebene Ausbildung zum Sanitätsgehilfen zu absolvieren. Die theoretische Ausbildung kann unter anderem an der Zentralschule des ÖRK oder beim städtischen Rettungs- und Krankenbeförderungsdienst der Stadt Wien absolviert werden. Die Ausbildungsdauer beträgt einen Monat mit insgesamt 135 Stunden. Für den Fall, daß Sanitätsgehilfen als Notfallsanitäter eingesetzt werden, ist zusätzlich die vorgeschriebene 100-stündige Ausbildung zum Notfallsanitäter sowie das Praktikum zu absolvieren.

Notfallsanitäter und Flugrettungssanitäter

Der *Notfallsanitäter* (NFS) wird hauptsächlich zur Unterstützung des Notarztes eingesetzt.

Diese neue Ausbildungsebene wurde gemäß Beschluß der Landes-Chefärzte seit September 1991 bundesweit verbindlich als Qualifikationsgang für alle ÖRK-Mitarbeiter, welche in einem Notarztsystem eingesetzt werden, definiert. In 60 Stunden Theorie und 40 Stunden Praxis wird das Grundwissen für eine Assistenzleistung für den Notarzt vermittelt. Zu den Notarztsystemen zählen Notarztwagen (NAW) und Notarzt-Einsatzfahrzeug (NEF) einschließlich des notärztlichen Rendezvous-Systems sowie der Notarzt-Hubschrauber (NAH).

Ausbildungserfordernisse für Notfallsanitäter sind:
- Ausbildung zum Sanitätshelfer,
- 60 Stunden NFS-Ausbildung, Theorie,
- 40 Stunden NFS-Ausbildung, Praxis,
- am Anfang mindestens 10 „Einschulungsdienste" im NAW.

Mit 176 Stunden Sanitätshelferausbildung und 100 Stunden Notfallsanitäterausbildung kommt die Gesamteinschulungsdauer für den Einsatz als NFS auf 276 Stunden. Eine weitere 40-stündige praktische Einschulung umfaßt Ausfahrten im NAW und ein Praktikum an einer Intensivstation mit folgenden Inhalten:
- Praktische Übung der orotrachealen Intubation,
- Verabreichung von Infusionen,

- Verabreichung von Medikamenten (i. v. und i.m.),
- Blutabnahme,
- Auswertung von notfallmedizinischen EKG,
- Schulung am vorhandenen EKG-Streifen,
- Defibrillation,
- Absaugen nasal, oral und endotracheal,
- Beatmung mit Respiratoren,
- Überwachung Narkotisierter,
- unsteriler Beidienst im Operationssaal,
- allgemeine Pflegetätigkeiten.

Von dieser Ausbildungsordnung abweichend gibt es in einzelnen Bundesländern zusätzliche Ausbildungsrichtlinien. Dabei kommt der Ausbildung zum *Flugrettungssanitäter (FLRS)* spezielle Bedeutung zu. Die Aufnahmekriterien als FLRS enthalten folgende Voraussetzungen:
- Abgeschlossene NFS-Ausbildung,
- abgeschlossene Bergrettungsausbildung (für alpine Stützpunkte),
- mindestens 4 Jahre organisierter Rettungsdienst,
- möglichst 50 NAW Einsätze,
- flugärztliche Flugtauglichkeitsuntersuchung,
- Mindestalter vollendetes 22. Lebensjahr,
- Höchstalter 45 Jahre,
- Organisationstalent.

Der Ausbildungsgang für FLRS umfaßt:
- Ergänzende Kurse (zweiwöchige Alpinausbildung, NFS-Ausbildung),
- Grundkurs mit theoretischer und praktischer Einführung in das „Christophorus"-System,
- stützpunktspezifische Ausbildungseinheiten und Flugschulung,
- medizinische Übungen im lokalen Krankenhaus sowie am NAW oder NEF,
- Abschlußprüfung.

Zusätzlich zur Ausbildung zum NFS und FLRS werden Weiterbildungen zum Leitstellendisponenten (mit Spezialkenntnissen in digitaler Funktechnik, elektronischer Datenverarbeitung, psychologischer Führung etc.), zum Lehrrettungssanitäter und zum Dienstführer usw. angeboten.

Perspektiven

Gesetzlich wird der Sanitäter in Österreich derzeit als Transportarbeiter eingestuft. Ein ganz besonderes Ziel ist die Berufsanerkennung als „Sanitäter" und „Notfallsanitäter", weil damit ein Berufsschutz mit dem Recht auf Invaliditätspension verbunden ist, wenn die Arbeitsfähigkeit auf weniger als die Hälfte der Arbeitsfähigkeit eines gesunden Sanitäters gesunken ist. Ein weiteres Ziel ist, den Status des NFS ähnlich dem deutschen Rettungsassistenten mit der Berechtigung zur Not(fall)kompetenz unter den besonderen Bedingungen einer notfallmedizinischen Situation zu regeln (1, 2).

Als Idealstatus bezeichnen Notärzte einen Diplom-Notfallsanitäter, der eine Operations-, Anästhesie- oder Intensivschwester bzw. -pfleger ersetzt (4). Der Notarzt erwartet von seinem Teampartner, dem Notfallsanitäter, daß er:
- qualifizierte Assistenz leistet bei dringenden invasiven Maßnahmen (Thoraxdrainage, Blutstillung, Koniotomie etc.) (6),
- spezielle pflegerische Maßnahmen durchführt (Blutabnahme venös, i. v. und i. m. Injektionen),
- Spezialkenntnisse über Gefahren am Notfallort hat und Sicherheitsgarantien auch für den Transport übernimmt,
- lebensrettende notärztliche Maßnahmen bei fehlendem Notarzt (Intubation, Infusion, Medikamente etc.) im Rahmen der Not(fall)kompetenz sachgerecht durchführt und dabei höhere Leistungen erbringt als diplomiertes Pflegepersonal,
- nach kurzer Umschulung an Intensivstationen eingesetzt werden kann (gegenseitiger Ausgleich von Personalengpässen).

Der Notarzt

Allgemeines

Die Aus- und Fortbildung der Ärzte für die Notarzttätigkeit wird in § 15 a des Ärztegesetzes (ÄG) geregelt. Darin heißt es:

„Abs. 1: Praktische Ärzte und Fachärzte eines klinischen Sonderfaches, die beabsichtigen, eine ärztliche Tätigkeit im Rahmen organisierter Notarztdienste (Notarztwagen bzw. Notarzthubschrauber) auszuüben, haben einen Lehrgang gemäß Abs. 2 im Gesamtausmaß von 60 Stunden zu besuchen.

Abs. 2: Der Lehrgang hat in Ergänzung zur fachlichen Ausbildung eine theoretische und praktische Fortbildung auf folgenden Gebieten zu vermitteln:
1. Reanimation, Intubation und Schocktherapie, sowie Therapie von Störungen des Säuren-Basen-Elektrolyt- und Wasserhaushaltes;
2. Intensivbehandlung;
3. Infusionstherapie;
4. Kenntnisse auf dem Gebiet der Chirurgie, der Unfallchirurgie einschließlich Hirn- und Rückenmarksverletzungen, sowie Verletzungen der großen Körperhöhlen, der abdominellen Chirurgie, Thoraxchirurgie und Gefäßchirurgie.
5. Diagnose und Therapie von Frakturen und Verrenkungen.
6. Kenntnisse und Erfahrungen auf dem Gebiet der Inneren Medizin, insbesondere Kardiologie einschließlich EKG-Diagnostik.

Abs. 3: Zusätzlich ist mindestens alle 2 Jahre eine zweitägige Fortbildungsveranstaltung zu besuchen.

Abs. 4: Für die Durchführung von Fortbildungslehrgängen gemäß Abs. 2 und Fortbildungsveranstaltungen gemäß Abs. 3 haben die Ärztekammern zu sorgen. Über den erfolgreichen Abschluß sind Bestätigungen auszustellen.

Abs. 5: Praktische Ärzte und Fachärzte eines klinischen Sonderfaches, die die Voraussetzungen der Abs. 2 und 3 erfüllen und eine ärztliche Tätigkeit im Rahmen organisierter Notarztdienste ausüben, dürfen zusätzlich die Bezeichnung „Notarzt" führen."

In diesem Zusammenhang ist auch § 13 Abs. 2 ÄG zu erwähnen, der besagt, daß Fachärzte eines klinischen Sonderfaches unter den Voraussetzungen des § 15 a in organisierten Notarztdiensten (Notarztwagen bzw. Notarzthubschrauber) fächerüberschreitend tätig werden dürfen.

Der Notarztkurs

Grundsätzlich entspricht die Zusatzausbildung des Arztes, der im organisierten Rettungssystem als Notarzt tätig sein will, den gesetzlichen Vorschriften aus § 15 a ÄG. Nachdem die Durchführung in Händen der Landesärztekammern liegt, bleibt es den dortigen „Referaten für alle Rettungsdienste" vorbehalten, den Notarzt-Ausbildungskurs so zu gestalten, daß er den Erfordernissen der präklinischen Notfallmedizin gerecht wird.

Als Beispiel wird hier der Theorie- und Praxisblock des Notarztkurses der Landesärztekammer für Tirol angeführt.

Der Kurs dauert eine Woche und wird ergänzt durch ein Praktikum am NAW Innsbruck mit mindestens fünf nachgewiesenen Einsätzen. Der Theoriekurs setzt sich wie folgt zusammen:

1. Hauptthema: Atmung, Beatmung.
Pathophysiologie, Diagnose und Therapie der Atemstörungen. Indikation, Vorgangsweise und Gefahren der Intubation. Asthma. Gerätekunde, Intubationstraining.

2. Hauptthema: „Basismaßnahmen der Reanimation", Intoxikation, Neurologie.
Neurologische Notfälle. Intoxikationen. Psychiatrische Notfälle, Zwangseinweisungen. Praktische Übungen zu Basismaßnahmen der Reanimation.

3. Hauptthema: Kardiovaskuläre Notfälle.
Angina pectoris, Myokardinfarkt; Differentialdiagnose, Therapie, Einweisungskriterien. Akutes Herzversagen, Pulmonalembolie; Diagnose, therapeutische Möglichkeiten. Herzrhythmusstörungen, Notfall-EKG, Schrittmachertherapie.

4. Hauptthema: Der kindliche Notfall.
Der kindliche Notfall aus der Sicht des Pädiaters. Der kindliche Notfall aus der Sicht des Anästhesisten.

5. Hauptthema: Der nichtkardiale Schock.
Diagnose, Therapie, Venenzugänge, Anaphylaxie, Volumentherapie.

6. Hauptthema: Reanimation, Anästhesie.
Erweiterte Reanimationsmaßnahmen, Kinder-Reanimation, Grenzen der Reanimation. Anästhesie in der Notfallmedizin. Praktische Übungen.

7. Hauptthema: Spezifische Notfälle.
Gerichtsmedizinische und rechtliche Aspekte in der Notfallmedizin. Unterkühlung, Verbrennung, Verbrühung, Stromunfall. Notfälle in der Gynäkologie und Geburtshilfe. Übungen am Phantom. Praktische Übungen zu erweiterten Reanimationsmaßnahmen.

8. Hauptthema: Das Trauma.
Trauma, Polytrauma; aus der Sicht des Unfallchirurgen und des Anästhesisten. Schädel-Hirn-Trauma. Thoraxtrauma. Gefäßchirurgische Notfälle. Wirbelsäulentrauma.

9. Hauptthema: Großunfall/Katastrophenmedizin.
Seminar I (Arrhythmie), Seminar II (Bergung, Lagerung).

10. Hauptthema: Spezielle präklinische Notfallmedizin.
Transport, Sicherheit, Hubschraubereinsatz. Gefahrensituation bei Einsätzen. Rettungssystem, Kommunikation. Beinahe-Ertrinken, Barotrauma, Höhenmedizin. Notfallmedikamente. Notfälle im HNO-Bereich. Ophtalmologische Notfälle. Allgemeinchirurgische und urologische Notfälle. Großschadensunfall und Katastrophensituation. Die medizinische Leitung beim Großunfall. Traumastraße, Übung im Militärspital.

Der Notarztkurs umfaßt damit annähernd 80 Stunden und beinhaltet mehrere praktische Übungsstationen. Assistenzärzte, die an der Universitätsklinik für Anästhesie und Allgemeine Intensivmedizin in Innsbruck in der Fachausbildung stehen, absolvieren nach Erlangung des Facharztes eine zusätzliche Ausbildung zum „Notarzt". Voraussetzung ist der erfolgreiche Abschluß des Notarztkurses, das Facharztdekret oder das „Ius practicandi". Der junge Notfallmediziner wird eine Woche lang von einem erfahrenen Notarzt bei allen Einsätzen begleitet und durchläuft gleichzeitig mehrere Übungsprogramme (Dokumentation, Reanimationstraining, Funktion der Leitstelle, Funktion des Hubschrauberstützpunktes). Anschließend arbeitet er als selbständiger Notarzt weitere drei Wochen am NAW Innsbruck und führt alle Einsätze während der normalen Dienstzeit durch.

Anmerkungen und Perspektiven

Eine Analyse nach einer Beobachtungszeit von nunmehr zehn Jahren zeigt einige korrekturbedürftige Entwicklungen auf. Dazu gehört die unzureichende Ausbildungsquantität und -qualität in Theorie und Praxis. Allgemein wird daher die Notwendigkeit erkannt, die Stundenzahl des Theoriekurses auf 80 Stunden zu erweitern; darüber hinaus soll die praktische Ausbildung obligat die mehrmonatige Mitarbeit an einer Intensivstation, einer Notfallaufnahme oder in einem traumatologischen Anästhesiearbeitsbereich beinhalten (5).

Der Erwerb der Zusatzbezeichnung „Notarzt" wird leider vielfach als Imageverbesserung am Arztschild vor dem Praxiseingang benötigt. Mehr als 6 000 Ärzte haben die gesetzlichen Notarztvoraussetzungen erworben, aber nur ca. 20% sind in organisierten Rettungssystemen tätig. Besonders in ländlichen Gebieten besteht die Neigung, die Akutversorgung eines Notfalls im Sinne des Bereitschaftsdienstes am Samstag, Sonntag oder Feiertagen (funkärztlicher oder kassenärztlicher Bereitschaftsdienst) als Notarzteinsatz zu bewerten und dadurch eine bessere finanzielle Abgeltung zu erreichen. Weiterhin werden die Notarztkurse von vielen Teilnehmern als Fortbildungsveranstaltung betrachtet; dadurch blockieren diese Kollegen die Plätze für ernsthafte Notarztanwärter.

In Österreich besteht zwar ein flächendeckendes Notarztflugrettungssystem, jedoch kein derartiges terrestrisches Notarztsystem. Nicht zuletzt die Geländebeschaffenheit des Berglandes ist dabei zu überwinden; aber auch der Honorierungsmodus der Notarzttätigkeit konnte noch nicht in allen Bundesländern bei Verhandlungen mit den Landesregierungen zur Zufriedenheit gelöst werden.

■ Der Leitende Notarzt

Allgemeines

Mehrere Großschadensereignisse auf Autobahnen, im Bereich der Österreichischen Bundesbahnen und im Berggelände haben bewiesen, daß Österreich den Leitenden Notarzt (LNA) braucht. Auf Eigeninitiative der ÖNK werden besonders im Grazer Raum durch *Mayer* und *Hersche* (7) Ausbildungslehrgänge für LNA angeboten. Die große Teilnehmerzahl beweist das Interesse an dieser Ausbildung und deren Notwendigkeit.

Der Zielkatalog des Kurses enthält u. a. allgemeine Informationen über Aufgabenstellung und Ausbildung des LNA, über Unterschiede zwischen Individual- und Massenmedizin sowie vorbeugende und abwehrende Maßnahmenplanung. Daran schließen sich Rechtskunde, Lehrinformationen über Taktik, das Führungsverfahren, logistisches Rechnen, die Bewertung von Personal, Material und Transportkapazitäten und die Bewertung und Nutzung des Hospitalisations- und Versorgungsraumes an. Die Ausbildung vermittelt weiter Informationen über sanitätsdienstliche und medizinische Belange, über die Organisation und die Bewältigung von Gefahrstoffunfällen und wird schließlich gekrönt durch die Bearbeitung von Planspielen im Rahmen einer Feuerwehrschule.

Der Leitende Notarzt im Ärztegesetz

Derzeit befindet sich eine Gesetzesvorlage für die Einbeziehung des LNA in das Ärztegesetz in Bearbeitung des Beirates der österreichischen (Bundes-)Ärztekammer. Im Wortlaut heißt es hier:
„Neuaufnahme § 15 b Ärztegesetz.
(1) Ärzte für Allgemeinmedizin, Fachärzte sowie approbierte Ärzte, die beabsichtigen, als „Leitender Notarzt" im Rahmen organisierter Rettungsdienste tätig zu werden, haben einen Fortbildungslehrgang gemäß Abs. 3 erfolgreich zu absolvieren.
(2) Für die Teilnahme an einem Fortbildungslehrgang zum „Leitenden Notarzt" ist neben den Erfordernissen gemäß § 15 a ÄG eine mindestens 3jährige Tätigkeit als Notarzt nachzuweisen bzw. eine leitende Funktion in einer Krankenanstalt (mindestens im Rang eines Oberarztes) in Verbindung mit einer Tätigkeit als Notarzt auszuüben. Der „Leitende Notarzt" hat über Detailkenntnisse der regionalen Infrastruktur und besondere Gefahrenpotentiale des regionalen Rettungsdienstes und anderer Organisationen des Gesundheitswesens zu verfügen.
(3) Der Fortbildungslehrgang zum „Leitenden Notarzt" hat in Ergänzung zur jeweiligen fachlichen Ausbildung eine theoretische und praktische Fortbildung auf folgenden Gebieten zu vermitteln:
1. Lagebeurteilung
2. Feststellung des Schwerpunktes und der Art des medizinischen Einsatzes
3. Sammeln und Sichten der Verletzten
4. Festlegung der Behandlungspriorität
5. Medizinische Leitung der Sanitätshilfsstelle mit Regelung des Abtransportes der Verletzten
6. Feststellung der Transportpriorität und des Transportzieles
7. Beurteilung des Nachschubbedarfes
8. Ärztliche Fachberatung der Katastrophenleitung
9. Zusammenarbeit mit den technischen Einsatzleitern
10. Mitarbeit bei Evakuierungsangelegenheiten
11. Mithilfe bei der Panikbewältigung
12. Einsatzleitung bei Großveranstaltungen
13. Medizinische Dokumentation

(4) Zusätzlich sind mindestens alle 4 Jahre eine Fortbildung mit mindestens 15 Stunden Planspielen und/oder Großübungen, sowie 5 Stunden theoretischer Weiterbildung zu besuchen.
(5) Die Anerkennung von Fortbildungslehrgängen gemäß Abs. 3 obliegt der Österreichischen Ärztekammer. Die Anerkennung von Fortbildungsveranstaltungen gemäß Abs. 4 obliegt den Ärztekammern in den Bundesländern.
(6) Ärzte im Sinne des Abs. 1, die die Voraussetzungen der Abs. 2 bis 4 erfüllen und von der zuständigen Behörde im Einvernehmen mit der zuständigen Landesärztekammer als „Leitender Notarzt" bestellt werden, dürfen zusätzlich die Bezeichnung „Leitender Notarzt" führen.
(7) Der „Leitende Notarzt" ist Mitglied der Einsatzleitung und gegenüber den am Einsatz teilnehmenden Ärzten und in medizinischen Belangen gegenüber dem Sanitätspersonal weisungsbefugt. In Ausübung solcher Tätigkeiten ist der „Leitende Notarzt" durch Schutzkleidung mit entsprechender Aufschrift besonders zu kennzeichnen."

Die gesetzliche Festlegung soll die einheitliche und verbindliche organisatorische Voraussetzung hinsichtlich Stellung, Weisungsbefugnis und Kooperation des leitenden Notarztes schaffen.

Allgemeine ärztliche Führungsaufgaben

Die *Rettungsorganisationen* in Österreich haben ärztliche Mitglieder, die als *Leitende Ärzte* des Rettungsdienstes fungieren. In diesem Rahmen übernehmen die Rotkreuzärzte die Ausbildung und Fortbildung der Mitarbeiter der Organisation, die ärztliche Beratung in allen medizinischen Angelegenheiten, die Erarbeitung von Richtlinien für das Tätigkeitsfeld der Mitarbeiter und Repräsentationsaufgaben in der Öffentlichkeit.

Eine weitere Gruppe sind die *Bergrettungsärzte*, die für den Bergrettungsdienst ähnliche Ausbildungs-, Fortbildungs- und Beratungstätigkeiten durchführen. Hier ergibt sich auch die medizinische Einsatzleitung bei Rettungseinsätzen sowie die Begleitung von Expeditionen und Suchmannschaften.

Die *Amtsärzte* im Polizeidienst, im Gesundheitsamt und in der Landessanitätsdirektion tangieren die notfallmedizinischen Aktivitäten teilweise. Als angestellte Beamte der Landesregierung oder der Stadtgemeinde haben sie Aufgaben der Gesundheitspolizei zu erfüllen, aber auch des Zivilschutzes und der allgemeinen medizinischen Beratung.

Schließlich sind in diesem Zusammenhang mit allgemeinärztlichen Führungsaufgaben auch *Universitäts- und Spitalsärzte* betraut. Sie haben als Leiter von Notfallaufnahmen und ähnlichen notfallmedizinischen Institutionen neben ihren universitären Verpflichtungen in Lehre und Forschung die notärztliche Organisation von NAW- und NAH-Standorten zu verantworten und zu leiten. Ihnen obliegt die Ausbildung, Erstellung und Überwachung von Dienstplänen, die Fortbildung, die Verhandlungsführung mit Kostenträgern und Leitern der Rettungsorganisationen sowie die Repräsentation auf Kongressen.

Kernaussagen

Initiatoren und Proponenten
- Gesetzesvorlagen im notfallmedizinischen Bereich werden von vier Institutionen vorgeschlagen, der Österreichischen Gesellschaft für Notfall- und Katastrophenmedizin, dem Österreichischen Bundesinstitut für Gesundheitswesen, der Österreichischen (Bundes-)Ärztekammer und der Österreichischen Akademie für Gesundheitswesen. Das Bundesministerium für Arbeit, Gesundheit und Soziales ist Auftraggeber und Vollzugsorgan.

Nichtärztliches Personal
- Das nichtärztliche Personal umfaßt haupt- und ehrenamtliche Mitarbeiter sowie Zivildiener und ist zuständig für die Sanitätshilfe.

- Je nach Ausbildung werden Sanitätshelfer, Sanitätsgehilfen sowie Notfallsanitäter und Flugrettungssanitäter unterschieden.

Der Notarzt
- Das Notarzt-Ausbildungsprogramm beruht auf § 15 a Ärztegesetz und wird in jedem Bundesland nach eigenem Ermessen erweitert.

Der Leitende Notarzt
- Der LNA ist noch nicht etabliert; entsprechende Fortbildungskurse werden aber bereits angeboten.
- Eine Gesetzesvorlage für die Novellierung des Ärztegesetzes im § 15 b, der die Voraussetzungen für die Tätigkeit und Befugnisse des LNA enthält, wird in Kürze dem Parlament vorgelegt.

Allgemeine ärztliche Führungsaufgaben
- Notfallmedizinische Führungsaufgaben werden auch von Rotkreuzärzten, Bergrettungsärzten, Amtsärzten sowie Universitäts- und Spitalsärzten übernommen.

Literatur

Weiterführende Literatur

1. Bergmann H, Necek S: Aufgaben und Ziele der Notarztausbildung. Notfallmed. 1994; 20:648–655
2. Bronneberg G, Nemeth C: Sanitäter und Notfallsanitäter, Ausbildungskonzepte. Österreichisches Bundesinstitut für Gesundheitswesen, 1997
3. Müller CD, Huber SK: Analyse und Strategien in der notfallmedizinischen Ausbildung des nichtärztlichen Sanitätspersonals im Rettungsdienst. Österreichische Akademie für Gesundheitswesen, 1995

Referenzen

1. Bauer T, Haydn F, Seyr M: Kompetenzen des nichtärztlichen Sanitätspersonals. J Anästh Intensivbeh. 1996; 4:11
2. Dick WF: Entwicklung der Notfallmedizin in der Europäischen Union. J Anästh Intensivbeh. 1996; 4:3–4
3. Fitzal S: Brief der Präsidentin der Österreichischen Gesellschaft für Notfall- und Katastrophenmedizin. Arzt im Einsatz 1996; 1:16
4. Ilias W: Der ideale Rettungssanitäter. J Anästh Intensivbeh. 1996; 4:9–11
5. Lipp DW: Fachkundenachweis „Rettungsdienst", Neue Richtlinien der Bundesärztekammer. Notfallmed. 1995; 21:37–41
6. Lorenz JH, Beresheim U, Gassner M, Luger T: Aufgaben des Sanitäters beim traumatologischen Notfall aus anästhesiologischer Sicht. J Anästh Intensivbeh. 1996; 4:37–38
7. Mayer B: Leitender Notarzt. Arzt im Einsatz 1997; 4:4–7

Die Situation in der Schweiz

L. Bernoulli

Roter Faden

- Grundlagen
- Nothelfer
- Ersthelfer/Samariter
- Rettungssanitäter
- Notfallarzt
- Notarzt
- Leitender Notarzt

Grundlagen

Gemäß den Richtlinien für die sanitätsdienstliche Ausbildung im Rettungswesen (4) werden in der Schweiz vier Helferkategorien unterschieden. Zu den drei nichtärztlichen zählen der Nothelfer, der Ersthelfer/Samariter und der Rettungssanitäter; dazu kommt der Notarzt (Tab. 25.7).

Nothelfer

Definition: Der Nothelfer ist eine Person, die zum Bergen und Leisten der Lebensrettenden Sofortmaßnahmen ausgebildet ist.

Anfang der 70er Jahre wurde vom Interverband für Rettungswesen (IVR) die Idee aufgegriffen, jedermann sollte in den Lebensrettenden Sofortmaßnahmen ausgebildet sein. Damals bestand die Absicht, einen solchen Kurs in den Volksschulen als Obligatorium einzuführen. Diese Idee ließ sich aber aus verschiedenen Gründen nicht realisieren, nicht zuletzt, weil das Schulsystem kantonal geregelt ist.

Da in jener Zeit eine jährlich ansteigende Zahl von Verkehrstoten zu beklagen war, wurde ein besonders dieser Thematik gewidmeter Nothelfer-Kurs geschaffen, der seit 1977 für alle Führerscheinbewerber von Motorfahrzeugen obligatorisch ist. Die Anerkennung des Nothelfer-Kurses erfolgt durch das Eidgenössische Justiz- und Polizeidepartement.

Der zehnstündige Nothelfer-Kurs beinhaltet Bergung (im Sinne des deutschen Rettungsdienst-Begriffs „Rettung") und Lagerung, Beatmung mit dem Mund, Blutstillung und Schockerkennung sowie das Verhalten bei Unfällen, insbesondere beim Verkehrsunfall. Die Basismaßnahmen der kardiopulmonalen Reanimation (CPR) sind nicht enthalten.

Die Kurse werden von den Vereinen des Schweizerischen Samariterbundes (SSB), den Sektionen der Schweizerischen Lebensrettungsgesellschaft (SLRG), den Sektionen des Schweizerischen Militärsanitätsverbandes (SMSV) und einigen privaten Rettungsschulen oder anderen Lehrinstituten angeboten. Die Angehörigen der Armee werden im Rahmen der Selbst- und Kameradenhilfe ebenfalls in den Lebensrettenden Sofortmaßnahmen instruiert. Mittlerweile gehören die Lehrinhalte in den meisten Kantonen auch zum obligatorischen oder fakultativen Stoffplan der Volksschulen und werden meist in den Fächern Menschenkunde, Biologie oder Sport gelehrt. So wurde bis jetzt in der Schweiz etwa jeder zweite Einwohner in der Nothilfe ausgebildet.

Die Basismaßnahmen der CPR können in einem fakultativen, fünf Stunden dauernden CPR-Kurs erlernt werden, wofür die vorherige Absolvierung des Nothelfer-Kurses Voraussetzung ist. Bis heute sind schätzungsweise 5% der Schweizer Bevölkerung darin unterwiesen worden. Da der Laien-Reanimation mittlerweile hohe Priorität eingeräumt wird, sind die Vorarbeiten für die Eingliederung des CPR-Kurses in den Nothelfer-Kurs aufgenommen worden.

Künftig soll jeder Führerscheinbewerber von Motorfahrzeugen und somit jedermann in den Basismaßnahmen der CPR ausgebildet werden.

Tabelle 25.7 Sanitätsdienstliche Ausbildung im Rettungswesen

Nichtärztliche Helfer			Ärzte
Kategorie I	Kategorie II	Kategorie III	
Nothelfer „Jedermann"	**Ersthelfer** „Samariter"	**Rettungssanitäter**	**Notarzt**
10 Stunden	26 Stunden	3 Jahre	– Medizinstudium – 3 Jahre reglementierte klinische Weiterbildung – Notarzt-Kurs
Zusätzliche Ausbildung: CPR 5 Std.	Zusätzliche Ausbildung: Patiententransporthelfer 24 Std.		

Ersthelfer/Samariter

Definition: Der Ersthelfer/Samariter ist eine Person, die zum Leisten der Ersten Hilfe ausgebildet ist.

Der Ersthelfer-Kurs, auch Samariter-Kurs genannt, richtet sich an Freiwillige. Der Nothelfer-Kurs ist der erste Teil und integraler Bestandteil des Ersthelfer-Kurses, der insgesamt 26 Stunden dauert.

Die über den Nothelfer-Kurs hinausgehenden Lehrinhalte widmen sich der allgemeinen Körperlehre, den häufigsten Verletzungen und Erkrankungen, der einfachen Verbandlehre, den Notfesthaltungen und dem improvisierten Transport.

Der Ersthelfer-Kurs wird von den gleichen Organisationen angeboten, welche den Nothelfer-Kurs erteilen. Die Ersthelfer leisten ihre Einsätze ehrenamtlich und sind vorwiegend in Samariterposten bei Sport- und Großveranstaltungen sowie in der Kranken- und Betagtenpflege tätig. In den Sanitätsabteilungen der Milizfeuerwehren sind in der Regel ebenfalls Samariter eingeteilt.

In kleineren, vorwiegend ländlichen Rettungsdiensten werden freiwillige Samariter auch im Rettungsdienst eingesetzt. Für diese spezielle Aufgabe wird ein zusätzlicher, mindestens 24 Stunden dauernder Lehrgang angeboten, in welchem der Samariter zum *Patiententransporthelfer* (3) ausgebildet wird.

Der Patiententransporthelfer ist für die Rettungsmaßnahmen teilweise ausgebildet, übt seine Tätigkeit nebenberuflich aus und arbeitet bei Primäreinsätzen als Gehilfe des Notarztes oder Rettungssanitäters. Wenn bei Sekundärtransporten kein voraussehbares Risiko besteht, kann der Patiententransporthelfer auch als alleinige Begleitperson eines Patienten eingesetzt werden.

Der Ausbildungslehrgang beinhaltet eine theoretische und eine praktische Unterweisung, in der die Lehrinhalte des Ersthelfer-Kurses vertieft, die Besonderheiten des Rettungsdienstes vermittelt, einfache Gerätschaften in ihrer Anwendung instruiert und die Assistenzfunktion des Patiententransporthelfers gelehrt werden. Zehn Einsätze bei Primärtransporten als Patiententransporthelfer unter Anleitung eines Notarztes oder Rettungssanitäters runden die Ausbildung ab.

Rettungssanitäter

Definition: Der Rettungssanitäter ist eine Person, die für die nichtärztlichen Rettungsmaßnahmen (Erste Hilfe und Transport) umfassend ausgebildet ist und diese hauptberuflich ausübt.

Die berufsbegleitende Ausbildung zum Rettungssanitäter dauert drei Jahre, wobei eine vorgängig abgeschlossene Ausbildung in einem Pflegeberuf entsprechend angerechnet wird. Die Richtlinien betreffend Ausbildung und Einsatz von Rettungssanitätern (2) wurden vom IVR herausgegeben, der auch die Ausbildung und die Abschlußprüfung überwacht. Deshalb wird nach bestandener Abschlußprüfung die Bezeichnung „Rettungssanitäter IVR" geführt.

Der Rettungssanitäter kann als Helfer des Notarztes oder in delegiertem Auftrag eines Arztes einen Notfallpatienten beurteilen, die Transportfähigkeit erstellen und den Notfalltransport ausführen, sowie die nichtärztlichen notfallmedizinischen Maßnahmen professionell anwenden. Er untersteht in medizinischen Belangen ärztlicher Aufsicht und Verantwortung.

Wegen der speziellen Berufssituation des Rettungssanitäters sind seine Kompetenzen speziell geregelt, wobei zwischen Kernkompetenzen und Zusatzkompetenzen unterschieden wird (Tab. 25.**8**).

Die *Kernkompetenzen* können aufgrund der bestandenen Prüfung an den Rettungssanitäter delegiert werden, vorbehalten bleiben allerdings ärztliche Weisungen und Verordnungen. Die notwendigen Kenntnisse und Fähigkeiten erwirbt er während seiner Ausbildung; mit der Abschlußprüfung weist er sich über deren Beherrschung aus. Für Tätigkeiten aus dem Bereich der Kernkompetenzen liegt die Durchführungsverantwortung beim Rettungssanitäter.

Die *Zusatzkompetenzen* können durch den ärztlichen Leiter des Rettungsdienstes oder durch einen am Notfallort anwesenden Arzt delegiert werden. Erfolgt die Delegation der Zusatzkompetenzen durch den ärztlichen Leiter des Rettungsdienstes, so erteilt er diese persönlich und befristet. Er muß den betreffenden Rettungssanitäter kennen und seine Fähigkeiten im Rahmen eines adäquaten Auswahlverfahrens beurteilt haben. Die delegierte Tätigkeit muß durch den Rettungssanitäter erlernt worden sein. Der delegierende ärztliche Leiter ist zur Durchführungskontrolle verpflichtet, wobei persönliche Anwesenheit nicht in jedem Fall notwendig ist, wenn die Delegation aufgrund eines Handlungsschemas erfolgt. Für die Richtigkeit des Handlungsschemas (z. B. Medikamenten-Applikation und Dosierung) ist der delegierende Arzt verantwortlich. Die Verantwortung für die korrekte Durchführung liegt beim Rettungssanitäter. Erfolgt die Delegation durch einen am Notfallort anwesenden Arzt, so trägt dieser die Anordnungsverantwortung. Die Verantwortung für die korrekte Durchführung liegt auch hier beim Rettungssanitäter (6).

Kein Regelungsbedarf wird für die sogenannte „Notkompetenz" gesehen. Der Rettungssanitäter ist in seiner beruflichen Tätigkeit naturgemäß mit Notfällen konfrontiert. Für die berufliche Routine kann aber keine besondere Kompetenz geltend gemacht werden. Bei Inanspruchnahme einer „Notkompetenz" wären vielmehr Organisation, Taktik und personelle Dotation des betreffenden Rettungsdienstes in Frage gestellt.

Vor allem bei spitalgebundenen Rettungsdiensten wird gelegentlich auch *Anästhesie-Pflegepersonal* eingesetzt, teils an Stelle von Rettungssanitätern, teils als Unterstützung für diese.

Verfügt das Anästhesie-Pflegepersonal über keine zusätzliche Ausbildung als Rettungssanitäter, so ist es für den präklinischen Einsatz nicht vollständig ausgebildet und bedarf deshalb immer individueller Kompetenzzuweisung.

Tabelle 25.8 Medizinische Kompetenzen der Rettungssanitäter

Medizinische Dokumentation	Kernkompetenz
Patientenüberwachung klinisch: Vitalparameter	Kernkompetenz
Patientenüberwachung mit Monitoring	Kernkompetenz
Lagerungen und Fixationen	Kernkompetenz
Blutstillung, Verbände	Kernkompetenz
Patientenbergung	Kernkompetenz
Freimachen der Atemwege ohne Hilfsmittel	Kernkompetenz
Sauerstoff-Gabe	Kernkompetenz
Beatmung ohne Hilfsmittel	Kernkompetenz
Freimachen der Atemwege mit Hilfsmitteln (Guedel-Tubus, Wendl-Tubus, Absaugen)	Kernkompetenz
Beatmung mit Gesichtsmaske und Beutel	Kernkompetenz
Basismaßnahmen CPR	Kernkompetenz
Defibrillation mit Automat	Kernkompetenz
Periphere Venenkanülierung	mögliche Zusatzkompetenz
Kristalloid-Infusion	mögliche Zusatzkompetenz
Kolloid-Infusion	mögliche Zusatzkompetenz
Medikamentengabe in der Reanimationssituation*	mögliche Zusatzkompetenz
Medikamentengabe**	mögliche Zusatzkompetenz

* kann delegiert werden:
– Atropin
– Adrenalin
– Lidocain

** außerhalb der Reanimationssituation Delegation möglich:
– Glukose intravenös
– Beta-Stimulator per inhalationem
– Adrenalin per inhalationem
– Nitrat-Präparate sublingual oder als Spray
– Analgetikum intravenös (auch Opiat)
– Antiemetikum intravenös

Mit Beschluß der Schweizerischen Sanitätsdirektorenkonferenz (SDK) vom 15. Mai 1998 wurde ein Vorschlag des Schweizerischen Roten Kreuzes (SRK) für die Ausbildung von *diplomierten Rettungssanitätern SRK* mit definiertem Berufsbild gutgeheißen.

Diese Ausbildungsbestimmungen traten am 1. Juli 1998 in Kraft. Die Reglementierung der Ausbildung von Rettungssanitätern geht vom IVR an das SRK über. Die Ausbildung gliedert sich in einen theoretischen Teil in der Schule und eine praktische Ausbildung in einem Rettungsdienst und an speziellen Praktikumsorten. Die theoretische Ausbildung wird zwischen einem Drittel und der Hälfte der Ausbildungszeit umfassen. Die Schulen für die Rettungssanitäter-Ausbildung werden vom SRK anerkannt. Die Ausbildung schließt mit einem Diplomexamen ab, welches sich aus einer schriftlichen Arbeit zu einem beruflichen Thema, einer fallbezogenen praktischen Prüfung anhand realer oder gestellter Situationen und einem Fachgespräch zusammensetzt. Das Diplom wird vom SRK registriert und gegengezeichnet.

In medizinischen Belangen untersteht auch der diplomierte Rettungssanitäter SRK ärztlicher Verantwortung, in der außerklinischen Pflege ist eigenständiges Handeln vorgesehen. Damit wird der Beruf des Rettungssanitäters den vom SRK anerkannten Pflegeberufen vergleichbar.

Für Rettungssanitäter IVR ist vorgesehen, Übergangsbestimmungen zu schaffen, um die Anerkennung als Rettungssanitäter SRK erhalten zu können.

Notfallarzt

Definition: Der Notfallarzt ist ein praktizierender Arzt, welcher die medizinische Grundversorgung inklusive des allgemeinen Notfalldienstes sicherstellt.

Im Rahmen der allgemeinen Notfallversorgung wird der Notfallarzt oft von den Patienten selbst bzw. von Angehörigen oder Zeugen als erster aufgeboten. Er hat die notfallmedizinische Grundversorgung sicherzustellen, die in den Aufgabenbereich der kantonalen Ärztegesellschaften fällt. Im wesentlichen wird diese von den Grundversorgern, d. h. von Allgemeinmedizinern, Internisten und Pädiatern übernommen. Vorwiegend bei akuten Erkrankungen wird primär der Notfallarzt alarmiert, der nötigenfalls seinerseits den Rettungsdienst aufbietet. In ländlichen Gebieten wird oft der Notfallarzt auch bei Unfällen primär alarmiert.

In vielen Fällen hat der Notfallarzt auch bei lebensbedrohlichen Situationen die akute notfallmedizinische Versorgung zu leisten.

Die notfallmedizinische Ausbildung im Studium erfolgt vorwiegend fächerspezifisch. Eine gesonderte Unterweisung in notfallmedizinischen Fertigkeiten und in den Maßnahmen bei den wichtigsten Notfallsituationen erhalten die Medizinstudenten in einer gesonderten Lehrveranstaltung. Diese wird beispielsweise an der Medizinischen Fakultät der Universität Zürich während des vierten Jahres-Kurses in einem einwöchigen interdisziplinären notfallmedizinischen Block-Kurs theoretisch und praktisch vermittelt.

Von den Fachgesellschaften verlangt einzig die Schweizerische Gesellschaft für Allgemeinmedizin innerhalb der Weiterbildungsordnung einen viertägigen notfallmedizinischen Kurs, der sich gezielt der Erkennung und den Maßnahmen bei lebensbedrohlichen Situationen widmet. Weitergehende Bestimmungen für die Notfalldienst leistenden Grundversorger bestehen nicht.

Notarzt

Definition: Der Notarzt beherrscht die gesamte präklinische Notfallmedizin, insbesondere bei lebensbedrohlichen Situationen und unter den erschwerten Bedingungen der präklinischen Phase.

Seine Arbeit ist durch begrenzte diagnostische und therapeutische Möglichkeiten, begrenzte personelle Mittel, kurze Entscheidungszeit und widrige Umstände gekennzeichnet.

Für das Curriculum des Notarztes gelten die Richtlinien betreffend Weiterbildung zum Notarzt und dessen Tätigkeit (1). Ein Gesuch zur Schaffung eines Fähigkeitausweises „Notarzt" liegt auf der Basis dieser Richtlinien aktuell bei der Verbindung der Schweizer Ärzte „Foederatio Medicorum Helveticorum" (FMH) vor.

Die Weiterbildung zum Notarzt ist grundsätzlich mit jedem FMH-Titel vereinbar, richtet sich aber besonders an Allgemeinmediziner, Anästhesisten, Chirurgen und Internisten. Die geltenden Richtlinien ermöglichen den raschen Aufbau eines flächendeckenden Notarztnetzes und die Bereitstellung fachlich kompetenter medizinischer Leiter von Notarzt- und Rettungsdiensten, wie sie vom IVR, der SDK, dem SRK und der FMH gefordert werden.

Die Ziele der Weiterbildung zum Notarzt sind die Vermittlung folgender Kenntnisse und Fertigkeiten:
- Leitung der Rettungsdienst-Equipe,
- Triage mehrerer Notfallpatienten,
- ärztliche Leitung der Bergung,
- Beurteilung, Therapie und Überwachung von Notfallpatienten, insbesondere bei vitaler Gefährdung am Notfallort und während des Transports,
- Erteilung von fachtechnischen Aufträgen und Weisungen an das Personal der Rettungsdienste und weitere sanitätsdienstliche Helfer,
- gezielte Alarmierung weiterer sanitätsdienstlicher Hilfen und Rettungstransportmittel,
- Wahl des Rettungstransportmittels,
- Wahl des Zielspitals,
- Funkkommunikation,
- Rapportwesen und Einsatzdokumentation.

Die Weiterbildung zum Notarzt erfolgt in zwei Teilen. Die Grundlagen für seine Tätigkeit sind:
- 3 Jahre klinische Tätigkeit im Rahmen der Weiterbildung zu einem FMH-Titel,
- davon mindestens 1 Jahr Anästhesie an einem A- oder B-Spital und
- 1 Jahr Chrirugie an einem A- oder B 1-Spital oder Innere Medizin an einem Kat. 1- oder Kat. 2-Spital
- einschließlich dreimonatiger Tätigkeit auf einer Notfallaufnahmestation und dreimonatiger Tätigkeit auf einer anerkannten Intensivstation.

Zusätzlich müssen mindestens folgende Spezialfertigkeiten während der klinischen Tätigkeit erworben werden:
- 5 kardiopulmonale Reanimationen,
- 5 Thoraxdrainagen,
- 10 Intubationen bei Kindern unter 7 Jahren.

Ferner ist die Absolvierung eines dreitägigen Grundkurses für Notärzte vorgeschrieben. Dieser erste Teil der Weiterbildung zum Notarzt soll den Kandidaten befähigen, an einer anerkannten Weiterbildungsstätte unter Aufsicht und Anleitung eines erfahrenen Notarztes Notarztdienst zu leisten.

Zur anschließenden speziellen Weiterbildung gehören:
- Klinische Tätigkeit im Rahmen der Weiterbildung zu einem FMH-Titel,
- Absolvierung des dreitägigen Abschlußkurses für Notärzte nach Abschluß der FMH-Weiterbildung,
- Nachweis über mindestens 20 indizierte Notarzteinsätze in einem als Weiterbildungsstätte anerkannten Notarztdienst.

Nach Abschluss der speziellen Weiterbildung verfügt der Notarzt über das nötige Wissen und Können sowie die Erfahrung, um selbst einen Notarztdienst zu leiten und jüngere Kollegen in diese Tätigkeit einzuweisen oder als praktizierender Arzt neben seiner Praxistätigkeit Notarztdienst zu leisten.

Jeder Notarztdienst soll von einem Notarzt mit abgeschlossener Weiterbildung geleitet werden, der für die Organisation einer optimalen notärztlichen Versorgung und für die spezielle notfallmedizinische Fortbildung der beteiligten Notärzte sorgt. Dort, wo die Teilnahme am Notarztdienst zur Dienstaufgabe von Spitalärzten gehört, hat das Spital einen Notarzt mit der Leitung des Notarztdienstes zu betrauen und seinen Aufgabenbereich durch Dienstanweisung zu regeln.

Leitender Notarzt

Die Funktion des Leitenden Notarztes ist in der Schweiz nicht allgemein eingeführt.

Für die ärztlichen Aufgaben im Rahmen von Großschadensereignissen gelten die Richtlinien für die Organisation des Sanitätsdienstes beim Schadenereignis mit großem Patientenanfall (5). Die Kantone Tessin, Waadt und Zürich verfügen über die Funktion eines ärztlichen Leiters bei Schadenereignissen mit großem Patientenanfall. Teilweise wird diese Funktion auch als Triagearzt bezeichnet. Vielerorts werden für die ärztlichen Führungsaufgaben praktizierende Ärzte in die sanitätsdienstliche Organisation eingebunden. Dabei handelt es sich meist um Ärzte, die im Rahmen des obligatorischen Militärdienstes in Massen- und Katastrophenmedizin geschult sind. Als Offiziere der Sanitätstruppen verfügen sie in der Regel über das nötige Wissen und Können, um bei Großschadensereignissen Führungsaufgaben zu übernehmen.

Kernaussagen

- In der Schweiz werden vier Helferkategorien unterschieden. Zu den drei nichtärztlichen zählen der Nothelfer, der Ersthelfer/Samariter und der Rettungssanitäter; dazu kommt der Notarzt.
- Der Nothelfer ist eine Person, die zum Bergen und Leisten der Lebensrettenden Sofortmaßnahmen ausgebildet ist. Der zehnstündige Nothelfer-Kurs konzentriert sich auf die Hilfeleistung bei Verkehrsunfällen. Die Basismaßnahmen der CPR können in einem fakultativen, fünf Stunden dauernden Kurs erlernt werden.
- Der Ersthelfer/Samariter ist eine Person, die zum Leisten der Ersten Hilfe ausgebildet ist. In kleineren, vorwiegend ländlichen Rettungsdiensten werden freiwillige Samariter auch im Rettungsdienst eingesetzt. Für diese Aufgabe wird ein zusätzlicher Lehrgang angeboten, in welchem der Samariter zum Patiententransporthelfer ausgebildet wird.
- Der Rettungssanitäter ist eine Person, die für die nichtärztlichen Rettungsmaßnahmen (Erste Hilfe und Transport) umfassend ausgebildet ist und diese hauptberuflich ausübt. Er kann als Helfer des Notarztes oder in delegiertem Auftrag tätig werden sowie nichtärztliche notfallmedizinische Maßnahmen professionell anwenden. Es werden Kern- und Zusatzkompetenzen unterschieden, für die „Notkompetenz" wird kein Regelungsbedarf gesehen. Die Überleitung in ein definiertes Berufsbild ist veranlaßt.
- Der Notfallarzt ist ein praktizierender Arzt, der die medizinische Grundversorgung inklusive des allgemeinen Notfalldienstes sicherstellt. Von den Fachgesellschaften verlangt einzig die Schweizerische Gesellschaft für Allgemeinmedizin innerhalb der Weiterbildungsordnung einen viertätigen notfallmedizinischen Kurs, der sich gezielt der Erkennung und den Maßnahmen bei lebensbedrohlichen Situationen widmet.
- Der Notarzt beherrscht die gesamte präklinische Notfallmedizin, insbesondere bei lebensbedrohlichen Situationen und unter den erschwerten Bedingungen der präklinischen Phase. Die Weiterbildung erfolgt in zwei Abschnitten.
- Jeder Notarztdienst soll von einem Notarzt mit abgeschlossener Weiterbildung geleitet werden, der für die Organisation einer optimalen notärztlichen Versorgung und für die spezielle notfallmedizinische Fortbildung der beteiligten Notärzte sorgt.
- Die Funktion des Leitenden Notarztes ist in der Schweiz nicht allgemein eingeführt; entsprechende Aufgaben werden von unterschiedlichen Ärzten versehen.

Literatur

1. Bernoulli L, Castelli I, Fritz ME et al.: Richtlinien betreffend Weiterbildung zum Notarzt und dessen Tätigkeit. Schweiz Ärztezeitung 1994; 75:1773–1774
2. Bernoulli L, Hossli G, Meng W et al.: Richtlinien betreffend Ausbildung und Einsatz von Rettungssanitätern IVR. Interverband für Rettungswesen, Aarau 1990
3. Interverband für Rettungswesen. Richtlinien betreffend Ausbildung und Einsatz von Patiententransporthelfern. Interverband für Rettungswesen, Aarau 1983
4. Interverband für Rettungswesen. Richtlinien für die sanitätsdienstliche Ausbildung im Rettungswesen. Interverband für Rettungswesen, Aarau 1986
5. Hersche B, Fenner K, Gehrig O et al.: Richtlinien für die Organisation des Sanitätsdienstes beim Schadenereignis mit grossem Patientenanfall. Interverband für Rettungswesen, Aarau 1994
6. Wietlisbach M, Bernoulli L, Frey PE et al.: Richtlinien für Ärzte betreffend die Delegation medizinischer Kompetenzen an nichtärztliches Personal im Rettungswesen. Schweiz Ärztezeitung 1997; 78: 423–424

Einsatzlehre

Aufgaben der Rettungsleitstelle ··· *535*
H. A. Adams, K. Kirchhoff

Der Primäreinsatz ··· *539*
M. G. Dehne, H. A. Adams, G. Hempelmann

Der Sekundäreinsatz ··· *545*
H. Stephan, R. Huf

Aufgaben der Rettungsleitstelle

H. A. Adams, K. Kirchhoff

Roter Faden

- **Grundlagen**
  - Rechtsgrundlagen und allgemeine Organisation
  - Personelle Besetzung
  - Technische Ausstattung und Dokumentation
- **Primäreinsatz und Notarzt-Indikation**
  - Notrufnummer, Meldeschema, allgemeine Maßnahmen
  - Indikationskatalog für den Notarzt-Einsatz
- **Sekundäreinsatz und Großschaden**
  - Sekundäreinsatz
  - Großschaden

Grundlagen

Rechtsgrundlagen und allgemeine Organisation

Die Rettungsleitstellen haben sich aus meist behelfsmäßigen Melde- und Einsatzstrukturen einzelner Hilfsorganisationen entwickelt. Die Anfangsphase war durch ein häufig unkoordiniertes Nebeneinander mit unterschiedlichen Rufnummern und Alarmierungswegen gekennzeichnet, bis der Gesetzgeber durch juristische Vorgaben den dringend notwendigen Wandel herbeiführen konnte.

Wichtigste Rechtsgrundlage der Rettungsleitstellen in der Bundesrepublik Deutschland sind die *Rettungsdienstgesetze der Bundesländer*, in denen Einrichtung, Betrieb und örtliche Zuständigkeiten geregelt sind.

Die derzeitige Entwicklung ist durch die zunehmende Ablösung der für einen einzelnen Rettungsdienstbereich zuständigen Rettungsleitstelle durch überregionale Strukturen geprägt. Parallel dazu werden Rettungs- und Feuerwehrleitstellen vermehrt zu „integrierten Leitstellen" zusammengefaßt. Ein Ende dieses Prozesses ist weder in regionaler noch organisatorischer Hinsicht abzusehen. Länderweite Zusammenschlüsse und die Integration des Kassenärztlichen Notdienstes sind teilweise bereits umgesetzt.

> **Definition:** Die Rettungsleitstelle ist *Einsatz- und Koordinationszentrale* für alle rettungsdienstlichen Hilfeersuchen ihres regionalen Zuständigkeitsbereiches (Primär- und dringliche Sekundäreinsätze). Sie erfüllt ihre Aufgabe im Auftrag des Trägers des Rettungsdienstes und ist gegenüber den im Rettungsdienst tätigen Personen *weisungsbefugt*.

Darüber hinaus ist die Rettungsleitstelle die *wesentliche Schnittstelle* zwischen Rettungsdienst, Krankentransport, Krankenhäusern, Feuerwehr, Polizei, Schnelleinsatzgruppen und weiteren Kräften. Zu ihren Aufgaben zählt im Einzelfall auch die Durchführung von Blut- oder Organtransporten sowie die Organisation eines dringlichen Personen- und Materialtransports, z. B. eines Spezialistenteams.

Die grundsätzliche *Weisungsbefugnis* gegenüber allen im Rettungsdienst tätigen Personen ist eine unerläßliche Voraussetzung zur Erfüllung der komplexen und verantwortungsvollen Aufgaben. Sie erstreckt sich auch auf die Alarmierung der im Rettungsdienst tätigen Ärzte (Notärzte und Leitende Notärzte) und endet mit dem Eintreffen dieser Ärzte am Einsatzort; sei es der Schadensort beim Primäreinsatz oder das Krankenbett beim Sekundäreinsatz.

Personelle Besetzung

In der Vergangenheit wurde der Dienst in der Rettungsleitstelle vielfach von Mitarbeitern versehen, die den Anforderungen des rettungsdienstlichen Einsatzes nicht mehr voll gewachsen waren. Dem großen Potential praktischer Einsatzerfahrung stand oft ein geringeres Verständnis für die komplexen organisatorischen Belange des neuen Arbeitsbereichs gegenüber. Derzeit geht die Entwicklung in Richtung des speziell ausgebildeten *Leitstellen-Disponenten*, der wiederum nicht den Kontakt zur Praxis vor Ort verlieren darf. Dem kann durch regelmäßige Einsatzpraktika entgegengewirkt werden.

Auch in integrierten Leitstellen ist die Vorhaltung speziell geschulter *rettungsdienstlicher Disponenten* unverzichtbar. Da die rettungsdienstlichen Einsätze regelmäßig überwiegen, darf es nicht zu einer bloßen Mitbetreuung neben feuerwehrspezifischen Aufgaben kommen.

Dagegen erscheint die durchgehende Verfügbarkeit eines Arztes in der Rettungsleitstelle nicht erforderlich. In seltenen Fällen notwendige Rückfragen können kommunikationstechnisch sichergestellt werden und sind nicht an die Präsenz eines Arztes gebunden. Entsprechende Aufgaben könnten z. B. durch den diensthabenden Leitenden Notarzt abgedeckt werden.

Technische Ausstattung und Dokumentation

Die kommunikationstechnische Ausstattung und Ausrüstung der Rettungsleitstelle ist einem dauernden Wandel mit immer kürzeren Halbwertszeiten unterworfen. Zur Basisausstattung zählen eine leistungsfähige Telefonanlage, Funkgeräte, Telefax und Funktelefon. Neben der Routine-Kommunikation mit den Einsatzkräften sind gesonderte Verbindungen wie Standleitungen zu Krankenhäusern, der Polizei und weiteren Behörden erforderlich.

Die Alarmierung der Einsatzkräfte erfolgt regelmäßig über *Funkmeldeempfänger*. In den Fahrzeugen eingebaute *Statusgeräte* können wesentlich zur Entlastung des Sprechfunkverkehrs beitragen. Der Einsatzablauf kann durch *satellitengestützte Navigationssysteme* verbessert werden, die eine genaue Ermittlung der Position des Rettungsmittels ebenso erlauben wie die gezielte Übermittlung des Anfahrtsweges.

Hilfeersuchen werden grundsätzlich durch *Sprachaufzeichnung* dokumentiert. Es sollte eindeutig geklärt sein, nach welchem Zeitraum die Löschung frühestens erfolgen darf, um eine Nachbereitung von Einsätzen zu ermöglichen und strittige Fragen zu klären. Durch eine leistungsfähige EDV-Anlage kann die Einsatzabfolge der eingesetzten Rettungsmittel erfaßt werden; darüber hinaus wird der aktuelle Status der Einsatzmittel dokumentiert. Weiter werden hiermit die statischen (z. B. Abteilungsgliederung) und dynamischen Daten (z. B. aktuelle Bettenkapazität) der zugeordneten Krankenhäuser verwaltet.

Primäreinsatz und Notarzt-Indikation

Notrufnummer, Meldeschema, allgemeine Maßnahmen

Trotz regionaler Abweichungen sind in Deutschland, in Österreich und der Schweiz überwiegend *spezielle Notrufnummern* geschaltet, mit denen die Rettungsleitstelle verzugslos erreicht werden kann. Es sind dies in Deutschland die Notrufnummer 112 für Feuerwehr und Rettungsdienst und in Österreich sowie der Schweiz die Notrufnummer 144.

Die Notfallmeldung wird nach einem *Meldeschema* abgefragt, das folgende Punkte enthält:
- Wo ist der Notfall?
- Was ist passiert?
- Wieviel Verletzte bzw. Erkrankte gibt es?
- Welche Verletzungen bzw. Erkrankungen liegen vor?

Bei Bedarf wird zusätzlich nach dem Zeitpunkt des Ereignisses und näheren Begleitumständen gefragt, z. B. ob Feuer ausgebrochen oder ein Verletzter eingeklemmt ist. Dazu wird der Anrufer veranlaßt, auf Rückfragen zu warten und das Gespräch nicht überstürzt zu beenden.

Es trägt wesentlich zur Beruhigung des Hilfesuchenden bei, wenn noch während des Telefonats der Notarzt alarmiert wird und der Anrufer die Alarmauslösung mithört. Anschließend ist es Aufgabe des Disponenten, situationsabhängig die näheren Einzelheiten zu erfragen, Hinweise für wichtige Hilfsmaßnahmen zu geben und die Einweisung des Rettungsmittels zu organisieren.

Indikationskatalog für den Notarzt-Einsatz

Allgemeines

Für jede Rettungsleitstelle sollten die Kriterien zum Einsatz der arztbesetzten Rettungsmittel als „*Indikationskatalog für den Notarzt-Einsatz*" vorab definiert und als dienstliche Weisung in Kraft gesetzt werden.

Damit werden die rasche Entschlußfindung für die Disponenten bedeutend erleichtert sowie vermeidbare Fehlleistungen und Reibungsverluste minimiert. Darüber hinaus stärkt ein eindeutiger Indikationskatalog die Stellung der Disponenten gegenüber ärztlichen Anrufern, indem auf den bindenden Charakter dieser Vorgaben verwiesen werden kann. Bei Erfüllung der Indikationsmerkmale ist der Disponent auch bei gegenteiliger Auffassung des einweisenden Arztes verpflichtet, den Notarzt einzusetzen. Dies darf nur unterlassen werden, wenn der anfordernde Arzt beim Patienten verbleibt und sich selbst zur Begleitung des Transports verpflichtet. Der Anforderung des Notarztes durch einen Arzt ist dagegen unbedingt Folge zu leisten. Der ärztlichen Anforderung gleichzustellen ist die Anforderung des Notarztes durch Mitarbeiter des Rettungsdienstes vor Ort. Auch entsprechenden Hilfeersuchen von Polizei oder Feuerwehr sollte grundsätzlich entsprochen werden.

Zu den weiteren allgemeinen Vorgaben des Indikationskataloges zählen Hinweise auf die *Einsatzreihenfolge* der arztbesetzten Rettungsmittel und das Verhalten bei *Großschadenslagen*. Die Einsatzindikation für den Rettungshubschraubers (RTH) sollte klar definiert werden.

Insbesondere aus finanziellen Gründen ist der primäre Einsatz des RTH nur dann gerechtfertigt, wenn beim Anrücken bzw. beim Abtransport ein *relevanter Zeitvorteil* zu erwarten ist.

Falls ein Notarzt um Voralarmierung einer Zielklinik bittet, erfolgt diese unverzüglich und unmittelbar durch die für das eingesetzte Rettungsmittel zuständige Rettungsleitstelle. Die Zwischenschaltung der für das Zielkrankenhaus regional zuständigen Leitstelle erhöht die Gefahr von Übermittlungsfehlern.

Die eigentliche *Indikation für den Notarzt-Einsatz* kann in drei Kategorien unterteilt werden:
1. *Symptombezogen* bei nicht-ärztlicher Anforderung.
2. *Lagebezogen* bei einschlägigen, vorab definierten Situationen.
3. *Diagnosebezogen* auf ärztliche Anforderung oder Rettungsdienst vor Ort.

Symptombezogene Indikationen

Der Notarzt ist bei *fehlender oder deutlich beeinträchtigter Vitalfunktion* oder *sonstiger schwerer Schädigung* unverzüglich einzusetzen. Die entsprechenden *Symptome* (Tab. 26.1) sind gezielt abzufragen. Es darf kein nicht-arztbesetztes Rettungsmittel zur näheren Inaugenscheinnahme eingesetzt werden.

Lagebezogene Indikationen

Hier läßt das *Lagebild* eine *schwere Schädigung* von Beteiligten erwarten (Tab. 26.2). Der Notarzt ist unverzüglich einzusetzen, es darf nicht auf die Lagemeldung anrückender Einsatzkräfte gewartet werden.

Tabelle 26.1 Symptombezogene Indikationen für den Notarzt-Einsatz

1. Bewußtsein	→	Ist der Patient ansprechbar?
2. Atmung	→	Sind Brustkorbbewegungen nachweisbar? Liegt eine Blaufärbung der Lippen oder der Haut vor?
3. Kreislauf	→	Sind Pulse tastbar? Ist der Patient blaß oder kaltschweißig?
4. Sonstiges	→	Schwere oder zunehmende Atemnot, z. B. nach Insektenstich?
	→	Generalisierter Krampfanfall?
	→	Lähmungserscheinungen?
	→	Schwere Verletzung?
	→	Starke Blutung?
	→	Starke Schmerzen?

Tabelle 26.2 Lagebezogene Indikationen für den Notarzt-Einsatz

- Schwerer Verkehrsunfall mit Personenschaden
- Technische Rettung erforderlich
- Brände mit Personenbeteiligung
- Explosions- oder chemische Unfälle mit Personenbeteiligung
- Wasserunfälle (Ertrinken, Eiseinbruch)
- Maschinenunfall mit Einklemmung
- Verschüttung
- Drohender Suizid
- Sturz aus großer Höhe
- Schuß-, Stich- und Hiebverletzungen im Bereich von Kopf, Hals oder Rumpf
- Drohende Straftat, Geiselnahme und sonstige Verbrechen

Tabelle 26.3 Diagnosebezogene Indikationen für den Notarzt-Einsatz

- Schlaganfall
- Herzinfarkt oder therapierefraktäre Angina pectoris
- Herzrhythmusstörung mit klinischer Symptomatik
- Hypertone Krise
- Lungenödem
- Schwerer Asthmaanfall oder Status asthmaticus
- Schwere allergische Reaktion und anaphylaktischer Schock
- Vergiftung mit klinischer Symptomatik
- Thorax- oder Bauchtrauma mit Schockzustand
- Offene Fraktur großer Röhrenknochen
- Repositionsbedürftige Fraktur
- Amputationsverletzungen
- Ausgedehnte Verbrennungen, Erfrierungen oder Verätzungen
- Beginnende Geburt

Diagnosebezogene Indikationen

Zusätzlich zu den vorgenannten symptom- und lagebezogenen allgemeinen Indikationen gelten insbesondere die in Tab. 26.3 zusammengestellten *Diagnosen* als zwingende Notarzt-Indikation.

Sekundäreinsatz und Großschaden

Sekundäreinsatz

Die Rettungsleitstelle ist berechtigt, primäre Rettungsmittel mit Notarzt zur Durchführung einer dringlichen Sekundärverlegung einzusetzen. Bei nichtdringlichen Sekundäreinsätzen hat die Sicherstellung der Primärrettung Vorrang.

Dem Notarzt obliegt es, vor Ort die Transportfähigkeit des Patienten zu beurteilen und ggf. Maßnahmen zur Herstellung der Transportfähigkeit durch die behandelnde Klinik zu veranlassen. Ebenso ist er berechtigt, bei Bedarf ein geeigneteres Transportmittel anzufordern.

Großschaden

Die Initialphase des Großschadens ist in der Regel durch ein verworrenes und unvollständiges Lagebild gekennzeichnet. An die Mitarbeiter der Rettungsleitstelle werden damit höchste Anforderungen gestellt. Ihre Aufmerksamkeit und ihre Reaktion sind entscheidend für den Erfolg der ersten Maßnahmen in einer Phase, in der Fehler zu schwersten Konsequenzen führen können.

Erste und wichtigste Aufgabe der Rettungsleitstelle ist die unverzügliche und möglichst vorausschauende Alarmierung der planmäßig vorgesehenen Einsatzkräfte (Leitender Notarzt, Organisatorischer Leiter, Schnelleinsatzgruppen usw.). Diese Arbeit kann von keiner anderen Stelle geleistet werden. Dazu müssen eindeutige Anweisungen im Sinne eines „Rahmen-Alarm- und Einsatzplanes" vorliegen.

Nach Aufbau der Einsatzleitung am Schadensort geht die allgemeine Verantwortung für den weiteren Einsatz an diese über. Die Rettungsleitstelle wird in der Folge auf Weisung und unterstützend tätig.

Kernaussagen

Grundlagen
- Die Rettungsleitstelle ist Einsatz- und Koordinationszentrale für alle rettungsdienstlichen Hilfeersuchen des regionalen Zuständigkeitsbereichs. Sie erfüllt ihre Aufgabe im Auftrag des Trägers des Rettungsdienstes und ist gegenüber den im Rettungsdienst tätigen Personen weisungsbefugt.
- In integrierten Leitstellen überwiegen regelmäßig die rettungsdienstlichen Einsätze, daher darf es nicht zu einer bloßen Mitbetreuung neben feuerwehrspezifischen Aufgaben kommen.

Primäreinsatz und Notarzt-Indikation
- Notfälle werden in der Regel über spezielle Notrufnummern gemeldet und nach einem bestimmten Schema abgefragt.
- Die Alarmierung des Notarztes noch während des Telefonats beruhigt den Anrufer; anschließend können nähere Einzelheiten erfragt und wichtige Hinweise (Hilfsmaßnahmen, Einweisung des Rettungsmittel) gegeben werden.
- Die Indikation für den Notarzt-Einsatz kann „symptombezogen", „lagebezogen" und „diagnosebezogen" gegliedert werden.

Sekundäreinsatz und Großschaden
- Die Rettungsleitstelle ist berechtigt, primäre Rettungsmittel mit Notarzt zur Durchführung einer dringlichen Sekundärverlegung einzusetzen. Der Notarzt beurteilt vor Ort die Transportfähigkeit des Patienten.
- In der Initialphase des Großschadens kommt es entscheidend auf die Reaktion der Leitstellenmitarbeiter an; ihre erste und wichtigste Aufgabe ist die unverzügliche und möglichst vorausschauende Alarmierung der planmäßig vorgesehenen Einsatzkräfte. Nach Aufbau der Einsatzleitung am Schadensort wird die Rettungsleitstelle auf Weisung und unterstützend tätig.

Literatur

1. Adams HA: Organisatorische Grundlagen des Rettungsdienstes. Refresher Course – Aktuelles Wissen für Anästhesisten; Nr. 21, März 1995, Hamburg. Deutsche Akademie für Anästhesiologische Fortbildung (Hrsg.). Springer, Berlin, Heidelberg, New York 1995; S. 115–125
2. Lenz W: Das „therapiefreie Intervall". Ansatzpunkte zu seiner Verkürzung. Rettungsdienst 1992; 15:863–870
3. Sefrin P: Indikationen für den Einsatz des Notarztes. In: Notfalltherapie. Erstversorgung im Rettungsdienst nach den Empfehlungen der DIVI. Sefrin P (Hrsg.). 5. Aufl., Urban und Schwarzenberg, München, Wien, Baltimore 1991; S. 100–105

Der Primäreinsatz

M. G. Dehne, H. A. Adams, G. Hempelmann

Roter Faden

- **Grundlagen**
  - Definition und allgemeines Behandlungsziel
  - Indikation zum Primäreinsatz
  - Notfallkategorien und Behandlungsspektrum
  - Primäreinsatz ohne Patientenbegleitung
  - Zeiten und therapiefreies Intervall
- **Einsatzablauf**
  - Alarmierung und Anfahrt
  - Allgemeine Maßnahmen am Notfallort
  - Transport und Übergabe

Grundlagen

Definition und allgemeines Behandlungsziel

Als Primäreinsatz wird der Einsatz eines Rettungsmittels unmittelbar am (regelmäßig außerklinischen) Schadensort bezeichnet. Vorrangige Aufgaben der präklinischen notärztlichen Versorgung beim Primäreinsatz sind die Wiederherstellung und Aufrechterhaltung der Vitalfunktionen des Notfallpatienten und der Transport in ein geeignetes Krankenhaus.

Weitere, kausale Therapiemaßnahmen erfolgen in Abhängigkeit von der Erstdiagnose und zur Verhütung von Komplikationen. Die Erstbehandlung muß bis zur definitiven Versorgung in einem geeigneten Krankenhaus fortgeführt werden.

Der Bundesgerichtshof hat im Jahr 1992 festgestellt, daß ein funktionsfähiges Rettungswesen ohne Mitwirkung von Notärzten, die den Notfallpatienten schon an Ort und Stelle medizinisch versorgen und in ein Krankenhaus begleiten, nicht denkbar ist (3). Derzeit wird mehr als die Hälfte der Notfallpatienten am Schadensort von einem Notarzt erstversorgt und in das Krankenhaus begleitet.

Indikation zum Primäreinsatz

Der Einsatz des Notarztes dient der Versorgung von Notfallpatienten. Nach der Definition der meisten Landes-Rettungsdienstgesetze handelt es sich hierbei um Patienten, die sich in Lebensgefahr befinden oder bei denen schwere gesundheitliche Schäden zu befürchten sind, falls sie nicht unverzüglich medizinische Hilfe erhalten.

Die eigentliche Indikation zur Alarmierung des Notarztes wird durch den Disponenten in der Rettungsleitstelle gestellt, bei dem es sich letztlich um einen, wenn auch speziell ausgebildeten, medizinischen Laien handelt. Einzige Grundlagen seiner weitreichenden Entscheidung sind die eingehende Notfallmeldung mit all ihren Varianten und Schwächen sowie ein verbindlich vorgegebener Indikationskatalog (s. Kapitel „Aufgaben der Rettungsleitstelle").

Notfallkategorien und Behandlungsspektrum

Die Verteilung der Primäreinsätze auf die einzelnen Notfallkategorien und Fachgebiete zeigt zwar gewisse regionale Abweichungen, Gemeinsamkeiten wie das weite Überwiegen der internistischen Notfälle sind jedoch offenkundig. Da die große Mehrzahl der Notfallpatienten durch die Bodenrettung versorgt wird, sind die hier gewonnenen Zahlen zur Bewertung der Gesamtsituation grundsätzlich valider als die der Luftrettung.

Eine Auswertung von 5 019 Einsätzen des Notarzt-Einsatzfahrzeuges (NEF) der Rettungswache Trier II in den Jahren 1990–1996 führte zu folgenden Ergebnissen (Randlage einer Stadt mit knapp 100 000 Einwohnern; eigener Versorgungsbereich etwa 65 000 Einwohner, davon 15 000 im Großstadt- und 50 000 im kleinstädtisch-ländlichen Bereich; dichtes Netz von Autobahnen, Bundesstraßen und Eisenbahnen; geringe Industriedichte, ausgeprägtes Klein- und Mittelgewerbe sowie deutlicher Anteil von Landwirtschaft und Weinbau):

- Als *Einsatztyp* (Abb. 26.1) lagen zu 92,3 % Primäreinsätze und zu 5,3 % Sekundäreinsätze vor; dazu kamen eine relativ geringe Zahl von Fehleinsätzen (2,2 %) sowie einige Unterstützungseinsätze (0,2 %) für Feuerwehr und Polizei ohne direkte Patientenversorgung. Bei den *Einsatzbesonderheiten* (Abb. 26.1) waren, bedingt durch das Rendezvous-System mit NEF, Nachalarmierungen des Notarztes durch den Rettungsdienst vor Ort mit 16,4 % häufig. In 6,1 % der Einsätze konnte nach ärztlicher Primärversorgung des Notfallpatienten ein Anschlußeinsatz wahrgenommen werden; in 8,7 % wurden mehrere Patienten gleichzeitig versorgt.
- Die *Notfallkategorien* (Abb. 26.2) zeigten ein starkes Überwiegen der akuten Erkrankungen (69,3 %) ohne Berücksichtigung von Intoxikationen (3,1 %) und Suiziden (2,3 %). Bei insgesamt 25,4 % Unfällen überwogen die Verkehrsunfälle mit 16,4 % der Einsätze, dazu kamen häusliche Unfälle (6,0 %), Arbeitsunfälle (2,5 %) und Verbrechen (0,5 %). Bei 2,8 % aller Einsätze waren polytraumatisierte Patienten zu versorgen.
- Die *Aufteilung nach Fachgebieten* (Abb. 26.3) ergab das bekannte Vorherrschen internistischer Notfälle mit 55,8 %, gefolgt von chirurgischen (23,1 %) und neurologischen Notfällen (10,7 %). Mit geringerer Häufigkeit schlossen sich praktisch alle Fachgebiete an.
- Als *Behandlungsmaßnahmen* (Abb. 26.4) kamen bei 89,1 % die Standardverfahren (EKG-Ableitung, Pulsoxymetrie, Blutdruckmessung, Anlage einer Infusion und

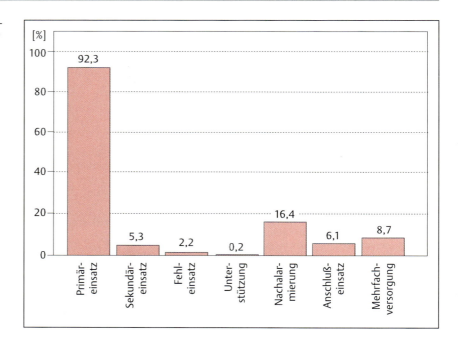

Abb. 26.1 Verteilung von Einsatztyp und -besonderheiten bei 5 019 NEF-Einsätzen.

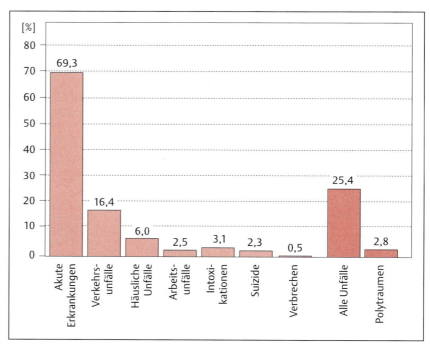

Abb. 26.2 Verteilung der Notfallkategorien bei 5 019 NEF-Einsätzen.

Sauerstoff-Applikation über Nasensonde) zum Einsatz. Insgesamt 10,9 % der Patienten wurden intubiert (hier ist anzufügen, daß die Besetzung des NEF fast ausschließlich durch Notärzte des Fachgebiets Anästhesiologie erfolgte). Die Intubationen erfolgten bei 6,4 % der Einsätze im Rahmen der kardiopulmonalen Reanimation und bei 3,6 % nach Narkose-Einleitung.
- Ein Blick auf die Altersverteilung (Abb. 26.5) zeigt, daß ein erheblicher Anteil von Neugeborenen und Säuglingen (1,9 %), Kleinkindern zwischen 1 und 5 Jahren (2,0 %) sowie Schulkindern zwischen 6 und 15 Jahren (3,7 %) zu versorgen war. Über ein Drittel der Patienten war älter als 65 Jahre.
- Die mittlere Eintreffzeit nach Alarmierung des NEF betrug 8 min, die mittlere Versorgungszeit am Patienten 20 min und die mittlere Einsatzdauer 60 min.

Die aus diesen Zahlen abzuleitenden Anforderungen an den Notarzt erfordern den „Generalisten mit speziellen Fähigkeiten", hier in der Sicherung und Wiederherstellung der Vitalfunktionen bei Notfallpatienten aller Fachgebiete und Altersklassen, und nicht den Spezialisten eines einzelnen Fachgebiets. Aus seiner täglichen Arbeit heraus kann der Anästhesist diesem Anspruch in seiner ganzen Breite am ehesten gerecht werden; für Notärzte anderer Fachge-

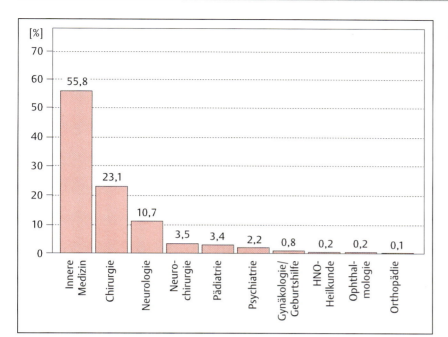

Abb. 26.3 Aufteilung nach Fachgebieten bei 5 019 NEF-Einsätzen.

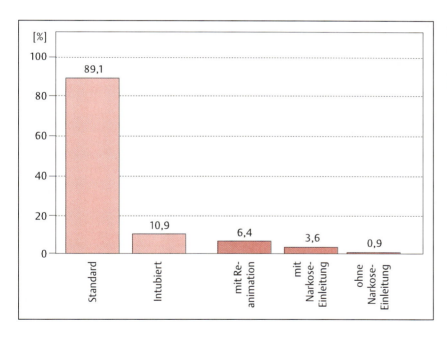

Abb. 26.4 Behandlungsmaßnahmen bei 5 019 NEF-Einsätzen. Zum Standard gehören EKG-Ableitung, Pulsoxymetrie, Blutdruckmessung, Anlage einer Infusion und Sauerstoff-Applikation über Nasensonde.

biete ist eine eingehende Schulung im anästhesiologischen Arbeitsbereich unabdingbar.

Im Bereich der Luftrettung sind deutliche Abweichungen von der dargestellten Verteilung der Primäreinsätze möglich. Hier beträgt der Anteil an traumatisierten Patienten bis zu 80 % (1). Eine gewisse Selektion der Einsätze ist allerdings nur durch direkten Vergleich mit anderen Standorten von Rettungshubschrauber auszuschließen.

Primäreinsatz ohne Patientenbegleitung

Oft muß der Disponent in der Rettungsleitstelle aufgrund der Notfallmeldung eine vital bedrohliche Situation annehmen und den Notarzt einsetzen, obwohl nach Untersuchung des Patienten und ggf. einer kurzen Therapie entweder kein Transport erforderlich wird oder dieser ohne Notarzt erfolgen kann. Nach vorsichtiger Schätzung entfällt mehr als ein Viertel der Primäreinsätze auf diese Kategorie.

Zu den Primäreinsätzen ohne Patientenbegleitung zählen neben ambulanten Hilfeleistungen auch Einsätze ohne Patientenbehandlung (Fehleinsätze) sowie Todesfeststellungen. Die von Hillermann et al. (2) bei ambulanter Behandlung berichteten Diagnosen umfaßten ein breites Spektrum vorwiegend internistischer Erkrankungen wie hypotone Dysregulation, Asthma bronchiale, leichte Intoxikation, Hyperventilation und Hypoglykämie (2).

Eine primäre Bewußtseinsstörung oder akute Luftnot

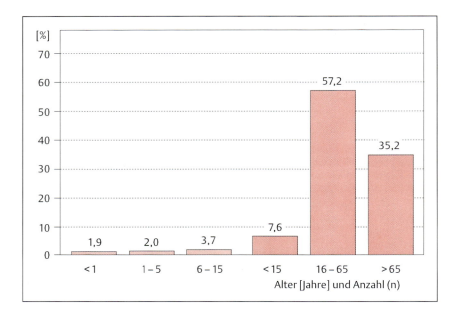

Abb. 26.5 Altersverteilung bei 5 109 NEF-Einsätzen.

waren bei Eintreffen des Notarztes entweder rückläufig oder nach kurzer Therapie nahezu normalisiert. Das dramatisch empfundene initiale Beschwerdebild hatte jedoch den Beobachter, das erste Glied der Rettungskette, und in der Folge den Disponenten der Rettungsleitstelle zur Alarmierung des Notarztes veranlaßt.

Nur bei einem geringen Teil der Fälle, etwa einem banalen Infekt oder einer Bagatellverletzung, ist durch genaues Nachfragen des Disponenten eine Klärung vor der Alarmierung des Notarztes möglich. Weil das Rettungswesen auf der Alarmierung durch medizinische Laien beruht, müssen diese fehlindizierten Notarzt-Einsätze letztlich in Kauf genommen werden. Auch dem Disponenten in der Rettungsleitstelle bleibt keine andere Wahl, als im Zweifel den Notarzt zu alarmieren.

- Die Entscheidung über das konkrete Vorgehen liegt beim Notarzt vor Ort.
- Im Zweifel wird er sich zur stationären Einweisung entschließen.
- Die dezidierte Entscheidung zur Nicht-Einweisung soll nur nach reiflicher Überlegung, genauer Dokumentation von Anamnese und Befund und möglichst im Einvernehmen mit den Angehörigen erfolgen.

Zeiten und therapiefreies Intervall

Der Erfolg des Primäreinsatzes hängt entscheidend vom Zeitverzug bis zum Einsetzen qualifizierter Hilfe und damit vom therapiefreien Intervall ab. Hier muß auf allen Ebenen für eine Optimierung gesorgt werden.

Am Beispiel der kardiopulmonalen Reanimation wegen Kammerflimmerns oder Asystolie kann der zeitliche Ablauf vom Eintritt des Ereignisses bis zur Krankenhauseinweisung gut nachvollzogen werden (4).

Die *Notrufzeit* von der Beobachtung des Herz-Kreislauf-Stillstands bis zum Absetzen des Notrufs beträgt durchschnittlich knapp 2 min. Bei erfolglosen Reanimationen wurden deutlich verlängerte Intervalle über 2 min festgestellt, während bei besonders schneller Alarmierung die höchste Entlassungsrate von Patienten aus dem Krankenhaus erzielt werden konnte. Die Notrufzeit hängt insbesondere davon ab, ob das Notfallereignis beobachtet wurde oder nicht.

Bei etwa zwei Dritteln der Reanimationen sind Augenzeugen zugegen. Es kommt alles darauf an, daß neben der unverzüglichen Alarmierung des Rettungsdienstes sofort mit suffizienten Maßnahmen der Laienreanimation begonnen und das therapiefreie Intervall entsprechend verkürzt wird.

Als *Alarmierungs- oder Alarmzeit* wird die Zeitspanne von der Alarmierung des Notarztes bis zum Ausrücken bezeichnet. Sie soll möglichst kurz sein und nicht mehr als 1–2 min betragen. Die *Anfahrzeit* ist die Zeitspanne von der Alarmierung bis zum Eintreffen am Patienten. Zusammen ergibt sich die *Eingreifzeit* als Zeitspanne vom Eingang der Notfallmeldung bis zum Eintreffen qualifizierter Hilfe am Patienten; sie ist regional sehr unterschiedlich und liegt bundesweit unter 10 min.

Die Eingreifzeit kann durch geeignete Maßnahmen wie die Parallelalarmierung eines näherstehenden Rettungswagens trotz gleichzeitigem Einsatz des Notarztwagens deutlich verkürzt und damit die Prognose des Notfallpatienten verbessert werden (4). Auch der Einsatz besonders ausgebildeter und unverzüglich alarmierbarer Ersthelfer („first responder") kann unter bestimmten regionalen Voraussetzungen zur Verkürzung des therapiefreien Intervalls beitragen.

Einsatzablauf

Alarmierung und Anfahrt

Nach Abfrage der Notfallmeldung durch den Disponenten der Rettungsleitstelle erfolgt die Alarmierung von Notarzt und Besatzung über Funkmeldeempfänger.

- Das Ausrücken muß mit größtmöglicher Schnelligkeit innerhalb von 1–2 min erfolgen.
- Im Ausnahmefall kann selbst ein geringfügiger Zeitverzug den Tod des Notfallpatienten bedeuten.

Während der Anfahrt ist die Rettungsleitstelle weisungsbefugt; diese Befugnis endet mit dem Eintreffen des Notarztes am Einsatzort.

Die Fahrweise bei Alarmfahrten wird, ob bewußt oder unbewußt, auch von der Notfallmeldung beeinflußt. Vielen Mitarbeitern im Rettungsdienst ist es nicht gleichgültig, ob es sich um eine Hilfeleistung beim Schlaganfall eines geriatrischen Patienten in einem Pflegeheim oder um den Ertrinkungsunfall eines Kindes handelt. Entsprechende emotionale Reaktionen sind offenkundig; eine Wertung des Patienten ist damit nicht beabsichtigt.

Allgemeine Maßnahmen am Notfallort

Nach Eintreffen am Notfallort sind folgende Punkte zu berücksichtigen:
- Das Eintreffen ist der Rettungsleitstelle unverzüglich zu melden.
- Eine evtl. Eigen- bzw. Fremdgefährdung durch Verkehr, Feuer, Gas und andere toxische Substanzen sowie sonstige Umwelteinflüsse ist zu überdenken, ggf. sind geeignete Maßnahmen zur Eigen- bzw. Fremdsicherung zu treffen.
- Ebenso ist kurz abzuwägen, ob zusätzliche Kräfte wie weitere Rettungsmittel und der Leitende Notarzt nachzufordern sind. Nach entsprechender Anforderung bei der Rettungsleitstelle geht die Verantwortung an diese über; sie kann allerdings ohne genaues Lagebild nicht tätig werden.
- Bei mehreren Patienten muß zunächst eine Sichtung erfolgen, ehe mit Therapiemaßnahmen begonnen wird.

- Insgesamt muß sich der Notarzt bei allen Schadensereignissen schnell einen Überblick verschaffen und insbesondere Sorge tragen, die Rettungsleitstelle ausreichend zu informieren.

Auch bei Notfallsituationen im häuslichen Milieu ist eine entsprechend angepaßte Orientierung erforderlich, um wichtige Hinweise, etwa auf Intoxikationen oder Elektrounfälle, nicht zu übersehen.

Es folgt dann die Untersuchung und Erstversorgung des Notfallpatienten (s. Kapitel „Untersuchung und Überwachung des Notfallpatienten").

Häufig kommt es vor, daß niedergelassene Ärzte Behandlungsmaßnahmen eingeleitet haben und die weitere Therapie und den Transport des Notfallpatienten an den Notarzt übergeben. Mit dieser Übergabe geht die Gesamtverantwortung an den Notarzt über.

Ein Weisungsrecht des niedergelassenen Arztes gegenüber dem Notarzt gibt es nicht. Die Zusammenarbeit sollte von Kollegialität und Vertrauen geprägt sein; gegenseitige Belehrungen sind fehl am Platz. Ebenso selbstverständlich sollte es sein, daß die technische Rettung eingeklemmter Notfallpatienten usw. in vertrauensvoller Zusammenarbeit von Feuerwehr, Polizei und Rettungsdienst erfolgt.

Transport und Übergabe

Nachdem der Notarzt die Rettungsleitstelle über das gewünschte Transportziel informiert hat, übernimmt diese die weitere Organisation wie Bettennachfrage und Verständigung des Zielkrankenhauses. Eine direkte Weisungsbefugnis gegenüber dem Notarzt hinsichtlich der Auswahl des Transportziels kommt ihr nicht zu.

Der Transport des Patienten erfolgt grundsätzlich nach suffizienter Primärversorgung und unter kontinuierlicher klinischer und technischer Überwachung. Der Transport unvollständig versorgter Patienten ist nur in Ausnahmefällen (z. B. isoliertes perforierendes Trauma mit hämorrhagischem Schock) erlaubt.

- Während des Transports muß jederzeit mit einer plötzlichen Verschlechterung des Patientenzustands gerechnet werden.
- Für absehbare Komplikationen, wie Intubation bei zunehmender respiratorischer Insuffizienz oder Auftreten einer Rhythmusstörung bei Myokardinfarkt, ist Vorsorge zu treffen.

Die Übergabe des Patienten in der Klinik soll unmittelbar an den weiterbehandelnden Arzt erfolgen.

- Unverzichtbar ist die mündliche wie schriftliche Darstellung des Notfallgeschehens, der initial erhobenen Befunde, der Erstdiagnose, der therapeutischen Maßnahmen und der weiteren Entwicklung des Krankheitsgeschehens.

In geeigneter Form vorgebrachte Hinweise auf mögliche Differentialdiagnosen und absehbar erforderliche therapeutische wie diagnostische Maßnahmen können dem aufnehmenden Kollegen die schnelle Weiterbehandlung erleichtern.

Kernaussagen

Der Primäreinsatz

- Als Primäreinsatz wird der Einsatz eines Rettungsmittels unmittelbar am (regelmäßig außerklinischen) Schadensort bezeichnet. Vorrangige Aufgaben der präklinischen notärztlichen Versorgung beim Primär-

einsatz sind die Wiederherstellung und Aufrechterhaltung der Vitalfunktionen des Notfallpatienten und der Transport in ein geeignetes Krankenhaus. Nach der Definition der meisten Landes-Rettungsdienstgesetze handelt es sich hierbei um Patienten, die sich in Lebensgefahr befinden oder bei denen schwere gesundheitliche Schäden zu befürchten sind, falls sie nicht unverzüglich medizinische Hilfe erhalten.
- Die eigentliche Indikation zur Alarmierung des Notarztes wird durch den Disponenten in der Rettungsleitstelle gestellt, der sich dazu eines vorgegebenen Indikationskatalogs bedient.
- Die Verteilung der Primäreinsätze auf die einzelnen Notfallkategorien und Fachgebiete zeigt zwar gewisse regionale Abweichungen, Gemeinsamkeiten wie das weite Überwiegen der internistischen Notfälle sind jedoch offenkundig.
- Die großen Anforderungen an den Notarzt erfordern den „Generalisten mit speziellen Fähigkeiten", hier in der Sicherung und Wiederherstellung der Vitalfunktionen bei Notfallpatienten aller Fachgebiete und Altersklassen.
- Weil das Rettungswesen auf der Alarmierung durch medizinische Laien beruht, müssen auch fehlindizierte Notarzt-Einsätze in Kauf genommen werden. Die Entscheidung über das konkrete Vorgehen liegt dann beim Notarzt vor Ort.
- Der Erfolg des Primäreinsatzes hängt entscheidend vom Zeitverzug bis zum Einsetzen qualifizierter Hilfe und damit vom therapiefreien Intervall ab. Hier muß auf allen Ebenen für eine Optimierung gesorgt werden. Bei etwa zwei Dritteln der Reanimationen sind Augenzeugen zugegen. Es kommt alles darauf an, daß neben der unverzüglichen Alarmierung des Rettungsdienstes sofort mit suffizienten Maßnahmen der Laienreanimation begonnen wird.
- Nach Abfrage der Notfallmeldung durch den Disponenten der Rettungsleitstelle erfolgt die Alarmierung von Notarzt und Besatzung über Funkmeldeempfänger. Das Ausrücken muß mit größtmöglicher Schnelligkeit innerhalb von 1 – 2 min erfolgen.
- Bei allen Schadensereignissen muß sich der Notarzt schnell einen Überblick verschaffen und insbesondere Sorge tragen, die Rettungsleitstelle ausreichend zu informieren. Auch bei Notfallsituationen im häuslichen Milieu ist eine entsprechend angepaßte Orientierung erforderlich.
- Nach einer evtl. Übergabe durch den niedergelassenen Arzt geht die Gesamtverantwortung an den Notarzt über. Die Zusammenarbeit sollte von Kollegialität und Vertrauen geprägt sein. Ebenso selbstverständlich sollte es sein, daß die technische Rettung eingeklemmter Notfallpatienten usw. in vertrauensvoller Zusammenarbeit von Feuerwehr, Polizei und Rettungsdienst erfolgt.
- Während des Transports muß jederzeit mit einer plötzlichen Verschlechterung des Gesundheitszustands des Patienten gerechnet werden. Die mündliche wie schriftliche Übergabe des Patienten in der Klinik soll unmittelbar an den weiterbehandelnden Arzt erfolgen.

Literatur

1. Bosch S, Domres B, Geitner K: Notärztliche Diagnostik und Therapie im RTH-Einsatz. Notfallmed. 1995; 21:476–483
2. Hillermann T, Schmidt A, Simon HB, Jegen R: Notarzteinsatz ohne Patiententransport - Fehleinsatz oder notwendige ärztliche Intervention. Der Notarzt 1997; 13:30–34
3. Ufer MR: Strukturwandel im Notarztdienst aufgrund höchstrichterlicher Rechtsprechung. Notfallmed. 1996; 22:94–96
4. Schneider K, Neumann A, Waydhas C, Schmidbauer S, Schweiberer L: Überlebenschance nach präklinischer Reanimation – Bedeutung des frühzeitigen Einsatzes von qualifizierten Ersthelfern. Der Notarzt 1990; 6:166–171

Der Sekundäreinsatz

Bodengebundener Transport

H. Stephan

Roter Faden

- **Grundlagen**
  - Begriff und allgemeine Voraussetzungen
  - Qualifikation des Begleitpersonals
  - Ausstattung und Transportmittel
- **Ablauf des Transports**
  - Vorphase
  - Transportphase

Grundlagen

Begriff und allgemeine Voraussetzungen

Definition: Im Gegensatz zum *Primärtransport*, bei dem ein akut erkrankter Patient vom Ort der Erkrankung in ein Krankenhaus gebracht werden muß, handelt es sich beim *Sekundärtransport* oder *Interhospitaltransfer* um die Verlegung eines Patienten von einem in ein anderes Krankenhaus. Dabei ist zwischen einem frühen und einem späten Sekundärtransport zu unterscheiden (1).

Ein *früher Sekundärtransport* ist immer dringlich und erforderlich für Patienten, die unmittelbar nach Aufnahme im erstbehandelnden Krankenhaus zur definitiven Primärtherapie in ein anderes Krankenhaus verlegt werden müssen. Als Beispiel seien *Polytraumatisierte* genannt, die nach primärer Aufnahme in einem Krankenhaus der Grund- und Regelversorgung aus diagnostischen, operativen oder intensivmedizinischen Gründen die Betreuung in einem Schwerpunktkrankenhaus benötigen; oder *Infarktpatienten* im kardiogenen Schock, bei denen innerhalb weniger Stunden eine Herzkatheter-Untersuchung, interventionelle Maßnahmen oder eine Operation erforderlich sein können.

Während der Transport des Polytraumatisierten unter notfallmedizinischen Kriterien abläuft und insofern einem Primäreinsatz ähnelt, macht der Transport von Patienten im kardiogenen Schock ein invasives Kreislaufmonitoring, kontinuierliche Pharmakotherapie und damit insgesamt klinisch-intensivmedizinische Bedingungen erforderlich.

Ein *später Sekundärtransport* kann erforderlich werden für Patienten, die nach abgeschlossener Primärbehandlung zur *Weiterbehandlung* in ein geeignetes Krankenhaus (Heimatkrankenhaus, Rehabilitationszentrum) verlegt werden sollen und für Patienten, die aus stationärer Intensivtherapie unter Weiterführung der intensivmedizinischen Überwachung und Therapie in eine *Spezialabteilung* befördert werden müssen. Aufgrund der zunehmenden Regionalisierung spezialisierter Behandlungen steigen die medizinischen Anforderungen an diese Art der Sekundärtransporte. Vital bedrohte und beatmete Patienten sind in hohem Maß der Gefahr einer zusätzlichen, transportbedingten Schädigung ausgesetzt (2, 7).

Intensivtransporte sollen daher nur von speziell ausgebildetem Personal mit entsprechend ausgerüsteten Transportmitteln durchgeführt werden.

Hinzu kommt, daß diese Transporte häufig sehr zeitaufwendig sind. Der Einsatz von Notarztwagen (NAW) oder Rettungshubschraubern (RTH) für Sekundäreinsätze kann eine Einschränkung der Einsatzbereitschaft für Primäreinsätze zur Folge haben.

Qualifikation des Begleitpersonals

Während des Transports eines Intensivpatienten müssen mindestens die Voraussetzungen für die Überwachung und Therapie erfüllt werden, die am verlegenden Krankenhaus bestanden haben.

Dies erfordert neben den weiter unten dargestellten materiellen Voraussetzungen eine *besondere Qualifikation* des ärztlichen Personals. Nach Empfehlungen der Deutschen Interdisziplinären Vereinigung für Intensiv- und Notfallmedizin (DIVI) sollte der begleitende Notarzt folgende Bedingungen erfüllen:
- 3 Jahre klinische Weiterbildung in einem Fachgebiet mit intensivmedizinischen Versorgungsaufgaben,
- zusätzlich 6 Monate nachweisbare Vollzeittätigkeit auf einer Intensivstation,
- zusätzlich Fachkundenachweis Rettungsdienst bzw. Zusatzbezeichnung Rettungsmedizin,
- zusätzlich 20stündiger Kurs „Intensivtransport".

Auch die beteiligten Rettungsassistenten sollen über eine intensivmedizinische Ausbildung verfügen.

Für den Transport von *Früh-* und *Neugeborenen* empfiehlt sich die Hinzuziehung eines Neonatologen und einer pädiatrischen Intensivschwester, da nach einer Untersuchung von Edge et al. (3) die Transportmorbidität pädiatrischer Patienten durch die Betreuung durch ein spezialisiertes Team erheblich reduziert wird.

Ausstattung und Transportmittel

In der Bundesrepublik werden jährlich schätzungsweise 70 000 arztbegleitete Sekundärtransporte durchgeführt (1). Die Mehrzahl dieser Transporte erfolgt durch arztbesetzte Primär-Rettungsmittel.

Bei jährlich etwa 7000 *speziellen Sekundärtransporten* ist ein kontinuierlicher *intensivmedizinischer Standard* erforderlich. Hierfür sind die nach DIN-Norm ausgerüsteten Transportmittel nicht geeignet.

So sind für den Interhospitaltransfer von Herzinfarkt-Patienten, die unter kontinuierlicher Pharmakotherapie stehen, nicht nur EKG, oszillometrische Blutdruckmessung und Pulsoxymetrie unerläßliche Überwachungsmaßnahmen, sondern auch die *invasive Blutdruckmessung*.

- Die Indikation zum invasiven Kreislauf-Monitoring ist wegen der häufig ungünstigen Umgebungsbedingungen während des Transports großzügig zu stellen.

Für die Therapie bradykarder Rhythmusstörungen muß ein *Schrittmacher* zur Verfügung stehen. Hier haben sich inzwischen einfach anzuwendende transkutane Notfallschrittmacher etabliert (6). Daneben muß eine genügende Anzahl von *Spritzenpumpen* vorhanden sein, um die kontrollierte und kontinuierliche Applikation von Katecholaminen, Nitraten und Kalzium-Antagonisten zu gewährleisten.

Der Transport von Patienten mit schwerer *respiratorischer Insuffizienz* geht häufig mit einer Verschlechterung der Lungenfunktion einher (7) und kann zu lebensbedrohlichen Störungen der Vitalfunktionen führen.

- Patienten mit schwerer respiratorischer Insuffizienz dürfen nur in Transportmitteln verlegt werden, die eine Fortführung der auf der verlegenden Intensivstation begonnenen Respiratortherapie erlauben.

Hierzu sind die üblichen Notfall-Respiratoren nicht geeignet, da mit ihnen eine differenzierte Respiratortherapie ebensowenig möglich ist wie eine adäquate Überwachung der Beatmung.

Um dem steigenden Bedarf an adäquaten Transportmitteln zur Verlegung von Intensivpatienten zu entsprechen, haben sich in den letzten Jahren neben dem Lufttransport (5, 7) (siehe nachfolgendes Kapitel „Der Sekundäreinsatz - Lufttransport") auch bodengebundene Systeme zur Durchführung dieser speziellen Sekundärtransporte etabliert.

Wie wichtig diese Entwicklung ist, zeigt eine Analyse von Kill und Reinhardt (4), wonach in Hessen über 75% der Transporte von Intensivpatienten bodengebunden durchgeführt werden.

Vorteile der bodengebundenen Systeme sind vor allem die *24stündige Einsatzbereitschaft* und die *Wetterunabhängigkeit*.

Während die Verlegung eines Patienten mit Hubschrauber oder Flächenflugzeug häufig eine Umlagerung in andere Transportmittel erforderlich macht, ist beim bodengebundenen Transport immer eine kontinuierliche Fortführung der Therapie im Sinne des „Bett-zu-Bett"-Transfers möglich. Darüber hinaus ist ein bodengebundener Transport innerhalb eines Bereichs von etwa 100 km *kostengünstiger* als ein Lufttransport.

Für den bodengebundenen Transport von Intensivpatienten stehen verschiedene Fahrzeugtypen zur Verfügung. Das durch Umbau einer Reisebus-Karosserie entstandene „*Intensivmobil*" des Arbeiter-Samariter-Bundes (ASB) stellt einen mobilen Intensivpflegeplatz dar und gestattet den Transport des Patienten im eigenen Bett ohne Umlagerung. Daneben kommen vorwiegend umgebaute NAW, sogenannte *Verlegungs-NAW*, zum Einsatz.

Beim Intensivmobil des Deutschen Roten Kreuzes (DRK) Kassel handelt es sich um einen umgebauten Rettungswagen vom Typ VW-LT, der zusätzlich zur DIN-Ausrüstung über folgende Installationen verfügt:
- Verstärkte Federung,
- Druckluft- und Sauerstoffversorgung für ca. 3–4 h Beatmung,
- zusätzliche Stromleitungen,
- Halterungen für Zusatzgerät,
- Funktelefon zusätzlich zur Funkausrüstung,
- erweiterte Trageneinrichtung, auf der sämtliche Geräte und deren Versorgungseinrichtungen untergebracht werden können, um eine kontinuierliche Intensivtherapie auch außerhalb des Fahrzeugs zu ermöglichen.

Die weitere medizintechnische Ausstattung ist in Tab. 26.4 aufgeführt. Das Fahrzeug ist an das Rote-Kreuz-Krankenhaus Kassel angegliedert, so daß eine kontinuierliche Besetzung mit Ärzten und Rettungssanitätern gewährleistet ist.

Tabelle 26.4 Medizintechnische Ausstattung des Kasseler Intensivmobils

Pharmako-/Volumentherapie	4 Spritzenpumpen
Elektrotherapie	Defibrillator Transthorakaler Schrittmacher
Respiratortherapie	Intensivrespirator (Evita 2, Firma Dräger) mit Akku-Antrieb Notfallrespirator
Monitoring	EKG invasiver und nicht-invasiver Druck Temperatur Kapnographie (im Respirator integriert) Gerät für Blutgas-Analysen (AVL Opti 1)
Auf Anforderung	Intensiv-Transportinkubator Verbandmaterial für Brandverletzte („Burn-pac") Intraaortale Gegenpulsationspumpe (IABP)

Ablauf des Transports

Vorphase

Anders als bei Notfallanforderungen im Rettungsdienst sind vor einem Interhospital-Transport umfangreiche Vorbereitungen notwendig, um eine transportbedingte Schädigung des Patienten zu vermeiden.

Nachdem in Absprache mit dem übernehmenden Krankenhaus die Indikation für die Verlegung des Intensivpatienten gestellt und mit der zuständigen Rettungsleitstelle (in Hessen ist die Koordinierungszentrale für spezielle Sekundärtransporte in Frankfurt zuständig) die Auswahl des geeigneten Transportmittels geklärt ist, muß ein *Gespräch* zwischen dem abgebenden und dem transportbegleitenden Arzt über die Indikation des Transports und den genauen Zustand des Patienten erfolgen. Hieraus lassen sich Dringlichkeit und apparativer Aufwand abschätzen. Danach werden eventuell notwendige *transportvorbereitende Maßnahmen* besprochen und der Abholzeitpunkt festgelegt.

- Der begleitende Notarzt muß sich nach Ankunft im abgebenden Krankenhaus ein eigenes Bild vom Zustand des Patienten machen, um die Transportfähigkeit beurteilen zu können.

Jeder, der schon einmal versucht hat, den Zustand eines Intensivpatienten nach telefonischen Angaben zu beurteilen, weiß, wie irreführend solche Informationen aus zweiter Hand sein können.

- Vor dem Transport ist häufig eine Erweiterung des Monitorings und der Therapie notwendig, wie etwa die Installierung einer *invasiven Blutdruckmessung* oder eine *prophylaktische Intubation*, wenn eine Verschlechterung der respiratorischen Situation zu erwarten ist.
- Bei beatmeten Patienten soll nach Anschluß des Transportrespirators eine *Blutgas-Analyse* durchgeführt werden, auch wenn die Beatmung im selben Modus weitergeführt wird.

Alle Maßnahmen dienen dem Ziel, den Patienten in einen für den Transport optimalen Zustand zu bringen. Der Zeitaufwand ist im Vergleich zur Minimierung des Transportrisikos zu vernachlässigen.

Transportphase

- Während des Transports dürfen Veränderungen einer differenzierten Beatmungs- oder Kreislauf-Therapie nur dann erfolgen, wenn sich der Zustand des Patienten verschlechtert. Je besser die Transportvorbereitungen, je seltener wird dies der Fall sein.
- Nicht nur um die Beatmung zu erleichtern, sondern auch um Streßreaktionen zu vermeiden, sollen die Patienten während des Transports großzügig *sediert* werden.
- Die Übergabe des Patienten an den aufnehmenden Arzt erfolgt auf der Intensivstation des Zielkrankenhauses.

Hier werden alle bisher getroffenen diagnostischen und therapeutischen Maßnahmen besprochen und mitgebrachte Patientenunterlagen sowie eine Kopie des *Transportverlaufs-Protokolls* übergeben. Der transportierende Arzt soll die Intensivstation erst verlassen, nachdem er sich über den aktuellen Zustand des Patienten informiert hat.

Kernaussagen

Grundlagen
- Beim Sekundärtransport oder Interhospitaltransfer handelt es sich um die Verlegung eines Patienten von einem Krankenhaus in ein anderes.
- Ein früher Sekundärtransport ist erforderlich für Patienten, die unmittelbar nach Aufnahme im erstbehandelnden Krankenhaus zur definitiven Primärversorgung verlegt werden müssen. Ein später Sekundärtransport ist notwendig für Patienten, die nach abgeschlossener Primärbehandlung zur Weiterbehandlung befördert werden sollen und für Intensivpatienten, die unter Weiterführung der intensivmedizinischen Überwachung und Therapie in eine Spezialabteilung transportiert werden müssen.
- Während des Transports eines Intensivpatienten müssen mindestens die Voraussetzungen für die Überwachung und Therapie erfüllt werden, die am verlegenden Krankenhaus bestanden haben. Das Begleitpersonal muß daher neben der üblichen rettungsmedizinischen Qualifikation über eine zusätzliche intensivmedizinische Ausbildung verfügen.
- Eine spezielle Ausstattung des Transportmittels ist erforderlich für die Überwachung und Therapie kreislaufinstabiler und respiratorisch insuffizienter Patienten.
- Für den bodengebundenen Transport von Intensivpatienten stehen neben umgebauten Reisebussen, die einen mobilen Intensivpflegeplatz beinhalten, sogenannte Verlegungs-NAW zur Verfügung. Sie sind zusätzlich zur üblichen Ausstattung ausgerüstet mit einem Monitor, der eine invasive Blutdruckmessung erlaubt, mehreren Spritzenpumpen, einem transthorakalen Schrittmacher und einem Intensivrespirator.

Ablauf des Transports
- Um eine transportbedingte Schädigung des Patienten zu vermeiden, sind vor einem Interhospitaltransport umfangreiche Vorbereitungen notwendig. Der transportbegleitende Arzt muß sich über den genauen Zustand des Patienten informieren und mit dem abgebenden Arzt evtl. notwendige transportvorbereitende Maßnahmen besprechen.
- Vor dem Transport ist häufig die Erweiterung des Monitorings und der Therapie notwendig, wie die Installierung einer invasiven Blutdruckmessung oder eine prophylaktische Intubation.
- Während des Transports dürfen Veränderungen einer differenzierten Beatmungs- oder Kreislauf-Therapie nur vorgenommen werden, wenn sich der Zustand des Patienten verschlechtert.
- Die Übergabe des Patienten an den aufnehmenden Arzt erfolgt auf der Intensivstation des Zielkrankenhauses.

Literatur

■ **Referenzen**

1. Ahnefeld FW: Sekundärtransport. Notfallmed. 1993; 19: 280–281
2. Braman SS, Dunn SM, Amico CA, Millman RP: Complications of intrahospital transport in critically ill patients. Ann Intern Med. 1987; 107:469–473
3. Edge WE, Kanter RK, Weigle CGM, Walsh RF: Reduction of morbidity in interhospital transport by specialized pediatric staff. Crit Care Med. 1994; 22:1186–1190
4. Kill C, Reinhardt K: Interhospitaltransfer von Intensivpatienten: Eine Analyse landesweiter, zentraler Einsatzdisposition nach räumlichen, zeitlichen und organisatorischen Parametern. Notfallmed. 1996; 22:284–290
5. Madler C, Eberl-Lehmann P, Schulte-Steinberg H, Huf R, Schildberg FW, Peter K: Der Intensivtransporthubschrauber (ITH): Konzeption, Realisierung, Ergebnisse und Perspektiven. Münch med Wschr. 1992; 134:488–493
6. Moecke H, Knuth P: Neue Generation von arztbesetzten Rettungsmitteln: Die adäquate Geräteausstattung. Notfallmed. 1990; 16:138–142
7. Müller E, Knoch M, Höltermann W, Lennartz H: Marburger Transportsystem für Intensivpatienten. Notfallmed. 1988; 14:55–58

■ **Weiterführende Literatur**

8. Pearl RG, Mihm FG, Rosenthal MH: Care of the adult patient during transport. In: Hackel A (ed.): Critical care transport. Little, Brown and Company, Boston 1987; S. 43–75.

Lufttransport

R. Huf

Roter Faden

- Begriffsbestimmungen
- Entstehung und Konzept
- Personelle und materielle Voraussetzungen
  - Personelle Voraussetzungen
  - Medizinische Ausstattung
  - Fluggerät
- Indikation für den luftgestützten Interhospitaltransfer
- Durchführung und Ablauf
  - Planung
  - Übernahme
  - Transport
  - Übergabe

Begriffsbestimmungen

Definition: Als „Luftgestützter Sekundäreinsatz" bzw. besser „Luftgestützter Interhospitaltransfer" wird der Transport von Patienten zwischen klinischen Einrichtungen bezeichnet. Je nach Schwere des Krankheitsbildes wird zwischen einfachem Verlegungstransport und der Intensiv-Verlegung differenziert.

Der *Verlegungstransport* ist der Transport stabiler Patienten, die keiner intensivmedizinischen Betreuung bedürfen und bei denen eine Verschlechterung des medizinischen Zustandes nicht zu erwarten ist.

Die *Intensiv-Verlegung* ist der Transport von Patienten mit instabilen Vitalfunktionen, hoher Therapie-Intensität oder anderen schwerwiegenden Gesundheitsstörungen; oder von Patienten, bei denen sich eine solche Situation kurzfristig entwickeln kann.

Der Begriff „Sekundärtransport" birgt die Gefahr, diesen Einsätzen auch sekundäre Bedeutung beizumessen. Sie stellen aber logistisch, personell und materiell die gleichen hohen Anforderungen wie Primäreinsätze; beim Transport kritisch kranker Patienten nach vorangegangener Intensivtherapie sind die Anforderungen sogar noch höher.

Entstehung und Konzept

Sekundärtransporte wurden und werden mit den üblichen Transportmitteln des Rettungsdienstes vorgenommen. Dies ist zwar für den Transport stabiler Patienten durchaus ausreichend; für den Transport des intensivmedizinischen Risikopatienten reicht jedoch die apparative und personelle Ausstattung des klassischen Rettungsdienstes nicht aus.

So wurde bereits Ende der 80iger Jahre der Ruf nach einem speziellen, für den Intensiv-Transport konzipierten Transportmittel laut. Ursache hierfür war die zunehmende Konzentration diagnostischer und therapeutischer Einrichtungen an Zentren der Maximalversorgung und Fachkliniken und der relative Mangel an Intensiv-Betten in eben diesen Zentren, denen die zunehmende Leistungsfähigkeit der Intensivstationen an Häusern der Grund- und Regelversorgung mit intensivmedizinischer Therapie auf hohem Niveau gegenüberstand.

Maxime des qualifizierten Interhospital-Transfers ist der sichere Transport auch intensivpflichtiger Patienten zur Diagnostik und Weiterbehandlung in Zentren der Maximalversorgung und Spezialeinrichtungen sowie umgekehrt in Kliniken der Grund- und Regelversorgung zur Ökonomisierung der Intensivmedizin.

Die Qualifikation des begleitenden ärztlichen Personals muß Facharztniveau erreichen. Das Transportmittel muß die Ausstattung eines modernen Intensivplatzes besitzen und die Zuladung von weiterem Personal und Gerät erlauben.

Personelle und materielle Voraussetzungen

Personelle Voraussetzungen

Wie in der Primärrettung ist auch beim Intensiv-Transport die Leistungsfähigkeit entscheidend von der Qualifikation des ärztlichen und nichtärztlichen Personals abhängig.

Das Patientenkollektiv ist durch einen hohen Anteil intensivmedizinisch vorbehandelter Hochrisiko-Patienten gekennzeichnet. Für einen erheblichen Teil dieser Patienten sind die diagnostischen bzw. therapeutischen Möglichkeiten im abgebenden Krankenhaus erschöpft. Sie müssen dann, zum Teil über erhebliche Distanzen, transportiert werden. Daneben hat ein Teil der Flüge den Charakter von Primäreinsätzen mit deren speziellen Anforderungen. Nicht zuletzt ist das Arbeitsumfeld „Hubschrauber" bzw. „Flächenflugzeug" zu berücksichtigen.

Beim Interhospitaltransfer eingesetzte Ärzte sollen deshalb über die folgenden Qualifikationen verfügen:
1. Mindestens 6 Monate Vollzeittätigkeit auf einer Intensivstation.
2. Fachkundenachweis „Rettungsdienst".
3. Mindestens 6 Monate Tätigkeit im bodengebundenen Rettungsdienst.
4. Grundlegende Kenntnisse in der Flugphysiologie und Flugphysik.
5. Grundlegende Kenntnisse der Flugdurchführung.
6. Sicherheitstraining.
7. Verhalten bei fliegerischen Notfällen.
8. Physische und psychische Flugtauglichkeit.

Die Deutsche Interdisziplinäre Vereinigung für Intensiv- und Notfallmedizin (DIVI) empfiehlt den ausschließlichen Einsatz von Fachärzten aus Gebieten mit zwingender intensivmedizinischer Weiterbildung. Auf jeden Fall muß der begleitende Arzt die bei Intensiv-Transporten und Primäreinsätzen vorkommenden Krankheitsbilder in Diagnostik und Therapie beherrschen. Dies setzt letztlich den „Facharzt-Standard" und rettungsdienstliche Erfahrungen voraus. Eine Einführung auf dem verwendeten Fluggerät in der Form einer zunächst begleitenden Tätigkeit ist unabdingbar. Beim Einsatz spezieller Geräte (intraaortale Ballonpumpe usw.) muß ggf. ein entsprechend erfahrener, zusätzlicher Arzt oder ein Techniker den Transport begleiten.

Zur Ausbildung gehören Kenntnisse in der Flugphysiologie sowie der Höhen- und Flugmedizin (s. Kapitel „Höhen- und Flugmedizin"). Der eingesetzte Arzt muß in der Lage sein, die medizinischen Maßnahmen mit dem Piloten und den fliegerischen Erfordernissen abzustimmen, z. B. im Hinblick auf den resultierenden zeitlichen Aufwand. Flugdurchführung, Navigation, Kommunikation und Flugtechnik müssen dem Arzt in Grundzügen bekannt sein. Er muß sich, wie jedes Besatzungsmitglied, im und am Fluggerät sicher verhalten können. Schließlich sind Kenntnisse über das Verhalten bei fliegerische Notfällen ebenso erforderlich wie geistige und körperliche Flugtauglichkeit.

Medizinische Ausstattung

Um einen Transport auf dem jeweils notwendigen medizinischen Niveau durchführen zu können, muß die medizinische Ausrüstung die kontinuierliche Überwachung sowie alle transportrelevanten therapeutischen und diagnostischen Maßnahmen ermöglichen.

Tabelle 26.**5** Medizinische Ausstattung eines Intensivtransporthubschraubers (ITH) am Beispiel der Maschine des Arbeiter-Samariter-Bundes am Klinikum Großhadern in München.

- Respiratortherapie
  - Intensivrespirator (Siemens Servo 300)
  - Notfallrespirator (Weinmann Medumat electronic)
  - Hand-Beatmungssystem (Hand-Beatmungsbeutel mit Dräger Demand-Ventil)
- Monitoring
  - EKG, 2 x invasiver Druck, nicht-invasiver Blutdruck, Temperatur, Pulsoxymetrie (Protocol Propaq 104 EL)
- Pharmakotherapie
  - Infusionspumpen für minimal 4, besser 6 Spritzen (Becton-Dickinson Program 2)
  - Infusionspumpe (Becton-Dickinson VIP II)
- Elektrotherapie
  - Defibrillator-Monitor mit transthorakalem Schrittmacher (Physio Control Lifepak 10)
  - Invasiver Schrittmacher (Medtronic 5345)
- Intensiv-Transportinkubator (Dräger 5400)
- Intensiv-Transportliege (Air Methods)

Idealerweise sollen Überwachung und Therapie ohne Unterbrechung von Bett zu Bett durchgeführt werden. Am besten ist dies mit einer speziellen Intensiv-Transportliege zu gewährleisten (Abb. 26.**6**).

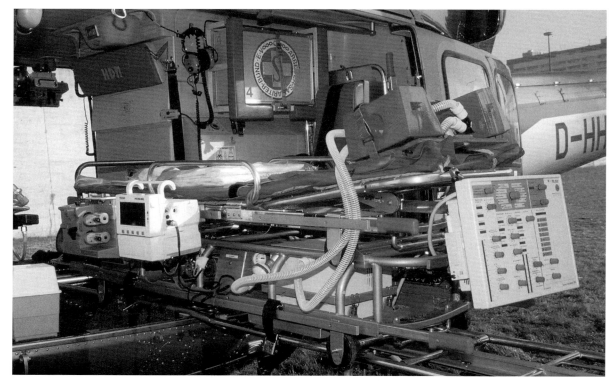

Abb. 26.**6** ITH vom Typ Bell 412 HP mit Intensiv-Transportliege. Die Maschine ist ausgerüstet mit Instrumentenflug-Ausstattung, Wetter-Radar und Satelliten-Navigationssystem. Fliegerische Besatzung: 2 Berufspiloten mit Instrumentenflug-Berechtigung. Triebwerke: 2 Pratt & Whitney PT6T-3B mit je 900 PS. Reichweite ca. 700 km. Reisegeschwindigkeit ca. 240 km/h.

Die apparative Ausstattung eines Intensivtransporthubschraubers ist beispielhaft in Tab. 26.5 wiedergegeben. Zusätzlich zur Grundausrüstung sind Anschlußmöglichkeiten für Sauerstoff, Druckluft und Vakuum sowie 230 V- und 12 V-Spannungsversorgung notwendig, um im Einzelfall notwendige Gerätschaften, z. B. Herzersatz-Systeme, zuladen und betreiben zu können.

Da supplementäre Primäreinsätze und nächtliche Primärtransporte (d. h. Transporte nach Erstversorgung durch den bodengebundenen Rettungsdienst) ebenfalls zum Spektrum des ITH gehören, sind auch alle hierfür notwendigen Gerätschaften mitzuführen.

Fluggerät

Die technische Ausstattung aller Luftrettungsmittel ist in der vom Deutschen Institut für Normung aufgestellten DIN 13230 (1/97) festgelegt.

Der *Rettungshubschrauber (RTH)*, in Österreich *Notarzthubschrauber (NAH)*, ist üblicherweise nur tagsüber unter Sichtflug-Bedingungen im Einsatz. Seine Ausstattung ist für die Primärrettung konzipiert. Die Besatzung besteht aus einem (oder auch zwei) Piloten, einem Rettungsassistenten und dem Notarzt. Aus Sicherheitsgründen sind zwei Turbinen vorgeschrieben; die Bundeswehr darf noch einmotorig fliegen.

Teil 4 der DIN 13230 enthält die „Anforderungen an Intensivtransporthubschrauber (ITH)" und Teil 5 die „Anforderungen an Intensivtransportflugzeuge (ITF)". Damit wird lediglich ein Mindeststandard festgelegt, der darüber hinaus dem technischen Stand zum Zeitpunkt des Erscheinens entspricht. Zum sicheren Transport aller Risikopatienten bedarf es einer über die Norm hinausgehenden Ausstattung.

Der *Intensivtransporthubschrauber (ITH)* ist rund um die Uhr im Einsatz. Seine Ausstattung ist für den Transport kritischer Intensivpatienten bestimmt. Die Maschinen sind für den Betrieb unter Sicht- und Instrumentenflug-Bedingungen ausgelegt.

Die Besatzung besteht typischerweise aus zwei Piloten, einem Rettungsassistenten mit spezieller intensivmedizinischer Ausbildung (oder einer Intensivpflegekraft mit rettungstechnischer Ausbildung) und dem begleitenden Intensivmediziner mit Fachkundenachweis „Rettungsdienst". Die Maschinen müssen mit zwei Triebwerken ausgestattet sein. Wegen des höheren Platzbedarfs sind im Vergleich zu den RTH größere Maschinen erforderlich, da nur so den Anforderungen im Interhospitaltransfer entsprochen werden kann. Die Maschinen werden zunehmend in den Nachtstunden auch für Primärtransporte (nach Erstversorgung durch einen bodengebundenen Notarzt) eingesetzt. Trotz modernster Ausstattung gibt es allerdings Wetterbedingungen, unter denen auch mit diesen Maschinen ein Transport nicht möglich ist. Für den Instrumentenflug geben zwei wesentliche Aspekte den Ausschlag:
– Der Landeplatz muß unter Sichtflug-Bedingungen angeflogen werden können; eine Ausnahme bilden Verkehrsflughäfen.
– Es darf keine Vereisungsgefahr während des Fluges bestehen. Vereisungsgefahr besteht bei der Kombination bestimmter Temperatur- und Luftfeuchtigkeits-Verhältnisse.

Indikation für den luftgestützten Interhospitaltransfer

Luftgestützte Intensiv-Transporte sind kostenintensiver als landgestützte Transporte, aber schneller und schonender. Um medizinisch sachgerecht und trotzdem kostenorientiert zu handeln, bedarf es einer genauen Indikationsstellung, in die auch das fliegerische Risiko eingeht.

- Dem luftgestützten Intensiv-Transport ist dann der Vorzug vor dem Bodentransport zu geben, wenn dem Patienten wegen der längeren Dauer oder der höheren dynamischen Belastung beim Bodentransport Nachteile entstehen können.
- Unabhängig davon ist die Flugsicherheit zu berücksichtigen.

Das *Flußdiagramm „Interhospitaltransfer"* (Abb. 26.7) gibt eine Hilfestellung für die Entscheidung bei Patientenverlegungen. Das *individuelle Transportrisiko* resultiert aus dem Schweregrad der bereits bestehenden oder zu erwartenden Vitalfunktionsstörungen.

In die Hochrisikogruppe („Hochrisikopatient", Abb. 26.7) sind Patienten mit instabilen Vitalfunktionen und hoher Therapieintensität einzustufen, die eines der folgenden Kriterien erfüllen, sich in einer sonstigen hochgradig instabilen Situation befinden oder kurzfristig in einen solchen Zustand gelangen können.

Kriterien der *Instabilität von Vitalfunktionen* sind:
– Intrakranieller Druck (ICP) > 20 mmHg.
– Respiratorische Insuffizienz mit p_aO_2/F_iO_2 < 200 mmHg (Verhältnis von arteriellem Sauerstoffpartialdruck zu inspiratorischer Sauerstofffraktion).
– Herz-Kreislauf-Insuffizienz mit hämodynamisch wirksamer Rhythmusstörung, instabiler Angina pectoris oder arterieller Hypotension (systolischer Druck < 90 mmHg bzw. Mitteldruck < 60 mmHg).

Kriterien der *hohen Therapieintensität* sind:
– Temporäre Schrittmacher-Therapie.
– Differenzierte Therapie mit vasoaktiven Substanzen wie Dopamin und Dobutamin > 5 µg/kg Körpergewicht/min oder Noradrenalin- plus Vasodilatator-Therapie.
– Invasives Beatmungsmuster mit positivem endexspiratorischen Druck (PEEP) > 10 cm H_2O oder F_iO_2 > 0,6.
– Laufende extrakorporale Verfahren wie „Extra Corporal Lung Assist" (ECLA) und Hämofiltration.

Durchführung und Ablauf

Planung

Obwohl jeder Transport aufgrund des vorliegenden Krankheitsbildes, der anstehenden Entfernung, der Tageszeit, des Wetters und wechselnder Verhältnisse am abgebenden und aufnehmenden Krankenhaus seine eigene Dynamik hat, soll das Vorgehen bei jedem Flug einheitlich strukturiert sein.

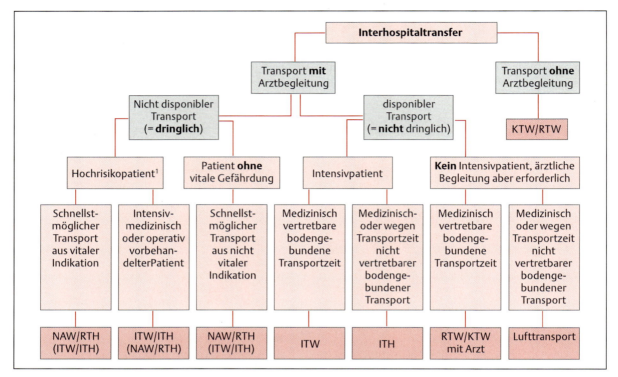

Abb. 26.7 Flußdiagramm „Interhospitaltransfer" zur Entscheidung bei Patientenverlegungen nach der Konsensuskonferenz Interhospitaltransfer des Bayerischen Staatsministeriums des Inneren. [1]Hochrisikopatient: Das individuelle Transportrisiko bezieht sich auf den Schweregrad bestehender oder im Rahmen der diagnostischen Maßnahmen zu erwartenden Vitalfunktionsstörungen. ITH = Intensivtransporthubschrauber; ITW = Intensivtransportwagen.

- In der Planungsphase ist der direkte Kontakt zwischen dem transportierenden Arzt und dem behandelnden Arzt entscheidend.
- In diesem Arzt-Arzt-Gespräch sollen alle relevanten Informationen über den Zustand des Patienten weitergegeben bzw. abgefragt werden.
- Insbesondere sind der notwendige apparative Aufwand und die Dringlichkeit zu klären.

Übernahme

In dieser Phase wird der Patient schrittweise an die Transportsysteme angeschlossen.

- Kritische Systemwechsel müssen kontrolliert erfolgen. So soll bei einem Patienten mit grenzwertigem Gasaustausch eine arterielle Blutgas-Analyse vor und etwa 10 min nach Übernahme an den Transportrespirator erfolgen.
- Analog ist bei jedem apparativen Wechsel vorzugehen.
- Einschränkungen des Monitorings oder der laufenden Therapie sind fast nie gerechtfertigt.
- Häufig ist es notwendig, das Monitoring für den Transport auszuweiten.

Dieses Vorgehen erhöht zwar die Übernahmezeit, verhindert aber mit hoher Sicherheit böse Überraschungen durch plötzliche respiratorische oder kardiozirkulatorische Einbrüche. Erst wenn der Patient sicher an alle Transportsysteme angeschlossen ist, kann die nächste Phase in Angriff genommen werden.

- Unmittelbar vor Verlassen der abgebenden Station soll nochmals kontrolliert werden, ob alle notwendigen Befunde und Papiere mitgeführt werden.

Transport

In dieser Phase soll idealerweise nur noch die Kontrolle des Patienten-Zustandes erforderlich sein.

- Verbesserungen des Patientenzustandes, die nicht schon während des stationären Aufenthalts oder der Übernahme erreicht werden konnten, sind während des Transports sicher nicht zu erwarten.
- Unnötige Verbesserungsversuche sind zu unterlassen; es soll lediglich auf aktuelle Veränderungen reagiert werden.

Die Einsatztaktik läßt sich mit den „6 P" des sicheren Intensiv(flug)-Transports zusammenfassen: *Proper Preflight Planning Prevents Poor Performance*. Die Häufigkeit von Komplikationen während des Transports kann auf diese Weise minimiert werden.

- Für erwartbare Probleme sind Vorkehrungen zu treffen.
- Die Entscheidung, bei einer Verschlechterung weiter zu fliegen, umzudrehen oder ein alternatives Ziel anzufliegen, muß zu jedem Zeitpunkt während des Fluges in kürzester Zeit fallen. Sie hängt von der Art der Komplikation sowie den geographischen und flugbetrieblichen Umständen ab.

Übergabe

Hier gilt es, den Patienten in der gleichen Reihenfolge wie bei der Übernahme von den Transportsystemen an die Systeme des aufnehmenden Hauses anzuschließen.

- Auch hier sind kritische Parameter vor und nach Systemwechsel zu kontrollieren.
- Wie bei der Übernahme soll auch für diese Phase genügend Zeit zur Verfügung stehen.
- Zeitlicher Druck (anstehende weitere Aufträge, Rückkehr in den „eigenen Rettungsdienstbereich") soll vermieden werden.
- Eine klar strukturierte mündliche und schriftliche Übergabe an den aufnehmenden Arzt beendet den Transport.
- Anschließend ist das Transportmittel umgehend wieder in einsatzklaren Zustand zu versetzen.

Kernaussagen

Begriffsbestimmungen
- Als „Luftgestützter Sekundäreinsatz" bzw. „Luftgestützter Interhospitaltransfer" wird der Transport von Patienten zwischen klinischen Einrichtungen bezeichnet. Je nach Schwere des Krankheitsbildes wird zwischen einfachem Verlegungstransport und der Intensiv-Verlegung differenziert.

Entstehung und Konzept
- Maxime des qualifizierten Interhospital-Transfers ist der sichere Transport auch intensivpflichtiger Patienten zur Diagnostik und Weiterbehandlung in Zentren der Maximalversorgung und Spezialeinrichtungen sowie umgekehrt in Kliniken der Grund- und Regelversorgung zur Ökonomisierung der Intensivmedizin.

Personelle und materielle Voraussetzungen
- Das Patientenkollektiv ist durch einen hohen Anteil intensivmedizinisch vorbehandelter Hochrisiko-Patienten gekennzeichnet; ein Teil der Flüge hat den Charakter von Primäreinsätzen. Auch das Arbeitsumfeld „Hubschrauber" bzw. „Flächenflugzeug" ist zu berücksichtigen. Die eingesetzten Ärzte müssen daher über eine besondere Qualifikation verfügen, zu der neben rettungsdienstlicher Kompetenz der intensivmedizinische Facharzt-Standard gehört.
- Die medizinische Ausrüstung muß die kontinuierliche Überwachung sowie alle transportrelevanten therapeutischen und diagnostischen Maßnahmen ermöglichen.
- Der Intensivtransporthubschrauber (ITH) ist rund um die Uhr im Einsatz. Seine Ausstattung ist für den Transport kritischer Intensivpatienten bestimmt. Die Maschinen sind für den Betrieb unter Sicht- und Instrumentenflug-Bedingungen ausgelegt.

Indikation für den luftgestützten Interhospitaltransfer
- Dem luftgestützten Intensiv-Transport ist dann der Vorzug vor dem Bodentransport zu geben, wenn dem Patienten wegen der längeren Dauer oder der höheren dynamischen Belastung beim Bodentransport Nachteile entstehen können. Unabhängig davon ist die Flugsicherheit zu berücksichtigen.

Durchführung und Ablauf
- In der Planungsphase ist der direkte Kontakt zwischen dem transportierenden und dem behandelnden Arzt entscheidend.
- Bei der Übernahme wird der Patient schrittweise und kontrolliert an die Transportsysteme angeschlossen.
- Während des Transports sind Verbesserungen des Patientenzustandes nicht zu erwarten; es soll lediglich auf aktuelle Veränderungen reagiert werden. Für erwartbare Probleme sind Vorkehrungen zu treffen.
- Bei der Übergabe wird der Patient in der gleichen Reihenfolge wie bei der Übernahme kontrolliert von den Transportsystemen an die Systeme des aufnehmenden Hauses angeschlossen. Eine klar strukturierte mündliche und schriftliche Übergabe an den aufnehmenden Arzt beendet den Transport.

Literatur

1. Crippen D: Critical Care Transport Medicine: New Concepts in Pretransport Stabilization of the Critically Ill Patient. Am J Emerg Med. 1990; 8:551–554
2. Huf R et al.: Die notwendige Qualifikation des ärztlichen Personals bei der Begleitung von Intensivtransporten mit Intensivhubschraubern. Der Notarzt 1996; 12:150–151
3. Huf R, Madler C, Maiwald G, Schildberg FW, Peter K: Intensiv-Transporthubschrauber – Konzept und Realisierung. Der Notarzt 1993; 9:2–6
4. Moecke HP: Standards für den Interhospitaltransport von Intensivpatienten. Notfallmed. 1990; 16:773–778

27

Technische Rettung

M. Barthel

Roter Faden

- Technische Rettung im Wandel
- Ausrüstung der Feuerwehren
- Einsatzablauf
  - Rahmenbedingungen
  - Airbag und Gurtstraffer
  - Praktisches Vorgehen
  - Nachbereitung

Technische Rettung im Wandel

Die medizinische Notfallversorgung hat in den letzten Jahren eine Veränderung weg vom schnellstmöglichen Transport des oft unzureichend versorgten Patienten hin zur gründlichen Erstversorgung mit geplantem Transport erfahren. Diese Entwicklung findet im Bereich der Technischen Rettung eine deutliche Parallele.

In der Vergangheit waren die Feuerwehrkräfte bemüht, den Patienten schnellstens aus dem verunfallten Fahrzeug zu befreien und ihn danach dem Rettungsdienst zu übergeben. Dies hatte in manchen Fällen eine unbeabsichtigte Verschlimmerung des Gesundheitszustands zur Folge. Zusätzliche Verletzungen wurden aufgrund vermeintlichen Zeitdrucks billigend in Kauf genommen, oder es wurde ihnen keine Bedeutung beigemessen. Oft wurde der Rettungsdienst erst nach den Maßnahmen der Feuerwehr tätig.

Auch im Bereich der Feuerwehren ist hier ein Umdenken erfolgt. Es wurde begriffen, daß die Heilungschancen der Patienten durch frühstmögliche Versorgung verbessert werden. Gleichzeitig konnte das taktische Vorgehen durch modernes Gerät optimiert werden. Hand in Hand mit diesen Neuerungen hat sich auch die Ausbildung geändert. Während früher Bedienung und Umgang mit technischem Gerät betont wurden, wird heute großer Wert auf die Einsatztaktik im Bereich des patientengerechten Rettens, das Zusammenspiel der unterschiedlichen Geräte und insbesondere die Zusammenarbeit mit dem Rettungsdienst gelegt. Damit sind die Voraussetzungen für gegenseitiges Verständnis und effektive Zusammenarbeit geschaffen.

Für Feuerwehr wie Rettungsdienst stehen Leben und Gesundheit des Notfallpatienten an erster Stelle. Technische Rettung bedeutet heute vor allem patientengerechte Rettung.

Neben dem physischen Zustand des Patienten wird auch dem psychischen Befinden mehr Beachtung geschenkt. Je stabiler *Körper und Geist*, desto mehr wird vom Verunfallten toleriert und mitgearbeitet. Zuspruch, Analgesie, Sedierung und Stabilisation können in vielen Fällen die Bedeutung des Faktors Zeit vermindern. Streß-Situationen durch Zeitdruck mildern sich; Hektik und unkoordiniertes Handeln wandeln sich in zügige und gezielte Tätigkeit.

Die Feuerwehren versuchen, der dargestellten Problematik auch durch die Installierung eines speziellen „*Patientenbetreuers*" gerecht zu werden. Der Betreuer stellt sich dem Patienten vor und betreut ihn während des gesamten Einsatzes. Falls noch kein Rettungsdienst vor Ort ist, muß er sich über das Verletzungsmuster orientieren (Ansprechbarkeit, offensichtliche Verletzungen usw.) und ggf. erste Maßnahmen ergreifen. Seine wesentlichen allgemeinen Aufgaben sind der dauernde Kontakt zum Patienten und menschlicher Zuspruch. Trost kann auch durch Körperkontakt, etwa das Halten einer Hand, vermittelt werden. Die Toleranz gegenüber Lärm und Erschütterungen bei Rettungsmaßnahmen steigt, wenn die Maßnahmen dem Patienten angekündigt und erklärt werden.

Das gegenseitige Verständnis von Feuerwehr und Rettungsdienst kann durch gemeinsame Übungen, Schulungs- und Informations-Veranstaltungen wesentlich vertieft werden. Die Kooperation gelingt besser, wenn die Aufgaben des Anderen bekannt sind, verstanden werden und die Leistungen des Partners respektiert werden.

Ausrüstung der Feuerwehren

Alle Mitarbeiter im Rettungsdienst sollen mit den Grundeigenschaften der technischen Rettungsmittel und den von ihnen ausgehenden Gefahren vertraut sein, damit Warnungen und Anweisungen im Einsatzfall nicht abwegig erscheinen, sondern befolgt werden.

Auf den Rüstwagen (RW) 1 und 2 der Feuerwehren ist spezielles technisches Gerät zur Rettung vorhanden. Zum Einsatz der vorn angebrachten *Seilwinde* wird der Rüstwagen genau vor dem Unfallfahrzeug positioniert und dieses an einem Festpunkt und der Winde fixiert. Dabei müssen Zugfahrzeug, Unfallfahrzeug und Festpunkt eine Linie bilden. Dies kann im Einsatz schwierig sein, da viel Platz erforderlich ist und ggf. andere Fahrzeuge rangiert werden müssen. Weiter ist beim Ziehen mit der Winde für den Bediener kaum erkennbar, wie sich die Situation im Unfallfahrzeug und damit für den Patienten ändert. Bei Verletzungsgefahr ist die Zeitspanne zwischen Erkennen der Situation und Stillstand der Winde recht lang. Zudem besteht das Risiko, daß sich das Unfallfahrzeug aufgrund der verschieden hohen Befestigungspunkte unkontrolliert hebt oder senkt. Damit ist der Einsatz der Seilwinde im Rahmen der Einzelrettung eher die Ausnahme. Dagegen macht das Wegziehen eines Fahrzeugs von einem Hindernis (Brückenpfeiler, Baum, Lkw) in der Regel den Einsatz der Winde erforderlich. Insgesamt müssen die Gefahren für den Patienten und der evtl. zu gewinnende Freiraum gegeneinander abgewogen werden.

Häufiger kommt der *hydraulische Spreizer* (Abb. 27.1) zum Einsatz. Mit ihm werden z. B. Türen weggedrückt und Karosserieteile verformt, oder er kann als künstlicher Festpunkt benutzt werden. Früher diente er oft in Kombination mit einer Kette zum Zurückziehen des Lenkrads. Wegen der sichereren Handhabung wird dafür jedoch zunehmend der *Hydrozylinder* (Abb. 27.2) verwendet. Beim Ziehen mit dem Spreizer lösen sich häufiger unkontrolliert Teile der Lenkradverkleidung bzw. der Lenksäule, als dies beim Drücken mit dem Hydrozylinder der Fall ist. Die *hydraulische Schere* (Abb. 27.3) wird ebenfalls häufig zur Rettung benutzt. Falls unter Spannung stehende Metallteile durchtrennt werden, können diese Vorschnellen und gefährliche Verletzungen verursachen. Es ist daher auf sicheren Abstand zum Patienten zu achten; Helfer müssen den Gefahrenbereich meiden. Selbstverständlich sind die zu durchtrennenden Strukturen zuvor genau zu beurteilen.

Hebekissen werden z. B. zum Anheben von Lasten (Abb. 27.4) benutzt. Oft besteht die irrige Annahme, daß von einem „luftgefüllten Gummiballon" keine Gefahr ausgeht. Weniger bekannt ist, daß belastete Hebekissen mit Betriebsüberdrücken von bis zu 8 bar arbeiten. Von ihnen geht die gleiche Gefahr wie von einer unkontrolliert wegfliegenden Stahlfeder mit 200 kN (20 t) Druckkraft aus. Der Gefahrenbereich vor dem Kissen ist daher zu meiden.

Beim Einsatz eines *Brennschneidgeräts*, z. B. zum Trennen einer unter Spannung stehenden Deichsel eines Lkw-Anhängers, treten Temperaturen von ca. 3200 °C am Brenner auf. Sämtliche Metallteile sind daher gründlich zu kühlen. Die Erwärmung nimmt die Spannung im Gefüge, jedoch ist während des Trennens stets mit wegspringenden Teilen zu rechnen. Bei Verwendung eines *Trennschleifers*, z. B. zum Abtrennen eines Leitplankenteils, müssen in der Nähe ste-

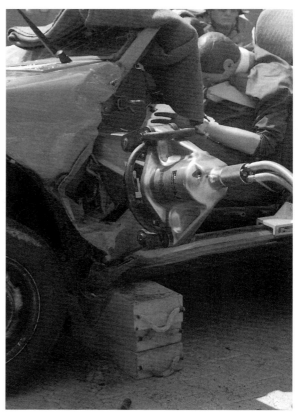

Abb. 27.1 Einsatz des hydraulischen Spreizers zum Hochdrücken des Vorderwagens.

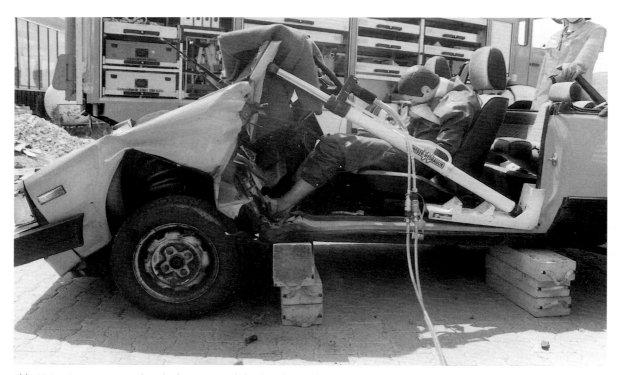

Abb. 27.2 Einsatz eines Hydrozylinders zum Hochdrücken des Vorderwagens.

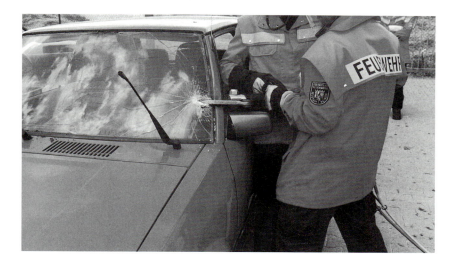

Abb. 27.**3** Einsatz der hydraulischen Schere. Durchtrennung der A-Säule zum Entfernen des Dachs beim Pkw.

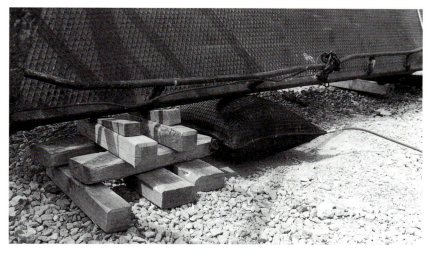

Abb. 27.**4** Anheben einer Last mittels Hebekissen.

hende Personen mit Funkenflug rechnen. Hier ist ebenfalls größter Wert auf Brandschutz und Kühlung zu legen.

Während eines Rettungseinsatzes müssen meist alle Scheiben des verunfallten Fahrzeuges entfernt werden. Hierzu ist eine *Glassäge* vorhanden, mit der Verbundglas-Scheiben durchtrennt werden können. Zuvor muß der Patient abgedeckt werden, z. B. mit einer Wolldecke, um ihn vor feinen Glassplittern zu schützen. Wunden sind möglichst zuvor mit einem Verband abzudecken.

Die Aufzählung dieser typischen Gefahren ist keineswegs vollständig. Ladungsteile, Glassplitter, ausgetretene Batteriesäure und Betriebsstoffe, splitternde Kunststoffe, unter Spannung stehende Karosserieteile usw. können zu weiteren Gefährdungen führen. Daher ist stete Wachsamkeit unverzichtbar.

Einsatzablauf

Rahmenbedingungen

An der Einsatzstelle sind Rettungsdienst, Feuerwehr und Polizei auf vertrauensvolle Zusammenarbeit angewiesen.

Um dieses Ziel müssen sich alle Beteiligten bemühen. Das Denken in engen Kompetenzkategorien gehört der Vergangenheit an.

Nach der einschlägigen Gesetzgebung der Bundesländer ist der Einsatzleiter der Feuerwehr für den allgemeinen Einsatzablauf (Einsatz der Feuerwehrkräfte und des technischen Materials) verantwortlich. Eine medizinische Weisungsbefugnis besteht selbstverständlich nicht.

- Das taktische Vorgehen (Ablauf der einzelnen Maßnahmen) soll zwischen dem Einsatzleiter der Feuerwehr und dem Notarzt abgesprochen werden.
- Dazu ist ggf. eine gemeinsame Erkundung erforderlich.

Durch Beachtung einiger Grundregeln werden günstige Rahmenbedingungen für den erfolgreichen Einsatz von Feuerwehr und Rettungsdienst geschaffen.

- Eine zu hohe Zahl von Feuerwehrkräften in unmittelbarer Nähe des Unfallfahrzeugs erschwert die Arbeit des Rettungsdienstes. Daher dürfen sich in diesem Bereich nur Personen aufhalten, die eine konkrete Aufgabe zu erfüllen haben.
- Zur Vermeidung gegenseitiger Behinderungen stellt der Rettungsdienst keine Gerätschaften im direkten Arbeitsbereich der Feuerwehr ab.
- Venöse Zugänge und der Endotracheal-Tubus sind bestmöglich zu sichern.
- Die Feuerwehrkräfte werden gezielt auf Venenzugänge, Infusionen und Beatmungszubehör aufmerksam gemacht, damit es nicht zu ungewollten Beschädigungen kommt.
- Gegenseitige Absprachen werden klar befolgt. So hält die Feuerwehr mit technischen Maßnahmen inne, wenn der Notarzt am Patienten arbeiten muß; umgekehrt tritt dieser zur Seite, wenn durch technische Maßnahmen Gefahren entstehen (Splittern von Glas, Wegspringen von Metallteilen).
- Auch der Rettungsdienst muß vollständige Schutzausrüstung (Helm mit Visier, Sicherheits-Schuhe, Warnjacke) tragen und deren Schutzwirkung verstehen.
- Auch Feuerwehr-Angehörige müssen sich bei entsprechenden Tätigkeiten (Umgang mit Blut, Speichel usw.) mit Einmal-Handschuhen schützen.
- Benutztes Verbrauchsmaterial usw. wird vom Rettungsdienst vor dem Abrücken sachgerecht entsorgt bzw. mitgenommen (s. Kapitel „Hygiene im Rettungsdienst").

Auch der *Sicherung des Verkehrsraums* kommt entscheidende Bedeutung zu.

- Das zuerst eintreffende Fahrzeug ist nach Möglichkeit in Richtung des anrollenden Verkehrs zu plazieren, um mit eingeschalteten Rundum-Kennleuchten eine Warn- und Schutzfunktion zu erfüllen.
- Der Eigenschutz darf nicht vernachlässigt werden.

Notwendige Sicherungen werden parallel zu den Rettungsmaßnahmen aufgebaut. Jede Tätigkeit im Dunkeln ist lebensgefährlich; dagegen werden andere Verkehrsteilnehmer durch eine hell und unterschiedlich beleuchtete Einsatzstelle (Warnblinker, Blaulicht, Halogenstrahler, Warnkleidung usw.) rechtzeitig gewarnt.

Das *Brandrisiko* darf nicht unterschätzt werden; dies insbesondere, wenn Personen noch eingeklemmt sind und nicht flüchten können.

- Ein Entstehungsbrand muß sofort bekämpft werden.
- Dazu reicht es nicht aus, Löschgeräte (Pulverlöscher, Schnellangriffseinrichtung) an der Einsatzstelle lediglich abzulegen. Die Löschgeräte müssen vielmehr dauernd personell besetzt sein.

Airbag und Gurtstraffer

Viele Fahrzeuge verfügen über *Airbag-Systeme* für Fahrer und Beifahrer und ggf. über mehrere Seiten-Airbags. Die Luftsäcke sollen die Insassen beim Aufprall vor Schäden zu schützen. Im ausgelösten Zustand geht von ihnen keine Gefahr für Patient oder Helfer aus. Falls weißes Puder gefunden wird, handelt es sich um ungefährliches Talkum.

Sollte es während des Unfalls nicht zur Auslösung gekommen sein, sind zur Eigensicherung folgende Punkte zu beachten.

- Airbag-Einheiten sind durch die Beschriftung „Airbag" oder „SRS" (Supplemental Restraint System, ergänzendes Rückhalte-System) gekennzeichnet.
- Parallel zu den ersten Rettungsmaßnahmen muß die Zündung ausgeschaltet und die Batterie abgeklemmt werden, um die Gefahr einer unbeabsichtigten Auslösung zu verringern.
- Nach Möglichkeit wird der Oberkörper des Patienten durch Zurückdrehen der Rückenlehne aus dem Wirkbereich des Airbags entfernt.
- Helfer dürfen sich nicht zwischen Patient und Aibag aufhalten.
- Es darf kein scharfes oder hartes Material (Kanülen, Schere, Blutdruckmeßgerät usw.) auf dem Armaturenbrett abgelegt werden, da dieses beim Auslösen des Airbags gefährlich werden kann.
- Airbag-Module dürfen nicht erwärmt werden, zudem muß jegliche Manipulation unterbleiben.

Einige Fahrzeuge verfügen über *Gurtstraffer*; dies ist an den Markierungen „RS" auf Gurtschlössern und Gurtzungen zu erkennen. Hat solch ein System ausgelöst, wird der Sicherheitsgurt verkürzt und der Insasse im Sitz zurückgehalten. Es kann möglich sein, das durch den entstandenen Zug das Schloß nicht mehr zu lösen ist bzw. das Gurtschloß zwischen Sitz und Mitteltunnel heruntergezogen wurde und sich nicht mehr erreichen läßt. In diesen Fällen ist ein Gurtmesser zu benutzen. Beim Durchtrennen der B-Säule mit der hydraulischen Schere muß diese kurz oberhalb der Halterung des Sicherheitsgurts angesetzt werden, um die Auslösung der Sprengladung des Gurtstraffers zu vermeiden. Diese sitzt in vielen Fahrzeugen unter dieser Befestigung.

Praktisches Vorgehen

Zur medizinischen Sichtung, Ansprache und Erstversorgung des Patienten ist es erforderlich, möglichst schnell eine Öffnung zu schaffen.

Dazu wird nur selten aufwendiges technisches Gerät benötigt. So können auch vom Rettungsdienst sämtliche Türen und ggf. die Heckklappe überprüft und als Zugangsmöglichkeit genutzt werden.

Patienten, die im Brust- bzw. Bauchraum gegen das Lenkrad gepreßt werden, kann durch Zurückdrehen der Sitzlehne und Zerschneiden des Lenkrads zunächst Erleichterung verschafft werden (Abb. 27.**5**).

Schwer eingeklemmte, meist polytraumatisierte Patienten haben direkten Kontakt zum Fahrzeug und reagieren sehr empfindlich auf Erschütterungen. Das Fahrzeug wird gegen Wegrollen gesichert und mit Hölzern bzw. Stufenhölzern stabilisiert (Abb. 27.**6**). Durch den Unterbau wird der Federweg des Fahrzeugs ausgeschaltet.

Technische Rettung **559**

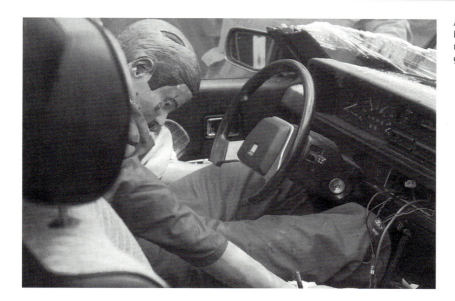

Abb. 27.**5** Initialmaßnahmen bei Einklemmung durch Lenkrad: Zurückdrehen der Rückenlehne und ggf. Durchtrennung des Lenkrads.

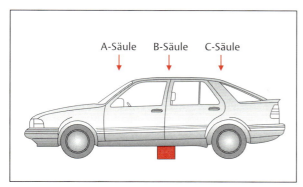

Abb. 27.**6** Absichern eines Fahrzeuges mit Rüsthölzern oder Stufenhölzern jeweils links und rechts.

Für weiterführende medizinische Maßnahmen genügt die in der ersten Phase entstandene Öffnung meist nicht. Bei Pkw wird daher im nächsten Arbeitsschritt häufig das Dach entfernt.

Diese Maßnahme ist relativ schnell durchführbar und schafft Platz für intensivere medizinische Maßnahmen. Die A-, B- und evtl. C-Säule des Fahrzeugs werden mittels hydraulischer Schere durchtrennt (Abb. 27.3) und noch vorhandene Scheiben entfernt. Danach wird das Dach nach hinten geklappt und gesichert. Der Rettungsdienst kann anschließend im Fahrzeug arbeiten; im Außenbereich entsteht mehr Platz für die Feuerwehr.

- Bei den folgenden Maßnahmen ist die enge Kooperation zwischen dem Einsatzleiter der Feuerwehr und dem Notarzt besonders wichtig.
- Dazu gehört die gegenseitige Unterrichtung, z. B. über das weitere technische Vorgehen und den Zustand des Patienten (sowie die daraus abzuleitende Dringlichkeit medizinischer und technischer Maßnahmen).
- Bei notwendigen medizinischen Maßnahmen sorgt der Einsatzleiter der Feuerwehr ggf. für eine Unterbrechung der technischen Rettung.

Bei Unfällen mit Frontal- oder Seitenaufprall ist davon auszugehen, daß die verletzte Person im Fuß- oder Beinraum eingeklemmt sind. In diesem Fall müssen der durch den Aufprall oft stark verkleinerte Innenraum vergrößert, behindernde Teile entfernt und Einsicht in den Fußraum geschaffen werden.

Zunächst bietet es sich an, alle Türen herauszuspreizen. Danach kann mittels hydraulischem Rettungsgerät das Fußraum-Blech durchtrennt und der Fußraum geöffnet werden. Evtl. müssen dazu ein oder mehrere Räder demontiert werden. Nach diesen Vorarbeiten entscheidet der Feuerwehr-Einsatzleiter, ob der gesamte Vorderwagen mittels Spreizer (Abb. 27.**1**) oder Hydrozylinder (Abb. 27.**2**) nach vorn gedrückt wird.

- Einmal eingesetzte Geräte werden grundsätzlich solange nicht entfernt, wie sich der Patient im Fahrzeug befindet.
- Bei Entlastung können sich Karosserieteile unkontrolliert in ihre ursprüngliche Position zurückbewegen.

Bei der nun folgenden Befreiung des Patienten arbeiten Rettungsdienst und Feuerwehr eng zusammen.

- Das gesamte Manöver muß ruhig und koordiniert erfolgen.
- Die medizinische Leitung liegt beim Notarzt bzw. dem Rettungsdienst; bei medizinischer Notwendigkeit können die jeweiligen Tätigkeiten bzw. Maßnahmen jederzeit unterbrochen werden.
- Anlage eines Stützverbands für die Halswirbelsäule (falls noch nicht geschehen) und ggf. Ruhigstellung weiterer Wirbelsäulen-Abschnitte.
- Bei Verdacht auf Wirbelsäulen-Fraktur ist größte Vorsicht und Erhaltung der achsengerechten Stellung erforderlich.

- Die eigentliche Verbringung aus dem Fahrzeug muß situationsgerecht erfolgen und erfordert ggf. eine größere Anzahl von Helfern.
- Der Patient soll möglichst nur in horizontaler Lage bewegt werden.
- Bei Extremitäten-Frakturen ist ggf. leichter Zug anzuwenden.
- Falls ausreichend Raum vorhanden ist, halten zwei Helfer das linke und rechte Bein sowie je zwei Helfer den Beckenbereich und den Oberkörper (ggf. unter der Achsel). Ein Helfer stützt den Kopf. Ein weiterer Helfer schiebt die Schaufeltrage oder ein Rettungsbrett unter den Patienten.
- Zuletzt horizontales Herausheben des Verletzten und anschließende Lagerung und Fixierung auf einer Vakuum-Matratze.

Wegen der vielen Helfer muß das Fahrzeug sicher unterbaut sein; Verletzungen sind sonst nicht auszuschließen.

Nachbereitung

Bei vielen Einsätzen werden die Retter mit ungewohnten Belastungen (schwere Verletzungen, Tod, Arbeiten unter Zeitdruck und widrigen äußeren Umständen) konfrontiert. In der konkreten Einsatz-Situation wird dies oftmals nicht bewußt und soll hier auch nicht problematisiert werden. Erst wenn wieder Zeit zum Aufatmen und Nachdenken vorhanden ist, können bestimmte Situationen (Bilder, Stimmen, Gerüche) Erinnerungen auslösen, die lange verdrängt wurden und nicht verarbeitet sind.

Gespräche unter Kollegen sind schon unmittelbar nach dem Einsatz eine erste und wichtige Hilfe (siehe Kapitel „Ethik im Rettungsdienst"). Im Kameradenkreis muß es erlaubt sein, Gefühle, Schwächen und Ängste zu zeigen; dies darf niemals gegen eine Person verwendet werden. Auch *Gespräche in der Familie, mit dem Partner oder Freunden* können helfen. Hier kommt es auf die individuelle Situation und Einstellung an. Nach besonders schwierigen Einsätzen kann ggf. ein *Kriseninterventions-Team* zu Rate gezogen werden.

Kernaussagen

Technische Rettung
- Die technische Rettung hat einen ähnlichen Wandel vollzogen wie die medizinische Notfallversorgung. Für Feuerwehr wie Rettungsdienst stehen Leben und Gesundheit des Notfallpatienten an erster Stelle. Technische Rettung bedeutet heute vor allem patientengerechte Rettung.

- Alle Mitarbeiter im Rettungsdienst sollen mit den Grundeigenschaften der technischen Rettungsmittel und den von ihnen ausgehenden Gefahren vertraut sein. Wesentliche technische Rettungsmittel sind hydraulischer Spreizer, Hydrozylinder, hydraulische Schere und Hebekissen. Stets sind Wachsamkeit und Umsicht erforderlich.
- An der Einsatzstelle sind Rettungsdienst, Feuerwehr und Polizei auf vertrauensvolle Zusammenarbeit angewiesen. Nach der Gesetzgebung der Bundesländer ist der Einsatzleiter der Feuerwehr für den allgemeinen Einsatzablauf verantwortlich. Eine medizinische Weisungsbefugnis besteht nicht.
- Das taktische Vorgehen soll zwischen dem Einsatzleiter der Feuerwehr und dem Notarzt abgesprochen werden.
- Der Sicherung des Verkehrsraums kommt entscheidende Bedeutung zu. Das Brandrisiko darf nicht unterschätzt werden.
- Nicht ausgelöste Airbags und Gurtstraffer erfordern besondere Vorsichtsmaßnahmen.
- Zur medizinischen Sichtung, Ansprache und Erstversorgung des Patienten ist es erforderlich, möglichst schnell eine Öffnung zu schaffen. Für weiterführende medizinische Maßnahmen wird im nächsten Arbeitsschritt häufig das Dach entfernt.
- Bei den folgenden Maßnahmen ist die enge Kooperation zwischen dem Einsatzleiter der Feuerwehr und dem Notarzt besonders wichtig. Dazu gehört die gegenseitige Unterrichtung, z. B. über das weitere technische Vorgehen und den Zustand des Patienten.
- Bei der abschließenden Befreiung des Patienten arbeiten Rettungsdienst und Feuerwehr eng zusammen. Das gesamte Manöver muß ruhig und koordiniert erfolgen. Die medizinische Leitung liegt beim Notarzt.
- Nach besonders belastenden Einsätzen ist eine Nachbereitung (Gespräche unter Kameraden, in der Familie, mit dem Partner oder Freunden, ggf. Hilfe durch ein Kriseninterventions-Team) erforderlich.

Literatur

1. Claußen V: Hydraulische Rettungsgeräte. Patientengerecht eingesetzt! Brandschutz 1993; 47:412–414
2. Julga G, Möller ED, Prokoph K: Technisch-medizinischer Rettungseinsatz. Brandschutz 1998; 52:214–222
3. Sokolowski F: Patientenorientierte technische Rettung. In: Die Roten Hefte; Nr. 69. Kohlhammer, Stuttgart 1998

28

Hygiene im Rettungsdienst

H. A. Adams

Roter Faden

■ **Grundlagen**
- Rechtsgrundlagen in der Bundesrepublik Deutschland
- Rahmenbedingungen und Leitsatz
- Hygienische Grundbegriffe

■ **Hygienepraxis im Rettungsdienst**
- Desinfektionsmaßnahmen
- Patientenversorgung und Patientenschutz
- Mitarbeiterschutz
- Spezielle Hygienemaßnahmen bei Infektionstransporten
- Sonstiges

■ Grundlagen

Rechtsgrundlagen in der Bundesrepublik Deutschland

Wichtigste Rechts- und Arbeitsgrundlage für die Hygiene im Rettungsdienst sind die „Anforderungen der Hygiene an den Krankentransport einschließlich Rettungstransport in Krankenkraftwagen" (7), abgekürzt „Anforderungen Krankentransport", die sinngemäß auf alle Rettungsmittel anzuwenden sind. Die „Anforderungen Krankentransport" sind Teil der „Richtlinie für Krankenhaushygiene und Infektionsprävention" (5) des Robert-Koch-Instituts, in der zahlreiche weitere relevante Beiträge enthalten sind. Besonders hervorzuheben ist die „Unfallverhütungsvorschrift Gesundheitsdienst" (10), die auch für den Rettungsdienst gilt.

Diese Empfehlungen haben als vorweggenommene gutachterliche Stellungnahme durchaus normativen Charakter, so daß Abweichungen einer schlüssigen Begründung bedürfen.

Rahmenbedingungen und Leitsatz

Hygiene ist die Lehre von der Verhütung der Krankheiten und der Erhaltung und Festigung der Gesundheit (3). Hygiene im Rettungsdienst (1) ist daher nicht auf Infektionsprophylaxe begrenzt; im weiteren Sinn zählt dazu auch das Tragen geeigneter Schutzkleidung, die Fahrweise bei Alarmfahrten und die Eigensicherung an der Einsatzstelle. Die Hygienemaßnahmen erfolgen weiterhin in einem besonderen Umfeld, in dem immer wieder neu, situationsbezogen, oft behelfsmäßig, ohne detaillierte Anleitungen und zügig gehandelt werden muß.

Hohe Selbständigkeit und geringe Kontrolle im Rettungsdienst sind kein Freibrief für Leichtfertigkeit. Zum verantwortungsbewußten Handeln gehört die situationsgerechte Beachtung hygienischer Grundregeln.

Die „Anforderungen Krankentransport" (7) enthalten einen Leitsatz, der sinngemäß zitiert werden soll:

- Im Zweifel hat die Erhaltung der Vitalfunktionen absolute Priorität vor der Ausschaltung von Infektionsgefahren.

Dieser Grundsatz ist gleichermaßen im Sinn des Patienten- wie des Mitarbeiterschutzes zu verstehen. Patientenschutz bedeutet situationsgerechtes, hygienebewußtes Arbeiten auch in der Notfallversorgung. Ein vernünftiger Mitarbeiterschutz ist insbesondere beim Primäreinsatz relevant, hier vor allem bei der Versorgung Unfallverletzter oder bei Einsätzen in belastetem Milieu. Sekundärtransporte von Patienten mit kontagiösen Infektionskrankheiten sind dagegen die Ausnahme.

Letztlich muß jeder im Rettungsdienst Tätige vor seinem Gewissen verantworten, welches Risiko er im Interesse des ihm anvertrauten Patienten einzugehen bereit ist.

Hygienische Grundbegriffe

Ziel der *Sterilisation* ist die Abtötung bzw. irreversible Inaktivierung und/oder Entfernung aller vermehrungsfähigen Mikroorganismen aus einem Material (3). Ziel der *Desinfektion* ist lediglich die Abtötung bzw. irreversible Inaktivierung krankheitserregender Keime an und in kontaminierten Objekten, um die Infektionskette zu unterbrechen.

Es werden die arbeitsbegleitende „laufende Desinfektion" während der Patientenversorgung, die „Schlußdesinfektion" nach dem Transport eines infektiösen Patienten und die zusätzliche abschließende „Raumdesinfektion" in Fällen besonderer Kontagiosität unterschieden.

Im Rettungsdienst dominiert die *chemische Desinfektion mit bakteriziden und viruziden Substanzen* der Wirkungsbereiche A (Abtötung vegetativer Bakterienformen einschließlich Mykobakterien sowie von Pilzen und deren Sporen) und B (Inaktivierung von Viren), die in den Listen der Deutschen Gesellschaft für Hygiene und Mikrobiologie bzw. des Robert-Koch-Instituts aufgeführt sind (3).

Hygienepraxis im Rettungsdienst

Desinfektionsmaßnahmen

Häufigste Hygienemaßnahme ist die *Hautdesinfektion des Patienten*; auf sie soll auch bei der eiligen Venenpunktion nicht verzichtet werden.

- Der Erfolg der Sequenz „sprühen – wischen – sprühen" ist schon makroskopisch bei Betrachtung der Wischfläche des Tupfers erkennbar.
- Vor Venenpunktionen ist eine *Einwirkzeit* des Hautdesinfektionsmittels von 15–30 s ausreichend (3).
- Vor chirurgischen Eingriffen, wie dem Einbringen einer Thoraxdrainage, soll die Hautdesinfektion besonders sorgfältig erfolgen; hier ist möglichst eine Einwirkzeit von 1 min einzuhalten.

Für die regelrechte *chirurgische Händedesinfektion* vor invasiven Maßnahmen fehlt meist die Zeit. Dann müssen *sterile Einmalhandschuhe* genügen, die möglichst nach *hygienischer Händedesinfektion* angelegt werden. Auch nach jedem Kontakt der Haut mit Blut oder Sekreten usw. ist umgehend die hygienische Hände- bzw. Hautdesinfektion erforderlich, ebenso nach jedem Kontakt mit infektiösen Patienten.

- Die Hände bzw. das betroffene Hautareal werden sorgfältig mit einer ausreichenden Menge Desinfektionsmittel eingerieben, grobe Verunreinigungen ggf. zuvor mit Zellstoff entfernt, der mit Desinfektionsmittel getränkt ist.
- Nach der hygienischen Händedesinfektion folgt bei Bedarf die Reinigung mit Seife und Wasser.
- Die hygienische Händedesinfektion soll routinemäßig und häufig erfolgen.

Zur *Flächendesinfektion* kommt regelmäßig die Scheuer-/Wischdesinfektion mit „Zwei-Eimer-Methode" zur Anwendung. Die Sprühdesinfektion ist nur für unzugängliche Ecken geeignet, da mit ihr u. a. keine Auflösung von Partikeln im Desinfektionsmittel erreicht wird.

Patientenversorgung und Patientenschutz

Venöser Zugang

Der *periphervenöse Zugang* ist die Visitenkarte des Notarztes bzw. des Rettungsassistenten. Nach Hautdesinfektion und Venenpunktion mittels Verweilkanüle mit Zuspritzkonus wird die Einstichstelle mit einer *Wundauflage* versehen und der Zugang *sicher fixiert*. Die Punktionskanüle wird möglichst sofort in einem durchstichsicheren Behälter entsorgt. Das Zurückstecken in die Schutzhülle soll wegen der erheblichen Verletzungsgefahr unterbleiben. Beim *Anschluß des Infusionsschlauches an die Kanüle* ist das Eindringen von Blut in die Verschraubung und damit die Bildung eines Keimnährbodens zu verhindern, wenn das Gefäß nach Öffnen der Stauung im Bereich der Kanülenspitze abgedrückt und der vorgefüllte Infusionsschlauch erst angeschraubt wird, nachdem der Schlauchkonus mit einer Schleuderbewegung von Flüssigkeit befreit worden ist.

Hygienemaßnahmen bei der Anlage venöser Zugänge:
- Sorgfältige Hautdesinfektion („sprühen – wischen – sprühen"),
- Mindesteinwirkzeit beachten (15–30 s),
- Punktionskanüle in durchstichsicheren Behälter entsorgen,
- Einstichstelle mit Wundschnellverband abdecken,
- Verweilkanüle sicher fixieren,
- Kanüle und Infusionsschlauch blutfrei verbinden,
- kein Zurückstecken von Kanülen in Schutzhüllen.

Die Anlage eines *zentralen Venenkatheters (ZVK)* ist im Rettungsdienst nur selten indiziert. Dann muß die Hautdesinfektion besonders sorgfältig erfolgen. Aus hygienischen Gründen zu bevorzugen sind Sets, die das Vorbringen aus einer sterilen Unterverpackung erlauben. Größter Wert ist auf eine sichere Fixierung zu legen, die in der Regel zunächst mit einem breiten Pflastersteg erfolgt. Auch der freiliegende Katheterteil soll abgeklebt werden, um ein unbeabsichtigtes Herausziehen zu erschweren. Die Einstichstelle des ZVK ist steril zu versorgen. Der Katheter wird sicher mit einem Dreiwegehahn verbunden, der fest aufgedreht und durch die Überwurfmutter lediglich gesichert wird („würgen und schrauben").

Intubation und Beatmung

Die Intubation im Rettungsdienst ist eine Notfallmaßnahme, die nur die Beachtung hygienischer Minimalbedingungen erlaubt. Der Tubus wird erst unmittelbar vor der Verwendung aus der Verpackung entnommen und mit einem desinfizierten Führungsstab versehen. Der Endotrachealtubus ist nach der Lagekontrolle sofort sicher zu fixieren, etwa durch doppeltes Abkleben „von Ohr zu Ohr". Bei Absaugkathetern und Endotrachealtuben hat sich der Gebrauch von sterilem Einmalmaterial durchgesetzt. Beatmungsmasken, Laryngoskopspatel, wiederverwendbare Guedeltuben, Absaugeinrichtungen usw. sind nach jedem Gebrauch möglichst umgehend desinfizierend zu reinigen.

Beatmungsbeutel und Notfallbeatmungsgeräte sollen in desinfiziertem Zustand zum Einsatz gebracht werden (1, 5). Diese Forderung wird durch Mitführung desinfiziert eingeschweißter Beatmungsbeutel und -schläuche erfüllt. Die wiederholte Anwendung bei verschiedenen Patienten ohne Zwischendesinfektion ist trotz der halboffenen Ventilkonstruktion hygienisch bedenklich. Bei Patienten mit Lungenödem, pulmonaler Blutung oder Erbrechen usw. kann es zu einer Keimverschleppung über das Ventil hinaus kommen. Beatmungsfilter sind nur insoweit zu empfehlen, als durch ihre Verwendung die sichere Handhabung der Geräte im Notfalleinsatz nicht erschwert wird.

Hygienemaßnahmen bei Intubation und Beatmung:
- Tubus erst unmittelbar vor Verwendung aus der Verpackung entnehmen,
- desinfizierten Führungsstab benutzen,
- Endotrachealtubus nach Lagekontrolle sicher „von Ohr zu Ohr" fixieren,
- wiederverwendbares Material möglichst umgehend desinfizierend reinigen,
- desinfiziert eingeschweißte Beatmungsbeutel und -schläuche, ersatzweise Filter, verwenden,

- keine wiederholte Anwendung der Geräte ohne Zwischendesinfektion.

Sonstige Maßnahmen

Beim *Öffnen steriler Verpackungen* ist auf sachgerechte Handhabung durch Auseinanderziehen der Umhüllung an den vorgesehenen Stellen zu achten und ein Durchdrücken durch das Papier zu vermeiden. Vor *invasiven Eingriffen* soll eine besonders sorgfältige Hautdesinfektion und vor dem Anlegen der sterilen Einmalhandschuhe möglichst eine hygienische Händedesinfektion erfolgen. Die Umgebung des Operationsfeldes wird großzügig abgedeckt. Durchsichtige Lochtücher mit Klebestreifen erlauben eine gute anatomische Orientierung. Chirurgische Bestecke werden entweder auf einem sterilen Tuch oder auf dem innen sterilen Umhüllungspapier gelagert bzw. direkt aus dem Container oder der Hülle entnommen. In Köchern verpackte Thoraxdrainagen müssen vorsichtig geöffnet und beim Herausgleiten unmittelbar steril abgenommen werden. Auch bei *Entbindungen* (6) ist die hygienische Händedesinfektion und das Tragen steriler Handschuhe notwendig; die zur Abnabelung usw. erforderlichen Materialien werden in der Regel als Set mitgeführt.

Mitarbeiterschutz

Zu den hygienische Grundregeln für den Personalschutz gehören:
- Routinemäßiger Gebrauch von Einmalhandschuhen,
- Kontakt von Haut und Schleimhäuten mit Blut, Speichel, Sekreten, Stuhl und Urin vermeiden,
- bei Kontamination umgehende hygienische Hände- bzw. Hautdesinfektion.

Der *routinemäßige Gebrauch von Einmalhandschuhen* ist die wichtigste Personalschutzmaßnahme. Es empfiehlt sich, stets einen Vorrat in der Einsatzjacke mitzuführen. Bei der *Bekleidung des Personals* sind nicht ausschließlich hygienische Gesichtspunkte, sondern auch Witterungseinflüsse und evtl. Gefahrenlagen zu beachten. Unter hygienischen Aspekten werden Berufs- und Schutzkleidung unterschieden. *Schutzkleidung* ist zu tragen, wenn die Gefahr einer Keimverschleppung besteht, dies trifft jedoch nur für bestimmte Patienten zu. Schutzkleidung ist täglich und nach sichtbarer Verschmutzung zu wechseln (7). *Berufskleidung* soll zweimal wöchentlich gewechselt werden. Berufs- und Schutzkleidung sind desinfizierend zu waschen (10). Kopfschutz, Mundschutz und Schutzbrille bleiben Ausnahmesituationen vorbehalten. Einen vernünftigen Kompromiß stellt das Tragen weißer Berufskleidung (mindestens Brennklasse S-e nach DIN 66083 (10)), einer Rettungsdienstjacke und von Sicherheitsschuhen dar (9). Schutzhelme, feste Arbeitshandschuhe, Kopfschutz, Mundschutz und Schutzbrille werden im Fahrzeug mitgeführt. Ein Augenschutz ist angezeigt, sobald ein Patient mit noch erhaltenem Hustenreflex intubiert werden muß.

Zur Hygiene im weiteren Sinne gehört auch ein gepflegtes Erscheinungsbild der Mitarbeiter, das nicht nur auf hygienisch korrektes Verhalten schließen läßt (6), sondern darüber hinaus den weitaus meisten Patienten ein Gefühl von Sicherheit und Geborgenheit gibt. Selbstverständlich ist das Rauchen in Rettungsfahrzeugen und beim Umgang mit Patienten zu unterlassen.

Spezielle Hygienemaßnahmen bei Infektionstransporten

Gruppenzuordnung

Die „Anforderungen Krankentransport" (7) enthalten eingehende Hinweise für die hygienischen Bedingungen beim Transport infektiöser Patienten (2), in die auch die Maßnahmen beim Transport nichtinfektiöser Patienten eingearbeitet sind.

Es werden drei Patientengruppen unterschieden:
1. Patienten ohne Anhalt für das Vorliegen einer Infektionskrankheit.
2. Patienten mit Infektionskrankheiten, die durch beim Transport übliche Kontakte nicht übertragen werden können, wie Virushepatitis, human immunodeficiency virus (HIV)-positive Patienten ohne klinische Zeichen des aquired immune deficiency syndrome (AIDS), geschlossene Lungentuberkulose.
3. Patienten mit hochkontagiösen und gefährlichen Infektionskrankheiten wie Verdacht auf oder Nachweis von Cholera, Diphtherie, Hämorrhagischem Fieber, Meningoencephalomyelitis durch Enteroviren bzw. ungeklärter Ätiologie, Milzbrand, Pest, akuter Poliomyelitis, Q-Fieber, Tollwut, ansteckungsfähiger Tuberkulose, Typhus, Windpocken und generalisiertem Zoster.

Die „Anforderungen Krankentransport" (7) sehen vor, daß der transportanfordernde Arzt den Mitarbeitern des Rettungsdienstes lediglich die Gruppenzuordnung mitteilt. Zur Vermeidung von Verunsicherungen bietet es sich jedoch in der Regel an, die konkrete Erkrankung zu nennen und ggf. auf die Schweigepflicht zu verweisen.

Hygienemaßnahmen bei Patienten der Gruppen 1 und 2

Beim Transport von Patienten der Gruppen 1 und 2 sind keine Vorkehrungen zu treffen, die über die Anforderungen der „Unfallverhütungsvorschrift Gesundheitsdienst" (10) hinausgehen:
– Impfschutz des Rettungspersonals,
– Bereitstellung einer Händewaschgelegenheit,
– Bereitstellung von Direktspendern mit Wasch- und Desinfektionsmitteln,
– Bereitstellung von Einmalhandtüchern,
– Bereitstellung von Handschuhen,
– Bereitstellung von Schutzkleidung.

Für die Routinewartung der Fahrzeuge beim Transport von Patienten der Gruppen 1 und 2 gelten u. a. folgende Anweisungen (7):
- Mit Blut, Sekreten, Eiter, Stuhl oder Urin kontaminierte Flächen sofort desinfizieren, grobe Verunreinigungen zuvor entfernen,
- Flächen mit Patientenkontakt täglich einer Scheuer-/Wischdesinfektion unterziehen,
- wöchentlich gründliche Gesamtreinigung vornehmen,

- Inventar wöchentlich auf Vollzähligkeit kontrollieren und Sterilartikel mit beschädigter Verpackung austauschen,
- mehrfach zu verwendene Artikel wie Beatmungsmasken usw. nach jeder Benutzung desinfizierend reinigen,
- hygienische einwandfreie Tragenbezüge benutzen,
- Textilien mindestens wöchentlich desinfizierend waschen.

Das *HI-Virus* (1, 2) wird durch Blut, Sekrete und Ausscheidungen übertragen und ist gegen Desinfektionsmittel der Gruppe B empfindlich. Die Kontagiosität ist der des Hepatitis-B-Virus vergleichbar. Besondere Vorsicht ist bei HIV-positiven Patienten mit Durchfall, Inkontinenz, Blutungen oder zusätzlichen Infektionskrankheiten geboten. Hier ist der direkte Hautkontakt mit Ausscheidungen aller Art dringend zu vermeiden. Ansonsten steht die Übertragung durch Blut über die verletzte Haut oder die Schleimhaut im Vordergrund. Die Einhaltung der allgemeinen Hygieneregeln beim Umgang mit Blut und Körpersekreten, insbesondere das Tragen von Einmalhandschuhen, bietet einen wirksamen Schutz.

Hygienemaßnahmen bei Patienten der Gruppe 3

Beim und nach dem Transport von Patienten der Gruppe 3 sind spezielle infektionsprophylaktische Maßnahmen zu beachten (7):
- Schutzkittel bzw. Schutzkleidung wechseln,
- Krankenraum mit Trage und Ausrüstung einer Schlußdesinfektion unterziehen,
- bei bestimmten Erkrankungen wie hämorrhagischem Fieber, Lungenmilzbrand, Pest und offener Lungentuberkulose zusätzliche Raumdesinfektion des Fahrzeugs durch Verdampfen oder Vernebeln von Formaldehyd-Lösung vornehmen.

Die durchgehend seltenen Erkrankungen der Gruppe 3 werden auf unterschiedlichen Wegen übertragen (4); damit müssen auch die Schutzvorkehrungen auf den Einzelfall abgestimmt werden. Die wichtigste Basismaßnahme ist wiederum das Tragen von Einmalhandschuhen, dies insbesondere beim Kontakt mit Blut, Sekreten oder Ausscheidungen. Je nach Erkrankung wird das Tragen von Mundschutz (für Patient und Helfer) und Schutzbrille bis hin zum Vollschutz erforderlich. Beim Transport sind alle Sekrete und Ausscheidungen laufend zu desinfizieren. Die gründliche Schlußdesinfektion als Scheuer-/Wischdesinfektion stellt den Regelfall dar. Die zusätzlich geforderte Raumdesinfektion nach dem Transport von Patienten mit hämorrhagischem Fieber, Lungenmilzbrand, Pest und offener Lungentuberkulose (7) bildet die Ausnahme und erscheint bei offener Lungentuberkulose nicht erforderlich (8).

Im Extremfall muß mit dem *Auftreten einer unbekannten Infektionskrankheit* gerechnet werden. Die Vorbereitungsmöglichkeiten sind begrenzt; notwendige Maßnahmen müssen im Einzelfall begründet und durchgesetzt werden. In der Regel wird es sich um die Verhinderung einer Keimübertragung auf dem Luftweg handeln, während die Übertragung durch Insekten oder andere Vektoren in unseren Breiten sehr unwahrscheinlich ist. Beim Transport sind alle Möglichkeiten des Personalschutzes zu nutzen und vollständige geschlossene Schutzkleidung, Handschuhe, Mundschutz und Schutzbrille zu tragen.

Sonstiges

Ausstattung der Rettungsfahrzeuge

Für den hygienischen Zustand des Rettungsmittels insgesamt ist die jeweilige „Transportorganisation" (7) und nicht der Notarzt verantwortlich. In Ergänzung der einschlägigen DIN-Vorschriften zur Ausstattung von Rettungsfahrzeugen werden unter hygienischen Aspekten folgende Materialien gefordert (7):
- Zellstoff und Brechschalen bzw. -beutel,
- Unterlagen, Decken, Kopfkissen,
- Steckbecken und Urinflaschen,
- stabile Einmalhandschuhe und Schutzkleidung,
- Haut-, Hände- und Flächendesinfektionsmittel,
- geeignete Abfallbehälter.

Das in Rettungsfahrzeugen mitgeführte Wasser dient Reinigungszwecken, es muß jedoch der Trinkwasserverordnung entsprechen (7). Unmittelbar am Waschbecken sollten Spender für Desinfektions- und Waschmittel sowie Einmalhandtücher angebracht sein (10).

Abfallentsorgung

Im Rettungsdienst fallen regelmäßig Abfälle der Gruppen A (hausmüllähnlich) und B (potentiell infektiös) an. Abfälle der Gruppe C, die besondere Maßnahmen zur Infektionsverhütung erfordern, bilden die Ausnahme und können ggf. über ein Krankenhaus sachgerecht entsorgt werden. Abfälle der Gruppen A und B werden in Müllsäcken gesammelt; verletzungsträchtige Gegenstände wie Kanülen und Skalpelle in durchstichsicheren Behältern. Die Entsorgung von Abfällen der Gruppen A und B kann über die örtliche Müllabfuhr erfolgen.

Fortbildung und Dokumentation

Eine regelmäßige Schulung in Grundfragen der Infektionsprophylaxe und allgemeinen Hygiene trägt zur Etablierung von Routinemaßnahmen bei und kann auf unvorhergesehene Situationen vorbereiten. Durch einen übersichtlichen und verständlichen Hygieneplan wird die hygienische Sicherheit weiter erhöht (7).

Kernaussagen

Grundlagen

- Wichtigste Rechts- und Arbeitsgrundlage für die Hygiene im Rettungsdienst sind die „Anforderungen der Hygiene an den Krankentransport einschließlich Rettungstransport in Krankenkraftwagen" und die „Unfallverhütungsvorschrift Gesundheitsdienst".
- Zum verantwortungsbewußten Handeln im Rettungsdienst zählt auch die situationsgerechte Beachtung hygienischer Grundregeln. Im Zweifel hat die Erhaltung der Vitalfunktionen Priorität vor der Ausschaltung von Infektionsgefahren.
- Es werden die arbeitsbegleitende „laufende Desinfektion", die „Schlußdesinfektion" nach dem Transport und die zusätzliche abschließende „Raumdesinfektion" in Fällen besonderer Kontagiosität unterschieden.

Hygienepraxis im Rettungsdienst

- Häufigste Hygienemaßnahme ist die Hautdesinfektion des Patienten; auf sie soll auch bei der eiligen Venenpunktion nicht verzichtet werden. Die hygienische Händedesinfektion soll routinemäßig und häufig erfolgen. Die Flächendesinfektion erfolgt als Scheuer-/Wischdesinfektion.
- Der periphervenöse Zugang wird mit einer Wundauflage versorgt und sicher fixiert; die Punktionskanüle in einen durchstichsicheren Behälter entsorgt. Der Infusionsschlauch wird blutfrei verschraubt. Auch bei der Intubation sind hygienische Minimalbedingungen einzuhalten. Beatmungsbeutel und Notfallbeatmungsgeräte sind desinfiziert mitzuführen.
- Der routinemäßige Gebrauch von Einmalhandschuhen ist die wichtigste Personalschutzmaßnahme.
- „Infektionstransporte" werden in drei Gruppen mit unterschiedlichen Hygieneanforderungen eingeteilt. Das HI-Virus ist in seiner Kontagiosität dem Hepatitis-B-Virus vergleichbar.
- Abfälle der Gruppen A und B werden über die örtliche Müllabfuhr entsorgt.
- Regelmäßige Schulung und ein verständlicher Hygieneplan erhöhen die hygienische Sicherheit.

Literatur

1. Adams HA, Kühnen E, Schickle-Reim G: Hygiene im Rettungsdienst: Grundlagen, Anspruch und Wirklichkeit. Anästhesiol Intensivmed Notfallmed Schmerzther. 1995; 30:212–219
2. Brandis H, Eggers HJ, Köhler W, Pulverer G (Hrsg.): Lehrbuch der medizinischen Mikrobiologie. Fischer, Stuttgart, Jena 1994
3. Groß U, Schwarzkopf A, Sefrin P, Karch H: Empfehlungen für die Infektionshygiene im Sanitäts- und Rettungsdienst. Hyg Med. 1995; 20:205–211
4. Gundermann KO, Rüden H, Sonntag HG (Hrsg.): Lehrbuch der Hygiene. Fischer, Stuttgart, New York 1991
5. Richtlinie für Krankenhaushygiene und Infektionsprävention. Robert-Koch-Institut – Bundesinstitut für Infektionskrankheiten und nicht übertragbare Krankheiten – Berlin (Hrsg.). Fischer, Stuttgart, Jena 1996
6. Stober HD: Hygienepraxis für Anästhesiologie, Intensivtherapie, Rettungswesen. Gesundheit, Berlin 1991
7. Anforderungen der Hygiene an den Krankentransport einschließlich Rettungstransport in Krankenkraftwagen. In: Robert-Koch-Institut – Bundesinstitut für Infektionskrankheiten und nicht übertragbare Krankheiten – Berlin (Hrsg.): Richtlinie für Krankenhaushygiene und Infektionsprävention. Fischer, Stuttgart, Jena 1996
8. Empfehlungen zur Infektionsverhütung bei Tuberkulose. Deutsches Zentralkomitee zur Bekämpfung der Tuberkulose (Hrsg.). Thieme, Stuttgart, New York 1993
9. Regeln für den Einsatz von persönlichen Schutzausrüstungen im Rettungsdienst. Bundesverband der Unfallversicherungsträger der öffentlichen Hand e.V. – BAGUV (Hrsg.). Merkblatt GUV 27.10.1996
10. Unfallverhütungsvorschrift Gesundheitsdienst vom 1. Oktober 1982 mit Durchführungsanweisungen vom April 1986. In: Robert-Koch-Institut – Bundesinstitut für Infektionskrankheiten und nicht übertragbare Krankheiten – Berlin (Hrsg.): Richtlinie für Krankenhaushygiene und Infektionsprävention. Fischer, Stuttgart, Jena 1996

Großschadens-ereignisse und Katastrophen

29 Der Alarm- und Einsatzplan des Krankenhauses ... *569*

D. Rupp, G. Hempelmann

30 Der Großschaden im Rettungsdienst – „Erweiterter Rettungsdienst" ... *576*

A. Thierbach, H. A. Adams

31 Struktur und Aufgaben des Katastrophenschutzes ... *586*

P. Hennes

32 Der Sanitätsdienst der Bundeswehr ... *593*

H. Theiler (†), S. Schoeps, G. Mewißen

33 Spezielle Krankheitsbilder bei Großschäden und Katastrophen ... *604*

H. J. Bochnik, T. Sohns, L. Szinicz, E.-J. Finke, M. Abend, D. van Beuningen

29

Der Alarm- und Einsatzplan des Krankenhauses

D. Rupp, G. Hempelmann

> **Roter Faden**
>
> ■ Grundlagen
> ■ Der Alarm- und Einsatzplan
>   – Allgemeines
>   – Externe Gefahrenlagen
>   – Interne Gefahrenlagen

■ Grundlagen

Die Krankenhäuser aller Versorgungsstufen müssen jederzeit in der Lage sein, durch besondere Maßnahmen die Versorgung einer über das Übliche hinausgehenden Zahl von Patienten zu gewährleisten.

Das im normalen Dienstbetrieb eingesetzte Personal reicht in solchen Fällen meist nicht aus, ebenso wird die planmäßige Kapazität der Bettenstationen und Funktionsbereiche den Notwendigkeiten nicht gerecht. Daher sind die Krankenhäuser aufgrund verschiedener gesetzlicher Bestimmungen (Krankenhaus-, Rettungsdienst- bzw. Brand- und Katastrophenschutzgesetze der Bundesländer) verpflichtet, Alarm- und Einsatzpläne bzw. Katastrophen-Einsatzpläne zu erstellen, die bei *externen Gefahrenlagen* mit einem Massenanfall von Patienten eine rasche Erweiterung der Behandlungskapazität aller Versorgungskategorien ermöglichen.

Weiterhin müssen alle Krankenhäuser Vorkehrungen treffen, um bei einem Schadensereignis innerhalb der Klinik eine rasche Rettung der Patienten und eine möglichst umfassende Schadensbekämpfung zu gewährleisten.

Diese *internen Gefahrenlagen* erfordern unter Umständen die Evakuierung einzelner Stationen, Funktionsbereiche oder ganzer Kliniken. Die eingesetzten Feuerwehr- und Sanitätskräfte sind auf ortskundige Hilfe und Unterstützung durch die Krankenhausmitarbeiter angewiesen.
Entsprechende rechtliche Grundlagen finden sich in den Landes-Krankenhausgesetzen, den Verordnungen über baulichen Brandschutz in Krankenhäusern und in den Bestimmungen der Berufsgenossenschaften.

■ Der Alarm- und Einsatzplan

Allgemeines

Zur Bewältigung einer besonderen Gefahrenlage bedarf es einer klaren und vorab festgelegten Führungsstruktur.

Wie in anderen Bereichen des Rettungsdienstes und Katastrophenschutzes werden die notwendigen Entscheidungen von einer dazu besonders gebildeten Einsatzleitung, hier der *Krankenhaus-Einsatzleitung* (KEL), getroffen, der die zuständigen Verantwortlichen des Krankenhauses angehören (Tab. 29.1).

Tabelle 29.1 Die Krankenhaus-Einsatzleitung (KEL)

- Ärztlicher Direktor (Leiter)
- Verwaltungsdirektor (Stellv. Leiter)
- Katastrophenschutz-Beauftragter
  (z. B. Leitender Arzt Chirurgie/Unfallchirurgie)
- Stellv. Katastrophenschutz-Beauftragter
  (z. B. Leitender Arzt Anästhesiologie)
- Technischer Direktor
- Leitende Pflegekraft
- Leiter der Apotheke

Es ist vorab zu regeln, wer nach Eingang einer Schadensmeldung den Katastropheneinsatz und damit die Alarmierung der KEL einleitet. Im weiteren ist festzulegen, wie und in welcher Zahl (abhängig von der Zahl der erwarteten Patienten) weiteres Personal alarmiert wird.

Dazu bedarf es entsprechender *Alarmpläne* mit den Telefonnummern der Mitarbeiter. Sinnvoll ist die Aufteilung in verschiedene *Alarmierungsstufen*, um z. B. in größeren Krankenhäusern fachlich angrenzende Abteilungen in die Versorgung einzubeziehen. In diesem Fall ist die KEL ggf. durch die Leitenden Ärzte der betroffenen Abteilungen zu ergänzen (erweiterte KEL).

Die KEL soll in einem vorab festgelegten Raum der Klinik untergebracht werden. Dabei muß auf eine entsprechende Ausstattung des Raumes mit ausreichenden Kommunikationsmitteln und Dokumentationsmöglichkeiten geachtet werden.

Es sind entsprechende Ausweichräume für den Fall einzuplanen, daß der vorgesehene Bereich durch ein internes Ereignis (z. B. Brand, Bombendrohung) betroffen ist.

Die besondere Situation der Krankenhäuser, sowohl bei externen als auch internen Schadenslagen zum Wohle der Patienten schnellstmöglich genügend Personal, Material und Behandlungskapazität bereitstellen zu müssen, erfordert im weiteren Ablauf eine zweigeteilte Einsatzplanung.

Während bei einem externen Massenanfall in kurzer Zeit viele Betroffene in die Klinik zur weiteren Behandlung eingeliefert werden, ist bei einem internen Schadensereignis der laufende Betrieb (Operationen, diagnostische und pflegerische Maßnahmen) so schnell wie möglich zu beenden und die Rettung der Patienten und Klinikmitarbeiter aus dem Gefahrenbereich durchzuführen. Der Katastrophen-Einsatzplan wird daher in einen externen und internen Teil gegliedert.

Externe Gefahrenlagen

Nach Eingang der Schadensmeldung und Alarmierung der KEL sind zunächst alle diensthabenden Mitarbeiter der Klinik über den Eintritt des Alarmfalls zu informieren. Die KEL entscheidet lageabhängig, welche Alarmierungsstufe erforderlich ist und führt die Alarmierung durch.

Bis zum Eintreffen der Patienten sind eine Reihe vorbereitender Maßnahmen durchzuführen:
- *Freimachen von Zu- und Abfahrtswegen.* Verfügbare Kräfte des Krankenhauses, der Polizei, des Rettungsdienstes und der Feuerwehr machen und halten die Zu- und Abfahrtswege frei. Die An- und Abfahrtsregelung ist gesondert im Einsatzplan enthalten.
- *Einstellen des laufenden Krankenhausbetriebs.* Die Leitenden Ärzte lassen Routineeingriffe, das Operationsprogramm sowie die poliklinischen und speziellen Sprechstunden beenden.
- *Erhöhung der Operations- und Intensivkapazität* durch Ausrüstung und Besetzung vorgeplanter behelfsmäßiger Operationsräume (z. B. im Ambulanzbereich) und Intensivbereiche (z. B. in Aufwachräumen).
- *Erhöhung der allgemeinen Aufnahmekapazität.* Die Leitenden Ärzte veranlassen, daß umgehend Betten freigemacht werden. Genesene Patienten werden entlassen; ggf. sind Notbetten aufzustellen. In Absprache mit dem Katastrophenschutz-Beauftragten ist über Verlegungen oder andere Maßnahmen zu entscheiden.
- *Bereitstellung und Kontrolle des Materials* wie Infusionen, Infusionsbestecke, Medikamente, Blutkomponenten und Verbandmaterial. Durch die Leitenden Ärzte für Anästhesiologie, Transfusionsmedizin, den Leiter der Apotheke und den Leiter des Pflegedienstes sind die entsprechenden Vorräte zu kontrollieren und bei Bedarf zu ergänzen.
- *Vorbereitung des vorab bestimmten Sichtungsraums.* Der Notaufnahmebereich oder andere geeignete Räume sind als Sichtungsraum vorzubereiten. Die Leitung übernimmt der Katastrophenschutz-Beauftragte oder der dienstälteste Chirurg der Klinik. Die Besetzung der übrigen Funktionsräume (Schockraum, Intensivstation, Diagnostik, Operationsbereich) wird von den zuständigen Leitenden Ärzten geregelt.
- *Bereitstellen von Transportmitteln.* Tragen-Untergestelle, Fahrtragen und Sitzwagen sind in genügender Zahl an den Eingängen vom Pflegepersonal bereitzuhalten.

Es ist von unschätzbarem Wert, wenn diese Maßnahmen bereits vorausschauend durchgeplant, schriftlich fixiert und geübt worden sind, damit beim Eintreffen der Patienten nicht unnötig Zeit mit Personal- und Raumzuordnungen verloren wird. Insbesondere sind Maßnahmen zur Erhöhung der Bettenkapazität und die Zuweisung der Rettungswege detailliert im Einsatzplan festzulegen.

Mit dem Eintreffen der Betroffenen sind neben der medizinischen Versorgung weitere organisatorische Aufgaben zu bewältigen, damit eine zügige, auch unter individualmedizinischen Gesichtspunkten bestmögliche Versorgung der Patienten durchgeführt werden kann. Sind diese Maßnahmen im Einsatzplan bereits vorab geregelt, darf die geordnete und ruhige Abwicklung der Versorgung erwartet werden.

Folgende Maßnahmen sind mit dem Eintreffen der zu versorgenden Patienten erforderlich:
- *Sichtung der Patienten.* Unter Leitung des Katastrophenschutz-Beauftragten sind die Eingelieferten nach den bekannten Sichtungskategorien zu untersuchen. Durch die Sichtungsteams (Chirurgen, Anästhesisten, Neurochirurgen usw.) sind die Behandlungspläne für die weitere Versorgung festzulegen.
- *Bildung permanenter Behandlungsteams.* Die Leitenden Ärzte bestimmen permanente Behandlungsteams, die in den verschiedenen Funktionsbereichen (Diagnostik, Schockraum, Operationsbereich, Intensivstation) die weitere Versorgung der gesichteten Patienten übernehmen. Sie entscheiden auch, ob durch die KEL zusätzliche Kräfte aktiviert werden müssen (nächste Alarmierungsstufe).
- *Organisation eines Zubringerdienstes.* Durch den Verwaltungsdirektor und die Pflegedienstleitung ist ein zentraler Botendienst sicherzustellen, der für die Weiterleitung von Laborproben, Blutkomponenten, Medikamenten und Verbrauchsmaterial usw. verantwortlich ist.
- *Registrierung der Betroffenen.* Nach einem vorher festzulegenden System ist jeder Betroffene eindeutig zu identifizieren. Ein solches System muß garantieren, daß der Patient und alle zugehörigen Befunde, Proben, Röntgenbilder, Wertsachen und Bekleidung usw. in fortlaufender Numerierung eindeutig erfaßt werden. Gleiches gilt für die Dokumentation der durchgeführten Leistungen und des weiteren Verbleibs des Patienten. Die Erfassung der am besten im Durchschreibeverfahren zu verwendenden Anhängeblätter zur Patientenaufnahme ermöglicht jederzeit einen Überblick über die Zahl der eingelieferten, entlassenen oder extern verlegten Patienten.
- *Sonstige Maßnahmen.* Dazu zählen die Bereitstellung von Personal zum Betrieb und zur Kontrolle der technischen Anlagen sowie die rechtzeitige Nachbeschaffung von Verbrauchsmaterial. Bei der KEL ist ein entsprechendes Anschriftenverzeichnis anzulegen.

Nach Beendigung des Einsatzes ist durch die KEL ein ausführlicher Abschlußbericht mit statistischen Angaben sowie Angaben über abzustellende Mängel anzufertigen.

Weiter empfiehlt es sich, den organisatorischen Ablauf von Zeit zu Zeit durch eine *Übung oder ein Planspiel* zu erproben, um bereits im Vorfeld Schwachstellen der Einsatzplanung aufzudecken und zu korrigieren.

Da ein Einsatz bei externen Gefahrenlagen in enger *Zusammenarbeit mit Rettungsdienst und Feuerwehr* erfolgt, sind die entsprechenden Organisationen bereits bei der Erstellung des Einsatzplans einzubinden. Weiter ist allen beteiligten Organisationen und Behörden ein Exemplar des

Einsatzplanes zu übergeben, damit deren eigene Alarmpläne auf die Besonderheiten der Krankenhaussituation abgestimmt werden können.

Interne Gefahrenlagen

Während ein Krankenhaus bei einer externen Gefahrenlage von funktionierenden Arbeitsstrukturen ausgehen kann und zur Bewältigung der gestellten Aufgaben lediglich zusätzliches Personal, Material und angepaßte Organisationsformen braucht, führt die interne Gefahrenlage stets zu einer Beeinträchtigung und Gefährdung der Arbeitsfähigkeit des Krankenhauses sowie darüber hinaus durch Brand, Explosion, Unwetter oder andere Einflüsse zu einer Gefährdung von Patienten und Personal in einzelnen Abschnitten oder im gesamten Krankenhaus.

Beispiele in der Vergangenheit haben gezeigt, wie problematisch die Bekämpfung größerer Schadensereignisse in Krankenhäusern sein kann, und welche Anforderungen an Feuerwehr, Rettungsdienst und nicht zuletzt die Mitarbeiter einer Klinik gestellt werden.

Der Einsatzplan des Krankenhauses für interne Gefahrenlagen muß neben der Etablierung der bereits erläuterten Führungsstruktur (KEL) weitere *konkrete Vorgaben* für Abteilungen, Stationen und einzelne Mitarbeiter zur Rettung von Patienten und Personal sowie zur Schadensbekämpfung in Zusammenarbeit mit der Feuerwehr enthalten:

– Besondere Bedeutung kommt den *Katastrophenschutz-Beauftragten* der einzelnen Zentren oder Abteilungen zu, die für die Bekanntmachung der Alarmpläne und die Einhaltung und Überwachung der vorbeugenden Maßnahmen verantwortlich sind. Innerhalb einer Abteilung ist der Katastrophenschutz-Beauftragte zuständig für die Alarmierung zusätzlichen Personals, um z. B. notwendige Evakuierungsmaßnahmen mit den in der Regel ortskundigen Ärzten, Schwestern und Pflegern durchführen zu können. Daher muß im Alarmplan die Notbesetzung einer Klinik bzw. Station durch entsprechende Telefonlisten aller Mitarbeiter vorbereitet sein.
– In der *Brandschutzordnung* sind vorbeugende und allgemeine Maßnahmen zur Brandverhütung sowie Verhaltensregeln für Patienten und Mitarbeiter bei Feuer und anderen Schadensereignissen aufzulisten (Tab. 29.2 – 29.5).
– Ein *Merkblatt zum Verhalten bei Bombendrohungen* dient zur möglichst genauen Erfassung aller Details bei entsprechenden Anrufen.

Tabelle 29.2 Brandschutzordnung – Allgemeine Sicherheitsmaßnahmen

Sicherstellung der Gefahrenmeldung
Alle Betriebsangehörigen sind zur Wachsamkeit und Sorgfalt aufgerufen. Ihre Aufmerksamkeit soll sowohl verdächtigen wie gefahrbringenden Umständen und Gegenständen gelten. Beobachtungen ungewöhnlicher Vorgänge sind unverzüglich zu melden.

Katastrophenschutz- und Sicherheits-Beauftragte
In baulichen Anlagen mit mehr als 20 Beschäftigten sind mindestens ein Katastrophenschutz-Beauftragter und ein Sicherheits-Beauftragter zu bestellen. Sie wachen auch darüber, daß die für die bauliche Anlage erforderlichen brandschutztechnischen Einrichtungen ausreichend und benutzbar sind. Im Brandfall und bei sonstigen Gefahren veranlassen der Katastrophenschutz- und der Sicherheits-Beauftragte ggf. die Räumung des Gebäudes und die Durchführung aller Selbsthilfemaßnahmen bis zum Eintreffen der Feuerwehr. Sie weisen die Feuerwehrkräfte ein und halten mit ihnen enge Verbindung.

Aufgaben der Hausverwaltung und des technischen Personals
Bei Ausbruch eines Brandes haben das Personal der Hausverwaltung und das technische Personal die in besonderen Anweisungen festgelegten Maßnahmen zur Sicherheit zu treffen.

Meldestelle
Zur Sicherstellung, daß Gefahrensituationen schnell erfaßt und besondere Beobachtungen unverzüglich weitergeleitet werden können, ist im Brand- und Gefahrenfall eine Meldestelle einzurichten, die an zentraler, von außen gut erreichbarer Stelle der baulichen Anlage liegt und in der Regel besetzt ist (z. B. Pforte, Feuerwehr-Einsatzraum, betriebstechnische Zentrale).

Information und Schulung
Alle Nutzer und Betriebsangehörigen der baulichen Anlage sind durch geeignete Maßnahmen über die besonderen Situationen, die im Brandfall entstehen können, ausreichend zu informieren. Den Betriebsangehörigen ist jeweils ein Exemplar der Brandschutzordnung auszuhändigen. Einmal jährlich ist das Personal im Rahmen eines Unterrichts über den Inhalt von Brandschutzordnung, Alarmplan und Merkblättern zu schulen. In angemessenen Zeiträumen sind Übungen durchzuführen, wobei Räumungsmaßnahmen im Brandfall besonders zu berücksichtigen sind. Übungen sind rechtzeitig anzukündigen und mit der Feuerwehr abzustimmen.

Tabelle 29.3 Brandschutzordnung – Organisatorische Maßnahmen zum Vorbeugenden Brandschutz

- Aufstellung der Brandschutzordnung für jeden einzelnen baulichen Bereich
- Aufstellen eines Alarmplans für jeden einzelnen baulichen Bereich
- Aushängen der Merkblätter über das Verhalten bei Bränden
- Erstellung eines Feuerwehrplans (Festlegung für das einsatzmäßige Vorgehen der Feuerwehr im Brandfall)
- Erstellung von Übersichts-, Orientierungs- und Fluchtwegeplänen für jeden einzelnen Bereich

Tabelle 29.4 Brandschutzordnung – Betriebliche Maßnahmen zum Vorbeugenden Brandschutz

Allgemeine Brandverhütung
Rauchverbot, Verbot des Umgangs mit offenem Feuer, Bereitstellung nichtbrennbarer Abfallbehälter in Räumen, in denen geraucht werden darf, Verbot von Strahlungsöfen, Heizsonnen, Tauchsiedern und Heizplatten, regelmäßige Entrümpelung von Dach, Keller- und Abstellräumen, Verwendung schwer entflammbarer Materialien für Dekorationen etc.

Sicherung der Rettungswege
Kennzeichnung der Rettungswege durch dauerhafte, gut sichtbare Hinweisschilder (GUV 0.7 VBG 125), Freihalten der Rettungswege, ordnungsgemäßer Betrieb von Rauchabschnittstüren, sichere Benutzung von Fluchttüren gewährleisten

Überwachung der baulichen Brandschutzeinrichtungen
Vierteljährliche Überprüfung der Funktionssicherheit von Feuerschutzabschlüssen und Rauchabschnittstüren sowie der Rauchabzugseinrichtungen, regelmäßige Prüfung der baulichen Sicherheitseinrichtungen

Überwachung der brandschutztechnischen Anlagen und Einrichtungen
Regelmäßige Wartung und Überprüfung durch die zuständigen Sachverständigen

Überwachung der haustechnischen und betrieblichen Anlagen
Regelmäßige Wartung und Überprüfung der elektrischen Anlagen, der Heizungsanlage und der lüftungstechnischen Anlagen durch die zuständigen Sachverständigen

Freihaltung der Bewegungs- und Aufstellflächen für die Feuerwehr
Strikte Freihaltung der durch Beschilderung oder Feuerwehr-Umlegepfosten gekennzeichneten Bereiche, Ahndung von Zuwiderhandlungen nach § 12 STVO Abs. 1

Nutzungsänderungen
Nur im Einvernehmen mit dem zuständigen Amt für Brandschutz durchzuführen

Einrichtung einer betriebstechnischen Zentrale
Bei größeren baulichen Anlagen zu empfehlen, gut zugänglicher Raum mit Überwachungseinrichtungen für Lösch-, Brandmelde- und haustechnische Einrichtungen

Umgang mit gefährlichen Arbeitsstoffen, radioaktivem Material und biologischen Arbeitsstoffen
Beachtung der einschlägigen Vorschriften im Umgang mit diesen Materialien

Arbeiten mit erhöhtem Brandrisiko
Durchführung entsprechender Arbeiten (Trennschleifen, Schweißen, Schneiden, Bituminieren, Kleben) nur unter Einhaltung der entsprechenden Sicherheitsvorschriften. Ggf. Abschaltung der betroffenen automatischen Brandmeldeanlagen veranlassen

Tabelle 29.5 Brandschutzordnung – Maßnahmen im Brandfall

Alarmierung der Feuerwehr
Die wichtigste Maßnahme bei Entdeckung eines Brandes ist die *sofortige* Alarmierung der Feuerwehr bzw. das Vorgehen entsprechend dem Alarmplan. Auch bei Kleinbränden darf es hiervon keine Ausnahme geben.

Alarmierung der Bediensteten gemäß Alarmplan
Je nach Gebäudeart und -größe sind in der speziellen Brandordnung einer bestimmten Gruppe von Betriebsangehörigen für den Brandfall besondere Aufgaben zuzuweisen. Damit wird sichergestellt, daß bis zum Eintreffen der Feuerwehr die sicherheitstechnischen Einrichtungen des Gebäudes möglichst ununterbrochen weiterlaufen und Selbsthilfemaßnahmen getroffen werden können. Für die Aufgaben kommen insbesondere in Frage:
– Katastrophenschutz-Beauftragte
– Sicherheits-Beauftragte
– Personal der Telefonzentrale
– Pförtner
– Haustechnisches Personal
– Abteilungsleiter, Ärzte etc.

Gebäuderäumung gemäß Räumungsplan
Im Räumungsplan sollten enthalten sein:
– Konkrete Rettungswege
– Regelungen für abschnittsweise Räumungen (Hochhäuser, Sonderabteilungen)
– Alarmierungsform und -signal sowie Festlegung eines Codewortes für die Durchsage durch hausinterne Lautsprecheranlagen (z. B. „Schmetterling")
– Festlegung der Sammelflächen und Aufnahmeräume außerhalb des gefährdeten Bereichs
– Festlegung der Aufstell- und Bewegungsflächen der Feuerwehr

Selbsthilfemaßnahmen
Einleitung der Selbsthilfemaßnahmen durch geschultes Personal (Katastrophenschutz- und Sicherheits-Beauftragte usw.)
Gefährdete Personen in Sicherheit bringen
Sicherheitseinrichtungen anwenden
Entstehungsbrände oder Kleiderbrände fachgerecht löschen
Ruhe bewahren, beruhigend auf die Betroffenen einwirken

Tabelle 27.**6** Brandschutzordnung – Sonderanweisung für Betriebsangehörige mit Sicherheitsaufgaben I

Anweisungen für den Katastrophenschutz-Beauftragten
Der Katastrophenschutz-Beauftragte begibt sich nach der Meldung des Schadensereignisses sofort zur Erkundung an den Schadensort. Je nach Art und Umfang des Ereignisses trifft er weitere erforderliche Anordnungen, z. B.
– Prüfung, ob die Feuerwehr alarmiert wurde
– Prüfung, ob Besucher, Patienten und Betriebsangehörige in Sicherheit gebracht wurden
– Anordnung von Selbsthilfemaßnahmen
– Einweisung der Feuerwehr
– Nach Abschluß der Brandbekämpfung und Freigabe der Schadensstelle durch die Feuerwehr Anordnung zur Wiederaufnahme des Normalbetriebs
Standort des Katastrophenschutz-Beauftragten ist in der Regel eine zentrale Stelle (Pförtnerraum, Meldestelle, Feuerwehr-Einsatzraum, betriebstechnische Zentrale)

Anweisung für Sicherheits-Beauftragte
Rettungswege rauchfrei halten, Türen zu den Rettungswegen schließen, alle Ausgänge ins Freie öffnen
Sicherheitseinrichtungen (Rauch- und Wärmeabzüge) aktivieren
Alle Räume des zugewiesenen Bereichs nach verbliebenen Personen kontrollieren
Ruhe bewahren, beruhigend auf Andere einwirken
Behinderten bei der Räumung besondere Hilfe leisten
Meldung von besonderen Vorkommnissen an den Katastrophenschutz-Beauftragten, den Einsatzleiter der Feuerwehr oder den Einsatz-Beauftragten der Hausfeuerwehr

– *Fluchtwegepläne* sind nach den baurechtlichen Vorschriften in jedem Gebäude auszuhängen; die Wege selbst sind zu kennzeichnen. Muster dieser oft lebenswichtigen Hinweisschilder sind ebenfalls im Alarmplan einzufügen, um sie jedem Mitarbeiter bekannt zu machen.
– Weiterhin sind *spezielle Anweisungen für Mitarbeiter* mit besonderen Brandschutzaufgaben aufzunehmen, die sowohl vorbeugende Maßnahmen als auch solche im Brandfall beinhalten (Tab. 29.**5** – 29.**8**).
– Ein weiterer wichtiger Bestandteil sind genaue *Räumungspläne* sowohl für allgemeine Bereiche (Stationen, Aufenthaltsräume, Diensträume etc.) als auch Funktionsbereiche (Laboratorien, Diagnostik, Behandlungs- und Operationsräume, Intensivstationen).
– Ein Muster für einen *Verlegungsnachweis* ist beizufügen, auf dem der Verbleib der Patienten dokumentiert werden kann.

Im Falle eines Brandes oder einer anderen Gefahrenlage bleibt keine Zeit, den vorhandenen und nachalarmierten Mitarbeitern die nötigen Anweisungen zu koordiniertem Verhalten zu geben. Daher kommt es besonders auf eine ausreichende Vorbereitung an.

Mindestens einmal pro Jahr sind die im Alarm- und Einsatzplan festgelegten Maßnahmen allen Mitarbeitern zur *Kenntnis* zu bringen; insbesondere die neuen Mitarbeiter benötigen dabei eine genaue *Einweisung*. Zusätzlich ist in regelmäßigen Abständen, wünschenswert ist einmal im Jahr, eine *Übung* durchzuführen, bei der eine hausinterne Alarmierung mit den üblicherweise vorhandenen Mitteln und die anschließende Räumung einzelner Bereiche durch-

Tabelle 27.**7** Brandschutzordnung – Sonderanweisung für Betriebsangehörige mit Sicherheitsaufgaben II

Anweisung für die Telefonzentrale
Bei Bombendrohungen bereitliegendes Merkblatt benutzen
Bei Eingang einer Brandmeldung genauen Ort, Umfang des Brandes, Name und Telefonnummer des Meldenden festhalten, sofortige Weitermeldung an die Feuerwehr mit
– Anschrift der Liegenschaft
– Telefonnummer
– Hinweis auf besondere Anfahrt oder Einfahrt
– Kurzhinweise zum Brandfall (Zimmerbrand, Menschen in Gefahr, Keller-, Küchen-, Laborbrand)
– Je nach Alarmplan ggf. Alarmanlage auslösen
– Alarmierung der Verantwortlichen des Gebäudes
Die Telefonzentrale darf nur bei Anordnung der Gebäuderäumung oder unmittelbarer Gefahr verlassen werden

Anweisung für den Pförtner und technisches Personal
Brandmelder betätigen
Telefonzentrale verständigen
Besonders festgelegte Aufgaben ausführen
– Feuerwehr-Einsatzplan und Orientierungspläne bereitlegen
– Haupt- und Gruppenschlüssel bereitlegen
– Ausgänge und Zufahrten öffnen
– Aufzuganlagen überwachen bzw. steuern und ggf. abschalten

Anweisung für das technische Personal
Im Einsatzplan festgelegte Positionen besetzen
Betrieb der technischen Anlagen möglichst lange aufrechterhalten – Menschenrettung!
Energieversorgung im gefährdeten Bereich abschalten

Tabelle 27.**8** Brandschutzordnung – Sonderanweisung für Betriebsangehörige mit Sicherheitsaufgaben III

Anweisung für ärztliches Personal und Pflegepersonal
- Tätigkeitsbereich aufsuchen, auf weitere Anweisungen warten
- Besonnen auf Mitarbeiter und Patienten einwirken
- Alle Fenster und Türen schließen
- Bei Brand im eigenen Tätigkeitsbereich Selbsthilfemaßnahmen einleiten
- Gehfähige Patienten in ungefährdete Räume des gleichen Geschosses bringen, besser in tiefer gelegene Abschnitte oder ins Freie
- Bettlägerige Patienten in ungefährdete Räume des gleichen Geschosses verlegen; der Transport in tiefer gelegene Geschosse oder ins Freie ist zu Beginn ohne weitere Hilfe kaum möglich und soll unterbleiben
- Einzelheiten zu den Aufgaben bei Räumung sind in den Räumungsplänen der einzelnen Kliniken/Stationen festzuhalten

geführt wird. Dabei sollte zusätzlich eine Unterrichtung aller Mitarbeiter über die im Gebäude befindlichen Brandschutzeinrichtungen und deren Handhabung erfolgen. Die Unterweisung der Bediensteten über Lagerorte brennbarer, explosiver oder radioaktiver Substanzen sowie den Umgang mit diesen Stoffen kann ebenfalls Bestandteil der Übung sein. Spezielle Fortbildungen (Filme, Dia-Vorträge, praktische Übungen) können die Problematik interner Schadensereignisse weiter verdeutlichen.

Der Erfolg der im Alarm- und Einsatzplan vorbereiteten Maßnahmen hängt entscheidend vom Engagement fachkundiger Betriebsangehöriger ab. Ziel der wiederholten Unterweisungen ist es, die Entstehung von Bränden oder anderen gefährlichen Situationen im Krankenhaus durch Aufklärung und Information der Mitarbeiter zu verhindern und allen Beteiligten durch die notwendige Beschäftigung mit dem Thema die Angst vor einer realen Katastrophe zu nehmen. Die Erfahrung zeigt, daß informiertes und geschultes Personal gefährliche Situationen besser bewältigt als nicht unterwiesene Mitarbeiter, die ohne klare Anweisungen im Einsatzfall mit Panik reagieren und eine geordnete Schadensbewältigung unmöglich machen.

Die Vorbereitungen sind im Einzelnen der Größe der Klinik anzupassen und ggf. auszuweiten. So kann es notwendig sein, eine *Hausfeuerwehr* einzurichten, deren besonders geschulte Mitglieder die Katastrophen- und Sicherheits-Beauftragten der einzelnen Bereiche wirkungsvoll unterstützen können. In jedem Fall sind enge Absprachen mit den örtlichen Einrichtungen des Brandschutzes und des Rettungsdienstes erforderlich, um eine solide Basis zur Vermeidung von Personen- und Sachschäden zu schaffen.

Kernaussagen

Grundlagen
- Die Krankenhäuser aller Versorgungsstufen müssen jederzeit in der Lage sein, durch besondere Maßnahmen die Versorgung einer über das Übliche hinausgehenden Zahl von Patienten zu gewährleisten. Weiterhin müssen alle Krankenhäuser Vorkehrungen treffen, um bei einem Schadensereignis innerhalb der Klinik eine rasche Rettung der Patienten und eine möglichst umfassende Schadensbekämpfung zu gewährleisten.

Der Alarm- und Einsatzplan
- Zur Bewältigung einer besonderen Gefahrenlage bedarf es einer klaren und vorab festgelegten Führungsstruktur, der Krankenhaus-Einsatzleitung. Diese wird in einem vorab festgelegten, entsprechend ausgerüsteten Raum untergebracht.
- Die Planung ist zweigeteilt und unterscheidet nach externen und internen Gefahrenlagen.
- Bei externen Gefahrenlagen sind zunächst alle diensthabenden Mitarbeiter zu informieren. Die KEL entscheidet lageabhängig, welche Alarmierungsstufe erforderlich ist.
- Es ist von unschätzbarem Wert, alle Maßnahmen vorausschauend durchzuplanen, schriftlich zu fixieren und zu üben. Insbesondere sind Maßnahmen zur Erhöhung der Bettenkapazität und die Zuweisung der Rettungswege detailliert im Einsatzplan festzulegen.
- Interne Gefahrenlagen führen zu einer Beeinträchtigung und Gefährdung der Arbeitsfähigkeit des Krankenhauses sowie darüber hinaus durch Brand, Explosion, Unwetter oder andere Einflüsse zu einer Gefährdung von Patienten und Personal in einzelnen Abschnitten oder im gesamten Krankenhaus.
- Der Einsatzplan des Krankenhauses für interne Gefahrenlagen muß neben der Etablierung der Führungsstruktur weitere konkrete Vorgaben für Abteilungen, Stationen und einzelne Mitarbeiter zur Rettung von Patienten und Personal sowie zur Schadensbekämpfung in Zusammenarbeit mit der Feuerwehr enthalten. Es kommt besonders auf eine ausreichende Vorbereitung an.
- Der Erfolg der im Alarm- und Einsatzplan vorbereiteten Maßnahmen hängt entscheidend vom Engagement fachkundiger Betriebsangehöriger ab. Ziel der wiederholten Unterweisungen ist es, allen Beteiligten durch die Beschäftigung mit dem Thema die Angst vor einer realen Katastrophe zu nehmen.
- Regelmäßige Übungen externer und interner Gefahrenlagen sowie die Abstimmung mit Feuerwehr, Rettungsdienst und zuständigen Behörden sind unverzichtbar.

Literatur

1. Ellinger K, Quintel M: Das Ramstein-Unglück. Der Notarzt 1989; 5:68–70
2. Gesetz zur Neuregelung des Krankenhauswesens in Hessen (Hess. KHG). Gesetz- und Verordnungsblatt für das Land Hessen; Teil 1, 1989; 29:452–466
3. GUV 0.7 UVV Sicherheits- und Gesundheitsschutzkennzeichnung am Arbeitsplatz VBG 125. Mitteilungsblatt des Hessischen Gemeindeunfallversicherungsverbandes, 1995; S. 32
4. Hessische Bauordnung. Gesetz- und Verordnungsblatt für das Land Hessen; Teil 1, 1993; 32:655–706
5. Hessisches Katastrophenschutzgesetz (HKatSG). Gesetz- und Verordnungsblatt für das Land Hessen; Teil 1, 1978; 22:487–493
6. Hessisches Ministerium des Inneren. Krankenhausrichtlinien (KHR). Staatsanzeiger für das Land Hessen; 1987; 3:123–129
7. Hessisches Rettungsdienstgesetz (HRDG), Neufassung. Gesetz- und Verordnungsblatt für das Land Hessen; Teil 1, 1993; 17:268–279
8. Schmitz-Beuting J: Die Brandkatastrophe am Flughafen Düsseldorf. Der Notarzt 1996; 12:108–111
9. Vorstand des Klinikums der JLU Giessen: Katastropheneinsatzplan für das Klinikum der Justus-Liebig-Universität. Giessen 1997

30

Der Großschaden im Rettungsdienst – „Erweiterter Rettungsdienst"

A. Thierbach, H. A. Adams

Roter Faden

- **Grundlagen**
  - Rechtsgrundlagen
  - Katastrophe und Großschadensfall
  - Leitender Notarzt und Organisatorischer Leiter
  - Schnelleinsatzgruppen
- **Allgemeine Organisation**
  - Rahmen-Alarm- und Einsatzplan
  - Einsatzleitung
  - Führungslehre
- **Einsatzbewältigung**
  - Ziele und allgemeine Einsatztaktik
  - Aufgaben der Rettungsleitstelle
  - Lagebeurteilung am Schadensort
  - Sichtung
  - Weiterer Einsatzablauf
  - Registrierung und Dokumentation
  - Beratung der Einsatzleitung

Grundlagen

Rechtsgrundlagen

In der Bundesrepublik Deutschland gehören sowohl der Rettungsdienst als auch der Katastrophenschutz in den Zuständigkeitsbereich der Bundesländer, die entsprechende Regelungen im Rahmen ihrer Rettungsdienst- und Katastrophenschutzgesetze getroffen haben. Wegen der lokal spezifischen Gefahrenpotentiale übertragen die Länder diese Aufgaben den für die allgemeine Gefahrenabwehr zuständigen Kreisen und kreisfreien Städten. Der jeweilige Landrat oder Oberbürgermeister usw. ist als Hauptverwaltungsbeamter (HVB) damit für die gesamte Gefahrenabwehr verantwortlich.

Katastrophe und Großschadensfall

Definition: Eine *Katastrophe* ist ein größeres Schadensereignis, das mit den örtlich verfügbaren Kräften nicht bewältigt werden kann.

Die gegenwärtige oder zu erwartende Gefährdung von Menschen und Sachwerten überfordert die vorhandenen personellen und materiellen Ressourcen der betroffenen Gemeinschaft und erfordert Hilfe von außen. Vom Katastrophenfall ist der Großschadensfall abzugrenzen.

Definition: Der *Großschadensfall* geht über den rettungsdienstlichen Normaleinsatz hinaus; er bleibt jedoch unterhalb der Katastrophenschwelle und wird in der Regel mit örtlichen Kräften bewältigt, die unter dem Arbeitsbegriff „Erweiterter Rettungsdienst" (1) zusammengefaßt werden können.

Das Deutsche Institut für Normung definiert in der DIN 13050 den „Großschadensfall im Rettungsdienst" wie folgt (7): „Ein Notfall im Rettungsdienst mit einer größeren Anzahl von Verletzten, Erkrankten oder anderen Geschädigten und Betroffenen mit Versorgungserfordernissen oberhalb der regulären Vorhaltung durch den Rettungsdienst".

Leitender Notarzt und Organisatorischer Leiter

Definitionen

Definition: Der *Leitende Notarzt* (LNA) ist in DIN 13050 definiert: „Ein im Rettungsdienst tätiger Arzt, der am Notfallort bei einer größeren Anzahl Verletzter, Erkrankter oder bei außergewöhnlichen Ereignissen alle medizinischen Maßnahmen zu leiten, zu koordinieren und zu überwachen hat. Er verfügt über eine entsprechende Qualifikation. Der Leitende Notarzt übernimmt medizinische Führungs- und Koordinierungsaufgaben".

Weiterhin obliegen dem LNA besondere Aufgaben wie die Sichtung aller Patienten und die fachliche Beratung der Einsatzleitung (4).

Definition: In der DIN 13050 wird der *Organisatorische Leiter* als „eine im Rettungsdienst erfahrene Person, die den Leitenden Notarzt beim Einsatz unterstützt und organisationstechnische Führungs- und Koordinierungsaufgaben übernimmt", definiert.

Der Organisatorische Leiter (nach DIN 13050 als OrgL, hier als OL abgekürzt) ist für die allgemeine sanitätsdienstliche Organisation unter Beachtung der medizinischen Vorgaben des LNA verantwortlich (10).

Voraussetzungen für eine erfolgreiche Tätigkeit des LNA

Die Indikation für den Einsatz des LNA ist unter anderem von der medizinischen Infrastruktur des jeweiligen Rettungsdienstbereichs abhängig.

Allgemeine Empfehlungen wurden u. a. von den regionalen Arbeitsgemeinschaften der Notärzte erarbeitet und können als Grundlage für lokale Indikationskataloge dienen, die dann von der zuständigen Rettungsleitstelle verbindlich umzusetzen sind (8).

Die erfolgreiche Bewältigung eines Einsatzes im Rahmen des „Erweiterten Rettungsdienstes" hängt neben den allgemeinen Umständen von der *Persönlichkeit des LNA* (20) und der *Akzeptanz seiner Funktion und Person* durch alle eingesetzten Kräfte, nicht nur derjenigen des Rettungsdienstes, ab.

Diese Akzeptanz kann mittels hoher notfallmedizinischer Kompetenz und regulärer Tätigkeit als Notarzt erreicht werden. Darüber hinaus fördert die persönliche Kenntnis des Rettungsdienstpersonals die reibungslose Umsetzung von Entschlüssen des LNA und die Delegation medizinischer und administrativer Aufgaben. Eine regelmäßige Tätigkeit im Rettungsdienst vermittelt dem LNA detaillierte Kenntnisse der Infrastruktur seines Zuständigkeitsbereichs, ohne die erfolgreiche Einsätze nicht möglich sind.

Eine weitere, unabdingbare Voraussetzung für den Einsatzerfolg ist die rechtzeitige, ja vorausschauende Alarmierung.

Lipp et al. (19) konnten zeigen, daß der LNA möglichst innerhalb von 15 min an der Einsatzstelle tätig werden muß, um seine Aufgaben noch vollständig wahrnehmen zu können. Der LNA muß für alle eingesetzten Kräfte als medizinischer Einsatzleiter erkennbar sein und diese Funktion auch gegenüber den Einsatzleitern von Feuerwehr und Polizei deutlich machen.

Der LNA ist in medizinisch-organisatorischer Hinsicht gegenüber anderen Ärzten, dem OL und allen Kräften des Rettungs- und Sanitätsdienstes weisungsbefugt. Insoweit gehen die Weisungen des LNA denen des OL vor (28). Der Aufgabenbereich des OL liegt wesentlich in der Entlastung des LNA von administrativen Tätigkeiten, damit sich dieser auf den notfallmedizinischen Bereich konzentrieren kann.

Im Rahmen eines Katastropheneinsatzes wird der LNA in die dann aufzubauenden Führungsstrukturen integriert, z. B. als „Einsatzleiter Sanitätsdienst".

Schnelleinsatzgruppen

Der Begriff „Schnelleinsatzgruppe" (SEG) hat in den letzten Jahren einen Wandel erfahren.

Die ursprüngliche SEG-Rettungsdienst ist eine Zusammenfassung wachfreier haupt- und ehrenamtlicher Kräfte des regulären Rettungsdienstes und weiterer ehrenamtlicher Sanitätskräfte zur raschen personellen und materiellen Verstärkung des Rettungsdienstes.

Als jederzeit verfügbares Einsatzmittel (14) kann sie nach einer Vorlaufzeit von etwa 30 min oder weniger zum Einsatz kommen.
Der Wandel im Katastrophenschutz (siehe Kapitel „Aufgaben und Struktur des Katastrophenschutzes") hat jedoch zu einer Veränderung und Ausweitung des SEG-Begriffs geführt. Vereinfacht wurde die bisherige SEG-Rettungsdienst als SEG-Sanitätsdienst in den Sanitäts- und Betreuungsdienst des Katastrophenschutzes eingegliedert. Damit werden die SEG-Sanitätsdienst auch im Katastrophenfall als rasch verfügbare Kräfte des „Erweiterten Rettungsdienstes" den größten Anteil der medizinischen Versorgung zu tragen haben. Ihre Verwendung im Rahmen des „Erweiterten Rettungsdienstes" bleibt davon unberührt.

> **Definition:** Insgesamt kann die Definition nach DIN 13050 (7) gelten: „Eine Gruppe von ausgebildeten Helfern. Sie ist so ausgerüstet und ausgestattet, daß sie bei einem Großschadensfall oder außergewöhnlichen Ereignissen Verletzte, Erkrankte sowie andere Betroffene versorgen kann".

■ Allgemeine Organisation

Rahmen-Alarm- und Einsatzplan

Im „Rahmen-Alarm- und Einsatzplan" (RAEP) für die medizinische Versorgung bei Gefahrenlagen in Rheinland-Pfalz sind, wie in vergleichbaren Bestimmungen anderer Bundesländer, drei Alarmstufen vorgesehen (18). Diese erlauben eine grobe Klassifizierung der Schadensereignisse und der erforderlichen rettungsdienstlichen Maßnahmen.

Die Definition der Alarmstufen und die Struktur des RAEP sind stark von der präklinischen und klinischen Infrastruktur der betroffenen Region abhängig.

Die Einordnung des Alarms und die Einleitung der erforderlichen Erstmaßnahmen sind zunächst Aufgabe der zuständigen Rettungsleitstelle.

Einsatzleitung

Die Integration von allgemeiner, technischer und medizinischer Gefahrenabwehr erfordert eindeutige, im Voraus getroffene Regelungen, um im Einsatzfall Reibungsverluste zwischen Polizei, Feuerwehr und Rettungsdienst zu vermeiden.

Auch beim Großschaden liegt die Einsatzleitung (Abb. 30.**1**) zunächst beim HVB, der ggf. von einem Katastrophenschutz-Stab (KatS-Stab) unterstützt wird. Der HVB hat die *technische Gefahrenabwehr* grundsätzlich bereits vorab dem Leiter der zuständigen Feuerwehr übertragen. Zur Führung der beteiligten Einheiten und zur Unterstützung des Einsatzleiters dient neben der regulären Rettungsleitstelle ggf. eine vor Ort eingesetzte *Technische Einsatzleitung* (TEL) oder auch *Örtliche Einsatzleitung* (ÖEL).
Grundsätzlich ist der Leiter der zuständigen Feuerwehr mit der *Gesamt-Einsatzleitung* beauftragt. Im Rahmen einer primär polizeilichen Lage (z. B. einer Geiselnahme) liegt die Gesamt-Einsatzleitung dagegen bei der Polizei; bei rein medizinischen Gefahrenlagen (z. B. einer Massen-Intoxikation) bei der Sanitäts-Einsatzleitung.

Ist eine größere Anzahl Erkrankter oder Verletzter zu versorgen, beauftragt der Einsatzleiter der Feuerwehr (generell ohne eigenen Ermessensspielraum) den LNA mit der Sicherstellung der medizinischen Versorgung. Der LNA wird vom OL unterstützt, beide bilden die Sanitäts-Einsatzleitung (San-EL).

Die San-EL untersteht dem Gesamt-Einsatzleiter nur in organisatorischer Hinsicht; eine fachliche Weisungsbefugnis durch den Gesamt-Einsatzleiter besteht nicht. Weisungen des Feuerwehr- oder Polizei-Einsatzleiters gehen den Weisungen des LNA nur dann vor, wenn es um die Sicherheit der eingesetzten Kräfte und die Gesamtbewältigung des Schadensereignisses geht (22).

Die Zusammenarbeit zwischen den Beteiligten soll durch ein *persönliches Vertrauensverhältnis* geprägt sein.

Führungslehre

Im Großschadensfall muß der LNA, bis zu dessen Eintreffen der zuerst eintreffende Notarzt (6), als Einsatzleiter weitreichende Entscheidungen treffen. Die Anordnungen müssen innerhalb kürzester Zeit unter hohem psychischen und physischen Streß erfolgen.

Weitere Belastungen gehen von häufig lückenhaften Informationen und dem Bewußtsein der Tragweite jeder Entscheidung aus. Um trotz dieser schwierigen Bedingungen rasch zu sinnvollen Entschlüssen zu kommen, bedarf es eines *Führungsschemas* (15), das in Abb. 30.2 skizziert ist.

Der Führungsvorgang beginnt mit der *Feststellung der Lage*. Dazu gehören sowohl die Schadenslage als auch die eigene Lage. Probleme treten regelmäßig dann auf, wenn unmittelbar nach dem Erreichen der Einsatzstelle eine erste Befehlsgebung gefordert und erwartet wird, die Informationen zur Lage dazu jedoch nicht ausreichen.

Bei der *Planung* des weiteren Vorgehens sind vor der Befehlsgebung einige wesentliche Aspekte zu bedenken:
– Reicht die bisherige Lagefeststellung für die Planung aus?
– Welche Gefahren bestehen für die eingesetzten Helfer und die Betroffenen?

Diese Fragen können in der Regel nur in Zusammenarbeit mit den Einsatzleitern von Feuerwehr und Polizei beantwortet werden.
– Welche Gefahren müssen durch die eigenen Kräfte zuerst bekämpft werden?

Diese Frage läßt sich meist leichter beantworten. Der Rettungs- und Sanitätsdienst hat die primäre Aufgabe, alle Betroffenen notfallmedizinisch zu versorgen. Die weitere Priorität richtet sich nach den Ergebnissen der Sichtung.
– Welche Möglichkeiten zur Gefahrenabwehr stehen zur Verfügung und welche Ergebnisse können damit erreicht werden?

Auch bei dieser Fragestellung stehen dem LNA lediglich begrenzte Varianten zur Auswahl. Wichtig ist die frühzeitige Abwägung, ob die medizinische Versorgung unmittelbar am Auffindeort oder erst nach mehr oder weniger vollständiger Zusammenführung der Patienten (Patienten-Ablagen, Verbandplatz bzw. Rettungsstation, siehe unten) erfolgt.

Der Führungsvorgang mündet in den *Befehl*, der das Ergebnis der Planung mit dem Ziel der Auftragserfüllung kurz und prägnant zusammenfaßt.

Im Rettungsdienst herrscht in Notfallsituationen ein durch die besondere Situation der unmittelbaren Lebensbedrohung geprägter „anweisend-straffer" Führungsstil. Er ähnelt dem autoritären Führungsstil, setzt aber andere Schwerpunkte.

Unter dem hohen Zeit- und Ereignisdruck eines Großschadensfalls sind Diskussionen und Überzeugungsarbeit un-

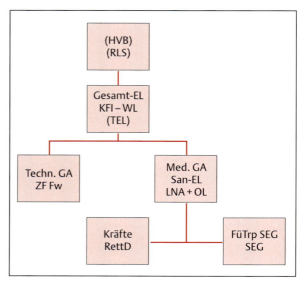

Abb. 30.**1** Die Führungsstruktur bei Großschadenslagen am Beispiel von Rheinland-Pfalz. Die Gesamtverantwortung liegt grundsätzlich beim Hauptverwaltungsbeamten (HVB). Der Rettungsleitstelle (RLS) kommt nur in der Anfangsphase eine Führungsfunktion zu. Die Gesamt-Einsatzleitung (Gesamt-EL) liegt beim Kreisfeuerwehrinspekteur (KFI) oder beim Wehrleiter (WL), der ggf. von einer Technischen Einsatzleitung (TEL) unterstützt wird. Der Gesamt-EL nachgeordnet sind die Bereiche Technische Gefahrenabwehr (Techn. GA) mit dem Zugführer Feuerwehr (ZF Fw) und Medizinische Gefahrenabwehr (Med. GA) mit der Sanitäts-Einsatzleitung (San-EL) aus Leitendem Notarzt (LNA) und Organisatorischem Leiter (OL). Diese führen die Kräfte des Rettungsdienstes (RettD) und über den Führungstrupp (FüTrp) die Schnelleinsatzgruppe (SEG).

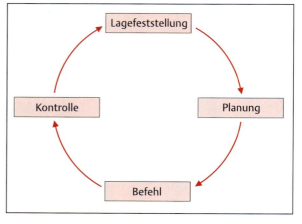

Abb. 30.**2** Der Führungskreislauf. Die einzelnen Phasen werden so oft durchlaufen, bis die beabsichtige Wirkung erzielt ist.

möglich. Der Führende soll daher hohe fachliche Autorität besitzen und bei den ärztlichen und nichtärztlichen Kräften freiwilligen Gehorsam erreichen.

Unterstellungsverhältnisse und Verantwortlichkeiten müssen allerdings klar geregelt und im Vorfeld eines Einsatzes allen Mitarbeitern bekannt sein. Dabei ist selbstverständlich die individuelle Qualifikation und Erfahrung des Ausführenden zu beachten und dem Einzelnen ggf. Handlungsspielraum im Sinne der *Auftragstaktik* einzuräumen (3).

Sobald die Befehlsgebung abgeschlossen ist, schließt sich im Führungskreislauf die *Kontrolle* an. Diese erstreckt sich im wesentlichen auf folgende Bereiche:
- Haben die befohlenen Maßnahmen die beabsichtigte Wirkung?
- Wie entwickelt sich die Gesamtlage?
- Ist die Sicherheit der Einsatzkräfte weiterhin gewährleistet?

Aus der Anwort auf diese Fragen ergeben sich im wesentlichen zwei Alternativen:
- Der Führungsvorgang muß erneut durchlaufen werden, um weitere Gefahren abzuwenden oder die beabsichtigte Wirkung zu erzielen.
- Der Führungsvorgang ist abgeschlossen, ggf. müssen jedoch noch abschließende Maßnahmen getroffen werden.

Einsatzbewältigung

Ziele und allgemeine Einsatztaktik

Ziel aller Maßnahmen zur Bewältigung eines Massenanfalls von Patienten ist es, möglichst schnell wieder eine *individualmedizinische Versorgungsqualität* zu gewährleisten.

Keinesfalls ist es sinnvoll, die ungeordnete Versorgung einer Vielzahl von Patienten mit den daraus resultierenden chaotischen Folgen in die Kliniken weiterzuleiten.

Im Gegensatz zum regulären Rettungsdienst, in dem die Versorgung des Einzelnen im Mittelpunkt steht, ist es beim Großschadensfall oberstes Ziel, der größtmöglichen Anzahl von Patienten die bestmögliche Hilfe zukommen zu lassen (27).

Die medizinische Einsatztaktik dient der Optimierung der medizinischen Versorgung vor Ort trotz des in der Regel bestehenden Mißverhältnisses zwischen Behandlungsbedarf und verfügbaren Kapazitäten. Hier treten verschiedene Probleme auf:
- In der Anfangsphase erschwert die unübersichtliche Gesamtlage häufig den gezielten Personaleinsatz und eine Rettung der Patienten.
- Die überörtlich zusammengezogenen Rettungsmittel müssen zentral geleitet und koordiniert eingesetzt werden.
- Die Verlagerung katastrophaler Verhältnisse aus dem Versorgungsraum an der Einsatzstelle in den Transport- oder Hospitalisationsraum muß vermieden werden.
- Über die Verteilung aller Patienten auf die verschiedenen Kliniken muß zu jedem Zeitpunkt des Einsatzes eine Übersicht bestehen; eine namentliche Erfassung soll angestrebt werden.
- Die Seltenheit von Großschadensfällen hat zur Folge, daß es den eingesetzten Kräften regelmäßig an ausreichender Übung mangelt.

Aufgaben der Rettungsleitstelle

- Muß die Rettungsleitstelle aufgrund des Lagebildes von einem Schadensereignis ausgehen, daß die Interventionsschwelle für den Einsatz von LNA und OL erreicht, sind diese parallel zu den regulären Einheiten des Rettungsdienstes unverzüglich zu alarmieren (16).
- Bei unklarem Lagebild hat es sich bewährt, den LNA zur Verkürzung der Alarmzeit vorab zu informieren.

Reichen die Rettungsmittel der primär zuständigen Rettungswachen nicht aus, sind weitere Kräfte des regulären Rettungsdienstes aus benachbarten Bereichen sowie regionale Kräfte der Luftrettung zu alarmieren. Dabei ist zu beachten, daß eine minimale Vorhaltung zur notfallmedizinischen Versorgung der Bevölkerung nicht unterschritten werden darf. Parallel dazu muß die Information von Feuerwehr und Polizei erfolgen. Weitere Transportmittel für den Luft- und Bodentransport können über die SAR- (Search and Rescue) Leitstellen der Bundeswehr alarmiert werden. Zusätzliche Ärzte lassen sich aus den kassenärztlichen Notfall- und Bereitschaftsdiensten rekrutieren.

- Noch vor der Alarmierung von weiteren Rettungsmitteln muß die Rettungsleitstelle die eigene Personalstärke erhöhen und weitere Leitstellen-Disponenten nachalarmieren (5).

Nach Absprache mit dem Einsatzleiter vor Ort ist es wichtig, rechtzeitig Zufahrtswege für die Rettungsmittel festzulegen. Die Vorabinformation der Kliniken muß so rechtzeitig erfolgen, daß diesen noch Zeit für eigene Alarmierungen bleibt. Weitere Aufgaben der Rettungsleitstelle schließen den zentral geführten Kranken- und Intensivbetten-Nachweis ein, anhand dessen die Verteilung der Patienten durch die Einsatzleitung vor Ort vorgenommen werden kann, sowie die Dokumentation von essentiellen Patientendaten wie Namen und Zielkrankenhaus zur späteren Erteilung von Auskünften an Angehörige.

Lagebeurteilung am Schadensort

Zur Beurteilung der *Schadenslage*, das heißt vor allem der Auswirkungen des Ereignisses auf die Betroffenen, ist ein standardisiertes Vorgehen sinnvoll. Dazu zählen:
- Klassifizierung der Schadensart,
- Intensität bzw. Ausmaß des Schadens,
- Prognose der Schadensentwicklung,
- Abschätzung zusätzlicher Gefahren,
- Anzahl der Patienten bzw. Betroffenen,
- Art der Schädigung.

Weitere allgemeine Bedingungen wie Wetter, Jahres- und Tageszeit sowie Verkehrslage tragen zur Schadenslage bei und haben erheblichen Einfluß auf die Bewältigung des Großschadens.

Die *eigene Lage* erfaßt die Gesamtkapazitäten zur Behandlung der Patienten und Abwendung weiterer Gefahren zu einem definierten Zeitpunkt:
- Personalkapazität,
- Materialkapazität,
- Transportkapazität,
- Weiterbehandlungskapazität.

Für eine gute und effiziente Zusammenarbeit des LNA mit den bereits vor Ort tätigen Notärzten ist es sinnvoll, diese nach Möglichkeit bei ihrer Tätigkeit zu belassen. Eine sofort nach Übernahme des Einsatzes geäußerte Kritik an der bisherigen Leistung trägt nicht zur Verbesserung der Lage bei.

Die Beurteilung der eigenen Lage hat unmittelbare Auswirkungen auf die Sichtung. Es sind jedoch nicht nur die aktuell verfügbaren Möglichkeiten einzubeziehen, sondern auch die innerhalb eines bestimmten Zeitraums voraussichtlich zu mobilisierenden Kräfte und Mittel.

Sichtung

> **Definition:** *Sichtung* ist ein permanenter und dynamischer Prozeß zum optimalen Einsatz der gerade verfügbaren Kräfte. Der Begriff ist nach DIN 13050 wie folgt definiert: „Die ärztliche Beurteilung und Entscheidung über die Priorität der Versorgung der Patienten hinsichtlich Art und Umfang der Behandlung sowie Zeitpunkt, Art und Ziel des Transportes".

Bei einem Mißverhältnis von Patienten und materiellen sowie personellen Möglichkeiten ist es Ziel der Sichtung, allen Betroffenen gleichermaßen zu helfen und das Überleben einer größtmöglichen Anzahl von Patienten *ohne Ansehen der Person* zu gewährleisten.

Durch Einordnung der Patienten in *vier Dringlichkeitskategorien* wird der optimale Einsatz der aktuell verfügbaren Kräfte und des Materials angestrebt (9, 24).
- Kategorie I: *Behandlungspriorität* bei bedrohter Vitalfunktion, z. B. respiratorischer Insuffizienz.
- Kategorie II: *Transportpriorität*, Versorgung vor Ort nicht möglich, z. B. Verdacht auf intraabdominelle Blutung.
- Kategorie III: *Wartefälle* ohne akute Gefährdung, z. B. geschlossene Unterarmfraktur.
- Kategorie IV: *Hoffnungslose Patienten*, die unter den momentanen Verhältnissen nicht ohne Gefährdung anderer Patienten mit besserer Prognose zu versorgen sind, z. B. Kreislaufstillstand bei Polytrauma.

Entsprechenden Anforderungen kann der Notarzt auch im Normaleinsatz ausgesetzt werden. So wird sich der einzelne Notarzt bei einem Motorradunfall mit zwei polytraumatisierten Patienten für die Versorgung eines Patienten mit respiratorischer Insuffizienz und schwerstem Volumenmangel entscheiden müssen, während die kardiopulmonale Reanimation bei einem Patienten mit bereits eingetretenem Kreislaufzusammenbruch unter diesen Umständen unterbleiben muß.

Das Sichtungsergebnis ist zeitabhängig. Sichtung ist daher ein *dynamischer Prozeß*, der stets neu in Abhängigkeit vom individuellen Zustand des Patienten sowie von der sich verändernden Schadens- und eigenen Lage durchlaufen werden muß.

Ein regelrechte Intensivtherapie ist unter den Bedingungen des Massenanfalls unmöglich, da diese Individualmedizin einen zu hohen personellen und apparativen Aufwand erfordert.

Wegen der gravierenden Auswirkungen auf die Betroffenen soll die Sichtung grundsätzlich durch einen LNA als besonders geschulten und erfahrenen Facharzt erfolgen. Der LNA wird dabei im Regelfall nicht unmittelbar behandelnd tätig.

- Therapeutische Maßnahmen wie die Intubation bei verlegten Atemwegen dürfen nur ausnahmsweise erfolgen.
- Sie dürfen den zeitlichen Aufwand der Sichtung des betroffenen Patienten nicht wesentlich erhöhen und den Ablauf der gesamten Sichtung nicht beeinträchtigen.
- Dazu ist insbesondere die sofortige Delegation aller Folgemaßnahmen (z. B. Fixierung des Tubus) erforderlich.

Die Erhebung der *Anamnese* und die *körperliche Untersuchung* jedes Sichtungspatienten erfolgen unter hohem Zeitdruck. Um innerhalb kurzer Zeit einen Überblick über alle Betroffenen zu gewinnen, darf die Sichtung pro Patient im Durchschnitt nicht mehr als 2 min in Anspruch nehmen.

Die körperliche Untersuchung erfolgt von Kopf bis Fuß, parallel dazu wird die Anamnese erhoben und die Befunde durch eine Hilfskraft dokumentiert:
- Bewußtseinslage und Schmerzäußerung,
- orientierende Beurteilung von Atmung und Kreislauf,
- Thorax- und Beckenkompression,
- Bewegen bzw. Palpation der Extremitäten.

Auch für hoffnungslose Patienten sind Betreuung und palliative Maßnahmen sicherzustellen.

Weiterer Einsatzablauf

Ordnung des Einsatzraums

Die *Ordnung des Einsatzraums* (Abb. 30.3) gehört zu den wesentlichen Aufgaben der San-EL. Die vierteilige Raumordnung unterscheidet zwischen Schadens-, Versorgungs-, Transport- und Hospitalisationsraum (13).

Als *Schadensraum* wird das gesamte betroffene Gebiet bezeichnet; er muß bei zu großer Ausdehnung in mehrere *Einsatzabschnitte* gegliedert werden.

Wenn durch akute Gefahren oder Mangel an Personal eine Sichtung und evtl. Erstversorgung im Schadensraum nicht möglich sind, erfolgt die Sichtung an der Schnittstelle zwischen Schadens- und Versorgungsraum. Durch Einrichtung von *Patienten-Ablagen* wird eine zusammengefaßte Erstversorgung ermöglicht.

Im *Versorgungsraum* erfolgt die eigentliche Therapie bis zum Abtransport der Patienten. Dieser Bereich bildet das Zentrum aller ärztlich-medizinischen Maßnahmen. Eine sinnvolle Aufteilung des Versorgungsraums in zwei bis drei Behandlungsorte ermöglicht die getrennte Versorgung von Schwerverletzten, Leichtverletzten und ggf. von hoffnungslosen Patienten.

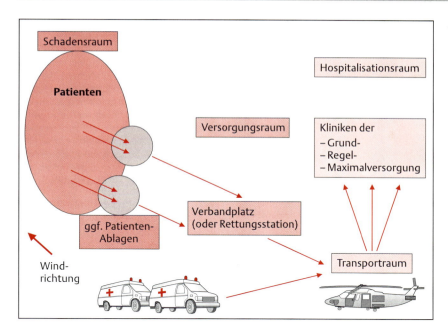

Abb. 30.3 Schematische Darstellung der Ordnung des Einsatzraums in Schadens-, Versorgungs-, Transport- und Hospitalisationsraum.

Die im Versorgungsraum betriebene medizinische Einrichtung wird traditionsgemäß als „Verbandplatz" oder „Verletzten-Sammelstelle" (bei der Bundeswehr mittlerweile treffender als „Rettungsstation") bezeichnet. Durch Konzentration von Personal und Material wird die Effizienz der gesamten medizinischen Versorgung gesteigert.

Schwerverletzte Patienten, vor allem Patienten der Sichtungskategorie I, sollen an eine nahegelegene, zentrale und gut zugängliche Stelle gebracht werden. Ist die zentrale Sammlung aller Schwerverletzten an einem Ort nicht möglich, ist ein zweiter Verbandplatz bzw. Rettungsstation mit eigener Führungsstruktur und eigenverantwortlichem 2. LNA aufzubauen. Die ständige Kommunikation zwischen mehreren Versorgungsbereichen für Schwerverletzte ist unbedingt sicherzustellen. Getrennt davon können Leichtverletzte an einer peripheren Stelle ohne direkte Sicht auf die Schadensstelle gesammelt und betreut werden.

An die Behandlungsorte sind besondere Anforderungen hinsichtlich Größe, Beschaffenheit des Untergrunds, Beleuchtung sowie Erreichbarkeit für Patienten und Rettungsmittel (Zu- und Abfahrt) zu stellen.

Zum Transportraum gehören die Verladestellen für bodengebundene Rettungsmittel und ihre Bereitstellungsräume (Krankenwagen-Halteplatz) sowie der Landeplatz der Luftrettungsmittel.

Der Hospitalisationsraum beschreibt die Kliniken, in die die Patienten transportiert werden.

In Abb. 30.4 ist die funktionelle Einsatzgliederung einer SEG-Sanitätsdienst zusammenfassend dargestellt. Das Schema soll die verschiedenen zu besetzenden Positionen verdeutlichen und bei Bedarf als Gedächtnisstütze dienen.

Lagemeldung und Nachforderung

Die Rettungsleitstelle als zentrales Alarmierungs- und Koordinierungsorgan hat ohne Kenntnis der Lage vor Ort keine Möglichkeit zur adäquaten Reaktion.

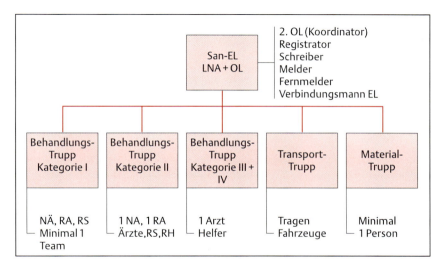

Abb. 30.4 Funktionelle Einsatzgliederung einer Schnelleinsatzgruppe-Sanitätsdienst. Das Schema soll die verschiedenen zu besetzenden Positionen verdeutlichen und bei Bedarf als Gedächtnisstütze dienen. Abkürzungen: Leitender Notarzt (LNA), Organisatorischer Leiter (OL), Einsatzleitung (EL), Notarzt, Notärzte (NA, NÄ), Rettungsassistent (RA), Rettungssanitäter (RS), Rettungshelfer (RH).

Als Folge dieses Informationsdefizits kann sowohl eine Überreaktion als auch eine Unterschätzung der Lage mit verzögerter Alarmierung weiterer Kräfte resultieren.

- Von der Besatzung des zuerst an der Schadensstelle eintreffenden Rettungsmittels muß daher eine erste kurze Rückmeldung mit grober Einschätzung der Lage abgegeben werden.

Nach genauer Lagebeurteilung muß eine detaillierte Rückmeldung mit Hinweisen auf ggf. erforderliche weitere Kräfte und Material erfolgen:
- Art des Schadens,
- Schweregrad und Ausmaß der Schädigung,
- Anzahl der Betroffenen,
- Anzahl der vital Gefährdeten,
- ggf. bestehende weitere Gefahren,
- Nachforderung,
- spezielles Personal und Material.

Das Ergebnis der Sichtung wird der Rettungsleitstelle mit der Anzahl der jeder Kategorie zugeteilten Patienten mitgeteilt, die daraus den Bedarf an Transport- und Behandlungskapazität abschätzt.

- Bei der Nachforderung personeller und materieller Unterstützung sind überzogene Forderungen zu vermeiden, um die allgemeine notfallmedizinische Versorgung der Bevölkerung nicht zu gefährden.

Patiententransport und Transportziele

Der *geregelte Transport* der Patienten in die klinische Weiterbehandlung soll den Großschadensfall organisatorisch abschließen, nicht jedoch die Zustände am Schadensort in die Kliniken verlagern (2). Transportreihenfolge und Transportziel werden durch den LNA festgelegt (29).

Die Auswahl der Zielklinik erfolgt sowohl patientenbezogen als auch nach logistischen und einsatztaktischen Gesichtspunkten:
- Medizinische und soziale Faktoren des Patienten,
- Personal, technische Ausstattung und Intensivkapazität der aufnehmenden Klinik,
- einsatztaktische Aspekte wie verfügbare Transportkapazität und Dislozierung von Rettungsmitteln.

Im Großschadensfall kann nicht jeder Patient der Sichtungskategorie I und II von einem Notarzt in die Klinik begleitet werden. Vordringlich ist eine suffiziente Primärversorgung, die einen Transport ohne Arztbegleitung ermöglicht.

- Fahrzeuge mit Patienten der Kategorie „Versorgungspriorität" können zu Konvois mit *einem begleitenden Arzt* zusammengestellt werden.
- Die Einzelfahrzeuge werden unmittelbar an der Zielklinik aus dem Konvoi entlassen.

Die Art des *Transportmittels* hängt nicht allein vom Zustand des Patienten, sondern auch von der Entfernung des Transportziels und den zur Verfügung stehenden Kapazitäten ab. Eine Überlastung der nächstgelegenen Kliniken ist unbedingt zu vermeiden. Schwerverletzte Patienten können durch *Rettungshubschrauber* auch weiträumig in geeignete Kliniken verlegt werden. Leichtverletzte können an einem peripheren Punkt, z. B. in einem *Bus*, gesammelt und unter fortgeführter medizinischer Überwachung auf mehrere Kliniken der Grund- und Regelversorgung verteilt werden.

Bei der Auswahl der Zielklinik ist auch die Rückkehrzeit des Rettungsmittels an die Einsatzstelle zu bedenken, solange noch ein Mangel an Transportkapazität besteht.

Delegation ärztlicher Tätigkeiten

Im Großschadensfall erfordert das Mißverhältnis von Behandlungsbedürftigen und qualifiziertem Personal häufig die *Delegation ärztlicher Tätigkeiten* auf Rettungsassistenten oder -sanitäter. Elementare ärztliche Aufgaben wie Sichtung und Festlegung therapeutischer Maßnahmen können nicht delegiert werden (25). Die Delegation setzt persönliche Kenntnisse über die Qualifikation des mit einer ärztlichen Maßnahme Beauftragten voraus.

Registrierung und Dokumentation

Die *Dokumentation* von Befunden und Therapie ist im regulären Rettungsdienst selbstverständlich und darf im Großschadensfall nicht vergessen werden (12, 21).

Mit der Dokumentation muß frühestmöglich begonnen werden; sie besteht aus den beiden Teilen
- Patientenanhängekarte sowie
- Übersichtsdokumentation.

Bei einem Massenanfall sind die Patienten zunächst eindeutig zu kennzeichnen und zu registrieren (23). Diese Anforderungen müssen in ein System integriert werden, das einfach zu handhaben ist und die sichere Übermittlung persönlicher und medizinischer Daten erlaubt (11, 15, 17). Die im Katastrophenschutz noch vorhandene „Anhängekarte für Verletzte/Kranke" ist zur Dokumentation nicht ausreichend und nicht witterungsbeständig.

Eines der bewährten Systeme ist die deutsche Modifikation des Patientenleitsystems des Schweizerischen Interverbandes für das Rettungswesen nach Röper, Milz, Obladen und Lauven (Abb. 30.5). Die *Patientenanhängekarte* enthält in einer Kunststofftasche neben einem Identifikations- und Behandlungsprotokoll auch Identifikationsnummern auf Klebeetiketten, mit denen Patienteneigentum, Blutproben und ähnliches gekennzeichnet werden können.

Für kleinere Schadensfälle haben sich Schilder in Klarsichtfolie mit fortlaufender Nummer und freier Rückseite für weitere Aufzeichnungen bewährt (Abb. 30.6). Die Schilder werden am Patienten befestigt, die Identifikationsnummer wird auf eine Sichtungs- und Transportliste als Übersichtsdokumentation übertragen.

Die *Übersichtsdokumentation* muß die vollständigen Daten der Sichtung und des Patiententransports enthalten (Abb. 30.7). Sie erleichtert darüber hinaus die organisatorische Bewältigung des Massenanfalls. Grundsätzlich ist die lückenlose Dokumentation sowie Rekonstruktion der Patientenversorgung bis zur Übergabe im Krankenhaus anzustreben.

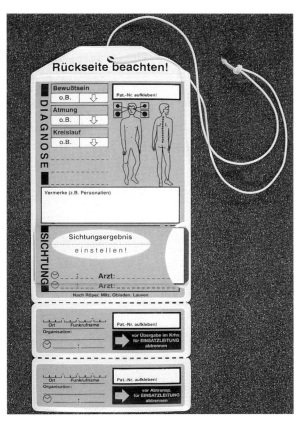

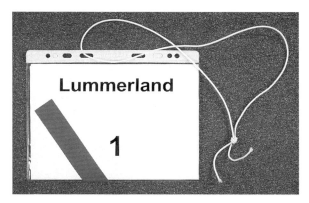

Abb. 30.**6** Einfache Patientenanhängekarte für die Registrierung überschaubarer Schadenslagen, z. B. bei größeren Verkehrsunfällen. Die Karten sind fortlaufend nummeriert und eindeutig der jeweiligen Einheit zugeordnet. Die Dringlichkeitskategorie wird mit farbigem Klebeband auf der Klarsichthülle kenntlich gemacht; die Rückseite der Papiereinlage kann für Eintragungen genutzt werden.

Beratung der Einsatzleitung

Bei potentieller Gefährdung einen größeren Personenzahl wird der LNA häufig prophylaktisch von der Einsatzleitung der Feuerwehr oder Polizei angefordert. Beispiele für eine entsprechende Bereitstellung sind Großbrände, Bombendrohungen oder Demonstrationen. Die Beratung der Einsatzleitung erstreckt sich vor allem auf
– die Mitbeurteilung einer möglichen Gefährdung von Einsatzkräften und Betroffenen,
– die Anordnung von Schutzmaßnahmen,
– die Abschätzung der Schadensentwicklung.

Im Bedarfsfall sollen weitere Fachberater wie Toxikologen oder Chemiker zugezogen werden, ehe weitreichende

Abb. 30.**5** Patientenanhängekarte aus Kunststoff, Fa. Polyfina (mit freundlicher Genehmigung von Herrn R. Obladen, Bielefeld). Bei der abgebildeten Version wird die Kategorie der Sichtung mittels seitlich eingeschobener, farbiger Kunststoffblätter dargestellt. Eine Änderung der Sichtungskategorie ist damit jederzeit möglich.

	SEG LUMMERLAND Sichtungs- und Transportliste							
	Ausfertigung: ☐ LNA ☐ OL ☐ Registrator							
Datum: .... Einsatz: .... Blatt Nr.:								
SEG-Nr.	Schädigung	Dringlichkeits-kategorie	Ziel	Transport-reihenfolge	Fahrzeug	Abfahrt	Ankunft	Name, Vorname, Geburtsdatum
Dringlichkeitskategorien: I (Rot) – Behandlungspriorität/II (Gelb) – Transportpriorität/III (Grün) – Wartefälle/IV (Blau) – Hoffnungslose								

Abb. 30.**7** Einfache Sichtungs- und Transportliste für die Registrierung überschaubarer Schadenslagen, z. B. bei größeren Verkehrsunfällen. Die Nummer der Patientenanhängekarte (Abb. 30.**5** u. 30.**6**) wird auf die Liste übernommen.

Entscheidungen wie Evakuierungen getroffen werden (26).

Ggf. steht der Einsatzleitung ein *Feuerwehr-Arzt* als medizinischer Fachberater zur Verfügung. Er zählt zu den Einsatzkräften der Feuerwehr und hat keinen medizinischen Führungsauftrag und keine unmittelbaren Befugnisse gegenüber den rettungsdienstlichen Kräften.

Kernaussagen

■ **Der Großschaden im Rettungsdienst – „Erweiterter Rettungsdienst"**
  - Der *Großschadensfall* geht über den rettungsdienstlichen Normaleinsatz hinaus; er bleibt jedoch unterhalb der Katastrophenschwelle und wird mit örtlichen Kräften bewältigt.
  - Die *medizinische Einsatzleitung* bei einem Großschadensfall wird durch den LNA und den OL gebildet. Neben den Kräften des Rettungsdienstes kommen insbesondere SEG zur schnellen Sicherstellung individualmedizinischer Versorgungsqualität zum Einsatz.
  - Um die weitreichenden Entscheidungen zur Gefahrenabwehr rasch treffen zu können, wird der *Führungskreislauf* mit Lagefeststellung, Planung, Befehlsgebung und Kontrolle durchlaufen.
  - Die *Beurteilung der Lage* erfolgt unter den Aspekten „Schadenslage" und „eigene Lage". Wesentliches Element der Schadenslage ist die *Sichtung*, das heißt die Einordnung aller Patienten in vier Dringlichkeitskategorien. Dieser fortwährende Prozeß hat den optimalen Einsatz der jeweils verfügbaren Kräfte und Mittel zum Ziel.
  - Die *Ordnung des Einsatzraums* hat das Ziel, eine bestmögliche Übersicht des Schadensgebiets zu erlangen und die Kräfte an zentralen Versorgungsplätzen zu konzentrieren.
  - Rasche *Lagemeldungen* von der Großschadenstelle und gezielte Nachforderungen ermöglichen die adäquate Nachalarmierung weiterer Kräfte und die Information von Krankenhäusern.
  - Beim *Transport* der Patienten ist insbesondere auf den Zeitpunkt des Transports, die Auswahl des Transportmittels sowie die Wahl der Zielklinik zu achten.
  - Die *Registrierung* und Dokumentation erfolgt mit Patientenanhängekarten. Zusätzlich wird eine Übersichtsdokumentation mit den wesentlichen Daten der Sichtung und des Transports erstellt.

Literatur

1. Adams HA: Organisatorische Grundlagen des Rettungsdienstes. In: Refresher Course – Aktuelles Wissen für Anästhesisten. Springer, Berlin 1995; S. 115–125
2. Barrier G: Emergency medical services for treatment of mass casualties. Crit Care Med. 1989; 17:1062–1067
3. Bittger J: Führung im Notfall. Notfallmed. 1994; 20: 432–435
4. Busse C, Moecke H: Der Leitende Notarzt. Anaesthesist 1994; 43:759–771
5. Calle P, Lagaert L, Buylaert W: How to evaluate an emergency medical dispatch system and identify areas for improvement? Eur J Emerg Med. 1996;3:187–190
6. Dick W, Moecke H: Aufgabenstellung und Qualifikation für Notärzte und Rettungsassistenten. Notfallmed. 1996; 22:156–158
7. DIN 13050 - Begriffe im Rettungswesen. Deutsche Norm. Deutsches Institut für Normung e.V., Berlin 1996
8. Engel K: LNA-Einsatzindikationen – LNA-Einsatzprotokoll. Der Notarzt 1996; 12:194
9. Engelhardt GH: Die Sichtung von Verletzten durch den leitenden Notarzt beim Massenanfall. Rettungsdienst 1992; 15:151–152
10. Geier W: „Organisatorischer Leiter Rettungsdienst" als Partner von „LNA" und „Ärztlichem Leiter". In: Bartels F (Hrsg.): Fachtagung „Arzt im Rettungsdienst". Arbeiter-Samariter-Bund Deutschland e.V., Bundesgeschäftsstelle, Bonn 1995; S. 33–41
11. Gerlach K, Dörges V, Baumeier W: Dokumentation beim Massenanfall von Verletzten – Teil I: Lübecker Dokumentationssystem für den Großunfall („LüDoG"). Der Notarzt 1995; 11:157–160
12. Gerlach K, Dörges V, Baumeier W, Saager L: Dokumentation beim Massenanfall von Verletzten – Teil II: Lübecker Dokumentationssystem für den Großunfall („LüDoG"). Der Notarzt 1996; 12:88–92
13. Habers J: Medizinische Versorgungsstrategien in Großschadensfällen. BVS Magazin 1994; S. 52–54
14. Heinrichs W, Lipp R, Hartje H, Vogel U, Stallmann A, Müller J: Ausrüstung einer Schnelleinsatzgruppe. Notfallmed. 1992; 18:378–382
15. Hersche B: Organisationsstruktur und Führungsstil bei der Bewältigung vom Massenanfällen. Rettungsdienst 1988; 11:504–510
16. Klingshirn H: Aufgabe der Rettungsleitstelle bei Großschadensfällen. In: Sefrin P, Knuth P, Stratmann D (Hrsg.): Handbuch für den Leitenden Notarzt. ecomed, Landsberg/Lech 1991, S. 1–6
17. Koesters W, Scheren W: Überarbeitetes Sichtungskartensystem erfüllt BAND-Anforderungen. Rettungsdienst 1997; 20:232–233
18. Landesgesetz über den Brandschutz, die allgemeine Hilfe und den Katastrophenschutz (Brand- und Katastrophenschutzgesetz – LBKG) vom 2. Nov. 1981. Gesetz- und Verordnungsblatt für das Land Rheinland-Pfalz, 1981; S. 247–259
19. Lipp M, Heinrichs W, Leyser KH et al.: Untersuchung der Einsatzbedingungen und -ergebnisse im Mainzer System Leitender Notarzt. Notfallmed. 1992; 18:433–439
20. Lipp M, Hennes HJ, Gervais H, Dick W: Ausbildung zum Leitenden Notarzt: „Das Mainzer Modell". Notfallmed. 1991; 17:343–349
21. Mentges D, Kirschenlohr R, Adamek H, Boldt J, Riemann JF: Der rettungsdienstliche Ablauf bei Großschadensereignissen. Anaesthesist 1997; 46:114–120
22. Schirmeyer M: Rechtliche Probleme des Leitenden Notarztes – LNA. Der Notarzt 1995; 11:192–194
23. Sefrin P: Dokumentation bei Massenunfall. Der Notarzt 1990; 6:34–37
24. Sefrin P: Festlegung der Rettungsprioritäten. In: Sefrin P, Knuth P, Stratmann D (Hrsg.): Handbuch für den Leitenden Notarzt. ecomed, Landsberg/Lech 1995; S. 1–4
25. Sefrin P: Kompetenz statt Notkompetenz. Der Notarzt 1995; 11: 129–131
26. Stratmann D: Lagebewältigung durch den LNA. In: Sefrin P, Knuth P, Stratmann D (Hrsg.): Handbuch für den Leitenden Notarzt. ecomed, Landsberg/Lech 1991; S. 1–18
27. Stratmann D: Vernünftiges Handeln beim Massenanfall von Patienten. Der Notarzt 1994; 10:16–18
28. Ufer MR: Die rechtliche Stellung des Leitenden Notarztes. In: Sefrin P, Knuth P, Stratmann D (Hrsg.): Handbuch für den Leitenden Notarzt. ecomed, Landsberg/Lech 1996; S. 1–9
29. Vitzhum H, Kaff A: Der „Transport-Chef" als Einsatzfunktion eines von mehreren Leitenden Notärzten (LNA) bei Massenanfall von Verletzten. Der Notarzt 1991; 7:76–79

31

Aufgaben und Struktur des Katastrophenschutzes

P. Hennes

Roter Faden

- **Grundlagen**
  - Katastrophenschutz und Zivilschutz
  - Gesellschaftliche Rahmenbedingungen
- **Katastrophe und Katastrophenschutz**
  - Begriff
  - Organisatorische Rahmenbedingungen
  - Einsatzkräfte und -mittel
  - Führungsstruktur

Grundlagen

Katastrophenschutz und Zivilschutz

In der Bundesrepublik Deutschland sind Aufgaben und Struktur des Katastrophenschutzes durch eine Vielzahl bundes- und landesrechtlicher Bestimmungen geregelt. Der im Grundgesetz (GG) verankerte föderative Aufbau des Staates hat zu einer Verteilung der Zuständigkeiten auf verschiedene Ebenen geführt. Gemeinsame Grundlinie ist die im Rahmen der *Daseinsvorsorge* erforderliche Hilfe in Ausnahmesituationen.

Die Organisation des „friedensmäßigen Katastrophenschutzes" obliegt nach Artikel 30 GG den Bundesländern. Dazu haben die 16 Länder entsprechende Gesetze geschaffen.

Der *Katastrophenschutz in engerem Sinne* soll den Bürgern bei größeren „zivilen" Schadensfällen (wie Unfälle, Naturereignisse, technisches Versagen, auch Sabotage o. ä.) zu Hilfe kommen.
Die staatliche Hilfsverpflichtung gilt aber in ganz besonderem Maße bei der größten Katastrophe, dem Krieg.

Für den Schutz der Zivilbevölkerung im Verteidigungsfall, den „Zivilschutz", liegt die Gesetzgebungskompetenz nach Artikel 73 Nr. 1 GG ausschließlich beim Bund.

Der Bund hat den Zivilschutz durch das Gesetz zur Neuordnung des Zivilschutzes vom 25. März 1997 tiefgreifend umgestaltet. Die weltpolitischen Umwälzungen mit deutlich verminderter Bedrohung haben zu einer wesentlichen Umstrukturierung und Reduzierung geführt und betreffen die „Zivile Verteidigung" in allen vier Hauptbereichen:
- Aufrechterhaltung der Staats- und Regierungsfunktionen,
- Zivilschutz,
- Versorgung der Bevölkerung und der Streitkräfte mit notwendigen Gütern und Leistungen,
- Unterstützung der Streitkräfte bei der Herstellung und Aufrechterhaltung der Verteidigungsfähigkeit und Operationsfreiheit.

Der erkennbare Rückzug des Bundes aus dem Zivilschutz hat zur Folge, daß es zumindest in Teilbereichen wie Aufbau der Fachdienste und Erlaß allgemeiner Dienstvorschriften usw. in Zukunft keine länderübergreifenden, einheitlichen Vorgaben mehr geben wird. Die bisherigen detaillierten Vorgaben des Bundes galten zwar ausdrücklich für den Verteidigungsfall; die Länder und Hilfsorganisationen haben sich aber vielfach auf diese Vorgaben gestützt, um ein möglichst einheitliches Hilfeleistungssystem vorzuhalten.

Katastrophenschutz und Zivilschutz befinden sich damit in einer Phase des Umbruchs. In vielen Bereichen können neue Akzente gesetzt, Aufwendungen reduziert und Strukturen vereinfacht werden.

Gesellschaftliche Rahmenbedingungen

Politische Verantwortung

Die Sensibilisierung der Bevölkerung für Fragen des Katastrophenschutzes, sei es im ideellen oder im finanziellen Bereich, ist ohne Mitwirkung der politisch Verantwortlichen nicht zu erreichen.

Die Mandatsträger aller Ebenen müssen sich ihrer politischen Verantwortung für diese Fragen auch angesichts knapper Haushaltsmittel bewußt sein und innerhalb einer Prioritätensetzung die notwendige Vorsorge treffen. Es kommt nicht auf vordergründige Quantität, sondern die Sicherung qualitativ hochwertiger und quantitativ ausreichender Strukturen an.
Insbesondere sind klare Rahmenbedingungen für die Aktivitäten des Einzelnen und der im Katastrophenschutz eingebundenen Kräfte notwendig. Die Ziele der Hilfsorganisationen sind nicht immer mit den gesetzlichen Vorgaben identisch; hier muß ein Gleichgewicht zwischen staatlichen Festlegungen und einer insgesamt notwendigen Deregulierung mit verstärkter Eigenverantwortlichkeit der Beteiligten erreicht werden. Als positives Beispiel sei das von den vier in Rheinland-Pfalz tätigen Sanitätsorganisationen (Deutsches Rotes Kreuz, Malteser-Hilfsdienst, Johanniter-Unfallhilfe, Arbeiter-Samariter-Bund) im Jahr 1995 gemeinsam erarbeitete Konzept für den Sanitäts- und Betreuungsdienst dieses Bundeslandes genannt, das vom zuständigen Landesministerium akzeptiert und als verbindlich festgelegt wurde.

Ehrenamt

Der Katastrophenschutz ist auf eine flächendeckende, von der Bevölkerung mitgetragene Struktur angewiesen. Das Fundament ist der Einsatz von Helfern der Hilfsorganisationen. Damit ist der Katastrophenschutz weitgehend durch das Ehrenamt gekennzeichnet.

Die Landesgesetze gehen davon aus, daß diese Personen aufgrund Vereinsrechts in der jeweiligen Hilfsorganisation mitwirken und die vereinsrechtliche Autonomie grundsätzlich nicht durch staatliche Regelungen eingeschränkt werden soll. Für die Freiwilligen Feuerwehren gelten besondere Vorschriften.

Ihre Grenze findet die Ehrenamtlichkeit, wenn komplexe Bereiche von Fachleuten wahrgenommen werden müssen, die dies nicht „nebenbei" erledigen können. Weitere Probleme sind unverkennbar. Dazu zählen die Freistellung durch den Arbeitgeber bei Aus- und Fortbildungen, Übungen und ggf. länger dauernden Einsätzen (Hochwasserlagen) sowie die soziale Absicherung im Einsatz.

Selbst- und Nachbarschaftshilfe

Der Mensch ist geneigt, die Wahrscheinlichkeit für das Eintreten von Unheil zu verdrängen. Zum Katastrophenschutz gehört daher nicht nur die staatliche Vorsorge, sondern auch die Sensibilisierung des Einzelnen für die eigene Verantwortung.

Zunehmendes Anspruchsdenken hat teilweise dazu geführt, den Staat als „Generalversicherer" für jedwedes Ereignis anzusehen. Katastrophenschutz bedeutet aber gerade nicht, den Einzelnen von persönlichen Vorsorgemaßnahmen zu entbinden. Nachdem der „Bundesverband für den Selbstschutz" mit Wirkung vom 1. Januar 1997 aufgelöst wurde, muß zukünftig dafür gesorgt werden, die Unterweisung über Erst-Maßnahmen im Katastrophenschutz in die Erste-Hilfe-Ausbildung einzubeziehen.

Auch die regelmäßig hohe Einsatzqualität der Hilfsorganisationen mit vielen engagierten ehrenamtlichen Helfern kann zur Verstärkung der „Vollkasko-Mentalität" der übrigen Bevölkerung beitragen. Es ist eine politische und gesellschaftliche Aufgabe, das notwendige Gleichgewicht zwischen staatlicher Daseinsvorsorge und notwendiger Selbst- und Nachbarschaftshilfe zu finden und zu vermitteln.

Eine allzu kritische Einschätzung der gesellschaftlichen Grundhaltung ist fehl am Platz. Einsatzerfahrungen bei kleinen und großen Schadensfällen belegen ein hohes Potential an spontaner und zielgerichteter Hilfsbereitschaft in der Bevölkerung.

Katastrophenschutz und Medien

Das Interesse der Medien an Katastrophen oder spektakulären Ereignissen allgemein ist immens. Naturereignisse und andere Unglücksfälle werden verzugslos in die Wohnzimmer der Bevölkerung übertragen. Einsatzleitung und einzelne Helfer müssen sich mit zum Teil aggressiven Medien-Vertretern auseinandersetzen, die unbedingt „Sensationen" einfangen und ihrem Publikum präsentieren wollen.

- Der richtige Umgang mit den Medien bzw. deren Vertretern ist schon bei den Vorbereitungen und mehr noch im Einsatzfall zu beachten.
- Dem berechtigten Informationsbedürfnis der Öffentlichkeit ist zu entsprechen; jedweder Sensationsgier ist jedoch entgegenzutreten.
- Dem kann z. B. durch festgelegte, gemeinsame Informationstermine für alle Medienvertreter und Verschwiegenheit des Einzelnen entsprochen werden.

Unbeteiligtes Publikum vor Ort als Ausdruck des „Katastrophen-Tourismus" kann ebenfalls zum Problem werden. Hier müssen, soweit noch nicht geschehen, gesetzliche Regelungen getroffen werden. Durch geeignete Maßnahmen ist diesen Personen der Zutritt zur Einsatzstelle zu verwehren bzw. ihre Entfernung herbeizuführen.

Katastrophe und Katastrophenschutz

Begriff

Definition: Die Katastrophe ist ein Schadensereignis größeren Umfanges, das mit den örtlichen, für die alltägliche Gefahrenabwehr zur Verfügung stehenden Kräften (z. B. Rettungsdienst und Feuerwehr) allein nicht mehr zu bewältigen ist.

Hier kommt es auch auf die lokalen Gegebenheiten an. Was in einer Großstadt vom Rettungsdienst bewältigt werden kann, hat in einem dünn besiedelten Flächenlandkreis schnell die „Katastrophen"-Schwelle erreicht.

Organisatorische Rahmenbedingungen

Allgemeines

Der Katastrophenschutz umfaßt in aller Regel „nur" die Zusammenfassung verschiedener Möglichkeiten, jedoch nicht die Vorhaltung „eigener" Kräfte. Katastrophenschutz ist damit im Wesentlichen eine Organisations- und Führungsaufgabe.

Katastrophenschutz bedeutet insbesondere:
- Planung und Umsetzung von Vorbereitungsmaßnahmen,
- Alarmierung, einschließlich der Regelung über die formale „Feststellung" des Katastrophenfalls,
- Besonderheiten der Führung.

Es geht nicht vorrangig um Investitionen, sondern in erster Linie um qualifizierte Organisation. Aber auch die muß vorbereitet werden.

Die Möglichkeiten der heutigen Informations- und Kommunikations-Technik sind schon bei den Vorbereitungen zu berücksichtigen. Besonders gefahrenträchtige Betriebe müssen gezielt erfaßt und in die Planungen aufgenommen werden. Der gesellschaftliche *Verletzlichkeitskataster* ist nicht mehr auf „herkömmliche" Probleme beschränkt. Die in der Vergangenheit oftmals einseitige Fixierung auf Naturkatastrophen ist überholt; auch und gerade die Gefahren im technischen Bereich sind zu beachten. Ein längerer Stromausfall in einer Großstadt oder einer ganzen, dichtbevölkerten Region mit Ausfall der meisten Informations- und Kommunikations-Möglichkeiten hat sehr wahrscheinlich größere Auswirkungen als eine Sturmböe, die einige Dächer abdeckt oder Bäume entwurzelt.

■ Alarmierung der Bevölkerung

Der Bund hat das im Rahmen des Zivilschutzes eingerichtete Sirenensystem für nicht mehr notwendig erachtet und de facto aufgegeben. Viele kommunale Gebietskörperschaften haben es abgelehnt, diese Aufgabe zu übernehmen, nicht zuletzt wegen der finanziellen Folgen.

Eine flächendeckende Alarmierung ist damit zur Zeit nicht möglich. Die Alarmierung der Bevölkerung ist jedoch bei der Freisetzung von Gefahrstoffen usw. erforderlich.

Derzeit wird nach Auswegen, z. B. durch den Einsatz von Fernsehen und Radio, gesucht. Hier besteht das Problem der „Weck-Wirkung" bei nicht eingeschaltetem Radio- oder Fernsehgerät. Ungelöst ist auch die Frage, wie Personen erreicht werden, die sich nicht am Wohnort, sondern unterwegs oder in freiem Gelände befinden.

■ Zuständigkeiten

Die Länder sind für die gesetzlichen Vorgaben, übergreifende Aufgaben und die Leitung landesweiter Einsätze verantwortlich.

Zu den übergreifenden Maßnahmen gehört z. B. die Einrichtung von Landeslagern für bestimmte Hilfsgüter. Es ist zwar davon auszugehen, daß Hilfsgüter für die unterschiedlichen Einsätze durchaus zur Verfügung stehen; sie sind aber meist auf viele Einheiten verstreut. Ein kurzfristiger zentraler Zugriff ist nicht immer gewährleistet, etwa die schnelle Beschaffung von Sandsäcken bei Hochwasser. Hier ist entsprechende Vorsorge notwendig, wie sie Rheinland-Pfalz z. B. durch Anlage von Arzneimitteldepots anstrebt.

Die *Durchführung* der Vorbereitungs- und Abwehrmaßnahmen obliegt grundsätzlich den Landkreisen und (kreisfreien) Städten, die in eigener Entscheidung festzulegen haben, welche Maßnahmen aus ihrer Sicht erforderlich sind.

Lokale Planungen sind in aller Regel wichtiger als globale Vorschriften. Landespläne können einen Rahmen vorgeben, der örtlich auszufüllen ist. Als Beispiele seien für Rheinland-Pfalz der Rahmen/Alarm- und Einsatzplan „Medizinische Versorgung bei Gefahrenlagen nach LBKG im Rahmen des Rettungs- und Sanitätsdienstes" sowie Rahmenpläne für Eisenbahnunfälle, Hochwasser, Waldbrände und Gefahrstoffeinsätze genannt.

Die Kostentragungspflicht richtet sich nach landesgesetzlichen Regelungen. In Rheinland-Pfalz sind die Landkreise und kreisfreien Städte grundsätzlich für die Kosten des Sanitäts- und Betreuungsdienstes und hier insbesondere der Schnelleinsatzgruppen (SEG) verantwortlich.

■ Massenanfall und Großschaden

Der „Normalfall" bei Eisenbahn- oder Busunglücken mit einer durchaus hohen Zahl von Verletzten liegt in der Regel unter der Katastrophenschwelle. Daher werden der „Massenanfall von Verletzten" bzw. der „Großschaden im Rettungsdienst" meist getrennt betrachtet (s. Kapitel „Der Großschaden im Rettungsdienst - Erweiterter Rettungsdienst").

Dies hat die nicht ganz unproblematischen Folge, daß diese Ereignisse zum Teil nicht in die Katastrophenschutzgesetze, sondern – zumindest in Teilbereichen wie Leitender Notarzt (LNA) und Organisatorischer Leiter (OL) – in die Vorschriften über den Rettungsdienst einbezogen werden. Da der *Rettungsdienst* aber grundsätzlich für notfallmedizinische Maßnahmen bei Einzelfällen zuständig ist, während dem *Sanitätsdienst* die Versorgung einer Vielzahl von Verletzten obliegt, ist die „Vermengung" dieser Rechtsgrundlagen nicht glücklich.

Einige Länder – wie Rheinland-Pfalz, Nordrhein-Westfalen und Thüringen – verzichten auf die Ausrufung bzw. Feststellung des Katastrophenfalls. Hier ist ein nahtloser Übergang zwischen den einzelnen Abwehrmaßnahmen möglich; Schwierigkeiten in der Abgrenzung von „Katastrophe" und „Großschaden" werden damit vermieden.

In Rheinland-Pfalz ist die gesamte Gefahrenabwehr, vom kleinsten Verkehrsunfall oder Brand bis hin zum großflächigen Waldbrand oder einem schweren Unfall mit vielen hundert Verletzten, in einem einheitlichen Gesetz, dem Landesgesetz über den Brandschutz, die Allgemeine Hilfe und den Katastrophenschutz (Landes-Brand- und Katastrophenschutzgesetz, LBKG) vom 2. November 1981 geregelt. Der LNA wurde durch Änderungsgesetz vom 8. April 1991 eingeführt. Dahinter steht die Absicht, das gesamte Einsatzpotential und das rechtliche Instrumentarium, das in anderen Ländern oftmals erst nach förmlicher Feststellung des Katastrophenfalls zur Verfügung steht, bereits bei kleineren Gefahrensituationen verfügbar zu machen. Es soll nicht abgewartet werden, bis das „Kind in den Brunnen gefallen ist."

Problematisch sind jedoch weiterhin die Vorbereitungsmaßnahmen bei Großveranstaltungen oder Bombenfunden, wo es in erster Linie um bloße Vorsorge geht. Hier muß die Entscheidung über den prophylaktischen Einsatzes des Sanitäts- und Betreuungsdienstes im Einzelfall erfolgen.

■ Zusammenarbeit mit Krankenhäusern

Bei tatsächlichen Einsätzen und Übungen hat sich gezeigt, daß die Weiterbehandlung der vor Ort erstversorgten Patienten in den Krankenhäusern Probleme aufwerfen kann. Dem muß durch exakte Planung der erforderlichen internen Vorbereitungsmaßnahmen (s. Kapitel „Der Alarm- und Einsatzplan des Krankenhauses"), Sicherung der Alarmierung, gegenseitige Kenntnis der vorhandenen Möglichkeiten und regelmäßige Übungen begegnet werden. In der Praxis finden solche Übungen allerdings – nicht zuletzt aus Kostengründen – nur selten statt.

Zusammenarbeit mit der Bundeswehr

Besonders die schweren Hochwasser der letzten Jahre haben gezeigt, daß das zivile Hilfspotential oftmals nicht ausreicht. Um die Menschen wirksam zu schützen, waren Einheiten der Bundeswehr zur mehr oder weniger umfassenden Unterstützung erforderlich. Neben dieser Unterstützung bei Großschadensereignissen kann die Bundeswehr auch bei weniger spektakulären, kleineren Ereignissen den zivilen Kräften wirkungsvoll zu Hilfe kommen. Bestimmte Einrichtungen der Bundeswehr stehen darüber hinaus mit Notarztwagen und Rettungshubschraubern im täglichen Einsatz.

Diese „Zivil-militärische Zusammenarbeit" (ZMZ) gewinnt an Bedeutung. Einsatzvoraussetzungen, Umfang der Hilfeleistung und Verfahrensgrundsätze sind in entsprechenden Richtlinien der Bundeswehr geregelt.

- Durch rechtzeitige und konkrete Absprachen vor Ort wird der Ablauf im Bedarfsfall beschleunigt.
- In die Planungen sind neben dem Anforderungsverfahren auch die Koordination der Einsatzmaßnahmen und die Zusammenarbeit vor Ort (z. B. Austausch von Verbindungskräften) aufzunehmen.

Einsatzkräfte und -mittel

Mitwirkung der Hilfsorganisationen

Die kommunalen Gebietskörperschaften halten, von der Beteiligung der Berufsfeuerwehr in Großstädten einmal abgesehen, in der Regel keine eigenen Sanitäts- und Betreuungseinheiten vor. Sie beauftragen damit grundsätzlich die „privaten" Hilfsorganisationen, die ihrerseits bei Bedarf von „staatlichen" Einrichtungen unterstützt werden, so durch die Bundesanstalt Technisches Hilfswerk (THW) oder Einheiten der Bundeswehr (siehe oben).

- Unverzichtbare Voraussetzung für die Mitwirkung der Hilfsorganisationen sind eindeutige Kompetenz-Absprachen und Aufgabenzuweisungen insbesondere in den Alarm-und Einsatzplänen.

Eine vertrauensvolle und partnerschaftliche Zusammenarbeit zwischen Feuerwehr, Polizei, Rettungs- und Sanitätsdienst sowie anderen Hilfsorganisationen darf sich nicht nur auf Einsätze beschränken. Gemeinsame Übungen, Dienstbesprechungen und ein regelmäßiger Erfahrungsaustausch gerade in der Nachbereitung von Einsätzen können den eigenen fachlichen Horizont erweitern und das gegenseitige Verständnis fördern. Dazu trägt auch die gemeinsame Ausbildung der Führungskräfte wesentlich bei.

Fachdienste

Die Einheiten des Katastrophenschutzes werden in Fachdienste mit speziellen Aufgaben eingeteilt.

Zu diesen Fachdiensten zählen u. a.:
- Brandschutz,
- Technische Hilfe und Bergung,
- Sanitäts- und Betreuungsdienst.

Diese Einteilung entspricht im wesentlichen den früheren Vorschriften des Bundes über die Erweiterung des Katastrophenschutzes, die, wie bereits erwähnt, durch die Neukonzeption dieses Bereichs inzwischen weitgehend überholt sind. Der Begriff „Einheiten des Katastrophenschutzes" ist nicht unbedingt mit der „Züge" identisch; hierzu können auch Gruppen oder Verbände zählen.

Schnelleinsatzgruppen

Da die Alarmierungszeiten von Einheiten des Katastrophenschutzes für den Sanitäts- und Betreuungsdienst in aller Regel zu lang sind, sind insbesondere für den Massenanfall von Verletzten „Schnelleinsatzgruppen" (SEG) gebildet worden.

In Abb. 31.**1** ist eine entsprechende SEG „Sanitäts- und Betreuungsdienst" dargestellt, die sich aus den Teileinheiten „Sanitätsdienst", „Betreuungsdienst" und „Verpflegungsdienst" zusammensetzt.

Die Landkreise und kreisfreien Städte entscheiden selbst, wie viele SEG für den Katastrophenschutz in ihrem Gebiet erforderlich sind.

Mit den SEG (s. auch Kapitel „Aufbau und Ausrüstung einer Schnelleinsatzgruppe Rettungsdienst") wurde nichts völlig Neues geschaffen; vielmehr wurden bestehende Einheiten modifiziert, straffer organisiert und vor allem schneller alarmierbar gemacht. Vorhandene Einheiten zu nutzen, ist nicht nur wirtschaftlich, sondern erhöht auch die Motivation ehrenamtlicher Helfer. Die Helfer werden sich bald überflüssig vorkommen und keinen Sinn mehr in ihrer Tätigkeit sehen, wenn sie z. B. 150 und mehr Stunden im Jahr für den immer unwahrscheinlicher werdenden Verteidigungsfall üben, aber bei realen Ereignissen nicht eingesetzt werden. Zudem ist Einsatzerfahrung wichtiger als alle Übung.

Die Einheiten des auch friedensmäßig eingesetzten Sanitätsdienstes konnten in der Vergangenheit auf Fahrzeuge zurückgreifen, die der Bund im Rahmen des Zivilschutzes beschafft hatte. Diese Möglichkeit besteht auch weiterhin, jedoch unter veränderten Bedingungen. Unter den jetzigen Haushaltsvorgaben muß eine Doppelvorhaltung vermieden und durch Flexibilisierung ein Verbundsystem zwischen bereits vorhandenen Einrichtungen und Einheiten geschaffen werden, das sich auf bundeseigene, landeseigene, kommunale und verbandseigene Fahrzeuge stützt.

Psychosoziale Betreuung

Über die „Notfall-Seelsorge" an der direkt von einem Unglücksfall oder einer Katastrophe betroffenen Bevölkerung hinaus ist auch eine „Nach-Betreuung" der eingesetzten Hlfskräfte erforderlich, wenn diese im Einsatz außergewöhnlichen Belastungen ausgesetzt waren. Die Führungskräfte müssen mehr als bisher für diese Problematik sensibilisiert werden.

Führungsstruktur

Da es derzeit kein bundeseinheitliches Stabsmodell mehr gibt, sind die landesgesetzlichen Regelungen maßgebend.

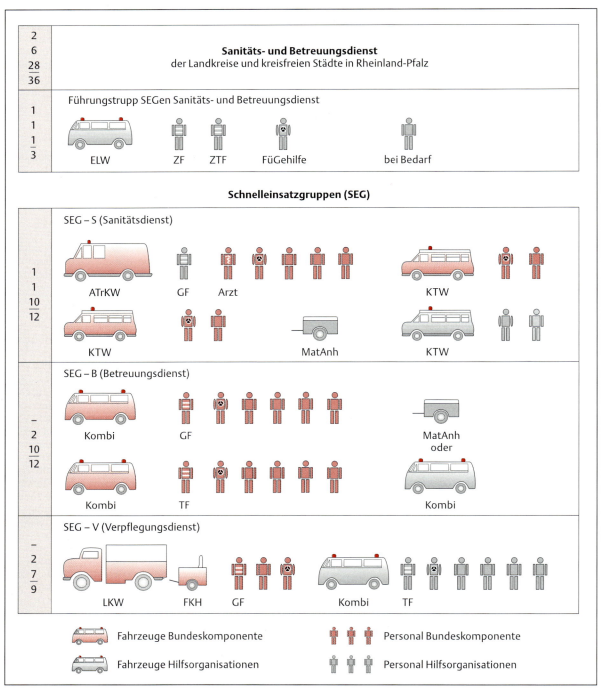

Abb. 31.1 Gliederung einer Schnelleinsatzgruppe (SEG) in Rheinland-Pfalz. In der linken Spalte sind die Personalstärken (Führer, Unterführer und Helfer) vermerkt. Quelle: Neukonzeption des Sanitäts- und Betreuungsdienstes in Rheinland-Pfalz. Gemeinsame Zusammenfassung der vier Hilfsorganisationen in Rheinland-Pfalz.

Abkürzungen: ELW = Einsatzleitwagen; ZF = Zugführer; ZTF = Zugtruppführer; FüGehilfe = Führungsgehilfe; ATrKW = Arzttruppkraftwagen; GF = Gruppenführer; KTW = Krankentransportwagen; MatAnh = Materialanhänger; Kombi = Kombinationsfahrzeug; TF = Truppführer; LKW = Lastkraftwagen; FKH = Feldkochherd.

Ein Katastrophenschutz-Stab, der insbesondere politisch-administrative und logistische Aufgaben im rückwärtigen Bereich erledigt, wird nur im eigentlichen Katastrophenfall gebildet.

Die Aufgabentrennung zwischen der *Einsatzleitung vor Ort* und dem *Katastrophenschutz-Stab* ist in der Praxis eher unproblematisch. Technische oder taktische Einsatzentscheidungen können in der Regel nur vor Ort getroffen werden, z. B. durch die Technische Einsatzleitung oder den LNA.

Meist befinden sich Rettungsdienst, Feuerwehr, Polizei, Sanitätsdienst und ggf. weitere Organisationen gemeinsam im Einsatz. Hier kommt alles auf ein zielgerichtetes Zusammenwirken an.

Die Gesamt-Einsatzleitung vor Ort liegt in der Regel beim Einsatzleiter der Feuerwehr. Ggf. wird dazu eine Technische Einsatzleitung (TEL) zur unmittelbaren Führung vor Ort eingerichtet.

Die Einsatzleitung vor Ort ist Dreh- und Angelpunkt aller Hilfsmaßnahmen. Dies macht besondere Anstrengungen in der Aus- und Fortbildung notwendig und hat zu semiprofessionellen (LNA, OL) oder sogar hauptamtlichen Bestellungen geführt. Die Einrichtung „Fliegender Stäbe" muß dagegen noch eingehend diskutiert werden. Hier wäre einerseits die erforderliche Professionalität zu gewährleisten, andererseits ist ein „Systembruch" durch Eingriff von Außenstehenden mit entsprechenden Folgen (fehlende Orts- und Personenkenntnisse, mangelnde Akzeptanz) nicht zu übersehen.

Eine der Hauptstützen des Katastrophenschutzes, insbesondere beim Massenanfall von Verletzten, sind der Sanitäts- und Betreuungsdienst, dem die medizinische Versorgung der betroffenen Menschen obliegt.

Die Sanitäts-Einsatzleitung besteht aus dem LNA und dem OL. Ihr unterstehen alle Kräfte des Rettungs- und Sanitätsdienstes. Sie ist dem Gesamt-Einsatzleiter in allgemein-organisatorischer, nicht aber fachlicher Hinsicht unterstellt.

Näheres zur Organisation und Führungsstruktur s. Kapitel „Der Großschaden im Rettungsdienst – Erweiterter Rettungsdienst".

Wichtige Aufgaben kommen auch und gerade den *Rettungsleitstellen* zu.

Obwohl der Rettungsdienst von der gesetzlichen Konzeption her kein Teil des Katastrophenschutzes ist, hat die Rettungsleitstelle nach den Rettungsdienstgesetzen mit der Feuerwehr und den Hilfsorganisationen zusammenzuarbeiten. Integrierte Leistellen für den Rettungsdienst und den Brand- und Katastrophenschutz können dazu beitragen, diese Zusammenarbeit noch enger zu gestalten (siehe auch Kapitel „Aufgaben der Rettungsleitstelle").

Kernaussagen

Grundlagen
- Die Organisation des „friedensmäßigen Katastrophenschutzes" obliegt den Bundesländern. Für den Schutz der Zivilbevölkerung im Verteidigungsfall, den „Zivilschutz", liegt die Gesetzgebungskompetenz beim Bund.
- Die Sensibilisierung der Bevölkerung für Fragen des Katastrophenschutzes, sei es im ideellen oder im finanziellen Bereich, ist ohne Mitwirkung der politisch Verantwortlichen nicht zu erreichen. Der Katastrophenschutz ist auf eine flächendeckende, von der Bevölkerung mitgetragene Struktur angewiesen. Das Fundament ist der Einsatz von ehrenamtlichen Helfern der Hilfsorganisationen.
- Zum Katastrophenschutz gehört nicht nur die staatliche Vorsorge, sondern auch die Sensibilisierung des Einzelnen für die eigene Verantwortung.
- Der richtige Umgang mit den Medien bzw. deren Vertretern ist schon bei den Vorbereitungen und mehr noch im Einsatzfall zu beachten. Dem berechtigten Informationsbedürfnis der Öffentlichkeit ist zu entsprechen; jedweder Sensationsgier ist entgegenzutreten.

Katastrophe und Katastrophenschutz
- Die Katastrophe ist ein Schadensereignis größeren Umfanges, das mit den örtlichen, für die alltägliche Gefahrenabwehr zur Verfügung stehenden Kräften (z. B. Rettungsdienst und Feuerwehr) allein nicht mehr zu bewältigen ist. Der Katastrophenschutz umfaßt in der Regel die Zusammenfassung verschiedener Möglichkeiten, jedoch nicht die Vorhaltung eigener Kräfte. Katastrophenschutz ist damit im Wesentlichen eine Organisations- und Führungsaufgabe.
- Eine flächendeckende Alarmierung ist zur Zeit nicht möglich.
- Die Länder sind für die gesetzlichen Vorgaben, übergreifende Aufgaben und die Leitung landesweiter Einsätze verantwortlich. Die Durchführung der Vorbereitungs- und Abwehrmaßnahmen obliegt grundsätzlich den Landkreisen und (kreisfreien) Städten, die in eigener Entscheidung festzulegen haben, welche Maßnahmen aus ihrer Sicht erforderlich sind. Einige Länder verzichten auf die Ausrufung bzw. Feststellung des Katastrophenfalls. Hier ist ein nahtloser Übergang zwischen den einzelnen Abwehrmaßnahmen möglich; Schwierigkeiten in der Abgrenzung von „Katastrophe" und „Großschaden" werden damit vermieden.
- Besondere Bedeutung kommt der Zusammenarbeit mit den Krankenhäusern sowie mit der Bundeswehr (Zivil-militärische Zusammenarbeit) zu.
- Unverzichtbare Voraussetzung für die Mitwirkung der Hilfsorganisationen sind eindeutige Kompetenz-Absprachen und Aufgabenzuweisungen insbesondere in den Alarm- und Einsatzplänen.
- Die Einheiten des Katastrophenschutzes werden in Fachdienste mit speziellen Aufgaben eingeteilt. Da die Alarmierungszeiten von Einheiten für den Sanitäts- und Betreuungsdienst in aller Regel zu lang sind, sind insbesondere für den Massenanfall von Verletzten „Schnelleinsatzgruppen" (SEG) gebildet worden.
- Ein Katastrophenschutz-Stab, der insbesondere politisch-administrative und logistische Aufgaben im rückwärtigen Bereich erledigt, wird nur im eigentlichen Katastrophenfall gebildet. Die Gesamt-Einsatzleitung vor Ort liegt in der Regel beim Einsatzleiter der Feuerwehr. Ggf. wird dazu eine Technische Einsatzleitung (TEL) zur unmittelbaren Führung vor Ort eingerichtet. Die Sanitäts-Einsatzleitung besteht aus dem LNA und dem OL. Ihr unterstehen alle Kräfte des Rettungs- und Sanitätsdienstes. Sie ist dem Gesamt-Einsatzleiter in allgemein-organisatorischer, nicht aber in fachlicher Hinsicht unterstellt.

32

Der Sanitätsdienst der Bundeswehr

H. Theiler (†), S. Schoeps, G. Mewißen

Roter Faden

- **Grundlagen**
- **Konzeptionelle Vorgaben**
  - Versorgung in Deutschland im Frieden
  - Sanitätsdienstliche Versorgung im Einsatz
- **Aufgaben, Kräfte und Mittel**
  - Führung des Sanitätsdienstes
  - Zentrale Sanitätsdienststellen der Bundeswehr
  - Sanitätsdienst des Heeres
  - Sanitätsdienst der Luftwaffe
  - Sanitätsdienst der Marine
  - Sanitätsdienst der Zentralen Militärischen Dienststellen der Bundeswehr
- **Ausblick**

Grundlagen

Vor dem Hintergrund der sicherheitspolitischen Entwicklungen der letzten Jahre wurde der Auftrag der Bundeswehr um die Bereiche Krisenvorbeugung und Krisenbewältigung erweitert. Damit war die Einführung einer neuen Streitkräftekategorie verbunden; zu den überwiegend mobilmachungsabhängigen *Hauptverteidigungskräften (HVK)* für die bündnisgemeinsame Verteidigung Deutschlands und des NATO-Vertragsgebiets traten präsente *Krisenreaktionskräfte (KRK)* hinzu.

Aufgrund ihres hohen Ausbildungs- und Bereitschaftsgrades sind die KRK-Einheiten auch zur schnellen humanitären Hilfeleistung befähigt. Sanitäts- und andere Einheiten können bei nationalen (im Rahmen der Amts- und Nothilfe) sowie internationalen Katastrophen angefordert und eingesetzt werden.

Der dritte Pfeiler der Streitkräfte ist die *Militärische Grundorganisation (MGO)*, in der Kräfte zur Führung der Streitkräfte, zur Unterstützung ihres Betriebes und zur Durchführung von Ausbildungs- und Versorgungsaufgaben zusammengefaßt sind.

Der Sanitätsdienst hat sich den neuen Rahmenbedingungen in Konzeption und Organisation angepaßt.

Konzeptionelle Vorgaben

Versorgung in Deutschland im Frieden

Der Sanitätsdienst der Bundeswehr hat sich organisatorisch, personell, ausbildungsmäßig und materiell auf den Einsatz vorzubereiten. Er muß in der Lage sein, die Soldaten an jedem Ort und zu jeder Zeit nach dem gültigen Stand von Wissenschaft und Technik medizinisch zu versorgen. Dieser Einsatzauftrag ist gestaltungsbestimmend.

Aus den einsatzoptimierten Strukturen heraus müssen sowohl Friedens- als auch Einsatzaufgaben wahrgenommen werden.

Die *allgemeinmedizinische Versorgung* der Soldaten der Bundeswehr erfolgt in *Standortsanitätszentren (STOSanZ)*, zu denen, wo immer möglich und sinnvoll, die bisher eigenständigen Truppensanitätsdienste von Heer, Luftwaffe und Marine unter der Leitung eines Facharztes für Allgemeinmedizin mit Weiterbildungsermächtigung zusammengefaßt werden. Neben den qualitativen Verbesserungen, etwa durch aufgewertete Medizingeräteausstattung, eröffnet die mit dieser Maßnahme verbundene Rationalisierung der Betriebsabläufe Freiräume für die Aus-, Fort- und Weiterbildung sowie die Inübunghaltung des Personals; dazu zählt insbesondere die Vermittlung praktischer Erfahrungen in der Notfallmedizin.

Die *fachärztliche Untersuchung, Behandlung und Begutachtung* im ambulanten und stationären Bereich ist Aufgabe der *acht Bundeswehrkrankenhäuser (BwKrhs)* sowie der ihnen angeschlossenen *13 Facharztzentren*. Leistungen des zivilen Gesundheitswesens zur Behandlung von Soldaten und zum Zweck der Aus-, Fort- und Weiterbildung werden bedarfsorientiert genutzt. Alle BwKrhs werden sich obligatorisch am zivilen Rettungsdienst beteiligen. Die vier größeren Krankenhäuser werden auch in das Luftrettungssystem integriert; als Anlaufstelle für Notfallpatienten sollen sie das Sanitätspersonal mit den Krankheits- und Verletzungsmustern vertraut machen, die denen im Einsatz am ähnlichsten sind.

Ein wesentlicher *Einsatzauftrag der BwKrhs* ist die Deckung des Bedarfs an medizinischem Fachpersonal für die beweglichen Einrichtungen des gesamten Sanitätsdienstes der Bundeswehr. Da dieses aktive Personal der limitierende Faktor für sanitätsdienstliche Einsätze ist, sind Verfahren zu entwickeln, die auch im Frieden und ohne Mobilmachung den bedarfsgerechten Ersatz der abgezogenen Aktiven durch Reservisten, z. B. durch Ableistung freiwilliger Wehrübungen, sicherstellen.

Sanitätsdienstliche Versorgung im Einsatz

Ausbildung

Voraussetzung für die Qualität der medizinischen Versorgung im Einsatz ist die Professionalität des Personals. Die Facharztweiterbildung der Sanitätsoffiziere (Arzt) wird durch gezielte Vermittlung notfall- und tropenmedizinischer sowie epidemiologischer Kenntnisse ausgeweitet. Offiziere des militärfachlichen Dienstes im Sanitätsdienst werden vermehrt in sanitätsspezifischen Fächern ausgebildet. Die Unteroffiziere mit und ohne Portepee in den nichtakademischen Berufen des Gesundheitswesens werden

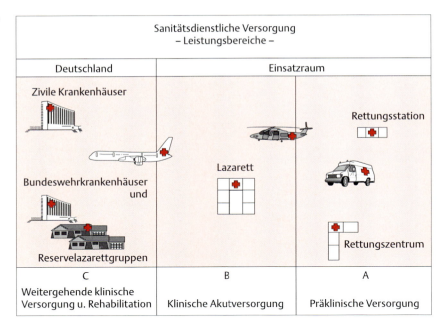

Abb. 32.1 Gliederung der sanitätsdienstlichen Versorgung in Leistungsbereiche.

mit Schwerpunkt zu Rettungssanitätern und Rettungsassistenten ausgebildet.

Zukünftig wird die ständige Inübunghaltung des ärztlichen und nichtärztlichen Personals im Team im klinischen Bereich bzw. im Rettungsdienst Pflicht. Wehrmedizinisch ausgerichtete BwKrhs sollen diese Ausbildungsleistung im Verbund mit leistungsstarken zivilen Kliniken erbringen.

Die *Ausbildung der Sanitätsoffiziere* wird im Sinne eines ökonomischen Personaleinsatzes insgesamt breiter angelegt. Alle Ärzte müssen in der Lage sein, in anderen Fachgebieten zumindest assistieren zu können. Zusätzlich werden von ihnen erhebliche Managementqualitäten gefordert.

Der Sanitätsdienst braucht für das diagnostische und therapeutische Planen und Handeln zuverlässige wissenschaftliche Grundlagen. Hierzu wird die *wehrmedizinische Forschung* genutzt und gefördert. Darüber hinaus wird für die Weiterentwicklung sanitätsdienstlicher Grundsätze und der Lehre sowie für die Umsetzung wissenschaftlicher Erkenntnisse in konkrete Handlungsvorgaben ein neues Stabselement an der Sanitätsakademie der Bundeswehr (SanAkBw) eingerichtet.

■ Ablauf und Leistungsbereiche

Die Qualität der *sanitätsdienstlichen Versorgung im Einsatz* ist zentrales Anliegen aller konzeptionellen Überlegungen. Die medizinische Versorgung wurde in *drei Leistungsbereiche* (Abb. 32.1) aufgeteilt und für jeden dieser Bereiche eine entsprechende Personal- und Materialausstattung definiert.

Der *Leistungsbereich A* umfaßt die präklinische Versorgung in mobilen Rettungsstationen und Rettungszentren, der Leistungsbereich B die klinische Akutversorgung in verlegefähigen Lazaretten und der Leistungsbereich C die weitergehende klinische Versorgung und Rehabilitation in militärischen und zivilen Krankenhäusern.

Mit dieser Einteilung wurde den wissenschaftlichen Erkenntnissen der Notfallmedizin wie auch den gesetzlichen Vorschriften des zivilen Gesundheitswesens Rechnung getragen.

Maxime der sanitätsdienstlichen Auftragserfüllung ist, daß den Soldaten bei einem Einsatz außerhalb Deutschlands für den Fall einer Erkrankung, eines Unfalls oder einer Verwundung eine medizinische Versorgung zuteil wird, die im Ergebnis dem fachlichen Standard in Deutschland entspricht.

Diese Zielvorgabe gilt grundsätzlich auch für den Einsatz der Streitkräfte zur Landesverteidigung.

Ergänzend wurden die Maßnahmen im präventiven Bereich, z. B. der Hygiene, erweitert. Aus dem neuen Einsatzspektrum mit z. T. erheblichen körperlichen und psychischen Belastungen ergibt sich für den Dienstherrn eine besondere Fürsorgepflicht im Hinblick auf das Vermeiden bzw. frühzeitige Erkennen von Gesundheitsstörungen. Die Soldaten werden daher nicht nur konstitutionell, sondern auch auf psychisch traumatisierende Situationen im Einsatz vorbereitet. Ebenso wird ihnen bei der Bewältigung solcher Erlebnisse geholfen.

Voraussetzung für eine effektive sanitätsdienstliche Versorgung im Einsatz ist die fachgerecht durchgeführte *Selbst- und Kameradenhilfe*. Jeder Soldat wird zukünftig so umfassend ausgebildet, daß er als *Helfer im Sanitätsdienst* eingesetzt werden kann. Die Ausbildung wird hierzu um notfallmedizinische Lerninhalte erweitert. Jeder Soldat soll die Herz-Lungen-Wiederbelebung und die Gabe von Schmerzmitteln mittels Autoinjektor oder Fertigspritze beherrschen. Bei der Marine kommt, begründet durch deren besondere Einsatzbedingungen, das Anlegen von Infusionen zur Schockbekämpfung hinzu.

In den *Verwundetensammelstellen* (sog. Verwundetennester) auf Teileinheits- bzw. Einheitsebene werden *Sanitätstrupps* eingesetzt, die sich aus Sanitätssoldaten mit der Qualifikation als *Rettungssanitäter* zusammensetzen. Diese sind durch Ausbildung und Ausstattung befähigt, im Rahmen der Notkompetenz selbständig Infusionen anzulegen und ggf. zu intubieren und zu beatmen.

Die *erste ärztliche Behandlung* erfolgt in *Rettungsstationen*, den früheren *Truppenverbandplätzen*. Ein oder zwei Allgemeinärzte mit Fachkundenachweis „Rettungsmedizin" können hier mit moderner Ausstattung notfallmedizinische Erstmaßnahmen durchführen. In Abhängigkeit von der Gefährdungslage werden sie durch einen Anästhesisten, einen Rettungsassistenten und einen Rettungssanitäter verstärkt.

Bei Bedarf wird der präklinische Bereich durch *Rettungszentren*, die Nachfolger der *Hauptverbandplätze*, ergänzt, die vorwiegend ambulante notfallmedizinische und fachärztliche Aufgaben übernehmen. Diese Sanitätseinrichtungen sind zur zeitlich begrenzten chirurgischen Akutversorgung einschließlich der unmittelbaren postoperativen Pflege ausgerüstet.

Eine suffiziente Stabilisierung des Verwundeten ermöglicht auch längere Transporte in das nächste geeignete *Lazarett* in der Einsatzregion. Diese Sanitätseinrichtungen verfügen über die notwendigen diagnostischen und therapeutischen Fähigkeiten zur möglichst abschließenden Versorgung von Mehrfachverwundeten nach individualmedizinischen Grundsätzen. Lageabhängig können *Bewegliche Arzttrupps (BwglArztTrp)* aus den Lazaretten die präklinische Versorgung verstärken.

Die insgesamt geplanten, bis spätestens im Jahr 2008 einsatzbereiten, präsenten 53 Rettungsstationen, 15 Rettungszentren und 2 Lazarete werden mit Containern, Zelten sowie hochwertigem medizinischem Gerät ausgestattet, das dem Vergleich mit der Geräteausstattung leistungsfähiger Gesundheitseinrichtungen in Deutschland standhält. Die Rettungsstation ist mit zwei Containern und einem Zelt hochbeweglich. Das Rettungszentrum ist mit 20 Containern und 30 Zelten für den zeitlich limitierten stationären Betrieb ausgelegt, während das Lazarett mit der Bündelung der wichtigsten fachlichen Disziplinen in der Grundvariante über 60 Container und 80 Zelte verfügt. Schwimmende Verbände der Marine werden über entsprechende Kapazitäten und Ausstattungen auf Tendern oder Versorgern verfügen.

Im Einsatz sind alle Sanitätseinrichtungen durch ein leistungsfähiges, möglichst redundantes *Verwundetentransportsystem* verbunden. Dazu zählt auch die Zuordnung von Hubschraubern. Die materielle Ausstattung der Transportmittel ermöglicht die kontinuierliche Überwachung von Atmung und Kreislauf der Verwundeten während des Transports.

Falls im Einsatzland die abschließende Behandlung nicht möglich ist, findet die *weitergehende klinische Versorgung* in BwKrhs und zivilen Krankenhäusern in Deutschland statt. Der Verwundetentransport nach Deutschland erfolgt durch Flugzeuge der Luftwaffe, verbündeter Streitkräfte oder, wenn militärische Mittel nicht zur Verfügung stehen, durch zivile Fluggesellschaften oder Flugambulanzen.

Einsatzführung

Insgesamt folgt der Ansatz der sanitätsdienstlichen Kräfte dem Grundsatz, daß ungeachtet der Kopfstärke des eingesetzten Verbandes jeder Soldat Anspruch auf fachgerechte medizinische Versorgung in ihrer gesamten Anwendungsbreite, von der notfallmedizinischen Erstversorgung bis zur rekonstruktiven Endbehandlung, hat. In jedem Bereich müssen alle die medizinischen Maßnahmen möglich sein, die, möglicherweise abweichend von üblichen Verfahren, zu Ergebnissen führen, die dem Stand der Wissenschaft und Technik entsprechen.

Um dieses Ergebnis zu erreichen und der Vielzahl unterschiedlicher Lagen und Rahmenbedingungen gerecht zu werden (z. B. sanitätsdienstliche Versorgung in nationaler Eigenverantwortung oder Einbindung in multinationale medizinische Versorgungssysteme unterschiedlichen Leistungsvermögens), wird es die hergebrachte feste Zuordnung bestimmter Sanitätseinheiten oder -verbände zu bestimmten Truppenkörpern nicht mehr geben. Vielmehr werden die Kräfte und Mittel im Sinne einer „Medical Task Force" lageabhängig und nach den medizinischen Erfordernissen im Einsatzgebiet festgelegt. Bei der Zusammenstellung der Kräfte ist auch zu berücksichtigen, daß der Sanitätsdienst zunehmend moderne Informationstechnologie nutzt und mit der Einführung telekommunikativer Verfahren den Einsatzkräften eine medizinische Expertise über beliebige Entfernungen zur Verfügung gestellt werden kann.

Die *Koordination der sanitätsdienstlichen Versorgung im Einsatz* und die Abstimmung des Gesamtsystems „Sanitätsdienst der Bundeswehr" über die Teilstreitkräftegrenzen hinweg erfolgt im Sanitätsamt der Bundeswehr (SanABw). Dieses schlägt dem zuständigen Leitführungskommando einsatzbezogen den sanitätsdienstlichen Kräfte- und Mittelansatz vor, koordiniert den Einsatz und Ersatz des Sanitätspersonals sowie den Verwundetentransport über weite Strecken und steuert die Sanitätsmaterialversorgung. Je nach einsatzbeteiligter Truppe treten Vertreter der Stäbe von Generalarzt Heer und Luftwaffe sowie Admiralarzt Marine hinzu. Durch diese sanitätsdienstliche Gesamtlageführung wird gleichzeitig die fachdienstliche Führung durch den Inspekteur des Sanitätsdienstes der Bundeswehr (InspSan) gewährleistet.

Spezielle Aspekte der Landesverteidigung

Die oben beschriebenen konzeptionellen Vorgaben und Einsatzgrundsätze gelten grundsätzlich auch für den Einsatz des Sanitätsdienstes in der Landesverteidigung. Die für die präsenten Krisenreaktionskräfte als richtig erkannten Organisationsstrukturen sowie personellen und materiellen Ausstattungen werden langfristig auf die nichtaktiven Sanitätstruppenteile übertragen. Ziel ist die Angleichung des sanitätsdienstlichen Versorgungssystems der Hauptverteidigungskräfte an das der Krisenreaktionskräfte; dies insbesondere im Bereich der präklinischen Versorgung.

Im Rahmen der Landesverteidigung ermöglicht die *gemeinsame Nutzung von zivilen und militärischen Ressourcen* eine klinische Versorgung, die nicht mehr zwischen Soldaten und Zivilpersonen unterscheidet. Es ist vorgesehen, zivile Partnerkrankenhäuser bereits im Frieden vertraglich an die Streitkräfte zu binden, im Verteidigungsfall durch Belassen des Personals in vollem Umfang funktionsfähig zu erhalten und mit Personal und Material der nichtaktiven militärischen Lazarette, der *Reservelazarettgruppen (ResLazGrp)*, unter Erweiterung der vorhandenen Kapazitäten zu verstärken. Dabei soll die anspruchsvollere Diagnostik und Therapie in der vorhandenen zivilen Infrastruktur und die Pflege und Rekonvaleszenz in den militärischen Anteilen erfolgen. Das Material und die Personalaustattung der militärischen Sanitätseinrichtungen wird für diesen Zweck dem Zusatzbedarf der zivilen Krankenhäuser angepaßt.

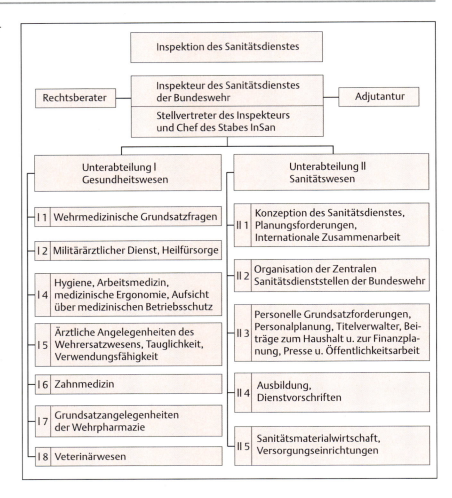

Abb. 32.2 Gliederung der Inspektion des Sanitätsdienstes.

Aufgaben, Kräfte und Mittel

Führung des Sanitätsdienstes

Der *Inspekteur des Sanitätsdienstes der Bundeswehr* erläßt die fachlichen Grundsätze für die medizinische Versorgung der Soldaten und überwacht deren Einhaltung. Im Einvernehmen mit den Inspekteuren der Teilstreitkräfte ist er verantwortlich für die Entwicklung der konzeptionellen Grundlagen und die Strukturen des Sanitätsdienstes der Bundeswehr. Er ist in Dienstgrad und Dienststellung den Inspekteuren von Heer, Luftwaffe und Marine sowie dem Inspekteur der Zentralen Militärischen Dienststellen der Bundeswehr gleichgestellt. Ihm unterstehen die Zentralen Sanitätsdienststellen der Bundeswehr (ZSanDBw). Er ist zugleich höchster fachdienstlicher Vorgesetzter des gesamten Sanitätspersonals der Bundeswehr. Dem Sanitätsinspekteur steht als Arbeitsstab eine eigenständige Abteilung innerhalb des Bundesministeriums der Verteidigung, die *Inspektion des Sanitätsdienstes,* zur Verfügung (Abb. 32.2).

Der Sanitätsdienst der Bundeswehr hat die organisatorischen, personellen und materiellen Voraussetzungen für den Einsatz in Frieden und Krieg zu schaffen und dabei als Friedensauftrag die medizinische Versorgung der Soldaten umfassend, das heißt allgemein- und zahnmedizinisch sowie fachärztlich ambulant und stationär, zu gewährleisten. Zur Erfüllung seiner Aufgaben im Frieden stehen dem Sanitätsdienst ca. 25 000 aktive Soldaten und ca. 5 500 zivile Mitarbeiter zur Verfügung. Im Krieg wächst der Umfang des Sanitätsdienstes auf ca. 80 000 Soldaten und ca. 20 000 Zivilisten auf.

Der Sanitätsdienst der Bundeswehr ist in sechs Teilbereiche gegliedert:
– die Zentralen Sanitätsdienststellen der Bundeswehr,
– die Sanitätsdienste
  > des Heeres
  > der Luftwaffe
  > der Marine
  > der Zentralen Militärischen Dienststellen der Bundeswehr und den ärztlichen Dienst des Wehrersatzwesens.

Zentrale Sanitätsdienststellen der Bundeswehr

Im Organisationsbereich „Zentrale Sanitätsdienststellen der Bundeswehr" (Abb. 32.3) sind medizinische Einrichtungen zusammengeschlossen, die medizinische Aufgaben für die gesamte Bundeswehr wahrnehmen.

Das SanABw ist dem InspSan unmittelbar unterstellt. Es ist die Kommandobehörde für die Zentralen Sanitätsdienststellen der Bundeswehr. Diese sind:
– Die Sanitätsakademie der Bundeswehr (SanAkBw) in München,
– das Bundeswehrzentralkrankenhaus (BwZKrhs) in Koblenz,
– 7 weitere Bundeswehrkrankenhäuser (BwKrhs),
– 4 Zentrale Institute des Sanitätsdienstes der Bundeswehr (ZInstSanBw),

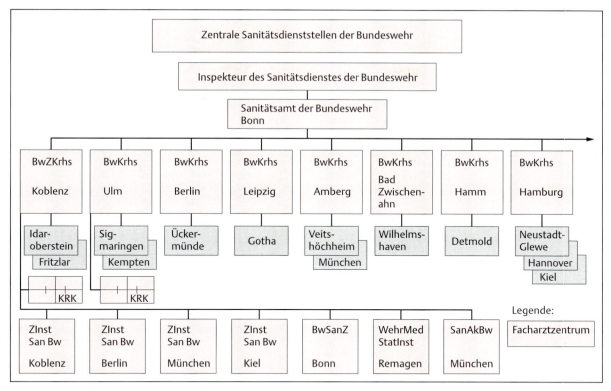

Abb. 32.**3** Zentrale Sanitätsdienststellen der Bundeswehr (Abkürzungen s. Abkürzungsverzeichnis).

- das Institut für Wehrmedizinalstatistik und Berichtswesen (WehrMedStatInst) in Remagen,
- das Bundeswehrsanitätszentrum (BwSanZ) in Bonn.

Die *Sanitätsakademie der Bundeswehr* ist die zentrale Ausbildungsstätte des Sanitätsdienstes und beherbergt die Forschungsinstitute der Streitkräfte für den medizinischen ABC-Schutz.

Die *Bundeswehrkrankenhäuser* stellen die fachliche Aus-, Fort- und Weiterbildung des medizinischen Personals der Streitkräfte sowie seine ständige Inübunghaltung und kurzfristige Verfügbarkeit für Einsätze der Streitkräfte sicher. In diesem Rahmen führen sie die ambulanten und stationären fachärztlichen sowie zahnärztliche Untersuchungen, Behandlungen sowie Begutachtungen von Soldaten durch. Als Außenstellen gewährleisten 13 Facharztzentren in Stationierungsschwerpunkten die ambulante fachärztliche Begutachtung, Untersuchung und Behandlung. Damit das Krankheitsspektrum in etwa dem Ausbildungsbedarf entspricht, werden aufgrund vertraglicher Regelungen mit zivilen Kostenträgern Betten mit zivilen Patienten belegt. Das BwZKrhs Koblenz betreibt in Zusammenarbeit mit dem Land Rheinland-Pfalz ein Herzzentrum. Darüber hinaus unterstützen die BwKrhs den zivilen Rettungsdienst mit Notarztwagen und Rettungshubschraubern.

Zur Gewährleistung einer effizienten, qualitativ hochstehenden klinischen Versorgung der Krisenreaktionskräfte im Auslandseinsatz werden seit dem Jahr 1997 zunächst an den BwKrhs Ulm und Koblenz verlegbare Lazarette zur klinischen Akutversorgung von Soldaten der Bundeswehr im Auslandseinsatz mit einer Kapazität von jeweils 200 Betten aufgestellt.

Die *Zentralen Institute des Sanitätsdienstes der Bundeswehr* nehmen teilstreitkräftübergreifend klinisch-chemische, veterinär- und umweltmedizinische, wehrphysiologische und pharmazeutische Aufgaben wahr. Darüber hinaus organisieren sie den bundeswehreigenen Blutspendedienst.

Zukünftig muß auch im Sanitätsdienst vermehrt auf *wirtschaftliches Handeln* geachtet werden. Die Zentralen Sanitätsdienststellen führen deshalb die *Kosten-Leistungs-Verantwortung* mit dem Ziel ein, durch Kostentransparenz, Mitarbeitermotivation und flexiblere Mittelbewirtschaftung effizienter zu werden. Darüber hinaus wird ein zeitgemäßes Qualitätsmanagement realisiert.

In den Zentralen Sanitätsdienststellen der Bundeswehr arbeiten insgesamt etwa 3 300 Soldaten und 4 200 zivile Mitarbeiter; davon sind 900 Ärzte, 30 Zahnärzte, 100 Apotheker und 36 Veterinäre.

Sanitätsdienst des Heeres

Der *Truppensanitätsdienst (TrSanDst)*, der die allgemeinmedizinische Versorgung gewährleistet, und die *Sanitätstruppe des Heeres (SanTrH)*, der die weitergehende sanitätsdienstliche Versorgung im Einsatz je nach Lage anteilig oder vollständig obliegt, haben die sanitätsdienstliche Versorgung im Frieden, Krise und Krieg sicherzustellen. Der Sanitätsdienst des Heeres wird fachdienstlich durch den *Generalarzt des Heeres* (Abb. 32.**4**) geführt, der gleichzeitig Leiter der Abteilung „Sanitätsdienst" im Heeresunterstützungskommando (HUKdo) ist. Ihm nachgeordnet sind der Kommandoarzt des Heeresführungskommandos (HFüKdo), die Leitenden Sanitätsoffiziere (LSO) des Heeresamtes, des HUKdo, der Leitende Fliegerarzt des Heeres und die LSO der Großverbände. Er ist höchster fachdienstlicher Vorgesetzter des gesamten Sanitätspersonals des Heeres.

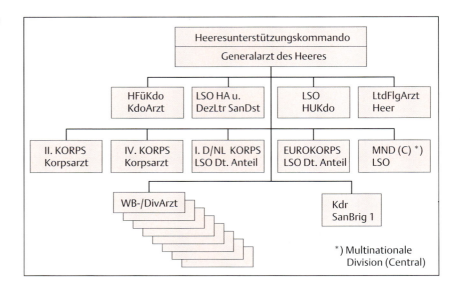

Abb. 32.4 Der Sanitätsdienst des Heeres (Abkürzungen s. Abkürzungsverzeichnis).

Die *allgemeinmedizinische Versorgung im Heer* erfolgt nach Möglichkeit in StOSanZ. Derzeit sind 58 StOSanZ mit zugehörigen Außenstellen und der erforderlichen personellen und materiellen Ausstattung geplant. Der TrSanD in kleineren Standorten wird einem StOSanZ als Außenstelle zugeordnet.

Die *Heeressanitätseinrichtungen für den Einsatz* müssen möglichst mobil sein, um im beweglich geführten Gefecht die präklinische Versorgung wesentlich zu ergänzen. Sie werden in den KRK-Einheiten der Sanitätstruppe des Heeres mit einer modernen, containergestützen Ausstattung ausgerüstet, durch die eine schnelle Verlegbarkeit sowie ein rasches Herstellen der Einsatzbereitschaft sichergestellt wird.

Die *Sanitätsregimenter (SanRgt) der Divisionen* (Abb. 32.5) verfügen im wesentlichen über vier Sanitätskompanien (SanKp) mit je zwei Rettungszentren sowie eine Krankenkraftwagenkompanie (KrKwKp). Die Friedenspräsenz in diesen SanRgt wurde erhöht, wodurch die sanitätsdienstlichen Einsatzvorbereitungen bzw. die Ausbildungsunterstützung gesteigert und zugleich mehr Personal zur Verbesserung der Durchhaltefähigkeit der Krisenreaktionseinheiten zur Verfügung steht.

Auf *Heerestruppenebene* werden Kräfte zur Verstärkung der Sanitätseinheiten der eingesetzten Divisionen bereitgehalten. Da die Entfernung für den unmittelbaren Transport der Verwundeten in ortsfeste Einrichtungen zu groß sein kann, werden darüber hinaus als Bindeglied zwischen den mobilen Kräften der Divisionen und den ortsfesten Einrichtungen rückwärtigen verlegefähige Lazarette benötigt, um eine umfassende fachärztliche Versorgung nach möglichst kurzem Transport zu gewährleisten.

Insgesamt werden daher in einer *Sanitätsbrigade (SanBrig)* mit drei gemischten Lazarettregimentern (LazRgt) folgende Kräfte zusammengefaßt (Abb. 32.6):
– 6 Sanitätskompanien mit je 2 Rettungszentren,
– 15 Krankenkraftwagenkompanien,
– 30 verlegefähige Lazarette mit insgesamt 9 000 Betten,
– 3 Sanitätsmaterialkompanien,
– 21 „Krankentransportkompanien Schiene" für den Transport aus verlegefähigen Lazaretten in die ortsfeste Lazarettorganisation,
– 1 „Krankentransportbegleitkompanie Luft", davon 1 Zug im Frieden bei der SanBrig präsent,

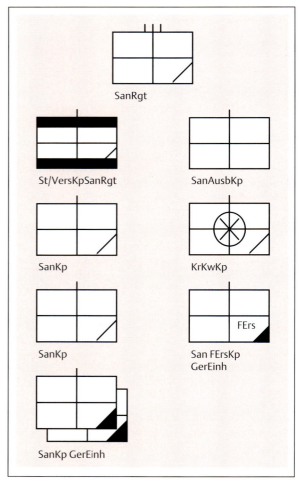

Abb. 32.5 Gliederung des Sanitätsregiments der Division (Abkürzungen s. Abkürzungsverzeichnis).

– 2 Luftlandesanitätskompanien,
– 2 luftbewegliche Sanitätskompanien.

Die im Frieden präsenten Kräfte tragen zur Sicherstellung der Krisenreaktionsfähigkeit bei. Insbesondere die

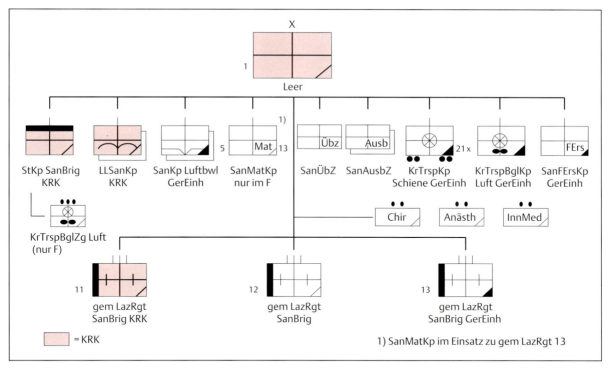

Abb. 32.6 Gliederung der Sanitätsbrigade (Abkürzungen s. Abkürzungsverzeichnis).

Luftlandesanitätskompanien sind aufgrund ihrer Einsatzgrundsätze und ihrer materiellen Ausstattung für Einsätze im erweiterten Aufgabenspektrum mit erster Priorität vorzusehen.

Als neues Organisationselement wird in der SanBrig ein *Sanitätsübungszentrum* eingerichtet. Durch diese zentrale Einrichtung soll die Einsatzausbildung aller Kräfte vereinheitlicht und das Zusammenwirken der verschiedenen Ebenen verbessert werden.

Für die abschließende Behandlung im Rahmen der Landes- und Bündnisverteidigung nach Mobilmachung werden auch weiterhin *ortsfeste Lazarette* benötigt. Insgesamt 56 *ResLazGrp* sollen zukünftig die klinische Versorgung im Krieg in engster zivil-militärischer Zusammenarbeit gewährleisten. Aufgrund der längeren Vorbereitungszeit können die LazRgt der Wehrbereiche im Frieden aber nahezu vollständig gekadert werden. Die im Frieden den SanRgt der Divisionen unterstellten „ResLazGrp Ausbildung" führen neben der Reservistenausbildung auch Lehrgänge für aktives Personal des Sanitätsdienstes durch. Innerhalb der SanBrig werden diese Aufgaben von zwei Sanitätsausbildungszentren wahrgenommen.

Sanitätsdienst der Luftwaffe

Im Rahmen der politischen Entwicklung in Europa ergaben sich auch für die Luftwaffe in ihrer Aufbau- und Ablauforganisation deutliche Veränderungen.

Der Sanitätsdienst der Luftwaffe (Abb. 32.7) wird fachdienstlich durch den *Generalarzt der Luftwaffe* geführt. Als Berater des Inspekteurs der Luftwaffe inspiziert er die Sanitätseinheiten der Luftwaffe. Darüber hinaus ist er truppen- und fachdienstlicher Vorgesetzter seiner Dienststelle und des Flugmedizinischen Institutes der Luftwaffe (FlugMedInstLw). Ihm unterstehen fachdienstlich die Leitenden Sanitätsoffiziere des Luftwaffenführungskommandos (LwFüKdo), des Luftwaffenunterstützungskommandos (LwUKdo) und des Luftwaffenamtes, die wiederum als fachdienstliche Vorgesetzte den Sanitätsdienst ihres Bereichs leiten.

Das FlugMedInstLw ist das zentrale Institut der Bundeswehr für Luft- und Raumfahrtmedizin und deren Grenzgebiete. Schwerpunkte der Arbeit sind Untersuchungen und Begutachtungen auf Wehrfliegerverwendungsfähigkeit und Flugsicherungstauglichkeit, Erarbeiten von Grundlagen und Auswerten bestehender Erkenntnisse auf dem Gebiet der Flugmedizin, flugmedizinische und flugphysiologische Aus- und Weiterbildung, wissenschaftliche Forschung auf allen relevanten Gebieten der Flugmedizin sowie Flugunfalluntersuchungen.

Das Grundelement der sanitätsdienstlichen Versorgung ist die *Luftwaffensanitätsstaffel (LwSanStff)*; sie trägt in Abhängigkeit vom Versorgungsumfang zum Teil die Bezeichnung Luftwaffen-Standortsanitätszentrum (LwStOSanZ). Der Chef der Einheit ist Sanitätsoffizier; er ist truppen- und fachdienstlicher Vorgesetzter aller Soldaten der Staffel. Die personelle und materielle Ausstattung richtet sich nach dem jeweiligen Auftrag. Die Teileinheit „Sanitätsbereitschaft" wird entweder innerhalb einer Staffel oder selbständig zur sanitätsdienstlichen Versorgung kleinerer Luftwaffeneinheiten eingesetzt. Weitere Teileinheiten wie die „Sanitätsbereitschaft Flugbetrieb" und „MEDEVAC" (Medical Evacuation, Verwundetentransport) können spezielle Aufgaben wahrnehmen.

Das Personal der *Luftwaffenchirurgengruppen* ist in den BwKrhs tätig und wird für den Einsatz in die Sanitätseinheiten der Luftwaffe integriert. Die 3 *Luftwaffenrettungszentren* bzw. 18 *Luftwaffenrettungsstationen* (Abb. 8) dienen zur sanitätsdienstlichen Versorgung von Luftwaffeneinheiten im erweiterten Aufgabenspektrum der Krisenreakti-

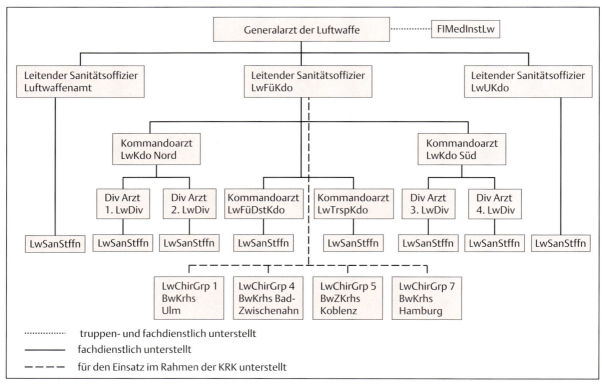

Abb. 32.**7** Der Sanitätsdienst der Luftwaffe (Abkürzungen s. Abkürzungsverzeichnis).

onskräfte. Sie sind modular aufgebaut und werden dem jeweiligen Auftrag angepaßt.

Zu jedem fliegenden Verband gehört ein *Fliegerarzt*. Er ist dem Kommodore des Verbandes unmittelbar unterstellt und nimmt die flugmedizinische Betreuung des fliegenden Personals wahr. Darüber hinaus ist er in die Organisation, Vorbereitung und Durchführung von Lufttransporten Verletzter und Erkrankter eingebunden.

Die *Bundeswehrapotheken der Luftwaffe* versorgen im Rahmen der teilstreitkräfteübergreifenden Sanitätsmaterialversorgung die ihnen regional zugeordneten Einheiten/Dienststellen mit Arzneimitteln und Medikalprodukten.

Für den Aufbau und den Betrieb von Luftwaffenrettungszentren und Luftwaffenrettungsstationen wird in einer Bundeswehrapotheke der Luftwaffe das erforderliche Sanitätsmaterial einschließlich der neu einzuführenden Sanitätscontainer zentral gelagert und einsatzbereit gehalten.

Sanitätsdienst der Marine

Der Sanitätsdienst der Marine (Abb. 32.**8**) stellt die sanitätsdienstliche Versorgung der See- und Seeluftstreitkräfte sowie der Marinelandeinheiten sicher. Der *Admiralarzt der Marine* leitet den Marinesanitätsdienst; er ist dem Inspekteur der Marine für die Einsatzfähigkeit des Sanitätsdienstes verantwortlich. Truppendienstlich untersteht er dem Amtschef des Marineamtes, fachdienstlich dem Inspekteur des Sanitätsdienstes der Bundeswehr.

Dem Admiralarzt der Marine sind über die LSO West und Ost die *Marine-Standortsanitätszentren (MStOSanZ)* unterstellt. In den MStOSanZ erfolgt die ärztliche und zahnärztliche Versorgung im landgebundenen Sanitätsdienst. Einzelnen MStOSanZ sind Betriebsarztgruppen angegliedert.

Das *Schiffahrtmedizinische Institut der Marine* (SchiffMed InstM) ist die zentrale wissenschaftliche Einrichtung der Marine für alle Belange der maritimen Medizin. Schwerpunkte liegen auf den Gebieten der Medizin an Bord sowie der Tauch- und Überdruckmedizin. Eine durchgehende Tauchunfallbereitschaft ist Voraussetzung für die medizinische Tauchsicherheit in der gesamten Bundeswehr. Auf allen relevanten Gebieten der maritimen Medizin wird angewandte Forschung betrieben. Ein weiteres Aufgabengebiet ist die Durchführung von Lehrgängen und Seminaren (z. B. Schiffsarzt-, Tropenmedizin- und Tauchmedizin-Lehrgänge, Drogen- und Streßbewältigungs-Seminare).

Die *Bundeswehrapotheken der Marine* versorgen die StOSanZ, die Schiffe und Boote sowie die regional zugeordneten Einheiten von Heer und Luftwaffe mit Arznei- und Verbandmitteln sowie medizinischem Verbrauchsmaterial.

Aufgrund der vielfältigen Anforderungen stellt der *Sanitätsdienst im Bereich der Flotte* eine besondere Herausforderung für das Sanitätspersonal dar. Der Bordsanitätsdienst ist in die Flotte integriert und deren Organisation angeglichen. Unter der fachdienstlichen Führung des Kommandoarztes im Flottenkommando und der Leiter der Sanitätsdienste (LtrSanDst) der Typflottillen behandeln die Schiffs- und Geschwaderärzte die Schiffs- und Bootsbesatzungen; die Beratung der truppendienstlichen Vorgesetzten ist Aufgabe aller Ebenen. Auf den Fregatten und Zerstörern sind *Schiffsärzte* eingesetzt, denen je ein Sanitätsmeister, ein Sanitätsmaat (Rettungssanitäter) sowie ein Mannschaftsdienstgrad zur Seite stehen.

Bei den Bootsflottillen wird die sanitätsdienstliche Versorgung der Soldaten entweder an Land in den MStOSanZ

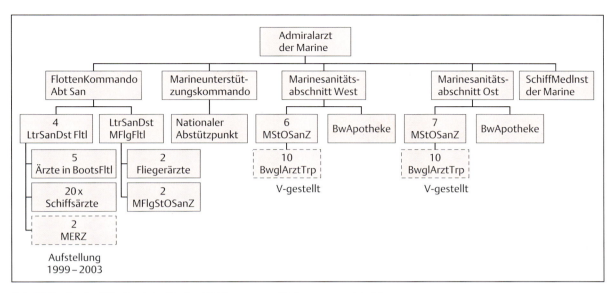

Abb. 32.**8** Der Sanitätsdienst der Marine (Abkürzungen s. Abkürzungsverzeichnis).

bzw. in See auf den Tendern und Booten durchgeführt. Befindet sich kein Arzt an Bord, so erfolgt die erste Behandlung durch den Kommandanten oder einen Rettungssanitäter. Weitergehende Hilfe wird mittels funkärztlicher Beratung angefordert. Schwer erkrankte Soldaten werden entweder in den nächsten Hafen verbracht oder mit Hubschrauber ausgeflogen.

Die sanitätsdienstliche Versorgung an Bord muß im Ergebnis dem fachlichen Standard in Deutschland entsprechen. Im Rahmen der normalen Friedensroutine sind hierfür die *Schiffslazarette als Rettungsstationen* vorgesehen. Lageabhängig können sie durch Fachärzte (insbesondere Chirurgen und Anästhesisten) aus den BwKrhs und durch Zahnärzte der Marine verstärkt werden. Bei risikoreichen Einsätzen kann mit der sofortigen Abgabe Verwundeter oder schwer erkrankter Soldaten nicht gerechnet werden. Zur Einschiffung auf Versorgungsschiffen von Einsatzgruppen sind daher zwei *Marine-Einsatz-Rettungszentren (MERZ)* zur unmittelbaren sanitätsdienstlichen Unterstützung während des Einsatzes vorgesehen.

Der *Sanitätsdienst der Marinefliegerflottille (MFlgFltl)* ist in seinen Aufgaben der Organisation und Struktur der Luftwaffe angeglichen. Der LtrSanDst untersteht als Fliegerarzt fachlich dem Generalarzt der Luftwaffe und fachdienstlich dem Kommandoarzt im Flottenkommando. Ihm fachdienstlich nachgeordnet sind die Fliegerärzte der Marinefliegergeschwader, die das fliegende Personal betreuen, sowie die Chefs der Marineflieger-Standortsanitätszentren, die für das Bodenpersonal zuständig sind. Die Sanitätsbereitschaft für Flugbetrieb und Lufttransport führt den Sanitätsbereitschaftsdienst auf den Marinefliegerhorsten durch, errichtet bei Bedarf eine Krankensammelstelle mit 80 Betten und betreut Patienten bei Lufttransporten.

Sanitätsdienst der Zentralen Militärischen Dienststellen der Bundeswehr

Der Sanitätsdienst der Zentralen Militärischen Dienststellen der Bundeswehr regelt im Friedensdienstbetrieb die allgemeinmedizinische Versorgung dieses Organisationsbereichs. Neben Inlandsdienststellen, wie der Führungsakademie der Bundeswehr oder dem Amt für Studien und Übungen der Bundeswehr, gehören u. a. alle Auslandsdienststellen, wie die Militärattachéstäbe oder militärfachliche Beratergruppen zum Betreuungsumfang.

Der *Musterungsärztliche Dienst* im Wehrersatzwesen ist integraler Bestandteil der Bundeswehrverwaltung und damit nicht Teil der Streitkräfte. Die fachliche Leitung obliegt jedoch auch hier dem Inspekteur des Sanitätsdienstes der Bundeswehr. In Kreiswehrersatzämtern und Freiwilligenannahmestellen stellen 330 zivile Ärzte als Angestellte oder Beamte der Bundeswehr die Tauglichkeit zukünftiger Soldaten für den Wehrdienst fest.

Ausblick

Mit den neuen konzeptionellen Vorgaben sind die Voraussetzungen zur Modernisierung des Sanitätsdienstes gegeben. Bei weiterhin ungestörtem Zulauf des Materials der Lazarettkomponenten für die BwKrhs und präklinischen Einrichtungen der Truppe und unter der Voraussetzung, daß die Verzahnung des militärischen Sanitätsdienstes mit dem zivilen Gesundheitswesen ebenso fortschreitet wie die Integration der Reservisten in einen einsatzbezogen strukturierten Sanitätsdienst im Frieden, wird die sanitätsdienstliche Versorgung der Soldaten der Bundeswehr unter allen Einsatzbedingungen den Ansprüchen eines zivilisierten und hochtechnisierten Landes gerecht.

Kernaussagen

Grundlagen
- Die veränderten sicherheitspolitischen Rahmenbedingungen mit Aufteilung der Streitkräfte in weitgehend mobilmachungsabhängige Hauptverteidigungskräfte und präsente Krisenreaktionskräfte hat zu neuen konzeptionellen Vorgaben für den Sanitätsdienst geführt.

Konzeptionelle Vorgaben
- Der Sanitätsdienst muß in der Lage sein, die Soldaten an jedem Ort und zu jeder Zeit nach dem gültigen

Stand von Wissenschaft und Technik medizinisch zu versorgen. Das Ergebnis soll dem fachlichen Standard in Deutschland entsprechen.
- Die allgemeinmedizinische Versorgung erfolgt nach Möglichkeit in Standortsanitätszentren, die fachärztliche Versorgung in Bundeswehrkrankenhäusern.
- Die Ausbildung erfolgt grundsätzlich einsatzbezogen und im Team.
- Die Versorgung im Einsatz umfaßt den Leistungsbereich A (präklinische Versorgung) in mobilen Rettungsstationen und Rettungszentren, den Leistungsbereich B (klinische Akutversorgung) in verlegefähigen Lazaretten und den Leistungsbereich C (weitergehende klinische Versorgung und Rehabilitation) in militärischen und zivilen Krankenhäusern.
- Die Koordination der sanitätsdienstlichen Versorgung im Einsatz und die Abstimmung des Gesamtsystems „Sanitätsdienst der Bundeswehr" über die Teilstreitkraftgrenzen hinweg erfolgt im Sanitätsamt der Bundeswehr.
- Im Rahmen der Landesverteidigung soll durch die Verbindung ziviler Kliniken mit zugeordneten Reservelazarettgruppen die zivil-militärische Zusammenarbeit verstärkt und eine übergreifende Patientenversorgung erreicht werden.

Aufgaben, Kräfte und Mittel
- Die fachliche Führung des Sanitätsdienstes obliegt dem Inspekteur des Sanitätsdienstes. Zu den Zentralen Sanitätsdienststellen zählen insbesondere die Sanitätsakademie der Bundeswehr, die Bundeswehrkrankenhäuser und die Zentralen Institute.
- Der Sanitätsdienst des Heeres wird fachdienstlich vom Generalarzt des Heeres geführt. Einsatzkräfte sind insbesondere die Sanitätsregimenter der Divisionen und eine Sanitätsbrigade auf Heerestruppenebene. Im Frieden sind Luftlandesanitätskompanien das primäre Einsatzmittel. Insgesamt 56 Reservelazarettgruppen sollen die klinische Versorgung im Krieg in engster zivil-militärischer Zusammenarbeit gewährleisten.
- Der Generalarzt der Luftwaffe führt den Sanitätsdienst seiner Teilstreitkraft. Grundelement der Versorgung ist die Luftwaffensanitätsstaffel. Zur Versorgung von Krisenreaktionskräften der Luftwaffe dienen Luftwaffenrettungszentren bzw. Luftwaffenrettungsstationen.
- Der Sanitätsdienst der Marine wird vom Admiralarzt der Marine geleitet, dem auch die Marinestandortsanitätszentren und das Schiffahrtmedizinische Institut der Marine unterstellt sind. Der bordgestützte Sanitätsdienst durch Schiffs- oder Geschwaderärzte in entsprechend ausgerüsteten Schiffslazaretten kann im Einsatz durch Fachärzte ergänzt werden. Darüber hinaus sind Marine-Einsatz-Rettungszentren zur unmittelbaren sanitätsdienstlichen Unterstützung während des Einsatzes vorgesehen.

Literatur
1. Beller P: Äskulap rührt sich. Truppenpraxis und Wehrausbildung 1996; S. 309–312
2. Fachliche Leitlinie für die sanitätsdienstliche Versorgung von Soldaten der Bundeswehr im Auslandseinsatz. BMVg-InspSan, Az 42–13–01 v. 27.09.1995
3. Fachkonzeption für die bereichsübergreifende Aufgabe „Sanitätsdienstliche Versorgung". BMVg-GenInspBw/InSan II 1, Az 42–01–00 v. 06.10.1997
4. Handbuch für sanitätsdienstliche Hilfeleistungen bei Naturkatastrophen, besonders schweren Unglücksfällen und im Rahmen der dringenden Nothilfe. BMVg-InspSan/InSan II 1, Az 13–20 v. 02.10.1995

Abkürzungsverzeichnis

Anästh	Anästhesie
BwglArztTrp	Beweglicher Arzttrupp
BwKrhs	Bundeswehrkrankenhaus
BwSanZ	Bundeswehrsanitätszentrum
BwZKrhs	Bundeswehrzentralkrankenhaus
Chir	Chirurgie
D/NL	Deutsch/Niederländisch
DivArzt	Divisionsarzt
FlMedInstLw	Flugmedizinisches Institut der Luftwaffe
Fltl	Flottille
gem LazRgt	gemischtes Lazarettregiment
GerEinh	Geräteeinheit
HA	Heeresamt
HFüKdo	Heeresführungskommando
HUKdo	Heeresunterstützungskommando
HVK	Hauptverteidigungskräfte
InnMed	Innere Medizin
KRK	Krisenreaktionskräfte
KrKwKp	Krankenkraftwagenkompanie
KrTrspBglKp	Krankentransportbegleitkompanie
KrTrspBglZg Luft	Krankentransportbegleitzug, Luft
KrTrspKp	Krankentransportkompanie
LLSanKp	Luftlandesanitätskompanie
LSO	Leitender Sanitätsoffizier
LtdFlgArzt	Leitender Fliegerarzt
LtrSanDst	Leiter des Sanitätsdienstes
Luftbwl	Luftbeweglich
LwChirGrp	Luftwaffenchirurgengruppe
LwDiv	Luftwaffendivision
LwFüDstKdo	Luftwaffenführungsdienstkommando
LwFüKdo	Luftwaffenführungskommando
LwKdo	Luftwaffenkommando
LwSanStff	Luftwaffensanitätsstaffel
LwStOSanZ	Luftwaffenstandortsanitätszentrum
LwTrspKdo	Luftwaffentransportkommando
LwUKdo	Luftwaffenunterstützungskommando
MERZ	Marineeinsatzrettungszentrum
MFlgFltl	Marinefliegerflottille
MGO	Militärische Grundorganisation
MND (C)	Multinational Division (Central)
MStOSanZ	Marinestandortsanitätszentrum
RettZ	Rettungszentrum
SanAkBw	Sanitätsakademie der Bundeswehr
SanAusbKp	Sanitätsausbildungskompanie
SanAusbZ	Sanitätsausbildungszentrum
SanBrig	Sanitätsbrigade
SanFErsKp	Sanitätsfeldersatzkompanie
SanKp	Sanitätskompanie
SanKpGerEinh	Sanitätskompanie Geräteeinheit
SanMatKp	Sanitätsmaterialkompanie
SanRgt	Sanitätsregiment
SanÜbZ	Sanitätsübungszentrum
SchiffMedInstM	Schiffahrtmedizinisches Institut der Marine
St/VersKp	Stabs/Versorgungskompanie
StKp	Stabskompanie
StOSanZ	Standortsanitätszentrum
WB-/DivArzt	Wehrbereichs-/Divisionsarzt
WehrMedStatInst	Institut für Medizinalstatistik und Berichtswesen
ZInstSanBw	Zentrales Institut des Sanitätsdienstes der Bundeswehr

Spezielle Krankheitsbilder bei Großschäden und Katastrophen

Panikreaktion Einzelner und Panik als Massenphänomen ··· *604*

H. J. Bochnik

Schäden durch ABC-Kampfmittel ··· *612*

T. Sohns, L. Szinicz, E.-J. Finke, M. Abend, D. van Beuningen

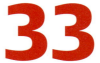

Panikreaktion Einzelner und Panik als Massenphänomen – Verstehen, Vermeiden, Bekämpfen

H. J. Bochnik

Roter Faden

- **Definitionen und Übersicht**
- **Grundlagen**
  - Paniken gestern und heute
  - Panik und Katastrophe
  - Besonnenheit gegen kopflose Angst
- **Elemente panischer Reaktionen Einzelner – Angstbereitschaft, Angstentstehung und Selbstsicherheit**
- **Panik als Massenreaktion – Bedrohungsgefühl, Suggestibilität und Herdentrieb**
- **Panikgefährdung in Krieg und Frieden**
  - Panikhemmende und panikfördernde Faktoren
  - Panikvorbeugung in vorkritischer Zeit
  - Panikverhütung bei drohender Panik
  - Bekämpfung einer ausgebrochenen Panik

Definitionen und Übersicht

Definition: *Panische Reaktionen Einzelner* entstehen aus unbeherrschter, überwältigender Angst vor wirklichen oder vermeintlichen Daseinsbedrohungen, denen dieser sich hilflos ausgeliefert glaubt.

Definition: *Panik* ist die Primitivreaktion einer vermeintlich oder wirklich gefährlich bedrohten Menschengruppe.

In beiden Fällen wird rationales, besonnenes Verhalten durch überwältigende Angst, innere Unruhe und Ratlosigkeit ersetzt. Uralte Selbsterhaltungsinstinkte führen den Einzelnen zu kopfloser, auch rücksichtslos aggressiver, Flucht oder zum „Totstellen" (Affektstupor). In der Menschenmasse wird der Drang zur Flucht oder Aggression durch den Herdentrieb und damit durch mehr oder weniger zufälliges Verhalten der Mehrheit gesteuert. Panik verwandelt eine Menschenmenge in eine ent-individualisiert reagierende Masse.

Panische Reaktionen erhöhen die Gefahr gefährlicher Situationen, die Panik zu Katastrophen ausweiten kann. Panikvermeidung und -bekämpfung spart daher Opfer.

Vermeidung und Bekämpfung von panischen Reaktionen und Panik erfordern das Verständnis ihrer Entstehungsbedingungen.

- Einerseits geht es um Besonnenheit und Selbstsicherheit und andererseits um deren Störung durch Angst, Furcht, Depressivität, Verunsicherung und schließlich um die Steuerung des Verhaltens.
- Diese Steuerung fordert die Heranbildung mutiger Entschlossenheit, dem drohenden Verlust der Besonnenheit diszipliniert zu widerstehen und die Ansteckungsgefahr panischer Reaktionen einzudämmen.
- Im Ganzen geht es um *Besinnung auf Vorrat*, um im Ernstfall Chancen und Risiken erkennen und zur Rettung nutzen zu können (6, 9, 14, 15).

Grundlagen

Paniken gestern und heute

Die Beispiele vieler vermeidbarer Opfer von Paniken erweisen die Notwendigkeit, sich auf durchdachte Hilfen vorzubereiten, die uns überraschend jederzeit abverlangt werden können (4, 8)!

Zu den Krönungsfeierlichkeiten von Zar Nikolaus II. im Jahr *1886* waren auf dem Moskauer Chodynka-Feld etwa 300 000 Menschen zusammengeströmt. Da jedem Teilnehmer ein Silberbecher mit dem kaiserlichen Wappen, ein Tuch und ein Rubel versprochen war, hatten sich viele, zum Teil schon am Vorabend, an günstiger Stelle zum Empfang der Geschenke aufgestellt. Als schließlich jemand rief, es seien nicht genügend Silberbecher da, brach bei dem gewaltigen Gedränge zur Verteilungsstelle eine Panik aus, die rund 3 000 Todesopfer forderte. Durch das Gedränge auf engem Raum wurden die Menschen in einen Graben gestoßen, erstickt, erdrückt oder zu Tode getrampelt.

Im Jahr *1942* brach in einem Bostoner Nachtclub ein Brand aus. Von den 800 Gästen kamen 495 zu Tode. Die wenigsten wurden ein Opfer des Feuers; die meisten wurden Opfer einer Panik, die aus Angst vor dem Feuer entstand und in der viele Betroffene erdrückt und zu Tode getrampelt wurden, so daß rasch alle Ausgänge blockiert waren.

Im Brüsseler Fußballstadion wurde im Jahr *1985* durch gewalttätige Fans vor Spielbeginn eine Panik ausgelöst, die 38 Tote und 257 Verletzte forderte. Charakteristischerweise war das Grauen auf Teilbereiche beschränkt; es wurde zwar von den Fernsehzuschauern, nicht aber von allen Stadionbesuchern bemerkt. Das Spiel wurde übrigens trotz der Katastrophe durchgeführt, um eine weitere Eskalation zu vermeiden.

In den Jahren *1946 – 1986* sind mindestens 24 Panikkatastrophen in Fußballstadien vorgekommen, bei denen 882 Menschen getötet und vermutlich über 4 000 schwer verletzt worden sind (Münchener Merkur vom 02.06.1985). Ausgelöst wurden sie durch gewalttätige, oft alkoholisierte Fans, Massenekstase, Warnschüsse von Ordnungskräften, Geländerbrüche, Einsturz von Tribünenteilen, Feuer und in einem Fall durch Zuschauer, die auf den unteren Rang einer Tribüne urinierten. Letzteres geschah in Kolumbien 1982; das Ergebnis waren 24 Tote und 15 Verletzte.

Bemerkenswert ist, daß die angstbereite Öffentlichkeit unseres Landes wegen der vergleichsweise minimalen Gefahren des Rinderwahnsinns zu politischen Entscheidungen drängt, während die viel konkreteren Panikgefahren, die jeden Einzelnen jederzeit im Kino, Theater, Hotel, der Eisenbahn und auf Schiffsreisen treffen können, nicht mit der notwendigen Intensität verfolgt werden.

Panik und Katastrophe

Katastrophen sind überraschende, mehr oder weniger oder gar nicht vorhersehbare lebens- oder existenzbedrohende Ereignisse, die durch Naturgewalten, technisches Versagen, menschliche Unvernunft, weltanschaulichen, religiösen oder staatlichen Terror sowie kriegerische Auseinandersetzungen verursacht werden können. Das Ausmaß der Betroffenheit des Einzelnen durch eine Katastrophe ist nicht abschätzbar; es ist nicht vorher bekannt, wer im Katastrophenfall verloren ist, wer hilfloses Opfer sein wird und wer sich oder anderen noch helfen kann (14, 15).

Panik kann aus Alltäglichkeiten heraus zu Katastrophen führen und Katastrophen können durch Panik verschlimmert werden. In der Katastrophe muß es daher darum gehen, vorhandene Hilfs- und Rettungsmöglichkeiten zu erkennen und zu nutzen.

Katastrophen führen in Friedenszeiten viel häufiger zur Panik als in Kriegszeiten. Im vergangenen Krieg waren die Menschen zwar wesentlich häufiger und millionenfach Katastrophen ausgesetzt; im Gegensatz zum Frieden wurde jedoch mit deren Eintritt gerechnet. Breite Bevölkerungsschichten auch außerhalb des Militärs waren auf Abhilfen in typischen Situationen verpflichtet und kamen diesen Pflichten meist diszipliniert nach (11, 13).

Die im Kriege gegenüber Friedenszeiten erheblich verminderte Panikbereitschaft unterstreicht die Notwendigkeit einer möglichst breiten, *bewußten Vorbereitung* auf Katastrophen-Situationen und Panikgefahren.

Besonnenheit gegen kopflose Angst

Kern der Panik Einzelner und einer Menschenmasse ist die Vorherrschaft erregter, angstvoller Emotionen über die Besonnenheit.

Vorbereitend wirkt die Auslösung und Verstärkung von Angst durch eine Bedrohung, der sich die normale Selbstsicherheit nicht mehr gewachsen fühlt – mag die Bedrohung wirklich, übertrieben oder nur eingebildet sein.

- Da panische Reaktionen Besonnenheit verhindern, ist die Sicherung der Besonnenheit Kern jeder Panikbekämpfung, aber auch jeder Katastrophenbekämpfung.

Besonnenheit ist die Leistung der Besinnungsfähigkeit (1, 16). Gemeint ist die höchste komplexe Befähigung des Menschen, in der Wahrnehmen, Denken, Fühlen und Wollen verbunden sind. Sie befähigt zum distanzierten Wahrnehmen eigener und fremder innerer und äußerer Situationen als Voraussetzung zum motivbildenden Abwägen und Entscheiden, das sich an Werten orientiert.

Die Besinnungsfähigkeit ist das Organ der Freiheitsfähigkeit des Menschen, mit dem er sich von Trieben, Instinkten, Interessen und eigenen Emotionen unabhängig machen kann; sie unterscheidet den Menschen grundlegend vom Tier.

Die Besinnungsfähigkeit wird im Alltag entlastet durch Gewohnheiten, Sitten und Gesetze, die uns in den meisten Alltagsfragen steuern, ohne daß wir gründlich zwischen alternativen Verhaltensweisen abzuwägen haben (z. B. bei der Erwiderung eines Grußes auf der Straße). So ist Besinnungsfähigkeit für viele eine ungeübte Befähigung zum besonnenen Abwägen, die aber in Notfällen, die zunächst ratlos machen und Improvisationen erfordern, zu rettende Lösungen führen kann. Immer geht es dabei um distanzierte Erfassung und Bewertung von Chancen und Risiken, unabhängig von eigener Unruhe und eigener Angst und den höchst ansteckenden, unruhigen Ängsten der Umgebung.

Besinnung auf Vorrat kann in typischen Gefahren und Katastrophen sofort die rechtzeitig vorher durchdachten Handlungsempfehlungen bereitstellen (so bei Seereisen die Übung des Ganges zum zuständigen Rettungsboot). Besinnung auf Vorrat kann zur Panikverhütung beitragen, das Überraschungsmoment nehmen und die „Schrecksekunde" verkürzen (7, 9).

Die vorangegangenen Hinweise beziehen sich zwar auf Panikgefahren, sie entstammen aber bewährten, allgemein psychiatrischen bzw. psychotherapeutischen Grundsätzen zur Bewältigung persönlicher Probleme. Die einfache rationale Kenntnisnahme genügt dazu nicht (1, 3).

Die zunächst allgemeinen Einsichten müssen „durchdacht und durchfühlt" werden, um den Anschluß an die eigenen inneren Möglichkeiten zu gewinnen.

Auch einleuchtende Haltungs- und Handlungsempfehlungen bedürfen der einübenden Vorsatzbildung mit wiederholter intensiver Durchdringung. Die entsprechenden Lerntechniken sind mit Meditationen verwandt.

- Es ist die Entschlossenheit zu entwickeln, Angst zu Furcht und Sorge zu reduzieren bzw. Sorge und Furcht nicht zur Angst werden zu lassen.

Angst und Furcht beziehen sich auf das gleiche affektive Erleben!
– *Angst* ist die Reaktion auf eine unterstellte, aber unbestimmte Bedrohung, die aber auch ohne Erlebnisgrund aus biologischen Gründen, z. B. psychotischen Störungen, freisteigend entstehen kann.

Erhöhte Angstbereitschaft
- konstitutionell bei ängstlichen Menschen
- neurotisch-psychopathisch
- psychosoziale Angstansteckung bei Selbstunsicherheit
- ideologischer zeitgeistiger „Mut zur Angst"
- endogene Psychosen
- hirnorganische Erkrankungen

Normale Angstbereitschaft
- Sie sichert mit der Stimme des Gewissens bei Grenzverletzungen ein wertorientiertes psychosoziales Leben in der Gemeinschaft

Verminderte Angstbereitschaft
- konstitutioneller Angstmangel
- im Extrem Soziopathie – Psychopathie
- erlernte angstunabhängige Haltungen (z. B. bei Führungsverpflichtung)
- durch Gewöhnung an gefähliche Lagen
- meditative Vorbereitung auf angstmachende Situationen
- Glaubensfestigkeit
- Angstfreiheit in Verbindung mit Gemütsarmut, vitaler Durchsetzungsfähigkeit und Intelligenz kann im Guten wie im Bösen erfolgreich machen (besonders Führungskräfte aller Art, aber auch Kriminelle)

Abb. 33.1 Varianten der Angstbereitschaft.

- *Furcht* enthält – soweit möglich – als beherrschte Angst das besonnene Abwägen der Bedrohung mit den eigenen Möglichkeiten, die Gefahren zu bestehen. In der Furcht ist die handlungslähmende Hilflosigkeit der Angst überwunden.
- *Sorge* ist furchtlose Risikowürdigung.

- Der schwierige Umgang mit *Panikpersonen*, deren Reaktionen gefährlich ansteckend sein können, ist vorab zu durchdenken (14, 15).
- Um in Katastrophen oder gefährlichen Situationen rationale Handlungsfähigkeit in Lebensgefahr sichern zu können, ist es hilfreich, die unvermeidliche *Möglichkeit*, getötet oder verwundet zu werden, *ruhig zu akzeptieren*.

Abb. 33.2 Angstentstehung.

- Angstvolle Auflehnung gegen das Unvermeidliche kann Auswege aus der Gefahr verbauen.

Elemente panischer Reaktionen Einzelner – Angstbereitschaft, Angstentstehung und Selbstsicherheit

Panische Reaktionen erwachsen aus Überwältigung der situationsgerechten Besinnungsfähigkeit durch Angst, Schreck, Entsetzen und Grauen, die wiederum durch Depressivität, innere Unruhe, vermehrte Angstbereitschaft und Neigung zu hysterischen Reaktionen verschlimmert werden können (6, 7).

Der Schlüsselmechanismus der Panikentstehung ist die Angst.

Um Angst zu verstehen, muß sie erlebt worden sein. Angst ist, wie andere Gefühle und Sinneseindrücke, elementar und nicht durch Beschreibung zu vermitteln. Angst kann wie Schmerz vor Gefahren warnen, beide können durch überwältigende Intensität aber auch schaden. Angst erleben zu können, ist völlig normal. Die Angstbereitschaft (Abb. 33.1) ist jedoch individuell sehr verschieden ausgeprägt und wird beim Einzelnen durch Lebenserfahrungen und Abhängigkeit von inneren Befindlichkeiten und äußeren Situationen zusätzlich gedämpft oder verstärkt.

Angst entsteht normalerweise, wenn sich die Selbstsicherheit einer erlebten Bedrohung, mag sie real oder nur eingebildet sein, nicht gewachsen fühlt (Abb. 33.2).

Der Betroffene glaubt, einer Gefahr nicht erfolgreich begegnen zu können, ihr hilflos ausgesetzt zu sein, einer gefährlichen Bedrohung gegenüberzustehen, deren konkrete Auswirkungen er noch nicht kennt.

Umgekehrt schwindet Angst, wenn sich die Gewißheit durchsetzt, der Bedrohung gewachsen zu sein und die Risiken des schlimmsten Falles akzeptiert werden, um, so gut

Angst entsteht, wenn eine Bedrohung die Selbstsicherheit überwiegt. A↑ = B > S
Angst schwindet, wenn die Selbstsicherheit die Bedrohung überwiegt. A↓ = B < S

Arten der Bedrohungen:	Elemente der Selbstsicherheit:
• Durch Körperfunktionen (z. B. Störung der Atmung, des Kreislaufs) • Reales Bedrohungserleben: – Leib, Gesundheit, Hypochondrie – Schuld, Schulden, Konflikte – ökonomische und soziale Existenz – Ehre, Geltung • Irreales Bedrohungserleben: – Irrtum – Ideologie – Glauben – psychotisches Erleben	• Persönlich und konstitutionell • Vitalität • Erworben – begünstigt durch Reifung – Besinnungsfähigkeit – Gewissensfähigkeit – Egozentrik – Ideologie – Glaube – manische Psychose

und so lange es geht, den Gefahren vernünftig entgegentreten zu können.

Angst hat immer auch eine biologische, neuronale Basis, die durch endogene oder hirnorganische Psychosen auch ohne einfühlbare Erlebnisse „freisteigende" Angst erzeugen kann. Manche neurotischen Erkrankungen sind durch vermehrte Angstbereitschaft charakterisiert; Panikattacken weisen auf die biologische Wurzel hin und können durch antidepressive Medikamente gebessert, aber auch toxisch ausgelöst werden.

Schreck, ein gefährlicher Auslöser von Panikreaktionen, entsteht aus einer völlig überraschenden Bedrohung mit Erschütterung der Selbstsicherheit (4, 5, 13).

Im Schreckzustand sind die vegetativ-vitalen Begleiterscheinungen schwerer Angst am deutlichsten; so können Einnässen, Einkoten, Erbrechen, Tonusverlust der Muskulatur, Kreislaufkollaps, Ohnmacht, Erblassen, Erröten, Zittern, Frieren, Angstschweiß, Sprachlosigkeit, Stottern usw. auftreten. Der angstfreie, freudige Schreck mit seinen deutlichen, aber weniger dramatischen Folgen sei nur der Vollständigkeit halber erwähnt.

Auch Entsetzen und Grauen fördern Angst und begünstigen damit panische Reaktionen.

Die *hysterische Angst* ist eine „echt unechte Angst". Dazu neigende Menschen steigern sich selbst über ängstliche Unruhe in schwere Angsterlebnisse, die zur kopflosen Panikreaktion eskalieren können. Es sind Demonstrationen vor sich selbst und vor Zuschauern, die rasch abklingen können.

Hysterische Angst mit theatralischer Demonstration der zunächst hochgespielten, dann real empfundenen Angstemotionen läßt Menschen mit dieser Form der Reaktionsbereitschaft zu „Panikpersonen" und damit zu besonders gefährlichen Panikauslösern werden.

Panikpersonen sind Menschen, die in panikgefährdeten Situationen Emotionen schüren und Besonnenheit dämpfen. Sie verunsichern die Umgebung. Ihre Angst wirkt ansteckend und auf die Steigerung der hysterischen Angstreaktion zurück.

■ Panik als Massenreaktion – Bedrohungsgefühl, Suggestibilität und Herdentrieb

Der Einzelne neigt besonders in der Masse sprachgleicher und artverwandter Menschen dazu, sich an erkennbare Emotionen, Haltungen, Wertungen und Forderungen anzupassen und einzufügen.

Diese Suggestibilität, die zur unkontrollierten Übernahme des Umfeldverhaltens führt, ist nicht nur allgemein menschlich, sie verbindet uns auch mit dem Verhalten von Tiergemeinschaften, die aber ihrem Herdentrieb ausgeliefert sind.

Suggestibilität setzt die kritiklose Orientierung am Gruppenverhalten an die Stelle des plausiblen, verantwortlichen Abwägens.

Die Gruppe wird zu einer Entscheidungs- und Gewissensentlastenden Instanz, die den Einzelnen Taten begehen läßt, zu denen er aus eigenem Antrieb nicht bereit gewesen wäre. Durch suggestive Überzeugung kann das Gruppenverhalten das Verhalten des Einzelnen auch persönlichkeitsfremd lenken. Dies wird in manchen Kriegsverbrechen deutlich. Ein Mensch kann in Panik rücksichtslos brutal ins Unglück stürzen; er kann aber auch in einer Rettungsgruppe mitgerissen werden und heldenhaft über sich selbst hinauswachsen. Diesbezügliche Erfahrungen wurden insbesondere unter Kriegsbedingungen gemacht (11). Wie die Geschichte reichlich zeigt, wurden ideologisch gefestigte, dadurch entfesselte Massen ebenso leicht zu brutalen Totschlägern wie zu Helden und Märtyrern.

Suggestibilität ist das verbindene Element im Herdentrieb, wenn eine Menge Einzelner zur ent-individualisierten, gleichförmig reagierenden Masse wird.

Mit *latenter Panikbereitschaft* muß bei den meisten psychisch normalen Menschen gerechnet werden, sofern sie überhaupt starker emotionaler Erregung fähig, situativ zu verunsichern und für Stimmungen, Meinungen und Überzeugungen anderer suggestibel sind. *Weniger panikanfällig* sind affektarme, kühle, gefestigte Menschen mit starkem Selbstbewußtsein, starker Selbstbeherrschung und starkem Eigenhalt (Abb. 33.**3**).

Der Rückschluß vom alltäglichen Verhalten auf das Verhalten in panikgefährdeten Ausnahmesituationen ist jedoch unsicher, da Katastrophen sowohl bisher verborgene Kräfte aktivieren als auch Schwächen entlarven können. Ein bisher als weich, schüchtern und furchtsam bekannter Mensch kann sich in der Katastrophe unvermutet besonnen, tapfer und führend bewähren. Dagegen können „Supermänner" sich in Katastrophen als überkompensierte, geltungsbedürftige Schwächlinge erweisen, die „in der Stunde der Wahrheit" kopflos und ängstlich versagen.

Leider muß mit einem *panikfreundlichen Zeitgeist* gerechnet werden (6).

Gemeint ist hier das jeweilige Prestige, das die Angst genießt. Im Gegensatz zu Mut und Tapferkeit wurde Angst vermutlich jahrtausendelang überwiegend negativ gewertet, sofern man sich auf den verbreiteten Zeitgeist und nicht auf durchaus differenzierte philosophische und psychologische Äußerungen dazu bezieht.

Nach dem letzten Weltkrieg, der in Deutschland Mut, Tapferkeit und Opferbereitschaft verführend und mißbräuchlich zur Staatsreligion gemacht hatte, folgte aus Ernüchterung über die verbrecherische Fehlentwicklung die Dominanz des Eigennutzes, die Gemeinsinn als unzumut-

Abb. 33.3 Panikentstehung.

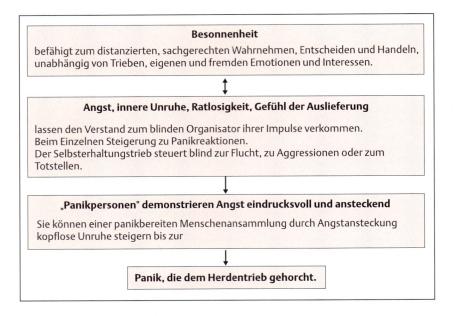

bar zurückdrängte und mit der Hochschätzung bestimmter Gefühle die „stolze" Demonstration von Angst und den „Mut zur Angst" verband. In diesem Zuge gewann die rationale, sehr erfolgreiche Demokratie zunehmend den Charakter einer *Thymokratie,* in der tatsächliche oder vermutete Emotionen von Wählern Vorrang vor der Durchsetzung rationaler Erfordernisse erhielten. Mit der häufig beobachteten Selbstgerechtigkeit, mit der eigene Emotionen verteidigt werden, ist eine latente Panikbereitschaft verbunden. Panikfördernde Tendenzen wurden besonders im nun vergangenen Zeitalter der Ost-West-Spannungen deutlich. So haben Teile der „Friedensbewegung" Hilflosigkeit, Auslieferung, Wehrlosigkeit und Resignation angesichts denkbarer und nicht zu verhindernder Katastrophen zur moralischen Verpflichtung erklärt; dies, als hätte der atomare Weltuntergang keine konventionellen Alternativen des Schreckens, sondern nur die Alternative des Friedens unserer Wohlstandsgesellschaft. Der panikfreundliche Zeitgeist wehte allerdings nur im Westen und keineswegs im kommunistischen Osten (4). Insgesamt erscheint jedoch die Hoffnung auf eine „Rückentwicklung" zum rationalen Gemeinsinn berechtigt und damit förderungswürdig.

■ Angst wirkt ansteckend.

Paniken, die eine Menschenmasse ergreifen, entstehen meist auf dem Boden allgemeiner Verunsicherung, werden durch Schrecken oder überzeugende Bedrohungen begünstigt und können besonders leicht durch panische Reaktionen Einzelner ausgelöst werden, die hemmungslos kopflose Angst zeigen, welche die Umgebung erst ratlos macht, dann verunsichert und letztlich selbst ängstlich-panisch reagieren läßt. Um den Ausbruch von Paniken zu verhindern oder entstandenen Paniken gegenzusteuern, müssen Panikpersonen wirksam beruhigt oder isoliert werden, da sie durch Angstansteckung harmlose Situationen zu Katastrophen machen und Katastrophen verschlimmern können.

In der panischen Angstreaktion des Einzelnen findet die kopflose innere Unruhe scheinbare Sicherheit in der Steuerung durch den *Herdeninstinkt.* Hier wirken mehrere Zuflüsse zusammen:

- Der Selbsterhaltungstrieb strebt nach Schutz und Geborgenheit durch kritikloses Anvertrauen an eine Führung, auch wenn diese nur den Anschein einer Führung hat.
- Bei rationaler Führung, die sich überzeugend gegen irrationale Tendenzen durchsetzt, kann Rettung aus den Gefahren einer Panik erwartet werden.
- Schlimm ist es dagegen, wenn statt rationaler Führung eine kopflose Massenflucht immer mehr Einzelne aufsaugt, auch wenn die Fluchtrichtung bei ruhiger Abschätzung (die den meisten eben nicht mehr möglich ist) ins Unglück führt. Hier übernimmt der uralte Herdentrieb die Führung, der Rinderherden davontoben läßt und große Vogelschwärme zu exakten Wendemanövern befähigt.
- Wenn die Bewegung der panischen Fluchtmasse vor ein Hindernis (z. B. ein verschlossenes Tor) und damit zur Stauung führt, mischt sich in den Fluchtinstinkt die rücksichtslose Aggressions-Bereitschaft gegen den Nächsten, den die Masse dann nicht selten zu Tode drückt oder trampelt.

■ **Panikgefährdung in Krieg und Frieden**

Panikhemmende und panikfördende Faktoren

Wie bereits ausgeführt, sind in den vergangenen Weltkriegen Paniken, gemessen am massenhaften Auftreten disponierender Katastrophen-Situationen mit Beteiligung von Millionen Menschen, relativ sehr viel seltener ausgebrochen als in Friedenszeiten auf Fußballplätzen sowie bei Bränden, Schiffsunglücken und dergleichen (13).

■ Durch systematische Vorbereitung der Zivilbevölkerung wie der Soldaten auf typische Katastrophen wie Schiffsuntergänge und Luftangriffe und durch konkrete Pflichtenkataloge für Einzelne und für Gruppen wurde *Besinnung auf Vorrat* erreicht.

In Friedenszeiten mangelt es an Vorbereitung auf mögliche Katastrophen, deren Eintritt daher immer überrascht und Schrecken, Angst und Ratlosigkeit bewirkt.

Ein Blick auf die *Panikgefährdung unter militärischen Verhältnissen* kann zum Verständnis und zur Verminderung ziviler Paniken beitragen. Im militärischen Bereich wirken panikmindernde Umstände wie Ausbildung, Befehlsstruktur, Auftragsbindung und Logistik bei vermehrter Katastrophen-Gefahr gezielt zusammen. Paniken werden von folgenden Faktoren begünstigt:
– Mangelhafte, meist zu kurze Ausbildung.
– Mangelndes Vertrauen in die Führung.
– Mangelndes Vertrauen in die Verläßlichkeit der Kameraden.
– Angst vor einem unlösbar scheinenden Auftrag.
– Schrecken durch feindliche Angriffe und Waffenwirkung.
– Panische Reaktion und Fluchtbewegung Einzelner, die andere mitreißen können.
– Manchmal wurden Fluchtreaktionen durch pflichtgemäß zurückgehende Melder oder Sanitätsdienste ausgelöst, die gelegentlich durch besonnene Entschlossenheit Einzelner aufgehalten worden sind (15).

Stimmungsverschlechternde Faktoren begünstigen Panikgefährdung; dazu zählen persönliche Konflikte und Ungewißheit über die Angehörigen in der Heimat, schlechte Versorgungslage der Truppe und Zweifel an der Kampfkraft der eigenen Truppe. Die einübende gedankliche Vorbereitung einer Panikbekämpfung bedeutet Besinnung auf Vorrat und beugt einer Panikentstehung vor. Persönliche, organisatorische und sachliche Vorbereitungen wirken zusammen.

Zu unterscheiden sind:
– Vorbeugung in der vorkritischen, panikfernen Zeit,
– Vorbereitung auf kritische panikgefährdete Situationen.

Panikvorbeugung in vorkritischer Zeit

Die *gedankliche Vorbereitung* der Panikverhütung (Abb. 33.**4**) besteht in der Einübung der Entschlossenheit zu inneren Haltungen. Es werden Handlungsschablonen vorbereitet und Verhaltensmuster und Entscheidungsalternativen durchdacht, die im Notfall unverzüglich aufgrund bestimmter situativer Merkmale verwirklicht werden können.

Nach diesem Grundsatz wird schon seit langem Katastrophen-Vorsorge betrieben und geübt:
– Übungen zur Rettung von Personen aus eingestürzten bzw. brennenden Häusern oder aus Fahrzeugen durch Feuerwehr und Sanitätskräfte.
– Einweisung der Passagiere der Luft- und Seefahrt in die persönlichen Rettungsmittel oder den Gang zum vorgesehenen Rettungsboot bzw. zu „ihren" Notausgängen.
– Erste-Hilfe-Kurse, die Besinnung auf Vorrat schaffen.
– Vorbereitungen auf den Katastrophen-Fall wie Einlagern von Notvorräten, Vorhaltung von Nachrichten-Systemen und Transportmitteln, Planung von Evakuierungswegen und Unterkünften, Organisation der Sanitätsversorgung.

- Die persönliche Panikprophylaxe ist besonders kultivierungsbedürftig.
- Sie kann nicht von Fremden übernommen werden.

Panikverhütung bei drohender Panik

- Im Vordergrund der Panikverhütung bei drohender Panik steht die Bekämpfung der Angst.

Die *Zurückführung der Angst auf Befürchtungen* mit noch abwägbaren Konditionen und rationalen Eingriffsmöglichkeiten wirkt angstbekämpfend („rationale Angstbekämpfung").

Angst kann durch *gedankliche Abspaltung des Angstaffekts vom notwendigen Handeln* gemindert werden. Die Angst wird „nicht weiter beachtet"; trotz vorhandener Angst wird besonnen gehandelt. In bedrohlichen Situationen ist dies die häufigste und besonders wichtige Aufgabe. So kann bei gefährlichen Bergtouren, einsamen Expeditionen und im Krieg die Angst zu einem gewohnten, aber die Entscheidungsfreiheit nicht störenden Begleiter werden.

Ein Spezialfall der *Angstminderung durch Isolierung des Affekts* ist das Zurückdrängen der Angst durch die verinnerlichte Verpflichtung zum vorbildlichen Handeln, zur Führung und zur Tapferkeit. Nach eigener Überzeugung pflichtgemäßes, der Situation gerecht werdendes Handeln wirkt angstdämpfend. Das damit verbundene innere Durchsetzen von Umsicht, Vorsicht und Rücksicht reduziert den Affekt „Angst" auf die notwendige, der Situation angemessene Furcht. In der Verpflichtung, vorbildlich zu führen, wird dieser Mechanismus besonders deutlich.

- Bei drohender oder ausgebrochener Panik sind „Inseln der Besonnenheit" zu bilden.

Vorbeugend: Besinnung auf Vorrat
⇒ Durchdenken und „Durchfühlen" möglicher Gefahren
⇒ Entschlossenheit ist einzuüben trotz Angst, Chancen und Risiken zu beachten und rational zu handeln
⇒ Einüben der inneren Haltung, die eine unvermeidliche Bedrohung und deren mögliche evtl. auch tödliche Folgen akzeptiert, um verbleibende Handlungsspielräume rettend zu nutzen

In der Panik Inseln der Besonnenheit bilden!
⇒ Herdentrieb und Führung rational zur Rettung nutzen durch
⇒ Demonstration von Besonnenheit, Ruhe und Mut
⇒ durch laute, klare Weisungen (Megaphon)
⇒ durch Beruhigung oder Isolierung von Panikpersonen

Bei Panikgefahr in länger andauernden Katastrophen
⇒ rationale Führung sichern
⇒ Selbstsicherheit fördern, ermutigen
⇒ überschüssige Antriebe durch Tätigkeiten absorbieren zur Dämpfung gefährlicher Unruhe

Abb. 33.**4** Panikbekämpfung.

- Dazu Berufene (z. B. Vorgesetzte oder Ordnungskräfte), bei deren Fehlen auch Selbstberufene, übernehmen die Initiative und treten vernehmlich, bestimmt und gelassen für Beruhigung und vernünftiges Reagieren ein.

So wie panische Angst anstecken kann, so kann auch die *Demonstration von Tapferkeit*, Zuversicht und rationaler Haltung auf noch Wankelmütige übergreifen. Der Herdentrieb wird hilfreich, sobald er vernünftig gesteuert werden kann. Der panikfördernden Massensuggestion wird die Suggestivkraft des besonnenen Einzelnen entgegengesetzt. Praktisch wichtig ist es, die Stimme der Vernunft vernehmlich werden zu lassen, dazu gehört ggf. auch die „Autorität des Megaphons".

- Wenn Panikpersonen in irrationaler Angst und Erregung zur Gefahr für eine Menschenmenge werden, muß entschlossen gehandelt werden.
- Wenn noch keine unmittelbare *Paniknähe* besteht, also die allgemeine Stimmungslage des Einzelnen noch verkraftet, sind menschliche Zuwendung und beruhigender Zuspruch durch Besonnene gefordert.
- Keinesfalls soll durch Beschimpfung, Drohung oder inkonsequente Gewalt eigene Hilflosigkeit demonstriert werden.

In unmittelbarer Paniknähe wird das Problem schwieriger. Die Kompensationsreserven der beteiligten Menschen sind weitgehend erschöpft, was daran zu erkennen ist, daß sich panische emotionale Ansteckungs-Erscheinungen nicht nur vereinzelt zeigen.

- In einer Panik muß wegen der drohenden Lebensgefahr für eine Vielzahl von Personen die *Panikperson* rasch und entschlossen isoliert werden.
- Wenn möglich, ist eine sedierende Behandlung mit Benzodiazepinen oder Neuroleptika einzuleiten.
- Die Abwendung der Lebensgefahr für Viele muß mit den psychiatrischen Erfordernissen für den abnorm reagierenden Einzelnen in Einklang gebracht werden.
- Wenn beides nicht gleichzeitig möglich ist, müssen Rechtsgüter abgewogen und Prioritäten gesetzt werden.

Die allgemeinen Erwägungen zur Prophylaxe und Bekämpfung einer Panik müssen angesichts der höchst unterschiedlichen denkbaren Katastrophen-Situationen auch unterschiedlich konkretisiert werden, wozu das Zusammenwirken von Spezialisten erforderlich ist.
Beispielhaft seien die *Empfehlungen zur Panikverhütung in Fußballstadien* erläutert (4):
- Beim Eintreten in das Stadion sind erkennbar Angetrunkene abzuweisen.
- Im Stadion erfolgt kein Ausschank von Alkohol.
- Auf „Reisende in Gewalttätigkeiten" ist besonders zu achten. Dazu ist die Einführung elektronischer Eingangsüberwachungen zu erwägen; mit Ketten, Messern, Schußwaffen oder ähnlichem Bewaffnete könnten so leichter ausgesondert werden.
- Es sind möglichst viele breite Räumungspforten vorzusehen, die sowohl nach außen als auch nach innen zu öffnen sind (dies angesichts der Erfahrung einer panischen Masse, die ein überfülltes Fußballstadion stürmen wollten).
- Die Räumungspforten sollen im kritischen Fall zentral entriegelt werden können.
- Vor Beginn der Veranstaltung sind, ähnlich wie vor Flug- und Schiffsreisen, Hinweise zur Panikbekämpfung zu geben. Dazu zählen Hinweise auf verteilte Ordner, die in rote Overalls gekleidet und im Besitz von Megaphon und Sprechfunkgeräten sind, sowie Hinweise auf jeweils zugeordnete Räumungswege, die farbig markiert werden können.
- Die vorgesehenen Ordnungskräfte sind in Panikbekämpfung zu schulen. Sie müssen die Fluchtwege kennen und dafür sorgen, daß im Krisenfall Fluchtströme aufgeteilt werden, daß Beruhigung durch Autorität des Megaphons gefördert und Inseln der Besonnenheit gebildet werden.
- Die verteilten Ordner sollen über Sprechfunk mit einer Ordnungszentrale verbunden sein. Diese wiederum sollte Fernmeldeverbindungen zu bereitstehenden, abrufbaren Hilfsorganisationen haben.
- Eine Leitstelle, die bei Menschenansammlungen immer besetzt sein soll, muß autorisiert sein, angemessene und ausreichende Hilfen zu aktivieren.

Bekämpfung einer ausgebrochenen Panik

Hier können nur einige Grundsätze der Panik- und Katastrophenbekämpfung dargestellt werden (8, 14, 15).

- Panische Fluchtströme sollen möglichst gespalten und in gefahrenmindernde Richtungen gelenkt werden.
- Der Herdentrieb tendiert in der akuten Not zur Anlehnung an Autoritäten. Dazu ist die „laute Autorität des Megaphons" zu nutzen. Vernehmliche und umsichtige Besonnenheit wird knapp und sicher demonstriert. Die ent-individualisierte Masse soll wieder zu einer gefahrenbedrohten Gruppe selbstbewußter Individuen gemacht werden, die Inseln der Besonnenheit bilden können.
- Die Neigung, ängstliche Unsicherheit in unentschlossenes Diskutieren auszuweiten, ist gefährlich. Bei besonnener Betrachtung einer katastrophalen Lage sind oft mehrere Verhaltensweisen sinnvoll. Es ist unbekannt, welche von den verschiedenen Möglichkeiten sich nachträglich als die beste erweisen wird.
- Es ist besser, überhaupt gemeinschaftlich das vernünftig Erscheinende zu tun, als untätig in nicht entscheidbaren und daher zusätzlich verunsichernder Diskussionen zu verharren.
- Unsinnige Antriebe müssen absorbiert werden. Es ist davon auszugehen, daß ungebundene Antriebe in der Belastungs-Situation in innere Unruhe und Erregung umschlagen, die wieder Ängstlichkeit zur Angst aufschaukeln.
- Deshalb ist es wichtig, in der panikgefährdeten Krise, mehr noch in der Katastrophe, Antriebe durch sinnvolles, planmäßiges Tun zu absorbieren, etwa durch rasche Organisation gemeinschaftlicher Hilfe für Hilfsbedürftige, durch Bergen, Stützen, Tragen, durch Herstellen von Verbindungen mit Sanitätsstellen und anderes mehr.
- Es sind Verbindungen mit benachbarten Inseln der Besonnenheit anzustreben, um möglichst ein gemeinsames zweckmäßiges Vorgehen zu ermöglichen.
- Bei längerdauernden Katastrophen-Lagen sind umsichtige Vorbereitung von Behelfsunterkünften notwendig, die vor Witterung und Gefahr leidlich schützen, etwa trockene Schlafplätze. Wenn Depots es erlauben, sind Decken,

Verpflegung und Werkzeuge auszuteilen. Die sinnvolle Strukturierung der Antriebe wird die Panikgefahr mindern.

Katastrophen-Prophylaxe ist Besinnung auf Vorrat, die im Notfall unnötige Opfer verhindert. Die Mühen, die dies bei vielen Beteiligten voraussetzt, hätten sich schon gelohnt, wenn die Zahl der Todesopfer im Brüsseler Fußballstadion am 29.05.1985 nicht 38, sondern nur 37 betragen hätte. Dies sollten auch jene sorgfältig überdenken, die die Möglichkeit von Katastrophen aus ihrem Bewußtsein verdrängen, Hilflosigkeit in Krisen-Situationen proklamieren (z. B. Kernkraftängste) und programmieren und so die Entstehung von Paniken begünstigen.

Kernaussagen

Panikreaktion Einzelner und Panik als Massenphänomen

– Panik ist die Primitivreaktion einer Menschenmasse auf eine gegenwärtige, wirkliche oder vermeintliche Daseinsbedrohung. Panische Reaktionen werden von Einzelnen entwickelt. Zur Verhinderung ist Besinnung auf Vorrat gefordert, um im Ernstfall Chancen und Risiken erkennen und zur Rettung nutzen zu können.
– Panik kann aus Alltäglichkeiten heraus zu Katastrophen führen und Katastrophen können durch Panik verschlimmert werden. In der Katastrophe müssen Hilfs- und Rettungsmöglichkeiten erkannt und genutzt werden.
– Kern der Panik beim Einzelnen und in der Masse ist die Vorherrschaft erregter, angstvoller Emotionen über die Besonnenheit. Da panische Reaktionen Besonnenheit verhindern, ist die Sicherung der Besonnenheit Kern jeder Panik- und Katastrophenbekämpfung. Besinnung auf Vorrat stellt unverzüglich genau durchdachte Handlungs-Empfehlungen bereit.
– Der Schlüsselmechanismus der Panikentstehung ist die Angst. Angst entsteht, wenn sich die Selbstsicherheit der erlebten Bedrohung nicht gewachsen fühlt. Umgekehrt schwindet Angst, wenn sich die Gewißheit durchsetzt, der Bedrohung gewachsen zu sein und die Risiken des schlimmsten Falles akzeptiert werden.
– Hysterische Angst mit theatralischer Demonstration der zunächst hochgespielten, dann real empfundenen Angstemotionen läßt Menschen mit dieser Form der Reaktionsbereitschaft zu Panikpersonen und damit zu besonders gefährlichen Panikauslösern werden.
– Der Einzelne neigt besonders in der Masse sprachgleicher und artverwandter Menschen dazu, sich an erkennbare Emotionen, Haltungen, Wertungen und Forderungen anzupassen und einzufügen. Suggestibilität setzt die kritiklose Orientierung am Gruppenverhalten an die Stelle des plausiblen, verantwortlichen Abwägens und macht aus der Menge Einzelner eine ent-individualisierte, gleichförmig reagierende Masse.
– Angst wirkt ansteckend. In der panischen Angstreaktion des Einzelnen findet die kopflose innere Unruhe scheinbare Sicherheit in der Steuerung durch den Herdeninstinkt.
– Im Vordergrund der Panikverhütung bei drohender Panik steht die Bekämpfung der Angst. Angst kann durch gedankliche Abspaltung des Angstaffekts vom notwendigen Handeln gemindert werden. Ein Spezialfall der Angstminderung durch Isolierung des Affekts ist das Zurückdrängen der Angst durch die verinnerlichte Verpflichtung zum vorbildlichen Handeln.
– Bei drohender oder ausgebrochener Panik sind Inseln der Besonnenheit zu bilden. Dazu Berufene, bei deren Fehlen auch Selbstberufene, übernehmen die Initiative und treten vernehmlich, bestimmt und gelassen für Beruhigung und vernünftiges Reagieren ein. Panikpersonen müssen wirksam beruhigt bzw. isoliert werden.
– Der Herdentrieb tendiert in der akuten Not zur Anlehnung an Autoritäten. Dazu ist die „Autorität des Megaphons" zu nutzen. Die ent-individualisierte Masse soll wieder zu einer gefahrenbedrohten Gruppe selbstbewußter Individuen gemacht werden, die Inseln der Besonnenheit bilden können. Sinnlose Diskussionen sind zu unterlassen; unsinnige Antriebe sind durch Tätigkeiten zu binden.

Literatur

1. Bochnik HJ, Gärtner-Huth C, Richtberg W: Psychiatrie. Lernen, Erkennen, Erfahren, Handeln. perimed, Erlangen 1986
2. Bochnik HJ, Gärtner-Huth C: Besinnungstherapie. Psycho 1984; 10: 228–235, 316–330, 400–408
3. Bochnik HJ, Gärtner-Huth C: Von der ärztlichen Beratung zur Psychotherapie. Besinnungstherapie in der Praxis. Therapiewoche 1985; 35:1066–1081
4. Bochnik HJ, Richtberg W: Panik, Verhütung und Bekämpfung. In: Ungeheuer E (Hrsg.): Katastrophenmedizin. Probleme des Massenanfalls Kranker und Verletzter. Deutscher Ärzteverlag, Köln 1986; S. 76–89
5. Bochnik HJ, Richtberg W: Zur Phänomenologie und Psychopathologie von Erregungszuständen. Psychiatria Clinica 1979; 12:105–115
6. Bochnik HJ: Die Macht der Angst: Zur ärztlichen und politischen Problematik eines bedeutsamen Gefühls. Psycho 1990; 5:370–383
7. Bochnik HJ: Kampf gegen Angst. Zur Therapie der Angst, medikamentöse und psychotherapeutische Ansatzpunkte. Psycho 1990; 6:469–474
8. Bochnik HJ: Panik, Verhütung und Bekämpfung. Psycho 1989; 9:642–656
9. Bochnik HJ: Angst verstehen und überwinden – Besinnung auf Vorrat, Mut, Motivation. Wehrmed Mschr. 1995; 39:153–159
10. Brickenstein R: Fehlverhalten bei drohenden Gefahren. In: Rebentisch E (Hrsg.): Wehrmedizin. Urban & Schwarzenberg, München 1980, S. 455–464
11. Dinter E: Held oder Feigling. Die körperlichen und seelischen Belastungen des Soldaten im Krieg. Mittler, Herford/Bonn 1982
12. Dressing H, Berger M: Posttraumatische Streßerkrankung. Zur Entwicklung des gegenwärtigen Krankheitskonzeptes. Nervenarzt 1991; 62:16–26
13. Panse F: Angst und Schreck. Ein klinisch, psychologischer und sozialmedizinischer Gesichtspunkt. Dargestellt anhand von Erlebnissen aus dem Luftkrieg. Thieme, Stuttgart 1952
14. Ploog D: Verhalten und psychische Reaktion in der Katastrophe. In: Schutzkommission beim Bundesministerium des Inneren (Hrsg.): Katastrophenmedizin – Leitfaden für die ärztliche Versorgung im Katastrophenfall. Neue Presse, Coburg 1981
15. Rebentisch R: Katastrophenmedizin. Wehrmed Mschr. 1979; 23:97–100
16. Störring GE: Besinnung und Bewußtsein. Thieme, Stuttgart 1952

Gesundheitsschäden durch ABC-Kampfmittel und ähnliche Noxen

T. Sohns, L. Szinicz, E.-J. Finke, M. Abend, D. van Beuningen

Roter Faden

- **Begriffsbestimmungen und Überblick**
- **Atomare Kampfmittel und ähnliche Noxen**
  - Grundlagen
  - Exposition
  - Strahlenschäden
  - Präklinische Versorgung
  - Grundzüge der klinischen Versorgung
- **Biologische Kampfmittel**
  - Grundlagen
  - Exposition
  - Wirkungen
  - Gegenmaßnahmen
  - Präklinische Versorgung
  - Grundzüge der klinischen Versorgung
- **Chemische Kampfmittel und ähnliche Noxen**
  - Grundlagen
  - Exposition
  - Präklinische Versorgung
  - Grundzüge der klinischen Versorgung

Begriffsbestimmungen und Überblick

Atomare (A-), biologische (B-) und chemische (C-) Kampfmittel bestehen aus dem Kernsprengsatz bzw. Kampfstoff und dem Einsatzmittel (z. B. Rakete, Granate). Kampfstoffe können Radionuklide (Atome mit instabilem, unter Aussendung ionisierender Strahlen zerfallendem Atomkern), Krankheitserreger und Gifte biologischen Ursprungs oder toxische Chemikalien sein. Es gibt flüchtige und seßhafte Kampfstoffe. Sie können verschieden lange Inaktivierungszeiten besitzen. Es besteht auch die Möglichkeit, daß Kampfstoffgemische eingesetzt werden.

Die fortschreitende Verbreitung von Nukleartechnologie, Biotechnologie und chemischer Industrie ermöglicht die weltweite Nutzung dieser Mittel nicht nur zu friedlichen und militärischen Zwecken, sondern ebenso für terroristische und andere kriminelle Aktivitäten. Auch das Eintrittsrisiko folgenschwerer Unfälle steigt mit der Verbreitung dieser Technologien (Bhopal 1984, Tschernobyl 1986). Entsprechende Gesundheitsschäden können in sehr unterschiedlichen Szenarien auftreten und schlagartig eine große Zahl von Menschen betreffen. Alle Teile dieses Kapitels konzentrieren sich auf akute Gesundheitsschäden.

Atomare Kampfmittel und ähnliche Noxen

Grundlagen

Zu den A-Kampfmitteln zählen die *Kernwaffen* (Kernspaltung und -fusion) und *radiologische Waffen*. Für die medizinische Akutversorgung wichtige Wirkungen der Kernwaffen sind Druckstoßwelle, Hitzestrahlung, Initialstrahlung (Gamma- und Neutronen-Strahlung aus dem Feuerball innerhalb der ersten Minute nach Detonation), Rückstandsstrahlung (vorwiegend Beta- und Gamma-Strahlung aus radioaktivem Niederschlag, Fall-out) und Blendwirkung.

Die Ausprägung der Kernwaffen-Wirkungen hängt von Faktoren wie Waffentyp, Energiegehalt, Detonationshöhe, Wetter, Tageszeit, Schutzzustand der Opfer usw. ab. So tritt Rückstandsstrahlung nur bei Detonationen auf, bei denen der Feuerball die Erdoberfläche berührt. Daher kann lageabhängig die Zahl der Opfer und die Häufigkeit der verschiedenen Verletzungsarten sehr unterschiedlich sein. So kann z. B. die Gruppe der Patienten mit konventionellen Traumen am größten sein, gefolgt von Kombinations- und schließlich von reinen Strahlenschäden.

Bei den sogenannten *radiologischen Waffen* handelt es sich um Kampfmittel, Verfahren bzw. Einsatzformen, die Radionuklide verbreiten, z. B. durch konventionelle Sprengung einer ^{137}Cäsium-Strahlenquelle. Neben Verletzungen durch Detonationswirkungen kann es hier, wie bei Rückstandsstrahlung von Kernwaffen, bei größeren Zahlen von Menschen zu akuten Strahlenschäden, vor allem der Haut, kommen.

Strahlenquellen werden auch in der Industrie zur Energieerzeugung (Kernkraftwerke), Sterilisation sowie Werkstoffprüfung (z. B. zur Überprüfung von Schweißnähten) und in der Medizin zur Diagnostik und Therapie (Nuklearmedizin, Strahlentherapie) verwendet. Durch *unsachgemäßen Umgang* mit den vorhandenen Strahlenquellen können ebenfalls akute Strahlenschäden verursacht werden.

Exposition

Akzidentelle, unter unkontrollierten Bedingungen entstandene Strahlenexpositionen mit akut krankmachenden Dosen sind als Folge von Unfällen, terroristischen und anderen kriminellen Aktivitäten sowie im Rahmen militärischer Konflikte möglich. Eine Strahlenexposition kann solitär oder in Kombination mit mechanischen bzw. thermischen Verletzungen oder anderen Erkrankungen erfolgen. Die Spannweite reicht von einer Bestrahlung ohne dramatische Begleitumstände und ohne Wissen der Opfer über die Strahlenexposition Verletzter und Unverletzter beim Brand einer Einrichtung mit Radionukliden bis zu den Folgen eines Kernwaffeneinsatzes.

Wichtig für die medizinische Vorgehensweise, und auch für Schutzmaßnahmen gegen eine Strahlenexposition des medizinischen Personals, ist die Feststellung, ob der Patient einer Strahlenquelle ausgesetzt war, ohne kontaminiert worden zu sein, oder ob er mit strahlenden Teilchen kontaminiert ist.

Nur bei der Versorgung mit Radionukliden kontaminierter oder mit Neutronen bestrahlter Patienten (geringe neutronen-induzierte Aktivität) besteht die Möglichkeit einer Strahlenexposition für das medizinische Personal. Eine Analyse von mehr als 500 Strahlenunfällen (inklusive Tschernobyl) ergab jedoch, daß für die Helfer in keinem Fall eine akute Gefährdung durch die Kontamination des Verunfallten bestanden hat.

Radionuklide können zu *äußerlicher* (Kleidung, Haut) oder/und *innerer* Kontamination führen. Die innere Kontamination erfolgt durch Inhalation, Ingestion, über offene Wunden, perkutane Absorption und durch Resorption von Radionukliden aus eingedrungenen Fremdkörpern.

Strahlenschäden

Es werden stochastische und deterministische Strahlenschäden unterschieden.
- *Stochastische Strahlenschäden.* Genetischer Strahlenschaden einer Stamm- bzw. Keimzelle (unizellulärer Prozeß), der auf die Tochterzellen vererbt wird (Tumor- und Mutagenese). Die Eintrittswahrscheinlichkeit nimmt mit steigender Dosis zu. Es wird angenommen, daß keine Schwellendosis existiert.
- *Deterministische Strahlenschäden.* Schädigung vieler Zellen (multizellulärer Prozeß); sie wird klinisch apparent, wenn die Ausfälle nicht mehr durch funktionsfähig überlebende Zellen kompensiert werden können. Hierzu gehören *akute* (z. B. das hämopoetische Syndrom) und *chronische* Strahlenschäden (Fibrosen, Katarakt) sowie die *Teratogenese*. Für diese Effekte gibt es Schwellendosen. So können ab etwa 0,25 Sv Ganzkörper-Bestrahlung im Verlauf einiger Wochen diskrete Blutbildveränderungen auftreten.

Nach kurzzeitiger Ganzkörper-Bestrahlung manifestieren sich ausgedehnte akute Strahlenschäden klinisch entsprechend der Strahlenempfindlichkeit und Regenerationsgeschwindigkeit der jeweiligen Organsysteme als hämopoetisches Syndrom, Strahlenpneumonie, gastrointestinales, kutanes oder neurovaskuläres Syndrom; auch als *akute Strahlenkrankheit* (ASK; bzw. ARS, acute radiation syndrome) bezeichnet.

Liegen akute Strahlenschäden zusammen mit Verbrennungen oder/und mechanischen Verletzungen vor, handelt es sich um einen *Kombinationsschaden*. Die Prognose ist ungünstiger, als die Addition der Einzelnoxen erwarten ließe.

Präklinische Versorgung

■ Schutzmaßnahmen für Personal und Patienten

Sofern entsprechende Hinweise vorliegen, sind bei der Rettung und notfallmedizinischen Versorgung des Patienten *Strahlenschutzmaßnahmen* zu treffen. Mit Strahlenmeßgeräten lassen sich Gefahrenbereiche identifizieren und Risiken abschätzen.

Ebenso wie bei „konventionellen" Rettungseinsätzen gilt das Prinzip der Verhältnismäßigkeit: Das Risiko des Retters muß in einem ausgewogenen Verhältnis zu seinen Erfolgsaussichten und zu der Gefahr stehen, in der sich der Patient befindet.

Besteht z. B. für einen radioaktiv kontaminierten Patienten wegen einer mechanischen Verletzung akute Lebensgefahr, so ist es gerechtfertigt, daß der Retter eine geringfügige Erhöhung seines lebenszeitlichen Kanzerogenese-Risikos in Kauf nimmt, indem er eine kontaminierte Zone betritt und sich dort solange aufhält, wie es Rettung und ggf. notwendige notfallmedizinische Sofortmaßnahmen erfordern.

Eine im Jahr 1996 veröffentlichte Untersuchung angenommener Unfallereignisse durch die Strahlenschutzkommission ergab, daß die äußere Exposition des Rettungspersonals bei der Behandlung kontaminierter Patienten unter 1 mSv/h liegt. In den meisten Fällen ist sie noch wesentlich geringer. Das über die spontane Todeshäufigkeit an Tumorleiden von 20–25% hinaus erhöhte Risiko, aufgrund einer Dosis von 1 mSv an einem Tumor zu versterben, beträgt unter 0,01%. Eine akut lebensbedrohliche Situation tritt erst ab mehreren tausend mSv auf.

Einfache Maßnahmen zur Reduktion der Strahlenbelastung für Patient und Rettungspersonal bestehen in:
- Tragen von Handschuhen sowie von Masken oder Mund-Nasen-Schutz (ggf. feuchte Tücher), um interne Kontamination durch Inhalation zu vermeiden.
- Aufenthalt in kontaminierter Umgebung so kurz wie möglich, ggf. Ablösung des Rettungspersonals bei Erreichen einer Schwellendosis (s. unten).
- Abstand halten von bekannten Strahlenquellen bzw. kontaminierten Flächen.
- Erkennbare Kontamination sofort entfernen (Behelfs-Dekontamination).
- Unverzüglicher Kleidungswechsel nach Verlassen des kontaminierten Bereichs. Damit kann die Strahlenbelastung bis zur endgültigen Dekontamination (Waschen, Duschen) um 70–90% gesenkt werden.
- Falls verfügbar, Schutzkleidung und Dosimeter tragen, die beim Überschreiten bestimmter Dosisrichtwerte Alarm geben.

Die Dosisrichtwerte hängen vom Ziel des Einsatzes, z. B. Retten von Menschenleben, ab. Parallel zum Rettungseinsatz soll die Ortsdosisleistung kontinuierlich ermittelt werden. Die Feuerwehren verfügen über eine Dienstvorschrift, in der die Vorgehensweise praxisnah geregelt ist. Auch das medizinische Rettungspersonal soll mit ihr vertraut sein.

- Bei Freisetzung von radioaktivem Jod ist einige Stunden vor bis nach Exposition die Einnahme von Jod-Tabletten zum Schutz der Schilddrüse indiziert.

■ Diagnostik und Lebensrettende Sofortmaßnahmen

Im Zeitraum von der Rettung bis zur stationären Aufnahme des Patienten auftretende *radiogene Symptome* sind, abgesehen von extremen Ausnahmen, *nicht lebensbedrohlich*. Daher werden Lebensrettende Sofortmaßnahmen in der

Regel nur notwendig sein, wenn der strahlenexponierte Patient einen Kombinationsschaden aufweist.

Eventuell auftretende *Prodromi* einer ASK dürfen jedoch nicht übersehen werden. Im Zeitraum der präklinischen Versorgung können Prodromi wie Nausea, Emesis und Erythem auftreten. Diese treten mit steigender Strahlendosis immer heftiger und früher auf. Daher sind sowohl Zeitpunkt des Auftretens als auch Stärke der Prodromi zu dokumentieren.

Das Auftreten unstillbarer Emesis innerhalb der ersten halben Stunde nach Exposition ist ein Zeichen für eine supraletale Strahlendosis. Zentralnervöse Symptome wie Bewußtseinstrübung, Kopfschmerz, Krämpfe und Fieber weisen auf eine infauste Prognose hin; die Behandlung erfolgt symptomatisch. Nausea und Emesis können mit 5-HT$_3$-Antagonisten (z. B. Ondansetron) wirksam therapiert werden.

Grundzüge der klinischen Versorgung

■ Schutzmaßnahmen für Personal und Patienten

Beim Eintreffen im Krankenhaus ist der Patient schnellstmöglich auf radioaktive Kontamination zu untersuchen. In die Notaufnahme-Abteilung ist hierzu eine Dekontaminations-Einrichtung zu integrieren; ggf. ist eine mobile Einrichtung vor dem Gebäude zu installieren. Zur Dekontamination werden u. a. Strahlenmeßgeräte sowie Schutzbekleidung, -masken und Personen-Dosimeter benötigt. Auch OP-Bekleidung bietet einen Schutz gegen trockene Kontamination. Falls mehrere Patienten zu dekontaminieren sind, kann die individuelle Strahlenbelastung des Dekontaminations-Personals durch regelmäßige Ablösung, Umkleiden und Duschen vermindert werden.

- Die *Dekontamination* erfolgt durch Entkleiden und Reinigung kontaminierter Regionen mit Wasser und milden Tensiden oder (falls vorhanden) mit einem Sprühextraktionsgerät (Mediclean). Dieses Gerät wurde für die Dekontamination menschlicher Haut unter gleichzeitiger Vermeidung einer Kontaminations-Verschleppung (Strahlenschutz) entwickelt.
- Der Erfolg der Dekontamination ist mit Strahlenmeßgeräten zu überprüfen; ggf. muß nachdekontaminiert werden.

Auch für die Dekontamination des Patienten in der Klinik gilt, daß die Behandlung lebensbedrohlicher Zustände Vorrang vor Strahlenschutz hat.

■ Diagnostik

Bei Aufnahme eines verletzten, potentiell strahlenexponierten Patienten in die Klinik steht zunächst die *traumatologische Diagnostik* im Vordergrund. Zusätzlich ist durch Befragen des Patienten und von Zeugen sowie durch Auswertung von Informationen über seinen Aufenthaltsort während des Schadensereignisses so schnell wie möglich festzustellen, ob eine Strahlenexposition mit gefährlichen Dosen vorliegen kann.

Im Fall eines Kernwaffen-Einsatzes kann davon ausgegangen werden, daß in mehr als 2 km Entfernung vom Nullpunkt keine akut bedrohliche Dosis durch Initialstrahlung aufgenommen wird. Mechanische und thermische Traumen sowie stundenlang anhaltende Blendungen, teilweise mit Retina-Verbrennung, können jedoch noch in erheblich größerer Entfernung auftreten.

Kann das Risiko einer ASK nicht ausgeschlossen werden, so ist auf *Prodromi* zu achten: in den ersten Stunden nach Strahlenexposition auf Nausea, Emesis und Erythem, später auf Diarrhoen. Aus dem Zeitpunkt des Auftretens und der Schwere von Übelkeit und Erbrechen sind Rückschlüsse auf den biologischen Schaden ableitbar.

Tritt starkes und häufiges Erbrechen früher als 1 h nach Ganzkörper-Bestrahlung auf, so ist innerhalb der nächsten Wochen mit einer kritischen Störung der Hämopoese zu rechnen. Fieber, Kopfschmerz, Diarrhoe und Parotisschwellung weisen auf eine ernste Prognose hin. Auch umschriebene Erytheme als Zeichen lokaler Strahlenschäden der Haut dürfen nicht übersehen werden.

Bei Strahlenexponierten mit und ohne zusätzliche Traumen ist möglichst frühzeitig und dann in täglichen Abständen die *Lymphozyten-* und *Granulozyten-Zahl* zu bestimmen (Sequential-Diagnostik). Die erste Blutprobe wird außerdem für die *Chromosomen-Analyse* und *HLA-Typisierung (humanes Leukozyten-Antigen)* benötigt. Erfolgt die Blutentnahme zu spät, enthält sie ggf. nicht mehr genügend Lymphozyten für diese Untersuchungen. Eine ausgeprägte initiale Granulozytose in den ersten 48 Stunden nach Strahlenexposition mit anschließendem Abfall weist auf eine ungünstige Prognose hin.

Bei Verdacht auf einen Kombinationsschaden ist eine präoperative Diagnostik des Strahlenschadens der Hämopoese erforderlich. Sie ist Grundlage für die chirurgische Behandlungsstrategie.

Bei schwer verlaufender ASK muß diagnostisch beurteilt werden, ob eine Erholung des hämopoetischen Systems noch möglich ist, also eine supportive Therapie ausreicht, oder ob die Schädigung des hämopoetischen Systems irreversibel ist. In diesem Fall ist eine Stammzell-Transplantation indiziert. Daher muß die *Differentialdiagnose* zwischen *reversibler* und *irreversibler Hämopoeseschädigung* so früh wie möglich erfolgen.

Im panzytopenischen Stadium ist die Thrombozyten-Zahl zu überwachen und auf Anzeichen von bakteriellen, viralen und Pilzinfektionen, insbesondere der Lunge, zu achten.

■ Verlauf der Erkrankung, Behandlung und Pflege

Bei Patienten mit ASK erfolgt nach dem Abklingen der *Prodromi* eine scheinbare Besserung. Dieses symptomarme oder -freie Intervall (je nach Strahlendosis Stunden, Tage bis Wochen anhaltend) wird als *Latenzphase* bezeichnet. Abhängig von Umfang und Schweregrad der strahleninduzierten Schädigungen entscheidet sich das Schicksal des Patienten in der folgenden *Manifestationsphase* der ASK. Die Behandlung erfolgt nach den Grundsätzen der Therapie panzytopenischer Zustände in hämatologisch-onkologischen Zentren.

Ein schweres *hämopoetisches Syndrom* (Immunsuppression, ggf. pulmonale oder generalisierte Infektionen, Hämorrhagien) und Mucositis treten ca. 1 Woche nach Ganzkörper-Bestrahlung mit Knochenmarkdosen von mehr als 3 Sv auf. Die Erkrankung erfordert die Pflege des Patienten unter sterilen Bedingungen, systemische Antibiose, kombiniert mit selektiver bakterieller Darm-Dekontamination, Gabe von Immunglobulinen, Thrombozyten-Konzentraten sowie ggf. von Opioiden zur Schmerzbekämpfung bei Mucositis.

Die Indikation für systemische Zytokin-Applikationen (z.B. G-CSF, granulocyte colony stimulating factor) wird nicht einheitlich beurteilt. Bei irreversibler Schädigung der Hämopoese ist eine Stammzell-Transplantation notwendig; ihre Indikation wird zur Zeit bei einer Ganzkörper-Dosis von > 8 Sv diskutiert. In diesem Dosisbereich ist zusätzlich mit kritischen, zumeist letal verlaufenden *interstitiellen Pneumonien* als Ausdruck von Strahlenschäden der Lunge zu rechnen.

Nach Ganzkörper-Bestrahlung mit mehr als 10 Sv treten neben den Symptomen des hämopoetischen Syndroms schwere Strahlenschäden an den Schleimhäuten des Gastrointestinaltraktes auf. Nausea, Emesis, blutige Diarrhoe und Mucositis treten dann als *gastrointestinales Syndrom* in Erscheinung. Die Therapie erfolgt symptomatisch.

Bei dem nach sehr hohen Strahlendosen auftretenden *neurovaskulären Syndrom* (z.B. Neuronen-Degeneration und Perivaskulitis) ist nur eine palliative Therapie möglich.

Schwere *Strahlenschäden der Haut* können insbesondere bei inhomogenen lokalen Dosisspitzen auftreten, zumeist bei Kontamination von Kleidung und Haut und zu später Dekontamination. Sie werden nach dermatologischen und verbrennungsmedizinischen Grundsätzen behandelt. Dies schließt eine effiziente Wund-Dekontamination ein. Bei großflächigen akuten Strahlenschäden der Haut sind die Patienten rechtzeitig in verbrennungsmedizinische Zentren zu verlegen.

Sind *Strahlenschäden der Hämopoese mit mechanischen oder/und thermischen Verletzungen* kombiniert, muß die chirurgische Behandlungsstrategie diesem Zustand angepaßt werden. Es ist dann zu berücksichtigen, daß aufgrund der progredienten Panzytopenie in den nächsten Tagen bis Wochen das Risiko von *Infektionen, Blutungen und Wundheilungsstörungen* stetig ansteigt. Daher müssen invasive Eingriffe bis 36 h nach Bestrahlung abgeschlossen sein. Ein ausgedehntes Wunddebridement und primärer Wundverschluß sind notwendig. Bei Läsionen viszeraler Organe ist der Teilresektion (Leber, Pancreas) oder Entfernung (Milz, einseitige Niere) der Vorzug zu geben.

Nach der chirurgischen Versorgung sind die Patienten so bald wie möglich in *hämatologisch-onkologische Zentren* zu verlegen, die Erfahrungen mit schweren panzytopenischen Zuständen haben.

Allgemeine Maßnahmen zur Therapie einer *inneren Kontamination* mit Radionukliden bestehen in forcierter Diurese, Beschleunigung der Darmpassage (Laxantien) und Gabe von Expektorantien zur Förderung der Nuklid-Ausscheidung aus der Lunge. Spezielle Maßnahmen umfassen eine Jod-Blockade der Schilddrüse sowie die Gabe von Antidoten zur Dekorporierung innerer Kontamination, z.B. DTPA (Diäthylen-Triamino-Penta-Acetat), Preußisch Blau. Die Auswahl speziell indizierter Antidote erfolgt aufgrund spektroskopischer Identifizierung der wichtigsten inkorporierten Radionuklide. Diagnostik und Therapie sollen in einer nuklearmedizinischen Einrichtung erfolgen, die mit einem Ganzkörperzähler ausgestattet ist.

Das gesamte Vorgehen solle im Einzelfall mit dem regionalen Strahlenschutzzentrum (Adressen siehe (23)) abgesprochen werden. Weitere Beratung und Hilfeleistungen können durch Medizinische A-Schutz- und ABC-Abwehrexperten der Bundeswehr erfolgen.

Biologische Kampfmittel

Grundlagen

B-Kampfmittel bestehen aus B-Kampfstoff und Einsatzmittel. *B-Kampfstoffe* sind zu nicht friedlichen Zwecken produzierte vermehrungsfähige Mikroorganismen und Gifte biologischen Ursprungs, die durch ihre Wirkung auf Lebensvorgänge den Tod, eine vorübergehende Handlungsunfähigkeit oder eine Dauerschädigung herbeiführen können.

Aus epidemiologischer Sicht sind B-Kampfstoffe in Erreger übertragbarer und nicht übertragbarer Krankheiten sowie Toxine zu unterteilen. Als *Einsatzmittel* für B-Kampfstoffe kommen Raketen, Bomben und Granaten in Frage, die bei ihrer Detonation den B-Kampfstoff aerosolieren. Bei ihrer Explosion können diese Einsatzmittel auch konventionelle (mechanische bzw. thermische) Verletzungen verursachen. Weitere Einsatzmittel sind Luftfahrzeuge (insbesondere Drohnen und Agrar-Flugzeuge mit Sprühvorrichtungen) sowie Land- und Wasserfahrzeuge mit Aerosol-Generatoren. Auch Trinkwasser-Versorgungssysteme und Vektoren eignen sich zur Verbreitung bestimmter B-Kampfstoffe.

Rüstungsprogramme zur Entwicklung und Herstellung biologischer Kampfmittel wurden stets unter Geheimhaltung durchgeführt. Daher sind nur wenige, bruchstückhafte und teilweise unsichere Informationen über B-Kampfmittel bekannt.

Exposition

Es ist davon auszugehen, daß einige Regierungen über B-Kampfmittel verfügen. Auch Bürgerkriegsparteien können an derartige Waffen gelangen, insbesondere wenn ein Staat zerfällt, der B-Kampfmittel besitzt. Ebenso können Terroristen und andere Kriminelle über B-Kampfstoffe verfügen. Eine Exposition gegen B-Kampfstoffe ist daher nicht nur im Rahmen von Kriegen möglich.

B-Kampfstoffe würden mit größter Wahrscheinlichkeit als Aerosol ausgebracht. Die Opfer würden über die Lunge und mit massiven Dosen belastet. Je nach Einsatzverfahren ist auch eine alimentäre oder kontaktive Aufnahme möglich.

Im Falle begleitender Verletzungen kann der Kampfstoff auch direkt in den Körper gelangen.

Als B-Kampfstoffe eignen sich besonders virulente und umweltresistente Stämme gefährlicher *Krankheitserreger*. Die meisten von ihnen kommen unter natürlichen Bedingungen in tierischen Reservoiren vorwiegend in den Subtropen und Tropen vor. Auch besonders gefährliche *Gifte biologischen Ursprungs* (Toxine) müssen in die Betrachtung einbezogen werden, z. B. Clostridium botulinum-Toxin A. Es ist etwa 15 000fach giftiger als der giftigste chemische Kampfstoff, das VX.

Tab. 33.**1** zeigt eine Auswahl von Krankheitserregern und Toxinen, die als B-Kampfstoffe in Frage kommen. Darüber hinaus kommen weitere humanpathogene Keime und Toxine in Betracht. Ferner könnten auch biologische Agenzien eingesetzt werden, die Tiere und Pflanzen töten oder schädigen. Ihr Einsatz wäre am ehesten unter wirtschaftlichen Motiven denkbar. Es ist auch möglich, daß Gemische verschiedener B-Kampfstoffe oder von B-Kampfstoffen mit Radionukliden bzw. C-Kampfstoffen eingesetzt werden, um Diagnostik und Therapie zu erschweren.

Wirkungen

Die Wirkungen von B-Kampfstoffen sind sehr verschieden. Erreger und Gifte können tödliche Krankheiten verursachen, die jedoch, wie im Falle Botulismus, nicht ansteckend sein müssen. Es gibt aber auch B-Kampfstoffe, die übertragbare Krankheiten verursachen und Epidemien auslösen können.

Diese Gefahr besteht u. a. bei der Lungenpest und den Pocken. Im Fall der Pocken wären aufgrund der mittlerweile geringen Durchimpfung der Bevölkerung durchaus größere Seuchenzüge mit hoher Letalität zu befürchten, sofern nicht sofort Quarantänemaßnahmen und Riegelungsimpfungen erfolgen. Andere Kampfstoffe, wie die Erreger des Q-Fiebers, würden ihre Opfer lediglich krank machen, aber, von Abwehrgeschwächten abgesehen, nicht töten.

Eine Besonderheit von B-Kampfmitteln ist die *Breite des potentiellen Angriffsspektrums*. Es reicht von der Aktion eines Einzeltäters oder einer staatlich gelenkten lokalen Einzelaktion bis zu der Möglichkeit eines strategischen Angriffs. Das gesamte Angriffsspektrum kann verdeckt oder offen durchgeführt werden. Eine Expertenkommission der World Health Organisation (WHO) veröffentlichte 1970 Modellrechnungen, die ergaben, daß im Fall eines Sprühangriffs mit 50 kg Milzbrandsporen von einem Flugzeug aus in einer Großstadt mit 500 000 Einwohnern 95 000 Tote und 125 000 Erkrankte zu erwarten wären. Von der Größenordnung her sind diese Verluste mit denen eines Nuklearwaffen-Einsatzes vergleichbar.

B-Kampfstoffe können *lautlos* und *unsichtbar* verbreitet werden, sind mit menschlichen Sinnen *nicht wahrnehmbar* und derzeit auch *mit Warnsystemen nicht nachweisbar*. Daher würde ein Einsatz von B-Kampfstoffen möglicherweise erst am gehäuften Auftreten ungewöhnlicher Erkrankungen und Todesfälle bemerkt.

Als *Mimikry-Potential* wird die Fähigkeit zur Nachahmung natürlich vorkommender Krankheiten bezeichnet. Diese Eigenschaft kann im verdeckten Einsatz besonders heimtückisch genutzt werden. Die Unterscheidung *künstlicher* und *natürlicher* Krankheitsursachen kann äußerst schwierig sein, insbesondere, wenn für den B-Kampfstoff Erreger ausgewählt werden, die im Einsatzgebiet auch natürlich vorkommen.

Ferner ist nicht auszuschließen, daß genetisch modifizierte Erreger als B-Kampfstoff verwendet werden. Diese müßten dann von einer natürlichen, neu- oder wiederauftauchenden Infektionskrankheit abgegrenzt werden.

Ein Beispiel für eine neu aufgetauchte natürliche Krankheit ist der Ausbruch eines bis dahin noch nicht beschriebenen hämorrhagischen Fiebers 1967 in Marburg; der Erreger wurde „Marburg-Virus" genannt.

Gegenmaßnahmen

Die medizinische Versorgung ist *Teil eines Gesamtkonzepts*, das zusätzlich noch folgende, hier nur stichwortartig aufgeführte Komponenten umfaßt:

Tabelle 33.**1** Auswahl von Krankheitserregern und Toxinen, die als B-Kampfstoff in Frage kommen

Bakterien	Viren	Toxine
Bazillus anthracis (Sporen) – Lungenmilzbrand	*Variola-Virus* – Pocken	*Clostridium botulinum-Toxine* – Botulismus
Yersinia pestis – Lungenpest	*Venezuelan Equine Encephalitis Virus* – Venezuelanische equine Enzephalitis (VEE)	*Rizin** – Rizin-Intoxikation
Francisella tularensis – Tularämie	*Ebola-Virus* – Ebola-Fieber	*Staphylokokken-Enterotoxin B (SEB)* – SEB-Intoxikation
Brucella abortus, B. suis, B. melitensis – Brucellosen		
Coxiella burnetii – Q-Fieber		

*Rizin ist ein im Samen von Ricinus communis enthaltenes Toxin

- *Allgemeine Gegenmaßnahmen* wie politische Maßnahmen zur Verhinderung von B-Kampfmittelrüstung und Terrorismus; kontinuierliche nachrichtendienstliche Beobachtung von „Risikostaaten", verdächtigen Personen und Organisationen; B-Schutzforschung und -entwicklung; Katastrophenschutzplanung und -übungen sowie Vorhalten von Grundkapazitäten für Diagnostik, Behandlung und Transport bei gemeingefährlichen übertragbaren Krankheiten.
- Zu den *speziellen Gegenmaßnahmen* zählen Etablieren einer Einsatzleitung auf höchster Ebene; Lagebeurteilung (Art des Kampfstoffs, Einsatzort, Ausbreitungszonen usw.); Ausbruchsmanagement (Planen und Steuern antiepidemischer Maßnahmen); Öffentlichkeitsarbeit; Evakuierung und Verkehrslenkung; Objektschutz (z. B. Bewachen bedrohter Einrichtungen); Spüren von B-Kampfstoffen; Markieren und Bewachen von Gefahrenbereichen; Dekontamination; technische Warnsysteme; Schutzbekleidung und -systeme; Nachweis des Einsatzes (mikrobiologisch, kriminalistisch, völkerrechtlich) und Ermittlung des Angreifers (z. B. Terroristen).

Präklinische Versorgung

■ Schutzmaßnahmen für Personal und Patienten

- Sofern bekannt ist oder vermutet wird, daß ein B-Kampfstoff eingesetzt wurde, ist beim Betreten kontaminierter Bereiche und beim Umgang mit Exponierten *Schutzkleidung mit Atemschutz* zu tragen.
- Bis zum Beweis des Gegenteils ist *jeder B-Exponierte als infektiös* zu behandeln.

Aufgrund der Vielfalt der in Frage kommenden Keime und Toxine können Schutzausrüstung und antiepidemische Maßnahmen (z. B. Quarantänisierung) erst spezifiziert werden, nachdem der Kampfstoff identifiziert ist. Grundsätzlich ist von einer besonderen biologischen Gefährdung auszugehen, da B-Kampfstoffe hochpathogene Erreger bzw. Toxine darstellen.

Einfache Maßnahmen zur Reduktion des Infektions- und Intoxikationsrisikos für Patient und Rettungspersonal sind:
- Anlegen von Schutzmasken oder Mund-Nasen-Schutz (ggf. mehrfach gefaltete Tücher), Schutzbrille, -kittel und -handschuhen.
- Aufenthalt in kontaminierter Umgebung so kurz wie möglich.
- Kontaminierte Kleidung sofort entfernen und exponierte Körperteile behelfsmäßig oder vollständig dekontaminieren.
- Schutz des Patienten vor sekundärer Kontamination bei notfallmedizinischer Versorgung und Transport.
- Dekontamination (Duschen) des Personals und Kleidungswechsel vor Verlassen der „unreinen" Zone.
- Sammlung aller kontaminierten Gegenstände und Desinfektion, Sterilisation oder Verbrennung; Desinfektion von kontaminierten Oberflächen.
- Allgemeine persönliche und kollektive Hygienemaßnahmen.

■ Diagnostik und lebensrettende Sofortmaßnahmen

Unmittelbar nach einem B-Kampfstoffeinsatz ist noch nicht mit Krankheitsfällen zu rechnen. Je nach Art und Dosis des Agens und Disposition des Opfers werden *erste, meist atypische, unspezifische Krankheitszeichen* frühestens nach einigen *Stunden bis wenigen Tagen* auftreten.

Erste Hinweise auf einen B-Kampfstoffeinsatz kann das zeitgleiche gehäufte Auftreten ungewöhnlicher Erkrankungen und Todesfälle geben. *Leitsymptome und -befunde* können sein:
- Fieber, Frösteln, Abgeschlagenheit, Muskel-, Glieder-, Rücken- und Kopfschmerzen, geröteter, rauher Rachen (*Influenza-Syndrom*) bei Q-Fieber und SEB (Staphylokokken-Enterotoxin B).
- Fieber mit En- und Exanthemen (*Exanthem-Syndrom*) bei Tularämie, Pocken und viralen hämorrhagischen Fiebern.
- Fieber mit Schüttelfrost, schwerem Krankheitsgefühl, Lymphknoten-, Milz- und Leberschwellung, Kollaps/Schock (*infektiös-toxisches* oder *septisches Schock-Syndrom*) bei Pest und Milzbrand.
- Fieber mit Kopfschmerzen, Nackensteife, Bewußtseinstrübung, Krämpfen oder Lähmungen (*infektiös-toxisches ZNS-Syndrom*) bei VEE (Venezuelanische equine Enzephalitis).
- Fieber, Abgeschlagenheit, Husten mit oder ohne Auswurf (ggf. blutig), Dyspnoe, Stridor, Zyanose, Tachypnoe, Brustschmerzen, trockene oder feuchte Rasselgeräusche (*pulmonales* oder *akutes Atemnot-Syndrom, ARDS*) bei Lungenpest, Lungenmilzbrand, Tularämie und SEB.
- Fieber, Petechien, Ekchymosen, Purpura, Epistaxis, Hämatemesis, gastrointestinale Blutungen (*hämorrhagisches Syndrom*) bei Ebola-Fieber, Pest- oder Milzbrand-Sepsis.

Die *Erstversorgung*, auch bei begleitenden Verletzungen, kann nur nach klinischen Kriterien erfolgen und umfaßt:
- Sicherung der Vitalfunktionen (Atmung, Kreislauf),
- Verhinderung von Hyperpyrexie,
- sofortige Gabe von Breitband-Antibiotika bei Verdacht auf bakterielle Infektionen sowie
- Sedierung bei Angstzuständen und Panikreaktionen.

Zur Sicherung der *ätiologischen Diagnose und Verifikation* eines mutmaßlichen biologischen Angriffes sowie zur *Testung der Antibiotika-Empfindlichkeit* bakterieller Kampfstoffe sollen umgehend geeignete Untersuchungsmaterialien aus der Umwelt und vom Patienten (Sputum, Venenblut, Sekrete, Stuhl und Erbrochenes oder Abstriche) gewonnen werden.

Grundzüge der klinischen Versorgung

■ Schutzmaßnahmen für Personal und Patienten

Im Krankenhaus sind bis zur Identifizierung des B-Kampfstoffs folgende Maßnahmen notwendig:
- Dekontamination exponierter Patienten bei Aufnahme ins Krankenhaus und Entsorgung kontaminierter Bekleidung usw.

- Tragen von Schutzkitteln sowie Mund-Nasen-Schutz, Schutzbrille oder Gesichtsschutz, OP-Handschuhe.
- Einhalten von Vorsichtsmaßnahmen beim Umgang mit Sekreten, Blut, Urin, Faeces und Gewebe.
- Behandlung und Pflege ggf. unter Barriere-Bedingungen, das heißt Unterdruckraum, Schleuse und Zugangsbeschränkung.
- Prophylaxe (Antibiotika, Virustatika, passive oder aktive Immunisierung).
- Medizinische Überwachung (täglich mehrfache Temperaturmessungen).
- Bei Krankheitsverdacht stationäre Aufnahme und Isolierung,
- Laufende Desinfektion und Schlußdesinfektion, Entsorgen biologisch kontaminierter Abfälle und Abwässer.
- Durchführen invasiver Eingriffe unter Barriere-Bedingungen.
- Schädlingsbekämpfung (Insekten, Nager).

■ Diagnostik

Zur klinischen Diagnostik zählen:
- Eingehende körperliche Untersuchung, Differential-Blutbild, Blutkörperchen-Senkungsgeschwindigkeit, CRP-Bestimmung (C-reaktives Protein als Akutphase-Protein), Leber-Enzyme, Nieren-Parameter und Urin-Status als allgemeine Maßnahmen.
- Röntgen-Aufnahme und ggf. computertomographische Untersuchung (CT) des Thorax sowie Blutgasanalyse bei Verdacht auf Aerosol-Exposition.
- Neurologische Untersuchung, Liquor-Status und CT-Untersuchung bei ZNS-Beteiligung.
- Gerinnungsstatus bei generalisierten Infektionen mit multipler Organmanifestation oder hämorrhagischem Fieber.

Die spezielle mikrobiologische Diagnostik zum Nachweis von B-Kampfstoffen erfolgt in Speziallaboratorien (Adressen s. 24). Hierzu stehen u. a. zur Verfügung:
- Blutkulturen bei Verdacht auf septikämische Krankheitsformen, Pneumonien und Meningitis.
- Anzüchtung von Bakterien und Viren aus Sekreten, Faeces, Urin, Sputum, Liquor sowie Abstrich-, Biopsie- oder Autopsie-Material.
- Direktnachweis mittels Immunfluoreszenz z. B. bei Anthrax und Pest; ELISA (enzyme linked immuno sorbent assay) bei bakteriellen und viralen Antigenen und Toxinen; Bakterioskopie bei z. B. Anthrax und Pest; Elektronenmikroskopie bei Variola- und Ebola-Viren; Polymerase-Ketten-Reaktion bei Bakterien, Viren und Rikkettsien sowie Bio-Assay bei z. B. Botulinum-Toxin.
- Biochemische, serologische und molekularbiologische Identifizierung der Isolate sowie Bestimmung der Chemotherapeutika-Resistenz.
- Serologischer Nachweis erreger- und toxinspezifischer IgA-, IgM- und IgG-Antikörper durch z. B. ELISA; indirekte Immunfluoreszenz oder Komplement-Bindungsreaktion (KBR) in zwei Serumproben (akute Phase und nach ca. 14 Tagen).

■ Einzelne Krankheitsbilder

Im weiteren werden nur *schwere klinische Verlaufsformen nach Inhalation von B-Kampfstoffen* vorgestellt.

- Diese Patienten bedürfen einer speziellen intensivmedizinischen Behandlung.
- Bis zum Ausschluß einer übertragbaren Krankheit sind sie auf Infektionsstationen mit Intensiveinheit und der Möglichkeit der Barriere-Pflege unterzubringen.
- Dieser Grundsatz gilt entsprechend, falls Verletzungen eine chirurgische Intervention erfordern.

Je nach Art des B-Kampfmitteleinsatzes können folgende Disziplinen gefordert sein: Anästhesiologie, Chirurgie, Hygiene, Immunologie, Innere Medizin (Infektiologie), Mikrobiologie und Infektionsepidemiologie, Pathologie (Gerichtsmedizin), Toxikologie, Transfusionsmedizin, Tropenmedizin, Veterinärmedizin und Zoologie (Entomologie).

Das therapeutische Vorgehen soll im Einzelfall mit den Gesundheitsbehörden und nationalen und internationalen Einrichtungen abgestimmt werden, die Erfahrungen mit den jeweiligen Erregern und Toxinen besitzen. Die nationalen und internationalen Rechtsvorschriften und Richtlinien zur Verhütung und Bekämpfung übertragbarer Krankheiten sind zu beachten. Ggf. ist das Robert-Koch-Institut (Adresse s. (24)) zu konsultieren. Weitere Beratung und Hilfeleistungen können durch Medizinische B-Schutz- und ABC-Abwehrexperten der Bundeswehr erfolgen.

Lungenmilzbrand
- *Inkubationszeit:* Mehrere Stunden bis 6 Tage.
- *Verlauf und klinische Diagnose:* Plötzlicher Beginn mit Grippe-Syndrom, ggf. beschwerdefreies Intervall (1–2 Tage), dann hohes septisches Fieber (39–40 °C), Schüttelfrost, Stridor, Atemnot, hochgradige Zyanose, Bluthusten, Thoraxschmerz, hämorrhagische Mediastinitis, Bronchopneumonie (Thorax-Röntgenbild: Mediastinalerweiterung, ggf. Pleuraergüsse), hämorrhagische Meningitis, Gerinnungsstörung. Septisch-toxischer Schock mit Atem- und Nierenversagen möglich innerhalb 2–3 Tagen. Letalität unbehandelt bis 100%, behandelt 80–90%.
- *Therapie:* Bei Verdacht sofort hochdosiert Penicillin G und Streptomycin, alternativ Ciprofloxacin, Minocyclin oder Doxycyclin; supportive Maßnahmen.
- *Postexpositionelle Prophylaxe:* Doxycyclin oder Ciprofloxacin; Vakzination.
- *Meldepflicht:* Verdacht, Erkrankung, Tod.
- *Hygiene-Regime:* Stationäre Behandlung mit Isolierung von Kranken und Krankheitsverdächtigen; Observation von Kontaktpersonen und B-Kampfstoff-Exponierten.

Lungenpest
- *Inkubationszeit:* Mehrere Stunden bis 3 Tage.
- *Verlauf und klinische Diagnose:* Akuter Beginn mit hohem Fieber (bis über 40 °C), Schüttelfrost, schweres Krankheitsgefühl, Leukozytose, akutes Atemnot-Syndrom mit Husten und blutigem Auswurf, multiple Lymphknotenschwellung, Splenomegalie, hämorrhagische Bronchopneumonie. Ggf. septisch-hämorrhagischer Schock mit Gerinnungsstörung und hämorrhagischer Meningitis. Letalität unbehandelt bis 100%, behandelt 60–80%.
- *Therapie:* Bei Verdacht sofort hochdosiert Streptomycin, alternativ Doxycyclin oder Ciprofloxacin. Bei Pest-Meningitis Chloramphenicol. Supportive Maßnahmen.
- *Postexpositionelle Prophylaxe:* Tetrazykline oder Trimethoprim-Sulfamethoxazol.
- *Meldepflicht:* Verdacht, Erkrankung, Tod.

– *Hygiene-Regime:* Stationäre Behandlung unter strikter Isolierung (Barriere-Bedingungen) von Kranken und Krankheitsverdächtigen. Quarantäne von Kontaktpersonen und B-Kampfstoff-Exponierten für 6 Tage mit Chemoprophylaxe. Schädlingsbekämpfung und -kontrolle.

Tularämie
– *Inkubationszeit:* 1 – 10 Tage.
– *Verlauf und klinische Diagnose:* Akut einsetzendes schweres Grippe-Syndrom, hohes Fieber bis 41 °C, Schüttelfrost, Husten, massive Pleuro-Bronchopneumonie mit Abszessen und Pleuraergüssen (Atemnot-Syndrom), Septikämie, generalisierte Lymphadenopathie, ZNS-Befall mit typhösem Syndrom und Koma, toxisches Kreislaufversagen. Letalität unbehandelt ca. 35 %, behandelt < 5 %.
– *Therapie:* Frühzeitig hoch dosiert Streptomycin; alternativ Doxycyclin oder Gentamycin; supportive Maßnahmen.
– *Postexpositionelle Prophylaxe:* Doxycyclin.
– *Meldepflicht:* Verdacht, Erkrankung, Tod.
– *Hygiene-Regime:* Stationäre Behandlung mit Isolierung von Kranken und Krankheitsverdächtigen; Observation von Kontaktpersonen und B-Kampfstoff-Exponierten.

Brucellose
– *Inkubationszeit:* 5 – 60 Tage (bis Monate).
– *Verlauf und klinische Diagnose:* Prodromalstadium mit schwerem Grippe-Syndrom und Schüttelfrost (Fieber über 40 °C), extreme Ermüdbarkeit, Antriebsarmut, Depression, Organmanifestation zu 70 % als Hepato-Splenomegalie, teils Endokarditis, Lymphknotenschwellung, Neigung zu chronischem Verlauf mit Komplikationen (Arthritiden, Epididymitis); Letalität unbehandelt ca. 6 %, behandelt ca. 2 %.
– *Therapie:* Kombination von Rifampicin mit Streptomycin oder Doxycyclin; supportive Maßnahmen.
– *Postexpositionelle Prophylaxe:* Doxycyclin und Rifampicin.
– *Meldepflicht:* Erkrankung, Tod.
– *Hygiene-Regime:* Stationäre Behandlung mit Isolierung von Kranken und Krankheitsverdächtigen; Observation von Kontaktpersonen und B-Kampfstoff-Exponierten.

Q-Fieber
– *Inkubationszeit:* 10 – 14 Tage.
– *Verlauf und klinische Diagnose:* Akuter Beginn mit Grippe-Syndrom, anfangs trockener, später produktiver Husten, Fieber bis 41 °C, bronchopneumonische und pleuritische Beschwerden, ggf. Hepatitis, aseptische Meningo-Enzephalitis, Orchitis, Arthritis, in ca. 20 % Endokarditis. Letalität unter 1 %.
– *Therapie:* Doxycyclin, alternativ Chloramphenicol; supportive Maßnahmen.
– *Postexpositionelle Prophylaxe:* Doxycyclin.
– *Meldepflicht:* Erkrankung, Tod.
– *Hygiene-Regime:* Stationäre Behandlung mit Isolierung von Kranken und Krankheitsverdächtigen; Observation von Kontaktpersonen und B-Kampfstoff-Exponierten.

Pocken (Variola major)
– *Inkubationszeit:* 7 – 17 Tage.
– *Verlauf und klinische Diagnose:* Akuter Fieberanstieg bis 40 °C, schweres Krankheitsgefühl, nächtliche Kreuzschmerzen, Influenza-ähnliche Prodromi, Generalisation und Organmanifestation mit typisch ablaufendem Pocken-Exanthem (Makula-Vesikula-Papula bis 12. Tag, Krusten-Narben-Bildung bis 28. Tag), Sekundärinfektionen von Haut und Schleimhäuten, pulmonale Abszesse, Meningo-Enzephalitis, Myelitis mit Paresen, Ataxien, ggf. Psychosen, Gerinnungsstörung mit hämorrhagischem oder infektiös-toxischem Schock-Syndrom, Multiorganversagen. Letalität bei Ungeimpften ca. 30 %, bei Geimpften ca. 3 %.
– *Therapie:* Symptomatisch.
– *Postexpositionelle Prophylaxe:* Vakzinia-Immunglobulin in Verbindung mit Pockenschutzimpfung in den ersten 3 Tagen nach Exposition.
– *Meldepflicht:* Verdacht, Erkrankung, Tod.
– *Hygiene-Regime:* Stationäre Behandlung unter strikter Isolierung (Barriere-Bedingungen) von Kranken und Krankheitsverdächtigen (intensive aerogene Übertragbarkeit ab 2 Tage vor Beginn des Exanthems bis nach Abfall der Krusten), Quarantäne für Kontaktpersonen und Exponierte für 17 Tage.

Venezuelanische equine Enzephalitis, VEE
– *Inkubationszeit:* 1 – 6 Tage.
– *Verlauf und klinische Diagnose:* Akutes Fieber (ca. 40 °C), Kopf-, Hals- und Muskelschmerzen, Übelkeit, Durchfall, Katarrh der oberen Luftwege, Photophobie, bei einem Teil der Patienten um den 5. – 7. Tag Übergang in Meningo-Enzephalitis mit ernster Prognose. Gesamt-Letalität ca. 1 %.
– *Therapie:* Symptomatisch.
– *Postexpositionelle Prophylaxe:* Nicht verfügbar.
– *Meldepflicht:* Erkrankung, Tod.
– *Hygiene-Regime:* Stationäre Behandlung mit Isolierung von Kranken und Krankheitsverdächtigen; Observation von Kontaktpersonen und B-Kampfstoff-Exponierten; Desinsektion. Patient ist ca. 3 Tage lang für Übertragung durch Mücken infektiös.

Ebola-Fieber
– *Inkubationszeit:* 3 – 18 Tage.
– *Verlauf und klinische Diagnose:* Akuter Beginn mit grippeartiger Symptomatik, konjunktivaler Injektion und leichter Hypotonie, dann hohes Fieber, trockener Rachen und Husten, Delir, schwere Gelenkschmerzen, Durchfall, Erbrechen und Blutungen aus den Körperöffnungen, makulopapulöse Exantheme, Gerinnungsstörung, Oligurie, Anurie, Nierenversagen, Enzephalitis (Krämpfe) und Psychosen sowie Sekundärinfektionen. Hämorrhagisch-toxischer Schock, präfinal Temperaturabfall. Letalität bis 100 %.
– *Therapie:* Symptomatisch; ggf. Versuch mit Rekonvaleszenten-Seren.
– *Postexpositionelle Prophylaxe:* Nicht verfügbar.
– *Meldepflicht:* Verdacht, Erkrankung, Tod.
– *Hygiene-Regime:* Stationäre Behandlung unter strikter Isolierung (Barriere-Bedingungen) von Kranken und Krankheitsverdächtigen (Übertragbarkeit ab 3. Krankheitstag bis zum Tod). Quarantäne von Kontaktpersonen und Exponierten für 18 Tage.

Botulismus
– *Latenzzeit:* Etwa 24 Stunden bis 5 Tage.
– *Verlauf und klinische Diagnose:* Akut einsetzende Mundtrockenheit, quälender Durst, Sehstörung (Diplopie, Ptose, Augenflimmern, Photophobie), afebril, deutliche Tachykardie, dann Dysarthrie, Dysphonie und Dysphagie, gefolgt von Skelettmuskellähmung in Form symme-

trisch absteigender, progressiver Schwäche mit schwerer Ateminsuffizienz und Atemlähmung bei ungetrübtem Sensorium. Letalität unbehandelt 90 %, behandelt < 5 %.
- *Therapie:* Sofortige Gabe von polyvalentem Botulismus-Antitoxin, supportive Maßnahmen.
- *Postexpositionelle Prophylaxe:* Polyvalentes Botulismus-Antitoxin.
- *Meldepflicht:* Verdacht, Erkrankung, Tod.
- *Hygiene-Regime:* Isolierung nicht erforderlich.

Rizin
- *Latenzzeit:* 8–36 Stunden.
- *Verlauf und klinische Diagnose:* Enge in der Brust, Husten, Atemnot, Übelkeit und Arthralgien, ausgeprägte Leukozytose sowie Fieber über 39 °C. In schweren Fällen zusätzlich zerebrale Krämpfe, Lungenödem, schwere Hypoxie, Gerinnungsstörung, multiples Organversagen.
- *Therapie:* Symptomatisch.
- *Postexpositionelle Prophylaxe:* Nicht verfügbar.
- *Meldepflicht:* Nein.
- *Hygiene-Regime:* Isolierung nicht erforderlich.

Staphylokokken-Enterotoxin B (SEB)
- *Latenzzeit:* 1 bis 12 Stunden
- *Verlauf und klinische Diagnose:* Plötzliches Auftreten von Fieber (39–41 °C), Kopfschmerzen, Schüttelfrost, Myalgien und nicht produktivem, anfallsweisem Husten und Leukozytose. In schweren Fällen Atemnot und retrosternale Schmerzen, mitunter schwere Bronchopneumonien mit bakterieller Superinfektion, Gefahr des Lungenödems. Persistenz des Fiebers etwa 5 Tage, des Hustens bis 4 Wochen. Rekonvaleszenz ca. 14 Tage. Letalität bis ca. 25 %.
- *Therapie:* Symptomatisch.
- *Postexpositionelle Prophylaxe:* Nicht verfügbar.
- *Meldepflicht:* Nein.
- *Hygiene-Regime:* Isolierung nicht erforderlich.

Chemische Kampfmittel und ähnliche Noxen

Grundlagen

C-Kampfmittel bestehen aus C-Kampfstoff und Einsatzmittel. *C-Kampfstoffe* sind zu nicht-friedlichen Zwecken produzierte toxische Chemikalien, die durch ihre Wirkung auf Lebensvorgänge den Tod, eine vorübergehende Handlungsunfähigkeit oder eine Dauerschädigung herbeiführen können.

Die medizinisch-toxikologische Einteilung nach Art und Ort der Wirkung ist weit verbreitet, auch wenn sie wissenschaftlich wenig exakt ist (Tab. 33.**2**). So wird Blausäure zu den Blutkampfstoffen gezählt, obwohl Blutbestandteile nicht beeinträchtigt werden.

C-Kampfstoffe können als Flüssigkeit, Aerosol oder Dampf bzw. Gas freigesetzt werden. Als *Einsatzmittel* für C-Kampfstoffe kommen Raketen, Bomben und Granaten in Frage. Bei der Explosion können diese Einsatzmittel auch konventionelle mechanische oder/und thermische Verletzungen verursachen. Als Einsatzmittel sind ferner Luftfahrzeuge (auch Agrar-Flugzeuge mit Sprühvorrichtungen und Drohnen) geeignet. Es ist möglich, daß Gemische verschiedener C-Kampfstoffe oder von C-Kampfstoffen mit Radionukliden bzw. B-Kampfstoffen eingesetzt werden, um Diagnostik und Therapie zu erschweren.

Auch toxische Substanzen, die in der zivilen chemischen Industrie in großen Mengen anfallen, bergen Unfall- und Mißbrauchsrisiken in sich. Als Beispiele genannt seien hier Phosgen, Chlorgas, Blausäure und Insektizide. Als im Jahr 1984 bei einem Unfall in einem Chemiewerk in Bhopal, Indien, Methylisocyanat austrat, starben über 3 300 Menschen. Ebenso besteht die Möglichkeit, daß Bürgerkriegsparteien oder Terroristen und andere Kriminelle toxische Industrieprodukte freisetzen.

Exposition

Expositionsmöglichkeiten gegen C-Kampfstoffe bestehen bei militärischen Auseinandersetzungen, terroristischen und kriminellen Aktivitäten, Kontrollen zum Chemiewaffen-Übereinkommen, Vernichtung der Vorräte und Freisetzung von Altlasten.

Inhalative und perkutane Aufnahme haben die größte Bedeutung, gefolgt von der Inkorporation mit kontaminierter Nahrung und Wasser. Die wesentlichen chemischen Kampfstoffe sind Flüssigkeiten, die unterschiedlich schnell verdunsten.

Seßhafte Stoffe haben eine Persistenz von Tagen bis Wochen, *nicht-seßhafte flüchtige Stoffe* eine Persistenz von Minuten bis Stunden. In Munition oder Behältern abgefüllte Kampfstoffe können über Jahrzehnte ihre Giftigkeit behalten, auch wenn sie vergraben oder versenkt wurden.

Präklinische Versorgung

Schutzmaßnahmen für Personal und Patienten

Bei der Rettung ist der Kontakt mit der Umgebung zu minimieren, um eine Sekundärkontamination zu vermeiden. Physikalische Barrieren verhindern den Kontakt mit Giften und die Aufnahme in den Organismus.

Eine *Atemschutzmaske* mit Aktivkohle- und Aerosolfilter schützt vor dem Einatmen der bekannten chemischen Kampfstoffe. Für Blausäure, die kaum an Aktivkohle adsorbiert wird, müssen spezielle Filter verwendet werden. Für den Schutz der Haut ist ein Schutzanzug erforderlich (undurchlässig oder halbdurchlässig mit Aktivkohle-Beschich-

Tabelle 33.**2** Einteilung chemischer Kampfstoffe

- Nervenkampfstoffe
  - Tabun (GA), Sarin (GB), Soman (GD), Cyclosarin (GF), VX
- Hautkampfstoffe
  - S-Lost (HD, Synonyma Yperit, Senfgas), N-Lost (HN-3)
  - Lewisit
- Blutkampfstoffe
  - Blausäure (AC), Chlorcyan (CK)
- Lungenkampfstoffe
  - Phosgen (CG), Diphosgen (DP), Chlorpikrin (PS)
- Psychokampfstoffe
  - Chinuklidinylbenzilat (BZ)

tung). Schweres Atemschutzgerät mit undurchlässigem Schutzanzug bietet vollen Schutz.

Diagnostik und Lebensrettende Sofortmaßnahmen

Diagnose und therapeutisches Vorgehen ergeben sich zunächst aus dem klinischen Befund und der Anamnese (siehe bei den entsprechenden Kampfstoffen). *Spürröhrchen* können die Diagnose durch Nachweis des Kampfstoffs in der Umgebung bestätigen. Im militärischen Bereich sind Spürpapier, Spürröhrchen oder spezielle Meßgeräte vorhanden (CAM = Chemical Agent Monitor).

- Die Rettung aus dem kontaminierten Bereich muß so schnell wie möglich erfolgen.
- In einer Umgebung, die mit flüssigen Kampfstoffen kontaminiert ist, sind Intubation, Injektion oder das Anlegen einer Infusion mit der Gefahr der Gift-Einbringung in den Organismus des Patienten verbunden und deshalb möglichst erst nach Behelfs-Dekontamination außerhalb der Gefahrenzone durchzuführen.
- Der evtl. Einsatz von Autoinjektoren (i.m.) bei Nervenkampfstoff-Vergiftungen muß so früh wie möglich erfolgen.
- Verletzungen sollen steril abgedeckt und erst im kontaminationsfreien Bereich versorgt werden.
- Für den Transport im kontaminierten Bereich sollen abgedeckte oder geschlossene Fahrzeuge verwendet werden, um eine Sekundär-Kontamination zu vermeiden.

Grundzüge der klinischen Versorgung

Schutzmaßnahmen für Personal und Patienten

Vor Aufnahme in einer Behandlungseinrichtung muß der Patient zur Vermeidung weiterer eigener Exposition sowie der Gefährdung anderer Patienten und des behandelnden Personals kontaminationsfrei sein.

In die Notaufnahme-Abteilung ist dazu eine Dekontaminations-Möglichkeit zu integrieren oder als mobile Dekontaminations-Einrichtung vor der Notaufnahme einzurichten. Das zur Dekontamination eingesetzte Personal muß mit Schutzbekleidung und Atemschutz ausgestattet sein. Ferner sind Raumluft-Überwachung (mittels CAM) und kontinuierliche, ausreichende Zufuhr von Frischluft notwendig.

- Kleiderwechsel und Dekontamination exponierter Teile der Körperoberfläche mit Wasser oder Dekontaminations-Mitteln verhindern eine weitere Aufnahme des Giftes in den Organismus und sollen umgehend nach Verlassen des kontaminierten Bereichs durchgeführt werden.
- Für die Wund-Dekontamination besonders geeignet ist eine 1–2%ige Kalziumhypochlorit-Lösung, die den C-Kampfstoff oxidativ zerstört. Die Lösung darf nicht in Körperhöhlen angewendet werden, weil die Gefahr von Verwachsungen besteht.
- Für die Augen-Dekontamination eignet sich eine 2%ige Natriumbikarbonat-Lösung.
- Es darf jedoch keine Zeit verloren werden; ersatzweise ist daher in beiden Fällen isotonische Kochsalzlösung oder Leitungswasser zu verwenden.
- Poröse Fremdkörper (Textil, Holz) können Kampfstoffe enthalten und sollen bei chirurgischer Versorgung usw. sofort in konzentrierter Kalziumhypochlorit-Lösung versenkt werden.

Auch während der Dekontamination muß der Patient ärztlich überwacht und ggf. versorgt werden. Die Dekontaminations-Einrichtung ist entsprechend auszustatten.

In Zweifelsfällen sind die Informationszentren für Vergiftungsfälle zu konsultieren (s. „Rote Liste"). Weitere Beratung und Hilfeleistungen können durch Medizinische C-Schutz- und ABC-Abwehrexperten der Bundeswehr erfolgen.

Spezielle Diagnostik und Therapie

Phosphororganische Verbindungen

Nervenkampfstoffe wie Sarin, Cyclosarin, Soman, Tabun und VX sind organische Phosphor-Verbindungen, die das Enzym Acetyl-Cholinesterase (AChE) hemmen.

Es handelt sich um Flüssigkeiten unterschiedlicher Flüchtigkeit von kaum wahrnehmbarem Geruch. Die sehr lipophilen Verbindungen werden auf allen Wegen schnell in den Organismus aufgenommen und verteilt. Durch spontane, ionenkatalysierte und enzymatische Hydrolyse (A-Esterasen: Phosphoryl-Phosphatasen) sowie Bindung an Esterasen (B-Esterasen: Cholinesterasen, Carboxylesterasen) nimmt die Konzentration im Blut rasch ab.

Durch Hemmung der AChE kommt es zur Anhäufung von Acetylcholin (ACh) im Bereich cholinerger Synapsen mit unkontrollierter Steigerung der Aktivität innervierter Organe und Gewebe bis zum Funktionsverlust. Vor allem im ZNS beeinflußt die cholinerge Erregung auch andere neuronale Systeme (GABA, Dopamin, Glutamat).

Das *klinische Bild* wird beherrscht von der peripheren muskarinischen Erregung exokriner Drüsen und glatter Muskeln sowie der nikotinischen Funktionsstörung quergestreifter Muskulatur und der Ganglien. Im ZNS dominieren Hemmung des Atemantriebs und epileptiforme Erregung mit Grand-mal-Anfällen (Tab. 33.**3**). Die zentrale und periphere Atemlähmung sowie die Bronchorrhoe und der Bronchospasmus können zum Tod führen. Als Spätkomplikation kann Kreislaufversagen auftreten.

Diagnostisch spricht eine deutliche Verminderung der Aktivität der Butyryl- (Plasma-) und Acetyl-Cholinesterase (Erythrozyten) für eine Vergiftung, wobei der letztere Wert eher die Aktivität im synaptischen Spalt wiedergibt. Die Aktivität beider Enzyme ist nur in Verbindung mit der klinischen Symptomatik zu bewerten. Adaptationsvorgänge an den Rezeptoren oder Atropin-Therapie beeinflussen die Aktivität nicht.

Atropin (Antimuskarinikum), Oxim (Reaktivator der AChE) und Diazepam (Antikonvulsivum) sind die Basis der *Pharmakotherapie*.

Tabelle 33.3 Symptome einer Nervenkampfstoffvergiftung. Zuordnung: m = muskarinisch, n = nikotinisch

Organ/Gewebe	Zuordnung	Wirkung/Symptom
Auge	m	Miosis, Akkommodationsstörung, frontale Kopfschmerzen, Sehschwäche bei Dämmerung, Tränenfluß
Nasen-Rachenraum	m	Nasenlaufen, Speichelfluß
Atemwege	m	Bronchokonstriktion, Bronchorrhoe
Magen-Darmtrakt	m	Übelkeit, Erbrechen, Durchfall, Bauchkrämpfe, unwillkürliche Entleerung
Haut	m	Schweißausbruch
Harnblase	m	Harndrang, unwillkürliche Entleerung
Herz	m	Bradykardie
Skelettmuskel	n	Schwäche, Faszikulationen, periphere Atemlähmung
Sympathische Ganglien	n	Vorübergehender Blutdruckanstieg
ZNS		
– Atmung	m	Abnahme der Atemfrequenz und -tiefe, zentrale Atemlähmung
– Aktivität	m + n	Unruhe, Schwäche, Tremor, Ataxie, epileptiforme Krämpfe
– Verhalten	m + n	Alpträume, Schlaflosigkeit, Labilität

- Atropin wird in Einzeldosen von 2 mg bis zum Sistieren von Sekretionen (Nasenlaufen, Schwitzen, Bronchialsekretion) i. v. injiziert, ersatzweise mittels Autoinjektor i.m.
- Als Oxim ist in Deutschland das Obidoxim üblich. Mit der ersten Atropin-Dosis werden 250 mg Obidoxim i. v. appliziert, bei Kindern 4–8 mg/kg KG (Körpergewicht), gefolgt von einer Dauerinfusion mit 750 mg/24 h über die folgenden Tage.
- Diazepam wird bei Krämpfen nach Wirkung gegeben (cave Atemdepression).
- Beatmung mit erhöhtem Sauerstoff-Anteil und Bronchialtoilette können lebensrettend sein, ggf. erfolgen die üblichen Maßnahmen zur Sicherung der Vitalfunktionen.

Komplizierte Verläufe und Spätschäden können bei verzögerter Therapie bzw. hohen Giftdosen durch Hypoxie auftreten, sofern diese nicht zum Tod führt. Bei Soman, Sarin und VX wurden keine Anzeichen für Teratogenität, Mutagenität oder Kanzerogenität in vitro oder in vivo gefunden.

Alkylanzien

Einige Schwefel- und Stickstoff-Verbindungen, die Chloräthyl-Gruppen enthalten, werden *Schwefel-* bzw. *Stickstoff-Loste* genannt und zu den *Hautkampfstoffen* gezählt. Sie selbst oder ihre Derivate werden auch als Zytostatika verwendet.

Loste sind langsam verdampfende Flüssigkeiten, die kräftig nach technischen Verunreinigungen riechen können; Schwefel-Lost nach Knoblauch oder Senf und Stickstoff-Loste nach Fisch. Es handelt sich um lipophile, hochreaktive Verbindungen, die auf allen Wegen rasch in den Organismus eindringen können. Sie werden rasch verteilt und eliminiert, teils durch Bindung an verschiedene Moleküle im Organismus. Im Urin können vor allem Glutathion-Konjugate und das Abbauprodukt Thiodiglykol gefunden werden.

Jede Chloräthyl-Gruppe des Lost-Moleküls kann mit Zellbestandteilen reagieren, so daß Alkylierungen und Vernetzungen entstehen können. Die systemische Toxizität beruht höchstwahrscheinlich auf der DNA-Alkylierung mit höchster Affinität zum Guanin. Bei höheren Dosen bzw. Konzentrationen nimmt die Bindung an andere Moleküle zu (Protein-Bindung, Hemmung des Energiestoffwechsels). Diese Mechanismen könnten bei lokalen Schäden vorherrschen.

Die Exposition wird, bis auf ggf. den Geruch, nicht wahrgenommen. Dann folgt ein symptomfreies Intervall von meist mehreren Stunden (am Auge nur Minuten); dieses ist umgekehrt proportional der Dosis bzw. Konzentration. Das Maximum der akuten Schäden findet sich meist 3–4 Tage nach Exposition. Geschädigt werden alle Gewebe, die vom Gift erreicht werden (Tab. 33.4).

Die *Diagnose* ergibt sich aus der Anamnese sowie dem charakteristischen Verlauf und Erscheinungsbild. Der

Tabelle 33.4 Wirkungen von Alkylanzien

Organ/Gewebe	Wirkung/Symptom
Haut	Juckreiz, Rötung, Schwellung, Blasenbildung, Nekrosen, Schmerzen
Auge	Konjunktivitis, Kornea-Trübung, Lichtscheu, Kornea-Erosion, Fremdkörpergefühl
Atemwege	Husten, Bronchitis, Pseudomembranen, Bronchialnekrosen, Pneumonie
Magen-Darm-Trakt	Übelkeit, Erbrechen, Durchfall
Systemisch	Übelkeit, Erbrechen, Fieber, Abgeschlagenheit, Leukopenie, Thrombopenie

Nachweis der Urin-Metabolite kann hilfreich sein, ist aber Speziallabors vorbehalten.

- Gegen Juckreiz auf der Haut helfen kühlende Zubereitungen (Puder, Lotiones).
- Hautschäden werden antiseptisch und feucht gehalten.
- Betroffene Augen müssen regelmäßig gespült werden. Atropin-Augentropfen beugen Verwachsungen und lokale Antibiotika Infektionen vor.
- Bei Pseudomembran-Bildung ist regelmäßige Bronchial-Spülung angezeigt; es kann zur akuten Verlegung der Atemwege kommen.
- Bei Durchfall ist Elektrolyt- und Wasser-Substitution erforderlich.
- Die prophylaktische Gabe von Antibiotika ist wegen der Förderung von Problemkeimen umstritten. Gezielte antibiotische Therapie ist dagegen häufig unausweichlich.

Die verzögerte Entwicklung von Schäden, aber auch die verzögerte Heilung sind charakteristisch. In die Unterhaut reichende Nekrosen benötigen Wochen bis Monate zur Heilung. Alkylanzien sind humane Kanzerogene, die vor allem nach wiederholter Exposition zur Häufung von Leukämien sowie Malignomen der Lunge und der Haut führen können.

Arsenhaltige Verbindungen

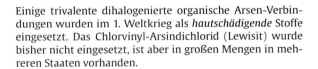

Einige trivalente dihalogenierte organische Arsen-Verbindungen wurden im 1. Weltkrieg als *hautschädigende* Stoffe eingesetzt. Das Chlorvinyl-Arsindichlorid (Lewisit) wurde bisher nicht eingesetzt, ist aber in großen Mengen in mehreren Staaten vorhanden.

Im Folgenden wird stellvertretend das *Lewisit* besprochen. Es ist in reiner Form praktisch farb- und geruchlos; technisch ist es eine violett-grün-schwarze Flüssigkeit mit einem an Geranien erinnernden Geruch. Die lipophile Substanz kann rasch auf allen Wegen in den Organismus aufgenommen werden. In wässrigen Medien hydrolysiert sie rasch zum gleichtoxischen Oxid. Die maximale Anreicherung von Arsen in Lunge, Leber, Nieren und Haut (5–7fache Blutkonzentration) wurde beim Kaninchen etwa 4 Stunden nach Lewisit-Gabe, in ZNS und Hoden nach 12–14 Stunden (etwa Blutkonzentration) gefunden.

Lewisit bzw. das Oxid reagieren im Gewebe rasch mit SH-Gruppen, bevorzugt bei benachbarter oder unweit voneinander liegender Stellung. Die Reaktion mit reduzierter Liponsäure im Pyruvat- bzw. Ketoglutarat-Dehydrogenase-Komplex führt zur Hemmung des Zitrat-Zyklus und des Energiestoffwechsels. Eine Folge kann die Hemmung der Glukoneogenese mit präfinaler Hypoglykämie sein, sowie ein Anstieg der Pyruvat-Konzentration im Blut. Auch eine Hemmung der ß-Oxidation von Fettsäuren wurde beschrieben.

Bei ausreichender Konzentration werden alle erreichten Haut- und Schleimhautstellen sowie andere Gewebe geschädigt. Schmerz, Rötung und Schwellung können von Blasenbildung gefolgt werden. Die Entstehung und Heilung der Schäden erfolgt bedeutend schneller als bei Losten (keine deutliche Latenzperiode). Bereits 2 ml Lewisit können beim Menschen perkutan eine tödliche Vergiftung verursachen. Endothelschädigung führt zu Ödemen mit Blutdruck-Abfall bis zum Schock. Schäden innerer Organe sind häufig.

Die *Diagnose* ergibt sich aus der Anamnese und dem klinischen Erscheinungsbild. Erhöhte Arsen-Ausscheidung ist zu erwarten; die Messung ist jedoch Fachlaboratorien vorbehalten.

Therapeutisch binden Dithiole mit benachbarten SH-Gruppen dreiwertige Arsen-Verbindungen und fördern die Ausscheidung. Das lipophile, nur intramuskulär anwendbare Dimercaptopropanol (BAL – British Anti Lewisite) wird zunehmend durch die weniger toxischen und besser wasserlöslichen Analoga Dimercaptopropansulfonat (DMPS) oder Dimercaptobernsteinsäure (DMSA) ersetzt.

- Zur Elimination von resorbiertem Arsen soll DMPS gegeben werden.
- Die symptomatische lokale und systemische Therapie erfolgt wie bei Schäden durch Loste.
- Zur Prophylaxe des toxischen Lungenödems ist die frühzeitige hochdosierte Gabe von Glukokortikoiden angezeigt.

Bei frühzeitiger Therapie ist die Prognose in der Regel gut. Tiefe Hautschäden heilen sehr langsam.

Blausäure ist eine farblose, stark flüchtige Flüssigkeit. Ihr Geruch wird als Bittermandelöl-ähnlich beschrieben, der jedoch von 50 % der Bevölkerung nicht wahrgenommen wird.

Wegen der hohen Toxizität, hohen Dampfkonzentration bei Raumtemperatur (Siedepunkt 26 °C) und raschen Wirkung im Organismus wurde Blausäure im 1. Weltkrieg als C-Kampfstoff eingesetzt.

Blausäure (HCN) und ihre Salze finden breite Verwendung in der Industrie (Metallbearbeitung) und in Laboratorien. Blausäure wird auch bei der Verbrennung von Kohlenstoff und Stickstoff enthaltenden Materialien gebildet, insbesondere Polyurethan und Polyacryl (Plexiglas). Inhalation von Blausäure führt rasch zu Kopfschmerzen, Atemnot, Bewußtlosigkeit und Krämpfen mit anfangs rosiger Hautfarbe (bei schweren Vergiftungen). Ursache ist die hohe Sauerstoff-Sättigung des Blutes durch Bindung des Zyanid-Ions an die Cytochromoxidase und Hemmung des intrazellulären Sauerstoff-Verbrauchs.

Die Oxidation des Hämoglobins mit *DMAP* (4-Dimethylaminophenol) führt zur Umverteilung des Zyanid-Ions vom dreiwertigen Eisen der Cytochromoxidase zu dem des (durch DMAP) gebildeten Methämoglobins.

- Bei Verdacht auf Blausäure-Vergiftung werden initial 3–4 mg/kg KG DMAP i. v. appliziert.
- Die unmittelbar nachfolgende i. v.-Gabe von 100 mg/kg KG Natriumthiosulfat beschleunigt dessen Umwandlung in Thiozyanat durch das körpereigene Enzym Rodanase. Thiozyanat wird rasch renal eliminiert.
- Erhöhter Sauerstoff-Anteil in der Atemluft verbessert die Prognose; ggf. erfolgen die üblichen Maßnahmen zur Sicherung der Vitalfunktionen.

Lungenschädigende Gifte

Im 1. Weltkrieg spielten lungenschädigende Gifte wie *Phosgen* (COCl$_2$) und *Chlorgas* (Cl$_2$) eine große Rolle und waren für etwa 80% aller Todesfälle durch C-Kampfstoffe verantwortlich. Durch die Entwicklung toxischerer und perkutan wirkender Gifte hat ihre militärische Bedeutung abgenommen. Im industriellen Bereich werden entsprechende Verbindungen nach wie vor verwendet.

Phosgen führt erst bei hohen Luftkonzentrationen zur deutlichen Reizung der Schleimhäute, der Augen und der Atemwege. Schon bei Konzentrationen des Giftes, die kaum reizen, kann bereits eine lebensbedrohliche Verätzung der Alveolarepithelien und Endothelien der Lungenkapillaren erfolgen und zum *toxischen Lungenödem* führen. Nach Beendigung der Exposition kommt es meist zur vorübergehenden Erholung. Erst nach einigen Stunden relativen Wohlbefindens entwickeln sich zunehmend Atemnot, Rasselgeräusche, Erstickungsgefühl, Zyanose und heftige Hustenanfälle mit Auswurf.

Die Verdichtung des Lungengewebes ist bereits in der symptomfreien Zeit im Röntgenbild erkennbar. Körperliche Anstrengung, Tabakrauchen, Einwirkung von Reizgasen oder Inhalationsnarkose verschlechtern die Prognose.

- Die *Therapie* ist symptomatisch mit Bronchialtoilette, Sauerstoff-Gabe und Antitussiva (Codein).
- Die hoch dosierte *Glukokortikoid-Therapie*, inhalativ oder systemisch, ist nicht unumstritten. Sie ist nur bei Beginn unmittelbar nach der Exposition wirksam.

Halluzinogene

Die größte Bedeutung ist derzeit zentral gängigen Antimuskarinika (z. B. Chinuklidinylbenzilat, BZ) zuzumessen. Sie verursachen Konzentrationsschwäche, Verkennung, Verlangsamung und bei höheren Dosen (ab 10 µg/kg KG) Halluzinationen und Delir mit peripherer antimuskarinischer Symptomatik (Tachykardie, Hitzestau, Mundtrockenheit, Sehstörung). Die Wirkungen können 24 Stunden und länger andauern und mit *Physostigmin* antagonisiert werden.

Kernaussagen

Atomare Kampfmittel und ähnliche Noxen
- In den ersten Stunden bis Tagen nach Exposition ist eine akute Strahlenkrankheit (ASK) nicht lebensbedrohlich; die Versorgung von Verletzungen hat Priorität.
- Die Behandlung eines lebensbedrohlichen Zustands hat Vorrang vor Strahlenschutz. Ein strahlenexponierter Patient stellt keine Gefährdung für das Personal dar.
- Die äußere Dekontamination soll so früh wie möglich erfolgen und bei stationärer Aufnahme des Patienten abgeschlossen werden.
- Bei Verdacht auf ASK ist umgehend Blut zur Bestimmung der Lymphozyten- und Granulozyten-Zahl sowie Chromosomen-Analyse und HLA-Typisierung zu entnehmen. Zeitpunkt des Auftretens, Schwere und Verlauf der Prodromi sind zu dokumentieren. Bei Verdacht auf Kombinationsschaden ist die präoperative Diagnostik des Strahlenschadens der Hämopoese erforderlich; ggf. ist die chirurgische Vorgehensweise anzupassen. Invasive Eingriffe müssen binnen 36 h abgeschlossen sein. Patienten mit ASK werden in hämatologisch-onkologischen Zentren behandelt.

Biologische Kampfmittel
- Die Wirkung von B-Kampfstoffen kann je nach Kampfstoff und Dosis innerhalb von Stunden bis Tagen einsetzen. Sehr frühzeitig auftretende Symptome sind Zeichen einer massiven Kampfstoffaufnahme und erfordern sofortige Behandlung.
- Von der B-Kontamination eines Patienten können erhebliche Gefahren für ungeschützte Helfer ausgehen.
- B-Kampfstoff-Exponierte sind als äußerlich kontaminiert und bis zur Identifizierung des Agens als potentiell ansteckungsfähig zu betrachten.
- Die Dekontamination soll so früh wie möglich erfolgen und bei stationärer Aufnahme des Patienten abgeschlossen sein.
- Erkrankte und Krankheitsverdächtige werden isoliert, bei gemeingefährlichen Krankheiten (Pocken, Lungenpest, Ebolafieber) unter Barriere-Bedingungen. B-Kampfstoff-Exponierte und Kontaktpersonen erhalten – sofern verfügbar – eine postexpositionelle Immun- bzw. Chemoprophylaxe und unterliegen für die Inkubationszeit der Observation, bei gemeingefährlichen Krankheiten der Quarantäne. Bis zum Ausschluß einer gemeingefährlichen übertragbaren Krankheit erfolgen alle Maßnahmen am Patienten unter voller Schutzbekleidung. Der Transport hoch kontagiöser Patienten erfordert spezielle Transportisolatoren. Proben für die Identifizierung des B-Kampfstoffes sind so früh wie möglich zu entnehmen und der Untersuchungseinrichtung gekühlt per Kurier zustellen.
- Die chirurgische Versorgung von B-Kampfstoff-Exponierten mit begleitenden Verletzungen ist innerhalb der Inkubations- bzw. Latenzzeit abzuschließen.

Chemische Kampfmittel und ähnliche Noxen
- Die Wirkung von C-Kampfstoffen kann je nach Art des Kampfstoffs und aufgenommener Dosis innerhalb von Minuten bis Stunden einsetzen. Die Wirkung einiger Kampfstoffe ist akut lebensbedrohlich. Rechtzeitige Antidot-Gabe (Nervenkampfstoffe, Blausäure) kann lebensrettend sein.
- Von der C-Kontamination eines Patienten können erhebliche Gefahren für ungeschützte Helfer ausgehen.
- Die Dekontamination soll so früh wie möglich erfolgen und bei stationärer Aufnahme des Patienten abgeschlossen werden.
- Proben für die Kampfstoffidentifizierung sind so früh wie möglich zu entnehmen und der Untersuchungseinrichtung per Kurier zuzustellen.

Literatur

1. Auerbach PS: Wilderness Medicine. Mosby, St. Louis 1995
2. Ballantyne B, Marrs TC: Clinical and experimental toxicology of organophosphates and carbamates. Butterworth-Heinemann Ltd., Oxford 1992
3. Benenson AS (ed.): Control of Communicable Diseases Manual. 16th ed., American Public Health Association, 1995
4. Dacre JC, Goldman M: Toxicology and pharmacology of the chemical warfare agent sulfur mustard. Pharmacol Rev. 1996; 48:289–326

5. Dunn MA, Sidell FR: Progress in medical defense against nerve agents. JAMA 1989; 262:649–652
6. Franz D et al.: Medical Management of Biological Casualties. US Army Medical Research Institute of Infectious Diseases. Fort Detrick, Frederick, Maryland 1996
7. Glasstone S: Die Wirkungen der Kernwaffen. Carl Heymanns, Köln, Berlin, Bonn 1964
8. Goldman M, Dacre JC: Lewisite: Its chemistry, toxicology, and biological effects. Rev Environ Contam Toxicol. 1989; 110:75–115
9. Gumprecht D (Red.): Medizinische Maßnahmen bei Kernkraftwerksunfällen. Veröffentlichungen der Strahlenschutzkommission; Bd. 4. Fischer, Stuttgart, Jena, New York 1995
10. Gumprecht D, Hähnel S (Red.): Der Strahlenunfall. Ein Leitfaden für Erstmaßnahmen. Veröffentlichungen der Strahlenschutzkommission; Bd. 32. Fischer, Stuttgart, Jena, Lübeck, Ulm 1996
11. Klimmek R, Szinicz L, Weger N: Chemische Gifte und Kampfstoffe; Wirkung und Therapie. Hippokrates, Stuttgart 1983
12. Koelle GB: Cholinesterases and Anticholinesterase Agents. In: Heffter A, Heubner W (Hrsg.): Handbuch der experimentellen Pharmakologie; Vol. XV. Springer, Berlin 1963
13. Lang W (Hrsg.): Tropenmedizin in Klinik und Praxis. Thieme, Stuttgart 1993
14. MacVittie TJ, Weiss JF, Brown D (eds.): Advances in the Treatment of Radiation Injuries. Proceedings of the Second Consensus Development Conference on the Treatment of Radiation Injuries. Advances in the Biosciences; Vol. 94. Elsevier Science Ltd., 1996
15. Marrs TC, Maynard RL, Sidell FR: Chemical Warfare Agents, Toxicology and Treatment. John Wiley and Sons, Chichester UK 1996
16. Medical Aspects of Chemical and Biological Warfare. Textbook of Military Medicine, Part I. Editor in Chief: Zajtchuk R. Published by the Office of the Surgeon General at TMM Publications, Washington 1997
17. Medical Consequences of Nuclear War. Textbook of Military Medicine, Part I; Vol. 2. Senior Editor: Zajtchuk R. TMM Publications, Office of the Surgeon General and the American Registry of Pathology, 1989
18. Meier J, White J: Handbook of Clinical Toxicology of Animal Venoms and Poisons. CRC Press, Boca Raton, New York, London, Tokyo 1995
19. Messerschmidt O: Biologische Folgen von Kernwaffenexplosionen. perimed, Erlangen 1984
20. Messerschmidt O: Kombinationsschäden als Folge nuklearer Explosionen. Zivilschutzforschung. Schriftenreihe der Schutzkommission beim Bundesminister des Innern. Hrsg. v. Bundesamt für Zivilschutz; Bd. 5, 1982
21. Montecucco C: Clostridial Neurotoxins. Springer, Berlin, Heidelberg 1995
22. Nixdorff K: Gefährdungen durch biologische Agenzien. In: S + F Vierteljahrsschrift für Sicherheit und Frieden. Schwerpunktheft Terrorismus. Nomos, Baden-Baden 1997; 4:233–240
23. Renz K, Seitz G, Fehringer F (Hrsg.): Erste Hilfe bei erhöhter Einwirkung ionisierender Strahlung. Köln 1996. Broschüre erhältlich bei Berufsgenossenschaft der Feinmechanik und Elektrotechnik, TR Strahlenschutz II, Gustav-Heinemann-Ufer 130, 50968 Köln
24. Robert-Koch-Institut (Hrsg.): Nationale Referenzzentren und Konsiliarlaboratorien. Verzeichnis der Laboratorien und Leistungsübersicht. Berlin 1997. Robert-Koch-Institut, Nordufer 20, 13353 Berlin
25. Robinson JP, and Leitenberg M: The rise of CB weapons. In: The problem of chemical and biological warfare; Vol. I. Stockholm International Peace Research Institute (SIPRI). Almquist and Wiksell, Stockholm 1971
26. Sohns T: Möglichkeiten und Grenzen des Schutzes vor B-Terrorismus. In: S + F Vierteljahrsschrift für Sicherheit und Frieden. Schwerpunktheft Terrorismus. Nomos, Baden-Baden 1997; 4:226–233
27. Somani SM: Chemical Warfare Agents. Academic Press, San Diego 1992
28. Szinicz L: Chemische Kampfstoffe. In: Marquardt H, Schäfer SG (eds.): Lehrbuch der Toxikologie. B.I. Wissenschaftsverlag, Mannheim 1994
29. Tu AT: Basic information on nerve gas and the use of sarin by Aum Shinrikyo. J Mass Spectrom Soc Jpn. 1996; 44: 293–320
30. United Nations Scientific Committee on the Effects of Atomic Radiation (UNSCEAR). New York 1988
31. US Department of Health and Human Services (HHS), Centers of Disease Control (CDC): Final recommendations for protecting the health and safety against potential adverse effects of long-term exposure to low doses of agents: GA, GB, VX, mustard agent (H, HD, T), and lewisite (L). Fed Reg. 1988; 53:8504–8507
32. WHO: Health Aspects of Chemical and Biological Weapons. Genf 1970
33. Willems JL: Clinical management of mustard gas casualties. Ann Med Milit Belg. 1989; 3:1–61
34. Worek F, Bäcker M, Thiermann H, Szinicz L, Mast U, Klimmek R, Eyer P: Reappraisal of indications and limitations of oxime therapy in organophosphate poisoning. Hum Exp Toxicol. 1997; 16:466–472
35. Zajtchuk R (Editor in Chief): Medical Aspects of Chemical and Biological Warfare. Textbook of Military Medicine; Part I. Published by the Office of the Surgeon General at TMM Publications, Washington 1997

Anhang

Ausrüstung für die Notfallversorgung – Notfallkoffer ... *628*

P. Sefrin

Ausrüstung eines Notarzt-Einsatzfahrzeuges (NEF) ... *630*

D. Rupp, G. Hempelmann

Aufbau und Ausrüstung einer Schnelleinsatzgruppe-Rettungsdienst ... *633*

A. Thierbach, H. A. Adams

Notfallmedikamente – Was, Wann, Wieviel ... *636*

M. Winterhalter

Ausrüstung für die Notfallversorgung – Notfallkoffer

P. Sefrin

Zur erfolgreichen Notfalltherapie sind eine Auswahl von Medikamenten und eine medizinisch-technische Mindestausstattung erforderlich, die wegen der sofortigen Verfügbarkeit in einem speziellen Notfallkoffer mitgeführt werden.

Die DIN 13232 „Notfallarztkoffer" und DIN 13233 „Notfallarztkoffer für Säuglinge/Kleinkinder" des Deutschen Instituts für Normung gelten speziell für die Ausstattung von Rettungs- und Notarztwagen und sind für den einzelnen Arzt nicht juristisch verbindlich. Sie geben außer den Maßen und der Beschaffenheit der Koffer eine Basisausstattung mit Medikamenten zur Notfalltherapie eines breiten Spektrums von Notfällen vor.

Aufgabe des einzelnen Arztes ist es, sich nach seinen Bedürfnissen eine individuelle Ausstattung zusammenzustellen. Grundsätzlich sollte jeder Arzt nur die Geräte und Medikamente mitführen, die er aus eigener Erfahrung kennt und in deren Gebrauch er routiniert ist.

Die Bestückungslisten in den Tab. 1–3 orientieren sich an den Vorgaben der DIN 13232 und DIN 13233 und sind als Vorschlag für die Ausrüstung eines individuellen Notfallkoffers zu verstehen. Für den persönlichen Gebrauch empfiehlt es sich in der Regel, einen Koffer für die *Versorgung von Erwachsenen und Kindern* auzurüsten. Der Umfang der Bestückung hängt von der persönlichen Erfahrung des Nutzers im Bereich der präklinischen Intensivtherapie ab.

Der Koffer ist vierteljährlich anhand einer Check-Liste auf seine Einsatzbereitschaft zu prüfen. In jedem Falle muß der Koffer nach einem Einsatz kontrolliert werden. Insbesondere sind die mitgeführten Medikamente bezüglich Verfalldatum und Veränderungen des Inhaltes (Ausflockung) zu überwachen.

Tabelle **A1** Bestückungsvorschlag für einen Notfallarztkoffer für Erwachsene, orientiert an DIN 13232 (d = Innendurchmesser, Gr. = Größe)

Allgemeines und Diagnostik

- 1 Taschenlampe mit Ersatzbatterien
- 8 unsterile Untersuchungshandschuhe
- 1 Flasche Händedesinfektionsmittel
- 1 Kleiderschere
- 1 wasserfester Filzstift
- 1 Kugelschreiber
- 1 Notizblock
- 1 Stück Markierungskreide
- 1 Rettungsdecke
- 1 Lämpchen zur Pupillendiagnostik
  (ggf. kombiniert mit Taschenlampe)
- 1 Stethoskop
- 1 Blutdruckmeßgerät mit Manschetten für Erwachsene und Kinder
- 1 Reflexhammer
- 1 Packung Blutzucker-Teststreifen mit Lanzetten

Absaugung, Intubation und Beatmung

- 1 Absaugpumpe
- Je 3 Absaugkatheter ca. 4 und 6 mm *d*
- 1 Beatmungsbeutel
- Je 1 Beatmungsmaske für Erwachsene Gr. 2 und 3
- Je 1 Oropharyngealtubus nach Guedel Gr. 2, 3 und 4
- 1 Satz Erwachsenen-Laryngoskop mit Ersatzbatterien
- 1 Magill-Intubationszange, groß
- Je 1 Endotrachealtubus (mit Konnektor) 5,5, 6,5, 7,5 und 8,5 mm *d*
- 1 Führungsstab, kunststoffarmiert
- 1 Tube Lidocain-Gel
- 1 Pean-Klemme, Kunststoff
- 1 Blockerspritze 10 ml
- 1 Rolle Heftpflaster, 2,5 cm breit
- Je 1 Magensonde ca. 4 und 6 mm *d*
- Optional: 1 Sauerstoffvorrat 0,8 l mit Druckminderer

Infusion und Injektion

- 1 Einhand-Venenstauer
- 1 Flasche Haut-Desinfektionsmittel
- 1 Packung Tupfer
- Je 2 Venenverweilkanülen ca. 1,0, 1,5 und 2,0 mm *d*
- 2 Infusionssysteme
- Je 3 Einmalspritzen 2, 5, 10 und 20 ml
- Je 5 Einmalkanülen ca. 0,5 und 1,0 mm *d*
- 5 Luer-Stopfen
- 2 Dreiwegehähne
- Ampullensägen
- Optional: 1 Zentralvenenkatheter 1,1 x 1,7 mm mit Punktionsnadel 1,8 x 2,35 mm

Chirurgischer Bedarf

- 2 Paar sterile Einmal-Handschuhe
- Je 1 Einmal-Skalpell Figur 10 und 23
- 1 Thoraxdrainage
- 1 steriles Set (Zusammenstellung kann variieren) mit
  – 1 Pinzette 145 x 2 mm
  – 1 Pinzette 145 x 3,2 mm
  – 2 Pean-Klemmen
  – 1 Schere 145 mm
  – 1 Nadelhalter
  – Nahtmaterial, nicht-resorbierbar, Gr. 0 und 2–0
- 2 Verbandpäckchen
- 1 Verbandkompresse
- 1 Brandwunden-Verbandtuch
- 2 Dreiecktücher
- 1 breite elastische Binde
- 1 Packung breite Mullbinden, gepreßt
- 1 Packung Mullkompressen 100 x 100 mm
- 1 Packung Wundschnellverband
- 1 Rolle Heftpflaster, 5 cm breit

Tabelle **A2** Bestückungsvorschlag für einen Notfallarztkoffer für Säuglinge/Kleinkinder, orientiert an DIN 13233 (*d* = Innendurchmesser, Gr. = Größe)

Allgemeines und Diagnostik

- 1 Taschenlampe mit Ersatzbatterien
- 8 unsterile Untersuchungshandschuhe
- 1 Flasche Händedesinfektionsmittel
- 1 Kleiderschere
- 1 wasserfester Filzstift
- 1 Kugelschreiber
- 1 Notizblock
- 1 Stück Markierungskreide
- 2 Rettungsdecken
- 1 Lämpchen zur Pupillendiagnostik (ggf. kombiniert mit Taschenlampe)
- 1 Kinder-Stethoskop
- 1 Blutdruckmeßgerät mit Manschetten für Kleinkinder und Kinder
- 1 Packung Blutzucker-Teststreifen mit Lanzetten

Absaugung, Intubation und Beatmung

- 1 Baby-Absauger
- 1 Absaugpumpe
- Je 3 Absaugkatheter ca. 2 und 3 mm *d*
- 1 Baby-Beatmungsbeutel
- Je 1 Beatmungsmaske für Kinder Gr. 0, 0/1 und 2
- Je 1 Oropharyngealtubus nach Guedel Gr. 00, 0 und 1
- 1 Satz Kinder-Laryngoskop mit Ersatzbatterien
- 1 Magill-Intubationszange, klein
- Je 1 Endotrachealtubus (mit Konnektor) 2,5, 3,0, 3,5 und 4,5 mm *d*
- 1 Führungsstab, kunststoffarmiert
- 1 Tube Lidocain-Gel
- 1 Rolle Heftpflaster 1 cm breit
- Optional: 1 Sauerstoffvorrat 0,8 l mit Druckminderer

Infusion und Injektion

- 1 Einhand-Venenstauer
- 1 Flasche Haut-Desinfektionsmittel
- 1 Packung Tupfer
- Je 2 Venenverweilkanülen 0,6, 0,8 und 1,0 mm *d*
- 2 Infusionssysteme
- Je 3 Einmalspritzen 2, 5 und 10 ml
- Je 5 Einmalkanülen ca. 0,5 und 1,0 mm *d*
- 5 Luer-Stopfen
- 2 Dreiwegehähne
- Ampullensägen

Chirurgischer Bedarf

- 2 Paar sterile Einmal-Handschuhe
- Je 1 Einmal-Skalpell Figur 10 und 23
- 1 steriles Set (Zusammenstellung kann variieren) mit
  - 1 Pinzette 145 x 2 mm
  - 1 Pean-Klemme
  - 1 Schere 145 mm
  - 1 Nadelhalter
  - 1 Nahtmaterial, nicht-resorbierbar, Gr. 2 – 0
- 2 Verbandpäckchen
- 1 Brandwunden-Verbandtuch
- 2 Dreiecktücher
- 1 mittelbreite elastische Binde
- 1 Packung mittelbreite Mullbinden, gepreßt
- 1 Packung Mullkompressen 100 x 100 mm
- 1 Packung Wundschnellverband
- 1 Rolle Heftpflaster, 5 cm breit

Zusatzausstattung Abnabelungsset

- 1 Nabelschnurschere
- 2 Nabelschnurklemmen
- 1 Nabelbinde

Tabelle **A3** Vorschlag für die Medikamenten-Bestückung eines Notfallkoffers. Der Einsatz hochpotenter Anästhetika, Analgetika und Sedativa (s. Kapitel „Analgesie und Anästhesie im Rettungsdienst") sowie differenzierter Antiarrhythmika ist nur dem Erfahrenen zu empfehlen. Die Einzelmengen sind ggf. den Packungsgrößen anzugleichen.

Infusion

- 2 x 500 ml 10 % HES 200/0,5
- 1 x 500 ml Vollelektrolyt-Lösung

Anästhetika, Analgetika und Sedativa

- 2 Amp. Midazolam 15 mg/3 ml
- 2 Amp. Etomidat-Emulsion 20 mg/10 ml
- 3 Amp. (S)-Ketamin 50 mg/2 ml
- 1 Amp. Fentanyl 0,5 mg/10 ml
- 2 Amp. Morphin 10 mg/1 ml
- 2 Amp. Tramadol 100 mg/2 ml
- 1 Amp. Succinylcholin Trockensubstanz 500 mg
- 2 Amp. Vecuronium-Trockensubstanz 4 mg und Lösungsmittel
- 5 Amp. Haloperidol 5 mg/1 ml

Vorwiegend kardiovaskulär wirksame Medikamente

- 3 Amp. Adrenalin 1 mg/1 ml
- 1 Stechampulle Adrenalin 25 mg/25 ml
- 4 Amp. Atropin 0,5 mg/1 ml
- 2 Amp. Lidocain 100 mg/5 ml
- 2 Amp. Verapamil 5 mg/2 ml
- 4 Amp. Adenosin 6 mg/2 ml (für präklinischen Einsatz nur unter intensivmedizinischen Bedingungen freigegeben)
- 2 Amp. Esmolol 100 mg/10 ml
- 2 Amp. Pindolol 0,4 mg/2 ml
- 2 Amp. Digoxin 0,4 mg/2 ml
- 1 Glyceroltrinitrat-Spray oder 5 Kapseln 0,8 mg
- 5 Phiolen Nitrendipin 5 mg (oder 5 Kapseln Nifedipin 10 mg)
- 2 Amp. Urapidil 50 mg/10 ml
- 2 Amp. Furosemid 20 mg/2 ml
- 1 x 100 ml Bikarbonat-Lösung 8,4 %
- 2 Amp. Kalzium 10 % (10 ml)
- 2 Amp. Kaliumchlorid 7,45 % (20 ml)

Vorwiegend respiratorisch wirksame Medikamente

- 2 Amp. Theophyllin 200 mg/10 ml
- 1 Fenoterol-Spray
- 1 Dexamethason-Spray

Antiallergika und Sonstiges

- 1 g Prednisolon-Trockensubstanz mit Lösungsmittel
- 2 Amp. Clemastin 2 mg/5 ml
- 1 Amp. Heparin 25.000 I.E./5 ml
- 2 Amp. Butylscopolamin 20 mg/1 ml
- 2 x 10 ml NaCl 0,9 %
- 5 Amp. Glukose-Lösung 40 % oder 50 % (10 ml)
- 3 Ampullensägen

Antidota (Zusatzausstattung)

- 2 Amp. Naloxon 0,4 mg/1 ml
- 2 Amp. Flumazenil 0,5 mg/5 ml

Ausrüstung eines Notarzt-Einsatzfahrzeuges (NEF)

D. Rupp, G. Hempelmann

Roter Faden

- Definition
- **Ausstattung nach DIN 75079**
  - Fahrzeug
  - Medizinisch-technische Ausrüstung
- **Medikamenten-Ausstattung**
- **Ausblick**

Definition

Definition: „Das Notarzt-Einsatzfahrzeug ist ein Spezialfahrzeug für den Rettungsdienst, das sich zum Transport des Notarztes und der medizinisch-technischen Ausrüstung für die Wiederherstellung und Aufrechterhaltung der Vitalfunktionen von Notfallpatienten besonders eignet."

Diese Definition der DIN 75079 des Deutschen Instituts für Normung [1] sagt kurz und treffend aus, was unter einem Notarzt-Einsatzfahrzeug (NEF) zu verstehen ist. Im Folgenden werden die in der DIN 75079 aufgeführten Anforderungen sowie wünschenswerte Ergänzungen aus notärztlicher Sicht dargestellt.

Ausstattung nach DIN 75079

Fahrzeug

Als Grundmodell ist ein Personenkraftwagen mit rückseitiger Be- und Entlademöglichkeit für die Ausrüstung erforderlich. Bei viertürigen Fahrzeugen, die grundsätzlich zu bevorzugen sind, kann auch eine zusätzliche seitliche Be- und Entladung erfolgen. Das NEF muß mit einem auf alle vier Räder wirkenden *Antiblockiersystem* (ABS) ausgestattet sein. Vorzugsweise soll es über ein *Automatikgetriebe* verfügen; dieses ist angesichts der Belastung des Fahrers bei einer Einsatzfahrt dringend zu empfehlen. Die *Motorisierung* muß mit zwei Insassen und 100 kg Zuladung eine *Mindestbeschleunigung* von 0 auf 100 km/h in 15 s ermöglichen. Als *passive Sicherheitseinrichtungen* sind Verbundglas-Frontscheibe, Dreipunkt-Sicherheitsgurte, höhenverstellbare Kopfstützen, Airbags, Bremskraftverstärker und Servolenkung vorgeschrieben.

Die *elektrische Ausstattung* ist in Tab. **A4** aufgelistet. Zur *Kommunikation* mit der Leitstelle und anderen Fahrzeugen ist eine fernmeldetechnische Ausstattung gefordert, die bereits vom Hersteller einzubauen ist. Zur besseren Erkennung sind auch *Anstrich und Beschriftung* festgelegt. Als Fahrzeugfarbe ist „Elfenbein" (DIN 6164) mit einem an den Seiten und der Rückseite horizontal umlaufenden Streifen in „Leuchtrot" vorgesehen. An den Seiten können die Beschriftung „Notarzt" sowie Verbandsembleme angebracht werden.

In einzelnen Bundesländern festgelegte Abweichungen bzw. Ergänzungen (Tab. **A6**) dienen der landesweiten Vereinheitlichung und günstigeren Preisgestaltung [2].

Tabelle **A4**   Elektrische Ausstattung nach DIN 75079 (Auszug)

- Halogenscheinwerfer, Rückfahrscheinwerfer, Nebelscheinwerfer, Nebelschlußleuchte
- 2 zusätzliche Warnblinkleuchten für Fahrzeuge mit Heckklappe
- Mindestens eine blaue Kennleuchte nach DIN 14620
- Akustische Warneinrichtung nach DIN 14610
- Fahrtschreiber nach § 57 a StVZO mit zusätzlichen Einrichtungen zur Aufzeichnung von Einsatzzeiten des blauen Blinklichts und des Einsatzhorns
- 220-V-Elektroanlage mit FI-Schutzschalter und Startsperre während Einspeisung
- Steckdose nach DIN 14690-A16 zum Aufladen der Batterien
- Steckdose nach DIN ISO 4165 im Innenraum für Handleuchte
- Innenleuchte, unabhängig von der Fahrzeugbeleuchtung einschaltend bei Öffnen der Heckklappe
- Leselampe

Dem Notarzt steht mit diesem Fahrzeugtyp ein schnelles und sicheres Transportmittel zur Verfügung. Die genannten Bestimmungen sind europa- und weltweit beispielhaft. Es ist zu hoffen, daß die in der DIN 75079 festgelegten Anforderungen auch in der zu erwartenden europäischen Norm berücksichtigt werden.

Medizinisch-technische Ausrüstung

Die steigenden Anforderungen an die präklinische Notfallversorgung vital bedrohter Patienten erfordert auch eine Ausweitung der medizinisch-technischen Ausrüstung des Notarztes.

Da diese im Einzelnen sehr individuell festgelegt wird, ist nach DIN nur eine Basisausstattung vorgegeben. In Tab. **A5** ist die nach DIN 75079 vorgeschriebene medizinische Grundausrüstung aufgelistet. Verglichen mit der Fassung vom Oktober 1982 trägt der Stand vom Juni 1993 dem notfallmedizinischen Fortschritt durch Aufnahme eines Pulsoxymeters Rechnung. Der eigentlich selbstverständliche Notfallrespirator gehört jedoch nach wie vor nicht zum Standard. Hier spielen sicher die Kosten eine wesentliche Rolle. In Hessen [2] ist eine ergänzende Ausstattung festgelegt (Tab. **A6**), die auch von den Kostenträgern bei der Beschaffung akzeptiert wird. Zur technischen Ausrüstung

Tabelle **A5** Medizinische Ausrüstung nach DIN 75079 (Auszug)

- Notfallarztkoffer nach DIN 13232
- Notfallarztkoffer für Säuglinge und Kleinkinder nach DIN 13233
- Sauerstoffgerät, tragbar, mit Sauerstoff-Flasche, 2 l
- EKG-Sichtgerät
- Defibrillator (Kombination von EKG und Defibrillator ist zulässig)
- Pulsoxymeter

Tabelle **A6** Zusätzliche medizinische Ausrüstung im Bundesland Hessen (Auszug)

- Gerät zur maschinellen automatischen Beatmung mit regelbarem Atemminutenvolumen sowie einstellbarer Atemfrequenz und Sauerstoffkonzentration in tragbarer Ausführung
- Tragbare, maschinell betriebene Sekretabsaugeinrichtung
- Schrittmacher zusätzlich zum Defibrillator
- 2 Spritzenpumpen
- Chirurgisches Besteck für Koniotomie, Thoraxdrainage und Amputatversorgung
- Großes Verbrennungsset
- Satz HWS-Immobilisatoren
- Satz Replantatbeutel
- Rettungstuch

Tabelle **A7** Technische Ausrüstung nach DIN 75079 (Auszug)

- Feuerlöscher 6 kg mit Halterung
- Brechstange 600 mm lang, kombiniert mit Schneidgerät und Geißfuß
- 2 Warnwesten, davon eine mit Aufschrift „Notarzt", oder Warnbekleidung
- 2 Arbeitsschutzhelme, Helmschale weiß oder Feuerwehrhelme
- 4 Schutzhandschuhe D1 nach DIN 4841
- Handscheinwerfer Ex-100 mit gelber Vorsteckscheibe sowie Batterien und Lampen
- Gleitschutzketten für alle angetriebenen Räder (optional)
- 10 Decken aus metallisierter Polyesterfolie

(Tab. **A7**) gehören neben Bergungs- und Löschmitteln auch eine Schutzausstattung für den Notarzt und den Rettungsassistenten bzw. -sanitäter.

Medikamenten-Ausstattung

Die Ausstattung des NEF mit Medikamenten ist in der DIN 75079 nicht geregelt. In der DIN 13232 „Notfallarztkoffer" ist lediglich eine Basisausstattung festgelegt, die individuell ausgestaltet und ergänzt werden kann.

Es bleibt jeder Notarztgruppe überlassen, eine spezifische Lösung zu finden. Zusammen mit den Betreibern des Rettungsdienstes ist jedoch dringend eine regional einheitliche Ausstattung der arztbesetzten Rettungsmittel sowie der Rettungswagen (RTW) anzustreben. Dies bezieht sich sowohl auf die Notarztkoffer in den NEF und RTW als auch auf die unmittelbar in den Fahrzeugen untergebrachte Ausstattung.

Es hat sich bewährt, einen *Handvorrat* der am häufigsten benötigten Medikamente in einem handlichen Behälter zusammenzustellen, den der Notarzt mit in den Rettungswagen nehmen kann, wenn er den Patienten ins Krankenhaus begleitet. Der Umfang hängt von der Ausstattung des RTW selbst ab. Unabdingbar ist das Mitführen eines ausreichenden *Bestandes an Opiaten* in einem fest installierten, verschlossenen Behälter im NEF. Eine separate *„Vergiftungsbox"* mit den wichtigsten Antidota ist ebenfalls ausschließlich dem NEF vorbehalten.

Ausblick

Die medizintechnische Entwicklung läßt in Zukunft eine verbesserte technische Ausstattung auch im Bereich der Notfallmedizin erwarten.

Die *Kapnographie* zur kontinuierlichen Überwachung der endexspiratorischen Kohlendioxyd-Konzentration bei beatmeten Patienten ist präklinisch möglich und dringend zu empfehlen. Auch ein *oszillometrisches Blutdruckmeßgerät* kann zur Erhöhung der Patientensicherheit beitragen.

Ebenso sind einfach zu bedienende, exakte *Blutzucker-Meßgeräte* bereits vorhanden. Ein *12-Kanal-EKG* sollte bei der Häufigkeit kardialer Notfälle ebenfalls zum Leistungsspektrum der mobilen EKG-Defibrillator-Einheit gehören.

Der Bereich der *Dokumentation und Kommunikation* hat sich in den letzten Jahren rasant entwickelt. Die Ausstattung des NEF mit einem *Mobiltelefon* ist zwingend zu fordern, da durch direkte Kommunikation des Notarztes mit der aufnehmenden Klinik Zeit gespart und der immer wieder beschriebene „Notfalltourismus" vermindert werden können. Selbst die Übertragung von Untersuchungsergebnissen per Telefon in die aufnehmende Klinik, beispielsweise die telemetrische Weiterleitung von EKG-Befunden bei Patienten mit Myokardinfarkt, sind technisch durchaus realisierbar.

Kernaussagen

Ausrüstung eines Notarzt-Einsatzfahrzeuges (NEF)
- Das Notarzt-Einsatzfahrzeug ist ein Spezialfahrzeug für den Rettungsdienst, das sich zum Transport des Notarztes und der medizinisch-technischen Ausrüstung für die Wiederherstellung und Aufrechterhaltung der Vitalfunktionen von Notfallpatienten besonders eignet.
- Die Eigenschaften des Fahrzeugs und die medizinisch-technische Ausstattung sind in der DIN 75079 festgelegt. Es ist zu hoffen, daß die hier festgelegten Anforderungen auch in der zu erwartenden europäischen Norm berücksichtigt werden.
- In verschiedenen Bundesländern sind ergänzende Ausstattungen durch Erlaß festgelegt.

- Die Medikamenten-Ausstattung kann grundsätzlich individuell erfolgen; in der DIN 13232 „Notfallarztkoffer" ist lediglich eine Basisausstattung festgelegt.
- Eine einheitliche Ausstattung der arztbesetzten Rettungsmittel und der RTW ist dringend anzustreben.
- Für die Zukunft ist die bindende Ausstattung mit Kapnographie, oszillometrischer Blutdruckmessung, Blutzucker-Meßgeräten, 12-Kanal-EKG und Mobiltelefon zu fordern.

Literatur

1. Deutsches Institut für Normung e.V.: Notarzt-Einsatzfahrzeug DIN 75079 – NEF. Beuth, Berlin 1993
2. Hessisches Ministerium für Jugend, Familie und Gesundheit: Erlaß III/IIIB5a-18c 12.01.10 – Ausnahmen von den DIN-Vorschriften. Wiesbaden 1994

Aufbau und Ausrüstung einer Schnelleinsatzgruppe-Rettungsdienst

A. Thierbach, H. A. Adams

Roter Faden

- **Grundlagen**
  - Begriff
  - Aufgaben und allgemeine Organisation
- **Personal**
- **Material**
  - Allgemeines
  - Persönliche Ausstattung
  - Technisch-medizinische Ausrüstung
  - Medikamente
- **SEG-Betreuung und SEG-Verpflegung**

Grundlagen

Begriff

Der Begriff Schnelleinsatzgruppe (SEG) hat sich in den letzten Jahren gewandelt.

Die ursprüngliche SEG-Rettungsdienst ist eine Zusammenfassung wachfreier haupt- und ehrenamtlicher Kräfte des Rettungsdienstes und weiterer ehrenamtlicher Sanitätskräfte zur raschen personellen und materiellen Verstärkung des regulären Rettungsdienstes im Großschadensfall.

Der Wandel im Katastrophenschutz (siehe Kapitel „Aufgaben und Struktur des Katastrophenschutzes") hat in der Folge zu einer Veränderung und Ausweitung des Begriffs geführt. Vereinfacht wurde die bisherige SEG-Rettungsdienst als SEG-Sanitätsdienst in den Katastrophenschutz eingegliedert. Dieses Kapitel konzentriert sich auf die Darstellung der SEG-Rettungsdienst in ihrer ursprünglichen Form.

Definition: Die Schnelleinsatzgruppe (SEG) ist nach DIN 13050 des Deutschen Instituts für Normung wie folgt definiert [2]: „Eine Gruppe von ausgebildeten Helfern. Sie ist so ausgerüstet und ausgestattet, daß sie bei einem Großschadensfall oder außergewöhnlichen Ereignissen Verletzte, Erkrankte sowie andere Betroffene versorgen kann."

Aufgaben und allgemeine Organisation

In den Neufassungen von Rettungsdienstgesetzen der Länder, z. B. in Hessen, wurde teilweise bereits festgelegt, daß Landkreise und kreisfreie Städte Sorge zu tragen haben, die regelmäßig verfügbaren Versorgungskapazitäten im Rettungsdienst innerhalb 30 min verstärken zu können. Diese Forderung ist nur durch eine SEG zu erfüllen. Der eigentliche Rettungsdienst ist aus wirtschaftlichen Gründen lediglich für die reguläre Auslastung zuzüglich einer gewissen Reserve ausgelegt. Damit muß es beim Massenanfall von Patienten schnell zu dramatischen Engpässen kommen. Auf die Sanitätseinheiten des Katastrophenschutzes kann aus Zeitgründen nicht zurückgegriffen werden.

Die SEG kommt als Teil des „Erweiterten Rettungsdienstes" zum Einsatz [1]. Bei einem solchen Großschaden im Rettungsdienst wird die Kapazität des Rettungsdienstes überschritten, jedoch bleibt das Schadensausmaß unterhalb der Katastrophenschwelle und kann in der Regel mit örtlichen Kräften bewältigt werden.

SEG werden allerdings nicht nur bei Ereignissen unterhalb der Katastrophenschwelle zum Einsatz kommen, sondern auch im Katastrophenfall zur schnellen Verstärkung des Rettungsdienstes dienen.

Heinrichs et al. haben die allgemeinen Aufgaben einer SEG-Rettungsdienst [3] wie folgt definiert:
- Hilfe bei der schnellen rettungsdienstlichen Versorgung der Patienten vor Ort,
- Versorgung von Patienten an unwegsamen Orten, die mit regulären Einheiten des Rettungsdienstes nur schwer erreichbar sind,
- Einrichtung einer Verletztensammelstelle,
- Transport von Patienten in Krankenhäuser bei Überlastung der Rettungsmittel,
- Einsatz bei Evakuierungsmaßnahmen,
- Unterbringung von Betroffenen,
- Verpflegung von Betroffenen und Einsatzkräften.

Auch beim Großschaden soll die SEG möglichst nach individualmedizinischen Prinzipien tätig werden bzw. durch ihren Einsatz diese Versorgungsqualität wiederherstellen helfen. Zur Erfüllung dieser Vorgabe sind personelle und materielle Mindestanforderungen zu beachten [4].

Die Kapazität der meisten SEG ist auf die Versorgung von bis zu 50 Patienten ausgelegt; meist bestehen jedoch deutliche Einschränkungen bei kostenintensiven Geräten wie Defibrillator-EKG-Einheiten oder Notfall-Beatmungsgeräten.

Sind in einem Rettungsdienstbereich mehrere SEG verfügbar, hat sich die rotierende Dienstbereitschaft der einzelnen Einheiten bewährt. Es ist einsatztaktisch sinnvoller, nur eine dienstbereite und personell vollzählige SEG in den Einsatz zu schicken, als den Einsatz mehrerer, nicht vollständig aufgefüllter Einheiten zu koordinieren.

Um eine Hilfsfrist im Bereich von 30 min nicht zu überschreiten, muß das Personal schnell und zuverlässig über *Funkmeldeempfänger* alarmiert werden. Eine telefonische Alarmierung scheitert am Zeitaufwand sowie an der engen Bindung an einen Telefonanschluß während der Bereitschaftszeit.

Personal

Die Personalstärke der SEG ist von der rettungsdienstlichen Infrastruktur und der Zahl der verfügbaren Helfer abhängig und variiert zwischen 10 und 30 Personen. Die Qualifikation der SEG-Mitglieder ist entscheidend für den Einsatzerfolg.

Die SEG wird in der Regel aus ehrenamtlichen (Rettungs-) Sanitätern und dienstfreien hauptamtlichen Rettungsassistenten der Hilfsorganisationen gebildet. Im Idealfall findet sich ein ausgewogenes Verhältnis von ehren- und hauptamtlichen Kräften. Bei der Mehrzahl der SEG rekrutiert sich jedoch der überwiegende Teil des Personals aus dem ehrenamtlichen Bereich der Hilfsorganisationen.

Medizinisch weniger geschultes Personal und Sanitätshelfer werden insbesondere in der Anfangsphase des Einsatzes in technisch-logistischen SEG-Funktionen eingesetzt, die für einen erfolgreichen Einsatz ebenso unverzichtbar sind wie die eigentlichen medizinischen Positionen. Darüber hinaus können diese Kräfte wichtige Aufgaben bei der Betreuung unverletzter Betroffener und Leichtverletzter erfüllen.

Bei einem Großschadensfall besteht nicht nur ein Mangel an Sanitätskräften, sondern ebenso an Ärzten. Die vorausschauende Integration bestimmter (Not-) Ärzte in die SEG trägt wesentlich zur reibungslosen Zusammenarbeit im Einsatz bei. Für den sinnvollen Einsatz bei Großschadenslagen ist der Fachkundenachweis Rettungsdienst zu fordern.

Neben der allgemeinen Qualifikation aller SEG-Mitglieder sind regelmäßige *Fortbildungen und Übungen* unverzichtbar. Dazu zählen auch Veranstaltungen mit der Leitenden-Notarzt-Gruppe des Zuständigkeitsbereichs, um die gegenseitige Integration und Akzeptanz zu verbessern.

Material

Allgemeines

Die Materialausstattung der SEG soll den individualmedizinischen Vorgaben des regulären Rettungsdienstes möglichst nahe kommen.

Im Gegensatz zur Einplanung von Helfern aus dem Katastrophenschutz ist die Übernahme von Material aus diesem Bereich nicht immer durchführbar, weil die Ausstattung nur teilweise heutigen Anforderungen entspricht. Zum nutzbaren Material zählen Fahrzeuge, Zelte, Tragen und Decken sowie Beatmungsbeutel, Absaugpumpen, Vakuummatratzen und Verbandmaterial. Darüber hinaus erforderliches, rettungsdiensttypisches Material muß vom Träger der SEG neu beschafft werden. Die finanziellen Möglichkeiten führen hier rasch an die Grenzen.

Auch die im Katastrophenschutz vorgegebene Lagerung und Bevorratung der Ausrüstung auf den Fahrzeugen erfüllt nicht die Anforderungen eines SEG-Einsatzes.

Die Aufteilung des Materials in Module, z. B. in kompakten Containern oder Rucksäcken, erleichtert Lagerung und Transport und ist auch einsatztaktisch vorteilhaft.

Sinnvoll ist die Zusammenstellung nach Kriterien wie „Beatmung", „Schockbekämpfung" und „Brandwundenversorgung" bzw. nach der Anzahl der zu versorgenden Patienten.

Persönliche Ausstattung

Zur angemessenen persönlichen Ausstattung der SEG-Mitglieder gehören:
- Overall mit SEG-Rückenschild,
- Schutzjacke,
- Sicherheitsschuhe/-stiefel,
- Schutzhelm (Feuerwehr),
- Schutzhandschuhe,
- Stablampe,
- Schreibutensilien,
- Kleiderschere,
- Untersuchungshandschuhe.

Technisch-medizinische Ausrüstung

Die medizinsch-technische Ausrüstung der SEG soll den Aufbau eines „Verbandplatzes" (bzw. moderner einer „Rettungsstation") unabhängig von einer festen Unterkunft und der Wetterlage ermöglichen.

Als *Transportmittel* können sowohl Kranken- und Rettungswagen des Rettungsdienstes als auch Fahrzeuge des Katastrophenschutzes (Viertragen- Arzttrupp- und Mannschaftstransportwagen) dienen. Spezielle SEG-Fahrzeuge sind häufig nicht zu finanzieren.

Zum Aufbau und Betrieb des Verbandplatzes bzw. der Rettungsstation sind erforderlich:
- Kommunikationsmittel (Funkgeräte und ggf. Funktelefon),
- beheizbares Zelt (wird nur bei fehlenden festen Räumlichkeiten genutzt),
- Notstromaggregat und Beleuchtungsmaterial,
- modulare medizinische Ausrüstung in Containern,
- Infusionsständer,
- Tragen,
- Lagergestelle für Tragen,
- Decken,
- Tische und Stühle,
- Material zum Ausschildern, Absperren und Absichern,
- Werkzeug,
- Büromaterial.

Die eigentliche medizinische Ausrüstung orientiert sich an den lokalen Gegebenheiten und wird mit den Einheiten des Rettungsdienstes abgestimmt:
- Defibrillator-EKG-Einheiten und Pulsoxymeter,

- komplette Notfallkoffer,
- Schock- und Trauma-Sets mit Infusions- und Verbandmaterial,
- tragbare Sauerstoffeinheiten,
- Vakuummatratzen,
- Rettungsfolien,
- Mittel zur Haut- und Hände-Desinfektion, sterile und unsterile Handschuhe,
- Blutdruckmeßgeräte und Stethoskope,
- Absaugpumpen und -katheter,
- Beatmungsbeutel mit Masken und Wendl-Tuben aller Größen,
- Laryngoskope, Magill-Zangen, Endotracheal-Tuben und Führungsstäbe aller Größen,
- Venenstauer, Venenverweilkanülen aller Größen, Infusionsbestecke, Kanülen und Spritzen, zentrale Venenkatheter,
- chirurgische Bestecke und Thorax-Drainagen,
- Magensonden,
- Nierenschalen,
- Schienen- und Verbandmaterial,
- Kleinteile (Pflaster, Tupfer, Dreiwegehähne, Stöpsel usw.).

Medikamente

Neben Art und Menge der Bevorratung sind Lagerungsmöglichkeiten und -stabilität sowie der Transport zu klären. Es muß ein verantwortlicher Arzt oder Apotheker benannt werden, der Lagerung und Haltbarkeit regelmäßig überprüft. Bei Großschäden oder Katastrophen, die eine überregionale Versorgung erforderlich machen, ist der Lufttransport durch die Bundeswehr möglich.

Zur Medikamenten-Ausstattung einer SEG gehören insbesondere Infusionslösungen, Analgetika, Anästhetika und Katecholamine. Darüber hinaus sind größere Mengen Verbandstoffe erforderlich.

Im einzelnen sind dies folgende Medikamente:
- Vollelektrolyt-Lösungen und Volumenersatzmittel,
- Tramadol und Ketamin,
- Diazepam und Thiopental bzw. Etomidat,
- Succcinylcholin und Vecuronium,
- Adrenalin.

Die Bevorratung mit Dexamethason-Dosier-Aerosol kann durch Einlagerung von Prednisolon-Trockenampullen ergänzt werden. Zusätzlich sind geringere Mengen NaCl 0,9%, Atropin, Glukose-Lösung 40% und Lidocain-Gel einzulagern.

SEG-Betreuung und SEG-Verpflegung

Eine SEG-Betreuung kann sowohl zur Ergänzung einer SEG-Rettungsdienst bzw. -Sanität als auch unabhängig eingesetzt werden. Ihre Aufgabe ist die zeitlich begrenzte Betreuung unverletzter Betroffener eines Schadensereignisses. Dazu zählen die unverletzten, unmittelbar Betroffenen, die Angehörigen von Patienten sowie prophylaktisch Evakuierte.

Die SEG-Verpflegung arbeitet häufig mit der SEG-Betreuung zusammen. Sie versorgt die Betroffenen ebenso wie die eingesetzten Helfer.

Kernaussagen

Aufbau und Ausrüstung einer Schnelleinsatzgruppe-Rettungsdienst

- Die SEG-Rettungsdienst ist eine Zusammenfassung wachfreier haupt- und ehrenamtlicher Kräfte des Rettungsdienstes und weiterer ehrenamtlicher Sanitätskräfte zur raschen personellen und materiellen Verstärkung des regulären Rettungsdienstes im Großschadensfall. Sie kommt als Teil des *"Erweiterten Rettungsdienstes"* unterhalb der Katastrophenschwelle zum Einsatz.
- Auch beim Großschaden soll die SEG möglichst nach individualmedizinischen Prinzipien tätig werden bzw. durch ihren Einsatz diese Versorgungsqualität wiederherstellen helfen.
- Sind in einem Rettungsdienstbereich mehrere SEG verfügbar, hat sich die rotierende Dienstbereitschaft der einzelnen Einheiten bewährt.
- Die Personalstärke der SEG ist von der rettungsdienstlichen Infrastruktur und der Zahl der verfügbaren Helfer abhängig und variiert zwischen 10 und 30 Personen. Die Qualifikation der SEG-Mitglieder ist entscheidend für den Einsatzerfolg.
- Bei einem Großschadensfall besteht nicht nur ein Mangel an Sanitätskräften, sondern ebenso an Ärzten. Die vorausschauende Integration bestimmter (Not-)Ärzte in die SEG trägt wesentlich zur reibungslosen Zusammenarbeit im Einsatz bei.
- Die Materialausstattung der SEG soll den individualmedizinischen Vorgaben des regulären Rettungsdienstes möglichst nahe kommen.
- Die Aufteilung des Materials in Module, z. B. in kompakten Containern oder Rucksäcken, erleichtert Lagerung und Transport und ist auch einsatztaktisch vorteilhaft.
- Die medizinsch-technische Ausrüstung der SEG soll insgesamt den Aufbau eines Verbandplatzes (moderner: Rettungsstation) unabhängig von einer festen Unterkunft und der Wetterlage ermöglichen.
- Zur Medikamenten-Ausstattung einer SEG gehören insbesondere Infusionslösungen, Analgetika, Anästhetika und Katecholamine. Darüber hinaus sind größere Mengen Verbandstoffe erforderlich.
- Eine SEG-Betreuung kann sowohl zur Ergänzung einer SEG-Rettungsdienst bzw. -Sanität als auch unabhängig eingesetzt werden. Die SEG-Verpflegung arbeitet häufig mit der SEG-Betreuung zusammen. Sie versorgt die Betroffenen ebenso wie die eingesetzten Helfer.

Literatur

1. Adams HA: Organisatorische Grundlagen des Rettungsdienstes. In: Refresher Course – Aktuelles Wissen für Anästhesisten. Springer, Berlin 1995; S. 115–125
2. DIN 13050 – Begriffe im Rettungswesen. Deutsche Norm. Deutsches Institut für Normung e.V., Berlin 1996
3. Heinrichs W, Lipp R, Hartje H, Vogel U, Stallmann A, Müller J: Ausrüstung einer Schnelleinsatzgruppe. Notfallmed. 1992; 18:378–382
4. Hinse J, Wütscher H, Seibt W, Gerhold-Toepsch H: SEG – Organisatorische Aspekte. In: Engelhardt GH (Hrsg.): Rettungsdienst im Wandel. Stumpf und Kossendey, Edewecht 1993; S. 163–191

Notfallmedikamente – Was, Wann, Wieviel

M. Winterhalter

Es sind die wesentlichen Notfallmedikamente (in Klammern beispielhaft ein Handelspräparat) mit führenden Indikationen, hauptsächlichen Kontraindikationen, der Dosierung und wichtigen Nebenwirkungen angegeben. Zu den Einzelheiten der Anwendung wird auf die Fachkapitel verwiesen. Alle Dosierungen sind im Einzelfall nochmals zu überprüfen. Verwendete Abkürzungen: KG = Körpergewicht, RDE = Richtdosis für Erwachsenen mit etwa 75 kg KG, RDK = Richtdosis für Kinder.

Medikament	Indikation	Kontraindikation	Dosierung	Nebenwirkungen
Adenosin (Adrekar®)	Symptomatische paroxysmale AV-junktionale Tachykardien.	AV-Block II. oder III. Grades und Patienten mit „Sick-Sinus"-Syndrom (ausgenommen Patienten mit Herzschrittmacher) Vorhofflimmern/flattern, obstruktive Lungenerkrankung, verlängertes QT-Intervall.	RDE initial 3 mg, zweite Dosis 6 mg, dritte Dosis 9 mg, vierte Dosis 12 mg, jeweils als Bolus rasch i. v., wenn die supraventrikuläre Tachykardie nicht innerhalb 1–2 min durch die vorangegangene Dosis beendet ist.	Flush, Dyspnoe, Brustschmerzen, Bradykardie, Asystolie, ventrikuläre Extrasystolen bis zu Kammerflimmern.
Adrenalin (Suprarenin®)	Kardiopulmonale Reanimation, schwere anaphylaktische Reaktionen.		Asystolie: RDE initial 1 mg i. v., RDK 0,01 mg/kg KG. Anaphylaktischer Schock: 1 mg auf 10 ml verdünnt langsam i. v.	Tachykardie, Extrasystolen bis zum Kammerflimmern.
Ajmalin (Gilurytmal®)	Tachykarde supraventrikuläre Arrhythmien, ventrikuläre tachykarde Arrhythmien, WPW-Syndrom.	Bradykardien; Tachykardien, deren Ursache eine Herzdekompensation ist.	RDE 10 mg/min, höchste Einzeldosis 50 mg i. v.; RDK von 1 mg/kg KG nicht überschreiten.	AV-Blockierungen, Rhythmusstörungen, Herzinsuffizienz, RR-Abfall.
Atropin	Bradyarrythmie, Antidot bei Vergiftungen mit Insektiziden der Organophosphat-Gruppe.	Im Notfall keine.	RDE 0,5–1 mg i. v., RDK 0,01 mg/kg KG. Bei Vergiftungen: 5–10–100 mg i. v., Kinder 0,1 mg/kg KG bis zum Verschwinden der Vagus-Symptomatik.	Tachykardie, Trockenheit der Schleimhäute, Mydriasis.
Biperiden (Akineton®)	Medikamentös bedingte extrapyramidale Symptome; Parkinson-Syndrom.	Engwinkel-Glaukom, mechanische Stenosen Magen-Darm-Trakt.	RDE 2,5–5 mg langsam i. v.	Mydriasis, zentralnervöse Störungen, Tachykardie.
Butylscopolamin (Buscopan®)	Spasmen im Bereich von Magen, Darm, Gallenwegen, ableitenden Harnwegen.	Tachyarrhythmie, Myasthenia gravis.	RDE 20–40 mg i. v. Kinder und Jugendliche 0,3–0,6 mg/kg KG	Überempfindlichkeits-Reaktionen, RR-Abfall, Tachykardie, Mundtrockenheit.
Calcium 10 %	Hypokalzämie, Hyperkaliämie.	Hyperkalzämie, Nephrokalzinose, digitalisierter Patient.	RDE 10 ml langsam i. v.	Übelkeit, Erbrechen, Herzrhythmusstörungen.
Clemastin (Tavegil®)	Adjuvans bei anaphylaktischem Schock und Quincke-Ödem.		RDE 2 mg i. v.	Sedierung, Mundtrockenheit, Glaukom-Auslösung.

Medikament	Indikation	Kontraindikation	Dosierung	Nebenwirkungen
Dexamethason (Auxiloson®) Dosier-Aerosol, 0,125 mg/Hub.	Rauchgasvergiftungen, Lungenschädigung durch Zinknebel, Chlorgas, Ammoniak, nitrose Gase, Phosgen, Schwermetalldämpfe		RDE initial 5 Hübe, weitere 5 Hübe 10 min später. Bei Lungenreiz-Symptomen 5 Hübe alle 10 min bis zum Abklingen der Beschwerden.	Heiserkeit.
Diazepam (Valium®)	Sedativum, Durchbrechung von Krampfanfällen, Fieberkrämpfe.	Akute Intoxikation mit Alkohol, Myasthenia gravis.	RDE initial 0,15 mg/kg KG i. v., Wiederholung nach Wirkung.	Blutdruckabfall, Atemdepression, Benommenheit, paradoxe Reaktionen.
Diazepam Desitin® rectal tube			Kinder: Bei 10–15 kg KG 5 mg, über 15 kg KG 10 mg rektal.	
Digoxin (Novodigal®)	Herzinsuffizienz, Tachyarrhythmia absoluta bei Vorhofflimmern/flattern und paraoxysmale, supraventrikuläre Tachykardien	AV-Block II.–III. Grades, Kammer-Tachykardie, WPW-Syndrom, Bradykardie, Hypokaliämie, Hyperkalzämie.	RDE 0,2–0,4 mg i. v.	Rhythmusstörungen, Kammertachykardie, Extrasystolen, AV-Block I.–III. Grades, Sehstörungen.
Dobutamin (Dobutrex®)	Herzversagen, akut dekompensierte Herzinsuffizienz, kardiogener Schock.		2,5 µg/kg KG/min – 40 µg/kg KG/min nach Klinik dosieren.	Tachykardie, Extrasystolen, pektanginöse Beschwerden.
Dopamin	Schockzustände.		1,5 µg/kg/min – 21,5 µg/kg/min, nach Klinik dosieren.	Rhythmusstörungen, Tachykardie, pektanginöse Beschwerden.
Esmolol (Brevibloc®)	Supraventrikuläre Tachykardien.	Herzinsuffizienz, Bradykardie, SA- und AV-Blockierungen.	Initial: 500 µg/kg KG/min, anschließend 50 µg/kg KG/min.	Bradykardie, RR-Senkung, obstruktive Ventilationsstörung.
Etomidat (Hypnomidate®)	Narkoseeinleitung, Kurzhypnotikum.		0,15–0,3 mg/kg KG.	Myoklonien, Atem-Depression.
Fenoterol (Berotec®) Dosier-Aerosol, 100 µg/Hub und 200 µg/Hub	Asthma bronchiale, Wehenhemmung.	Schwere Hyperthyreose, Phäochromozytom.	RDE 2–3 Hübe, Tokolyse 5 Hübe.	Tachykardie, pektanginöse Beschwerden.
Fentanyl	Analgetische Komponente zur Anästhesie.		1,5–3,0 µg/kg KG i. v.	Ausgeprägte Atemdepression.
Flumazenil (Anexate®)	Aufhebung der zentral dämpfenden Wirkung von Benzodiazepinen.	Epilepsie-Patienten mit Benzodiazepinen als Zusatzmedikation.	RDE initial 0,2 mg i. v., Repetitionsdosis nach Klinik bis 1 mg Gesamtdosis.	Erbrechen, Übelkeit, Blutdruckschwankungen mit Veränderung der Herzfrequenz.
Furosemid (Lasix®)	Lungenödem, Oligurie, forcierte Diurese.	Hypovolämie.	RDE 20–80 mg i. v. Kinder < 15 Jahren mittlere Tagesdosis 0,5 mg/kg KG i. v.	RR-Abfall, Kalium- und Natrium-Verlust.
Glukose 40%, Glukose 50%	Hypoglykämie, hypoglykämisches Koma.		Nach Wirkung 20–25 g Glukose i. v.	Venenreizung.
Glyceroltrinitrat (Nitrolingual®) Kapsel 0,8 mg, Spray 0,4 mg/Hub.	Angina pectoris, Prinzmetal-Angina, akute Linksherzinsuffizienz mit und ohne Lungenödem, hypertensive Krise.	ausgeprägte Hypotonie, erhöhter intrakranieller Druck.	1–3 Kapseln sublingual, 2–4 Hübe sublingual.	Kopfschmerzen, Übelkeit, Hypotonie, Tachykardie, RR-Abfall.

Medikament	Indikation	Kontraindikation	Dosierung	Nebenwirkungen
Haloperidol (Haldol®)	Psychomotorische Erregungszustände, akute psychotische Syndrome, katatone Syndrome, delirante und andere exogen-psychotische Syndrome.	Komatöse Zustände, Kinder < 3 Jahren.	RDE 5–10 mg i. v.	Dyskinesien, Krampfschwelle sinkt, evtl. Hypotonie.
Lidocain (Xylocain®)	Kammer-Arrhythmien, -Tachykardien und Extrasystolen bei Myokardinfarkt.	AV-Block II.–III. Grades, Bradykardie.	1 mg/kg KG i. v.	Hypotonie, Bradykardie, AV-Block, Krämpfe.
Methyl-Prednisolon (Urbason®)	Spinales Trauma mit manifester Querschnitts-Symptomatik, Status asthmaticus, anaphylaktischer Schock, Addison-Krisen.		Spinales Trauma initial 30 mg/kg KG, dann über 23 h 5,4 mg/kg KG/h. Andere Indikationen RDE initial 250 mg – 1 g i. v.; Kinder 4–20 mg/kg KG	Anstieg des Blutzuckers.
Metoclopramid (Paspertin®)	Übelkeit, Erbrechen.	Kinder < 2 Jahre, Stillzeit, 1. Trimenon.	RDE 10–20 mg i. v., Kinder < 14 Jahren 0,1 mg/kg KG.	Neuroleptisches malignes Syndrom, Dyskinesien.
Metoprolol (Beloc®)	Herzrhythmusstörungen, Tachyarrhythmien.	Kardiogener Schock, AV-Block II. und III. Grades, Bradykardie, Hypotonie, ausgeprägte Herzinsuffizienz, Asthma bronchiale.	RDE 5–10 mg i. v., nicht mehr als 1 mg/min	Bradykardie, RR-Senkung.
Midazolam (Dormicum®)	Sedierung, Narkose-Einleitung und Aufrechterhaltung, Status epilepticus.	Myasthenia gravis, akute Alkohol-Intoxikation.	Sedierung 0,03–0,1 mg/kg KG, Narkose-Einleitung 0,15–0,2 mg/kg KG.	Atem-Depression, Schläfrigkeit, Benommenheit, paradoxe Reaktionen.
Morphin	Stärkste Schmerzen.		0,05–0,15 mg/kg KG langsam i. v.	Atem-Depression, Übelkeit, Erbrechen, Hypotonie.
Naloxon (Narcanti®)	Opioid-induzierte Atemdepression.		Titriert nach Wirkung, RDE 0,1–0,2 mg i. v. alle 2–3 min. Kinder 0,01 mg/kg KG.	Übelkeit, Erbrechen, Entzugs-Symptome.
Natrium-Bikarbonat 8,4%	Metabolische Azidose.	Alkalose.	Bis 1 ml/kg KG; in der Klinik nach Blutgas-Analyse.	Hypernatriämie.
Nifedipin (Adalat®)	Angina pectoris, hypertensiver Notfall.	Schock, Hypotonie, instabile Angina pectoris, akuter Myokardinfarkt.	RDE 10 mg oral.	Tachykardie, starker RR-Abfall.
Nitrendipin (Bayotensin®) 1 Phiole = 5 mg	Hypertensiver Notfall.	Schock, Hypotonie, instabile Angina pectoris, akuter Myokardinfarkt.	RDE 5 mg oral.	Tachykardie, starker RR-Abfall, pektanginöse Beschwerden.
Orciprenalin (Alupent®)	Bradykardie, AV-Block II. Grades, Antidot bei relativer und absoluter Überdosierung mit β-Blockern.	Tachykardie, Tachyarrhythmie, hypertrophe obstruktive Kardiomyopathie.	RDE 0,25–0,5 mg verdünnt langsam i. v.	Tachykardie, Kammerflimmern, pektanginöse Beschwerden.
Oxytocin (Syntocinon®)	Postpartale atonische Nachblutung.		RDE 5 I.E. langsam i. v.	Tachykardie, pektanginöse Beschwerden.

Medikament	Indikation	Kontraindikation	Dosierung	Nebenwirkungen
Pindolol (Visken®)	Tachykarde Herzrhythmustörungen.	Herzinsuffizienz, Bradykardie, SA- und AV-Blockierungen, Asthma bronchiale.	RDE 0,1 – 0,4 mg i. v.; bei Bedarf nach 20 min weitere 0,2 mg.	RR-Abfall, Bronchospasmus, Bradykardie, Sedierung.
Prednisolon (Solu Decortin®)	Anaphylaktischer Schock, toxisches Lungenödem, Status asthmaticus.		RDE 250 – 1000 mg i. v.	Erhöhung des Blutzuckers.
Prednison-Zäpfchen (Rectodelt®)	Asthma bronchiale, stenosierende Laryngotracheitis, allergische Reaktionen.		Kinder 5 – 20 mg/kg KG	Erhöhung des Blutzuckers.
S-Ketamin (Ketanest® S)	Analgesie, Anästhesie, Analgosedierung.	Hypertonus, Eklampsie, Präeklampsie, instabile Angina pectoris, isoliertes SHT.	Analgesie 0,125 – 0,25 mg/kg KG i. v. oder 0,25 – 0,5 mg/kg KG i.m. Zur Intubation 0,5 – 1 mg/kg KG i. v. Analgosedierung 0,3 – 0,5 mg/kg KG/h	Blutdrucksteigerung, Hirndrucksteigerung, Atemdepression, Hypersalivation, Traumreaktionen.
Succinylcholin (Lysthenon®)	Muskelrelaxation zur Blitzeinleitung.	Maligne Hyperthermie.	1 – 1,5 mg/kg KG i. v.	Faszikulationen, Herzrhythmusstörungen.
Theodrenalin 10/ Cafedrin 200 mg (Akrinor®, Ampulle 2 ml)	Hypotonie.	Hypertonie, Engwinkel-Glaukom, Phäochromozytom	½ - 1 Ampulle langsam i. v.	Angina pectoris, Tachykardie, Rhythmusstörungen.
Theophyllin (Bronchoparat®)	Atemnot bei COLD, Asthma bronchiale.	Frischer Herzinfarkt, akute tachykarde Arrhythmie.	Initial 4 – 5 mg/kg KG langsam i. v., wenn vorbehandelt 2,5 – 3 mg/kg KG	Tachykardie, Unruhe, Übelkeit, RR-Abfall, Krampfanfälle.
Terbutalin (Bricanyl®)	Obstruktive Atemwegserkrankungen.	Thyreotoxikose, Tachyarrythmie, frischer Herzinfarkt.	RDE ½ - 1 Ampulle s.c.	Tachykardie, Tremor, Unruhe.
Tramadol (Tramal®)	Mäßig starke Schmerzen	Alkohol-, Drogen-, Schlafmittel-, Analgetika-Intoxikation.	1 – 2 mg/kg KG i. v.	Schwitzen, Übelkeit, Erbrechen, Sedierung, Mundtrockenheit.
Urapidil (Ebrantil®)	Hypertensive Notfälle.	Aortenisthmusstenose, arteriovenöser Shunt.	RDE initial 10 – 50 mg i. v., ggf. nach 5 min wiederholen	Müdigkeit, Schwindel, Herzklopfen.
Vecuronium (Norcuron®)	Muskelrelaxans bei Narkosen, Intubation und künstlicher Beatmung.	Myasthenia gravis.	0,1 mg/kg KG	
Verapamil (Isoptin®)	Paroxysmale supraventrikuläre Tachykardien, Vorhofflimmern/-flattern mit schneller AV-Überleitung.	Akuter Myokardinfarkt, gleichzeitige β-Blocker Therapie, manifeste Herzinsuffizienz, kardiogener Schock.	RDE 2,5 – 5 mg langsam i. v.; Kinder < 1 Jahr nur bei zwingender Indikation 0,75 mg – 2 mg.	Bradykardie, AV-Block bis Asystolie, RR-Senkung.

Referenz

1. Rote Liste 1998. Rote Liste® Service GmbH (Hrsg.) ECV Editio Cantor, Aulendorf/Württ. 1998

Sachverzeichnis

Fettgedruckte Seitenzahlen verweisen auf Hauptfundstelle

A

ABC-Kampfmittel **612 ff**
ABC-Maßnahme 179
Abdomen, akutes **146**, 147, 176, 189
– – Porphyrie, hepatische 161
Abdominaltrauma **185 f**, 190, 264
– Blutverlust 87
– beim Kind 22, **308 ff**
– Patientenlagerung 64
– stumpfes 185, 264
– Volumentherapie 181, 186
– Wundversorgung 61
Abfallentsorgung 565
Abflußbehinderung, venöse 174
Ablatio placentae 269
– retinae 227
Abnabeln **280**, 564
Abort **267**
Absaugeinheit 43
Absaugen 69, 280
– Komplikation 44
– nasales 273, 280
– nasopharyngeales 44
Abszeß, perimandibulärer **236**
– postoperativer 221
– retromaxillärer **237**
Abszeß-Tonsillektomie 237
Abwehrspannung 146, 176, 186
ACD-Technik (Active compression decompression) 76
ACE-Hemmer 136
Acetazolamid 226
Acetongeruch 29
Acetylcholin-Esterase, Hemmung 330 f, 621
Acetylcystein 329
Acetylsalicylsäure 113
Achillessehnenreflex (ASR) 205
ACTH 159
Addison-Krise 158, **159**
Adenosin 116, **120**, **636**
– AV-Reentry-Tachykardie 122
– Indikation 124, 636
– Kindesalter 293
– Vorhofflattern 122
Aderlaß 109
ADH-Freisetzung, verminderte 367
ADH-Mangel 160
Adnexitis 263
Adrenalin **76**, **636**
– Applikation, endotracheale 59, 76, 277
– – intravenöse 59
– Bradykardie 117
– Dosierung 295 f, 636
– beim Kind 79, 295 f
– Neugeborenen-Reanimation 282
– Pupille, weite 25
– Rebound-Phänomen 290
– Schock, anaphylaktischer 165
Adrenalin-Spray 165
Adynamie 159
Affektstupor 604

Afterdrop-Phänomen **366 f**, 474 f
Aggressivität 244, **256 f**, 258
Agitiertheit 257, 375
AICD (automatisches implantierbares Cardioverter-/Defibrillator-System) 135
AIDS 149
Air trapping 141, **362**
Airbag 183, 558
Ajmalin **77**, 117, **636**
– Extrasystole, ventrikuläre 128
– Tachykardie 121, 125
– WPW-Tachykardie 124
Akkomodationsstörung 622
Aktivkohle 297, 483
Akutchirurgie 5
Akutes Abdomen **146**, 147, 176, 189
– – Porphyrie, hepatische 161
Akutlabor 101
Alarmierung 16, 100, 408, 543
Alarmierungszeit 542
Alarmzeichen 21
Albumin 83, 319
Alkaloide 299
Alkalose, respiratorische 143, 161, 373
Alkohol 17 f, 157, 176, 246
Alkoholentzug 136
Alkoholrausch 252, 256 f
Alkylanzien **622 f**
– Antidot 329
Alkylphosphat-Intoxikation 298 f, **329 f**
– Giftelimination 327
Alkylphosphat-Kontamination 71
Allgemeinanästhesie 91, 97
Alpha-Strahlung 380 f
– Äquivalentdosis 383 f
– DNS-Schaden 385
– Kontamination 390
Alter, biologisches 316
Altern 316 ff
Aluminiumfolie 281
Alveolarruptur 362
Alveole, Überblähung 141
Amaurosis fugax 225
Ambulanz-Hubschrauber 466
Ambu-Matic™ 54 f
Ameisenlaufen 143
American Football 215
Amimie 242
Amine, exzitatorische 195
δ-Aminolävulinsäure-Synthetase 162
Aminosäure-Stoffwechsel, Störung 246
Amiodaron **77**, 117, 125
Amnesie 96 f
Amnioninfusions-Syndrom 270
Amphetamin-Intoxikation **334**
Amputat 62, 187 f
Amputations-Stumpf 62
Amputationsverletzung 62, **187**, 190
Amtsarzt 527
Analgesie **91 ff**, 97
– beim Kind 96
– Schwangerschaft 95
– Verbrennung 304

Analgetika **92 ff**, 246
Analgosedierung 91, 93, 245
Analreflex 205
Anämie 107, **151**
Anamnese 21, 26, **28**
Anaphylatoxin 164
Anaphylaxie **164**, 409
– Therapie 291
Anästhesie **91 ff**
– Blitzeinleitung 91, 93, 96 f, 312
– intravenöse, totale (TIVA) 93 f
– beim Kind 96
– Schwangerschaft 95
Anästhesie-Abteilung 99
Anästhesie-Pflegepersonal 530
Anästhesieprotokoll 101
Anästhesist 100 f
Anästhetika 97
Aneurysma 248
– dissecans **138**
Aneurysmaruptur 173 f, 248
Anfahrt 543
Anfahrzeit 542
Anfall, eklamptischer 268, 270
– epileptischer 241, **250 ff**, 259
– – Antidepressiva-Intoxikation 332
– – generalisierter, tonisch-klonischer 250, **251**, 286
– – Hitzeschaden 347 f
– – Kindesalter **286 f**
– – Klinikeinweisung 252
– – Meningitis 148
– – Therapie 96 f, 287 f
– – Toxoplasmose, zerebrale 149
– hypoxämischer 294
– psychogener 250 ff
– synkopaler 251
Anfallsserie 250
Angehörige 16 f
Angina pectoris **111**, 409
– – Analgesie 96
– – Blutdruckkrise 136
– – Endless-loop-tachycardia 135
– – Flug-Tauglichkeit 375
– – Tachykardie, Schrittmacher-vermittelte 133
Angst 26, 143, 241, **257**, 604 f
– Definition 605
– hysterische 607
– bei neurotischer Erkrankung 606 f
Angstattacke 244
Angstbekämpfung 609
Angstbereitschaft 606
Anilin 299 f
Anisokorie 25, 200, **228**
– Basilaristhrombose 247
Antiarrhythmika **77**
– Indikation 116
– Intoxikation 298, 327, **329**
– Klassifizierung 117
– positiv-inotrope 120
Anticholinerges Syndrom 326, 332
Antidepressiva, Intoxikation 296, 298 f, **332**

Antidepressiva, Intoxikation, Antidot 329
Anti-D-Globulin 264
Antidot-Therapie 298 f, **328 f**, 394, 615
Antigen-Antikörper-Interaktion 164
Antigenic load 177, 183
Antihistaminika 165
– Intoxikation 299, 329
Antihypertensiva 321
Antikoagulation 411
Antipyrin-Clearance 320
Antithrombin III 102
Antithrombin-III-Mangel 137
Anurie 154
– Dextran-Infusion 86
– Schock, kardiogener 114
Aorta abdominalis s. Bauchaorta
Aortenaneurysma, disseziierendes 113, 136
– thorakales 138
Aortendissektion 27, 253
– Standford-Klassifikation 172 f
– thorakale **172 f**, 189
Aortenklappen-Insuffizienz, akute 138
Aortenklappenstenose 108
Aortenruptur 22, 184, 189
Aortokavales Syndrom 27
Apathie 159
Apgar-Score **280**
Aphasie 247
Aphonie 238
Apnoetest 423
Äquivalentdosis **383 f**
Arachidon-Säure 195
Arbeiter-Samariter-Bund 6
Arbeitsmedizin 516
Arbeitsunfall 235
– auf See 482
ARDS (acute respiratory distress syndrome) 211, 301
Arrhythmie 58, 183
– absolute 118
Arsen-Intoxikation 327
Arsen-Verbindung **623**
Arteria brachialis 61
– carotis 61
– – communis 234
– – interna 234 f
– – Punktion, versehentliche 58
– centralis retinae, Verschluß 225
– facialis 61, 234
– femoralis 61
– lingualis 234
– meningea media 195
– pharyngea ascendens 234
– temporalis 61
Arterie, Kompression, manuelle 61
Arterienverschluß, embolischer 246
Arteriitis temporalis **227**, 228, 255
Arteriolenspasmus 268
Arthritis 619
Arzt, Aufgabe 15, 17 f
– Einsatz während des Fluges 376
– Führungsaufgabe **514 ff**
– Garantenstellung **451 f**
– Hilfspflicht **450 ff**
– leitender des Rettungsdienstes 527
– niedergelassener 429, 543
– Pflicht zur Gefahrtragung 452
– Pflichtenkollision 454
– Pflichtennotstand **453 f**
– im Praktikum 416
– Sorgfaltspflicht 418
Ärztegesetz 441
Arzteinsatzwagen 429
Ärztlicher Leiter Notarztstandort **516 f**

– – Rettungsdienst **514 ff**
Arzttrupp, bewegliche 595
Asphyxie 43, 344, 351
– fetale 270
– Wasserunfall 358
Aspiration 49
– Halstrauma 233
– Schädel-Hirn-Trauma 199
Aspirationsschutz 51
Asservierung **405**
Asthma bronchiale **141 ff**, 410
– – Differentialdiagnose 142
– – Flugtauglichkeit 375
– – beim Kind 289
– – Therapie **142 f**, 291
– kardiale 108
Asthmaanfall 26, 141
Asystolie 31, 74, **120**
– Atropin-Gabe 77
– Polyradikulitis, akute 254
– protrahierte 79
– Reanimationsmaßnahme, erweiterte 78 f
– Schrittmacher-Notfall 131, 133
– Therapie, medikamentöse 76
– Unterkühlung 353
Ataxie 328, 332, 622
Atelektase 59, 318
Atemantrieb 318, 621
Atembewegung, inverse 273
– paradoxe 289
Atemdepression 92 f, 326, 333
Atemexkursion 25, 71
– eingeschränkte 183
Atemfrequenz 38, 54
– Erhöhung 143
– beim Neugeborenen 274
Atemgeräusch 26
– abgeschwächtes 26, 183
– fehlendes 142, 175
– seitendifferentes 308
– spastisches 289
– verschärftes 175
Atemhilfsmuskulatur 25 f, 141, 175
– Störung 253
Atemhöhle 351 f
Ateminsuffizienz, Basilaristhrombose 247
– Tetanus 255
Atemlähmung, Botulismus 620
– Nervenkampfstoff 621 f
– zentrale 231
Atem-Minuten-Volumen 35, 54
Atemmuster, pathologisches 195
Atemnebengeräusch 26
Atemnot **230 ff**
– akute 25, **174 f**, 189
– Asthma bronchiale 141
– Herzinsuffizienz 108
– Panikattacke 257
– Patientenlagerung 63
– Rechtsherzversagen 110
Atemnot-Syndrom, akutes 617 ff
Atemregulation, zentrale 273
Atemreiz 142
Atemschutz 617, 620
Atemschutzgerät 494 f
Atemspende 6 ff, **70 ff**
– manuelle nach Marshall Hall 7
– – nach Silvester 7 f
Atemstillstand, Alkoholrausch 257
– Amphetamin-Intoxikation 334
– Anfall, tonisch-klonischer 286
– Sauerstoff-Applikation 45
Atemstörung, Wirbelsäulenverletzung 205
– zentrale 157

Atemtypus 25 f
Atemwege, Freihalten 42, **44 f**, 70
– Freimachen **42 ff**, 70
– Fremdkörper 238
– Schädigung, thermische 303
Atemwegserkrankung, chronisch obstruktive 110
Atemwegshindernis 25
Atemwegs-Management **42 ff**, 64
Atemwegs-Obstruktion, Asthma bronchiale 141
– Inhalationstrauma, thermisches 344
– Insektenstich 62
– mechanische 42
– obere 26, 35, 43
– – Kreislaufstillstand 68
– untere 26, 35
Atemwegsverlegung 230
– beim Kind 273, 278
Atemwegswiderstand 274
– exspiratorischer 141
Atemzugvolumen 54, 72, 75
Athetose 326
Atmung 23, 69
– Altersphysiologie 317 f
– Beurteilung 179
– fehlende 23
– inverse 23, 25
– beim Neugeborenen 273 f
– paradoxe 25, 174, 183
– periodische 26, 195
– seitengleiche 29
– thorakale 185
Atropin 77, 296, **636**
– Alkylphosphat-Intoxikation 299, **329**
– Applikation, endotracheale 59, 76
– – intravenöse 59
– Bradykardie-Therapie 116 f
– Intoxikation 25, 326, 329
– beim Kind 79, 296
– Kontraindikation 118
– bei Nervenkampfstoff-Exposition 622
Atropinsulfat-Ampulle 483
Attacke, transitorisch-ischämische (TIA) 246, 251
Aufnahmepflicht **450**, 458
Aufnahmeverweigerung 17
Aufwinchen 474
Auge, Oberflächenanästhesie 224
Augeninnendruck, Anstieg 94, 226
Augenmotilitätsstörung 254
Augenmuskelparese 249
Augenöffnen 37
Augenschutz 564
Augenverband 225
Augenverletzung, perforierende 94, **224 f**
Auskühlung 3, 102, 280 f
Auskultation 25 f, **29**
Ausnahmesituation 17
Ausscheidung 22
Auswurf, blutiger 108, 110
Auswurfleistung, erniedrigte 107
Auto-Auffahrunfall 204
Autolyse 419
Autotransfusion 63
– intraoperative 101
Autotransfusionslagerung 27
AV-Block 94, 116
– Antidepressiva-Intoxikation 332
– Grad I **118 f**
– Grad II **118**
– – Typ Mobitz 116, **118 f**
– – Typ Wenckebach **118 f**
– Grad III **118 f**

AV-Crosstalk 133
AV-Dissoziation 118, 124
– komplette 116
AV-Intervall, Verlängerung 120
AV-Knoten 114 f
AV-Reentry-Tachykardie 120, 122, 124
AV-Überleitung 77
Azidose 287, **296**
– Beinaheertrinken 360
– intrazelluläre, paradoxe 77, 296
– metabolische 77, 154, 169
– beim Neugeborenen 276
Azidose-Atmung 158

B

Babinski-Zeichen 247
Badeunfall 203, 301, 358
Bandruptur 211
Bandscheibenvorfall 173, **253**
Barbiturat-Intoxikation 329, **332**
Baro-Meteorismus 373
Baro-Otitis 373
Barorezeptor, atrialer 131
– Sensitivität 317
Baro-Sinusitis 373, 375
Barotrauma 358, **361 f**, 375
Basendefizit 77
Basilaristhrombose **247**, 248
Bauchaorta, Dissektion 253
– Kompression, manuelle 61
– Verschluß, akuter 410
Bauchaorten-Aneurysma 138, **173 f**, 189
– Fistel, aorto-intestinale 412
– rupturiertes 146
Bauchdeckenspannung 185
Bauchhautreflex (BHR) 205
Bauchkrampf, kolikartiger 254
Bauchschaukel **64**
Bauchschmerz s. Schmerz, abdominaler
Beatmung 23, **72 f**
– assistierte 46, 54
– Asthmaanfall 143
– Atemzugvolumen 72, 75
– Effizienz 47
– Hilfsmittel 44
– Hygienemaßnahme 563
– Kindesalter 79, 279
– Komplikation **55**
– kontrollierte 46, 54
– – Schädel-Hirn-Trauma 307
– maschinelle **53 ff**
– Monitoring 34 f
– seitengleiche 29
Beatmungsbeutel **46 f**, 72, 281
Beatmungsdruck 54, 282
– hoher 72
Beatmungsfilter 563
Beatmungsgerät 7, 55
Beatmungsmuster, invasives 551
Beatmungssystem, Störung 35
Beckenendlage 266 f
Beckenfraktur 310
Beckenring, instabiler 186
Beckentrauma 22, **186 f**, 190
– Blutverlust 87
Becken-Übersicht 103
Bedarfstachykardie 120
Bedrohung 606
Begleitsymptom 23
Behandlungspriorität 580
Beinaheertrinken **301 ff**, **359 ff**, 370
– Definition 358

– PEEP-Beatmung 361
Beinlängendifferenz 186
Beinödem 174
Beinparese, schlaffe 253
Beinvenen-Thrombose 375, 410
Beißkeil 251
Beißschutz 48
Belastungsdyspnoe 151
Bellsches Phänomen 227
Bends 363, 376
Benzodiazepine 257
– Antagonisierung 94
– Intoxikation 24, 329, **332**
Benzol-Luft-Gemisch 393
Beratung, funkärztliche **485**
Bereitschaftsdienst 12
Bergbau 491
Bergmedizin 372
Bergrettung 449, **486 ff**
– notfallmedizinische Besonderheiten **489**
Bergrettungsmann 487, **488**
Bergunfall 489
Bergung, horizontale 481
– vertikale 474, 481
Bergungsarzt 527
Bergungskollaps 481
Bergungstod 302, 367, 481, 489
Berufshaftpflicht 520
Berufskleidung 564
Besinnung auf Vorrat 605, 608 f
Besinnungsfähigkeit 605 f
Besonnenheit **605 f**
Bestattungsgesetz 415 f, 418
Bestrahlung, effektive 383
Beta-Strahlung 380 f
– Äquivalent-Dosis 383 f
– Kontamination 390
Betäubungsmittel **95**, 218
Betäubungsmittel-Anforderungsschein 95
Betreuungsrecht 417
Betreuungsdienst 589 f
Betriebsunfall 148
Beugesynergismus 194, 197
Beweglichkeit, abnorme 187
Bewußtlosigkeit 23, 197
– Anfall, epileptischer 251
– Kammerflimmern 126
– Lagerung 62
– Rhythmusstörung 115
– Schock, kardiogener 114
– Subdural-Hämatom 196
Bewußtsein, Prüfung 23, 69
– qualitatives 242
– quantitatives 242
Bewußtseinsklarheit 23
Bewußtseinslage 37, **242**
Bewußtseinsstörung **24 f**
– Intoxikation 326 f
– plötzliche 157
– qualitative **255 f**
– Schädel-Hirn-Trauma **197**
Bewußtseinstrübung 23, 242
– Definition 197
– Enzephalitis 148
– Hirnblutung 247
– Hypothermie 353
– Meningitis 252
– Status athmaticus 142
– Urämie 154
Bigeminus 116, 126 f
Biguanide 157
Bikarbonat 35
Bindehaut, Blutung, petechiale 425
Bindehautwunde 225

Biot-Atemtypus 26
Biperiden 258, 329, **636**
Bißverletzung 62
Bittermandelgeruch 29
Bizepssparese 253
Bizepssehnenreflex (BSR) 205
B-Kampfstoff 615 ff
– Inhalation 618 ff
– Nachweis 618
Blackout 358, **361 f**
Blasebalg 47
Blasenbildung 337, 343
– Bestrahlung 388
– Erfrierung 355 f
– Lewisit 623
Blasenentleerungsstörung 221, 244, 253
– akute 241
– Guillain-Barré-Syndrom 254
Blasenfistel, suprapubische 221 f
Blasenlähmung 365
Blasenruptur 153
Blasensprung 265 f
Blasentamponade **222**
Blässe 26, 151
– Gefäßverschluß 137
– Schock, kardiogener 114
Blausäure 620, **623**
Blausäure-Vergiftung 29, 623
Blepharospasmus 224, 226 f
Blickdivergenz 198
Blickkrampf 326
Blickparese 244, 247
Blow-out-Fraktur 228, 234
Blutdepot 101
Blutdruck 23, 38
– im Alter 317 f
– diastolischer 31
– Kindesalter 275
– systolischer 31
Blutdruckanstieg, Autotransfusionslagerung 27
Blutdruckdifferenz 138
Blutdruckmanschette 31
Blutdruckmeßgerät, oszillometrisches 631
Blutdruckmessung 26, 30, **31 f**
– invasive 32, 546 f
– oszillometrische 32
Blutdrucksenkung 136, 173
– Gestose 268
Blutentnahme 102, 457 f
Blutgas-Analyse, arterielle 102
– zentralvenöse 77
Blut-Hirn-Schranke, Störung 195, 360
Bluthusten s. Hämoptoe
Blutkampfstoff 620
Blutsperre 61
Blutstillung **61**, 65, 88
Blutung, anale 147, 412
– arterielle 188
– Ebola-Fieber 619
– gastrointestinale **146 f**, 411 f
– – Aneurysmaruptur 173 f
– – obere **174**, 189
– – Urämie 154
– Gerinnungsstörung 151 f
– Gesichtsverletzung 233 f
– innere 312, 421
– intraabdominelle 103, 146, 310
– – Zeichen 185
– intrakranielle **195 f**, 247
– – Pupillenstörung 198
– – subdurale 425
– intraorale 234
– intrazerebrale 196

Blutung, peripartale 269
- petechiale 185, 425
- subkonjunktivale 185
- subphrenische 309
- vaginale **263**, 267
- – postpartale 270 f
Blutungsanämie 174
Blutungszeit 87
Blutverlust, akuter **83 f**, 87
- Extremitätenfraktur 211
Blutvolumen 83, 279
- intrazerebrales 194 f
Blutzucker-Bestimmung 102, 248 f
- Bewußtseinsstörung 24
- semiquantitative 30
- beim Neugeborenen 281
Blutzucker-Meßgerät 631
Blutzucker-Spiegel, erhöhter 160
Bolus-Aspiration 25, 43, 64
- Erste Hilfe 70
Bolustod 43
Bombendrohung 571
Botulismus 255, 616, **619 f**
Botulismus-Antitoxin 620
Boyle-Mariotte-Gesetz 362, 372, **469**
Bradyarrhythmia absoluta 118
Bradykardie 27, 115
- Dehydratation 286
- Drucksteigerung, intrakranielle 195
- fetale 264
- Guillain-Barré-Syndrom 254
- Hyperkaliämie 154
- Hypoxie 73
- Intoxikation 326
- beim Kind **292**
- beim Neugeborenen 275
- Querschnittläsion 205
- reflektorische 43
- β-Rezeptoren-Blocker 332
- Schock, kardiogener 114
- – spinaler 181
- Schrittmacher-Notfall 131, 133
- Therapie **116 ff**
Brandblase 343
Brandschutz, vorbeugender 572
Brandschutzordnung **571 ff**
Brandverletzte 335 f
Brennschneidgerät 556
Brillenhämatom 198, 234
Bronchialatmen 144
Bronchiallavage 284
Bronchialmuskulatur, Tonus, gesteigerter 141
Bronchialobstruktion, akute 26
Bronchialschleimhaut, Ödem 141, 345
Bronchialsekret, zähes 141
Bronchiolitis obliterans 142
Bronchokonstriktion 164
Bronchopneumonie 618 ff
Bronchospasmus 108, 141 f, 165, 289
- Inhalationstrauma 345
- Nervenkampfstoff 621
- Unverträglichkeitsreaktion 87, 165
Bronchusverletzung 183
Brooke-Formel 342
Brucellose 616, **619**
Brückengriff 206
Brückenvenen-Verletzung 196
Brummen 141
Brunzelsches Zeichen 219
Brustwirbelsäule, Trauma 22, 184, 203
Bubble disease 363
Bülau-Drainage 308
Bulbärhirn-Syndrom 194 f, 198, 242

Bulbus, Tiefstand 234
Bulbusstellung 243
Bulbustrauma 198, **226**
Bundeswehr 589
- Hauptverteidigungskräfte 593, 595
- Krisenreaktionskräfte 593, 595
- Sanitätsdienst **593 ff**
Bundeswehrapotheke 600
Bundeswehrkrankenhaus 593, 596 f
Butterfly-System 55
Butylscopolamin 92, **94 f**, **636**
- akutes Abdomen 147
- Kolikschmerz 96
- Schwangerschaft 95

C

Cafedrin **639**
Candidiasis, orale 150
Capture beat 124
Carbamat-Intoxikation 299, **331**
Carbamazepin-Intoxikation 298
Carbo medicinalis 328
Carboxyhämoglobin 32
Cardiac output 317
Cardiolipin-Antikörper-Syndrom 246
Cardioverter-/Defibrillator-System, implantierbares, automatisches **135**
CBF (Cerebral Blood Flow) 246
C-Griff 47
Charles-Gesetz 372 f
Cheyne-Stokes-Atmung 195, 242
Chinidin 117
Chinin-Intoxikation 327
Chinuklidinylbenzilat 620, 624
Chirurg 100
Chlorat-Intoxikation 330
Chlorcyan 620
Chlorgas 620, **624**
Chlorhexidin 343
Chloroform 8
Chloroformsynkope 9
Chloroquin-Intoxikation 299, 327
Chokes 364, 376
Cholera 564
Cholesterin-Kristalle 174
Cholezystolithiasis 146
Cholinerges Syndrom 326
Chvosteksches-Zeichen 161
C-Kampfstoff **620 ff**
Clemastin 165, **636**
Clostridium-botulinum-Toxin 616
CO_2 s. Kohlendioxyd
Codein 326
CO s. Kohlenmonoxid
Coma diabeticum 26, 29, 154
- hepaticum 29
Combi-Tubus **50 f**, 64
Commotio cerebri 192, 197 f
- spinalis 204
Compressio cerebri 192
- spinalis 204
Comptoneffekt 382
Computertomographie, kranielle 202
Contusio bulbi 226
- cerebri 192, 196
- spinalis 204
COPA-Tubus **44**
Cor pulmonale 110, 141
Coulomb 383
Couplet 126 f
CPAP (Continuous Positive Airway Pressure) 54

CPP (cerebral perfusion pressure) 194, 245
CPR (cardiopulmonary resuscitation) s. Reanimation, kardiopulmonale
Creatin-Kinase 102
Crescendo-Angina 111
Crush-Niere 303
Crush-Syndrom **188**, 190
Crush-Verletzung 102
Cuff-Abschluß, fehlender 35 f
Cuff-Manschette 48
Cumarin 321
Cushing-Response 195, 199
Cushing-Syndrom **161**

D

Dalton Gesetz **469**, 372 f
Damm, Trauma 262
Dämmerattacke 250 f
Dämmerzustand 251, 287
Dammriß 265
Dammschutz **265 f**
Dapson 330
Darmatonie 218
Darmentleerungsstörung 241, 244, 253
Darmerkrankung, entzündliche 146
Darmgeräusch 29
Darmischämie 186
Darmruptur 186
Darmschlinge, prolabierte 185
Daseinsfürsorge, öffentliche 430
Datenerfassung **500**
Datenqualität 503
Datenschutz-Bestimmung 500
DDD-Schrittmacher 129, 133
DDI-Schrittmacher 129
Defibrillation 10, **74 f**
- Asystolie, protrahierte 79
- Hypothermie 368
- Kammerflimmern 126
- beim Kind 79, 296
Defibrillator 10
Definition, notfallmedizinische 13
Defizit, interstitielles 85
Dehydratation 153
- im Alter 319
- hypertone 160, **167 f**, 285 f
- hypotone 167, 286
- beim Kind 285 f
- Symptome 286
- Therapie 168
Dekompressions-Krankheit 362, **376**, 469
- Typ I 364
- Typ II 364
Dekompressionsunfall 358, **362 f**
- Notfallmanagement **364 f**
Dekontamination 401, **403 f**, 621
Dekontaminations-Schleuse 100
Delta-Welle 122, 124
Denervierung, sympathische 206
Denken 242
Densfraktur 253
Depression **257**
Dermatitis, seborrhoische 149
Desinfektion **562 f**
Desorientiertheit 249, 254
Desoxyhämoglobin 32
Detektion 129
Detonation 612
Detoxikation **327 f**
Deutsche Gesellschaft zur Rettung Schiffbrüchiger **476 ff**

Sachverzeichnis

– Interdisziplinäre Vereinigung für Intensiv– und Notfallmedizin (DIVI) 500
Déviation conjugée 247
Dexamethason **637**
Dexamethasonspray 299
Dextran 85, **86**
Dezelerationstrauma 185
Diabetes insipidus **160**, 242
– mellitus 157, 320
– – insulinpflichtiger 29, 375
– – Myokardinfakt, stummer 409
Diagnostik, apparative 29 ff
– klinische 28 f, 39
– radiologische 103
Diarrhoe 177, 388
Diazepam 251, 287, **637**
– Antiarrhythmika-Intoxikation 329
– Intoxikation 299
– Kontraindikation 162 f
– bei Nervenkampfstoff-Exposition 622
– Nierenkolik 218
Diazoxid 161
Digitalis 120, 122
Digitalis-Intoxikation 77, 292, 327, **333**
Digoxin 109, **637**
Dihydralazin 268
Diltiazem 117
Dimercaptopropanol 623
Dimethoat 330
Dimeticon 329
Diphtherie 564
Diplopie 228
Diskonnektions-Überwachung 54
Dislokation 187
Disopyramid 117
Dissektion 246
Distanzrasseln 108
Diurese 86, 109, 328
Diuretika 321
4-DMAP (Dimethylaminophenol) 345 f
DNS-Schaden 381, **385**
Dobutamin 109, 113 f, **637**
Dokumentation **499 ff**
– Großschadensfall **582 f**
Dopamin 114, **637**
Doppelbilder 254
– Basilaristhrombose 247
Doppellumen-Tubus 50
Doppelwinchverfahren 474
Doppler-Duplex-Sonographie 100
Dornfortsatz 205
Dosimetrie 382
Downwash 474, 481
Drehschwindel 247
Dreiecktuch-Krawatte 61
Drei-Wege-Hahn 58
Drogenabusus 17, 29, 177
– Krise, hypertensive 136
– Schlaganfall 246
Drogennotfall 24, 297
Druck, barometrischer 374
– endexspiratorischer, positiver 75
– intrakranieller 244
– kolloidosmotischer 83, 339
– osmotischer 83
– pulmonalarterieller, mittlerer 109
Druckfall-Krankheit 373, **376**
Druckinfusion 277
Druckkammer 328, **364 f**
Druckmessung, arterielle 102
Drucksteigerung, intraatriale 131
– intrakranielle **194 f**, 244
– – Oberkörper-Hochlagerung 245
– – Seitenlagerung 62

– – Sonnenstich 347
– – Symptom 242
– – Therapie **245 f**, 307
Druckverband **61**
Druck-Volumen-Kurve, zerebrale 194, 305
Ductus arteriosus Botalli 274
Duraverletzung 194
Durchblutungsstörung 29, 320
Durchfall s. Diarrhoe
Dysarthrie 247, 254 f, 619
Dysbarismus 373
Dysfunktion, diastolische 107
– systolische 107
Dyshämoglobinämie 33, 303
Dyskinesie 258
Dyskrinie 141, 289
Dysphagie 238, 247, 619
Dysphonie 619
Dyspnoe 23, 25 f, 174
– allmählich einsetzende 26, 230
– beim Kleinkind 277
– Lungenarterien-Embolie 110
– Lungenödem 108
– Myokardinfarkt 112
– Thoraxtrauma 183
Dysregulation, orthostatische 474

E

E 605-Kontamination 71
Ebola-Fieber 617, **619**
Ebola-Virus 616
Ebullismus 372
Echokardiographie, transösophageale 100
Ehrenamt 587
Eigengefährdung 242, 258
Einflußstauung 110, 154
– Mediastinalemphysem 183
– Perikardtamponade 184
– Pneumothorax 175, 308
Eingreifzeit 542
Ein-Helfer-Methode **72**
Ein-Kammer-Schrittmacher 128 f
Einklemmung 95, 181
– Crush-Syndrom 188
– Rettung, technische 558 ff
Einkoten 251
Einmalhandschuh 563 f
Einnässen 251
Einsatz, belastender 18
Einsatzablauf 543
Einsatzleitung 521, 577
– Beratung 583
Einsatzplanung 516
Einsatzraum **580 f**
Einsatzrisiko 394
Einschlafsyndrom 197
Einziehung, thorakale 25, 308
Eisen-Fremdkörper, intraokulärer 224
Eisenmangelanämie 151
Eiweißverlust 338
EKG s. Elektrokardiogramm
Eklampsie 268, 270
Ektropionieren 224 f
Elektrizität 10
Elektrokardiogramm 30, **31**
– Aktivität, elektrische, pulslose (PEA) 74, 110
– Delta-Welle 122, 124
– Dissoziation 115
– Entkoppelung, elektromechanische 74, 76 f, 78 f
– Hypothermie 353

– Myokardinfarkt 112 f
– beim Notfallpatienten 74
– PP-Intervall, Verkürzung 117
– PQ-Intervall 118
– – Verkürzung 122
– – Verlängerung 118, 353
– P-Welle 31, 116
– – fehlende 118
– – im QRS-Komplex 131
– – Verkleinerung 353
– QRS-Komplex 31, 116
– – deformierter 118, 126, 168
– – schmaler 120
– – Verbreiterung 117 f, 122, 124, 332, 353
– Qtc-Verlängerung 117
– QT-Verkürzung 117
– QT-Verlängerung 117, 168, 249, 332
– R-auf-T-Phänomen 116, 126, 128
– Schrittmacher-Spikes, nackte 131
– ST-Strecke 122
– – Hebung 344
– – Senkung 168
– – Verlängerung 353
– T-Welle 122
– – hohe 249
Elektrolyte **77**
Elektrolyt-Entgleisung 360
Elektrolyt-Haushalt, Kindesalter 275 f
– Störung **168 ff**
Elektroschock 10
Elektrounfall 346
Embolektomie 411
Embolie, arterielle 137, 176
– paradoxe 176
Emotionsstupor 256
Endless-loop-tachycardia 134, **135**
Endokarditis 619
Endokrinium 320
Endoskopie 100
Endothelschädigung 623
Endotoxin 221
Entbindung 564
Enterobakterien 221
Entfaltungsbeatmung 281
Entgleisung, hyperton-hyperzirkulatorische 157
Entkoppelung, elektromechanische 74, 76 f
– – Reanimationsmaßnahme, erweiterte 78 f
Entrance-block 130, **131**
Enzephalitis 148, **252**
Enzephalopathie, hypoxisch-ischämische 287
Epidermiolyse 388
Epididymitis 219
Epiduralhämatom 194, **195 f**
Epiglottitis 230, **236**, **288**
– Maskenbeatmung 277
– Therapie 290
Epilation 388
Epilepsie 375
Epiphora 224, 226
Epiphysenfuge, Verletzung 310
Erblindung, einseitige 225, 227
– Hämatom, retrobulbäres 235
Erbrechen 92, 176
– Beinaheertrinken 361
– Digitalis-Intoxikation 333
– Glaukomanfall 226
– Hirnblutung 247
– induziertes **297 f**
– – Indikation 327
– – Kontraindikation 328
– – Intoxikation 326

Erbrechen, Krise, hypertensive 136
- Meningitis 148
- Nervenkampfstoff 622
- Nierenkolik 218
- Porphyrie, hepatische 161
- schwallartiges 242, 245
- Subarachnoidalblutung 249
- unstillbares 614
- Unverträglichkeitsreaktion 165
Erbrochenes 22
Erdatmosphäre **372**
Erektion, prolongierte 219
Erfrierung **355 f**
Erfrierungsgrad **355**
Ermüdungsblock 116, 124
Ermüdungsfraktur 214
Erreger, anaerobe 221
Erregung, kreisende 135
- muskarinische 621 f
- psychomotorische 244
Erregungszustand **256 f**
Ersatzrhythmus, idioventrikulärer 118
Erstdiagnose 21, 39
- Fehler 23
- vorläufige 23
Erste Hilfe 530
Ersthelfer **530**, 542
Ersticken 344, 420 f
Erstickungsanfall 154, 238
Erstuntersuchung 39
Ertrinken 3 ff, 300, **301 ff**
- Definition 358
- nasses 301, 358
- sekundäres 301, 358 f
- Tracheotomie 7
- trockenes 301, 358
Erwärmungs-Kollaps 354
Erythem 387 f, 614
Erythropoetin 373
Erythrozyten 83
Erythrozyten-Konzentrat 84
Escape beats 128
Esmarch-Handgriff **42 f**, **69**
Esmolol 113, 116, **637**
- Aneurysma dissecans 138
- Halbwertszeit 121
- Tachykardie 121
Ethanol 329
Ethik, ärztliche **15 ff**, 322 f
Ethylenglykol 329, 331
Etomidat 92, **94**, 96 f, 637
- Schädel-Hirn-Trauma 307
- Schwangerschaft 95
- Status epilepticus 251
von-Euler-Liljestrand-Mechanismus 141
Evakuierung 401
Exanthem, makulöses 149
Exanthem-Syndrom 617
Exit-Block 130, **131**
Exophthalmus 227
Explosionsgrenze, untere (UEG) 393, 397
Exposition 394
Exsikkose 149, 158
- Hyperkalzämie-Syndrom 159
- beim Kind **285 f**, 299
Exspirium, verlängertes 141
Extra Corporal Lung Assist 551
Extrapyramidales Syndrom 326
Extrasystole 115, **126 ff**
- Hyperkaliämie 154
- supraventrikuläre **126 f**
- ventrikuläre 77, 116, **126 ff**
- - Lown-Klassifikation 128
Extrauteringravidität 146, 176, **267 f**

Extrazellulärflüssigkeit 321
Extrazellulärraum 83, 275
Extremität, Ischämietoleranz 137
Extremitäten-Blutung 61
Extremitätenfraktur 310 f
Extremitätenparese, schlaffe 148
Extremitätenverletzung 211

F

Fachkundennachweis Rettungsdienst 515, 517, **519 f**
Facies myopathica 255
Fahrradunfall 192, 301
Faszien-Spaltung 215
Fasziitis, nekrotisierende 177
Fäulnis 419
Faustschlag, präkordialer 9
Fazialisparese 227, 247, 254
Fehlgeburt **267**, 415
Felsenbeinfraktur 194
Fenoterol 142, 165, 265, 637
Fentanyl 92, **93**, 95 ff, **637**
Fersenbeinfraktur 22
Fertilitätsstörung 388 f
Fett, braunes 276
Fettgewebe, mitochondrienreiches 276
Fettsäure, freie 157
Fetus 264
- Herz-Kreislauf-System 274
- Strahlenschädigung 389
Feuerbestattung 424
Feuerwehr **555 ff**, 574, 591
Feuerwehr-Arzt 584
Fibrinogen 102
Fibulafraktur 214
Fieber, B-Kampfstoff-Einsatz 617
- hämorrhagisches 564 f, 616 f
Fieberkrampf **286**, 288
Filter-Selbstretter 493 f
Filtration, glomeruläre 86, 319
Fistel, aorto-duodenale 173 f
- aorto-intestinale 412
- aorto-kavale 173 f
- ösophagotracheale 232
Fixierung 256, 258
Flächendesinfektion 563
Flankenschmerz 146, 159
- Aneurysmaruptur 174
- Nierenkolik 218
Flecainid 117
Flugbereitschaftsdienst 488
Flugmedizin 372
Flug-Orientierungs-Trainer 374
Flugpassagier, Notfall **374 f**
Flugphysiologie **469 f**
Flugreise, Kontraindikation 375
- Notfall 376
Flugretter **488**
Flugrettung in Österreich 441 f
Flugrettungssanitäter **525**
Flugrettungswesen 448 f
Flugrisiko, gesundheitliches, erhöhtes 375
Flugsicherheit **471**
Flug-Streß 374
Flug-Tauglichkeit 372, **375**
Flugunfall **376 f**
Fluid lung 154
Fluidothorax 26
Flumazenil 94, 329, 332, **637**
Flüssigkeitskompartiment 83
Flüssigkeitslunge 154 f
Flüssigkeitssubstitution s. Volumenersatz

Flüssigkeitsverlust 276
Flußsäure 329, 483
Foetor, erdig-fleischicher 158
- urämischer 154
Fontanelle, eingesunkene 286
Foramen magnum, Einklemmung 194, 198
- ovale 274
Fortbildungspflicht 429
Fournier-Gangrän 177
Frage, strukturierende 28
Fraktur 103, **187**, 190
- Analgesie 96
- dislozierte 212
- Ersttherapie **211 f**
- Infektionsprophylaxe 212
- Kindesalter 310 f
- offene 187 f
- Reposition 187, 212
- Retention 212
- temporale 195
Frakturzeichen, sicheres 187
- unsicheres 187
Frank-Starling-Mechanismus 292
Fremdanamnese 101
Fremdgefährdung 242, 258
Fremdkörper 43
- ösophagealer **238 f**
- penetrierender 61
- subtarsaler 226
- supraglottischer 292
- trachealer 238
Fremdkörper-Aspiration 64, **291 f**
- Atemnot 175, 230
- Differentialdiagnose 142
- Kindesalter 288 f, 300
Fremdkörper-Extraktion 238
Fremdkörper-Mobilisation 70 f
Frischplasma, gefrorenes 84
Fritsch-Handgriff 266, 271
Frontobasis, Fraktur 198
- Verletzung 194
Fruchtwasser, grünes 284
Fruchtwasser-Embolie **270**
Frühgeborene 273 f, **281**
- Kindstod, plötzlicher 424
Frühsommer-Meningoenzephalitis 252
Führungslehre **578 f**
Füllungsbehinderung, diastolische 114
Functio laesa 211
Funkärztliche Beratung **485**
Funktionsstörung, nikotinische 621 f
Furcht 257, 606
Furosemid 109, **637**
- Hyperhydratation 168
- Hyperkalzämie-Syndrom 160
- Schwartz-Bartter-Syndrom 160
Fusionsschlag 124
Fußball 210

G

GABI-Merkwort 179
Gähnen 242
Galea-Hämatom 193
Galea-Verletzung 197, 199
Gallopamil 117
Gamma-Glutamyl-Transferase 102
Gamma-Quant 382
Gamma-Strahlung 380
- Kontamination 390
Ganzkörper-Bestrahlung 613 f
- tödliche 383
- Wirkung, somatische 387 f

Garantenpflicht/Hilfspflicht-Kollision 454
Garantenstellung **451 f**
– Rettungsassistent 513
Gas, toxisches 394, 405
Gasausdehnung 372
Gasaustausch 179
Gas-Diffusionsgesetz 373
Gasembolie 376
– iatrogene 363
Gasgangrän 177
Gasgeruch 29
Gasgesetz **372 f**, **469**
Gasspürgerät 397
Gastritis 154, 174
Gastrointestinales Syndrom 387 f, 390, 615
Gaumenabszeß **238**
Geburt, außerklinische **264 ff**
– plötzliche 96
Geburtsverlauf, normaler **265 f**
– protrahierter 266
Gedächtnis 242
Gefahr 452
Gefahren-Detektion 395, **396 f**
Gefahren-Nummer 396 ff, **398 ff**
Gefahrenzone 395
Gefahrgut-Datenbank 400
Gefahrgut-Kennzeichnung **396**
Gefahrgut-Unfall 479
Gefahrgut-Vorschrift **395 f**
Gefahrstoff, Asservierung 404, **405**
– chemischer **393**
– Definition 392
– Schädigungsmuster, monomorphes 394, 402
– Unfallmerkblatt 400
– UN-Nummer **397**
– Warntafel 396 f
– Wirkungsminderung 402
Gefahrstoff-Identifikation 395, **397**
Gefahrstoff-Information **400 f**
Gefahrstoff-Unfall **392 ff**, 405 f
– Dekontamination 395, **403 f**
– medizinisches Management **394 ff**
– Meldeschema **394 f**
– Schutzkonzeption 401
– Selbstschutz 401
– Sichtung **402 f**
– Transportpriorität 403
Gefahr-Zettel 396
Gefäß, Abklemmen 61
Gefäßnotfall **137 ff**, **410**
Gefäßpermeabilität, Steigerung 164
Gefäßunterbindung 234
Gefäßverletzung **188 f**, 190, 311
Gefühlsstörung, radikuläre 205
Gelatine 85, **86**, 88
Gelenkblutung 151
Gelenkerguß 213
Gelenkpfanne, leere 213
Gelenkschmerz 619
Genitale, Verletzung **262 f**
Gerät, medizintechnisches 30
Geriatrie **316 ff**
Gerinnung, intravasale, disseminierte 270
Gerinnungsfaktor, plasmatischer 84
Gerinnungshemmung 321
Gerinnungsstatus 102
Gerinnungsstörung 151
Geruch, ammoniakalischer 29
Geruchswahrnehmung 29
Gesamtkörperwasser 83
Geschäftsfähigkeit 242
Gesicht, Weichteilverletzung 233
Gesichtsfelddefekt 160, 247

Gesichtsschädelverletzung 22, 232
Gesichtsschmerz, akuter 255
Gesichtsverletzung 199, 233 f
Gestose **268**
Gewebehypoxie 79, 369
Gewebsazidose 195
Giemen 141, 238
Gift 29, 421
– lungenschädigendes **624**
Giftelimination **297 f**, **327 f**
Giftnotruf-Zentrale 330
Giftpflanze **331 f**
Gischtwasser 481
Glasbläschen, interstielle 362 f
– intravasale 362 f
Glasgow Coma Scale 24, **36 ff**, 243
– – – Kindesalter **306**
Glaskörperblutung 227
Glassäge 557
Glaukomanfall **226**, 255
Gletscherspaltensturz 489
Glia-Narbe 204
Glomerulonephritis 153
Glottisödem 165, 288
– Koniotomie 52
– Prophylaxe 298
– Therapie 290
Glukagon 329
Glukokortikoide, inhalative 142
– Neuroprotektion 200
Glukoneogenese 157
Glukose 160, 162, **637**
– Kontraindikation 276
Glukosetoleranz 320
Glutamat-Antagonisten 195
Glutamat-Pyruvat-Transaminase (GPT) 102
Glyceroltrinitrat 136, 155, **637**
– Lungenödem 109
– Myokardinfarkt 112
Glyceroltrinitrat-Pflaster 75
Glycosarin 621
Glykogen 276
Glykogenolyse, hepatische 157
Grand mal 250, **251**, 621
– – Differentialdiagnose 249
Grand-mal-Status **286 f**
Granulozytopenie 387 f
Gray 383
Grenzwerthypertonie 135
Grippe-Syndrom 618 f
Großraum-Rettungshubschrauber 466
Großschadensfall 475, 521, 537
– Definition 576
– Delegation ärztlicher Tätigkeiten 582
– Dokumentation **582 f**
– Einsatzraum **580 f**
– Gefahrenlage, externe **570**
– interne **571 ff**
– im Krankenhaus **567 ff**
– Lagebeurteilung 579 f
– Lagemeldung 581 f
– Patiententransport 582
– im Rettungsdienst **576 ff**, 588
– Schnelleinsatzgruppe 633
– Sichtung **580**
Großunfallset, medizinisches (MEGUS) 442
Grubengasluftgemisch 493
Grubenrettungswesen **492**
Grubenwehr 492, 495
Guedel-Tubus 44
Guillain-Barré-Syndrom **254**
Gurtmarke 183
Gurtstraffer 558

Gurttrauma 309
Güter, gefährliche 392, 396, 483

H

Haarausfall 388
Haarleukoplakie, orale 149
Haemophilus influenzae 252, 288
Haftpflichtversicherung 522
Halbseitenlage, linke 63 f
Halbwertsdicke 382
Halbwertszeit 85 f
Halluzination 242, 244
– Behandlung 256
– Dämmerattacke 251
– Enzephalitis 252
– Intoxikation 326
– Porphyrie-Polyneuropathie 254
Halluzinogene 624
Haloperidol 256 f, **638**
Halsabszeß **237 f**
Halsgefäß, Verletzung 234
Halsmarkläsion 253
Hals-Nasen-Ohren-Heilkunde 230 ff
Halsphlegmone **237 f**
Halstrauma 233
Halsvene, Eröffnung 234
Halsvenenstauung 26, 411
Halswirbelsäule, Aufnahme, seitliche 103
– Fraktur 22, 306
– Immobilisation 199, 206
– Schleudertrauma 22, 204
– Stützverband 62, **206**
– Verletzung 179, 215
– – Atemwegsverlegung 43
– – Intubation 48, 231
Haltung, katatone 242
Hämarthros 213
Hämatemesis 147, 174, 411
Hämatochezie 147, 411
Hämatokrit 83
Hämatokrit-Wert 102
– Anstieg 164
– kritischer 84
– sinkender 83
Hämatom 188 f
– perineales 186
– pulsierendes 234
– retrobulbäres 235
– retroplazentares 269
– subkonjunktivales 235
Hämatopneumothorax 307
Hämatopoetisches Syndrom **387 f**, 390, 615
Hämatothorax 26, 58, 183
Hämaturie 309
Hamilton-Handgriff 266, 271
Hämodilution 301
– normovolämische 83 f
Hämodynamik 138
Hämofiltration 155, 551
Hämoglobin 32, 83
– fetales 275
Hämoglobin-Wert 102
– kritischer 84
Hämolyse 268, 330
Hämophilie 151
Hämophthalmus 226
Hämopoeseschädigung 614
Hämoptoe **143 f**, 175, 189, 230
Hämoptyse 175
Hämorrhagische Diathese **151 f**
Hämorrhagisches Syndrom 617

648 Sachverzeichnis

Händedesinfektion, hygienische 563 f
Handeln, ethisches 15
Handgriff nach Bickenbach 266 f
– nach Veit-Smellie 266 f
– nach Zweifel 266, 271
Handrücken-Vene 56
H-Antagonist 165
Hapten 164
Harnabflußstörung 218, 221
Harndrang 622
Harnröhre, Blutausstrit 186
Harnröhrenverletzung 310
Harnstein 218
Harnverhalt, akuter **221**
– blutiger 222
– Intoxikation 326, 332
– reflektorischer 262
Hausfeuerwehr 574
Haut 26 f
– rosige 328
– Strahlenschädigung **388**, 615
– trockene 348
Hautbeschaffenheit 26
Hautblutung 149
Hautdesinfektion 563 f
Hautemphysem 26, 183, 308
Hautkampfstoff 620, 622
Hautkolorit, blasses 27, 87
– fahles 108, 112, 205
Hautpigmentierung, verstärkte 159
Hautrötung 27, 326
Hautverfärbung, bläuliche 188
– Grünverfärbung 419
– livide 364
Hebekissen 556 f
Heckaufprall 22
Heidelberger Klinomobil 429
Heilgehilfe 493
Heimlich-Handgriff **70 f**
– Kontraindikation 361
Heiserkeit 238
Heißluftatmung 475
Helfer 18
HELLP-Syndrom 268
Helm 22
Hemianopsie 227, 247
Hemiparese 198, 247
Henry Gesetz **469**, 373
Heparin 138
Hepatitis 564 f
Hepatitis B 148
Hepatitis C 148
Hepatomegalie 292
Hepato-Splenomegalie 619
Herdeninstinkt 608, 610
Herniation, subfalxiale 194, 244
– transtentorielle 194 f, 198, 244
– – drohende 202
– – Hyperventilation, therapeutische 199
– – Symptome 242
– unkale 244
– zerebelläre, tonsilläre 244
Heroin 333
Herpes corneae 227
– labialis 252
– Zoster 149
Herpes-simplex-Ulceration, anale 150
Herpes-Viren 252
Herz, Altersphysiologie 317
– Automatiezentrum, heterotopes 117
– Erregungsbildung 114 f, 117
– Erregungsleitung 114 f, 117
– Reizleitungssystem 114, 317
Herzachse, elektrische 31

Herzautomatie, gesteigerte 122
Herzbeuteltamponade s. Perikardtamponade
Herzfehler, zyanotischer 294
Herzfrequenz 23, 38
– Anstieg 83, 293
– Kindesalter 275
Herzfrequenzreaktion im Alter 317
Herzgeräusch 138, 151
Herzinfarkt s. Myokardinfarkt
Herzinsuffizienz **107 ff**
– Hyperhydratation, isotone 167
– Kindesalter **292**
Herzkontusion 184
Herz-Kreislauf-Funktion 23, 179, 181
Herz-Kreislauf-Insuffizienz 551
Herzlagerung 155
Herz-Lungen-Maschine 354
Herzmassage, externe 8 f, **72**
– – Kompressionsfrequenz 72
– – beim Neugeborenen **282**
– offene 9, 179
Herzminutenvolumen, erhöhtes 107
– Verminderung 107
Herzmuskelnekrose 112
Herzphobie 257
Herzrasen 257, 293
Herzrhythmus 23, 38
– AV-junktionaler 115, 118 f
– idioventrikulärer 115, **118 ff**
Herzrhythmusstörung, akute **114 ff**
– im Alter 317
– bradykarde s. Bradykardie
– Hyperkaliämie 154 f
– Immersionstrauma 367
– Intoxikation 332 f
– Linksherzinsuffizienz 108
– Myokardinfarkt 112
– Reentry-Mechanismus 115
– tachykarde s. Tachykardie
– Tetanus 255
– Therapie **116 ff**
– Ursprungsort 116
Herzstillstand, hyperkaliämischer 77
– reflektorischer 296
Herzstolpern 115
Herztod, plötzlicher 111
Herzton, dritter 114
– fetaler 266
Herzversagen, Anaphylaxie 164
– Katecholamin-resistentes 156
– bei Niereninsuffizienz 155
Herz-Zeit-Volumen 32
– Abfall 35, 179, 292
– Anstieg 35, 83 f, 293
– beim Kind 275
HES s. Hydroxyethylstärke
Hibler-Packung 475
High-flow-Priapismus 219
High-Output-Failure 107
High-volume-low-pressure-Cuff 48
Hilfeleistung, Erforderlichkeit 453
– unterlassene 16, 452
– Zumutbarkeit 453
Hilfsorganisation 589
Hilfspflicht 450 f, 456 ff
– nach **323 c StGB 452 f**
– Ende **454 ff**, 458 f
Hinterwandinfarkt 109, 113
Hirnabszeß 247, 252
Hirnarterie, Aneurysma 248
Hirndruck, Anstieg s. Drucksteigerung, intrakranielle
Hirndurchblutung, Autoregulation 194

– Reduktion 195, 246, 307
– Schwellenwert 247
Hirnerkrankung 259
Hirnfunktion, Ausfall 422 f
Hirninfarkt 196, 246, **247 f**, 259
Hirnkontusion 192, 196
Hirnnekrose 196
Hirnnerven-Status 157
Hirnnervenstörung 249
Hirnödem 194 f, 244
– Beinaheertrinken 360
– Gestose 268
– höhenbedingtes **373 f**
– vasogenes 195, 244, 305
– Volumensubstitution 200
Hirnprolaps 235
Hirnschädigung 157
– axonale, diffuse 198
– irreversible 68
– ischämische 199
– primäre 193, 422
– sekundäre 195, 197, 422
– toxische 244
Hirnschwellung 194
Hirnstamm, Schädigung 25
Hirnstammreflex 243
– erloschener 195, 197
Hirntodfeststellung **422 f**
HIS-Bündel 114 f
HIS-Purkinje-System 116
Histamin-Freisetzung 87, 92, 164
– exzessive 388
Hitze-Akklimatisation 347
Hitzeerschöpfung **347**
Hitzegefühl 409
Hitzekollaps **347**
Hitzekrämpfe 347
Hitzeschaden **335 ff**, **346 ff**
Hitzschlag **347 f**
HIV-Antikörper 148
HIV-Infektion **149 f**, 564 f
– Mund-zu-Mund-Beatmung 72
– Postexpositions-Prophylaxe 148
Hochgeschwindigkeits-Trauma 182 f
Hochspannungs-Unfall 346
Hodenschmerz 219
Hodentorsion **218 f**
Höhen-Adaptation 373
Höhenklima-Simulationskammer 374
Höhenkrankheit **373 f**
Höhen-Lungenödem 373
Höhenmedizin **372 ff**
Höhen-Physiologie **372 f**
Hornhauterosion 226
Hornhautfremdkörper 226
Hornhauttrübung 224
Hornhautulkus 228
Hornhautverletzung, perforierende 224
Hospitalisationsraum 581
Host defense failure disease 177
– – response 177
Hubschrauber s. Rettungshubschrauber
Humanalbumin-Lösung 84
Human-Zentrifuge 374
Husten 619 f, 622
– bellender 288
– Fremdkörper-Aspiration 238
– produktiver 144
– unproduktiver 142, 144
Hustenreiz 143
Hydrokortison 160
Hydroxyethylstärke (HES) **85 ff**
Hydrozephalus 194
Hydrozylinder 556

Hygiene 516, **562 ff**
Hypästhesie 188, 253
Hyperämie 336
Hyperästhesie 149
Hyperglykämie 25, 154
– Azidose, intrazelluläre 296
– streßbedingte 276
Hyperhidrosis 249
Hyperhydratation, hypertone **167**
– hypotone 160, 167
– isotone **167**
Hyperkaliämie 155, 168 f
– Chlorat-Intoxikation 330
– Therapie 169, 296
Hyperkalzämie 154, **170**
– EKG-Befund **168 f**
Hyperkalzämie-Syndrom 158, **159 f**
Hyperkapnie 197
Hyperkortisolismus, dekompensierter **161**
Hypernatriämie 77, 297, 342
Hyperosmolarität 77, 342
Hyperparathyreoidismus 154, 159
Hyperreaktivität, bronchiale 141
Hyperreflexie 149
Hypersalivation 235
Hyperthermie 158, 255
– maligne 35, 94
Hyperthyreose 107, 118
– Krise, thyreotoxische 159
Hypertonie **135 f**, 234
– Drucksteigerung, intrakranielle 195
– Gestose 268
– Hyperkalzämie-Syndrom 159
– Linksherzinsuffizienz, akute 108
– Narkoseeinleitung 96
– Porphyrie, hepatische, akute 161
– pulmonale 141, 270, 373
– Schlaganfall 248
– Thyreotoxikose 159
Hypertransfusionssyndrom 280
Hyperventilation **143**, 161
– Ohnmacht 362
– therapeutische 80, 199, 246, 307
– Zyanid-Intoxikation 344
Hyperventilationstetanie 206
Hyperviskositäts-Syndrom 246
Hypervolämie 154, 301
– dekompensierende 168
– intrakranielle 305
Hyphaema 226
Hypoglykämie 24, 157
– Beinaheertrinken 301
– Differentialdiagnose 161, 251
– beim Kind 296
– Krise, porphyrische 254
– beim Neugeborenen 276, 283
– Symptom, neurologisches 248
– Therapie **160**, 296
Hypokaliämie 77, 154, 168 f
– Diuretika 321
– Therapie 170
Hypokalzämie 143, 161, 168 f
– Therapie 170
Hypoparathyreoidismus 161
Hypopharynx, Absaugen 44
Hypophysen-Ausfall 159
Hypophysenstiel, Abriß 160
Hypopyon 228
Hypoproteinämie 303, 339
Hyposphagma 225
Hyposystolie 154
Hypothermie 35, 158, **352 ff**
– Afterdrop-Phänomen 366 f
– Auswirkung **366**

– Beinaheertrinken 301 f
– Bradykardie 292
– immersionsbedingte 358 f, 366
– Intoxikation 326
– beim Kind 276
– Lawinenunfall 351
– protektive 246, 360
– Stadieneinteilung 351, **352 f**
– tiefe **354 f**
– Todesfeststellung 352, 355
– Vermeidung 343
Hypothyreose 159
Hypotonie 27, **136 f**
– Addison-Krise 159
– Endless-loop-tachycardia 135
– Herzinsuffizienz 107
– Hirnschädigung 197
– Linksherzinsuffizienz 109
– Morphin 92
– Myokardinfarkt 112
– Niereninsuffizienz 155
– orthostatische 136, 347
– permissive 88
– Querschnittläsion 205
– Schädel-Hirn-Trauma 199
– Schock, kardiogener 114
– – spinaler 181
– Schrittmacher-Syndrom 131
– Tachykardie 133
Hypovolämie 164, 303
– Herzrhythmusstörung 292
– Koma, endokrin-metabolisches 159
Hypoxämie 109
– Hirnschädigung, sekundäre 197
– beim Kind 294, 308
– beim Neugeborenen 274 f
Hypoxie 33
– alveoläre 360
– Beinaheertrinken 301, 360
– Bradykardie 73, 292
– fetale 63, 269
– hypobare 373, 375
– Methämoglobin-Bildner 330
– Zeichen 26
– zerebrale 244, 287
Hypoxietoleranz 301

I

ICP (intracranial pressure) 194
IKAR (Internationale Kommission für alpines Rettungswesen 487
Ileus 161, 176, 218
Immersionsdiurese 367
Immersionsschock, tödlicher 367
Immersionssyndrom 358
Immersionstrauma **365 ff**, **370**
– Definition 358
– Erregungsstadium 367, **369**
– Erschöpfungsstadium 367, 369
– Lähmungsstadium 367, 369
– Reanimation 368
– Schweregrad 367
– Überlebenszeit 359
– Wiedererwärmung **367 f**
Immobilisation 320
Immunsystem, Beeinträchtigung 373
Impfschutz 564
Indinavir 148
Induktionshypnotikum 92
Inertgas 363, 365
Infektion, nosokomiale 212
Infektionsgefahr 562

Infektionskrankheit 148 ff
Infektionstransport **564 ff**
Influenza-Syndrom 617
Infrarot-Spektroskopie 34
Infrarot-Thermometer 35
Infusion 55
Infusionsschlauch 56
Infusionstherapie 296
– Verbrennung **304 f**, **341 f**
Infusionsthorax 58
Inhalationstrauma 303, **344 ff**
– chemisches 345
– thermisches 335, **344 f**
Inhalations-Vergiftung, systemische **344**
Inhibitionsfunktion 129
Injektion, intrakardiale **60**
– intramuskuläre 60 f
– subkutane 60 f
Injektionsspritze 10
Injury Severity Score(ISS) 38
Innsbrucker Koma Skala 37
Inotropie 88
Insektenstich 62
Insektizide 25, 620
Inspektion 25, **28 f**, 38
Instabilität, hämodynamische 128
Insulinom 157
Insult, apoplektischer 26
Intensivmobil 546
Intensivstation 99
Intensivtransport 545, 552
Intensivtransport-Hubschrauber 466, **469**, 471
– Ausstattung **550 f**
Intensiv-Überwachung 79
Intensiv-Verlegung 549
Interferenzdissoziation 115
Interhospital-Transfer 546 f, **551 f**
– luftgestützter 549 ff, **551**
Interstitium 83
Interverband für Rettungswesen 445
Intoxikation 22, **326 ff**
– akutes Abdomen 146
– akzidentelle 321
– Antidot-Therapie **298 f**
– Diplopie 228
– Geruchswahrnehmung 29
– Giftelimination **297 f**, **327 f**
– Notfalltherapie **296 ff**
– Reanimationsdauer 296
– Sichtungskategorie 403
– Todesfeststellung 421
Intoxikationspsychose 256
INTOX-Index **403**
Intrauterin-Pessar 268
Intrazellulär-Raum 83
Intubation 23, 91
– bei akuter Atemnot **231 f**
– Apnoephase 48
– endobronchiale 279
– endotracheale 8, **47 ff**, 64, 75
– – Hilfsmittel 52
– Hygienemaßnahme 563
– Instrumentarium 48
– bei intrakranieller Drucksteigerung 245
– Kindesalter 278
– nasotracheale 231, 281
– ösophageale 35, 50
– Präoxygenierung 48
– Schädel-Hirn-Trauma 199
– Schleimhautläsion 278
– Stufenkonzept **91**
– bei Trachealriß 231
– Tubus-Lage, korrekte 50

650 Sachverzeichnis

Intubations-Larynx-Maske **52**
Intubationstiefe 278
Intubationsversuch, mißglückter 48
Inversionsmethode 3
Ionendosis **383**
Ionisation **380 f**
– direkte **382**
– indirekte **382**
Ionisierungsdichte 381 f
Ipecacuanha-Brechsirup 298, 331
IPPV (Intermittent Positive Pressure Ventilation) 54
Iridozyklitis 227
Ischämie, Bauchaorten-Aneurysma 173
– distale 189
– myokardiale 31, 68, 168
– Verbrennung 336
– viszerale 146
– zerebrale 195, 246
Ischämieschmerz 264
Ischämie-Syndrom, akutes **176**
– peripheres 174
Ischämiezeit 61
Ischuria paradoxa 221

J

Jackson-Anfall 251
James Bündel 122
Jet lag 374
Jochbeinfraktur 234
Jod, radioaktives 613
Jod-Blockade 615
Jodzufuhr 159
Jogger-Starre 419
Jogging 214
Johanniter 6
Juckreiz 164, 622 f
J-Zacke 353

K

Kabinendruck 375
Kachexie 150
Kalium 102, 352, 355
Kalium-Auswärtskanal 120
Kaliumchlorid 77
Kalium-Einstrom 117
Kalium-Haushalt, Störung 168
Kalium-Isotop 384
Kalium-Spiegel, hoher 154
Kälteschaden 368
Kältetotenflecke 419
Kältetrauma **355 f**
Kältezittern 366
Kaltschweißigkeit 108, 110
– akutes Abdomen 176
– Luftkrankheit 375
– Myokardinfarkt 112
– Schock, kardiogener 114
– Volumenmangelschock 309
Kaltwasserbehandlung **341**
Kalzium 102, **636**
Kalzium-Antagonisten 120, 268
– Intoxikation 77, 299, **333**
– Neuroprotektion 200
Kalzium-Einstrom 204
Kalzium-Gabe 59, 296
Kalzium-Glukonat 77, 155, 169
– Intoxikation 299
– Tetanie 161
Kalzium-Haushalt, Störung 168

Kalziumhypochlorit-Lösung 621
Kalziumkanal-Blocker 117
Kammerflattern 74, 126
Kammerflimmern 10, 74
– feines 126
– grobes 76, 126
– Hypothermie 353, 360
– beim Kind 296
– Myokardinfarkt 112
– Orciprenalin 117
– persistierendes 77
– R-auf-T-Phänomen 128
– Reanimationsmaßnahme, erweiterte 78
– Therapie **126**
Kammerkomplex, breiter 124
Kammertachykardie s. Tachykardie, ventrikuläre
Kampfstoff, atomarer **612 ff**, 624
– biologischer **615 ff**, 624
– chemischer **620 ff**, 624
– flüchtiger 620
– Nachweis 621
– seßhafter 620
Kanüle, Durchflußrate 56
Kaperbergung 489
Kapillarleck 338, 340
Kapillarpuls, schwacher 87
Kapnographie 30, **33 ff**, 631
Kapnometrie 30, **33 ff**
Kaposi-Sarkom 149
Kardiomyopathie 108, 154
Kardiotokogramm 264
Kardiovaskuläres Syndrom 387 f
Kardioversion, Endless-loop-tachycardia 135
– R-Zacken gesteuerte 293
– Schrittmacher-Tachykardie 131, 133
– Tachykardie, ventrikuläre 124
Kardiozirkulatorische Störung **26 f**
Karotisdruck 135
Karotis-Puls, fehlender 72
– Palpation 70
Katastrophe 17, 608
– Definition 576, 587
– Panik 605
Katastrophen-Alarmplan 569 ff
Katastrophen-Einsatzplan 569 ff
Katastrophen-Prophylaxe 611
Katastrophenschutz **586 ff**, 591
– Führungsstruktur 589 ff
– Schnelleinsatzgruppe 633
– Zusammenarbeit, zivil-militärische 589
Katastrophenschutz-Beauftragte 569, 571, 573
Katastrophenschutz-Stab 577, 590
Katastrophen-Vorsorge 442 f, 609
Katecholamine 10, 25
– α-mimetische 110, 137
– β1-mimetische 109, 114, 117
– Schock, kardiogener 88
– Wirkung, abgeschwächte 321
Katecholamin-Inkretion 161
Katecholamin-Rezeptor 159
Katecholaminspiegel 340
Katecholaminspiegel/Alter-Korrelation 317
Katheterembolie 58
Kathetersepsis 58
Kauda-Syndrom 253
Kauffahrteischiffahrt **482 ff**
Kauschwäche 254
Kava-Kompressions-Syndrom 63, 265
Kehlkopf-Tieflagerung 230
Kehlkopftrauma 231
Kehr-Zeichen 185, 309

Keilbeinfraktur 235
Kemler-Nummer 396 ff, **398 ff**
Kennmuskel 205
Kent-Bündel 122
Keratitis dendritica 227
– e lagophthalmo 227
Keratoconjunctivitis photoelectrica 227
Keratokonus, akuter 227
Kernwaffe 612, 614
(S)-Ketamin 92, **93 f**, **639**
– Notfall, psychiatrischer 97
– Polytrauma 95
– Schädel-Hirn-Trauma 307
– Verbrennung 343
Ketoazidose, alkoholische 157 f
Ketoazidose-Koma 158
Kieferfraktur 235
Kiefergelenk, Luxation 235
Kieferklemme 236 f
Kimmstiel-Wilson-Syndrom 154
Kind, notfallmedizinische Besonderheiten **273 ff**
– Notfallversorgung **276 ff**
– Tubuswahl 278
– verletztes 22
Kindesmißhandlung 233, 305
Kindstod, plötzlicher 16, 274, **284 f**, **424 f**
– – Differentialdiagnose **425**
Kinetose 368
Kleinkind 276
– Beatmung 277, 279
– Intubation 278
– Reanimation, kardiopulmonale **294 f**
– Trauma 300
Klinikarzt 17
Klopfschall, gedämpfter 26, 144
– hypersonorer 26, 175
Klopfschalldifferenz 308
Klostridien-Myonekrose 177
Knappschaft 491
Knie-Ellenbogen-Lage 230
Kniegelenkverletzung **213 f**
Knisterrasseln 144
Knoblauchgeruch 29
Knöchelgabel, Kompressionsschmerz 214
Knochen, Demineralisation 320
Knollenblätterpilz-Vergiftung 332
Knorpelschaden, retropatellarer 213 f
Koagulationsnekrose 235, 336
Koagulopathie 86, 234
– intravasale, disseminierte (DIC) 221
Kochsalz-Lösung 159, 298
KOD s. Druck, kolloidosmotischer
Kohlendioxid 77
– Messung **33 ff**
Kohlendioxid-Abnahme, schnelle 35
Kohlendioxid-Detektor 35
Kohlendioxid-Partialdruck, arterieller 35
– Erniedrigung 143
Kohlendioxyd-Produktion, verminderte 75
Kohlendioxid-Reagibilität 246
Kohlendioxid-Rückatmung 35 f, 161
Kohlendioxid-Wert, endexspiratorischer 35, 199
– – niedriger 50
Kohlendioxid-Zunahme, langsame 35
– schnelle 35
Kohlenmonoxid (CO) 303, 493 f
Kohlenmonoxid-Intoxikation 29, **328**, 344
– Beatmung 341
– Pulsoxymetrie 33
– Totenflecke 419
Kohlenstoff-Isotop 384 f
Kokain 334

Kokain-Intoxikation 25
Kolikschmerz 94, 96
Kolliquationsnekrose 235
Kolloide, körpereigene 84
– künstliche **84 ff**
– – Abbau 87
Koma 23, **157 ff**
– Benzodiazepin-Intoxikation 332
– endokrin-metabolisches 160
– hyperosmolares 157 f, 168
– hypophysäres 158, **159**
– ketoazidotisches 157, 159
– – Wasserverlust 168
– Leitsymptom **158**
– psychogenes **256**
– urämisches 154
– Vorgangsweise **24 f**
Komastadium **197 f**
Komatiefe 242
Kombinationsschaden 613 f
Kombinationstrauma, thermomechanisches 336, 342
Kombinations-Tubus 75, **50**
Kompartment-Syndrom 214 f, 344
Kompresse, sterile 61
Kompression, bimanuelle 28 f
Kompressions-Syndrom, aortokavales 63
Kompressionsverband 137
Konduktion 359, 366
Koniotomie **52 f**, 75, **232**
Koniotomie-Set 232
Konjunktivitis 345, 622
Konsiliar-Arzt 100
Kontamination **403**
– innere 615
– radioaktive 612 f
Konus-Syndrom 253
Konvektion 359, 366
Konzentrationsschwäche 107
Kopfschmerz, akuter **255**
– Arteriitis temporalis 227
– Hirninfarkt 247
– Kohlenmonoxid-Intoxikation 328
– Meningitis 148
– rasender 242, 249
Kopftief-Lagerung **63**
Kopfverletzung 61
Korbtrage 474
Kornealreflex, fehlender 423
Koronare Herzerkrankung 108, **111 ff**
– – Rhythmusstörung 114
– – Vorhofflimmern 118
Koronarsklerose 111, 317
Koronarspasmus 111
Korotkow-Schallphänomen 31
Körperkern-Temperatur 35, 351 f
– Messung 353, 367
Körpertemperatur 346
– erhöhte 347 f
– Regulation **366**
Körperwasser, Verminderung 321
Körper-zu-Körper-Erwärmung 368
Krampfanfall s. Anfall, epileptischer
Krankenhaus, Aufnahmepflicht **450**, 458
– Großschadenereignis **569 ff**
Krankenhaus-Einsatzleitung 569
Krankenpflegefachdienst 441
Krankenpflegegesetz 441, 523
Krankentransport, qualifizierter 430 ff
Krankentransporthängematte 483 f
Krankenwagen, Normung 461 f
Krankheit, Schweregrad 39
– spinale **252 f**
– übertragbare 615 f

Krankheitsbild, bedrohliches 172
Kreatinin 102, 319
Kreislauf 23
– Altersphysiologie **317**
Kreislaufentgleisung, hyperzirkulatorische 160
Kreislauffunktion 70
Kreislaufgerät 495
Kreislaufinsuffizienz 292
Kreislaufregulation beim Neugeborenen 275
Kreislaufstillstand 76
– Bolus-Aspiration 43
– chloroforminduzierter 8
– funktioneller 73
– Hypothermie 302
– hypoxischer 68
– Kammerflimmern 126
– Lungenembolie 111
– Präkordialschlag, initialer 72
– Ursache 68
– – potentiell reversible 78
Kreislaufzentralisation 27, 87, 367
Krepitation 187
Kreuzband 214
Kreuzblut 102
Kreuzgriff 43
Kribbeln, periorales 164, 409
Kriegschirurgie 5
Krise, hypertensive 96, **135 f**
– – Niereninsuffienz 155
– – Phäochromozytom 161
– – myasthene 255
– thyreotoxische 158, **159**, 160
Krupp, infektiöser, akuter 288, 290
Kryoglobulinämie 211
Kryotherapie **211**
Kühlungsbehandlung **303 f**
Kunststoff-Verweilkanüle 55 ff
Kussmaul-Atmung 26, 169

L

Laboruntersuchung 102
Lachmann-Test 214
Laerdal-Maske 281
Lagerung **62 ff**, 65, 91
– nach Fritsch 266
Lagophthalmus 227
Laktat 102 f
Laktat-Azidose 157 f
Laktat-Spiegel 79
Lamivudin 148
Langzeit-Tracheostoma 232
Laryngoskop **48 f**
Laryngoskop-Spatel, gebogener 48, 278
– gerader 48, 278
Laryngospasmus 44, 301, 359
Laryngotracheitis, akute **288**
Larynx, Schwellung 230, 235
Larynx-Karzinom 231
Larynx-Maske **51 f**, 64, 75
Larynx-Ödem 175, 288
– Therapie 290
Latenzzeit, präoperative 101
Latex-Allergie 164
Laugeningestion 235
Laugenverätzung, Neutralisation 236
Lawinenhund 487
Lawinenschnur 487
Lawinensonde 487
Lawinenunfall **350 ff**
Laxantien 168, 298, 328

Lebendgeburt 416
Lebensbedrohung 12, 172
Lebensqualität 16
Leber, Altersphysiologie **319 f**
Leberblutung 186
Leberkoma 157 f
Leberruptur 22, 185
Leberschädigung 333
Leberzirrhose 167
Le-Fort-Fraktur 235
Leichenhaus 4
Leichenschau **415 f**, 425
– Disposition, zeitliche 416 f
– Durchführung, nachlässige 418
– eingeschränkte 416
– vor der Feuerbestattung 424
Leichenschauer, Sonderpflicht **417 f**
– Sonderrecht **417**
Leichnam 415
– Entkleidung 420
– Veränderungsverbot 417 f
Leiter, organisatorischer 576
Leitstellen-Disponent 535
Leitsymptom **23 ff**
Leitungsanästhesie 91
Leitungsbahn, akzessorische 122, 124
Lendenwirbelsäule, Trauma 22
Lenkstangenverletzung 308
Leriche-Syndrom 253, 410
Lethargie 286
Leukämie, strahleninduzierte 386
Lewisit **623**
LGL-Syndrom 124
Lichtblitz 227
Lichtreflex, fehlender 423
Lichtscheu 149, 226 f
Liderysipel 227
Lidocain **77**, 117, **638**
– Applikation, endotracheale 59, 76
– – intravenöse 59
– Extrasystole, ventrikuläre 128
– beim Kind 79
– Tachykardie, ventrikuläre 124 f
Lidphlegmone 227
Lidschwellung 237
Lidverletzung **226**
Liegendkranken-Anfahrt 99
Ligamentum conicum 52 f
Linksherzhypertrophie 317
Linksherzinsuffizienz 88
– akute **108 f**, 136
– Myokardinfarkt 112
– Patientenlagerung 63
Linksherzversagen 142, 157
Linsenluxation 226
Linton-Nachlas-Sonde 147
Liquorfluß 194
Liquorraum 244
Long-QT-Syndrom 126
Lopirin 136
Lorcainid 117
Lost 622
Lösung, hyperonkotische 86
– hyperonkotisch-hyperosmolare 85, 342
– hyperosmolare 85, 200
– hypotone, Kontraindikation 168
– kolloidale 181
– kristalloide 84, **85**, 200
– – Verbrennungskrankheit 342
– polydisperse 85
Lösungsmittel 298, 328, 331
Lown-Klassifikation 128
Low-Output-Failure 107
Luftdruck, barometrischer 372

Luftembolie, Alveolarruptur 362
- Halsveneneröffnung 234
- Venenpunktion 56, 58
Luftfahrzeug-Besatzung 374
Luftkrankheit **375**
Luftmedizin 372
Luftrettung 448 f
Luftrettungsdienst **466 ff**, 472
Luftrettungsstation 466 f
Lufttransport **549 ff**
- Fluggerät **551**
- Indikation **551**
- Kontraindikation **471**
- qualifizierter **377 f**
Luftwaffenrettungsstation 599
Luftwaffensanitätsstaffel 599
Lumbalgie 173
Lund-Browder-Schema 338, **339**
Lungenblutung **175**
Lungenembolie 26, **109 ff**, **411**
- Hämoptoe 143
- Kreislaufstillstand 68
- Linksherzinsuffizienz 108
- Prävention 410
- Reanimation 111
- Stadieneinteilung 109
- Symptome 27, 411
- Therapie **110 f**, 411
- Thrombolyse 77
- Venenthrombose 137
Lungenemphysem 141, 359
Lungengrenzvolumen 274
Lungenkampfstoff 620
Lungenkapazität, totale 317
Lungenmilzbrand 616 f, **618**
Lungenödem 26, **108 f**
- alveoläres 155, 164, 359 f
- B-Kampfstoff-Einsatz 620
- e vacuo 279
- Gestose 268
- interstitielles 164
- intraalveoläres 301
- kardiales **108 f**
- Lagerung 63
- Schock, kardiogener 114
- toxisches 289, 328, 623 f
- – Therapie 291
Lungenpest 616 f, **618 f**
Lungenüberblähung 141
Lungenüberdehnung 362
Lungenveränderung, altersspezifische 318
Luxation, akromioklavikulare **213 f**
Lymphknotenschwellung 618 f
Lymphopenie 387 f
Lyse 77, 248, 411
- Kontraindikation 113
- Lungenembolie 111
- Myokardinfarkt 113

M

Magenerosion 147
Magen-Insufflation 47
Magensonde 47
Magenspülung **298**, 327 f
Magenüberblähung 72
Magill-Tubus 48, 75
Magnesium 126, 268
Magnesium-Haushalt 168
Magnetauflage 129 ff
- AV-Crosstalk 133
- Entrance-block **131**
- Oversensing 131

Mahaim-Faser 122
Mainz Emergency Evaluation Score (MEES) 38, **504**, 506
Maissoneuve-Mechanismus 214
Mallory-Weiß-Syndrom 147
Malteser Hilfsdienst 6
Manie 256
Mannitol 200, **246**
Manualhilfe nach Bracht 266 f
Marine-Standortsanitätszentrum 600
Maschinenatmung 26
Maskenbeatmung **46 f**, 277 f, **281**
- beim Kind 294 f
- Kontraindikation 284
- Magen-Insufflation 47
Massenanfall 588
Massenblutung, zerebrale 247
Mediastinalemphysem 183
Mediastinitis 238
Mediator-Freisetzung 164, 303
Medien 587
Medikamente, Ansprechen, verzögertes 76, 321
- Applikation **55 ff**, 64 f
- – endotracheale 59
- – intralinguale 60
- – sublinguale 60
- Code-Nummer 480, 482 f
- Dosierung 636 ff
- Indikation 636 ff
- Kontraindikation 636 ff
- Nebenwirkung 636 ff
- Notfallkoffer 629
- Porphyrie, hepatische 162
- Schnelleinsatzgruppe 635
Medikamenten-Intoxikation, akzidentelle 321 f
- Kreislaufstillstand 68
Medumat Elektronik™ 54
Mekoniumaspiration 280 f, **284**
Melaena 147, 411
Meldeschema 536
Menière-Symptomatik 364
Meningismus 24, 148, 243, **252**
- Subarachnoidalblutung 249
Meningitis **252**, 148 f
- hämorrhagische 618
- Rhinobasis-Fraktur 235
Meningoenzephalitis 148, 252, 619
Meningoenzephalomyelitis 564
Meningokokken-Erkrankung 149, 252
- Umgebungsprophylaxe 252
Meniskusverletzung 214
Mesenterial-Infarkt 176
Mesenterialvenen-Thrombose 176
Metamizol 218
Meteorismus 218
Methämoglobin 32 f, 623
Methämoglobinämie 299
Methämoglobin-Bestimmung 405
Methämoglobin-Bildner 329, **330**
Methan 493
Methanol 331
Methyl-Ergometrin 266
Methyl-Prednisolon 206, **638**
Metoclopramid 258, **638**
Metoclopramid-Intoxikation 326
Metoprolol 113, 138, **638**
Mexiletin 117
Midazolam 92, **94**, **638**
- Krampfanfall 96
- Myokardinfarkt 96, 112 f
- Notfall, psychiatrischer 97
- Schwangerschaft 95

- Status epilepticus 251
Midazolam/(S)-Ketamin-Kombination 93
Migraine accompagnée 251
Migräne 249
Milzblutung 186
Milzbrand 564 f, 617
Milzruptur 22, 185
α-Mimetika 219, 348
β-Mimetika 348
β_2-Mimetika 142, 155, 165
Mimikry 616
Mini-Thorakotomie 183 f, 308
Miosis 25, 326
Mitarbeiterschutz 562, **564**
Mitralstenose 108
Mittelgesichtsfraktur 234 f
Mittelgesichtsverletzung 193 f
Mittelhirn-Einklemmung 196
Mittelhirn-Syndrom 194 f, 197, 242
Mobiltelefon 631
Modus 129
Monaldi-Drainage 308
Monitoring, apparativ-technisches 30
Monokel-Hämatom 198, 234
Morbus s. Eigenname
Morphin **92 f**, 97, **638**
- Gefäßverschluß 137
- Lungenödem, kardiales 109
- Myokardinfarkt 112
- Schwangerschaft 95
Motorik 24, 198, 242
MRCC (Maritime Rescue Coordination Center) 478, **480**
Mucositis 615
Müdigkeit 174
Mukostase 141
Multiorganversagen 159, 177
Mund, trockener 255, 326, 332, 619
Mundhöhle, Absaugen **43 f**, 69
- Reinigen **43 f**, 69
Mund-Kiefer-Gesichts-Chirurgie 230 ff
Mundöffnung 235
Mundschutz 565
Mund-zu-Mund-Beatmung 3, 6 f, **70 f**
- Infektionsrisiko 7
Mund-zu-Nase-Beatmung **70 f**
Muskarinsyndrom 332
Muskelbewegung, schmerzhafte 258
Muskelfaszikulation 253
Muskelhypotonie 306
Muskelkrampf 169
Muskelrelaxans 92, **94**
- Unverträglichkeitsreaktion 164
Muskelschwäche 158, 622
Muskeltonus, erhöhter 195, 255
- schlaffer 195
Muskelverkrampfung 244
Muskelverspannung 251
Muskelzittern 276, 341, 352 f, **366**
Muskulatur, mimische 161
Musterungsärztlicher Dienst 601
Mutismus 242
Myalgie 177
Myasthenia gravis 94, **254 f**
Mydriasis 25, 76, 326
Myelitis 148, 253, 619
Myelopathie, ischämische 253
Myoglobinurie 346
Myokardinfarkt 26 f, **112 f**, 409 f
- Analgesie 96
- Angina pectoris, instabile 111
- Differentialdiagnose 172
- Embolie 137
- Flug-Tauglichkeit 375

Sachverzeichnis **653**

– Kreislaufstillstand 68
– Linksherzinsuffizienz 108
– Schock 114
– stummer 409
– Warnarrhythmie 116
Myokardischämie 31, 409
Myokarditis 68, 108
Myxödem-Koma 158, **159**

N

Nabelschnur, Abklemmen 265, 280
– Blutung 270
Nabelschur-Vorfall 266
Nabelvenenkatheter 79, 282
NACA-Index 36, **403**
Nachlast, Senkung 109
Nackenschmerz 249
Nackensteife 148
Nadelstichverletzung 148
Naloxon 93, **329**, **638**
– Applikation, endotracheale 59
– – intravenöse 59
– Opiat-Intoxikation 334
Narkose, Blitzeinleitung 91, 93, 312
– – Krampfanfall 97
– – Status asthmatikus 96
– – Polytrauma 95
– – Schädel-Hirn-Trauma 307
Narkoseeinleitung 93 f, 96 f
Nasenbluten 135, **234**, 235
Nasenflügeln 175, 289, 308
Nasenfluß 622
– serosanguinöser 238
Nasensonde **45**
Nasopharyngeal-Tubus **45**
Natrium 102
Natrium-Bikarbonat 59, **77**, 638
– Antidepressiva-Intoxikation 329
– Blindpufferung 155
– CO_2-Freisetzung 296
Natriumeinstrom 117
Natrium-Haushalt 167
– Störung 168 ff
Natrium-Lösung, hypertone 342
Natrium-Mangel 168
Natriumretention 154
Natriumthiosulfat 299, 329
Natriumverlust 160, 347
Nautiker 483 ff
NBG-Code 129
Nebenniere, Infarzierung 159
Nephrolithiasis 146
Nervenkampfstoff 620 f, **621 f**
Nervenläsion 310 f
Nervenstörung, periphere 206
Nervosität 135
Nervus femoralis 214
– glossopharyngeus 236
– infraorbitalis 234
– oculomotorius 194, 198
– phrenicus 309
– trigeminus 236
– vagus 236
Netzhautablösung 227
Neugeborene 277
– Abnabeln **280**, 564
– Absaugen **280**
– Atmung 273 f
– Auskühlung 280 f
– Beatmung 279
– Blutzuckerkontrolle 281, 283
– Erstbeurteilung **280**

– Erstversorgung 283
– Herzfrequenz 280
– Herz-Kreislauf-System **274 f**
– Hypoxietoleranz 274
– Kreislaufstillstand 73
– Stimulation, taktile 281
– Transport 282 f
– Tubusdurchmesser 79
– Volumensubstitution 283
– Wärmeregulation 276
Neugeborenen-Reanimation 6, 73, **281 ff**
– Absaugen, nasales 273
– Sauerstoff-Masken-Beatmung 277
Neuner Regel **338**
Neuritis nervi optici 227
Neurochirurgie **192 ff**
Neuroleptika-Intoxikation 299, 326, **329**
Neuroprotektion 204
– Hypothermie 246
– medikamentöse **200**
– Trauma, spinales **206**
Neurovaskuläres Syndrom 615
Neutron 383 f
Nicht-Opioide 91
Niederspannungs-Unfall 346
Niere, Altersphysiologie **318 f**
Nierenarterien-Stenose 136
Nierenfunktion, eingeschränkte 86 f
– Kindesalter 275
Niereninsuffizienz 167
– chronische **153 ff**
Nierenkolik 146, **218**
Nierenstielabriß 309
Nierenverletzung 22
Nierenversagen, akutes **153**, 303
– anurisches 169
Nifedipin 155, **638**
– Applikation, sublinguale 161
Nikotinabusus 225, 246, 268
Nikotin-Intoxikation 331
Nimodipin 200
Nitrate 330
– Kontraindikation 110
Nitrendipin 136, 155, 173, **638**
Nitrite, Intoxikation 299
Nitroglycerin 330
Nitropräparat 27
Nitrose-Gas 393
N-Lost 620, 622
NMDA-Rezeptor-Antagonisten 204
Noradrenalin 76, 110
– Schock, anaphylaktischer 165
– – kardiogener 114
Noradrenalinspiegel/Alter-Korrelation 317
Normoglykämie 245
Normokapnie 199
Normoventilation 35
Normovolämie 83 f
Normoxämie 199
Normoxie 84
Normung 461
Notarzt 13, **15 f**, **5331 f**
– Aufgabe 15, **519**
– Ausbildung 441
– – in Österreich **523 ff**, **525 f**
– – in der Schweiz **529 ff**, **532**
– Eintreffzeit 463, 540
– freiberuflicher 520
– Gefahrstoff-Unfall 401 f
– leitender **514 ff**, **521 f**, **526 f**, 532
– – Rettungsdienst, erweiterer 576 f
– Qualifikation 430 ff, **519 f**
– Versicherung 520
Notarztdienst, Finanzierung 438 f

– in der Schweiz 447 f
Notarzt-Einsatz, fehlindizierter 541 f
– Indikation **536 f**, 539
– Patientenalter 540, 542
Notarzt-Einsatzfahrzeug 464
– Ausrüstung **630 ff**
– Definition 630
Notarzt-Einsatz-Protokoll 101, 203, 500 ff
Notarzthubschrauber s. Rettungshubschrauber
Notarztkurs **525 f**
Notarztwagen, innerklinischer 409
Notdienst, richterlicher 259
– vertragsärztlicher 439
Notfall 24
– allgemein chirurgischer **172 ff**, 189
– Behandlungsspektrum 539 ff
– Definition 12 f, 519
– EKG-Ableitung 74
– endokrin-metabolischer **157 ff**
– Erhebung der Begleitumstände 21 f
– flugmedizinischer **374 f**
– gastroenterologischer **146 f**
– geburtshilflicher 262, **264 ff**
– geriatrischer, traumatologischer **322**
– gynäkologischer **262 ff**
– hämatologischer **151 f**
– Herzschrittmacher-Patient **128 ff**
– höhenmedizinischer **373 f**
– hypertensiver 27
– infektiologischer **148 ff**
– innerklinischer **407 ff**, 412
– kardiologischer 26, **107 ff**
– Merkblatt 408
– nephrologischer 153 ff
– neurologischer **241 ff**
– – Anästhesie 96 f
– – Checkliste 243
– onkologischer **151 f**
– ophthalmologischer **224 ff**
– orthopädischer 210 ff
– pädiatrischer **273 ff**, **292 ff**
– pädiatrisch-internistischer **284 ff**
– pädiatrisch-traumatologischer **300 ff**
– peripartaler **268 ff**
– postpartaler **270 f**
– psychiatrischer 97, **241 ff**
– Psychopharmaka-induzierter 258
– respiratorischer 26, **141 ff**
– – beim Kind 287 ff
– urologischer **218 ff**
Notfallarztkoffer, Normung 461
Notfallaufnahme, zentrale **99 ff**, 103
Notfallbeatmung **72 f**
Notfallbehandlung, Effizienz 506, 515
– innerklinische **407 ff**
– präklinische 429
– unter Tage **492 f**
Notfall-Bronchoskopie 100
Notfalldiagnose, erweiterte 23
Notfallkategorie **539 ff**
Notfallkoffer 408, **628 f**
– Normung 461
Notfallmedikamente **636 ff**
Notfallmedizin **4 f**, 42 ff
– Ablehnung 17
– Behandlungsbeginn, unverzüglicher 16
– Charakteristika 12 f, 15
– ethisches Leitprinzip 16
– Qualitätskontrolle 13
Notfallpatient (s. auch Patient) 446, 519
– Alter 22, 540, 542
– Definition 13
– Erstuntersuchung 21

Notfallpatient (s. auch Patient), Übernahme 17
– Untersuchung 22 ff, 39, 453
– – neurologisch-psychiatrische 241 ff
Notfall-Respirator 53 ff, 630
Notfallrettung 13, 430 ff
– Definition 463
Notfallsanitäter 524 f
Notfallschrittmacher, transkutaner 546
Notfall-Seelsorge 18, 589
Notfallsituation 12 f
Notfallteam 100, 407 f
Notfall-Tokolyse 265, 269
Notfallversorgung, ärztliche 12
Nothelfer 492, 529
Nothelfer-Kurs 529
Nothilfepflicht 444
Notruf 408
Notrufnummer 536
– europäische 447
Notrufzeit 542
Notrufzentrale 446
Notstandsrecht 454
Not-Thorakotomie 179
Novaminsulfat 147
Nullinien-Elektroenzephalogramm 423
Nystagmus 247

O

Oberarmfraktur 211 f
Oberbauchschmerz 27
– gürtelförmiger 146
Oberflächen-Dekontamination 404
Oberkieferfraktur 235
Oberkörper-Hochlagerung 245, 307
Oberschenkelschaftfraktur 211
Oberschenkelverletzung 87
Obidoxim 329 f
Obstipation 173
Ödem 137, 167
– Gestose 268
– nicht eindrückbares 159
– supraglottisches 344
– Verbrennung 338 f
Ohr, Barotrauma 375
Ohrblutung 194
Ohrensausen 135
Okklusionsstörung 235
Okulomotorik 198
Oligoanurie 154
Open-book-Verletzung 186
Operationsfolie 212
Opiat-Intoxikation 24 f, 329, 333 f
Opiat-Syndrom 326
Opioide 92
Opisthotonus 249
Option für das Leben 16, 68
Orbitaboden-Fraktur 234
Orbitalphlegmone 227
Orciprenalin 117, 638
Organischämie 146
Organophosphat-Intoxikation 255
Organruptur 308
Orientierung 242
Orientierungsstörung 256
Oropharyngeal-Tubus 44
Orthopnoe 108, 110, 174
Os sacrum 203
Osmotherapie 246
Ösophagitis 147
Ösophagusdruck 47
Ösophagus-Erkrankung 27
Ösophagus-Fremdkörper 238 f
Ösophagusvarizen 174
Ösophagusvarizen-Blutung 147
Ösophagus-Verätzung 235
Österreichische Gesellschaft für Notfall- und Katastrophenmedizin 523
Österreichischer Bergrettungsdienst 487 ff
Ovarial-Tumor, Torsion 264
Oversensing 131 f
Oxim 622
Oxydemetonmethyl 330
Oxygenation, hyperbare 328
Oxygenierung 73, 75
– Indikator 103
Oxyhämoglobin 32
Oxylog™ 53 f
Oxytocin 266, 638

P

rtPA 112, 411
Pädiatrie 273 ff
Palpation 29
Panhypopituitarismus 159
Panik 368, 604 ff, 611
– Faktor, begünstigender 609
– als Massenreaktion 607 f
– Zeitgeist, panikfreundlicher 607
Panikattacke 257, 607
Panikbekämpfung 604, 610 f
Panikbereitschaft, latente 607 f
Panikentstehung 606, 608
Panikperson 607, 610
Panikreaktion 604 ff, 606 f
Panikverhütung 605, 609 f
Panikvermeidung 604
Panikvorbeugung 609
Pankreasverletzung 185
Pankreatitis, akute 146
Panzytopenie 615
Papillenödem 374
Paracetamol 91
– Intoxikation 329, 333
Paraffinum subliquidum 298
Paralyse, vegetative 195
Paraneoplastisches Syndrom 160
Paraparese 243, 254
Paraphimose 220
Paraplegie 205
Paraquat-Intoxikation 327
Parästhesie 143, 257
Parasympathikus-Stimulation 293
Parasympatholytikum 94
Parasystolie 115
Parathion 29, 330
Parathormon 159
Parese 241, 243
– Botulismus 255
– Enzephalitis 252
– Grand mal 251
– halbseitige 243
– schlaffe 247
– – aufsteigende 254
Parkland-Formel 342
Parodontitis, apikale 236
Parotisschwellung 614
Partialdruck 469
Partus praecipitatus 264
Patella, Ballotement 213
– Druckempfindlichkeit 214
– Verschiebeschmerz 213 f
Patellafraktur 214
Patellaluxation 213
Patellarsehnenreflex (PSR) 205
Patient (s. auch Notfallpatient), alkoholisierter 457
– Aufklärung 455
– Dringlichkeitskategorie 580
– Entscheidungsfähigkeit 455
– geriatrischer 316 ff, 407, 420
– psychiatrischer 17
– Therapie, Einwilligung 455
– – Weigerung 454 ff
– unkooperativer 456 f
Patientenanhängekarte 582 f
Patientenbetreuer 555
Patientenschutz 562
Patiententestament 16
Patiententransporthelfer 530
Patienten-Übergabe 101, 543
Patientenumlagerung 206
Patientenverlegung 450
PEEP (positive endexpiratory pressure) 47, 279
– Lungenödem, kardiales 109
– Neugeborene 282
Pelveo-Peritonitis 263
Pelzigkeitsgefühl, periorales 143
Peniswurzelblock 220
Penumbra 136, 247
Perfusion, myokardiale 84, 111
– zerebrale 194 f
Perfusionsdruck, zerebraler 194, 245
– – Berechnung 305
Perikarderguß 154 f
Perikarditis 27, 154
Perikardpunktion 138
Perikardtamponade 27, 138
– Herzmassage, offene 179
– Kreislaufstillstand 68
– Schock 114
– Therapie 183 f
Peristaltik, gesteigerte 147
Peritoneallavage 475
Peritonitis 146, 176
Peritonsillar-Abszeß 230, 236
Peritonsillitis 237
Perkussion 26, 29
Peroxide 381
Personal, nichtärztliches 509 ff, 523 f
Personalschutz 564
Personenbeförderungsgesetz 430
Personenstandsgesetz 415, 417
Personenstandsregister 415
Perspiratio insensibilis 275
Perthes-Syndrom 185
Pest 564 f, 617
Petechien 149
Petit-mal-Status 242
Pfählungsverletzung 182 f, 263
Pferdetrittverletzung 309
Pflichtenkollision 454, 458
Pflichtennotstand 453 f, 458
Phäochromozytom 136, 161
Pharmakokinetik im Alter 319 f, 321
Pharyngealreflex 423
Pharyngitis 345
Phencyclidinderivat 93
Phenobarbital 287
Phenytoin 117, 287
– Kontraindikation 255
Phlegmasia coerulea dolens 137, 176
Phobie 257
Phosgen 29, 329, 345, 620, 624
Phosphor-Verbindung 621
Photoeffekt 382
Phrenicus-Schmerz 185

pH-Wert 77
Physostigmin 299, 329, 332
Pilocarpin 226
Pilzvergiftung **331 f**
Pindolol **639**
Piritramid 250
Placenta praevia **268 f**
Plaques, koronare 111
Plasmaprotein-Lösung 84
Plasma-Verlust 337
Plasmawasser 83
Plazenta, Ablösung 264
– – vorzeitige **269**
– Ausstoßung 265 f
– unvollständige 270
Pleuradrainage 175
Pleuritis 26
Pleuro-Bronchopneumonie 619
Pneumocystis-carinii-Pneumonie 149
Pneumokokken-Meningitis 252
Pneumonie **144**, 615
Pneumonitis 144
Pneumothorax 26 f
– Dekompressionsunfall 362
– Lufttransport 375, 470
– beim Neugeborenen 281 f
– Subclavia-Punktion 57 f
Pocken 616 f, **619**
Poliomyelitis 564
Polizeigewahrsam 457
Polydipsie, psychogene 160
Polyglobulie 137, 373
Polyradikulitis, akute 254
Polytrauma **182 f**, 189 f
– Definition 177
– kindliches **311 f**
– Narkose 95
– Sauerstoffbedarf 181
– Schädel-Hirn-Trauma 192
– Schockbekämpfung 102
– Schockraum-Konzept 101 ff
– Sekundärtransport 545
Polyvidon-Jodlösung 343
Porphyrie, hepatische, akute **161 ff**
Porphyrie-Polyneuropathie **254**
Postinfarkt-Angina 111
Post-Reanimationsphase 79 f
Präexzitationssyndrom 116, **122 ff**
Präinfarktsyndrom 111
Präkordialschlag, initialer **72**
Präoxygenierung 48
Prednisolon **639**
Prednison-Zäpfchen **639**
6-P-Regel 137
Prehnsches Zeichen 219
Preßatmung 174
Pressluftatmer 495
Priapismus **219 f**
Primäreinsatz 536, **539 ff**
– ohne Patientenbegleitung **541 f**
Prinzmetal-Angina 111
Procainamid 117
Promethazin 142
Propafenon 117, 121
Prostatabiopsie, transrektale 221
Protein-C-Mangel 137
Protein-S-Mangel 137
Proteinurie 268
Protektion, zerebrale 360
Proton 383 f
Protonen-Retention 154
Prüfungspflicht 452 f
Pseudokrupp 230, **288**
– Maskenbeatmung 277

Pseudomembran-Bildung 622 f
Psychokampfstoff 620
Psychopharmaka 258
Psychose 161
Psychosyndrom, organisches 259
Ptose 249, 254 f
Pulmonalarterien-Katheter 102
Puls 23
– abgeschwächter 215
– fehlender 31, 137, 253
– beim Neugeborenen 280
– paradoxer 142, 289
Pulsdiagnostik 26, **29**
Pulsoxymetrie 25 f, 30, **32 f**
– Meßfehler 33
Pumpversagen 27, 113
Punktion, arterielle, versehentliche 56
– zentralvenöse 57
Punktionssystem, geschlossenes 57
Pupille, weite, Anfall, epileptischer 251
– – Antidepressiva 332
– – lichtstarre 25, 194, 198, 418, 423
Pupillendiagnostik 24 f
Pupillenstörung, einseitige 25, 198
Pupillotonie 255
Purkinje-System 114, 116
Pyramidenbahnzeichen 243, 249, 253 f
Pyramidenspitzenfraktur 235

Q

Q-Fieber 564, 616 f, **619**
Quadrigeminus 126
Quadrizepssehnenruptur 214
Qualitätsmangel 504
Qualitätskontrolle 503
Qualitätsmanagement 499, **503 ff**, 516
– Ergebnisqualität 505
– Mitarbeiter-Motivation 504
– Prozeßqualität 505
– Strukturqualität 505
Qualitätssicherung 503
Querschnittslähmung 206
Querschnittsläsion, hohe 253
Querschnittssyndrom 198, 253
Querschnittsymptomatik, inkomplette 364
Quick-Wert 84, 102

R

rad 383
Radiation weighting factor 383
Radikale, freie 195
Radikalfänger 195, 204
Radioaktivität 380
– Inkorporation 390
Radiodermatitis 388
Radiolyse 381
Radionuklide, inkorporierte 384
– Kontamination 389, 612 f
– – Therapie 615
Radiusfraktur, distale 212
Radon 385
Radsportunfall 210
Rafting-Unfall 489
Ranitidin 165
Rasselgeräusch 26
– feinblasiges 26, 108
– feuchtes 108
Rauchen s. Nikotin
Rauchgas 329, 344 f
R-auf-T-Phänomen 116, 126, 128

Raumdesinfektion 565
Raumfahrtmedizin 372
Raumforderung, intrakranielle 25, 194, 202 f
– spinale 206
RCC (Rescue Coordination Center) 473, 476
Reaktion, anaphylaktische **164 ff**, 289, 409
– anaphylaktoide **164 ff**, 289, 409
– supravitale 422
– vagale 301
Reaktionszeit 322
Reanimation 3 ff
– aussichtslose 16
– erfolgreiche 35
– ethische Aspekte **16 f**, 322
– Fortbildung 409
– Indikation 23
– kardiopulmonale **68 ff**
– – ACD-Technik 76
– – Ausbildung 407
– – Basismaßnahme 69 ff, 73, 80
– – Beatmung **70 ff**
– – Beatmung/Herzdruckmassage-Verhältnis 72
– – effektive 73
– – Ein-Helfer-Methode **72**
– – Herzdruckmassage, extrathorakale 72
– – beim Kind 73 f, **294 ff**
– – – Reanimationserfolg 296
– – Medikamente **76 f**
– – Mindestdauer 423
– – protrahierte 76 f
– – tief hypothermer Patienten **354 f**
– – Zwei-Helfer-Methode **72 f**
– – Maßnahme, elektrische 10
– des Neugeborenen **281 ff**
– Überlebensrate 407
Reanimationsmaßnahme, erweiterte 74 ff, 80
– – Algorithmus 77 ff
– – beim Kind 79
Reanimationsverletzung 79
Rechtsherzbelastung, chronische 141
Rechtsherzinfarkt 110, 114
Rechtsherzinsuffizienz 88, **109 ff**
Rechts-Links-Shunt 287, 318
– intrapulmonaler 274
Reentry-Tachykardie 120, 124
Reflex, okulozephaler 242, 423
Reflexabschwächung 247, 253
Reflexverlust 205, 254 f, 418
Rega (Rettungsflugwacht und Garde Aérienne) 447 ff
Regeldokumentation 500
Regulationsstörung, autonome 254
Reithosen-Anästhesie 253
Reizgas 289, 299, 345
Reizgas-Intoxikation **328 f**
Rekurrens-Parese 231
Rendell-Baker-Maske 281
Rendezvous-System 447, **463 ff**
Reperfusionstrauma 360
Replantat-Beutel 62
Reservelazarettgruppe 595
Residualkapazität, funktionelle 274, 317
Respirationstrakt, Besonderheit beim Kind 273
Respiratorische Insuffizienz 141, **287 ff**
– – Dekompensation beim Lufttransport 470
– – Halsmarkläsion 253
– – beim Kind 73
– – Patiententransport 546
– – Polyradikulitis, akute 254

Respiratorische Insuffizienz, Therapie **289 ff**
– – Zwerchfellhernie 284
– Störung **25 ff**
Respiratortherapie 550
Retikuloendotheliales System 87
Retina-Verbrennung 614
Retinopathie 227
– hypoxische, höheninduzierte 374
Retropharyngeal-Abszeß 230
Rettung unter Tage **491 ff**
– technische **555 ff**
Rettungsassistent 464, **509 ff**
– Kompetenz 512
– Notkompetenz 512 f
Rettungsdienst, alpiner **486 ff**
– Aufgabe, ärztliche 514 ff
– bodengebundener **463 ff**
– in Deutschland **429 ff**
– erweiterter **576 ff**, 588, 633
– Fachkundennachweis **519 f**
– Leistungsträger 438 f
– Leiter, ärztlicher **514 ff**, 527
– Normen **461 f**
– in Österreich **440 ff**, **523 ff**
– personelle Grundlagen 508 ff
– Rechtsfragen **450 ff**
– Rendezvous-System **463 ff**
– in der Schweiz **444 ff**, **529 ff**
– – Bergrettung 449
– – Bodenrettung **447 f**
– – Luftrettung 448 f
– – Wasserrettung 449
– Stations-System **463 ff**
– Strukturqualität 505
Rettungsdienstgesetz 499
– der Länder **430 ff**
Rettungs-Flugdienst 377
Rettungsgesellschaft 4 f
Rettungshubschrauber 206, **466 ff**
– Anforderung 461
– Arbeitsbedingung 470
– Ausstattung 551
– Dekompressionsunfall 365
– Effizienzkontrolle **471 f**
– Einsatz bei Verkehrsunfall 471
– Einsatzindikation 536
– Einsatztaktik 468 f
– Flugphysiologie **469 f**
– Flugsicherheit 471
– Landeplatz 99, 471
– Nachteil 469
– Nachteinsatz 469
– in Österreich 441 f, 488
– in der Schweiz 448
– Seenotrettung 473 ff
– Sichtminima 469
– Vereisungsgefahr 551
– Vorteil 469
Rettungskette 446, 463
Rettungskreuzer 479 ff
Rettungsleitstelle 463
– Aufgabe **535 ff**
– Großschadensereignis 579
– Katastrophenschutz 591
Rettungsmittel 430 ff
Rettungsnetz 474 f
Rettungssanitäter **530 f**, 594
Rettungsschlinge 474
Rettungsstation 581, 595
Rettungsteam 464
Rettungsverordnung 440 f
Rettungswagen 461 f, 464
– Ausstattung 565
– Routinewartung 564 f
Rettungswesen, Organisation 5 f
– Regelung 430 ff
Rettungszentrum 595
Rettungszug **496 ff**
Revised Trauma Score (RTS) 38
α-Rezeptor 76
β-Rezeptor 76, 317
β-Rezeptoren-Blocker 79, 87
– Aneurysma dissecans 138
– AV-Reentry-Tachykardie 122
– Intoxikation 327, **329**, **332 f**
– Kontraindikation 113, 255
– Myokardinfarkt 112 f
– Tachykardie 121
Rhabdomyolyse 188
Rhesus-Sensibilisierung 264
Rhinobasis-Fraktur 234 f
Rhinoliquorrhoe 234 f
RICE (Rest-Ice-Compression-Elevation) 211
Ringerlaktat-Lösung 85, 200, 342
Ringer-Lösung 286, 309
Rippenfraktur 22, 26
Rippenserienfraktur 183
Risikosportart 210
Risus sardonicus 255
Rizin 616, 620
Roemheld-Syndrom 361
Röntgen 383
Röntgen-Quant 382
Röntgenstrahlung 380
– Kontamination 390
– Wirkung, biologische 384
Röntgenverordnung 389
Rotes Kreuz 6, 441, 445
rt-PA 112, 411
Rückenmarkschädigung **253**
Rückenmarkverletzung 22, 204
– Kreislaufstörung 205
– Lufttransport 470
Rückenschmerz 112, 185
– pulsabhängiger 173
Rücken-Schulter-Schmerz 189
Rückstandsstrahlung 612
Rückwärtsversagen 107, 110
Rußpartikel 345
Rüstwagen 555

S

SA-Block **117 f**
Salbutamol 155
Salivation 255
Salpetersäure 235
Salpingitis 268
Salve 116
– ventrikuläre 126, 128
Salzsäure 235, 298
Salzverlust 319
Salzwasser 327, 368
Salzwasser-Aspiration 359
Salzwasserertrinken 301
Sam Splint 212
Samariter **530**
Sandwich-Technik 206
Sanitätsakademie der Bundeswehr 594, 596 f
Sanitätsamt der Bundeswehr 595
Sanitätsbrigade 598 f
Sanitätsdienst 588 ff
– der Bundeswehr **593 ff**
– des Heeres **597 ff**
– der Luftwaffe **599 f**
– der Marine **600 f**
– Neutralität 6
Sanitätsdienststelle der Bundeswehr **596 f**
Sanitätseinsatzfahrer 524
Sanitäts-Einsatzleitung 577 f, 580, 591
Sanitätsgehilfe 523 f
– Ausbildung **524**
Sanitätshelfer **524**
Sanitätshilfe 523 f
Sanitätshilfsdienst 441
Sanitäts-Hilfsstelle 395
Sanitätsoffizier 593 f
Sanitätstrupp 594
Sanitätswagen 497 f
SAR-Dienst (Search and Rescue) 473 ff, **476 ff**
SAR-Einrichtung **478 ff**
Sarin 620 f
Sauerstoff 9, 373
Sauerstoff-Bindungskurve 32 f
Sauerstoff-Differenz, alveolo-arterielle 318
Sauerstoff-Dissoziationskurve 275
Sauerstoff-Fraktion, inspiratorische 45
Sauerstoff-Gabe **45**, 64
– Asthma bronchiale 142
– Flow-Einstellung 45
– Flüssigkeitslunge 155
– hochdosierte 110
– Indikation 25
– Myokardinfarkt 112
– Schmerzpatient 92
– Schock, kardiogener 114
– Unterbrechung 68
Sauerstoff-Konzentration, inspiratorische 103
Sauerstoffmangel 26
Sauerstoffmaske **45 f**
– mit Reservoir **46**
Sauerstoff-Masken-Beatmung 277
Sauerstoff-Metabolismus, zerebraler 246
Sauerstoff-Partialdruck (pO$_2$) 372, 470
– arterieller (paO$_2$), altersphysiologischer 318
– – verminderter 373
Sauerstoff-Sättigung, arterielle, erniedrigte 108, 110
– – Messung **32 f**
– venöse 103
Sauerstoff-Selbstretter 494
Sauerstofftherapie, hyperbare 363, **364 f**
Sauerstoff-Transportkapazität 83
Säugling 277, 300
– Analgesie 95
– Beatmung 277, 279
– Intubation 278
– Reanimation, kardiopulmonale 73, **294 f**
– Schütteltrauma 421, 425
Säure-Basen-Haushalt 103
Säure-Basen-Status 102
Säureverätzung 235 f
Schädelbasis, Fraktur 234
Schädelfraktur 196
Schädel-Hirn-Trauma 183, **192 ff**, 207 f
– Atemtypus 26
– Beatmung 96, 199, 279
– Begleitumstände 198
– Begleitverletzung, extrakranielle 22, 197
– Bewußtseinslage **197 f**
– Blutdrucksenkung **199 f**
– Blutung, intrakranielle 196
– Computertomographie 202
– Diagnostik **196 ff**
– Einschlafsyndrom 197
– Erstversorgung, klinische **201 ff**

– Gefäßverletzung, begleitende 194
– Glasgow Coma Scale **36 ff**
– Hirnödem 195
– Intubation 199
– beim Kind 197, 301, **305 ff**
– Kreislaufstabilisierung **199 f**
– Lagerung 62, 200
– leichtes 192, 197, **201 f**
– mittelschweres 192, **202**
– Narkose 95 f
– offenes 194
– Pathophysiologie 194 f
– Pupillenstörung **198**
– Rhinoliquorrhoe 235
– Schweregrad 37
– schweres 192, **202**
– stumpfes 421
– Therapie **199 f**
– Transportmanagement **200 f**
Schädelverletzung, Blutverlust 87
Schaden, chemischer **392 ff**
Schadensmeldung **394 f**
Schadensplatz 395
Schadensraum 580
Schadstoffkonzentration 405
Schaufelgriff 206
Schaumbildner 329, **331**
Schaumpilz 359
Scheintod 4, 367, 419
Schenkelblock 116
Schenkelhalsfraktur 212
Schere, hydraulische 556 f
Scheuer-/Wischdesinfektion 563, 565
Schiffahrtmedizinisches Institut 600
Schiffbrüchige 473 ff
– Trinkwasserbedarf 368
Schilddrüse, hyperthyreote 159
Schildknorpel 52 f
Schisport **215**
Schizophrenie 256
Schläfrigkeit 242
Schlafstörung 257
Schlaganfall **246 ff**
Schlagvolumen, Abfall 293
– Steigerung 292
Schlangenbiß 62
Schleifkorb 493
Schleimsekretion 326
Schleudertrauma 22, 204
Schlucken, schmerzhaftes 288
Schluckkrampf 326
Schluckschwäche 254
Schluckstörung 236 f
Schlundkrampf, schmerzhafter 244
Schlußdesinfektion 562
Schlüsselbeinfraktur 214
Schmatzen 326
Schmerz 92
– abdominaler 146, 254, 263
– – Chlorat-Ingestion 330
– – Differentialdiagnose 176
– – dumpfer 138
– – Nikotin-Intoxikation 331
– – Porphyrie, hepatische 161
– – postprandialer 146, 176
– – pulsabhängiger 173
– Aortendissektion 172
– Dekompressionsunfall 363
– kardialer 111
– peitschenschlagartiger 137
– postprandialer 176
– retrosternaler 26, 235
– somatischer 176
– thorakaler 27

– – atemabhängiger 26, 175, 183
– – dumpfer 110
– – nitroglycerin-resistenter 112
– – – Perikarditis, urämische 154
– – – plötzlicher 138
– – – Roemheld-Syndrom 361
– – Verbrennung 337
– – viszeraler 176
Schmerzreaktion, unkoordinierte 197
Schmerzreiz 23
Schnappatmung 23, 142
Schnelleinsatzgruppe **577**, **589 f**
– Ausrüstung 634 f
– Definition 633
– Dienstbereitschaft, rotierende 633
– Personal 634
Schnelleinsatzgruppe-Rettungsdienst 633 ff
Schnelleinsatzgruppe-Sanitätsdienst 581, 633
Schnüffelposition 48
Schock, anaphylaktischer 63, **164 ff**, 409
– Diagnose 87
– Volumenersatz 88
– Differentialdiagnose 26 f
– hämorrhagischer 63, **88**, 97
– hypoglykämischer 158
– hypovolämischer, Anaphylaxie 164
– – Blutung, gastrointestinale 147
– – Diabetes insipidus 160
– – Diagnose 27
– – Unfallverletzte 179
– – Verbrennung 339
– kardiogener **113 ff**
– – Diagnose 87
– – Lagerung **63**
– – Letalität 114
– – Mediastinalemphysem 183
– – Myokardinfarkt 112
– – Narkoseeinleitung 96
– – schwerer 88
– – Symptome 179
– – Kreislaufstillstand 68
– neurogener 87
– Nierenversagen 153
– septischer 63, 618
– – Diagnose 27
– – Urosepsis 221
– spinaler 63, 102, 181, **205 f**
– Therapie, präklinische 27
– traumatisch-hämorrhagischer **83 f**, 87
– – Volumenersatz 88, 181
– Ursache, kardiale 27
– – nicht kardiale 27
Schockbekämpfung **83 ff**
Schock-Index **87**
Schocklage **63**, 88
Schockraum 99 f, 103
Schockraum-Konzept **100 ff**, 103
Schock-Syndrom, infektiös-toxisches 617, 619
– toxisches **176 f**
Schockzeichen 27
Schonatmung, schmerzbedingte 174
Schreck 607
Schrittmacher 546
– externer 131
– NBG-Code 129
– oversensing 129, **131**
– undersensing 131
Schrittmacher-Dysfunktion 128, **129 ff**
Schrittmacher-Notfall **129 ff**
– Ausgangsblockierung 131
– AV-Crosstalk 133
– Eingangsblockierung 131

– Endless-loop-tachycardia 134, **135**
– Kardioversion 131
– Magnetauflage **129 ff**
– Pacemaker mediated tachycardia 133 f
Schrittmacher-Stimulation 129
– transthorakale 117
Schrittmacher-Syndrom 129, **131**
– Therapie **132 f**
Schrittmacher-Tachykardie 131
Schrittmacher-Technologie 129
Schrittmacher-Therapie 118, 128 f
– notfallmäßige 75
Schrittmacherzellen 317
Schrittmacher-Zentrum, primäres 114
Schulterluxation 213
Schulterschmerz 185, 309
Schulterverletzung **214**
Schußkanal 61
Schußwunde 61
Schüttelfrost 177, 221, 618 f
Schütteltrauma 425
Schutzausrüstung 558
Schutzbrille 565
Schutzgewahrsam 457
Schutzkleidung **564**
Schutzreflex, erloschener 332
Schwangerschaft, Analgesie 95
– Flugtauglichkeit 375
– Verletzung 264
Schwangerschafts-Komplikation 262
Schwartz-Bartter-Syndrom **160**
Schwefel-Lost 622
Schwefelsäure 235
Schwefelwasserstoff-Intoxikation 327
Schweigepflicht 417
Schwellkörperfibrose 219
Schwindel 107, 174
– Botulismus 255
– Endless-loop-tachycardia 135
– Hypertonie, arterielle 135
– Hypotonie, orthostatische 136
– Kohlenmonoxid-Intoxikation 328
– Rhythmusstörung 115
– Schrittmacher-Syndrom 131
– Tachykardie, Schrittmacher-vermittelte 133
Schwitzen 26, 257
– Intoxikation 326
– Nervenkampfstoff 622
– Nierenkolik 218
Scopolamin 228
Scoring-System 35 ff
Sectio 269 f
Sedativa 92, 246
Sedierung 97, 257
Seeärztlicher Dienst 485
Seediensttauglichkeit 482
Seeleute, Gesundheitsschutz 482, 485
Seenotleitung 485
Seenotrettung **473 ff**, 481
Seenot-Rettungsboot 479
Seenot-Rettungskreuzer 478 ff
Seenot-Sicherheitsfunksystem 480
Seeunfall **368 f**
SEG-Verpflegung 635
Sehnenruptur 211
Sehnervenkopf, Apoplexie 227
Sehstörung 136, 619
Seidelscher Test 225
Seilbahnunfall 489
Seitenlagerung, stabile 62
Sekundärbehaarung, Fehlen 159
Sekundäreinsatz 537, **545 ff**
– Begleitpersonal 549 f

Sekundäreinsatz, luftgestützter **549 ff**
Sekundärtransport, früher 545
– später 545
Selbsterhaltungstrieb 608
Selbstschutz 587
Selbstsicherheit 606 f
Seldinger-Technik **57**
Sellick-Manöver 49
Senfgas 620
Sensibilität 205
Sensibilitätsstörung 137, 143, 243
– dissoziierte 253
– Kompartment-Syndrom 215
– radikuläre 253
– Schlaganfall 247
Sepsis 153 f 161
Seuchenprophylaxe 417
Sexualdelikt 263
Sheehan-Syndrom 159
Short-PR-intervall-syndrome 124
Shunt, kavernoso-venöser 219
Shunt-Blutung 155
Shunt-Komplikation 154
Sicherheits-Beauftragte 573
Sichtung 17, **179**, 454
– Definition 580
– Entscheidungsablauf 180
– Gefahrstoff-Unfall **402 f**
– Großschadensfall 580
Sichtungskategorie **403**
Sichtungsliste 583
Sichtungsraum 99
Siderosis bulbi 224
Siebbeinfraktur 234
Silvester-Methode 7 f
Simeticon 331
SIMV (Synchronized Intermittent Mandatory Ventilation) 54
Singultus 242
Sinusbradykardie 117
Sinus-cavernosus-Thrombose 227
Sinusknoten 114 f
Sinusknotenaktion, Ausfall, intermittierender 117
Sinusknoten-Frequenz 77
– Zunahme 116
Sinusrhythmus/Schrittmacher-Rhythmus, konkurrierender 132 f
Sinustachykardie 115, **121 f**
– Elektrokardiogramm 123
Sinus-Verletzung 196
SIPPV (Synchronized Intermittent Positive Pressure Ventilation) 54
Skrotaltrauma 219
S-Lost 620, 622
Sludge-Bildung 366
Soman 621
Somnolenz 23, 114, 242
Sonnenstich **347**
Sonographie-Gerät 100
Sopor 23, 242, 249
Sorge 606
Sotalol 117
Spanischer Kragen 220
Spannungs-Hämatopneumothorax 308
Spannungs-Pneumothorax 76, **174 f**
– Dekompressionsunfall 362
– Kindesalter 307
– Lufttransport 470
– traumatischer 183
Spartein 117
Spasmolytikum 92
Spatel nach McIntosh 48, 278
– nach Miller 48, 278

SPEED-Algorithmus 128, **130 ff**, 133 ff
Speichelfluß 288, 326
Spinalis-Anterior-Syndrom 253
Spitzenumkehr-Tachykardie 124, **126**
Spondylitis 253
Spontanatmung 91
Spontanpneumothorax 149, **174 f**
Sport, Überlastungsfolge 214 f
Sportarzt 211
Sport-Traumatologie **210 ff**
Sprache 242
– kloßige 236 f, 288
Sprachstörung 136, 326
Spreizer, hydraulischer 556
Spritzenabszeß 177, 237
Sprunggelenk, Luxationsfraktur 212 f
Sprunggelenksverletzung **214**
Staggers 364
Stammzell-Transplantation 614 f
Standford-Klassifikation 172 f
Standortsanitätszentrum 593
Staphylokokken-Enterotoxin B 617, **620**
Starkstromunfall 305
Stase-Priapismus 219
Stationssystem **463 ff**
Status asthmaticus 140 ff, **143**
– – Intubation 96, 410
– – Narkoseeinleitung 96
– – Rechtsherzinsuffizienz 109 f
– epilepticus 97, 250 f
Stauung, venöse 62
Stauungspapille 244
Steinkohle 491 f
Steißlage 266 f
Stenokardie 27
Stereotypie, motorische 242
Sterilisation 562
Sternumfraktur 22
Stichverletzung 182
Stickstoff 362 f
Stickstoff-Bläschen 376
Stickstoff-Lost 622
Stickstoff-Oxyd 345
Stimmritze, Einstellung 48 f
Stimmung, pathologische 244
– traurige 257
Stimmungslage 242
Stimulation 129
Stimulus 129
Stoff-Nummer **397**
Stoffwechselentgleisung, diabetische 160
Stoffwechselstörung 29
Störfall, chemischer 392
– radioaktiver 389
Strahlenbelastung, Reduktion 613
Strahlendosis, supraletale 614
Strahlenexposition, akzidentelle 612 f
– Blutdiagnostik 614
– Dekontamination 614
– Kombinationsschaden 613 f
– natürliche **384 f**
– – Krebs-Risiko 385
– Panzytopenie 615
– Schutzmaßnahmen **613 f**
Strahlenkater 387 f
Strahlenkrankheit, akute **614 f**
Strahlenschäden **380 ff**, 390 f
– chronische 613
– deterministische 381, 613
– somatische 381, **387 f**
– stochastische 381, **385**, 613
Strahlenschock 387 f
Strahlenschutzverordnung 389
Strahlenschutzzentrum 615

Strahlensyndrom, akutes 390 f
– – Verlaufsform 388
Strahlenunfall **389 f**, 391
– Selbstschutz 389
Strahlung, ionisierende **382 ff**
– – Dosis, effektive 384
– – – letale 388
– – Dosis-Risiko-Beziehung, lineare 386 f
– – Fertilitätsstörung 388 f
– – Hautschäden **388**
– – Schwangerschaft 389
– – Tumorinduktion **386**
– – Wirkung **380 f**, 383
– – – Quantifizierung **382 ff**
Streckreaktion 37
Strecksynergismus 194, 197
Streptokinase 411
Streptokokken-Gangrän 177
Stretcher 474
Stridor 175
– exspiratorischer 26, 141
– – Fremdkörper-Aspiration 238
– – Kindesalter 289
– – Vorgehen 290 f
– inspiratorischer 26, 290
– – beim Kind 277, 288
– Larynx-Ödem 175
– Lungenmilzbrand 618
Strommarke 346
Strychnin-Intoxikation 161, 327
Stuhlabgang 22, 326
Stupor 242, 256
Sturz 22, 182
– Beckentrauma 186
Stützverband, zervikaler 179, **206**
Subarachnoidalblutung 195, **248 ff**, 259
– Differentialdiagnose 252
– Hirnödem 244
– Kopfschmerz 255
– Neuroprotektion 200
– Rezidivblutung 249
– Stadieneinteilung nach Hunt und Hess 249
Subduralhämatom 194, **196**, 421
Submersion 359
Submersions-Hypothermie 360
Succinylcholin 92, **94**, **639**
– Schädel-Hirn-Trauma 307
– Schwangerschaft 95
– Status epilepticus 97
Sudden Infant Death Syndrome (SIDS) 424
– Pacemaker-Emergency and Electric Disorders 128
Suggestibilität 607
Suizidpatient 456
Suizidversuch 17, 241, 258
– beim Kind 297
– Medikamenten-Auswahl 326
– Rechtsfragen 452
Surfactant, Denaturierung 359
Süßwasser-Aspiration 359
Süßwasserertrinken 301
Sympathikus-Aktivität im Alter 317
Sympathikus-Stimulation 249
Sympathomimetisches Syndrom 326
Symptom, extrapyramidales 244
Syndesmosen-Verletzung 214
Syndrom der inadäquaten ADH-Sekretion (SIADH) 160
Synkope 115, 131, 135
– vasovagale 137

Sachverzeichnis

T

Tabun 620 f
Tachyarrhythmia absoluta 109, 118
– – Therapie 122
Tachyarrhythmie 94, 249
Tachykardie 27, 115
– Asthmaanfall 142
– AV-junktionale **122**
– Botulismus 619
– mit breitem Kammerkomplex **124 ff**
– Dehydratation 286
– fetale 264
– Hyperkaliämie 154
– Hyperkalzämie-Syndrom 159
– Intoxikation 326, 332, 334
– kindliche **293**
– Krise, myasthene 255
– Lungenembolie 110, 411
– Manöver, vagales 120
– Reentry-Mechanismus 122, 124
– mit schmalem Kammerkomplex **120 ff**
– Schock, kardiogener 114
– Schrittmacher-vermittelte **133 f**
– Sepsis 221
– Spontan-Pneumothorax 175
– supraventrikuläre 120
– – mit aberrierender Leitung 122 f
– – paroxysmale 293 f
– – Therapie **121**
– Thyreotoxikose 159
– Toxic-Schock-Syndrom 177
– ventrikuläre 77, 116, **124 f**
– – Myokardinfarkt 112
– – pulslose 74, 78
Tachypnoe 26, 270, 289
– Linksherzinsuffizienz 108
– Lungenembolie 411
– Thoraxtrauma 183
Taucherdiurese 363
Tauchreflex 360
Tauchsport 376
Tauchunfall **361 ff**, 370
– Definition 358
– Langzeitausfall, neurologischer 365
– Lufttransport 470
Tauglichkeits-Richtlinie 374
Team-Organisator 101
Teleangiektasie 388
Temperaturmessung 30, **35**
– rektale 422
– sublinguale 474
Tenside 331
Terbutalin 142, **639**
Tetanie **160 f**
Tetanus 161, **255**
Tetrachlorkohlenstoff 331
Tetraparese 243, 253 f
Tetraplegie 205
Theodrenalin 639
Theophyllin 142, 329, **639**
Therapie, intravenöse 9 f
Therapie-Notfall 407
Thermoregulation 347
Thermorezeptor 366
Thiamin-Mangel 157 f
Thiopental 307
– Status epilepticus 251, 287
Thorax, instabiler 183
– Übersichtsaufnahme 103
Thoraxdrainage 27, **183 f**
– Hautdesinfektion 563
– beim Kind 308
Thoraxquetschung 185

Thoraxschmerz s. Schmerz, thorakaler
Thoraxtrauma 26, 174, **183 ff**, 190
– Blutverlust 87
– Kindesalter **307 f**
– penetrierendes 181, 186
– – Herzmassage, offene 179
– Volumensubstitution 181, 186
Thrombinzeit 102 f
Thrombolyse 77, 248, 411
– Kontraindikation 113
Thromboplastinzeit, partielle (PTT) 84, 87, 102 f
Thrombose 58
– arterielle 137, 176
Thrombozyten 102
Thrombozytenadhäsion, beeinträchtigte 86
Thrombozyten-Aggregationshemmer 321, 356, 365
Thrombozyten-Substitution 84
Thrombozytopenie 268, 387 f
Thymokratie 608
Thyreoiditis 159
Thyreotoxikose 157, 159
Tibialis-posterior-Reflex (TPR) 205
Tibia-Punktion, distale **60**
– proximale **60**
Tidalvolumen, hohes 72, 76
Tiroler Dreibein 489
Tissue weighting factor 384
Tocainid 117
Tod 16
– endgültiger 418
– klinischer 418
– natürlicher **419**
– nicht natürlicher 415, **419 f**
– – – Meldepflicht 417
Toddsche Lähmung 251
Todesart **419 f**
– nicht aufgeklärte 419 f
Todesbescheinigung, vorläufige 423
Todesfeststellung 415 ff, 425
– Begutachtung, rechtsmedizinische 421
– unter Reanimationsbedingungen **423 f**
Todesursache **420 f**
Todesursachenstatistik 415, 420
Todeszeichen 16
– sicheres 68, 418
Todeszeit **421 f**
Todeszeitbestimmung, Reaktion, supravitale 422
– Temperaturmessung, rektale 422
Tokolyse **265**, 269
Tollwut 161, 564
Toluidinblau 299, 329 f
Tonsillitis 237
Tonusverlust 418
Torsade de pointes 124, 126
Torsotrauma 307
Torticollis 326
Totenflecke 68, **418 f**
– schwach ausgeprägte 421
Totenstarre 68, 418, **419**, 422
Totgeburt 415
Totraumventilation 274
Tötung 420
Tourniquet 61
Toxic-Schock-Syndrom 177
Toxin 615 f
Toxogonin 331
Toxoplasmose, zerebrale 149
Trachea, Punktion 75
Tracheal-Einengung 58
Trachealkanüle 53, 233

Trachealreflex 423
Trachealriß **231**
Trachealstenose 278
Trachealtrauma 231
Tracheitis 230 f
Tracheostoma 232
– Flugtauglichkeit 375
Tracheotomie 7, **232 f**
Trachlight™ 52
Tramadol **92**, 96 f, **639**
– Nierenkolik 218
– Schwangerschaft 95
Tränenfluß 622
Tränenröhrchen, Einriß 226
Transfusion, fetomaternale 264, 280
Transilluminations-Technik **52**
Transport 101, 543
– Ablauf **547**
– Anforderung 562, 564
– Begleitpersonal 545
– bodengebundener **545 ff**
– Hochrisikopatient 551
– bei hoher Therapieintensität 551
– innerklinischer 102, 407, **409**
– Schädel-Hirn-Trauma **200 f**
Transportfähigkeit 181, 537
Transportflugzeug 377
Transportliste 583
Transportmittel 23
– Ausstattung **545 f**
Transportmorbidität 545
Transportpriorität 395, 403, 580
Transportraum 581
Transportrisiko, individuelles 551
Transport-Unfall-Informations- und Hilfeleistungs-System (TUIS) 401
Transportverlaufs-Protokoll 547
Trauma 27 f, 177
– Kindesalter **300 ff**
– schweres 177
– spinales **203 ff**, 208
– – Neuroprotektion 204, **206**
– – durch Seitenlagerung 62
Traumatologie, Analgesie **95 f**
Tremor 326
Trendelenburg-Lagerung 234
Trennschleifer 556
Trigeminus 126
Trigeminus-Stimulation 293
Triggerfunktion 129
Triplet 126 f
Trismus 255
Trisomie 21 306
TRISS (Trauma-Score and Injury Severity Score) 38
Trizepssehnenreflex (TSR) 205
Trommelfell-Perforation 375
Trommelschlegelfinger 29
Truncus brachiocephalicus, Erosionsblutung 232
Truppensanitätsdienst 597
Tubar-Gravidität 267
Tubenruptur 267
Tuberkulose 564 f
– offene 143
Tubus, endotrachealer 46, 48
– – Medikamenten-Applikation 59
– – Innendurchmesser beim Kind 79, 278
Tubusdefekt 35 f
Tubuslage 35, 50, 102
Tularämie 616 f, **619**
Tumor, pulsierender 174
Tumorinduktion 381, **386**
Tunnelrettung **496 ff**

Tympano-Thermometer 353, 474
Typhus 564

U

Übelkeit 92, 176
– Botulismus 255
– Digitalis-Intoxikation 333
– Glaukomanfall 226
– Hirnblutung 247
– Krise, hypertensive 136
– Myokardinfarkt 112
– Nervenkampfstoff 622
– Nierenkolik 218
– Strahlenexposition 614
– Subarachnoidalblutung 249
Überdruckkammer, transportalbe 374
Übergabe 101, 543
Überkreuz-Sprechen, atrioventrikuläres 133
Überlastungsfolge 214 f
Übermaßverbot 458
Überwachung, apparative 29 ff, 39, 76
– klinische **28 f**, 102
– – Nachteil 30
– – Vorteil 30
Überwässerung, akute 154
– interstitielle 85
– Schwartz-Bartter-Syndrom 160
Uhrglasnagel 29
Uhrglasverband 227
Ulcus duodeni 147, 174
– serpens 228
– ventriculi 174
Umkehrsystole 115
Unfallanalyse 210
Unfallanamnese 101
Unfallchirurgie **177 ff**, 189 f
Unfallhergang 22, 28
Unfallmechanismus 101
Unfallmerkblatt 400
Unfallstelle, Absicherung 178
Unfalltote 300, 322
Unfallverletzte **181 f**
– Sichtung **179**
– Situationserfassung **178**
– Vitalfunktion 179, 181
Unglücksfall **452**
UN-Nummer 396, **397**
Unruhe 244, 257
– akutes Abdomen 176
– Dehydration 286
– Hypoxie 26
– innere 257
– beim Kind 289
– Nierenkolik 218
– Schock, kardiogener 179
Unterbauch-Schmerz 263
Unterbauch-Symptom 262
Unterbringung 457 f
Unterdruckraum 618
Unterkiefer, instabiler 230
Unterkieferfraktur 235
Unterkieferschmerz 410
Unterkühlung 181, 474
Unterlassungsdelikt 452
Unterschenkelfraktur, Blutverlust 211
– offene **187 f**
Unterschenkelvarize 188
Unterschenkelverletzung 87
Untersuchung, klinische **21 ff**, 102
– kraniokaudale 27 f
– neurologische 181

Unter-Tage-Rettung **491 ff**
Unverträglichkeitsreaktion 86, 164 f
Urämie 154, 157 f
– Kussmaul-Atemtypus 26
Urapidil 136, 155, **639**
Ureterobstruktion 218
Urinabgang 22, 326
Urinviskosität, erhöhte 87
Urokinase 411
Urosepsis 174, **221**
Urtikaria 164
Uterotonika 266
Uterus, harter 269
Uterusruptur **269 f**
Uterusverletzung 264
UV-Strahlung 227

V

Vagale Reaktion 301
Vagotonus, erhöhter 77, 136, 296
Vagusstimulation 120, 135, 293
Vakuummatratze 184, 206
Valsalva-Preßversuch 120, 293
Varianz 504 f
Vaskulitis 153, 211, 246
Vasodilatation 92, 164
– Querschnittläsion 205
– Schock, anaphylaktischer 87
– Verbrennung 336 f
Vasodilatator 268
Vasokonstriktion 83, 367
Vasopressin 76
Vasopressoren 102
Vasospasmus 137
– Ischämie-Syndrom 176
– Subarachnoidalblutung 248
VDD-Schrittmacher 128 f
Vecuronium 92, **94**, 95, **639**
Vena brachiocephalica 57
– femoralis 57
– jugularis externa **56**, 65
– – interna 57 f
– – – Punktion **58**
– subclavia **57**
Vena-cava-Kompressions-Syndrom 63, 265
Vena-jugularis-interna-Thrombose 238
Vene, Füllungszustand 26
– intrazerebrale, Kollaps 305
– kollabierte 27
Venendruck, zentraler 57, 88
Venenkanüle 65
Venenkatheter, zentraler 56, 65, 88, 102
– – Hygiene-Maßnahme 563
Venenplexus, intrapelviner 187
Venenpunktion **56 ff**, 88
– Hautdesinfektion 563
– Komplikation 58
– periphere 55, 64
Venenthrombose 174, 375
– tiefe **137**, 410
Venezuelanische Equine Enzephalitis (VEE) 616 f, **619**
Ventilation, alveoläre 75
Ventilations-Perfusionsstörung 318
Ventilationsstörung 68
Ventrikel, rechter, Überdehnung 109 f
Ventrikeleinblutung 244, 247
Verapamil 117, **639**
– AV-Reentry-Tachykardie 122
– Tachykardie, supraventrikuläre 120
– Vorhofflattern 122
Verätzung 224, 235 f

– Vorgehen **298**
Verbandbüchse 493
Verbandpäckchen 61
Verbandplatz 581
Verbindung der Schweizer Ärzte 445 f
Verblutungstod 174
Verbrauchskoagulopathie 151, 270
Verbrennung 236, **335 ff**
– Analgesie 96, **343**
– Ausmaß **338 f**
– chemische **340**
– Erstversorgung **340 f**
– – klinische **343 f**
– Fotodokumentation 344
– Ganzkörper-Reinigung 343
– geringe 335 f
– I.Grades **337**
– II.Grades **337 f**
– III.Grades 338
– IV.Grades 338
– Hämatokrit-Wert, hoher 340
– Hypothermie 343
– Infusionstherapie 341 f
– – Zielgröße 343
– Intubations-Indikation **341**
– Kaltwasserbehandlung **341**
– beim Kind **303 ff**, 335
– – Infusionstherapie **342**
– mittelschwere 336
– Neuner Regel 338
– Oberflächenausdehnung 303
– Rettung 340
– Schmerzunempfindlichkeit 338, 343
– Schweregrad **336 ff**
– Störung, kardiozirkulatorische **341 ff**
– Stromunfall **346**
– Therapie **303 ff**
– Transportziel 340
– Venenzugang 342
– zirkuläre 344
Verbrennungsform 342
Verbrennungskrankheit **338 ff**
Verbrennungs-Ödem 338 f, 342
Verbrennungstiefe 340
Verbrennungswunde 336, **343**
Verbrühung 236, 337 f
– beim Kind **303 ff**
Verdachtsdiagnose 21, 25
Vergewaltigung 263
Vergiftung s. Intoxikation
Vergiftungsbox 631
Verhalten, aggressives 241
Verkehrsunfall 22
– Abdominaltrauma 185
– Beckentrauma 186
– Gesichtsverletzung 233
– Kindesalter 300 f
– Rettung, technische **555 ff**
– Schädel-Hirn-Trauma 192
Verlegungs-Notarztwagen 546
Verlegungstransport 549
Verletzten-Sammelstelle 581
Verletztentransport 5
Verletzung, im Alter 322
– Autounfall 22
– Blutverlust 87
– Genitalbereich **262 f**
– Kindesalter **300 ff**
– Nichterkennen 23, 28
– in der Schwangerschaft 264
– Schweregrad **35 ff**, 39
– tödliche 300
Verletzungsmuster 182
Vernichtungsschmerz 26, 174

Verpackung, sterile 564
Verschluß, arterieller, akuter **137 f**, 410
– venöser, akuter **137**
Verschluß-Hydrozephalus 244, 247
Verschüttung 181, 186
– Crush-Syndrom 188
– Letalität 350
Verschüttungsdauer 350 f
Verschüttungstiefe 351
Versorgungsraum 580 f
Verweilkanüle 55 f
Verwirrtheit 26, 230, **256**
– Kalzium-Antagonisten 333
– Kohlenmonoxid-Intoxikation 328
Verwundetensammelstelle 594
Visusstörung 226, 235
Vita minima 353, 419
Vitalfunktion, Instabilität **551**
– Prüfung 23, 69 f, 179
– Sicherung 68, 91, 181
Vitamin-B_1-Mangel 157
VKOF (verbrannte Körperoberfläche) 336, 339
Vokal-Regel nach Prokop 419
Völlegefühl 173
Vollelektrolyt-Lösung 85, 110, 286
– akutes Abdomen 147
– Gefäßverschluß 137
Volumen pulmonum auctum 141
Volumenersatz **83 ff**, 276
– adäquater, aggressiver 88
– beim Kind 286, 309
– Koma, endokrin-metabolisches 159 f
– beim Neugeborenen 283
– normovolämischer 86
– Verletzung 179, 181
– Vorgehen **87 f**
– Zugang, intraossärer 277
Volumenersatzmittel 84 f
– Unverträglichkeitsreaktion 86
Volumenmangel 27, 154
– Interventionsschwelle 84
– Schock-Lagerung 88
Volumenmangelschock 185, 309
– beim Kind 309
– Lagerung 63
Volumenrestriktion 114
Volumenwirkdauer 85 f
Volumenwirkung, maximale 85 f
Volumenzunahme, intrakranielle 194 f
Vorhautkragen 220
Vorhofflattern 94, **122 f**
Vorhofflimmern 115 f, 118
– Digitalis 120
– Embolie 137
– Short-PR-Syndrom 124
– Therapie **118**, **122**
– Zentralarterienverschluß 225
Vorhof-Schrittmacher 128
Vorhofstillstand, mechanischer 118
Vorhof-Tachyarrhytmie 133
Vormundschaftsgericht 455 f
Vorwärtsversagen 107
VVI-Schrittmacher 129
VVT-Schrittmacher 129

W

Wachheit 242
Waffe, radiologische 612
Wahrnehmung 242
Walking-through-Angina 111
Wangenbiß 251
Wärmeabgabe 346
Wärmehaushalt beim Kind **276**
Wärmepackung 354
Wärmeproduktion, endogene 276, 346 f
Wärmeregulation 347
– Störung 206
Wärmetherapie, konvektive 368
Wärmeverlust 303
Warnarrhythmie 116
Warnzeichen 21
Wasser-Haushalt 275 f
– Störung **167 ff**
Wasserretention 154
Wasserrettung 449
Wasserunfall **358 ff**
Waterhouse-Friedrichsen-Syndrom 149, 159
Wehentätigkeit 265
Weichteilinfektion, nekrotisierende 176 f, 189
Weichteilödem 233
Weichteilverletzung, zervikale **233**
Wenckebach Periodik 116, 118
Wernicke-Enzephalopathie 157
Widerstand, peripherer, Reduzierung 86, 117
Wiederbelebung s. Reanimation
Wiederbelebungszeit 68
Wiedererwärmung 353 f
– aktive 367, 475
– externe 367 f
– inhalative 481
– innere 354, 367 f
– passive 367
von-Willebrand-Jürgens-Syndrom 151
Winde 555
Windpocken 564
Windschutzscheiben-Verletzung 224
Windverhaltung 176
Wirbelkörper, Kompressionsverletzung 204
Wirbelluxation 205
Wirbelsäule, Funktionsaufnahme 207
– Stabilität 204
Wirbelsäulenverletzung 22
– Analgosedierung 206
– Atemstörung 205
– Diagnostik, präklinische **204 ff**
– Epidemiologie 203
– Erstversorgung, klinische **207**
– instabile 204
– Kreislaufstörung 205
– Lufttransport 470
– Mehrfachverletzung 203
– Notarzteinsatz-Protokoll 203
– Prognose 203
– Therapie, präklinische **206**
– Transportmanagement 206 f
WPW-Syndrom (Wolf-Parkinson-White) 115, **122 ff**

Wulst, idiomuskulärer 422
Wund-Dekontamination 404, 621
Wundverband **61 f**, 65
Wundversorgung **61 f**
Würgereflex 44 f

Z

Zahnextraktion 237
Zahnluxation 235
Zahnschmerz 112, 410
Zehe, Blaufärbung 174
Zellmetabolismus 33 f
Zellnekrose 204
Zellzentrifuge 101
Zentralarterienverschluß **225 f**
– Differentialdiagnose 227
Zentralisation 27, 87, 367
Zentralnervöses Syndrom 387 f, 390
Zentralvenenthrombose 227
Zidovudin 148
Zielkrankenhaus 23, 25
– Voralarmierung 182
Zirkulationsstillstand, zerebraler 423
Zivilschutz 586, 588
ZNS-Syndrom, infektiös-toxisches 617
Zohlen-Zeichen 214
Zoster 564
– ophthalmicus 227 f
Zugang, arterieller 56
– endotrachealer 59
– intraossärer **59 f**, 65, 79, 277
– venöser **55 f**, 64, 76, 88
– – Hygienemaßnahme **563**
– – beim Kind **277**
– – beim Neugeborenen 79
– – Punktionsort 56
– – zentralvenöser **56 ff**
– – Komplikation 58
Zungenbiß 235, 251, 286
Zungengrund-Abszeß 230
Zungenkrampf 244, 326
Zuwendung 91
Zwangsbehandlung 457 f
Zwangsunterbringung 258 f
Zwei-Helfer-Methode **72 f**
Zwei-Höhlen-Verletzung 186
Zwei-Kammer-Schrittmacher 128 f
Zwerchfellatmung 174, 273
Zwerchfellfaszikulation 359
Zwerchfellhernie **284**
Zwerchfell-Lähmung 253
Zwerchfellruptur 184, 187
Zyanid-Inhalation 303
Zyanid-Intoxikation 299, 327, 344
– Antidot-Therapie **329**, 345 f
Zyanid-Ion 623
Zyanose 23, 25 f
– Astmaanfall 141
– respiratorische Insuffizienz 289
– Spontan-Pneumothorax 175
Zystitis, hämorrhagische 222
Zytokin-Applikation 615
Zytostatika 622

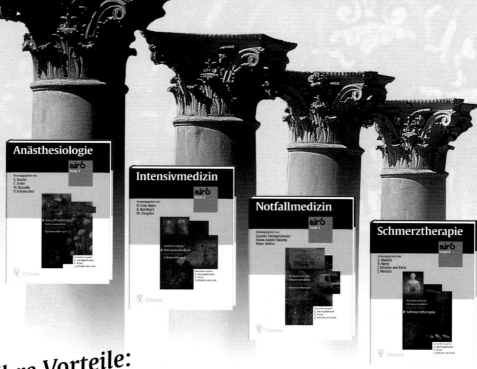

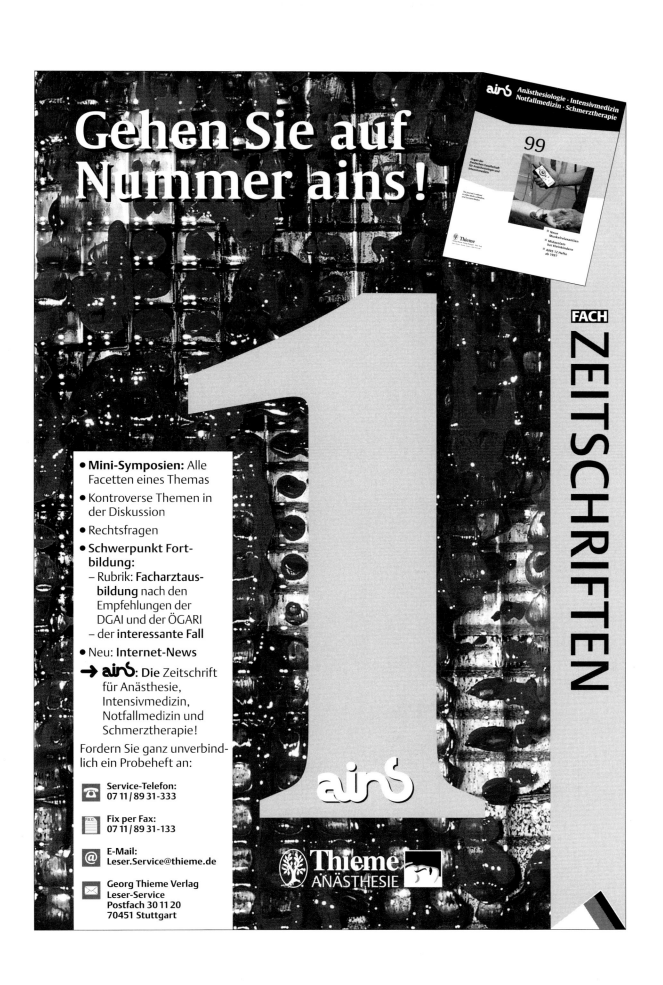